Hans-Jürgen Möller
Gerd Laux
Arno Deister

Duale Reihe

Psychiatrie und Psychotherapie

Die überdurchschnittliche Ausstattung dieses Buches wurde durch die großzügige Unterstützung von einem Unternehmen ermöglicht, das sich seit langem als Partner der Mediziner versteht.

Wir danken der

MLP Marschollek, Lautenschläger & Partner AG

Nähere Informationen hierzu siehe am Ende des Buches.

Duale Reihe

Psychiatrie und Psychotherapie

Hans-Jürgen Möller, Gerd Laux, Arno Deister

Mit einem Beitrag zur Kinder- und Jugendpsychiatrie
von Hellmuth Braun-Scharm

Reihenherausgeber Alexander und Konstantin Bob

3. überarbeitete Auflage mit Video-CD-ROM

280 Abbildungen, 235 Tabellen

Thieme

Bibliografische Information Der Deutschen Bibliothek

Die Deutsche Bibliothek verzeichnet diese Publikation in der Deutschen Nationalbibliografie; detaillierte bibliografische Daten sind im Internet über http://dnb.ddb.de abrufbar.

Anschrift der Reihenherausgeber:

Dr. med. Alexander Bob
Weschnitzstraße 4
69469 Weinheim

Dr. med. Konstantin Bob
Weschnitzstraße 4
69469 Weinheim

Zeichnungen: Joachim Hormann, Stuttgart: Heike Hahn, Berlin
Layout: Arne Holzwarth, Stuttgart
Umschlaggestaltung: Thieme Verlagsgruppe
Umschlagfoto/Foto Video-CD-Label: PhotoDisc, Inc. (Die abgebildete Person dient ausschließlich Illustrationszwecken und steht nicht in Zusammenhang mit den Inhalten)

Wichtiger Hinweis:

Wie jede Wissenschaft ist die Medizin ständigen Entwicklungen unterworfen. Forschung und klinische Erfahrung erweitern unsere Erkenntnisse, insbesondere was Behandlung und medikamentöse Therapie anbelangt. Soweit in diesem Werk eine Dosierung oder eine Applikation erwähnt wird, darf der Leser zwar darauf vertrauen, dass Autoren, Herausgeber und Verlag große Sorgfalt darauf verwandt haben, dass diese Angabe *dem Wissensstand bei Fertigstellung des Werkes* entspricht.
Für Angaben über Dosierungsanweisungen und Applikationsformen kann vom Verlag jedoch keine Gewähr übernommen werden. *Jeder Benutzer ist angehalten*, durch sorgfältige Prüfung der Beipackzettel der verwendeten Präparate und gegebenenfalls nach Konsultation eines Spezialisten festzustellen, ob die dort gegebene Empfehlung für Dosierungen oder die Beachtung von Kontraindikationen gegenüber der Angabe in diesem Buch abweicht. Eine solche Prüfung ist besonders wichtig bei selten verwendeten Präparaten oder solchen, die neu auf den Markt gebracht worden sind. *Jede Dosierung oder Applikation erfolgt auf eigene Gefahr des Benutzers.* Autoren und Verlag appellieren an jeden Benutzer, ihm etwa auffallende Ungenauigkeiten dem Verlag mitzuteilen.
Geschützte Warennamen (Warenzeichen) werden **nicht** besonders kenntlich gemacht. Aus dem Fehlen eines solchen Hinweises kann also nicht geschlossen werden, dass es sich um einen freien Warennamen handelt.

Rüdigerstraße 14, D-70469 Stuttgart
Unsere Homepage: www.thieme.de

Printed in Germany 2005

Satz: hagedorn kommunikation, Viernheim
Druck: Appl, Wemding

ISBN 3-13-128543-5 1 2 3 4 5

Inhalt

Vorwort zur 3. Auflage XIII

1 Einführung 1

2 Untersuchung psychiatrischer Patienten 12

3 Allgemeine Psychopathologie . . 40

= Fallbeispiel auf der Video-CD-ROM.

7 Psychiatrische Notfall-Therapie . . 553
8 Juristische Aspekte und Maßnahmen 561
9 Glossar 575
10 Weiterführende Literatur 585
11 Quellenangaben 591
12 Sachverzeichnis 595

Anschriften

Prof. Dr. med. Hans-Jürgen Möller
Klinik und Poliklinik für Psychiatrie und Psychotherapie
Klinikum der Ludwig-Maximilians-Universität München
Nußbaumstraße 7
D-80336 München

Prof. Dr. med. Dipl.-Psych. Gerd Laux
Bezirksklinikum Gabersee
Fachkrankenhaus für Psychiatrie, Psychotherapie,
Psychosomatische Medizin und Neurologie
Akademisches Lehrkrankenhaus der
Ludwig-Maximilians-Universität München
Gabersee 7
D-83512 Wasserburg a. Inn

Prof. Dr. med. Arno Deister
Klinik für Psychiatrie, Psychotherapie und Psychosomatische Medizin
Klinikum Itzehoe
Robert-Koch-Straße 2
D-25524 Itzehoe

PD Dr. med. Hellmuth Braun-Scharm
Virngrund-Klinik Ellwangen
Dalkinger Straße 8–12
D-73479 Ellwangen

Vorwort zur 3. Auflage

Vier Jahre nach der zweiten Auflage ist Dank einer erfreulichen Nachfrage eine Neuauflage unseres Bestsellers unter den Psychiatrie-Lehrbüchern erforderlich. Die bewährte formale Struktur der Lehrbücher der Dualen Reihe mit ihrer didaktischen Kompetenz wurde konsequent beibehalten. Ebenso die reiche Illustration und farbige Unterlegung essenzieller Lerninhalte und die damit verbundene Lesefreundlichkeit.

Sämtliche Artikel wurden überarbeitet und aktualisiert, die Wünsche der Studenten und anderer Leser soweit möglich berücksichtigt. Durch neue Abbildungen wurden einzelne Kapitel weiter verbessert, neue wissenschaftliche Erkenntnisse fanden vor allem im neu konzipierten Kapitel Demenzen und im Kapitel Psychopharmakotherapie ihren Niederschlag. In Anbetracht der außerordentlich positiven Resonanz der Video-CD-ROM wurde diese weiter optimiert.

Die Autoren danken für ihre Mitwirkung den Kollegen Dr. A. Brunnauer (Neuropsychologie), der Wissenschaftsassistentin D. Bode M. A. und der Sekretärin R. Riedl.

Besonderer Dank gilt Frau Dr. Horn-Zölch vom Lektorat des Thieme-Verlages für die stets harmonische, konstruktive Zusammenarbeit.

Die Autoren hoffen, dass auch die 3. Auflage auf eine hohe Akzeptanz stoßen wird und zur Verbesserung des psychiatrischen Wissens und der Einstellung zu diesem Fach beitragen kann.

München/Wasserburg/Itzehoe
im Januar 2005

H.-J. Möller, G. Laux, A. Deister

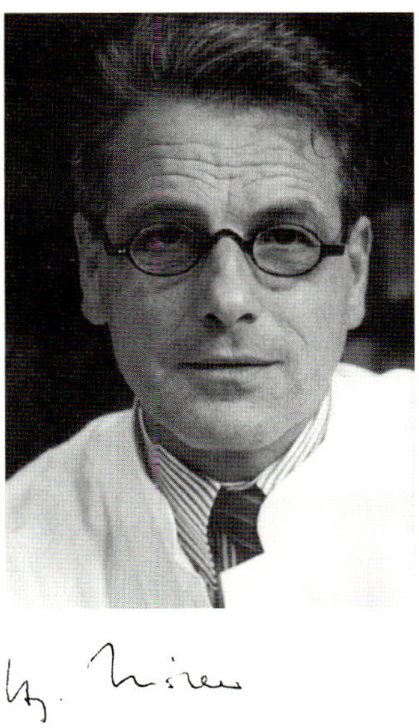

Prof. Dr. H.-J. Möller

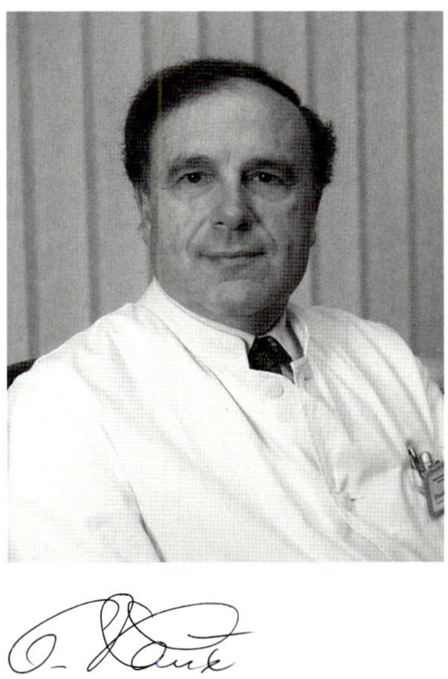

Prof. Dr. G. Laux

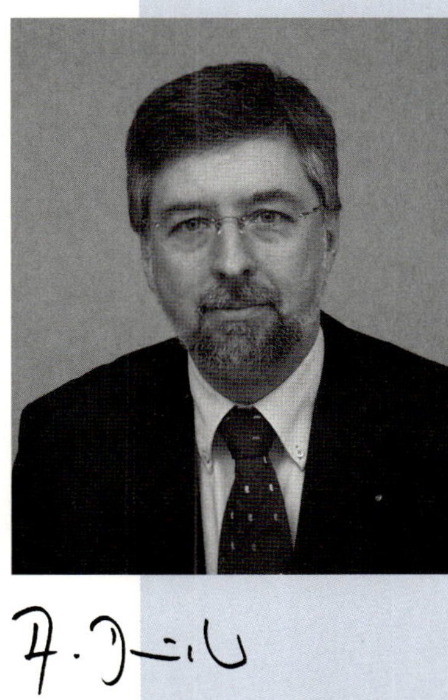

Prof. Dr. A. Deister

1 Einführung

1 Einführung

1.1 Was ist Psychiatrie?

1.1 Was ist Psychiatrie?

Psychiatrie umfasst die Erforschung, Diagnostik und Therapie psychischer Krankheiten des Menschen. Nach ihren methodischen Ansätzen und Forschungsgegenständen werden mehrere Teilgebiete unterschieden. Die Psychiatrie hat enge Beziehungen zu verschiedenen anderen Disziplinen, insbesondere zur Neurologie, Psychophysiologie, Neurobiochemie, Psychologie, Soziologie, Psychoanalyse, Verhaltensforschung, Anthropologie und Genetik. Gerade im **Zusammenwirken biologischer und psychosozialer Faktoren und deren Auswirkungen** auf das psychopathologische Erscheinungsbild liegt das Wesen der Psychiatrie.

Psychiatrie umfasst die Erforschung, Diagnostik und Therapie psychischer Krankheiten des Menschen. Im **Zusammenwirken biologischer und psychosozialer Faktoren und deren Auswirkungen** auf das psychopathologische Erscheinungsbild liegt das Wesen der Psychiatrie.

- **Psychopathologie:** Sie beschäftigt sich mit der Beschreibung abnormen Erlebens, Befindens und Verhaltens. Zunächst werden die psychischen Störungen beschrieben, benannt und geordnet (deskriptive Psychopathologie bzw. – im Hinblick auf Klassifikation – klassifikatorische Psychopathologie). Darüber hinaus fragt die Psychopathologie nach den inneren erlebens- und biographiebezogenen Zusammenhängen der psychischen Störungen (verstehende Psychopathologie).
- **Psychologie:** Lehre von den normalen seelischen Vorgängen. Neben der allgemeinen und experimentellen Psychologie interessieren den Psychiater insbesondere Entwicklungspsychologie, Persönlichkeitslehre, Psychodiagnostik und Psychotherapie. Die „klinische Psychologie“ beschäftigt sich auch mit den psychogenetisch erklärbaren krankhaften seelischen Vorgängen.
- **Biologische Psychiatrie:** Unter diesem Sammelbegriff werden Forschungsansätze der Psychiatrie zusammengefasst, die sich biologischer Methoden bedienen. Dazu gehören u. a. neuroanatomische, neuropathologische, neurophysiologische, psychophysiologische, biochemische, chronobiologische und genetische Ansätze.
- **Psychopharmakologie:** Lehre von der Beeinflussung seelischer Vorgänge durch Psychopharmaka. Sie wird unterteilt in psychopharmakologische Grundlagenforschung und klinische Psychopharmakologie.
- **Psychopharmakotherapie** (Pharmakopsychiatrie): Medikamentöse Behandlung seelischer Krankheiten. Sie macht heute den weitaus größten Teil der somatischen Behandlungsmethoden in der Psychiatrie aus.
- **Sozialpsychiatrie:** Sie befasst sich mit der Epidemiologie und Soziologie seelischer Krankheiten, insbesondere auch mit der Frage der Beziehung zwischen psychischer Krankheit und Gesellschaft.
- **Forensische Psychiatrie:** Sie beschäftigt sich mit Rechtsfragen, die psychisch Kranke betreffen, u. a. mit der Einschätzung der freien Willensbestimmung bei der strafrechtlichen Verantwortlichkeit.
- **Kinder- und Jugendpsychiatrie:** Sie befasst sich mit der Erforschung und Behandlung seelischer Störungen vom Säuglingsalter bis zur Adoleszenz und ist inzwischen ein selbstständiges medizinisches Fachgebiet geworden.
- **Psychosomatische Medizin:** Lehre von den körperlich in Erscheinung tretenden Krankheiten, die seelisch bedingt oder mitbedingt sind.
  Die Psychosomatik ist inzwischen ein eigenes medizinisches Fachgebiet geworden.
- **Neurologie:** Lehre von den organischen Erkrankungen des zentralen, peripheren und vegetativen Nervensystems, und zwar von denjenigen Krankheiten, bei denen keine psychischen Störungen im Vordergrund stehen. Neurologie und Psychiatrie waren lange zusammengefasst als „Nervenheilkunde“, inzwischen handelt es sich um zwei eigenständige Fächer.
- **Psychotherapie:** Behandlung von Kranken durch Gespräche oder übende Verfahren. Die Methoden sind vielfältig. Die wichtigsten Grundlagen der Psychotherapie bilden Tiefenpsychologie (Psychodynamik) und Lern- oder Verhaltenspsychologie.

- **Psychopathologie:** Sie beschäftigt sich mit der Beschreibung abnormen Erlebens, Befindens und Verhaltens.
- **Psychologie:** Lehre von den normalen seelischen Vorgängen.
- **Biologische Psychiatrie:** Unter diesem Begriff werden Forschungsansätze zusammengefasst, die sich biologischer Methoden bedienen.
- **Psychopharmakologie:** Lehre von der Beeinflussung seelischer Vorgänge durch Psychopharmaka.
- **Psychopharmakotherapie** (Pharmakopsychiatrie): medikamentöse Behandlung seelischer Krankheiten.
- **Sozialpsychiatrie:** Epidemiologie und Soziologie seelischer Krankheiten.
- **Forensische Psychiatrie:** Sie beschäftigt sich mit Rechtsfragen, die psychisch Kranke betreffen.
- **Kinder- und Jugendpsychiatrie:** Erforschung und Behandlung seelischer Störungen vom Säuglingsalter bis zur Adoleszenz.
- **Psychosomatische Medizin:** Lehre von körperlich in Erscheinung tretenden Krankheiten, die seelisch bedingt oder mitbedingt sind.
- **Neurologie:** Lehre von den organischen Erkrankungen des zentralen, peripheren und vegetativen Nervensystems.
- **Psychotherapie:** die Behandlung von Kranken durch Gespräche oder übende Verfahren.

- **Soziotherapie:** Behandlung von Kranken durch Milieufaktoren, Strukturierung des Tagesablaufs, Interaktion im Rahmen von Gruppenprozessen, Beschäftigungs- und Arbeitstherapie.

1.2 Warum ist psychiatrisches Wissen für den Arzt wichtig?

Psychiatrisches Wissen ist für jeden in der Krankenversorgung tätigen Arzt wichtig, da psychiatrische Erkrankungen sehr häufig sind und dadurch Ärzte der Primärversorgung bzw. Ärzte nichtpsychiatrischer Fachgebiete sehr häufig mit psychiatrischen Patienten in Kontakt kommen (Abb. **1.1**)

Die **Häufigkeit psychiatrischer Erkrankungen** in der Allgemeinbevölkerung wird in **epidemiologischen Feldstudien** ermittelt, bei der repräsentative Bevölkerungsstichproben bestimmter Regionen von geübten Untersuchern mit standardisierten Erhebungsinstrumenten untersucht werden. Je nach Zielsetzung einer solchen Studie werden dabei hinsichtlich der psychiatrischen Diagnostik entweder eine Klassifikation in groben oder feinen Rastern zugrunde gelegt. Häufig kann aus forschungsökonomischen Gründen eine weitergehende Differenzialdiagnostik nicht erfolgen, deshalb wird lediglich eine Oberkategorie verwendet (z. B. kognitiver Abbauprozess ohne weitere Differenzierung in demenzielle und nichtdemenzielle Abbauprozesse und in verschiedene Demenzformen). Auch fokussieren epidemiologische Untersuchungen manchmal nur auf bestimmte, häufige Erkrankungen, während seltenere nicht erfasst werden.

Die Zusammenfassung verschiedener Erhebungswellen einer wichtigen deutschen Feldstudie, die in den 70er und 80er Jahren durchgeführt wurde (Oberbayerische Verlaufsuntersuchung), zeigt, dass die Diagnoseverteilung in einer definierten Region bei den meisten Krankheitsgruppen gleich bleibt. Es kommen aber auch Änderungen vor, z. B. eine Zunahme bei den Suchterkrankungen. Die Gründe für die Zunahme einiger psychiatrischer Erkrankungen sind vielfältig und größtenteils nicht sicher bekannt (Abb. **1.2**).

Interessant an solchen **epidemiologischen Feldstudienergebnissen** ist unter anderem, dass die besonders schweren Erkrankungen eher selten (z. B. Schizophrenie, affektive Psychosen, senile Demenz) und „leichtere" psychische Erkrankungen besonders häufig sind (z. B. Erkrankungen, die traditionell dem neurotischen bzw. psychosomatischen Formenkreis zugeordnet werden). Man muss bei den Häufigkeitsangaben aus epidemiologischen Untersuchungen unterscheiden zwischen Punktprävalenz und Lebenszeitprävalenz. Von **Punktprävalenz** wird gesprochen, wenn das Vorliegen einer bestimmten Erkrankung zu einem definierten Erhebungszeitpunkt, der Wochen oder wenige Monate

1.1 Epidemiologie psychiatrischer Erkrankungen (nach WHO-Schätzungen 2003)

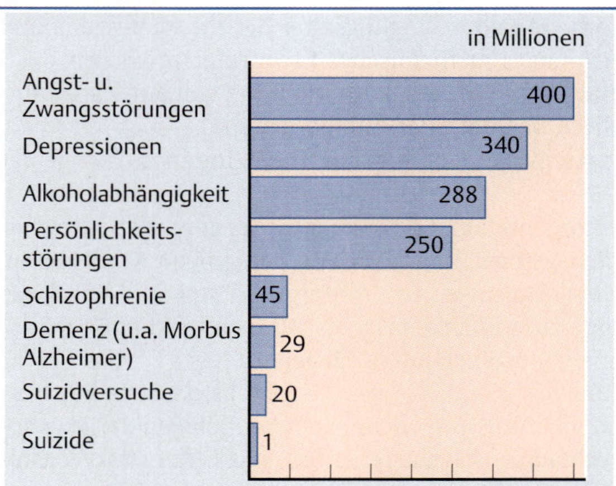

Psychiatrische Erkrankungen sind sehr häufig. Deshalb sollte der Arzt sie kennen!

- **Soziotherapie:** Behandlung z. B. durch Milieufaktoren oder Strukturierung des Tagesablaufs.

1.2 Warum ist psychiatrisches Wissen für den Arzt wichtig?

Psychiatrisches Wissen ist wegen der Häufigkeit psychiatrischer Erkrankungen für jeden in der Krankenversorgung tätigen Arzt wichtig (Abb. **1.1**).

Die **Häufigkeit psychiatrischer Erkrankungen** wird in epidemiologischen Studien ermittelt. **Epidemiologische Feldstudien** ermitteln die Häufigkeit psychiatrischer Erkrankungen in der Allgemeinbevölkerung.

Die Zusammenfassung verschiedener Erhebungswellen einer wichtigen deutschen Feldstudie zeigt, dass die Diagnoseverteilung in einer definierten Region bei den meisten Krankheitsgruppen gleich bleibt.

Aus **Feldstudienergebnissen** ist u. a. bekannt, dass psychiatrische Erkrankungen insgesamt sehr häufig sind. Die **Punktprävalenz** von nicht organisch bedingten Depressionen beträgt z. B. 10 %, die **Lebenszeitprävalenz** 20 %. Insgesamt sind „leichtere" psychische Erkrankungen (z. B. aus dem neurotischen und psychosomatischen Formenkreis) häufig, während „schwerere" psychische Erkrankungen

1.1

1.2 **Großstadt als potenzieller Risikofaktor psychiatrischer Erkrankungen**

1.2

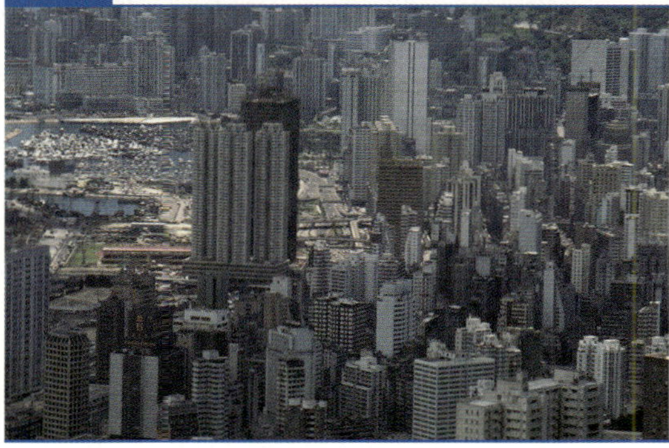

Das Leben in der Großstadt mit Vermassung und Anonymität wird von vielen als krankmachender Faktor angesehen.

betrifft, bei einer bestimmten Population erfasst wird. Ganz andere Zahlen ergeben sich, wenn man von **Lebenszeitprävalenz** spricht. Mit ihr bezeichnet man die prozentuale Häufigkeit des Vorliegens einer Erkrankung während der Lebenszeit der untersuchten Stichprobe. Die Lebenszeitprävalenz einer Erkrankung ist meist höher als die Punktprävalenz (Tab. **1.1**). Hinsichtlich der depressiven Erkrankungen ergibt sich statt der Querschnittsprävalenz von bis zu 10% die Lebenszeitprävalenz von bis zu 20%. Davon erkranken etwa die Hälfte der Patienten an schweren und mittelgradigen, die andere Hälfte an leichten aber durchaus behandlungsbedürftigen Depressionen.

(z. B. Schizophrenie, affektive Psychosen, senile Demenz) seltener sind (Tab. **1.1**).

Die Notwendigkeit psychiatrischen Wissens für jeden in der Patientenversorgung tätigen Arzt wird noch deutlicher, wenn man sich nicht auf epidemiologische Daten von Feldstudien, sondern auf Daten bezieht, die sich auf die Patienten von Ärzten der Primärversorgung beziehen. Die Ergebnisse solcher Studien, die u. a. von der Weltgesundheitsorganisation initiiert wurden, zeigen sehr eindrucksvoll, dass insbesondere **depressive Erkrankungen, Angsterkrankungen und Alkoholismus** in der Durchschnittsklientel eines Arztes der Primärversorgung vorkommen (Abb. **1.3**). Patienten mit besonders schweren psychischen Erkrankungen (insbesondere die schizophrenen Erkrankungen) werden dagegen im Wesentlichen durch psychiatrische Fachärzte behandelt. Allerdings

Epidemiologische Untersuchungen bestimmter Versorgungssituationen (z. B. Klientel von Ärzten der Primärversorgung oder Allgemeinkrankenhäusern) zeigen die große Versorgungsrelevanz psychischer Störungen. Etwa 30% der Patienten von Allgemeinärzten haben eine psychische Erkrankung. Besonders häufig sind dabei **depressive Erkrankungen, Angsterkrankungen** sowie **Alkoholismus** (Abb. **1.3**).

1.1 **Vergleich von standardisierten Lebenszeitprävalenzen von DIS/DSM-III-Störungen pro 100 Personen im Alter von ≥ 18 Jahren in den USA, wie zitiert von dem National Institute of Mental Health Epidemiologic Catchment Area Program. Im Laufe des Lebens wird fast ein Drittel der Bevölkerung eine dieser Störungen erleiden.**

1.1

Störung	***Lebenszeitprävalenz (in %)***
▶ Störungen durch psychotrope Substanzen	18,4
– Alkoholabusus/-abhängigkeit	13,3
– Drogen- bzw. Medikamentenabusus/-abhängigkeit	5,9
▶ Schizophrenie/schizophrene Störungen	1,5
– Schizophrenie	1,3
– schizophrene Störung	0,1
▶ affektive Störungen	8,3
– manische Episode	0,8
– depressive Episode	5,8
– Dysthymie	3,3
▶ Angststörungen	14,6
– Phobie	12,5
– Panik	1,8
– Zwangsstörung	2,5

DIS: Diagnosed Interview Schedule

1.3

1.3 Die häufigsten psychiatrischen Erkrankungen in der Primärversorgung

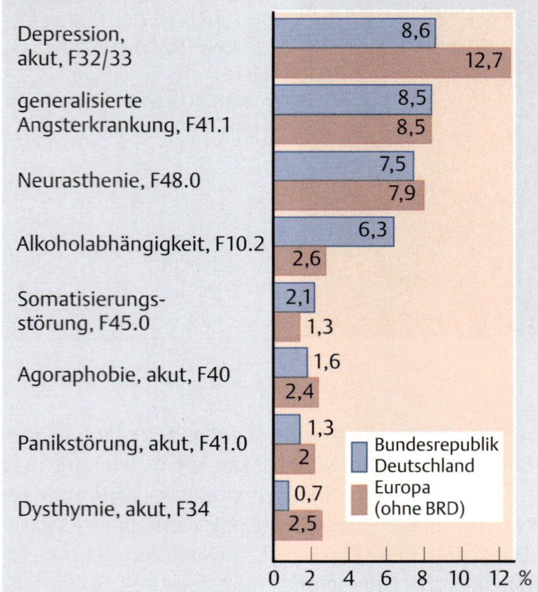

Ergebnisse einer von der WHO durchgeführten Untersuchung, die den hohen Anteil psychiatrischer Patienten in der Praxis von Allgemeinärzten zeigt. Dabei wurden nur die häufigsten Störungen erfasst.

kommen auch diese Patienten manchmal im Rahmen einer ersten Kontaktaufnahme zum Allgemeinarzt, der sie als solche erkennen muss und in der Regel zum psychiatrischen Facharzt weiterleitet. Aus verschiedenen epidemiologischen Studien geht hervor, dass etwa 30 % der Patienten eines Allgemeinarztes bzw. in der Primärversorgung tätigen Arztes eine psychiatrische Erkrankung haben. Damit diese Zahl nicht missverstanden wird, sei betont, dass es sich hierbei nicht um minimale „Befindlichkeitsstörungen“ sondern um psychiatrische Erkrankungen im engeren Sinne des Wortes, also wie in den psychiatrischen Diagnosesystemen definiert, handelt.

Aus Untersuchungen an Patienten von Allgemeinkrankenhäusern ergibt sich eine Quote von Patienten mit einer psychiatrischen Diagnose bzw. Zusatzdiagnose von etwa 20–45 %. Zwischen dieser großen Prävalenzrate und der geringen Überweisungsquote an den psychiatrischen Konsiliardienst von Allgemeinkrankenhäusern (1–2 %) besteht eine riesige Diskrepanz (Tab. **1.2**). Diese spiegelt u. a. die unzureichende personelle Besetzung im psychiatrischen Konsiliardienst, aber auch eine ungenügende Kenntnis vieler Ärzte hinsichtlich psychiatrischer Erkrankungen wider.

In verschiedenen Studien zur **Prävalenz psychischer Störungen bei „somatisch kranken“ Patienten während eines stationären Aufenthaltes im Allgemeinkrankenhaus** erhielten ca. 20–45 % aller Patienten eine psychiatrische Diagnose auf der Basis eines strukturiert durchgeführten standardisierten Interviews (Tab. **1.2**). Selbst wenn man davon ausgeht, dass in einer der Untersuchungen nur bei etwa einem Drittel dieser Patienten ein tatsächlicher Bedarf für eine spezielle **fachpsychiatrische Konsiliarintervention** festgestellt wurde, liegt diese Zahl immer noch um ein Vielfaches höher als die durchschnittliche Überweisungsquote (1 bis 2 %) an konsiliarpsychiatrische Dienste in großen Allgemeinkrankenhäusern. Für diese Diskrepanz einer nachweisbar hohen Prävalenz psychischer Störungen bei Patienten in einem somatischen Krankenhaus und einer tatsächlich wesentlich niedrigeren Überweisungszahl zum psychiatrischen Konsiliardienst sind vielfältige Ursachen anzunehmen. Neben der unzureichenden personellen Besetzung im psychiatrischen Konsiliardienst ist auch die ungenügende Kenntnis vieler Ärzte über psychiatrische Erkrankungen hierfür verantwortlich. Es ist deshalb sehr wichtig, dass die nachwachsende Medizinergeneration die Psychiatrie als ein wichtiges Fach erkennt, das von hoher Relevanz für die spätere Tätigkeit in verschiedenen Versorgungsbereichen der Medizin ist.

Die erhebliche Unterversorgung im primärärztlichen Bereich lässt sich u. a. an epidemiologischen Daten zur Depressionsdiagnostik und -behandlung verdeutlichen. Hier bestehen durch eine verbesserte psychiatrische Ausbildung der Ärzte erhebliche Optimierungsspielräume (Abb. **1.4**).

Dieser Aspekt wird auch durch neuere **Untersuchungen zur Versorgung depressiver Patienten im primärärztlichen Bereich** verdeutlicht. Diese zeigen, dass nur etwa 50 % der Depressionen erkannt werden und von diesen wiederum nur etwa die Hälfte im Sinne der heutigen international geltenden Therapieempfehlungen behandelt werden. Die Daten zeigen, dass im allgemeinärztlichen Bereich derzeit noch eine deutliche **Unterdiagnostik und Unterversorgung** bei psychiatrischen Erkrankungen besteht. Obwohl keine genauen Daten vorliegen,

1.2 Punktprävalenz psychiatrischer Störungen bei allgemeinmedizinischen und internistisch/chirurgischen Patienten

	Oxford-Studie (n=343)	*Lübeck-Studie (n=400)*
Durchschnittsalter	70 Jahre	66 Jahre
Männer : Frauen	51 % : 49 %	52 % : 48 %
organisch bedingte Störungen	8,7 %	16,5 %
Major Depression	7,7 %	4,1 %
Angststörungen	5,8 %	2,6 %
Alkoholmissbrauch	5,4 %	6,3 %
Anpassungsstörungen	13,7 %	8,7 %
Dysthymie	keine Daten	5,3 %
somatoforme Störungen	keine Daten	3,3 %

1.2

gilt dies sicherlich in gleicher oder noch extremerer Weise auch für andere psychiatrische Erkrankungen. Die **Optimierungsspielräume,** die ein ausreichend fachkundiger Arzt im Sinne einer besseren Versorgung der Patienten nutzen könnte bzw. die durch bessere psychiatrische Ausbildung der Ärzte der Primärversorgung erreicht werden könnte, sind beträchtlich (Abb. **1.4**).

Gleiches gilt für das **unzureichende Wissen der Allgemeinbevölkerung über psychische Erkrankungen**, da viele Menschen bei einer psychischen Veränderung krankhaften Ausmaßes lange Zeit gar nicht daran denken, dass es sich um eine psychische Erkrankung handeln könnte und daher oft über einen langen Zeitraum keine ärztliche Hilfe aufsuchen. Obendrein besteht in der Bevölkerung das Problem der **Stigmatisierung psychiatrischer Erkrankungen** verbunden mit einer Stigmatisierung der Inanspruchnahme psychiatrischer Versorgungsinstitutionen, d. h. diese werden als etwas „Ungutes", „Rufschädigendes", „Diskriminierendes" aufgefasst, das man vermeiden bzw. verheimlichen muss. Die Situation ist hierbei ganz anders als bei körperlichen Erkrankungen. Man kann in der Regel ohne weiteres über seine Herz- oder Lebererkran-

Im Sinne einer besseren Versorgung von Patienten mit psychiatrischen Erkrankungen ist es auch wichtig, das **unzureichende Wissen in der Allgemeinbevölkerung über psychische Erkrankungen** durch entsprechende **„Awareness"-Programme** und die Stigmatisierung psychiatrischer Erkrankungen durch **„Antistigma"-Kampagnen** zu verändern.

1.4 Optimierungsspielräume in der medikamentösen Therapie der Depression

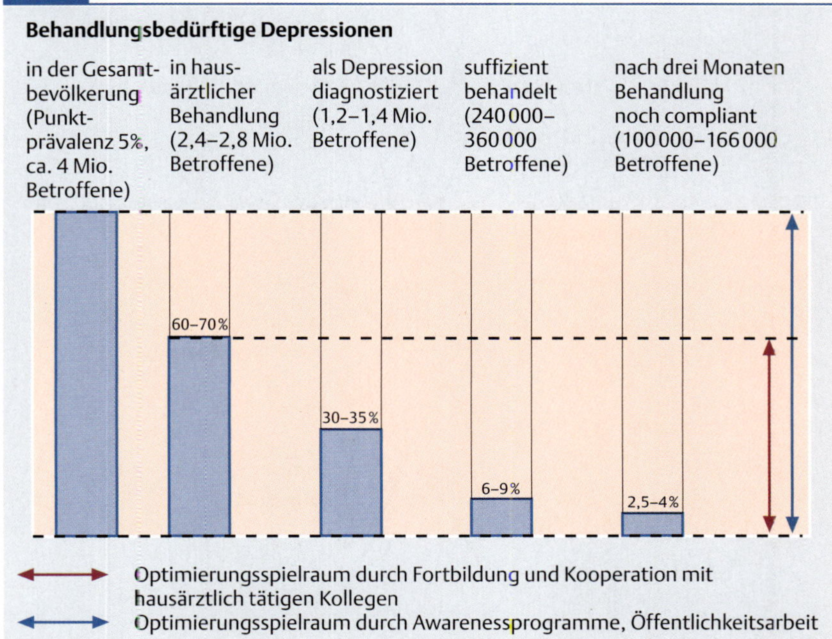

1.4

kung sprechen, spricht ein Patient jedoch über seine psychische Erkrankung, z. B. eine Depression oder gar eine Schizophrenie, trifft er auf viel Unverständnis, Misstrauen und Argwohn bei seinen Mitmenschen. Durch ein besseres Wissen und Verständnis über psychiatrische Erkrankungen in der Allgemeinbevölkerung, wie man es durch **„Awareness"- und „Antistigma"-Kampagnen** erreichen könnte, wäre eine wesentliche Voraussetzung für eine bessere Versorgung psychisch Kranker gegeben.

Auch aus **ökonomischen Erwägungen** ist eine bessere Versorgung psychisch Kranker wichtig. So stehen z. B. die Depressionen mit wenigen anderen körperlichen Erkrankungen an der Spitze der gesundheitsbedingten ökonomischen Belastungsfaktoren (Abb. **1.5**).

Eine bessere Versorgung psychisch Kranker ist nicht nur wichtig, um subjektives Leiden der Patienten und Angehörigen zu reduzieren, sondern auch aus **ökonomischen Erwägungen**. Aus neueren Untersuchungen der WHO und Weltbank ist z. B. bekannt, dass psychische und in ganz besonderem Maße depressive Erkrankungen von wesentlicher ökonomischer Relevanz sind. Die Depression steht zusammen mit einigen wenigen anderen körperlichen Erkrankungen an der Spitze der gesundheitsbedingten ökonomischen Belastungsfaktoren der Gesellschaft (Abb. **1.5**), (s. auch S. 541).

1.5

1.5 Änderung der Rangfolge der 15 Hauptursachen für verlorene Lebensjahre durch Behinderung oder Tod (weltweit, 1990–2020)

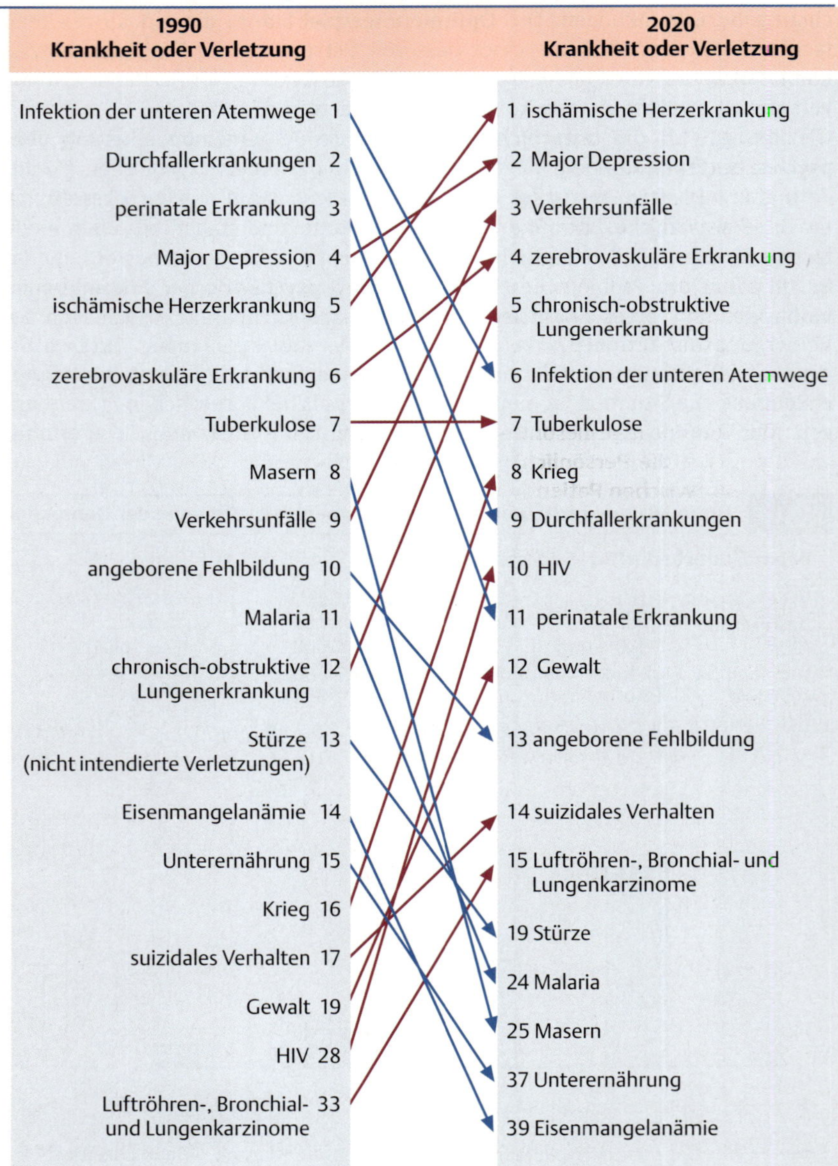
1990
Krankheit oder Verletzung
2020
Krankheit oder Verletzung
Infektion der unteren Atemwege 1
Durchfallerkrankungen 2
perinatale Erkrankung 3
Major Depression 4
ischämische Herzerkrankung 5
zerebrovaskuläre Erkrankung 6
Tuberkulose 7
Masern 8
Verkehrsunfälle 9
angeborene Fehlbildung 10
Malaria 11
chronisch-obstruktive Lungenerkrankung 12
Stürze (nicht intendierte Verletzungen) 13
Eisenmangelanämie 14
Unterernährung 15
Krieg 16
suizidales Verhalten 17
Gewalt 19
HIV 28
Luftröhren-, Bronchial- und Lungenkarzinome 33
1 ischämische Herzerkrankung
2 Major Depression
3 Verkehrsunfälle
4 zerebrovaskuläre Erkrankung
5 chronisch-obstruktive Lungenerkrankung
6 Infektion der unteren Atemwege
7 Tuberkulose
8 Krieg
9 Durchfallerkrankungen
10 HIV
11 perinatale Erkrankung
12 Gewalt
13 angeborene Fehlbildung
14 suizidales Verhalten
15 Luftröhren-, Bronchial- und Lungenkarzinome
19 Stürze
24 Malaria
25 Masern
37 Unterernährung
39 Eisenmangelanämie

1.3 Besonderheiten der Psychiatrie

Neben der schon beschriebenen Methodenvielfalt, die der Psychiatrie eine Sonderstellung in der Medizin gibt, ist sicherlich die Tatsache, dass das **Gespräch im Zentrum diagnostischer und therapeutischer Maßnahmen** steht, für einen in der somatischen Medizin ausgebildeten Arzt von besonderer Bedeutung und Schwierigkeit. Der Arzt, der in der somatischen Medizin gelernt hat, objektive körperliche Befunde zu erheben, muss umdenken, wenn er sich einem psychisch Kranken nähert. Die Veränderungen, die er erfassen will, erfordern ein anderes Vorgehen. Er muss sich, im Gegensatz zur somatischen Medizin, vorwiegend am gesprochenen Wort orientieren. Das Gespräch wird in seiner Bedeutung ergänzt durch die **genaue Verhaltensbeobachtung.**

Zugangswege zum Erleben eines anderen Menschen sind Verhaltensbeobachtung und Gespräch. Nur so können wir eine Reihe von Krankheitssymptomen erkennen, die als **Verhaltensauffälligkeiten** in Erscheinung treten. Viel schwieriger ist es, Symptome zu erkennen, die sich vorwiegend auf der **Erlebensebene** abspielen. Erleben wird meist nicht unmittelbar in Verhalten umgesetzt und daher können wir aus dem Verhalten allein das Erleben nicht beurteilen. Verhalten steht aber häufig in einer Relation zum Erleben. **Gestik, Mimik** und **Bewegungsabläufe** sagen etwas über das Erleben aus. Sie können jedoch auch willentlich gesteuert und aus Täuschungsabsicht bewusst verändert werden.

Das Gespräch gibt die Möglichkeit, Informationen über das Erleben eines anderen und über seine **Motivation** zu erhalten. Information ist eine beabsichtigte Mitteilung, der Wahrheitsgehalt solcher Mitteilungen ist jedoch unsicher. Sie können zutreffend sein, die entsprechende Person kann sich aber auch irren oder die Aussage bewusst verfälschen. Dann bleibt nur die Orientierung an der **Indikatorfunktion der Sprache und des Verhaltens.** Indikatoren sind vom Sprechenden unbeabsichtigte Mitteilungen, die der Gesprächspartner lediglich erschließen kann, z. B. aus inhaltlichen Widersprüchen oder einer Dissoziation zwischen der sprachlichen Information und dem Verhalten (eingeschlossen Gestik und Mimik). Wenn die sprachliche Information nicht im Einklang mit dem Verhalten steht, sondern Konträres ausdrückt, wird das Erleben widersprüchlich.

Eine weitere wichtige Besonderheit der Psychiatrie: **Gespräche und Verhalten werden durch die Persönlichkeit des Untersuchers und durch die emotionale Interaktion zwischen Patient und Untersucher mitgeprägt**, so dass der auf Verhaltensbeobachtung und Gespräch basierende Untersuchungsprozess in weit stärkerem Maße **subjektiven Beobachtungsfehlern** ausgesetzt ist als bei anderen diagnostischen Prozessen in der somatischen Medizin. Das hängt einerseits mit den Phänomenen selber zusammen, die nicht so leicht in objektiver Weise feststellbar sind. Vor allem beruht es aber darauf, dass durch die Art der Untersuchung (insbesondere durch emotionale Prozesse) die untersuchten Phänomene verändert werden können.

Die emotionale Ausgangsbasis der Gesprächspartner sowie die Interaktion zwischen Arzt und Patient nehmen auf den Gesprächsablauf und die damit verbundenen Wahrnehmungsprozesse prägenden Einfluss. So können Vertrauen, Sicherheit, Ruhe, aber auch Unbehagen, Unsicherheit oder Spannung hervorgerufen werden. Positive bzw. negative Empfindungen des Arztes können zur Akzeptanz bzw. Ablehnung des Patienten führen.

Das Besondere in der Psychiatrie liegt auch in der **Rolle des psychisch Kranken,** der in unserer Gesellschaft noch immer ganz anders gesehen wird als der körperlich Kranke. Symptome einer psychischen Erkrankung sind für viele schwer verständlich, werden abgelehnt, als schuldhaft interpretiert oder gar als gefährlich angesehen. Hilfe zu suchen wegen psychischer Probleme ist für einen Patienten meist viel problematischer als die Inanspruchnahme ärztlicher Beratung wegen körperlicher Beschwerden. Insbesondere völlig vom normalen Denken und Erleben abweichende Symptome, wie z. B. Wahnideen oder Sinnestäuschungen, versucht der Patient oft lange geheim zu halten, um die „Verrücktheit" seines Erlebens nicht nach außen dringen zu lassen. Psychisch Kranke

1.3 Besonderheiten der Psychiatrie

Die Tatsache, dass das **Gespräch im Zentrum diagnostischer und therapeutischer Maßnahmen** steht, ist für einen in der somatischen Medizin ausgebildeten Arzt von besonderer Bedeutung und Schwierigkeit. Das Gespräch wird ergänzt durch die **genaue Verhaltensbeobachtung.**

Durch diese Beobachtung des Verhaltens können wir eine Reihe von Krankheitssymptomen, die als **Verhaltensauffälligkeiten** in Erscheinung treten, erkennen. Schwieriger ist es Symptome zu erkennen, die sich auf der **Erlebensebene** abspielen. **Gestik, Mimik** und **Bewegungsabläufe** sagen etwas über das Erleben aus.

Das Gespräch gibt die Möglichkeit, Informationen über das Erleben eines anderen und über seine **Motivation** zu erhalten. Der Wahrheitsgehalt dieser Informationen ist jedoch unsicher, ggf. bleibt nur die Orientierung an der **Indikatorfunktion der Sprache und des Verhaltens.**

Gespräche und Verhalten werden durch die Persönlichkeit des Untersuchers und die emotionale Interaktion zwischen Patient und Untersucher mitgeprägt, so dass der Untersuchungsprozess in weit stärkerem Maße **subjektiven Beobachtungsfehlern** ausgesetzt ist.

Die emotionale Ausgangsbasis der Gesprächspartner sowie die Interaktion zwischen Arzt und Patient nehmen auf den Gesprächsablauf und die damit verbundenen Wahrnehmungsprozesse Einfluss.

Psychisch Kranke werden in unserer Gesellschaft noch immer anders gesehen als körperlich Kranke. Symptome einer psychischen Erkrankung sind für viele Menschen schwer verständlich, werden abgelehnt, als schuldhaft interpretiert oder gar als gefährlich angesehen. Hilfe zu suchen wegen psychischer Probleme ist für den Patienten oft sehr problematisch. Psychisch Kranke müssen befürchten, durch Diskriminierung aus den gesell-

1.6

1.6 Rainer Schade. Aus der Mappe „Vom Behindertsein", Isolation

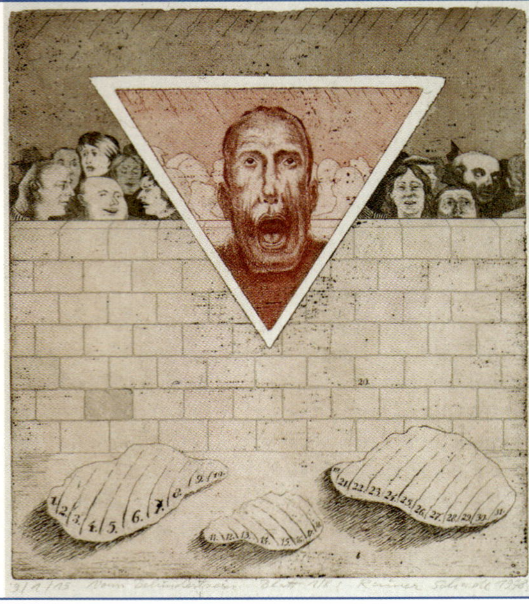

Das Bild zeigt mit künstlerischen Ausdrucksmitteln das große Problem der Stigmatisierung, unter dem insbesondere psychisch Kranke zu leiden haben.

schaftlichen Beziehungen ausgeschlossen zu werden (Abb. **1.6**).

müssen die Sorge haben, durch Tabuisierungs- und Diskriminierungsprozesse aus den normalen gesellschaftlichen Beziehungen ausgeschlossen zu werden (Abb. **1.6**).

Das psychiatrische Gespräch muss mit besonderer Feinfühligkeit und Behutsamkeit geführt werden (s. S. 17 ff.). Andererseits ist es nicht ausreichend, dem Patienten im psychiatrischen Gespräch nur Verständnis zu zeigen und ihm beratend zur Seite zu stehen, sondern es müssen auch die **notwendigen Informationen für die Diagnosestellung und damit für die Einleitung adäquater Behandlungsmaßnahmen geschaffen werden.**

Wegen dieser besonderen Ausgangssituation des psychisch Kranken muss das **psychiatrische Gespräch mit besonderer Feinfühligkeit und Behutsamkeit geführt werden,** um den Patienten nicht zu erschrecken, sondern ihm den Eindruck zu geben, dass er auf einen verständnisvollen Zuhörer gestoßen ist (s. S. 17 ff.). Andererseits ist es nicht ausreichend, dem Patienten nur Verständnis zu zeigen und ihm beratend und tröstend zur Seite zu stehen. Es müssen auch die notwendigen Informationen für die Diagnosestellung und damit für die Möglichkeit zur Einleitung adäquater Behandlungsmaßnahmen geschaffen werden. Ein alleiniges Sprechen über „Probleme" genügt dem diagnostischen und therapeutischen Anspruch der Psychiatrie nicht. **Ziel eines psychiatrischen Gesprächs muss vielmehr sein zu klären, auf welchem Hintergrund diese Probleme auftreten,** z. B. berufliche Leistungsprobleme auf der Basis einer endogenen Depression.

▶ Merke

▶ **Merke:** Trotz dieser Besonderheiten darf nicht vergessen werden, dass die Psychiatrie ein Teil der Medizin ist. Sie als reines „Psychofach" zu klassifizieren, wäre ein völliges Missverständnis. Das Besondere der Psychiatrie liegt gerade darin, dass mögliche **körperliche und seelische Ursachen für psychopathologische Veränderungen im gleichen Maße Berücksichtigung finden.**

1.4 Vergangenheit und Gegenwart der Psychiatrie

Psychische Erkrankungen, wie z. B. Depressionen, wurden schon in der griechisch-römischen Antike beschrieben und analog zu den körperlichen Erkrankungen im Sinne der humoral-pathologischen Vier-Säfte-Lehre von Hippokrates als eine Störung im Gleichgewicht der Säfte erklärt, so z. B. die Depression durch ein Überwiegen der schwarzen Galle („Melancholie"). Die therapeutischen Maßnahmen beschränkten sich im Wesentlichen auf eine umfangreiche Diätetik, die nicht nur die Speisenzufuhr betraf (Diät in unserem heutigen Sinne), sondern alle Aspekte der Lebensgestaltung. Als sonstige Maßnahme wurden vor allem Massagen, Umschläge und Aderlässe angewandt.

Die Tradition der griechischen und römischen Heilkunst wurde in der Folgezeit auch in anderen Gebieten Europas weitergeführt. Andererseits kam es aber im Mittelalter auch zur inhumanen Verwahrung psychisch Kranker in Gefängnissen oder gar zur Verfolgung als Hexen bzw. Hexenmeister durch die Inquisition. Im 17. und 18. Jahrhundert wurden psychisch Kranke zusammen mit Behinderten, Armen, Landstreichern und Prostituierten als Asoziale in verschiedenartigen Zuchthäusern untergebracht. Dort waren sie oft angekettet und erfuhren keine ärztliche Behandlung.

Im Zuge der Aufklärung in der zweiten Hälfte des 18. Jahrhunderts kam es dann allmählich zu einer Humanisierung in der Behandlung von psychisch Kranken. Aus den alten zuchthausartigen Tollhäusern wurden „Irrenanstalten". In diesem Zusammenhang wird immer wieder die legendäre Befreiung der „Irren" von ihren Ketten durch **Pinel** (1793) in Paris erwähnt (Abb. **1.7**).

Die von **Pinel** (1745 bis 1826) und seinem Schüler **Esquirol** (1772 bis 1840) begründete französische Psychiatrie-Tradition im Sinne eines „traitement moral", d. h. einer Form des Umgangs mit den Kranken, die gekennzeichnet ist durch Zuwendung, Milde und Geduld, wurde beispielgebend für die Entwicklung der Psychiatrie in Europa. Allerdings beinhaltete das „traitement moral" auch eine Reihe aus unserer heutigen Sicht barbarischer körperlicher Behandlungsmethoden, um die Seele zu erschüttern und von der „idée fixe"

1.4 Vergangenheit und Gegenwart der Psychiatrie

Psychische Erkrankungen wurden schon in der griechisch-römischen Antike beschrieben und analog zu den körperlichen Erkrankungen als eine Störung im Gleichgewicht der Säfte erklärt, z. B. die Depression durch ein Überwiegen der schwarzen Galle („Melancholie").

Im Mittelalter kam es auch zu inhumaner Verwahrung psychisch Kranker in Gefängnissen oder Verfolgung durch die Inquisition. Im 17. und 18. Jh. wurden psychisch Kranke zusammen mit Behinderten, Armen, Landstreichern und Prostituierten als Asoziale in Zuchthäusern untergebracht.

Im Zuge der Aufklärung in der zweiten Hälfte des 18. Jahrhunderts kam es allmählich zu einer Humanisierung in der Behandlung (Abb. **1.7**).

Die von **Pinel** (1745–1826) und seinem Schüler **Esquirol** (1772–1840) begründete französische Psychiatrie-Tradition beinhaltete eine Form des Umgangs mit den Kranken, die gekennzeichnet ist durch Zuwendung und Milde. Allerdings umfasst diese Behandlung auch eine Reihe aus heutiger Sicht barbarischer Behandlungsmethoden.

1.7 Legendäre Befreiung der „Irren" von ihren Ketten durch Philippe Pinel

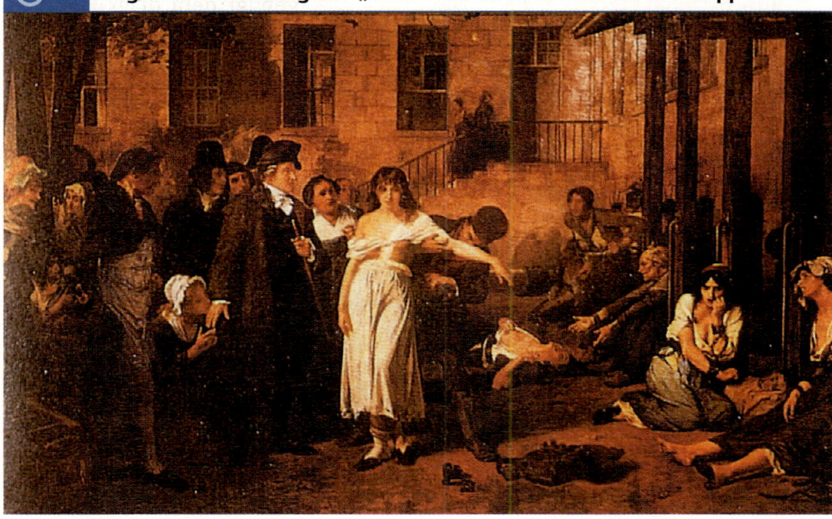

Der französische Arzt und sein Mitarbeiter Jean-Baptiste Pussin befreien um 1794 die Geisteskranken im Pariser „Hospice de Bicêtre" von ihren Ketten. Pinel verkündet: „Die Irren sind keine Schuldigen, die man bestrafen muss, sondern Kranke, die alle Rücksicht verdienen, die wir einer leidenden Menschheit schuldig sind." Sein Appell wird in ganz Europa gehört und bedeutet den Beginn eines neuen Verständnisses von psychischen Erkrankungen

1.7

abzulenken: Drehstuhlbehandlung, Untertauchen in eiskaltes Wasser, Hungerkuren und anderes mehr.

Ähnliche, stark sozialpsychiatrisch orientierte Impulse gingen von der englischen „Non-restraint“-Bewegung aus (z. B. **Conolly** 1794–1866).

In der Tendenz gleichgerichtete, stark sozialpsychiatrisch orientierte Impulse gingen auch von England in Form der sog. „Non-restraint“-Bewegung aus. Insbesondere **Conolly** (1794 bis 1866) ist hier zu erwähnen, der vollständig auf mechanische Zwangsmittel verzichtete und eine nachsichtige, gütige Haltung gegenüber den Patienten, tägliche Visiten durch Ärzte, zahlreiche soziale Veranstaltungen und regelmäßige Betätigung der Kranken in Handwerk und Landwirtschaft forderte.

Die deutsche Psychiatrie des 19. Jahrhunderts war in zwei Lager gespalten: Die „Psychiker“ sahen Geisteskrankheiten als Erkrankungen der körperlosen Seele an, während die „Somatiker“ naturwissenschaftlich argumentierten. **Griesinger** (1810–1865) erklärte psychische Erkrankungen als Erkrankungen des Gehirns und erkannte gleichzeitig die Notwendigkeit sozialpsychiatrischer Behandlungsaspekte.

Die deutsche Psychiatrie wurde im 19. Jahrhundert insbesondere durch den Streit über die Ursachen psychischer Störungen in zwei Lager gespalten. Die „Psychiker“ sahen Geisteskrankheiten als Erkrankung der körperlosen Seele, als Folge der Sünde an. Die „Somatiker“ formulierten demgegenüber naturwissenschaftliche bzw. anthropologische Erklärungsansätze. Bedeutendster deutscher Psychiater des 19. Jahrhunderts war **Griesinger** (1810 bis 1865), der psychische Erkrankungen als Erkrankungen des Gehirns erklärte. Er betonte aber gleichzeitig die Notwendigkeit sozialpsychiatrischer Behandlung und Versorgung für die Kranken. In seiner Wirkenszeit wurden zahlreiche Anstalten für psychisch Kranke gegründet. Der Therapieansatz entsprach den von Frankreich und England propagierten Maßnahmen. Gegen Ende des 19. Jahrhunderts kam es zu einer zunehmenden Integration der Psychiatrie in die Gesamtmedizin, insbesondere in die sich entwickelnde Neurologie.

Kraepelin (1856–1926) begründete eine **Systematik psychischer Erkrankungen auf der Basis der Beobachtung des Gesamtverlaufs** (Abb. **1.8**). Er unterschied exogene und endogene Psychosen und beschrieb die „Dementia praecox“. Eine Vereinheitlichung der psychiatrischen Krankheitslehre erfolgte vor 20 Jahren mit dem psychiatrischen Teil der **„ICD“**.
Die **deskriptive phänomenologische Psychiatrie**, z. B. durch **Jaspers** (1883–1969) und **Schneider** (1887–1967), bemühte sich um eine intensive Systematisierung der Psychopathologie.

Kraepelin (1856 bis 1926), Ordinarius für Psychiatrie in München, war eine führende Gestalt der deutschen Psychiatrie um die Jahrhundertwende. Er begründete eine **Systematik psychischer Erkrankungen auf der Basis der Beobachtung des Gesamtverlaufs** (Abb. **1.8**). Kraepelin unterschied exogene und endogene Psychosen und beschrieb die „Dementia praecox“ als eine zu einem Defektzustand führende endogene Psychose, die er von den manisch-depressiven Erkrankungen abgrenzte. Der Züricher Ordinarius für Psychiatrie, **E. Bleuler** (1857 bis 1939), führte für die von Kraepelin beschriebene Erkrankung „Dementia praecox“ den Begriff „Schizophrenie“ ein, der als wesentliches Phänomen der Erkrankung die Bewusstseinsspaltung beschreibt. Die Krankheitssystematik, wie sie von Kraepelin und Bleuler entwickelt wurde, hatte maßgeblichen Einfluss auf die weitere Entwicklung der psychiatrischen Krankheitslehre, die seit den siebziger Jahren dieses Jahrhunderts mit dem psychiatrischen Teil der **„International Classification of Diseases – ICD“** international vereinheitlicht wurde. Von großer nachhaltiger Bedeutung war auch die **Entwicklung der deskriptiven phänomenologischen Psychiatrie,** die sich um eine intensive Systematisierung der Psychopathologie bemühte. Namen wie **Jaspers** (1883 bis 1969) und **Schneider** (1887 bis 1967) sind hier zu nennen. Allerdings zeigt sich im Verlauf der Entwicklung der Psychopathologie, dass neben der hochgradigen Differenziertheit der Beschreibung psychopathologischer Phänomene auch eine ausreichende Standardisierung erforderlich ist, um die Zuverlässigkeit der Beobachtung sicherzustellen.

Freud (1856–1936) entwickelte mit seiner **Lehre von unbewussten und neurotischen Verarbeitungsprozessen** die Grundzüge der Psychoanalyse als Erklärungsansatz für neurotische Störungen sowie als Therapieform. Im Gefolge der Lehren von **Pawlow** (1849–1936) und **Skinner** (1904–1990) über die **Konditionierbarkeit** bzw. das Erlernen von Verhaltensmustern entwickelte sich die Verhaltenstherapie.

Freud (1856 bis 1936) entwickelte um die Jahrhundertwende mit seiner **Lehre von unbewussten und neurotischen Verarbeitungsprozessen** die Grundzüge der Psychoanalyse als Erklärungsansatz für neurotische Störungen sowie als Therapieform. Die psychoanalytische Richtung, die im weiteren Verlauf in zahlreiche Schulen zersplitterte, ist auch heute noch eine der wichtigsten Psychotherapieformen. Im Gefolge der Lehren von **Pawlow** (1849 bis 1936) und **Skinner** (1904 bis 1990) über die **Konditionierbarkeit bzw. das Erlernen von Verhaltensmustern** entwickelte sich eine lerntheoretische Psychologie, die psychische Störungen als Folge von Lernprozessen erklärte und mit der **Verhaltenstherapie** eine entsprechende Psychotherapiemethode bereitstellte, die auch heute noch zu den wichtigsten Psychotherapiemethoden gehört.

Im 20. Jahrhundert führten neue **somatische Behandlungsmethoden** zu besseren therapeutischen Möglichkeiten in der Psychiatrie, z. B.:

Im 20. Jahrhundert gab es ganz wesentliche Fortschritte in den somatischen Behandlungsmethoden, die die therapeutischen Möglichkeiten der Psychiatrie erheblich verbesserten und zunehmend zu einer positiven Veränderung der Versorgung psychisch Kranker beitrugen.

1.8 Titelseiten einiger berühmter „klassischer“ Psychiatrieabhandlungen

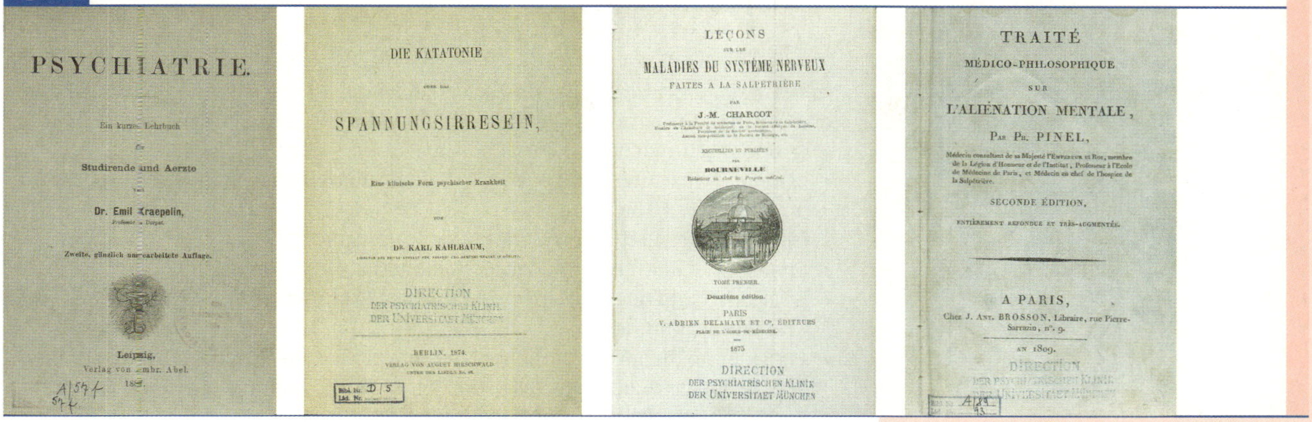

- 1917 Behandlung der progressiven Paralyse mit Fieberschüben durch Infektion mit Malariaerregern, eingeführt von **Wagner-Jauregg,** später Ablösung dieser Therapieform durch Penicillinbehandlung.
- 1933 Publikation der Insulin-Koma-Behandlung durch **Sakle**; diese Behandlungsmethode wurde bis in die Ära der Psychopharmakotherapie fortgeführt, ist seither obsolet.
- 1937 Einführung der Elektrokrampftherapie durch **Cerletti** und **Bini.**
- Ab ca. 1950 Entwicklung der Psychopharmaka: 1949 Entdeckung des antimanischen Effekts von Lithium durch **Cade,** 1952 Entdeckung von Chlorpromazin als erstem Neuroleptikum durch **Delay** und **Deniker,** 1954 Entdeckung des Meprobamats als Anxiolytikum durch **Berger,** 1957 Entdeckung des Imipramins als Antidepressivum durch **Kuhn,** 1961 Entwicklung der ersten Benzodiazepine (u. a. Diazepam) aufgrund der Forschungsarbeiten von **Sternbach.**

- 1917 Behandlung der progressiven Paralyse mit Fieberschüben durch Infektion mit Malariaerregern, durch **Wagner-Jauregg.**
- 1937 Einführung der Elektrokrampftherapie durch **Cerletti** und **Bini.**
- Ab ca. 1950 Entwicklung der Psychopharmaka (1949 Lithium durch **Cade**, 1952 Chlorpromazin durch **Delay** und **Deniker,** 1954 Meprobamat durch **Berger**, 1957 Imipramin durch **Kuhn**, 1961 Benzodiazepine durch **Sternbach**).

Zunehmend gewann der **biologische Forschungsansatz** in der Psychiatrie an Bedeutung und bestimmte insbesondere die letzten 30 Jahre. Es geht dabei um die Klärung genetischer, neuropathologischer, neurophysiologischer und neurochemischer Fragen. Derzeit werden insbesondere Hoffnungen in die Transmitter- und Rezeptorforschung sowie in die moderne molekulargenetische Forschung gesetzt mit der Zielvorstellung, die biologischen Grundlagen der psychischen Erkrankungen weiter aufzudecken und darauf basierend bessere Therapieansätze zu entwickeln.

Zunehmend gewann der **biologische Forschungsansatz** in der Psychiatrie an Bedeutung, wobei die Klärung genetischer, neuropathologischer, neurophysiologischer und neurochemischer Fragen im Vordergrund steht.

Nachdem die Versorgung psychiatrischer Patienten bis 1975 vorwiegend in psychiatrischen Großkrankenhäusern (Landeskrankenhäusern) erfolgte, wurde mit dem Bericht der **Enquete-Kommission zur Situation der Psychiatrie in der BRD** (1975) versucht, die Weichen in Richtung einer modernen Versorgung zu stellen: Reduktion der Bettenzahl der Großkrankenhäuser, gemeindenahe Versorgung psychisch Kranker, Einrichtung komplementärer Versorgungsstrukturen (z. B. Tagklinik, Nachtklinik, sozialpsychiatrische Heime), Einrichtung von psychiatrischen Abteilungen an Stadtkrankenhäusern, Betonung der therapeutischen Atmosphäre im psychiatrischen Krankenhaus.

Nachdem die Versorgung psychiatrischer Patienten bis 1975 vorwiegend in psychiatrischen Großkrankenhäusern (Landeskrankenhäusern) erfolgte, wurde mit dem Bericht der **Enquete-Kommission zur Situation der Psychiatrie in der BRD** (1975) versucht, die Weichen in Richtung einer modernen Versorgung zu stellen.

Zur Zeit des Nationalsozialismus kam es zu einer ideologischen Verblendung und ungeheueren Gräueltaten in der deutschen Psychiatrie, u. a. durch Zwangssterilisation und Ermordung unzähliger psychisch Kranker. Dadurch wurde das zuvor in aller Welt sehr hohe Ansehen der deutschen Psychiatrie extrem erschüttert. Erst langsam gelingt es, diesen Reputationsverlust wieder auszugleichen. Die Tatsache, dass 1999 der Weltkongress für Psychiatrie in Hamburg stattgefunden hat, und dass 2001 der Weltkongress für Biologische Psychiatrie in Berlin veranstaltet wurde zeigt, dass die deutsche Psychiatrie wieder weltweit Akzeptanz gefunden hat. In der Forschung bemüht sich die deutsche Psychiatrie heute um eine besonders strikte Einhaltung allgemein gültiger ethischer Prinzipien.

Zur Zeit des Nationalsozialismus kam es zu einer ideologischen Verblendung und ungeheueren Gräueltaten in der deutschen Psychiatrie. Dadurch wurde das zuvor in aller Welt sehr hohe Ansehen der deutschen Psychiatrie extrem erschüttert. In der Forschung bemüht man sich heute um eine besonders strikte Einhaltung allgemein gültiger ethischer Prinzipien.

2 Untersuchung psychiatrischer Patienten

2 Untersuchung psychiatrischer Patienten

Zur psychiatrischen Diagnostik gehört die Erfassung der folgenden Aspekte:
- psychopathologischer Befund
- Verlauf der Symptomatik
- frühere psychiatrische und sonstige Erkrankungen
- Analyse möglicher Ursachen
- Biografie
- prämorbide Persönlichkeit
- Familienanamnese

In der psychiatrischen Diagnostik versucht der Arzt, sich ein genaues Bild von den Krankheitssymptomen, deren zeitlichen Abläufen und möglichen Hintergründen zu machen. Dazu gehören:
- genaue Erfassung der psychopathologischen Symptomatik im Querschnitt (s. Kap. 3, S. 40 f.)
- Erhebung des zeitlichen Verlaufs der Symptomatik
- Erfassung früherer ähnlicher Krankheitsmanifestationen
- Erfassung sonstiger früherer psychischer Erkrankungen und der allgemeinen Krankheitsanamnese
- Analyse möglicher körperlicher Veränderungen und psychosozialer Belastungen als Ursache oder Auslöser der jetzigen Erkrankung
- Beschreibung der prämorbiden Persönlichkeit
- Erhebung der Biografie
- Familienanamnese

Die Psychiatrie ist ein Fachgebiet der Medizin und folgt damit den prinzipiellen Denkstrukturen und Vorgehensweisen der Medizin, u. a. dem Prinzip: vor der Therapie steht die Diagnose.

Die Psychiatrie ist ein Fachgebiet der Medizin und folgt damit den prinzipiellen medizinischen Denkstrukturen und Vorgehensweisen, und somit auch dem Prinzip: vor der Therapie steht die Diagnose. Obwohl viele Sachunkundige zunächst diese Erwartungshaltung haben, ist die Psychiatrie kein reines „Psycho“- oder „Gesprächs“-Fach, sondern ein Fach, das im wahrsten und strengsten Sinn des Wortes „psychosomatisch“ ist. Es werden sowohl somatische wie psychische Ursachen für psychische Störungen/Erkrankungen berücksichtigt und zudem die Konsequenzen psychischer Störungen/Erkrankungen für subjektiv oder objektiv darstellbare körperliche Veränderungen betrachtet.

In der Regel werden heute in der Psychiatrie Erkrankungen als **multifaktoriell bedingt** aufgefasst. Vor allem um behandelbare körperliche Erkrankungen zu erkennen, ist eine sorgfältige Untersuchung erforderlich.

In der Regel werden heute in der Psychiatrie Erkrankungen als **multifaktoriell bedingt** aufgefasst. Eine sorgfältige körperliche Untersuchung und medizinische Krankheitsanamnese ist daher immer erforderlich, vor allem auch, um behandelbare körperliche Erkrankungen (z. B. organische Psychosyndrome) zu erkennen. So wurden in einer Studie an über 1000 psychiatrischen Patienten bei 92 % der Patienten einer oder mehrere somatische Befunde festgestellt.

2.1 Körperliche Untersuchung

2.1 Körperliche Untersuchung

Die psychiatrische Untersuchung ist nicht nur auf die Exploration psychiatrischer Symptome und die diesbezügliche Analyse situativer und biografischer Zusammenhänge orientiert, sondern umfasst grundsätzlich eine sorgfältige körperliche, insbesondere neurologische, Diagnostik und Krankheitsanamnese (Abb. **2.1**).

Der gründlichen körperlichen und besonders der neurologischen Untersuchung kommt in der Psychiatrie wesentliche Bedeutung zu. Ziel ist vor allem die Differenzierung zwischen eher körperlicher, eher psychischer oder sowohl körperlicher als auch psychischer Ursache der bestehenden psychopathologischen Symptomatik. Weiterhin können auch unabhängig von den psychischen Symptomen organische Störungen bestehen, die erkannt und ggf. behandelt werden müssen. Dies ist insofern ein besonders wichtiger Aspekt, da viele psychisch Kranke im Rahmen ihrer psychopathologischen Veränderungen körperliche Erkrankungen vernachlässigen, indem sie z. B. nicht zum Arzt gehen oder verordnete Medikamente nicht einnehmen. Somit ergibt sich eine komplexe Untersuchungsaufgabe mit den nachfolgenden Hauptelementen:
- Krankheitsanamnese (psychische Erkrankungen, körperliche Erkrankungen)
- allgemeine körperliche Untersuchung (Abb. **2.1**)
- neurologische Untersuchung
- Labor-Screeningprogramm, ggf. mit speziellen Zusatzuntersuchungen, insbesondere fokussiert auf neuropsychiatrische Aspekte (z. B. Liquordiagnostik)
- apparative Diagnostik je nach Einzelfall, insbesondere fokussiert auf neuropsychiatrische Untersuchungsmethoden (z. B. EEG, bildgebende Verfahren).

Für die allgemeine wie für die neurologische Untersuchung empfiehlt sich ein gleich bleibender Ablauf, weil der Untersucher so am wenigsten übersieht (Tab. **2.1**).

Um möglichst wenig zu übersehen, empfiehlt sich ein gleich bleibender Untersuchungsablauf (Tab. **2.1**). Klagt der Patient über körperliche Beschwerden, kommt es im Rahmen der Untersuchung darauf an, zwischen somatischen und psychischen Ursachen, Faktoren und Wechselbeziehungen zu differenzie-

2.1 **Ausrüstung und Instrumentarium für die körperliche Untersuchung**

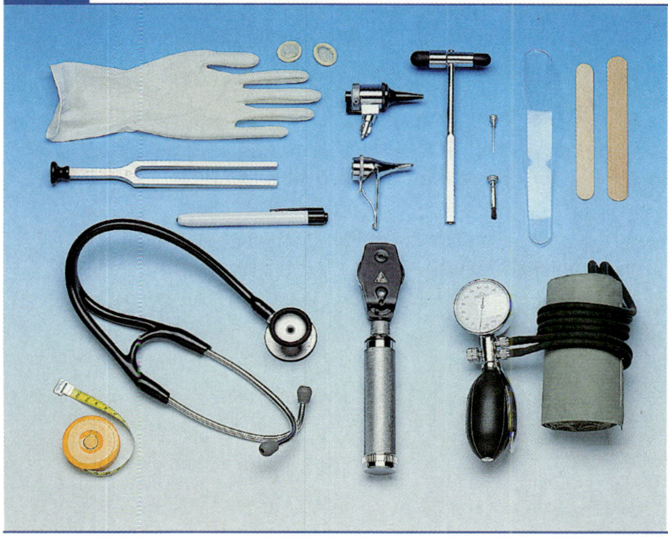

2.1

ren. Einerseits darf eine bei rechtzeitiger Feststellung erfolgreich behandelbare Erkrankung nicht übersehen werden. Andererseits dürfen Ängste und Befürchtungen weder durch zu wenige und ungenaue, noch durch zu viele und zu eingehende Untersuchungen verstärkt werden. In dieser Hinsicht kann sich der Untersucher bei der Beurteilung der Beschwerdeschilderung an folgende Erfahrungen halten:

Bereits aus der Anamnese und Beschwerdeschilderung lassen sich diffenzialdiagnostische Hinweise finden, ob es sich um eine primär psychisch oder körperlich verursachte Erkrankung handelt.

Eine ausschließliche oder überwiegend somatische Ursache körperlicher Beschwerden ist desto eher zu vermuten

- je kürzer ihre Vorgeschichte ist
- je genauer und konstanter die Beschwerden nach Art, Entwicklung, Dauer und Lokalisation geschildert werden
- je mehr ihre Schilderung mit dem gesamten Verhalten, wie Mimik, Gestik, Stimmgebung, bis hin zum Verhalten außerhalb der unmittelbaren Untersuchung übereinstimmt
- je mehr ihre Schilderung mit den differenzialdiagnostisch in Frage kommenden Erkrankungen übereinstimmt.

Psychische (Teil-)Ursachen sind desto eher als pathogenetische Faktoren körperlicher Beschwerden zu beachten

- je länger und unbestimmter sie scheinen
- je reicher an Wörtern und Vergleichen, wechselnd nach Dauer und Lokalisation die Klagen vorgebracht werden
- je atypischer sie für bestimmte körperliche Erkrankungen erscheinen.

Auf alle Fälle müssen das Gehirn direkt oder indirekt betreffende Erkrankungen ausgeschlossen bzw. als ursächlich für die psychische Störung erkannt werden. Je nach Störung und Möglichkeiten wird dabei auch eine orientierende internistische Labordiagnostik sowie eine neurologisch/apparative Diagnostik (z. B. EEG, CT, NMR) eingesetzt. Eventuell sind darüber hinaus körperliche Spezialuntersuchungen in anderen Fachgebieten erforderlich.

Auf alle Fälle müssen das Gehirn direkt oder indirekt betreffende Erkrankungen ausgeschlossen bzw. als ursächlich für die psychische Störung erkannt werden.

Auf die speziellen klinischen, laborchemischen und apparativen Untersuchungstechniken kann hier nicht eingegangen werden. Diesbezüglich sei auf die Lehrbücher der entsprechenden Fachgebiete verwiesen.

Neben der üblichen Labordiagnostik sowie anderen, klinisch-chemischen, serologischen oder hämatologischen Methoden, werden zunehmend auch biochemische, molekularbiologische oder immunologische Untersuchungsstrategien im Rahmen der psychiatrischen Diagnostik angewendet. Im Einzelfall muss entschieden werden, welche dieser Maßnahmen zur Ergänzung des Routine-Laborscreenings erforderlich sind. Außer der Aufdeckung zugrunde liegender organi-

Neben der üblichen Labordiagnostik sowie anderen, klinisch-chemischen, serologischen oder hämatologischen Methoden, werden zunehmend auch biochemische, molekularbiologische oder immunologische Untersuchungsstrategien im Rahmen der psychiatrischen Diagnostik angewendet.

2.1 Zusammenfassung einer orientierenden neurologischen Untersuchung

	neurologischer Normalbefund	*pathologische Befunde*
Kopf/HWS	kein Klopfschmerz der Kalotte, Nervenaustrittspunkte nicht druckschmerzhaft, HWS allseits frei beweglich	Narben, Impressionen? NAP frei? Meningismus?
Hirnnerven		
I	aromatische Stoffe werden beidseits wahrgenommen, differenziert und benannt	Anosmie?
II	Sehnervenpapillen beidseits scharf begrenzt, Gesichtsfeld fingerperimetrisch intakt. Visus nicht erkennbar herabgesetzt	Stauungspapille? Hemianopsie? Visusminderung?
III, IV, VI	Lidspalten seitengleich, Bulbi nach Stellung und Motorik regelrecht, Pupillen isokor, mittelweit, prompte Reaktion auf Lichteinfall (direkt, konsensuell) und Naheinstellung (Konvergenz)	Augenmuskel- oder Blickparese? Nystagmus? Horner-Syndrom? Pupillenstarre?
V	Gesichtssensibilität ungestört, Kornealreflex seitengleich lebhaft, Kaumuskulatur beidseits kräftig, Masseterreflex lebhaft	Trigeminusläsion? peripher/zentral?
VII	Gesichtsmuskulatur mimisch und willkürlich intakt	Fazialisparese? Bell-Phänomen?
VIII	Gehör beidseits nicht erkennbar beeinträchtigt	Hypakusis? Hyperakusis?
IX, X	Gaumensegel seitengleich innerviert, Uvula mittelständig, Würgereflex positiv	Kulissenphänomen? Dysphagie?
XI	Mm. trapezius und sternocleidomastoideus beidseits kräftig	Scapula alata? Tortikollis?
XII	Zunge wird gerade herausgestreckt	Atrophie, Faszikulieren? Abweichen zur kranken Seite?
Motorik	Rechts-/Linkshänder mit seitengleich uneingeschränkter Kraftentfaltung. Keine Absinktendenz der Extremitäten bei Vorhalteversuchen, physiologische Mitbewegung, keine umschriebene oder generalisierte Muskelatrophie, keine Tonusanomalie, keine Deformitäten der Wirbelsäule, einzelner Gelenke oder Extremitäten	Paresen? Atrophien? Hypotonie? Spastik? Rigor?
Reflexe	seitengleich lebhafte physiologische Eigenreflexe, Bauchhautreflexe in allen Etagen erhältlich, keine pathologischen Fremdreflexe, kein Nachgreifen	Areflexie? Reflexdifferenz? Babinski-Zeichen positiv?
Sensibilität	Berührungs-, Schmerz-, Temperatur- und Vibrationsempfindung intakt. Auf die Haut geschriebene Zahlen und geführte Zehenbewegungen werden wahrgenommen und differenziert. Kein Nervendehnungsschmerz, kein Wadendruckschmerz	Hypästhesie/Hypalgesie? Thermhypästhesie? Pallhypästhesie? Lasègue-Zeichen positiv?
Vegetative Funktionen	Blasen-, Mastdarm- und Genitalfunktionen intakt. Keine Störung der Schweißbildung, kein Dermographismus	Miktions-/Defäkationsstörungen? Libodoverlust? Hyper-Anhidrosis?
Koordination und Artikulation	keine Störung der Feinmotorik, Eudiadochokinese, Stand/Gang in allen Variationen und Zeigeversuche sicher, kein Tremor, keine überschießenden Bewegungen, keine Störungen der Artikulation oder Phonation	Dysdiadochokinese? Tremor? Ataxie? Romberg-Zeichen? Rebound-Phänomen? Dysarthrophonie?
Sprache und andere neuropsychologische Funktionen	Spontansprache, Nachsprechen, Benennen, Schriftsprache und Sprachverständnis unauffällig. Rechts-Links-Unterscheidung und Handlungsabfolgen regelrecht	Aphasie? Agnosie? Apraxie?

scher Störungen wird von der Labordiagnostik zunehmend erwartet, dass sich mit ihrer Hilfe Diagnosen sichern lassen bzw. „Marker“ für psychopathologische Störungen zur Verfügung stehen, die das nosologische Verständnis unterstützen oder erweitern. Ein Beispiel hierfür sind die Laborparameter, die zur Diagnose eines Alkoholismus beitragen können (s. S. 315 ff.).

Regelmäßige Laborkontrollen sind auch im Rahmen einer Psychopharmakotherapie notwendig!

Neben der Aufgabe zur psychiatrischen Diagnostik und Differenzialdiagnostik beizutragen, dienen die laborchemischen Methoden auch zur Bestimmung der Plasmakonzentration von Psychopharmaka, Überprüfung der Leber- und Nierenfunktion, Kontrolle des Blutbildes oder Überwachung der Schilddrüsenfunktion im Rahmen einer Psychopharmakotherapie.

2.2 **EEG eines 72-jährigen Patienten mit leichter Alzheimer-Demenz (Mini-Mental-State-Examination: 26 von 30 Punkten)**

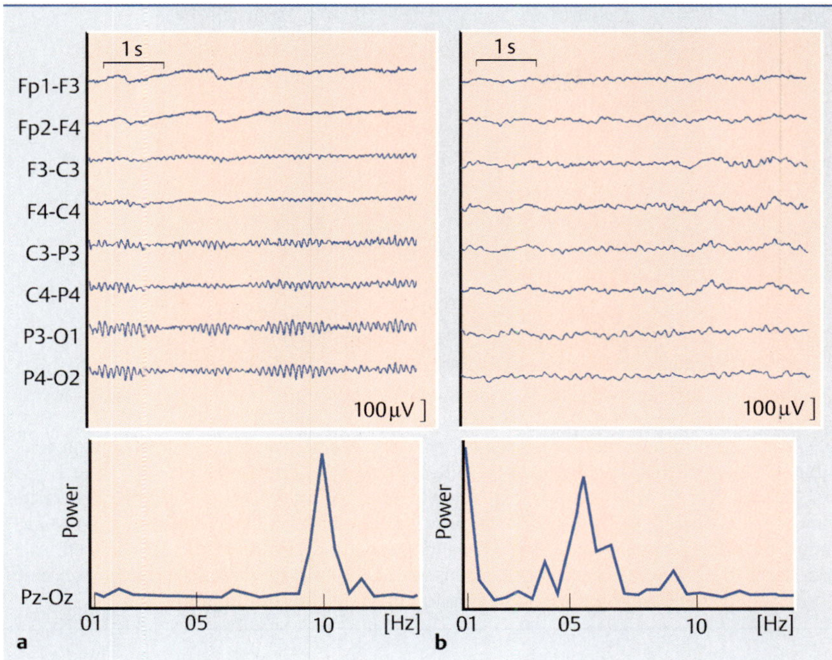

a Normalbefund
b Alzheimer-Demenz: bei dem Patienten findet sich eine verlangsamte Grundaktivität von ca. 6/s gegenüber 10/s im Normalbefund. Der erhöhte Anteil langsamerer Frequenzen wird durch die Powerspektralanalysen verdeutlicht.

2.2

Speziell auf neuropsychiatrische Aspekte zugeschnittene apparative Untersuchungsmethoden sind insbesondere die Elektroenzephalographie (EEG), die ereigniskorrelierten Potenziale (EKP) und die verschiedenen Bildgebungsverfahren zu erwähnen. In der Routinediagnostik kommen insbesondere die kraniale Computertomographie (CT) und die Magnetresonanztomographie (MRT) zur Anwendung, die Positronenemissionstomographie (PET) wird nur in seltenen Fällen in der Routinediagnostik angewendet und dient eher wissenschaftlichen Fragestellungen. Das EEG wird gerade in der psychiatrischen Untersuchung als Routinescreeningverfahren sehr häufig angewandt, da es neben der Epilepsie-Diagnostik Hinweise für eine Reihe anderer organischer psychischer Störungen geben kann (Abb. **2.2**).

Speziell auf neuropsychiatrische Fragestellungen zugeschnittene Untersuchungsmethoden sind die Elektroenzephalographie (EEG), die ereigniskorrelierten Potenziale (EKP), die kraniale Computertomographie (CT) und die Magnetresonanztomographie (MRT). Das EEG wird gerade in der psychiatrischen Untersuchung als Routinescreeningverfahren sehr häufig angewandt (Abb. **2.2**).

Die Anwendung und Aussagekraft bildgebender Verfahren in der psychiatrischen Diagnostik hat sich in den letzten zwei Jahrzehnten erheblich verändert. Die seit Anfang der 70er Jahren zur Verfügung stehende **Computertomographie (CT)** ermöglichte erstmals die direkte Darstellung der Hirnstrukturen in der klinischen Diagnostik. Bis zu diesem Zeitpunkt erlaubten die damals üblichen Verfahren Angiographie und Pneumenzephalographie nur die indirekte Darstellung von Veränderung des Hirnparenchyms. Die Einführung der **Magnetresonanztomographie (MRT)**, auch Kernspintomographie genannt, Anfang der 80er Jahre brachte eine deutliche Verbesserung der Sensitivität in der Darstellung des Hirnparenchyms. Vor allem durch die bessere Kontrastauflösung ist dieses Verfahren in der Diagnostik neurologischer und psychiatrischer Erkrankungen heute unentbehrlich (Abb. **2.3**, Tab. **2.2**).

Die Anwendung und Aussagekraft bildgebender Verfahren in der psychiatrischen Diagnostik hat sich in den letzten zwei Jahrzehnten durch **Computertomographie (CT)** und **Magnetresonanztomographie (MRT)** erheblich verändert (Abb. **2.3**, Tab. **2.2**).

Schon in den 60er Jahren wurde mit dem Edelgas Xenon (^{133}Xe) die regionale zerebrale Durchblutung untersucht. Seit dieser Zeit sind die **Single-Photon-Emissions-Computertomographie (SPECT)** und die **Positronenemissionstomographie (PET)** als Methoden zur Untersuchung der Hirndurchblutung

2.3

2.3 MRT-Bild einer 77-jährigen Patientin mit subkortikaler vaskulärer Demenz bei zerebraler Mikroangiopathie (Morbus Binswanger)

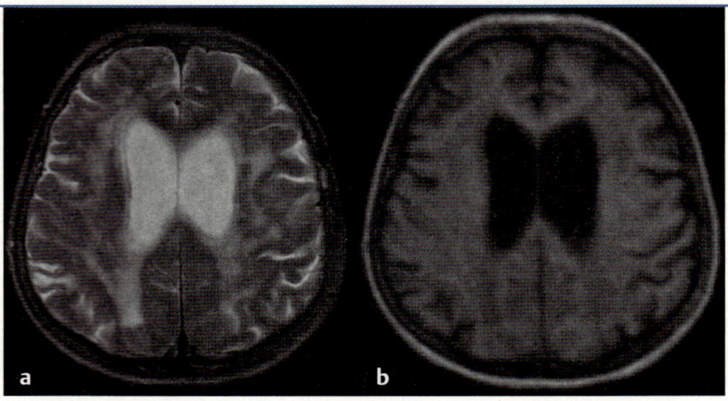

Die Patientin hat ein leichtgradiges demenzielles Syndrom (Mini-Mental-Status-Test: 23 von 30 Punkten).

a T2-Gewichtung – ausgeprägte, teilweise konfluierende Areale erhöhter Signalintensität von periventrikulär bis in die Tiefe des Marklagers reichend.

b T1-Gewichtung – Hirnatrophie mit Erweiterung der inneren Liquorräume, Verbreiterung der kortikalen Sulci. Areale verminderter Signalintensität im subkortikalen Marklager, besonders um die Ventrikelhörner in Korrelation zu den Hyperintensitäten im Marklager der T2-Sequenz. Nicht isointens zum Liquor, daher am ehesten Zeichen einer chronischen mikroangiopathischen Schädigung ohne größere Infarkte.

2.2

2.2 Gegenüberstellung der Vorteile von CT und MRT

Vorteile CT	*Vorteile MRT*
▪ Kosten niedriger ▪ schneller durchzuführen ▪ keine Gefahr für den Patienten durch Metall (z. B. Granatsplitter) ▪ Durchführung auch bei sehr adipösen oder nur begrenzt kooperativen Patienten ▪ Notfalldiagnostik einfacher (Blutungsnachweis) ▪ Nachweis von Verkalkungen möglich	▪ höhere Sensitivität ▪ Möglichkeit funktioneller Diagnostik (z. B. Liquorflussuntersuchungen) ▪ keine Strahlenbelastung (Wiederholbarkeit) ▪ diverse Schichtrichtungen wählbar ▪ überlegene Darstellung der Temporallappen, basaler Hirnregionen und infratentorieller Strukturen (v. a. Hirnstamm)

und metabolischer Parameter, z. B. des zerebralen Glukoseverbrauchs, hinzugetreten. Durch diese Verfahren sind Aussagen über funktionelle Parameter möglich. Auch bei der MRT wurden in den vergangenen Jahren Verfahren zur Darstellung neuronaler Aktivität und des damit verbundenen Sauerstoffverbrauchs entwickelt, die heute als funktionelle MRT (f-MRT) bezeichnet werden. Im klinischen Alltag spielen vor allem CT, MRT und SPECT eine Rolle, während PET wegen des großen Untersuchungsaufwands und der Kostspieligkeit im Wesentlichen der Forschung vorbehalten ist. CT und MRT sind unverzichtbar für die Ausschlussdiagnostik körperlich begründbarer Psychosen. Aufgrund der guten Verfügbarkeit und einfachen Durchführung ist die CT in diesem Zusammenhang meistens die Methode der Wahl. Der Einsatz der Kernspintomographie (MRT) erfolgt im Wesentlichen dann, wenn gezielte differenzialdiagnostische Fragen gestellt werden (z. B. entzündliche und degenerative ZNS-Erkrankungen, unklare hydrozephale Syndrome). CT-, MRT- oder SPECT-Untersuchungen können, zusammen mit der Doppler-Untersuchung der hirnversorgenden Arterien u. a. in der Frühdiagnostik demenzieller Syndrome wichtige Zusatzbefunde liefern.

Im klinischen Alltag spielen im Wesentlichen CCT, MRT und SPECT eine Rolle, während die PET wegen des großen Untersuchungsaufwandes und der Kostspieligkeit im Wesentlichen der Forschung vorbehalten ist.

2.2 Psychiatrische Gesprächsführung

Hilfe zu suchen wegen psychischer Probleme ist für einen Patienten meist viel problematischer als die Inanspruchnahme ärztlicher Beratung wegen körperlicher Beschwerden. Es fällt den Patienten oft schwer, sich einzugestehen, dass sie psychische Probleme haben, und dass sie diese nicht selbst lösen können, zumal die meisten nicht daran denken, dass hinter diesen psychischen „Probleme" nicht immer eine mangelnde Bewältigung der Lebensschwierigkeiten, sondern häufig eine echte Erkrankung stehen kann.

Wegen dieser besonderen psychologischen Ausgangssituation und um den Patienten nicht vor den Kopf zu stoßen, muss das psychiatrisch orientierte diagnostische Gespräch mit besonderer Feinfühligkeit und Behutsamkeit geführt werden. Andererseits darf die diagnostische Zielsetzung der Erstuntersuchung nicht aus den Augen verloren werden. Es geht nicht nur darum, dem Patienten Verständnis zu zeigen und ihm beratend und tröstend zur Seite zu stehen, sondern es muss auch eine Diagnose gestellt und damit die Möglichkeit zur Einleitung adäquater Behandlungsmaßnahmen geschaffen werden. Ein alleiniges Sprechen über „Probleme" z. B. Probleme am Arbeitsplatz oder in der Partnerschaft genügt diesem Anspruch nicht. Ziel ist es zu klären, auf welchem Hintergrund die Probleme auftreten, z. B. berufliche Leistungsprobleme auf der Basis eines beginnenden demenziellen Abbaus, Partnerschaftsprobleme auf der Basis einer wahnhaften schizophrenen Erkrankung, Lebensunlust auf der Basis einer endogenen Depression.

Die psychiatrische Erstuntersuchung hat also immer eine allgemeine psychotherapeutische (empathisch-kathartische, supportive) Funktion sowie einen stärker strukturiert vorgehenden, vorwiegend diagnostischen Teil. Im weiteren Verlauf der Behandlung nimmt in der Regel der diagnostische Teil der psychiatrischen Gespräche in seinem zeitlichen Umfang ab, während die allgemein psychotherapeutischen Anteile oder gegebenenfalls spezielle psychotherapeutische Verfahren in den Vordergrund treten.

Wenn der Patient sich nicht spontan äußert, leitet der Arzt das Gespräch mit einer möglichst offenen Frage ein (z. B. „Was ist los?", oder, bei weiteren Gesprächen, z. B. „Wie geht es Ihnen heute?"). Im Anschluss soll der Arzt aufmerksam zuhören und den Patienten beobachten. Kommt dessen Redefluss ins Stocken, kann der Arzt versuchen, ihn durch eine aufmunternde, motivierende Bemerkung zum Weiterreden zu veranlassen. Der Arzt erfährt so, was den Patienten am meisten beschäftigt und, oft erst im Verlauf der systematischen Exploration, was dieser zunächst an relevanten Sachverhalten verschwiegen hat. Oft lassen sich auch aus den berichteten inhaltlichen, zeitlichen oder kausalen Verknüpfungen mit bestimmten Ereignissen Hypothesen über mögliche Ursachen gewinnen. Die genaue Beobachtung von Mimik und Gestik kann ebenfalls viele relevante Informationen liefern. Der Patient erlebt in dieser Phase in angenehmer Weise, dass er einen bereitwilligen Zuhörer gefunden hat, der für seine besonderen Nöte und Probleme Verständnis zeigt und ihn nicht von vornherein mit Fragen überschüttet.

Im stärker vom Arzt strukturierten, systematischen Teil des Gesprächs versucht der Arzt, sich ein genaueres Bild von den Krankheitssymptomen, deren zeitlichen Abläufen und möglichen Hintergründen zu machen. Orientierend wird das gesamte Spektrum psychopathologischer Symptomatik exploriert, um so eine eventuell bereits beim spontanen Bericht des Patienten gestellte **Verdachtsdiagnose** weiter zu erhärten oder auszuschließen und gleichzeitig entsprechenden **Differenzialdiagnosen** nachzugehen. Vor allem für den Anfänger ist es hilfreich, dieser strukturierten Exploration Listen mit den wesentlichen Gesichtspunkten oder aber Explorationsschemata zugrunde zu legen (Tab. **2.3**). Auch im Explorationsgespräch versucht der Arzt, ein für den Patienten angenehmes Klima bestehen zu lassen. Ein bohrendes, verhörartiges Befragen ist auf alle Fälle zu vermeiden. Für den Patienten eventuell peinliche Fragen sollten in eine möglichst angenehme Form gekleidet werden, so kann z. B. die Exploration bezüglich Alkoholabusus mit der Frage: „Wie viel Alkohol vertragen

2.2 Psychiatrische Gesprächsführung

Hilfe zu suchen wegen psychischer Probleme ist für einen Patienten meist viel problematischer als die Inanspruchnahme ärztlicher Beratung wegen körperlicher Beschwerden.

Das psychiatrisch orientierte diagnostische Gespräch muss mit besonderer Feinfühligkeit und Behutsamkeit geführt werden. Andererseits darf die diagnostische Zielsetzung der Erstuntersuchung nicht vernachlässigt werden. Es geht nicht nur darum, dem Patienten Verständnis zu zeigen und ihm beratend und tröstend zur Seite zu stehen, sondern es muss auch eine Diagnose gestellt und damit die Möglichkeit zur Einleitung adäquater Behandlungsmaßnahmen geschaffen werden.

Die psychiatrische Erstuntersuchung hat immer eine allgemein psychotherapeutische (empathisch-kathartische, supportive) Funktion sowie einen stärker strukturiert vorgehenden, vorwiegend diagnostischen Teil.

Wenn der Patient sich nicht spontan äußert, leitet der Arzt das Gespräch mit einer möglichst offenen Frage ein, z. B. „Was ist los?", oder bei weiteren Gesprächen z. B. „Wie geht es Ihnen heute?". Der Arzt sollte zunächst dem spontanen Bericht des Patienten zuhören und diesen Bericht durch motivierende Bemerkungen vorantreiben. Oft lassen sich aus den vom Patienten berichteten inhaltlichen, zeitlichen oder kausalen Verknüpfungen mit bestimmten Ereignissen Hypothesen über mögliche Ursachen gewinnen.

Im stärker strukturierten, systematischen Teil des Gesprächs versucht der Arzt, sich ein genaueres Bild von den Krankheitssymptomen, deren zeitlichen Abläufen und möglichen Hintergründen zu machen. Orientierend wird das gesamte Spektrum psychopathologischer Symptomatik exploriert (Tab. **2.3**). Auch in diesem Teil des Gesprächs soll für den Patienten ein angenehmes Klima bestehen. Ein bohrendes, verhörartiges Befragen ist auf alle Fälle zu vermeiden.

2.3 Hauptpunkte der Symptomexploration

- Bewusstseinsstörungen
- Orientierungsstörungen
- Störungen der Aufmerksamkeit, Konzentration, Auffassung
- Störungen der Merkfähigkeit und Altgedächtnis
- Störung der Intelligenz
- formale Denkstörungen
- Wahn, Halluzinationen
- Zwänge, Phobien, Ängste
- Störungen des Antriebs und der Psychomotorik
- vegetative Störungen
- Suizidalität

Sie?“ eingeleitet werden. Wahrscheinlich unangenehme Erlebnisse kann man aus der gleichen Rücksichtnahme als bekannt voraussetzen (sofern man darüber vorinformiert ist oder etwas ahnt) und das Gespräch darüber lediglich mit der Frage nach dem Zeitpunkt des Auftretens dieses Ereignisses einleiten. Das äußere Erscheinungsbild (z. B. Verwahrlosung, Unterernährung, ungewöhnliche Kleidung) kann oft wichtige Hinweise für das mögliche Vorliegen einer psychischen Erkrankung liefern.

Die freundlich gelassene, nüchterne Hilfsbereitschaft des Arztes vermittelt dem Patienten das Gefühl, dass sein individuelles Leiden aus der Sicht des Fachmannes in einen größeren Zusammenhang von Erfahrungswissen gestellt und dadurch prinzipiell therapierbar wird. Fragen sollten möglichst offen gestellt werden. Zu direkte Fragen, Alternativfragen oder gar Suggestivfragen sind zu vermeiden. An eine Antworttendenz des Patienten im Sinne der sozialen Erwünschtheit sollte kritisch gedacht werden.

Durch **einfühlsames Zuhören** gelingt es dem Erfahrenen, Fragen so zu stellen und im Gesprächsverlauf zu platzieren, dass der Patient auch diesen Teil nicht als Verhör, sondern als verständnisvolles Gespräch erlebt. Die freundlich gelassene, nüchterne Hilfsbereitschaft des Arztes vermittelt dem Patienten das Gefühl, dass sein individuelles Leiden aus professioneller Sicht einen größeren Zusammenhang von Erfahrungswissen gestellt und dadurch prinzipiell therapierbar gemacht wird. Wie auch im ersten Teil des Gesprächs sollten die Fragen möglichst offen gestellt werden. Zu direkte Fragen, Alternativfragen oder Suggestivfragen sind zu vermeiden. An eine Antworttendenz des Patienten im Sinne der sozialen Erwünschtheit sollte kritisch gedacht werden. So antworten z. B. viele Patienten auf die viel zu direkt gestellte Frage, ob die Ehe in Ordnung ist, vorschnell mit „Ja“.

Die für Diagnostik und Therapie notwendige Aufdeckung der realen Gegebenheiten darf allerdings bei aller Rücksichtnahme nicht verhindert werden. Hier sind oft **fremdanamnestische Informationen** sehr hilfreich.

Trotz aller Rücksichtnahme sollte allerdings die für Diagnostik und Therapie notwendige Aufdeckung der realen Gegebenheiten nicht verhindert, sondern muss gegebenenfalls durch insistierende Exploration gewährleistet werden. In diesem Fall sind oft **fremdanamnestische Informationen** sehr hilfreich, insbesondere bei paranoid-halluzinatorischer Symptomatik sowie bei Suchtverhalten.

Ein offensichtlich an Alkoholismus leidender Patient, der jeglichen Alkoholkonsum negiert, kann z. B. durch die Feststellung, dass es sehr ungewöhnlich ist, gar keinen Alkohol zu trinken, verunsichert werden.

Ein offensichtlich an Alkoholismus leidender Patient, der jeglichen Alkoholkonsum negiert, kann z. B. durch die Feststellung, dass es sehr ungewöhnlich ist, gar keinen Alkohol zu trinken, verunsichert werden. Bei einem Patienten, der seinen Medikamentenabusus leugnet und betont, er nehme nur bei Kopfschmerzen eine Schmerztablette ein, hilft die Frage nach der Häufigkeit der Kopfschmerzen und der Anzahl der Tabletten pro Kopfschmerzattacke um das Ausmaß des Abusus abzuschätzen.

Am Ende des Erstgesprächs ist der Arzt meist in der Lage, die Symptomatik des Patienten im psychopathologischen Befund zusammenzufassen, möglicherweise eine Verdachtsdiagnose zu stellen und eine Behandlung einzuleiten.

Am Ende des Erstgesprächs ist der Arzt meist in der Lage, die Symptomatik des Patienten im psychopathologischen Befund zusammenzufassen, möglicherweise bereits eine Verdachtsdiagnose zu stellen und darauf basierend eine Behandlung einzuleiten. In schwierigeren Fällen sind weitere diagnostisch orientierte Gespräche erforderlich. Auch empfiehlt es sich immer, fremdanamnestische Informationen einzuholen, insbesondere bei sonst nicht auszuräumendem Verdacht auf schizophrene Symptomatik oder auf süchtiges Verhalten bzw. auf mit dem Patienten nicht zu klärende psychologische Einflussfaktoren.

Wichtig ist aber nicht nur die Erfassung der Symptomatik, sondern auch deren zeitliche Entwicklung und Verlauf.

Wichtig ist aber nicht nur die Erfassung der Symptomatik, sondern auch deren zeitliche Entwicklung und Verlauf. Es muss z. B. geklärt werden, ob die Symptomatik akut oder schleichend aufgetreten ist, ob sie kurz oder lange besteht, ob sie bereits früher aufgetreten ist und wann, ob sie sich damals voll zurückgebildet hat oder ob eine Restsymptomatik dauernd vorhanden ist.

Um ein genaues Bild von der Persönlichkeit des Patienten und seiner Entwicklung zu erhalten, konzentriert sich die Exploration im Rahmen weiterer Gespräche auf die Biografie. Auf dieser Basis lässt sich oft die Krankheit des Patienten und sein Umgang mit dieser Krankheit besser verstehen. Gerade bei psychologisch erklärbaren Störungen lassen sich so pathogene Einflussfaktoren ermitteln. Ein vom Patienten angefertigter, schriftlicher ausführlicher Lebenslauf kann die Exploration sinnvoll ergänzen. Tagebuchartige Protokolle helfen, tageszeitliche Schwankungen der Symptomatik zu erkennen und gegebenenfalls Zusammenhänge mit speziellen Auslösesituationen zu entdecken.

Aufgrund des psychopathologischen Querschnittsbildes, des Verlaufs sowie hypothetischer Auslöser und Ursachenfaktoren ist es meist möglich eine Verdachtsdiagnose zu stellen und eventuell auch Inhalte der Symptomatik bzw. (bei psychogenen Störungen) die Erkrankung selbst lebensgeschichtlich verständlich zu machen bzw. abzuleiten.

Im Rahmen weiterer Gespräche konzentriert sich die Exploration auf die Biografie, um auf diese Weise ein genaues Bild von der Persönlichkeit des Patienten und seiner Entwicklung zu erhalten.

Aufgrund von psychopathologischem Querschnittsbild, Verlauf sowie hypothetischer Auslöser ist meist eine Verdachtsdiagnose möglich.

2.3 Erfassung von Krankheitsanamnese, Biografie, Persönlichkeit und aktueller Lebenssituation

2.3 Erfassung von Krankheitsanamnese, Biografie, Persönlichkeit und aktueller Lebenssituation

2.3.1 Krankheitsanamnese

2.3.1 Krankheitsanamnese

Die wesentlichen Aspekte der Krankheitsanamnese sind nachfolgend skizziert (Tab. **2.4**).

Frühere Erkrankungen

Frühere Erkrankungen

Die Anamnese früherer Erkrankungen bezieht sich sowohl auf **körperliche** als auch auf **psychische Erkrankungen.** Dabei sind zeitliche und verlaufsbezogene Aspekte zu berücksichtigen.

Körperliche Erkrankungen: Art der Krankheit (insbesondere genau nach Kopfverletzungen und Gehirnerkrankungen fragen), Dauer und Datum der Krankheitsmanifestation(en), Hospitalisation (wann?, wo?), behandelnder Arzt.

Psychische Erkrankungen: Art der Erkrankung, Dauer und Datum der Krankheitsmanifestation(en), Verlaufstyp (phasisch, schubweise, chronisch progredient), Hospitalisation (wann?, wo?), behandelnder Arzt, ambulante Behandlungen, Psychotherapie (welche Methode?, wann?, wie lange?).

Jetzige Erkrankung

Jetzige Erkrankung

Die Anamnese zur jetzigen Erkrankung bezieht sich auf zeitliche und inhaltliche Aspekte sowie auf mögliche Zusammenhänge mit äußeren Faktoren. Inhaltlich wird unter anderem gefragt nach:
- Veränderungen der Stimmungs- und Antriebslage
- Veränderungen der Intelligenz und des Denkens
- Veränderungen im körperlichen/vegetativen Befinden

Neben eigenanamnestischen sollten auch fremdanamnestische Angaben erhoben werden. Nachfolgend sind einige wesentliche Gesichtspunkte aufgeführt: Wann und wodurch ist dem Patienten oder seinen Bekannten eine Veränderung aufgefallen? Trat die Veränderung allmählich oder plötzlich auf? Stand die Veränderung in Zusammenhang mit äußeren Faktoren (körperliche Erkrankung, psychische Belastung)?

Neben der spontanen Schilderung der Symptomatik muss zudem gezielt gefragt werden nach:
- **Veränderungen der Stimmungs- und Antriebslage:** gesteigerte oder reduzierte Stimmungs- und Antriebslage

2.4 Hauptpunkte der Krankheitsanamnese

Frühere Erkrankungen
a) körperlich: Art, Beginn, Behandlung, Krankheitsverlauf
b) psychisch: Art, Beginn, Behandlung, Krankheitsverlauf

Jetzige Erkrankung
a) Symptome
b) Krankheitsbeginn
c) Auslöser, körperliche Begleiterkrankungen
d) bisherige Behandlung

2.4

- Veränderungen der sozialen Beziehungen
- Veränderungen der Selbsteinschätzung des Patienten
- bisherige Behandlung

- **Veränderungen der Intelligenz und des Denkens:** Interessen jetzt und früher, Einschränkung der Denkleistungen, häufig geäußerte Pläne, Befürchtungen, Vermutungen. Erscheinen die Äußerungen des Patienten der Umgebung als sinnvoll und situationsangepasst?
- **Veränderungen im körperlichen/vegetativen Befinden:** z. B. Schlafstörungen, Appetitstörungen, Gewichtsabnahme, körperliche Missempfindungen, Schmerzen
- **Veränderungen der sozialen Beziehungen:** Verhalten gegenüber der Familie und Freunden, gegenüber Fremden; Verhalten am Arbeitsplatz, Arbeitsunfähigkeit
- **Veränderungen der Selbsteinschätzung des Patienten:** gesteigertes oder vermindertes Selbstvertrauen; Krankheitsgefühl, Krankheitseinsicht
- **bisherige Behandlung:** Art, Dauer und Erfolg der Therapie, Compliance des Patienten

2.3.2 Biografie und Lebenssituation

Auf eine genaue Erfassung der Biografie und aktuellen Lebenssituation (Tab. **2.5**) wird besonderer Wert gelegt.

2.3.2 Biografie und Lebenssituation

Auf eine genaue Erfassung der Biografie und aktuellen Lebenssituation (Tab. **2.5**) wird in der Psychiatrie besonderer Wert gelegt. Auftreten, Verlauf und Inhalte der psychischen Erkrankung sollen vor diesem Hintergrund besser verstanden werden.

Äußere Lebensgeschichte

Mit „äußerer Lebensgeschichte" meint man die den Lebenslauf charakterisieren-

Äußere Lebensgeschichte

Es handelt sich um eine Art Lebenslauf des Patienten, der durch Auflistung der so genannten „harten Daten" von der Geburt bis zur Gegenwart erstellt wird. Im

2.5

2.5 Hauptpunkte der biografischen Anamnese

Familienanamnese	*Biografie des Patienten*
▪ psychosoziale Situation der Eltern ▪ Familiengröße und Familienmilieu ▪ Erziehungsstil der Eltern ▪ familiäre Belastungsfaktoren ▪ psychische Auffälligkeiten/Erkrankungen bei Verwandten 1. und 2. Grades	▪ Besonderheiten bei der Geburt ▪ frühkindliche Entwicklung ▪ frühneurotische Zeichen ▪ Beziehung zu Eltern/Geschwistern ▪ schulische/berufliche Entwicklung ▪ sexuelle Entwicklung ▪ Ehe und Familie ▪ Lebensgewohnheiten, Werthaltungen ▪ Persönlichkeitszüge ▪ aktuelle Lebenssituation

2.6

2.6 Eckpunkte der äußeren Lebensgeschichte

- Geburtsname
- Staatsangehörigkeit
- Muttersprache, ggf. deutsche Sprachkenntnisse (ja/nein)
- bis zum 18. Lebensjahr vorwiegend aufgewachsen bei: Eltern/Pflegeeltern/Heim/andere
- Kindergarten (ja/nein), falls ja: Zeitraum und Ort
- Schulbesuch (Zeitraum, Schulart, Schulort) und Schulabschluss (Bezeichnung, Jahr)
- Berufsausbildung (Zeitraum, Art, Ort) und Berufsabschluss/-abschlüsse (Bezeichnung, Jahr)
- Berufslaufbahn (relevante frühere Tätigkeiten inklusive Wehr-/Zivildienst: Zeitraum, Art, Ort)
- jetzige Tätigkeit (seit wann, genaue derzeitige Berufsbezeichnung)
- Familienstand, derzeitige Wohngemeinschaft
- derzeitige Partnerschaft (seit wann, Art, Ehe/eheähnliche Gemeinschaft/anderes, Name, Alter, Beruf des Partners, ggf. „Keine")
- frühere Partnerschaften (Zeitraum, Art, ggf. weitere relevante Angaben)
- Anzahl der Kinder (falls Kinder vorhanden, jeweils Name, Geburtsjahr, Geschlecht, ggf. Beruf, Familienstand, Wohnort, ggf. Adoptiv-/Pflegekind)

Einzelnen sollten die in Tab. **2.6** aufgeführten Punkte erwähnt sein. Ergänzend sei die Checkliste zur äußeren Lebensgeschichte aus dem biografischen Persönlichkeits-Interview erwähnt (Tab. **2.7**).

den „harten Daten" von der Geburt bis zur Gegenwart (Tab. **2.6**, **2.7**).

Innere Lebensgeschichte

Es sollte eine möglichst anschauliche und dem Patienten individuell gerecht werdende Schilderung seiner persönlichen Entwicklung entworfen werden. Dies kann dadurch geschehen, dass bestimmte Angaben durch Beispiele näher beleuchtet werden oder der Patient mit fiktiven Kontrollgruppen (z. B. anderen psychiatrischen Patienten oder psychisch gesunden Personen) aus Sicht des Arztes verglichen wird (dies muss dann aus den Ausführungen hervorgehen). Insbesondere geht es um die **historische Entwicklung und die Motivations-Zusammenhänge,** z. B.: Warum hat der Patient bestimmte Entscheidungen getrof-

Innere Lebensgeschichte

Unter „innerer Lebensgeschichte" versteht man die Darstellung der **historischen Entwicklung und Motivations-Zusammenhänge,** die die Entwicklung eines Menschen kennzeichnen. Besonders die Frage, warum der Patient bestimmte Entscheidungen getroffen und bestimmte Verhaltensweisen entwickelt hat, ist von Interesse.

2.7 Checkliste: Äußere Lebensgeschichte (Fortsetzung S. 22)

Lebensumstände	*Lebensereignisse*
Ausbildung	
▪ häufiges Schuleschwänzen (mindestens 5x/Schuljahr) ▪ häufig unentschuldigt oder unter falschem Vorwand gefehlt	▪ Kindergarteneintritt ▪ Schuleintritt, Schulübertritt (Grundschule, Sonderschule, Hauptschule, Realschule, Gymnasium) ▪ Beginn Lehre/Studium ▪ Abbruch Lehre/Studium ▪ Klassenwiederholung, disziplinarische Maßnahmen ▪ Ausbildungswechsel ▪ Abschlussprüfung bestanden/nicht bestanden ▪ Wehr-/Zivildienst
Beruf	
▪ Arbeitslosigkeit ▪ längere Zeit wegen körperlicher Erkrankung arbeitsunfähig gewesen ▪ häufig unentschuldigt oder unter falschem Vorwand der Arbeit ferngeblieben	▪ Aufnahme einer Erwerbstätigkeit ▪ beruflicher Aufstieg/Abstieg, Kündigung ▪ neue Arbeitsstelle, Berufswechsel ▪ eigenes Geschäft aufgemacht, Konkurs gemacht ▪ Rückzug aus dem Erwerbsleben (z. B. wegen Kinderbetreuung), vorzeitige/altersgemäße Berentung ▪ Aufnahme einer Nebenerwerbstätigkeit
Ursprungsfamilie	
▪ Eheprobleme der Eltern ▪ längere Trennung von einer engen Bezugsperson (z. B. kriegsbedingte Abwesenheit) ▪ existenzielle Bedrohung über einen längeren Zeitraum (z. B. Bombenangriffe) ▪ große finanzielle Probleme ▪ Arbeitslosigkeit des Hauptverdieners ▪ Pflege eines engen Angehörigen durch den Patienten	▪ Geburt eines Geschwisters ▪ Scheidung der Eltern ▪ Wechsel der Bezugsperson ▪ Tod eines Angehörigen ▪ Aufnahme einer Erwerbstätigkeit durch Bezugsperson ▪ Umzug ▪ Heim-/Internatsunterbringung ▪ Auszug/Wiedereinzug aus dem/in das Elternhaus
Gesundheit/Krankheit	
▪ längerer Krankenhausaufenthalt eines Angehörigen/des Patienten ▪ lang andauernde Krankheit ▪ Behinderung bzw. Pflegebedürftigkeit (im Haushalt lebender Angehöriger/des Patienten)	▪ Angaben zu Schwangerschaft bzw. Geburt des Patienten ▪ Unfall (Angehöriger/Patient) ▪ schwere Erkrankung eines Angehörigen/des Patienten, ▪ bei Frauen: Menarche, Menopause
soziale Kontakte/Freizeit	
▪ längere Zeit keine engere Freundschaft (> 6 Monate)	▪ Beginn/Beendigung einer Freundschaft ▪ Tod eines Freundes ▪ Entwicklung eines Hobbys ▪ Entwicklung religiöser Aktivitäten ▪ Ein-/Austritt in einen/aus einem Verein, Funktionsträger in einem Verein ▪ Ein-/Austritt in eine/aus einer politischen Vereinigung, ▪ Discobesuche/Tanzkurse

▶

2.7 Checkliste: Äußere Lebensgeschichte (Fortsetzung von S. 21)

Lebensumstände	*Lebensereignisse*
Partnerschaft	
▪ längere Zeit ohne sexuelle Kontakte	▪ erster sexueller Kontakt ▪ Beginn einer Beziehung ▪ Gründung eines gemeinsamen Hausstandes ▪ Heirat ▪ außereheliche Beziehungen (des Partners) ▪ Trennung/Scheidung ▪ Tod des Partners
Schwangerschaft/Kinder	
▪ längere Trennung von den Kindern	▪ Schwangerschaft, Schwangerschaftsabbruch ▪ Geburt eines Kindes, Geburt eines körperlich/geistig behinderten Kindes ▪ Fehl-/Totgeburt, Tod eines Kindes ▪ Auszug/Wiedereinzug des Kindes ▪ Heirat eines Kindes ▪ Geburt eines Enkelkindes ▪ Kind straffällig geworden
Wohnung	
▪ längerer Auslands-/Heim-/Lager-/Internataufenthalt	▪ Wohnungswechsel, Haus-/Wohnungskauf ▪ Wechsel in/aus Heim/Lager/Internat ▪ Inhaftierung ▪ Wechsel in ein Seniorenheim
Finanzen	
▪ lang andauernde finanzielle Schwierigkeiten	▪ erhebliche finanzielle Verbesserung/Verschlechterung
Gericht/Gesetz	
▪ längeres Gerichtsverfahren, längerer Gefängnisaufenthalt	▪ hohe finanzielle Buße, Freiheitsentzug, Führerscheinentzug
Sonstiges	
▪ sexuelle Belästigung (permanent oder einmalig) durch Familienangehörige, Bekannte, Fremde ▪ Zeuge/Opfer kriegerischer Handlungen, einer Naturkatastrophe, eines Verbrechens	

fen? Warum hat er bestimmte Verhaltensweisen entwickelt? Durch welche äußeren Einflüsse wurde er geprägt?

Zunächst wird das **familiäre Milieu** erfragt: Beziehung des Patienten zu den Eltern, Geschwistern sowie deren Beziehung untereinander. Weltanschauungen, kulturelle Normen des Elternhauses etc. (s. Abb. **2.4**).

Es wird zunächst das **familiäre Milieu** exploriert: Beziehung des Patienten zu den Eltern und Geschwistern sowie deren Beziehung untereinander, die Weltanschauungen bzw. kulturelle Normen des Elternhauses, die Erziehung der Eltern (z. B. gleichmäßig?, streng?, verwöhnend?, auch im Vergleich mit den Geschwistern), Probleme der Identifikation und der Ablehnung der Eltern (Abb. **2.4**).

Darstellung der **Entwicklung in Kindheit und Jugend:** Sauberkeitsentwicklung, kindlich-neurotische Symptomatik. Körperliche und geistige Entwicklung, belastende Erlebnisse, Verhältnis zu Freunden, Interessen, Hobbys und Ablösung von den Eltern aus Sicht des Patienten.

Es folgt die Darstellung der **Entwicklung in Kindheit und Jugend:** Sauberkeitsentwicklung, kinderneurotische Symptomatik (z. B. Bettnässen, Nägelbeißen, Angstzustände oder Phobien), die körperliche Entwicklung in der Kindheit und Jugend (Längenwachstum, Auffälligkeiten im Körpergewicht), belastende Erlebnisse in der Kindheit und Jugend, das Verhältnis zu Freunden und Schulkameraden (z. B. wenig oder viele bzw. enge oder lose Freundschaften), Leistungs- und Durchsetzungsvermögen oder Lernstörungen in der Schule, die geistige Entwicklung in der Kindheit und Jugend, Interessen, Hobbys, Lieblingsfächer, die Ablösung von den Eltern aus der Sicht des Patienten (von den Eltern gefördert oder behindert).

Angaben zum **Berufsleben:** Maßgebliche Gründe für die Berufswahl. Entsprach das berufliche Fortkommen den Wünschen? Gründe für Berufs- und Stellungswechsel?

Hinsichtlich des **Berufslebens** interessieren u. a. folgende Aspekte: Welche Gründe waren für die Berufswahl maßgebend, welche Identifikationen und Leitbilder? Entsprach das Fortkommen im Berufsleben den Möglichkeiten des Patienten und seinen Wünschen? Gründe für Berufs- und Stellungswechsel?

2.4 „Familienbild" von Max Beckmann

2.4

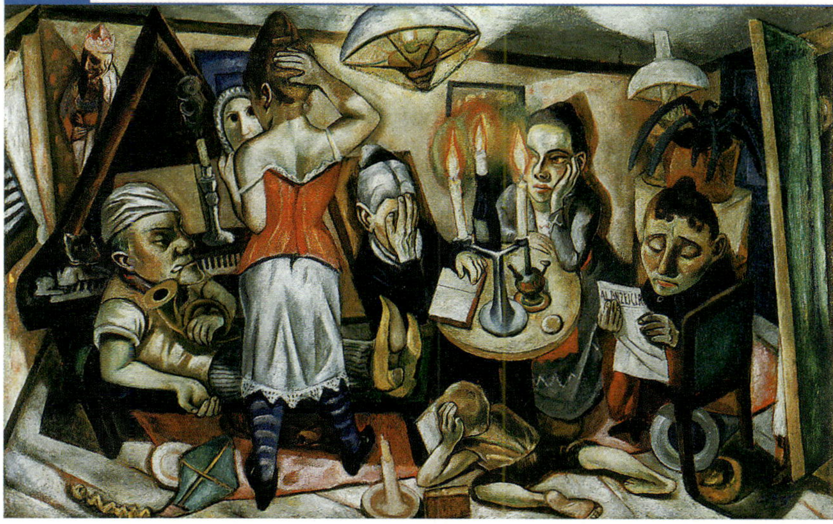

Das Gemälde kann als Ausdruck der Kälte, Selbstverlorenheit und Isolation interpretiert werden
Beckmann, Max (1884–1950): Family Picture. 1920. New York, Museum of Modern Art (MoMA) © 2004, Digital image, The Museum of Modern Art, New York/Scala, Florence. Oil on canvas, 25 5/8 × 39 3/4" (65,1 × 100,9 cm). Gift of Abby Aldrich Rockefeller. 26.1935

Auskommen mit Untergebenen, Gleichgestellten und Vorgesetzten? Ausmaß des Engagements im Berufsleben? Befriedigung im Berufsleben? Besondere Probleme im Berufsbereich?

Auskommen mit Untergebenen, Gleichgestellten und Vorgesetzten?

Bezüglich **Partnerschaft, Ehe, Familie und sozialen Beziehungen** geht es um folgende Aspekte: Gründe für die Partnerwahl, Gründe für den Partnerwechsel, Gemeinsamkeiten und Konflikte mit dem jetzigen Partner, Charakteristika des Familienlebens. Soziale Bezüge außerhalb der Familie (Freunde, Mitgliedschaft in Vereinen?).

Angaben zu **Partnerschaft, Ehe, Familie und sozialen Beziehungen**: Partnerwahl, Partnerwechsel, Gemeinsamkeiten und Konflikte mit dem Partner, Familienleben, andere soziale Bezüge.

Die **sexuelle Entwicklung** wird gesondert dargestellt: Einstellung des Elternhauses, frühkindliche sexuelle Tätigkeiten („Doktorspiele"), Aufklärung (woher?), Beginn der Pubertät, Masturbation (Häufigkeit?, schlechtes Gewissen?, Phantasien?), homoerotische Neigungen, Beziehungen zum anderen Geschlecht, Einstellung zum Geschlechtspartner und zur Sexualität überhaupt, Störungen der Sexualität, evtl. außereheliche Beziehungen (Abb. **2.5**).

Angaben zur **sexuellen Entwicklung:** Einstellung des Elternhauses, frühkindliche sexuelle Tätigkeiten, Aufklärung (woher?), Beginn der Pubertät, Masturbation, homoerotische Neigungen, Einstellung zur Sexualität (Abb. **2.5**).

Schließlich muss nach **Freizeitgestaltung, Lebensgewohnheiten, weltanschaulichen Bindungen**/Religion, Lebensstandard und eventuellen finanziellen Problemen gefragt werden.

Angaben zu **Freizeitgestaltung, Lebensgewohnheiten, weltanschaulichen Bindungen** und finanziellen Problemen.

Ergänzend sei auf die Checkliste zur inneren Lebensgeschichte aus dem biografischen Persönlichkeits-Interview von v. Zerssen verwiesen (Tab. **2.8**).

Ergänzend sei auf die Checkliste zur inneren Lebensgeschichte verwiesen (Tab. **2.8**).

2.3.3 Persönlichkeit

2.3.3 Persönlichkeit

▶ **Definition:** Als **Persönlichkeit** bezeichnet man die Gesamtheit aller zum Wesen eines Menschen gehörenden Erlebens- und Verhaltensdispositionen. Als **prämorbide Persönlichkeit** oder **Primärpersönlichkeit** wird die individuelle Persönlichkeitsstruktur bezeichnet, wie sie vor dem Beginn einer psychischen Krankheit bestanden hat. Auf ihre Erfassung wird in der Psychiatrie großer Wert gelegt.

◀ Definition

2.8 Checkliste: Innere Lebensgeschichte

Ausbildung

- Kindergarten (falls nicht besucht: Gründe dafür)
- Probleme im Kindergarten
- Verhältnis zu anderen Kindern
- Verhältnis zu den Erzieherinnen
- Schulerfolg, Noten
- Leistungsverhalten in der Schule
- Motivation
- Begabung (Lieblingsfächer)
- Fleiß
- Angepasstheit
- Verhalten bei Anforderungen (Hausaufgaben, Prüfungen)
- Erziehungsschwierigkeiten
- Lernstörungen
- Schulangst
- Verhalten gegenüber Lehrern
- Verhalten gegenüber Mitschülern
- Funktion in der Schule (z. B. Klassensprecher)

Bei Lehrlingen:

- Gründe für die Berufswahl
- Erfolge/Misserfolge
- Leistungsmotivation, Zielstrebigkeit, Ehrgeiz
- Arbeitszufriedenheit
- Risikofreudigkeit
- Stellenwert der Arbeit
- Verhalten gegenüber Kollegen
- Verhalten gegenüber Vorgesetzten
- Gründe für Stellenwechsel

Bei Wehrpflichtigen/Zeitsoldaten/Zivildienstleistenden:

- Gründe für Wehr-/Ersatzdienst
- Gründe für bestimmte Waffengattungen (bei Zeitsoldaten)

Beruf

- Arbeitszufriedenheit
- Risikofreudigkeit
- Gründe für Erfolge/Misserfolge
- Stellenwert der Arbeit
- Verhalten gegenüber Kollegen
- Verhalten gegenüber Untergebenen/Vorgesetzten
- Gründe für Auf- bzw. Abstieg
- Gründe für Stellenwechsel
- Gründe für Kündigung
- Gründe für erneute Aufnahme einer Erwerbstätigkeit

Ursprungsfamilie

- Familienklima
- erwünschtes vs. unerwünschtes Kind
- Erziehungsstil
- Ehe der Eltern
- Zusammenhalt in der Familie
- Persönlichkeit der Eltern bzw. anderer Bezugspersonen
- Rollenaufteilung in der Familie
- Zufriedenheit der Eltern mit dem Geschlecht des Patienten
- Vorstellung der Eltern über geschlechtsadäquates Verhalten
- Verhältnis zu den Geschwistern
- finanzielle Abhängigkeit (von der Ursprungsfamilie)
- Bewältigung des Todes eines nahen Angehörigen

Gesundheit/Krankheit

- frühkindliche neurotische Symptome, z. B. Bettnässen, nächtliches Aufschrecken, Wutanfälle, Reizbarkeit, Phobien, Nägelkauen, Zwangshandlungen und Rituale
- Bewältigung einer schweren oder chronischen Erkrankung (und der damit verbundenen Belastungen) eines Angehörigen/des Patienten

Soziale Kontakte/Freizeitaktivitäten

- Sozialverhalten gegenüber Kindern
- Sozialverhalten gegenüber Erwachsenen (angepasst vs. unangepasst)
- Reaktion auf das Verhalten anderer
- Spielverhalten (allein, mit anderen, [un-]selbstständig)
- Spielzeug, Haustiere, Fernsehen
- Hobbys
- Phantasie
- Vorbilder oder Idole
- Sozialverhalten gegenüber Gleichaltrigen (gleich- und gegengeschlechtlich)
- Sozialverhalten gegenüber Älteren
- Qualität der Beziehung zum Bekanntenkreis
- Hobbys, aktive vs. passive Freizeitgestaltung
- Gestaltung des Urlaubs
- Gründe für die Mitgliedschaft in Organisationen und Vereinen
- Funktion in Organisationen und Vereinen

Partnerschaft

- Partnerwahl
- Erwartung an den Partner/die Partnerschaft
- ähnliche bzw. unähnliche soziale Herkunft des Partners
- Alter des Partners
- Rollenaufteilung in der Partnerschaft und Zufriedenheit damit
- Einstellung zu Sexualität und Fortpflanzung (Gehemmtheit vs. Promiskuität, Verantwortungsbewusstsein vs. Leichtsinn bei der Konzeptionsverhütung)

Bei Singles:

- Gründe für das Alleinleben (freiwillig vs. unfreiwillig)
- Zurechtkommen und Zufriedenheit damit
- Gründe für die Trennung (wenn bereits Partnerschaft bestanden hat)
- Bewältigung von Trennung oder Tod des Partners

Jeder Mensch weiß aus Erfahrung, dass sowohl seine eigene wie auch die Persönlichkeit anderer außerordentlich vielschichtig ist und sich kaum in allen Facetten beschreiben lässt. Auch ist jede Persönlichkeit in mancher Hinsicht schwer durchschaubar, unter anderem, weil aus verschiedenen Gründen eine Fassade für Außenstehende aufgebaut wird oder für den Betroffenen selbst „blinde Flecken“ in der Selbstwahrnehmung bestehen. Auch wenn die Persönlichkeit im Lauf der Zeit in unterschiedlichem Ausmaß Veränderungen unterworfen ist, kommt ein völliger Wandel unter normalen Verhältnissen selbst im Verlauf einer langen Lebensgeschichte selten vor. Er lässt, insbesondere wenn er nicht durch bestimmte Lebensereignisse erklärbar ist, sogar an krankhafte Prozesse denken (z. B. im Rahmen eines hirnorganischen Prozesses).

Die Persönlichkeit eines Menschen ist vielschichtig und nur schwer zu beschreiben. Auch wenn sie im Lauf der Zeit Veränderungen unterworfen ist, kommt ein völliger Wandel unter normalen Verhältnissen selbst im Verlauf einer langen Lebensgeschichte selten vor.

Es gelingt dem ausreichend Erfahrenen im Allgemeinen trotzdem zumindest die hervorstechenden Wesenszüge eines Menschen nach einer entsprechend ausführlichen Exploration und/oder Beobachtung im sozialen Umfeld zu beschreiben, das heißt für ihn typische Verhaltensmuster, Erlebnisweisen und Einstellungen. Durch die Kenntnis dieser überdauernden (habituellen) persönlichen

Es gelingt dem ausreichend Erfahrenen im Allgemeinen zumindest die hervorstechenden Wesenszüge eines Menschen nach einer entsprechend ausführlichen Exploration und/oder Beobachtung im

2.8 Checkliste: Innere Lebensgeschichte (Fortsetzung von S. 24)

Schwangerschaft/Kinder

- Gründe für bzw. gegen Kinder
- „geplante“ Kinder vs. „Unfälle“
- Rollenaufteilung bei der Kindererziehung
- Erziehungsstil
- Beziehung zu den Enkelkindern
- Gründe für bzw. gegen Kinder des Partners/der Partnerin
- „geplante“ Kinder vs. „Unfälle“ des Partners/der Partnerin
- Verhältnis zu den eigenen Kindern
- Zusammenhalt der Familie

Wohnen: allein, mit Partner, in Wohngemeinschaft oder Großfamilie und Gründe dafür

Sonstiges: Bewältigung eines traumatischen Ereignisses

2.5 Das Thema Erotik/Sexualität wurde in der Malerei immer wieder dargestellt

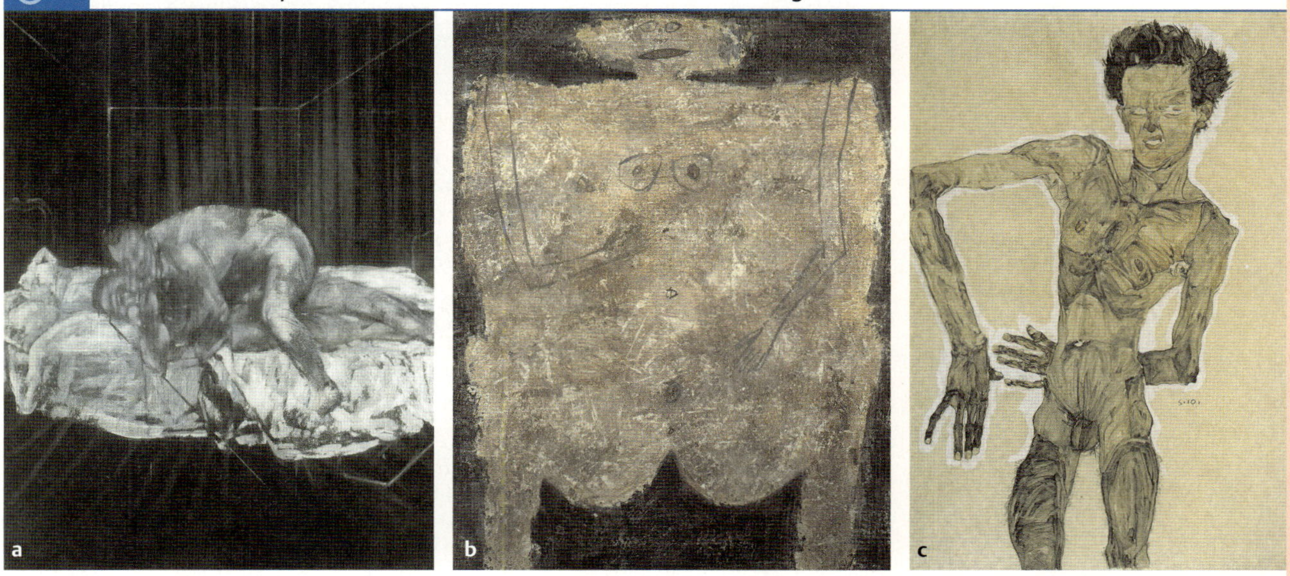

Im Vergleich zu Bildern früherer Epochen, in der das Schöne und Positive der Erotik z. B. in den verschiedenartigsten Venus-Darstellungen aufgezeigt wird, stellt die moderne Malerei eher die den Menschen überwältigende Kraft der Sexualität und die Nähe zur Aggressivität heraus

a Francis Bacon, „Zwei Figuren“
b Jean Dubuffet, „Damenkörper“
c Egon Schiele, „Aktselbstbildnis, grimassierend“

sozialen Umfeld zu beschreiben, d. h. für ihn typische Verhaltensmuster, Erlebnisweisen und Einstellungen.

Den besten **Zugang zur Persönlichkeit** gibt die Lebensgeschichte des Patienten, und zwar nicht nur das, was er schildert und wie er es schildert, sondern auch, was er nicht schildert (z. B. im Vergleich zur Fremdbeurteilung durch nahe Bezugspersonen). Allerdings gibt auch die Fremdschilderung keine „objektive" Darstellung, sondern kann, ebenso wie die Selbstdarstellung, in unterschiedliche Richtung verfälscht sein.

Charakteristika können dann bestimmte vergangene, aktuelle oder zukünftige Handlungsweisen abgeleitet und damit besser erklärbar, verstehbar bzw. vorhersagbar werden. Auch der Patient sollte sich diese Wesenszüge bewusst machen, um sein eigenes persönlichkeitsbedingtes Handeln zu durchschauen und gleichzeitig Risiken, die in seiner Persönlichkeit verwurzelt sind, zu erkennen. In entsprechenden Risikosituationen kann er dann sensibel reagieren.
Den besten **Zugang zur Persönlichkeit** liefert die Lebensgeschichte des Patienten, und zwar nicht nur das, was er schildert und wie er es schildert, sondern auch, was er nicht schildert (z. B. im Vergleich zur Fremdbeurteilung durch nahe Bezugspersonen). Das provisorische Bild, das so entsteht, kann sinnvoll abgerundet werden durch gezielt erhobene fremdanamnestische Informationen. Hierdurch wird die Selbstschilderung oft stark modifiziert, indem z. B. sozial unerwünschte Verhaltensweisen deutlicher werden und sonstige mit dem Selbstbild unverträgliche Züge durch Fremdschilderung akzentuiert werden. Allerdings gibt auch die Fremdschilderung keine „objektive" Darstellung, sondern kann, wie die Selbstdarstellung auch, verfälscht sein (z. B. durch Wertungen auf dem Hintergrund der eigenen Persönlichkeit des Informanten oder durch konflikthafte Beziehungen zwischen ihm und dem Patienten). Natürlich ist auch die aufgrund solcher Informationen und des persönlichen Kontaktes

2.9

2.9 Hauptpunkte der Persönlichkeitsanamnese

A. Spontane persönlichkeitsrelevante Schilderungen *im Rahmen der biografischen Anamnese*

B. Spezielle Aspekte der Persönlichkeitsdiagnostik

▪ **Umgang mit Wünschen/Bedürfnissen**	– Wie geht der Patient mit seinen eigenen Wünschen und Bedürfnissen um, z. B.: Kann er sie äußern, kann er sie durchsetzen (auch gegen die Bedürfnisse anderer)?
▪ **Umgang mit Gefühlen**	– z. B.: Behält er seine Gefühle am liebsten für sich, teilt er seine Gefühle gerne anderen mit, bringt er seine Gefühle auch durch ein entsprechendes Mienenspiel und Gesten zum Ausdruck, stößt er andere mit dem offenen Aussprechen seiner Gefühle vor den Kopf?
▪ **Beziehungen zu anderen**	– z. B.: Ist er gern mit Menschen zusammen, fühlt er sich gehemmt unter ihm fremden Personen, hat er Verständnis für die Gefühle und Verhaltensweisen anderer, kann er mitempfinden mit anderen?
▪ **Wertorientierungen, Beziehung zu Ordnung und Moral**	– z. B.: Ist er besonders skrupelhaft in der moralischen Bewertung seiner eigenen Handlungsweisen oder der Handlungsweisen anderer, achtet er moralische Normen unter gleichzeitiger kritischer Reflexion, lehnt er jegliche Ordnung und Moral ab?
▪ **Wesenszüge im partnerschaftlich/familiären Verhalten**	– z. B.: Neigt er zu festen, stabilen Partnerschaften oder zu häufig wechselnden, fühlt er sich eingeengt in einer festen Beziehung, gibt er eine Partnerschaft schnell wegen irgendwelcher Frustrationen auf, will er dominieren in der Partnerschaft oder eher eine untergeordnete Rolle einnehmen?
▪ **Wesenszüge im schulischen/beruflichen Verhalten**	– z. B.: Engagiert er sich im Beruf, ist er sehr ehrgeizig in seiner beruflichen Karriere, bedeutet ihm der Beruf alles, sieht er den Beruf nur als notwendiges Übel an, neigt er zu häufigem Berufs- oder Arbeitsplatzwechsel?
▪ **Beziehung zu Geld**	– z. B.: Kann er mit Geld sinnvoll haushalten, ist er extrem sparsam/geizig, ist er sehr leichtfertig/spielerisch im Umgang mit Geld?

C. Exploration auffälliger Züge der Persönlichkeit: u. a. anankastische, hysterische, asthenische, paranoide, zyklothyme, schizoide, fanatische Züge; Selbstunsicherheit; antisoziale Tendenzen

2.6 Gemälde von Vincent van Gogh

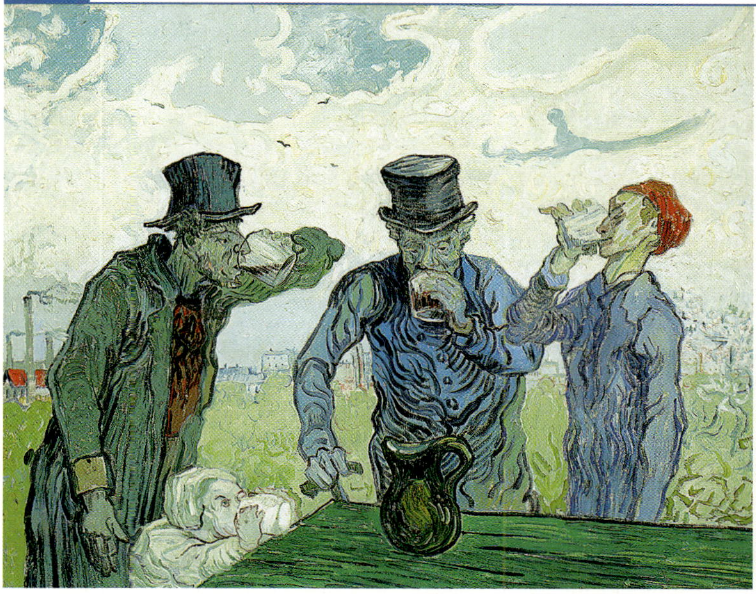

a The Drinkers, 1890, oil on canvas, 59,4 × 73,4 cm, (The Joseph Winterbotham Collection, 1953.178 Reproduction, The Art Institute of Chicago)

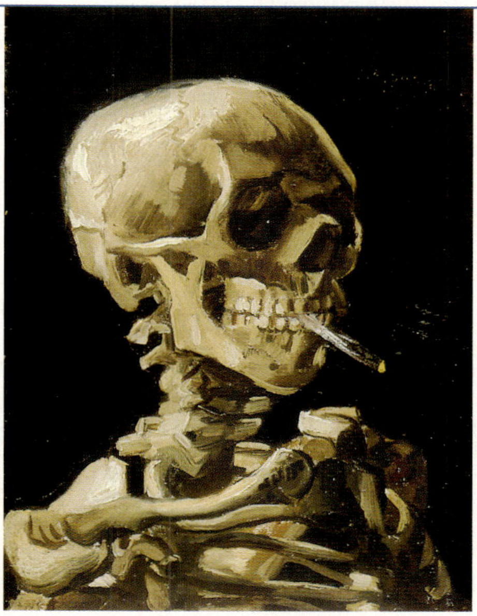

b Skull of a skeleton with burning cigarette, (Van Gogh Museum Foundation, Amsterdam/ Vincent van Gogh Foundation)

abgegebene Persönlichkeitsbeschreibung des Patienten durch den psychiatrisch erfahrenen Arzt nicht objektiv im strengen Sinne des Wortes, sondern ebenfalls solchen persönlichkeitsabhängigen Verfälschungen ausgesetzt. Diese können aber bei entsprechender Erfahrung zumindest reduziert werden.

Nach der Schilderung der Lebensgeschichte kann die Persönlichkeit des Patienten in den Hauptzügen beschrieben werden. Wichtig ist, dass bei der Exploration nicht nur nach äußeren Lebensereignissen gefragt wird (s. S. 20 ff.), sondern besonders auch nach inneren Vorgängen, wie Motivationen, Wünschen, Einstellungen, Enttäuschungen und Wertvorstellungen (Tab. **2.9**). Auch darf man sich nicht mit den oft (z. B. aus Selbstschutz, Scham o. ä.) oberflächlichen Darstellungen zufrieden geben, sondern muss versuchen, die vorhandene Problematik auszuloten. So äußern manche Patienten zunächst Zufriedenheit über ihre aktuelle Lebenssituation (Beruf, Partnerschaft, Familie), obwohl sie sich im Grunde viele Dinge anders wünschen. Nur durch vorsichtiges Hinterfragen können dann die wahren Einstellungen und Wünsche herausgearbeitet werden.

Wichtig ist, dass bei der Exploration der Lebensgeschichte nicht nur nach äußeren Lebensereignissen gefragt wird (s. S. 20 ff), sondern besonders auch nach den inneren Vorgängen, wie Motivationen, Wünschen, Einstellungen, Enttäuschungen, Wertvorstellungen (Tab. **2.9**).

Zur weiteren Abrundung des Persönlichkeitsbildes hat es sich bewährt, den Patienten den Verlauf eines für ihn typischen Wochentages oder Wochenendes mit allen beruflichen und freizeitbezogenen Aktivitäten, familiären und außerfamiliären Kontakten schildern zu lassen. Dies sollte immer mit der Frage verbunden sein, wie zufrieden er mit den einzelnen Aspekten ist und was er gerne anders machen würde. Daraus kann sich dann das Gespräch weiterentwickeln, z. B. in Richtung zwischenmenschlicher Beziehungen, der beruflichen Situation, Freizeitaktivitäten (Abb. **2.6**). Möglicherweise hat man aus der Lebensgeschichte bereits genügend Informationen über persönlichkeitstypische Einstellungen und Verhaltensweisen erhalten. Wenn nicht, sollte eine weitergehende Exploration erfolgen.

Zur weiteren Abrundung des Persönlichkeitsbildes hat es sich bewährt, sich ergänzend zur Lebensgeschichte den Verlauf eines für den Patienten typischen Wochentages oder Wochenendes schildern zu lassen, mit allen beruflichen und freizeitbezogenen Aktivitäten, familiären und außerfamiliären Kontakten (Abb. **2.6**).

Wenn man den Patienten in einer Krankheitsphase untersucht, muss man berücksichtigen, dass die Schilderungen des Patienten hinsichtlich seiner Lebensgeschichte oder seiner Persönlichkeit verzerrt sein können (z. B. in einer Depression im Sinne einer starken negativen Einschränkung). Der Untersucher muss versuchen, die Verzerrung auf der Basis seiner Erfahrung und fremdanamnestischer Schilderungen zu kompensieren.

Wenn man den Patienten in einer Krankheitsphase untersucht, muss man berücksichtigen, dass die Selbstschilderungen des Patienten hinsichtlich seiner Lebensgeschichte oder hinsichtlich seiner Persönlichkeit verzerrt sein können.

Orientierend sollten auch auffällige Wesenszüge exploriert werden, die im Rahmen von Persönlichkeitsstörungen eine Rolle spielen (s. S. 349 ff.).

Paranoide Züge: Vorherrschend ist eine misstrauische Einstellung und ein Gefühl der ungerechtfertigten Zurücksetzung.

Zyklothyme Züge: Die Grundstimmung ist ständig in die depressiv-pessimistische oder euphorisch-optimistische Richtung verschoben bzw. schwankt längerfristig zwischen beiden Polen.

Schizoide Züge: Kühles und verhaltenes Auftreten nach außen, dabei aber meist reiches Phantasieleben. Gefühle werden abgewehrt und kaum geäußert, hinter einer Haltung der kühlen Distanz versteckt oder in schroffer Weise zum Ausdruck gebracht.

Erregbarkeit: Tendenz zu ungewöhnlichen Temperamentsausbrüchen und unbeherrschten Äußerungen von Ärger, Wut und Hass, die von gewalttätigen Handlungen begleitet sein können.

Anankastische Züge: Neigung zu übertriebener Gewissenhaftigkeit und Perfektionismus, zu Ordnungsliebe, Kontrolltätigkeit und allgemein rigiden Einstellungen.

Hysterische Züge: Oberflächlich wirkende Gefühlsbetontheit des Erlebens, meist verbunden mit starker emotionaler Labilität und Frustrationsintoleranz, Neigung zu demonstrativem Verhalten.

Asthenische Züge: Geringe körperlich und seelische Spannkraft und Ausdauer, starke Erschöpfbarkeit und Hang zur Passivität.

Hat man sich so ein allgemeines Bild geschaffen, sollten orientierend noch einige besondere auffällige Wesenszüge exploriert werden, die im Rahmen von bestimmten Persönlichkeitsstörungen eine besondere Rolle spielen (s. S. 349 ff.):

Paranoide Züge: Vorherrschend ist eine misstrauische Einstellung und ein Gefühl der ungerechtfertigten Zurücksetzung. Man wird also danach fragen, wie der Patient mit anderen Leuten im Allgemeinen auskommt, ob er z. B. seinen Kollegen am Arbeitsplatz oder den Nachbarn trauen kann, ob er glaubt, dass man es mit Kritik besonders auf ihn abgesehen hat, und dass er sich seiner Rechte in besonderer Weise wehren muss. Hat er vielleicht sogar das Gefühl, dass er immer wieder von anderen bewusst hereingelegt wird oder man ihm gezielt schaden will?

Zyklothyme Züge: Die Grundstimmung ist ständig in die depressiv-pessimistische oder euphorisch-optimistische Richtung verschoben bzw. schwankt längerfristig zwischen beiden Polen. Man muss also danach fragen, ob der Patient sich meist als ausgeglichen empfindet, ob er oft über längere Zeit deprimiert/pessimistisch/initiativlos ist oder sich im Gegenteil als Optimist fühlt, voll Tatendrang steckt, gern andere Leute unterhält oder besonders guter Stimmung ist.

Schizoide Züge: Kühles und verhaltenes Auftreten nach außen, dabei aber meist ein reiches Phantasieleben. Gefühle werden abgewehrt und kaum geäußert, hinter einer Haltung der kühlen Distanz versteckt oder in schroffer Weise zum Ausdruck gebracht. Man fragt nach der Art der Beziehung zu Freunden und Bekannten, ob sich der Patient selbst für kontaktfähig hält, ob er scheu ist, ob er lieber allein ist, ob er sich leicht Tagträumereien hingibt, ob er sich gefühlsmäßig eher auf Distanz hält.

Erregbarkeit: Tendenz zu ungewöhnlichen Temperamentsausbrüchen und unbeherrschten Äußerungen von Ärger, Wut und Hass, die von gewalttätigen Handlungen begleitet sein können. Es fehlt die sonst kulturell übliche Hemmung und Steuerung aggressiver Affekte. Man fragt danach, ob der Patient leicht erregt oder wütend wird, Mühe hat, sich zu kontrollieren, ob es vorkommt, dass er in tätliche Auseinandersetzungen verwickelt wird, ob er schon eine andere Person im Zorn verletzt hat und was der Anlass zu solchen Affektausbrüchen war.

Anankastische Züge: Neigung zu übertriebener Gewissenhaftigkeit und Perfektionismus, Ordnungsliebe, Kontrolltätigkeit und allgemein rigiden Einstellungen. Diesbezügliche Hinweise ergeben sich aus der Art, wie der Patient seine Arbeit erledigt, wie er es mit Kontrollen hält, ob er auch weniger wichtige Dinge immer genau und exakt erledigen muss, wie pünktlich er im Allgemeinen ist. Hat er eine tägliche Routine auch zu Hause und in seiner Freizeit, von der er schwer abweichen kann? Wird er von seiner Umgebung als besonders ordentlich, genau, zuverlässig, sparsam und pünktlich eingeschätzt? Kann er sich schwer auf Neuerungen umstellen, fühlt er sich durch Neuerungen leicht beunruhigt?

Hysterische Züge: Oberflächlich wirkende Gefühlsbetontheit des Erlebens, meist verbunden mit starker emotionaler Labilität und Frustrationsintoleranz und oft Neigung zu demonstrativen Verhaltensweisen. Hinweise ergeben sich meist schon sehr deutlich aus der Lebensgeschichte, in der besonders mangelnde Konstanz der Lebensgestaltung infolge Erlebnishunger, Frustrationsintoleranz und emotionaler Labilität auffällt sowie die Neigung zu unsachlichem, extrem emotionalem und demonstrativem Verhalten.

Asthenische Züge: Geringe körperliche und seelische Spannkraft und Ausdauer, starke Erschöpfbarkeit und Hang zur Passivität. Hinweise ergeben sich meist schon aus der beruflichen Anamnese sowie anderen Aspekten der Lebensgeschichte. Man fragt, ob der Patient im Allgemeinen den an ihn gestellten

Anforderungen gewachsen ist, ob er sich häufig auch ohne besondere Belastungen erschöpft und energielos fühlt, ob er seine Anliegen gegenüber anderen vertreten kann oder eher leicht aufgibt.

Anklammerungstendenzen: Neigung zu sehr fester Bindung an meist eine (oder wenige) Personen, oft unter weitgehender Aufgabe eigener Interessen und Bedürfnisse. In der Lebensgeschichte fällt oft auf, dass der Patient an Beziehun-

Anklammerungstendenzen: Neigung zu sehr fester Bindung an meist eine (oder wenige) Personen, oft unter weitgehender

2.10 Freiburger Persönlichkeits-Inventar-(FPI-)Fragebogen – 1. Seite

Sie werden auf den folgenden Seiten eine Reihe von Aussagen über bestimmte Verhaltensweisen, Einstellungen und Gewohnheiten finden. Sie können jede entweder mit „stimmt" oder mit „stimmt nicht" beantworten. Setzen Sie bitte ein Kreuz (X) in den dafür vorgesehenen Kreis. Es gibt keine richtigen oder falschen Antworten, weil jeder Mensch das Recht zu eigenen Anschauungen hat. Antworten Sie bitte so, wie es für Sie zutrifft.
Beachten Sie bitte folgende Punkte:

- Überlegen Sie bitte nicht erst, welche Antwort vielleicht den „besten Eindruck" machen könnte, sondern antworten Sie so, wie es für Sie persönlich gilt. Manche Fragen kommen Ihnen vielleicht persönlich vor. Bedenken Sie aber, dass Ihre Antworten unbedingt vertraulich behandelt werden.
- Denken Sie nicht lange über einen Satz nach, sondern geben Sie die Antwort, die Ihnen unmittelbar in den Sinn kommt. Natürlich können mit diesen kurzen Fragen nicht alle Besonderheiten berücksichtigt werden. Vielleicht passen deshalb einige nicht gut auf Sie. **Kreuzen Sie aber trotzdem immer eine Antwort an**, und zwar die, welche noch am ehesten für Sie zutrifft.

		stimmt	***stimmt nicht***
1.	Ich habe die Anleitung gelesen und bin bereit, jeden Satz offen zu beantworten	○	○
2.	Ich gehe abends gerne aus	○	○
3.	Ich habe (hatte) einen Beruf, der mich voll befriedigt	○	○
4.	Ich habe fast immer eine schlagfertige Antwort bereit	○	○
5.	Ich glaube, dass ich mir beim Arbeiten mehr Mühe gebe als die meisten anderen Menschen	○	○
6.	Ich scheue mich, allein in einen Raum zu gehen, in dem andere Leute bereits zusammensitzen und sich unterhalten	○	○
7.	Manchmal bin ich zu spät zu einer Verabredung oder zur Schule gekommen	○	○
8.	Ich würde mich beim Kellner oder Geschäftsführer eines Restaurants beschweren, wenn ein schlechtes Essen serviert wird	○	○
9.	Ich habe manchmal hässliche Bemerkungen über andere Menschen gemacht	○	○
10.	Im Krankheitsfall möchte ich Befund und Behandlung eigentlich von einem zweiten Arzt überprüfen lassen	○	○
11.	Ich bin ungern mit Menschen zusammen, die ich noch nicht kenne	○	○
12.	Wenn jemand meinem Freund etwas Böses tut, bin ich dabei, wenn es heimgezahlt wird	○	○
13.	Meine Bekannten halten mich für einen energischen Menschen	○	○
14.	Ich würde kaum zögern, auch alte und schwerbehinderte Menschen zu pflegen	○	○
15.	Ich kann mich erinnern, mal so zornig gewesen zu sein, dass ich das nächstbeste Ding nahm und es zerriss oder zerschlug	○	○
16.	Ich habe häufig Kopfschmerzen	○	○
17.	Ich bin unternehmungslustiger als die meisten meiner Bekannten	○	○
18.	Ich achte aus gesundheitlichen Gründen auf regelmäßige Mahlzeiten und reichlichen Schlaf	○	○
19.	Ich habe manchmal ein Gefühl der Teilnahmslosigkeit und inneren Leere	○	○
20.	Sind wir in ausgelassener Runde, so überkommt mich oft eine große Lust zu groben Streichen	○	○
21.	Ich bin leicht beim Ehrgeiz zu packen	○	○
22.	Ich bin der Ansicht, die Menschen in den Entwicklungsländern sollten sich zuerst einmal selbst helfen	○	○
23.	Ich lebe mit mir selbst in Frieden und ohne innere Konflikte	○	○
24.	Ich male mir manchmal aus, wie übel es denen eigentlich ergehen müsste, die mir Unrecht tun	○	○
25.	In einer vergnügten Gesellschaft kann ich mich meistens ungezwungen und unbeschwert auslassen	○	○

Aufgabe eigener Interessen und Bedürfnisse.

Selbstunsicherheit: Neigung zu mangelndem Selbstvertrauen und leicht verletzbarem Selbstwertgefühl.

Fanatische Züge: Tendenz, von bestimmten Meinungen in extremer Weise überzeugt zu sein und sie anderen Menschen aufzuzwingen.

Antisoziale Tendenzen: Missachtung sozialer Verpflichtungen, fehlendes Gefühl für andere, Tendenz zu Gewalttätigkeit oder herzloses Unbeteiligtsein.

Zusätzlich zur Exploration können die Ergebnisse von **Persönlichkeitstests** das Bild von der Persönlichkeit abrunden. Zu den bekanntesten Persönlichkeitstests zählen das Freiburger Persönlichkeitsinventar (FPI) (Tab. **2.10**) und das Minnesota Multiphasic Personality Inventory (MMPI). In der Persönlichkeitsdiagnostik, insbesondere im forensischen Bereich, werden auch so genannte **projektive Testverfahren** eingesetzt (z. B. Rorschach-Test). Aufgrund der mangelnden theoretischen Fundierung und fraglichen Validität einzelner Variablen sind diesen Verfahren jedoch deutliche Grenzen gesetzt.

2.3.4 Aktuelle Lebenssituation

Bei der Exploration der aktuellen Lebenssituation geht es neben der orientierenden Erfassung der konkreten äußeren Lebensbedingungen insbesondere um die Analyse krankheitsrelevanter konflikthafter bzw. situativer Faktoren, aber auch um hilfreiche Fakten, wie soziale Unterstützung durch andere oder eigene Bewältigungskapazitäten. Die Exploration krankheitsrelevanter Faktoren ist schwierig und verlangt viel Erfahrung. Hier können nur die wesentlichen Gesichtspunkte angeführt werden:

- **aktuelle psychosoziale Situation**
- **Zufriedenheit mit der psychosozialen Situation**
- **besondere Probleme/Konflikte**

gen in extremer Weise festhält, auch wenn sie für ihn sehr unbefriedigend geworden sind, und dass es ihm außerordentlich schwer fällt, sich von einer engen Bezugsperson zu trennen. Die Patienten vermeiden Auseinandersetzungen, insbesondere aggressiver Art.

Selbstunsicherheit: Neigung zu mangelndem Selbstvertrauen und leicht verletzbarem Selbstwertgefühl. Die Patienten berichten meist spontan, dass sie sich unwohl und ängstlich bei sozialen Kontakten fühlen, insbesondere bei Kontaktaufnahme mit Fremden. Bei stärkeren Ausprägungsgraden sind diese Personen menschenscheu und ziehen sich von sozialen Kontakten so weit wie möglich zurück.

Fanatische Züge: Tendenz, von bestimmten Meinungen in extremer Weise überzeugt zu sein und sie anderen Menschen aufzuzwingen. In der Lebensgeschichte fällt das oft extrem hohe Engagement für bestimmte Ideen auf, die oft sogar unter erheblichen persönlichen Opfern verfochten werden.

Antisoziale Tendenzen: Missachtung sozialer Verpflichtungen, fehlendes Gefühl für andere, Tendenz zu maßloser Gewalttätigkeit oder herzloses Unbeteiligtsein. Diese Züge werden meist eindeutig aus der Lebensgeschichte erkennbar, die oft durch Kriminalität geprägt ist. Die Schuld für eigenes Fehlverhalten wird meist anderen zugeschoben, eigene Schuld wird kaum gesehen. Negative Konsequenzen eigenen Fehlverhaltens führen meist nicht zur Verhaltensänderung.

Zusätzlich zur Exploration können die Ergebnisse von **Persönlichkeitstests** das Bild von der Persönlichkeit abrunden. In den meisten Persönlichkeitstests muss der Patient Fragen zur Einstellung, Erlebnisweisen und Verhaltensweisen beantworten (Tab. **2.10**). Zu den bekanntesten **Persönlichkeitstests** zählen das Freiburger Persönlichkeitsinventar (FPI) und das Minnesota Multiphasic Personality Inventory (MMPI). Ersterer besteht aus 12 Skalen aus denen ein Persönlichkeitsprofil erstellt werden kann (s. Abb. **2.8**, S. 36).

In der Persönlichkeitsdiagnostik werden insbesondere im forensischen und kinder- und jugendpsychiatrischen Bereich auch so genannte **projektive Testverfahren** eingesetzt. Am bekanntesten ist der **Rorschach-„Test"**, bei dem der Patient verschiedene „Klecksbilder" interpretieren muss. Auf diese Weise werden Rückschlüsse auf die Persönlichkeit gezogen, insbesondere auf konflikthafte Aspekte. Bei Kindern kommt der **„Szeno-Test"** zum Einsatz. Hierbei werden aus Spielzeugpuppen, -tieren, -bäumen und -häusern vom Kind beliebige Szenen gestaltet, aus denen sich z. B. auf Verhaltensstörungen schließen lässt. Grundprobleme und Grenzen projektiver Verfahren liegen in ihrer mangelhaften theoretischen Fundierung und der nicht geklärten Validität einzelner Variablen.

2.3.4 Aktuelle Lebenssituation

Bei der Exploration der aktuellen Lebenssituation geht es neben der orientierenden Erfassung der konkreten äußeren Lebensbedingungen insbesondere um die Analyse krankheitsrelevanter konflikthafter bzw. situativer Faktoren aber auch um hilfreiche Fakten, wie soziale Unterstützung des Patienten durch andere oder eigene Bewältigungskapazitäten. Die Exploration der objektiven Gegebenheiten bezüglich Beruf, Familie oder finanzieller Lage bereitet meist keine Schwierigkeiten. Allerdings kann es schon bei der Frage nach der Zufriedenheit mit einzelnen Lebenssituationen zu Explorationsproblemen kommen. Manche Patienten beschreiben sich z. B. im Sinn der sozialen Erwünschtheit oder um weitere Fragen zu verhindern als zufrieden, obwohl sie es gar nicht sind. Durch aufmerksames Zuhören unter Berücksichtigung der Art der Schilderung, Mimik und Gestik können solche Diskrepanzen aufgedeckt werden. Ein „Hinterfragen" der Aussagen des Patienten trägt zur notwendigen Präzisierung bei. Bereits auf diese Weise lassen sich gegebenenfalls Hinweise bekommen. Die Exploration dieser Faktoren ist schwierig und verlangt viel

Erfahrung. Hier können nur die wesentlichen Gesichtspunkte angeführt werden:

- **aktuelle psychosoziale Situation:** u. a. beruflicher Status, familiäre Lage, finanzielle Lage
- **Zufriedenheit mit der psychosozialen Situation** u. a. im beruflichen, familiären, finanziellen Bereich
- **besondere Probleme/Konflikte** u. a. im beruflichen Bereich (z. B. Autoritätskonflikt, überhöhte Leistungsansprüche) oder im familiären Bereich (z. B. Partnerwahl, Bindungsverhalten)
- **Auslöser/Verstärker von Symptomen:** u. a. situative Bedingungen und Konsequenzen der Symptomatik.

Bereits aus der Biografie und Persönlichkeitsdarstellung werden meist das Leben, die Persönlichkeit oder aber die aktuelle Situation bestimmende Konfliktmuster bzw. pathogene Umwelteinflüsse deutlich. Bei der Bewertung solcher Faktoren sollte man bedenken, dass fast jeder Mensch in gewissem Maß schwierigen Umwelteinflüssen ausgesetzt ist und mit einer Reihe von mehr oder weniger alltäglicher Konflikte zu kämpfen hat. **„Normale" Konflikte** gehören zum Alltag, sie sind bewusst und können durch Aussprachen und im Interessenausgleich meist gelöst oder wenigstens entschärft werden, auch wenn die Lösung häufig eine Kompromisslösung bedeutet und mit einem Verzicht einhergeht.

Die besondere Hartnäckigkeit und schwere Lösbarkeit **„neurotischer" Konflikte** wird aus psychoanalytischer Sicht dadurch erklärt, dass die Bereitschaft dazu meist früh in der Kindheit angelegt wurde und sie dem Betroffenen nicht oder nur teilweise bewusst sind (Tab. **2.11**). Diese Konflikte führen dazu, dass der Betroffene mit bestimmten, der Situation unangepassten Verhaltensmustern reagiert und unfähig ist, sich adäquater zu verhalten. Oft wird die Situation von vorneherein auf Grund neurotischer Vorurteile falsch eingeschätzt. Es gibt eine Reihe von Konfliktkonstellationen in verschiedenen Lebensbereichen, die

- **Auslöser/Verstärker von Symptomen.**

Bei der Bewertung ursächlicher Faktoren sollte man bedenken, dass fast jeder Mensch in gewissem Maß schwierigen Umwelteinflüssen ausgesetzt ist und mit einer Reihe mehr oder weniger alltäglicher Konflikte zu kämpfen hat. **„Normale" Konflikte** gehören zum Alltag.

Die besondere Hartnäckigkeit und schwere Lösbarkeit **„neurotischer" Konflikte** wird aus psychoanalytischer Sicht dadurch erklärt, dass die Bereitschaft dazu meist früh in der Kindheit angelegt wurde und sie dem Betroffenen nicht oder nur teilweise bewusst sind (Tab. **2.11**).

2.11 Grundsätzliche psychodynamische Konflikte

Abhängigkeit vs. Autonomie	– Suche nach Beziehung (jedoch nicht Versorgung) mit ausgeprägter Abhängigkeit (passiver Modus) oder Aufbau einer emotionalen Unabhängigkeit (aktiver Modus) mit Unterdrückung von Bindungswünschen (Familie/Partnerschaft/Beruf). Erkrankungen schaffen „willkommene" Abhängigkeit oder sind existenzielle Bedrohung
Unterwerfung vs. Kontrolle	– Gehorsam/Unterwerfung (passiver Modus) vs. Kontrolle/Sich-Auflehnen (aktiver Modus) bestimmen die interpersonellen Beziehungen und das innere Erleben. Erkrankungen werden „bekämpft" oder sind ein zu erleidendes Schicksal, dem man sich (wie auch dem Arzt) fügen muss
Versorgung vs. Autarkie	– die Wünsche nach Versorgung und Geborgenheit führen zu starker Abhängigkeit („dependent and demanding", passiver Modus) oder werden als Selbstgenügsamkeit und Anspruchslosigkeit abgewehrt (altruistische Grundhaltung, aktiver Modus). Bei Krankheit erscheinen diese Menschen passiv-anklammernd oder wehren Hilfe ab. Abhängigkeit und Unabhängigkeit stehen jedoch *nicht* als primäre Bedürfnisse im Vordergrund
Selbstwertkonflikte (Selbst- vs. Objektwert)	– das Selbstwertgefühl erscheint brüchig bzw. resigniert, aufgegeben (passiver Modus) oder die kompensatorischen Anstrengungen zur Aufrechterhaltung des ständig bedrohten Selbstwertgefühls dominieren (pseudoselbstsicher, aktiver Modus). Erkrankungen führen zu Selbstwertkrisen, können aber auch restitutiven Charakter für das Selbstbild haben
Über-Ich- und Schuldkonflikte	– Schuld wird bereitwillig bis hin zu masochistischer Unterwerfung auf sich genommen und Selbstvorwürfe herrschen vor (passiver Modus) oder es fehlt jegliche Form von Schuldgefühlen, diese werden anderen zugewiesen und auch für Krankheit sind andere verantwortlich (aktiver Modus)
ödipale sexuelle Konflikte	– Erotik und Sexualität fehlen in Wahrnehmung, Kognition und Affekt (passiver Modus) oder bestimmen alle Lebensbereiche, ohne dass Befriedigung gelingt (aktiver Modus). Nicht gemeint sind hier allgemeine sexuelle Funktionsstörungen anderer Herkunft
Identitätskonflikte	– es bestehen hinreichende Ich-Funktionen bei gleichzeitig konflikthaften Selbstbereichen (Identitätsdissonanz): Geschlechtsidentität, Rollenidentität, Eltern-Kind-Identität, religiöse und kulturelle Identität u. a. Der Annahme des Identitätsmangels (passiver Modus) steht das kompensatorische Bemühen, Unsicherheiten und Brüche zu überspielen entgegen (aktiver Modus)

Es gibt eine Reihe von Konfliktkonstellationen, die hier nur summarisch erwähnt werden:
- **Konflikte um Partnerwahl und Bindungsverhalten**
- **Konflikte aus der Beziehung zu den eigenen Kindern**
- **Konflikte im Arbeitsbereich**
- **Konflikte in sonstigen zwischenmenschlichen Beziehungen**

hier nur ganz summarisch erwähnt werden können und an die bei der Exploration zur Lebensgeschichte und zur Persönlichkeit bereits gedacht werden bzw. die im Anschluss daran speziell exploriert werden sollten:

Konflikte um Partnerwahl und Bindungsverhalten: z. B. neurotische Partnerwahl aus (unbewusster) Fixierung an Eltern oder Geschwister, neurotische Partnerwahl aus Dominanz- bzw. Unterwerfungsstreben, Anklammerungstendenzen, Eheschließung als Flucht aus dem oder Protest gegen das Elternhaus, Rivalitätsprobleme in der Familie oder in der Partnerschaft.

Konflikte aus der Beziehung zu den eigenen Kindern: z. B. Delegation eigener Wünsche an ein Kind, Missbrauch eines Kindes als Partnerersatz, Rivalität gegenüber einem Kind, Überprotektion aus Anklammerungstendenzen oder Schuldgefühlen.

Konflikte im Arbeitsbereich: z. B. Autoritätskonflikte mit den Vorgesetzten, unbewusster Protest gegen die dem Patienten zugemutete Arbeit, unbewusste Ängste vor der möglichen Aufdeckung eigenen Unvermögens bzw. vor der Einsicht, den eigenen Idealvorstellungen nicht entsprechen zu können, mehr oder weniger unbewusste Wünsche, die Eltern beruflich und sozial zu überflügeln.

Konflikte in sonstigen zwischenmenschlichen Beziehungen: z. B. Kontaktschwierigkeiten wegen eigener Selbstunsicherheit, Unfähigkeit zur Selbstentfaltung in zwischenmenschlichen Beziehungen wegen Verlustängsten, Übernahme einer dienenden Rolle im Sinne eines „Helfer-Syndroms", Beziehungsprobleme wegen überhöhter Erwartungshaltungen.

Diese Darstellung kann nur erste Anregungen geben. Zur weiteren Vertiefung sei auf das Buch von Dührssen (1986) verwiesen.

Es ist auch wichtig nach den Lebensumständen zu fragen, unter denen die Beschwerden erstmals aufgetreten sind: Was geschah an jenem Tag? Hat sich damals in Ihren Lebensumständen etwas verändert? Dabei sollte man sich nicht zu schnell mit negativen Auskünften zufrieden geben.

Es ist auch wichtig nach den Lebensumständen zu fragen, unter denen die Beschwerden erstmals aufgetreten sind: Was geschah an jenem Tag? Hat sich damals an Ihren Lebensumständen etwas verändert? Dabei sollte man sich nicht zu schnell mit negativen Auskünften zufrieden geben, sondern sich eine möglichst detaillierte Schilderung des gesamten Tagesablaufes bzw. der eingetretenen Veränderungen und ihrer Bedeutung für den Patienten geben lassen. Manchmal kann es sich um bagatellhaft wirkende Ereignisse handeln, die erst auf dem Hintergrund ihrer subjektiven Bedeutung für den Patienten und dem Hintergrund seiner Persönlichkeit und Konfliktgeschichte ihre besondere Bedeutung erlangen.

Durch Fragen zu den psychosozialen Bedingungen (z. B.: Welche Konsequenzen ergeben sich aus den Beschwerden oder dem Verhalten für den Patienten? Wie reagiert die Umwelt auf dieses Verhalten?) kann man eventuell vom Patienten nicht wahrgenommene oder unbewusste verhaltensauslösende bzw. -modifizierende Faktoren kennen lernen.

Die folgenden Fragen können zur weiteren Abklärung der psychosozialen Bedingungen beitragen: Unter welchen Umständen werden die Beschwerden bzw. das problematische Verhalten verstärkt oder gemildert? Welche Konsequenzen ergeben sich aus den Beschwerden oder dem Verhalten für den Patienten? Wie reagiert die Umwelt auf dieses Verhalten? Werden diese Konsequenzen vom Patienten positiv oder negativ erlebt? Wie steht er zur Krankschreibung bzw. Berentung? Auf diese Weise kann man eventuell vom Patienten nicht wahrgenommene oder unbewusste verhaltensauslösende bzw. -modifizierende Faktoren kennen lernen. Eine entsprechende Exploration kann dann in eine differenzierte Verhaltensanalyse im Sinne der Lerntheorie einmünden.

2.4 Standardisierte Untersuchungsmethoden und testpsychologische Zusatzuntersuchungen

2.4 Standardisierte Untersuchungsmethoden und testpsychologische Zusatzuntersuchungen

Standardisierte Untersuchungsverfahren wie Fremd- und Selbstbeurteilungsskalen dienen zur Objektivierung der psychopathologischen Symptomatik. **Testpsychologische Verfahren** werden insbesondere zur Feststellung des Ausmaßes kognitiver Störungen eingesetzt (z. B. Intelligenz, Gedächtnis). Mit **Persönlichkeitstests** werden Abnormitäten der

Die psychometrischen Erhebungsverfahren können nach ihrer Methode unterteilt werden in standardisierte Beurteilungsverfahren, systematische Verhaltensbeobachtung und objektive Tests (testpsychologische Untersuchungen) im engeren Sinne des Wortes. Durch **standardisierte Untersuchungsmethoden** kann der psychopathologische Befund objektiviert und quantifiziert werden. Besonders bei Verdacht auf einen angeborenen oder früh erworbenen Intelligenzmangel oder auf demenziellen Abbau können **testpsychologische Untersuchungen** zur Objektivierung der Beeinträchtigung verschiedener kognitiver

2.12 Ausschnitt aus einer Fremdbeurteilungsskala zur Expertenbeurteilung der Depressivität: „Hamilton-Depressions-Skala“ (HAMD)

2.12

1. depressive Stimmung (Gefühl der Traurigkeit, Hoffnungslosigkeit, Hilflosigkeit, Wertlosigkeit)	
keine	0
nur auf Befragen geäußert	1
vom Patienten spontan geäußert	2
aus dem Verhalten zu erkennen (z. B. Gesichtsausdruck, Körperhaltung, Stimme, Neigung zum Weinen)	3
Patient drückt fast ausschließlich diese Gefühlszustände in seiner verbalen und nicht verbalen Kommunikation aus	4
2. Schuldgefühle	
keine	0
Selbstvorwürfe; glaubt, Mitmenschen enttäuscht zu haben	1
Schuldgefühle oder Grübeln über frühere Fehler und „Sünden“	2
jetzige Krankheit wird als Strafe gewertet, Versündigungswahn	3
anklagende oder bedrohende akustische oder optische Halluzinationen	4
3. Suizid	
keiner	0
Lebensüberdruss	1
Todeswunsch, denkt an den eigenen Tod	2
Suizidgedanken oder entsprechendes Verhalten	3
Suizidversuche (jeder ernste Versuch = 4)	4
4. Einschlafstörung	
keine	0
gelegentliche Einschlafstörung (mehr als 1/2 Stunde)	1
regelmäßige Einschlafstörung	2
5. Durchschlafstörung	
keine	0
Patient klagt über unruhigen oder gestörten Schlaf	1
nächtliches Aufwachen bzw. Aufstehen (falls nicht nur zur Harn- oder Stuhlentleerung)	2
6. Schlafstörungen am Morgen	
keine	0
vorzeitiges Erwachen, aber nochmaliges Einschlafen	1
vorzeitiges Erwachen ohne nochmaliges Einschlafen	2

Funktionen (z. B. Intelligenz, Gedächtnis, Konzentration) beitragen. Mit Hilfe von **Persönlichkeitstests** werden Akzentuierungen und Abnormitäten der Persönlichkeitsstruktur standardisiert erfasst. Außerdem gibt es **standardisierte Beurteilungsverfahren (Fremd- und Selbstbeurteilungsskalen)** zur genaueren Abschätzung der aktuellen psychopathologischen Symptomatik. Für die alltägliche Praxis des niedergelassenen Arztes sind besonders die vom Patienten selbst auszufüllenden Selbstbeurteilungsskalen z. B. zur Erfassung von Depressivität oder Angst von Bedeutung (Tab. **2.13**).

Persönlichkeitsstruktur erfasst. Für die Praxis des niedergelassenen Arztes eignen sich insbesondere **Selbstbeurteilungsskalen** (Tab. **2.13**).

Standardisierte Untersuchungsverfahren und psychologische Testverfahren sollen so weit wie möglich den folgenden testtheoretischen **Gütekriterien** entsprechen:

- **Objektivität:** Unabhängigkeit der Testergebnisse vom Untersucher und Auswerter. Durchführung, Auswertung und Interpretation sollen so weit standardisiert sein, so dass es möglichst nicht zu Verfälschungen der Ergebnisse kommt.
- **Reliabilität:** Zuverlässigkeit, mit der ein Untersuchungsverfahren ein Merkmal erfasst. Bei Messwiederholung sollte möglichst das gleiche Ergebnis herauskommen.
- **Validität:** Genauigkeit, mit der das erfasst wird, was erfasst werden soll. Der Zusammenhang des Messresultates mit dem jeweiligen Außenkriterium für das zu Messende sollte möglichst eng sein.

Es gelten folgende **Gütekriterien**:

- **Objektivität:** Unabhängigkeit der Testergebnisse vom Untersucher und Auswerter.
- **Reliabilität:** Zuverlässigkeit mit der ein Merkmal erfasst wird.
- **Validität:** Genauigkeit, mit der das erfasst wird, was erfasst werden soll.
- **Normierung:** Vorliegen von Referenzwerten.
- **Praktikabilität:** möglichst geringer Aufwand (zeitlich, personell, materiell) für die Durchführung der Untersuchung.

2.7

2.7 Gauß-Normalverteilung und zugeordnete Skalenwerte

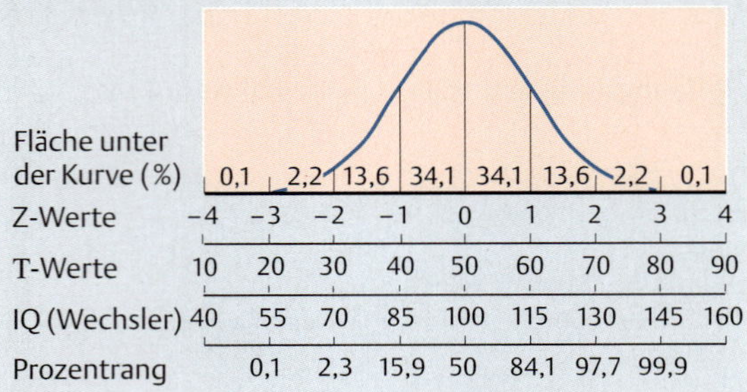

Die Skalenwerte nehmen auf die Normalverteilung Bezug und dienen dazu, Rohwerte aus bestimmten Testverfahren mit Werten aus anderen Testverfahren zu vergleichen, indem sie auf diese Skalenwerte umgerechnet werden.

- **Normierung:** Vorliegen von Referenzwerten über verschiedenartig zusammengesetzte klinische Gruppen und verschiedene Gruppen normaler Probanden sowie ggf. eine repräsentative Stichprobe der Durchschnittsbevölkerung.
- **Praktikabilität:** Der zeitliche, personelle und materielle Aufwand für die Durchführung des Untersuchungsverfahrens sollte möglichst gering sein.

Durch die Angabe der Testwerte in Standardwerten, die sich auf die **Gauß-Normalverteilung** beziehen, kann die Position des Untersuchten in verschiedenen Tests verglichen werden (Abb. **2.7**).
Die Zusammengehörigkeit von Merkmalen im Sinne eines klinischen Syndroms wird durch Anwendung multivariater statistischer Verfahren empirisch ermittelt.

Die **Ausprägung psychischer Normabweichungen** wird bei standardisierten Untersuchungsverfahren und psychologischen Testverfahren in Zahlenwerten ausgedrückt. Häufig werden die Werte nicht in **„Rohwerten“**, sondern in **„Standardwerten“** angegeben, die alle auf die **Gauß-Normalverteilung** der jeweiligen Testwerte Bezug nehmen (Abb. **2.7**). Dies hat den Vorteil, dass man die Position des Untersuchten in verschiedenen Tests über derartige Standardskalen vergleichen kann. Die Zusammengehörigkeit von Merkmalen im Sinne eines klinischen Syndroms bzw. Persönlichkeitsmerkmals wird bei der Testkonstruktion durch Anwendung multivariater statistischer Verfahren (Faktoren- und Clusteranalyse) empirisch ermittelt.

2.4.1 Standardisierte Beurteilungsverfahren

Fremdbeurteilungsverfahren

Standardisierte Fremdbeurteilungsverfahren werden durch geschulte Beurteiler (z. B. Ärzte, Psychologen, Pflegepersonal) oder Bezugspersonen durchgeführt und können verschiedene Aspekte erfassen (z. B. aktuelle psychopathologische Symptome oder Persönlichkeitszüge).

Bei standardisierten Fremdbeurteilungsverfahren wird die Beurteilung psychopathologischer Normabweichungen durch geschulte Beurteiler (z. B. Ärzte, Psychologen, Pflegepersonal, geschulte Laien) oder durch Bezugspersonen durchgeführt. Auf diese Weise können verschiedene Aspekte erfasst werden, wie z. B. aktuelle psychopathologische Symptome oder Persönlichkeitszüge. Dem Untersucher wird hierbei im Allgemeinen zugestanden, dass er bei der Einstufung die Aussagen des Patienten bewertet. So kann er z. B. eine im Gesamtverhalten beobachtbare Besserung auch dann angeben, wenn sie vom Patienten nicht so deutlich zum Ausdruck gebracht wird.

Die Fremdbeurteilung durch den Untersucher kann z. B. durch die Erwartungshaltung des Untersuchers, eine Tendenz zur Über- oder Unterbewertung von Störungsgraden oder die Akzentuierung besonders interessanter Phänomene verfälscht werden.

Die Beurteilung durch den Experten führt einerseits zur Verringerung von Fehleinschätzungen durch eine gestörte Selbstwahrnehmung des Patienten, andererseits birgt sie die Gefahr beurteilerbedingter Verzerrungen. Das Ergebnis kann z. B. durch die Erwartungshaltung des Untersuchers mitgeprägt werden: das Ausmaß einer Störung kann durch den Untersucher über- oder unterbewertet werden oder der Untersucher interessiert sich bevorzugt für ihn unter theoretischen Vorstellungen besonders wichtige Merkmale. Das Ergebnis der Untersuchung eines Merkmals kann durch die Kenntnis anderer Eigenschaften oder durch den Gesamteindruck des Probanden beeinflusst werden.

Häufig verwendete Fremdbeurteilungsverfahren sind in der deutschsprachigen Psychiatrie das **AMDP-System**, die **Brief Psychiatric Rating Scale (BPRS), Mini Mental State Examination (MMSE)** und die **Hamilton-Depressions-Skala (HAMD,** Tab. **2.12**).

Häufig verwendete Fremdbeurteilungsverfahren sind in der deutschsprachigen Psychiatrie das die gesamte Psychopathologie abbildende System der Arbeitsgemeinschaft für Methodik und Dokumentation in der Psychiatrie **(AMDP-System)**, die **Brief Psychiatric Rating Scale (BPRS), Mini Mental State Examination (MMSE)** oder die **Hamilton-Depressions-Skala (HAMD,** Tab. **2.12**).

Selbstbeurteilungsverfahren

Die Gefahr, dass das Ergebnis der Untersuchung eines Merkmals durch die Kenntnis anderer Eigenschaften oder durch den Gesamteindruck des Probanden beeinflusst wird, kann durch die gleichzeitige Anwendung von Selbstbeurteilungsverfahren zum Teil kompensiert werden. Der Patient kann hierbei selbst vergangenes oder gegenwärtiges Verhalten oder Erleben auf vorgegebenen Schätzskalen einstufen. Die Selbstbeurteilung hat zwar den Vorteil, dass sie für den Untersucher sehr ökonomisch ist und untersucherbedingte Verzerrungen ausgeschaltet werden, gleichzeitig aber bringt sie den Nachteil mit sich, dass bewusste oder unbewusste Verfälschungstendenzen des Patienten stärker ins Gewicht fallen. Diese können nur zum Teil durch Kontrollskalen aufgedeckt werden. Zu diesen Verfälschungsmöglichkeiten gehören unter anderem Aggravierungs- oder Dissimulationstendenzen, Antworttendenzen im Sinne des Ja-Sagens oder der sozialen Erwünschtheit.

Wie die Fremdbeurteilungsskalen können auch die Selbstbeurteilungsskalen zur Erfassung verschiedener Bereiche eingesetzt werden. Auf der subjektiven Ebene können am ehesten die Dimensionen Depressivität (Tab. **2.13**), paranoide Tendenzen und körperliche Beschwerden unterschieden werden, während z. B. die Differenzierung zwischen Depressivität und Angst sehr schwer fällt.

Empirische Ergebnisse (u. a. die gemeinsamen Faktorenanalysen von Selbst- und Fremdbeuteilungsdaten) sprechen dafür, dass die in der Selbstbeurteilung erfassten Aspekte des „subjektiven Befundes" untereinander ähnlicher sind als die in der klinischen Fremdbeurteilung eruierbaren Aspekte der Psychopathologie. Die **Fremdbeurteilung** scheint aber insgesamt eine **größere psychopathologische Differenzierungsfähigkeit** zu ermöglichen. Dies dürfte unter anderem damit zusammenhängen, dass bestimmte psychopathologische Phänomene der Selbstbeurteilung schwer zugänglich sind (z. B. Wahnsymptome).

Die Übereinstimmung von Selbst- und Fremdbeurteilung ist unterschiedlich und hängt unter anderem auch von der Art der Störung und der Schwere der Symptomatik ab. Die Entsprechungen zwischen Selbst- und Fremdbeurteilung

Selbstbeurteilungsverfahren

Bei den Selbstbeurteilungsskalen kann der Patient selbst vergangenes oder gegenwärtiges Verhalten oder Erleben auf vorgegebenen Schätzskalen einstufen (Tab. **2.13**). Die Selbstbeurteilung kann durch verschiedene Verzerrungen verfälscht werden, z. B. durch Aggravierungs- oder Dissimulationstendenzen, Antworttendenzen im Sinne der sozialen Erwünschtheit.

Insgesamt scheint die **Fremdbeurteilung eine größere psychopathologische Differenzierungsfähigkeit** zu ermöglichen als die Selbstbeurteilung. Dies dürfte u. a. damit zusammenhängen, dass bestimmte Phänomene der Selbstbeurteilung schwer zugänglich sind (z. B. Wahnsymptome).

Die Übereinstimmung von Selbstbeurteilung und Fremdbeurteilung ist unterschiedlich und hängt u. a. von der Art der Störung und der Schwere der Symptomatik ab.

2.13 Depressivitätsskala von v. Zerssen (Selbstbeurteilungsskala)

	trifft ***ausgesprochen*** *zu*	*trifft* ***überwiegend*** *zu*	*trifft* ***etwas*** *zu*	*trifft* ***gar nicht*** *zu*
1. Ich muss mich sehr antreiben, etwas zu tun	○	○	○	○
2. In letzter Zeit kommen mir öfter die Tränen	○	○	○	○
3. Mein Appetit ist viel schlechter als früher	○	○	○	○
4. Ich kann manchmal vor lauter Unruhe keine Minute mehr stillsitzen	○	○	○	○
5. Ich kann nachts schlecht schlafen	○	○	○	○
6. Ich fühle mich innerlich leer	○	○	○	○
7. Ich sehe voller Hoffnung in die Zukunft	○	○	○	○
8. Ich fühle mich innerlich gespannt und verkrampft	○	○	○	○
9. In letzter Zeit regt mich jede Kleinigkeit auf	○	○	○	○
10. Ich habe mich in unbestimmter Weise verändert	○	○	○	○
11. Ich denke oft an Selbstmord	○	○	○	○
12. Ich bin häufig nervös und unruhig	○	○	○	○
13. Ich fühle mich einsam, sogar wenn ich mit Menschen zusammen bin	○	○	○	○
14. Ich kann so klar denken wie immer	○	○	○	○
15. Ich finde keinen Kontakt zu anderen	○	○	○	○
16. Ich habe das Gefühl der Gedankenverarmung	○	○	○	○

trifft ausgesprochen zu = 3, trifft überwiegend zu = 2, trifft eher zu = 1, trifft gar nicht zu = 0

2.8 FPI-R-Persönlichkeitsprofil

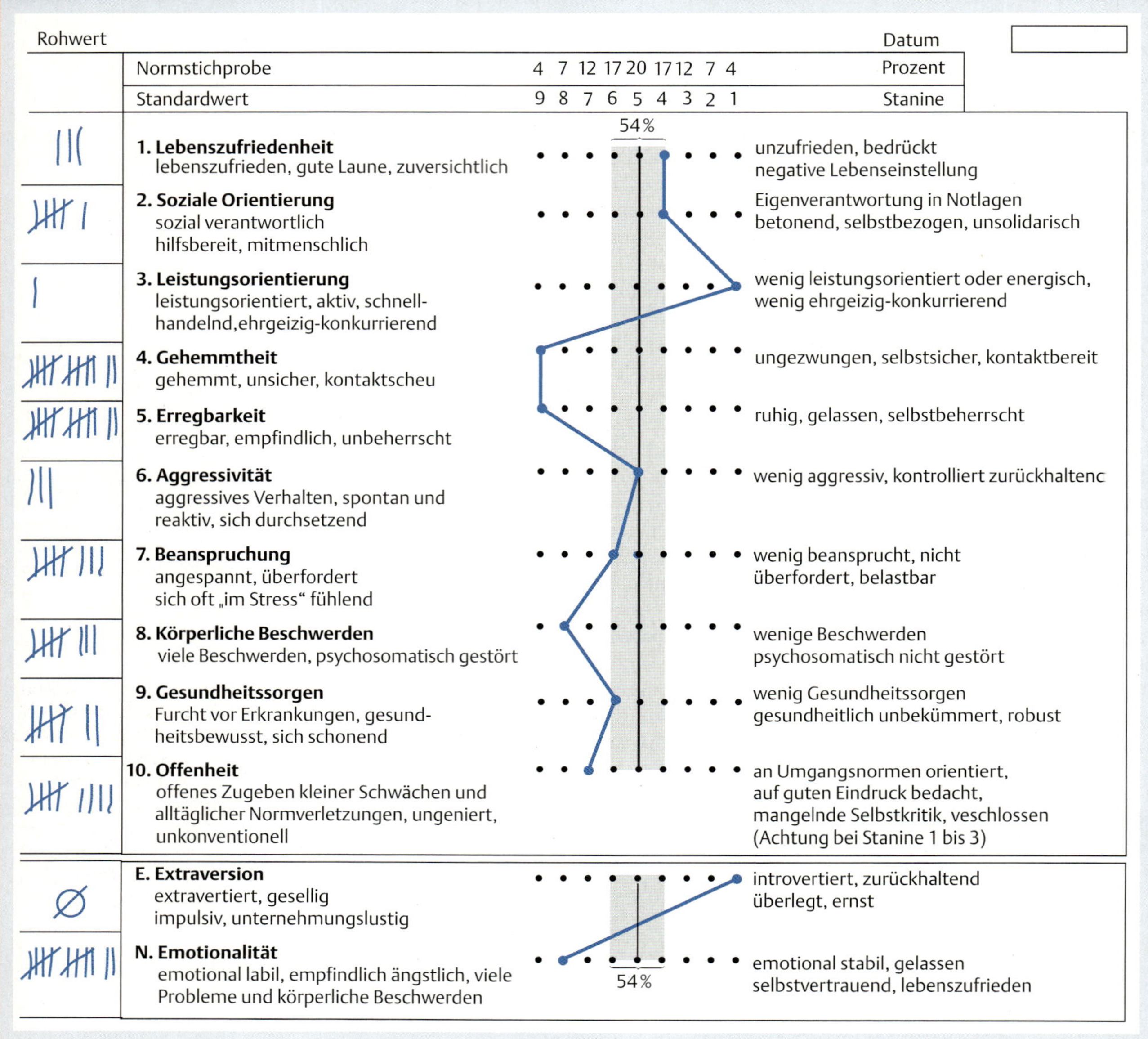

FPI-R-Persönlichkeitsprofil einer 25-jährigen Patientin mit psychoreaktiver Störung

Die kombinierte Anwendung von Selbst- und Fremdbeurteilungsskalen im Sinne einer **Mehrebenen-Diagnostik** bietet die beste Gewähr, dass subjektiver und objektiver psychopathologischer Befund ausreichend abgebildet werden.

Neben den Verfahren zur standardisierten Beurteilung des psychopathologischen Befundes gibt es **standardisierte Verfahren zur Persönlichkeitsdiagnostik**, die

sind hinsichtlich der Veränderungswerte bei Verlaufsuntersuchungen, z. B. im Rahmen von Therapiestudien, aber wesentlich höher als bei Erfassung psychopathologischer Phänomene im zeitlichen Querschnitt.

In der Regel sollte im Rahmen der Therapieevaluation die Selbstbeurteilung nicht ohne Fremdbeurteilung durchgeführt werden. Diese Kombination im Sinne einer **Mehrebenen-Diagnostik** bietet die beste Gewähr, dass subjektiver und objektiver psychopathologischer Befund ausreichend abgebildet werden. Da manche Patienten in der Selbstbeurteilung offener als im Gespräch mit dem Arzt sind, kann manchmal erst das Ausfüllen einer Selbstbeurteilungsskala Anlass zu der Vermutung geben, dass ein Patient depressiv oder paranoid ist.

Neben den Verfahren zur standardisierten Beurteilung des psychopathologischen Befundes gibt es **standardisierte Verfahren zur Persönlichkeitsdiagnostik**, die meistens als Selbstbeurteilungsverfahren konstruiert sind. Der Patient bekommt die Aufgabe, für seine Persönlichkeit zutreffende Aussagen zu bestimmten Verhaltensweisen zu machen. Durch eine **Kontrollskala (Lügen-Skala)** kann eine Aussage darüber gemacht werden, ob der Patient sich um eine wahrheitsgemäße Beantwortung bemüht hat. Neben dem **Minnesota Multiphasic Personality Inventory (MMPI)** wird in Deutschland insbesondere das **Freiburger Persönlichkeitsinventar (FPI)**, heute in der revidierten Form (FPI-R) verwendet (Abb. **2.8**). Ein gewisser Nachteil des Freiburger-Persönlichkeitsinventars besteht darin, dass die gefundenen Persönlichkeitsdimensionen nur zum Teil in traditionelle und klinisch relevante Persönlichkeitsaspekte übertragbar sind.

meistens als Selbstbeurteilungsverfahren konstruiert sind (z. B. FPI-R, Abb. **2.8**).

2.4.2 Testpsychologische Untersuchungen (Leistungsdiagnostik)

Der Einsatz von **Leistungstests („objektive Tests")** in der Psychiatrie hat eine lange Tradition und geht auf die Anfänge der experimentellen Psychologie zurück. Aufgabe der Leistungsdiagnostik ist es, eine **quantitative Aussage über Leistungsminderungen aber auch Leistungspotenziale** z. B. in den Bereichen Wahrnehmung, Aufmerksamkeit, Gedächtnis und Intelligenz zu treffen.

Psychologische Leistungstests sind wissenschaftliche Routineverfahren, die bestimmten Gütekriterien entsprechen müssen (s. S. 33). Daher erfordern qualitativ hochwertige Testverfahren Normierung an umfangreichen, repräsentativen Stichproben. Testwerte werden meist in statistische Maßzahlen umgerechnet (z. B. Prozentränge); diese ermöglichen den direkten Vergleich des erzielten Wertes eines Probanden mit der Normstichprobe. So bedeutet etwa ein Prozentrang von 30, dass 70 % der „Normalbevölkerung" ein besseres Ergebnis in diesem Test erzielt haben, 29 % ein schlechteres.

Häufig sind Fragestellungen zur **kognitiven Leistungsfähigkeit**, entweder im Rahmen einer allgemeinen Intelligenzdiagnostik oder als spezifische Fragestellung nach Einbußen in unterschiedlichen kognitiven Funktionsbereichen. Neben dem zur orientierenden Prüfung verbaler Intelligenzleistungen eingesetzten **Mehrfachwahl-Wortschatz-Intelligenztest (MWT-B** – Tab. **2.14**) ist in der deutschen Psychiatrie der am weitesten verbreitete Intelligenztest der **Hamburg-Wechsler-Intelligenztest für Erwachsene (HAWIE** – Tab. **2.15**). Kritisch bei der klinischen Anwendung des HAWIE ist allerdings, dass das Resultat wegen der

2.4.2 Testpsychologische Untersuchungen (Leistungsdiagnostik)

Objektive Tests im engeren Sinne des Wortes basieren auf Reaktionen gegenüber vorgegebenem „Reizmaterial". Aufgabe der Leistungsdiagnostik ist es, eine quantitative Aussage über Leistungsminderungen aber auch Leistungspotenziale z. B. in den Bereichen Wahrnehmung, Aufmerksamkeit, Gedächtnis und Intelligenz zu treffen.

Der bekannteste Intelligenztest ist der **Hamburg-Wechsler-Intelligenztest für Erwachsene (HAWIE,** Tab. **2.15**). Darüber hinaus gibt es so genannte Kurzverfahren zur orientierenden Abschätzung des intellektuellen Leistungsniveaus, wie z. B. den **Mehrfachwahl-Wortschatz-Intelligenztest (MWT-B** – Tab. **2.14**) oder mehr sprachfreie Tests wie den **Standard Progressive Matrices Test (SPM)**.

2.14 Mehrfachwahl-Wortschatz-Intelligenztest (MWT-B), Auszug

Name:	Punkte:
Beruf:	Alter:
Untersuchungsdatum:	männlich-weiblich:
Sonstiges:	

Anweisung: Sie sehen mehrere Reihen mit Wörtern. In jeder Reihe steht **höchstens ein Wort,** das Ihnen vielleicht bekannt ist. Wenn Sie es gefunden haben, streichen Sie es bitte durch.

1. Nale–Sahe–Nase–Nesa–Sehna
2. Funktion–Kuntion–Finzahm–Tuntion–Tunkion
3. Struk–Streik–Sturk–Strek–Kreik
4. Kulinse–Kulerane–Kulisse–Klubihle–Kubistane
5. Kenekel–Gesonk–Kelume–Gelenk–Gelerge
6. siziol–salzahl–sozihl–sziam–sozial
7. Sympasie–Symmofeltrie–Symmantrie–Symphonie–Symplanie
8. Umma–Pamme–Nelle–Ampe–Amme
9. Krusse–Surke–Krustelle–Kruste–Struke
10. Kirse–Sirke–Krise–Krospe–Serise
11. Tinxur–Kukutur–Fraktan–Tinktur–Rimsuhr
12. Unfision–Fudision–Infusion–Syntusion–Nuridion
13. Feudasmus–Fonderismus–Föderalismus–Födismus–Föderasmus
14. Redor–Radium–Terion–Dramin–Orakium

2.14

2.15 Untertests des Hamburg-Wechsler-Intelligenztests für Erwachsene

Untertest	*Geprüfte Funktion*	*Beispiele, die den HAWIE-R-Testaufgaben ähneln*
Verbalteil (sechs Untertests zu sprach- und bildungsabhängigen intellektuellen Leistungen)		
▪ allgemeines Wissen	– Allgemeinbildung, Interesse an der Umwelt	– Wer erfand die Glühbirne? Seit wann existiert menschliches Leben auf der Erde?
▪ allgemeines Verständnis	– Verständnis sozialer und ethischer Normen	– Warum verdienen Minderheiten einen besonderen Schutz?
▪ Zahlennachsprechen	– Zahlenspanne, Konzentrationsfähigkeit	– Sprechen Sie bitte die Zahlen „5-7-3-6“ rückwärts nach!
▪ rechnerisches Denken	– Rechenfähigkeit, logisches Denken, Konzentration	– Wie viele CDs kann man für 200 DM kaufen, wenn eine CD 40 DM kostet?
▪ Gemeinsamkeiten finden	– Konzeptbildung, sprachliche Abstraktionsfähigkeit	– Was ist das Gemeinsame bei einer Birke und einer Eiche?
▪ Wortschatztest	– verbale Ausdrucksfähigkeit, Fähigkeit, Wortbedeutungen zu erläutern	– Was ist ein Gipfel? Ein Hurrikan?
Handlungsteil (fünf Untertests zu geschwindigkeitsabhängigen und handlungsbezogenen intellektuellen Leistungen)		
▪ Zahlen-Symbol-Test	– visomotorische Geschwindigkeit	– Symbole müssen unter Zeitdruck Zahlen zugeordnet werden
▪ Bilderordnen	– Erfassen komplexer Handlungszusammenhänge in ihrer zeitlichen Abfolge, logisches Denken	– Bildkärtchen müssen zu einer sinnvollen Geschichte zusammengelegt werden
▪ Bilderergänzen	– Wahrnehmungsgenauigkeit, Unterscheidung zwischen wichtigen und unwichtigen Details	– fehlende Details sollen auf Bildkärtchen erkannt werden
▪ Mosaiktest	– visuell-analytische Wahrnehmung	– mit verschiedenen farbigen Würfeln müssen geometrische Muster nachgelegt werden
▪ Figurenlegen	– bildhafte Vorstellungsfähigkeit, Gestalterfassung	– zerschnittene Figuren müssen ohne Vorlage zusammengelegt werden

verbalen Orientierung des Tests in hohem Maße durch soziale Faktoren, insbesondere durch die schulische Ausbildung, mitgeprägt ist. Als Ergänzung oder Alternative bietet sich der Progressive Matrices Test in seiner Standardform **Standard Progressive Matrices Test (SPM)** an. Dieses Verfahren wird als relativ sprachfrei und weniger abhängig von Bildungseinflüssen angesehen.

Aufmerksamkeits- und Gedächtniseinbußen sind eine Begleiterscheinung einer Vielzahl neuropsychiatrischer Erkrankungen, die oftmals auch noch nach dem Abklingen der akuten psychopathologischen Symptomatik bestehen bleiben. Die differenzierte Erfassung spezifischer kognitiver Funktionsbereiche ist somit eine grundlegende Voraussetzung bei der Beschreibung des Krankheitsbildes und der Bewertung des Verlaufs einer Erkrankung.

Neben den globalen Intelligenzleistungen sind für die Bewertung eines psychiatrischen Krankheitsbildes bzw. des Verlaufs einer Erkrankung meist **spezifische kognitive Fähigkeiten** von Interesse: Störungen im Bereich der Auffassung, der Konzentration und des Gedächtnisses können oft auch nach dem Abklingen der akuten psychopathologischen Symptomatik bestehen bleiben. Nicht selten werden die durch Störungen der Aufmerksamkeitsleistungen bedingten Schwierigkeiten fälschlich als allgemeine intellektuelle Leistungsminderung oder auch fehlende Motivation interpretiert.

In der experimentellen Psychologie hat sich die Vorstellung von unterschiedlichen Systemen innerhalb der Konstrukte Aufmerksamkeit und Gedächtnis durchgesetzt. Sehr häufig werden in der Psychiatrie spezifische Leistungstests zur Überprüfung etwa unterschiedlicher Komponenten der Aufmerksamkeit eingesetzt. Sehr weit verbreitet sind Konzentrationstests, z. B. der **Aufmerksamkeits-Belastungstest d2**

In der experimentellen Psychologie hat sich die Vorstellung von unterschiedlichen Systemen innerhalb der Konstrukte Aufmerksamkeit und Gedächtnis durchgesetzt. Die Erfassung der verschiedenen Komponenten erfordert den Einsatz spezifischer und sensibler Testverfahren. Sehr verbreitet in der Diagnostik zur Überprüfung der selektiven oder fokussierten **Aufmerksamkeit** ist der **Aufmerksamkeits-Belastungstest d2** (Abb. **2.9**). Bei diesem Test sind unter zeitkritischen Bedingungen Zielreize unter Störreizen herauszufinden. Zur Überprüfung von **Gedächtnisfunktionen** (Kurzzeit- und Arbeitsgedächtnis, Lern- und Merkfähigkeit) stehen verschiedene Testbatterien, wie die **Wechsler Memory**

Scale Revised (WMS-R), der Lern- und Gedächtnistest (LGT 3), sowie der **Berliner Amnesietest (BAT)** zur Verfügung. Darüber hinaus gibt es eine Vielzahl von testpsychologischen Verfahren zur Überprüfung **Exekutiver Dysfunktionen** (kognitive Flexibilität/Umstellungsfähigkeit), wie z. B. den **Wisconsin Card Sorting Test (WCST)**, der **Sprache (Aachener Aphasietest [AAT])** sowie **visuo-konstruktiver oder motorischer Leistungen.**

Zur **Beurteilung der Fahrtauglichkeit** (s. Kap. 8, S. 570 ff.) wird üblicherweise eine Batterie standardisierter Testverfahren eingesetzt, die Leistungsbereiche wie Aufmerksamkeit, Reaktionsfähigkeit und Belastbarkeit beinhaltet (Abb. **2.10**).

(Abb. **2.9**). Zur Überprüfung verschiedener Gedächtnisfunktionen haben sich Testbatterien wie z. B. die **Wechsler Memory Scale (WMS-R)** oder der **Berliner Amnesietest (BAT)** bewährt. Ein sehr häufig eingesetztes Verfahren zur Untersuchung exekutiver Dysfunktionen ist der **Wisconsin Card Sorting Test (WCST)**.

2.9 **Aufmerksamkeits-Belastungstest d2**

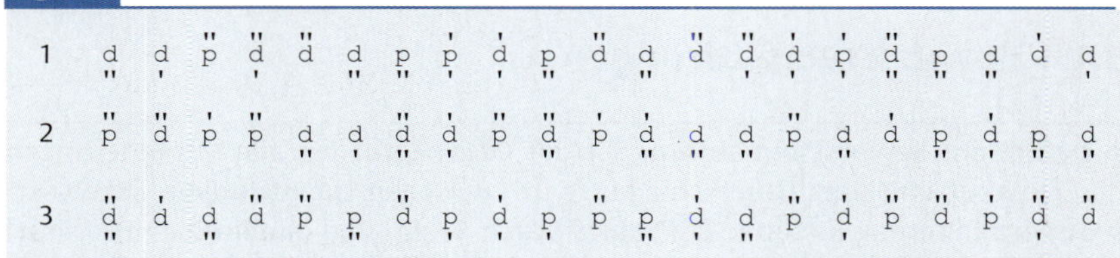

2.9

2.10 **Wiener Testsystem (WTS)**

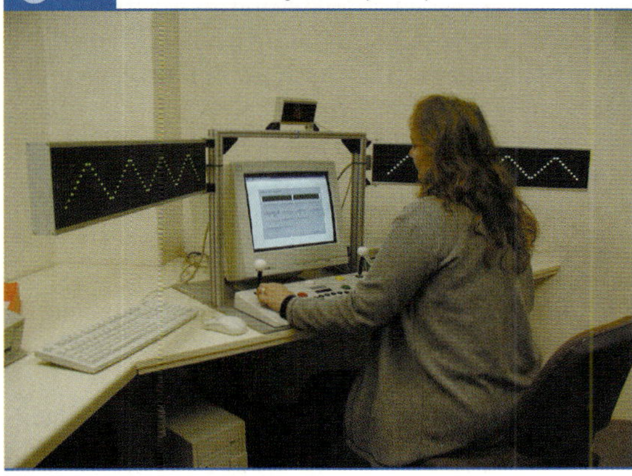

2.10

3 Allgemeine Psychopathologie

3.1 Psychopathologische Symptome und ihre Exploration

3.1.1 Bewusstseinsstörungen

▶ Definition

Quantitative Bewusstseinsstörungen werden je nach Schweregrad eingeteilt in:
- **Benommenheit:** Patient ist verlangsamt
- **Somnolenz:** Patient ist schläfrig-benommen, aber leicht weckbar
- **Sopor:** Patient ist nur durch starke Reize weckbar
- **Koma:** Patient ist bewusstlos, nicht weckbar

Qualitative Bewusstseinsstörungen:
- **Bewusstseinstrübung:** Verwirrtheit von Denken und Handeln
- **Bewusstseinseinengung:** Einengung des Bewusstseinsumfangs
- **Bewusstseinsverschiebung:** Bewusstseinsänderung, z. B. Intensitäts- und Helligkeitssteigerung in der Wahrnehmung innerpersonaler oder außenweltlicher Vorgänge.

3 Allgemeine Psychopathologie

3.1 Psychopathologische Symptome und ihre Exploration

Die nachfolgende Darstellung psychopathologischer Symptome beschränkt sich auf häufige, für bestimmte Krankheiten charakteristische Symptome. Die Definition der psychopathologischen Symptombegriffe folgt weitgehend den Standardisierungsbemühungen der Arbeitsgemeinschaft für Methodik und Dokumentation in der Psychiatrie (AMDP).

3.1.1 Bewusstseinsstörungen

▶ **Definition:** Bewusstseinsstörung ist der Oberbegriff für alle Veränderungen der Bewusstseinslage. Unterschieden wird zwischen **quantitativen** (Bewusstseinsverminderung im Sinne der Schlaf-Wach-Skala) und **qualitativen** Bewusstseinsveränderungen (Bewusstseinseintrübung, -einengung und -verschiebung).

Eine **quantitative Bewusstseinsstörung** (Vigilanzminderung) wird dann angenommen, wenn der Kranke benommen oder schläfrig wirkt und eine reduzierte Wahrnehmung äußerer Reize feststellbar ist. Das Ausmaß der Bewusstseinsminderung kann folgendermaßen beschrieben werden:
- **Benommenheit:** Patient ist schwer besinnlich, verlangsamt, in der Informationsaufnahme und -verarbeitung eingeschränkt
- **Somnolenz:** Patient weist eine abnorme Schläfrigkeit auf, ist aber leicht weckbar
- **Sopor:** Patient schläft, nur starke Reize können ihn wecken
- **Koma:** Patient ist bewusstlos, nicht weckbar. Im tiefen Koma fehlen die Pupillen-, Korneal- und Muskeleigenreflexe

Qualitative Bewusstseinsstörungen:
- **Bewusstseinstrübung:** Mangelnde Klarheit der Vergegenwärtigung im Eigenbereich oder in der Ich- oder Umwelt. Der Zusammenhang des Erlebens geht verloren, das Bewusstsein ist wie zerstückelt. Denken und Handeln sind verworren. Die Bewusstseinstrübung ist für jeden, der diesen Zustand einmal gesehen hat, leicht erkennbar.
- **Bewusstseinseinengung:** Einengung des Bewusstseinsumfangs, z. B. durch Fokussierung auf ein bestimmtes Erleben (innerpersonal oder außenweltlich), meist verbunden mit vermindertem Ansprechen auf Außenreize (z. B. beim epileptischen Dämmerzustand). Das Erleben ist insgesamt traumhaft verändert. Komplizierte und äußerlich geordnete Handlungsabläufe, wie z. B. Reisen, sind trotzdem noch möglich. Die Erfassung der Bewusstseinseinengung kann gerade wegen der erhaltenen Fähigkeit zu äußerlich geordneten Handlungsabläufen problematisch sein.
- **Bewusstseinsverschiebung:** Bewusstseinsänderung gegenüber dem üblichen Tagesbewusstsein. Es kommt zum Gefühl der Intensitäts- und Helligkeitssteigerung, der Bewusstseinssteigerung hinsichtlich Wachheit und Wahrnehmung innerpersonaler oder außenweltlicher Vorgänge und/oder dem Gefühl der Vergrößerung des dem Bewusstsein erkennbaren Raumes bzw. der Tiefe (Bewusstseinserweiterung). Die Erfassung dieses Zustands ist schwierig und nur möglich auf der Basis der subjektiven Angaben des Untersuchten.

▶ **Diagnostik.** Hilfreiche **Einstiegsfragen** können sein:
- Hatten Sie das Gefühl, Farben intensiver zu sehen oder Musik lauter zu hören?
- Hatten Sie das Gefühl, dass Ihre Wahrnehmung besonders scharf ist? Bitte beschreiben Sie das genauer!

◀ **Diagnostik**

3.1.2 Orientierungsstörungen

3.1.2 Orientierungsstörungen

▶ **Definition:** Mangelndes Bescheidwissen über zeitliche, räumliche, situative und/oder persönliche Gegebenheiten. Je nach Intensität der Störung kann man die **eingeschränkte** und die **aufgehobene** Orientierung unterscheiden.

◀ **Definition**

Folgende Formen werden unterschieden:
- **zeitliche Desorientiertheit:** Unwissenheit über das Datum, den Tag, das Jahr, die Jahreszeit.
- **örtliche Desorientiertheit:** Der Patient weiß nicht, wo er ist.
- **situative Desorientiertheit:** Der Patient erfasst die Situation nicht, in der er sich gerade befindet (z. B. Untersuchung in der Klinik).
- **Desorientiertheit zur eigenen Person:** Mangelndes Wissen um den eigenen Namen, das eigene Geburtsdatum und sonstige wichtige persönliche lebensgeschichtliche Gegebenheiten.

Unterschieden werden:
- **zeitliche Desorientiertheit**
- **örtliche Desorientiertheit**
- **situative Desorientiertheit**
- **Desorientiertheit zur eigenen Person**

▶ **Merke:** Um dem Patienten **nicht das Gefühl der Bloßstellung** zu geben, sollte man versuchen, die entsprechenden **Fragen** im Rahmen des Gesamtgesprächs **zu verstecken.**

◀ **Merke**

So lässt sich z. B. die Frage nach der zeitlichen Orientiertheit in Fragen nach dem genauen zeitlichen Ablauf der jüngsten Ereignisse, die der Untersuchung vorausgegangen sind, einbeziehen.

▶ **Diagnostik.** Folgende **Einstiegsfragen** sind sinnvoll:
- Welches Datum, welche Jahreszeit haben wir?
- Wann sind Sie in die Klinik gekommen?
- In welcher Stadt sind wir?
- In was für einer Einrichtung sind wir hier?
- Was meinen Sie, welchen Beruf ich habe (unter Bezugnahme auf den weißen Kittel des Arztes)?
- Wie alt sind Sie? Wann wurden Sie geboren?
- Sind Sie verheiratet? Welchen Beruf haben Sie?

◀ **Diagnostik**

3.1.3 Störungen der Aufmerksamkeit und Konzentration

3.1.3 Störungen der Aufmerksamkeit und Konzentration

▶ **Definition:** Die Fähigkeit, die Wahrnehmung in vollem Umfang den durch die Sinne vermittelten Eindrücken zuzuwenden bzw. die Wahrnehmung auf einen bestimmten Sachverhalt zu konzentrieren, ist beeinträchtigt.

◀ **Definition**

- **Aufmerksamkeitsstörungen:** Umfang und Intensität der Aufnahme von Wahrnehmung, Vorstellungen oder Gedanken sind beeinträchtigt.
- **Konzentrationsstörungen:** Störung der Fähigkeit, seine Aufmerksamkeit ausdauernd einer bestimmten Tätigkeit, einem bestimmten Gegenstand oder Sachverhalt zuzuwenden.

Bereits aus dem Gesprächsverlauf ergeben sich Anhaltspunkte dafür, ob der Patient in seiner Fähigkeit, seine Wahrnehmung in vollem Umfang den durch seine Sinne vermittelten Eindrücken zuzuwenden, bzw. in seiner Fähigkeit,

- **Aufmerksamkeitsstörungen**
- **Konzentrationsstörungen**

Aus dem Gesprächsverlauf oder Auffälligkeiten der Schrift können Rückschlüsse auf die Konzentrationsfähigkeit gezogen werden.

seine Wahrnehmung auf einen bestimmten Gegenstand oder Sachverhalt zu konzentrieren, beeinträchtigt ist. Auch Auffälligkeiten in der Schrift, wie z. B. Auslassungen oder Verdoppelung von Buchstaben, können Hinweise geben.

Orientierende Prüfung der Konzentrationsfähigkeit: Einfache mathematische und verbale Testaufgaben können zur Diagnose beitragen. Wichtiger als die subjektive Beurteilung der Störungen in diesem Bereich durch den Patienten ist die objektive Beurteilung durch den Untersucher.

Orientierende Prüfung der Konzentrationsfähigkeit: fortlaufendes Abziehen einer Zahl (z. B. 100 minus 7), Wochentage oder Monatsnamen rückwärts aufsagen, Buchstabieren von längeren Worten (z. B. Gartenlaube, Hängebrücke). Pathologisch sind Steckenbleiben, Fehler, versiegende Aktivität. Objektiv beobachtbaren Merkmalen kommt in diesem Fall eine größere Bedeutung zu als der Selbstbeurteilung durch den Patienten, die durch Veränderungen der Stimmungslage beeinflusst sein kann. Die subjektive Äußerung von Störungen entbindet den Untersucher nicht von der genauen Überprüfung, da es sich dabei z. B. um depressionsbedingte Insuffizienzgefühle handeln kann.

▶ **Diagnostik**

▶ **Diagnostik.** Folgende **Einstiegsfragen** sind sinnvoll:
- Fällt es Ihnen schwer, dem Gespräch zu folgen?
- Fällt es Ihnen in bestimmten Situationen schwer, bei der Sache zu bleiben?
- Können Sie sich nicht so gut wie früher konzentrieren? Bitte geben Sie ein Beispiel!

3.1.4 Auffassungsstörungen

3.1.4 Auffassungsstörungen

▶ **Definition**

▶ **Definition:** Die Fähigkeit, Wahrnehmungserlebnisse in ihrer Bedeutung zu begreifen und miteinander zu verbinden, ist beeinträchtigt. Die Auffassung kann falsch oder verlangsamt sein oder ganz fehlen.

Orientierende Prüfung: Auffassungsstörungen werden automatisch im Gespräch ermittelt (z. B. durch das Nacherzählen einer Fabel oder anhand von Bildvorlagen).

Orientierende Prüfung: Auffassungsstörungen werden automatisch im Verlauf des Gesprächs ermittelt. Passt der Patient genau auf, was wir ihm sagen? Erfasst er nur konkrete oder auch abstrakte Gesprächsinhalte? Bei Verdacht kann zudem durch das Nacherzählen einer Fabel oder anhand von Bildvorlagen, die richtig wiedergegeben und interpretiert werden müssen, eine orientierende Überprüfung erfolgen.

3.1.5 Gedächtnisstörungen

3.1.5 Gedächtnisstörungen

▶ **Definition**

▶ **Definition:** Die Fähigkeit, frische und alte Erfahrungen wiederzugeben, ist vermindert. Die traditionelle Psychopathologie unterscheidet Störungen der **Merkfähigkeit** und des **Altgedächtnisses.** Moderne psychologische Theorien des Gedächtnisses differenzieren in Ultrakurz- (Sekunden), Kurzzeit- (Minuten) und Langzeitgedächtnis.

Störungen der mnestischen Funktionen können im Allgemeinen bereits im Untersuchungsgespräch abgeschätzt werden. Kann der Kranke sich die Fragen des Untersuchers merken? Weiß er noch, was in einem früheren Teil des Gesprächs behandelt wurde? Eventuell berichtet er spontan über subjektiv empfundene Vergesslichkeit.

Störungen der mnestischen Funktionen können im Allgemeinen bereits im Untersuchungsgespräch abgeschätzt werden. Kann der Kranke sich die Fragen des Untersuchers merken? Weiß er noch, was in einem früheren Teil des Gesprächs behandelt wurde? Eventuell berichtet er spontan über subjektiv empfundene Vergesslichkeit. Eventuell muss er beim Einkaufen oder in anderen Lebenssituationen, wo er sich sonst keine Notizen gemacht hat, jetzt schriftliche Gedächtnisstützen zu Hilfe nehmen. Auch aus der Schilderung der Lebensgeschichte und der aktuellen Lebenssituation können sich oft deutliche Hinweise auf Gedächtnislücken ergeben, die dann manchmal durch Konfabulationen ausgefüllt werden.
Die Beurteilung von Gedächtnisstörungen erfolgt aufgrund der Beobachtung des Verhaltens in der klinischen Prüfung. Auch hier kommt objektiv beobachtbaren Merkmalen eine größere Bedeutung zu als der Selbstbeurteilung durch den Patienten, die durch affektiv bedingte Insuffizienzgefühle geprägt sein kann.

- **Störungen der Merkfähigkeit:** Herabsetzung oder Aufhebung der Fähigkeit, sich frische Eindrücke über einen Zeitraum von ca. zehn Minuten zu merken.
- **Störungen des Altgedächtnisses** (Erinnerungsfähigkeit): Herabsetzung oder Aufhebung der Fähigkeit, länger als ca. zehn Minuten zurückliegende Eindrücke bzw. Kenntnisse im Gedächtnis zu behalten.
- **Amnesie:** Inhaltlich oder zeitlich begrenzte Erinnerungslücke. Unterschieden werden hinsichtlich eines schädigenden Ereignisses (z. B. Hirntrauma) die **retrograde** Amnesie, bei der ein bestimmter Zeitraum **vor** dem Ereignis betroffen ist, und die **anterograde** Amnesie, wobei ein bestimmter Zeitraum **nach** dem Ereignis betroffen ist. Die Dauer der Erinnerungslücke ist bei der anterograden Amnesie in der Regel länger als die Dauer der Bewusstlosigkeit. Hinsichtlich des Zeitraums, den die Erinnerungslücke betrifft kann man unterscheiden zwischen **totalen** und **lakunären** (ausgestanzten) Amnesien.
- **Konfabulationen:** Erinnerungslücken werden mit Einfällen ausgefüllt, die vom Patienten selbst für Erinnerungen gehalten werden.
- **Paramnesie** (Wahn-, Trugerinnerungen): Gedächtnisstörungen mit verfälschter Erinnerung. Hierzu gehört auch das sogenannte falsche Wiedererkennen, z. B. das Gefühl, bestimmte Situationen früher schon einmal („**Déjà-vu**") bzw. noch nie („**Jamais-vu**") erlebt zu haben.
- **transitorische globale Amnesie (TGA):** akute, vorübergehende Episode von Merkfähigkeits- und Gedächtnisstörungen unklarer Ätiologie. Routinehandlungen sind möglich. Für den Zeitraum der Episode besteht Amnesie.

- **Störungen der Merkfähigkeit**
- **Störungen der Erinnerungsfähigkeit** (Altgedächtnis)
- **Amnesie:** Inhaltlich oder zeitlich begrenzte Erinnerungslücke.

Man unterscheidet:
- **retrograde** Amnesie: ein bestimmter Zeitraum **vor** dem Ereignis ist betroffen
- **anterograde** Amnesie: ein bestimmter Zeitraum **nach** dem Ereignis ist betroffen

- **Konfabulationen:** Erinnerungslücken werden mit Einfällen ausgefüllt.
- **Paramnesien** (Wahn-, Trugerinnerungen): Z. B. das Gefühl, Situationen schon früher **(„Déjà-vu")** bzw. noch nie erlebt zu haben **(„Jamais-vu")**.
- **transitorische globale Amnesie:** akute, vorübergehende Episode von Merkfähigkeits- und Gedächtnisstörungen.

Orientierende Prüfung der Merkfähigkeit: Vorsprechen von sieben einstelligen Zahlen (z. B. Telefonnummern), drei Gegenstände benennen, Vorzeigen von bestimmten Gegenständen oder Bildmaterial, Erzählen einer kleinen Geschichte oder Fabel. Der Patient wird aufgefordert, das dargebotene Material sofort und nach einem Gesprächsintervall von ca. 10 Minuten wiederzugeben.

Orientierende Prüfung der Merkfähigkeit: z. B. Vorsprechen von 7 einstelligen Zahlen, Benennen von 3 Gegenständen. Sofort und nach einem 10-minütigen Gespräch muss der Patient das Material wiedergeben.

Orientierende Prüfung des Altgedächtnisses: Der Untersucher lässt sich relevante Daten aus der Anamnese (die dem Untersucher aus objektiven Quellen bekannt sein müssen!) nennen (z. B. Berufsabschluss, Heirat, Geburt der Kinder). Auch die unter Merkfähigkeitsstörungen genannten Testaufgaben können verwendet werden, hier aber mit einer längeren Reproduktionszeit.

Orientierende Prüfung des Altgedächtnisses: Abfragen relevanter Daten aus der Anamnese (z. B. Berufsabschluss, Heirat).

◀ **Diagnostik**

▶ **Diagnostik.** Folgende **Einstiegsfragen** sind sinnvoll:
- Wie schätzen Sie Ihr Gedächtnis ein?
- Vermissen Sie zur Zeit vermehrt Dinge?
- Haben Sie Schwierigkeiten, sich etwas zu merken? Bitte geben Sie ein Beispiel!

3.1.6 Störungen der Intelligenz

3.1.6 Störungen der Intelligenz

◀ **Definition**

▶ **Definition:** Intelligenz ist eine komplexe Fähigkeit des Menschen, sich in ungewohnten Situationen zurechtzufinden, Sinn- und Beziehungszusammenhänge zu erfassen und neuen Anforderungen durch Denkleistungen zu entsprechen. Intelligenzstörungen können angeboren **(Oligophrenie**, s. S. 406 ff.) oder im späteren Leben erworben sein **(Demenz**, s. S. 185 ff.).

Die wichtigsten Hinweise auf das intellektuelle Niveau des Kranken ergeben sich bereits aus der **Lebensgeschichte,** z. B. Art der Schulausbildung, Wiederholen von Klassen, Schulabschluss, erreichte Stellung im Beruf, Freizeitinteressen. Auch Sprachstil und Denkleistungen (Abstraktionsniveau) im Gespräch lassen orientierende Rückschlüsse zu. Beruflicher Abstieg und Reduktion des intellektuellen Niveaus der Freizeitaktivitäten im Vergleich zu früher lassen nach Ausschluss anderer Faktoren an eine erworbene Intelligenzminderung denken.

Die wichtigsten Hinweise ergeben sich aus der **Lebensgeschichte,** z. B. Art der Schulausbildung, Schulabschluss, erreichte Stellung im Beruf. Auch Sprachstil und Denkleistungen lassen Rückschlüsse auf die Intelligenz zu.

Orientierende Prüfung des Allgemeinwissens: z. B. einfache Rechenaufgaben, Fragen nach Grundwissen.

Orientierende Prüfung des Allgemeinwissens: Einfache Additions- und Subtraktionsaufgaben, Fragen nach Maßen und Gewichten, Fragen nach geografischem, politischem und berufsbezogenem Grundwissen.

Orientierende Prüfung von Denkleistungen: z. B. Unterschiede von konkreten Begriffen (Kind/Zwerg), Erklären von Sprichwörtern.

Orientierende Prüfung von Denkleistungen: Begriffsdefinitionen, Begriffsgegensätze, Unterschiede von konkreten (Kind/Zwerg?) und abstrakten Begriffen (Lüge/Irrtum?), Gemeinsamkeiten finden (Wolf/Löwe?), Erklären von Sprichwörtern, Interpretationen von Fabeln oder Bildmaterial.

3.1.7 Formale Denkstörungen

▶ Definition

▶ **Definition:** Formale Denkstörungen sind Störungen des Denkablaufes. Sie werden vom Patienten subjektiv empfunden oder äußern sich in den sprachlichen Äußerungen.

- Gedankenzerfahrenheit, Ideenflucht
- Gedankenabriss

Man unterscheidet:
- Denkverlangsamung
- Umständliches Denken
- Eingeengtes Denken
- Perseveration
- Ständiges Grübeln
- Gedankendrängen

Folgende Formen werden unterschieden:
- **Denkverlangsamung:** Der Gedankengang ist schleppend, läuft verzögert ab, scheint für den Patienten mühsam, wird subjektiv vom Patienten oft als Denkhemmung empfunden.
- **Umständliches Denken:** Das Denken ist weitschweifig, Nebensächliches wird nicht vom Wesentlichen getrennt. Die Hauptsache geht in der Schilderung von unwesentlichen Details unter.
- **Eingeengtes Denken:** Einschränkung des inhaltlichen Denkumfangs, Verhaftetsein an ein Thema oder wenige Themen.
- **Perseveration:** Wiederholung gleicher Denkinhalte und Haftenbleiben an vorherigen Worten oder Angaben, die verwendet wurden, aber nun nicht mehr sinnvoll sind.
- **Ständiges Grübeln:** Unablässiges Beschäftigtsein mit bestimmten, meist unangenehmen Gedanken, die vom Patienten nicht als fremd erlebt werden und meist mit der aktuellen Lebenssituation in Zusammenhang stehen.
- **Gedankendrängen:** Der Patient fühlt sich unter dem übermäßigen Druck vieler Einfälle oder auch ständig wiederkehrender Gedanken.

- Gedankensperre
- Vorbeireden

3.1

3.1 Gedankenabreißen

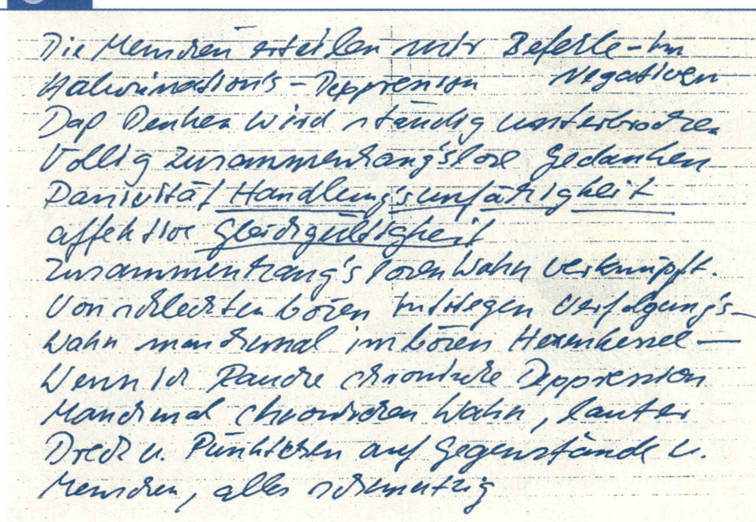
Die Menschen stellen mir Befehle – im
Halluzinationen – Depression Negativen
Das Denken wird ständig unterbrochen
Völlig zusammenhanglose Gedanken
Passivität / Handlungsunfähigkeit
affektlose Gleichgültigkeit
Zusammenhanglosen Wahn verknüpft.
Von schlechten bösen Intrigen Verfolgungs-
wahn manchmal im bösen Hexenkessel –
Wenn ich Paranoide chronische Depression
Manchmal chronischen Wahn, lauter
Dreck u. Pünktchen auf Gegenstände u.
Menschen, alles schmutzig

Selbstschilderung eines schizophrenen Patienten, der über paranoid-halluzinatorische Symptomatik und auch über formale Denkstörungen berichtet

- **Ideenflucht:** Übermäßig einfallsreicher Gedankengang. Dabei wird das Denken nicht mehr von einer Zielvorstellung straff geführt, sondern wechselt oder verliert das Ziel aufgrund von dazwischenkommenden Assoziationen.
- **Vorbeireden:** Der Patient geht nicht auf die Frage ein, bringt inhaltlich etwas anderes vor, obwohl aus Antwort und/oder Situation ersichtlich ist, dass er die Frage verstanden hat.
- **Sperrung/Gedankenabreißen:** Plötzlicher Abbruch eines sonst flüssigen Gedankenganges ohne erkennbaren Grund (Abb. **3.1**).
- **Faseligkeit/fehlende Spannweite des intentionalen Bogens:** Der Satzbau ist grammatikalisch noch intakt, aber die Konseqenz des gedanklichen Zusammenhangs und/oder die Informationsdichte des Gesagten ist reduziert.
- **Inkohärenz/Zerfahrenheit:** Sprunghafter, dissoziierter Gedankengang, bei dem die logischen und assoziativen Verknüpfungen fehlen. Bei schwereren Formen ist der grammatikalische Satzbau zerstört (Paragrammatismus) bis zu unverständlichem, sinnleerem Wort- und Silbengemisch („Wortsalat", Schizophasie, Abb. **3.2**).
- **Neologismen:** Wortneubildungen, die der sprachlichen Konvention nicht entsprechen und oft nicht unmittelbar verständlich sind.

- **Ideenflucht**
- **Vorbeireden**
- **Sperrung/Gedankenabreißen** (Abb. **3.1**)
- **Faseligkeit/fehlende Spannweite des intentionalen Bogens**
- **Inkohärenz/Zerfahrenheit** (Abb. **3.2**)
- **Neologismen**

▶ **Diagnostik.** Folgende **Einstiegsfragen** können hilfreich sein:

- Haben Sie das Gefühl, dass sich Ihr Denken etwas verändert hat?
- Fällt das Denken schwerer/leichter als üblicherweise?
- Müssen Sie über bestimmte Dinge vermehrt grübeln?
- Haben Sie das Gefühl, zu viele Gedanken gleichzeitig im Kopf zu haben?
- Drängen sich Ihnen zu viele Gedanken auf?
- Haben Sie das Gefühl, dass Ihnen der Gedanke öfter einfach abhandengekommen oder abgerissen ist?

◀ **Diagnostik**

3.2 Schreiben einer schizophrenen, denkzerfahrenen Patientin

3.2

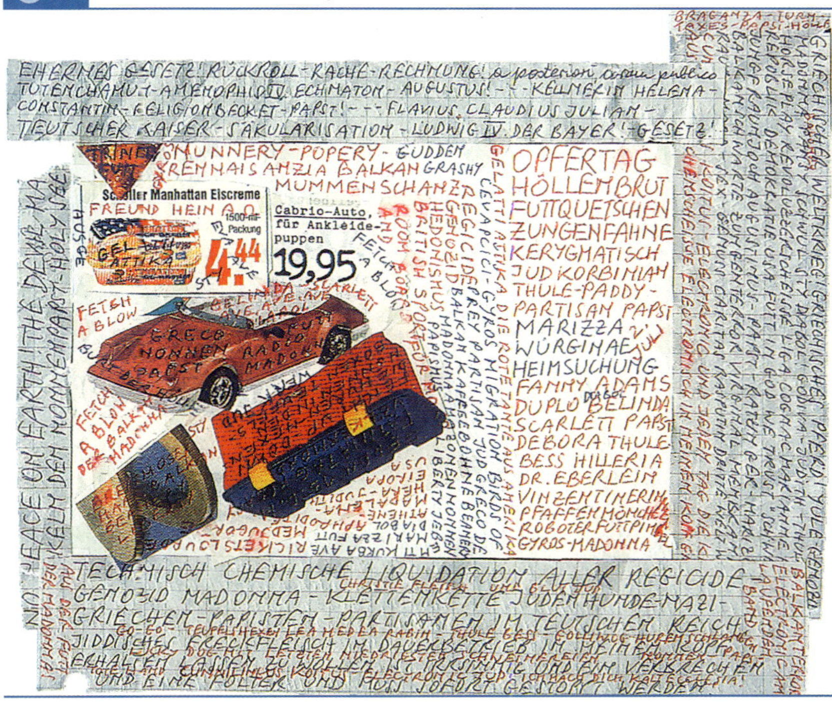

▶ Klinischer Fall

▶ **Klinischer Fall.** Telegramm eines zerfahrenen Patienten:
„MUSS MIT ARNOLD KEYSERLING VERBINDUNG AUFNEHMEN. MAN HAT MIR DEN FUCHS ZU LANGE ERSCHOSSEN. LANZEN AUF'S MEER, VERBANNUNG, IN VERFÄLSCHTE RAHMEN GESCHICHTE GESCHRAUBT. – HARLEKIN, ORNAMENT, FÄLSCHER UND DROHUNG DAFÜR. BITTE UM NENNUNG DES AUFENTHALTES, SEHE MIT NICHT GEPLANTER LEBENSNOT WIEDER, HABE NOCH ETWAS ZU ERLEDIGEN. 4. JAHR HEXENQUADRAT ÜBERSCHRITTEN. NICHT FREIGEGEBENE OFFENE TÜR. WENN RADIOAKTIVE PSYCHOKEULEN ZU ENTSCHÄRFEN SIND?"

3.1.8 Wahn

3.1.8 Wahn

▶ Definition

▶ **Definition:** Als Wahn bezeichnet man eine **unkorrigierbar** falsche Beurteilung der Realität, die erfahrungsunabhängig auftritt und an der mit **subjektiver Gewissheit** festgehalten wird. Die Überzeugung steht also im Widerspruch zur Wirklichkeit und zur Überzeugung der Mitmenschen. Wahnphänomene können in unterschiedlicher Form und mit unterschiedlichem Inhalt auftreten.

Wahnideen gehören zu den **inhaltlichen Denkstörungen.** Sie werden oft verheimlicht.

Sie müssen von **überwertigen Ideen** abgegrenzt werden (diese sind im Gegensatz nicht unkorrigierbar).

Nach Art der Wahnentstehung werden unterschieden:
- **Wahneinfall**
- **Wahnwahrnehmung**
- **Erklärungswahn**

Wahnideen gehören zu den **inhaltlichen Denkstörungen.** Sie werden oft verheimlicht und müssen bei entsprechendem Verdacht gezielt exploriert werden.
Sie müssen von **überwertigen Ideen** abgegrenzt werden. Dabei handelt es sich um gefühlsmäßig stark besetzte Erlebnisinhalte, die das Denken in unsachlicher und einseitiger Weise beherrschen, aber nicht absolut unkorrigierbar sind.
Je nach Art der Wahnentstehung werden folgende Formen unterschieden:
- **Wahneinfall:** Plötzliches Aufkommen von wahnhaften Überzeugungen.
- **Wahnwahrnehmung:** Richtige Sinneswahrnehmungen erhalten eine im Sinne des Wahnhaften abnorme Bedeutung.
- **Erklärungswahn:** Wahnhafte Überzeugung zur Erklärung psychotischer Symptome (z. B. Halluzinationen).

▶ Klinischer Fall

▶ **Klinische Fallbeispiele** (nach AMDP 1995).
Wahneinfall: „Gestern ist mir aufgegangen, dass ich den Friedensnobelpreis erhalte, weil ich die Supermächte telepathisch ausgesöhnt habe." „Heute morgen ist mir sonnenklar geworden, dass mein Sohn gar nicht von mir stammt."
Wahnwahrnehmung: „Dass der Arzt mit dem Kopf nickte, als er mir zum Abschied die Hand gab, bedeutet, dass ich Krebs habe."
Wahnstimmung: „Es liegt etwas in der Luft, alles um mich herum ist merkwürdig verändert, alles ist so seltsam; die Leute machen so ein böses Gesicht, da muss doch etwas passiert sein, oder?"
„Plötzlich machte sich ein unheimliches Glücksgefühl breit; ich spürte, dass etwas Großartiges geschehen müsste, hatte aber noch keine richtige Vorstellung davon. Erst am Abend ist es mir dann wie Schuppen von den Augen gefallen."

Weitere wichtige Wahnbegriffe sind:

- **Wahnstimmung**

- **Wahndynamik:** affektive Anteilnahme am Wahn.
- **Systematischer Wahn** (Abb. **3.3**)

Wahninhalte:
- **Beziehungswahn**
- **Bedeutungswahn**

Zur weiteren Charakterisierung des Wahnerlebens sind folgende Termini sinnvoll:
- **Wahnstimmung:** Stimmung des Unheimlichen, Vieldeutigen, aus dem heraus Wahnideen entstehen. Allgemeines, unbestimmtes Gefühl, dass etwas los sei, in der Luft liegt, alles den Betreffenden angeht. Die Vorgänge in der Umgebung erscheinen dem Betreffenden seltsam und merkwürdig. Weil er nicht weiß, was mit ihm passiert und gespielt wird, wird er ängstlich, ratlos und fassungslos. Die Wahnstimmung geht häufig der Wahnwahrnehmung voraus.
- **Wahndynamik:** Affektive Anteilnahme am Wahn, die Kraft des Antriebs und die Stärke der Affekte, die im Wahn wirken.
- **Systematischer Wahn:** Wahnideen werden durch logische bzw. paralogische Verknüpfungen zu einem Wahngebäude ausgestaltet (Abb. **3.3**).

Je nach Inhalt des Wahns werden unterschieden:
- **Beziehungswahn:** Menschen und Dinge der Umwelt werden wahnhaft vom Kranken auf sich selbst bezogen.
- **Bedeutungswahn:** Einem an sich zufälligen Ereignis wird eine besondere Bedeutung zugeschrieben.

3.3 Realitätsferne Phantasiewelten in einem Gemälde des mittelalterlichen Malers Hieronymus Bosch

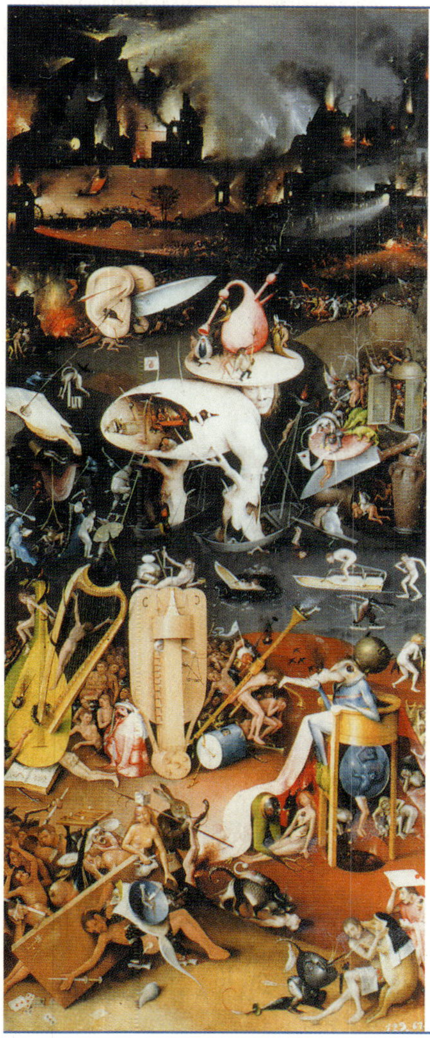

Die Darstellung kann einen Hinweis auf die extreme Realitätsverzerrung eines Wahnkranken geben.

3.3

- **Beeinträchtigungs-/Verfolgungswahn:** Der Kranke erlebt sich wahnhaft als Ziel von Beeinträchtigungen und Verfolgung (Abb. **3.4**)
- **Eifersuchtswahn:** Wahnhafte Überzeugung, vom Partner betrogen oder hintergangen zu werden.
- **Liebeswahn:** Wahnhafte Überzeugung, von einem anderen geliebt zu werden.
- **Schuldwahn:** Wahnhafte Überzeugung, gegen Gott, die Gebote, eine höhere sittliche Instanz verstoßen zu haben.
- **Verarmungswahn:** Wahnhafte Überzeugung, dass die finanzielle Lebensbasis bedroht oder verloren gegangen ist.
- **Hypochondrischer Wahn:** Wahnhafte Überzeugung, dass die Gesundheit bedroht oder verloren gegangen ist.
- **Nihilistischer Wahn:** Wahnhafte Überzeugung, alles sei verloren, alles sei aussichtslos, alles sei hoffnungslos, u. a.
- **Größenwahn:** Wahnhafte Selbstüberschätzung bis hin zur Identifizierung mit berühmten Persönlichkeiten der Vergangenheit oder Gegenwart.
- **Wahnerinnerung:** Wahnhaft verfälschte Erinnerung.
- **Doppelgänger-Wahn:** Wahnhafte Vorstellung, dass ein Doppelgänger exsistiert.

- **Beeinträchtigungs-/Verfolgungswahn** (Abb. **3.4**)
- **Eifersuchtswahn**
- **Liebeswahn**
- **Schuldwahn**
- **Verarmungswahn**
- **Hypochondrischer Wahn**
- **Nihilistischer Wahn**
- **Größenwahn**
- **Wahnerinnerung**
- **Doppelgänger-Wahn**

3.4

3.4 Verfolgungswahn

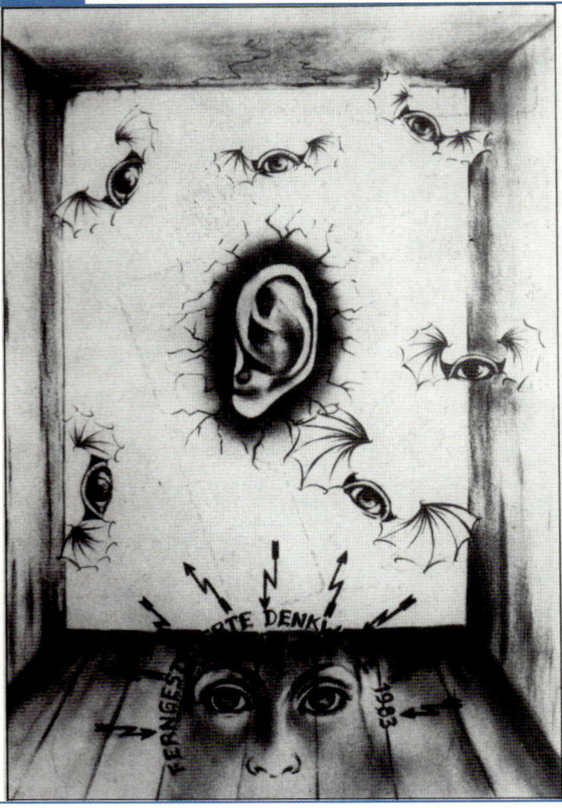

Darstellung des Verfolgungswahns einer Patientin mit paranoid-halluzinatorischer Psychose, die sich u. a. abgehört und beobachtet fühlte.

Orientierende Prüfung: Manchmal liefern schon die Verhaltensbeobachtung oder fremdanamnestische Angaben Anhaltspunkte auf wahnhafte Denkinhalte. Bei Verdacht auf Verfolgungswahn kann man z. B. fragen, ob den Nachbarn getraut wird oder ob diese etwas gegen den Patienten hätten (Abb. **3.5**). Bei Verdacht auf Vergiftungsideen kann man fragen, ob die Speisen und Getränke wie früher vertragen werden oder Beschwerden nach dem Genuss bestimmter Speisen auftreten etc. Der Verdacht, dass wahnhafte Gedanken vorliegen, ergibt sich weniger aus der objektiven Unrichtigkeit des konkreten Inhaltes, sondern aus der Art der Begründung.

Orientierende Prüfung: Manchmal liefern schon die Verhaltensbeobachtung oder fremdanamnestische Angaben Anhaltspunkte für wahnhafte Denkinhalte. Ein besonders misstrauisches, ängstliches Verhalten kann gegebenenfalls an wahnhafte Beeinträchtigungs- oder Verfolgungsideen denken lassen. Durch vorsichtiges Fragen versucht man sich an diese psychotischen Erlebniswelten heranzutasten. Bei Verdacht auf Verfolgungswahn kann man z. B. fragen, ob der Patient den Nachbarn trauen könne, ob er den Eindruck habe, dass sie etwas gegen ihn hätten oder etwas gegen ihn unternähmen (Abb. **3.5**). Bei Verdacht auf Vergiftungsideen kann man damit beginnen zu fragen, ob sich an den Essgewohnheiten des Patienten etwas geändert hat, ob er die Speisen und Getränke wie früher vertrage, ob körperliche Beschwerden nach dem Genuss bestimmter Speisen und Getränke aufgetreten seien etc. Ob bestimmte Gedanken tatsächlich wahnhaften Charakter haben, ergibt sich aus der Art der Begründung und weniger aus der objektiven Unrichtigkeit des konkreten Inhaltes. Dieser ist manchmal zunächst gar nicht zu beurteilen, zumindest nicht ohne Fremdanamnese. Ganz besonders schwierig ist die Differenzierung metaphysischer Positionen von Wahnideen. Das entscheidende Abgrenzungskriterium ist dabei die kulturelle/subkulturelle Beziehung dieser Gedanken.

▶ Diagnostik

▶ **Diagnostik.** Folgende **Einstiegsfragen** sind hilfreich:
- Haben Sie in letzter Zeit Dinge erlebt, die Ihnen sehr merkwürdig vorkamen, die Sie beunruhigt haben oder Ihnen Angst machten?
- Haben Sie Dinge erlebt, die andere für unmöglich halten?
- Haben Sie das Gefühl, dass viele Dinge, die um Sie herum passiert sind, etwas mit Ihnen zu tun haben? Sind z. B. Ansagen im Fernsehen oder im Radio für Sie persönlich bestimmt?
- Meinen Sie, dass bestimmte Menschen etwas gegen Sie haben?
- Haben Sie das Gefühl, dass Ihnen jemand etwas Böses will?

- Haben Sie das Gefühl, Schuld auf sich geladen zu haben?
- Haben Sie das Gefühl, mit Ihrem Körper ist etwas nicht in Ordnung?
- Haben Sie das Gefühl, über besondere Fähigkeiten zu verfügen?

3.5 Anzeige einer paranoid-halluzinatorischen Patientin an die Polizei

3.5

An das 12.Juni 1998
Polizeipräsidium -Mü.Ettstrasse /[redacted]
und das Polizei-Revier -Herrsching
Inspektor L. [redacted]
Az: 1213-002066-98/4

Sehr geehrte Herren!

Sehr geehrter Herr [redacted], ich bitte Sie, mir in dieser Angelegenheit zu helfen! Bitte, lesen Sie die nachfolgenden Zeilen - die diesem Brief beiliegen (Tagebuch)-- den beiden Familien [redacted]/ jetzt [redacted] und auch Herrn [redacted], [redacted]strasse - vor! ([redacted]) Dieses sog. Tagebuch - mit den übertragenen Stimmen - der beiden [redacted], erhalten Sie und die Ettstrasse - jetzt künftig - wöchentlich! Ich kann nur einmal in der Woche, mein Bett kurz verlassen und zur Post in Germering, fahren! (Auto)! Ich möchte mit diesem Tagebuch erreichen, das Sie und die Ettstr. in München, jetzt regelmässig erhalten - solange diese beiden Bestien - [redacted]/und [redacted] - noch statisch in meinem Körper - tätig sind; --besonders nachts-- dass diese beiden Verbrecher, die mich in Seefeld eingeholt haben, etwas FRÜHER zu gehen bereit sind, wenn diesen beiden Verbrechern - auch nur das geringste an ihren Familien liegt!...und das werden wir sehen!

3.1.9 Wahrnehmungsstörungen

Halluzinationen

3.1.9 Wahrnehmungsstörungen

Halluzinationen

▶ **Definition:** Halluzinationen sind Wahrnehmungserlebnisse ohne entsprechenden Außenreiz, die aber trotzdem für wirkliche Sinneseindrücke gehalten werden. Sie werden auch als Sinnestäuschung oder Trugwahrnehmung bezeichnet und können auf allen Sinnesgebieten auftreten. Der Grad des Realitätscharakters kann unterschiedlich sein.

◀ **Definition**

Wird die Unwirklichkeit der Sinnestäuschung erkannt, spricht man von **Pseudohalluzinationen.** Sie sind von **Illusionen** zu unterscheiden, bei denen etwas wirklich Gegenständliches für etwas anderes gehalten wird, als es tatsächlich ist (Missdeutung von Sinneseindrücken).

Wird die Unwirklichkeit erkannt, spricht man von **Pseudohalluzinationen. Illusionen:** Missdeutung eines real vorhandenen Gegenstands.

Je nach betroffenem Sinnesgebiet unterscheidet man:

- **Akustische Halluzinationen:** Sinnestäuschungen im akustischen Bereich. Sie können von ungeformten, elementaren akustischen Wahrnehmungen (Akoasmen) bis hin zu halluzinatorischem Erleben komplizierter akustischer Phänomene reichen (z. B. Stimmenhören).
- **Optische Halluzinationen:** Sinnestäuschung im optischen Bereich. Sie können von ungeformten, elementaren optischen Trugwahrnehmungen (Photome) bis hin zum halluzinatorischen Erleben gestalteter Szenen reichen (Abb. **3.6**).
- **Olfaktorische und gustatorische Halluzinationen:** Sinnestäuschung im Geruchs- oder Geschmacksbereich. Patienten mit wahnhaften Vergiftungsängsten geben z. B. an, Gift zu riechen.
- **Zönästhesien:** Sinnestäuschungen im Bereich der Körperwahrnehmung. Sie werden nicht als von außen gemacht empfunden.

- **Akustische Halluzinationen**
- **Optische Halluzinationen** (Abb. **3.6**)
- **Olfaktorische und gustatorische Halluzinationen**
- **Zönästhesien**

▶ Klinischer Fall

▶ **Klinische Fallbeispiele (nach AMDP 1995).**

- **Akustische Halluzinationen**

Dialogische Stimmen/imperative Stimmen: „Ich habe die Stimmen mehrerer Männer gehört, die sich über mich unterhalten haben. Eine davon hat mir dann den Befehl gegeben, nach Homburg zu fahren.“

Kommentierende Stimmen: „Ich habe die Stimme meiner toten Mutter gehört. Sie hat mich immer gelobt oder getadelt, je nachdem was ich gemacht habe.“

Andere akustische Halluzinationen: „Ich habe dauernd eine Musik gehört, fast wie ein Konzert war es gewesen.“

„Ganz deutlich habe ich ein Knirschen und Knacken in der Wand gehört.“

„Es macht immer Klick im Kopf, und jedesmal werde ich intelligenter.“

- **Halluzinationen auf anderen Sinnesgebieten**

Optische Halluzinationen: „Und da habe ich plötzlich – mitten in der Stadt – eine Armee von Soldaten mit lauter Goldhelmen auf mich zukommen sehen.“

„Der ganze Raum war mit Lichtblitzen und bunten Vierecken angefüllt.“

„Auf einmal kam ein Hund in das Krankenzimmer gelaufen und sprang auf das Bett meines Nachbarn.“

Gustatorische Halluzinationen: „Auf einmal hatte ich einen richtig fauligen Geschmack im Mund.“

Olfaktorische Halluzinationen: „Plötzlich hat es nach Gas gerochen; es war ganz merkwürdig, weil es sonst keiner gemerkt hat.“

Taktile Halluzinationen: „ Da habe ich gespürt, wie sich eine kalte, behaarte Hand auf meinen Körper legte; ganz deutlich habe ich die fünf Finger gespürt. Es war eine ganz raue Hand.“

„Plötzlich ist mir eiskaltes Wasser über den Rücken gelaufen. Als ich nachgesehen habe, war die Haut aber ganz trocken.“

„Auf einmal konnte ich lauter kleine Kristalle zwischen den Fingern tasten, sie waren zum Teil rund, zum Teil aber auch länglich.“

- **Sinnestäuschungen im Bereich der Körperwahrnehmung/Zönästhesien**

„Elektrischer Strom fließt durch meinen Bauch; das Herz und der Darm ziehen sich zusammen.“

„In meinem Kopf schwappt das Gehirn hin und her.“

„Im Hoden ist so ein eigenartiges Ziehen, als ob eine Eisenkugel daran hinge.“

Hypnagoge Halluzinationen sind optische und akustische Sinnestäuschungen im Halbschlaf, beim Aufwachen oder Einschlafen und kommen auch bei psychisch Gesunden vor.

Hypnagoge Halluzinationen sind optische und akustische Sinnestäuschungen im Halbschlaf, beim Aufwachen oder Einschlafen. Sie kommen auch außerhalb psychischer Erkrankungen vor, wie überhaupt Halluzinationen in verschiedenen Grenzsituationen (z. B. Sinnesdeprivation, Meditation) auch bei Normalpersonen auftreten können.

3.6

3.6 Selbstbildnis eines akut Psychosekranken mit optisch-halluzinatorischer Symptomatik

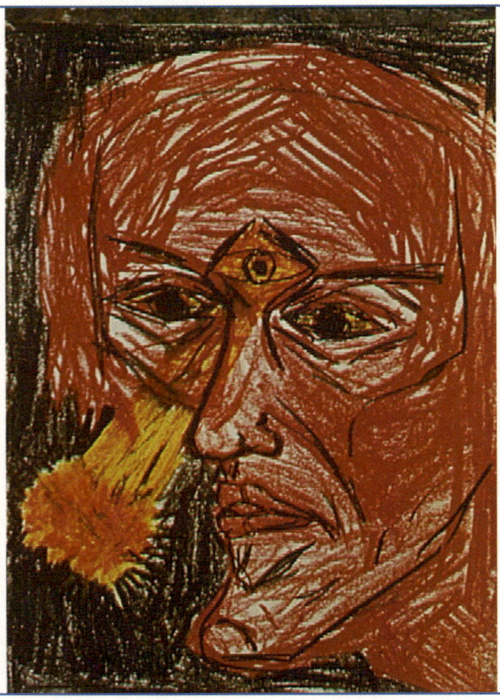

Orientierende Prüfung: Halluzinationen werden nur selten spontan berichtet, viele Patienten versuchen, diese Erlebnisse für sich zu behalten. Manchmal können dann die Verhaltensbeobachtung oder fremdanamnestische Angaben Anhaltspunkte liefern. An Halluzinationen ist z. B. dann zu denken, wenn der Kranke sich lauschend abwendet, unvermittelt eine abklärende Handbewegung macht und offensichtlich durch innere Erlebnisse vom Kontakt mit der Umwelt abgelenkt ist. Bei der Exploration von Halluzinationen kann man von normalen alltäglichen Erscheinungen ausgehen und z. B. nach nächtlichen Träumen fragen, dann nach sonderbaren oder befremdlichen Erscheinungen im Übergang vom Wachen zum Schlafen, abschließend kann man nach solchen Erlebnissen am Tag fragen. Man kann dem Patienten auch vermitteln, dass manche Menschen, wenn sie sich intensiv in Gedanken mit etwas beschäftigen, den Eindruck bekommen, sie hören oder sehen die entsprechenden Personen oder Dinge auch real vor sich. Manchmal vermittelt auch das während der Exploration beobachtete auffällige Verhalten den Einstieg, indem man z. B. sagen kann, dass der Patient sich offensichtlich durch etwas abgelenkt oder in Anspruch genommen fühlte, und dazu dann nach dem Hintergrund fragt. Hat man den Eindruck gewonnen, dass Halluzinationen vorliegen, versucht man deren Art und Inhalt genauer zu erfragen.

Orientierende Prüfung: An Halluzinationen ist z. B. zu denken, wenn der Kranke sich lauschend abwendet, unvermittelt eine abklärende Handbewegung macht, offensichtlich durch innere Erlebnisse von der Umwelt abgelenkt ist. Man kann z. B. nach nächtlichen Träumen fragen, dann nach sonderbaren oder befremdlichen Erscheinungen im Übergang vom Wachen zum Schlafen und abschließend nach solchen Erlebnissen am Tag.
Auch kann man sagen, dass einem der Patient offensichtlich durch etwas abgelenkt oder in Anspruch genommen erscheint. Anschließend fragt man nach dem Hintergrund. Man versucht danach, Art und Inhalt der Halluzinationen zu erfragen.

▶ **Diagnostik.** Folgende **Einstiegsfragen** können hilfreich sein:

- Gibt es irgendetwas, was Sie ängstigt oder ablenkt?
- Wirkt irgendetwas auf Sie ein, was Sie stört oder beunruhigt?
- Hören Sie Stimmen? Hören Sie manchmal jemanden sprechen, obwohl niemand im Raum ist?
- Sind es vielleicht nur Ihre eigenen Gedanken, die da laut werden?
- Haben Sie Personen oder Gegenstände gesehen, die andere nicht sehen konnten?
- Haben Sie in letzter Zeit merkwürdige Gerüche bemerkt?
- Haben Speisen oder Getränke irgendwie anders als sonst geschmeckt?
- Gehen in Ihrem Körper merkwürdige Dinge vor?
- Haben Sie noch andere eigenartige Wahrnehmungen gemacht? Nennen Sie mir Beispiele!

◀ **Diagnostik**

Sonstige Wahrnehmungsstörungen

Im Gegensatz zu Halluzinationen sind diese Veränderungen der Wahrnehmung meist wesentlich einfacher zu erfragen, weil sie dem Patienten nicht als so fern vom normalen psychischen Erleben vorkommen.

- **Veränderung der Wahrnehmungsintensität:** Sinneseindrücke sind farbiger, lebhafter, farbloser, verschleiert (Abb. **3.7**).
- **Mikro-/Makropsie:** Gegenstände werden verkleinert bzw. entfernter oder näher wahrgenommen.
- **Metamorphopsie (Dysmorphopsie):** Gegenstände werden in Farbe oder Form verändert oder verzerrt wahrgenommen.

Sonstige Wahrnehmungsstörungen

Die nachfolgenden Veränderungen der Wahrnehmung sind meist relativ einfach zu erfragen.

- **Veränderung der Wahrnehmungsintensität** (Abb. **3.7**)
- **Mikro-/Makropsie**
- **Metamorphopsie**

3.7 Vier Katzenporträts des an Schizophrenie erkrankten Londoner Malers Louis Wain

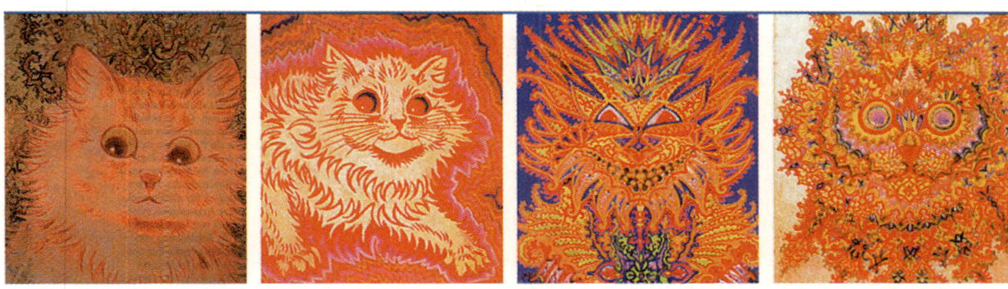

Seine vier Katzenporträts entstanden Anfang des Jahrhunderts, als der Künstler im Alter von 57 Jahren eine schizophrene Psychose entwickelte. Die Veränderungen der Bilder spiegeln offensichtliche Wahrnehmungsveränderungen wider.

3.7

3.1.10 Ich-Störungen

3.1.10 Ich-Störungen

▶ Definition

▶ **Definition:** Störungen bei denen sich die Ichhaftigkeit des Erlebens verändert (Derealisation, Depersonalisation) oder die Grenze zwischen dem Ich und der Umwelt durchlässig erscheint.

- **Depersonalisation**
- **Derealisation**
- **Gedankenausbreitung**
- **Gedankenentzug**
- **Gedankeneingebung**
- **Fremdbeeinflussungserlebnisse**

Man unterscheidet:

- **Depersonalisation:** Das eigene Ich oder Teile des Körpers werden als fremd, unwirklich oder verändert erlebt.
- **Derealisation:** Die Umgebung erscheint dem Kranken unwirklich, fremdartig oder auch räumlich verändert.
- **Gedankenausbreitung:** Der Kranke klagt darüber, dass seine Gedanken nicht mehr ihm allein gehören, dass andere daran Anteil haben und wissen, was er denkt.
- **Gedankenentzug:** Der Kranke hat das Gefühl, es würden ihm die Gedanken weggenommen, abgezogen
- **Gedankeneingebung:** Der Kranke findet seine Gedanken und Vorstellungen als von außen eingegeben, beeinflusst, gelenkt, gesteuert.
- **Fremdbeeinflussungserlebnisse:** Der Kranke findet sein Fühlen, Streben, Wollen und Handeln als von außen gemacht, gelenkt, gesteuert.

▶ Klinischer Fall

▶ **Klinische Fallbeispiele.**
Störungen des Ich-Erlebens (nach AMDP 1995)
Depersonalisation: „Wenn ich depressiv bin, ist im Kopf plötzlich eine Leere, ich fühle mich dann klar, wie tot."
„In den Angstattacken spüre ich meinen Körper nicht mehr, er fühlt sich an, als gehöre er nicht mehr zu mir."
Gedankenausbreitung: „Die Leute merken, was ich denke. Alle wissen, was in meinem Kopf vorgeht."
„Wenn ich etwas denke, merkt das sofort der Gegenübersitzende."
„Mein Vater kann meine Gedanken mithören."
Gedankeneingebung: „Sie hypnotisieren mir Gedanken in den Kopf, die gar nicht meine sind."
„Ich weiss, dass ich solche Gedanken nicht denke."
Fremdbeeinflussungserlebnisse: „Die machen, dass ich schreie."
„Die steuern meinen Herzschlag, die machen ihn langsam und schnell."
„Ich bin eine Marionette, die von außen gesteuert wird."
„Die rufen bei mir sexuelle Erregung hervor."

Orientierende Prüfung: Zur genaueren Exploration fragt man, ob der Patient den Eindruck habe, dass er sich in letzter Zeit verändert habe. Möglicherweise erscheint ihm auch die Umwelt verändert.

Orientierende Prüfung: Wenn die Störung ausgeprägt ist, kommt der Patient meist im Gespräch von selbst darauf zu sprechen. Zur genaueren Exploration fragt man ihn, ob er sich in letzter Zeit verändert habe und wenn ja, in welcher Weise. Möglicherweise erscheint auch die Welt um ihn herum verändert, traumhaft, theaterhaft, mehr oder weniger intensiv bezüglich Farben und Tönen. Bei Verdacht auf Störungen der Ich-Umwelt-Grenzen fragt man, ob der Patient manchmal das Gefühl habe, seine Gedanken oder Handlungen würden beeinflusst, so als ob er unter Hypnose stünde, oder ob er selbst Gedanken lesen könne bzw. dass andere seine Gedanken lesen könnten etc.

▶ Diagnostik

▶ **Diagnostik.** Diese **Einstiegsfragen** sind hilfreich:

- Haben Sie in letzter Zeit beobachtet, dass Sie oder Ihre Umgebung sich verändert haben?
- Kommt Ihnen die sonst vertraute Umgebung in letzter Zeit irgendwie verändert oder fremd vor?
- Fühlen Sie sich selbst irgendwie körperlich verändert?
- Haben Sie das Gefühl, andere kennen Ihre Gedanken?
- Haben Sie den Eindruck, andere könnten Ihre Gedanken wegnehmen?
- Haben Sie das Gefühl, dass Sie Gedanken denken, die man Ihnen eingibt?
- Haben Sie das Gefühl von anderen fremdbeeinflusst zu werden (wie unter Hypnose)?

3.1.11 Störungen der Affektivität

3.1.11 Störungen der Affektivität

▶ **Definition:** Der Bereich der Affektivität umfasst die meist nur kurzdauernden **Affekte** („Gefühlswallungen", z. B. Zorn, Wut, Hass, Freude) und die längerfristig bestehenden **Stimmungen** (z. B. Depression, Abb. **3.8**).

◀ Definition

- **Affektlabilität/Stimmungslabilität:** Rascher Wechsel der Affekt- oder Stimmungslage.
- **Affektinkontinenz:** Fehlende Beherrschung der Affektäußerungen.
- **Affektarmut:** Zustand geringer Affekt- und Gefühlsansprechbarkeit. Der Patient wirkt gleichgültig, emotional verhalten, lust- und interesselos.
- **Gefühl der Gefühllosigkeit:** Leidvoll erlebter Mangel oder Verlust affektiver Regung.
- **Affektstarrheit:** Verminderung der affektiven Modulationsfähigkeit. Der Patient verharrt ohne Modulation in bestimmten Stimmungen oder Affekten, unabhängig von der äußeren Situation.
- **Innere Unruhe:** Der Patient klagt, dass er seelisch bewegt, in Aufregung oder in Spannung ist.
- **Dysphorie:** Missmutige Stimmungslage.
- **Gereiztheit:** Bereitschaft zu aggressiv getönten, affektiven Ausbrüchen.
- **Ambivalenz:** Gegensätzliche Gefühle in Bezug auf eine bestimmte Person, Vorstellung oder Handlung bestehen nebeneinander und führen zu einem angespannten Zustand.
- **Euphorie:** Zustand des übersteigerten Wohlbefindens, des Behagens, der Heiterkeit, der Zuversicht, des gesteigerten Vitalgefühls.

- Affektlabilität/Stimmungslabilität
- Affektinkontinenz
- Affektarmut
- Gefühl der Gefühllosigkeit
- Affektstarrheit
- Innere Unruhe
- Dysphorie
- Gereiztheit
- Ambivalenz
- Euphorie

3.8 Abschiedsbrief eines Patienten mit depressivem Wahn

3.8

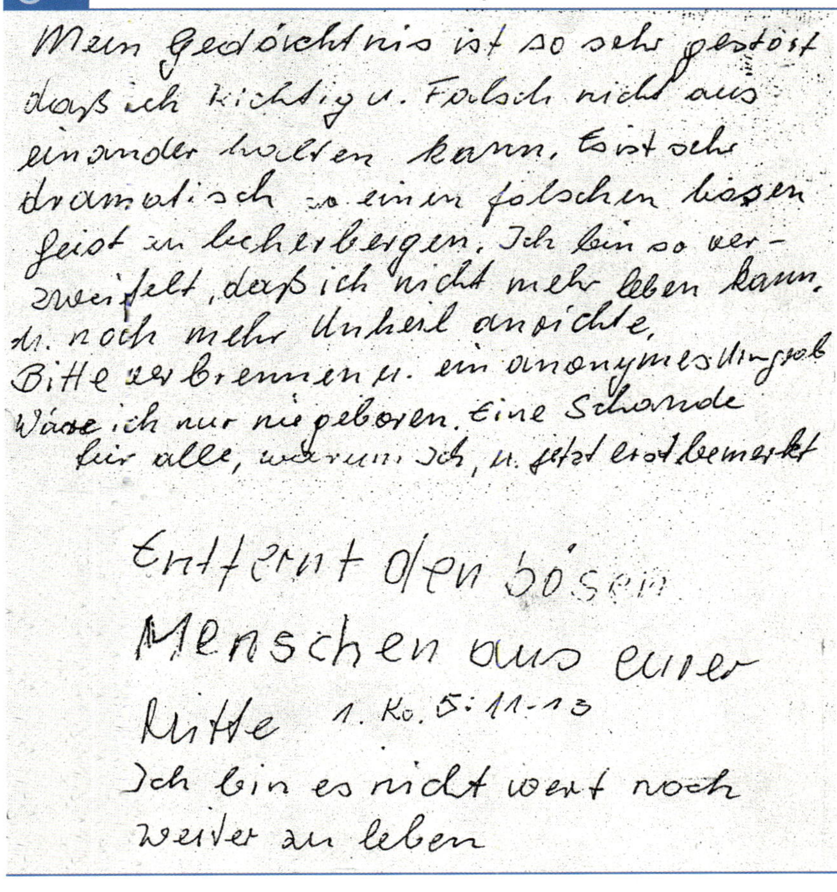
Mein Gedächtnis ist so sehr gestört
daß ich Richtig u. Falsch nicht aus-
einander halten kann, Es ist sehr
dramatisch so einen falschen bösen
Geist zu beherbergen. Ich bin so ver-
zweifelt, daß ich nicht mehr leben kann,
u. noch mehr Unheil anrichte,
Bitte verbrennen u. ein anonymes Umgrab
Wäre ich nur nie geboren. Eine Schande
für alle, warum Ich, u. jetzt erst bemerkt

Entfernt den bösen
Menschen aus eurer
Mitte 1. Ko. 5: 11-13
Ich bin es nicht wert noch
weiter zu leben

3.9 Bilder einer Patientin mit Depression

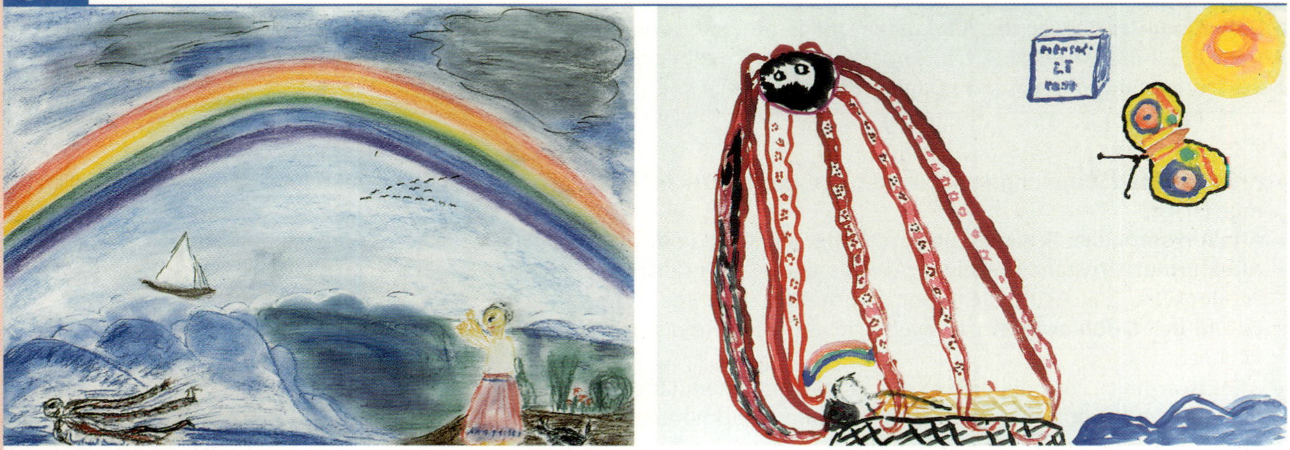

Die Bilder verdeutlichen die Umklammerung durch die depressive und hoffnungslose Stimmungslage

3.10 Aquarellbilder einer schizodepressiven Patientin

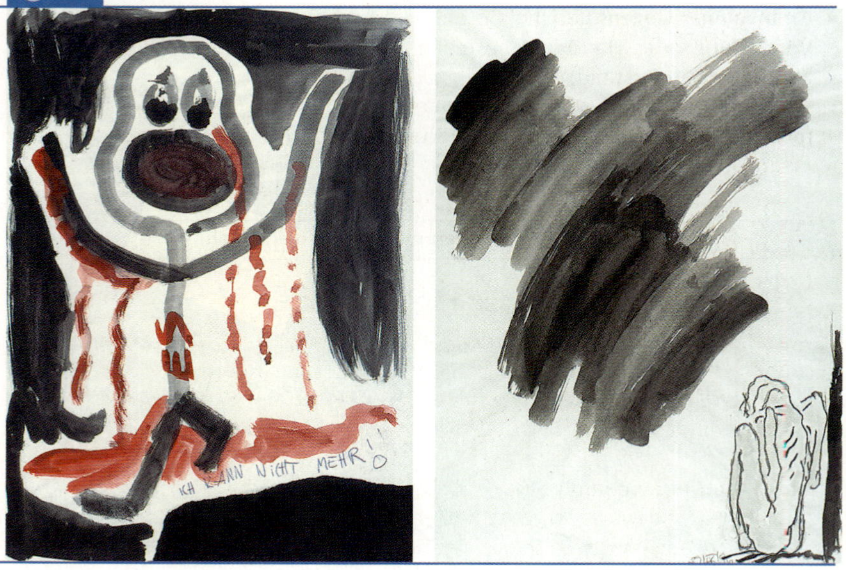

- **Läppischer Affekt**
- **Depressivität/Deprimiertheit** (Abb. **3.9**, **3.10**)
- **Störung der Vitalgefühle**
- **Insuffizienzgefühle**
- **Gesteigerte Selbstwertgefühle**
- **Parathymie**

Hat der Patient z. B. durch gezielte Exploration Gelegenheit, sich emotional mitzuteilen, können vorherrschende Stimmung und Affekte beurteilt werden.

- **Läppischer Affekt:** Alberne, leere Heiterkeit mit dem Anstrich des Einfältigen, Törichten, Unreifen
- **Depressivität/Deprimiertheit:** Herabgestimmte, negativ getönte Befindlichkeit im Sinne von Niedergeschlagenheit, Freudlosigkeit, Lustlosigkeit, Hoffnungslosigkeit (Abb. **3.9**, **3.10**).
- **Störung der Vitalgefühle:** Darniederliegen der Leibgefühle von Kraft und Lebendigkeit, der körperlichen und seelischen Frische und Ungestörtheit.
- **Insuffizienzgefühle:** Gefühl, nichts wert, unfähig, untüchtig zu sein.
- **Gesteigerte Selbstwertgefühle:** Das Gefühl, besonders viel wert, besonders tüchtig zu sein.
- **Parathymie:** Inadäquater Affekt, Gefühlsausdruck und Erlebnisinhalt stimmen nicht überein.

Vorherrschende Stimmung und Affekte sind im Laufe des Untersuchungsgesprächs beurteilbar, sofern es genügend lange dauert und dem Patienten überhaupt Gelegenheit gibt, sich auch emotional mitzuteilen. Außerdem kann durch gezielte Exploration versucht werden, dass der Patient seinen affektiven Zustand differenziert beschreibt.

▶ **Diagnostik.** Die folgenden **Einstiegsfragen** sind hilfreich:

- Hat sich irgendetwas in Ihrem Gefühlsleben verändert?
- Haben Sie den Eindruck, dass Ihre Lebendigkeit, Ihr Schwung, Ihre Frische sich verringert haben?
- Fühlen Sie sich niedergeschlagen, traurig?
- Leiden Sie unter Angstzuständen?
- Fühlen Sie sich innerlich unruhig?
- Glauben Sie, dass Sie weniger wert sind als andere Menschen?
- Muten Sie sich im Augenblick besonders viel zu?
- Ändert sich Ihre Stimmung manchmal von einer Minute zur anderen?
- Kommt es vor, dass Sie ganz gegensätzliche Gefühle gleichzeitig erleben?

◀ **Diagnostik**

3.1.12 Zwänge, Phobien, Ängste, hypochondrische Befürchtungen

- **Angst:** Gefühlszustand der Bedrohung und Gefahr, gewöhnlich von vegetativen Erscheinungen, wie z. B. Herzklopfen, Schwitzen, Atemnot, Zittern, Mundtrockenheit oder Magendruck begleitet.
- **Phobie:** Objekt- bzw. situationsabhängige Angst
- **Misstrauen:** Befürchtung, dass jemand etwas gegen einen im Schilde führt.
- **Hypochondrische Befürchtungen:** Sachlich nicht begründbare, beharrlich festgehaltene Sorge um die eigene Gesundheit.
- **Zwangsideen:** Aufdrängen von nicht unterdrückbaren Denkinhalten, die entweder selbst sinnlos oder in ihrer Persistenz und Penetranz als unsinnig und meist als quälend empfunden werden.
- **Zwangshandlungen:** In der Art oder Intensität als sinnlos erkannte und meist als quälend empfundene, nicht unterdrückbare Handlungen, meist aufgrund von Zwangsimpulsen oder Zwangsbefürchtungen.

Orientierende Prüfung: Die Feststellung von **Ängsten** macht keine großen Schwierigkeiten, da die Patienten in der Regel offen darüber sprechen. Massive Zwangshandlungen können eventuell direkt beobachtet werden. Leichtere **Zwangshandlungen** und insbesondere **Zwangsgedanken** müssen exploriert werden. Man kann sich z. B. zunächst danach erkundigen, ob der Patient besonders gewissenhaft sei oder seine Arbeit oder Verrichtungen zu Hause wiederholt kontrollieren müsse. Ferner kann man fragen, ob der Patient ausgeprägte Gewohnheiten habe, ob z. B. bestimmte Anordnungen oder Handlungen bzw. eine bestimmte Reihenfolge von Handlungen immer wieder eingehalten wird, z. B. beim Kleiderwechseln, Essen oder Waschen. In diesem Zusammenhang kann man fragen, ob der Patient einen besonders starken Wunsch nach Sauberkeit und Hygiene verspüre, ob er befürchte, verunreinigt oder angesteckt zu werden, so dass er sich immer wieder waschen und reinigen müsse. Zur Exploration von Zwangsgedanken fragt man, ob sich dem Patienten bestimmte Worte, Sätze und Gedanken immer wieder aufdrängen und wie er zu diesen Gedanken steht.

3.1.12 Zwänge, Phobien, Ängste, hypochondrische Befürchtungen

- **Angst**
- **Phobie**
- **Misstrauen**
- **Hypochondrische Befürchtungen**
- **Zwangsideen**
- **Zwangshandlungen**

Orientierende Prüfung: Patienten mit **Ängsten** sprechen meist offen über ihre Angst. **Zwangshandlungen** und **Zwangsgedanken** müssen exploriert werden. Man fragt nach ausgeprägten Gewohnheiten, z. B. nach Handlungen mit exakt eingehaltener Reihenfolge. Auch kann man fragen, ob ein starker Wunsch nach Sauberkeit bzw. Angst vor Verunreinigung oder Ansteckung bestehe. Zur Exploration von Zwangsgedanken fragt man, ob sich Worte, Sätze oder Gedanken aufdrängen.

▶ **Diagnostik.** Mögliche **Einstiegsfragen** sind:

- Gab es in den letzten Tagen Gefühle von Ängstlichkeit?
- Ängstigen Sie sich im Augenblick mehr als üblich?
- Haben Sie Angst, weil Sie erwarten, etwas Schlimmes könnte passieren?
- Geraten Sie in bestimmten Situationen in Angst?
- Haben Sie übermäßige Furcht vor bestimmten Dingen?
- Befürchten Sie, ernsthaft krank zu sein?
- Haben Sie das Gefühl, dass in Ihrem Körper irgendetwas nicht in Ordnung ist?
- Denken Sie viel über Ihr körperliches Befinden nach?
- Müssen Sie bestimmte Gedanken immer wieder denken, obwohl Sie sich dagegen innerlich zur Wehr setzen?

◀ **Diagnostik**

- Müssen Sie über bestimmte Dinge immer wieder nachdenken, die Ihnen unsinnig vorkommen?
- Müssen Sie bestimmte Dinge immer wieder tun, obwohl Sie sie für unsinnig halten? Bitte geben Sie Beispiele!

3.1.13 Störungen des Antriebs und der Psychomotorik

3.1.13 Störungen des Antriebs und der Psychomotorik

▶ Definition

▶ **Definition:** Unter diesem Begriff werden alle Störungen zusammengefasst, die die Energie, Initiative und Aktivität eines Menschen **(Antrieb)** sowie die durch psychische Vorgänge geprägte Gesamtheit des Bewegungsablaufs **(Psychomotorik)** betreffen. Die Diagnose dieser Störungen ergibt sich meist spontan aus der Beobachtung des Patienten.

Man unterscheidet:
- **Antriebsarmut**
- **Antriebshemmung**
- **Stupor**
- **Mutismus**
- **Logorrhö**
- **Antriebssteigerung**
- **Motorische Unruhe**
- **Automatismen**
- **Ambitendenz**
- **Stereotypien** (Abb. **3.11**)
- **Tic**
- **Paramimie**
- **Manierismen**
- **Theatralisches Verhalten**
- **Aggressivität**

Folgende Formen werden unterschieden:
- **Antriebsarmut:** Mangel an Energie und Initiative, unter anderem erkennbar an der spärlichen spontanen Motorik und mangelnden Aktivität.
- **Antriebshemmung:** Bei der Antriebshemmung werden im Gegensatz zur Antriebsarmut die Initiative und Energie vom Patienten nicht als an sich vermindert, sondern als gebremst erlebt. *„Alles fällt mir schwerer als sonst; ich bin wie gebremst, aber bisher hat es mir noch fast keiner angemerkt.“*
- **Stupor:** Motorische Bewegungslosigkeit.
- **Mutismus:** Wortkargheit bis Nichtsprechen bei intakten Sprechorganen und Sprachfähigkeit.
- **Logorrhö:** Übermäßiger Rededrang. Aufgrund eines unstillbaren Rededrangs ist keine sinnvolle Kommunikation mit dem Patienten möglich. Versuche, ihn zu unterbrechen, nimmt der Patient nicht zur Kenntnis oder weist sie zurück.
- **Antriebssteigerung:** Zunahme der Aktivität und der Initiative im Rahmen einer geordneten (zielgerichteten) Tätigkeit. Der Patient äußert zahlreiche Wünsche und Pläne, die jedoch nur teilweise in die Tat umgesetzt werden. Er ist ständig tätig, lässt sich durch Gegenargumente nicht beeindrucken und nimmt selbst persönliche Konsequenzen entweder nicht zur Kenntnis oder sie machen ihm nichts aus.
- **Motorische Unruhe:** Ziellose und ungerichtete motorische Aktivität, die sich bis zur Tobsucht steigern kann. Der Patient ist in ständiger Bewegung und kann deshalb kaum noch oder gar keine normalen sozialen Kontakte mehr aufnehmen. In der Untersuchungssituation kann er nicht auf dem Stuhl sitzen bleiben, muss aufstehen und auf- und ablaufen.
- **Automatismen:** Der Patient führt automatische Handlungen aus, die er als nicht von sich selbst intendiert empfindet. Dazu gehören u. a. **Negativismus** (auf eine Aufforderung hin wird automatisch das Gegenteil des Verlangten oder nichts getan), **Befehlsautomatie** (automatenhaftes Befolgen gegebener Befehle) und **Echolalie/Echopraxie** (alles Gehörte oder Gesehene wird nachgesprochen oder nachgemacht).
- **Ambitendenz:** Gleichzeitig nebeneinander vorkommende, entgegengesetzte Willensimpulse machen ein entschlossenes Handeln unmöglich.
- **Stereotypien:** Sprachliche und motorische Äußerungen, die in immer gleicher Form wiederholt werden und sinnlos erscheinen (Abb. **3.11**).
- **Tic:** Gleichförmig wiederkehrende, rasche und unwillkürliche Muskelzuckungen ggf. mit Ausdrucksgehalt.
- **Paramimie:** Mimisches Verhalten und affektiver Erlebnisgehalt stimmen nicht überein.
- **Manierismen:** Sonderbare, unnatürliche, gekünstelte, posenhafte Züge des Verhaltens.
- **Theatralisches Verhalten:** Der Patient erweckt den Eindruck, dass er sich darstellt, dass er die Situation bzw. seine Beschwerden dramatisiert.
- **Aggressivität:** Neigung zu Tätlichkeiten.

- **Sozialer Rückzug:** Verminderung der Sozialkontakte.
- **Soziale Umtriebigkeit:** Erweiterung der Sozialkontakte. Der Patient wendet sich an viele Menschen, ist dabei häufig kritiklos-anklammernd, distanzlos, umtriebig und querulatorisch. Er spricht ständig fremde Menschen an, registriert nicht, wenn er anderen lästig wird. Die Umgebung reagiert ablehnend.

- **Sozialer Rückzug**
- **Soziale Umtriebigkeit**

3.11 Verbale Stereotypien

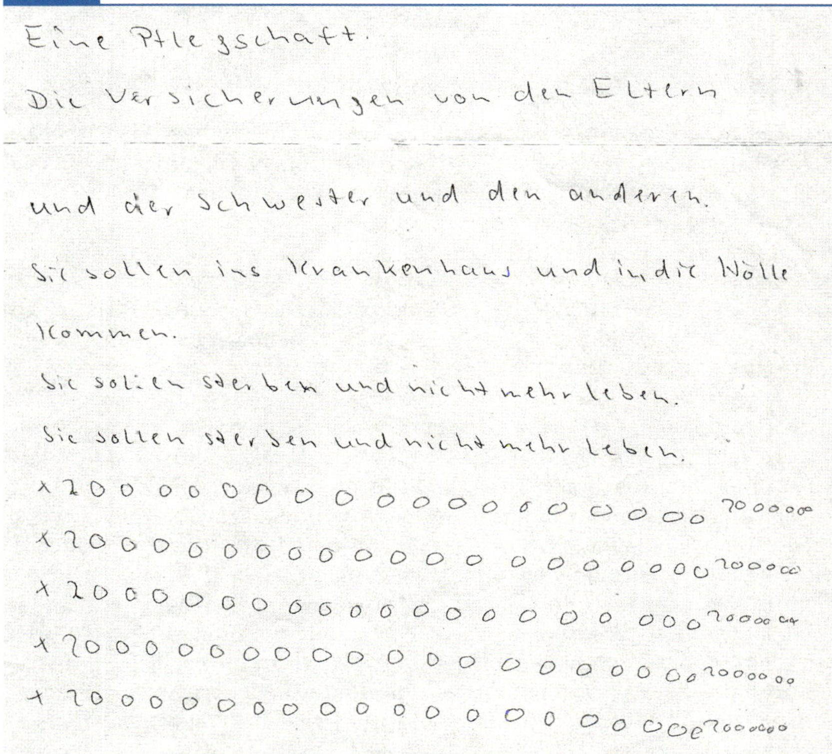

Eine Pflegschaft.
Die Versicherungen von den Eltern
und der Schwester und den anderen.
Sie sollen ins Krankenhaus und in die Hölle
kommen.
Sie sollen sterben und nicht mehr leben.
Sie sollen sterben und nicht mehr leben.
x 1000000000000000000 1000000
x 1000000000000000000 1000000
x 1000000000000000000 1000000
x 1000000000000000000 1000000
x 1000000000000000000 1000000

Beispiel aus einem Brief eines schizophrenen Patienten mit verbalen Stereotypien

3.12 Bild eines katatonen Schizophrenen mit Haltungsstereotypie

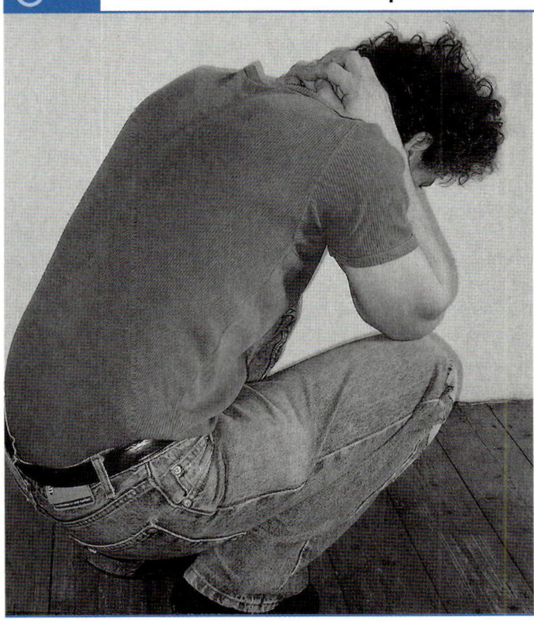

Stundenlanges Kauern in Hockstellung.

Katatone Symptome werden unterteilt in **psychomotorische Hyperphänomene** (psychomotorische Erregung, Bewegungs- und Sprachstereotypien, Befehlsautomatie) und **psychomotorische Hypophänomene** (Sperrung, Stupor, Mutismus, Negativismus, Katalepsie, Haltungsstereotypien [Abb. **3.12**], Flexibilitas cerea).

Ein Teil der oben dargestellten Symptome wird traditionell als **katatone Symptome** bezeichnet. Diese kommen besonders im Rahmen des katatonen Subtyps der Schizophrenie vor (s. S. 134 ff.) und werden unterteilt in:

- **psychomotorische Hyperphänomene:** psychomotorische Erregung, Bewegungs- und Sprachstereotypien, Befehlsautomatie (Echopraxie, Echolalie)
- **psychomotorische Hypophänomene:** Sperrung, Stupor und Mutismus, Negativismus, Katalepsie (Haltungsverharren in passiver Körperhaltung) und Haltungsstereotypien (Abb. **3.12**), Flexibilitas cerea (wachsartige Biegsamkeit bei passiver Bewegung).

3.1.14 Abfassung des psychopathologischen Befundes

Der psychopathologische Befund ist die Zusammenfassung psychopathologischer Auffälligkeiten eines Patienten.

3.1.14 Abfassung des psychopathologischen Befundes

Am Ende der Exploration wird die Symptomatik in einem **psychopathologischen Befund** zusammengefasst. Es wird versucht, in einer abstrahierenden und doch noch genügend konkreten Weise ein Bild vom aktuellen psychopathologischen Zustand des Patienten zu geben.

▶ Merke

▶ **Merke:** Bei der Abfassung des psychopathologischen Befundes sollten nicht nur die Defizite des Patienten aufgezählt, sondern auch die erhaltenen Fähigkeiten betont werden, wobei jeweils das Wichtigste hervorgehoben wird.

Es wird mit dem äußeren Erscheinungsbild begonnen. Anschließend werden das Verhalten in der Untersuchungssituation und das Sprachverhalten beschrieben. Dann wird auf Veränderungen von Bewusstseinslage, Aufmerksamkeit, Auffassung, Gedächtnis, Affektivität, Antrieb und Orientierung eingegangen. Ausführungen über Wahrnehmungs- und Denkstörungen folgen.

In der Regel wird mit dem äußeren Erscheinungsbild begonnen (Habitus, äußere Aufmachung, Physiognomie, aber auch Psychomotorik und Antrieb), da es am leichtesten fassbar ist. Anschließend werden das konkrete Verhalten in der Untersuchung und das Sprechverhalten (Sprechweise, Stimmklang, Modulation, Spontanität) beschrieben. Im Weiteren wird (wenn zutreffend!) auf Veränderungen von Bewusstseinslage, Aufmerksamkeit, Auffassung, Orientierung, Gedächtnis, Affektivität und Antrieb (affektiver Kontakt, Intensität und Modulation affektiver Reaktionen, Grundstimmung, Stimmungsschwankungen, triebhafte Bedürfnisse, Willenssteuerung usw.) eingegangen. Es folgen Ausführungen über Wahrnehmungsstörungen (unter anderem Halluzinationen), formale und inhaltliche Besonderheiten des Denkens (Wahnideen, Zwangsideen) sowie über Ich-Störungen.

Es muss ein plastisches Bild vom **aktuellen psychischen Zustand** des Patienten erstellt werden. Eine reine Aufzählung psychopathologischer Termini ist nicht ausreichend.

Zu beachten ist dabei, dass nicht nur eine Reihe von psychopathologischen Fachtermini aufgezählt und jeweils angegeben wird, ob diese gar nicht, in leichter, mittlerer oder starker Form vorliegen. Es muss ein plastisches Bild vom **aktuellen psychischen Zustand** des Patienten erstellt werden.

Dabei sollte über die genannten Bereiche hinaus noch auf mögliche demonstrative Züge bzw. Simulations-/Dissimulationstendenzen, Krankheitsgefühl und Krankheitseinsicht sowie besondere Gefährdungen eingegangen werden.

▶ **Beispieltexte von konkreten psychopathologischen Befunden:**

Psychopathologischer Aufnahmestatus 1

Bei Aufnahme zeigt sich ein wacher, bewusstseinsklarer, allseits orientierter Patient. Im Kontaktverhalten ist er um freundliche Zuwendung bemüht, dabei wenig misstrauisch. Psychopathologisch imponierend ist das gut systematisierte Wahngebäude hoher Dynamik mit multiplen Beziehungs- und Verfolgungsideen, Wahnwahrnehmung und illusionären Verkennungen. Sinnestäuschungen oder psychotische Ich-Störungen sind nicht eruierbar. Subjektiv beklagt der Patient eine ängstlich-besorgte Grundhaltung mit deutlicher Herabgestimmtheit aber gut erhaltener Schwingungsfähigkeit. Formal fallen deutliche Antwortlatenzen auf, der Gedankenduktus erscheint zäh, teilweise sprunghaft, bisweilen verliert er den roten Faden. Im kognitiven Bereich fallen deutliche Konzentrationsstörungen auf, die Überprüfung der Merkfähigkeit bleibt ohne auffälligen Befund, die Auffassung scheint beeinträchtigt. In der Überprüfung der Abstraktionsfähigkeit mittels Sprichworten zeigen sich deutlich konkretistische Antworttendenzen mit thematischem Bezug auf das von dem Patienten beschriebene wahnhafte Erleben. So erklärt er das Sprichwort „der Apfel falle nicht weit vom Stamm" einmal derart, dass dies naturgemäß so sei, außer der Baum habe sehr weitläufige Verästelungen. Nochmals darauf hingewiesen, dass nach der übertragenden Bedeutung des Sprichwortes gefragt sei, antwortet der Patient, bei dem Apfel könne es sich möglicherweise um einen Nebenverdächtigen, bei dem Stamm um den Hauptverdächtigen handeln. Unterschiedsfragen werden prompt und korrekt beantwortet. Von fremd- oder selbstaggressiven Tendenzen konnte sich der Patient bei Aufnahme glaubhaft distanzieren. Eine Krankheitseinsicht bestand nicht, bei deutlich ausgeprägtem Leidensdruck war der Patient jedoch aufnahme- und behandlungsbereit. Die Primärpersönlichkeit trägt sensitive Züge.

Psychopathologischer Aufnahmebefund 2

Bei Aufnahme zeigte sich eine wache, bewusstseinsklare, allseits orientierte Pat. Der Affekt ist mittelgradig herabgestimmt ohne zirkadiane Rhythmik. Die Pat. schildert ein freud- und interesseloses, sozial zurückgezogenes Leben. Antrieb und Psychomotorik wirken reduziert. Im Kontaktverhalten ist sie sehr aspontan. In ihren verbalen Äußerungen bleibt sie einsilbig. Sprache und Affekt sind dabei kaum moduliert. Thematisch ist das Beschwerdebild auf die Arbeitsplatzproblematik sowie die körperlichen Beschwerden und Merkfähigkeitsstörungen eingeengt, wobei die Beschwerden (Kopfdruck und Gefühl als habe man Watte im Gehörgang) vom Charakter primär nicht zönästhetisch anmuten. Die beklagten Merkfähigkeits- und Konzentrationsstörungen lassen sich in der Untersuchungssituation nicht objektivieren und sind am ehesten als ein neurasthenisches Zeichen zu werten, wobei eine sichere Abgrenzung von wahnhaft hypochondrischen Beschwerden nicht möglich war. Der formale Gedankenduktus ist schleppend, deutlich verlangsamt. Anhalte für ein über die möglicherweise wahnhaft hypochondrischen Symptome hinausgehendes produktiv psychotisches Erleben ergaben sich nicht. Fremd- oder selbstaggressive Tendenzen lagen nicht vor.

3.2 Psychiatrische Krankheitslehre – Klassifikation

3.2.1 Entwicklung und Probleme

Jede Wissenschaft bemüht sich, die Phänomene ihres Untersuchungsbereiches zu benennen und sie nach bestimmten Gesichtspunkten zu klassifizieren, um die Sachverhalte einer systematischen Erforschung zugänglich und die Beobachtungsergebnisse mitteilbar und vergleichbar zu machen. Um die wissenschaftliche Kommunikation zu garantieren, sollten die dabei benutzten Fachtermini möglichst gut definiert sein. Dies gilt auch für die Psychiatrie, die versucht, psychische Störungen unter bestimmten phänomenologischen und kausalen Gesichtspunkten zu ordnen und auf dieser Basis zu therapieren.

Die Klassifikation psychischer Störungen ist unter verschiedenen Gesichtspunkten kritisiert worden. Der idiographische Ansatz widmet einer individualisierenden Betrachtung des Patienten in der Einmaligkeit seiner Entwicklung, seiner Persönlichkeit und der für ihn pathogenen Situation das Hauptinteresse, stellt aber auch die Möglichkeit einer der Individualität des Patienten gerecht werdenden klassifikatorischen Zuordnung prinzipiell in Frage. Ein solcher idiographischer Ansatz schließt jedoch keineswegs den Ansatz der klassifikatorischen Zuordnung des Einzelfalls in eine Klasse von Fällen mit ähnlichen Charakteristika und Gesetzesmäßigkeiten aus, sondern ergänzt diesen Ansatz nur sinnvoll und führt ihn so z. B. für den Einzelfall spezifizierten, ärztlichen Interventionsmöglichkeiten zu. Radikaler noch als von Anhängern des idiographischen Ansatzes wird die Klassifikation psychischer Störungen von Autoren kritisiert, die zur sogenannten „Antipsychiatrie" gezählt werden. Sie schlagen vor, jegliche Klassifikation als den Patienten schädigende „Etikettierung" zu unterlassen. Diese Position erscheint zumindest in ihrer radikalen Ausformulierung (die Lebensschwierigkeiten psychisch Kranker, z. B. Schizophrener, resultieren lediglich aus der diagnostischen Etikettierung ihrer Verhaltensstörungen und der dadurch beeinflussten Einstellung der Mitmenschen) unhaltbar.

Solchen mehr oder weniger grundsätzlich kritischen Einstellungen ist ebenso grundsätzlich entgegenzuhalten, dass erst die **Klassifikation psychischer Störungen die Grundlage schafft für die Erforschung multifaktorieller Entstehungszusammenhänge** und dass mit der Erkenntnis dieser konditionalen Zusammenhänge Voraussetzungen für eine rationale und empirisch begründete Therapie dieser Störungen geschaffen werden. Die Klassifikation psychischer Störungen kommt somit durchaus den Menschen zugute.

Gäbe es z. B. nicht die Klassifikation in endogene und exogene Psychosen, würde im Hinblick auf die Therapie dieser Krankheiten sicher nicht differenziert werden. Exogene wie endogene Psychosen würden also möglicherweise nur mit Neuroleptika und ergänzenden psychosozialen Maßnahmen behandelt, anstatt die körperlichen Ursachen der exogenen Psychosen zu bekämpfen. In einem solchen Fall könnte der Verzicht auf eine adäquate Systematik und Diagnostik letale Folgen für den Patienten haben. Als weiteres Beispiel sei die klassifikatorische Unterscheidung zwischen schizophrenen Psychosen und endogenen Depressionen angeführt. Erst diese Unterscheidung macht die als effektiv bewiesene gezielte psychopharmakologische Behandlung beider Krankheiten möglich: Während bei den schizophrenen Psychosen Neuroleptika indiziert sind, sind zur Behandlung der endogenen Depression Antidepressiva einzusetzen.

3.2 Psychiatrische Krankheitslehre – Klassifikation

3.2.1 Entwicklung und Probleme

Die Psychiatrie versucht, wie jede andere Wissenschaft, ihre Phänomene des Untersuchungsbereichs nach bestimmten phänomenologischen und kausalen Gesichtspunkten zu ordnen.

Die Klassifikation psychischer Störungen wird unter verschiedenen Gesichtspunkten kritisiert. Vom idiographischen, der Einmaligkeit des Individuums besonders Rechnung tragenden Ansatz wird jede klassifikatorische Zuordnung grundsätzlich in Frage gestellt.
Ganz besonders radikal wird die psychiatrische Klassifikation von „antipsychiatrischen" Gruppen als den Patienten schädigende „Etikettierung" abgelehnt.

Die **Klassifikation psychischer Störungen** ist die **Voraussetzung für die Erforschung der Entstehungszusammenhänge** und damit die **Grundlage für die Behandlung psychischer Störungen.**

Die u. a. therapeutische Relevanz der psychiatrischen Klassifikation lässt sich an vielen Beispielen zeigen. Gäbe es nicht die Klassifikation in endogene und exogene (körperlich begründbare) Psychosen, würde hinsichtlich der Therapie nicht differenziert werden. Dadurch würden exogene wie endogene Psychosen evtl. nur mit Neuroleptika und psychosozialen Maßnahmen behandelt, anstatt die körperlichen Ursachen der exogenen Psychosen zu bekämpfen.

Die psychiatrische Klassifikation findet auch in den wichtigsten psychotherapeutischen Richtungen zunehmende Akzeptanz bzw. hat sogar Konzepte von dort übernommen.

Aus verhaltenstherapeutischer Sicht wurde der Klassifikation psychischer Störungen, zumindest in der Frühphase der Verhaltenstherapie, kaum Beachtung geschenkt. Erst im Zuge wachsender Erfahrungen wurde der von der Psychiatrie entwickelten Systematik zunehmend Rechnung getragen und es wurde erkannt, dass zumindest die Grobeinteilung in Krankheitsbilder für das therapeutische Vorgehen und dessen Effizienz von großer Bedeutung ist und sich das Hauptanwendungsgebiet der Verhaltenstherapie auf den Bereich der psychologisch erklärbaren Störungen erstreckt. Die psychoanalytischen Schulen haben, basierend auf eigenen theoretischen Vorstellungen und von vorneherein begrenzt auf die neurotischen Störungen, eigene Systematiken zur Klassifikation von Symptomneurosen und Charakterneurosen entwickelt, die dann später zum Teil Eingang in die psychiatrische Systematik gefunden haben.

Die derzeit gebräuchlichsten psychiatrischen Klassifikationssysteme sind als vorläufig und in vielen Punkten nicht befriedigend anzusehen. Insbesondere geht es dabei um Fragen der Validität und Reliabilität verschiedener Diagnosen. Das Erkennen von Klassifikationsproblemen und die Suche nach Verbesserungsmöglichkeiten bleiben ein zentrales Forschungsanliegen der Psychiatrie.

Neben der mehr oder minder totalen Ablehnung einer Klassifikation gibt es eine starke methodologisch orientierte Kritik. Die Repräsentanten erkennen zwar prinzipiell die sachliche Berechtigung und sogar Notwendigkeit einer klassifikatorischen Systematik an, sie nehmen aber Anstoß an Unzulänglichkeiten der gebräuchlichen Klassifikationssysteme. Nach ihrer Auffassung sollte die Klassifikation den Ergebnissen empirischer Forschung fortlaufend angepasst werden, um so die Gültigkeit (Validität) der Systematik und die Zuverlässigkeit (Reliabilität) der Diagnostik zu erhöhen. Das Erkennen von Problemen der Klassifikation und die Suche nach Verbesserungsmöglichkeiten bleiben somit ein zentrales Forschungsanliegen des Psychiatrie, dem unter anderem in den Entwicklungen standardisierter Beurteilungsskalen und in der Operationalisierung der Diagnostik Rechnung getragen wird.

Prinzipiell sind zahlreiche Einteilungsgründe und unterschiedliche Klassifikationen denkbar (Abb. **3.13**). Je nach Auswahl resultieren Klassifikationen mit z. T. unterschiedlichen Abstraktionsniveaus (z. B. **syndromatologische** und **nosologische** Klassifikation).

Prinzipiell sind zahlreiche Einteilungsmöglichkeiten und somit unterschiedliche Klassifikationen denkbar (z. B. nach Ätiopathogenese, Erscheinungsbild, Verlauf, therapeutischer Ansprechbarkeit). Je nach Wahl der Einteilungsgründe resultieren unterschiedliche Klassifikationen mit z. T. unterschiedlichen Abstraktionsniveaus (Abb. **3.13**). So ordnet z. B. die **syndromatologische Klassifikation** die Störungen nur nach dem psychopathologischen Erscheinungsbild (z. B. depressives Syndrom); die **nosologische Klassifikation** bezieht zusätzlich ätiopathogenetische und verlaufsbezogene Aspekte mit ein (z. B. endogene Depression).

3.13

3.13 Hierarchie der psychiatrischen Diagnostik

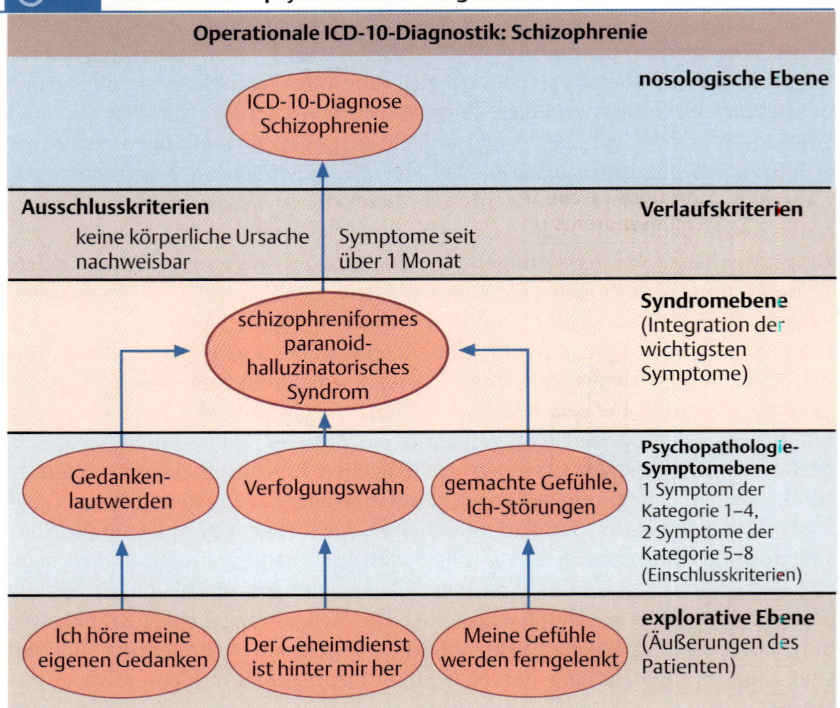

Die so gebildeten Klassen stellen das Ergebnis eines idealisierenden Abstraktions- und Selektionsprozesses dar. Sie entsprechen nicht real existierenden Entitäten, sondern sind theoretische Begriffe bzw. Konstrukte und damit **vom jeweiligen Stand der Theorie abhängig.**

Ein Großteil der Schwierigkeiten bei der Klassifikation wird verständlich, wenn man die **Komplexität der Erscheinungsbilder psychischer Störungen,** die **fließenden Übergänge zwischen den verschiedenen Formen** sowie das **unzureichende Wissen über deren Entstehungsbedingungen** berücksichtigt. Das gilt in besonderem Maße für nosologische Klassifikationsversuche, in die nicht nur die Symptomatik im zeitlichen Querschnitt, sondern auch Annahmen über ursächliche Faktoren, der Spontanverlauf sowie das Ansprechen auf bestimmte therapeutische Maßnahmen einfließen. Aufgrund der dadurch bedingten größeren Komplexität insbesondere wegen der Einbeziehung bekannter und vermuteter ätiopathogenetischer Faktoren existieren im Bereich der Nosologie erheblich mehr divergierende Klassifikationsversuche als im Bereich der Syndromatologie.

Die gebräuchlichen nosologischen Klassifikationen in der Psychiatrie beruhen im Wesentlichen auf der von Kraepelin um die Jahrhundertwende klinisch-intuitiv entworfenen Klassifikation. Es gelang ihm, unter gleichzeitiger Berücksichtigung des klinischen Gesamtbildes im Quer- und Längsschnitt, seiner therapeutischen Beeinflussbarkeit und pathologisch-anatomischen und ätiologischen Grundlage, „Krankheitseinheiten“ aufzustellen und in einem System zu vereinigen.

Wegen vieler grundsätzlicher und schwer lösbarer Schwierigkeiten der nosologischen Klassifikationen plädieren manche Kliniker aus pragmatischer Sicht dafür, bezüglich der Diagnosen auf höherem Abstraktionsniveau (also bei Krankheitsdiagnosen) eher zurückhaltend zu sein und sich vorwiegend auf eine syndromatologische Diagnose zu stützen (Abb. **3.14**). Dies soll eine Diagnose sein, die die Hauptsymptomatik des Patienten zusammenfasst (z. B. depressives, manisches, paranoid-halluzinatorisches Syndrom, Tab. **3.1**). Eine weitere individuelle Ursachenanalyse könnte dann ausreichende Hinweise auf die therapeutischen Schwerpunkte geben. Das Vorgehen entbehrt nicht der Faszination, die Ursachenanalyse stößt allerdings im Einzelfall oft an ihre Grenzen. Auch macht sie einen höheren Kommunikationsaufwand erforderlich. Insofern scheint das Festhalten an klassifikatorischen Einheiten höherer Ordnung weiterhin sinnvoll.

Die derzeit verfügbaren operationalisierten Diagnosesysteme gehen oft von Einheiten aus, die in einem Mittelfeld zwischen syndromatischer und nosologischer Einheit stehen. Sie versuchen in vielen Bereichen das psychopathologische Syndrom in den Vordergrund der Systematik zu stellen, beziehen dann aber oft auch Aussagen über mögliche Ursachen dieses Syndroms ein.

Diese psychiatrischen Klassifikationssysteme sind keine realen Entitäten, sondern Konstrukte und damit **vom jeweiligen Stand der Theorie abhängig.**

Angesichts der **Komplexität der Erscheinungsbilder und der möglichen Ursachen psychischer Störungen** werden die Schwierigkeiten bei der Klassifikation verständlich. Das gilt besonders für nosologische Klassifikationsversuche, in die auch Annahmen über ursächliche Faktoren, der Spontanverlauf und das Ansprechen der Therapie als Einteilungsgründe einfließen.

Kraepelin gelang es, unter gleichzeitiger Berücksichtigung des klinischen Gesamtbildes im Quer- und Längsschnitt, seiner therapeutischen Beeinflussbarkeit und seiner pathologisch-anatomischen sowie ätiologischen Grundlagen „Krankheitseinheiten“ in seinem System zu vereinigen.

Manche Psychiater plädieren an Stelle von Krankheitsdiagnosen für Syndromdiagnosen, d. h. Diagnosen, die die Hauptsymptomatik zusammenfassen (z. B. depressives Syndrom, Abb. **3.14**, Tab. **3.1**). Eine rein syndromatologische Diagnostik ist bei genauer Analyse aber nicht unproblematisch. Klinische Handlungsweisen lassen sich besser auf einer nosologischen Basis geben. Insgesamt bietet das Festhalten an diagnostischen Einheiten höherer Ordnung Vorteile gegenüber einer syndromatologischen Klassifikation.

Die derzeit verfügbaren Diagnosesysteme gehen oft von Einheiten aus, die zwischen syndromatischer und nosologischer Einheit stehen.

3.14 Störungsbereiche und deren Ausprägung im Vergleich des organischen Psychosyndroms und des depressiven Syndroms

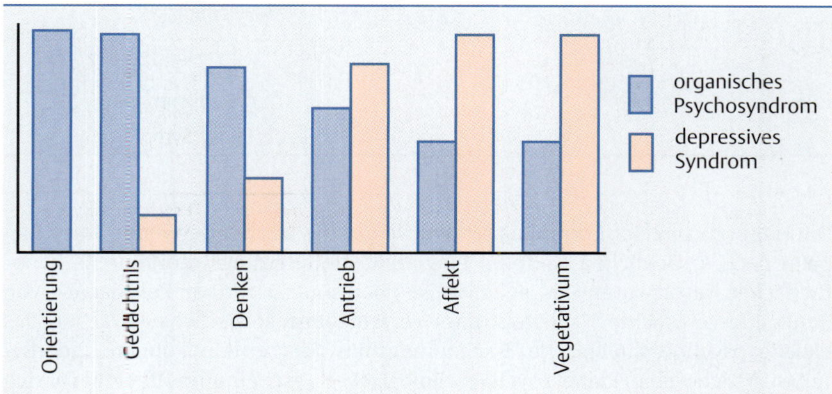

Es zeigt sich, dass bei beiden Syndromen sämtliche dargestellten psychischen Dimensionen gestört sind. Die Ausprägung ist jedoch je nach Syndrom unterschiedlich.

3.14

3.1 Psychiatrische Syndrome (Symptomenkomplexe)

	Bewusstsein	*Gedächtnis*	*Orientierung*	*Wahrnehmung*	*Denken*	*Stimmung*	*Antriebslage*	*Vorkommen*
manisches Syndrom	klar	erhalten	erhalten	normal	Ideenflucht (Größenideen)	gehoben (heiter)	Erregung	Manie, organische Hirnerkrankungen (z. B. Paralyse), Vergiftung, Schizophrenie
depressives Syndrom	klar	erhalten	erhalten	normal	Denkhemmung, depressive Ideen	gedrückt	Hemmung	Depression, Schizophrenie, organische Hirnerkrankungen
Angstsyndrom	mitunter getrübt	erhalten	mitunter gestört	illusionäre Verkennung	Verfolgungsideen	ängstlich	Erregung	Depression, Schizophrenie, symptomatische und senile Psychosen
paranoid-halluzinatorisches Syndrom	klar	erhalten	erhalten	akustische Halluzinationen	Beeinträchtigungsideen	misstrauisch, ängstlich, gespannt	oft Erregung	Schizophrenie, organische Hirnerkrankungen, symptomatische und toxische Psychosen
hyperkinetisches Syndrom (Erregungszustand)	oft getrübt	oft Erinnerungslücken	oft gestört	Sinnestäuschung	oft gestört, (Zerfahrenheit, Inkohärenz)	gehoben, ängstlich oder zornig	Erregung	Schizophrenie, symptomatische Psychosen, organische Hirnerkrankungen, Vergiftungen
akinetisches Syndrom (Stupor)	klar	erhalten	erhalten	normal	oft gehemmt	gleichgültig, gedrückt oder gespannt	Sperrung	Schizophrenie, Depression, psychogene Haftreaktion, (Haftstupor)
Dämmerzustand	getrübt oder eingeengt	Erinnerungslücke	meist gestört	Sinnestäuschung	Wahnideen	gespannt, ängstlich, zornig	Erregung	Epilepsie, Hirnverletzungen, pathologischer Rausch, psychogene Reaktion
delirantes Syndrom	getrübt	Erinnerungslücke	meist gestört	optische Halluzination	Wahnideen	meist ängstlich	Erregung	symptomatische Psychosen, Hirnverletzungen, organische Hirnerkrankungen, Vergiftungen
amentielles Syndrom (Verworrenheit)	getrübt	Erinnerungslücke	meist gestört	Sinnestäuschungen	Inkohärenz, Wahnideen	ratlos	Erregung oder Hemmung	symptomatische Psychosen, Hirnverletzungen, Hirnerkrankungen, Vergiftungen
amnestisches Syndrom (Korsakow)	(klar)	Merkschwäche, Erinnerungslücken, Konfabulation	meist gestört	normal	normal	verschieden	oft Antriebsmangel	Alkoholismus, CO-Vergiftungen, organische Hirnerkrankungen, symptomatische Psychosen

In wesentlichen Zügen hat sich die von **Kraepelin** erarbeitete Klassifikation bis heute weltweit durchgesetzt. Die Unspezifität psychischer Störungen hinsichtlich der Ursachen wurde später als Folge der Interferenz von mehreren ätiopathogenetisch relevanten Faktoren (genetische Disposition, Biografie, Primärpersönlichkeit, Noxe) interpretiert. Man spricht in diesem Sinne von einer **Multikonditionalität** bzw.

Die Hauptgruppe der Erkrankungen wurde um die Jahrhunderwende von **Kraepelin** nach ursächlichen Faktoren eingeteilt, die allerdings größtenteils hypothetischer Natur waren und es teilweise noch sind. Der kurze Zeit danach von Bonhoeffer erbrachte Nachweis, dass verschiedene körperliche Ursachen das gleiche psychopathologische Erscheinungsbild hervorrufen können und dieselbe Ursache eine Reihe psychopathologischer Erscheinungsbilder nach sich ziehen kann, war in der Folgezeit Ansatzpunkt grundsätzlicher Kritik an der Nosologie Kraepelins. Trotzdem hat diese sich in ihren wesentlichen Zügen weltweit durchsetzen und bis heute behaupten können. Dass die Ursachen psy-

3.15 Das triadische System der psychiatrischen Nosologie

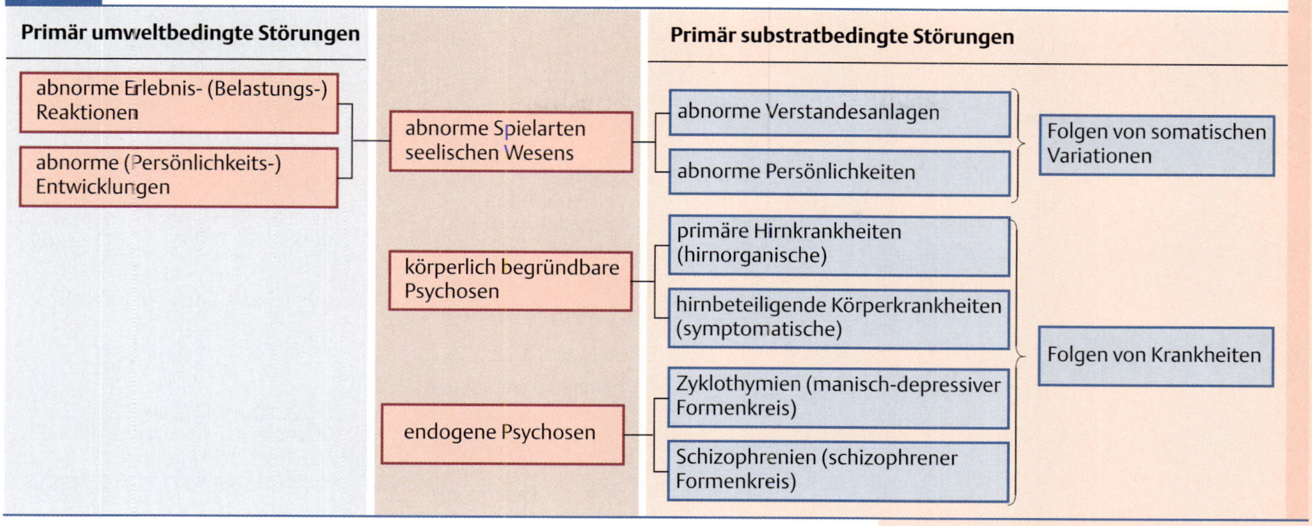

chischer Störungen unspezifisch sind, wurde später als Folge der Interferenz mehrerer ätiopathogenetisch relevanter Faktoren, wie z. B. genetische Disposition, Biografie oder Noxe, interpretiert. Man spricht in diesem Sinne von einer **Multikonditionalität** bzw. **multifaktoriellen Bedingtheit psychischer Störungen.**

multifaktoriellen Bedingtheit psychischer Störungen.

Nicht nur die Grundkonzeption der Kraepelinschen „Krankheitseinheiten" wurde immer wieder in Frage gestellt, auch seinen speziellen nosologischen Klassifikationen traten Kritiker entgegen. Sie befürworteten entweder das Extrem einer Zusammenfassung der im Allgemeinen unterschiedenen Formen Schizophrenie, manisch-depressive Erkrankung und schizoaffektive Psychosen zur Einheitspsychose oder propagierten das andere Extrem ihrer Auflösung in zahlreiche genetisch, symptomatologisch und dem Verlaufstyp nach differenzierbare Spezialformen.

Nicht nur die Grundkonzeption der Kraepelinschen „Krankheitseinheiten" wurde immer wieder in Frage gestellt, auch seinen speziellen nosologischen Klassifikationen traten Kritiker entgegen.

Große Bedeutung hat die traditionelle Einteilung in **exogene** (organische/symptomatische), **endogene** und **psychogene** Störungen („pathogenetische Trias", Abb. **3.15**).

- **exogene Störungen** liegen vor, wenn eine Erkrankung des Gehirns (z. B. Enzephalitis) bzw. eine sonstige körperliche Erkrankung nachweisbar ist
- von einer **endogenen Störung** geht man aus, wenn biologische Anlagefaktoren, wie z. B. bei den schizophrenen oder manisch-depressiven Erkrankungen, eine zentrale Bedeutung haben
- von **psychogenen Störungen** spricht man, wenn psychodynamische bzw. erlebnisreaktive Faktoren eine wichtige ursächliche Rolle spielen

Zentrale Bedeutung hat die folgende Einteilung („pathogenetische Trias", Abb. **3.15**).

- **exogene Störungen:** Nachweis einer Erkrankung des Gehirns oder sonstigen körperlichen Erkrankung
- **endogene Störungen:** biologische Anlagefaktoren haben zentrale Bedeutung
- **psychogene Störungen:** psychodynamische bzw. erlebnisreaktive Faktoren spielen eine Rolle.

Die sich durch diese ätiopathogenetischen Gesichtspunkte ergebende Gliederung sollte aber nicht überschätzt werden. An ihre Stelle ist zunehmend das Konzept der **multifaktoriellen Ätiologie** der einzelnen Erkrankungen gerückt (Abb. **3.16**). Dies hängt unter anderem mit der Erkenntnis zusammen, dass auch Erkrankungen, die traditionell als psychogen angesehen wurden (z. B. Angstneurosen) zumindest einen gewissen genetischen Hintergrund haben und vice versa.

Bei diesem Konzept steht zwar möglicherweise im Einzelfall einer der drei genannten Faktoren (exogen, endogen, psychogen) im Zentrum der ursächlichen Betrachtung. Es wird aber gleichzeitig anderen Faktoren Rechnung getragen, die in unterschiedlicher Weise an der Krankheitsentstehung beteiligt sein können. Die schizophrene Erkrankung eines Patienten kann zwar z. B. maßgeblich auf einer entsprechenden hereditären Disposition beruhen, die auch eindeutig in einer familiären Belastung erkennbar ist, zusätzlich kann aber ein frühkindlicher Hirnschaden die genetisch bedingte Vulnerabilität erhöhen. Zur manifesten Erkrankung kommt es dann, wenn noch zusätzlich eine massive

Die multifaktorielle Betrachtungsweise kann besonders im Einzelfall zu relevanten therapeutischen Schlussfolgerungen führen (Abb. **3.16**). Die schizophrene Erkrankung eines Patienten kann zwar z. B. maßgeblich auf einer hereditären Disposition beruhen, zusätzlich kann aber ein frühkindlicher Hirnschaden die Vulnerabilität erhöhen. Zur manifesten Erkrankung

3.16 **Allgemeines Modell psychischer Erkrankungen**

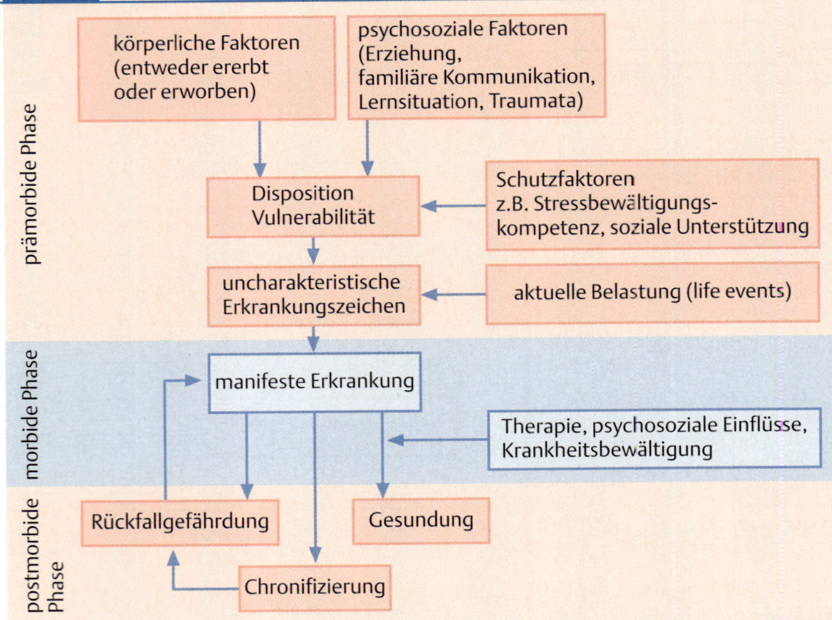

3.17 **Psychosoziale versus genetische Faktoren in der Ätiologie psychiatrischer Erkrankungen**

(zunehmender Einfluss psychosozialer Faktoren)

	Konkordanzrate bei Zwillingspaaren (%) eineiig	zweieiig
• Zwangsstörungen	87	47
• bipolare affektive Störungen	79	19
• Schizophrenie	59	15
• Alkoholismus (♂)	59	36
• Anorexia	56	5
• endogene Depression	54	24
• Panikstörung/Agoraphobie	31	0
• somatoforme Störungen	29	10
• generalisierte Angststörung	28	17
• Alkoholismus (♀)	25	5
• Bulimia	23	8
• posttraumatische Belastungsstörung	17	4

psychische Belastung auftritt. Besonders unter therapeutischen Aspekten sollte man deswegen im Einzelfall nach der Relevanz einzelner ätiopathogenetischer Faktoren fragen (Abb. **3.17**).

kommt es z. B., wenn zusätzlich psychische Belastungen auftreten (Abb. **3.17**).

3.2.2 Systematisierung und Operationalisierung der psychiatrischen Störungen nach ICD und DSM

Bis 1970 existierten zwischen verschiedenen Ländern und sogar verschiedenen psychiatrischen Schulen eines Landes teilweise erhebliche Diskrepanzen in der psychiatrischen Nosologie. Die Schaffung einer international akzeptierten Systematik psychischer Störungen, die im Rahmen der **ICD-8** („International Classification of Diseases") von der Weltgesundheitsorganisation (WHO) erarbeitet wurde, ermöglichte die Voraussetzungen für eine internationale Vereinheitlichung der psychiatrischen Klassifikation. Der psychiatrische Teil dieser ICD-8 basiert, von Modifikationen abgesehen, auf dem nosologischen System Kraepelins. Die Gliederung erfolgt vorwiegend nach ätiologischen und syndromatologischen

3.2.2 Systematisierung und Operationalisierung der psychiatrischen Störungen nach ICD und DSM

Bis 1970 existierten zwischen verschiedenen Ländern und sogar verschiedenen psychiatrischen Schulen eines Landes teilweise erhebliche Diskrepanzen in der psychiatrischen Nosologie. Mit dem psychiatrischen Teil der **ICD-8** („International Classification of Diseases") wurde erstmals eine international verbindliche Klassifikation der psychiatrischen Erkrankungen geschaffen, die im Wesentlichen auf dem

Gesichtspunkten sowie nach Verlaufscharakteristika. Während bei Kraepelin die Einteilung der Erkrankungshauptgruppen nach ursächlichen Faktoren erfolgt, werden in der ICD-8 psychische Störungen primär syndromatologisch eingeteilt. Mängel, wie z. B. der Wechsel in den Einteilungsprinzipien, sind grundsätzlich bei allen derzeit verfügbaren psychiatrischen Klassifikationen vorhanden und spiegeln die Unvollkommenheit des Wissens über psychische Störungen wider. Im Falle der ICD-8 sind sie zusätzlich noch durch die für ein internationales System erforderlichen Kompromisse akzentuiert. Die 1979 eingeführte **9. Revision der ICD** unterscheidet sich von der 8. Revision insbesondere durch die Einführung einer multikategorialen Diagnostik. Der Patient kann hier unter anderem **gleichzeitig durch mehrere Nummern** charakterisiert werden. So kann z. B. eine erste Diagnose-Nummer aus dem Kapitel der psychiatrischen Erkrankungen das klinische Erscheinungsbild bezeichnen, eine zweite Nummer aus einem anderen Kapitel der ICD die zugrunde liegende organische Erkrankung.

nosologischen System Kraepelins basiert. Während aber bei Kraepelin die Hauptgruppen der Erkrankungen nach ursächlichen Faktoren eingeteilt werden, ist in der ICD-8 der übergeordnete Klassifikationsgrund ein syndromatologischer. Die1979 eingeführte **ICD-9** unterscheidet sich von der ICD-8 u. a. durch die Einführung einer multikategorialen Diagnostik. Durch diese Diagnostik kann ein Patient **gleichzeitig durch mehrere Nummern** der ICD charakterisiert werden.

DSM-System

Das 1980 von der amerikanischen Psychiater-Vereinigung eingeführte **„Diagnostic and Statistical Manual of Mental Disorders“** (American Psychiatric Association, 1980), **das DSM-III-System**, berücksichtigt zum Teil **andere Einteilungskriterien** und entspricht in den Definitionen der einzelnen Erkrankungen vielfach nicht der ICD-9. Diese Änderungen sind unter anderem die Konsequenz daraus, dass in der ICD-8 und ICD-9 durch den Wunsch nach internationaler Vereinheitlichung manche „faulen Kompromisse“ geschlossen wurden. Im DSM-III sollte zudem der derzeitige empirische Wissensstand besser repräsentiert werden, was Diskrepanzen zur traditionellen Klassifikation nach sich zog. Die einzelnen Diagnosen werden im DSM-III durch eine klinische Kurzbeschreibung der Störungen und durch **operationale Diagnosekriterien** definiert. Der wichtige Fortschritt des DSM-III-Systems besteht zweifellos in dieser weitgehenden **Operationalisierung der diagnostischen Begriffe** (Tab. **3.2**). Unter Operationalisierung versteht man die Angabe klarer Einschluss- und Ausschlussgründe für die Diagnose.

DSM-System

Das 1980 in den USA eingeführte **DSM-III-System** („Diagnostic and Statistical Manual of Mental Disorders“) ist z. T. nach **anderen Einteilungsgründen** konzipiert und entspricht in den Definitionen der einzelnen Erkrankungen vielfach nicht der ICD-9. In vielen Punkten repräsentiert es besser den aktuellen empirischen Wissensstand. Der besondere Vorteil des DSM-III-Systems liegt in einer strikten **Operationalisierung der Kriterien für die Erstellung einer Diagnose** (Tab. **3.2**).

Außerdem wurde im DSM-System eine **multiaxiale Klassifikation** mit fünf Achsen eingeführt. Hierdurch sollen verschiedene für Prognose und Therapie relevante Informationsbereiche getrennt erfasst werden.

- **Achse I:** Erfassung der aktuellen psychopathologischen Störung im Sinne einer Syndromdiagnose
- **Achse II:** Erfassung einer Störung der Persönlichkeit
- **Achse III:** Angabe körperlicher Erkrankungen, die für die Ätiologie oder Behandlung der auf Achse I und II dokumentierten Störungen relevant sind
- **Achse IV:** Beurteilung möglicher situativer Auslöser („life events“) der aktuellen psychischen Erkrankung hinsichtlich Art und Stressintensität
- **Achse V:** Beurteilung des höchsten Grades der sozialen Adaptation im Jahr der aktuellen psychischen Störung.

Auf diese Weise soll die Diagnostik möglichst viele Informationen über den Patienten liefern. Die einzelnen relevanten Aspekte werden getrennt erfasst, um einerseits die diagnostische Reliabilität zu erhöhen und andererseits neue Zusammenhänge zwischen den einzelnen Aspekten zu erkennen.

Im DSM-System wurde eine **multiaxiale Klassifikation** eingeführt:

- **Achse I:** aktuelles psychopathologisches Syndrom
- **Achse II:** Persönlichkeitsstörung
- **Achse III:** körperliche Erkrankung
- **Achse IV:** situative Auslöser
- **Achse V:** soziale Adaptation.

Auf diese Weise soll die Diagnostik möglichst viele Informationen über den Patienten liefern.

Bezüglich der Syndromdiagnose auf Achse I ist bei kritischer Betrachtung bemerkenswert, dass diese keinesfalls nur ein Kürzel für die psychopathologische Symptomatik im Sinne einer Syndromdiagnose darstellt, sondern vielfach Hypothesen über Ätiologie und Verlauf miteinbezogen werden. So kann z. B. auf Achse I „Schizophrenic Disorder“ nur dann diagnostiziert werden, wenn eine Verursachung durch eine hirnorganische Erkrankung ausgeschlossen ist. Ebenso kann „Delirium“ oder „Organic Personality Syndrome“ nur diagnostiziert werden, wenn es ausreichende Gewissheit für eine zugrunde liegende hirnorganische Erkrankung gibt. Der Syndrom-Gesichtspunkt wurde also offensichtlich bei der Festlegung der Kategorien von Achse I nicht konsequent durchgehalten und es haben sich nosologische Gesichtspunkte in die Charakterisierung eingeschlichen.

3.2 Diagnostische Kriterien der Schizophrenie nach DSM-IV

A. Charakteristische Symptome: mindestens zwei der folgenden, jedes bestehend für einen erheblichen Teil einer Zeitspanne von 1 Monat (oder weniger, falls erfolgreich behandelt)

- Wahn
- Halluzinationen
- desorganisierte Sprechweise (z. B. häufiges Entgleisen oder Zerfahrenheit)
- grob desorganisiertes oder katatones Verhalten
- negative Symptome, d. h. flacher Affekt, Alogie oder Willensschwäche

Beachte: Nur ein Kriterium-A-Symptom ist erforderlich, wenn der Wahn bizarr ist oder wenn die Halluzinationen aus einer Stimme bestehen, die einen fortlaufenden Kommentar über das Vehalten oder die Gedanken des Betroffenen abgibt oder wenn zwei oder mehrere Stimmen sich miteinander unterhalten.

B. Soziale, berufliche Leistungseinbußen:
Für eine bedeutende Zeitspanne seit dem Beginn der Störung sind einer oder mehrere Funktionsbereiche wie Arbeit, zwischenmenschliche Beziehungen oder Selbstfürsorge deutlich unter dem Niveau, das vor dem Beginn erreicht wurde (oder, falls der Beginn in der Kindheit oder Adoleszenz liegt, wird das zu erwartende Niveau der zwischenmenschlichen, geistigen oder beruflichen Leistungen nicht erreicht).

C. Dauer:
Zeichen des Störungsbildes halten für mindestens 6 Monate an. Diese 6-monatige Periode muss mindestens 1 Monat mit Symptomen (oder weniger, falls erfolgreich behandelt) umfassen, die das Kriterium A (d. h. floride Symptome) erfüllen, und kann Perioden mit prodromalen oder residualen Symptomen einschließen. Während dieser prodromalen oder residualen Perioden können sich die Zeichen des Störungsbildes auch durch ausschließlich negative Symptome oder zwei oder mehrere Symptome manifestieren, die im Kriterium A aufgelistet und in einer abgeschwächten Form vorhanden sind (z. B. seltsame Überzeugungen, ungewöhnliche Wahrnehmungserlebnisse).

D. Ausschluss von schizoaffektiver und affektiver Störung:
Eine schizoaffektive Störung und eine affektive Störung mit psychotischen Merkmalen wurden ausgeschlossen, da entweder (1) keine Episode einer Major Depression, keine manische oder gemischte Episode gemeinsam mit den floriden Symptomen aufgetreten sind, oder (2) falls affektive Episoden während der floriden Symptome aufgetreten sind, war ihre Gesamtdauer im Vergleich zur Dauer der floriden und residualen Perioden kurz.

E. Ausschluss von Substanzeinfluss/medizinischen Krankheitsfaktoren:
Das Störungsbild geht nicht auf die direkte körperliche Wirkung einer Substanz (z. B. Droge, Medikament) oder eines medizinischen Krankheitsfaktors zurück.

F. Beziehung zu einer tiefgreifenden Entwicklungsstörung:
Bei einer Vorgeschichte mit autistischer Störung oder einer anderen tiefgreifenden Entwicklungsstörung wird die zusätzliche Diagnose einer Schizophrenie nur dann gestellt, wenn mindestens einen Monat lang (oder weniger, falls erfolgreich behandelt) gleichzeitig ausgeprägte Wahnphänomene oder Halluzinationen vorhanden sind.

Klassifikation des Längsschnittverlaufes (kann nur angewandt werden, nachdem mindestens 1 Jahr seit dem ersten Einsetzen florider Symptome vergangen ist):

- **episodisch mit Residualsymptomen** zwischen den Episoden (Episoden sind definiert durch Wiederauftreten eindeutiger psychotischer Symptome); *bestimme auch, ob:* **mit ausgeprägten negativen Symptomen**
- **episodisch ohne Residualsymptome zwischen den Episoden**
- **kontinuierlich** (ausgeprägte psychotische Symptome sind während der Beobachtungsperiode durchgängig vorhanden); *bestimme auch ob:* **mit ausgeprägten negativen Symptomen**
- **einzelne Episode vollremittiert**
- **anderes oder unspezifisches Muster.**

Die heute gültige Fassung ist das **DSM-IV.** Es gilt verbindlich in der amerikanischen Psychiatrie und wird auch in der internationalen Literatur bevorzugt.

Das DSM-System wurde vom DSM-III-System, über die revidierte Fassung DSM-III-R zur heute gültigen Fassung **DSM-IV** weiterentwickelt. Dieses gilt in der amerikanischen Psychiatrie als verbindlich und wird auch in der internationalen wissenschaftlichen Literatur bevorzugt.

ICD-10

Die 1991 von der WHO eingeführte **ICD-10** knüpft an der Strategie der Operationalisierung des DSM-Systems an. Es wurde versucht, die ICD-10 so weit wie möglich mit dem DSM-IV kompatibel zu machen (s. Tab. **3.3**).

Die 1991 von der WHO eingeführte, seit 2000 auch in Deutschland verbindliche **ICD-10** will an den Operationalisierungsstrategien des DSM-Systems anknüpfen. Dies geschieht durch Hinzufügen diagnostischer Leitlinien zu den allgemeinen Krankheitsbeschreibungen, um so eine bessere Reliabilität der klinischen Diagnostik zu erreichen. Es wurde zudem versucht, die ICD-10 so weit wie möglich mit dem DSM-IV kompatibel zu machen. Ebenso wie das DSM-IV hat auch die ICD-10 einen multiaxialen Ansatz (s. Tab. **3.3**).
Im Grunde ist es bedauerlich, dass die amerikanische Psychiater-Vereinigung mit dem DSM-System aus den international verbindlichen Diagnosensystemen des ICD ausgeschert ist. Wenn auch die Systeme, insbesondere ICD-10 und DSM-IV, in vielen Bereichen größere Übereinstimmung aufweisen, so ist doch das Nebeneinander zweier Diagnosesysteme verwirrend. Ein Vorteil beider diagnostischer Systeme ist, dass sie stärker als früher möglich, der **Komorbidität** Rechnung tragen. Das gleichzeitige Vorliegen zweier oder mehrerer psychiatrischer Störungen, wie z. B. Depression und Alkoholismus kann auf diese Weise verdeutlicht werden. Dies ist u. a. für die adäquate Beschreibung komplexer klinischer Gegebenheiten sinnvoll und gibt die Basis für eine ausreichende differenzierte Therapieplanung.

Ein Vorteil beider diagnostischer Systeme ist, dass sie stärker als früher möglich, der **Komorbidität** Rechnung tragen.

3.3 Diagnostische Leitlinien der schizophrenen Störungen nach ICD-10

Erforderlich für die Diagnose Schizophrenie ist mindestens ein eindeutiges Symptom (zwei oder mehr, wenn weniger eindeutig) in den Gruppen 1–4 oder mindestens zwei Symptome der Gruppen 5–8. Diese Symptome müssen fast ständig während eines Monats oder länger deutlich vorhanden gewesen sein. Zustandsbilder mit den geforderten Symptomen, die aber kürzer als einen Monat andauern (ob behandelt oder nicht), sollen zunächst als akute schizophreniforme psychotische Störung (F23.2) diagnostiziert werden und als Schizophrenie erst dann, wenn die Symptome länger bestanden haben.

1. Gedankenlautwerden, Gedankeneingebung oder Gedankenentzug, Gedankenausbreitung
2. Kontrollwahn, Beeinflussungswahn, Gefühl des Gemachten deutlich bezogen auf Körper- oder Gliederbewegungen oder bestimmte Gedanken, Tätigkeiten oder Empfindungen; Wahnwahrnehmungen
3. kommentierende oder dialogische Stimmen, die über den Patienten und sein Verhalten sprechen, oder andere Stimmen, die aus einem Körperteil kommen
4. anhaltender, kulturell unangemessener und völlig unrealistischer Wahn, wie der, eine religiöse oder politische Persönlichkeit zu sein, übermenschliche Kräfte und Möglichkeiten zu besitzen (z. B. das Wetter kontrollieren zu können oder im Kontakt mit Außerirdischen zu sein)
5. anhaltende Halluzinationen jeder Sinnesmodalität, begleitet entweder von flüchtigen oder undeutlich ausgebildeten Wahngedanken ohne deutliche affektive Beteiligung, oder begleitet von anhaltenden überwertigen Ideen, oder täglich für Wochen oder Monate auftretend
6. Gedankenabreißen oder Einschiebungen in den Gedankenfluss, was zu Zerfahrenheit, Danebenreden oder Neologismen führt
7. katatone Symptome wie Erregung, Haltungsstereotypien oder wächserne Biegsamkeit (Flexibilitas cerea), Negativismus, Mutismus und Stupor
8. „negative“ Symptome wie auffällige Apathie, Sprachverarmung, verflachte oder inadäquate Affekte (dies hat zumeist sozialen Rückzug und ein Nachlassen der sozialen Leistungsfähigkeit zur Folge). Es muss sichergestellt sein, dass diese Symptome nicht durch eine Depression oder eine neuroleptische Medikation verursacht werden

Retrospektiv kann möglicherweise eine Prodromalphase identifiziert werden, in der Symptome und Verhaltensweisen wie Interessenverlust an der Arbeit, an sozialen Aktivitäten, am persönlichen Erscheinungsbild und an der Körperhygiene zusammen mit generalisierter Angst, leichter Depression und Selbstversunkenheit dem Auftreten psychotischer Symptome Wochen oder sogar Monate vorausgehen können. Wegen der Schwierigkeit, den Beginn festzulegen, bezieht sich das Zeitkriterium von einem Monat nur auf die oben aufgelisteten spezifischen Symptome und nicht auf die nicht-psychotische Prodromalphase.

Die Diagnose Schizophrenie soll bei ausgeprägten depressiven oder manischen Symptomen nicht gestellt werden, es sei denn, schizophrene Symptome wären der affektiven Störung vorausgegangen. Wenn schizophrene und affektive Symptome sich gleichzeitig entwickeln und in etwa gleicher Intensität auftreten, ist eine schizoaffektive Störung (F25) zu diagnostizieren, selbst dann, wenn die schizophrenen Symptome für sich gesehen die Diagnose einer Schizophrenie rechtfertigen würden. Auch bei eindeutiger Gehirnerkrankung, während einer Intoxikation oder während des Entzuges soll keine Schizophrenie diagnostiziert werden. Schizophrenieähnliche Zustandsbilder bei Epilepsie oder anderen Hirnerkrankungen sind unter F06.2 zu kodieren, die durch Drogen verursachten unter F1x.5.

Welches diagnostische System soll man benutzen?

Die Charakterisierung der einzelnen Störungen weicht in den neueren Diagnosesystemen (DSM-II, DSM-III-R, DSM-IV, ICD-10) zum Teil erheblich von der traditionellen Krankheitslehre in der deutschsprachigen Psychiatrie ab. Das hängt einerseits mit der Notwendigkeit präziserer Konzepte im Rahmen der Operationalisierung, andererseits mit der stärkeren Einbeziehung neuerer empirischer Ergebnisse zusammen.

In dieser Umbruchsituation fällt es schwer, sich für eines der vorgegebenen Klassifikationssysteme zu entscheiden. Für die Beibehaltung der traditionellen Klassifikation, wie sie noch in der ICD-8 und weitgehend in der ICD-9 ihren Niederschlag fand, spricht, dass die darin festgelegten Konzepte in der deutschsprachigen Psychiatrie und Medizin am meisten verbreitet sind. Sie erscheinen vielen Kollegen, die in dieser Tradition aufgewachsen sind, am einfachsten und plausibelsten. Ein einseitiges Festhalten an dieser theoretischen Tradition würde aber den erheblichen Validitäts- und Reliabilitätsproblemen dieser Diagnostik nicht Rechnung tragen und erscheint deswegen nicht zeitgemäß. Auch bekommen bestimmte Sachverhalte aus dieser traditionellen Sicht einen zu hohen Stellenwert, wie z. B. Unterscheidung zwischen endogener und neurotischer Depression, der ihr aus der Sicht neuerer Forschung nicht zukommt. Andere Störungen wiederum (z. B. Angststörungen) werden in dieser traditionellen Systematik nur sehr global dargestellt und erfahren nicht die aus heutiger Sicht notwendige Differenzierung (z. B. in Panikerkrankungen und generalisierten Angststörungen).

Welches diagnostische System soll man benutzen?

Die Charakterisierung der einzelnen Erkrankungen weicht in den neuen operationalisierten Diagnosesystemen z. T. erheblich von der traditionellen psychiatrischen Krankheitslehre ab.

Die Entscheidung, welches der Diagnosesysteme man anwenden soll, fällt schwer. Eine Reihe von Gründen ist bei der Entscheidung zu berücksichtigen, u. a. die Kontinuität mit der bisherigen Tradition, Berücksichtigung neuerer Forschungsergebnisse sowie der Grad der Operationalisierung.

3.4

3.4 Der multiaxiale Ansatz in der ICD-10

Achsen	*Operationalisierung der Achsen*
I. klinische Diagnosen	psychiatrische Diagnosen (Kapitel V) somatische Diagnosen (aus den anderen Kapiteln der ICD-10)
II. soziale Funktionseinschränkungen	Disability Assessment Scale der WHO ▪ individuelle soziale Kompetenzen ▪ berufliche Funktionsfähigkeit ▪ familiäre Funktionsfähigkeit ▪ soziales Verhalten
III. abnorme psychosoziale Situationen	▪ Entwicklung in der Kindheit ▪ Erziehungsprobleme ▪ Schwierigkeiten in der sozialen Umgebung ▪ besondere berufliche Probleme ▪ juristische und andere psychosoziale Schwierigkeiten ▪ Familienamnese psychiatrischer Störungen usw.

3.5

3.5 Der multiaxiale Ansatz im DSM-IV

Achsen	*Operationalisierung der Achsen*
I. klinische Störungen andere klinisch relevante Probleme	psychiatrische Diagnosen nach DSM-IV
II. Persönlichkeitsstörungen geistige Behinderung	Persönlichkeitsstörungen und geistige Behinderung nach DSM-IV
III. medizinische Krankheitsfaktoren	ohne Operationalisierung
IV. psychosoziale oder umgebungsbedingte Probleme	9-stufige Skala
V. globale Beurteilung des Funktionsniveaus	Globale Assessment of Functioning Scale (GAF)

Das DSM-System besticht durch seine gedankliche Klarheit und Präzision. ICD-10 knüpft besser an der bisherigen Tradition an und hat eine größere Praktikabilität für die Alltagsversorgung (Tab. **3.4**, **3.5**).

Die ICD-10 versucht den neueren Ansätzen und Erkenntnissen in der psychiatrischen Klassifikation gerecht zu werden. Sie erreicht aber leider nicht immer die gedankliche Klarheit und Präzision des DSM-III-Systems und seiner Nachfolger DSM-III-R und DSM-IV. Die Insuffizienzen der ICD-10 hängen wahrscheinlich damit zusammen, dass die Systematik und Charakterisierung der einzelnen Krankheitsbilder aus der Notwendigkeit eines Konsens in dem internationalen Expertengremium zum Teil „verwässert" wird, während das DSM-System diesem Zwang nicht unterworfen war (Tab. **3.4**, **3.5**).

Ein Vorteil beider diagnostischer Systeme ist, dass sie stärker als früher möglich, der **Komorbidität** Rechnung tragen.

Die teilweise ungenügende Präzision der ICD-10 im Vergleich zum DSM-System fällt besonders auf, wenn man die „diagnostischen Leitlinien" der ICD-10 zugrunde legt. Die „Forschungskriterien" der ICD-10 erreichen schon eher den vom DSM-III-System vorgegebenen Standard. Als Rechtfertigung für die „weichere" Operationalisierung der diagnostischen Leitlinien in der ICD-10 wurde angegeben, dass sie eine größere Praktikabilität für die Alltagsversorgung haben als die Forschungskriterien, die durch die strengere Operationalisierung dazu führen, dass ein bestimmter Prozentsatz der Patienten keine Diagnose bekommen kann, da keine der Kriteriensätze zutrifft. Die besondere Praxisnähe der ICD-10 ergibt sich auch daraus, dass eine für die Bedürfnisse der Allgemeinmedizin reduzierte und vereinfachte Version vorgelegt wurde.

Die Klassifikation nach ICD-10 ist das von der WHO international vorgeschriebene und nach einem Beschluss der Bundesregierung auch für Deutschland verbindliche Klassifikationssystem (Tab. **3.6**, S. 70).

Die Klassifikation psychiatrischer Krankheiten nach der ICD-10 ist das von der WHO international vorgeschriebene und nach einem Beschluss der Bundesregierung auch für Deutschland verbindliche Klassifikationssystem. Deshalb erfahren die Konzeptionen der ICD-10 in diesem Buch besondere Beachtung (Tab. **3.6**, S. 70). Allerdings folgt die Darstellung nicht sklavisch deren Gliederungsprinzipien, die ja primär für gesundheitsadministrative Aspekte (u. a. vergleichende Krankheitsstatistiken) entwickelt wurde, sondern knüpft im Wesentlichen an die durch die traditionelle psychiatrische Klassifikation geprägte Lehrbuchdarstellung des Stoffgebietes der Psychiatrie an. Dies ist für Medizinstudenten auch deshalb wichtig, weil das bundesweite schriftliche Staatsexamen (IMPP-Fragenkatalog) bisher und sicherlich noch auf längere Sicht an der traditionellen Krankheitssystematik festhalten wird.

Die Darstellung der einzelnen psychiatrischen Störungen ist also im Wesentlichen an traditionellen Beschreibungen, wie sie in den bisher verfügbaren Lehrtexten der deutschsprachigen Psychiatrie ihren Niederschlag gefunden haben, orientiert. Allerdings liegt der Schwerpunkt auf den Inhalten, die in den neuen operationalisierten Klassifikationssystemen eine Rolle spielen. Dies erleichtert die Einarbeitung in die Details einzelner Diagnosen, die aus dem ICD-Manual entnommen werden müssen. In diesem Lehrbuch werden nicht die präzisen Detailkriterien der ICD-10, sondern eine jeweils abstrahierte Zusammenfassung für die wichtigsten Erkrankungen aufgeführt. Diese werden dann den jeweiligen ebenso abstrahierten DSM-IV-Kriterien gegenübergestellt. Dieses Vorgehen soll einerseits dem Leser helfen, das jeweilige Krankheitskonzept aus der Sicht der beiden derzeit aktuellen, nicht völlig kongruenten Diagnosesysteme zu verstehen. Andererseits soll aber auch Verständnis dafür geweckt werden, dass die psychiatrische Krankheitslehre ein bis heute nicht abgeschlossener, sondern sich weiterentwickelnder Prozess ist, der partiell unterschiedliche Sichtweisen zulässt.

In diesem Lehrbuch werden nicht die präzisen Detailkriterien der ICD-10, sondern eine jeweils abstrahierte Zusammenfassung für die wichtigsten Erkrankungen aufgeführt. Diese werden dann den ebenso abstrahierten DSM-IV-Kriterien gegenübergestellt. Dieses Vorgehen soll einerseits dem Leser helfen, das jeweilige Krankheitskonzept aus der Sicht der beiden derzeit aktuellen, nicht völlig kongruenten Diagnosesysteme zu verstehen. Andererseits soll aber auch Verständnis dafür geweckt werden, dass die psychiatrische Krankheitslehre ein bis heute nicht abgeschlossener, sich weiterentwickelnder Prozess ist, der partiell unterschiedliche Sichtweisen zulässt.

▶ **Merke:** Die Bezugnahme auf unterschiedliche Systeme mag zwar zeitweise auf den damit nicht vertrauten Leser etwas irritierend wirken, andererseits macht diese „Offenheit“ der Argumentation aber auch deutlich, dass es bei den meisten Störungen verfrüht wäre, sie als „Krankheiten“ in dem Sinne aufzufassen, wie wir es von anderen medizinischen Disziplinen kennen.

◀ **Merke**

3.6 Die diagnostischen Hauptgruppen des psychiatrischen Teils der ICD-10

F0 Organische, einschließlich symptomatische psychische Störungen

F00 Demenz bei Alzheimer-Krankheit
F01 vaskuläre Demenz
F02 Demenz bei sonstigen andernorts klassifizierten Erkrankungen
F03 nicht näher bezeichnete Demenz
F04 organisches amnestisches Syndrom
F05 Delir
F06 sonstige psychische Störungen aufgrund einer Schädigung oder Funktionsstörung des Gehirns oder einer körperlichen Krankheit
F07 Persönlichkeits- und Verhaltensstörungen aufgrund einer Krankheit, Schädigung oder Funktionsstörung des Gehirns

F1 Psychische und Verhaltensstörungen durch psychotrope Substanzen

F10 Alkohol
F11 Opioide
F12 Cannabinoide
F13 Sedativa oder Hypnotika
F14 Kokain
F15 sonstige Stimulanzien einschließlich Koffein
F16 Halluzinogene
F17 Tabak
F18 flüchtige Lösungsmittel
F19 multipler Substanzgebrauch und Konsum sonstiger psychotroper Substanzen
F1x. 0 akute Intoxikation
F1x. 1 schädlicher Gebrauch
F1x. 2 Abhängigkeitssyndrom
F1x. 3 Entzugssyndrom
F1x. 4 Entzugssyndrom mit Delir
F1x. 5 psychotische Störung
F1x. 6 amnestisches Syndrom
F1x. 7 und verzögert auftretende psychotische Störung

F2 Schizophrenie, schizotype und wahnhafte Störungen

F20 Schizophrenie
F21 schizotype Störung
F22 anhaltende wahnhafte Störung
F23 akute vorübergehende psychotische Störungen
F24 induzierte wahnhafte Störung
F25 schizoaffektive Störungen

F3 Affektive Störungen

F30 manische Episode
F31 bipolare affektive Störung
F32 depressive Episode
F33 rezidivierende depressive Störung
F34 anhaltende affektive Störungen
F38 sonstige affektive Störungen

F4 Neurotische, Belastungs- und somatoforme Störungen

F40 phobische Angststörungen
F41 sonstige Angststörungen
F42 Zwangsstörung
F43 Reaktionen auf schwere Belastungen und Anpassungsstörungen
F44 dissoziative Störungen (Konversionsstörungen)
F45 somatoforme Störungen
F48 sonstige neurotische Störungen

F5 Verhaltensauffälligkeiten in Verbindung mit körperlichen Störungen oder Faktoren

F50 Ess-Störungen
F51 nicht organische Schlafstörungen
F52 nicht organische sexuelle Funktionsstörungen
F53 psychische und Verhaltensstörungen im Wochenbett
F54 psychische Faktoren und Verhaltenseinflüsse bei andernorts klassifizierten Krankheiten
F55 Missbrauch von nicht abhängigkeitserzeugenden Substanzen

3.6 Fortsetzung von S. 70

F6 Persönlichkeits- und Verhaltensstörungen

F60 Persönlichkeitsstörungen
F61 kombinierte und sonstige Persönlichkeitsstörungen
F62 andauernde Persönlichkeitsänderungen
F63 abnorme Gewohnheiten und Störungen der Impulskontrolle
F64 Störungen der Geschlechtsidentität
F65 Störungen der Sexualpräferenz
F66 psychische und Verhaltensprobleme in Verbindung mit der sexuellen Entwicklung und Orientierung
F68 sonstige Persönlichkeits- und Verhaltensstörungen

F7 Intelligenzminderung

F70 leichte Intelligenzminderung
F71 mittelgradige Intelligenzminderung
F72 schwere Intelligenzminderung
F73 schwerste Intelligenzminderung

F8 Entwicklungsstörungen

F80 umschriebene Entwicklungsstörungen des Sprechens und der Sprache
F81 umschriebene Entwicklungsstörungen schulischer Fertigkeiten
F82 umschriebene Entwicklungsstörungen der motorischen Funktionen
F83 kombinierte umschriebene Entwicklungsstörungen
F84 tief greifende Entwicklungsstörungen

F9 Verhaltens- und emotionale Störungen mit Beginn in der Kindheit und Jugend

F90 hyperkinetische Störungen
F91 Störung des Sozialverhaltens
F92 kombinierte Störung des Sozialverhaltens und der Emotionen
F93 emotionale Störung des Kindesalters
F94 Störungen sozialer Funktionen mit Beginn in der Kindheit und Jugend
F95 Ticstörungen
F98 sonstige Verhaltens- und emotionale Störungen mit Beginn in der Kindheit und Jugend

4 Krankheiten

4.1 Affektive Störungen

4.1.1 Allgemeines

4 Krankheiten

4.1 Affektive Störungen

4.1.1 Allgemeines

◀ Synonym

▶ **Synonym:**
- **Affektive Psychose**, Zyklothymie, manisch-depressive Erkrankung, uni-/bipolare Psychose
- **Depression**, mono-/unipolare Depression, endogene Depression, phasische Depression, periodische Depression, major Depression, depressive Episode, rezidivierende depressive Störung, Melancholie, psychotische Depression, Schwermut
- **Manie**, manische Psychose, endogene Manie
- **Dysthymie**, neurotische Depression, depressive Neurose
- **Zyklothymia,** affektive, zykloide, zyklothyme Persönlichkeitsstörung

◀ Definition

▶ **Definition:** Affektive Störungen sind hauptsächlich durch eine krankhafte Veränderung der Stimmung (Affektivität) meist zur Depression oder gehobenen Stimmung (Manie) hin charakterisiert.
- **Depressionen** können ein vielgestaltiges Bild zeigen, Hauptsymptome sind gedrückte Stimmung, Hemmung von Denken und Antrieb und körperlich-vegetative Störungen.
- Die **Manie** ist durch euphorisch-gehobene Stimmungslage, Enthemmung, Selbstüberschätzung und Ideenflucht gekennzeichnet.
- Als **Dysthymie** wird eine chronische, mindestens 2 Jahre andauernde depressive Verstimmung geringen Ausprägungsgrades bezeichnet. Diese Störung hat viel mit dem Konzept der neurotischen Depression gemeinsam.
- Bei der **Zyklothymia** handelt es sich um eine andauernde Instabilität der Stimmung mit zahlreichen Perioden leichter Depression und leicht gehobener Stimmung.

Beachte: Der alte Begriff Zyklothymie ist Synonym für manisch-depressive, bipolare affektive Psychose. Der neue Begriff Zyklothymia beinhaltet eine chronische, andauernde Instabilität der Stimmung mit Schwankungen zwischen leichter Depression und leicht gehobener Stimmung.

Die Unterteilung der affektiven Störungen erfolgt auf Grund des Schweregrades und unterschiedlicher Verlaufscharakteristika (Tab. **4.1**, S. 77). Der Verlauf ist in der Regel **phasenhaft** (zeitlich umschriebene Krankheitsepisoden mit gesunden Intervallen).

Historisches: Bereits bei den Vorsokratikern finden sich erste Ansätze einer Philosophie der Affekte.

Historisches: Erste Ansätze einer Philosophie der Affekte findet man bei den Vorsokratikern. Aristoteles versteht unter Affekten alle Bewegungen der Seele, die von Lust oder Schmerz begleitet sind (z. B. Begierde, Zorn, Furcht, Freude). Der Umgang mit den Affekten (Gemütsbewegungen) ist ein wesentliches Thema der Stoiker.

- **Melancholie und Manie**

Im Corpus hippocraticum (5. Jh. v. Chr.) wird im Rahmen der Vier-Säfte-Lehre mit **Melancholie** ein mutlos-trauriger Geistes- und Gemütszustand beschrieben.

Im Rahmen der antiken Vier-Säfte-Lehre begegnet uns der Begriff **Melancholie** (Schwarzgalligkeit) im Corpus hippocraticum (5. Jh. v. Chr.). Hiermit wird ein mutlos-trauriger Geistes- oder Gemütszustand beschrieben, dessen Ursache als körperlich bedingt angesehen wurde. Auch im außermedizinischen Schrifttum spielte dieser Ausdruck eine beachtliche Rolle, bei Aristoteles erfahren „die Melancholiker" eine besondere Aufwertung in Richtung des Außergewöhnlichen und Genialen.

Manie bezeichnete ursprünglich einen Zustand des „Außer-sich-Seins". Im Mittel-

Manie meinte ursprünglich „außer sich sein", d. h. Ekstase, Entrückung, Raserei, und wurde von Hippokrates als fieberhafte Geistesstörung angesehen. „Manie" alter hielt man Melancholie und Manie für gegensätzliche Gemütszustände, die durch körperliche Erkrankungen verursacht werden.

und „Melancholie" bezeichneten im Altertum keine gegensätzlichen Gemütszustände, sondern eher verschiedene Aspekte auffälliger Geistesverfassung. Dies änderte sich im Mittelalter, wo Traurigkeit und fixe Ideen die Melancholie, Fehlen von Traurigkeit und ausgedehnte Verrücktheit die Manie kennzeichneten. Beide Begriffe blieben nach damaliger Auffassung ihrem Wesen nach körperlich begründete Krankheiten (z. B. Melancholie verursacht durch die schwarze Galle).

Kraepelin (1913) ordnete depressive Zustände in die Rubrik des „manisch-depressiven Irreseins" ein. **Tellenbach** (1961) beschrieb eine für die Entwicklung einer Melancholie prädisponierende Persönlichkeitsstruktur **(Typus melancholicus)**.

Im späten Mittelalter wurde die somatische Grundlage der Melancholie zu Gunsten einer dämonologischen Krankheitsinterpretation aufgegeben. 1913 gliederte **Kraepelin** die Formen der Melancholie als „depressive Zustände" in das „manisch-depressive Irresein" ein, was sich später als richtungweisend erwies. 1961 stellte **Tellenbach** eine bestimmte, für die Entwicklung einer Melancholie prädisponierende Persönlichkeitsstruktur (Ordentlichkeit, Genauigkeit, Gewissenhaftigkeit) als **„Typus melancholicus"** heraus.

Auch in Kunst und Literatur erfolgte eine intensive Auseinandersetzung mit der Melancholie (Abb. **4.1**). Immer wieder findet sich der Hinweis, dass viele außergewöhnliche Menschen die Charaktereigenschaft des Melancholikers aufwiesen.

Der Begriff **Melancholie als Charaktereigenschaft** hat außerpsychiatrisch, allgemein-literarisch verwendet unsere Kultur- und Geistesgeschichte stark mitgeprägt. Nahezu alle großen Geister aus Philosophie, Kunst und Religion haben sich mit der Melancholie auseinander gesetzt (Abb. **4.1**). Neben dem pathologischen Aspekt wurde damit eine konstitutionelle Beschaffenheit, eine Veranlagung, ein Temperament meist in Richtung von Schwermut, Weltschmerz und Trübsinn bezeichnet. Immer wieder findet sich der Hinweis, dass viele außergewöhnliche Männer die Charaktereigenschaft des Melancholikers aufwiesen, der alles hinterfragt und darunter leidet, dass es keine letzten Antworten gibt. So war für den Arzt **Rufus von Ephesus** (2. Jh. n. Chr.) ein großer Geist geradezu die Folge eines melancholischen Temperaments. Der englische Schriftsteller **Richard Steele** beschrieb 1697 die Melancholie als „die besondere Freude gebildeter und tugendhafter Menschen". **Victor Hugo** formulierte das bekannt gewordene Paradox: „Die Melancholie ist das Glück, traurig zu sein".

4.1 Melancholie in Kunst und Literatur

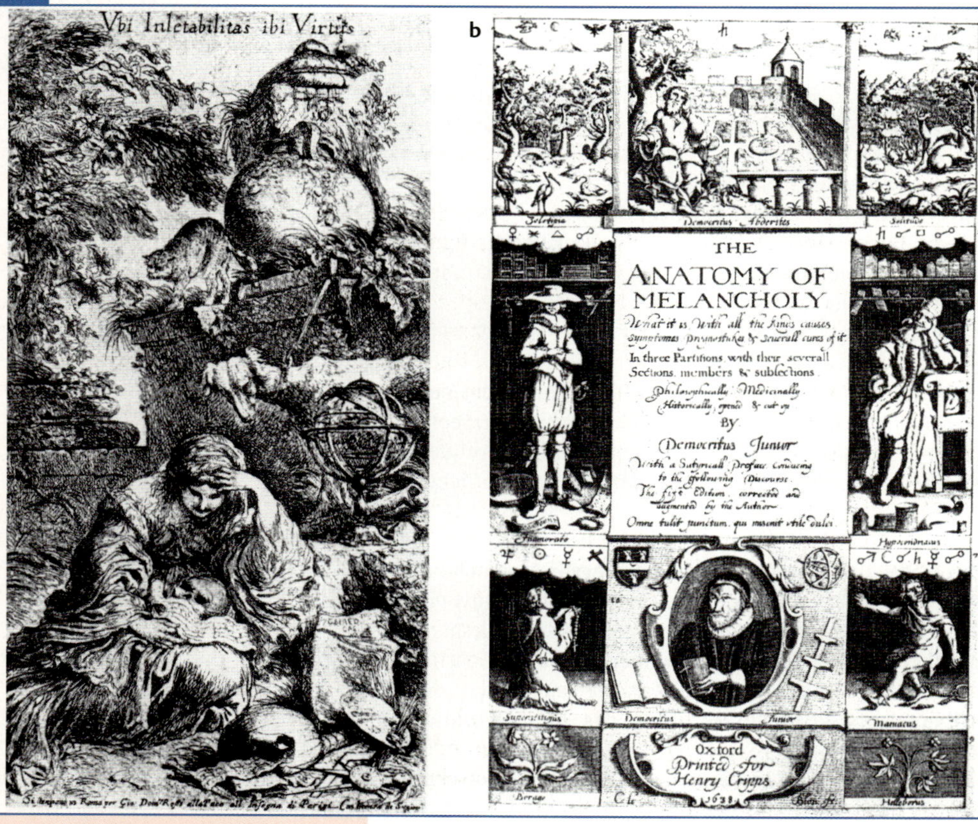

a Melancholie (G. B. Castiglione 1640).
b The Anatomy of Melancholy (R. Burton 1628).

1621 erschien **Robert Burtons** „Anatomie der Melancholie“ – dieses Werk, in dem Burton die Allgegenwart der Schwermut beschreibt, gilt als der Klassiker der Melancholie-Literatur.

- **Depression**

Der Begriff **Depression** (lat. deprimere = herunter-, niederdrücken) weist in seiner ursprünglichen Verwendung in der Psychiatrie eine viel unspezifischere Bedeutung auf als heute, etwa im Sinne eines allgemeinen Abbaus und einer Beeinträchtigung psychischer Funktionen. Bei seinem Eingang in die psychiatrische Nomenklatur in der ersten Hälfte des 19. Jahrhunderts kam ihm zunächst die Rolle eines Oberbegriffs über Gruppen zu, die durch psychische Unterfunktion oder „Minussymptomatik“ charakterisiert waren. Bei der von **Kraepelin** konzipierten großen Krankheitseinheit des „manisch-depressiven Irreseins“ (1913) steht der Begriff „depressiv“ umfassend für „melancholische oder depressive Zustände mit trauriger oder ängstlicher Verstimmung sowie Erschwerung des Denkens und des Handelns“. Die Bezeichnung **„Depression“** spielt seitdem die Rolle eines symptomorientierten Oberbegriffs mit einer gegenüber früher wesentlich engeren inhaltlichen Ausrichtung. Verwirrend kann allerdings die unterschiedliche Verwendung dieses Begriffs zur Benennung nur eines Symptoms einerseits, eines Syndroms oder aber einer ganzen Krankheitsgruppe andererseits sein.

Depression bezeichnete ursprünglich einen unspezifischen Zustand (allgemeiner Abbau und Beeinträchtigung psychischer Funktionen).
Kraepelin (1913) bezeichnet mit diesem Begriff „melancholische oder depressive Zustände mit trauriger oder ängstlicher Verstimmung sowie Erschwerung des Denkens und des Handelns“.
Seitdem bezeichnet Depression einen symptomorientierten Oberbegriff, wobei die unterschiedliche Verwendung (Symptom, Syndrom, Krankheitsgruppe) verwirrend sein kann.

Zu den zahlreichen Definitionsversuchen gehört der von **Jaspers** (1913, 1959), der als Kern der Depression eine „tiefe Traurigkeit“ und eine „Hemmung allen seelischen Geschehens“ beschreibt. **Bleuler** (1916) nannte wegweisend „Drei-Gruppen-Symptome“ **(depressive Trias)**, nämlich die „depressive Verstimmung“, die „Hemmung des Gedankenganges“ und die „Hemmung der zentrifugalen Funktion des Entschließens, Handelns, inklusive den psychischen Teilen der Motilität“. Als akzessorische Symptome zählte er Wahnideen, Halluzinationen und „nervöse“ (gemeint sind körperliche) Erscheinungen hinzu. In unserem Jahrhundert setzte sich dann zunehmend die Bezeichnung „manisch-depressive Psychose“ oder „manisch-depressive Krankheit“ durch, von **K. Schneider** und seiner Schule wurde synonym der Begriff **„Zyklothymie“** verwandt. In jüngerer Zeit wird für die ganze Gruppe der manisch-depressiven Psychosen zunehmend die Bezeichnung **affektive Psychosen** (affective disorders) verwendet.

Definitionsversuche wurden z. B. von Jaspers (1913, 1959) oder Bleuler (1916) unternommen. Im 20. Jahrhundert setzte sich zunehmend die Bezeichnung **manisch-depressive Psychose** durch. Synonym wurde der Begriff **Zyklothymie** verwendet (K. Schneider). In jüngerer Zeit wird der Begriff **affektive Psychosen** verwendet.

Mit Einführung der neuen, operationalisierten Diagnose- und Klassifikationssysteme ICD-10 und DSM-III-R (1987, 1991) wurde das zuvor bestehende, ätiopathogenetisch orientierte triadische Einteilungssystem in organische und endogene Psychosen versus „Neurosen, Persönlichkeitsstörungen und andere nichtpsychische Störungen“ (ICD-9, DSM-III, 1980) aufgehoben. An die Stelle der klassischen Unterscheidung zwischen „endogenen“ und „neurotischen“ Depressionen trat der atheoretische, rein deskriptive Begriff der **depressiven Episode** im ICD-10 bzw. **Major Depression** im DSM-IV; für die ganze Gruppe dieser Krankheiten der Begriff **affektive Störungen**.

Ursprünglich wurden die Depressionen nach ihrer vermuteten Ätiopathogenese (endogen, psychogen, somatogen) unterteilt (triadisches Einteilungssystem).

Die skandinavische Psychiatrie und **K. Leonhard** unterschieden im Gegensatz zu Kraepelin oder Bleuler „bipolare und monopolare Psychosen“ voneinander. **Angst** und **Perris** (1966) widerlegten aufgrund genetischer Befunde und klinischer Verlaufsuntersuchungen das Einheitskonzept der manisch-depressiven Psychosen und postulierten die inzwischen etablierte Einteilung in bipolare (zyklische) versus uni-/monopolare Verlaufsformen.

Inzwischen hat sich die Einteilung in bipolare (zyklische) versus uni/monopolare Verlaufsformen durchgesetzt.

Klassifikation: Nach herkömmlicher Terminologie werden zu den affektiven Störungen vor allem die zur Gruppe der endogenen Psychosen gehörenden **affektiven Psychosen** (manisch-depressive Erkrankung, endogene Depression, Manie) sowie reaktive und neurotische (psychogene) Depressionen gezählt. Depressionen werden traditionell nach drei ursächlichen Gesichtspunkten in psychogene (reaktive, neurotische), endogene (anlagebedingte) und somatogene (organisch-körperlich bedingte) Depressionen unterteilt (Abb. **4.2**).

Klassifikation: Nach herkömmlicher Terminologie zählen zu den affektiven Störungen affektive Psychosen und psychogene Depressionen. Depressionen werden traditionell nach ihrer Ursache unterschieden (psychogen, endogen, somatogen, Abb. **4.2**).

Dieser Klassifikation liegen ätiopathogenetisch unterschiedliche Modellvorstellungen (genetische und biologische versus psychogene Ursachen) zugrunde, welche lange Zeit verschiedene bis gegensätzliche Therapie-Schwerpunkte (Pharmakotherapie versus Psychotherapie) implizierten.

Unterschiedliche Modellvorstellungen legten lange Zeit kontroverse Therapiekonzepte für affektive Störungen nahe.

4.2

4.2 **Traditionelle nosologische Einordnung der Depressionszustände**

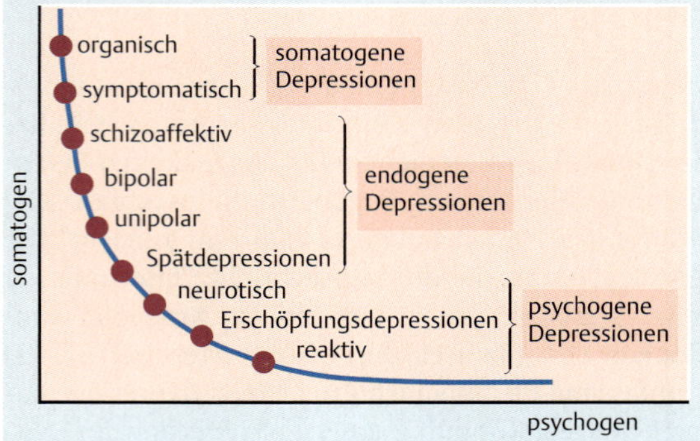

Heute geht man von einer **multifaktoriellen Bedingtheit** psychischer Störungen aus. Die Einteilung erfolgt deshalb heute primär nach klinischen und psychosozialen Kriterien (Schweregrad, Verlauf, Auslöser, Abb. **4.3**, Tab. **4.1**).

Forschungsergebnisse belegen jedoch inzwischen, dass die genannten Ursachen bei fast allen Depressionsformen in unterschiedlicher Gewichtung eine Rolle spielen. Die traditionelle Dreiteilung depressiver Erkrankungen nach Ursachen wird deshalb heute nicht mehr aufrechterhalten. Schwere depressive Störungen gehen häufig mit einem „somatischen Syndrom“ einher, welches der endogenen Depression alter Terminologie entspricht. (Wegen der allgemein anerkannten und speziellen klinischen Bedeutung im Sinne eines biologisch-vital-melancholischen Pols (Gegensatz: psychogene, also seelisch bedingte Depression!) wird zur besseren Verständlichkeit im nachfolgenden Text z. T. von „endogenen“ Depressionen gesprochen.) Angesichts der favorisierten Sichtweise einer **multifaktoriellen Ursache und Bedingtheit psychischer Störungen** erfolgt heute eine Einteilung nach klinischen und psychosozialen Kriterien (Schweregrad, Verlauf, Auslöser, Abb. **4.3**, Tab. **4.1**).

So sind Antidepressiva oft auch bei schwereren psychogenen Depressionen wirksam. In jüngerer Zeit werden zum Teil auch Angsterkrankungen zu den affektiven Störungen gezählt.

Die Sichtweise einer multifaktoriellen Entstehung wird auch durch die klinisch-empirische Erfahrung bestätigt. So sind antidepressiv wirksame Medikamente auch bei psychogenen Depressionen stärkeren Ausprägungsgrades wirksam. Da fließende Übergänge zwischen Angst und Depression bestehen können („ängstlich-depressives Syndrom“) und Antidepressiva auch bei bestimmten Angsterkrankungen (z. B. Panikstörung; s. S. 106 ff.) wirksam sind, werden neuerdings z. T. auch Angsterkrankungen zu den affektiven Störungen gezählt.

4.3 **Einteilung affektiver Störungen**

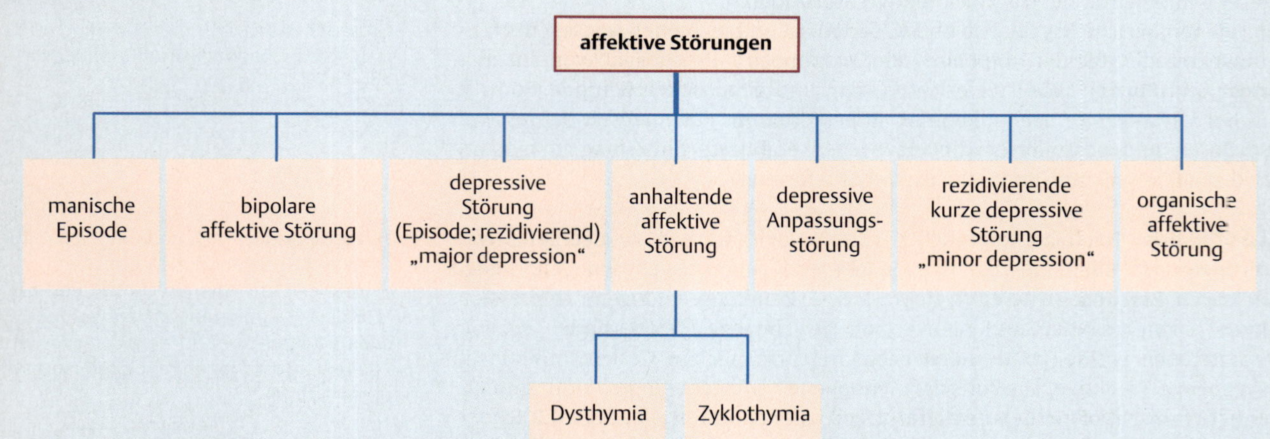

4.1 Internationale Klassifikation von affektiven Störungen

ICD-10	*DSM-IV*
Manische Episode (F30) ▪ Hypomanie (F30.0) ▪ Manie ohne psychotische Symptome (F30.1) ▪ Manie mit psychotischen Symptomen (F30.2)	
Bipolare affektive Störung (F31) Unterteilung nach ▪ Episode (depressiv/manisch/gemischt) ▪ Schweregrad ▪ Verlauf (remittiert)	**Bipolare Störungen** ▪ bipolar I (Manie, Depression/Manie) ▪ bipolar II (Depression/Hypomanie) ▪ zyklothyme Störung
Depressive Episode (F32) Unterteilung nach Schweregrad ± psychotische Symptome ± somatische Symptome	**Depressive Störung** ▪ Major Depression (einzeln, rezidivierend) ▪ dysthyme Störung
Rezidivierende depressive Störungen (F33) Unterteilung nach Schweregrad ± psychotische Symptome ± somatische Symptome Verlauf remittiert	
Anhaltende affektive Störungen (F34) ▪ Zyklothymia (F34.0) ▪ Dysthymia (F34.1)	
Andere affektive Störungen (F38)	**Andere affektive Störungen** ▪ affektive Störung aufgrund eines medizinischen Krankheitsfaktors (z. B. Morbus Parkinson, Hypothyreose, Lupus erythematodes, Apoplex) ▪ substanzinduzierte affektive Störung (Drogen, Medikamente; Intoxikation, Entzug) **Zusatzkodierungen** (u. a. Schweregrad, Verlauf)

Epidemiologie: Unter den affektiven Störungen kommt den depressiven Erkrankungen bei weitem die größte Bedeutung zu, sie gehören heute zu den häufigsten psychischen Erkrankungen. Exakte Zahlen zur Häufigkeit hängen von Stichproben- und Diagnosekriterien ab und sind in verschiedenen Ländern und Kulturkreisen unterschiedlich. Etwa 5–10 % der deutschen Bevölkerung (ca. 4 Mio. Menschen) leiden an behandlungsbedürftigen Depressionen (Punktprävalenz). Zwischen 10 und 20 % (8–12 % der Männer, 10–25 % der Frauen) erkranken im Laufe ihres Lebens an einer Depression. In einer großen deutschen Studie lag die Lebenszeitprävalenz für eine depressive Störung oder Dysthymie bei 16,4 % (Männer 10,4 %, Frauen 20,4 %). 10 % der Patienten einer Allgemeinarztpraxis leiden an einer Depression.

Epidemiologie: Die Häufigkeitsrate von Depressionen beträgt 5–10 % (Punktprävalenz), das Lebenszeitrisiko an einer Depression zu erkranken ca. 15–17 %. 10 % der Patienten einer Allgemeinarztpraxis leiden an einer behandlungsbedürftigen Depression.

Beachtenswert ist, dass ca. 50 % der Depressiven keinen Arzt konsultieren und etwa 50 % der Depressionen nicht vom Allgemeinarzt erkannt werden.

Das **Morbiditätsrisiko** (Erkrankungswahrscheinlichkeit für eine Person während ihres Lebens) bipolarer **affektiver Psychosen** (Bipolar I) wird auf ca. 1 % geschätzt, das bipolare Spektrum (Bipolar II u. a.) neuerdings auf 2–10 %. Affektive Psychosen verlaufen in etwa 65 % der Fälle unipolar (nur depressive Phasen), in ca. 30 % der Fälle bipolar (depressive und manische Phasen), bei etwa 5 % kommt es zu rein manischen Episoden (Abb. **4.4**).

Etwa 50 % der Depressiven konsultieren keinen Arzt, etwa 50 % werden nicht als depressiv erkannt.

Das **Morbiditätsrisiko** bipolarer **affektiver Psychosen** (Bipolar I) wird auf ca. 1 % geschätzt. ⅔ der affektiven Psychosen verlaufen unipolar, ⅓ bipolar (depressive und manische Phasen, Abb. **4.4**).

4.4

4.4 **Häufigkeits- und Geschlechtsverteilung affektiver Störungen**

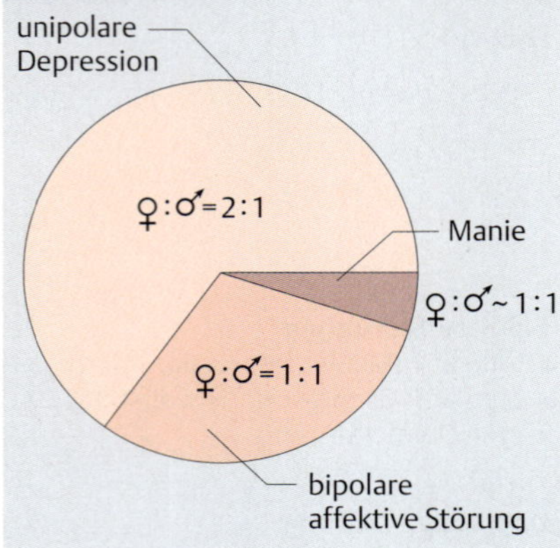

Frauen erkranken etwa zweimal häufiger an Depressionen.

Die Prävalenz von Depressionen ist bei Frauen offenbar kulturunabhängig doppelt so hoch wie bei Männern. Bei bipolaren Erkrankungen bestehen im Hinblick auf die Häufigkeit keine Geschlechtsunterschiede.

Durchschnittliches **Ersterkrankungsalter:** unipolare Depression 30–45 Jahre, bipolare Erkrankung 20–35 Jahre.

Das durchschnittliche **Ersterkrankungsalter** liegt bei unipolaren Depressionen zwischen 30 und 45 Jahren, bei bipolaren Erkrankungen zwischen 20 und 35 Jahren.

Die Häufigkeit der **Dysthymia** beträgt ca. 2–10 %.

Die Prävalenz der **Dysthymia** wird mit 2 bis 10 % bei Überwiegen des weiblichen Geschlechtes angegeben, der Beginn liegt in etwa der Hälfte der Fälle vor dem 25. Lebensjahr.

Die **Altersdepression** ist die häufigste psychische Erkrankung bei über 65-Jährigen.

Bei über 65-Jährigen ist die **Altersdepression** die häufigste psychische Erkrankung. Die Prävalenz wird auf mindestens 10 % geschätzt.

Volkswirtschaftlich und gesundheitsökonomisch kommt Depressionen größte Bedeutung zu: neben Herz-Kreislauf-Erkrankungen liegen sie in den mit Beeinträchtigung gelebten Krankheitsjahren an der Spitze. Sie sind zunehmend Ursache für Frühberentungen, die Kosten für die Behandlung belaufen sich auf mindestens 6 Milliarden € jährlich.

Ätiopathogenese: Die Entstehung ist im Sinne des **Vulnerabilitätskonzepts** (anlagebedingte Verletzlichkeit) **multifaktoriell** bedingt (Abb. **4.5**).

Ätiopathogenese: Die Entstehung affektiver Erkrankungen ist am ehesten im Sinne des **Vulnerabilitätskonzepts** (anlagebedingte Verletzlichkeit) der endogenen Psychosen als **multifaktoriell** bedingt anzusehen. Die depressiogene Wirksamkeit eines Lebensereignisses wird offenbar vor allem durch die individuelle Disposition des Einzelnen bestimmt (Abb. **4.5**).

Folgende Ursachen wurden nachgewiesen:

In empirischen Untersuchungen konnten folgende Ursachen nachgewiesen werden:

Genetische Faktoren: Eine genetische Disposition konnte vor allem bei der bipolaren Form der affektiven Psychosen nachgewiesen werden. Die Konkordanzrate affektiver Psychosen liegt für eineiige Zwillinge bei ca. 65 %, für zweieiige Zwillinge bei ca. 20 %.

Genetische Faktoren:

Durch Familien-, Zwillings- und Adoptionsstudien konnte besonders für bipolare affektive Psychosen eine genetische Disposition belegt werden. So zeigte sich bei Verwandten ersten Grades eine familiäre Häufung affektiver Psychosen. Das Erkrankungsrisiko der Kinder beträgt bei einem kranken Elternteil für unipolare Depressionen ca. 10 %, für bipolare Psychosen ca. 20 %. Leiden beide Eltern an einer bipolaren affektiven Psychose, liegt das Morbiditätsrisiko der Kinder bei 50 bis 60 %. Die Konkordanzrate für eineiige Zwillinge (monozygot) liegt bei ca. 65 % (bei bipolarem Verlauf ca. 80 %, bei unipolarem Verlauf ca. 50 %), für zweieiige Zwillinge (dizygot) bei ca. 20 %. Bei etwa der Hälfte der an einer bipolaren Psychose erkrankten Patienten besteht eine affektive Erkrankung bei einem Elternteil. Adoptionsstudien bestätigten die Bedeutung genetischer Faktoren.

Neurobiologische Faktoren:
- **Neurochemische Korrelate:** Die Amindefizit-Hypothese stellt einen Zusam-

Neurobiologische Faktoren:
- **Neurochemische Korrelate:** Seit über 20 Jahren existieren Hypothesen, wonach depressive Erkrankungen mit einer **Verminderung** der Neurotrans-

4.5 Modellvorstellungen zur Ätiopathogenese von Depressionen

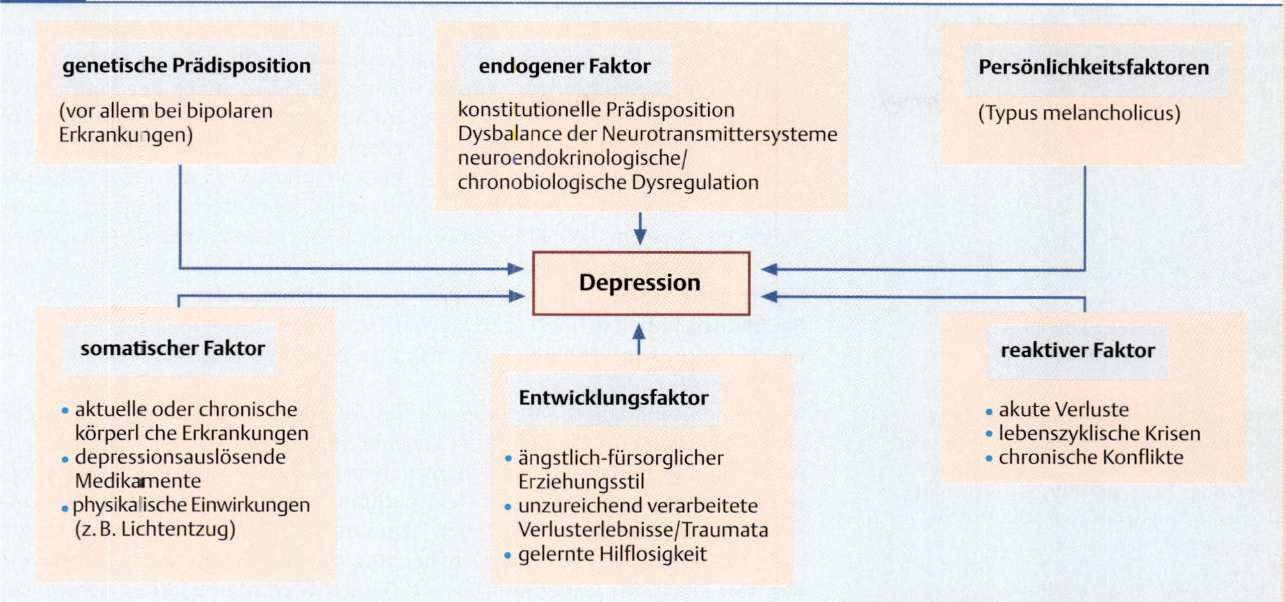

mitter Noradrenalin und Serotonin zusammenhängen sollen **(Amindefizit-Hypothesen)**. Studien wiesen bei depressiven Patienten im Vergleich zu Gesunden erniedrigte Konzentrationen insbesondere von Noradrenalin bzw. Serotonin nach. Hauptunterstützung erfuhr diese Hypothese durch die Aufklärung des Wirkmechanismus der Antidepressiva, welche die **Aminkonzentrationen im synaptischen Spalt** entweder durch Wiederaufnahmehemmung von Noradrenalin und/oder Serotonin oder durch Blockade des Abbaus der genannten Neurotransmitter **erhöhen**. Auch für das typischerweise Depressionen auslösende Reserpin konnte eine Konzentrationsverringerung biogener Amine im Gehirn sowie die Entleerung der Noradrenalinspeicher in den präsynaptischen Vesikeln nachgewiesen werden (Abb. **4.6**).

menhang zwischen depressiver Erkrankung und einer Verminderung der Neurotransmitter Noradrenalin und Serotonin her. Diese Hypothese wird durch den Wirkungsmechanismus der Antidepressiva **(Steigerung der Aminkonzentration im synaptischen Spalt)** erhärtet (Abb. **4.6**).

4.6 Neurotransmission/Synapsen-Verschaltung

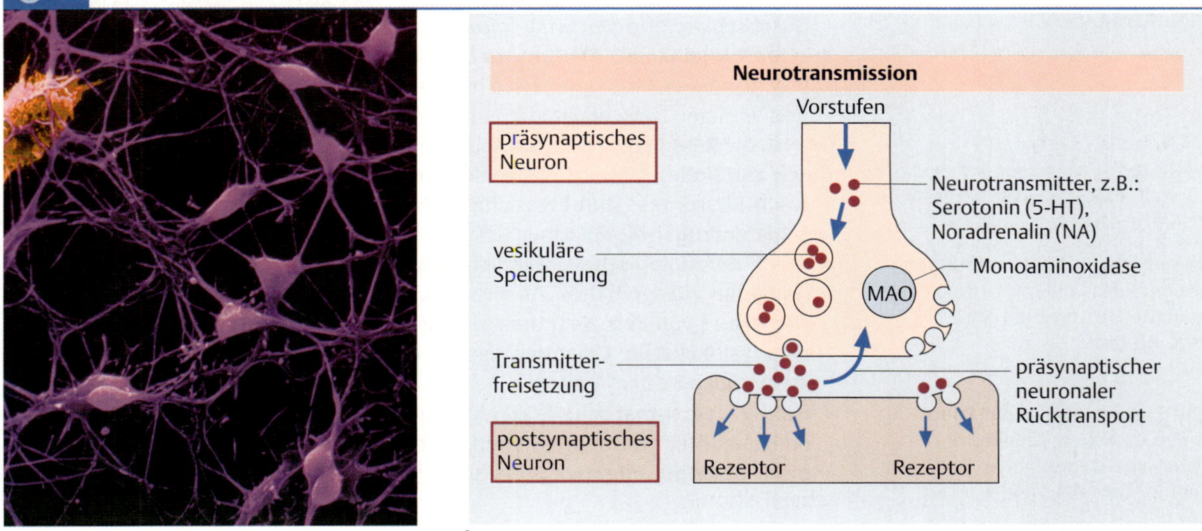

a b

a Neuronales Netzwerk.
b Bei Depressionen kommt es zur Verminderung der Neurotransmitter Noradrenalin und/oder Serotonin sowie zur Veränderung der Dichte und Empfindlichkeit von postsynaptischen Rezeptoren der noradrenergen und serotonergen Systeme.

Heute steht das Konzept der **Dysbalance verschiedener Neurotransmitter** im Vordergrund. Wichtig sind wohl auch Veränderungen der Dichte und Empfindlichkeit von Rezeptoren.

Inzwischen haben die Amin-Hypothesen Modifikationen erfahren. Anstelle der Betrachtung isolierter Veränderungen steht heute das Konzept der **Dysbalance verschiedener Neurotransmitter** im Vordergrund, wobei auch **Veränderungen** der Dichte und Empfindlichkeit von **Rezeptoren** wichtig zu sein scheinen. So zeigen Untersuchungen der neurobiochemischen Wirkungen der Antidepressiva, dass es nach der akuten Wirkung auf die Neurotransmission vor allem zu Empfindlichkeitsveränderungen der Rezeptoren kommt (u. a. Herabregulierung von β-Rezeptoren). Derzeit werden adaptive Veränderungen auf der Ebene der Rezeptor-gekoppelten Signaltransduktionsmechanismen („second messenger-System") mit Effekten auf die Gen-Expression (über die Aktivierung von Transskriptionsfaktoren) untersucht. Dies steht im Einklang mit der verzögert einsetzenden klinischen Wirkung (**„Wirklatenz der Antidepressiva"**).

Bei **Manien** findet sich ein gesteigerter Katecholaminstoffwechsel.

Bei **Manien** findet sich ein gesteigerter Katecholaminstoffwechsel (Dopamin- und Noradrenalin-Erhöhung), bei Männern wurden erhöhte Progesteronspiegel gemessen.

- **Neuroendokrinologische Befunde** weisen auf eine Störung der Regulation der Hypothalamus-Hypophysen-Nebennierenrinden- bzw. Schilddrüsen-Achse hin (Hyperkortisolismus, erniedrigte TSH-Freisetzung).

- **Neuroendokrinologische Befunde** weisen vor allem auf Regulationsstörungen der Hypothalamus-Hypophysen-Nebennierenrinden- bzw. Schilddrüsen-Achse hin. So findet sich bei einem hohen Prozentsatz der Depressiven ein Hyperkortisolismus, bei ca. 50 % ein pathologischer Dexamethason-Suppressionstest (**„Stress-Hypothese"** der Depression). In Stimulationstests zeigte sich, dass unter anderem die Freisetzung von ACTH auf CRH-Gabe sowie von TSH nach TRH-Gabe reduziert ist. Derzeit wird u. a. die Rolle von Glucocorticoidrezeptoren und neurotrophen Faktoren/Neuropeptiden untersucht.

- **Hirnmorphologische Untersuchungen** und **bildgebende Verfahren** zeigen eine Reduktion der grauen Substanz im präfrontalen Cortex und im Hippocampus. In der **funktionellen Bildgebung** zeigen sich bei unbehandelten Depressiven u. a. Minderungen der zerebralen Durchblutung und Glukoseverwertung.
- **Chronobiologische Faktoren:** Es besteht teilweise eine **saisonale Rhythmik**, insbesondere bei sog. „saisonaler (Herbst-Winter-) Depression".
  Tagesschwankungen bei Depressiven sowie die typischen Durchschlafstörungen mit morgendlichem Früherwachen bei „endogener" Depression sind Ausdruck einer **zirkadianen Rhythmusstörung**. Die **REM-Latenz** ist verkürzt.

- **Hirnmorphologische Untersuchungen** post-mortem sowie **bildgebende Verfahren** (NMR, PET) zeigen eine Reduktion der grauen Substanz im präfrontalen Cortex und im Hippocampus (Cortexvolumen, Dichte von Gliazellen, Größe der Neuronen). Bei bipolaren Patienten war die Amygdala vergrößert. Die **funktionelle Bildgebung** wies Verminderungen der zerebralen Durchblutung und der Glukoseverwertung bei unbehandelten Depressiven nach, die sich nach Remission der Depression wieder normalisierten.
- Auf die Bedeutung **chronobiologischer Faktoren** wiesen schon früh klinische Beobachtungen hin. Ein Teil der Depressionen besitzt eine **saisonale Rhythmik** mit Häufung im Frühjahr oder Herbst. In neueren Untersuchungen kristallisierte sich eine Sonderform heraus, die nur im Herbst und/oder Winter auftritt (sog. **saisonale Depression**) und durch eine besondere, „atypische" Symptomatik (unter anderem gesteigerter Appetit und Schlafbedürfnis) charakterisiert ist.
  Die Tagesschwankungen sowie die bei „endogenen" Depressionen typischen Durchschlafstörungen mit morgendlichem Früherwachen sind Ausdruck einer **zirkadianen Rhythmusstörung**. Die experimentelle Schlafforschung konnte zeigen, dass Depressive im Vergleich zu Gesunden mehr oberflächliche und weniger Tiefschlafstadien aufweisen. Sie zeigen eine längere Einschlaflatenz, die **REM-Latenz** (Zeit zwischen Einschlafen und Auftreten der ersten REM-Schlafperiode) ist verkürzt, verschiedene biologische Rhythmen (z. B. Schlaf-wach-Rhythmus) sind desynchronisiert. Die antidepressive Wirksamkeit des **Schlafentzugs** soll auf einer Resynchronisation beruhen (s. S. 502 ff.).

- **Psychophysiologische Untersuchungen** konnten zeigen, dass bei Depressiven ein mangelhaftes Ansprechen auf Umweltreize besteht.

- **Psychophysiologische Untersuchungen** zeigten bei Depressiven unter anderem eine mangelhaftes Ansprechen auf Umweltreize und eine verstärkte Dämpfung von Reiz-Reaktionsmustern (z. B. verminderte oder fehlende elektrophysiologische Orientierungsreaktion). Die **immunologische** Forschung steckt noch in den Anfängen.

- **Somatische Erkrankungen** und **Pharmaka** können Ursachen, Kofaktoren oder Auslöser von Depressionen und Manien sein (s. Tab. **4.4**, **4.5**, S. 91).

- Häufig sind **somatische Erkrankungen** oder **Pharmaka** Ursachen, Kofaktoren oder Auslöser von Depressionen oder Manien. In diesem Fall liegt eine **organisch bedingte affektive Störung** vor (s. Tab. **4.4**, **4.5**, S. 91).

Psychologische Faktoren:

- **Kritische (negative) Lebensereignisse („Life events")** finden sich gehäuft im Vorfeld von Depressionen (psychoreak-

Psychologische Faktoren:

- **Kritische Lebensereignisse („Life events"), Stressreaktion:** Bei einem Teil der Depressionen findet sich eine sog. **psychoreaktive Auslösung**. Depressive Patienten berichten signifikant häufiger von kritischen (belastenden, negati-

ven) Ereignissen vor Ausbruch der Erkrankung, z. B. Verlust von oder Probleme mit nahen Bezugspersonen, Entwurzelung, Scheidung, Wochenbett, aber auch Entlastung und Veränderungen der gewohnten Lebensweise (sog. Entlastungs- bzw. Umzugsdepression). Traumatisierungen wie z. B. sexueller Missbrauch gehen mit einem erhöhten Depressionsrisiko einher. Die Rolle akuter Traumata wird in ihrer Bedeutung meist überschätzt. In den meisten Fällen ist hier von keinem kausalen Zusammenhang, sondern einer **unspezifischen Stressreaktion** auszugehen. Befunde der psychophysiologischen Stressforschung zeigen, dass längerdauernde Überlastung zu einem Rückzugssyndrom einhergehend mit Erschöpfung, „gelernter Hilflosigkeit“ und Selbstaufgabe führen kann.
Im Gegensatz hierzu steigt in Krisen- und Notzeiten (z. B. Krieg) die Prävalenz der affektiven Psychosen bzw. „endogenen“ Depressionen nicht an, was den Verdacht eines Dominierens biologischer Faktoren erhärtet. Konflikte in der Paarbeziehung können ein wesentlicher Auslöser für Depressionen sein. Es kann sich eine negative Interaktionsspirale entwickeln (Zuwendung durch Partner, dann oft Unverständnis, Schuldgefühle, unterdrückter Ärger bis Ablehnung).

tive Auslösung, Stressreaktion). Typische Auslöser sind z. B. Verlust von oder Probleme mit Bezugspersonen und anhaltende Konflikte. Es handelt sich wohl um eine **unspezifische Stressreaktion.**
In Krisenzeiten steigt die Prävalenz affektiver Psychosen bzw. „endogener“ Depressionen nicht an.

- **Psychodynamisch-psychoanalytische Modellvorstellungen** gehen von einer „Trauerarbeit“ als Reaktion auf den Verlust eines geliebten Objekts aus. Das Erlebnis des Objektverlusts wird durch Einverleibung **(Introjektion)** abgewehrt und so auf das eigene Ich gerichtet. Entscheidend für die Entwicklung einer depressiv-verwundbaren Persönlichkeit können eine **Störung der Mutterbeziehung in der oralen Entwicklungsstufe** oder Erfahrungen der eigenen Hilflosigkeit sein. Neuere psychoanalytische Konzepte gehen von einer früh entstandenen Störung (vor der oralen Phase) mit dem Schwerpunkt **Selbstwertproblematik** aus. Als ursächlich wird u. a. ein längerdauerndes versagendes oder (seltener) verwöhnendes Erziehungsmuster angenommen, das den Schritt zur Loslösung des Kindes und Entwicklung eines gesunden Selbstwertes behindert. Im Erwachsenenalter führen dann Schwellensituationen (Übernahme größerer Verantwortung oder Selbständigkeit) zur Dekompensation, da sie als Überforderung erlebt werden. Im Sinne unbewusster Bewältigungs-

- **Psychodynamisch-psychoanalytische Modellvorstellungen:** Eine Störung der Mutter-Kind-Beziehung bzw. eine Ich-Schwäche kann entscheidend für die Entwicklung einer depressiven Persönlichkeitsstruktur sein (Abb. **4.7**).

4.7 Tiefenpsychologisch-psychodynamisches Modell zur Ätiopathogenese von Depressionen

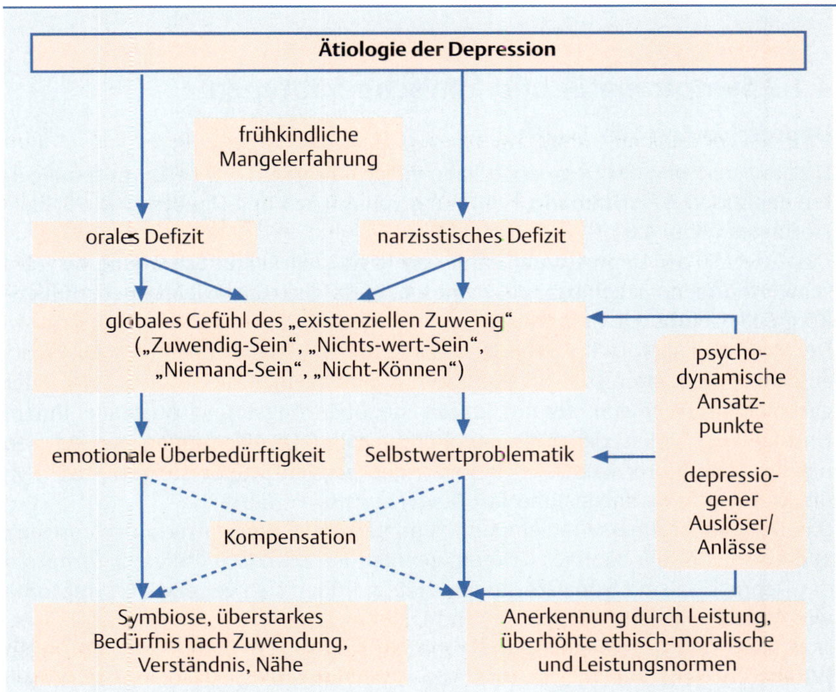

4.7

mechanismen kommt es u. a. zu einer Regression die bewirkt, dass sich die Betroffenen überfordert, matt, antriebs- und lustlos fühlen. Hinzu kommt eine psychodynamische Entwicklung, bei der Schuldgefühle, Selbstanklagen und suizidale Verhaltensweisen aus den Aggressionsgefühlen gegen das verloren gegangene Liebesobjekt entstehen und durch ein strenges Über-Ich gefördert werden (Abb. **4.7**).

- **Kognitions- und lerntheoretische Modellvorstellungen:** Der Depressive ist durch **negative Wahrnehmung** der eigenen Person, der Umwelt und der Zukunft gekennzeichnet (sog. **„kognitive Triade"**). Stress führt zur Aktivierung dieser depressionstypischen Kognitionen (Denkmuster).
  Konzept der **„gelernten Hilflosigkeit"**: Ein nicht veränderbarer, negativer Stimulus führt zu Hilflosigkeitsverhalten mit Rückzug, verschlechterter Befindlichkeit und psychosomatischen Störungen. Depression kann als Störung der Selbstwahrnehmung, Selbstbewertung und Selbstverstärkung aufgefasst werden.

- **Kognitions- und lerntheoretische Modellvorstellungen:** Die kognitive Theorie von A. T. Beck sieht als Zentralproblem depressiver Erkrankungen eine Wahrnehmungs- und Interpretationseinseitigkeit, die durch **negative Wahrnehmung der eigenen Person, der Umwelt und der Zukunft** gekennzeichnet ist (sog. **kognitive Triade**). Spezifischer und unspezifischer Stress führe zur Aktivierung depressionstypischer Kognitionen wie Übergeneralisierung (Verallgemeinern einzelner negativer Erfahrungen) oder selektiven Abstraktionen („Tunnelblick").
  Das Konzept der **„gelernten Hilflosigkeit"** basiert auf experimentellen Untersuchungen, die zeigten, dass die Konfrontation mit einem nicht veränderbaren, negativ belastenden Stimulus zu Hilflosigkeit mit Rückzugsverhalten, eingeschränkter Lernfähigkeit, Verschlechterung der Befindlichkeit und psychosomatischen Störungen führt.
  Aus **verhaltenstheoretischer Sicht** sehen manche Autoren Depression als eine Störung der Selbstwahrnehmung, Selbstbewertung und Selbstverstärkung an. Depressive unterschätzen die Anzahl positiver Verstärker, haben überhöhte Kriterien für die Selbstbewertung und neigen zur Selbstbestrafung. Ein wichtiges Element lerntheoretischer Modelle zur Depression ist der Verlust von positiven Rückmeldungen der Umwelt.

- **Persönlichkeitsfaktoren:** Der „Typus melancholicus" ist charakterisiert als Primärpersönlichkeit, die sich durch Ordentlichkeit, „pathologische Normalität" mit Überkorrektheit und Aufopferungsbereitschaft auszeichnet. Untersuchungen mit Persönlichkeitsfragebogen ergaben als Kennzeichen der depressiven Persönlichkeit u. a. rigide (zwanghafte) und asthenische Charakterzüge (s. S. 363).

- **Persönlichkeitsfaktoren** wurden lange Zeit als wesentliche individuelle Veranlagung für „endogene" Depressionen angesehen. So charakterisierte Tellenbach seinen „Typus melancholicus" als Primärpersönlichkeit, die sich durch Ordentlichkeit, „pathologische Normalität" mit Überkorrektheit, Genauigkeit und Aufopferungsbereitschaft auszeichnet. Persönlichkeitsfragebögen ergaben als Kennzeichen der depressiven Persönlichkeit u. a. rigide (zwanghafte) und asthenische Charakterzüge. Psychoanalytiker betonen als Persönlichkeitscharakteristika eine anale Charakterstruktur mit zwanghaften Zügen, andere Autoren eher Züge des oralen Charakters mit niedriger Frustrationstoleranz und starker Abhängigkeit von anderen (dependente Persönlichkeit, s. S. 363).

4.1.2 Symptomatik und klinische Subtypen

Depressive Episode

Leitsymptome (Abb. **4.8**) sind depressive Verstimmung, Antriebshemmung, Denkhemmung, Schlafstörungen.

Weitere Symptome:

- Interesse- und Initiativeverlust
- Entscheidungsunfähigkeit
- Angst, Hoffnungslosigkeit
- innere Unruhe
- Grübeln
- Vitalstörungen

4.1.2 Symptomatik und klinische Subtypen

Depressive Episode

Das klinische Bild der Depression kann vielgestaltig sein. Als **Leitsymptome** gelten depressive Verstimmung, Hemmung von Antrieb und Denken sowie Schlafstörungen (Abb. **4.8**).

Das Ausmaß der Depressivität kann von leicht gedrückter **Stimmung** bis zum schwermütigen, scheinbar ausweglosen, versteinerten Nichts-mehr-fühlen-Können („Gefühl der Gefühllosigkeit") reichen.

Der **Antrieb** ist typischerweise gehemmt, die Kranken können sich zu nichts aufraffen, sind interesse- und initiativlos und können sich nur schwer oder gar nicht entscheiden. Häufig klagen sie über Angst und quälende innere Unruhe und fühlen sich hilf- und hoffnungslos. Die Hemmung von Antrieb und Psychomotorik kann sich bis zum **depressiven Stupor** steigern, bei dem die Kranken teilnahmslos und fast bewegungslos verharren.

Das **Denken** ist einerseits gehemmt (Einfallsarmut, Konzentrationsstörungen), andererseits durch häufiges Grübeln geprägt. Ein praktisch obligates Symptom der Depression sind **Schlafstörungen.** Häufig finden sich **vegetative Symptome** wie Appetitlosigkeit, Obstipation und Libidomangel. Die Leibnähe der Depression kann sich in leiblichen Missempfindungen und Befindlichkeitsstörungen **(Vitalstörungen)** wie Druck- und Schweregefühl im Brust- oder Bauchraum bzw. der Extremitäten sowie Schmerzsensationen äußern. Viele Patienten emp-

4.8 **Häufigkeit typischer Depressionssymptome**

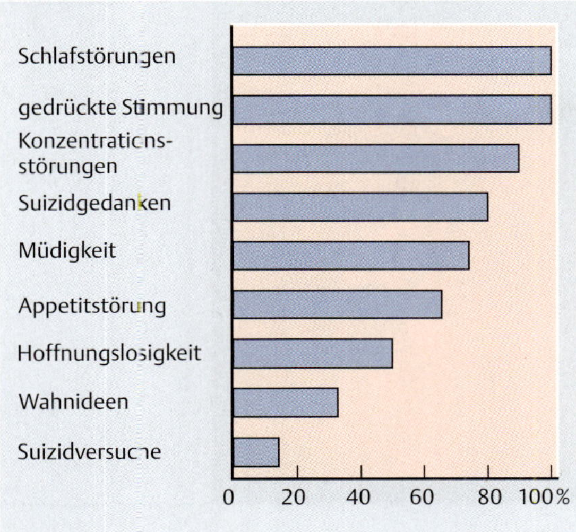

4.8

finden eine leibliche Störung mit verminderter Vitalität im Sinne von Erschöpftheit und Energielosigkeit (s. **larvierte Depression**). Diese Symptome finden sich vor allem bei „endogenen" Depressionen (somatisches Syndrom).

▶ **Merke:** Bei depressiven Patienten besteht ein **ausgeprägtes Suizidrisiko.** 15 % der Patienten mit schweren depressiven Störungen begehen Suizid, 20 bis 60 % weisen Suizidversuche in ihrer Krankheitsgeschichte auf, 40 bis 80 % leiden während einer Depression an Suizidideen.

◀ Merke

Der Depressive sieht sich selbst und die ihn umgebende Welt negativ-„grau" (Abb. **4.9**, **4.10**), häufig ist ein sozialer Rückzug zu beobachten, mancher kommt sich selbst fremd vor (Entfremdungserleben).
Ein Teil der Patienten kann auf Grund des **äußeren Erscheinungsbildes** mit ernstem Gesichtsausdruck, erstarrter Mimik und Gestik, gesenktem Blick und leiser, zögernder Stimme verhältnismäßig leicht erkannt werden (Abb. **4.11**).
In anderen Fällen muss der Arzt die depressive Symptomatik gezielt explorieren, da der Patient im Rahmen seiner psychomotorischen Hemmung oder aus Scheu keine psychischen Symptome, sondern nur evtl. körperliche Beschwerden angibt (**larvierte Depression,** s. u.). Bei Verdacht sollte deshalb die Symptomatik gezielt exploriert werden (s. Tab. **4.3**, S. 91).

Der Depressive sieht sich selbst und die ihn umgebende Welt negativ (Abb. **4.9**, **4.10**).

Ein Teil der Depressiven kann auf Grund des äußeren Aspektes (prima vista) erkannt werden (Abb. **4.11**).

In anderen Fällen werden (fast) ausschließlich körperliche Beschwerden geschildert **(larvierte Depression).** Bei Verdacht muss die Symptomatik gezielt exploriert werden (s. Tab. **4.3**, S. 91).

4.9 **Eine depressive Patientin malt, wie sie die Welt sieht**

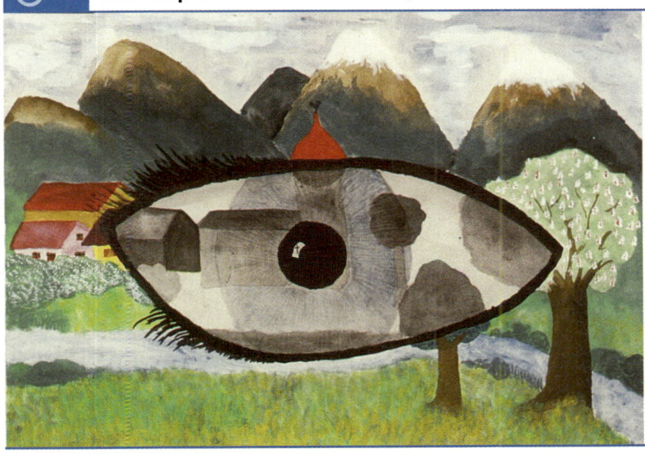

4.9

4.10

4.10 **Abend (Melancholie am Strand), Edvard Munch, 1901**

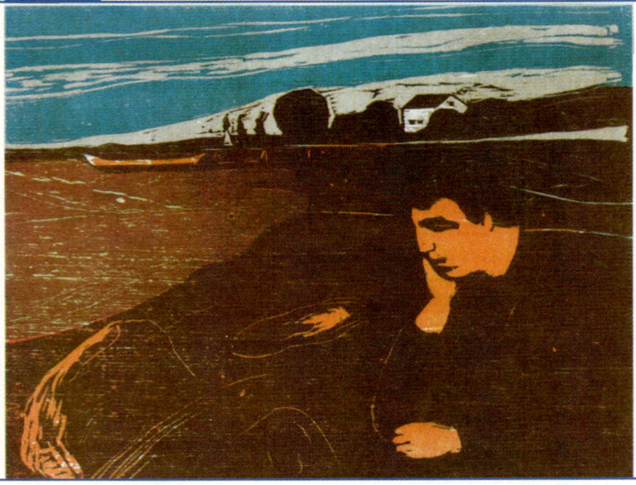

4.11 **Patienten mit schwerer Depression**

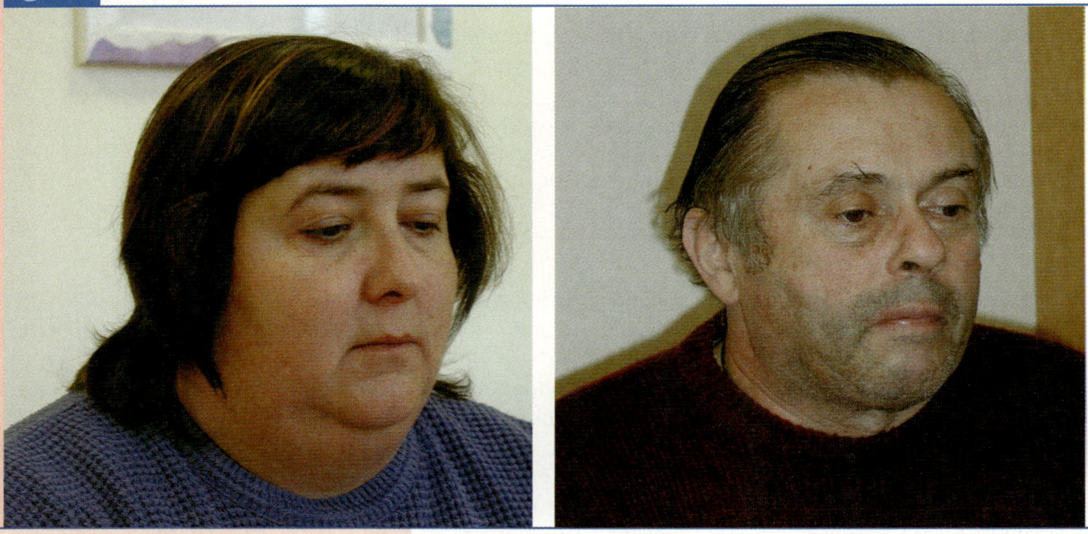

Aufgrund des Erscheinungsbildes werden unterschieden:

- **gehemmte Depression**
- **agitierte Depression**
- **larvierte (somatisierte) Depression:** Sie ist durch diffuse/multiple körperliche Beschwerden und Missempfindungen wie Kopfdruck, Schwindel, Herzsensationen, Obstipation oder andere unspezifische funktionelle Störungen gekennzeichnet (Abb. **4.12**).

Aufgrund des Erscheinungsbildes (Phänomenologie) lassen sich folgende **Unterformen** (Subtypen) der Depression unterscheiden:

- **gehemmte Depression:** Reduktion von Psychomotorik und Aktivität, im Extremfall: depressiver Stupor
- **agitierte Depression:** ängstliche Getriebenheit, Bewegungsunruhe, unproduktiv-hektisches Verhalten und Jammern
- **larvierte (somatisierte) Depression:** vegetative Störungen und vielfältige funktionelle Organbeschwerden stehen im Vordergrund. Die Depression wird „vitalisiert" im oder am Leib erlebt. Sie spielt in der Praxis des Allgemeinarztes eine besondere Rolle. Das Beschwerdebild wird dominiert von somatischen Beschwerden und Missempfindungen, die Ausdruck einer vordergründig gering ausgeprägten Depression sind. Typischerweise finden sich Appetitlosigkeit mit Gewichtsverlust, Obstipation, Schlafstörungen, Libidomangel und andere Vitalstörungen wie Abgeschlagenheit, Enge-, Druck- und Schweregefühl in Kopf, Brust und Extremitäten (Abb. **4.12**). Letztere „leibnahe" Symptome können sich bis zur Hypochondrie (Krankheitswahn, übertriebenes Besorgtsein um die Gesundheit mit krankhafter Selbstbeobachtung) steigern.

4.12 Psychosomatische Symptome bei larvierter Depression

4.12

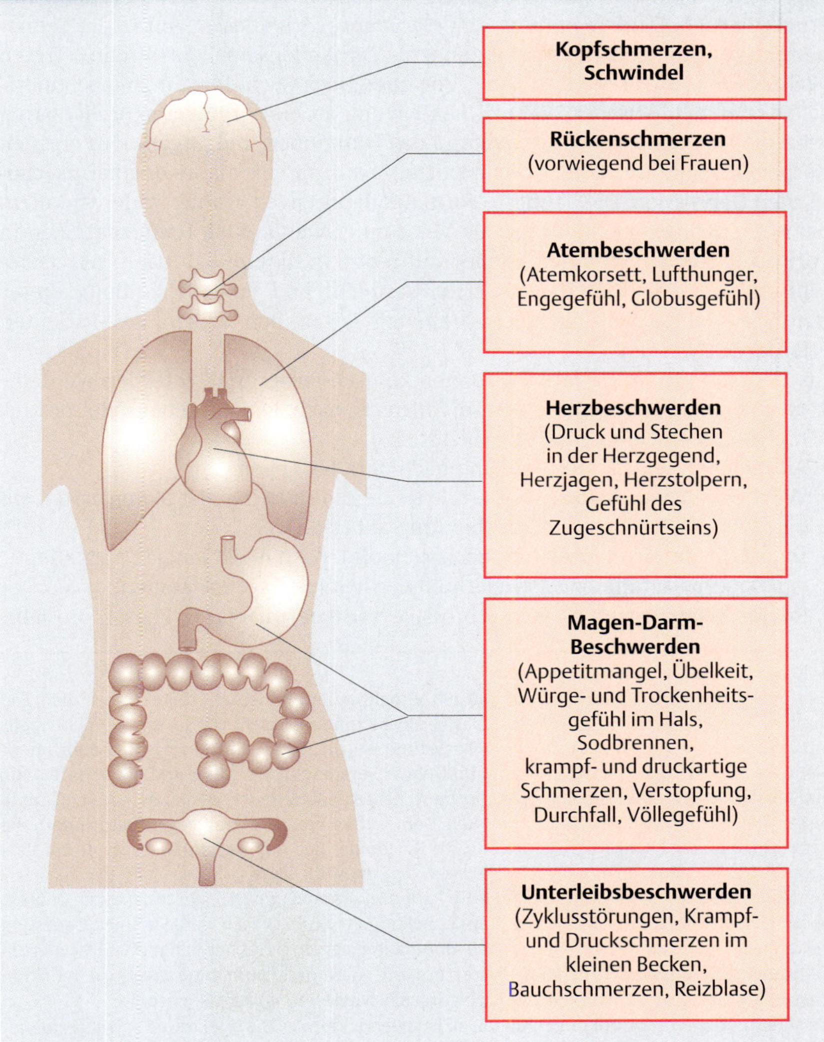

- **anankastische Depression:** Zwangssymptome stehen im Vordergrund, in ihrer Primärpersönlichkeit zeichnen sich die Kranken durch übermäßige Gewissenhaftigkeit und Ordentlichkeit aus.
- Als besondere Erscheinungsform wird neuerdings das nach der österreichischen Kaiserin Elisabeth benannte **„Sisi-Syndrom"** beschrieben. Die Depression vom Sisi-Typ ist durch Unrast, Sprunghaftigkeit, körperliche Hyperaktivität, rasche Stimmungsschwankungen, Fasten, übertriebenen Körperkult, Selbstwertprobleme und zahlreiche Selbstbehandlungsversuche charakterisiert. Bei etwa einem Drittel der weiblichen Depressiven sollen diese untypischen Symptome im Vordergrund stehen und das Erkennen (und Behandeln) der vorliegenden Depression besonders erschweren.

- **Sisi-Syndrom:** durch Unrast, körperliche Hyperaktivität, Fasten, Selbstwertprobleme und übertriebenen Körperkult charakterisierte Depressionsform.

▶ **Merke:** Global lassen sich
- psychische Symptome
- psychomotorische Symptome und
- psychosomatisch-vegetative Symptome unterscheiden.

◀ Merke

Speziell für die im Rahmen affektiver Psychosen vorkommende **„endogene" Depression** („Melancholie") sind folgende Symptome typisch: „Gefühl der

Leitsymptome der „endogenen" Depression sind ein „Gefühl der Gefühllosigkeit",

Tagesschwankungen, Vitalstörungen (Leibgefühlstörungen), Durchschlafstörungen/Früherwachen, Denkhemmung, „grundloses“ Auftreten, Selbstanklage, Wahn. Bei der **psychotischen Depression** kommt es zum Auftreten von Wahnideen (z. B. Verarmungs-, Versündigungswahn). Es kann auch zu Halluzinationen kommen.

Gefühllosigkeit“ (z. B. kann für Nahestehende nichts mehr empfunden werden), Tagesschwankungen mit Morgentief, Durchschlafstörungen/morgendliches Früherwachen, Denkhemmung, Vitalstörungen, „grundloses“ Auftreten, Selbstbezichtigungen und -beschuldigungen, Vorhandensein von Wahn. Treten **Wahnideen** wie z. B. Verarmungs-, Versündigungs-, Schuldwahn, hypochondrischer oder nihilistischer Wahn (Überzeugung an einer schweren, unheilbaren Krankheit zu leiden bzw. Verneinung der Funktionen und Organe des eigenen Körpers bis zum Gefühl der Nicht-Existenz) auf, spricht man von einer **psychotischen Depression**. Die häufigste Form des depressiven Wahns ist der vor allem bei Altersdepressionen auftretende Verarmungswahn. Auch Halluzinationen in Form anklagender Stimmen können auftreten. In diesem Fall kann (psychosetypisch) fehlende Krankheitseinsicht bestehen und eine Behandlung dieser potenziell lebensbedrohlichen Erkrankung gegen den Willen des Patienten erforderlich werden.

Sonderformen der Depression:
- **Involutions-/Spätdepression** (nach dem 45. Lebensjahr)
- **Altersdepression** (nach dem 60. Lebensjahr)
- **Wochenbettdepression** (s. S. 168)
- **Erschöpfungsdepression**
- **Rapid Cycling** (mehr als 4 Phasen pro Jahr).

Als **Depressions-Sonderformen** können klinisch ferner unterschieden werden:
- **Involutions- bzw. Spätdepression:** Auftreten nach dem 45. Lebensjahr, protrahierte Phasendauer, erhöhtes Suizidrisiko
- **Altersdepression:** Ersterkrankung nach dem 60. Lebensjahr
- **Wochenbettdepression** (postpartale Depression): tritt meist in den ersten ein bis zwei Wochen nach der Entbindung auf (s. S. 168).
- sog. **Erschöpfungsdepression** (nach Kielholz): nach meist langjähriger affektiver Dauerbelastung bzw. wiederholten schweren Psychotraumen.
- **Rapid-Cycling:** mehr als vier depressive und/oder manische Phasen pro Jahr.

▶ **Klinischer Fall**

▶ **Klinischer Fall. Schwere Depression**
Eine 53-jährige Frau kommt zur stationären Aufnahme und berichtet, dass sie nach dem Tod ihres Mannes zunehmend in eine depressive Phase hineingeraten sei. Sie könne nicht mehr alleine sein, habe Angst, dass sie nie mehr gesund werde, sie sei hoffnunglos und deprimiert. Sie fühle sich, als habe sie einen Balken im Gehirn, verstehe nichts mehr und könne selbst die einfachsten Dinge nicht mehr regeln. Sie finde keinen Schlaf mehr, quälende Angstzustände ließen sie nicht mehr zur Ruhe kommen. Dem aufnehmenden Arzt gegenüber äußert die Patientin, dass die Krankenkasse nicht für die Kosten der Behandlung aufkäme. Da sie ein Versager sei, habe sie es auch gar nicht verdient, dass man ihr helfe.
Zur **Vorgeschichte** ist zu erfahren, dass die Patientin erstmals mit 47 Jahren an einer Depression erkrankte und zwei Monate stationär behandelt wurde. Nach vollständiger Genesung erkrankte sie ein Jahr später erneut, nach ambulanter nervenärztlicher Behandlung wiederum vollständige Remission. Drei Jahre später erneute stationäre Aufnahme wegen der dritten Phase einer Depression, von der die Patientin sich wiederum vollständig erholte.
An somatischen Vorerkrankungen finden sich Appendektomie, Hysterektomie sowie rezidivierende Harnwegsinfekte. Die Patientin raucht ca. 20 Zigaretten täglich, nur gelegentlicher Alkoholkonsum, keine Drogenerfahrung.
Die **Familienanamnese** ergibt, dass sich der Großvater unter unklaren Umständen suizidiert hat, die Mutter erkrankte im Alter ebenfalls an einer Depression. Die Patientin hat zwei gesunde Geschwister.
Die **Fremdanamnese** ergibt, dass die Patientin nach dem Tod des Ehemannes zunehmend depressiv, ängstlich und gespannt geworden sei. Sie komme über den Verlust des Mannes nicht hinweg, hinzu komme eine sich drastisch verschlechternde finanzielle Situation durch den Konkurs des Familienunternehmens. Seit einigen Jahren nehme sie Benzodiazepin-Tranquilizer ein.
Psychischer Befund: ängstlich-agitierte Patientin mit tiefer depressiver Verstimmung. Das Denken ist formal eingeengt auf die Angst, verrückt zu werden, deutliche Denkhemmung mit Konzentrationsstörungen und Entscheidungsunfähigkeit. Ausgeprägte Hoffnungslosigkeit, lebensmüde Gedanken klingen an. Die psychomotorisch unruhige Patientin ist erfüllt von einem Verarmungs- und Schuldwahn. Hinweis für zirkadiane Befindungsschwankungen im Sinne eines deutlichen Morgentiefs. Von der Primärpersönlichkeit her Züge des Typus melancholicus (Zuverlässigkeit, Fleiß, Ordentlichkeit).
Diagnose: vierte Phase einer „endogenen“ Depression, bislang unipolar, Auslösung der jetzigen Phase durch den Tod des Ehemannes (schwere rezidivierende depressive Episode mit psychotischen Symptomen nach ICD-10).
Therapie: Mirtazapin (sedierendes Antidepressivum), initial zusätzlich Haloperidol und Diazepam. Zweimal wöchentlich Schlafentzugsbehandlung. Stützende Gesprächstherapie, Ergotherapie.

▶ **Klinischer Fall.** Eine 48-jährige Mutter zweier Kinder betritt zögernd mit mattem Gang das Sprechzimmer. Ihre Mimik ist ernst, von der Umgebung unberührt. Stockend und mühsam berichtet sie: Sie fühle sich stimmungsmäßig leer, wie versteinert, sie empfinde nichts mehr, nicht einmal mehr Traurigkeit. Es fehle ihr Kraft und Antrieb, auch nur das Nötigste im Haushalt zu tun, obwohl sie ständig dagegen anzukämpfen versuche. Obwohl sie unendlich müde sei, habe sie seit Wochen nicht mehr durchgeschlafen, die frühen Morgenstunden brächten die schlimmsten, grauenvollsten Stunden ihres Lebens mit sich: Erwachend aus qualvollen Angstträumen beschleiche sie entsetzliche Furcht vor dem langen, langen Tag mit seinen unendlichen Minuten, in denen sich alles nur noch zum Schlimmeren wenden würde. Das Aufstehen, das Heben der Beine aus dem Bett, bedeute eine Qual für sie. Obwohl sie körperlich gesund sei, fühle sie sich wie abgeschlagen, sei appetitlos, verspüre einen Druck über der Brust und im Kopf, die Kehle sei wie zugeschnürt. Das Denken trete auf der Stelle, sie könne kaum noch Zeitung lesen, habe an nichts mehr Interesse, falle ins Grübeln über Vergangenes. Sie habe das Gefühl, überflüssig zu sein, sie sei für ihre Familie nur noch Ballast. Die Besorgtheit der Angehörigen mache alles noch schlimmer, weil sie sich deshalb immer mehr Schuldgefühle wegen ihres Versagens machen müsse.
Hier liegt das klassische Bild einer **endogenen Depression** (schwere depressive Episode, Melancholie) vor. Unter einer Therapie mit einem Antidepressivum (150 mg Amitriptylin/die) kam es innerhalb von sechs Wochen zu einer vollständigen Remission der Krankheit.

◀ **Klinischer Fall**

Manie

Leitsymptome der Manie sind **inadäquat gehobene Stimmung, Antriebssteigerung, beschleunigtes Denken** (Ideenflucht) und **Selbstüberschätzung** (Abb. **4.13**). Die übermütig-euphorische (seltener auch dysphorisch-gereizte) Stimmung ist verbunden mit Hyperaktivität, Rededrang (Logorrhö) und vermindertem Schlafbedürfnis. Rededrang und Einfallsreichtum können sich bis zur Ideenflucht steigern, Selbstüberschätzung kann in wahnhafte Größenideen einmünden. Die Patienten fühlen sich häufig besonders leistungsfähig.
Fatale soziale Folgen kann die vermehrte leichtsinnige Geldausgabe nach sich ziehen, Distanzlosigkeit und Enthemmung berufliche und familiäre Konflikte und Tragödien mit sich bringen. Fatal für den Kranken und seine Angehörigen ist das völlige **Fehlen eines Krankheitsgefühls**, was eine Behandlung gegen den Willen des Betreffenden erforderlich machen kann (s. S. 561 ff.).

Manie

Leitsymptome (Abb. **4.13**):
- inadäquat gehobene Stimmung
- Antriebssteigerung
- beschleunigtes Denken
- Selbstüberschätzung

Weitere Symptome: Euphorie, Hyperaktivität, Rededrang, Ideenflucht.

Fatale Folgen können sein:
- vermehrte Geldausgabe
- Distanzlosigkeit
- Enthemmung

▶ **Merke:** Eine Manie bedingt in der Regel Schuldunfähigkeit und fehlende Testierfähigkeit (Kaufverträge!). Zum Schutz des Kranken und seiner Angehörigen ist häufig die stationäre „Zwangseinweisung" (Unterbringung) wegen Selbst-/Fremdgefährdung und Verlust der freien Willensbestimmung notwendig.

◀ **Merke**

4.13 **Häufigkeit typischer Manie-Symptome**

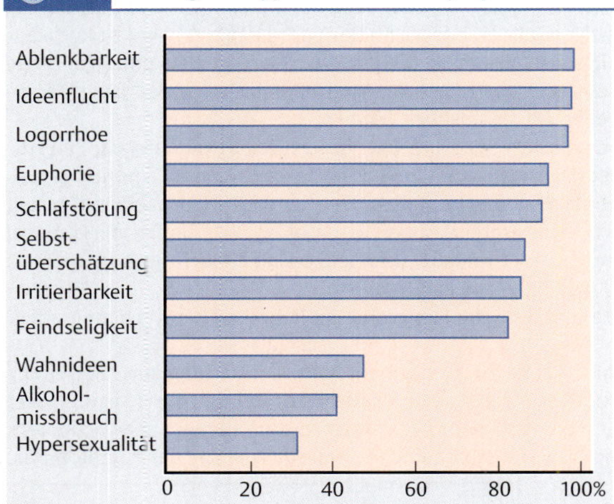

4.13

Weniger stark ausgeprägte Manien **(Hypomanien)** können mit ihrer mitreißenden Euphorie und Antriebssteigerung positive Züge aufweisen.

Weniger stark ausgeprägte Manien **(Hypomanien)** können durch ihre mitreißende Euphorie und Antriebssteigerung insbesondere bei Künstlern und Geschäftsleuten hinsichtlich Kreativität, Aktivität und Ideenreichtum positive Züge aufweisen. Starke Ausprägung und/oder anhaltende Fortdauer verursachen aber über kurz oder lang Probleme in Partnerschaft und Gesellschaft.

▶ **Klinischer Fall**

▶ **Klinischer Fall.** Eine 54-jährige Patientin stellt sich auf Drängen der Angehörigen in der Klinik vor und gibt an, sie sei früher depressiv gewesen, jetzt sei sie in Höchstform, es gehe ihr blendend. Die Angehörigen berichten, dass die Patientin in den letzten Monaten viel Geld ausgegeben habe und ohne Hemmungen mit den verschiedensten Männern verkehre. Die Patientin meint hierzu, dass sie nichts bereue und es sich ja im übrigen um ihr Geld handele, sie könne sich das leisten.

Nach wenigen Stunden verlässt die Patientin gegen ärztlichen Rat in einem Taxi die Klinik. Sie verursacht einen Verkehrsunfall und wird in die Klinik zurückgebracht. Von der Dienst habenden Ärztin wird sie wegen akuter Selbst- und Fremdgefährdung nach PsychKG gegen ihren Willen untergebracht.

Angaben der Patientin: Sie sei schon immer ein großzügiger Mensch gewesen. Jetzt habe sie sich einen Daimler Benz geleistet, sich in Köln wertvollen Schmuck gekauft, bisher für ca. 120000 DM, könne aber von ihrer Bank problemlos einen Kredit bekommen. Sie habe auch noch 70 Riesen, mit denen sie ein Etablissement in Bad X eröffnen wolle. Sie habe über 20 Jahre beim „Amt für soziale Unordnung" gearbeitet, bekomme jetzt eine hohe Rente und habe ausreichend Geld. Ihr Großvater habe das gleiche Charisma gehabt wie sie, habe auch sehr intensiv gelebt, sei allerdings früh am Alkohol gestorben. Die übrige Familie sei schwunglos und langweilig. Sie habe keine überflüssigen Hemmungen. In den letzten Wochen habe sie mit zahlreichen Männern verkehrt, zuletzt in der Nacht vor der Aufnahme. Da habe sie mit einem Begleiter einen Parkplatz aufgesucht und dort vor den Augen ihres Begleiters mit mehreren Männern Geschlechtsverkehr gehabt. Diese Männer habe sie zuvor nicht gekannt. In der Klinik habe sie mit einem Pfleger schlafen wollen, der habe aber wohl Angst gehabt. Mit einem Arzt habe sie noch nie geschlafen, vielleicht böte sich ihr ja hier die Gelegenheit. Der Taxifahrer sei ein Idiot gewesen, er habe mit ihr schlafen wollen, sie habe ihm möglicherweise ins Steuer gegriffen, aber nur, um zu hupen, damit er schneller fahre. Sie sei schneller als andere Leute, sei von der schnellen Truppe.

Anamnese: Die Patientin ist ledig und kinderlos, lebt zur Zeit mit einem Partner zusammen. Absolvierte Lehre als Kaufmännische Angestellte, seit 25 Jahren als Verwaltungsangestellte bei einem Amt beschäftigt. Zwei gesunde Schwestern, zu denen sporadisch Kontakt besteht. Keine relevanten körperlichen Erkrankungen.

Psychiatrische Vorgeschichte: Im Alter von 25 Jahren erkrankte die Patientin erstmals an einer Monate dauernden Depression, mit 35 Jahren erste stationäre Behandlung wegen schwerer Depression; nachdem in den Vorjahren mehrere depressive und eine manische Phase aufgetreten waren Einstellung auf Lithium. In den darauffolgenden acht Jahren relativ stabil und beschwerdefrei. Mit 45 Jahren erneutes Auftreten einer depressiven und einer manischen Phase, die unter entsprechender medikamentöser Behandlung remittieren. 1990 im Alter von 50 Jahren wird Lithium von der Patientin abgesetzt, im Anschluss daran kommt es zu einer schweren Manie, im Rahmen dieser Erkrankung verlebt die Patientin einen erheblichen Teil ihres Erbes. Ein Jahr später schwere depressive Episode mit Suizidversuch (Patientin wollte sich vor den Zug werfen).

Fremdanamnese: Der Lebensgefährte berichtet, dass die Patientin seit ca. vier Monaten völlig verändert sei. Sie habe über ihre Verhältnisse gelebt, sei beim Einkaufen nicht mehr kritikfähig gewesen, habe z. B. in einem Möbelgeschäft eine teure Sitzgruppe gekauft, obwohl der Verkäufer abgeraten habe, da die Sitzgruppe unvollständig gewesen sei. Sie habe viele unnötige Dinge gekauft, im Umgang mit Männern sei sie distanzlos. Auch er habe trotz der langjährigen Freundschaft keinerlei Einfluss mehr auf sie ausüben können.

Psychischer Befund: deutliches manisches Syndrom mit Verlust der Kritikfähigkeit, Selbstüberschätzung, Größenideen, euphorischer Stimmung und Reizbarkeit. Antrieb deutlich gesteigert, teilweise ungehemmtes und manieriertes Verhalten. So trägt die Patientin einen Hut und zahlreiche Schmuckstücke, jedoch keine Unterwäsche. Sie entblößt sich häufig vor Personal oder Mitpatienten. Die Schlafdauer ist vermindert, das Denken ideenflüchtig. Ausgeprägter Mangel an Krankheitsgefühl und Krankheitseinsicht.

Diagnose: manische Episode ohne psychotische Symptome im Rahmen einer bipolaren affektiven Störung (ICD-10: F31.1).

Therapie: Einweisung nach PsychKG durch das Amtsgericht Bonn, Einrichtung einer Betreuung für die Aufgabenbereiche Gesundheitssorge, Aufenthaltsbestimmung/Unterbringung und Vermögenssorge. Medikamentöse Behandlung mit Carbamazepin und einem schwachpotenten Neuroleptikum. Hierunter nach zwei Tagen deutliche Entaktualisierung der Symptomatik.

Anhaltende affektive Störungen

Dysthymia

Bei der **Dysthymia** handelt es sich um eine **chronische depressive Verstimmung leichteren Grades,** die zu den anhaltenden affektiven Störungen zählt und mindestens 2 Jahre kontinuierlich andauert. Die Betroffenen fühlen sich müde, depressiv, unzulänglich und schlafen schlecht. Alles ist für sie eine Anstrengung, nichts wird genossen, sie sind aber in der Regel fähig, mit den Anforderungen des täglichen Lebens fertig zu werden. Die Störung beginnt gewöhnlich früh im Erwachsenenleben und hat sehr viel mit den traditionellen Konzepten der depressiven Neurose/neurotischen Depression gemeinsam.
In den letzten Jahren werden weitere der Dysthymia nahe stehende Depressionsformen aufgrund ihrer Häufigkeit in der Bevölkerung und ihrer sozialmedizinischen Bedeutung diskutiert: Die **rezidivierende kurze depressive Störung** beschreibt häufige kurze, zwei bis vier Tage dauernde depressive Episoden, die **minore Depression** milde Depressionsformen, die sich außerhalb des psychiatrischen Versorgungsnetzes finden, aber beträchtliche volkswirtschaftliche Bedeutung besitzen (Krankschreibungen, Fehlzeiten). Des weiteren wurde ein **prämenstruelles dysphorisches Syndrom** (Symptome u. a. Dysphorie, Heißhunger, Schlafstörungen) beschrieben.

Zyklothymia

Die **Zyklothymia** zählt ebenfalls zu den anhaltenden affektiven Störungen. Es handelt sich um eine im frühen Erwachsenenleben einsetzende, chronisch verlaufende, dauerhafte **Instabilität der Stimmung** mit zahlreichen Perioden leichter Depression und leicht gehobener Stimmung. Die Stimmungsschwankungen werden meist von den Betroffenen ohne Bezug zu Lebensereignissen erlebt und sind relativ leicht. Da die Perioden gehobener Stimmung angenehm und fruchtbar sein können, erfolgt meist keine ärztliche Behandlung. Verwandte Begriffe sind affektive, zykloide oder zyklothyme Persönlichkeitsstörung (s. S. 349 ff.).

Andere Formen

Stehen bei einer Depression oder Manie die psychotischen Symptome Wahn und Halluzinationen im Vordergrund, kann das **Mischbild einer schizoaffektiven Psychose** (schizodepressiv, schizomanisch) vorliegen (s. S. 163 ff.). Auch diese Störungen sind, wie die Zyklothymie (manisch-depressive Krankheit, bipolare affektive Psychose), durch einen phasischen Verlauf mit Syndromwechsel charakterisiert. Von manchen Autoren werden sie deswegen auch als **zykloide Psychosen** (z. B Angst-Glück-Psychose) bezeichnet.
Relativ selten können manische **und** depressive Symptome gleichzeitig vorhanden sein **(gemischte Episode einer bipolaren affektiven Störung)**. Hierbei ist z. B. depressive Stimmung simultan von Rededrang und Hyperaktivität begleitet oder eine manische Stimmungslage von Antriebs- und Libidoverlust.

4.1.3 Diagnostik und Differenzialdiagnose

Die Diagnose affektiver Erkrankungen wird primär klinisch auf der Basis des erhobenen psychopathologischen Befundes (spontan geschilderte Beschwerden, gezielte Explorationsfragen, Rating-Skalen), der gezielten Anamnese, des Verlaufes sowie unter Berücksichtigung ätiologischer Faktoren (Auslöser, Konflikte, organische Erkrankung, familiäre Häufung) gestellt.

Depressive Episode

Diagnostik: Zunächst stellt sich die Frage, ob es sich bei der vorliegenden depressiven Verstimmung um eine solche mit Krankheitswert, um vorübergehende Stimmungsschwankungen oder eine Trauerreaktion handelt.
Nach Erhebung der Anamnese und des psychopathologischen Befundes hat sich folgendes **diagnostisches Basisprogramm** bewährt:

Anhaltende affektive Störungen

Dysthymia

Dysthymia bezeichnet eine **chronische depressive Verstimmung leichteren Grades**. Die Betroffenen fühlen sich müde, unzulänglich, beklagen sich und schlafen schlecht, sind aber meist fähig, mit den Anforderungen des täglichen Lebens fertig zu werden.

Weitere, der Dysthymia nahe stehende Formen:
- rezidivierende kurze depressive Störung
- minore Depression
- prämenstruelles dysphorisches Syndrom.

Zyklothymia

Bei der **Zyklothymia** handelt es sich um eine im frühen Erwachsenenleben einsetzende, chronisch verlaufende, andauernde **Instabilität der Stimmung** mit zahlreichen Perioden leichter Depression und leicht gehobener Stimmung.

Andere Formen

Stehen bei einer Depression oder Manie die psychotischen Symptome Wahn und Halluzination ganz im Vordergrund, kann das **Mischbild einer schizoaffektiven Psychose** vorliegen (s. S. 163 ff.). Auch sie haben einen phasischen Verlauf.

Gelegentlich können depressive **und** manische Symptome simultan vorkommen (gemischte Episode einer bipolaren affektiven Störung).

4.1.3 Diagnostik und Differenzialdiagnose

Die Diagnose wird primär klinisch gestellt (psychopathologischer Befund, gezielte Anamnese, ätiologische Faktoren).

Depressive Episode

Diagnostik: Zunächst muss differenziert werden, ob die depressive Verstimmung Krankheitswert hat.

Nach Erhebung der Anamnese und des psychoapathologischen Befundes muss

4.2 Diagnostische Kriterien der depressiven Episode nach ICD-10 und DSM-IV (Major Depression)

ICD-10	*DSM-IV*
Symptomatik:	
▪ **gedrückte-depressive Stimmung**, Freudlosigkeit (evtl. „Morgentief")	▪ depressive Verstimmung, Freudlosigkeit
▪ **Interessenverlust**	▪ Interessenverlust
▪ **erhöhte Ermüdbarkeit** oder **Verminderung des Antriebs**, der Energie	▪ Müdigkeit ▪ Energieverlust
▪ psychomotorische Hemmung/Agitiertheit	▪ psychomotorische Hemmung/Unruhe
▪ verminderte Konzentration ▪ vermindertes Selbstwertgefühl	▪ Denkhemmung, ↓ Konzentration, Entscheidungsunfähigkeit
▪ Schuldgefühle, Gefühl der Wertlosigkeit	▪ Schuldgefühle, Gefühl der Wertlosigkeit
▪ negativ-pessimistische Zukunftsperspektiven	▪ Gedanken an den Tod, Suizidideen, Suizidversuch
▪ suizidale Gedanken/Handlungen	▪ ↓ (↑) Schlaf
▪ Schlafstörungen (frühmorgendliches Erwachen)	▪ ↑ (↓) Appetit/Gewicht
▪ ↓ Appetit, Gewichtsverlust	
▪ Libidoverlust	
Schweregrade:	
▪ leichte depressive Episode	▪ leicht
▪ mittelgradige depressive Episode	▪ mittel
▪ schwere depressive Episode ohne psychotische Symptome = Major Depression, Melancholie	▪ schwer, ohne psychotische Merkmale
▪ schwere depressive Episode mit psychotischen Symptomen, psychotische Depression – zusätzlich: Wahnideen (Verarmung, Versündigung); depressiver Stupor	▪ schwer, mit psychotischen Merkmalen
Mindestdauer: 2 Wochen	▪ 2 Wochen
Verlaufstypen:	
▪ rezidivierend (> 2 Episoden)	▪ rezidivierend (> 2 Episoden)

folgendes **Basisprogramm** durchgeführt werden:
- internistische und neurologische Untersuchung
- Laborparameter (z. B. BKS, Blutbild, Schilddrüsenwerte)
- EEG, evtl. CT oder NMR.

- orientierende internistische Untersuchung
- gründliche neurologische Untersuchung
- Laborparameter (u. a. BKS, Blutbild, Leber-, Nierenwerte, Elektrolyte [K, Ca], Blutzucker, Serumeisenspiegel, Schilddrüsenwerte, Vitamin-B_{12}-Spiegel, Lues-Serologie)
- EEG, EKG
- evtl. CT, NMR, Hirnszintigraphie, SPECT, rCBF, Doppler-Sonographie
- evtl. Dexamethason-Test (Verlaufsparameter; normalisiert sich bei Remission der Depression).

Diagnostische Kriterien der depressiven Episode nach ICD-10 und DSM-IV s. Tab. **4.2**.

Zur Abschätzung des Schweregrades dienen standardisierte Beurteilungsskalen, Fragebögen können als Diagnosehilfe für die Praxis dienen (Tab. **4.3**).

Die **Diagnosekriterien** sind in den Tab. **4.2** und **4.3** wiedergegeben, im Schweregrad werden leicht-, mittel- und schwergradige Depressionen, im Verlauf uni- und bipolare sowie rezidivierende Depressionen unterschieden.

Zu diesem Zweck haben sich **standardisierte Beurteilungsskalen** (Rating-Skalen), wie z. B. die Hamilton-Depressionsskala bewährt. Die neueren **operationalisierten Diagnosesysteme** basieren primär auf der **symptomorientierten Beschreibung**, **Schweregrad** („kann der Patient seine normale Berufstätigkeit und soziale Aktivitäten fortsetzen?") und **Zeitkriterien**. Tabelle **4.3** kann als Diagnosehilfe für die Praxis dienen.

Differenzialdiagnose: Unterteilung **somatogener Depressionen** (Tab. **4.4**):
- **symptomatische Depression** (Folge extrazerebraler Erkrankungen)
- **organische Depression** (Folge zerebraler Erkrankungen)

Differenzialdiagnose: Erster Schritt ist der **Ausschluss organischer Ursachen** (körperlich begründbare, somatogene Depression; Sonderform: pharmakogene Depression). **Somatogene Depressionen** lassen sich unterteilen in:
- **symptomatische Depression:** Begleitdepression bzw. Folge körperlicher Erkrankungen (z. B. postinfektiös, pharmakogen)
- **organische Depression:** basierend auf strukturellen Veränderungen des Gehirns (z. B. Hirnatrophie, Hirninfarkt)

Häufige Ursachen für **somatogene Depressionen** sind in Tabelle **4.4** aufgeführt.

Pharmakogene Depression s. Tab. **4.5**.

Ein depressives Krankheitsbild kann auch **pharmakogen** ausgelöst werden (Tab. **4.5**).

4.3 Fragebogen: Klärung einer depressiven Episode nach ICD-10

Besteht seit mindestens 2 Wochen	***Ja***	***Nein***
Hauptsymptome		
1 depressive Stimmung	☐	☐
2 Interesse-/Freudlosigkeit	☐	☐
3 Antriebsstörung/Energieverlust/Müdigkeit	☐	☐
Andere häufige Symptome		
4 Verlust von Selbstwertgefühl/Selbstvertrauen/übertriebene Schuldgefühle	☐	☐
5 Todes-/Suizidgedanken	☐	☐
6 Denk-/Konzentrationsstörungen/Entscheidungsunfähigkeit	☐	☐
7 psychomotorische Unruhe oder Gehemmtsein	☐	☐
8 Schlafstörungen	☐	☐
9 Appetit-/Gewichtsverlust	☐	☐

Sind mindestens 2 Hauptsymptome und mindestens 2 andere häufige Symptome vorhanden, ist von einer behandlungsbedürftigen depressiven Episode auszugehen!

4.4 Beispiele für Ursachen somatogener Depressionen

Neurologie	– Epilepsie, Hirntumoren, zerebrovaskuläre Erkrankungen, Hirnatrophie, Morbus Parkinson, Hirntraumen, Arteriitis temporalis, Enzephalitis (z. B. FSME-Virus), multiple Sklerose, amyotrophe Lateralsklerose, Myasthenie, funikuläre Myelose, Chorea Huntington
Endokrinologie	– Hypo-/Hyperthyreose, Riesenzellthyreoiditis, Hypo-/Hyperparathyreoidismus, HVL-Insuffizienz, Morbus Addison, Morbus Cushing, Phäochromozytom, Akromegalie
Kardiologie	– Vitien (ASD, VSD, Mitralstenose), essenzielle Hypertonie, Positionshypotonie, funktionelle kardiovaskuläre Störung, Z. n. Bypass-Operation, Z. n. Myokardinfarkt
Gastroenterologie	– Leberzirrhose, Morbus Meulengracht, Sprue, Encephalopathia pancreatica, entzündliche Darmerkrankungen
Nephrologie	– chronische (Pyelo-)Nephritis, Dialyse-Patienten, Prostataadenom
Kollagenosen, Immunopathien	– Lupus erythematodes, Panarteriitis nodosa, rheumatoide Arthritis
Stoffwechselkrankheiten	– Porphyrie, Hämochromatose, Hypoglykämie
Infektionskrankheiten	– Lues, Tbc, Bruzellose, Toxoplasmose, Mononukleose, AIDS, Borreliose
Intoxikation	– chronische Hg-/CO-Intoxikation, Alkoholismus
Gynäkologie	– prämenstruelles Syndrom, Klimakterium
Malignome	– chronische Leukosen, Pankreaskarzinom, Bronchialkarzinom, Ovarialkarzinom
Sonstige Ursachen	– Anämie, Sarkoidose, Strahlentherapie, postoperativ, Schlafapnoe

4.5 Beispiele für pharmakogen ausgelöste Depressionen

Antihypertensiva	– Reserpin, α-Methyl-Dopa, Clonidin, Betablocker, Prazosin, Hydralazin
Parkinsonmittel und Muskelrelaxanzien	– L-Dopa, Amantadin, Baclofen, Bromocriptin
Steroidhormone	– Glukokortikoide, Gestagene, Danazol, ACTH
Antirheumatika, Analgetika	– Indometacin, Gold, Chloroquin, Phenazetin, Phenylbutazon, Ibuprofen, Opiate
Tuberkulostatika, Antibiotika, Zytostatika, Antimykotika	– INH, Sulfonamide, Tetrazykline, Nalidixinsäure, Streptomycin, Vinblastin, Nitrofurantoin, Griseofulvin, Metronidazol, Interferon, Ofloxacin
Ophthalmologika	– Acetazolamid
Antiepileptika	– Hydantoin, Clonazepam
Kardiaka	– Digitalis (?), Procainamid, Lidocain
Psychopharmaka	– Neuroleptika, Barbiturate, Disulfiram, Amphetamin-Entzug, Benzodiazepin-Langzeiteinnahme (?)
Sonstige	– Flunarizin, Cimetidin, Cholesterinsynthesehemmer, Pizotifen, Methysergid

4.6

4.6 Abgrenzung der depressiven Pseudodemenz von der senilen Demenz

Depression	*Demenz*
▪ vorwiegend rascher, erkennbarer Beginn	▪ schleichender, unklarer Beginn
▪ episodischer Verlauf	▪ chronischer Verlauf
▪ Stimmung ist beständig depressiv	▪ Stimmungs- und Verhaltensauffälligkeiten fluktuieren
▪ „weiß-nicht"-Antworten sind typisch	▪ angenähert richtige Antworten überwiegen
▪ Patient stellt Defizite besonders heraus, klagt über kognitive Einbußen	▪ Patient versucht Defizite zu verbergen
▪ Selbstanklage, evtl. Schuldgefühle	▪ Orientierungs-/Gedächtnisstörungen

Bei Altersdepression mit ausgeprägten kognitiven Störungen kann die Abgrenzung zur beginnenden **Demenz** schwierig sein (Tab. **4.6**).

Vor allem bei Altersdepressionen, die mit ausgeprägten kognitiven Störungen (sog. **depressive Pseudodemenz**) einhergehen, kann die Differenzialdiagnose zu einer beginnenden **Demenz** schwierig sein (Tab. **4.6**, s. auch S. 195). Im Zweifelsfalle empfiehlt sich die probatorische Behandlung mit einem Antidepressivum.

Beim Vorliegen psychotischer Symptome muss eine **schizoaffektive** oder **schizophrene Psychose** ausgeschlossen werden. Häufig besteht eine Komorbidität zu **Angsterkrankungen**.

Besonders beim Vorliegen nicht stimmungskongruenter psychotischer Symptome (Wahn, Halluzinationen, Stupor) muss differenzialdiagnostisch eine **schizoaffektive** (s. S. 163 ff.) oder **schizophrene Psychose** (s. S. 134 ff.) ausgeschlossen werden. Schwierig ist die Differenzialdiagnose gegenüber **Angsterkrankungen**, häufig besteht eine Komorbidität (gemischte Angst-/Depressionserkrankung s. S. 106 ff.).

Somatisierte Depressionen müssen von somatoformen Störungen, hypochondrischen Störungen und Neurasthenie abgegrenzt werden.

Differenzialdiagnosen zur larvierten (somatisierten) Depression sind Somatisierungsstörung, somatoforme Störung, hypochondrische Störung und Neurasthenie. Entscheidendes Kriterium ist, dass bei einer primär sich körperlich äußernden, larvierten Depression die Symptome depressive Stimmung, Interesse-/Freudlosigkeit und/oder Antriebsstörung vorhanden sind.

Bei (chronischen, schweren) somatischen Erkrankungen und auch bei Essstörungen kann es zu (sekundären) „reaktiven depressiven Anpassungsstörungen" kommen. Auch Trauer- und Belastungsreaktionen fallen nicht unter die primär affektiven Störungen.

Depressionen können auch als sekundäre Depressionen bei (chronischen, schweren) somatischen Erkrankungen und zum Beispiel im Rahmen von Essstörungen auftreten („reaktive depressive Anpassungsstörungen"). Ebenfalls keine primäre affektive Störung sind depressive Reaktionen auf psychosoziale Stressoren (Trauerreaktion, Belastungsreaktion). Klingt diese normalpsychologische Verstimmung auch nach mehreren Wochen nicht ab, muss davon ausgegangen werden, dass eine behandlungsbedürftige depressive Episode ausgelöst wurde.

Diagnostisch hat sich ein bestimmtes Vorgehen bewährt (Abb. **4.14**).

In der Praxis hat sich zur Diagnostik und Differenzialdiagnose depressiver Erkrankungen das Vorgehen nach einem hierarchischen Entscheidungsmodell bewährt (Abb. **4.14**).

Manie

Diagnostik. Entscheidend sind der psychopathologische Befund und die typische Fremd- und Eigenanamnese. Die diagnostischen Kriterien sind in Tab. **4.7** aufgeführt.

Manie

Diagnostik. Entscheidend für die Diagnose einer (endogenen) Manie sind der erhobene psychopathologische Befund und die typische Fremd- und Eigenanamnese (s. S. 93). Die diagnostischen Kriterien nach ICD-10 und DSM-IV sind in Tab. **4.7** zusammengefasst und entsprechen sich weitgehend. Ähnlich wie bei der depressiven Episode werden im DSM-IV die zur Diagnose geforderten Symptome detaillierter und prägnanter dargestellt.

Differenzialdiagnose: Ausschluss von somatogenen Ursachen (Tab. **4.8**), Schizophrenien, schizoaffektiven Psychosen und Persönlichkeitsstörungen.

Differenzialdiagnose: Auch hier steht der Ausschluss somatogener Ursachen im Vordergrund (Tab. **4.8**). Weiterhin müssen manische Syndrome im Rahmen von Schizophrenien (s. S. 134 ff.) und schizoaffektive Psychosen (s. S. 163 ff.) sowie eine hyperthyme Persönlichkeitsstörung (Zyklothymia) ausgeschlossen werden.

4.14 Entscheidungsbaum in der Diagnostik depressiver Störungen

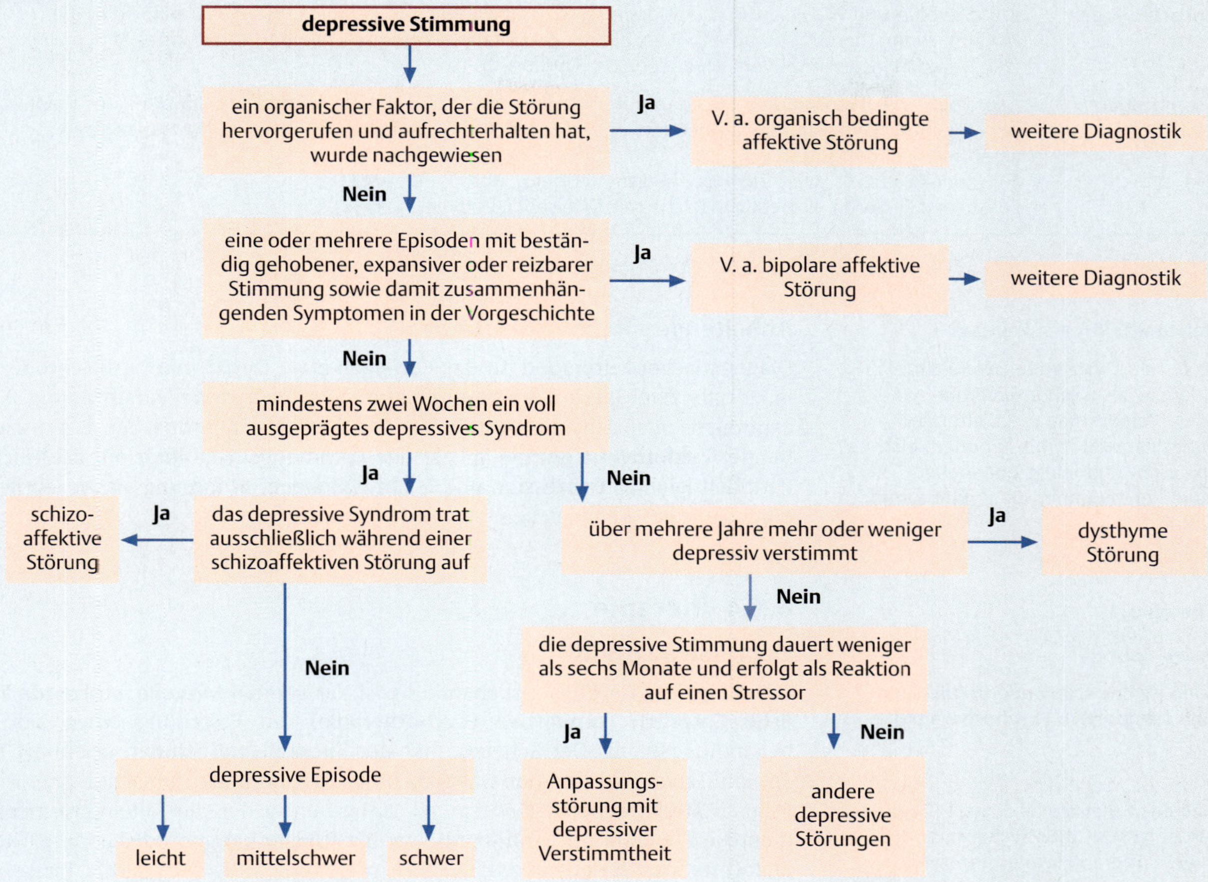

4.7 Diagnostische Kriterien der manischen Episode nach ICD-10 und DSM-IV

ICD-10	*DSM-IV*
Symptomatik	
▪ situationsinadäquate, anhaltende gehobene Stimmung (sorglos-heiter bis erregt) ▪ Selbstüberschätzung ▪ vermindertes Schlafbedürfnis ▪ Gesprächigkeit/Rededrang ▪ ↓ Aufmerksamkeit u. Konzentration, Ablenkbarkeit, Hyperaktivität	▪ abgegrenzte Periode abnormer, anhaltend gehobener, expansiver oder reizbarer Stimmung ▪ gesteigertes Selbstwertgefühl/Größenideen ▪ vermindertes Schlafbedürfnis ▪ Redseligkeit, Ideenflucht ▪ Ablenkbarkeit ▪ gesteigerte Aktivität (sozial, sexuell), vermehrte/unsinnige Geldausgabe
Schweregrad	
▪ **mittelgradig:** Manie ohne psychotische Symptome – zusätzlich: berufliche/soziale Funktionsfähigkeit unterbrochen – Dauer: mindestens 1 Woche ▪ **schwer:** Manie mit psychotischen Symptomen – zusätzlich: Wahn	▪ hypomanisches Syndrom ▪ deutliche Einschränkung beruflicher Leistungsfähigkeit u./o. sozialer Bezüge
Mindestdauer: 1 Woche	**Mindestdauer:** 1 Woche
Ausschluss	
▪ Schizophrenie ▪ schizoaffektive Störung (schizomanische Störung) ▪ Hyperthyreose, Anorexia nervosa	▪ Schizophrenie; schizophreniforme, wahnhafte Störung ▪ Wahn/Halluzinationen ohne gleichzeitige affektive Symptome ▪ organische Ursachen ▪ Hyperaktivitäts- und Aufmerksamkeitsstörung

4.8 Beispiele für pharmakogene und somatogene Ursachen der Manie

pharmakogen	– z. B. Steroide und ACTH, L-Dopa, Antidepressiva, Halluzinogene (Marihuana, LSD, Meskalin, Psilocybin, Kokain), sympathomimetische Amine (z. B. Preludin, Ritalin, Captagon), Alkohol, Barbiturate, Anticholinergika (z. B. Antiparkinsonmittel vom Biperidentyp), Antikonvulsiva
somatogen	– *Neurologie:* z. B. Hirntumoren (parasagittales Meningeom, Gliom des Dienzephalons, supraselläres Kraniopharyngeom), Epilepsie, Infektionen (Enzephalitis, Influenza), multiple Sklerose, Chorea Huntington, Z. n. zerebrovaskulärem Insult – *Endokrinologie:* z. B. Hyperthyreose, Morbus Cushing, Morbus Addison – *Sonstige:* z. B. chron. Niereninsuffizienz mit Dialysepflichtigkeit

Anhaltende affektive Störungen

Typisch für die **Dysthymia** ist die chronische, länger als 2 Jahre dauernde depressive Verstimmung. Anhaltende Stimmungsinstabilität mit Perioden leichter Depression und leicht gehobener Stimmung kennzeichnet die **Zyklothymia.**

Diagnostischer Leitbefund für das Vorliegen einer **Dysthymia** ist die chronische, länger als zwei Jahre dauernde (leichtgradige) depressive Verstimmung. Konzeptionell entspricht die Dysthymia in vielem der „neurotischen Depression". Bei der **Zyklothymia** gilt die anhaltende Stimmungsinstabilität mit zahlreichen Perioden leichter Depression und leicht gehobener Stimmung als wesentliches diagnostisches Kennzeichen.

4.1.4 Therapie

Depressive Episode

Grundlage ist das **stützende ärztliche Gespräch (supportive Psychotherapie)**.

Grundlage der Depressionsbehandlung ist das **verständnisvolle, stützende ärztliche Gespräch (supportive Psychotherapie)** mit Erstellung eines Gesamtbehandlungsplans. Der Schwerpunkt der Therapiemaßnahmen orientiert sich am klinischen Bild und der wahrscheinlichen Erkrankungsursache.

Es stehen entweder die (alleinige) Therapie mit Antidepressiva, die Psychotherapie oder andere Therapieformen im Vordergrund.

Je nach ätiologischem Schwerpunkt stehen entweder die (alleinige) medikamentöse Therapie mit Antidepressiva, die Psychotherapie oder andere Therapieformen im Vordergrund.

Behandlungsstrategie:
- Akutbehandlung
- Erhaltungstherapie
- evtl. Rezidivprophylaxe

Initial steht die **Abschätzung der Suizidalität** im Vordergrund.

Die Behandlungsstrategie gliedert sich in drei Phasen:
- Akutbehandlung
- Erhaltungstherapie (6-12 Monate)
- evtl. Rezidivprophylaxe (Jahre bis lebenslang).

Zunächst muss entschieden werden, ob eine ambulante oder stationäre Behandlung erfolgen kann oder muss. Von zentraler Bedeutung ist hierbei die **Abschätzung der Suizidalität** (s. S. 377 ff.)

▶ Merke

▶ **Merke:** Wegen des hohen Suizidrisikos Depressiver muss diese Thematik obligat in geeigneter Form angesprochen werden.

Leichte depressive Episoden werden durch supportive Psychotherapie behandelt. Ausgeprägte Depressionen erfordern spezifische Therapien (Abb. **4.15**).

Im Zentrum der **biologischen Behandlungsverfahren** stehen heute **Antidepressiva** (s. S. 483 ff.).

Je nach **Schweregrad der Depression** können leichtgradige depressive Episoden und Verstimmungszustände durch supportive Psychotherapie aufgefangen werden, ausgeprägte Depressionen erfordern hingegen spezifische Therapiemaßnahmen (Abb. **4.15**).

Im Zentrum der **biologischen Behandlungsverfahren** steht heute die **Behandlung mit Antidepressiva** (s. S. 483 ff.). Bei der Auswahl und Verordnung sind bestimmte Grundregeln zu berücksichtigen.

▶ Merke

▶ **Merke:** Die Auswahl von Antidepressiva richtet sich in erster Linie nach dem klinischen Erscheinungsbild der Depression sowie nach dem Nebenwirkungsprofil des Präparates.

4.15 Ambulante (hausärztliche) Diagnostik und Therapie der Depression

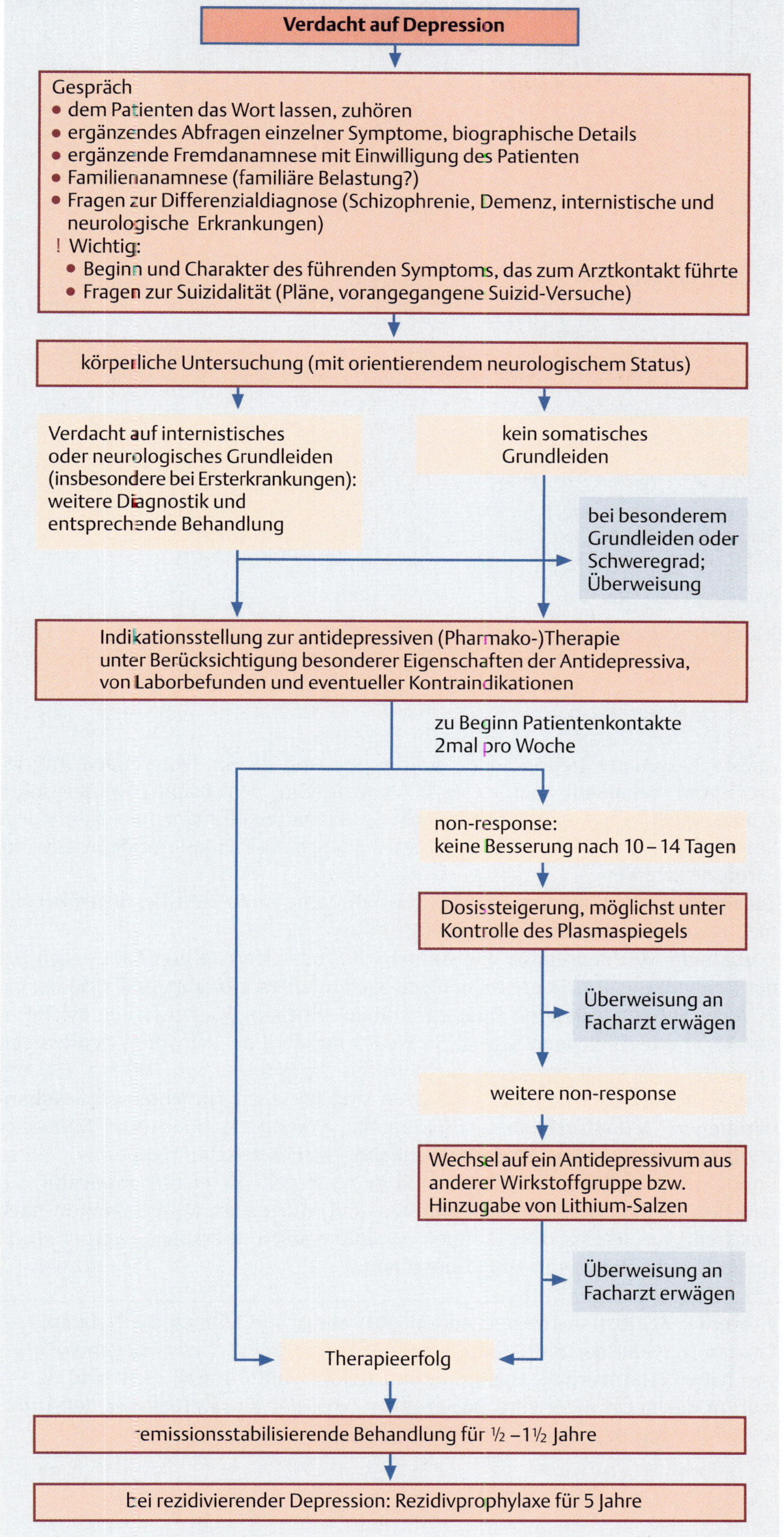

4.15

Tab. 4.9 Leitsymptome und Übersicht über die medikamentöse Therapie affektiver Störungen

Diagnose	*Leitsymptome*	*Therapie*
Depressive Störung (Major/typ. Depression) mit		
▪ Hemmung (gehemmte D.)	– Antriebs- und Denkhemmung	– nicht-sedierendes Antidepressivum (z. B. Nortriptylin, Reboxetin, Moclobemid, Citalopram)
▪ Agitiertheit (agitierte D.)	– ängstliche Unruhe	– sedierendes Antidepressivum (z. B. Amitriptylin, Mirtazapin) – akut evtl. zusätzlich niedrigpotentes Neuroleptikum (z. B. Pipamperon, Chlorprothixen) oder Benzodiazepin-Tranquilizer (z. B. Alprazolam, Bromazepam)
		– z. B. Maprotilin
▪ Somatisierung (vegetativ-larvierte D.)	– (multiple) funktionelle Organbeschwerden	– Antidepressivum plus Neuroleptikum (z. B. Olanzapin)
▪ Wahn (psychotische D.)	– Schuld-, Verarmungswahn	– Clomipramin, Paroxetin
▪ Zwang (anankastische D.)	– Grübelzwang, Zwangsgedanken/-handlungen	
Manie	– inadäquat gehobene Stimmung, Ideenflucht, Rededrang, Selbstüberschätzung, fehlendes Krankheitsgefühl	– Carbamazepin u./o. Neuroleptika (z. B. Haloperidol, Olanzapin, Zuclopenthixol-Depot)
Zyklothymia	– anhaltende Instabilität der Stimmung	– evtl. Lithium
Dysthymia	– chronische depressive Verstimmung	– evtl. SSRI

Bei Suizidalität muss immer die kleinste Packungsgröße eines Präparates verordnet werden.

Ängstlich-agitierte Depressionen sollten eher mit einem sedierenden Antidepressivum behandelt werden (z. B. Amitriptylin, Mirtazapin). Initial sollte grundsätzlich in Anbetracht der häufig krankheitsimmanenten zumindest latenten Suizidalität nur die kleinste Packungsgröße eines Antidepressivums verordnet werden.

Tab. **4.9** zeigt Leitsymptome und eine Übersicht der medikamentösen Therapie.

Zusammenfassend sind in Tab. **4.9** Leitsymptome und eine Übersicht über die medikamentöse Therapie dargestellt.

Trizyklische Antidepressiva (z. B. Amitriptylin) haben sich bei der Behandlung von Depressionen bewährt.
Die Dosierung erfolgt einschleichend.
Nachteile dieser Substanzen sind **anticholinerge Nebenwirkungen** (Mundtrockenheit, Obstipation, Akkommodations- und Miktionsstörungen) und **Blutdrucksenkung**.

Trizyklische Antidepressiva wie Amitriptylin oder Nortriptylin haben sich bei der Behandlung von Depressionen seit vielen Jahren bewährt und sind bei ca. 70 % der Patienten in kontrollierten Studien wirksam. Die Dosierung erfolgt in der Regel einschleichend (initial 50 bis 75 mg/die), bei schweren depressiven Episoden sind auch ambulant nicht selten Tagesdosen von 100 bis 150 mg erforderlich. Nachteil dieser Substanzen sind vor allem **anticholinerge Nebenwirkungen** (Mundtrockenheit, Obstipation, Akkommodations- und Miktionsstörungen) sowie eine **Blutdrucksenkung** (orthostatische Hypotonie). Diese unerwünschten Begleitwirkungen sind in der Regel von leichter Intensität, auf den Beginn der Behandlung beschränkt und klingen entweder spontan nach Dosisreduzierung ab oder können symptomatisch therapiert werden (z. B. Orthostasestörungen mit Dihydroergotamin).

▶ **Merke**

▶ **Merke:** Bei Risikopatienten und älteren Menschen können die Nebenwirkungen trizyklischer Antidepressiva unter Umständen schwer wiegende Folgen haben (Harnverhalt, Hypotonie mit Gefahr von Stürzen). Hier sind deshalb in der Regel niedrigere Dosierungen bzw. der Einsatz neuerer, selektiv wirkender Antidepressiva (z. B. SSRI) angezeigt.

Die neuere Substanzklasse der **selektiven Serotonin-Wiederaufnahmehemmer** (SSRI, z. B. Citalopram, Paroxetin, Sertralin) weist keine anticholinergen Effekte auf und ist bei Überdosierung (Suizidversuch) wesentlich ungefährlicher als die trizyklischen Antidepressiva. Nebenwirkungen dieser Antidepressiva sind z. B. Unruhe und Übelkeit.

Selektive Serotonin-Wiederaufnahmehemmer (z. B. Paroxetin) weisen keine anticholinergen Effekte auf, allerdings kann es zu **Unruhe** und **Übelkeit** kommen.

Der reversible Monoaminoxidase-A-Hemmstoff **Moclobemid** weist im Gegensatz zum älteren irreversiblen MAO-Hemmer Tranylcypromin keine klinisch relevante Wechselwirkung mit Nahrungsmitteln und anderen Medikamenten auf. Es sind deshalb keine Diätrestriktionen einzuhalten. Bei Überdosierung weist die Substanz nur eine relativ geringe Toxizität auf. Als Nebenwirkungen können Unruhe und Schlafstörungen auftreten. Der Einsatz bei agitierten Depressionen ist deshalb kontraindiziert.

Der reversible Monoaminoxidase-A-Hemmstoff **Moclobemid** bedarf keiner Diätrestriktionen. Als Nebenwirkungen können Unruhe und Schlafstörungen auftreten, weshalb kein Einsatz bei agitierten Depressionen erfolgen sollte.

Neuerdings sind auch **selektiv serotonerg und noradrenerg** (z. B. Mirtazapin, Venlafaxin) sowie **selektiv noradrenerg wirkende Antidepressiva** (z. B. Reboxetin) verfügbar. Diese Präparate weisen ebenfalls keine anticholinergen Nebenwirkungen auf.

Auch **selektiv serotonerg und/oder noradrenerg** (z. B. Mirtazapin, Reboxetin) wirkende Antidepressiva sind verfügbar.

Unerwünschte Arzneimittelwirkungen können hier Müdigkeit, Appetitsteigerung, Ödeme (Mirtazapin), Übelkeit, Agitiertheit, Blutdruckanstieg (Venlafaxin) bzw. Schlaflosigkeit, Schwitzen und Miktionsstörungen (Reboxetin) sein.

Liegen erhebliche Schlafstörungen vor, sollte neben der abendlichen Einnahme eines sedierenden Antidepressivums vorübergehend zusätzlich ein Hypnotikum (Benzodiazepin, Zopiclon, Zolpidem) verordnet werden. Bei ausgeprägter innerer Unruhe oder ängstlicher Spannung kann auch tagsüber die Kombination mit einem Benzodiazepin oder niedrigpotenten Neuroleptikum (z. B. Pipamperon, Chlorprothixen) sinnvoll sein.

Schlafstörungen erfordern oft die zusätzliche Gabe eines Hypnotikums. Ausgeprägte innere Unruhe kann auch tagsüber die Kombination mit einem Benzodiazepin oder niedrigpotenten Neuroleptikum erfordern.

Bei leichtgradigen Depressionen kann ein Therapieversuch mit dem Phytopharmakon Johanniskraut (Hypericum-Extrakt, hochdosiert!) gemacht werden.

Bei leichtgradigen Depressionen: Therapieversuch mit Johanniskraut.

Spricht der Patient auf das Antidepressivum trotz ausreichender Dosierung (Trizyklika werden häufig unterdosiert!) nach drei- bis vierwöchiger Therapie nicht an, sollte auf ein anderes Antidepressivum gewechselt werden. Bei sogenannter Therapieresistenz sind verschiedene weitere, vom Facharzt vorzunehmende Therapieoptionen möglich (z. B. antidepressive Infusionstherapie, Lithium-Augmentierung, Kombinationstherapien).

Spricht der Patient nach 3–4 Wochen nicht auf das ausreichend dosierte Antidepressivum an, sollte auf ein anderes Mittel gewechselt werden.

▶ **Merke:** Antidepressiva weisen eine **Wirklatenz von 1–3 Wochen** auf, auf die der Patient unbedingt hingewiesen werden muss (Abb. **4.16**). Häufig ist in dieser Phase eine zusätzliche Gabe von Benzodiazepinen oder niedrigpotenten Neuroleptika nötig.

◀ Merke

4.16 Abklingen einer Depression unter Antidepressiva-Therapie

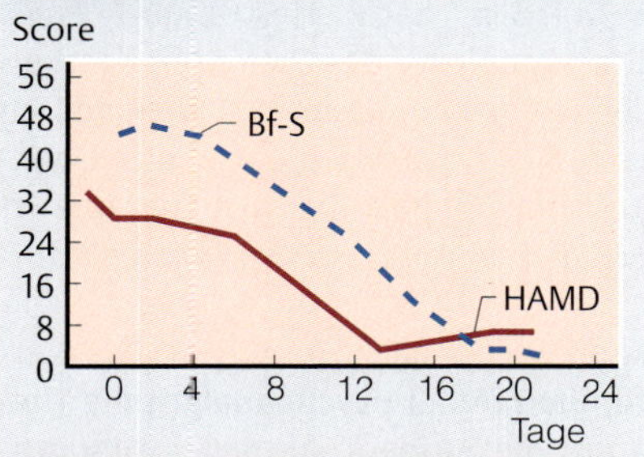

HAMD Hamilton-Depressions-Skala, Fremdbeurteilung
Bf-S Befindlichkeits-Skala von v. Zerssen, Selbstbeurteilung

4.16

Von zentraler Bedeutung ist die zuverlässige Einnahme der Medikamente **(Compliance)**. Hierzu bedarf es einer umfassenden Information und Aufklärung des Patienten über die Art der Erkrankung, Therapiekonzept und mögliche Nebenwirkungen (Psychoedukation).

Die zuverlässige Medikamenteneinnahme **(Compliance)** ist deshalb von eminenter Bedeutung. Akzeptanz der Medikation und Mitarbeit des Patienten können gefördert werden, wenn dieser zu Beginn der Behandlung ausführlich über die Art der Erkrankung, die Diagnose und das Therapiekonzept informiert wird **(Psychoedukation)**. Erwartungen und Befürchtungen des Patienten sollten eruiert und sehr ernst genommen werden. Über mögliche unerwünschte Begleitwirkungen der Medikamente (Beipackzettel!) sollte sachlich-fundiert informiert werden. Neben der Aufklärung über möglicherweise auftretende Nebenwirkungen muss der Patient darauf hingewiesen werden, dass z. B. Alkohol die (sedierenden) Wirkungen des Antidepressivums potenzieren kann.

Zu Beginn müssen engmaschige Termine zur Wiedervorstellung vereinbart werden. Die Fähigkeit zum Führen von Fahrzeugen oder Bedienen von Maschinen kann eingeschränkt sein.

Zu Beginn einer medikamentösen Depressionstherapie kann je nach Präparat die Fähigkeit zum Führen von Kraftfahrzeugen und Bedienen von Maschinen aufgehoben bzw. eingeschränkt sein.
Zu Beginn der Behandlung sollten je nach Schweregrad engmaschig Wiedervorstellungstermine vereinbart werden.

▶ Merke

▶ **Merke:** Nach Abklingen der depressiven Symptomatik empfiehlt sich in der Regel die Fortsetzung einer antidepressiven Erhaltungsmedikation über einen Zeitraum von ca. 6–12 Monaten, da während dieser Zeit eine hohe Rückfallgefahr besteht.

Bei rezidivierendem Verlauf kommt die **Rezidivprophylaxe** mit einem Antidepressivum oder Lithium in Betracht.

Bei **uni- bzw. bipolaren Depressionen** mit rezidivierendem Verlauf muss in Zusammenarbeit mit einem Facharzt über die Langzeit-/Dauermedikation **(Rezidivprophylaxe)** mit einem Antidepressivum oder Lithium entschieden werden.

Weitere biologische Therapieverfahren:
- **Schlafentzugsbehandlung** (endogene Depression)
- **Elektrokrampftherapie** (z. B. wahnhafte Depression)
- **Lichttherapie** (bei Herbst-Winter-Depression).

Bewegungs- und Sporttherapie sowie Physiotherapie haben sich als Begleittherapie ebenfalls bewährt.

Weitere biologische Therapieverfahren sind die **Schlafentzugsbehandlung** (s. S. 502), sowie – als Ultima ratio – vor allem bei wahnhaften, psychotischen Depressionen, Stupor, hochgradiger Suizidalität oder Resistenz auf Antidepressiva-Therapie die **Elektrokrampftherapie** (s. S. 504). Bei saisonalen Depressionen (Herbst-Winter-Depression) kann auch ein Behandlungsversuch mit der sog. **Lichttherapie** (ca. 2500 Lux) gemacht werden (s. S. 503).
Körperliche Aktivierung (Bewegungs- und Sporttherapie) und Physiotherapie (z. B. Schulter-Nackenmassage bei Verspannung, Atemübungen) haben sich als begleitende Therapiemaßnahmen ebenfalls bewährt.

Spezielle Psychotherapieverfahren:
- kognitive Verhaltenstherapie
- interpersonelle Psychotherapie

Als **spezielle Psychotherapieverfahren** haben sich die **kognitive Verhaltenstherapie** und die **interpersonelle Psychotherapie** (s. S. 516 ff.) etabliert. Diese Verfahren beinhalten vor allem die Korrektur negativer Realitäts- und Selbstbewertungen, den schrittweisen Aufbau von Aktivitäten nach dem Verstärker-Prinzip, die Förderung von Selbstsicherheit und sozialer Kompetenz sowie die therapeutische Beeinflussung der Interaktionen des Depressiven mit seinen nahen Bezugspersonen.

In der **kognitiven Verhaltenstherapie** werden in kleinen Schritten Alltagsprobleme des Patienten bearbeitet (Abb. **4.17**).

In der **kognitiven Verhaltenstherapie** werden nach Herstellung eines Arbeitsbündnisses in kleinen Schritten Alltagsprobleme des Patienten bearbeitet. Hierbei gilt es herauszufinden, wie der Patient denkt, erlebt, mit anderen Menschen umgeht und Probleme anpackt (z. B. Entdeckung depressiver Denkverzerrungen, unrealistischer Erwartungen). Allgemeines Ziel der Therapie ist es, die Fähigkeit zur Bewältigung von (unvermeidbaren) Lebensproblemen aufzubauen (Abb. **4.17**).

Bei Vorliegen psychodynamischer Konflikte kann eine **tiefenpsychologisch fundierte** oder **psychoanalytische Therapie** erfolgen. Bei Beziehungsstörungen kann eine **Partnertherapie** durchgeführt werden.
Die **Kombination von Pharmakotherapie und Psychotherapie** setzt sich immer mehr durch.

Liegen psychodynamische Konflikte vor, kann auch – nach Abklingen der Akutsymptomatik – eine **tiefenpsychologisch fundierte** oder **psychoanalytische Therapie** erfolgen. Hierbei geht es vor allem um die Aufdeckung des „Grunddramas“ in der Biografie des Patienten, um die Rekonstruktion der psychodynamischen Situation bei Auslösung der Depression und damit die Wiederbelebung und „reife Bearbeitung“ des frühkindlich oder jugendlich erlebten Grunddramas in der Beziehung zwischen Patient und Therapeut (Übertragung, s. S. 520). Prämorbide Persönlichkeitszüge wie Selbstüberforderung, Nicht-nein-sagen-Können (Abhängigkeitstendenzen), Hemmungen oder Selbstunsicherheit sollten therapeutisch angegangen werden.

4.17 Behandlungsschema der kognitiven Verhaltenstherapie

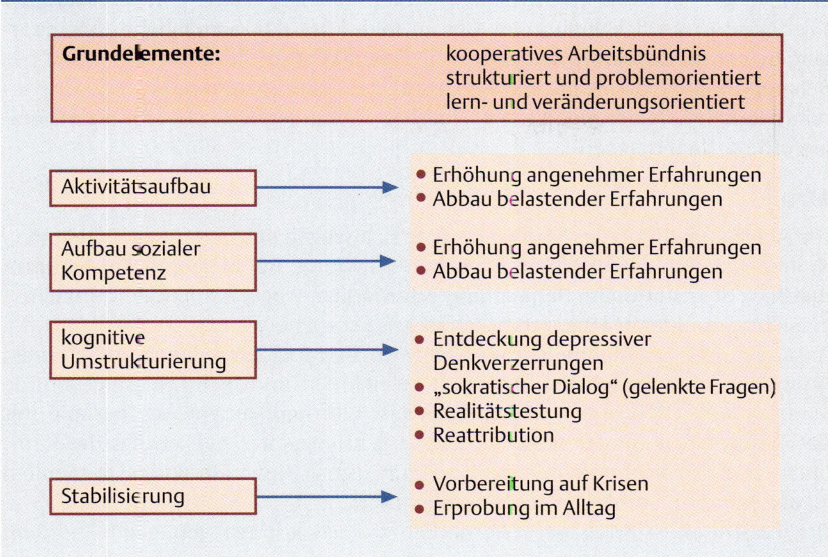

Durch die Modifikation von Denkmustern soll es zu Verhaltensänderungen kommen.

4.17

Bei gravierenden Beziehungsstörungen kann eine **Paar- bzw. Partnertherapie** indiziert sein.
In den letzten Jahren setzt sich zunehmend die **Kombinationsbehandlung** von Pharmaka mit Psychotherapie durch.

Für die stationäre Depressionstherapie stellt die **Ergotherapie** (Beschäftigungs- und Arbeitstherapie) ein wichtiges Behandlungselement dar (s. S. 547 ff.). Zielsetzungen und Anforderungen sind hierbei abhängig vom Krankheitszustand und reichen von der **Tagesstrukturierung** („endlos langer Tag des Depressiven") über die nonverbale Emotionsverarbeitung, die Entdeckung bislang unentdeckter kreativer Fähigkeiten bis zum **Training von Konzentration und Ausdauer**.
Von besonderer Bedeutung im Umgang mit Depressiven ist neben dem therapeutischen Basisverhalten (dem Patienten Wertschätzung entgegenbringen, Ausstrahlung von Empathie und Wärme, Eingehen auf seine persönliche Lebensgeschichte) die Beachtung nachfolgender Regeln:

Für die stationäre Behandlung ist die **Ergotherapie** ein wichtiges Element (s. S. 547 ff.). Zielsetzungen sind u. a. **Tagesstrukturierung** und **Training von Konzentration und Ausdauer**.

Neben dem therapeutischen Basisverhalten (Ausstrahlung von Empathie, Verständnis) müssen allgemeine Regeln beachtet werden.

▶ **Merke:** Häufige Fehler im Umgang mit depressiven Patienten:
- Aufforderung an den Patienten, sich zusammenzureißen
- Empfehlung, sich abzulenken (Ausgehen, Verreisen)
- dem Patienten Wahnideen ausreden
- dem Patienten einreden, es gehe ihm besser, als er denkt.

Der Arzt darf sich nicht von der Depression anstecken lassen. Jammern und Vorwürfe sind Krankheitssymptome und dürfen nicht persönlich genommen werden.

◀ Merke

Am Anfang der Behandlung sollte eine „beruhigende Versicherung" durch die Vermittlung von **Mut und Hoffnung** stehen (häufige, bekannte, gut behandelbare, prognostisch günstige Krankheit). **Wichtig ist es, den Patienten von persönlich-privaten oder beruflich-finanziellen Entscheidungen während der Dauer einer depressiven Episode abzuhalten.** Auch muss ihm vermittelt werden, dass die Genesung allmählich erfolgt und kleine Rückschläge nicht ungewöhnlich sind. Der Patient darf keinesfalls überfordert werden, er muss – auch durch Krank-

Dem Patienten sollen **Mut und Hoffnung vermittelt werden** (häufige, bekannte, gut behandelbare, prognostisch günstige Krankheit).
Der Patient sollte **keine wichtigen Entscheidungen in der akuten Phase fällen.** Entlastung und Entpflichtung sollte auch durch Krankschreibung erfolgen. **Familie**

und **Bezugspersonen** sollten **einbezogen** werden.

Das **Wiedererlangen von Selbstverantwortung und Eigeninitiative** muss zur Vermeidung von Chronifizierung angestrebt werden.

schreibung – entlastet und entpflichtet werden. Von großer Bedeutung ist das **Einbeziehen der Familie,** insbesondere naher Bezugspersonen, in die Therapie. Nach Besserung des klinischen Gesamtbildes ist das **allmähliche Wiedererlangen von Selbstverantwortung und Eigenaktivität/-initiative** ein wichtiges Behandlungsziel, da ansonsten die Gefahr der Chronifizierung besteht. Gravierende Rollenveränderungen in der Paarbeziehung können u. U. eine **Paartherapie** erforderlich machen.

Manie

Wegen des meist fehlenden Krankheitsgefühls ist die Akutbehandlung häufig schwierig. **Bei ausgeprägter Symptomatik ist eine stationäre Behandlung erforderlich**, wegen fehlender Krankheitseinsicht evtl. eine richterliche Einweisung notwendig (s. S. 561 ff.). Entscheidend ist die **medikamentöse Therapie mit Carbamazepin u./o. einem Neuroleptikum.**

Gleichzeitig sollte darauf geachtet werden, dass der Patient sich psychomotorisch abreagieren kann.

Manie

Die **Akutbehandlung der Manie** gestaltet sich wegen des in der Regel fehlenden Krankheitsgefühls häufig ausgesprochen schwierig. **Bei ausgeprägter Symptomatik ist eine stationäre Behandlung erforderlich,** wegen fehlender Krankheitseinsicht kann hierzu eine richterliche Einweisung notwendig sein (s. S. 561 ff.). Als allgemeine Maßnahme empfiehlt es sich, den Patienten von stimulierenden Außenreizen abzuschirmen, ihn ernst zu nehmen und nicht auf seine floride Symptomatik einzugehen. Entscheidend ist die **medikamentöse Therapie mit Carbamazepin und/oder Neuroleptika** (z. B. Olanzapin); ggf. erfolgt die Kombination eines hochpotenten (antipsychotischen) Neuroleptikums mit einem (sedierenden) niedrigpotenten Neuroleptikum.
Der Patient muss trotz der erforderlichen Restriktionen genügend Freiraum haben, um seinen Aktivitätsdrang zu stillen und sich psychomotorisch abzureagieren. Lithium-Salze besitzen in höheren Dosen ebenfalls eine antimanische Wirkung, mangels Kooperation des Patienten sowie wegen des verzögerten Wirkungseintritts kommen sie aber für die Akutbehandlung weniger in Frage.

Langzeitbehandlung und Rezidivprophylaxe

Nach der Akuttherapie mit Antidepressiva sollte eine Rückfallprophylaxe erfolgen (Tab. **4.10**). Mehr als 2 schwere oder 3 depressive Episoden sind eine Indikation für eine Langzeittherapie. Bei bipolaren affektiven Psychosen und rezidivierenden Manien wird eine Rezidivprophylaxe mit Lithium bzw. Carbamazepin durchgeführt.

Langzeitbehandlung und Rezidivprophylaxe

Um einen Rückfall zu verhindern, sollten die Patienten nach der Akuttherapie mit Antidepressiva weiterbehandelt werden (Erhaltungstherapie). Dies erfordert ein hohes Mass an Überzeugungsarbeit (Compliance!). Wenn der Patient mehr als zwei schwere oder mehr als drei depressive Episoden durchgemacht hat, besteht die Indikation für eine prophylaktische Antidepressiva-Langzeittherapie. Bei **bipolaren affektiven Psychosen** bzw. **rezidivierenden manischen Episoden** gilt die Rezidivprophylaxe mit Lithium bzw. Carbamazepin als Standardbehandlung. Die rückfallpräventive Pharmakotherapie wird von Manikern meist vorzeitig abgebrochen, falls keine gute Kooperation mit Angehörigen/Bezugspersonen aufgebaut werden kann. Die für den Allgemeinarzt wichtigsten Regeln finden sich in Tab. **4.10**.

4.10

4.10 Regeln zur Langzeitbehandlung affektiver Störungen

Rezidivierende (unipolare) depressive Episoden
- Substanz: dieselbe, die zur Remission geführt hat
- Dosis: wie in der Akutbehandlung
- Dauer: Jahre (je nach Phasenfrequenz, Rücksprache mit Facharzt)

Bipolare affektive Psychosen und rezidivierende manische Episoden
- Substanz: Lithium oder Carbamazepin als Rezidivprophylaktikum/Stimmungsstabilisierer
- Dosis: Lithiumspiegel 0,5-0,8 mmol/l, Carbamazepinspiegel 6-10 µg/ml evtl. Kombination mit Antidepressivum
- Dauer: Jahre

Erforderliche Kontrolluntersuchungen s. S. 470, Abb. **6.2**
Regelmäßige stützende ärztliche Gespräche (u. a. Compliance für Medikation sichern).
Eventuell spezifische Psychotherapie (z. B. kognitive Verhaltenstherapie).

Anhaltende affektive Störungen

Zur Behandlung der **Dysthymia** stellt die Kombination eines Antidepressivums (bevorzugt SSRI oder MAO-Hemmer) mit kognitiver oder Verhaltenstherapie die effektivste Behandlung dar. Bei der **Zyklothymia** erfolgt in der Regel keine Behandlung (evtl. Lithium).

4.1.5 Verlauf

Die Verlaufsformen affektiver Störungen sind schematisch in Abb. **4.18** zusammengefasst. Abb. **4.19** gibt Verlaufsparameter bei unipolaren Depressionen wieder, die die häufigste Form affektiver Störungen darstellen.

Depressive Phasen können sowohl schleichend als auch plötzlich beginnen, während **manische Phasen** typischerweise rasch (innerhalb von Stunden oder wenigen Tagen) einsetzen (Abb. **4.20**). Nur etwa 25 % der Depressionen verlaufen einphasig, 75 % der Erkrankungen rezidivieren. Bei unipolaren Depressionen muss man im Mittel mit vier, bei bipolaren Störungen mit sechs Episoden im Laufe eines Lebens rechnen. **Bipolare affektive Psychosen** weisen eine höhere Phasenzahl mit kürzerer Phasendauer auf, mit zunehmender Krankheitsdauer kommt es zu einer Phasenakzeleration mit Verkürzung der gesunden Intervalle. Bipolare Erkrankungen werden meist erst nach Jahren aufgrund des Verlaufes diagnostiziert, sie gehen zumeist mit erheblichen sozialen Beeinträchtigungen und oft auch mit persistierenden kognitiven Defiziten einher. Prinzipiell haben die depressiven Störungen eine günstige Prognose. 15–30 % der „Major Depressionen" nehmen aber einen chronischen Verlauf bzw. weisen Residualsymptome auf.

Die **Dauer** unbehandelter depressiver und manischer Episoden beträgt durchschnittlich sechs Monate (bei beiden Geschlechtern). Manische Phasen sind im Durchschnitt kürzer. Die Länge des Intervalls zwischen zwei Phasen ist unterschiedlich und verkürzt sich mit zunehmender Phasenfrequenz. Die

Anhaltende affektive Störungen

Die **Dysthymia** wird mit Antidepressiva (SSRI) und kognitiver oder Verhaltenstherapie behandelt. Bei der **Zyklothymia** erfolgt in der Regel keine Therapie.

4.1.5 Verlauf

Die Verlaufsformen sind in Abb. **4.18** zusammengefasst. Abb. **4.19** gibt Verlaufsparameter wieder.

Nur 25 % der Depressionen verlaufen einphasig, 75 % der Erkrankungen rezidivieren. Bei unipolaren Depressionen muss man im Mittel mit vier, bei bipolaren Störungen mit sechs Episoden im Laufe eines Lebens rechnen (Abb. **4.20**). Bipolare affektive Psychosen weisen eine höhere Phasenzahl auf.

Nach jeder Krankheitsphase kommt es in der Regel zur Vollremission. 15–30 % der Depressionen verlaufen chronisch.

Die **Dauer** unbehandelter depressiver und manischer Episoden beträgt durchschnittlich sechs Monate. Manische Phasen sind im Durchschnitt kürzer. Im höheren

4.18 Verlaufsformen affektiver Störungen

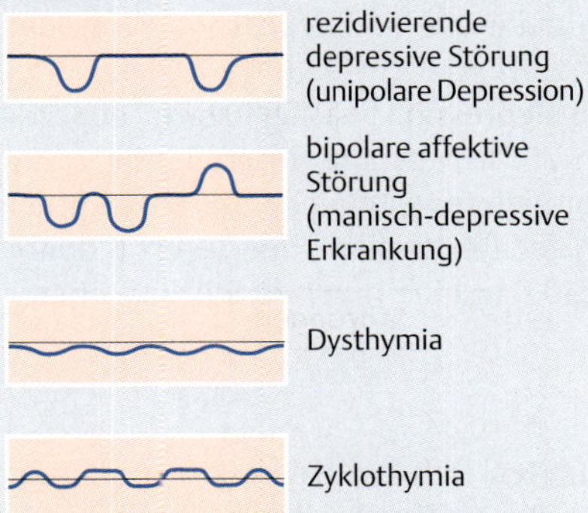

Depressive und/oder manische Episoden (Phasen) unterschiedlichen Schweregrades treten in verschiedenen Zeitabständen (oft grundlos) auf.
Dysthymia beinhaltet eine chronische depressive Verstimmung, Zyklothymia andauernde Instabilität der Stimmung (Wechsel zwischen leichter Depression und leicht gehobener Stimmung).

4.19 Verlaufsparameter von unipolaren Depressionen

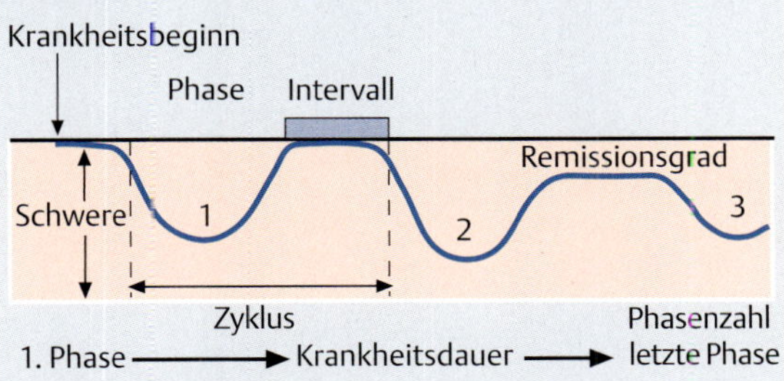

4.20 **Aufzeichnung eines 45-jährigen Lehrers über den Verlauf seiner insbesondere durch Schlafstörungen charakterisierten Depression**

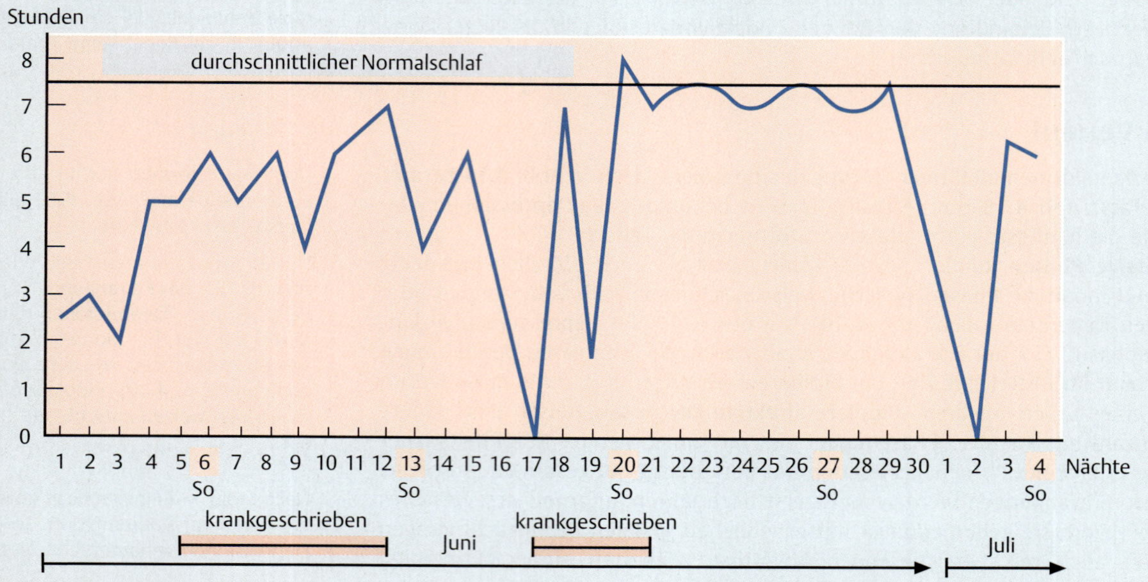

Lebensalter dauern depressive Phasen häufig länger (durch [hirn-]organische Faktoren?) und weisen eine größere Tendenz zur Chronifizierung auf.

Beim **Rapid-Cycling** kommt es zum raschen Wechsel zwischen Manie und Depression. Diese besondere Form tritt vor allem bei Frauen auf.

Der Verlauf von **Dysthymien** variiert; 50 % beginnen vor dem 25. Lebensjahr, ein Teil geht später in „Major Depressionen" über. **Zyklothymien** gehen in 15–50 % in eine bipolare Störung über.

Zyklusdauer (Zeitspanne zwischen Beginn einer Phase und Beginn der nächstfolgenden Phase) beträgt bei unipolaren endogenen Depressionen initial vier bis fünf Jahre, bei bipolaren affektiven Psychosen drei bis vier Jahre. Depressive Phasen im höheren Lebensalter dauern häufig länger, wahrscheinlich mitbedingt durch (hirn)organische Faktoren (Komorbidität), und neigen zur Chronifizierung.
Eine Besonderheit stellt das sog. **Rapid-Cycling** dar, der schnelle Wechsel zwischen Manie und Depression. Es tritt bei 15–20 % der Erkrankten und vorwiegend bei Frauen auf. Eher selten kommen manische und depressive Symptome gleichzeitig vor (sog. gemischter Typus).
Der Verlauf von **Dysthymien** (neurotische Depression) variiert stark; etwa die Hälfte dieser Störungen beginnt vor dem 25. Lebensjahr, ein Teil geht später in „Major Depressionen" über, die Chronifizierungstendenz ist beträchtlich. 10–25 % werden im Verlauf von einer „Major Depression" überlagert („double depression"). **Zyklothymien** gehen in 15–50 % in eine bipolare Störung über.

4.1.6 Komorbidität

Verschiedene somatische und v. a. psychische Erkrankungen (z. B. Diabetes mellitus; Schlaf-, Angststörungen, Abhängigkeiten) sind bei Depressionen gehäuft.

4.1.6 Komorbidität

Verschiedene somatische Erkrankungen finden sich bei Depressiven häufiger, z. B. besteht ein 2–4fach erhöhtes Diabetes-Risiko. Psychiatrische Komorbidität besteht u. a. mit Insomnien, Angststörungen, Essstörungen und – vor allem bei bipolaren Störungen – Suchterkrankungen.

▶ **Klinischer Fall**

Robert Schumann (1810 bis 1856).

Die psychische Erkrankung Robert Schumanns ist seit seinem Tode Gegenstand zahlreicher, kontroverser Biografien und Pathografien.

Die Familie Schumanns war durch psychiatrische Auffälligkeiten belastet, Großvater und Vater litten an „Nervenübeln" und werden als verschlossen-ernst geschildert. Die Mutter soll einen starken Hang zum Absonderlichen gehabt und immer wieder an „Nervenfieber" gelitten haben.

Robert wuchs als jüngstes von fünf Kindern auf, die einzige Schwester suizidierte sich im Alter von 19 Jahren durch Sprung aus dem Fenster, als Robert 14 Jahre alt war. Es wird berichtet, dass sich bei R. S. in der Pubertät ein Wesenswandel zum Verschlossen-Ernsten, Still-Träumerischen zeigte, mit 14 Jahren fällt eine „schweigsame Introversion, verbunden mit Schwermut, auf", verstärkt durch den Tod der Schwester und den Verlust des Vaters.

Mit 18 Jahren (1828) begann er in Leipzig ein Jurastudium, führte ein ausschweifendes Studentenleben einschließlich alkoholischer Exzesse.

Anfang 1830 fällt die Zurückgezogenheit und Verschlossenheit von R. S. auch Außenstehenden auf. Durch erheblichen Alkoholkonsum versucht er, seine Insuffizienzgefühle und Verstimmungen zu bekämpfen.

Nach dem Entschluss, sich ganz dem Studium der Musik zu widmen, machte R. S. von Herbst 1830 bis Ende 1831 eine melancholische Phase durch, immer wieder unterbrochen durch Phasen von Spielrausch und Agitiertheit.

Im Tagebuch spricht R. S. von Depressionen: „Gestern dachte ich, kaum ertrag ichs noch". Am 31. 12. 1831 plötzlicher Umschlag in einen hypomanen Zustand, das ganze Jahr 1832 besteht „schöne Laune".

1833 starben kurz aufeinander folgend der Bruder und die von R. S. sehr verehrte Schwägerin Rosalie; R. S. wird wieder tief depressiv, hat Angst davor, den Verstand zu verlieren, trägt sich mit Suizidgedanken. Die musikalische Ernte des Jahres 1833 war entsprechend spärlich. 1834 schreibt er in sein Tagebuch: „Unglückliche Ideen, Selbstquälerei treib ich bis zur Versündigung an meinem ganzen Wesen". Im Anschluss daran wieder hypomaner Zustand mit hektischem Aufarbeiten und Planen. Zwei imaginäre Gestalten, Florestan und Eusebius, repräsentieren für R. S. zwei entgegengesetzte Seelenzustände, er versucht auf diese Weise, die Fülle seiner Gefühle quasi dialektisch auszudrücken. Musikalisch deutlich wird dies u. a. an Überraschungseffekten, wie etwa dem Wechsel kurzer, kontrastierender Stücke, wie dies für seine Liederzyklen kennzeichnend ist (siehe Notenbeispiel, Abb. **4.21**).

In seinen Liedern spiegelt sich „Schwärmerei zwischen Lust und Melancholie, Schwermut, die in Übermut und Sarkasmus umschlägt" (Dietrich Fischer-Dieskau).

1837 finden wir den Tagebucheintrag: „Bis zur Pein mich selbst gequält mit fürchterlichen Gedanken". 1838 äußert R. S. suizidale Gedanken, 1839 zunächst „schwere Anfälle von Melancholie", anschließend wird ein manisch-depressiver Mischzustand beschrieben.

1842 machte R. S. wiederum eine depressive Phase durch, im Herbst wird eine längerdauernde Schlaflosigkeit sowie ein „Nervenfieber" beschrieben, der Zustand geht im Frühjahr 1843 in eine hypomane Phase über. Clara beobachtete mit Staunen und Besorgnis den Schaffensrausch: „Er arbeitet aber auch mit Leib und Seele daran, mit einer Glut, dass mir zuweilen bangt, es möchte ihm schaden, und doch beglückt es mich auch wieder". Im Laufe des Jahres nahm Schumanns Zurückhaltung beim Sprechen groteske Formen an, die Kommunikation in der Familie verlief überwiegend schriftlich. Immer mehr mied R. S. die Gesellschaft und blieb selbst im Umgang mit nahen Freunden wortkarg.

In der Depression verkauft er 1844 die „Neue Zeitschrift für Musik". Es treten Vergiftungs- und Todesängste, Höhenängste und Halluzinationen melodischer Phrasen und Töne gepaart mit Schwindelanfällen auf. Bis Anfang 1845 ist R. S. kaum fähig zu komponieren. Es ist bemerkenswert, dass R. S. in seinen depressiven Phasen nur wenig oder kaum komponierte, in seinen hypomanen Phasen jedoch ununterbrochen neue Kompositionen schrieb.

Ab Frühjahr 1845 schließt sich eine fruchtbare kompositorische Zeit an (a-Moll Klavierkonzert Opus 54, 2. Sinfonie in C-Dur – hier spiegelt das Adagio Depression und Angst wider [„Schmerzensklänge"], das Scherzo „hysterische Raserei" als Ausdruck der polaren Spannung). Schumann schreibt: „Ich liebe die Menschen am meisten, wenn sie mich fliehen, und doch möchte ich sie alle ans Herz drücken".

Im Spätsommer 1852 lassen Tempo und Umfang des Komponierens merklich nach, im Tagebuch findet sich „traurige Ermattung meiner Kräfte, schwere Leidenszeit". Ganze Wochen vergingen „wie ein wüster Halbschlaf, Aussichtslosigkeit, Traurigkeit". R. S. wurde apathischer, sprach und bewegte sich langsamer. Im Dezember 1852 wurde sein Rücktritt als Musikdirektor gefordert. Aufgrund der erst seit wenigen Jahren zugänglichen Krankengeschichte und dem ebenfalls erst in neuerer Zeit aufgefundenen Obduktionsprotokoll ist anzunehmen, dass etwa 1852 bei R. S. eine progressive Paralyse ausbrach, die im Laufe von 2 Jahren zu einem völligen körperlichen und Persönlichkeitsverfall führte.

Ende 1853/Anfang 1854 begeistert sich R. S. in schwärmerisch-euphorischer Weise über den Geiger Joachim. J. Brahms widmet er einen enthusiastischen Artikel in der neuen Musikzeitung. Zwischen kurzen, euphorischen Phasen treten intermittierend wieder depressive Episoden auf. Vermehrt stellten sich „Gehöraffektionen" ein, er halluzinierte Melodien, Tinnitus verwandelte sich in Engels- und Teufelsstimmen. Über eine Woche lang bestanden ständig visuelle und akustische Halluzinationen, am 26. 2. 1854 bat R. S., man möge ihn in eine Irrenanstalt bringen. Am darauffolgenden Tag wirft er den Trauring in den Rhein, bevor er sich von einer Brücke ins Wasser stürzte.

Am 4. 3. 1854 wurde er auf eigenes Bitten in die Anstalt Bonn-Endenich eingeliefert, eine kleine private, für damalige Zeit sehr moderne, liberale Nervenklinik, in der R. S. zwei Zimmer bewohnte. Vom behandelnden Arzt wird als **Eintrittsdiagnose „Melancholie mit Wahn"** gestellt. Während der zweieinhalbjährigen Hospitalisierung fallen starke Befindensschwankungen auf.

Die „Melancholie" wurde zunächst durch Verordnung guter Nahrung sowie abführender und harntreibender Mittel sowie appetitstimulierender Mittel zu behandeln versucht. Zur Appetitsteigerung wurde in Endenich die sog. Köchlin'sche Flüssigkeit verwendet, ein Kupferpräparat, das dem Kranken ins Essen gemischt oder durch ein Kautschukröhrchen in die Nase injiziert wurde.

Nach einigen Monaten besserte sich das Bild, R. S. begann im Herbst 1854 wieder zu komponieren. 1855 verschlechterte sich der Zustand zusehends, in den letzten Lebensmonaten war R. S. kaum mehr fähig zu sprechen, teilweise örtlich desorientiert mit Bewegungsstereotypie. R. S. starb am 29. 7. 1856 kachektisch.

Von den acht Kindern wurde ein Sohn wegen „Eigentümlichkeiten, Versunkenheit" psychiatrisch behandelt, ein Sohn als Morphinist in eine Nervenklinik eingeliefert.

Diagnose: Wie bereits von Gruhle vermutet, litt R. S. wahrscheinlich an einer manisch-depressiven Erkrankung und an einer syphilitisch bedingten progressiven Gehirnparalyse.

4.21 Notenbeispiel

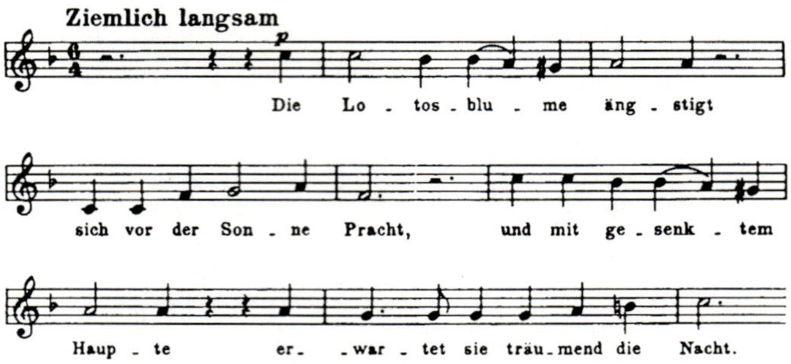
Ziemlich langsam
Die Lo - tos - blu - me äng - stigt
sich vor der Son - ne Pracht, und mit ge - senk - tem
Haup - te er- - war - tet sie träu - mend die Nacht.

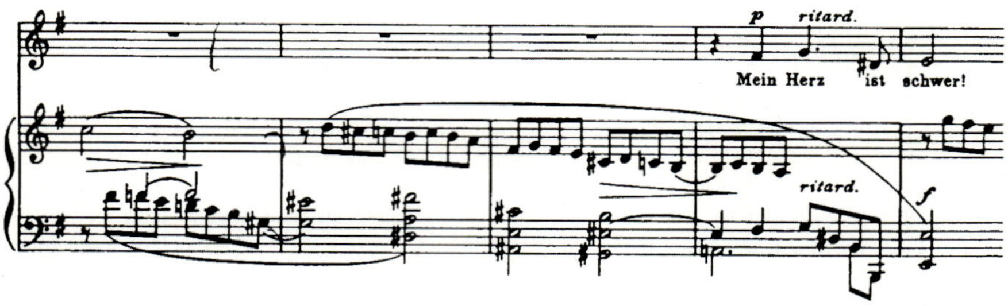
ritard.
Mein Herz ist schwer!
ritard.

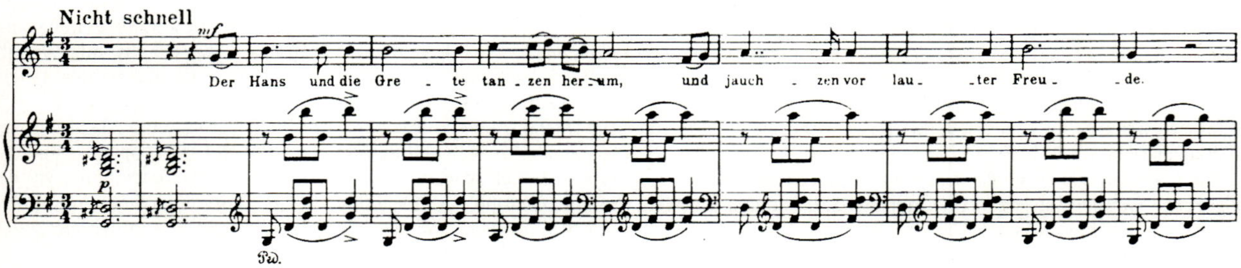
Nicht schnell
Der Hans und die Gre - te tan - zen her - um, und jauch - zen vor lau - ter Freu - de.

4.21 Notenbeispiel

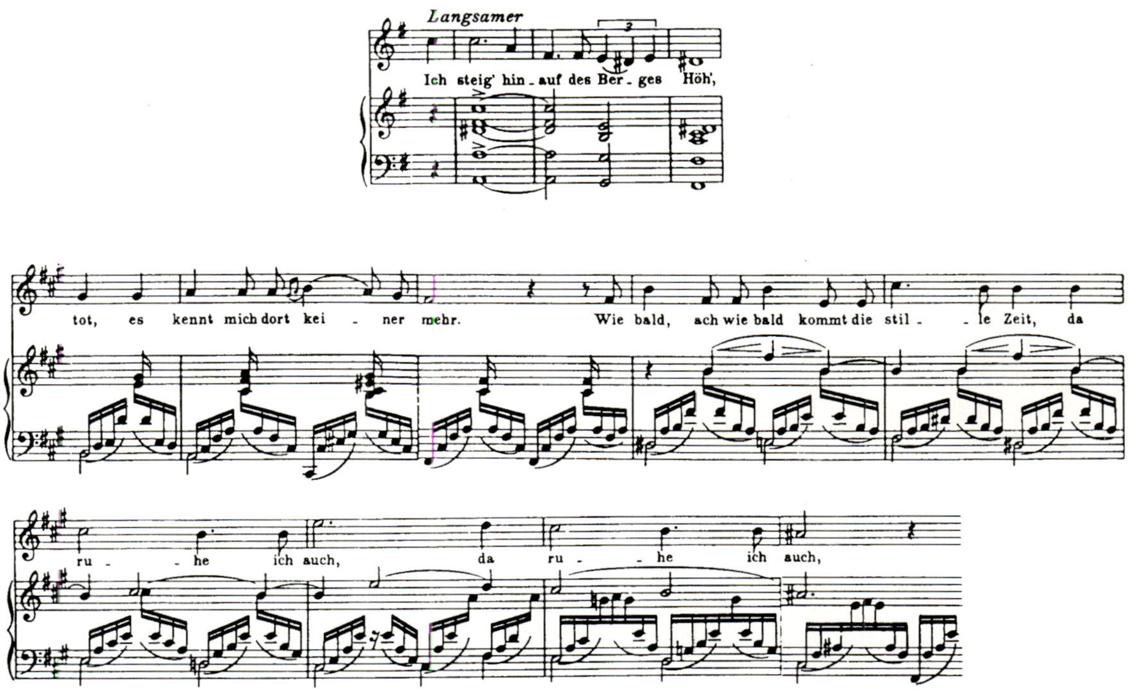
Langsamer
Ich steig' hin - auf des Ber - ges Höh',
tot, es kennt mich dort kei - ner mehr. Wie bald, ach wie bald kommt die stil - le Zeit, da
ru - he ich auch, da ru - he ich auch,

▶ Klinischer Fall

Theodor Fontane (1819 bis 1898)

Für den Schriftsteller galt der Grundsatz „Krankheitsgeschichten sind langweilig". Krankheiten spielen deshalb in seinem Werk praktisch keine Rolle. Er selbst machte allerdings in seinem Leben mehrfach Phasen schwerer Depressionen durch, was weder er noch die ihn behandelnden Ärzte erkannten. Diese legten zeitweilig seine Schaffenskraft komplett lahm, monatelang litt er unter ihm unerklärlicher Mattigkeit, Apathie, Freudlosigkeit, Schlafstörungen und fast totaler Willenslähmung. Der sonst so umtriebige Autor und geistvolle Plauderer war nicht wiederzuerkennen. Er selbst beschrieb seinen Zustand „ich bin wie nasses Stroh, die besten Zündhölzer wollen nicht recht helfen – es brennt nicht" oder als „der innerliche Mensch ist gelähmt". Er empfand die „Trübsinns-Apathie" vor allem deshalb als bedrohlich, weil sie seine Schaffenskraft lähmte. Seinen rheumatisch bedingten Herzklappenfehler nahm er dagegen als Schicksal hin, das er „in guter Manier" ertrug.

◀ Klinischer Fall

4.2 Angst- und Panikstörungen

4.2.1 Allgemeines

▶ Definition

4.2 Angst- und Panikstörungen

4.2.1 Allgemeines

▶ **Definition:** Unter dem **Oberbegriff Angst- und Panikstörungen** werden mehrere Erkrankungen zusammengefasst, die durch massive Angstreaktionen bei gleichzeitigem Fehlen akuter extremer Gefahren und Bedrohungen charakterisiert sind. Sie zeichnen sich durch unterschiedliche Erscheinungsweisen der Angst aus. Die wesentlichen Formen sind die **frei flottierende Angst**, die **phobische Angst** sowie die **Panik**. Die Symptomatik umfasst sowohl seelische als auch körperliche Beschwerden. Angststörungen haben in der Regel gravierende Folgen auch im sozialen Bereich und können zu ausgeprägter Behinderung führen.

Angst ist jedem Menschen bekannt, aber nur schwer allgemein gültig zu definieren. **Normale Angst** (Realangst) hat eine Alarmfunktion und soll Aktivitäten zur Beseitigung einer Gefahr auslösen. **Pathologische Angst** lähmt dagegen die körperlichen und geistigen Funktionen. Krankheitswert hat das grundlose, übermäßige oder auch das fehlende Auftreten von Angst (Abb. **4.22**).

Angst ist ein Phänomen, das jeder Mensch in unterschiedlichen Situationen und in unterschiedlicher Ausprägung wiederholt erlebt hat, welches aber nur sehr schwer allgemein gültig zu definieren ist (Abb. **4.22**). Ganz grundsätzlich kann Angst als ein unangenehm erlebtes Gefühl von Bedrohung beschrieben werden. Angst kann aber nicht durchweg als negatives Phänomen angesehen werden. Als **normale Angst** (Realangst) hat sie Alarmfunktion für den Organismus, soll Aktivitäten zur Beseitigung der bestehenden oder drohenden Gefahr auslösen und – wenn die Gefahr beseitigt ist – wieder verschwinden. In diesem Sinne kann Angst die körperlichen und seelischen Abwehrfunktionen stärken. Ein Übermaß an Angst aber bewirkt das Gegenteil: Sie lähmt die körperlichen und geistigen Funktionen. Eine solche als **pathologisch** einzustufende Angst liegt auch vor, wenn Angstsymptome scheinbar grundlos auftreten, und kann dann zu einem psychopathologischen Symptom mit Krankheitswert werden. Auf der anderen Seite kann auch das völlige Fehlen von Angst von psychopatho-

4.22

4.22 „Der Schrei" von Edvard Munch (1893)

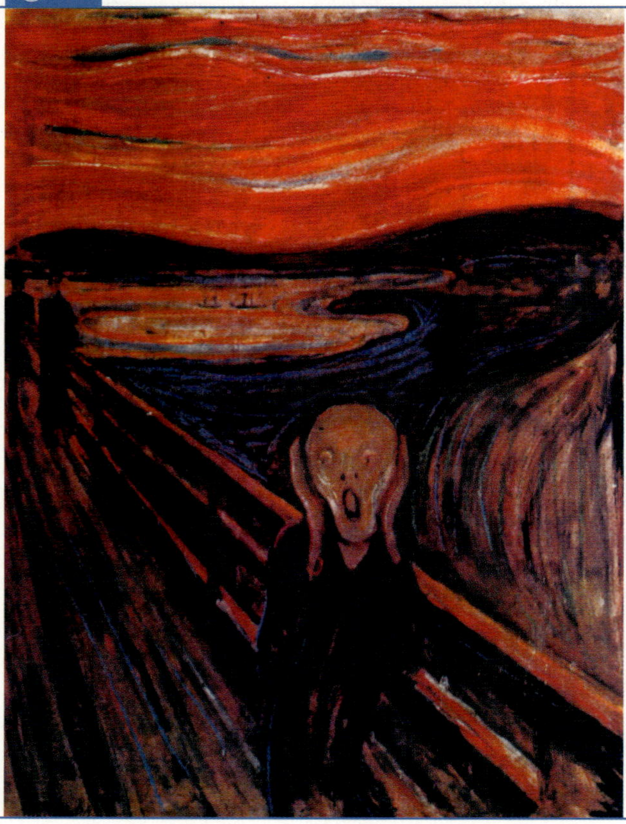

Das Gemälde zeigt die Intensität des Erlebens bei Angst und Panik.

4.11 Kriterien zur Differenzierung von Angst

▪ objekt- bzw. situationsgebunden	▪ ohne äußeren Anlass
▪ akut	▪ chronisch
▪ isoliert	▪ generalisiert
▪ attackenweise	▪ kontinuierlich
▪ gerichtet	▪ ungerichtet

4.11

logischer Bedeutung sein (z. B. im Rahmen von Persönlichkeitsstörungen, s. S. 349 ff.).

Die Differenzierung erfolgt z. B. danach, ob die Angst im Zusammenhang mit bestimmten Situationen bzw. gegenüber bestimmten Objekten auftritt oder auch ohne äußeren Anlass vorhanden ist. Ein anderes Einteilungsmerkmal ist die Verlaufsform (Tab. **4.11**).

Angst kann nach unterschiedlichen Kriterien differenziert werden (Tab. **4.11**).

Historisches: Der Terminus „Angst" leitet sich von den lateinischen Ausdrücken für Enge (angor, angustus) ab. Angst als Symptom wurde erst Mitte des vorletzten Jahrhunderts systematisch untersucht. **Carl Westphal** beschrieb 1871 ausführlich die Agoraphobie. Eine Vielzahl von Beschwerden, die heute am ehesten den Angsterkrankungen zugeordnet werden, wurden 1880 durch den Amerikaner **Beard** als „Neurasthenie" beschrieben. **Sigmund Freud** schlug um die Jahrhundertwende vor, von diesem Krankheitsbild eine eigenständige „Angstneurose" abzugrenzen. Der Philosoph und Psychopathologe **Karl Jaspers** unterschied zwischen Angst und Furcht. Mit der Entwicklung der ersten Antidepressiva und Anxiolytika in den fünfziger Jahren wuchs das Interesse an einer genaueren Beschreibung der Angstsymptomatik. In den modernen Klassifikationssystemen DSM-IV und ICD-10 wurden in den letzten Jahren erstmals genaue Kriterien von Angsterkrankungen beschrieben (s. Tab. **4.12**, S. 111).

Historisches: Angst als Symptom wurde erst Mitte des vorletzten Jahrhunderts systematisch untersucht. Eine Vielzahl typischer Beschwerden von Angsterkrankungen wurde z. B. 1880 durch den Amerikaner **Beard** als „Neurasthenie" beschrieben. Die modernen Klassifikationssysteme DSM-IV und ICD-10 führten in den letzten Jahren erstmals genauere Kriterien von Angsterkrankungen auf (s. Tab. **4.12**, S. 111).

Epidemiologie: Angst ist eines der häufigsten psychopathologischen Symptome. In der Allgemeinbevölkerung gehören Angst- und Panikstörungen **zu den häufigsten psychischen Erkrankungen**. Es ist davon auszugehen, dass etwa 15 % aller Menschen mindestens einmal in ihrem Leben an einer Angststörung erkranken (Lebenszeitprävalenz). Die Prävalenz zu einem bestimmten Zeitpunkt (Punktprävalenz) beträgt etwa 7 %. In der Praxis von Allgemeinärzten geben mehr als die Hälfte der dort behandelten Patienten Angst als subjektive Beschwerde an, etwa 20 % von ihnen in einem behandlungsbedürftigen Ausmaß.

Epidemiologie: Angst- und Panikstörungen gehören zu den **häufigsten psychischen Erkrankungen**. Die Lebenszeitprävalenz beträgt 15 %, die Punktprävalenz 7 %.

Am häufigsten ist die **spezifische Phobie** (auch als **isolierte Phobie** bezeichnet). Dabei stehen Tierphobien, Höhenangst und Angst vor geschlossenen Räumen im Vordergrund. Die **Panikstörung** ist mit einer Lebenszeitprävalenz von 2,5 bis 3,5 % deutlich seltener, sie ist jedoch unter allen Angststörungen die am häufigsten behandlungsbedürftige. Die **soziale Phobie** hat eine Lebenszeitprävalenz von 2–3 %, in einigen (insbesondere amerikanischen) Studien werden Häufigkeiten bis zu 11 % angegeben (Abb. **4.23**).

Spezifische Phobien sind die häufigsten Angsterkrankungen. Die **Panikstörung** ist seltener, aber am häufigsten behandlungsbedürftig (Abb. **4.23**).

4.23 Lebenszeitprävalenzraten von unterschiedlichen Angststörungen

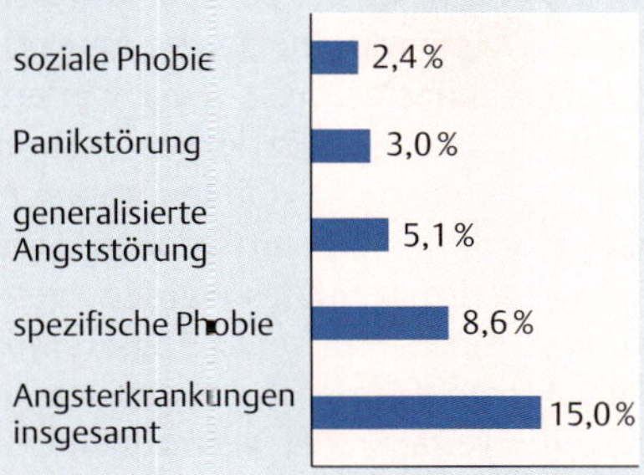

4.23

Angstsyndrome treten bei **Frauen häufiger** auf als bei Männern. Nach dem 45. Lebensjahr nimmt die Inzidenz ab.

Die meisten Angstsyndrome treten bei **Frauen wesentlich häufiger** auf als bei Männern, bezüglich sozialer Faktoren (z. B. Bildung, Beruf, Wohnort) zeigen sich jedoch nur geringfügige Unterschiede. Es gibt Hinweise auf eine Abnahme der Inzidenz von Angststörungen nach dem 45. Lebensjahr.

Ätiopathogenese: Ähnlich komplex wie Auftreten und subjektives Erleben von Angst sind die Theorien über deren Entstehung.

- **Lerntheoretische Vorstellungen** haben die Modelle zur Entstehung phobischer Zustände früh beeinflusst (Auslösen bedingter Reflexe i. S. des **klassischen Konditionierens**).
  Disponierende Faktoren sind sowohl genetische als auch lebensgeschichtliche Aspekte. Bedeutsame Lebensereignisse können **auslösende Faktoren** sein, **aufrechterhaltende Faktoren** sind individuell unterschiedlich. Es besteht ein Wechselspiel von komplexen Verstärkersystemen im Sinne des **operanten Konditionierens**.
  Das Zusammenspiel zwischen psychischen und körperlichen Faktoren beschreibt der **Angstkreis** (Abb. **4.24**).

Ätiopathogenese: Ähnlich komplex wie Auftreten und subjektives Erleben von Angst sind die Theorien über deren Entstehung. Dabei stehen lerntheoretische und psychodynamische Modellvorstellungen im Vordergrund. Die Kenntnis über neurobiologische Faktoren hat in der letzten Zeit jedoch deutlich zugenommen. Analog zu der Genese anderer psychischer Erkrankungen lassen sich die Modellvorstellungen am besten in einem **Vulnerabilitäts-Stress-Modell** verbinden.

- **Lerntheoretische Aspekte** haben primär die Modelle von der Entstehung phobischer Zustände beeinflusst. Schon früh konnte durch Auslösen bedingter Reflexe objekt- bzw. situtationsgebundene Angst experimentell erzeugt werden **(klassisches Konditionieren)**. Es hat sich aber gezeigt, dass mit diesen einfachen experimentellen Konzepten die Komplexität von Angst und Panikstörungen nicht ausreichend beschrieben wird. Verhaltenstherapeutisch wird heute zwischen disponierenden, auslösenden und aufrechterhaltenden Faktoren unterschieden. Als **disponierende Faktoren** können sowohl genetische Prozesse als auch lebensgeschichtliche Bedingungen wirksam werden. Dabei scheinen auch Lernprozesse (insbesondere **Modelllernen**) eine Rolle zu spielen. **Auslösende Momente** können belastungsreiche Lebensphasen oder einzelne, subjektiv bedeutsame Lebensereignisse sein. Die **aufrechterhaltenden Faktoren** sind je nach Störungsform und betroffener Person sehr unterschiedlich (z. B. ängstliche Selbstbeobachtung oder Vermeidungsverhalten). In vielen Fällen kann ein differenziertes Zusammenwirken von komplexen Verstärkersystemen beschrieben werden (im Sinne des **operanten Konditionierens**). Weitere Variablen sind Art, Häufigkeit und Abfolge von bestimmten Reizen, aber auch die Reaktion der Umgebung. Auch das Zusammenspiel zwischen psychischen und körperlichen Faktoren kann zu einer gegenseitigen Verstärkung führen. Diese Beziehungen werden anschaulich durch den **Angstkreis** erklärbar (Abb. **4.24**).

  Im Rahmen von Angst wahrgenommene körperliche Symptome werden von den Betroffenen als Gefahr gedeutet **(kognitive Fehlattribution)**. Dadurch entsteht ein „Teufelskreis".

  Die im Rahmen von Angst wahrgenommenen körperlichen Symptome werden vom Betroffenen als drohende Gefahr fehlinterpretiert **(kognitive Fehlattribution)**. Diese subjektiv empfundene Gefahr verstärkt das Angstgefühl, das dann wiederum im Sinne einer Stressreaktion zu einer Verstärkung körperlicher Symptome beiträgt. Dadurch entsteht ein „Teufelskreis", der zu einer stetigen Zunahme der Angstsymptomatik führt.

  Lerntheoretische Modelle erklären auch die **Erwartungsangst**. Hierbei löst eventuell schon das einmalige Auftreten einer Panikattacke Angst vor weiteren Attacken aus **(Angst vor der Angst, Phobophobie)**.

  Lerntheoretische Modelle erklären auch das Auftreten von **Erwartungsangst** im Rahmen von Panikstörungen. Hierbei löst eventuell schon das einmalige, mit großer Sicherheit jedoch das wiederholte Auftreten einer Panikattacke Angst vor weiteren Attacken aus **(Angst vor der Angst, Phobophobie)**. Insbesondere das völlig unerwartete und in der zeitlichen Abfolge nicht kalkulierbare Auftreten von Panikattacken spielt hier eine wesentliche Verstärkerrolle.

- Grundlage **psychoanalytischer Theorien** ist die Vorstellung von einer **misslungenen neurotischen Konfliktlösung**, die zum Auftreten von Angst führt. Generalisierte Angst tritt besonders bei drohendem Verlust oder Trennung von einer nahe stehenden Bezugsperson **(Trennungsangst)** bzw. bei Verlust von sozialer Anerkennung auf.
  Bei Phobien sind **Verschiebung** bzw. **Projektion** (s. S. 518) wichtige Abwehrmechanismen. Dabei wird eine ursprünglich intrapsychische Gefahrenquelle (z. B. sexuelle Konflikte, verdrängte Phantasien) nach außen verlagert.

- **Psychodynamische Theorien:** Der Affekt Angst nimmt in den psychoanalytischen Neurosentheorien eine zentrale Stellung ein. Grundlage ist die Vorstellung, dass praktisch alle Symptombildungen den Zweck haben, konflikthafte Strebungen bzw. Einstellungen im Individuum durch einen Kompromiss miteinander zu versöhnen und dadurch das psychische Gleichgewicht um den Preis neurotischer Konfliktlösung zu erhalten. **Misslingt** eine solche **neurotische Konfliktlösung**, erlebt das Individuum manifeste Angst. Eine weitere Grundlage dieser Vorstellungen besteht darin, dass Angst-Patienten in ihrer Entwicklung keine ausreichend stabilen Ich-Fähigkeiten ausbilden konnten, um mit adäquater „Signalangst" umzugehen. Bei Konfliktsituationen wird der real bestehende Konflikt als überfordernd beurteilt und es werden eventuell infantile Ängste reaktiviert. Bei Patienten mit neurotischer Angstsymptomatik können insbesondere dann akute Ängste ausgelöst werden, wenn Ich-stützende Mechanismen in Frage gestellt werden, z. B. bei drohendem Verlust oder Trennung von einer nahe stehenden Bezugsperson **(Trennungs-**

4.24 Der Angstkreis

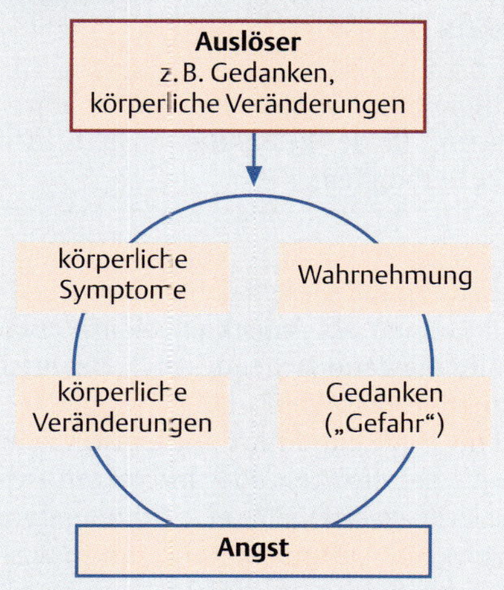

Der Angstkreis beschreibt die lerntheoretische Vorstellung über das Zusammenspiel von psychischen und körperlichen Faktoren bei der Entstehung von Angst.

4.24

angst) bzw. beim Verlust von sozialer Anerkennung. Während diese Entstehungsmechanismen insbesondere bei generalisierten Angsterkrankungen von Bedeutung sind, besteht bei Phobien der wesentliche psychische Vorgang in einer **Verschiebung** bzw. **Projektion** (s. S. 518 f.). Dabei wird eine ursprünglich intrapsychische Gefahrenquelle (z.B. sexuelle Konflikte, verdrängte Phantasien) nach außen auf ein bestimmtes Objekt/Situation verlagert. Gefürchtet werden demnach eigentlich die **unbewussten Phantasien**, die sich mit dem Objekt assoziativ verbinden, und nicht so sehr das reale angstauslösende Objekt selbst.

- **Neurobiologische Aspekte** haben in der Genese von Angst- und Panikstörungen große Bedeutung. Einer Vielzahl von neuroanatomisch definierten Regionen kommt eine grundlegende Funktion in der Entstehung und Vermittlung von Angstreaktionen zu. Eine zentrale Stellung nimmt dabei das **Limbische System** (insbesondere Amygdala und Hippocampus) ein. In der Genese von Angsterkrankungen spielen darüber hinaus der **Locus coeruleus** als Ursprungsort der noradrenergen Neurone und die **Raphekerne** als Ursprungsort der serotonergen Neurone eine Rolle. Bei der Genese von Panikstörungen kommt neurobiologischen Faktoren eine besonders große Bedeutung zu.
- **Neurochemische Aspekte:** Eine Dysfunktionalität bestimmter Transmittersysteme und damit im Zusammenhang stehende neuroendokrine Veränderungen ergänzen die Modellvorstellungen. Auf der Ebene der Neurotransmitter kommt dem **GABA-System** eine besondere Bedeutung zu. γ-Aminobuttersäure ist der bedeutendste inhibitorische Neurotransmitter im zentralen Nervensystem und kann sowohl anxiolytische als auch anxiogene Effekte vermitteln. Eine bedeutende Rolle spielt auch das **serotonerge System**, das wiederum in einer engen Wechselwirkung mit zahlreichen anderen Neurotransmittern (insbesondere Noradrenalin und Dopamin) steht. Die Rolle von Serotonin in der Genese von Angst wird insbesondere auch durch die Wirksamkeit von Serotonin-Wiederaufnahmehemmern (SSRI) bei Angsterkrankungen gestützt. Neuere Forschungsergebnisse belegen darüber hinaus den Einfluss verschiedener hormoneller Substanzen, insbesondere derjenigen, die in der Stressantwort des Organismus eine wesentliche Rolle spielen (insbesondere CRF, Kortisol und ACTH).

- **Neurobiologische Aspekte** spielen in der Ätiopathogenese eine wichtige Rolle. Verschiedene **Zentren im Hirnstamm** sind in der Regulation von Aufmerksamkeit und Angst involviert. Das **limbische System** spielt eine Rolle in der Modifikation von Emotionen.
- **Neurochemische Aspekte:** Der hemmende Neurotransmitter **GABA** hat anxiolytische und anxiogene Effekte. Das **serotonerge System** steht in Wechselwirkung mit anderen Systemen (insbesondere Noradrenalin und Dopamin). Die Rolle von Serotonin in der Genese von Angst wird durch die Wirksamkeit von Serotonin-Wiederaufnahmehemmern gestützt. **Hormonelle Substanzen** greifen ebenfalls in die Entstehung von Angststörungen ein.

4.2.2 Symptomatik und klinische Subtypen

Bei Patienten mit Angststörungen, die in die Praxis des Allgemeinmediziners oder auch des Psychiaters kommen, steht das subjektive Erleben von Angst oft nicht im Vordergrund der Beschwerden. Meistens wird zunächst eine Viel-

4.2.2 Symptomatik und klinische Subtypen

Oft steht nicht das subjektive Erleben von Angst im Vordergrund der Symptomatik sondern körperliche Beschwerden

(Schwindel, Tachykardie, abdominelle Beschwerden, verminderte Belastbarkeit).

zahl körperlicher Symptome geschildert, z. B. Schwindel, Tachykardie, abdominelle Beschwerden oder verminderte Belastbarkeit. Hinter diesen Beschwerden kann sich eine Angstsymptomatik verstecken.

▶ Merke

▶ **Merke:** Sowohl normale als auch pathologische Angst sind immer ein körperliches **und** ein seelisches Phänomen. Beide Bestandteile sind in einem Individuum untrennbar miteinander verbunden.

Körperliche Symptome können als **Angstäquivalente** auch isoliert auftreten.

Die subjektive Erfahrung des Angstaffektes kann individuell sehr unterschiedlich sein. Die körperlichen Erscheinungen können als **Angstäquivalente** auch isoliert auftreten, ohne dass dem Individuum die verursachende Angst bewusst sein muss, und können fast jede Körperfunktion betreffen.

Wichtig bei der Beurteilung von Angst sind die direkten oder indirekten **Folgen** (Abb. **4.25**):
- **„Angst vor der Angst"** (Erwartungsangst)
- **Vermeidungsverhalten**
- **soziale Isolierung.**

Die psychiatrische Bedeutung von Angst wird nicht nur an Art und Schwere der Symptomatik gemessen, vielmehr stehen oft die **direkten** oder **indirekten Folgen** ganz im Vordergrund des subjektiven Erlebens. Dabei spielt insbesondere die **„Angst vor der Angst"** (Erwartungsangst) eine besondere Rolle, die zu ausgeprägtem **Vermeidungsverhalten** führen kann. Folgen im sozialen Bereich bis hin zu einer vollständigen **sozialen Isolierung** sind ebenfalls häufig. Die Erkrankung und ihre Folgen beeinträchtigen dadurch oft auch nahe stehende Personen ganz erheblich. Die Entwicklung und gegenseitige Verstärkung von Folgen der Angst sind in Abb. **4.25** dargestellt.

Früher als **Angstneurose** beschriebene Störungen teilen sich jetzt auf in
- Panikstörung
- generalisierte Angsterkrankung.

Phobien werden unterteilt in
- Agoraphobie
- soziale Phobien
- isolierte (spezifische) Phobien.

Angststörungen können unterschiedlich klassifiziert werden. Die klassische Einteilung von psychischen Störungen mit dem Hauptsymptom Angst umfasste die **Angstneurosen** und die **Phobien.** In den modernen operationalen Diagnosesystemen werden früher als Angstneurose beschriebene Krankheitsbilder in **Panikstörung** und **generalisierte Angsterkrankung,** Phobien im Wesentlichen in **Agoraphobie, soziale** und **isolierte (spezifische) Phobien** unterteilt.

Ein wesentlicher Unterschied zwischen DSM-IV und ICD-10 besteht in der **Hierarchie** der Angstsymptomatik (Tab. **4.12**).

Im DSM-IV ist den Angststörungen ein eigenes Kapitel gewidmet, in der ICD-10 sind die entsprechenden Störungen in zwei Unterkapiteln unter „Neurotische, Belastungs- und somatoforme Störungen" aufgeführt. Ein wesentlicher Unterschied zwischen beiden Diagnosesystemen besteht in der **Hierarchie** der Angstsymptomatik. Im DSM-IV kommt der Panikstörung eine größere nosologische Bedeutung zu als den agoraphobischen Störungen, während es in der ICD-10 umgekehrt ist (Tab. **4.12**).

4.25

4.25 Entwicklung und gegenseitige Verstärkung von Folgen der Angst

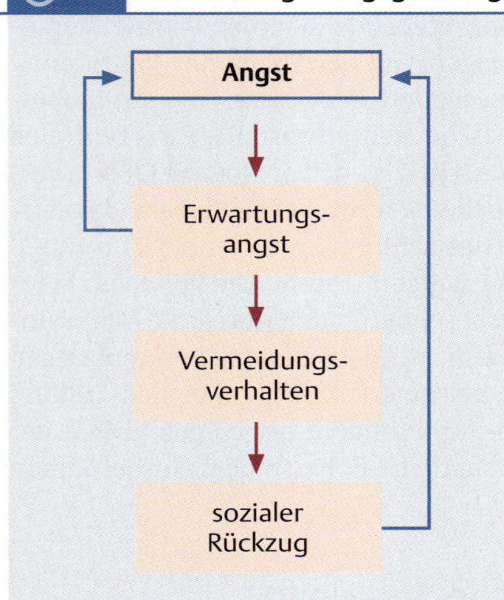

4.12 Klassifikation von Angst- und Panikstörungen nach ICD-10 und DSM-IV

ICD-10	*DSM-IV*
Phobische Störung (F40)	
▪ Agoraphobie (F40.0) – ohne Panikstörung (F40.00) – mit Panikstörung (F40.01)	▪ Agoraphobie ohne Panikstörung in der Vorgeschichte (300.22)
▪ soziale Phobien (F40.1)	▪ soziale Phobie (soziale Angststörung; 300.23)
▪ spezifische (isolierte) Phobien (F40.2)	▪ spezifische Phobie (300.29)
Sonstige Angststörungen (F41)	
▪ Panikstörung, (episodisch paroxysmale Angst, F41.0)	▪ Panikstörung – mit Agoraphobie (300.21) – ohne Agoraphobie (300.01)
▪ generalisierte Angststörung (F41.1)	▪ generalisierte Angststörung (300.02)
▪ Angst und depressive Störung, gemischt (F41.2)	
▪ andere gemischte Angststörungen (F41.3)	
Organische Angststörung (F06.4)	**Angststörung aufgrund eines medizinischen Krankheitsfaktors** (293.89)

Phobien

Agoraphobie

▶ **Synonym:** Platzangst

◀ Synonym

▶ **Definition:** Das klinische Bild der **Agoraphobie** ist geprägt durch Ängste, sich an Orten oder Institutionen zu befinden, in denen beim plötzlichen Auftreten von hilflos machenden oder peinlichen Symptomen eine Flucht nur schwer möglich oder aber keine Hilfe verfügbar wäre.

◀ Definition

Die **Lebenszeitprävalenz** beträgt zwischen 5 und 6 %. Die Störung beginnt in der Regel im dritten Lebensjahrzehnt und ist bei Frauen häufiger als bei Männern.
Typischerweise besteht nicht nur, wie früher beschrieben, Angst vor weiten Plätzen („agora“ = griechisch für Marktplatz), sondern vor allen Situationen, in denen sich der Patient außerhalb der gewohnten Umgebung aufhält (Tab. **4.13**).

Die Störung beginnt meist im dritten Lebensjahrzehnt, die Prävalenz beträgt etwa 5–6 %. Angst besteht vor allen Situationen außerhalb der gewohnten Umgebung, z. B. (Abb. **4.26**):
- Menschenmengen
- öffentliche Plätze
- Reisen und Entfernung von zu Hause.

4.26 Typische angsterzeugende Situationen bei Agoraphobie

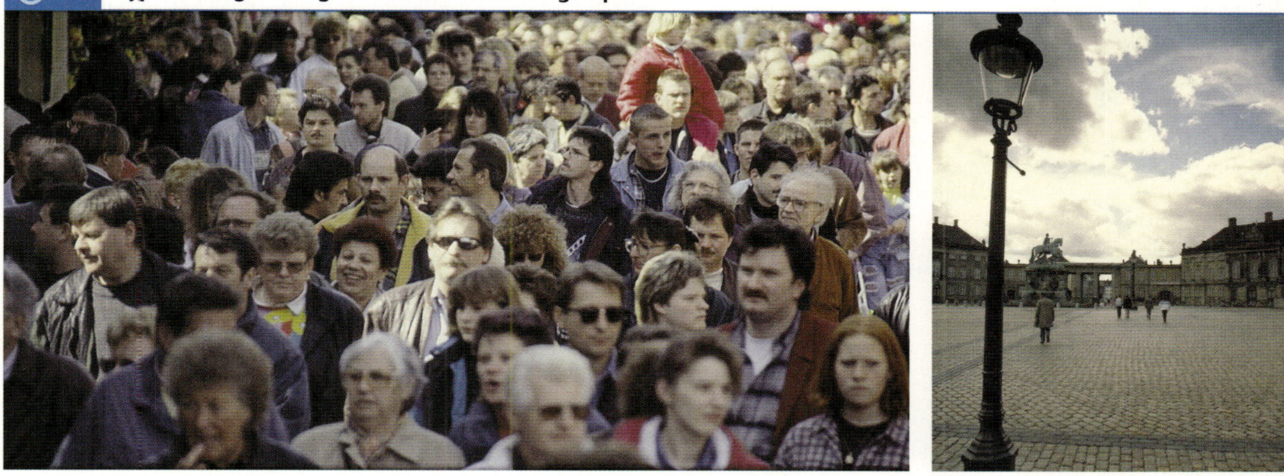

a Menschenmenge **b** öffentlicher Platz

4.13

4.13 Symptomatik der Agoraphobie nach ICD-10 und DSM-IV

ICD-10	*DSM-IV*
▪ Angst muss in mindestens zwei der folgenden umschriebenen Situationen auftreten – in Menschenmengen – auf öffentlichen Plätzen – bei Reisen mit weiter Entfernung von zu Hause oder bei Reisen alleine.	▪ Angst an Orten zu sein, von denen eine Flucht schwierig (oder peinlich) sein könnte oder wo im Falle einer unerwarteten oder durch die Situation begünstigten Panikattacke oder panikartiger Symptome Hilfe nicht erreichbar sein könnte. Agoraphobische Ängste beziehen sich typischerweise auf charakteristische Situationsmuster, z. B. – alleine zu Hause zu sein – sich in einer Menschenmenge befinden – in einer Schlange oder auf einer Brücke zu stehen – Reisen im Bus, Zug oder Auto.
▪ Vermeidung der phobischen Situationen ist oder war ein entscheidendes Symptom.	▪ Die Situationen werden vermieden oder nur mit deutlichem Unbehagen oder Angst vor dem Auftreten einer Panikattacke oder panikähnlichen Symptomen durchgestanden bzw. können nur in Begleitung aufgesucht werden.

Der Patient befürchtet hilflos machende oder peinliche Symptome wie plötzlichen Schwindel, Ohnmachtsgefühle, oder Verlust der Blasenkontrolle (Tab. **4.13**). Häufig tritt die Agoraphobie in **Kombination mit einer Panikstörung** (s. S. 116) auf.

Ganz typische Situationen sind (Abb. **4.26**):
- sich in Menschenmengen zu befinden
- sich auf öffentlichen Plätzen aufzuhalten
- auf Reisen alleine bzw. weit von zu Hause entfernt zu sein.

In solchen Situationen befürchtet der Patient, dass für ihn plötzlich problematische Situationen auftreten könnten, ohne dass sofortige Hilfe möglich wäre oder er die Situation verlassen könnte. Die Angst richtet sich etwa auf plötzlichen Schwindel, Ohnmachtsgefühle, Depersonalisationsgefühle, Verlust der Blasen- oder Darmkontrolle und Herzbeschwerden. Häufig, aber nicht immer, hat der Patient bereits eine solche für ihn sehr traumatisierende Erfahrung gemacht. Oftmals tritt die Agoraphobie in **Kombination mit einer Panikstörung** (s. S. 116) auf.

Soziale Phobie

Soziale Phobie

▶ **Synonym**

▶ **Synonym:** Soziale Neurose, Anthropophobie

▶ **Definition**

▶ **Definition:** Die **soziale Phobie** ist eine anhaltende Angst vor Situationen, in denen die Person im Mittelpunkt der Aufmerksamkeit anderer steht. Die Angst wird als übertrieben oder unvernünftig empfunden und führt in der Regel zu ausgeprägtem Vermeidungsverhalten.

Die **Lebenszeitprävalenz** beträgt etwa 2–3 %. Nur ein geringer Teil der Patienten nimmt therapeutische Hilfe in Anspruch. Die Störung beginnt oft bereits im Jugendalter, Männer und Frauen sind etwa gleich häufig betroffen.

Die Angabe über die Häufigkeit sozialer Phobien ist abhängig von den angewandten Diagnosekriterien. In der Regel wird von einer **Lebenszeitprävalenz** von 2–3 % ausgegangen. In einigen (insbesondere amerikanischen) Studien wird entsprechend der Erweiterung der Kriterien in den modernen Diagnosesystemen eine Häufigkeit von bis zu 11 % angegeben. Nur ein eher geringer Teil der Patienten nimmt psychiatrische oder psychotherapeutische Hilfe in Anspruch. Männer und Frauen sind etwa gleich häufig betroffen, die Störung beginnt oft bereits im Jugendalter.

Die phobischen Ängste bei der sozialen Phobie zentrieren sich insbesondere auf Situationen, in denen sich der Patient der prüfenden Beobachtung durch andere Menschen ausgesetzt sieht (z. B. Notwen-

Die phobischen Ängste konzentrieren sich vor allem auf Situationen, in denen sich der Patient der prüfenden Beobachtung durch andere Menschen ausgesetzt sieht. Die Ängste können entweder klar abgegrenzt, d. h. nur in bestimmten Situationen, oder in fast allen Situationen außerhalb des Familienkreises auftreten. Eine ganz typische Situation ist z. B. die Notwendigkeit in der Öffentlichkeit

4.14 Symptomatik der sozialen Phobie nach ICD-10 und DSM-IV

ICD-10	*DSM-IV*
▪ Diese Störungen zentrieren sich um die Furcht vor prüfender Beobachtung durch andere Menschen in verhältnismäßig kleinen Gruppen (nicht dagegen in Menschenmengen). Sie können klar abgegrenzt und beispielsweise auf Essen oder Sprechen in der Öffentlichkeit oder Treffen mit dem anderen Geschlecht beschränkt oder auch unbestimmt sein und in fast allen sozialen Situationen außerhalb des Familienkreises auftreten.	▪ Ausgeprägte und anhaltende Angst vor einer oder mehreren sozialen oder Leistungssituationen, in denen die Person mit unbekannten Personen konfrontiert ist oder von anderen Personen beurteilt werden könnte. Der Betroffene fürchtet, ein Verhalten (oder Angstsymptome) zu zeigen, das demütigend oder peinlich sein könnte.
▪ Soziale Phobien können sich in Beschwerden äußern wie – Erröten – Vermeiden von Blickkontakt – Händezittern – Übelkeit – Drang zum Wasserlassen	▪ Die Konfrontation mit der gefürchteten sozialen Situation ruft fast immer eine unmittelbare Angstreaktion hervor, die das Erscheinungsbild einer situationsgebundenen oder situationsbegünstigten Panikattacke annehmen kann.
▪ Soziale Phobien sind in der Regel mit einem niedrigen Selbstwertgefühl und Furcht vor Kritik verbunden.	▪ Die Person erkennt, dass die Angst übertrieben oder unbegründet ist. Die gefürchteten sozialen oder Leistungssituationen werden vermieden oder nur unter intensiver Angst oder Unwohlsein ertragen. Das Vermeidungsverhalten, die ängstliche Erwartungshaltung oder das starke Unbehagen in den gefürchteten sozialen und Leistungssituationen beeinträchtigen deutlich die normale Lebensführung der Person, ihre berufliche (oder schulische) Leistung oder soziale Aktivitäten oder Beziehungen, oder die Phobie verursacht erhebliches Leiden.

4.14

zu sprechen. Häufig tritt die Angst auf etwas Lächerliches zu sagen oder nicht antworten zu können. Soziale Phobien sind häufig mit einem insgesamt niedrigen Selbstwertgefühl und Furcht vor jeglicher Kritik verbunden. Typische Angstsymptome sind unter anderem Erröten, Vermeiden von Blickkontakt, Händezittern, Übelkeit oder Harndrang.

digkeit, in der Öffentlichkeit zu sprechen). Soziale Phobien sind häufig mit einem niedrigen Selbstwertgefühl und Furcht vor Kritik verbunden.

In mehr als zwei von drei Fällen kommt es gleichzeitig zum Auftreten weiterer psychischer Probleme. Am häufigsten sind spezifische Phobien (59 %) und die Agoraphobie (45 %). Bei fast jedem fünften Patienten kommt es zum Alkoholmissbrauch bzw. zur Alkoholabhängigkeit (s. S. 315 ff.), bei etwa jedem sechsten Patienten besteht gleichzeitig eine depressive Störung (s. S. 82 ff.). Auch eine Abhängigkeit von Benzodiazepinen findet sich nicht selten.

Typische Symptome sind Erröten, Vermeidung von Blickkontakt, Händezittern, Übelkeit, Harndrang. Häufig bestehen zusätzlich spezifische Phobien, Alkoholmissbrauch oder depressive Störungen.

Um die Diagnose einer sozialen Phobie zu stellen, muss die betroffene Person erkennen, dass die Angst übertrieben und unvernünftig ist, und sich trotzdem nicht oder nur sehr schwer dagegen wehren können (Tab. **4.14**). Dadurch entsteht häufig ein ausgeprägtes Leiden mit sozialem Rückzug.

Für die Diagnose wird gefordert, dass die betroffene Person erkennt, dass die Angst übertrieben und unvernünftig ist (Tab. **4.14**).

◀ **Klinischer Fall**

▶ **Klinischer Fall.** 32-jähriger Patient, ledig und ohne Kinder, Angestellter in einer Buchhandlung.

Der Patient berichtet, vor zweieinhalb Jahren, als er sich mehreren Kunden gegenüber sah, habe er erstmals ein Gefühl von starker Angst mit Zittern und Atemnot verspürt. Besonders schlimm sei es an der Kasse in seiner Buchhandlung gewesen. In der Folge sei dieser nicht aushaltbare Druck mit Zittern, starker Atemnot, Herzrasen und Schweißausbrüchen immer häufiger in Situationen aufgetreten, wo er sich beobachtet bzw. kontrolliert gefühlt habe. So habe er z. B. Angst im Bus beim Stempeln seiner Fahrkarte, als Kunde an der Ladenkasse fühle er sich kontrolliert. Wenn ihm bei der Arbeit Kunden beim Schreiben von Bestellungen zuge-

schaut hätten, habe er große Probleme gehabt, habe kaum schreiben können vor Zittern. Daneben leide er unter Versagensängsten und Minderwertigkeitsgefühlen. Als er vor vier Wochen von seinem Arbeitgeber erfahren habe, dass eine Umstrukturierung im Betrieb seine Versetzung an eine andere Stelle, welche mehr im Blickpunkt der Öffentlichkeit läge, notwendig machen würde, sei er immer mehr in Panik geraten. Er habe sich richtig in die Angst hineingesteigert. Er versuche, die Situationen, in denen er sich beobachtet fühle, jetzt vollständig zu vermeiden. In anderen Situationen trete kaum Angst auf.
Im psychischen Befund wirkte der Patient sehr angespannt und unruhig. Kognitive Auffälligkeiten fanden sich nicht, die Stimmungslage war gedrückt bei noch guter affektiver Schwingungsfähigkeit. Der Antrieb war unauffällig. Der Patient zeigte ein deutliches Krankheitsgefühl und ausreichende Krankheits- und Behandlungseinsicht. Aus der körperlichen Vorgeschichte war eine chronische Gastritis mit häufigen Magenbeschwerden und Übelkeit relevant.
Unter einer Behandlung mit Antidepressiva sowie kognitiv-verhaltenstherapeutischen Einzelgesprächen zeigte sich eine Besserung der Symptomatik. Begleitend wurde durch einen Sozialarbeiter Kontakt mit dem Arbeitgeber aufgenommen. Es konnte erreicht werden, dass der Patient auf seiner bisherigen Position weiter beschäftigt wurde. Nach neun Monaten war der Patient wieder in der Lage, vor einzelnen Personen Handlungen wie Schreiben oder Bestellungen aufnehmen durchzuführen. Jedoch wurden diese Situationen weiterhin gemieden, wenn der Stimulus zu intensiv war (z. B. bei größeren Gruppen). Die Antidepressiva-Medikation setzte der Patient nach zwei Monaten selbstständig ab. Die Verhaltenstherapie wurde weitergeführt.
Bei diesem Patienten wurde die **Diagnose einer sozialen Phobie** gestellt (ICD-10: F 40.1, DSM-IV 300.23). Deutlich wird die situative Gebundenheit der Ängste, hier an Situationen der möglichen Beobachtung oder Kontrolle durch Kunden der Buchhandlung.

Spezifische Phobie

Spezifische Phobie

▶ Definition

▶ Definition: Hauptmerkmal der **spezifischen Phobie** ist die anhaltende Angst vor einem umschriebenen Objekt oder einer umschriebenen Situation. Die Störung wird nur diagnostiziert, wenn die Angst erhebliches Leiden verursacht.

Am häufigsten treten folgende Ängste auf (Abb. **4.27**):
- Angst vor Tieren (Zoophobie)
- Angst vor Blut
- Angst vor geschlossenen Räumen (Klaustrophobie)
- Höhenangst (Akrophobie)
- Flugangst (Aviophobie)
- Ansteckungsangst.

Die Angst tritt am häufigsten als Furcht vor Tieren auf **(Zoophobie)**, besonders vor Hunden, Schlangen, Insekten oder Mäusen (Abb. **4.27**). Andere phobische Situationen sind der Anblick von Blut, der Aufenthalt in geschlossenen Räumen **(Klaustrophobie)**, oder in der Höhe **(Akrophobie)** sowie das Fliegen **(Aviophobie)**. Die phobischen Objekte können innerhalb einer Kultur im Laufe der Zeit wechseln. In den letzten Jahren ist häufig eine AIDS-Phobie zu beobachten (ausgeprägte Angst, sich in bestimmten Situationen mit HIV zu infizieren). **Blut- oder Verletzungsphobien** können über einen vasovagalen Reflex zu Bradykardie

4.27 Beispiele für angstauslösende Objekte

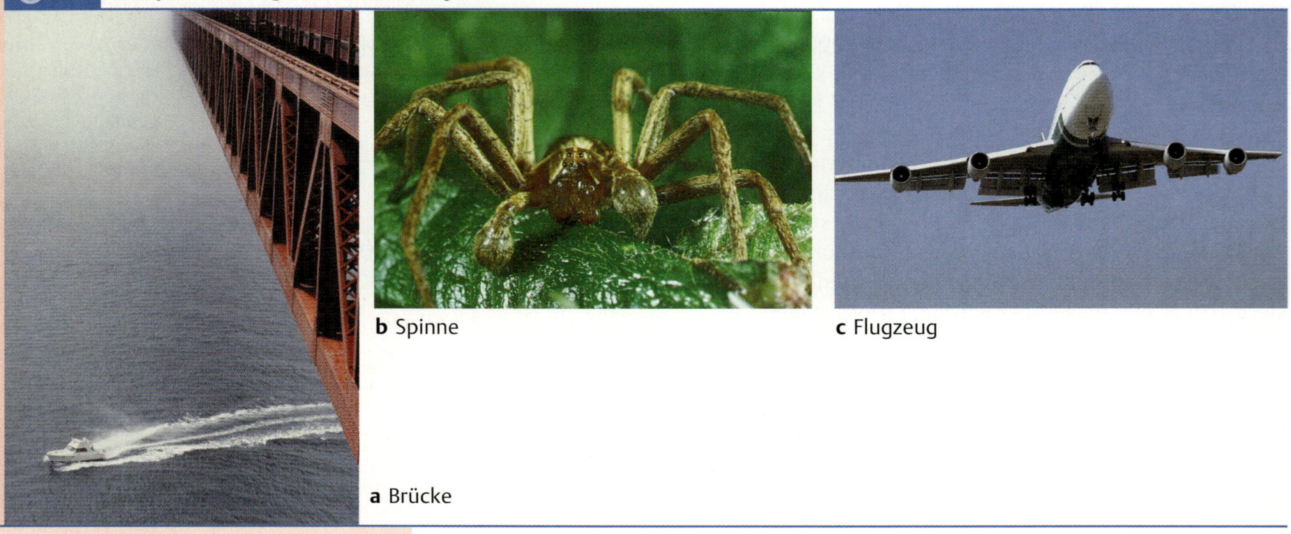

a Brücke

b Spinne

c Flugzeug

4.15 Symptomatik der spezifischen Phobie nach ICD-10 und DSM-IV

ICD-10	*DSM-IV*
▪ Die Angst muss auf die Anwesenheit eines bestimmten phobischen Objektes oder eine spezifische Situation begrenzt sein.	▪ Ausgeprägte und anhaltende Angst, die übertrieben oder unbegründet ist und die durch das Vorhandensein oder die Erwartung eines spezifischen Objektes oder einer spezifischen Situation ausgelöst wird. ▪ Die Konfrontation mit dem phobischen Reiz ruft fast immer eine unmittelbare Angstreaktion hervor, die das Erscheinungsbild einer situationsgebundenen oder einer situationsbegünstigten Panikattacke annehmen kann. ▪ Die Person erkennt, dass die Angst übertrieben oder unbegründet ist.
▪ Die phobische Situation wird – wann immer möglich – vermieden.	▪ Die phobischen Situationen werden gemieden bzw. nur unter starker Angst oder starkem Unbehagen ertragen.
▪ Das Ausmaß der Furcht vor dem phobischen Objekt wechselt nicht.	▪ Das Vermeidungsverhalten, die ängstliche Erwartungshaltung oder das Unbehagen in den gefürchteten Situationen schränkt deutlich die normale Lebensführung der Person, ihre berufliche (oder schulische) Leistung oder sozialen Aktivitäten oder Beziehungen ein, oder die Phobie verursacht erhebliches Leiden für die Person.

4.15

und Ohnmacht führen. Die Beeinträchtigung durch diese Störung kann beträchtlich sein, wenn der phobische Stimulus häufig vorkommt und nicht vermieden werden kann.

Blut- oder Verletzungsphobien können zu Bradykardie und Ohnmacht führen.

Das Alter bei Erkrankungsbeginn ist sehr unterschiedlich. Tierphobien beginnen fast immer in der Kindheit, Akrophobien (Höhenängste) sowie Klaustrophobien (Angst vor engen Räumen) können auch noch im vierten Lebensjahrzehnt beginnen. Die Diagnose wird nur dann gestellt, wenn die Angst bzw. das Vermeidungsverhalten den normalen Tagesablauf, die üblichen sozialen Aktivitäten oder Beziehungen beeinträchtigen bzw. die Angst erhebliches Leiden verursacht (Tab. **4.15**). In sehr vielen Fällen lassen sich aber isolierte Phobien gut vermeiden und somit lange Zeit auch verbergen. Spezifische Phobien führen insgesamt nur selten zu psychiatrischer Behandlung.

Das Alter bei Erkrankungsbeginn ist sehr unterschiedlich. Die Diagnose wird nur dann gestellt wenn die Angst den normalen Tagesablauf, die üblichen sozialen Aktivitäten oder Beziehungen beeinträchtigt bzw. erhebliches Leiden verursacht (Tab. **4.15**).

▶ **Klinischer Fall.** Fallbeispiel Höhenangst:
„Ich erstieg ganz allein den höchsten Gipfel des Münsterturms und saß in dem sogenannten Hals, unter dem Kopf oder der Krone, wie man's nennt, wohl eine Viertelstunde lang, bis ich es wagte, wieder heraus in die freie Luft zu treten, wo man auf einer Platte, die kaum eine Elle ins Gevierte haben wird, ohne sich sonderlich anhalten zu können, stehend das unendliche Land vor sich sieht. ... Dergleichen Angst und Qual wiederholte ich so oft, bis der Eindruck mir ganz gleichgültig ward, und ich habe nachher bei Bergreisen und geologischen Studien, bei großen Bauten, wo ich mit den Zimmerleuten um die Wette über die freiliegenden Balken und über die Gesimse des Gebäudes herlief ... von jenen Vorübungen großen Vorteil gezogen."
(J. W. Goethe: Dichtung und Wahrheit, 1831)

◀ Klinischer Fall

Panikstörung

Panikstörung

▶ Synonym

▶ **Synonym:** Episodisch paroxysmale Angst

▶ Definition

▶ **Definition: Panik:** Ohne sichtbaren Anlass entstehende ausgeprägte Angst. Panik tritt meist anfallsweise auf und ist mit ausgeprägten körperlichen Symptomen verbunden (Panikattacke).
Panikstörung: Wiederholte abgrenzbare Panikattacken, die unerwartet und nicht situationsgebunden sind. Es entwickelt sich schnell Erwartungsangst. Die Störung ist regelmäßig mit intensiven vegetativen Symptomen verbunden und häufig mit Agoraphobie kombiniert.

Die **Lebenszeitprävalenz** der Panikstörung beträgt 3–4 %. Isolierte Panikattacken sind wesentlich häufiger.

Gleichzeitig besteht meist eine **Agoraphobie** (s. S. 111). Der Erkrankungsbeginn ist gewöhnlich zwischen dem 20. und 30. Lebensjahr.

Bei **Panikattacken** setzt plötzlich intensive Angst ein, die sich innerhalb von einigen Minuten zu einem Höhepunkt steigert. Psychische und körperliche Symptome sind dabei sehr eng miteinander verbunden. Häufig wird während der Attacke der Notarzt gerufen (Tab. **4.16**, Abb. **4.28**).

Die Panikstörung tritt mit einer **Lebenszeitprävalenz** von etwa 3–4 % auf. Isolierte Panikattacken sind jedoch wesentlich häufiger, etwa 11 % der Frauen und 7 % der Männer erleben irgendwann in ihrem Leben eine Panikattacke.
Die Panikstörung kommt meist in **Kombination mit Agoraphobie** (s. S. 111) vor. Der Erkrankungsbeginn ist gewöhnlich zwischen dem 20. und 30. Lebensjahr. Bei Panikstörungen mit Agoraphobie sind Frauen etwa doppelt so häufig betroffen wie Männer, bei Panikstörungen ohne Agoraphobie ist das Geschlechterverhältnis etwa ausgeglichen.
Bei **Panikattacken** setzen die Beschwerden ganz plötzlich ein und steigern sich innerhalb einiger Minuten zu einem Höhepunkt. Psychische und körperliche Symptome sind dabei sehr eng miteinander verbunden. In fast allen Fällen kommt es zum Auftreten von Tachykardie, Hitzewallungen, Beklemmungsgefühlen und Zittern, außerdem zu anderen vegetativen Symptomen wie Atemnot, abdominellen Beschwerden und Ohnmachtsgefühlen. Parallel besteht die Angst zu sterben oder Angst vor Kontrollverlust. In dieser Situation wird von den Patienten häufig der Notarzt gerufen (Tab. **4.16**, Abb. **4.28**).

4.28

4.28 Häufigste Symptome einer Panikattacke

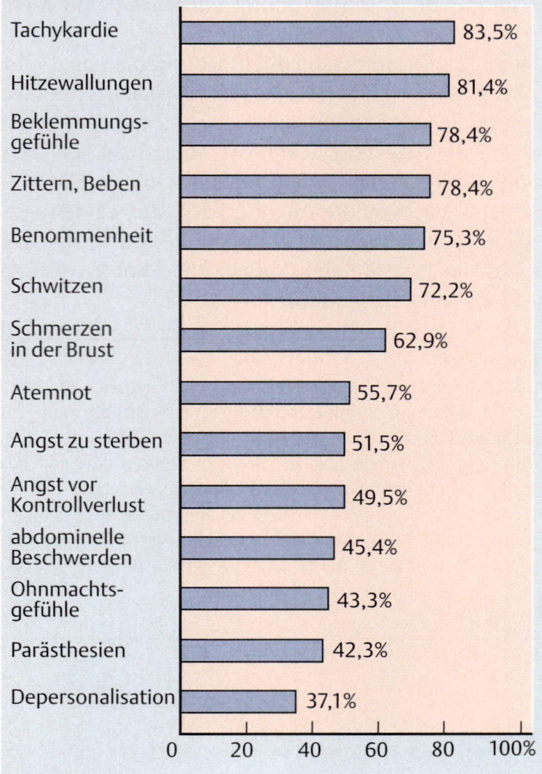

4.16 Symptomatik der Panikstörung nach ICD-10 und DSM-IV

ICD-10	DSM-IV
▪ Wesentliches Kriterium sind wiederkehrende, schwere Angstattacken (Panik), die sich nicht auf eine spezifische Situation oder besondere Umstände beschränken und deshalb auch nicht vorhersehbar sind. ▪ Die Symptome variieren von Person zu Person, typisch ist aber der plötzliche Beginn mit – Herzklopfen (Palpitationen) – Brustschmerz – Erstickungsgefühlen – Schwindel – Entfremdungsgefühlen. ▪ Fast stets entsteht dann sekundär auch – Furcht zu sterben – Furcht vor Kontrollverlust – Angst, wahnsinnig zu werden. **Zeitkriterien:** mehrere schwere vegetative Angstanfälle, die innerhalb eines Zeitraumes von etwa einem Monat aufgetreten sind.	▪ Klar abgrenzbare Episode intensiver Angst und Unbehagens, bei der mindestens vier der nachfolgend genannten Symptome abrupt auftreten und innerhalb von 10 Minuten einen Höhepunkt erreichen: – Palpitationen oder Tachykardie – Schwitzen – Zittern oder Beben – Dyspnoe (Gefühl der Kurzatmigkeit, Atemnot, Erstickungsgefühle) – thorakale Schmerzen oder Beklemmungsgefühle – Übelkeit oder Magen-Darm-Beschwerden – Schwindel, Unsicherheit, Benommenheit oder der Ohnmacht nahe sein – Derealisation oder Depersonalisation – Angst, die Kontrolle zu verlieren oder verrückt zu werden – Angst zu sterben – Parästhesien (Taubheits- oder Kribbelgefühle) – Hitzewallungen oder Kälteschauer. ▪ Wiederkehrende unerwartete Panikattacken ▪ Bei mindestens einer der Attacken folgt mindestens ein Monat mit einem der nachfolgend genannten Symptome: – anhaltende Besorgnis über das Auftreten weiterer Panikattacken – Sorgen über die Bedeutung der Attacken oder ihre Konsequenzen – deutliche Verhaltensänderung infolge der Attacken.

4.16

Eine Panikattacke **dauert** in der Regel 10 bis 30 Minuten, sie kann aber auch zwischen 2 Minuten und einigen Stunden anhalten. Typischerweise entwickelt sich nach der ersten oder weiteren Attacken eine ausgeprägte **Erwartungsangst („Angst vor der Angst", Phobophobie)**. Diese kann später ganz in den Vordergrund der Symptomatik treten und ernsthafte Folgen (z. B. **sozialen Rückzug**) verursachen.

Panikattacken dauern meist 10–30 Minuten, evtl. auch Stunden. Folgen sind **Erwartungsangst** („Angst vor der Angst") und **sozialer Rückzug**.

Bei Panikattacken steht häufig die kardiale Symptomatik ganz im Vordergrund des Erlebens. Früher als **Herzphobie** oder **Herzangstsyndrom** bezeichnete Phänomene sind dieser Störung unterzuordnen. Hierunter versteht man eine attackenartig auftretende kardiale Symptomatik ohne pathologischen kardiologischen Befund, die von intensiver Angst begleitet wird. Die vegetativen Symptome sind sehr ausgeprägt (Blutdruckanstieg, Schweißausbruch, Schwindel, Druckgefühl im Thorax). Männer im mittleren Lebensalter sind am häufigsten betroffen. Auslöser ist häufig eine Herzerkrankung einer Person in der näheren Umgebung des Patienten.

Früher als **Herzphobie** oder **Herzangstsyndrom** bezeichnete Phänomene sind dieser Störung unterzuordnen. Es kommt hierbei zu einer attackenartig auftretenden kardialen Symptomatik ohne pathologischen Organbefund und intensiver Angst. Männer sind häufiger betroffen, oft findet sich eine Herzerkrankung im näheren Umfeld des Patienten.

▶ **Klinischer Fall.** Eine 41-jährige Patientin mit Panikstörung schildert ihre Panikattacken: „Plötzlich bekomme ich Angst, nicht mehr zu können. Ich verspüre eine Schwäche im Bauch, bekomme dann keine Luft mehr und habe einen Kloß im Hals. Ich habe das Gefühl, am ganzen Körper zu zittern und lasse alles fallen, was ich in den Händen habe. In diesen Augenblicken empfinde ich eine totale Existenzbedrohung. Es gelingt mir nicht, dagegen anzuarbeiten. Aus Angst vor diesen Zuständen leide ich in letzter Zeit unter ständigen Verkrampfungen, Übelkeit

◀ **Klinischer Fall**

und Magenbeschwerden, unter einem Spannungsgefühl im Kopf und seelischer Abgespanntheit. Nachdem dieser Zustand einmal in einem Gästezimmer aufgetreten ist, ist es mir nun unmöglich, dieses Zimmer zu betreten."

Generalisierte Angststörung

Generalisierte Angststörung

▶ Synonym

▶ **Synonym:** Angstneurose

▶ Definition

▶ **Definition:** Generalisierte und langanhaltende Angst, die nicht nur auf bestimmte Situationen oder Objekte begrenzt ist, d.h sie ist frei flottierend. Es bestehen unrealistische Befürchtungen, motorische Spannung und vegetative Übererregbarkeit.

Es gibt keine verlässlichen Zahlen zur Prävalenz der generalisierten Angststörung. Frauen sollen etwas häufiger als Männer betroffen sein.

Da die Abgrenzung zwischen generalisierter Angsterkrankung und normaler Angst sehr schwierig ist, gibt es kaum verlässliche Zahlen über die Häufigkeit dieser Störung. Bei einer breiten Definition ergibt sich eine Lebenszeitprävalenz zwischen 7 und 8 %. Die Störung findet sich offensichtlich bei Frauen etwas häufiger als bei Männern.

Bei der **generalisierten Angststörung** besteht eine unrealistische oder übertriebene Angst bezüglich verschiedener Lebensumstände. Die Angst **hält über einen längeren Zeitraum an** und **schwankt allenfalls in der Intensität** (Tab. **4.17**).
Wichtigste Symptome sind:
- **motorische Spannung**
- **vegetative Übererregbarkeit**
- **Hypervigilanz** und **erhöhte Aufmerksamkeit.**

Die beschriebene Störung kommt der früher diagnostizierten **„Angstneurose"** am nächsten.

Hauptmerkmal der **generalisierten Angststörung** ist die unrealistische oder übertriebene Angst und Besorgnis bezüglich allgemeiner oder besonderer Lebensumstände. Die Ängste und Befürchtungen beziehen sich z. B. auf die Sorge darüber, dem eigenen Kind, das sich nicht in Gefahr befindet, könne etwas zustoßen, oder auf grundlose Geldsorgen. Die Angst muss **über einen längeren Zeitraum bestehen** und **schwankt allenfalls in der Intensität** (Tab. **4.17**). Im DSM-IV wird eine Zeitdauer von sechs Monaten, in der ICD-10 von mehreren Wochen verlangt, in denen die Angst an den meisten Tagen vorhanden sein muss. Die betroffene Person kann sich in der Regel nur kurzfristig von den Ängsten ablenken oder distanzieren. Die Angst äußert sich insbesondere in Anzeichen **motorischer Spannung** (Zittern, Muskelanspannung, Ruhelosigkeit), in Zeichen **vegetativer Übererregbarkeit** (Atemnot, Beklemmungsgefühle,

4.17

4.17 Symptomatik der generalisierten Angststörung nach ICD-10 und DSM-IV

ICD-10	*DSM-IV*
Wesentliches Symptom ist eine generalisierte und anhaltende Angst, die aber nicht auf bestimmte Situationen in der Umgebung beschränkt oder darin nur besonders betont ist, d. h. sie ist frei flottierend. ▪ In der Regel sind folgende Einzelsymptome festzuhalten: – Sorge über zukünftiges Unglück – Nervosität – Konzentrationsschwierigkeiten – motorische Spannung – körperliche Unruhe – Spannungskopfschmerz – Schwitzen – Tachykardie oder Tachypnoe – Oberbauchbeschwerden – Schwindelgefühle – Mundtrockenheit **Zeitkriterien:** primäre Symptome von Angst an den meisten Tagen der Woche, mindestens mehrere Wochen lang.	▪ Übermäßige Angst und Sorge (furchtsame Erwartung) bezüglich mehrerer Ereignisse oder Tätigkeiten (wie etwa Arbeit oder Schulleistungen). ▪ Die Person hat Schwierigkeiten, die Sorgen zu kontrollieren. ▪ Die Angst, Sorge oder körperlichen Symptome verursachen in klinisch bedeutsamer Weise Leiden oder Beeinträchtigungen in sozialen, beruflichen oder anderen wichtigen Funktionsbereichen. ▪ Übermäßige Angst und Sorge bezüglich mehrerer Ereignisse oder Tätigkeiten, die während mindestens sechs Monaten an der Mehrzahl der Tage auftraten.

Schwitzen, Mundtrockenheit, Schwindel) sowie in **Hypervigilanz** und **erhöhter Aufmerksamkeit** (Gefühl der Anspannung, übermäßige Schreckhaftigkeit, Ein- oder Durchschlafstörung, Reizbarkeit). Die beschriebene Störung kommt der früher diagnostizierten **„Angstneurose"** am nächsten.

▶ **Klinischer Fall.** Der 35-jährige kaufmännische Angestellte W. B. (verheiratet, zwei Kinder) berichtet folgenden Krankheitsverlauf:
Seine Beschwerden hätten vor einigen Jahren begonnen, nachdem drei gute Bekannte von ihm nacheinander an einem Herzinfarkt verstorben seien. Danach habe er häufig einen Druck auf der Brust verspürt, habe sich Sorgen gemacht, dass er an einer Herzerkrankung leiden könnte. Er habe sich deshalb mehrfach einer kardiologischen Untersuchung unterzogen, welche jedoch völlig unauffällig gewesen sei. Im Laufe der Jahre sei eine Zahl weiterer körperlicher Beschwerden dazugekommen. So leide er seit mehreren Jahren unter häufigen Kopfschmerzen, seit drei bis vier Jahren verspüre er häufig ein Leeregefühl im Kopf. Auch sei er im Laufe der letzten Jahre immer gereizter geworden und habe vermehrt Gefühlsausbrüche. Er fühle sich verkrampft, habe häufig Schmerzen im Nacken oder in der Schultergegend. Er mache sich viele Sorgen, dass seiner Ehefrau oder seinen Kindern etwas zustoßen könne.
Der Patient gab an, beruflich sehr belastet zu sein, andererseits fühle er sich auf der Arbeit noch am wohlsten, da er von seinen Beschwerden abgelenkt sei. Als Vorbehandlung war in den letzten Jahren eine Gesprächstherapie bei seinem Hausarzt erfolgt, medikamentös waren Betablocker sowie Benzodiazepine eingesetzt worden. In den letzten drei Jahren hatte der Patient immer wieder Phasen, in denen er über mehrere Wochen Diazepam 10 mg regelmäßig einnahm.
Die körperliche Untersuchung ergab Zeichen einer deutlichen vegetativen Übererregbarkeit, die ausführliche kardiologische Diagnostik war unauffällig. Unter Gabe von serotonergen Antidepressiva kam es zunächst zu einer mäßiggradigen Besserung der Symptomatik. Die somatischen Beschwerden traten in den Hintergrund. Parallel wurde mit psychotherapeutischen Einzelsitzungen begonnen, welche unter anderem verhaltenstherapeutische Stressbewältigungsmethoden und Entspannungstechniken beinhalten.
Bei einer Nachuntersuchung nach zweieinhalb Jahren war der Patient medikamentenfrei. Die oben beschriebenen Beschwerden traten kaum noch auf, lediglich in psychischen Anspannungssituationen bestanden noch ein Druckgefühl auf der Brust sowie ein Kloßgefühl im Hals. Bei dem hier beschriebenen Patienten wurde die **Diagnose einer generalisierten Angststörung** (ICD-10: F 41.1, DSM-IV 300.02) gestellt, wobei sich hier auch die fließenden Grenzen zu einer oft begleitenden depressiven Symptomatik zeigen.

◀ Klinischer Fall

4.2.3 Diagnostik und Differenzialdiagnose

Die **Diagnostik** muss verschiedene Ebenen umfassen (Abb. **4.29**). Im ersten Schritt muss unterschieden werden, ob normale oder krankhafte Angst vorliegt. Zu diesem Zweck müssen vor allem die Schwere der Symptomatik, die fehlende psychologische Ableitbarkeit und die Ausprägung der sozialen Beeinträchtigung berücksichtigt werden. Danach ist zu klären, ob der Angstsymptomatik eine andere psychische oder körperlich begründbare Störung zugrunde liegt. Findet sich kein Anhalt für das Vorliegen einer solchen Erkrankung, handelt es sich vermutlich um eine **primäre Angstsymptomatik**.

4.2.3 Diagnostik und Differenzialdiagnose

Die **Diagnostik** muss verschiedene Ebenen umfassen (Abb. **4.29**):
- liegt krankhafte Angst vor?
- handelt es sich um eine **primäre Angsterkrankung** oder um Symptome einer anderen Störung?

▶ **Merke:** Besonders wichtig ist die **Differenzierung zwischen Angst und Depression**.

◀ Merke

Häufig ist eine genaue Trennung dieser beiden Phänomene nicht möglich. In diesem Fall muss entschieden werden, welcher der beiden affektiven Zustände die eigentliche Grundlage der Störung darstellt, oder ob beide Symptome direkt aufeinander bezogen sind.
Bei der Diagnostik von Angststörungen, aber auch bei der Beurteilung von Angst im Rahmen anderer Erkrankungen werden **testpsychologische Verfahren** (s. S. 32 ff.) eingesetzt. In der klinischen Diagnostik gibt es eine Vielzahl von Angstfragebögen (Selbst- und Fremdbeurteilungsskalen). Ein häufig eingesetzter Fremdbeurteilungsbogen ist die **Hamilton-Angstskala (HAMA)**. Als Beispiel für einen Selbstbeurteilungs-Fragebogen kann das international häufig eingesetzte

Wenn eine genaue Trennung nicht möglich ist, muss entschieden werden, welcher affektive Zustand die Grundlage der Störung ist.

Zur Diagnostik werden auch **testpsychologische Verfahren** eingesetzt. Es gibt sowohl Selbstbeurteilungs- als auch Fremdbeurteilungs-Fragebögen. Ein häufig eingesetzter Fremdbeurteilungsbogen ist die **Hamilton-Angstskala (HAMA)**. In Tab. **4.18** sind beispielhafte Anamnesefragen aufgeführt.

4.29

4.29 Differenzierung von Angst im Rahmen psychischer Störungen

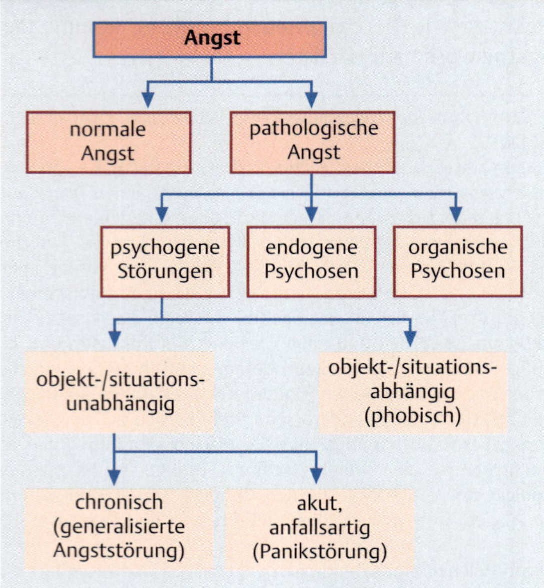

4.18

4.18 Beispielhafte Anamnesefragen bei Verdacht auf Angst- und Panikstörungen (nach Margraf)

Einleitung (z. B.):
„Viele Menschen haben in den verschiedensten Situationen auch einmal Ängste. Können Sie mir sagen, ob Ihnen die folgenden Situationen oder Dinge Angst machen oder bei Ihnen den Wunsch auslösen, sie möglichst zu vermeiden?“

Anamnesefragen	zu einzelnen Krankheitsbildern (Beispiele):
▶ **Panikstörung**	„Leiden Sie manchmal unter plötzlichen und unerwarteten Angstanfällen, ohne dass eine tatsächliche Bedrohung vorliegt?“
▶ **Agoraphobie**	„Gibt es bestimmte Situationen und Orte wie z. B. Kaufhäuser, Autofahren, Menschenmengen, Fahrstühle oder geschlossene Räume, die Ihnen Angst machen oder die Sie möglichst vermeiden?“
▶ **Soziale Phobie**	„Fürchten oder vermeiden Sie bestimmte Situationen, in denen Sie von anderen Menschen beobachtet oder bewertet werden könnten wie z. B. öffentliches Sprechen, Zusammenkünfte, Partys oder Gespräche?“
▶ **Spezifische Phobie**	„Fürchten oder vermeiden Sie bestimmte Dinge oder Aktivitäten wie z. B. Tiere, Höhen, Flugreisen oder den Anblick von Blut und Verletzungen?“
▶ **Generalisierte Angststörung**	„Leiden Sie häufig unter übermäßig starken Sorgen, die Sie nicht kontrollieren können, z. B. über familiäre, berufliche oder finanzielle Angelegenheiten?“

„State-Trait-Anxiety-Inventory“ (STAI) genannt werden. Beispielhafte Anamnesefragen zur Diagnostik von Angststörungen sind in Tab. **4.18** aufgeführt.

Angst ist **häufiges Begleitsymptom** anderer psychischer und körperlicher Erkrankungen (Tab. **4.19**).

Pathologische Angst kann einerseits die Grundlage spezieller psychischer Störungen sein **(Angststörung, Angsterkrankung)**, andererseits wird Angst aber auch als **häufiges Begleitsymptom** im Rahmen anderer psychischer und körperlicher Erkrankungen gefunden (Tab. **4.19**).

Wichtige Differenzialdiagnosen:
- **normale Angst** (psychologisch ableitbar, keine soziale Behinderung)

Die klinisch **wichtigste Differenzialdiagnose** ist die Abgrenzung zu **normaler Angst**, wobei besonders die Schwere der Angstsymptomatik, die fehlende psychologische Ableitbarkeit und auch die Ausprägung der sozialen Beeinträchti-

4.19 Erkrankungen, die häufig Angst als relevantes Symptom aufweisen (ohne Angsterkrankungen)

Nichtorganische psychische Störungen	– schizophrene Psychosen, affektive Psychosen, Zwangsstörungen, Persönlichkeitsstörungen, Anpassungsstörungen
Organisch bedingte psychische Störungen	– Delir, organische Angststörung, organische wahnhafte Störung, organische depressive Störung, organische Persönlichkeitsstörung
Substanzabhängige Störungen	– Medikamente, Amphetamine, Kokain, Halluzinogene, Alkohol, Nikotin, Koffein, Ecstasy, Opiate
Neurologische Erkrankungen	– hirnorganische Anfallsleiden, Chorea Huntington, Migräne, multiple Sklerose, zerebrale Minderperfusion, erhöhter Hirndruck
Internistische Erkrankungen	– Angina pectoris/Myokardinfarkt, Herzrhythmusstörungen, Hypoglykämie, Hypoxie, Lungenembolie, Hyperthyreose, Karzinoid, Phäochromozytom, Anaphylaxie

4.19

gung zu berücksichtigen sind. Bei **schizophrenen Psychosen** (s. S. 134 ff.) tritt häufig wahnhaft begründete Angst auf. Die allgemeinen Wahnkriterien müssen erfüllt sein. Typischerweise besteht bei wahnhaft motivierter Angst nicht nur eine ungewisse Befürchtung oder Sorge, sondern eine absolute Gewissheit. Bei **depressiven Störungen** (s. S. 82 ff.) ist Angst ebenfalls sehr häufig vorhanden. In diesem Zusammenhang muss auf ausgeprägte depressive Symptome sowie den häufigen phasenhaften Ablauf der Erkrankung geachtet werden.
Die Abgrenzung zu **organischen psychischen Störungen** (s. S. 172 ff.) und **internistischen Erkrankungen** erfolgt insbesondere über die Erhebung von pathologischen Organbefunden, die eventuell in einem zeitlichen Zusammenhang zum Auftreten bzw. Abklingen von Angstsymptomen stehen.
Das Kriterium des zeitlichen Zusammenhangs ist auch bei der Einschätzung von Angstsymptomen im Rahmen von **Drogenintoxikationen** (s. S. 332 ff.), insbesondere durch Amphetamine, LSD, Marihuana (aber z. B. auch Koffein) und beim Drogenentzug von Bedeutung. Auch beim Absetzen bestimmter Medikamente (z. B. Anxiolytika) kann Angst auftreten.
Auch im Rahmen der **posttraumatischen Belastungsstörung** (s. S. 229 ff.) ist Angst ein führendes Symptom, welches jedoch meist zeitlich und oft auch inhaltlich auf das zugrunde liegende Trauma bezogen ist. Bei **Zwangserkrankungen** (s. S. 125 ff.) tritt Angst üblicherweise nur dann auf, wenn die Durchführung der Zwangsimpulse bzw. Zwangshandlungen nicht gelingt. Angst kann auch ein wesentliches Symptom bei **Persönlichkeitsstörungen** sein (insbesondere bei ängstlichen, abhängigen, anankastischen und passiv-aggressiven Persönlichkeitsstörungen, s. S. 349 ff.).

- **schizophrene Psychosen** (wahnhafte Angst mit absoluter Wahn-Gewissheit)
- **depressive Störungen** (depressive Verstimmung, phasenhafter Verlauf)
- **organische Störungen** (sorgfältige körperliche Untersuchung!)
- **Drogenabhängigkeit** (Intoxikation, Entzug)
- **posttraumatische Belastungsstörung** (vorausgegangenes Trauma)
- **Zwangserkrankungen**
- **Persönlichkeitsstörungen**.

4.2.4 Therapie

Die Therapie der Angststörungen richtet sich in der Regel nach der im Vordergrund stehenden Form und Ausprägung der Angst. Grundsätzlich ist es sinnvoll, **pharmakologische** und **nicht-pharmakologische Strategien** zu kombinieren (Abb. **4.30**). In der Therapie von **Panikstörungen** stehen pharmakologische Ansätze im Vordergrund. In der Therapie **phobischer Syndrome** spielt die Verhaltenstherapie eine besondere Rolle, bei der **generalisierten Angststörung** kommt häufig eher die aufdeckend-analytische Therapie zum Einsatz.
Wichtige Voraussetzungen sind ausreichende Zeit auf Seiten des Arztes. Darüber hinaus ist die Motivation des Patienten von entscheidender Bedeutung.

4.2.4 Therapie

Die Therapie richtet sich nach der Symptomatik der Angst. **Pharmakologische** und **nicht-pharmakologische Strategien** werden in der Regel kombiniert (Abb. **4.30**).

Der Arzt muss ausreichend Zeit mitbringen, der Patient muss motiviert sein.

▶ **Merke:** Ein primäres Therapieziel ist, dass der Patient seine Beschwerden als Ausdruck von Angst erkennt und auch zu seiner Angst steht.

◀ Merke

Nichtpharmakologische Therapie: Im **stützenden ärztlichen Gespräch** wird ein tragfähiger Kontakt hergestellt, der Patient und seine Beschwerden müssen ernst genommen werden, Information und Aufklärung (auch der Angehörigen) muss gewährleistet sein.

Verhaltenstherapeutische Verfahren (s. S. 524 ff.) werden insbesondere bei spezifischen Phobien und der Agoraphobie eingesetzt.

Kognitive Verfahren: Fehlerhafte und eingefahrene kognitive Muster werden korrigiert. Grundlage dieses Verfahrens ist die Information des Patienten über die Ursachen von Ängsten und deren Folgen. Diese Verfahren haben sich besonders bei **Panikattacken** bewährt.

Bei phobischen Störungen können die **systematische Desensibilisierung** (schrittweise Konfrontation mit dem angstauslösenden Stimulus) und die **Flooding-Therapie** (Patient wird gleich dem maximalen Angst auslösenden Reiz ausgesetzt) eingesetzt werden.

Da der Zustand der Entspannung Angst ausschließt, sind **Entspannungsverfahren** indiziert: progressive Muskelrelaxation, autogenes Training, Biofeedback (s. S. 510 ff.).

Mit **aufdeckenden tiefenpsychologisch orientierten Verfahren** wird versucht, den der Angstsymptomatik zugrunde liegenden Konflikt zu bearbeiten. Der erste Schritt besteht in einer Verbesserung der Möglichkeiten der Angstbewältigung. Die Therapie erfolgt meist kontinuierlich über mehrere Jahre (s. S. 517 ff.).

Soziotherapeutische Strategien tragen dazu bei die häufige soziale Isolierung zu vermindern (s. S. 539 ff.).

Pharmakologische Therapie: In der Pharmakotherapie werden Antidepressiva und (vorübergehend) Benzodiazepine eingesetzt.

Nichtpharmakologische Therapie: Bereits die Anwesenheit eines Arztes kann bei Angststörungen therapeutisch hilfreich sein. Im **stützenden ärztlichen Gespräch** wird ein tragfähiger Kontakt zum Patienten aufgebaut, der Arzt bemüht sich um Empathie und Verständnis. Es ist wichtig, die Beschwerden des Patienten ernst zu nehmen und in ihrer subjektiven Bedeutung zu erkennen. Dem Patienten muss vermittelt werden, dass seine Beschwerden nicht als „eingebildet" abgewertet werden. Das ärztliche Gespräch dient darüber hinaus auch der Information und Aufklärung der Angehörigen.

Verhaltenstherapeutische Verfahren (s. S. 524 ff.) weisen eine belegte Wirksamkeit insbesondere bei spezifischen Phobien und bei der Agoraphobie, aber auch bei Panikstörungen auf. Bei verhaltenstherapeutischer Behandlung werden verschiedene Techniken eingesetzt, insbesondere die kognitive Verhaltenstherapie, systematische Desensibilisierung und Expositionstechniken. Diese Verfahren können auch miteinander kombiniert werden. Mit **kognitiven Verfahren** wird versucht, fehlerhafte und eingefahrene kognitive Muster zu korrigieren. Dem Patienten wird vermittelt, welche spezifischen Denkabläufe die Angst aufrechterhalten bzw. zu einer Ausbreitung der Angst beitragen. Die Grundlage dieser Therapieform bildet die Information über die komplexen Zusammenhänge von Angstentstehung und Folgen der Angst. Kognitive Verfahren haben sich besonders bei **Panikattacken** bewährt. Die Therapie kann in Gruppen stattfinden, es wurden auch spezielle Patientenseminare dafür entwickelt.

Bei phobischen Störungen wird unter anderem die **systematische Desensibilisierung** angewandt. Dabei wird der Patient an Hand einer hierarchischen Angstskala im Zustand der Entspannung schrittweise mit einem angstauslösenden Stimulus konfrontiert. Die Konfrontation erfolgt zunächst in der Vorstellung, später auch in der Realität **(Habituationstraining)**. Als **Flooding-Therapie** wird eine Überflutung mit den angstauslösenden Reizen (Reizexposition) und den dadurch ausgelösten Angstreaktionen (Reaktionsüberflutung) bezeichnet. Dabei wird schon zu Beginn der Übungsbehandlung durch in der Angsthierarchie hochbewertete Auslösesituationen starke bis maximale Angst provoziert. Der Patient soll erfahren, dass selbst bei intensivster Angst und Panik durch einen Verbleib in der Situation ein Abklingen der Angst erreicht wird.

Entspannungsverfahren bilden die wesentliche Grundlage verschiedener verhaltensbeeinflussender Therapien. Es hat sich gezeigt, dass der Zustand der Entspannung weitgehend das Erleben von Angst ausschließt. Infrage kommen insbesondere die **progressive Muskelrelaxation** nach Jacobson (gezielte Anspannung und Entspannung einzelner Muskelgruppen), das **autogene Training** sowie das **Biofeedback** (Rückmeldung physiologischer Prozesse, s. S. 510 ff.).

Mit **aufdeckenden tiefenpsychologisch orientierten Verfahren** wird versucht, den der Angstsymptomatik zugrunde liegenden Konflikt zu bearbeiten. Entscheidende Voraussetzung ist zunächst, den Konflikt klar herauszuarbeiten und die Beziehung zur Angstsymptomatik zu bestimmen. Bei der maßgeblichen Konfliktsituation handelt es sich nicht selten um einen ambivalent erlebten Trennungskonflikt. Gerade bei Patienten mit Angsterkrankungen besteht häufig eine strukturelle Ich-Schwäche, so dass auch bei aufdeckenden Verfahren zunächst eine Verbesserung der Angstbewältigungsmöglichkeiten angebracht sein kann. Tiefenpsychologisch orientierte Verfahren werden in der Regel langfristig, d. h. über mehrere Jahre, kontinuierlich angewendet (s. S. 517 ff.).

Soziotherapeutische Strategien sollen dazu beitragen, insbesondere die häufige soziale Isolierung zu vermindern. Das geschieht z. B. durch den Einsatz von Gruppentherapien sowie eventuell eine stufenweise berufliche (Re-) Integration (s. S. 539 ff.).

Pharmakologische Therapie: Im Rahmen der pharmakologischen Therapie werden heute in erster Linie Antidepressiva und (vorübergehend) Benzodiazepine eingesetzt. Der Einsatz von Betablockern und weiteren Psychopharmaka (z. B. niederpotente Neuroleptika) ist Einzelfällen vorbehalten. In der Therapie von Angststörungen werden heute in erster Linie selektive Serotonin-Wiederaufnahmehemmer (SSRI) eingesetzt.

Antidepressiva: In der Therapie der Agoraphobie und der Panikstörungen werden heute in erster Linie **selektive Serotonin-Wiederaufnahmehemmer (SSRI)** eingesetzt. Die am besten untersuchten Substanzen sind dabei Paroxetin, Fluoxetin und Fluvoxamin. Aus der Gruppe der **trizyklischen Antidepressiva** ist das Imipramin in einer Dosierung von mindestens 100–150 mg/die am sichersten wirksam. Der Einsatz von reversiblen Monoaminooxidase-Hemmern (**MAO-Hemmer,** z. B. Moclobemid) ist insbesondere in der Therapie der sozialen Phobie zu erwägen.

In der Therapie der Agoraphobie und der Panikstörungen werden die besten Ergebnisse mit **selektiven Serotonin-Wiederaufnahmehemmern** und **serotonergen trizyklischen Antidepressiva** (Imipramin) erreicht. Bei der sozialen Phobie können **MAO-Hemmer** eingesetzt werden.

▶ **Merke:** Bei Antidepressiva tritt ein therapeutischer Effekt im Gegensatz zu Benzodiazepinen erst mit einer Latenz von zwei bis drei Wochen auf.

◀ **Merke**

Benzodiazepine: Besonders bei akuter und quälender Symptomatik gelangen zunächst die schnell wirksamen Benzodiazepine zum Einsatz. Wegen der bestehenden Gewöhnungs- und evtl. auch Abhängigkeitsgefahr sollten Benzodiazepine **nicht länger als unbedingt nötig** eingesetzt werden. Für die Langzeitthera-

Bei Einsatz von angstlösenden **Benzodiazepinen** muss das **Abhängigkeitsrisiko** beachtet werden. Diese Substanzen sollten **nicht für die Langzeittherapie** verwendet werden.

4.30 Diagnostik und Therapie bei Angststörungen

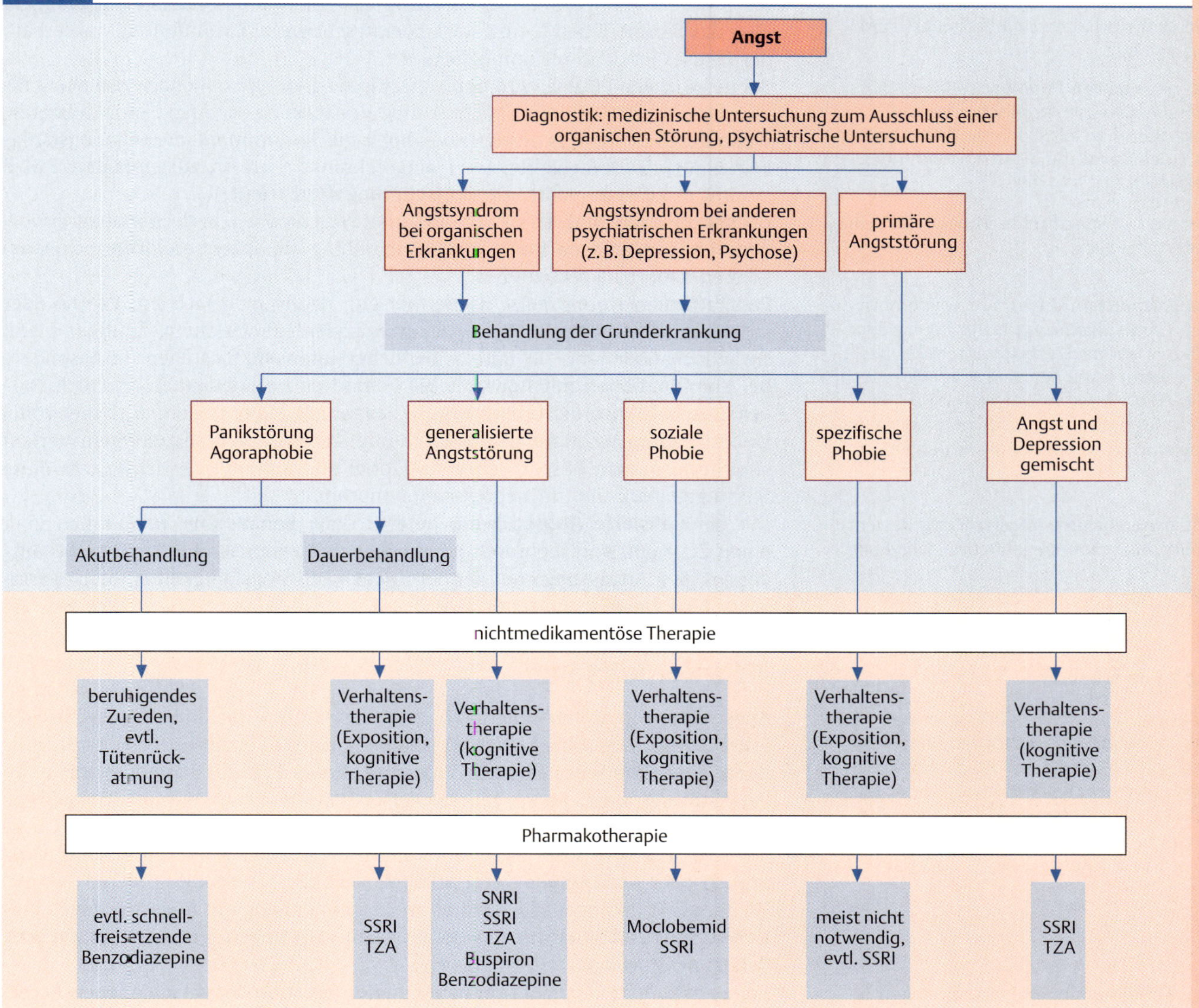

TZA = trizyklische Antidepressiva, SSRI = selektive Serotonin-Wiederaufnahmehemmer, SSNI = selektive Noradrenalin-Wiederaufnahmehemmer.

pie von Angststörungen sind Benzodiazepine nicht geeignet. Bei längerer Einnahme von höheren Dosierungen von Benzodiazepinen muss das Absetzen in mehreren Schritten (evtl. über mehrere Wochen) erfolgen. Anwendungen finden in erster Linie die Substanzen Alprazolam, Lorazepam, Diazepam und Oxazepam. Bei generalisierten Angsterkrankungen liegt ein Wirksamkeitsnachweis auch für den (chemisch andersartigen) Tranquilizer Buspiron vor.

Betablocker werden besonders bei phobischen Störungen (auch **Examensangst**) zur Entkopplung von psychischen und vegetativen Symptomen eingesetzt.

Durch den Einsatz von **Betablockern** (z. B. Propranolol) kann in einzelnen Fällen bei vorherrschender körperlicher Symptomatik (z. B. Tremor, Tachykardie) eine Entkopplung von psychischen und vegetativen Symptomen versucht werden. Sie werden in der Regel nur bei phobischen Störungen (insbesondere Prüfungs- bzw. Examensangst) eingesetzt. Dabei wird der Vorteil genutzt, dass praktisch keine Sedierung auftritt.

4.2.5 Verlauf

Im Verlauf kommt es oft zu **„Angst vor der Angst"**, **Vermeidungsverhalten** und **sozialer Isolierung**.

Die **Agoraphobie** neigt zu einem chronischen Verlauf. Erwartungsangst und Vermeidungsverhalten sind besonders stark ausgeprägt.

Bei der **sozialen Phobie** wird ohne Therapie ebenfalls ein chronischer Verlauf beobachtet. In ausgeprägten Fällen kommt es zu einer vollständigen Isolierung des Patienten.

Der Verlauf **spezifischer Phobien** ist sehr unterschiedlich.

Panikattacken treten meist wiederholt auf. Die **Panikstörung** bleibt häufig über Jahre in unterschiedlicher Intensität bestehen. Komplikationen sind v. a. Missbrauch von Alkohol und Anxiolytika. Häufig ist diese Störung mit Agoraphobie oder einer depressiven Symptomatik verbunden.

Die **generalisierte Angststörung** besteht häufig über mehrere Jahre bzw. Jahrzehnte.

4.2.5 Verlauf

Direkte oder indirekte Folgen der Angst wurden bereits beschrieben. Besonders zu erwähnen ist die **„Angst vor der Angst"**, die zu ausgeprägtem **Vermeidungsverhalten** und **sozialer Isolierung** führen kann.

Bei der **Agoraphobie** kommt es häufig zu einem chronischen Verlauf. Hier ist die Erwartungsangst und das Vermeidungsverhalten besonders ausgeprägt, so dass das Sozialerleben häufig stark beeinträchtigt ist. Ein Aufenthalt außerhalb des Hauses ist dann oft unmöglich.

Bei der **sozialen Phobie** wird ohne spezifische Therapie üblicherweise ebenfalls ein chronischer Verlauf beobachtet. Eine Verstärkung der Angst kann auftreten, wenn durch die bereits bestehende phobische Symptomatik die Leistungsfähigkeit in der Öffentlichkeit weiter eingeschränkt wird. In ausgeprägten Fällen kommt es zu einer vollständigen Isolierung des Patienten.

Bei **spezifischen Phobien** ist der Verlauf unterschiedlich. In der Kindheit erworbene Phobien klingen meist ohne Behandlung ab, später erworbene Phobien können dauerhaft persistieren.

Panikattacken treten meist wiederholt auf, häufig mehrfach pro Woche oder sogar täglich. Die **Panikstörung** kann episodenhaft verlaufen, häufiger bleibt sie jedoch über Jahre in unterschiedlicher Intensität bestehen. Insbesondere bei **Kombinationen mit Agoraphobie** kommt es zu einer unterschiedlich starken Einschränkung der Lebensführung; eventuell ist der Patient auch hier völlig isoliert und an das Haus gebunden. Komplikationen bei langwierigem Verlauf sind insbesondere Missbrauch von Alkohol und Anxiolytika. Häufig tritt diese Störung gemeinsam mit depressiver Symptomatik auf.

Die **generalisierte Angststörung** besteht ohne Behandlung gewöhnlich über einen Zeitraum von mehreren Jahren bzw. Jahrzehnten. Die Beeinträchtigung der sozialen Anpassung oder der beruflichen Leistungsfähigkeit ist meist geringer als bei anderen Angststörungen.

4.2.6 Komorbidität

Angststörungen treten häufig in Kombination mit anderen psychischen Erkrankungen auf. Am häufigsten ist die Kombination mit einer **Depression** sowie mit **Missbrauch oder Abhängigkeit** von Medikamenten.

Die **Kombination von verschiedenen Angststörungen** miteinander ist von großer klinischer Bedeutung.

4.2.6 Komorbidität

Angststörungen treten sehr häufig in Kombination mit anderen psychischen Erkrankungen auf. Dabei ist es oft schwierig zu differenzieren, welcher Störung dabei eine (klinische) Priorität zukommt. Etwa 60 % der Patienten mit einer Panikstörung bzw. einer generalisierten Angststörung erkranken auch an einer (behandlungsbedürftigen) **Depression**. Bei Phobien beträgt diese Quote 30–40 %. In 20–40 % der Patienten kommt es zu einer Komorbidität mit **Missbrauch oder Abhängigkeit** von Alkohol, Medikamenten oder anderen Drogen. Weitere Erkrankungen, die gehäuft im Zusammenhang mit Angststörungen auftreten, sind Zwangsstörungen, somatoforme Störungen und posttraumatische Belastungsstörungen.

Daneben kommt auch der sehr häufigen **Kombination der verschiedenen Angststörungen miteinander** eine erhebliche klinische Bedeutung zu.

4.3 Zwangsstörungen

4.3.1 Allgemeines

4.3 Zwangsstörungen

4.3.1 Allgemeines

◀ Synonym

▶ **Synonym:** Zwangserkrankung, Zwangssyndrom, Zwangsneurose, anankastisches Syndrom, obsessiv-kompulsives Syndrom

◀ Definition

▶ **Definition:** Als **Zwangsstörung** werden Krankheitsbilder bezeichnet, bei denen Zwangsgedanken, Zwangsimpulse und/oder Zwangshandlungen im Vordergrund der Symptomatik stehen.
Unter der Bezeichnung **Zwang** werden Vorstellungen, Handlungsimpulse und Handlungen zusammengefasst, die sich stereotyp wiederholen, sich einem Menschen aufdrängen und gegen deren Auftreten er sich vergebens wehrt. Zwangserscheinungen werden als dem eigenen Ich zugehörig, jedoch meist als unsinnig und bedrohlich erlebt. Sie können auch im Rahmen anderer psychischer Erkrankungen (insbesondere Psychosen) vorkommen.

Auch beim **gesunden Menschen** kommen zwangsähnliche Phänomene vor (gedankliches Beharren auf Melodien, striktes Bedürfnis nach Aufrechterhalten einer bestimmten Ordnung).
Pathologische Zwangsphänomene beeinträchtigen einen Patienten in seinem gesamten Denken, Handeln und sozialen Verhalten. Es kommt evtl. zu sozialer Isolierung.

Auch **gesunden Menschen** sind zwangsähnliche Phänomene nicht unbekannt. Beispiele dafür sind z. B. das gedankliche Beharren auf einzelnen Worten, Sätzen oder Melodien. Auch das strikte Bedürfnis nach Aufrechterhalten einer bestimmten Ordnung oder nach unbedingter Sauberkeit kann zwanghaften Charakter aufweisen. **Pathologische Zwangsphänomene** stellen in ihren verschiedenen Erscheinungsformen (Zwangsgedanken, Zwangsimpulse und Zwangshandlungen) eine Erlebnisweise dar, die einen Patienten in seinem gesamten Denken, Handeln und sozialen Verhalten massiv beeinträchtigen kann. Zwangsstörungen haben die Tendenz, sich auszubreiten und können große Teile des Tagesablaufs in Anspruch nehmen. Dadurch kann es zu einem ausgeprägten sozialen Rückzug oder sogar zu sozialer Isolierung kommen.

Historisches: Eine eigenständige Zwangserkrankung wurde erstmals im Jahre 1838 von dem französischen Psychiater **Esquirol** beschrieben. 1894 entwickelte **Sigmund Freud** ein analytisches Modell zur Entstehung von Zwangssymptomen und beschrieb die Zwangsneurose. Im letzten Jahrzehnt wurden dann erstmals operationale Kriterien für die Zwangsstörung entwickelt.

Historisches: Wie bei den meisten anderen psychopathologischen Phänomenen beginnt die systematische Beschreibung von Zwang als psychiatrischem Symptom erst in der Mitte des 19. Jahrhunderts. Eine eigenständige Zwangserkrankung wurde erstmals im Jahre 1838 von dem französischen Psychiater **Esquirol** beschrieben. In der Folgezeit wurden Zwangssymptome meist als Ausdruck einer depressiven Erkrankung angesehen. 1894 entwickelte **Sigmund Freud** ein analytisches Modell zur Entstehung von Zwangssymptomen und beschrieb die Zwangsneurose. Im gleichen Jahr vertrat aber **Tuke** bereits die Meinung, Ursache der Zwangsstörung sei eine kortikale Dysfunktion. In den dreißiger Jahren des 20. Jahrhunderts wurden Zwangssymptome gehäuft bei der Encephalitis lethargica beschrieben. Erst im letzten Jahrzehnt wurden erstmals im DSM-III mit dem Krankheitsbild der „Obsessive-Compulsive-Disorder" (OCD) operationale Kriterien für die Zwangsstörung entwickelt. Durch eine weitgehend einheitliche Definition der Zwangsstörungen hat auch die Erforschung möglicher Ursachen, insbesondere im neurobiologischen Bereich, Fortschritte gemacht.
Im DSM-IV ist die Zwangsstörung (oder Zwangsneurose) in den Abschnitt „Angststörungen" integriert, im ICD-10 bildet sie einen eigenen Unterabschnitt (F42) im Kapitel „Neurotische, Belastungs- und somatoforme Störungen" (Tab. **4.20**).

Die Klassifikation von Zwangsstörungen in ICD-10 und DSM-IV ist unterschiedlich (Tab. **4.20**).

4.20 Klassifikation von Zwangsstörungen nach ICD-10 und DSM-IV

ICD-10	*DSM-IV*
Zwangsstörung (F42) – vorwiegend Zwangsgedanken oder Grübelzwang (F42.0) – vorwiegend Zwangshandlungen (Zwangsrituale [F42.1]) – Zwangsgedanken und -handlungen (F42.2)	Zwangsstörung (300.3)

4.20

Epidemiologie: Die **Lebenszeitprävalenz** liegt bei 1–2 %. Erkrankungsbeginn ist meist im Alter zwischen 20 und 25 Jahren, ein Beginn im späteren Lebensalter oder in der Kindheit (s. S. 441) ist möglich. Männer und Frauen sind etwa gleich häufig betroffen.
Die häufigste **Komorbidität** findet sich zu
- depressiven Störungen
- Phobien
- Alkoholmissbrauch
- Essstörungen.

Epidemiologie: Lange Zeit wurde die Häufigkeit von Zwangsphänomenen und Zwangserkrankungen unterschätzt. Die **Lebenszeitprävalenz** für eine Zwangsstörung liegt etwa bei 1 bis 2 %, einzelne Zwangssymptome finden sich in der Normalbevölkerung bei etwa 8 %. Die Prävalenzraten in Europa, Amerika und Asien unterscheiden sich nicht wesentlich voneinander. Die Erkrankung beginnt am häufigsten im Alter von etwa 15 bis 25 Jahren, nach dem 35. Lebensjahr erkranken nur noch 10 bis 15 % aller Patienten. Männer und Frauen sind etwa gleich häufig betroffen. Ein Beginn in der Kindheit ist möglich (s. S. 441). Ob Zwangsstörungen grundsätzlich auf dem Boden einer zwanghaften Persönlichkeitsstruktur entstehen oder ob beide Störungen unabhängig voneinander auftreten, ist noch nicht endgültig geklärt. Die häufigste **Komorbidität** findet sich zu depressiven Störungen, isolierten und sozialen Phobien, Alkoholmissbrauch und Essstörungen.

Ätiopathogenese: Organische und **psychologische Faktoren** spielen zusammen. Das **serotonerge System** ist von besonderer Bedeutung.
Lerntheoretische Modelle haben in besonderer Weise die Therapie beeinflusst. Zwischen der **anankastischen Persönlichkeit** und Zwangsstörungen besteht kein zwingender Zusammenhang.

Ätiopathogenese: In der Genese zwanghafter Störungen spielen **organische** und **psychologische** Faktoren eng zusammen. Für die neurobiologischen Theorien sprechen insbesondere die therapeutische Wirksamkeit von Antidepressiva sowie das Auftreten von Zwangssymptomen bei bestimmten neurologischen Erkrankungen (z. B. Encephalitis lethargica, Epilepsie, Chorea minor). Die Bedeutung des **serotonergen Systems** in der Genese von Zwangsstörungen ist gesichert. **Lerntheoretische Modelle** haben insbesondere in Bezug auf die Therapie zunehmend größere Bedeutung erlangt. Der Zusammenhang zwischen Zwangsstörungen und einer zwanghaften Persönlichkeitsstruktur **(anankastische Persönlichkeit)** wird dagegen nach neueren Befunden nicht mehr so eng eingeschätzt wie früher.

Neurobiologische Befunde: Eine besondere Bedeutung wird einer **Störung in der Funktion der Basalganglien**, des **limbischen Systems** und **des Frontalhirns** zugesprochen. Im Zusammenspiel dieser Hirnstrukturen spielt insbesondere **Serotonin** eine wesentliche Rolle. Für eine biologisch bedingte erhöhte Vulnerabilität sprechen auch neuere **genetische Untersuchungen** (höhere Konkordanzraten bei eineiigen als bei zweieiigen Zwillinge).

Neurobiologische Befunde: Untersuchungen mit Hilfe neuerer bildgebender Verfahren (z. B. PET) konnten zeigen, dass offensichtlich eine **funktionelle Störung im System der Basalganglien** in Verbindung mit dem **limbischen System** und dem **Frontalhirn** besteht. Im Zusammenspiel dieser Hirnstrukturen spielt insbesondere der Neurotransmitter **Serotonin**, aber auch Dopamin eine wesentliche Rolle. Auf die Bedeutung von Serotonin, das in der Impulskontrolle eine zentrale Position einnimmt, weist auch der gute klinische Effekt serotonerger Antidepressiva hin. Hinweise für das Zusammenspiel der genannten Hirnstrukturen zeigen sich auch in neurochirurgischen Befunden, die therapeutische Erfolge bei einer Unterbrechung der Projektionsbahnen zwischen Basalganglien und Frontalhirn beschrieben. Für eine biologisch bedingte erhöhte Vulnerabilität sprechen auch neuere **genetische Untersuchungen**, die zeigten, dass bei Verwandten ersten Grades von Patienten mit Zwangserkrankungen die Inzidenz für Zwangssymptome erhöht ist. Ebenso fanden sich beim Vergleich eineiiger Zwillinge höhere Konkordanzraten als bei zweieiigen Zwillingen.

Neurobiologische Theorien alleine können jedoch das Auftreten und die Komplexität von Zwangsstörungen nicht erklären.

Neurobiologische Theorien alleine können jedoch das Auftreten und die Komplexität von Zwangsstörungen nicht erklären. Ein Hinweis für die Heterogenität dieser Störungen ist z. B., dass auf den Einsatz von spezifischen Serotonin-Wiederaufnahmehemmern nur etwa 60 bis 80 % der Patienten ansprechen, während sich bei den übrigen Patienten kaum eine Veränderung zeigt.

Psychodynamische Theorien: In psychoanalytischen Konzepten wird eine Fixierung auf die **anale Phase** im Zusammenhang mit rigiden Erziehungsformen angenommen. Wichtige Abwehrmechanismen sind:
- **Isolierung**
- **Reaktionsbildung**
- **Ungeschehenmachen**
- **Intellektualisierung**.

Die Bildung von Zwangssymptomen stellt den Versuch dar, die beiden Bestrebungen miteinander zu verbinden (Konflikt zwischen Es und Über-Ich).

Psychodynamische Theorien: In der psychoanalytischen Theorie spielt insbesondere eine angenommene Fixierung auf die **anale Phase** im Zusammenhang mit rigiden Erziehungsformen eine Rolle. Impulse, die dem analen Organ-Erleben des Kindes entstammen, sind von Bedeutung. Es handelt sich dabei um anal-lustvolle (z. B. Wunsch, sich zu beschmutzen), anal-sadistische (antisoziale, aggressive Wünsche) und genitale Impulse. Man nimmt an, dass bei der Entstehung von Zwangsstörungen die pathogenen Impulse kaum einmal wirklich unbewusst sind, die neurotische Abwehr basiert hier nämlich weniger auf einer Verdrängung, sondern vielmehr auf einer inhaltlichen und affektiven **Isolierung** (Versachlichung, Gefühlsvermeidung). Die moralische psychische Struktur des Patienten mit einer Zwangsstörung wird grundsätzlich als in besonderem Maße streng und rigide beschrieben. Eine ausgeprägte Über-Ich-Strenge wird dabei vorausgesetzt, vor eventuellen Tabubrüchen besteht eine ausgeprägte Angst. Dieser „Hypermoralität" des Gewissens stehen die antisozial

erlebten Triebwünsche gegenüber. Die Bildung von Zwangssymptomen stellt dann den Versuch dar, die beiden Bestrebungen miteinander zu verbinden (Konflikt zwischen Es und Über-Ich). Neben dem Abwehrmechanismus der Isolierung spielen auch die **Reaktionsbildung**, das **Ungeschehenmachen** und die **Intellektualisierung** eine wesentliche Rolle.
In **lerntheoretischen Modellen** wird eine Beziehung zwischen Zwangsphänomenen und Angst angenommen. Es gibt aber keine einheitliche Theorie über das Entstehen von Zwangsgedanken und Zwangshandlungen. Durch die Bindung eines ursprünglich neutralen Gedankens an einen angstbesetzten Stimulus soll dieser Gedanke dann selbst zu einem angstbesetzten Vorgang werden. Dabei spielt das so genannte **magische Denken** eine wichtige Rolle („wenn ich eine bestimmte Handlung ausführe, dann hat das direkte Folgen in einem bestimmten anderen Bereich"). Zwangshandlungen sind ein Versuch, angstbesetzte Situationen oder Befürchtungen (z. B. sich zu beschmutzen) zu bewältigen (z. B. durch Waschen der Hände). Hat eine solche Handlung zunächst Erfolg und reduziert die Angst, so kann sie sich im weiteren Verlauf ausbreiten und verselbstständigen. **Diese Handlung tritt dann praktisch an die Stelle der Angst.** Beim Versuch, diese zu unterlassen, tritt wiederum starke Angst auf.

Lerntheoretische Aspekte: Zwischen einem ursprünglich neutralen Gedankengang und einem angstbesetzten Stimulus soll eine Verbindung bestehen. Zwangshandlungen sind ein Versuch, angstbesetzte Situationen oder Befürchtungen zu bewältigen. Hat eine solche Handlung Erfolg (Angstreduktion), so wird sie in der Regel wiederholt. **Die Zwangshandlung tritt dann an die Stelle der Angst.**

4.3.2 Symptomatik und klinische Subtypen

Die wesentlichen Kriterien **pathologischer Zwangsphänomene** bestehen darin, dass bestimmte Gedankeninhalte oder Handlungen
- sich stereotyp wiederholen
- sich aufdrängen
- als sinnlos oder gar unsinnig erlebt werden
- nicht durch Ablenkung oder ähnliche Strategien vermieden werden können.

4.3.2 Symptomatik und klinische Subtypen

Pathologische Zwangsphänomene
- wiederholen sich stereotyp
- drängen sich auf
- werden als sinnlos erlebt
- können nicht vermieden werden.

▶ **Merke:** Beim Versuch, sich den Zwangsphänomenen zu widersetzen, tritt eine intensive innere Spannung mit vorherrschender Angst auf.

◀ **Merke**

Eine scharfe Grenze zwischen normalem zwangsähnlichem Verhalten und pathologischen Zwangsphänomenen lässt sich nicht ziehen; es kommen praktisch alle Abstufungen zwischen psychologisch ableitbarem Verhalten und schweren progredienten Zwangserkrankungen vor.
Es werden verschiedene Formen von Zwangsphänomenen unterschieden:
- **Zwangsgedanken**
- **Zwangsimpulse**
- **Zwangshandlungen.**

Bei etwa zwei Drittel der Patienten findet sich eine Kombination von Zwangsgedanken und Zwangshandlungen.

Eine scharfe Grenze zwischen normalem zwangsähnlichem Verhalten und pathologischen Zwangsphänomenen lässt sich nicht ziehen.

Man unterscheidet:
- **Zwangsgedanken**
- **Zwangsimpulse**
- **Zwangshandlungen.**

Zwangsgedanken und Zwangshandlungen treten bei etwa ⅔ der Patienten kombiniert auf.

Zwangsgedanken

Zwangsgedanken

▶ **Definition: Zwangsgedanken** sind zwanghaft sich immer wieder aufdrängende, jedoch als unsinnig erkannte Denkinhalte.

◀ **Definition**

Die häufigsten Inhalte von Zwangsgedanken sind (Abb. **4.31**):
- der Gedanke, sich bei jeglichem Kontakt mit anderen Menschen oder auch mit Objekten zu beschmutzen
- der dauernde und unlösbare Zweifel, bestimmte Dinge getan oder unterlassen zu haben
- der zwanghaft sich aufdrängende Gedanke, die eigene Gesundheit könnte gefährdet sein.

Bei mehr als der Hälfte der Patienten finden sich mehrere unterschiedliche Inhalte.
Zumindest anfänglich werden diese Gedanken vom Betroffenen als sinnlos oder gar unsinnig empfunden. Der Versuch, sie zu unterdrücken oder mit Hilfe ande-

Häufigste Inhalte (Abb. **4.31**):
- der Gedanke sich zu beschmutzen
- dauernde und unlösbare Zweifel
- der Gedanke, die eigene Gesundheit sei gefährdet.

Zwangsgedanken werden als sinnlos oder unsinnig empfunden. Der Versuch die Gedanken zu unterdrücken, misslingt in der Regel.

4.31

4.31 **Zwangsgedanken**

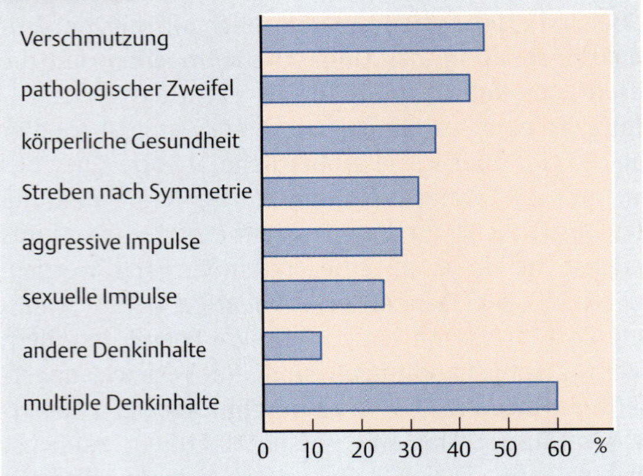

Häufigkeit der einzelnen Formen von Zwangsgedanken in einer Population von Patienten mit Zwangserkrankungen.

rer Gedanken und Handlungen auszuschalten, misslingt in der Regel. Der Patient fühlt sich den Zwangsgedanken schließlich hilflos ausgeliefert, erkennt dabei aber durchaus, dass diese aus ihm selbst kommen, also nicht von außen aufgezwungen werden.

▶ Klinischer Fall

▶ **Klinischer Fall.** Der Psychophysiker und Philosoph G. Th. Fechner (1801 bis 1887) schreibt in seinem Tagebuch:
„Ein Hauptsymptom meiner Kopfschwäche bestand darin, dass der Lauf meiner Gedanken sich meinem Willen entzog. Wenn ein Gegenstand mich nur einigermaßen tangierte, so fingen meine Gedanken an, sich fort und fort um denselben zu drehen, kehrten immer wieder dazu zurück, bohrten, wühlten sich gewissermaßen in mein Gehirn ein und verschlimmerten den Zustand desselben immer mehr, so dass ich das deutliche Gefühl hatte, mein Geist sei rettungslos verloren, wenn ich mich nicht mit aller Kraft entgegen stemmte. Es waren oft die unbedeutendsten Dinge, die mich auf solche Weise packten und es kostete mich oft stunden- ja tagelange Arbeit, dieselben aus den Gedanken zu bringen.
Diese Arbeit, die ich fast ein Jahr lang den größeren Teil des Tages fortgesetzt, war nun allerdings eine Art Unterhaltung, aber eine der peinvollsten, die sich denken lässt. Es schied sich mein Inneres gewissermaßen in zwei Teile, in mein Ich und in die Gedanken. Beide kämpften miteinander; die Gedanken suchten mein Ich zu überwältigen und einen selbstmächtigen, dessen Freiheit und Gesundheit zerstörenden Gang zu nehmen, und mein Ich strengte die ganze Kraft seines Willens an, hinwiederum der Gedanken Herr zu werden, und, so wie ein Gedanke sich festsetzen und fortspinnen wollte, ihn zu verbannen und einen anderen entfernt liegenden dafür herbeizuziehen. Meine geistige Beschäftigung bestand also, statt im Denken, in einem beständigen Bannen und Zügeln von Gedanken. Ich kam mir dabei manchmal vor wie ein Reiter, der ein wild gewordenes Ross, das mit ihm durchgegangen, wieder zu bändigen versucht, oder wie ein Prinz, gegen den sein Volk sich empört und der allmählich Kräfte und Leute zu sammeln sucht, sein Reich wieder zu erobern." (Nach: Müller C. Die Gedanken werden handgreiflich. 1993).

Zwangsimpulse

Zwangsimpulse

▶ Definition

▶ **Definition: Handlungsimpulse,** die sich zwanghaft gegen den Willen durchsetzen wollen, verbunden mit der Angst, eine Handlung könne ausgeführt werden (was aber gewöhnlich nicht geschieht).

Beispiele für Zwangsimpulse:
- Impuls, eine Aggression gegen andere zu begehen
- sexuelle Impulse
- autoaggressive Impulse.

Das Auftreten von Zwangsimpulsen löst meist intensive Angst aus. Die Gefahr der

Beispiele für Zwangsimpulse sind:
- der Impuls, eine Aggression gegen andere Menschen zu begehen (z. B. das eigene Kind zu verletzen oder gar zu töten)
- sexuelle Impulse (z. B. zu unkontrollierten oder ungewöhnlichen sexuellen Praktiken)
- autoaggressive Impulse (z. B. von einer Brücke zu springen).

Zwangsimpulse, insbesondere wenn sie aggressiver Natur sind, lösen beim Patienten meist eine intensive Angst aus, dass der Impuls in tatsächliche Handlungen umgesetzt werden könnte. Glücklicherweise ist die Gefahr der Ausführung extrem gering, so dass sich praktisch nie die Notwendigkeit eingreifender Schutzmaßnahmen (z. B. die Unterbringung in einer geschützten Station) ergibt.

Ausführung solcher Handlungen ist extrem gering. Schutzmaßnahmen sind in der Regel nicht erforderlich.

Zwangshandlungen

▶ **Definition:** Zwanghaft gegen oder ohne den Willen ausgeführte Handlungen. Beim Versuch, die Handlungen zu unterlassen, treten massive innere Anspannung und Angst auf.

◀ **Definition**

Der Patient sieht sich gezwungen, bestimmte Handlungen immer wieder auszuführen, obwohl sie als sinnlos empfunden werden. Die Handlungen müssen in der Regel in immer gleicher Weise durchgeführt werden und dürfen sich nicht verändern. Die häufigste Zwangshandlung ist der **Kontrollzwang.** So genügt es beispielsweise nicht, beim Verlassen des Hauses ein- oder zweimal zu kontrollieren, ob die Türe wirklich geschlossen ist, sondern dieses muss bis zu dreißig Mal wiederholt werden. Der Patient ist sich dabei durchaus bewusst, dass die Tür bereits verschlossen ist, versucht er jedoch, sich dem Handlungsimpuls zu widersetzen, tritt starke innere Anspannung oder Angst auf.

Das Ausführen der Handlung führt dann zu einer Spannungsreduktion, die in der Regel jedoch nur sehr kurzfristig anhält. Solche Handlungen können schließlich zu komplexen **Ritualen** führen, welche dann in einer festgelegten Reihenfolge durchlaufen werden müssen. Bei der geringsten Störung muss eventuell der gesamte Handlungsablauf erneut begonnen werden. Neben Kontrollzwängen kommt es sehr häufig zu Waschzwang, zwanghaftem Nachfragen bzw. Beichten von als schuldhaft erlebtem Verhalten und zu einem Zählzwang (Abb. **4.32**). Bei der Hälfte der Patienten treten verschiedene Handlungen parallel auf.

Bei **Zwangshandlungen** sieht sich der Patient gezwungen, bestimmte Handlungen immer wieder auszuführen, obwohl sie als sinnlos empfunden werden. Die häufigste Zwangshandlung ist der **Kontrollzwang.** Dabei wird z. B. die Haustür 20–30-mal kontrolliert, obwohl sich der Patient bewusst ist, dass die Tür bereits verschlossen ist.

Das Ausführen der Kontrollhandlung führt zu einer Reduktion der bestehenden inneren Spannung. Verschiedene Zwangshandlungen können sich zu komplexen **Ritualen** zusammenfügen.
Weitere Beispiele (Abb. **4.32**):

- Waschzwang,
- zwanghaftes Nachfragen
- Zählzwang.

4.32 Zwangshandlungen

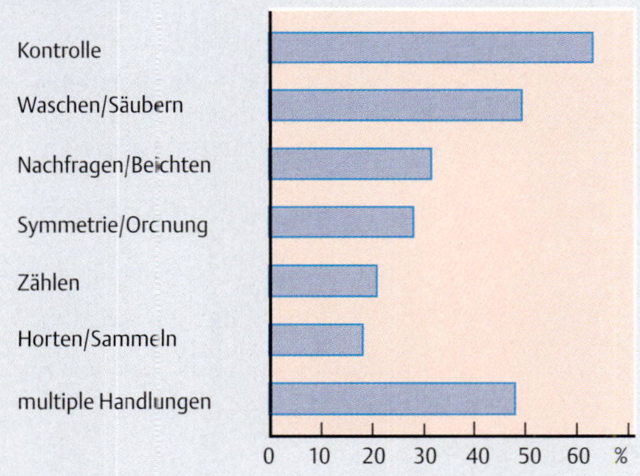

Häufigkeit der einzelnen Formen von Zwangshandlungen in einer Population von Patienten mit Zwangserkrankungen.

4.32

▶ **Klinischer Fall.** Eine 50-jährige Hausfrau berichtet, ihre Beschwerden hätten einige Monate zuvor mit einer anfallsartigen Angst begonnen. Vor etwa vier Wochen seien plötzlich Zwänge aufgetreten, die die Ängste fast vollständig abgelöst hätten. Sie müsse ständig Dinge in einer gewissen Weise tun, sonst habe sie die Befürchtung, dass ihr etwas passieren könne. Beispiele dafür seien z. B. das Putzen eines Tisches in einer bestimmten Weise (viermal nach rechts abwischen, dann den Staublappen ausschütteln, dann viermal nach links wischen), das Nicht-Betreten von Pflastersteinen auf der Straße, die Haare fünfzigmal nach vorne zu kämmen, den Wasserhahn in einer bestimmten Art auf- und wieder zuzudrehen und vieles andere mehr. Die Zwangssymptome würden ihren gesamten Tagesablauf bestimmen. Sie könne nicht mehr kreativ sein. Sie komme zu nichts mehr, mache sich wegen der unsinnigen Handlungen Vorwürfe, könne diesen aber kaum Widerstand leisten.

◀ **Klinischer Fall**

Bis vor vier Wochen habe sie keine Zwangsphänomene gekannt. Von der Persönlichkeit sei sie zwar schon immer äußerst korrekt und penibel gewesen, würde auch eher zur Ängstlichkeit neigen. Zugleich sei sie jedoch offen, extrovertiert, habe viele Interessen und zahlreiche Bekannte. Sie könne sich das plötzliche Auftreten solcher Symptome eigentlich nicht recht erklären. Am Tag vor dem Auftreten der Zwangssymptomatik habe jedoch ein Bekannter von ihr einen Schlaganfall erlitten. Sie habe sofort befürchtet, dass ihr so etwas auch passieren könne und dass sie eventuell daran sterben würde.
Die umfangreiche körperliche und neurologische diagnostische Abklärung ergab keinerlei auffälligen Befund.
Die Patientin wurde zunächst stationär aufgenommen und kombiniert psychopharmakologisch (Clomipramin bis 150 mg/die) und verhaltenstherapeutisch behandelt. Sie zeigte sich dabei nach anfänglichen Schwierigkeiten kooperativ. In therapeutischen Einzelgesprächen ergaben sich Hinweise auf Schwierigkeiten im Umgang mit den eigenen aggressiven Tendenzen sowie Unsicherheiten in Bezug auf eigene Ansprüche und Bedürfnisse. Unter dieser Therapie gingen nach etwa fünf Wochen die Zwangssymptome deutlich zurück, so dass die Patientin nach Hause entlassen werden konnte. Die antidepressive Behandlung sowie die Verhaltenstherapie wurden ambulant fortgesetzt.

4.3.3 Diagnostik und Differenzialdiagnose

Diagnostik: Zwangsstörungen werden diagnostiziert, wenn Zwangsgedanken und/oder Zwangshandlungen ganz im Vordergrund der Symptomatik stehen und Hinweise auf eine andere Störung fehlen (z. B. Schizophrenie, schwere Depression, Tab. **4.21**).

4.3.3 Diagnostik und Differenzialdiagnose

Diagnostik: Für die Diagnosestellung einer Zwangsstörung müssen Zwangsgedanken und/oder Zwangshandlungen ganz im Vordergrund der Symptomatik stehen und andere psychische Störungen (z. B. schizophrene Psychose, schwer wiegende depressive Erkrankung) ausgeschlossen sein. In den modernen diagnostischen Systemen wird zudem die Zeitdauer bzw. Häufigkeit definiert (Tab. **4.21**). Nach ICD-10 müssen wenigstens über 2 Wochen an den meisten Tagen Zwangsgedanken oder -handlungen oder beides nachweisbar sein, nach DSM-IV müssen die Zwangsgedanken oder -handlungen pro Tag mehr als eine Stunde in Anspruch nehmen.

4.21 Symptomatik der Zwangsstörung nach ICD-10 und DSM-IV

ICD-10	*DSM-IV*
Zwangsgedanken und Zwangshandlungen: Sie müssen als eigene Gedanken oder Impulse für den Patienten erkennbar sein. ▪ Wenigstens einem Gedanken oder einer Handlung muss noch, wenn auch erfolglos, Widerstand geleistet werden, selbst wenn sich der Patient gegen andere nicht länger wehrt. ▪ Der Gedanke oder die Handlungsausführung dürfen an sich nicht angenehm sein. ▪ Die Gedanken, Vorstellungen oder Impulse müssen sich in unangenehmer Weise wiederholen.	**Zwangsgedanken:** ▪ wiederkehrende und anhaltende Gedanken, Impulse oder Vorstellungen, die zeitweise während der Störung als aufdringlich und unangemessen empfunden werden und die ausgeprägte Angst und großes Unbehagen hervorrufen ▪ die Gedanken, Impulse oder Vorstellungen sind nicht nur übertriebene Sorgen über reale Lebensprobleme ▪ die Person versucht, die Gedanken, Impulse oder Vorstellungen zu ignorieren oder zu unterdrücken oder sie mit Hilfe anderer Gedanken oder Tätigkeiten zu neutralisieren ▪ die Person erkennt dass die Zwangsgedanken, -impulse oder -vorstellungen ein Produkt des eigenen Geistes sind. **Zwangshandlungen:** ▪ wiederholte Verhaltensweisen oder gedankliche Handlungen, zu denen sich die Person als Reaktion auf einen Zwangsgedanken oder auf Grund von streng zu befolgenden Regeln gezwungen fühlt ▪ die Verhaltensweisen oder die gedanklichen Handlungen dienen dazu, Unwohlsein zu verhindern oder zu reduzieren oder gefürchteten Ereignissen oder Situationen vorzubeugen; diese Verhaltensweisen oder gedanklichen Handlungen stehen jedoch in keinem realistischen Bezug zu dem, was sie neutralisieren oder zu verhindern versuchen, oder sie sind deutlich übertrieben ▪ zu irgendeinem Zeitpunkt im Verlauf der Störung hat die Person erkannt, dass die Zwangsgedanken oder Zwangshandlungen übertrieben oder unbegründet sind.
Zeitkriterien: Wenigstens zwei Wochen müssen an den meisten Tagen Zwangsgedanken oder -handlungen oder beides nachweisbar sein.	**Zeitkriterien:** Die Zwangsgedanken oder Zwangshandlungen nehmen mehr als 1 Stunde pro Tag in Anspruch.

Diagnostisch wichtig sind auch die **Folgen** von Zwangsphänomenen. In der Regel verursachen sie erhebliches psychisches Leiden, sind Zeit raubend und beeinträchtigen den normalen Tagesablauf, die beruflichen Leistungen und die üblichen sozialen Aktivitäten.

Auf dem Gebiet der Testpsychologie hat sich diagnostisch und therapeutisch die Yale-Brown-Obsessive-Compulsive-Rating Scale (Y-BOCS) bewährt. Es handelt sich hierbei um ein Fremdbeurteilungsverfahren in Form eines halbstrukturierten Interviews zur Quantifizierung und Spezifizierung von Zwangsstörungen.

Diagnostisch wichtig sind auch die **Folgen** von Zwangsphänomenen (z. B. Beeinträchtigung des Tagesablaufes).

Auf dem Gebiet der Testpsychologie hat sich die Yale-Brown-Obsessive-Compulsive-Rating Scale (Y-BOCS) bewährt.

Differenzialdiagnose: Zwangsstörungen müssen von **Wahnphänomenen** (z. B. im Rahmen schizophrener Psychosen, s. S. 134 ff.) abgegrenzt werden. Im Gegensatz zu Zwangssymptomen werden Wahnphänomene meist als Ich-fremd oder von außen kommend erlebt. Auch in der Unkorrigierbarkeit und dem fehlenden Argumentationsbedürfnis des Wahnkranken besteht eine Differenzierungsmöglichkeit.

Auch anderes scheinbar zwanghaftes Verhalten (z. B. ritualisiertes Essverhalten bei **Essstörungen** [s. S. 268 ff.] oder **Störungen des Sexualverhaltens** [s. S. 279 ff.], zwanghaft anmutende Zuführung eines Suchtstoffes bei **Abhängigkeit** [s. S. 306 ff.]) muss ausgeschlossen werden. Hierbei wird das Verhalten selbst in der Regel nicht als unsinnig erlebt, sondern allenfalls wegen sekundärer Folgen bekämpft. Übergänge gibt es auch zu den **anankastischen (zwanghaften) Persönlichkeitsstörungen** (s. S. 361 ff.). Dabei ist insbesondere darauf zu achten, inwieweit sich Zwangsphänomene ausbreiten und zu sozialer Behinderung führen.

Im Rahmen der **anankastischen Depression** spielen Zwangsphänomene besonders in Form des zwanghaften Grübelns eine wichtige Rolle. Die Gedankeninhalte erscheinen dem Patienten aus dem Blickwinkel der depressiven Störung jedoch meistens nicht unsinnig (s. S. 85).

Differenzialdiagnose:
- Wahnerkrankungen (z. B. Schizophrenien; Wahnphänomene werden dabei meist als von außen kommend erlebt, s. S. 134 ff.)
- zwanghafte Verhaltensauffälligkeiten (Essstörungen, Störungen des Sexualverhaltens, Abhängigkeit, s. S. 268 ff., 279 ff., 306 ff.)
- anankastische (zwanghafte) Persönlichkeitsstörung (s. S. 361 ff.)
- anankastische (zwanghafte) Depression (s. S. 85).

Schließlich kann Zwang auch im Rahmen von **organisch begründbaren Störungen** auftreten. Dazu gehören u. a. das Gilles-de-la-Tourette-Syndrom (s. S. 442 ff.), die Chorea minor (Sydenham-Chorea: im Anschluss an eine Streptokokkeninfektion auftretende Erkrankung der Basalganglien mit hyperkinetisch-hypotonem Syndrom der Gesichtsmuskulatur und der distalen Extremitätenabschnitte) sowie bestimmte Enzephalitisformen (z. B. Encephalitis lethargica). Auch Intoxikationen mit Medikamenten, zerebrale Ischämie und infektiöse Erkrankungen sind zu erwägen. Die differenzialdiagnostische Abklärung erfordert deshalb auch eine gezielte organische Untersuchung einschließlich der Anfertigung eines Computer- bzw. Kernspintomogramms des Kopfes.

Wichtige **organische Differenzialdiagnosen:**
- Gilles-de-la Tourette-Syndrom (s. S. 442 ff.)
- Chorea minor (Sydenham)
- Enzephalitis
- Intoxikation
- zerebrale Ischämie

▶ **Merke:** Zwangssymptome können als eigenständige Störung auftreten. Sie werden häufig jedoch auch im Rahmen von anderen Erkrankungen gefunden.

◀ Merke

4.3.4 Therapie

Pharmakologische Therapie: Der Einsatz von Antidepressiva kann die Prognose von Zwangsstörungen deutlich verbessern. Die besten therapeutischen Erfolge werden durch den Einsatz von **serotonergen Antidepressiva** erzielt. Das am besten untersuchte trizyklische Präparat ist das Antidepressivum Clomipramin. Gute therapeutische Erfolge sind auch unter den selektiven Serotonin-Wiederaufnahmehemmern Fluvoxamin, Fluoxetin und Paroxetin zu beobachten. Der Therapieerfolg ist häufig nicht in einem völligen Sistieren der Zwänge, jedoch in einer subjektiv als wirkungsvoll erlebten Kontrollfähigkeit zu finden.

4.3.4 Therapie

Pharmakologische Therapie: Die besten therapeutischen Erfolge werden beim Einsatz von serotonergen Antidepressiva erreicht. Das am besten untersuchte trizyklische Präparat ist das Antidepressivum Clomipramin. Der Therapieerfolg besteht in erster Linie in einer besseren Kontrolle der Zwänge.

▶ **Merke:** Im Vergleich zu den in der Therapie depressiver Störungen üblichen Dosierungen müssen bei Zwangsstörungen oft deutlich höhere Dosierungen gewählt werden. Die Beurteilung eines Erfolgs bzw. eines Misserfolgs sollte nicht vor Ablauf von 12 Wochen erfolgen.

◀ Merke

Nichtpharmakologische Therapie: Im **ärztlichen Kontakt** ist es grundsätzlich wichtig, den Patienten mit seiner Zwangssymptomatik ernst zu nehmen. Es sollen Informationen über die Störung vermittelt werden. Die Patienten sollten auch darüber aufgeklärt werden, dass Zwangsgedanken in aller Regel nicht in die Tat umgesetzt werden.

In der **Verhaltenstherapie** ist ein stufenweises Vorgehen wichtig. Entspannungsverfahren können damit kombiniert werden.

Durch **kognitive Therapien** sollen die Patienten ihre Einstellung zum Zwangssymptom kennen lernen und ändern. Auf diese Weise kann es einem Patienten immer besser gelingen, sich von den eigenen Befürchtungen zu distanzieren und den Impulsen zu Zwangshandlungen Widerstand zu leisten. Eine andere Möglichkeit besteht im sogenannten **„Gedanken-Stopp".** Dabei wird versucht, in dem Moment, in dem ein unerwünschter Gedanke auftritt, durch die Vorstellung oder durch das Vorsprechen des Wortes „Stopp"den störenden Gedanken zu unterdrücken.

Es ist wichtig, auch **die nächste Umgebung einzubeziehen,** um sozialen Rückzug und Isolierung zu vermeiden.

4.3.5 Verlauf

(Unbehandelte) Zwangsstörungen **verlaufen meist chronisch** mit schwankender Intensität. Sie neigen dazu, sich auszubreiten. Bei zunehmender Zwangssymptomatik kommen die üblichen Alltagsaktivitäten zu kurz. Neben sozialen Folgen **(sozialer Rückzug, Isolation)** gibt es auch **körperliche Schädigungen** (z. B. bei Waschzwang, Abb. **4.33**). Auch **Suizidalität** ist zu finden.

Nichtpharmakologische Therapie: Im **ärztlichen Kontakt** ist es grundsätzlich wichtig, den Patienten mit seiner Zwangssymptomatik ernst zu nehmen und ihm deutlich zu machen, dass die fehlende Kontrolle über die Zwangssymptome nicht seinem eigenen Versagen zuzuschreiben ist. Außerdem sollten Informationen über die Störung vermittelt werden. Die Patienten sollten auch darüber aufgeklärt werden, dass Zwangsgedanken in aller Regel nicht in die Tat umgesetzt werden, was vor allem bei aggressiven Zwangsimpulsen von großer Bedeutung ist. Auch diese therapeutische Strategie sollte nicht nur das völlige Beseitigen der Symptome, sondern eventuell auch eine Stärkung der Kontrollfähigkeit anstreben.

Voraussetzung für **verhaltenstherapeutische Strategien** ist zunächst eine Analyse der Zwangsgedanken und Zwangshandlungen und der Situationen und Bedingungen, in denen sie auftreten. Beim Vorliegen von Zwangshandlungen wird der Patient angeleitet, sich seinen angstauslösenden Situationen bewusst auszusetzen und dabei aufkommende Zwangshandlungen zu verhindern. Hierbei ist ein stufenweises Vorgehen nötig, indem mit den am wenigsten belastenden Situationen bzw. Zwängen begonnen wird und im Lauf der Zeit immer komplexere und problematischere Situationen gewählt werden. Eine Kombination mit Entspannungsverfahren ist möglich.

Bei Zwangsgedanken werden verhaltenstherapeutisch vorwiegend **kognitive Therapiemaßnahmen** eingesetzt. Die Patienten sollen ihre Einstellung zum Zwangssymptom kennen lernen und ändern. Sie sollen lernen, ihre Zwangssymptome als solche zu identifizieren. Wenn einem Kranken z. B. nach Berühren einer Türklinke der Gedanke kommt, er habe sich nun die Hand infiziert (gefolgt vom Impuls, sie durch ritualisiertes Waschen zu „reinigen"), so muss er unter Anleitung lernen, etwa folgende Einstellung anzunehmen: „Der Gedanke, der eben aufgetreten ist, ist ein Zwangsgedanke. Er ist lediglich ein Anzeichen dafür, dass ich noch an einer Zwangserkrankung leide. Er ist kein Indiz dafür, dass ich selbst in irgendeiner Weise gefährdet bin oder andere gefährden könnte." Auf diese Weise kann es einem Patienten immer besser gelingen, sich von den eigenen Befürchtungen zu distanzieren und den Impulsen zu Zwangshandlungen Widerstand zu leisten. Eine andere Möglichkeit besteht im sogenannten **„Gedanken-Stopp":** Tritt ein unerwünschter Gedanke auf, versucht der Patient durch die Vorstellung oder durch das Vorsprechen des Wortes „Stopp" den störenden Gedanken zu unterdrücken. Außerdem kann es therapeutisch sinnvoll sein, Alltagsverhalten zunächst mental einzuüben. Normale Verhaltensabläufe, z. B. das Verlassen der eigenen Wohnung, werden so genau wie möglich mit dem Patienten abgesprochen und zunächst in Gedanken durchgespielt. In einem weiteren Schritt können solche Verhaltensweisen dann tatsächlich geübt werden.

Bei diesen Therapieverfahren ist es sehr wichtig, auch **die nächste Umgebung (z. B. die Familie) mit einzubeziehen,** um dadurch sozialen Rückzug und Isolierung des Patienten zu vermeiden.

4.3.5 Verlauf

Der Verlauf von (unbehandelten) Zwangsstörungen ist **in der Regel chronisch,** dabei kann die Intensität der Symptomatik jedoch schwanken. Zwangsgedanken und Zwangshandlungen neigen dazu, sich auszubreiten und immer größere Bereiche des Alltags zu besetzen. **Sozialer Rückzug** und **soziale Isolierung** sind häufige Folgen, evtl. treten auch ernst zu nehmende **körperliche Folgen** (z. B. bei Waschzwang) auf (Abb. **4.33**). Wird immer mehr Zeit für Zwangshandlungen und Zwangsrituale benötigt, kommen übliche Alltagsaktivitäten häufig zu kurz. Der Patient vernachlässigt eventuell seine direkte Umgebung und es kann zu intensiver Verwahrlosung kommen. Die Symptomatik kann so ausgeprägt sein, dass dem Patienten ein **Suizid** als der einzige Ausweg erscheint.

▶ **Merke:** Für das Verständnis der Problematik von Patienten mit Zwangsstörungen ist **die Kenntnis der Folgen** der Zwangserkrankung besonders wichtig.

◀ Merke

Im Gegensatz zu früheren Zeiten hat sich im letzten Jahrzehnt durch den kombinierten Einsatz von **psychopharmakologischen und psychotherapeutischen Verfahren** die Prognose der Zwangsstörungen deutlich gebessert. In der Regel kann zwar kein vollständiges Sistieren der Zwangssymptomatik erreicht werden, wohl aber eine deutliche **Verminderung des Leidensdruckes** und eine **verbesserte Kontrolle** und Bewältigung der Zwangssymptomatik. In einer Studie gaben sieben Jahre nach Beginn der Behandlung 10 % der Patienten einen sehr guten Zustand an, 68 % schätzten ihr Befinden als gut bis mittelmäßig ein, 22 % der Patienten fühlten sich noch deutlich beeinträchtigt. Auch die Arbeitsfähigkeit der Betroffenen kann sich unter der Therapie deutlich bessern. Zum Zeitpunkt des Therapiebeginns waren nur 15 % der untersuchten Patienten vollständig arbeitsfähig, sieben Jahre danach bereits 57 %.

Im letzten Jahrzehnt hat sich durch den kombinierten Einsatz von **psychopharmakologischen und psychotherapeutischen Verfahren** eine deutliche Besserung der Prognose ergeben. Meist können eine deutliche **Verminderung des Leidensdruckes** und eine **verbesserte Kontrolle** und Bewältigung der Zwangssymptomatik erreicht werden.

4.33 Waschzwang

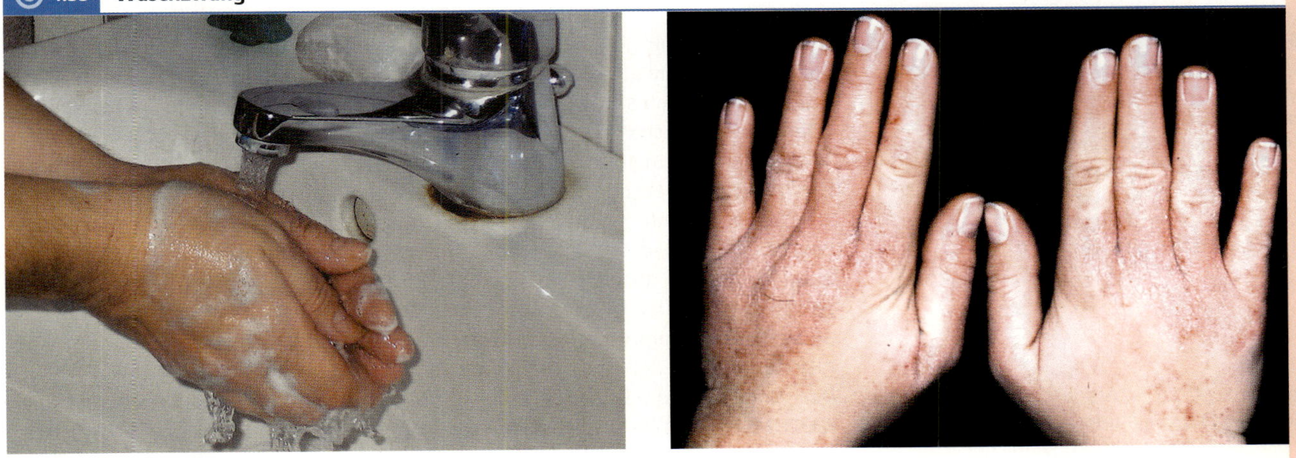

a Häufige Zwangshandlung: der Waschzwang.
b Diese ekzematösen „Waschfrauenhände" zeigen eine mögliche körperliche Schädigung im Rahmen eines Waschzwanges.

4.3.6 Komorbidität

Am häufigsten treten **depressive Erkrankungen** gemeinsam mit Zwangsstörungen auf. Dabei ist zu differenzieren zwischen depressiven Symptomen im Rahmen der bestehenden Zwangsstörung (etwa 30 % der Zwangspatienten) und der Kombination mit einer eigenständigen Depression in der Vorgeschichte (ebenfalls etwa 30 %). Klinisch bedeutsame Überschneidungen gibt es weiterhin zu **Angsterkrankungen** und zu **Persönlichkeitsstörungen** unterschiedlicher Art. Ein überzufällig häufiges Zusammentreffen mit der Aufmerksamkeitsdefizit-/Hyperaktivitätsstörung (ADHS) wird diskutiert, ist aber bisher nicht gesichert.

4.3.6 Komorbidität

Gemeinsam mit Zwangsstörungen treten in erster Linie folgende Erkrankungen auf:

- Depressionen
- Angststörungen
- Persönlichkeitsstörungen.

4.4 Schizophrenie

4.4.1 Allgemeines

▶ Definition

4.4 Schizophrenie

4.4.1 Allgemeines

▶ **Definition:** Die schizophrenen Psychosen gehören zur Hauptgruppe der endogenen Psychosen. Bei diesen Erkrankungen kommt es zum Auftreten charakteristischer, symptomatisch oft sehr vielgestaltiger psychopathologischer Querschnittsbilder mit Wahn, Halluzinationen, formalen Denkstörungen, Ich-Störungen, Affektstörungen und psychomotorischen Störungen. Nachweisbare körperliche Ursachen fehlen. Die neueren Klassifikationssysteme verlangen eine bestimmte Mindesterkrankungsdauer. Schizophrenieartige Bilder, die dieses Kriterium nicht erfüllen, werden als schizophreniforme Erkrankung klassifiziert.

Bei den schizophrenen Psychosen werden anlagebedingte Faktoren als wichtige Teilursache angesehen. Hinsichtlich der Prognose handelt es sich um die schwerwiegendste psychische Erkrankung, wenn man von den organischen Erkrankungen absieht.

Anlagebedingte Faktoren werden bei diesen Erkrankungen als wichtige Teilursache angesehen. Es handelt sich um die prognostisch schwerwiegendste psychische Erkrankung, wenn man von den organischen Erkrankungen absieht. Glücklicherweise zeigen aber unter den heutigen Behandlungsbedingungen längst nicht alle Patienten einen ungünstigen Verlauf. Trotzdem stellt die Erkrankung für die Patienten und ihre Angehörigen ein schweres Schicksal dar, zumal im Einzelfall der Krankheitsverlauf nicht vorausgesagt werden kann.

Historisches: Kraepelin fasste 1898 die Erscheinungsbilder der Schizophrenie unter dem Krankheitsbegriff **„Dementia praecox"** (vorzeitige Verblödung) zusammen. **Bleuler**, der 1911 die Erkrankung als **„Schizophrenie"** (Bewusstseinsspaltung) bezeichnete, hat sich mit diesem Begriff stärker auf das psychopathologische Querschnittsbild bezogen (Abb. **4.34**).

Historisches: Die Erscheinungsbilder dieser Erkrankung sind schon lange bekannt, wurden allerdings früher unter verschiedenen Namen beschrieben. **Kraepelin** fasste 1898 diese Erscheinungsbilder unter dem Krankheitsbegriff **„Dementia praecox"** (vorzeitige Verblödung) zusammen und wollte auf diese Weise den ungünstigen Verlauf der Erkrankung im Sinne einer schweren Persönlichkeitsveränderung deutlich machen. **Bleuler**, der 1911 die Erkrankung als **„Schizophrenie"** (Bewusstseinsspaltung) bezeichnete, hat sich mit diesem Begriff stärker auf das psychopathologische Querschnittsbild bezogen, das unter anderem durch eine eigenartige Spaltung des psychischen Erlebens gekennzeichnet ist (Abb. **4.34**). Schneiders **Lehre von den Symptomen ersten und zweiten Ranges** stellte im weiteren Verlauf einen ersten Versuch der Operationalisierung der Diagnostik dar.

Das Konzept der Schizophrenie in den modernen Klassifikationssystemen ICD-10 und DSM-IV basiert im Wesentlichen auf diesen traditionellen Wurzeln (v. a. dem Ansatz von Kraepelin).

Das **Konzept der Schizophrenie in den modernen Klassifikationssystemen ICD-10 und DSM-IV** basiert im Wesentlichen auf diesen traditionellen Wurzeln, insbesondere auf dem Ansatz von Kraepelin. Allerdings wurden die ursprünglichen Konzepte modifiziert durch internationale Konsensusfindung, Einbeziehung moderner empirischer Untersuchungsergebnisse und die Notwendigkeit der Operationalisierung.

Epidemiologie: Die **Prävalenz** der schizophrenen Psychosen liegt bei 0,5–1 %. Das Lebenszeitrisiko für Schizophrenie beträgt in der Durchschnittsbevölkerung ca. 1 %. Männer und Frauen sind gleich häufig betroffen.

Epidemiologie: Die **Prävalenz** der schizophrenen Psychosen liegt bei 0,5 bis 1 %, die jährliche **Inzidenzrate** bei 0,05 %. Die Wahrscheinlichkeit, im Laufe des Lebens an einer Schizophrenie zu erkranken, beträgt für die Durchschnittsbevölkerung etwa 1 %. Männer und Frauen sind gleich häufig betroffen. Die Prävalenzzahlen sind in verschiedenen Ländern mit unterschiedlichem soziokulturellem Hintergrund etwa gleich. Der in früheren Arbeiten gemachte Hinweis auf eine überproportionale Häufigkeit in niedrigen sozialen Schichten lässt sich dadurch erklären, dass Schizophrene im Verlauf ihrer Erkrankung sozial absteigen (Drift-Hypothese, s S. 139).

Das **Haupterkrankungsalter** liegt zwischen der Pubertät und dem 30. Lebensjahr. Männer erkranken früher als Frauen. Es gibt charakteristische Unterschiede im Prädilektionsalter für die einzelnen **Subtypen** (z. B. Häufigkeitsgipfel hebephrene Subtypen im Jugendalter; paranoid-halluzinatorischer Subtyp im 4. Lebensjahrzehnt). Spätschizophrenien beginnen jenseits des 40. Lebensjahres.

Das durchschnittliche **Prädilektionsalter** für den Ausbruch der Erkrankung liegt bei Männern im Alter von 21 Jahren, bei Frauen etwa fünf Jahre später. 90 % der männlichen Schizophrenen haben die Ersterkrankung vor dem 30. Lebensjahr durchgemacht, bei schizophrenen Frauen nur zwei Drittel. Mehr als die Hälfte aller Schizophrenien beginnt zwischen der Pubertät und dem 30. Lebensjahr. Die einzelnen **Subtypen** (s. S. 141) können noch bezüglich des bevorzugten Erstmanifestationsalters differenziert werden. So tritt z. B. der hebephrene Subtyp vorwiegend im Jugendalter, der paranoid-halluzinatorische Subtyp vorwiegend

4.34 Schizophrenie

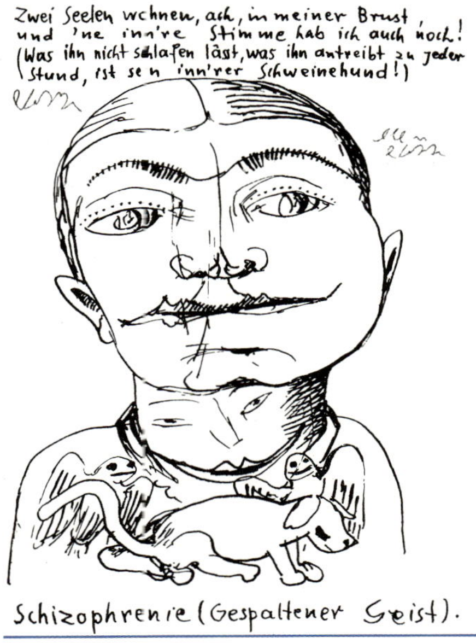

Darstellung der selbst erfahrenen Bewusstseinsspaltung durch einen schizophrenen Patienten.

4.34

im vierten Lebensjahrzehnt auf. Als Spätschizophrenien bezeichnet man Erkrankungen, die jenseits des 40. Lebensjahres beginnen.

▶ **Merke:** Schizophrene Patienten haben eine **hohe Suizidrate**, die in der Größenordnung von 10 % angegeben wird. Entgegen Horrorgeschichten in den Medien liegt das Risiko für Tötungsdelikte oder Gewaltdelikte nicht höher als in der Allgemeinbevölkerung.

◀ Merke

Ätiopathogenese: Heute wird von einer **multifaktoriellen** Entstehung der Erkrankung ausgegangen, wobei eine genetisch bedingte Vulnerabilität im Zentrum steht (Abb. **4.35** und **4.38**).

Die Evidenz einer **genetischen Grundlage** der Erkrankung basiert auf Familien-, Zwillings- und Adoptivstudien und ist gut gesichert. So liegt die Morbidität für Schizophrenie in den betroffenen Familien deutlich höher als in der Durchschnittsbevölkerung und nimmt mit steigendem Verwandtschaftsgrad zu einem Erkrankten zu. Bei Angehörigen ersten Grades liegt das Risiko ebenfalls an einer Schizophrenie zu erkranken, in einer Größenordnung von 10 %, bei Angehörigen zweiten Grades bei etwa 5 % (Abb. **4.36**). Bei Erkrankung beider Elternteile steigt das Risiko für die Kinder auf 40 % an. Am deutlichsten wird die genetische Disposition beim Vergleich der Konkordanzraten ein- und zweieiiger Zwillinge: Bei eineiigen Zwillingen liegt die Konkordanzrate in der Größenordnung von 50 %, bei zweieiigen Zwillingen beträgt sie etwa 15 %. Adoptionsstudien zeigen, dass das Erkrankungsrisiko für Adoptivkinder, die von schizophrenen Eltern stammen, größer ist als für Adoptivkinder, die bei schizophrenen Adoptiveltern aufgewachsen sind.

Die genetische Disposition wird heute als eine **polygene Erbanlage** interpretiert, über deren Details bisher trotz der Fortschritte molekulargenetischer Forschung wenig bekannt ist. Inzwischen wurden im Rahmen der modernen Genomforschung erste Genorte beschrieben, z. B. auf Chromosom 6 (Dysbindin Gen) und Chromosom 8 (Neuregulin Gen). Beide Gene sind für die neuronale Entwicklung von Bedeutung.

Wie bereits aus den Konkordanzraten eineiiger Zwillinge deutlich wird, hat die genetische Disposition keinesfalls eine 100 %ige Penetranz. Im Sinne eines Vulnerabilitätsmodells müssen wohl zur genetischen Disposition andere Faktoren hinzukommen, um die Erkrankung manifest werden zu lassen. Diesbezüglich

Ätiopathogenese: Vermutlich multifaktorielle Entstehung (Abb. **4.35** und **4.38**).

Es bestehen eindeutige Hinweise für eine **genetische Teilverursachung**. Bei Verwandten Schizophrener nimmt mit wachsendem Verwandtschaftsgrad das Erkrankungsrisiko zu. Die Konkordanzrate eineiiger Zwillinge liegt in der Größenordnung von über 50 % (Abb. **4.36**).

Die genetische Disposition wird heute als eine **polygene Erbanlage** interpretiert. Molekulargenetische Versuche, einen bestimmten Genort zu bestimmen, blieben erfolglos.

Schädigungen im Mutterleib sowie **perinatale Schädigungen** können zur Erkrankung beitragen („Minimal Brain Dysfunction“ infolge von perinatalen Schäden, viraler Infektion im Mutterleib u. a.).

4.35

4.35 Multifaktorielle Ätiopathogenese der Schizophrenie

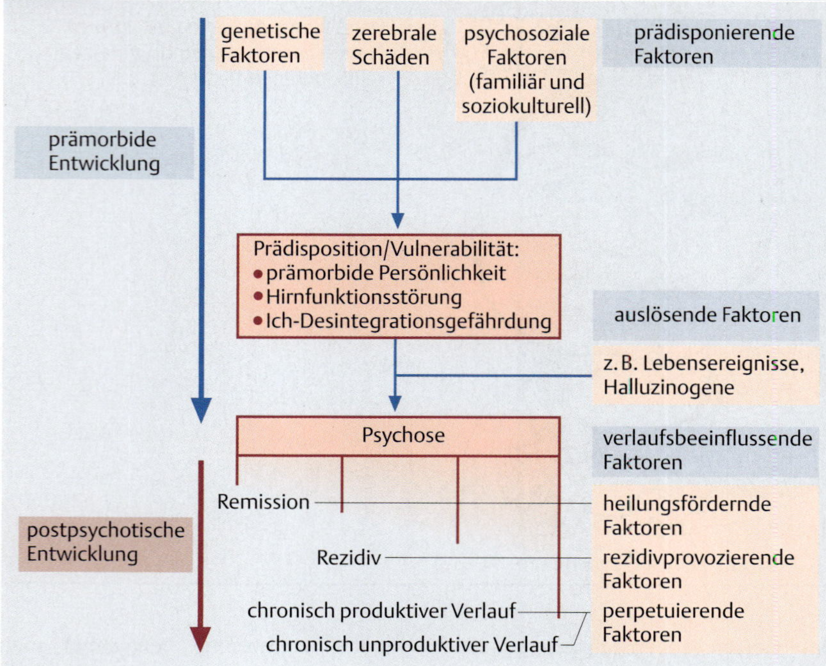

4.36

4.36 Durchschnittliches Erkrankungsrisiko für Schizophrenie nach europäischen Familien- und Zwillingsstudien aus den Jahren 1920 bis 1987

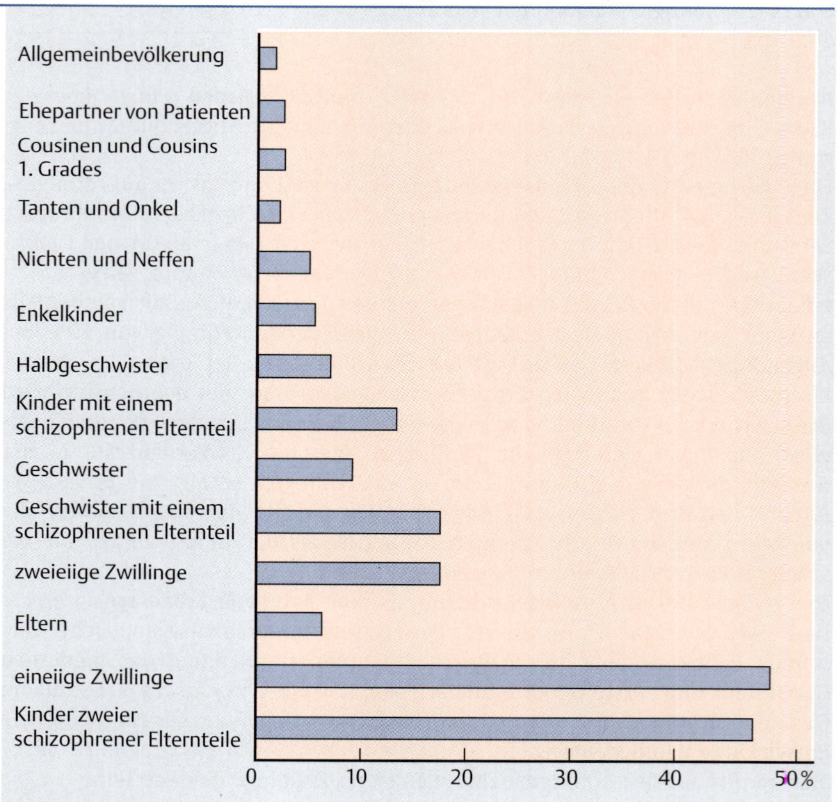

4.37 **Strukturelle Abnormitäten bei Schizophrenie im CT**

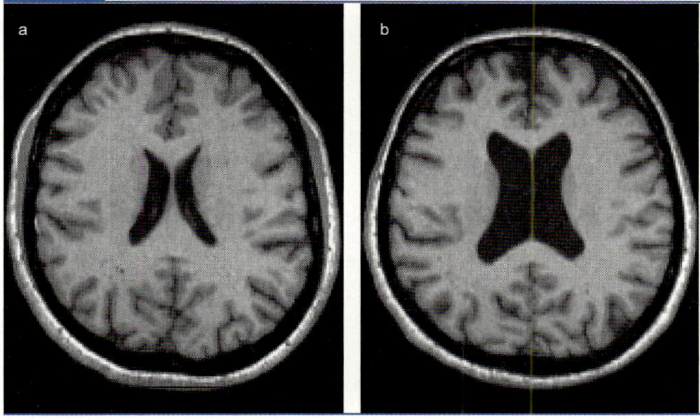

a Normalbefund. **b** Ventrikelerweiterung bei einem schizophrenen Patienten.

4.37

wurden unter anderem **perinatale Schädigungen** im Sinne einer „Minimal Brain Dysfunction" als ursächlich beschrieben. So fand man z. B. in Untersuchungen an eineiigen Zwillingen, dass der erkrankte Zwilling anamnestisch oft Hinweise für eine solche perinatale Schädigung aufwies. Ferner gibt es Hinweise, dass virale Infektionen in der vorgeburtlichen oder in der Neugeborenen-Periode von Bedeutung sein könnten.

Mit **neuropathologischen** und bildgebenden Untersuchungen konnten zumindest bei einem Teil der schizophrenen Patienten **strukturelle Abnormitäten** des ZNS nachgewiesen werden.

Neuropathologische Untersuchungen zeigten bei einem Teil der Schizophrenen **strukturelle Abnormitäten**.

In einer Vielzahl von Studien konnte eine **Erweiterung der Ventrikel** (Seitenventrikel und 3. Ventrikel) festgestellt werden. Auch die äußeren Liquorräume (kortikale Sulci, Fissuren und Zisternen) sind bei einem Teil der Patienten erkennbar erweitert (Abb. **4.37**). Gleichzeitig sind Atrophien in verschiedenen Bereichen des Gehirns nachweisbar, z. B. im Hippocampus. Histomorphometrische Untersuchungen lieferten Hinweise darauf, dass in den zentralen limbischen Strukturen des Temporallappens Parenchymverlust, **pathologische Zellanordnungen** oder verminderte Nervenzellzahlen zu finden sind. Neuere Befunde weisen darauf hin, dass diese Veränderungen das Resultat einer frühen Hirnentwicklungsstörung und nicht eines progressiven degenerativen Prozesses sind.

In einer Vielzahl von Studien konnte eine **Erweiterung der Ventrikel** (Seitenventrikel und 3. Ventrikel) festgestellt werden. Auch die äußeren Liquorräume sind bei einem Teil der Patienten erkennbar erweitert (Abb. **4.37**). Aus histomorphometrischen Untersuchungen ergaben sich Hinweise auf Schäden in zentralen limbischen Strukturen des Temporallappens (z. B. **pathologische Zellanordnungen**).

Verfahren der funktionellen Bildgebung (PET- und SPECT-Technik) wiesen eine verminderte Durchblutung bzw. einen Hypometabolismus im Bereich des Frontalhirns nach, die so genannte **„Hypofrontalität"**. Diese und andere Auffälligkeiten in der funktionellen Bildgebung werden als Korrelate kognitiver und anderer Störungen Schizophrener interpretiert. Die Denkstörungen und die in neuropsychologischen Tests nachweisbaren kognitiven Störungen Schizophrener lassen sich psychologisch mit **Störungen der Informationsverarbeitung (kognitive Basisstörungen)** erklären. Dazu gehören unter anderem Schwächen der selektiven Aufmerksamkeit bzw. der Filterfunktion für irrelevante Informationen sowie Störungen der Reaktions- und Assoziationshierarchien. Durch moderne neurophysiologische Methoden können z. B. veränderte Messwerte von evozierten Potenzialen nachgewiesen und so Rückschlüsse auf Störungen der Informationsverarbeitung gezogen werden. Insgesamt werden von der modernen Schizophrenieforschung zunehmend die kognitiven Störungen Schizophrener als eine primäre, schon vor Ausbruch der Psychose vorhandene Kernsymptomatik der Schizophrenie angesehen und im Rahmen einer genetisch disponierten und/oder exogen verursachten ZNS-Entwicklungsstörung interpretiert (Abb. **4.38**).

Verfahren der funktionellen Bildgebung (PET- und SPECT-Technik) wiesen eine verminderte Durchblutung bzw. einen Hypometabolismus im Bereich des Frontalhirns nach, die sogenannte **„Hypofrontalität"**.
Die Denkstörungen und kognitiven Störungen Schizophrener sind möglicherweise Ausdruck von **Störungen der Informationsverarbeitung (kognitive Basisstörungen**, Abb. **4.38**). Sie werden als Folge einer primären ZNS-Entwicklungsstörung interpretiert.

Aus biochemischer Sicht wird eine **Überaktivität zentralnervöser dopaminerger Strukturen** im mesolimbischen System als wichtigstes Korrelat akuter schizophrener Psychosen diskutiert (Abb. **4.39**). Unterstützt wurde diese Hypothese vor allem durch pharmakologische Befunde, die zeigen, dass alle Neuroleptika über die Blockade postsynaptischer Dopamin-D_2-Rezeptoren ihre antipsychotische Wirksamkeit entfalten.

Als biochemisches Korrelat schizophrener Symptomatik gilt eine **Überaktivität zentralnervöser dopaminerger Strukturen** im mesolimbischen System (Abb. **4.39**).

4.38 **Entwicklungsbezogene Ätiopathogenese schizophrener Psychosen**

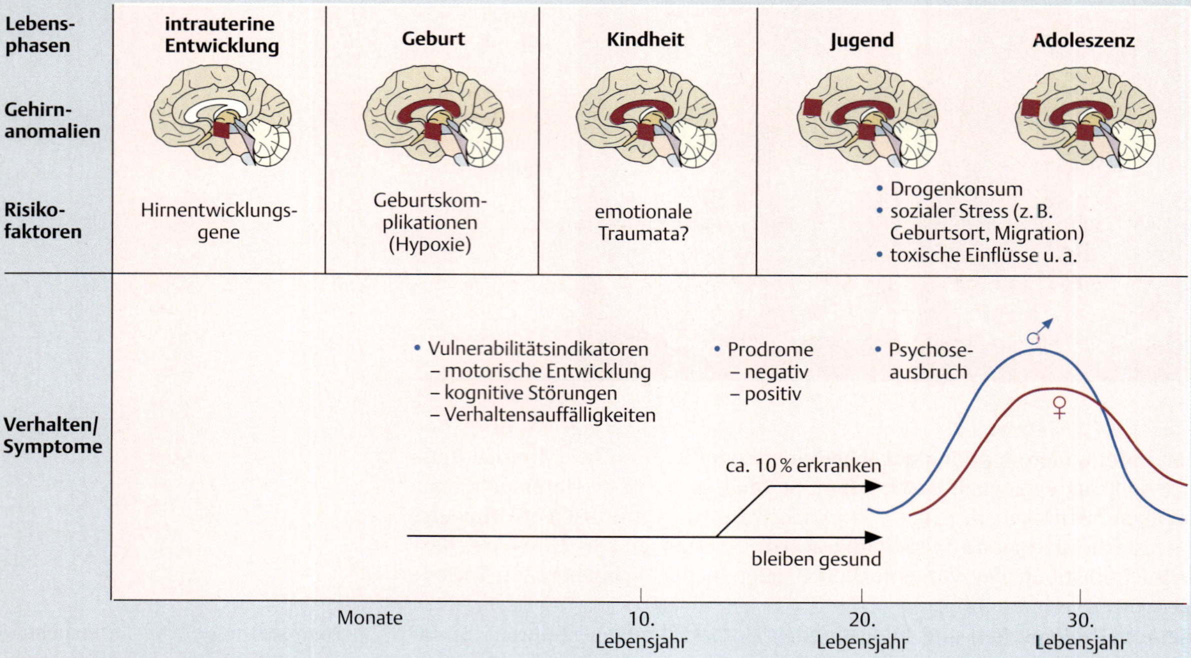

4.39

4.39 **Wichtige dopaminerge Bahnsysteme des ZNS**

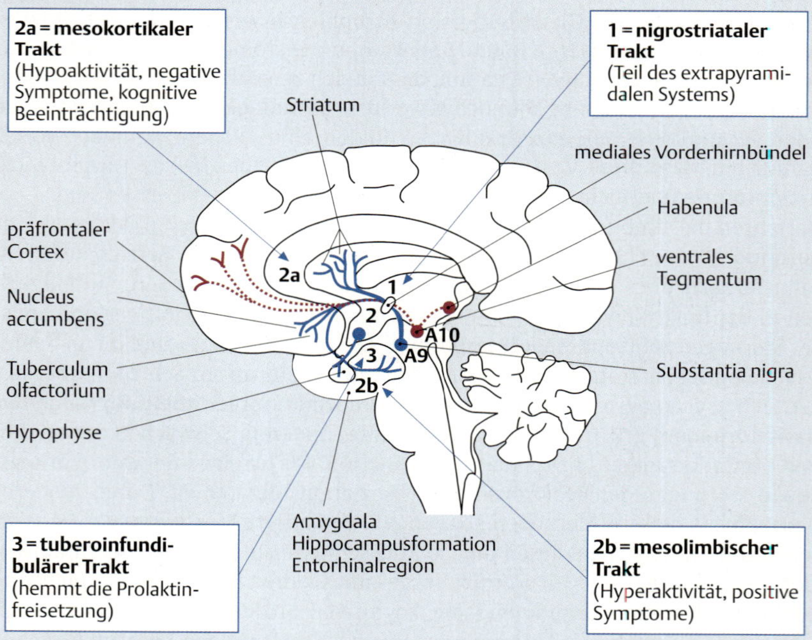

A9, A10 = dopaminerge Ursprungskernareale (Nomenklatur von Dahlström und Fuxe).

Die Dopaminhypothese der Schizophrenie ist auch heute noch nicht ausreichend bestätigt. Es gibt aber einige Bestätigungen für diese Hypothese (z. B. antidopaminerger Wirkmechanismus von Neuroleptika).

Es ist unklar, ob die dopaminerge Überaktivität einen wichtigen pathogenetischen Zwischenschritt oder sogar den Ausgangspunkt einer Kausalkette darstellt. Ursprünglich ging man von einem Dopaminüberschuss aus, im weiteren Verlauf wurde stärker auf die Möglichkeit einer Hypersensibilität dopaminerger Rezeptoren (postsynaptische D_2-Rezeptoren) geachtet. Es kann sich um ein absolutes oder nur ein relatives Überwiegen der dopaminergen Aktivität im Verhältnis zu anderen Transmittersystemen handeln. Die Dopaminhypothese der Schizophrenie ist bisher empirisch noch nicht ausreichend belegt, was unter anderem mit grundsätzlichen Forschungsproblemen in diesem Bereich (Fehlen adaptativer Tiermodelle, Unzulänglichkeit bestimmter In-vivo-Untersuchungen am Gehirn des Kranken) zusammenhängt. Immerhin gibt es eine Reihe von Befunden, die sich unter dieser Hypothese sinnvoll interpretieren lassen. Das wichtigste klinische Argument ist die Wirksamkeit der Neuroleptika, die Dopamin-D_2-Antagonisten sind, sowie die Auslösbarkeit einer akuten Symptomatik bei schizophrenen Patienten durch **Halluzinogene (Modellpsychose)** oder Stimulanzien wie Amphetamine, die die Dopamintransmission erhöhen.

Zunehmend wird auch eine Dysfunktion des glutamatergen Systems diskutiert. Dopaminerges und glutamaterges System sind eng aneinander gekoppelt. Auch das serotonerge System findet zunehmend Beachtung, unter anderem unter dem Aspekt, dass fast alle atypischen Neuroleptika neben dem Dopamin-D_2-Antagonismus auch einen Serotonin-$5HT_{2A}$-Antagonismus haben.

Auch das glutamaterge und serotonerge System scheinen bei der Schizophrenie-Entstehung eine Rolle zu spielen.

Psychosoziale Faktoren können ursächlich oder mitauslösend sein. Schizophrene sind in niedrigen sozialen Schichten überrepräsentiert, was längere Zeit im Sinne eines ursächlichen Zusammenhanges interpretiert wurde. Aufgrund weiterer Forschungsergebnisse ist aber eher davon auszugehen, dass Schizophrene im Verlauf einer Erkrankung in eine niedrigere soziale Schicht abgleiten **(Drift-Hypothese)**. Wenn man nicht die aktuelle Schichtzugehörigkeit zugrunde legt, sondern die Schicht der Herkunftsfamilie, so ergibt sich ein der Schichtverteilung entsprechendes Erkrankungsrisiko.

Verschiedene **psychosoziale Faktoren** wurden als ursächlich bzw. auslösend beschrieben. Die Forschungsergebnisse sind aber zum Teil kontrovers. Psychosoziale Faktoren scheinen eher für den Verlauf als für die Entstehung der Erkrankung bestimmend zu sein.

Die **Life-event**-Forschung, die sich um eine standardisierte und quantifizierte Erfassung der pathogenetischen Bedeutung von Lebensereignissen bemüht, hat bisher keine eindeutigen Ergebnisse hervorgebracht, wenn auch einige Untersuchungen eine erhöhte „Life-event"-Belastung vor Ausbruch einer akuten schizophrenen Psychose nachwiesen.

Am besten sind zurzeit Untersuchungsergebnisse gesichert, die eine erhöhte Rezidivneigung bei Schizophrenen zeigen, die in sogenannten **„High-expressed-emotions"**-Familien leben. Diese Familien sind insbesondere durch eine erhöhte kritische Emotionalität und/oder überprotektive Einstellung gegenüber dem Erkrankten gekennzeichnet. Allerdings wird damit nur das Rezidivrisiko beschrieben und nicht die Entstehung der Ersterkrankung (Abb. **4.40**).

Schizophrene, die in **„High-expressed-emotions"**-Familien leben, scheinen ein erhöhtes Rezidivrisiko zu haben. Diese Untersuchungen machen jedoch nur über das Rezidivrisiko eine Aussage, nicht über die Entstehung der Ersterkrankung (Abb. **4.40**).

4.40 Rückfallrate einer Gruppe von 125 schizophrenen Patienten innerhalb von neun Monaten nach Entlassung aus stationärer Behandlung in Bezug zum Familienklima

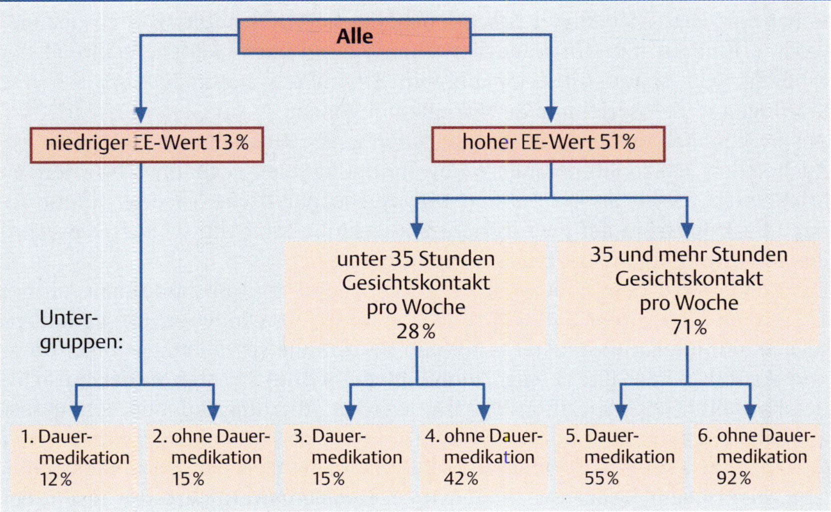

EE = Expressed Emotions. Niedriger EE-Wert: n = 69, hoher EE-Wert: n = 56.

4.40

4.41

4.41 **Ätiopathogenese der Schizophrenie**

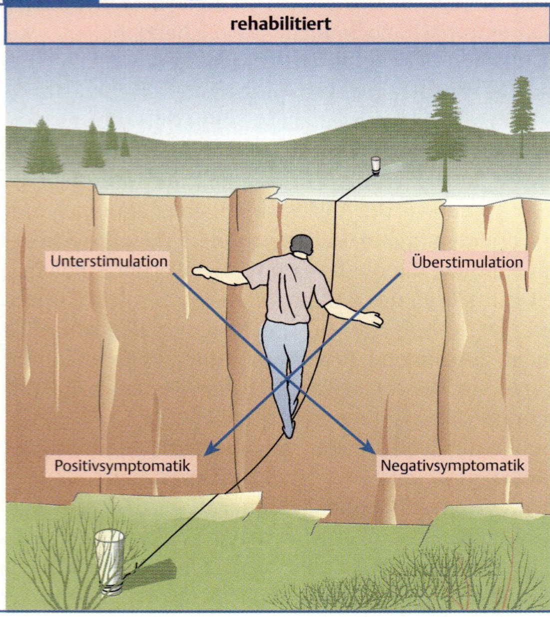

Ungünstige Auswirkungen von Überstimulation (zu viel psychosozialer Stress) und Unterstimulation (zu wenig psychosoziale Anregung).

Ein enger zeitlicher Zusammenhang zwischen Konflikten oder situativen Belastungen und dem Ausbruch der Erkrankung spricht für die ursächliche Mitwirkung psychosozialer Faktoren. Psychosozialer Stress induziert eher schizophrene Produktivsymptomatik, psychosoziale Unterstimulation führt zu Negativsymptomatik (Abb. **4.41**).

Jede Form **psychosozialer Überstimulation**, sei es durch emotionale Anspannung, beruflichen Stress u. ä., scheint das Auftreten schizophrener Produktivsymptomatik zu begünstigen. Andererseits erhöht **psychosoziale Unterstimulation** die Wahrscheinlichkeit der Ausbildung eines durch Negativsymptomatik geprägten Residualzustandes. Untersuchungen zum „Anstaltsartefakt" (starke Negativsymptomatik bei Patienten in Anstaltsabteilungen mit sozialer Unterstimulation) weisen darauf hin, dass Patienten, die in einem erlebnisarmen Milieu ohne Chancen zur Eigeninitiative und Selbstverantwortung leben, zunehmend uninteressierter und antriebsloser werden (Abb. **4.41**).

Im Gegensatz zu früheren Auffassungen scheint die **schizoide Persönlichkeit nicht mit der schizophrenen Erkrankung assoziiert zu sein** (s. S. 355 ff.).

Hypothesen zur **prämorbiden Persönlichkeit** nehmen ebenfalls einen wichtigen Platz ein. Lange Zeit wurde die schizoide Persönlichkeit (s. S. 355 ff.) als charakteristische prämorbide Persönlichkeit Schizophrener beschrieben. Eine große prospektive Längsschnittuntersuchung an sog. „High-risk"-Kindern (Kinder, die von schizophrenen Eltern abstammen) konnte allerdings diese Hypothese nicht bestätigen. Die später an Schizophrenie Erkrankten wurden als passive, unkonzentrierte Kleinkinder beschrieben, die sich in der Schulzeit zu unangepassten Kindern mit störenden Verhaltensweisen entwickelten. Während der Kindheit von später an Schizophrenie Erkrankten bestanden oft schwere Störungen in der Beziehung der Familienmitglieder.

Aus **psychoanalytischer Sicht** besteht bei später an Schizophrenie Erkrankten schon in der Kindheit eine Ich-Schwäche.

Aus **psychoanalytischer Sicht** besteht schon in der Kindheit eine Ich-Schwäche. Auch sollen Schizophrene andere Abwehrmaßnahmen gegenüber belastenden Erlebnissen zeigen als Neurotiker. Die psychoanalytische Theorie nimmt an, dass die Regression auf eine frühere Entwicklungsstufe ein wichtiger psychodynamischer Vorgang bei der Schizophrenie ist.

Verhaltensauffälligkeiten der Eltern können durchaus eine Rolle bei der Entstehung schizophrener Erkrankungen spielen (sog. **Double-bind-Theorie).**

Das Konzept der dominanten „schizophrenogenen" Mutter zusammen mit der Theorie ursächlich relevanter Störungen im familiären Rollengefüge, pathologischer Kommunikationsmuster innerhalb der Familie sowie ein gestörter Kommunikationsstil der Eltern (sog. **Double-bind-Theorie)** konnten weder hinsichtlich Kausalität noch Spezifität bestätigt werden. Allerdings können Verhaltensauffälligkeiten der Eltern durchaus eine Rolle bei der Entstehung schizophrener Erkrankungen spielen. So zeigten Zwillingsstudien, dass das Zusammentreffen von genetischem Risiko und **ungünstiger Familienatmosphäre** das Risiko der Schizophrenieentstehung im Vergleich zur Konstellation genetisches Risiko und günstige Familienumgebungsfaktoren deutlich erhöhte.

4.22 Relative Häufigkeit relevanter psychopathologischer Symptome bei einer Stichprobe von 81 stationär-psychiatrisch aufgenommenen Patienten

Formale Denkstörungen (68 %)	– u. a. zerfahrenes Denken (35 %) – Sperrung des Denkens/Gedankenabreißen (30 %) – Vorbeireden (19 %)
Wahn (79 %)	– u. a. Verfolgungs-/Beeinträchtigungswahn (59 %) – Beziehungswahn (48 %) – religiöser Wahn, Größenwahn (je 11 %) – Liebeswahn (3 %)
Halluzinationen (49 %)	– u. a. dialogisierende/kommentierende Stimmen (36 %) – optische Halluzinationen (18 %) – andersartige Stimmen und sonstige akustische Halluzinationen (15 %) – Leibhalluzinationen (14 %)
Ich-Störungen (46 %)	– u. a. Derealisation/Depersonalisation (31 %) – Fremdbeeinflussung des Denkens/Gedankenausbreitung (20 %) – Autismus (15 %) – andere Fremdbeeinflussungserlebnisse (13 %)
Störungen der Affektivität (96 %)	– u. a. Gefühlsarmut (33 %) – Parathymie (31 %) – psychotische Ambivalenz (30 %) – Misstrauen (28 %) – depressive Stimmung (26 %) – Dysphorie/Gereiztheit, aggressive Gespanntheit (je 23 %) – Angst/Panik (21 %) – läppisches Verhalten, euphorische Stimmung (je 9 %)
Störungen des Willens und der Psychomotorik (60 %)	– u. a. Interessenverminderung/Abulie (28 %) – Apathie, Stereotypien, Agitiertheit (je 13 %) – Manierismus (11 %) – Stupor (9 %) – Mutismus, Negativismus (je 8 %) – Katalepsie (4 %)
Störungen des Trieb- und Sozialverhaltens (63 %)	– u. a. Kontaktmangel (45 %) – Aggressionstendenz (19 %) – Pflegebedürftigkeit/Verwahrlosungstendenz (13 %) – gesteigerte Erschöpfbarkeit (10 %)

4.4.2 Symptomatik und klinische Subtypen

Symptomatik. Die schizophrenen Erkrankungen bieten ein sehr buntes und heterogenes Erscheinungsbild (Tab. **4.22**). Über die pathognomonische Wertigkeit der Symptome gibt es unterschiedliche Auffassungen. In der deutschsprachigen Psychiatrie sind die Lehre **Bleulers** von den **Grundsymptomen** (typische Störungen der Affektivität, formale Denkstörungen, Ich-Störungen) und den **akzessorischen Symptomen** (Wahn, Halluzinationen, katatone Symptome) sowie die Lehre Schneiders von den **Symptomen 1. Ranges** (Gedankenlautwerden, interpretierende Stimmen, Gedankenentzug, Wahnwahrnehmung etc.) und **2. Ranges** (andere Sinnestäuschungen, Wahneinfälle etc.) dominierend (Tab. **4.23**). Aufgrund neuerer Untersuchungen scheint aber diese Bewertung der Symptome, insbesondere unter prognostischem Aspekt, fraglich.

▶ **Merke:** Die Diagnose Schizophrenie ist keinesfalls kongruent mit Wahn und Halluzinationen. Es gibt Schizophrenien, die diese produktiven Symptome nicht ausbilden. Andererseits kommen diese Symptome auch bei anderen Erkrankungen vor. Etwa 80 % der Schizophrenen entwickeln wenigstens einmal im Verlauf ihrer Erkrankung Wahnsymptome.

4.4.2 Symptomatik und klinische Subtypen

Symptomatik. Die schizophrenen Erkrankungen bieten ein sehr buntes und heterogenes Erscheinungsbild (Tab. **4.22**). Die Symptomatik kann nach verschiedenen Gesichtspunkten gegliedert werden, z. B. nach Bleuler in **Grundsymptome** und akzessorische Symptome oder nach Schneider in **Symptome 1. und 2. Ranges** (Tab. **4.23**).

◀ **Merke**

4.23 Zusammenfassung diagnostischer Merkmale der Schizophrenie nach E. Bleuler und K. Schneider

E. Bleulers Konzept	*K. Schneiders Konzept*
Grundsymptome ▪ formale Denkstörungen (v. a. Zerfahrenheit) ▪ Störungen der Affektivität (v. a. Ambivalenz) ▪ Antriebsstörungen ▪ Autismus	**Symptome 1. Ranges** ▪ Wahnwahrnehmung ▪ dialogisierende akustische Halluzinationen ▪ Gedankenlautwerden ▪ Gedankenentzug ▪ Gedankeneingebung ▪ Gedankenausbreitung ▪ andere Beeinflussungserlebnisse mit dem Charakter des Gemachten (z. B. leibliche Beeinflussungserlebnisse)
Akzessorische Symptome ▪ Wahn ▪ Halluzinationen ▪ Katatone Symptome u. a.	**Symptome 2. Ranges** ▪ Wahneinfall ▪ Sonstige Halluzinationen (z. B. optisch, olfaktorisch) ▪ Affektveränderungen ▪ Ratlosigkeit u. a.

In letzter Zeit hat die Unterscheidung zwischen **Positivsymptomatik** und **Negativsymptomatik** an Bedeutung **gewonnen**.

In der neueren Diskussion über die psychopathologische Symptomatik schizophrener Erkrankungen spielt auch die Unterscheidung zwischen **Positiv- und Negativsymptomatik** eine große Rolle, unter anderem im Zusammenhang mit therapeutischen Fragenstellungen, wie z. B. ob auch die Negativsymptomatik durch Neuroleptika beeinflussbar ist. Auch wurde die Hypothese aufgestellt, dass eine klassifikatorische Unterscheidung in zwei klinische und ätiopathogenetische Subtypen der Schizophrenie möglich ist: Typ 1 ist gekennzeichnet durch Positivsymptomatik, Typ 2 durch Negativsymptomatik. Diese sehr vereinfachende Hypothese konnte aber nicht bestätigt werden.

Positivsymptomatik: u. a. Wahn, Halluzinationen (Tab. **4.24**); Negativsymptomatik u. a. Antriebsmangel, Affektarmut (Tab. **4.25**).

Hinsichtlich der Definition dieser beiden großen Symptomkomplexe gibt es einige Divergenzen. Als Positivsymptomatik werden unter anderem Wahn und Halluzinationen verstanden (Tab. **4.24**), als Negativsymptomatik unter anderem Antriebsmangel und Affektarmut (Tab. **4.25**).

Es gibt keine eindeutig pathognomonischen Symptome der Schizophrenie, man kann aber charakteristische Symptombereiche hervorheben.

Es gibt keine eindeutig pathognomonischen Symptome der Schizophrenie, man kann aber mehr oder weniger charakteristische Symptome bzw. Symptombereiche hervorheben. Dazu gehören unter anderem **Wahn, Halluzinationen, Ich-Störungen, formale Denkstörungen, affektive Störungen** und **katatone Symptome.**

- **Wahnerlebnisse** und Halluzinationen sind bei Schizophrenen häufig, treten jedoch nicht in jedem Stadium der Erkrankung auf. Beziehungs- und Verfolgungsideen sind häufige Wahninhalte von Schizophrenen.
  Im Gegensatz zu Wahnideen anderer Genese haben **schizophrene Wahngedanken** etwas Bizarres oder Magisch-Mystisches und **sind oft uneinfühlbar** (Abb. **4.42**).

- **Wahn** äußert sich als **Wahneinfall** (ohne Bezugnahme auf äußere Wahrnehmung) oder als **Wahnwahrnehmung** (mit Bezugnahme auf äußere Wahrnehmung) oder als Erklärungswahn, mit dem der Kranke für ihn rätselhafte Halluzinationen deutet. Inhaltlich können nahezu alle Lebensumstände des Menschen Gegenstand eines Wahns werden, z. B. Beeinträchtigungswahn, Verfolgungswahn, Vergiftungswahn, Eifersuchtswahn, hypochondrischer Wahn, wahnhafte Personenverkennung. Die zunächst oft noch isolierten und fluktuierenden Wahnideen können im weiteren Verlauf zu einem Wahnsystem ausgebaut werden.
  Im Gegensatz zu Wahnideen anderer Genese haben **schizophrene Wahngedanken** oft etwas Bizarres oder einen magisch-mystischen Charakter im Gegensatz zum eher bodenständigen Wahn organisch Kranker und **sind oft uneinfühlbar** (Abb. **4.42**).

- Akustische **Halluzinationen** sind die häufigsten Halluzinationen bei Schizophrenen, insbesondere imperative und dialogisierende Stimmen. Auch Geruchs-, Geschmacks- und Leibhalluzinationen kommen vor (Abb. **4.43**).

- Auch **Halluzinationen** kommen bei Schizophrenen häufig vor. Besonders charakteristisch sind akustische Halluzinationen in Form des Stimmenhörens. Dabei hört der Kranke Stimmen, die ihn ansprechen, beschimpfen oder ihm Befehle erteilen **(imperative Stimmen)**, sich untereinander über ihn unterhalten **(dialogisierende Stimmen)**, sein Verhalten kommentieren **(kommentierende Stimmen)**. Zu den akustischen Halluzinationen gehört auch das Gedankenlautwerden, also das vermeintliche Hören eigener Gedanken. Auch elementare akustische Halluzinationen (Akoasmen), Geruchs- und Geschmackshalluzinationen sowie Körperhalluzinationen (stechende, brennende etc.

4.24 Kennzeichen der schizophrenen Positivsymptomatik

Symptom	*Erläuterungen und typische Schilderungen von Patienten*
Wahnvorstellungen	Als Wahn bezeichnet man eine krankhafte falsche Beurteilung der Realität, die erfahrungsunabhängig auftritt und an der mit subjektiver Gewissheit festgehalten wird. Wahnvorstellungen können verschiedene Inhalte haben, wie z. B. Verfolgungs-, Krankheits- oder – wie im folgenden Beispiel – Größenwahn: *„Morgen ist meine Krönung zur Königin von Deutschland: Die Autos haben es mir ganz deutlich zugeblinkt."*
Halluzinationen, z. B.:	Sinnestäuschungen: Die Betroffenen hören, fühlen, sehen, riechen oder schmecken etwas, was überhaupt nicht da ist. Viele Patienten hören Stimmen, die sich über sie unterhalten oder ihnen Anweisungen geben.
▪ akustische Halluzinationen	*„Meine Arbeitskollegen tuscheln über mich, aber ich verstehe immer ganz genau, was sie sagen: „Der ist auch einer von denen, der hätte am liebsten den Hitler wieder da." Dabei bin ich überhaupt nicht rechtsradikal ..."* (Anmerkung: Hier treffen Wahn und akustische Halluzination zusammen.)
▪ optische Halluzinationen	*„Gestern war ich mit meinen Eltern wandern. Wir sind zu einer Kirche gekommen, und plötzlich hat die Kirche begonnen zu pulsieren. Es hat ausgesehen, als ob ein Herz schlägt. Es war wunderbar."*
▪ den eigenen Körper betreffende Hallzinationen (Zönästhesien)	*„Ich spüre, wie der Champagner in meinen Adern perlt, das ist sehr unangenehm."*
Ich-Erlebnis-Störungen, z. B.:	Unter Ich-Störungen werden Störungen verstanden, bei denen die Ichhaftigkeit des Erlebens verändert wird oder bei denen die Grenze zwischen dem Ich und der Umwelt durchlässig erscheint.
▪ Gedankeneingebung	*„Die Gedanken, die in meinem Kopf sind, sind nicht meine Gedanken, sie werden in meinen Kopf eingeschleudert, durch Telepathie, durch Strahlen, durch elektromagnetische Wellen ..., oder ich weiß nicht wie."*
▪ Gedankenentzug	*„Meine Gedanken werden abgezapft und abgehört mit speziellen Mikrophonen oder speziellen Methoden ..., oder ich weiß nicht wie."*
▪ Gedankenausbreitung	*„Meine Gedanken lesen alle, alle wissen was ich denke, ich kann meine Gedanken nicht schützen."*

4.25 Kennzeichen der schizophrenen Negativsymptomatik. Typisch sind die sechs sogenannten „A-Symptome"

Symptom	*Erläuterungen und typische Schilderungen von Patienten*
Alogie	Verarmung der Sprache, Verlängerung der Antwortlatenz: Der Patient antwortet auf Fragen nur sehr zögerlich und ausgesprochen wortkarg, das Gespräch wird mühsam. Ursache sind Denk- und Ausdrucksstörungen, aber auch die gestörte Kommunikationsfähigkeit.
Affektverflachung	Verarmung des Fühlens sowie der emotionalen Ausdrucks- und Reaktionsfähigkeit *„Und die ganzen Gefühle und so, das ist weg ..., der ganze Spaß ist weg, und die ganze Realitätsbezogenheit ist weg. Das ist ganz komisch. Ich weiß gar nicht, was das ist, warum ich so beieinander bin."*
Apathie	Mangel an Energie und Antrieb, Interesselosigkeit, Abschwächung des Willens *„Der Schwung, mich zu waschen, der Schwung, wieder fortzugehen, der Schwung, mir wieder Namen zu merken, das ist alles futsch ..."*
Anhedonie	Unfähigkeit, Vergnügen oder Freude zu empfinden *„Eigentlich ist das komisch: mir fällt es unglaublich schwer, mich richtig über etwas zu freuen, aber wenn jemand durch meine Hilfe eine Freude erlebt, dann färbt das auch meine Stimmung."*
Asozialität	Eingeschränkte oder fehlende Konfliktfähigkeit und dadurch Mangel an sozialen Interaktionen
Aufmerksamkeitsstörungen	Beeinträchtigung der Konzentrationsfähigkeit *„Ich bin entweder total verblödet oder aus irgendeinem Grund immer unkonzentriert .... Ich frage mich, warum nichts mehr geht. Bis vor zwei Jahren war es noch viel besser, und in der Schulzeit habe ich nebenher mehr getan als ... (jetzt) ... den ganzen Tag .... Mir fällt ... immer mehr auf, wie wenig ich eigentlich machen kann, ohne völlig erschöpft zu sein."*

4.42

4.42 **Gemälde des an Schizophrenie erkrankten Malers Gabritschevsky, der seine Wahnwelten in surrealistischer Weise darstellte**

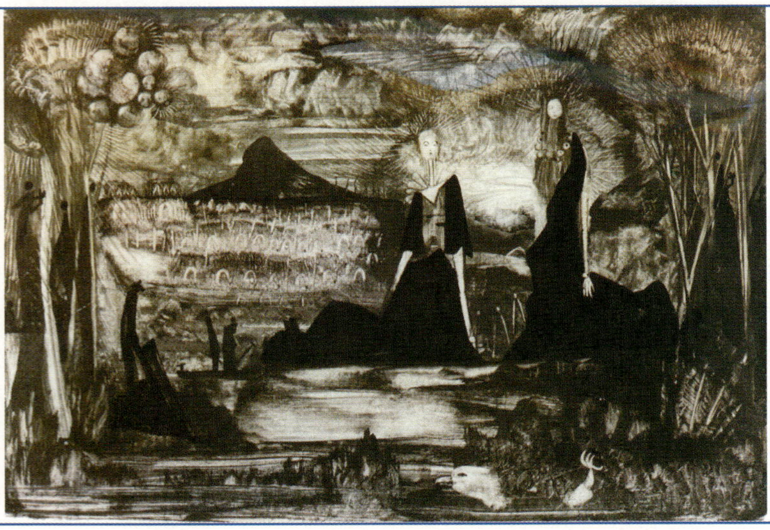

4.43

4.43 **In der akuten Psychose gemaltes Bild einer 49-jährigen Patientin**

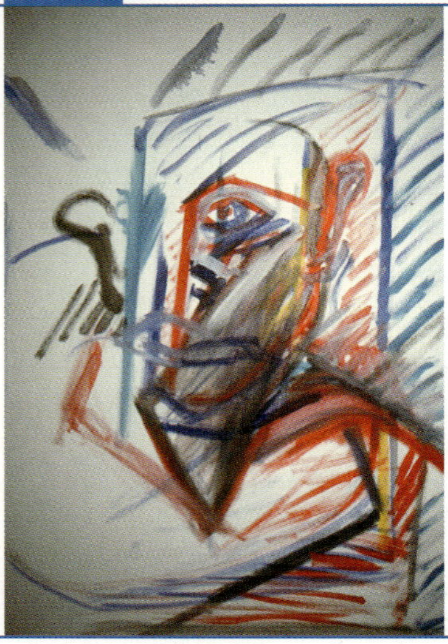

Wenn Patienten über eine veränderte Wahrnehmung von Gesichtern, Personen oder der Umwelt berichten, handelt es sich primär um eine wahnhafte Uminterpretation.

- Zu den **Ich-Störungen** Schizophrener gehören u. a. Fremdbeeinflussung, Gedankeneingebung und Gedankenausbreitung, Depersonalisation und Derealisation. Im Sinne der „doppelten Buchführung" lebt der Kranke zugleich in der wirklichen und wahnhaften Welt. Bei voll ausgeprägtem Autismus kapselt er sich völlig von der Außenwelt ab.

Empfindungen in Körperteilen) kommen vor. Auch andere Halluzinationen, z. B. optische, können vorkommen, sind aber nicht so typisch (Abb. **4.43**).

- Im Querschnittsbild schizophrener Erkrankungen spielen auch **Ich-Störungen** eine wichtige Rolle. Die Grenzen zwischen Ich und Umwelt werden als durchlässig empfunden, Gedanken und Gefühle oder Teile des Körpers werden als fremd (**Depersonalisation)** bzw. die Umwelt wird andersartig erlebt **(Derealisation)**. Die ich-fremden Gedanken und Handlungen werden **als von außen gemacht empfunden** im Sinne von Hypnose, Fremdsteuerung u. ä. (Fremdbeeinflussung, Gedankeneingebung). Der Patient hat das Gefühl, dass sich die eigenen Gedanken im Raum ausbreiten, mitgehört oder entzogen werden **(Gedankenausbreitung, Gedankenentzug)**. Er fühlt sich verwandelt oder ist zugleich er selbst und eine andere Person oder lebt zugleich in der wirklichen und der wahnhaften Welt („doppelte Buchführung"). Zunehmend verstrickt er sich in seine psychotisch veränderte Innenwelt und kapselt sich von der realen Welt ab **(Autismus)**. K. Schneider bezeichnete die Störungen des Einheitserlebens als „Verlust der Meinhaftigkeit".

4.44 Formale Denkstörungen

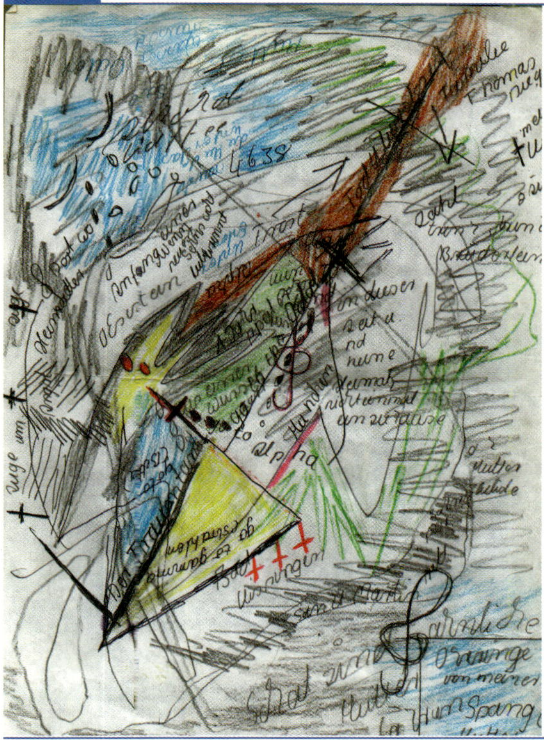

Gemälde eines schizophrenen Patienten, das unter anderem die Denkzerfahrenheit zum Ausdruck bringt.

4.44

- Charakteristisch sind auch **formale Störungen des Denkens**. Begriffsverwendung und logische Argumentation werden unpräziser. Der gedankliche Bogen wird nicht durchgehalten, der Informationsgehalt des Gesprochenen nimmt ab. Die Logik der Argumentation wird verzerrt, unstimmig, unrichtig **(Paralogik)**. Begriffe verlieren ihren klaren Bedeutungsgehalt. Abstrakte Begriffe werden konkreter interpretiert **(Konkretismus)**, konkrete Begriffe abstrakter. Heterogene Sachverhalte verschmelzen **(Kontamination)**, Wortneuschöpfungen **(Neologismen)** können auftreten. Bei stärkerer Ausprägung verlieren die Gedanken den Zusammenhang **(Zerfahrenheit)** bis hin zur völlig willkürlich erscheinenden Verknüpfung von Worten (Wortsalat, **Schizophasie,** Abb. **4.44**). Häufig werden auf gestellte Fragen inhaltlich nicht dazu passende Antworten gegeben **(Vorbeireden)**, oder mitten im Gespräch wird plötzlich der Gedanke unterbrochen **(Sperrung)**, was auf der subjektiven Ebene des Kranken als Gedankenabreißen oder Gedankenentzug erlebt wird. Latente Denkstörungen treten deutlich hervor, wenn man dem Patienten entsprechende Aufgaben stellt: Definitionsaufgaben, Gemeinsamkeitsfindung, Deuten von Sprichwörtern oder Fabeln. Diese im Gespräch erkennbaren Störungen stehen in Zusammenhang mit einer Reihe von kognitiven Störungen, z. B. des exekutiven Denkens, die durch neuropsychologische Tests erfassbar sind.

- Typisch schizophrene **Störungen des formalen Denkens** sind Kontamination, Neologismus, Zerfahrenheit (Abb. **4.44**), Schizophasie, Vorbeireden, Sperrung, Paralogik, Konkretismus.

- Einen weiteren wichtigen Bereich bilden **affektive Störungen**. Der emotionale Kontakt zu anderen ist reduziert **(mangelnder affektiver Rapport)**. Gefühlsäußerungen können inadäquat sein, d. h. nicht zu dem gerade Berichteten und zur Situation passen **(Parathymie)**, meist mit einer dann ebenso inadäquaten Mimik **(Paramimie)**. Manchmal erlebt der Patient Gefühlseinbrüche unmotivierter Angst, Wut oder Glückseligkeit. Flapsiges Auftreten mit leerer Heiterkeit oder Albernheit **(läppischer Affekt)** ist für die hebephrene Form der Schizophrenie charakteristisch. Unvereinbare Gefühlszustände können nebeneinander bestehen, der Patient kann lieben und hassen zugleich, etwas wollen und etwas nicht wollen im gleichen Augenblick **(psychotische Ambivalenz)**.

- An **affektiven Störungen** treten bei Schizophrenen auf: Parathymie, Paramimie, läppischer Affekt, psychotische Ambivalenz, Affektarmut (vor allem beim schizophrenen Residualzustand).

Insbesondere beim schizophrenen Residualzustand kommt es zu einer erheblichen **affektiven Verarmung**, verbunden mit sozialem Rückzug und allgemeiner Interessenminderung.

- Zu den **katatonen Symptomen** gehören Stupor und Raptus, Katalepsie, Befehlsautomatie, Mutismus, Negativismus, Echolalie, Echopraxie, Bewegungsstereotypien, Haltungsstereotypien (Abb. **4.45**), Verbigerationen.

- **Katatone (die Psychomotorik betreffende) Symptome** prägen insbesondere den katatonen Subtyp der Schizophrenie, können aber auch bei anderen Subtypen auftreten. Im **katatonen Stupor** ist der Patient bewegungslos bei voll erhaltenem Bewusstsein. Er liegt wie erstarrt, spricht nicht **(Mutismus)**, wirkt dabei meistens verängstigt, innerlich gespannt (infolge psychotischer Erlebnisse, über die er eventuell später berichten kann). Das Vollbild des Stupor tritt relativ selten auf, häufiger ist das Teilbild, der Substupor. Häufig kann man dem Kranken in diesem Zustand wie einer Gliederpuppe bestimmte Haltungen oder Stellungen der Gliedmaßen geben, die er dann beibehält **(Katalepsie)**. Der Muskeltonus ist eigenartig verändert im Sinne einer „wachsartigen Biegsamkeit“ **(flexibilitas cerea)** der Gliedmaßen.
Zur katatonen Symptomatik gehören auch Änderungen in der Kooperationsfähigkeit. Der Kranke macht automatisch das Gegenteil des Verlangten **(Negativismus)** oder führt mechanisch alles Verlangte aus **(Befehlsautomatie)**. Auch kann automatenhaft alles Gehörte und Gesehene nachgesprochen **(Echolalie)** bzw. nachvollzogen **(Echopraxie)** werden. Sinnlose, rhythmisch leer laufende Bewegungen wie Rumpfschaukeln, Klopfen, Grimassieren etc. **(Bewegungsstereotypien)** treten auf, oder es werden bestimmte Haltungen in stereotyper Weise beibehalten (**Haltungsstereotypien**, Abb. **4.45**). Wörter oder Satzteile bzw. sich reimende Klangassoziationen können stereotyp wiederholt werden **(Verbigeration)**. Unterbrechungen des Bewegungsablaufes können auftreten **(Sperrungen)**. In der **katatonen Erregung (Raptus**) kommt es zu einer starken motorischen Unruhe mit z. T. stereotypen Bewegungsabläufen, Schreien, Herunterreißen der Kleider, Grimassieren bis zum ungeordneten Bewegungssturm mit Sich-Herumwälzen, Um-sich-Schlagen, zielloser Aggressivität.

- **Störungen des Antriebs- und Sozialverhaltens** zeigen sich beim **schizophrenen Residualsyndrom,** u. a. in einem Mangel an Initiative, Interesse und Energie, was zu sozialem Rückzug führt.

- **Störungen des Antriebs- und Sozialverhaltens** kommen sehr häufig bei Schizophrenen vor, sind aber nicht pathognomonisch. Besonders im Erkrankungsverlauf können sie das Querschnittsbild im Sinne eines **Residualsyndroms** wesentlich mitbestimmen. Das Residualsyndrom ist geprägt durch Negativsymptomatik. Es besteht ein erheblicher Mangel an Initiative, Interesse oder Energie **(Abulie)**. Der Patient zieht sich zurück von sozialen Kontakten bis hin zur völligen sozialen Isolierung. Die persönliche Körperpflege wird weitgehend vernachlässigt. Es kann zu ausgeprägt absonderlichem Verhalten (z. B. Sammeln von Abfällen) kommen. Weitere, die Psychomotorik betreffende Symptome sind unter anderem eckige, „hölzerne“ Bewegungsabläufe sowie gestelzte, posenhafte (manieristische) Bewegungen.

4.45

4.45 Patientin mit katatonem Stupor und fixierter Armhaltung

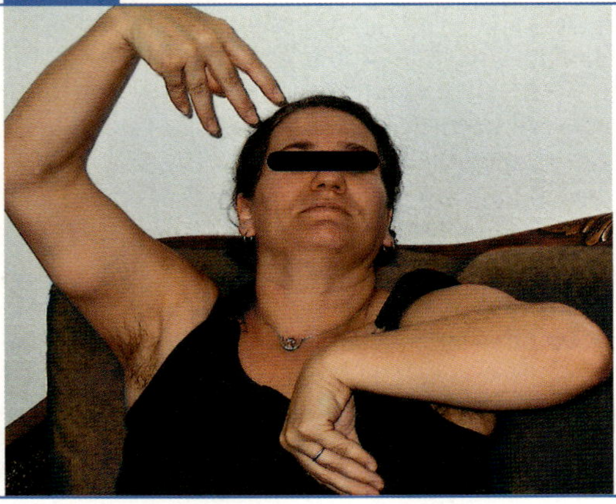

Die Abbildung zeigt eindrucksvoll die über einen längeren Zeitraum beibehaltene Haltung der beiden Arme.

4.26 Klassifikation der Subtypen schizophrener Erkrankungen

ICD-10	DSM-IV
Paranoide Schizophrenie* (F20.0)	Paranoider Typ* (295.30)
Hebephrener Typ (F20.1)	Desorganisierter Typ (295.10)
Katatone Schizophrenie (F20.2)	Katatoner Typ (295.20)
Undifferenzierte Schizophrenie* (F20.3)	Undifferenzierter Typ* (295.90)
Postschizophrene Depression (F20.4)	
Schizophrenes Residuum (F20.5)	Residualer Typ (295.60)
Schizophrenia simplex (F20.6)	

* Trotz gleicher Begriffe ist die Definition in den Klassifkationssystemen unterschiedlich

4.26

Klinische Subtypen: Je nach Vorherrschen bestimmter Symptome unterscheidet man traditionell bestimmte **Subtypen** (Tab. **4.26**). Sie sind keine eigenen Krankheitseinheiten, sondern nur besondere syndromatische Ausprägungen, die beim selben Kranken im Verlauf ineinander übergehen können. Die neueren operationalisierten Diagnosesysteme knüpfen an diese Tradition an, wobei allerdings die diagnostischen Begriffe und z.T. auch die Systematik abweichen. Die Diagnose eines bestimmten Subtypus sollte sich auf das jeweils vorherrschende Zustandsbild stützen, das den Anlass für die letzte Untersuchung oder für die Einweisung zur klinischen Behandlung gab.

- **Paranoid-halluzinatorischer Typ**
  Hierbei handelt es sich um den häufigsten Subtyp schizophrener Psychosen. Wahn und Halluzinationen bestimmen das Bild. Affektstörungen, Störungen des Denkens und katatone Symptome sind entweder nicht vorhanden oder wenig auffällig.
- **Katatoner Typ**
  Relativ seltener Subtyp schizophrener Erkrankung. Die katatone Symptomatik beherrscht das klinische Bild. Die psychomotorischen Störungen können zwischen extremer Hyperkinese und Stupor schwanken. Die jeweilige Bewegungsstörung kann über einen längeren Zeitraum beibehalten werden. Das klinische Bild wird zudem durch Befehlsautomatismen, Negativismen, stereotype Haltungen etc. bestimmt. Die Möglichkeit einer lebensbedrohlichen **(perniziösen) Katatonie**, meist mit Stupor, Hyperthermie und anderen vegetativen Entgleisungen, die zum Tode führen, machen diesen Erkrankungstyp medizinisch **besonders risikoreich** (s. S. 559).
- **Hebephrener Typ**
  Insbesondere im Jugendalter auftretender Subtyp. Im Vordergrund stehen affektive Störungen, insbesondere im Sinne von läppischer Grundstimmung, leerer Heiterkeit oder Gleichgültigkeit, verbunden mit formalen Denkstörungen sowie einem insgesamt unberechenbaren, flapsigen, oft enthemmten Sozialverhalten.
- **Residualtyp**
  Der Residualtyp tritt häufig im weiteren Verlauf schizophrener Psychosen, also nach Ablauf einer oder mehrerer akut psychotischer Episoden auf. Bei einem Teil schizophrener Patienten lässt er sich bereits vor Ausbruch produktiver Symptomatik nachweisen.
  Kennzeichnend ist eine **Persönlichkeitsänderung** unterschiedlichen Ausmaßes. Anfangs bestehen lediglich eine gewisse Leistungsschwäche, Kontaktschwäche, affektive Nivellierung, Konzentrationsstörungen, Neigung zu hypochondrischen Beschwerden und depressiven Verstimmungen. Bei schweren Residualzuständen kommt es zu ausgeprägter Einengung der Interessen, autistischem Rückzug von Sozialkontakten, massiver Antriebs- und Interesselosigkeit sowie erheblicher affektiver Verarmung und schwerer Vernachlässigung der Körperpflege. Diese in der Regel chronisch bestehende Negativsymptomatik ist charakteristisch für das „reine Residuum" (Abb. **4.46**). Wenn neben der Negativsymptomatik auch noch chronisch persistie-

Klinische Subtypen: Man unterscheidet nach dem aktuellen Erscheinungsbild u. a. die folgenden **Subtypen** der Schizophrenie (Tab. **4.26**):
- paranoid-halluzinatorischer Typ
- katatoner Typ
- hebephrener Typ
- Residualtyp
- Schizophrenia simplex.

- **Paranoid-halluzinatorischer Typ**
  Wahn und Halluzinationen prägen das klinische Bild.

- **Katatoner Typ**
  Katatone Symptomatik beherrscht das Bild. Dieser Typ ist durch die Gefahr der Entgleisung in eine perniziöse Katatonie **besonders risikoreich** (s. S. 559).

- **Hebephrener Typ**
  Im Vordergrund stehen Affektstörungen (läppische Grundstimmung, leere Heiterkeit) und formale Denkstörungen.

- **Residualtyp**
  Der Residualtyp tritt oft im Verlauf schizophrener Psychosen auf.
  Eine Persönlichkeitsänderung im Sinne von Antriebsmangel, Affektarmut, sozialem Rückzug prägt das Bild (Abb. **4.46**).

4.46

4.46 **Gemälde des an Schizophrenie erkrankten Malers Gabritschevsky**

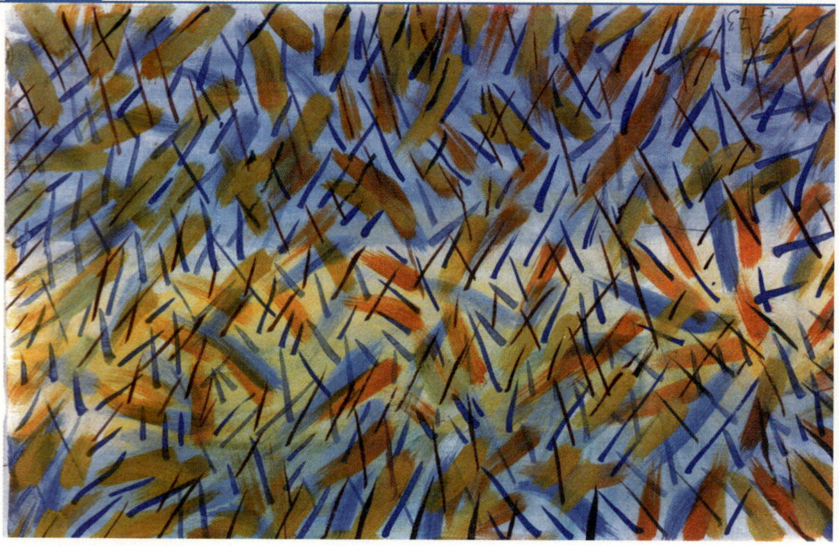

Gabritschevsky malte im chronischen Residualzustand seiner Erkrankung eine Fülle derartiger Bilder, die im Vergleich zu seinen Bildern aus früheren Jahren eher monoton sind und als Ausdruck der Negativsymptomatik interpretiert werden können (Abb. **4.42**).

rende, in der Regel mäßig ausgeprägte Positivsymptomatik besteht, spricht man von einem „gemischten Residuum".

- **Schizophrenia simplex**
  Es kommt ohne Auftreten von Produktivsymptomatik (Wahn, Halluzination) zu einem Residualsyndrom.

- **Schizophrenia simplex**
  Seltener und mit großer diagnostischer Unsicherheit behafteter Subtyp der Schizophrenie. Die Schizophrenia simplex ist eine **symptomarme Form**, vor allem **fehlen die produktiven Symptome** wie Wahn oder Halluzinationen. Im Sinne eines schleichenden Krankheitsprozesses kommt es zunehmend zu einem durch Negativsymptomatik geprägten Bild (Residualsyndrom).

4.4.3 Diagnostik und Differenzialdiagnose

Diagnostik: Die Untersuchung beinhaltet neben der Anamneseerhebung und Exploration die körperliche Untersuchung, laborchemische und apparative Diagnostik. Die Diagnose einer Schizophrenie ist dann zulässig, wenn verschiedene Kriterien erfüllt sind. Wahn und Halluzinationen sind allein nicht beweisend für eine Schizophrenie (Tab. **4.27**).

Die für die Diagnosestellung einer Schizophrenie erforderlichen Zeitkriterien unterscheiden sich in ICD-10 und DSM-IV (Tab. **4.27**).

4.4.3 Diagnostik und Differenzialdiagnose

Diagnostik: Die Untersuchung eines Patienten mit Verdacht auf eine schizophrene Erkrankung schließt neben der genauen Erhebung der Anamnese und einer sorgfältigen Exploration der Symptomatik die körperliche Untersuchung sowie die laborchemische und apparative Diagnostik ein. Insbesondere die differenzialdiagnostische Abgrenzung von körperlich begründeten Psychosen ist von großer Wichtigkeit. Die traditionelle Diagnosestellung ging vom Querschnitt der Symptomatik aus und stellte bestimmte Symptome der Schizophrenie als mehr oder weniger pathognomonisch dar, so z. B. in der Lehre von den Symptomen 1. und 2. Ranges nach Kurt Schneider (s. Tab. **4.23**, S. 142). Die Diagnosestellung war nicht an eine bestimmte Symptomdauer oder die Ausbildung eines Residualzustandes geknüpft. Insbesondere in der skandinavischen Psychiatrie gab es jedoch Tendenzen, prognostisch günstige Formen, die durch ein bestimmtes Erscheinungsbild und einen meist perakuten Beginn gekennzeichnet sind, als schizophreniforme Psychosen von den eher ungünstig verlaufenden Schizophrenien im engeren Sinne abzugrenzen (s. S. 165 ff.). Die neueren, operationalisierten Diagnosesysteme knüpfen an diese Konzepte an, indem sie z. B. zur Diagnosestellung eine bestimmte Mindestdauer der Schizophrenie vorschreiben (Tab. **4.27**).
Die für die Diagnosestellung einer Schizophrenie erforderlichen Zeitkriterien unterscheiden sich in ICD-10 und DSM-IV. ICD-10 verlangt eine Dauer von mindestens vier Wochen bezogen auf die mehr oder weniger prototypische produktive schizophrene Symptomatik. Im DSM-IV werden kontinuierliche Anzeichen der Erkrankung über mindestens sechs Monate verlangt und auch Negativ-

4.27 Schizophrene Erkrankungen nach ICD-10 und DSM-IV

ICD-10	*DSM-IV*
▪ Kontrollwahn, Beeinflussungswahn, Wahnwahrnehmung	▪ Wahn, besonders bizarrer Wahn
▪ Halluzinationen, besonders kommentierende oder dialogisierende Stimmen	▪ stimmungsinkongruente Halluzinationen, besonders kommentierende oder dialogisierende Stimmen
▪ Gedankenlautwerden, Gedankeneingebung, Gedankenentzug, Beeinflussungserlebnisse, Zerfahrenheit, Gedankenabreissen u. a.	▪ Zerfahrenheit
▪ katatone Symptome	▪ katatone Symptome
▪ negative Symptome wie Apathie, Sprachverarmung, verflachter Affekt	▪ Affektarmut, Antriebsmangel, sozialer Rückzug ▪ Verschlechterung der sozialen Adaptation
▪ charakteristische Symptomatik mindestens 1 Monat	▪ kontinuierliche Anzeichen der Erkrankung mindestens 6 Monate
▪ keine nachweisbare organische Ursache	▪ keine nachweisbare organische Ursache

ICD-10 und DSM-IV legen die Diagnose der Schizophrenie durch einen Kriterien-Katalog fest. Die Tabelle gibt diesen Katalog in modifizierter Form wieder und soll zeigen, dass es trotz Unterschiede im Detail große Überlappungsbereiche gibt.

4.27

symptomatik eingeschlossen. Es muss allerdings neben Zeiten mit reiner Negativsymptomatik ohne gleichzeitige Positivsymptomatik zumindest in einem der 6 Monate eine produktive Symptomatik bestehen.

▶ **Merke:** Die Diagnose darf trotz Vorliegen des typischen psychopathologischen Erscheinungsbildes nicht gestellt werden, wenn Anhaltspunkte für eine Hirnerkrankung oder für eine das Gehirn affizierende Allgemeinerkrankung vorliegen.

◀ Merke

Differenzialdiagnose: Ausschluss **organisch bedingter (exogener) Psychosen.** Neben entzündlichen, neoplastischen, toxischen und anderen (hirn-) organischen Prozessen sind unter anderem die folgenden speziellen Störungen zu berücksichtigen: Porphyrie, Homozystinurie, Morbus Wilson, Hämochromatose, Phenylketonurie, Niemann-Pick („late type"), Morbus Gaucher („adult type"), Morbus Fahr (Basalganglienverkalkung).
Daher ist bei jedem Kranken eine sorgfältige körperliche, laborchemische und apparative Untersuchung (u. a. CCT oder MRT) erforderlich.
Liegen ausgeprägte depressive oder manische Symptome vor, muss die Abgrenzung gegenüber **schizoaffektiven** (s. S. 163 ff.) und **affektiven Erkrankungen** (s. S. 73 ff.) erfolgen.
Wenn das erforderliche Zeitkriterium für die schizophrene Erkrankung nicht erfüllt wird, muss eine **schizophreniforme Erkrankung** (s. S. 165 ff.) diagnostiziert werden.
Besteht kein Vollbild der Symptomatik einer schizophrenen Psychose, kommen eventuell sonstige Wahnerkrankungen in Betracht bzw. **Persönlichkeitsstörungen** vom schizotypischen, schizoiden, paranoiden oder Borderline-Typ (s. S. 349 ff.).

Differenzialdiagnose: u. a. sind die folgenden Erkrankungen wichtig:
- organisch bedingte (exogene) Psychosen, z. B. entzündliche, neoplastische, toxische oder andere (hirn-) organische Prozesse.
- schizoaffektive und affektive Erkrankungen (s. S. 163 ff., 73 ff.)
- schizophreniforme Erkrankungen (s. S. 165 ff.)
- Persönlichkeitsstörungen vom schizotypischen, Borderline-, schizoiden oder paranoiden Typ (s. S. 349 ff.).

4.4.4 Therapie

Orientiert an der multifaktoriellen Ätiopathogenese wird ein **mehrdimensionaler Therapieansatz** praktiziert, der psychopharmakologische mit psycho- und soziotherapeutischen Maßnahmen verbindet (Abb. **4.47**). In der Regel muss

4.4.4 Therapie

Die **mehrdimensionale Therapie** verbindet pharmakologische, psycho- und soziotherapeutische Maßnahmen (Abb. **4.47**).

⊚ 4.47

⊚ 4.47 **Therapeutische Maßnahmen**

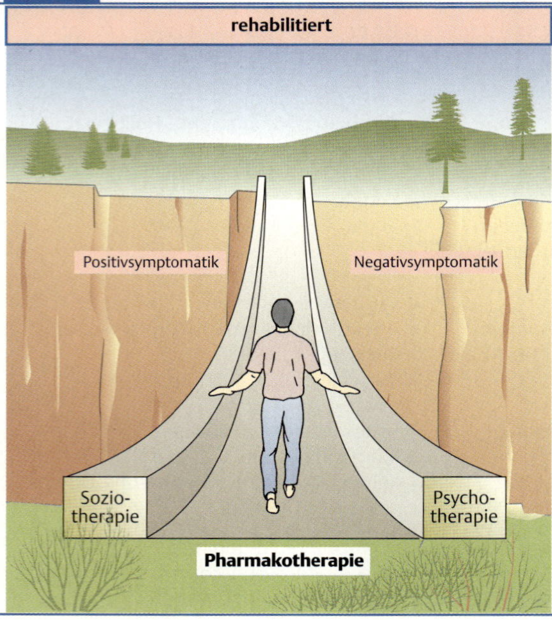

Therapeutische Maßnahmen zur Vermeidung von schizophrener Produktivsymptomatik (Plussymptomatik) und schizophrener Negativsymptomatik (Minussymptomatik).

In der akuten Krankheitsmanifestation steht die Psychopharmakotherapie zunächst ganz im Vordergrund (Abb. **4.48**).

zumindest bei ausgeprägten akuten psychotischen Episoden eine stationäre Behandlung in einem psychiatrischen Krankenhaus erfolgen.

Die **Neuroleptika-Medikation** ist sowohl hinsichtlich der Akutbehandlung (Abb. **4.48**) als auch des rezidivprophylaktischen Effekts empirisch am besten gesichert und steht in der akuten Krankheitsphase im Vordergrund. Mit Zurücktreten der akut-psychotischen Symptomatik und wachsender Gesprächs- und Kooperationsbereitschaft des Patienten gewinnen psychotherapeutische und insbesondere soziotherapeutische Maßnahmen an Bedeutung.

▶ **Merke**

▶ **Merke:** Die konsequente Durchführung der Therapie wird, insbesondere im akuten Stadium der Erkrankung, oft erschwert durch fehlende Krankheitseinsicht bzw. fehlende Einsicht in die Therapiebedürftigkeit.

Psychopharmakotherapie: Sie wird mit **Neuroleptika** i. d. R. als Monotherapie durchgeführt.

Psychopharmakotherapie: Die pharmakologische Behandlung der schizophrenen Symptomatik wird mit **Neuroleptika** und in der Regel als Monotherapie durchgeführt.

▶ **Merke**

▶ **Merke:** Eine Kombination verschiedener Neuroleptika ist nur dann sinnvoll, wenn man z. B. den hochpotenten antipsychotischen Effekt eines nicht sedierenden Neuroleptikums mit dem sedierenden Effekt eines Benzodiazepins verbinden will.

Üblicherweise erfolgt die Dosierung einschleichend unter Beachtung der individuellen Sensibilität für Nebenwirkungen (Tab. **4.28**). Bei akuten Schizophrenen wird sofort mit einer vollen Dosis begonnen.

Traditionell wird mit den schon seit mehreren Jahrzehnten auf dem Markt befindlichen „klassischen" (typischen) Neuroleptika behandelt. Die **Behandlung einer akuten schizophrenen Erkrankung** kann z. B. mit 3 × 3–5 mg Haloperidol peroral täglich bzw. einem anderen Neuroleptikum in vergleichbarer Dosierung begonnen werden. Bei weniger akuten psychotischen Zuständen sollte mit einer wesentlich niedrigeren Dosierung angefangen und durch eine allmähliche Steigerung der Dosis der adäquate Dosisbereich „austitriert" werden (Tab. **4.28**).

4.48 Ergebnisse der Behandlung schizophrener Patienten mit antipsychotischen Medikamenten im Vergleich zu Plazebo

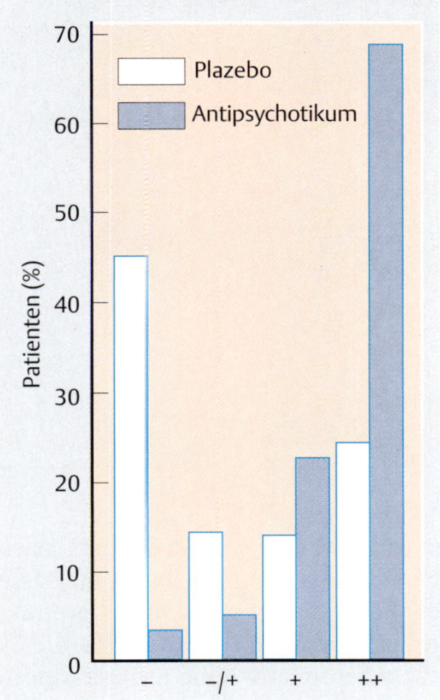

Im Vergleich zu Plazebo zeigt sich die deutliche therapeutische Überlegenheit der Neuroleptika. Ca. 90 % der Patienten sind gebessert.

– schlechter –/+ keine Änderung + wenig gebessert ++ gut gebessert

Zunehmend werden die größtenteils in den letzten Jahren zugelassenen **atypischen Neuroleptika** – auch Neuroleptika der „2. Generation" oder „neue Neuroleptika" genannt – (z. B. Clozapin, Risperidon, Olanzapin, Zotepin, Amisulprid) verwendet, die keine oder nur geringgradige extrapyramidalmotorische Störungen verursachen und neben einer etwa gleich starken Wirkung auf die Positivsymptomatik eine stärkere Wirkung auf die Negativsymptomatik haben. Zudem haben sie therapeutische Vorteile bei depressiver Symptomatik und kognitiven Störungen im Rahmen einer schizophrenen Episode. Trotz des erheblich höheren Preises sollte, wenn möglich, diesen atypischen Neuroleptika Vorrang in der Therapie schizophrener Patienten eingeräumt werden, da sie sich insgesamt auf Prognose, soziale Integration und Lebensqualität positiver auswirken und von den Betroffenen besser akzeptiert werden. Dies ist angesichts der Compliance-Probleme bei schizophrenen Patienten ein besonders wichtiger Aspekt (Abb. **4.49**).

Zunehmend werden statt der klassischen Neuroleptika **atypische Neuroleptika** (z. B. Clozapin, Risperidon, Olanzapin, Zotepin, Amisulprid) verwendet, die den Vorteil haben, dass sie keine oder nur geringgradige extrapyramidalmotorische Störungen verursachen und eine stärkere Wirkung auf die Negativsymptomatik haben (Abb. **4.49**).

4.28 Schema der einschleichenden Dosierung von Neuroleptika

falls *kein* befriedigender antipsychotischer Effekt ↓

1. (1)–3 mg Haloperidol oral p. d. oder ein anderes z. B. atypisches Neuroleptikum in vergleichbarer Dosierung
2. nach einer Woche, wenn möglich (Nebenwirkungen?), Verdoppelung der Dosis
3. nach ein bis zwei Wochen, wenn möglich (Nebenwirkungen?), Erhöhung um die Ausgangsdosis
4. nach weiteren ein bis zwei Wochen, wenn möglich (Nebenwirkungen?), weitere Dosissteigerung gemäß den vom Hersteller empfohlenen Höchstdosen

Cave: Bei älteren Patienten oder Patienten mit Disposition zu Nebenwirkungen vorsichtiger dosieren!

4.49

4.49 **Neuroleptika-Therapie**

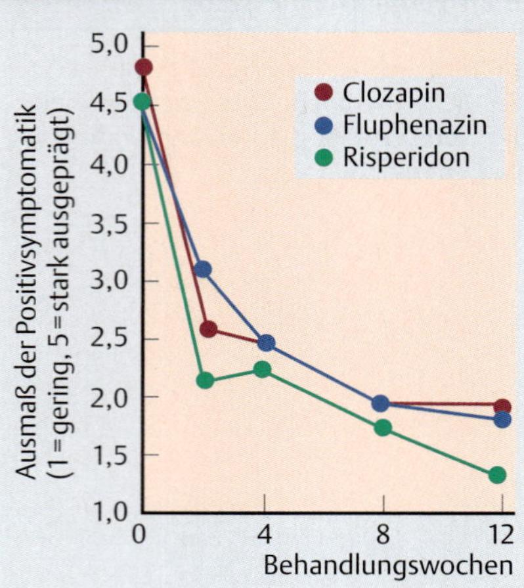

Rückbildung von schizophrener Positivsymptomatik im Rahmen einer akuten schizophrenen Episode unter der Therapie mit verschiedenen Neuroleptika.

Bei Therapieversagen (nach 4–6 Wochen): Wechsel des Neuroleptikums (z. B. Clozapin).

Bei Therapieversagen im Rahmen des zuerst angewendeten Medikaments (nach vier bis sechs Wochen) sollte auf eine andere neuroleptische Substanzklasse umgesetzt werden. Im weiteren Verlauf der Behandlung relativ therapierefraktärer Patienten sollte auf alle Fälle Clozapin eingesetzt werden, da dieses (atypische) Neuroleptikum auch diesen Patienten relativ hohe Erfolgschancen bietet.

Hochakute psychotische Zustände können mit 2–3 x 1 Ampulle Haloperidol i. m./die behandelt werden. Ggf. kann noch eine zusätzliche Sedierung mit Levomepromazin oder Diazepam erfolgen.

Hochakute psychotische Zustände, insbesondere mit Selbst- und/oder Fremdgefährdung oder mangelnder Kooperation der Patienten, können in der Regel nur im stationären Rahmen behandelt werden. In diesen Fällen ist ein Behandlungsbeginn mit 2–3 × 1 Ampulle Haloperidol (1 Ampulle enthält 5 mg Haloperidol) i. m./die indiziert, ggf. muss höher dosiert werden. Zur zusätzlichen Sedierung bei psychotischen Schlafstörungen können 100 mg Levomepromazin oder 10 mg Diazepam als Einzeldosis oder mehrfach gegeben werden.

Bei **katatonem Stupor** sollte, falls kein eindeutiger Therapieerfolg unter Neuroleptika auftritt, möglichst frühzeitig die Elektrokrampfbehandlung durchgeführt werden (s. S. 504).

Bei **katatonem Stupor** sollte, falls kein eindeutiger Therapieerfolg unter Neuroleptika oder unter höheren Dosen des Benzodiazepins Lorazepam in den ersten Tagen der Behandlung auftritt, möglichst frühzeitig die dann vital indizierte Elektrokrampfbehandlung durchgeführt werden, um diese lebensbedrohliche Situation zu durchbrechen (s. S. 504).

Bei allen akut Schizophrenen sollte auf eine **ausreichende Ein- und Ausfuhr** geachtet werden.

Insbesondere bei diesen Patienten, überhaupt aber bei allen akut Schizophrenen, sollte auf eine **ausreichende Ein- und Ausfuhr** geachtet werden und ggf. die Einfuhr nach den individuellen Erfordernissen substituiert werden, da bei katatonen Patienten, aber auch bei vielen wahnhaften Patienten eine ausreichende spontane Ernährung und Flüssigkeitszufuhr nicht gewährleistet ist.

Nach Abklingen der akuten Symptomatik muss die Neuroleptikatherapie im Sinne einer **Erhaltungstherapie** wenigstens über 6 Monate weitergeführt werden um ein Frührezidiv zu vermeiden.

Nach deutlicher Besserung der psychotischen Symptomatik und einer gewissen Stabilisierungsphase wird die Neuroleptikadosis vorsichtig in kleinen Schritten über einen längeren Zeitraum reduziert. Auch wenn unter der Behandlung die Symptomatik ganz abgeklungen ist, wird eine **Erhaltungstherapie** (z. B. 2–3 mg Haloperidol/die) wenigstens über sechs Monate gegeben, um ein Wiederaufflackern der Symptomatik zu vermeiden. Wenn die Therapie in der Akutbehandlungsphase mit einem klassischen Neuroleptikum durchgeführt wurde, sollte in der Regel wenigstens in der Phase der Erhaltungstherapie die Umstellung auf ein atypisches Neuroleptikum erfolgen.

Zur **Rezidivprophylaxe** werden Neuroleptika in einer wesentlich niedrigeren Dosierung als in der Akutbehandlung gegeben (Tab. **4.29**, Abb. **4.50**). In der **Langzeittherapie** ist in besonderem Maße auf Geringhaltung der Nebenwirkungen zu achten.
Bei mangelnder Compliance haben sich **Depotneuroleptika** bewährt.

Bei wiederholten Rezidiven der Erkrankung ist nach Abklingen der akuten psychotischen Symptomatik über einen Zeitraum von mindestens zwei bis fünf Jahren eine medikamentöse **Rezidivprophylaxe** indiziert (Tab. **4.29**, Abb. **4.50**). Zu diesem Zweck werden Neuroleptika in einer wesentlich niedrigeren Dosis als in der Akutbehandlung gegeben. In der Langzeittherapie ist in besonderem Maße darauf zu achten, dass **Nebenwirkungen so gering wie möglich gehalten werden.** Die optimale Dosis muss individuell für den einzelnen Patienten herausgefunden und sollte möglichst niedrig gehalten werden, um das Risiko

4.29 **Allgemeine Regeln zur Dauer der Rezidivprophylaxe**

▶ Erstmanifestation bzw. langes symptomfreies Intervall (z. B. mehrere Jahre zwischen zwei Erkrankungsepisoden)	– 1–2-jährige Rezidivprophylaxe
▶ 2–3 Manifestationen, Rezidiv innerhalb eines Jahres	– 2–5-jährige Rezidivprophylaxe
▶ besonders häufig rezidivierende Psychosen, Fremd- und/oder Selbstgefährdung	– evtl. zeitlich unbegrenzte Rezidivprophylaxe

Neben diesen allgemeinen Regeln sollten individuelle Nutzen-Risiko-Erwägungen bestimmend sein, u. a. Konsequenzen eines möglichen Rezidivs, Beeinträchtigung durch Nebenwirkungen.

4.29

4.50 **Ergebnisse der Rezidivprophylaxe mit oralen Neuroleptika im Vergleich zur Behandlung mit Plazebo**

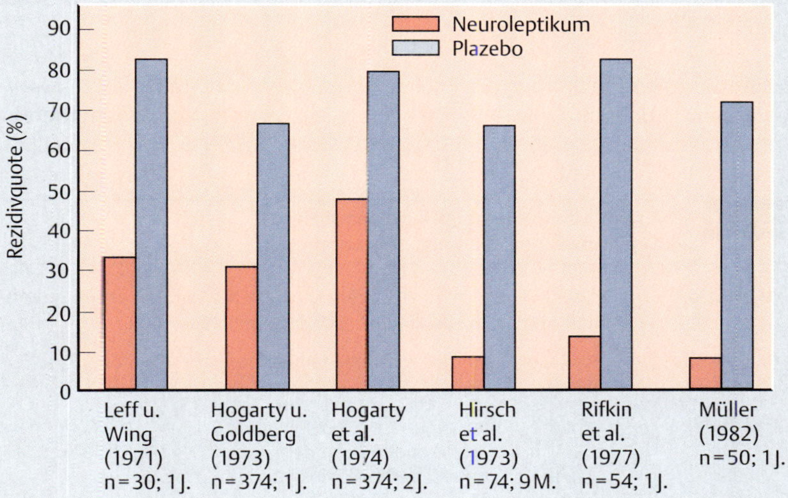

4.50

von **Spätdyskinesien** zu minimieren. Da die Compliance schizophrener Patienten bei der oralen Medikation im Rahmen der Rezidivprophylaxe oft nicht ausreichend ist, haben sich zur Durchführung der rezidivprophylaktischen Langzeittherapie **Depotneuroleptika** bewährt.

Atypische Neuroleptika sind in der Langzeitrezidivprophylaxe auch wegen der schon oben beschriebenen anderen Vorteile vorzuziehen, insbesondere wegen des geringen oder fehlenden Risikos von Spätdyskinesien. In den letzten Jahren kam das erste Depot-Präparat eines atypischen Neuroleptikums auf den Markt.

Atypische Neuroleptika sind in der Langzeitrezidivprophylaxe vorzuziehen wegen des geringen oder fehlenden Risikos von Spätdyskinesien.

Bei chronisch-produktiven Psychosen wird eine **symptomsuppressive Dauertherapie** mit Neuroleptika durchgeführt. Diese werden so dosiert, dass einerseits die psychotischen Symptome möglichst weitgehend reduziert sind, andererseits aber unerwünschte Begleitwirkungen nicht zu sehr stören und damit die durch die Symptomkupierung erreichte, bessere soziale Anpassung zunichte machen.

Chronisch-produktive Psychosen bedürfen der **symptomsuppressiven Dauertherapie**.

Die **Negativsymptomatik des Residualsyndroms** ist insgesamt nur beschränkt medikamentös therapierbar. Bewährt haben sich hier vor allem atypische Neuroleptika (z. B. Clopazin, Risperidon, Olanzapin, Zotepin, Amisulprid). Bei starkem Antriebsmangel sollte ggf. auch ein Versuch mit antriebssteigernden Antidepressiva gemacht werden (z. B. Fluoxetin).

Zur Behandlung der **Negativsymptomatik des Residualsyndroms** sind insbesondere atypische Neuroleptika indiziert, z. B. Clozapin.

Auch die **postpsychotische Depression** spricht auf medikamentöse Behandlungsmaßnahmen an. Wenn der Patient mit einem traditionellen Neuroleptikum behandelt wird, sollte auf ein Atypikum umgestellt werden. Außerdem kommt eine Antidepressiva-Behandlung in Betracht.

Die **postpsychotische Depression** spricht evtl. auf Reduktion der Neuroleptikadosis, Anticholinergika oder Antidepressiva an.

Am wichtigsten sind die **extrapyramidalmotorischen Nebenwirkungen** (Tab. **4.30**; Abb. **4.51**), die durch die Blockade der postsynaptischen Dopamin-D_2-Rezeptoren verursacht werden. Bei Verwendung atypischer Neuroleptika ist das Risiko der extrapyramidalen Nebenwirkungen wesentlich geringer (Abb. **4.52**).

Die wichtigsten **unerwünschten Begleitwirkungen der Neuroleptikatherapie** sind die **extrapyramidalmotorischen Nebenwirkungen** (Tab. **4.30**; Abb. **4.51**), die durch die Blockade der postsynaptischen Dopamin-D_2-Rezeptoren verursacht werden. Obwohl diese Nebenwirkungen für den Patienten sehr störend sein können, lassen sie sich durch adäquate Dosierung, geschickte Präparateauswahl und ggf. spezielle medikamentöse Gegenmaßnahmen klinisch in Grenzen halten. Bei Verwendung atypischer Neuroleptika ist das Risiko der extrapyramidalen Nebenwirkungen wesentlich geringer (Abb. **4.52**), weshalb diesen Medikamenten, wenn klinisch möglich, der Vorzug zu geben ist.

Von besonderer Relevanz bei der Therapie mit klassischen Neuroleptika sind die in etwa 20 % der Fälle auftretenden **Spätdyskinesien** (s. S. 496).
Ein für die Patienten subjektiv besonders störendes Problem ist die **Gewichtszunahme** unter der Langzeittherapie mit Neuroleptika.

Von besonderer Relevanz sind die **Spätdyskinesien** (s. S. 496), die in etwa 20 % der Fälle bei der Langzeitbehandlung mit klassischen Neuroleptika vorkommen, unter der Langzeittherapie mit atypischen Neuroleptika aber nach bisherigen Erfahrungen nur in einem sehr geringen Prozentsatz. **Sonstige Nebenwirkungen** hängen vom pharmakologischen Profil der verwendeten Substanz ab und lassen sich als **anticholinerg, antihistaminerg oder antiadrenerg bedingte Nebenwirkungen** klassifizieren. Ein für die Patienten subjektiv besonders störendes Problem ist die **Gewichtszunahme** unter der Langzeittherapie mit Neuroleptika, die auch unter atypischen Neuroleptika erheblich, möglicherweise sogar besonders ausgeprägt sein kann.

Psychotherapie: Im Zentrum steht die **supportive Behandlung**. Der Arzt muss dem Patienten in realistischer Weise **Hoff-**

Psychotherapie: Psychotherapeutische Maßnahmen beschränken sich bei schizophrenen Patienten im Regelfall auf eine sog. **„supportive Psychotherapie"**. Der Arzt muss dem Patienten helfen, die schwere Bürde der Erkrankung zu tra-

4.30

4.30 Klinische Merkmale neuroleptikainduzierter extrapyramidal-motorischer Störungen (EPS)

Akathisie	Unvermögen, ruhig zu sitzen; die Patienten laufen unruhig umher oder zeigen eine eigenartige Trippelmotorik
Parkinsonoid	Parkinson-Syndrom mit den Hauptsymptomen Tremor, Rigor und Akinese
Dystonie	kurz anhaltende oder auch fixierte abnorme Körperhaltungen, vor allem in der Mundgegend, an den Augen, Hals und Rücken. Ursache sind unwillkürliche Muskelkontraktionen
Dyskinesie	unwillkürliche hyperkinetische Bewegungen, meist im Mundbereich, oft auch leichte Bewegungen an Fingern, Armen, Zehen oder Beinen. Nach dem Zeitpunkt ihres Auftretens werden 2 Formen unterschieden: – Frühdyskinesien: meist in der 1. Behandlungswoche – Spätdyskinesien (tardive Dyskinesien): nach längerer Therapie mit Neuroleptika

Zur Behandlung der extrapyramidal-motorischen Nebenwirkungen s. S. 496

4.51

4.51 EPS können bei einer Behandlung mit typischen Neuroleptika zu jedem Zeitpunkt einsetzen

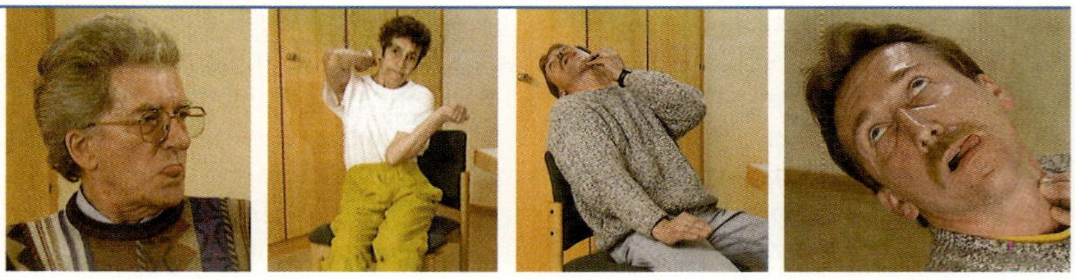

a b c d

Dabei wird zwischen vier Hauptformen oder Syndromen unterschieden, die entweder isoliert oder kombiniert vorkommen. So können Dyskinesien (a, b) und Dystonien (c, d) gleichzeitig in derselben Körperregion auftreten – ein Hinweis, dass gemeinsame Mechanismen zugrunde liegen. Das Gleiche gilt für Akathisie und Parkinsonoid.

4.52 Beispielhafte Darstellung der Beziehung zwischen Dosis und antipsychotischem Effekt bzw. dem Auftreten von extrapyramidal-motorischen Störungen (EPS)

4.52

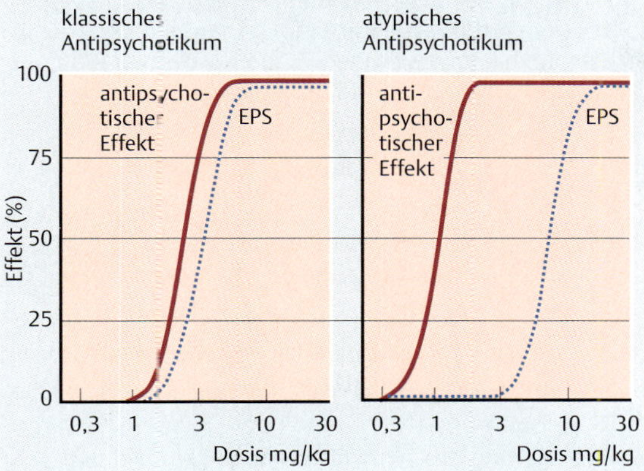

EPS treten bei atypischen Antipsychotika erst in höheren Dosisbereichen auf.

gen, und ihm in realistischer Weise **Hoffnung** und **Mut** vermitteln. **Informationen über die Erkrankung,** ihre Behandlung und ihre Therapiemöglichkeiten sowie über pathogene Einflussfaktoren sind in diesem Zusammenhang von großer Wichtigkeit und fördern die Behandlungsmotivation **(Psychoedukation)**. Probleme des täglichen Lebens sowie schwierige Lebensentscheidungen müssen besprochen und Lösungen diskutiert werden. Der Patient sollte während der akuten Krankheitsmanifestation von relevanten Entscheidungen bezüglich Beruf, Partnerschaft etc. abgehalten werden. Bei der Beratung ist das Problem der **Über-,** aber auch **Unterstimulation** schizophrener Patienten besonders wichtig. Zu **Unterstimulation** können sowohl die Unterforderung am Arbeitsplatz als auch ein behütendes, überprotektives familiäres oder institutionelles Milieu führen. Zur **Überstimulation** kann jede Form von Stress werden (z. B. zu starke Leistungsanforderung, emotionale Belastung). Zu beachten ist, dass für schizophrene Patienten auch geringfügige Änderungen der Lebensgewohnheiten bzw. von Gesunden als eher positiv bewertete emotionale Erlebnisse als Stress empfunden werden können.

Darüber hinausgehende spezielle psychotherapeutische Maßnahmen, insbesondere im Sinne der psychoanalytischen Therapie, sind nur bei bestimmten Patienten indiziert. Sie können sogar, wenn sie nicht von einem mit schizophrenen Patienten erfahrenen Therapeuten durchgeführt werden, leicht zu Überforderung führen. Nach dem heutigen Erkenntnisstand scheint zumindest die psychoanalytische Therapie den Langzeitverlauf der Erkrankung kaum wesentlich zu beeinflussen. Neuere verhaltenstherapeutische Ansätze können hinsichtlich des Langzeitverlaufs noch nicht beurteilt werden. Für den Kurzzeitverlauf scheinen diese Ansätze, z. B. Trainingsprogramme zur Behandlung kognitiver Basisstörungen, Programme zur Stressbewältigung und sozialen Kompetenz, einen gewissen positiven Effekt im Sinne einer verbesserten sozialen Adaptation zu haben (Tab. **4.31**). Als besonders effektiv haben sich Programme zur Familientherapie erwiesen, die auf dem „High-EE-Konzept" basieren. Nur bei diesen sehr stark edukativ geprägten Programmen, nicht jedoch bei der psychoanalytischen oder systemischen Familientherapie, ließ sich ein rezidivprophylaktischer Effekt ausreichend nachweisen. Insgesamt werden diese Ansätze erst allmählich in die Standardversorgung schizophrener Patienten eingeführt. Große Verbreitung haben inzwischen die Psychoedukationsgruppen, bei denen den Angehörigen Schizophrener das Krankheitskonzept, die Therapiemöglichkeiten und sonstige Bewältigungsstrategien vermittelt werden. Dies scheint den Verlauf der Erkrankung günstig zu beeinflussen, u. a. über eine bessere „Compliance" der Patienten.

nung und Mut vermitteln. Informationen über die Erkrankung, ihre Therapie und Behandlungsmöglichkeiten sowie über pathogene Einflussfaktoren sind von großer Wichtigkeit und fördern die Behandlungsmotivation **(Psychoedukation)**. Probleme des täglichen Lebens müssen besprochen werden. Dem für schizophrene Patienten besonders wichtigen Problem der **Über-** (jede Form von Stress), aber auch der **Unterstimulation** (z. B. Unterforderung am Arbeitsplatz) ist bei der Beratung besonderes Gewicht beizumessen.

Unter den psychotherapeutischen Maßnahmen bekommen **verhaltenstherapeutische Ansätze** eine zunehmende Bedeutung. Verfahren zur Reduktion kognitiver Defizite und zur Verbesserung der sozialen Kompetenz sowie familientherapeutische Ansätze stehen im Zentrum (Tab. **4.31**).

4.31

4.31 Förderung kognitiver und sozialer Bewältigungsstrategien in lerntheoretisch orientierten Übungsprogrammen

Kognitive Differenzierung mit drei Übungsabschnitten	Ziel: Förderung der Begriffbildung und Abstraktionsfähigkeit, der Verwertung früherer Erfahrungen und der Aufmerksamkeitsfokussierung i. S. einer verbesserten Informationsaufnahme und Informationsverarbeitung
Soziale Wahrnehmung	Ziel: Förderung kognitiver Planung und relevanter Selbstinstruktionen zur Bewältigung belastender Situationen
Kognitive Bewältigungsstrategien	Ziel: Förderung kognitiver Planung und relevanter Selbstinstruktionen zur Bewältigung belastender Situationen
Belastungstraining	Ziel: Förderung eines instrumentellen Verhaltensinventars zur Bewältigung belastender Situationen
Zusatztechnik: Aktive Entspannung	Ziel: Balancierung des Aktivitätsniveaus; Entspannung

Soziotherapie: Verschiedene **Maßnahmen** gehören zum Behandlungskonzept (s. S. 539 ff.):
- milieutherapeutische Maßnahmen
- Arbeits- und Beschäftigungstherapie
- rehabilitative Maßnahmen
- teilstationäre Behandlungsangebote.
- Training sozialer Fertigkeiten

Bei allen psychosozialen Therapiemaßnahmen muss die **Förderung nach dem Prinzip der kleinen Schritte** erfolgen.
So kann z. B. die **Beschäftigungstherapie** durch wachsende Anforderungen bezüglich Aufgabenstellung und Kooperation mit den Mitpatienten **abgestuft** werden.
Sehr differenzierte Abstufungsmöglichkeiten bietet die **Arbeitstherapie**, in der Anforderungen z. B. bezüglich Zeitdauer, Intensität und Kompliziertheit der Arbeit zunehmen können.

Analog kann auch die Fähigkeit zum eigenständigen Wohnen und zur Selbstversorgung geübt werden.

Nach dem **vollstationären Aufenthalt** erfolgt die weitere Behandlung **teilstationär** im Rahmen einer **Tages-** oder **Nachtklinik**. Von dort kann dann der Weg zu längerfristigen Rehabilitationseinrichtigungen führen (z. B. Wohnheime, beschützende Werkstätten).

Bei der soziotherapeutischen Behandlung steht immer das Ziel im Vordergrund, den Patienten so weit wie möglich zu fördern

Soziotherapie: Soziotherapeutische Maßnahmen stellen den dritten Pfeiler in der Therapie schizophrener Patienten dar (s. S. 539 ff.). Sie sind wegen der Neigung schizophrener Patienten zu Hospitalisierungsschäden bei reizarmer Umgebung und wegen der Gefahr der Ausbildung einer chronischen Negativsymptomatik besonders wichtig. Die Soziotherapie soll vorhandene soziale Fähigkeiten des Patienten fördern und gleichzeitig die Entstehung bzw. Verstärkung sozialer Defizite verhindern. Wichtige Komponenten sind die **Arbeits-** und **Beschäftigungstherapie, berufsrehabilitative Maßnahmen** und vor allem auch die Arbeit an **Milieufaktoren** und Strukturierung des Tagesablaufs sowie ein Training sozialer Fertigkeiten.
Wichtig ist die **stufenweise Förderung nach dem Prinzip der kleinen Schritte,** die individuell unter Einbeziehung verschiedener soziotherapeutischer Möglichkeiten verwirklicht werden kann: So kann z. B. die Beschäftigungstherapie durch wachsende Anforderungen bezüglich Aufgabenstellung und Kooperation mit den Mitpatienten gestaffelt werden. Sehr differenzierte Abstufungsmöglichkeiten bietet die **Arbeitstherapie**, in der Anforderungen bezüglich Zeitdauer, Intensität und Kompliziertheit der Arbeit sowie hinsichtlich der Interaktionsnotwendigkeiten mit den Mitarbeitern zunehmen können. Auch wenn der Patient bereits wieder im Berufsleben steht, kann eine stufenweise Rehabilitation angebracht sein. Oft ist es erforderlich, den Patienten zunächst auf einem niedrigeren Berufsniveau einzustufen, vielleicht ist auch anfangs noch gar keine volle Berufstätigkeit möglich. Über eine einfache Tätigkeit oder Halbtagsarbeit kann dann allmählich, eventuell bei verschiedenen Arbeitgebern, das ehemalige Berufsniveau wieder erreicht werden.
Analog kann auch die Fähigkeit zum eigenständigen Wohnen und zur Selbstversorgung geübt werden. Der Patient kann zunächst im Krankenhaus z. B. Einkaufen und Kochen üben, später kann dann durch die Betreuung in einer therapeutischen Wohngemeinschaft oder einem Wohnheim eine weitgehende Autarkie erreicht werden.
Je nach Fähigkeit in den einzelnen Bereichen wird der Patient nach dem **vollstationären Aufenthalt** im weiteren Verlauf **teilstationär** im Rahmen einer **Tages- oder Nachtklinik** untergebracht. Von dort kann dann der Weg zu längerfristigen Rehabilitationseinrichtungen (sozialpsychiatrische Rehabilitationsheime, Wohnheime, langfristige berufliche Rehabilitationseinrichtungen mit der Möglichkeit zur Erlernung spezieller Berufe, Arbeit in beschützenden Werkstätten) weiterführen.
Die Mehrheit der Schizophreniepatienten ist nach der Entlassung aus dem Krankenhaus wieder so gesund, dass keine weitergehende soziotherapeutische Behandlung notwendig ist. Im Einzelfall muss aber das gesamte Spektrum sozi-

altherapeutischer Ansätze und Institutionen individuell genutzt werden. Dabei steht immer das Ziel im Vordergrund, den Patienten so weit wie möglich zu fördern und ihm ein eigenständiges Leben zu ermöglichen.

und ihm ein eigenständiges Leben zu ermöglichen.

4.4.5 Verlauf

Das Vollbild der Schizophrenie kann **akut** auftreten oder sich **schleichend** entwickeln. Den charakteristischen Symptomen können im Rahmen von sog. **„Prodromalerscheinungen"** weniger charakteristische Symptome vorausgehen (z. B. pseudoneurasthenisches oder depressives Vorstadium). Im Rahmen moderner Konzepte zur Schizophrenie-Behandlung wird heute versucht, schon in dieser Phase die Erkrankung zu diagnostizieren und durch eine frühe Behandlung das Ausbrechen der vollen Symptomatik zu verhindern. Dieses Vorgehen basiert auf Untersuchungsergebnissen die zeigen, dass die **Dauer der unbehandelten Psychose** einer der wichtigsten Prädiktoren für einen ungünstigen Verlauf ist. Neurobiologisch wird diese Assoziation mit der Neurotoxizitätshypothese der Schizophrenie erklärt: in der psychotischen Krankheitsphase kommt es zu neurobiologischen Veränderungen (z. B. immunologischen Veränderungen, Glutamat-Überschuss), die das Gehirn schädigen. Die akute Manifestation dauert Wochen bis Monate und kann nach unterschiedlich langen Intervallen rezidivieren. Die Krankheit kann **in Schüben** verlaufen d. h. es kommt nach einigen oder mehreren Krankheitsmanifestationen zu einer ggf. zunehmenden chronischen Residualsymptomatik (Abb. **4.53**), aber auch **phasische** Verläufe mit akuten Krankheitsmanifestationen und jeweils völliger Remission sind häufig. Bei einem geringen Prozentsatz der Patienten bleibt die produktiv-schizophrene Symptomatik chronisch bestehen, ein wesentlich größerer Teil bildet einen vorwiegend durch Negativsymptomatik mit unterschiedlich starker Beimischung produktiver Restsymptomatik geprägten **Residualzustand** aus. Im Rahmen der akuten Erkrankung, in der Remissionsphase sowie bei Residualzuständen kann es zu schweren **suizidalen Krisen** kommen. Insgesamt scheint der hebephrene Subtyp eher mit einem ungünstigen Verlauf assoziiert, der katatone Subtyp eher mit einem günstigen Verlauf.

4.4.5 Verlauf

Dem Vollbild kann ein Stadium mit untypischen Symptomen vorausgehen (**Prodromalstadium**).
Die akuten Manifestationen dauern Wochen bis Monate (Abb. **4.53**). Die Krankheit kann in **Schüben** (mit Ausbildung einer Restsymptomatik) oder in **Phasen** (mit völliger Remission) verlaufen.
Bei einem geringen Prozentsatz bleibt die produktiv-schizophrene Symptomatik zeitlebens chronisch bestehen. Bei einem größeren Teil kommt es zu **Residualzuständen**.
Während der akuten Erkrankung, in der Remission und im Residualzustand kann es zu **suizidalen Krisen** kommen.

Die Negativsymptomatik der Residualzustände ist von sog. **„postremissiven Zuständen"** abzugrenzen, die z. B. als **postpsychotische Depression** oder **postpsychotischer Erschöpfungszustand** benannt werden. Sie treten nach dem Abklingen einer akuten Manifestation auf, können über Wochen oder Monate bestehen, klingen dann aber im Gegensatz zum chronischen Residuum ab. Das psychopathologische Bild ist geprägt durch leichte Erschöpfbarkeit, Antriebsmangel, depressive Verstimmung, hypochondrische Beschwerden, Konzentrationsstörungen u. a. Es ist weitgehend unklar, ob dieser Zustand morbogen, psychogen oder pharmakogen verursacht ist. Wahrscheinlich wirken im Einzelfall verschiedene Faktoren in unterschiedlicher Weise zusammen.

Nach akuten Erkrankungsepisoden können **postpsychotische Depressionen** bzw. **postremissive Erschöpfungszustände** auftreten.

4.53 Die Entwicklungsstadien der Schizophrenie – Die Entwicklung psychotischer Störungen

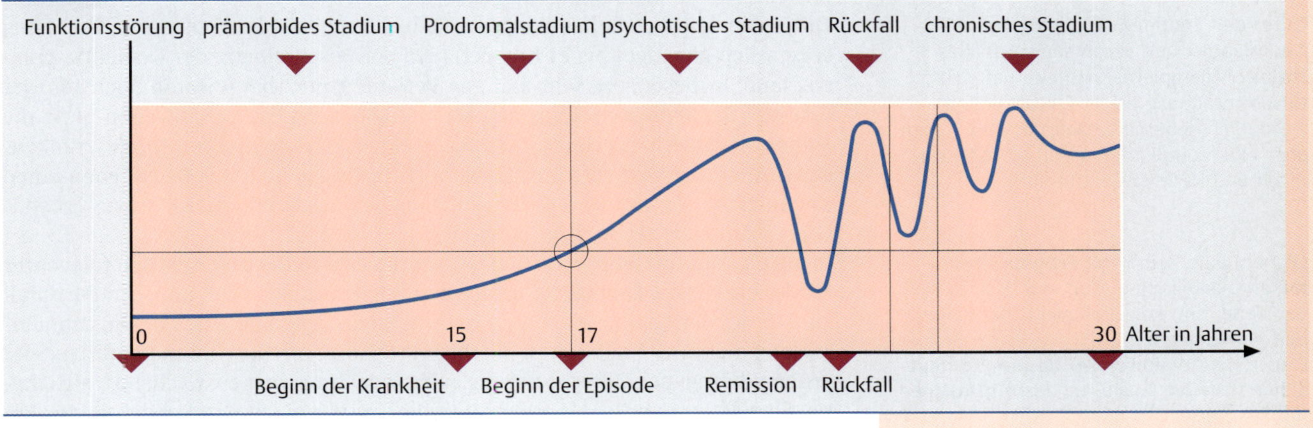

4.54

4.54 **Verlaufstypologie der Schizophrenie nach Bleuler**

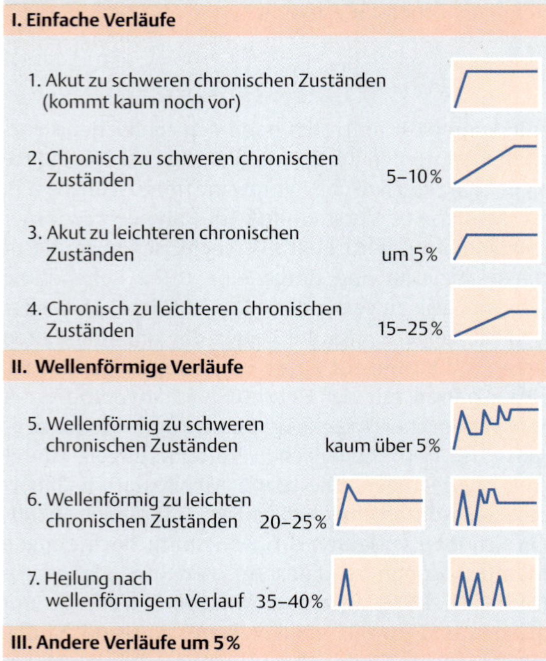

4.32 **Kriterien für Schizophrenie: Verlaufsklassifikation nach ICD 10**

- kontinuierlich (keine Symptomremission im Beobachtungszeitraum; F20.x0)
- episodisch mit zunehmender Entwicklung „negativer" Symptome in den Krankheitsintervallen (F20.x1)
- Episoden mit anhaltenden, aber nicht zunehmenden „negativen" Symptomen in den Krankheitsintervallen (F20.x2)
- episodisch (remittierend), mit vollständiger oder praktisch vollständiger Remission zwischen den psychotischen Episoden (F20.x3)
- unvollständige Remission (F20.x4)
- vollständige Remission (F20.x5)
- sonstiger Verlauf (F20.x8)
- Verlauf unsicher, Beobachtungszeitraum weniger als ein Jahr (F20.x9)

Aufgrund einer umfangreichen Katamneseforschung ist die **Vielgestaltigkeit des Verlaufs schizophrener Erkrankungen bekannt.** M. Bleuler unterscheidet z. B. mehr als 10 Verlaufstypen (Abb. **4.54**, Tab. **4.32**).

Aufgrund einer umfangreichen Katamneseforschung ist die **Vielgestaltigkeit des Verlaufs schizophrener Erkrankungen bekannt.** Manfred Bleuler unterscheidet z. B. mehr als zehn Verlaufstypen (Abb. **4.54**). Diese und ähnliche Verlaufstypologien sind auf der Basis von Langzeitkatamnesen entstanden, die über 20 bis 40 Jahre nach Ersterkrankung des Patienten durchgeführt wurden. Mittellange Katamnesen (z. B. Fünf-Jahres-Katamnesen) verwenden meist eine einfachere Verlaufstypologie (Tab. **4.32**).

Unter den heutigen Möglichkeiten mit Neuroleptika und verbesserten psychosozialen Therapiemaßnahmen hat sich die Gesamtprognose dieser Erkrankungen wesentlich gebessert. Mehr als 50% haben aber einen ungünstigen Verlauf mit Rezidiven und Residualsymptomatik.

Unter den heutigen Behandlungsmöglichkeiten ist die Prognose der Erkrankung wesentlich günstiger als es Kraepelin bei der Beschreibung der Dementia praecox fand. Insbesondere sehr maligne Verläufe treten heute kaum noch auf. Der Großteil der Patienten kann heute innerhalb der Gesellschaft leben ohne die früher oft dauerhafte Unterbringung in einem psychiatrischen Landeskrankenhaus. Allerdings haben auch heute noch mehr als 50% der Betroffenen einen ungünstigen Verlauf mit Rezidiven und Residualsymptomatik sowie erheblichen Störungen der sozialen Integration.

Obwohl eine Reihe von **Prognosemerkmalen** bekannt sind (Tab. **4.33**), lässt sich der Verlauf im Einzelfall nicht mit Sicherheit vorhersagen.
Faustregel: **Je akuter der Beginn, je deutlicher situative Auslöser, desto günstiger die Prognose.**

In vielen Katamneseuntersuchungen konnte eine Reihe **prognostisch relevanter Merkmale** für die Langzeitprognose gefunden werden (Tab. **4.33**). Im Einzelfall sind diese Merkmale jedoch nur beschränkt aussagefähig. Auch bei Zusammenfassung mehrerer Prädiktoren in einem Prognosescore kommt man nur zu einer gruppenbezogenen Differenzierung, nicht jedoch zu einer ausreichend treffsicheren Einzelfallprognose. Als grobe klinische Faustregel gilt unter anderem: **Je akuter der Beginn und je deutlicher situative Auslöser, desto günstiger die Prognose.**

4.33 Übersicht über wichtige Prognosemerkmale

4.33

Parameter	*Eher günstige Prognose*	*Eher ungünstige Prognose*
Allgemeine Faktoren		
▪ Geschlecht	weiblich	männlich
▪ Herkunftsschicht	hoch	niedrig
▪ prämorbide Persönlichkeitsstörung	nein	ja
▪ hereditäre Belastung	nein	ja
▪ Alter bei Erstmanifestation	älter	jünger
▪ Dauer der unbehandelten Psychose	kurz	lang
Psychopathologische Faktoren		
▪ Beginn mit negativer Symptomatik	nein	ja
▪ Beginn mit hebephrener Symptomatik	nein	ja
▪ Wahn bei Entlassung	nein	ja
▪ paranoider Typ	ja	nein
▪ psychiatrische Komorbidität, z. B. Sucht	nicht vorhanden	vorhanden
Soziale Faktoren		
▪ prämorbide soziale Anpassung	gut	schlecht
▪ Familienstand	verheiratet	ledig
▪ feste partnerschaftliche Verbindung	vorhanden	nicht vorhanden
Verlaufsaspekte		
▪ längeres prodromales Syndrom	nicht vorhanden	vorhanden
▪ Art des Beginns	akut	schleichend
▪ Situation Auslösung der Erstmanifestation	vorhanden	nicht vorhanden
▪ ungünstiger Zustand bei Entlassung nach Ersthospitalisation	nicht vorhanden	vorhanden

4.4.6 Komorbidität

4.4.6 Komorbidität

Bei Schizophrenen finden sich gehäuft Abhängigkeitserkrankungen (Nikotin-, Drogenabhängigkeit; sog. Doppeldiagnose-Patienten).

▶ **Klinischer Fall.** Klinischer Fall eines Patienten mit einer schizophrenen Psychose von Freud:

Es ist dies der ehemalige sächsische Senatspräsident Dr. jur. Daniel Schreber, dessen Denkwürdigkeiten eines Nervenkranken im Jahre 1903 als Buch erschienen sind ....

Freud machte seine analytischen Interpretationen über die Verbindung zwischen unbewusster Homosexualität und Paranoia auf Grundlage dieses Dokumentes und einem Bericht, den Dr. Schreber's Arzt zur Überprüfung der Zurechnungsfähigkeit erstellt hatte. Freud zitiert ausführlich aus beiden:

„Die erste Erkrankung trat im Herbst 1884 hervor und war Ende 1885 vollkommen geheilt." Sie wurde als „Anfall schwerer Hypochondrie" diagnostiziert, von der er nach sechs Monaten restlos geheilt zu seiner Frau und in den Justizdienst zurückkehrte. Nach dieser Krankheit wurde er für eine hohe Stellung in der Justiz ausgewählt.

Die zweite Krankheitsphase begann 1893 mit der Vorstellung, dass er in eine Frau verwandelt würde. In seinen eigenen Worten:

„Auf diese Weise wurde ein gegen mich gerichtetes Komplott fertig, welches dahin ging, nach einmal erkannter oder angenommener Unheilbarkeit meiner Nervenkrankheit mich einem Menschen in dieser Weise auszuliefern, dass meine Seele demselben überlassen, mein Körper aber ... sollte in einen weiblichen Körper verwandelt, als solcher dem betreffenden Menschen zum geschlechtlichen Missbrauch überlassen und dann einfach liegen gelassen, also wohl der Verwesung anheim gegeben werden."

Dr. Weber, Direktor des Sonnenstein-Sanatoriums, dessen Patient Dr. Schreber war, beschrieb seinen Zustand folgendermaßen:

„Im Beginn seines dortigen Aufenthaltes äußerte er mehr hypochondrische Ideen, klagte, dass er an Hirnerweichung leide, bald sterben müsse, p. p., doch mischten sich schon Verfolgungsideen in das Krankheitsbild, um zwar auf Grund von Sinnestäuschungen, die anfangs allerdings mehr vereinzelt aufzutreten schienen, während gleichzeitig hochgradig Hypästhesien, große Empfindlichkeit gegen Licht und Geräusch sich geltend machte. Später häuften sich Gesichts- und Gehörtäuschungen und beherrschten in Verbindung mit Gemeingefühlsstörungen sein ganzes Empfinden und Denken, er hielt sich für tot und angefault, für pestkrank, wähnte, dass an seinem Körper allerhand abscheuliche Manipulationen vorgenommen würden, und machte wie er sich selbst noch jetzt ausspricht, entsetzlichere Dinge durch, als jemand geahnt, und zwar um eines heiligen Zweckes willen. Die krankhaften Eingebungen nahmen den Kranken so sehr in Anspruch, dass er, für jeden anderen Eindruck unzugänglich, stundenlang völlig starr und unbeweglich dasaß (halluzinatorischer Stupor andererseits quälten sie ihn derartig, dass er sich den Tod herbeiwünschte, im Bade wiederholt Ertränkungsversuche machte und das „für ihn bestimmte Zyankalium" verlangte. Allmählich nahmen die Wahnideen den Charakter des Mystischen, Religiösen an, er verkehrte direkt mit Gott, die Teufel trieben ihr Spiel mit ihm, er sah ‚Wundererscheinungen', hörte ‚heilige Musik' und glaubte schließlich sogar, in einer anderen Welt zu weilen." Fügen wir hinzu, dass er verschiedene Personen, von denen er sich verfolgt und beeinträchtigt glaubte, vor allem seinen früheren Arzt Flechsig, beschimpfte, ihn „Seelenmörder" nannte. Die Stimmen, die er zu dieser Zeit hörte, verhöhnten und verspotteten ihn.

In den nächsten Jahren gab es eine langsame Veränderung im Zustand von Dr. Schreber, wobei seine Sorge, in eine „Hure" verwandelt zu werden, sich zu der Überzeugung entwickelte, dass dies Teil eines göttlichen Planes sei und er die Aufgabe habe, die Welt zu retten. In Schreber's Worten:

„Nunmehr aber wurde mir unzweifelhaft bewusst, dass die Weltordnung die Entmannung, möchte sie mir persönlich zusagen oder nicht, gebieterisch verlange und dass mir daher aus Vernunftsgründen gar nichts anderes übrig bleibe, als mich mit dem Gedanken der Verwandlung in ein Weib zu befreunden. Als weitere Folge der Entmannung konnte natürlich nur eine Befruchtung durch göttliche Strahlen zum Zwecke der Erschaffung neuer Menschen in Betracht kommen."

Schreber führt weiter aus:

„Das einzige, was in den Augen anderer Menschen als etwas Unvernünftiges gelten kann, ist der auch von dem Herrn Sachverständigen berührte Umstand, dass ich zuweilen mit etwas weiblichem Zierrat (Bändern, unechten Ketten und dergleichen) bei halb entblößtem Oberkörper vor dem Spiegel stehend oder sonst angetroffen werde. Es geschieht dies übrigens nur im Alleinsein, wenigstens so weit ich es vermeiden kann, nicht zu Angesicht anderer Personen."

Dr. Weber beschreibt in einem auf 1900 datierten Gutachten den veränderten Zustand von Dr. Schreber folgendermaßen:

„Der Unterzeichnete hat seit drei viertel Jahren bei Einnahme der täglichen Mahlzeiten am Familientisch ausgiebigste Gelegenheit gehabt, mit Herrn Präsidenten Schreber über alle möglichen Gegenstände sich zu unterhalten. Welche Dinge nun auch – von seinen Wahnideen natürlich abgesehen – zur Sprache gekommen sind, mochten sie Vorgänge im Bereich der Staatsverwaltung und Justiz, der Politik, der Kunst und Literatur, des gesellschaftlichen Lebens oder was sonst berühren, überall bekundete Dr. Schreber reges Interesse, gutes Gedächtnis und zutreffendes Urteil und auch in ethischer Beziehung eine Auffassung, der nur beigetreten werden konnte. Ebenso zeigte er sich in leichter Plauderei mit den anwesenden Damen nett und liebenswürdig und bei humoristischer Behandlung mancher Dinge immer taktvoll und dezent, niemals hat er in die harmlose Tischunterhaltung die Erörterung von Angelegenheiten hineingezogen, die nicht dort, sondern bei der ärztlichen Visite zu erledigen gewesen wären."

Dr. Schreber unternahm zahlreiche Versuche, seine Freiheit wieder zu erlangen. In Freuds Worten: „In den wiederholten Eingaben an das Gericht, mittels derer Dr. Schreber um seine Befreiung kämpfte, verleugnete er durchaus nicht seinen Wahn und machte kein Hehl aus seiner Absicht, die Denkwürdigkeiten der Öffentlichkeit zu übergeben. Er betonte vielmehr den Wert seiner Gedankengänge für das religiöse Leben und deren Unersetzbarkeit durch die heutige Wissenschaft; gleichzeitig berief er sich aber auch auf die absolute Harmlosigkeit all jener Handlungen, zu denen er sich durch den Inhalt des Wahns genötigt wusste. Der Scharfsinn und die logische Treffsicherheit des als Paranoiker erkannten führten denn auch zum Triumph. Im Juli 1902 wurde die über Dr. Schreber verhängte Entmündigung aufgehoben …"

Freuds Diagnose lautete Dementia paranoides.

(aus *Spitzer, Gibbon, Skodol, Williams, First*: DSM-III-R-Falldarstellungen, Beltz Test Gesellschaft, Göttingen 1991).

▶ **Klinischer Fall.** Zeitgenössischer klinischer Fall eines Patienten mit einer schizophrenen Psychose:

Die Familienanamnese lässt eine eindeutige Belastung mit schizophrenen Psychosen mütterlicherseits erkennen. Sowohl die Großmutter wie auch eine Tante des Patienten sind an einer mehrfach rezidivierenden schizophrenen Psychose erkrankt und mussten wiederholt stationär behandelt werden. Der Zustand der Großmutter sei schließlich so schlecht gewesen, dass sie seit dem 49. Lebensjahr dauernd in einem Landeskrankenhaus hospitalisiert werden musste und dort auch gestorben sei. Der Vater des Patienten wirkte im Gespräch relativ unauffällig, die Mutter fiel durch eine sehr starke emotionale Verhaltenheit auf.

Der jetzt 30-jährige Patient hatte wegen einer Steißlage eine erheblich verlängerte Geburt und musste schließlich wegen weiterer Komplikationen per Kaiserschnitt entbunden werden. Die Sprachentwicklung sei leicht verzögert gewesen, im Übrigen habe sich aber das Kind, abgesehen von einer gewissen Zappeligkeit in der Kindheit und Schulzeit, weitgehend normal entwickelt. Immer wieder sei eine gewisse Unkonzentriertheit in der Schule aufgefallen, habe aber nie zu schulpsychologischen oder gar ärztlichen Interventionen geführt. Die Leistungen in der Schulzeit waren in der Grundschule gut bis mittelmäßig, auch noch in den ersten Jahren des Gymnasiums. In den letzten Jahren des Gymnasiums begann dann ein zunehmender Leistungsabfall. Der Patient war nicht mehr richtig motiviert, für die Schule zu arbeiten, ging häufig nicht zur Schule, zog sich von seinen Klassenkameraden zurück und machte wiederholt durch flegelhaftes Verhalten disziplinarische Probleme. Er verschloss sich immer mehr gegenüber den Eltern und seinen beiden älteren Geschwistern. Er klagte darüber, dass er nicht mehr so belastbar sei, dass er leicht ermüde und dass er keine rechte Freude mehr an der Schule, an Freizeitaktivitäten und am Kontakt zu seinen Klassenkameraden und Freunden empfindet. Persönliche, familiäre oder schulische Probleme oder Konflikte lagen nach Auffassung der Eltern nicht vor. Der Patient berichtete darüber, dass er sich durch seine Eltern eher eingeengt gefühlt habe und wenig Freiraum für Eigeninitiative entwickeln konnte. Auch habe er das Familienklima als wenig herzlich empfunden.

Kurz vor dem Abitur, das ihm wegen seines vorherigen schulischen Leistungsversagens sehr zu schaffen machte, nahmen die Auffälligkeiten des Patienten erheblich zu. Er entwickelte unter anderem die Vorstellung, dass er von Gott ausersehen war, die Menschheit zu erlösen, Kommunisten und Kapitalisten zusammenzuführen, Juden und Christen zu vereinen. Er ging, die Bibel in der Hand, auf öffentliche Plätze und versuchte dort, die Menschen anzusprechen und zu einem besseren Lebenswandel zu bewegen. Er wirkte dabei zum Teil sehr erregt, ließ übliche Formen des sozialen Umgangs außer Acht. Zeitweise wirkte er eigenartig verzückt und berichtete darüber, dass er religiöse Erscheinungen habe, unter anderem sah er Jesus und Maria. Immer wieder hörte er Stimmen, die zu ihm sprachen, indem sie ihm Befehle verschiedener Art gaben oder aber sich über ihn unterhielten und unter anderem darüber diskutierten, ob er erlöst werden sollte oder ewig verdammt sein solle. Zunehmend fühlte er sich beobachtet von den Menschen, glaubte dass man über ihn tuschle oder ihm eigenartige Blicke zuwerfe. Im weiteren Verlauf hatte er sogar das Gefühl, einer regelrechten Verfolgungsjagd ausgesetzt zu sein, die von mehreren, ihm verdächtig aussehenden Autos ausging. Sein Kopf war voll von drängenden Gedanken, deren Fülle er nicht mehr richtig ordnen konnte. Zeitweise hatte er das Gefühl, dass ihm Gedanken von einer fernen Kraft eingegeben würden. Seine Mitmenschen konnten ihn immer schwerer verstehen, da seine Sprache in einer eigenartigen Weise ungeordnet und unzusammenhängend wurde. In einem Zustand äußerster Erregung musste er schließlich gegen seinen Willen in ein psychiatrisches Krankenhaus gebracht werden. Unter der Behandlung mit Neuroleptika kam es innerhalb weniger Wochen zu einem völligen Abklingen der Symptomatik. Nach der Entlassung aus der stationären Behandlung wirkte der Patient zunächst noch etwas bedrückt und zeigte wenig Antrieb. Nach wenigen Monaten konnte er aber sein volles Leistungsniveau erreichen und war unter anderem fähig, im Jahr darauf das Abitur zu bestehen.

Bereits im ersten Semester Jura kam es zu einer ähnlichen Symptomatik mit religiösen Wahnideen, Verfolgungswahn, akustischen Halluzinationen etc. Der Patient musste erneut in einer psychiatrischen Klinik stationär behandelt werden. Auch diesmal klang unter der Neuroleptikatherapie die Symptomatik nach einigen Wochen ab, und der Patient war nach einer weiteren längeren poststationären Rekonvaleszenzperiode fähig, sein Jurastudium wieder aufzunehmen. Allerdings bemerkten die Eltern, dass er mit seinen Studienaufgaben nicht richtig voran kam, und dass er zunehmend das Interesse am Studium verlor. Auf Betreiben der Eltern begann der Patient eine psychoanalytisch orientierte Psychotherapie, die er aber bereits nach wenigen Sitzungen wieder abbrach, da er keinen Sinn darin sehen konnte. Auch die als Langzeitmedikation empfohlene Neuroleptikatherapie setzte er ab und war nicht bereit, die ambulanten Kontakte beim Psychiater fortzusetzen. Er lebte zunehmend in den Tag hinein, ohne sich um Studium, Freizeitaktivitäten oder Kontakte zu Kollegen und Freunden ausreichend zu kümmern.

Vier Jahre nach der ersten akuten Erkrankungsepisode musste er erneut stationär in einer psychiatrischen Klinik aufgenommen werden. Diesmal gaben ein ausgeprägter Verfolgungswahn mit Vergiftungsideen sowie schwere Erregungszustände den Aufnahmeanlass. Ein weiterer Grund war, dass der Patient sich offensichtlich schon seit längerer Zeit in einem Studentenzimmer nicht mehr richtig selbst versorgt hatte. Diesmal dauerte es mehrere Monate, bis unter Einsatz verschiedener Neuroleptika die produktive Symptomatik abklang. Auch danach war der Patient noch nicht entlassungsfähig, da im weiteren Verlauf eine starke Antriebsarmut, erhebliche Leistungsdefizite in verschiedenen Bereichen und starker sozialer Rückzug das Bild beherrschten. Deshalb wurde der Patient im weiteren Verlauf zur Rehabilitation in ein sozialpsychiatrisches Zentrum verlegt. Dort konnte er schrittweise durch Beschäftigung und arbeitstherapeutische Maßnahmen zunehmend rehabilitiert werden und war nach einem insgesamt einjährigen Aufenthalt wieder selbstständig lebensfähig, wenn auch noch immer eine leichte residuale Negativsymptomatik im Sinne einer gewissen Antriebsverarmung und Einschränkung der emotionalen Schwingungsfähigkeit zu beobachten war.

Im Rahmen dieses Aufenthaltes im sozialpsychiatrischen Zentrum war deutlich geworden, dass der Patient auf lange Sicht nicht fähig sein wird, ein ordnungsgemäßes Studium durchzuführen. Deshalb wurde in Zusammenarbeit mit der Berufsberatung des Arbeitsamtes nach einer Alternative gesucht, die den Patienten nicht überfordert. Der Patient fand schließlich an dem Vorschlag Gefallen, eine Banklehre zu beginnen, unter anderem in der Annahme, dass ihm diesbezüglich sein bisheriges Jurastudium durchaus hilfreich sein könnte. Glücklicherweise konnte für ihn eine Anstellung als Banklehrling gefunden werden. Es gelang dem Patienten, die Banklehre in der vorgeschriebenen Zeit zum Abschluss zu bringen, da der Patient inzwischen einsichtig genug war, die vorgeschlagene neuroleptische Langzeitmedikation in Form einer Depot-Spritze durchzuführen und auch regelmäßig in ambulante psychiatrische Betreuung zu gehen. Im Rahmen dieser nervenärztlichen Betreuung konnten durch zusätzliche verhaltenstherapeutische Maßnahmen seine sozialen Kontaktschwierigkeiten angegangen werden. Wenn auch in diesen Jahren deutliche Schwankungen im Befinden des Patienten bemerkbar waren, so kam es doch noch nicht zu einer akuten schizophrenen Episode. Inzwischen ist es dem Patienten gelungen, eine tragfähige Beziehung zu einer etwa gleichaltrigen jungen Frau aufzunehmen, und er plant, bald mit ihr in eine gemeinsame Wohnung zu ziehen.

Insgesamt handelt es sich um einen paranoid-halluzinatorischen Subtyp einer schizophrenen Erkrankung, die zu einem leichten Residualsyndrom geführt hat. Der Patient ist jetzt gut sozial integriert und wegen der voll vorhandenen Einsicht in die Therapiebedürfigkeit der Erkrankung hoch motiviert. Negative Konsequenzen der Erkrankung ließen sich weitgehend durch therapeutische Maßnahmen, insbesondere durch eine konsequente Neuroleptikatherapie, begrenzen.

4.5 Sonstige wahnhafte/psychotische Störungen nicht organischer Genese

4.5 Sonstige wahnhafte/psychotische Störungen nicht organischer Genese

4.5.1 Allgemeines

4.5.1 Allgemeines

▶ **Definition:** Unter diesem Oberbegriff wird eine Reihe von nicht organischen Störungen verstanden, die nach heutiger Vorstellung nicht eindeutig den schizophrenen oder affektiven Erkrankungen zugeordnet werden können.

◀ Definition

Historisches: Historisch waren für die Abgrenzung der schizoaffektiven Psychosen die Arbeiten von **Kasanin** (1933) sowie **Leonhards** Konzept (1957) der zykloiden Psychosen wegweisend. Die Abgrenzung der schizophreniformen Psychosen, der akuten polymorphen psychotischen Störungen und der reaktiven Psychosen von den Schizophrenien basiert im Wesentlichen auf Auffassungen der skandinavischen Psychiatrie (Langfeldt 1937) sowie z. T. auf Leonhards Konzept. Für die chronischen Wahnsyndrome ist u. a. das von **Kraepelin** geprägte Konzept der Paranoia von Bedeutung sowie **Kretschmers** Lehre (1918) vom sensitiven Beziehungswahn.

Eine Großzahl dieser Störungen kann den nachfolgenden Kategorien zugeordnet werden, bei einigen ist dies jedoch nicht möglich, z. B. bei Psychosen mit ungewöhnlichen Merkmalen oder anhaltenden akustischen Halluzinationen als einziger Störung. Auf eine zu stark ins Detail gehende Darstellung wird hier verzichtet, da die definitorischen und diagnostischen Abgrenzungen noch sehr im Fluss sind. Die ätiopathogenetischen Vorstellungen ähneln zum Teil denen der Schizophrenien oder affektiven Störungen oder sind bisher kaum in klaren Konzepten erarbeitet.

Historisches: Die Arbeiten von **Kasanin** (1933) sowie **Leonhards** Konzept (1957) der zykloiden Psychosen waren für die Abgrenzung schizoaffektiver Psychosen wegweisend. Für die chronischen Wahnsyndrome ist u. a. das von **Kraepelin** geprägte Konzept der Paranoia von Bedeutung sowie **Kretschmers** Lehre (1918) vom sensitiven Beziehungswahn.

Die definitorischen und diagnostischen Abgrenzungen bzgl. dieser Störungen sind noch sehr im Fluss.

4.5.2 Schizoaffektive Psychosen

4.5.2 Schizoaffektive Psychosen

▶ **Definition:** Die schizoaffektiven Psychosen zeigen im Querschnitt ein Mischbild zwischen schizophrenen und affektiven Erkrankungen. Es ist noch nicht geklärt, ob sie eine getrennte nosologische Einheit, eine Subgruppe der affektiven oder der schizophrenen Psychosen oder Bestandteil eines „psychotischen Kontinuums" von affektiven über schizoaffektive zu schizophrenen Psychosen sind.

◀ Definition

Die Definition der schizoaffektiven Psychosen ist uneinheitlich. **Die derzeitigen Definitionsversuche sind zum großen Teil unbefriedigend und haben sicherlich noch einen vorläufigen Charakter.** Das DSM-IV definiert die schizoaffektive Psychose als eine Störung, bei der zu einem bestimmten Zeitpunkt neben dem Syndrom einer voll ausgeprägten Depression („Major Depression") oder Manie gleichzeitig prototypische Symptome der Schizophrenie auftreten (z. B. Ichstörungen, Beeinflussungswahn, kommentierende/dialogisierende Stimmen). Hinzu kommen Zeitkriterien bezüglich der Dauer von Wahn und Halluzinationen (mindestens zwei Wochen) sowie der Dauer der affektiven Symptomatik im Vergleich zur Gesamtstörung. Symptome, die die Kriterien einer affektiven Episode erfüllen, müssen während eines erheblichen Teils der Dauer der Erkrankungsepisode bestehen. Die ICD-10 verlangt in der schizomanischen bzw. schizodepressiven Episode die gleichzeitige Erfüllung der Kriterien einer manischen bzw. depressiven Episode mittelgradigen oder schweren Ausmaßes und das Vorhandensein von mindestens einem prototypischen schizophrenen Symptom wie Kontrollwahn, Gedankenausbreitung oder Gedankenentzug für eine mit den affektiven Symptomen gleichzeitige Dauer von mindestens 2 Wochen (Abb. **4.55**).

Die Definition der schizoaffektiven Psychosen ist uneinheitlich. Die verschiedenen **Definitionsversuche sind als vorläufig anzusehen** (Abb. **4.55**).

4.55

4.55 **Aquarellbilder einer schizodepressiven Patientin**

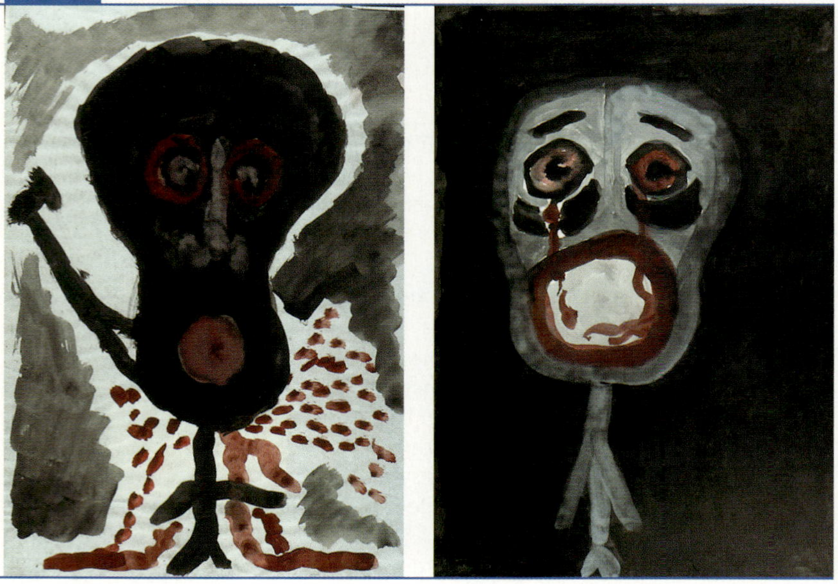

Etwa 10–25 % der nach traditioneller Kriterien als Schizophrenie oder affektive Erkrankung diagnostizierten Psychosen sind den schizoaffektiven Psychosen zuzurechnen. Frauen erkranken häufiger als Männer, vor allem an der monopolaren Form.

Zur **Häufigkeit** der schizoaffektiven Psychosen gibt es keine exakten Untersuchungen. Man schätzt, dass 10 bis 25 % der Psychosen, die nach traditionellen Kriterien als Schizophrenie oder affektive Psychose diagnostiziert worden sind, den schizoaffektiven Psychosen zuzurechnen sind. Frauen erkranken häufiger als Männer, vor allem an der monopolaren Form. Schizoaffektive Psychosen können in jedem Lebensalter auftreten. Statistisch gesehen liegt das Ersterkrankungsalter zwischen dem Häufigkeitsgipfel schizophrener und affektiver Psychosen.

▶ Merke

▶ **Merke:** Die **Diagnose** sollte nur gestellt werden, wenn wirklich neben der schizophrenen Symptomatik eindeutig die Symptomatik einer affektiven Psychose vorhanden ist. Eine gewisse depressive Begleitsymptomatik kommt sehr häufig bei schizophrenen Psychosen vor und rechtfertigt die Diagnose nicht.

Man kann eine schizomanische, schizodepressive und gemischte (bipolare) schizoaffektive Störung unterscheiden.

Nach der Verlaufsform kann man eine schizomanische, schizodepressive und gemischte (bipolare) schizoaffektive Störung unterscheiden.

Differenzialdiagnostisch sind organische, andere endogene und sonstige Psychosen auszuschließen (Abb. **4.56**).

Differenzialdiagnostisch müssen organisch bedingte psychische Störungen (s. S. 172 ff.), Schizophrenie (s. S. 134 ff.), affektive Störungen mit psychotischen Merkmalen (s. S. 73 ff.) und sonstige wahnhafte Störungen ausgeschlossen werden (Abb. **4.56**).

Die Therapie des **schizomanischen Syndroms** erfolgt mit **Neuroleptika**, das **schizodepressive Syndrom** wird mit **Neuroleptika in Kombination mit Antidepressiva** behandelt.

Im Vordergrund der Therapie steht die medikamentöse Behandlung mit Psychopharmaka. **Schizomanische Symptomatik** wird neuroleptisch behandelt. **Schizodepressive Symptomatik** wird mit **Neuroleptika in Kombination mit Antidepressiva** behandelt. Auch eine alleinige Neuroleptikatherapie scheint in einigen Fällen ausreichend wirksam zu sein, während Antidepressiva alleine nicht so gute Behandlungserfolge erzielen. Hinsichtlich der Auswahl der Medikamente und ihrer Dosierung sei auf die diesbezüglichen Regeln, die im Kapitel über die schizophrenen Psychosen bzw. über die affektiven Psychosen dargestellt sind, hingewiesen (s. S. 94, 149 ff.).

Zur **Rezidivprophylaxe** wird bei eindeutigen schizoaffektiven Psychosen die **Dauermedikation** mit Lithium oder anderen Rezidivprophylaktika durchgeführt, bei stark schizophren geprägten schizoaffekti-

Zur **Rezidivprophylaxe** empfiehlt sich bei eindeutigen schizoaffektiven Psychosen die **Dauermedikation** mit Lithium und anderen Rezidivprophylaktika. Bei stark schizophren geprägten schizoaffektiven Psychosen ist, insbesondere bei unzureichender Effizienz von Lithium bzw. anderen Rezidivprophylaktika, eine **Langzeitprophylaxe** mit **Neuroleptika** indiziert. Ist durch die Monotherapie

4.56 Orientierender Entscheidungsbaum für die Differenzialdiagnose psychotischer Störungen nach ICD-10

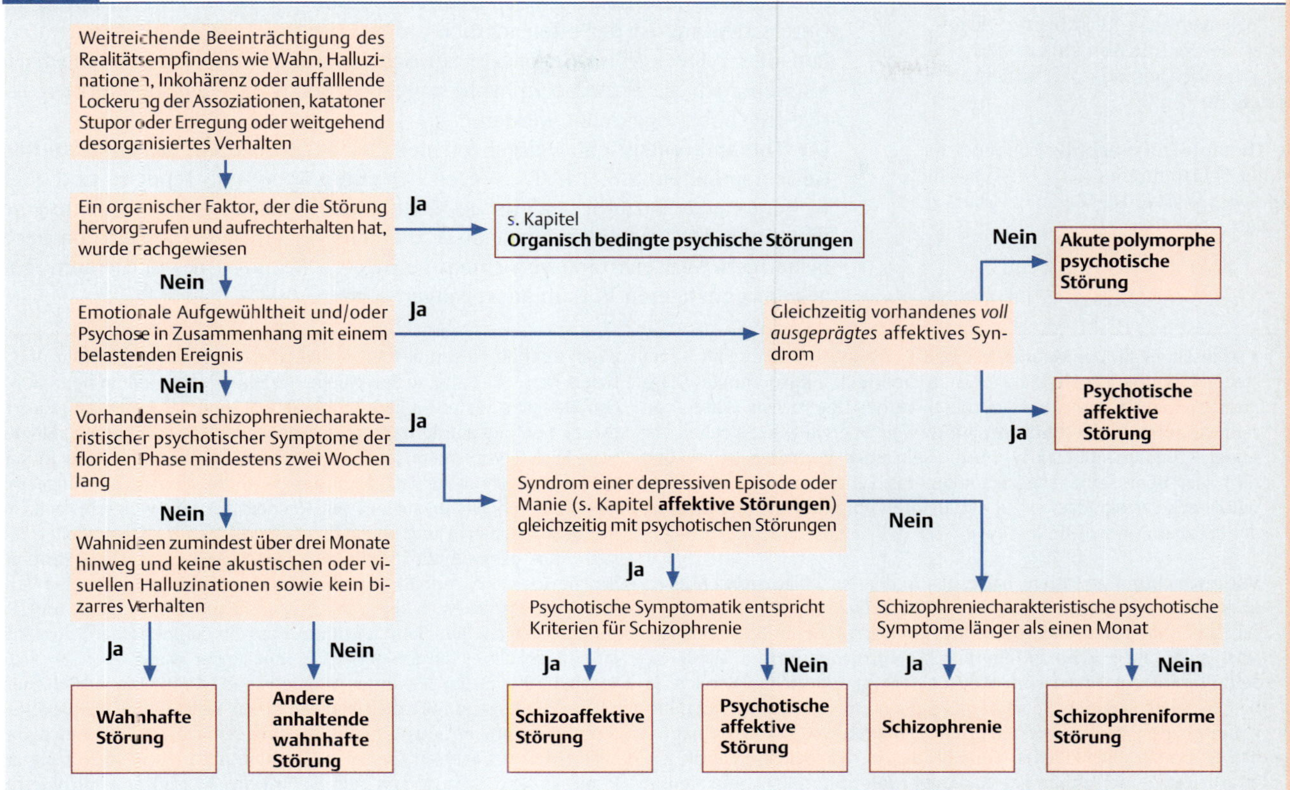

keine ausreichende Rezidivprophylaxe zu erreichen, sollte die Kombination von Lithium bzw. anderen Rezidivprophylaktika und Neuroleptika versucht werden. Hinsichtlich supportiver Psychotherapie und soziotherapeutischer Maßnahmen gelten die gleichen Gesichtspunkte wie für die schizophrenen und affektiven Psychosen (s. S. 94, 149 ff.).

ven Psychosen ist eine **Langzeitprophylaxe mit Neuroleptika** indiziert.

Schizoaffektive Psychosen sind **rezidivierende Erkrankungen mit in der Regel polyphasischen Verläufen.** Bipolare schizoaffektive Psychosen weisen mehr Rezidive auf als unipolare Formen. Die Prognose ist deutlich günstiger als bei den Schizophrenien und ungünstiger als der Ausgang rein affektiver Psychosen. In der Regel kommt es nicht zur Ausbildung von Residualsymptomen stärkeren Ausmaßes.

Schizoaffektive Psychosen haben einen **rezidivierenden, meist polyphasischen Verlauf**. Die Ausbildung von Residualsymptomen ist selten, die Prognose deutlich günstiger als bei den Schizophrenien.

4.5.3 Akute schizophreniforme Störung

4.5.3 Akute schizophreniforme Störung

▶ **Definition:** Sehr akut beginnende Erkrankung mit schizophrener Symptomatik, bei der sich auffallende psychotische Symptome innerhalb von Tagen oder wenigen Wochen nach der ersten bemerkbaren Verhaltensänderung entwickeln.

◀ **Definition**

Das klinische Bild entspricht weitgehend dem der Schizophrenie, die Symptomatik **dauert aber weniger als einen Monat.** Desorientiertheit oder Ratlosigkeit, abgestumpfter oder flacher Affekt fehlen meist. Die prämorbide soziale und berufliche Leistungsfähigkeit dieser Patienten ist häufig sehr gut.

Das klinische Bild entspricht weitgehend dem der Schizophrenie, die Symptomatik **dauert aber weniger als einen Monat.**

Die Differenzierung zwischen Schizophrenie und schizophreniformer Störung wird sowohl von ICD-10 wie von DSM-IV nach bestimmten, bereits im Schizophrenie-Kapitel dargestellten Zeitkriterien vorgenommen (s. S. 149, Tab. **4.27**).

Die Differenzierung zwischen Schizophrenie und schizophreniformer Störung erfolgt nach bestimmten Zeitkriterien

(s. S. 149, Tab. 4.27). Der Verlauf der akuten schizophreniformen Störung ist kürzer, die Prognose wesentlich besser. Abgegrenzt werden müssen zudem andere akute vorübergehende psychotische Störungen.

Die **Therapie** entspricht weitgehend der bei der Schizophrenie (s. S. 149 ff.). Eine Rezidivprophylaxe ist allenfalls für ein Jahr indiziert.

Werden diese Zeitkriterien nicht erfüllt ist bei sonst vergleichbarem klinischem Bild die Diagnose einer schizophreniformen Störung zu stellen. Grund dieser Unterscheidung ist der offensichtlich prognostisch wesentlich günstigere Verlauf dieser Störung im Gegensatz zur Schizophrenie. Differenzialdiagnostisch müssen auch die akute polymorphe psychotische Störung und die kurze reaktive Psychose abgegrenzt werden.

Die **Therapie** entspricht weitgehend den bei der Schizophrenie dargestellten Gesichtspunkten (s. S. 149 ff.). Wegen der guten Remissionstendenz sind aber weitergehende soziotherapeutische Maßnahmen meist nicht erforderlich. Eine neuroleptische Rezidivprophylaxe ist allenfalls für ein Jahr indiziert, da nach bisherigem Wissensstand von einem geringeren Rezidivrisiko und einem insgesamt günstigeren Verlauf ausgegangen wird.

▶ **Klinischer Fall. Der Magnet-Mann.** E. F., männlich, 20 Jahre alt, allein stehend, wurde am 15. März 1929 in die Klinik aufgenommen. Diagnose: Dementia praecox. Hauptbeschwerde: Der Patient wurde von seiner Familie in die Klinik geschickt, weil er etwa zwei Wochen vor seiner Aufnahme überaktiv wurde, seltsames Verhalten zeigte und sehr viel über seine Theorien über das Leben sprach. Schließlich wurde er so erregt, dass er zur ambulanten Abteilung gebracht wurde, die ihn dann in die Klinik einwies.

Vorgeschichte: Der Patient hatte sich in den verschiedensten Stellen, in denen er beschäftigt war, gut bewährt. Er war ein Musterangestellter, aber sehr ruhig und scheu. Im Hinblick auf seine Persönlichkeit lässt sich sagen, dass er ein durchschnittlicher junger Mann ist. Seine Interessen liegen zum größten Teil im sportlichen Bereich. Er hat an verschiedenen Sportarten teilgenommen und mit Amateurmannschaften Baseball gespielt. Einige Monate vor seiner Aufnahme hat er sich in ein Mädchen verliebt, das in der gleichen Fabrik wie er arbeitet. Seine Familie hat er darüber informiert. Er wollte sie mit nach Hause bringen, aber seine Mutter sagte ihm, dass er zu jung sei, um mit Mädchen auszugehen. Obwohl der Patient davon spricht, Verabredungen mit dem Mädchen zu haben, hat sie ihrem Vorarbeiter gesagt, dass ihre Bekanntschaft nur flüchtig sei.

Gegenwärtige Erkrankung: Zwei Wochen vor der Aufnahme war den Mitarbeitern in der Fabrik aufgefallen, dass der Patient anfing, eine Menge zu erzählen und sehr laut zu singen. Ziemlich plötzlich erklärte er, dass er ins Showgeschäft gehen oder sich andernfalls einem professionellen Baseballteam anschließen werde. Das gleiche Verhalten wurde auch zu Hause beobachtet. Er schickte einer Baseballmannschaft aus Boston, die zu dieser Zeit im Süden spielte, ein Telegramm und bat den Manager um eine Position. Er erzählte seiner Familie, dass er eine Menge Geld verdienen würde und dass sie seine Reise finanzieren sollten. Er schlief sehr schlecht und war nachts sehr unruhig. Eine Woche vor der Aufnahme ging er zu einem der Ärzte der Harvard-Universität und bot seinen Körper für wissenschaftliche Zwecke an. Der Arzt verwies ihn an die Klinik. Einige Tage lang war er sehr aufgeregt und sprach viel über wissenschaftliche Experimente mit seinem Gehirn und einer Therapie des Wahnsinns. Schließlich wurde er zur Ambulanz gebracht.

Einige Tage lang war der Patient ziemlich aktiv und ruhelos, reagierte auf wiederholte Bäder aber gut. Er war sehr kooperativ und offen gegenüber dem Arzt. Er hatte bis zu einem Grad Interesse an den Aktivitäten auf der Station und war den anderen Patienten gegenüber freundlich. Seine Sprache war sachbezogen, manchmal auch inkohärent, und er redete über viele Themen. Der Patient sprach viel über seine Lebensphilosophie und lieferte verschiedene Varianten seiner Theorie des persönlichen Magnetismus. Einige Zeit hatte der Patient einen Konflikt wegen der Autoerotik, die er seit seiner Kindheit praktiziert hatte. Er hatte auch sexuelle Beziehungen zu einem neunjährigen Mädchen, als er im gleichen Alter war, und das hatte ihn gestört. Dieser Konflikt wurde dadurch intensiviert, dass er ziemlich religiös war. Er traf vor einem Jahr ein Mädchen und verliebte sich in sie, aber es dauerte lange Zeit, bis er ihr vorgestellt wurde. Vor ungefähr vier Monaten bat er sie um ein Rendezvous. Sie weigerte sich. Er fühlte sich schlecht und versuchte es einen Monat später wieder. Sie sagte ihm, dass sie mit ihren Eltern zum Strand ginge. Ungefähr eine Woche vor seiner Aufnahme in die Klinik hatte er schließlich eine Verabredung mit ihr. Nach dem Kino gingen sie zu ihr nach Hause und sie „liebten sich auf dem Sofa". Er fühlte, dass ein magnetischer Strom ihn durchfloss, als er sie küsste. Als er mit seiner Hand über ihr Haar strich, fühlte er den „Fluss des Magnetismus wie in einem erotischen Traum". Er begann über die Ursachen dieser Erscheinung zu spekulieren und dachte, er hätte eine Entdeckung gemacht. Der Patient sagte, dass er in der Lage sei, alle seine Konflikte mit dieser Entdeckung zu lösen. Er fand heraus, dass sein Gehirn die Flüssigkeit kontrollierte, die durch den ganzen Körper floss und aus Mund, Zähnen, Lippen und Nase herausgezogen werden konnte, wenn diese berührt wurden. Diese Flüssigkeit bewegte sich durch den ganzen Körper und erzeugte dabei ein magnetisches Gefühl wie bei einem sexuellen Akt. Er bekam dieses magnetische Gefühl nicht nur, wenn er ein belebtes, sondern auch, wenn er ein unbelebtes Objekt berührte. Wenn er in der Kirche war, hatte er den Eindruck, dass die heiligen Bilder lebendig sein könnten und dass er mit Gott in Verbindung stand. Er behauptete, dass, wenn er ausspucken würde, der Speichel Samenflüssigkeit entspräche. (Er fühlte, dass diese Kraft ihm von Gott gegeben wurde.) Der Patient sagte, dass er Gott sehen könne, wenn er die Augen schließen würde. Er konnte sehen, wie Gott herumging, sah wie er seine Finger bewegte, und sah seine Gesichtszüge. Er sah, wie Gott auf seinem Thron saß, mit seinen Fingern auf etwas deutete und so die Bewegung der Welt kontrollierte. Gott sprach niemals mit ihm. Eines Tages sah er, wie Gott Lehm formte und ihm den Atem des Lebens einhauchte.

Klinischer Verlauf: Innerhalb weniger Tage wurde der Patient ruhig und kooperativ, bestand aber immer noch darauf, seine Ideen auszuarbeiten. Die Einweisung in eine staatliche Institution wurde empfohlen, aber neun Tage nach der Aufnahme in die Klinik wurde der Patient von seiner Familie nach Hause gebracht. Nach einigen Wochen nahm er eine Arbeit in einem Zweig der Verwaltung auf und hat sich dort sehr gut bewährt.

Diagnose: akute schizophreniforme Störung.

(aus *Spitzer, Gibbon, Skodol, Williams, First*: DSM-III-R-Falldarstellungen, Beltz Test Gesellschaft, Göttingen 1991).

4.5.4 Akute polymorphe psychotische Störung

4.5.4 Akute polymorphe psychotische Störung

▶ **Definition:** Akute psychotische Störung mit vielgestaltiger, wechselnder Symptomatik. Halluzinationen, Wahnphänomene und Wahrnehmungsstörungen sind vorhanden, aber sehr unterschiedlich ausgeprägt und können von Tag zu Tag oder sogar von Stunde zu Stunde wechseln.

◀ Definition

Ein **vielgestaltiges, wechselndes klinisches Bild** ist charakteristisch. Häufig findet sich auch emotionale Aufgewühltheit mit intensiven vorübergehenden Glücksgefühlen und Ekstase oder Angst und Reizbarkeit. Diese Störung wird in der traditionellen Literatur auch als Angst-Glücks-Psychose beschrieben und gehört in der Klassifikation von Leonhard zu den **zykloiden Psychosen**. Typisch für die Störungen sind ein **abrupter Beginn** innerhalb von 48 Stunden und eine rasche Rückbildung der Symptome.

Ein **vielgestaltiges, wechselndes klinisches Bild** ist charakteristisch. Typisch sind ein **abrupter Beginn** innerhalb von 48 Stunden und eine rasche Rückbildung der Symptome.

Auch wenn bestimmte affektive oder psychotische Symptome zeitweise im Vordergrund stehen, werden die Kriterien einer manischen Episode oder einer Schizophrenie nicht erfüllt. Sowohl diese Störungen wie insbesondere die schizophreniforme Störung und die kurze reaktive Psychose müssen differenzialdiagnostisch ausgeschlossen werden.

Auch wenn affektive oder psychotische Symptome zeitweise im Vordergrund stehen, werden die Kriterien einer manischen Episode oder einer Schizophrenie nicht erfüllt.

Die **Therapie** entspricht weitgehend der Behandlung bei Schizophrenien (s. S. 149 ff.). Wegen der guten Remissionstendenz sind aber weitergehende soziotherapeutische Maßnahmen meistens nicht erforderlich. Eine neuroleptische Rezidivprophylaxe ist allenfalls für den Zeitraum eines Jahres indiziert.

Die **Therapie** entspricht den bei der Schizophrenie dargestellten Möglichkeiten (s. S. 149 ff.). Eine Rezidivprophylaxe ist allenfalls für ein Jahr indiziert.

Insgesamt wird nach dem bisherigen Wissensstand von einer geringen Rezidivquote und einem günstigen **Verlauf** ausgegangen.

Insgesamt wird von einem günstigen **Verlauf** ausgegangen.

4.5.5 Kurze reaktive Psychose

4.5.5 Kurze reaktive Psychose

▶ **Definition:** Psychosen, die durch ein stark belastendes Ereignis (z. B. schwere Verlusterlebnisse, Katastrophen, Haft) ausgelöst werden. Sie haben einen akuten Verlauf und klingen mit dem zeitlichen Abstand zum auslösenden Ereignis in kurzer Zeit wieder folgenlos ab.

◀ Definition

Die Zeit zwischen dem traumatisierenden Ereignis und dem Auftreten psychotischer Symptome beträgt meist wenige Tage. Der Wahninhalt bezieht sich oft auf dieses Ereignis und seine bedrohliche Interpretation durch den Betreffenden. Oft besteht eine emotionale Aufgewühltheit, die sich im schnellen Wechsel intensiver Affekte, in überwältigender Ratlosigkeit oder Verwirrtheit äußert.

Die Zeit zwischen dem traumatisierenden Ereignis und dem Auftreten psychotischer Symptome beträgt meist wenige Tage. Der Wahninhalt bezieht sich oft auf dieses Ereignis.

▶ **Merke:** Die Diagnose sollte nicht gestellt werden, wenn bereits vor dem auslösenden Ereignis präpsychotische Veränderungen zu beobachten waren.

◀ Merke

Differenzialdiagnostisch müssen vor allem organisch bedingte Störungen, organisch bedingte Wahnsyndrome (s. S. 226), schizophreniforme Störungen, wahnhafte Störungen und Schizophrenien (s. S. 134 ff.) abgegrenzt werden. Auch vorgetäuschte Störungen mit psychischen Symptomen können in diesem Zusammenhang differenzialdiagnostisch Schwierigkeiten bereiten.

Differenzialdiagnostisch sind organisch bedingte psychische Störungen sowie schizophrene, schizophreniforme und sonstige wahnhafte Störungen abzugrenzen.

Die **Therapie** entspricht in den Grundzügen der Therapie der schizophrenen Erkrankungen. Im Vordergrund steht die Neuroleptikamedikation zur Reduktion der akuten psychotischen Symptomatik. Wichtig ist die **psychotherapeutische Bearbeitung des traumatisierenden Erlebnisses**. Soziotherapeutische Maßnahmen sind wegen der guten Remissionstendenz nicht erforderlich. Eine Rezidivprophylaxe ist nicht indiziert.

Die **Therapie** entspricht weitgehend der bei der Schizophrenie. Das traumatisierende Erlebnis muss **psychotherapeutisch bearbeitet werden.** Eine Rezidivprophylaxe ist nicht erforderlich.

4.5.6 Wochenbettpsychosen

▶ **Definition:** Psychotische Störungen, die in einem zeitlichen Zusammenhang mit dem Wochenbett auftreten (Puerperal-, Post-partum-Psychosen).

Die **Ätiopathogenese** ist unklar (evtl. hormonelle Umstellungen?).

Die Wochenbettpsychosen können schizophrene, depressive oder andere Bilder zeigen und haben in der Regel eine günstige Prognose. Ein Teil der Frauen erkrankt jedoch erneut und dann oft wieder im Wochenbett. Die Inzidenz schwerer Wochenbettpsychosen ist mit 1–2 auf 1000 Entbindungen relativ niedrig. Depressive Störungen nach der Entbindung sind wesentlich häufiger (10–15 %). Die **Therapie** entspricht, je nach klinischem Bild, der Therapie bei Schizophrenie bzw. affektiven Erkrankungen (s. S. 94, 149 ff.).

Zur **Ätiopathogenese** bestehen keine über das Wissen zur Ätiopathogenese anderer Psychosen hinausgehenden speziellen Hypothesen, die ausreichend gesichert sind. Es ist anzunehmen, dass die mit dem Wochenbett verbundenen hormonellen Umstellungen und situativen Belastungen eine Rolle spielen.
In der Schwangerschaft sind Psychosen auffallend selten, im Wochenbett aber 10-mal häufiger als zu anderen Lebenszeiten der Frau. Wenngleich die Inzidenz von schweren Wochenbettpsychosen mit 1–2 auf 1000 Entbindungen relativ niedrig erscheint, so stellt die Häufigkeit von depressiven Störungen in den Monaten nach der Entbindung mit ca. 10–15 % doch eine bedeutsame Herausforderung für eine adäquate psychiatrische und psychotherapeutische Versorgung dar. Hierbei handelt es sich meist um depressive Psychosen, deren Symptomatik z. T. endogenen Depressionen, z. T. aber auch schizoaffektiven Syndromen entspricht. Auch Psychosen mit schizophrener Symptomatik kommen im Wochenbett vor, selten auch organisch wirkende psychotische Zustände (z. B. delirantes Syndrom). Ihre nosologische Zuordnung ist umstritten. Meist beginnen diese Psychosen in der 1. und 2. Woche nach der Geburt. Sie dauern Wochen bis Monate und haben in der Regel eine günstige Prognose. Ein Teil der Frauen erkrankt jedoch erneut und dann oft wieder im Wochenbett. Es kann jedoch im weiteren Verlauf auch eine isoliert von solchen Einflüssen (Wochenbett) verlaufende Psychose auftreten. Die **Therapie** entspricht, je nach klinischem Bild, den bei den Schizophrenien bzw. affektiven Erkrankungen geschilderten Grundsätzen (s. S. 94, 149 ff.).

4.5.7 Wahnhafte Störung

▶ **Definition:** Wahnerkrankung, bei der der Wahn (meist im Sinne einer Wahnentwicklung) das wesentliche psychopathologische Symptom darstellt, während die sonstigen Symptome einer Schizophrenie und einer affektiven Psychose fehlen.

Vorwiegend handelt es sich um Erscheinungsbilder mit einem systematisierten Wahn. Wahnsyndrome dieser Art sind relativ selten.

Die **Ätiopathogenese** ist nicht ausreichend geklärt. Die Störungen entstehen wohl auf dem Boden einer auffälligen Persönlichkeitsstruktur im Zusammenhang mit Belastungsfaktoren wie sozialer Isolation, Milieuwechsel oder schweren Konflikte im interaktionalen Bereich. Die Ursache des Wahns ist oft eine überwertige Idee (z. B. Gefühl mangelnder Anerkennung), die sich zum Wahn weiterentwickelt. Insbesondere expansive (sthenische Kampfnaturen) und sensitive Persönlichkeiten neigen zur Ausbildung solcher Wahnsyndrome (s. S. 364 ff.).

Vorwiegend handelt es sich um Erscheinungsbilder mit einem systematisierten Wahn. Wahnsyndrome dieser Art sind im Vergleich zu anderen psychiatrischen Erkrankungen relativ selten. Die genaue Häufigkeit ist nicht bekannt, u. a. weil die Definitionen so unterschiedlich sind und die Abgrenzung von Wahnsyndromen im Rahmen schizophrener oder affektiver Erkrankungen unscharf ist.
Die **Ätiopathogenese** ist letztlich nicht ausreichend geklärt. Viele Untersuchungen konnten zeigen, dass es in den Familien von Patienten mit Wahnsyndromen keine Häufung von schizophrenen und anderen Psychosen gibt. Mehr Gewicht bei der Entstehung haben offensichtlich psychosoziale Faktoren: eine auffällige Persönlichkeitsstruktur – mit vorwiegend schwacher Kontaktfähigkeit – im Zusammenhang mit sozialer Isolation, Milieuwechsel und schweren Konflikten im interaktionalen Bereich. Die Wurzel des Wahns ist oft eine überwertige Idee (z. B. Gefühl mangelnder Anerkennung), die sich kompensatorisch zum katathymen (aus affektiven Erlebniskomplexen entspringenden) Wahn weiterentwickelt. Insbesondere expansive (sthenische Kampfnaturen) und sensitive (besonders kränkbare) Persönlichkeiten neigen zur Ausbildung derartiger Wahnsyndrome (s. S. 364 ff.). Die Paranoia als eigenständige Krankheitsform, wie sie von Kraepelin definiert wurde (schleichende Entwicklung eines unerschütterlichen Wahnsystems durch krankhafte Verarbeitung von Lebensereignissen bei völliger Besonnenheit und sonstiger Ungestörtheit), ist umstritten. Viele dieser Fälle sind als Grenzform einer charakterogenen Wahnentwicklung im

eben dargestellten Sinne anzusehen. Nach den Wahninhalten unterscheidet das DSM-IV Liebeswahn, Größenwahn, Eifersuchtswahn, Verfolgungswahn und körperbezogenen Wahn.

Therapeutisch kann versucht werden, die Wahndynamik durch Neuroleptika zu beeinflussen. Durch Milieuwechsel und supportive Psychotherapie können ggf. pathogene Einflussfaktoren reduziert werden. Insbesondere die chronischen Wahnerkrankungen sind therapeutisch kaum zu beeinflussen.

Therapeutisch kann versucht werden, die Wahndynamik durch Neuroleptika zu beeinflussen.

Der **Verlauf** bei Wahnsyndromen ist recht unterschiedlich. Bei akuten psychogen ausgelösten Wahnstörungen ist der Verlauf kurz, der Ausgang günstig, sogar ohne intensive therapeutische Maßnahmen. Bei anhaltenden Wahnsyndromen findet sich ein fluktuierender Verlauf mit Zu- und Abnahme von Aktualität, Dynamik und Innovation des Wahns und mit einer Tendenz zur Chronifizierung.

Der **Verlauf** bei Wahnsyndromen ist recht unterschiedlich. Anhaltende Wahnsyndrome neigen zur Chronifizierung.

◀ Klinischer Fall

▶ Klinischer Fall. Patient mit einer chronisch wahnhaften Störung (von Kraepelin): Der stattliche, 62-jährige Herr, der sich uns mit einer gewissen höflichen Würde vorstellt, macht mit seinem sorgfältig gepflegten Knebelbart, seinem Zwicker, seiner gut sitzenden, wenn auch schon etwas abgeschabten Kleidung den Eindruck eines Weltmannes. Er ist zunächst etwas unwirsch darüber, dass er sich vor den jungen Herren ausfragen lassen soll, geht aber doch bald in ruhiger und sachlicher Weise auf ein längeres, zusammenhängendes Gespräch ein. Wir erfahren von ihm, dass er als junger Mann nach Amerika ging, dort mannigfaltige Schicksale durchgemacht hat und schließlich in Quito lebte, wo es ihm gelang, sich als Kaufmann eine kleines Vermögen zu erwerben. Mit diesem kehrte er vor 21 Jahren in seine Heimat zurück, wurde aber bei der Lösung seiner Geschäftsverbindungen um bedeutende Summen betrogen. Zu Hause lebte er zunächst von seinem Gelde, verbrachte seine Zeit mit Unterhaltung, Zeitungslesen, Billardspielen, Spazierengehen, Herumsitzen in Cafés. Zugleich beschäftigte er sich mit allerlei Plänen, von denen er Anerkennung und Nutzen erhoffte. So trug er dem leitenden Minister an Hand einer Karte den Plan vor, eine Reihe noch unbesetzter Gebiete der Erde, namentlich in Afrika, ferner Neuguinea und vor allem die Galapagosinseln, die der Staat Ecuador gern abgeben werde und die nach Vollendung des Panamakanals große Bedeutung gewinnen würden, für Deutschland in Anspruch zu nehmen. Kurze Zeit darauf reiste jener Minister nach Berlin, und nun begann die deutsche Kolonialpolitik, freilich ohne dass dem eigentlichen Urheber derselben der ihm gebührende Dank zuteil wurde, den ihm ein anderes Volk nicht vorenthalten haben würde. Sodann arbeitete der Kranke einen Plan zum Anbau des Chinabaums und des Kakaos in unseren Kolonien aus, machte auch mehrere Erfindungen für die bessere Verbindung der Eisenbahnschienen untereinander, durch die das Stoßen beim Fahren und damit eine wichtige Ursache von Entgleisungen beseitigt werden sollte. Endlich bewarb er sich um eine Reihe von Stellen, die ihm geeignet schienen, so um die eines Konsuls in Quito, hatte aber dabei immer nur Misserfolge zu verzeichnen.

Da er es für unter seiner Würde hielt, herabzusteigen, so verbrauchte er allmählich sein Vermögen; zudem ist nach seiner Meinung auch bei der Vewaltung desselben nicht alles mit rechten Dingen zugegangen. Im Ganzen machte er sich jedoch darüber nicht viele Sorgen, da er überzeugt war, dass ein Mann von seinen Fähigkeiten und Kenntnissen, der drei fremde Sprachen spreche und die ganze Welt gesehen habe, nur zugreifen brauche, um eine seinen Ansprüchen genügende Stelle zu finden. Dennoch geriet er schließlich in Verlegenheit, da es ihm nicht gelang, seine Außenstände in Amerika einzutreiben, so dass er nicht mehr im Stande war, seinen Lebensunterhalt zu bezahlen, sondern die Leute auf seine zukünftigen Einnahmen verweisen musste, die ja doch nicht ausbleiben konnten. Er wurde dann unter der Vorspiegelung, dass man ihm eine Stelle geben wolle, in eine Kreispflegeanstalt gelockt, arbeitete dort auch in der Verwaltung mit, bis ihm klar wurde, dass man nicht beabsichtige, ihn für seine Leistungen zu bezahlen. Als er sich deswegen um andere Stellungen bemühte, sandte man ihn, ebenfalls unter falschem Vorwande, in die Klinik, wo er nun widerrechtlich zurückgehalten werde. Das, so schließt er mit Bitterkeit, sei der Dank, den ihm das Vaterland für seine Verdienste zuteil werden lasse.

Auf näheres Befragen sträubt er sich zunächst, diesen Ausspruch zu erläutern, erzählt aber dann nach und nach, dass ihn ein Frauenzimmer, die er mit dem Spitznahmen „Bulldogg" bezeichnet und die Tochter des englischen Konsuls in Quito war, schon seit 23 bis 24 Jahren mit ihren Heiratsplänen verfolge und, um ihn mürbe zu machen, auf alle Weise seine Schritte zu durchkreuzen suche. Schon in Amerika gingen zuletzt die Dinge nie so, wie er wollte; ihm wurden mit Nachschlüssel Hunderte von Vogelbälgen aus Bosheit gestohlen; überall merkte er die Schwindeleien der „Bulldogg" und ihrer Helfershelfer. „Wenn man alles anders macht, als ich es gemacht haben will, da muss doch etwas dahinter stecken." Auch in der Heimat sei ihm die halbverrückte Amerikanerin nachgereist, habe sich in seiner Nähe eingenistet, die Frechheit gehabt, sich in Mannskleider zu stecken, und die Heirat dadurch erzwingen zu wollen, dass sie ihn verhinderte, eine Stellung zu finden, und ihn dadurch in Not brachte. Unter

den verschiedensten Namen habe sich die raffinierte Person ihm genähert, obgleich er ihr immer gesagt habe, dass man sich durch solche Schikanen die Liebe eines Mannes nicht erwerbe. Er würde vielleicht einer der reichsten Männer Kaliforniens sein, wenn die „Bulldogg" ihn nicht daran gehindert hätte. Auch an seiner Verbringung in die Anstalt sei sie schuld – „wer denn sonst etwa?" Bei seinen Ausgängen wie im Hause sei sie ihm schon wiederholt begegnet. In seinen Stiefeln habe er Löcher, an den Kleidern Flecke entdeckt, die unmöglich anders entstanden sein könnten, als durch die „Bulldogg".
(Gekürzt aus *E. Kraepelin*: Einführung in die psychiatrische Klinik, Barth, Leipzig 1905, S. 151 ff.)

4.5.8 Symbiontischer Wahn = Induzierte wahnhafte Störung

▶ Definition

4.5.8 Symbiontischer Wahn = Induzierte wahnhafte Störung

▶ **Definition:** Übernahme der Wahnvorstellungen im Rahmen einer Lebensgemeinschaft mit einem Wahnkranken, zu dem meist eine enge emotionale Beziehung besteht.

Die Wahnvorstellungen des Primärkranken werden kritiklos akzeptiert. Beide Partner bestärken sich wechselseitig in ihrem Wahn **(„Folie à deux")**. Meist handelt es sich um Verfolgungs- und Größenwahn.

Die Wahnvorstellungen des Primärkranken werden kritiklos akzeptiert (induzierter Wahn) und weiter ausgebaut, können aber ggf. nach einer Trennung wieder aufgegeben werden. Beide Partner bestärken sich wechselseitig in ihrem Wahn **(„Folie à deux")**. Die psychotische Erkrankung der dominierenden Person ist im Allgemeinen eine Schizophrenie. Thematisch handelt es sich meist um Verfolgungs- und Größenwahn.

Die Wahnphänomene sind sowohl beim dominierenden Partner als auch bei der induzierten Person in der Regel chronisch. Gelegentlich kann sich dieses Krankheitsbild auf mehr als zwei Personen beziehen.

Die Wahnphänomene sind sowohl beim dominierenden Partner als auch bei der induzierten Person in der Regel chronisch. Induzierte Halluzinationen sind ungewöhnlich, sprechen aber nicht gegen die Diagnose. Gelegentlich kann sich dieses Krankheitsbild auf mehr als zwei Personen beziehen. Fast stets leben die Betroffenen in einer ungewöhnlich engen Beziehung und sind durch Sprache, Kultur oder geografische Situationen von anderen isoliert. Die Person, bei der die Wahnvorstellungen induziert sind, ist meist abhängig oder unterwürfig gegenüber dem Partner mit der genuinen Psychose.

Schizophrenien und andere wahnhafte Störungen müssen ausgeschlossen werden.

Differenzialdiagnostisch müssen vor allem wahnhafte Störungen, Schizophrenie und schizoaffektive Störungen bei der induzierten Person ausgeschlossen werden.

Therapeutisch ist insbesondere die Trennung von dem den Wahn induzierenden kranken Partner erforderlich.

Therapeutisch sind insbesondere die Trennung von dem den Wahn induzierenden Partner sowie die Behandlung seiner Grunderkrankung erforderlich. Im Übrigen kommen für die induzierte Person die gleichen Gesichtspunkte wie bei der Behandlung von wahnhaften Störungen zum Tragen.

4.5.9 Dermatozoenwahn

Definition: Der Dermatozoenwahn ist ein chronisch verlaufendes Wahnsyndrom, das vor allem präsenil auftritt. Der Kranke ist überzeugt, von Parasiten befallen zu sein, die in oder unter der Haut kriechen.

Praktisch wird im Sinne einer taktilen Halluzinose das Krabbeln und Kriechen unter der Haut empfunden. Das Syndrom ist nosologisch unspezifisch, es kann sowohl hirnorganisch begründet sein als auch im Rahmen einer Schizophrenie oder Depression mit hypochondrischer Färbung auftreten. Die Therapie entspricht der jeweiligen Grunderkrankung, der Verlauf ist je nach Ursache eher chronisch oder eher episodisch.

4.5.9 Dermatozoenwahn

◀ Definition

Das Syndrom ist nosologisch unspezifisch und kann verschiedene Ursachen haben (z. B. Schizophrenie), der Verlauf ist je nach Ursache eher chronisch oder eher episodisch.

4.6 Organische psychische Störungen

4.6.1 Allgemeines

4.6 Organische psychische Störungen

4.6.1 Allgemeines

▶ Definition

▶ **Definition:** Als organische Psychosyndrome werden psychopathologische Syndrome/Erkrankungen bezeichnet, die durch krankhafte Veränderungen des Gehirns bzw. des Gesamtorganismus verursacht werden, d. h. durch eine diagnostizierbare zerebrale oder systemische Krankheit. Trotz unterschiedlicher körperlicher Ursachen können gleichartige psychopathologische Syndrome entstehen.

Der empirische Gehalt des Begriffs **„organisch“** wird durch die Nachweisbarkeit einer körperlichen Ursache festgelegt und ist daher historisch wandelbar. So wurden z. B. die epileptischen Psychosen zu Beginn des 20. Jahrhunderts noch zu den drei großen funktionellen psychischen Krankheitskategorien gerechnet, heute werden sie jedoch als organisch bedingte Störungen betrachtet (Abb. **4.57**).

Der empirische Gehalt des Begriffs **„organisch“** wird durch die Nachweisbarkeit einer körperlichen Ursache festgelegt und ist daher historisch wandelbar. So wurden z. B. die epileptischen Psychosen zu Beginn des 20. Jahrhunderts noch zu den drei großen funktionellen psychischen Krankheitskategorien gerechnet, heute werden sie jedoch als organisch bedingte Störungen betrachtet. Es könnte sein, dass sich ähnliche Entwicklungen auch auf dem Gebiet der anderen traditionell als funktionell oder endogen bezeichneten Psychosen (schizophrene bzw. manisch-depressive Erkrankungen) ereignen. Zudem bedeutet der als Gegenbegriff zur „organisch“ bedingten psychischen Störung verwendete Begriff der **„funktionell“** begründeten psychischen Störung keineswegs, dass jegliche materielle/biologische pathologische Grundlage fehlt, sondern lediglich die Unmöglichkeit, diese regelmäßig bei den Betroffenen mit den zur Verfügung stehenden Untersuchungsmethoden nachzuweisen (Abb. **4.57**).

4.57

4.57 Das Zusammenwirken verschiedener Faktoren beim Zustandekommen organisch bedingter psychischer Störungen

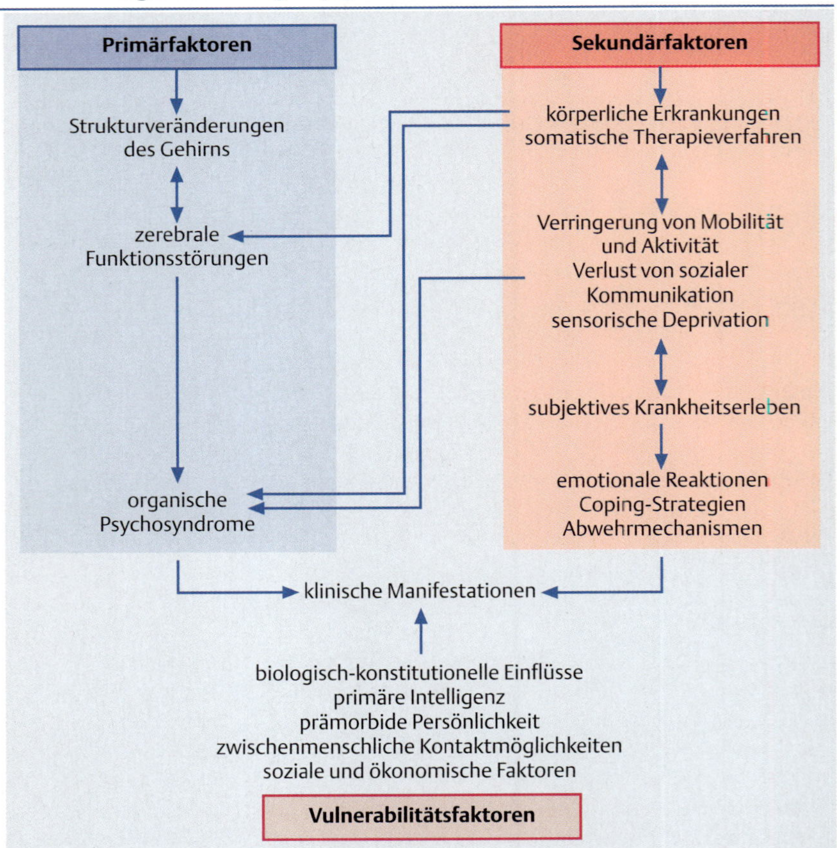

Bei einem Teil der Patienten mit organisch bedingter psychischer Störung ist es im klinischen Alltag unmöglich, die zugrunde liegende Abnormität des Gehirns oder Gesamtorganismus zu diagnostizieren. So besteht z. B. in Frühstadien der Alzheimer-Demenz häufig noch keine im CCT oder MRT nachweisbare hirnstrukturelle Veränderung. In diesen Fällen wird trotzdem aus den charakteristischen klinischen Befunden (z. B. ausgeprägte Verlangsamung ohne Vorliegen einer Depression oder einer anderen ursächlichen Erkrankung) die Verdachtsdiagnose einer akuten organischen Störung gestellt. Gerade in solchen differenzialdiagnostisch schwierigen Fällen besteht der Wert der Verdachtsdiagnose **„organisch"** darin, die Aufmerksamkeit des Arztes auf das mögliche Vorliegen einer körperlichen und damit potenziell behandelbaren oder sogar behebbaren Ursache zu lenken.

Bei einem Teil der Patienten ist es im klinischen Alltag unmöglich, die zugrunde liegende Abnormität des Gehirns oder Gesamtorganismus zu diagnostizieren (z. B. in der Frühphase der Alzheimer-Demenz). Trotzdem wird aber auf Grund des charakteristischen klinisch-psychopathologischen Bildes die Verdachtsdiagnose „organisch" gestellt.

▶ **Merke:** Das grundlegende Merkmal der organischen Psychosyndrome ist eine Auffälligkeit des psychischen Erlebens und Verhaltens, die mit einer vorübergehenden oder persistierenden Funktionsstörung des Gehirns einhergeht.

◀ **Merke**

4.6.2 Klassifikation organischer psychischer Störungen

Die **Klassifikation organischer psychischer Störungen** basiert traditionell unter anderem auf der Einteilung in

- **akute** und **chronische** organische Psychosyndrome
- **hirnlokale** und **hirndiffuse** Psychosyndrome
- **primäre** (durch eine Gehirnerkrankung verursachte) und **sekundäre** (durch eine nicht das Gehirn primär betreffende körperliche Erkrankung bedingte) Psychosyndrome.

Die resultierenden psychopathologischen Manifestationen reflektieren die Störung von Gehirnbereichen, die für psychische Prozesse wie Bewusstsein, Kognition, Emotion und Verhalten relevant sind.

Die traditionelle Klassifikation wurde unter anderem im Rahmen der Schaffung moderner, operationalisierter Diagnosesysteme zunehmend verändert. Historisch begann die Entwicklung syndromaler Typologien organisch bedingter Psychosen mit der Unterteilung der klinischen Zustandsbilder in akute und chronische Erscheinungsformen. Eine solche Aufgliederung kann oft wichtige Anhaltspunkte für die Ursache der zugrunde liegenden Schädigung liefern. Die **„akuten Psychosyndrome"** werden in der Regel durch rasch einsetzende und nach einiger Zeit wieder abklingende, die **„chronischen Psychosyndrome"** dagegen meist durch schleichend beginnende, andauernde oder fortschreitende Krankheiten verursacht. Die Prognose hängt bei beiden Erscheinungsformen von der zugrunde liegenden Ätiologie ab, auch chronische Psychosyndrome können reversibel sein. Trotz unterschiedlicher Akzentuierung der Einzelmerkmale gibt es zwischen akuten und chronischen Psychosyndromen viele Übergänge. Nahezu alle Erscheinungsbilder chronischer Hirnprozesse können gelegentlich auch im Verlauf akuter somatischer Psychosen auftreten.

Die Definition der organischen Psychosyndrome in den neueren Klassifikationssystemen stützt sich hauptsächlich auf die Beobachtung des psychopathologischen Querschnittsbildes. Auf dieser Grundlage lässt sich am ehesten ein diagnostischer Konsens zwischen Psychiatern unterschiedlicher Herkunft und Erfahrung erzielen. Dennoch wurden bei der **Festlegung der Syndrombegriffe im DSM-IV und in der ICD-10** bis zu einem gewissen Grad auch andere klinische Kriterien herangezogen. Hierzu gehören Feststellungen über das Vorliegen organpathologischer Befunde, die Lokalisation der zugrunde liegenden Schädigung, Erkrankungsalter, Verlaufscharakter der Krankheit sowie Schweregrad und Prognose der psychischen Störungen. Aus dieser gleichzeitigen Betrachtung mehrerer Ebenen entstanden **komplexe Charakteristika psychoorganischer Syndrome**, die zunächst für bestimmte traditionelle Schulrichtungen kennzeichnend waren, sich aber heute auch in den international am meisten verbreiteten Klassifikationen wieder finden.

4.6.2 Klassifikation organischer psychischer Störungen

Die **Klassifikation organischer Störungen** basiert traditionell u. a. auf der Einteilung in

- **akute** und **chronische**
- **hirnlokale** und **hirndiffuse**
- **primäre** und **sekundäre** Psychosyndrome.

Die **„akuten Psychosyndrome"** sind in der Regel durch rasch einsetzende und nach einer gewissen Zeit wieder abklingende, die **„chronischen Psychosyndrome"** dagegen meist durch schleichend beginnende, andauernde oder fortschreitende Krankheiten hervorgerufen.

Die Definition der organischen Psychosyndrome in den neueren Klassifikationssystemen stützt sich hauptsächlich auf die Beobachtung des psychopathologischen Querschnittsbildes. Dennoch wurden bei der **Festlegung der Syndrombegriffe im DSM-IV und in der ICD-10** auch andere Kriterien herangezogen. Hierzu gehören z. B. Feststellungen über das Vorliegen organpathologischer Befunde, Verlaufscharakter oder Erkrankungsalter. Aus dieser Betrachtung mehrerer Ebenen entstanden **komplexe Charakteristika psychoorganischer Syndrome.**

4.34

4.34 Einteilung der organischen psychischen Störungen nach ICD-10 und DSM-IV

ICD-10	*DSM-IV*
Organische, einschließlich symptomatische psychische Störungen (F0) ▪ Demenz ▪ organisches amnestisches Syndrom ▪ Delir, nicht substanzbedingt ▪ sonstige organische psychische Störungen (Halluzinose, katatone Störung, affektive Störung, Angststörung, dissoziative Störung, emotional labile Störung, leichte kognitive Störung) ▪ organische Persönlichkeits- und Verhaltensstörung (organische Persönlichkeitsstörung, potenzephalitisches Syndrom, Psychosyndrom nach Schädel-Hirn-Trauma)	▪ Delir, Demenz, amnestische und andere kognitive Störungen ▪ psychische Störungen aufgrund eines medizinischen Krankheitsfaktors (z. B. psychotische Störung, affektive Störung, Angststörung)
Psychische und Verhaltensstörungen durch psychotrope Substanzen (F1): akute Intoxikation, Entzugssyndrom mit Delir, psychotische Störung, amnestisches Syndrom, Demenz, sonstige Störungen	**Substanzinduzierte psychische Störungen:** substanzinduzierte Demenz, amnestische Störung, psychotische Störung, affektive Störung, substanzinduziertes Delir, etc.

Im Zentrum der **aktuellen Klassifikationen (ICD-10, DSM-IV)** stehen die drei Syndrome, die durch das Vorherrschen von Störungen höherer kognitiver Funktionen gekennzeichnet sind: **Delir, Demenz und Amnesie** (Tab. **4.34**).

Im Zentrum der **aktuellen Klassifikation im Rahmen der ICD-10 bzw. des DSM-IV-Systems** stehen die drei Syndrome, die durch das Vorherrschen von Störungen höherer kognitiver Funktionen gekennzeichnet sind: **Delir, Demenz** und **Amnesie** (Tab. **4.34**). In der ICD-10-Klassifikation steht diesen Störungen eine Reihe von Syndromen gegenüber, die zwar ebenfalls durch körperliche Ursachen bedingt sind, bei denen jedoch Veränderungen des Affekts, der Wahrnehmung oder des Verhaltens/der Persönlichkeit im Vordergrund stehen. Das DSM-IV ordnet diese exogenen Syndrome verschiedenen psychopathologisch definierten Kategorien zu, z. B. den affektiven oder paranoid-halluzinatorischen Erkrankungen. Substanzinduzierte psychische Veränderungen im Rahmen z. B. von Alkohol-, Medikamenten- oder Drogenabusus, werden sowohl in der ICD-10 als auch im DSM-IV in einer eigenen Kategorie zusammengefasst.
Diese aktuelle Klassifikation basiert im Wesentlichen auf den Prinzipien der traditionellen Einteilung organischer psychischer Störungen. Aus traditioneller klinischer Sicht lässt sich eine **Untergliederung der psychopathologischen Symptomatik in zwei Syndromgruppen** vornehmen (Tab. **4.35**).

Weiterhin ist eine Untergliederung der Symptomatik in **zwei Syndromgruppen** möglich (Tab. **4.35**).
- **Psychoorganische Syndrome ersten Ranges**: Störungen des Bewusstseins oder Beeinträchtigungen höherer kognitiver Leistungen stehen im Vordergrund. Hierzu gehören Delir (s. S. 179 f.), demenzielles Syndrom (s. S. 185 ff.) und organisches amnestisches Syndrom (s. S. 224 f.).

- **Psychoorganische Syndrome ersten Ranges**: Im Vordergrund stehen **Störungen des Bewusstseins** oder **Beeinträchtigungen höherer kognitiver Leistungen** (z. B. Gedächtnis, Intelligenz). Ursächlich sind immer zerebrale Strukturveränderungen oder Funktionsstörungen beteiligt, bei bestimmten Schädigungen (z. B. im limbischen System) treten in hundert Prozent der Fälle entsprechende psychopathologische Symptome auf (z. B. amnestisches Syndrom). Diese Erscheinungsbilder können wegen ihrer hohen Spezifität auch als charakteristische organische Syndrome bezeichnet werden. Hierzu gehören das Delir (s. S. 179 f.), das demenzielle Syndrom (s. S. 185 ff.) und das organische amnestische Syndrom (s. S. 224 f.).

- **Psychoorganische Syndrome zweiten Ranges:** Gekennzeichnet durch Störungen von Wahrnehmung, Denkinhalten, Emotionalität, Persönlichkeit und Sozialverhalten. Störungen des Bewusstseins oder Beeinträchtigungen höherer kognitiver Leistungen sind nur gering ausgeprägt oder nicht sicher nachweisbar. Völlig gleichartige klinische Phänomene

- **Psychoorganische Syndrome zweiten Ranges:** Klinisch im Vordergrund stehen **Störungen von Wahrnehmung, Denkinhalten, Emotionalität, Persönlichkeit und Sozialverhalten**. Störungen des Bewusstseins oder Beeinträchtigungen höherer kognitiver Leistungen sind hingegen nur gering ausgeprägt oder nicht sicher nachweisbar. Auch diese Syndrome stehen in Zusammenhang mit organischen Ursachen, allerdings mit niedrigerer Spezifität. Ein Zusammenhang ist anzunehmen, wenn die Ursache (z. B. Alkoholentzug bei chronischem Alkoholismus) erfahrungsgemäß ausreichend ist, um die Mani-

4.35 Organische Psychosyndrome

A. Syndrome ersten Ranges (charakteristische organische Syndrome)	▪ Delir (s. S. 179) ▪ Demenz (s. S. 185) ▪ Amnesie (s. S. 224) ▪ aphasische, apraktische und agnostische Symptomkomplexe (treten isoliert auf und sind nicht mit einer globalen Beeinträchtigung anderer kognitiver Leistungen kombiniert. Sie stellen eine Sondergruppe von organischen Psychosyndromen dar, die auf einer besonderen Schädigungslokalisation beruhen)
B. Syndrome zweiten Ranges (uncharakteristische organische Syndrome)	▪ organische Persönlichkeitsveränderung (s. S. 225) ▪ organische Halluzinose (s. S. 227) ▪ organisches Wahnsyndrom oder schizophrenieähnlicher Zustand (s. S. 227) ▪ organisches affektives Syndrom (s. S. 226) ▪ organisches Angstsyndrom (s. S. 227) ▪ organisches Zwangssyndrom (s. S. 227) ▪ organisches Katatonie-Syndrom ▪ organisches Neurasthenie-Syndrom (s. Abb. **4.60**) ▪ altersabhängiges Syndrom der Vergesslichkeit (benigne senile Vergesslichkeit: tritt isoliert auf und erreicht nicht das Ausmaß der amnestischen oder sonstigen kognitiven Störungen im Rahmen einer Demenz. Über Ursachen, Verlauf und Therapie ist wenig bekannt) ▪ andere, gemischte und atypische hirnorganische Psychosyndrome

4.35

festation der psychopathologischen Störung (z. B. Halluzinose) zu verursachen, wenn zwischen den organischen Determinationsfaktoren und dem Auftreten der psychischen Krankheit ein eindeutiger zeitlicher Zusammenhang besteht und ätiologische Faktoren nichtorganischer Art mit hinreichender Sicherheit ausgeschlossen werden können.

Völlig gleichartige Phänomene können jedoch auch bei nichtorganischen psychiatrischen Störungen auftreten, und das jeweilige psychopathologische Syndrom manifestiert sich nur bei einem kleinen Teil derjenigen Patienten, bei denen der organische Determinationsfaktor vorhanden ist. Für die Entstehung dieser zweiten Gruppe psychoorganischer Syndrome sind also organische Ursachen allein nicht ausreichend und nur in bestimmten Fällen notwendig. Solche Merkmalskombinationen werden auch uncharakteristische organische Syndrome genannt (s. S. 224 ff.).

können auch bei endogenen Psychosen und anderen funktionellen Störungen auftreten (s. S. 224 ff.).

Unterschieden werden:

- organische Persönlichkeitsveränderungen
- organische Halluzinose
- organisches Wahnsyndrom oder schizophrenieähnlicher Zustand
- manische und depressive Erscheinungsbilder
- senile benigne Vergesslichkeit

- organische Persönlichkeitsveränderungen
- organische Halluzinose
- organisches Wahnsyndrom
- affektive Erscheinungsbilder
- senile benigne Vergesslichkeit.

Streng genommen gibt es keine psychopathologische Veränderung, die für organische psychische Störungen absolut spezifisch ist. Eine relative Spezifität kann man allenfalls den Störungen höherer kognitiver Leistungen sowie Veränderungen der Bewusstseinslage zusprechen. Diese kommen bei funktionellen psychischen Störungen nicht isoliert, nicht als vorherrschendes Merkmal und, wenn überhaupt, meist nur in geringer Ausprägung vor (z. B. kognitive Beeinträchtigung bei depressiven Episoden im Sinne der „depressiven Pseudodemenz“). Veränderungen der Emotionalität, des Antriebs, des Sozialverhaltens, der Wahrnehmungsinterpretation und der Persönlichkeit sind hingegen neben Wahnsymptomen und Halluzinationen wichtige Merkmale der funktionellen psychischen Störungen. Wenn sie auf einer körperlichen Ursache beruhen, haben sie nicht selten ein **„organisches Gepräge“**, also Charakteristika, die auf die organische Verursachung hinweisen (Abb. **4.59**).

Streng genommen gibt es keine psychopathologische Veränderung, die für organische psychische Störungen absolut spezifisch ist. Eine relative organische Spezifität kann man allenfalls den Störungen höherer kognitiver Leistungen sowie Veränderungen der Bewusstseinslage zusprechen. Sie kommen bei funktionellen psychischen Störungen nicht isoliert, nicht als vorherrschendes Merkmal und meist nur in geringer Ausprägung vor (Abb. **4.59**).

Die nachfolgende Abbildung veranschaulicht eindrücklich, wie sich die Bildwerke eines Künstlers im Rahmen einer progredienten Demenz veränderten (Abb. **4.58**).

4.58 Bilder eines dementen Patienten, der in gesunden Zeiten als Werbegraphiker gearbeitet hat

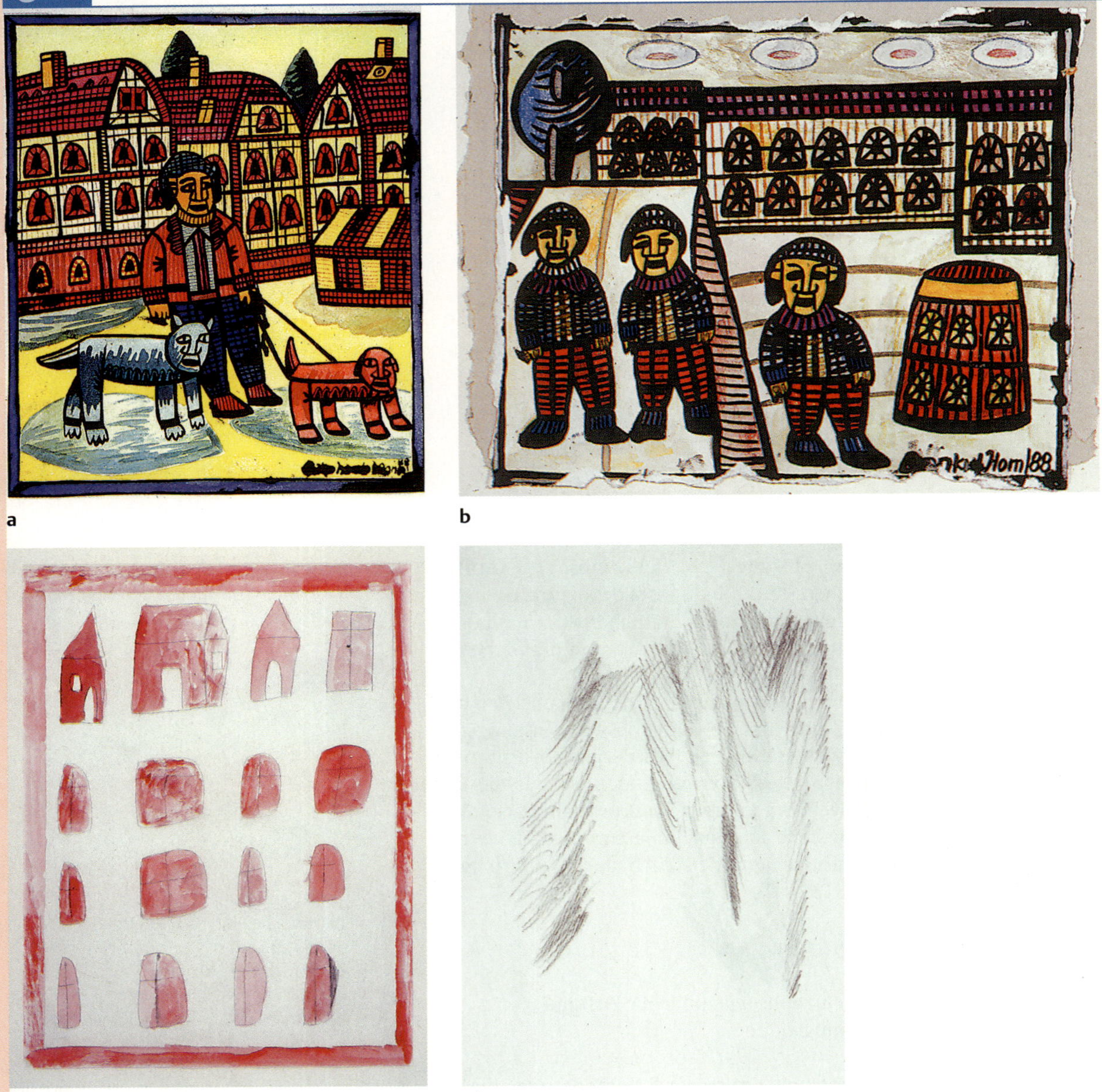

a Darstellung mit zunehmender Vereinfachung und Stereotypien in Form von sich wiederholenden Bildelementen (z. B. Fenster). Die Gesichter wirken eintönig, Tiere wirken wie geschnitzt.
b Die Monotonie nimmt deutlich zu. Es zeigen sich Züge einer Vereinfachung. Die Wolken wirken wie „Spiegeleier". Der Gesichtsausdruck der Personen ist gekennzeichnet durch einen Verlust an Individualität.
c Weitere Reduzierung und Monotonisierung der Bildelemente. Die Malerei gewinnt „kindliche Züge". Im Wesentlichen wird nur noch mit einer Farbe gemalt; die Figuren werden mit Bleistift vorgezeichnet.
d Der Patient ist völlig orientierungslos, er malt fast nur noch mit Bleistift. Das Bild zeigt ein für diese Zeit typisches Bleistiftgekritzel mit einem abstrakten Muster.
(mit freundlicher Genehmigung: Maurer, Alzheimer und Kunst, Novartis Verlag 2001)

4.59 Beziehung des hirnorganischen Psychosyndroms (HOPS) zu anderen psychiatrischen Hauptsyndromen

4.59

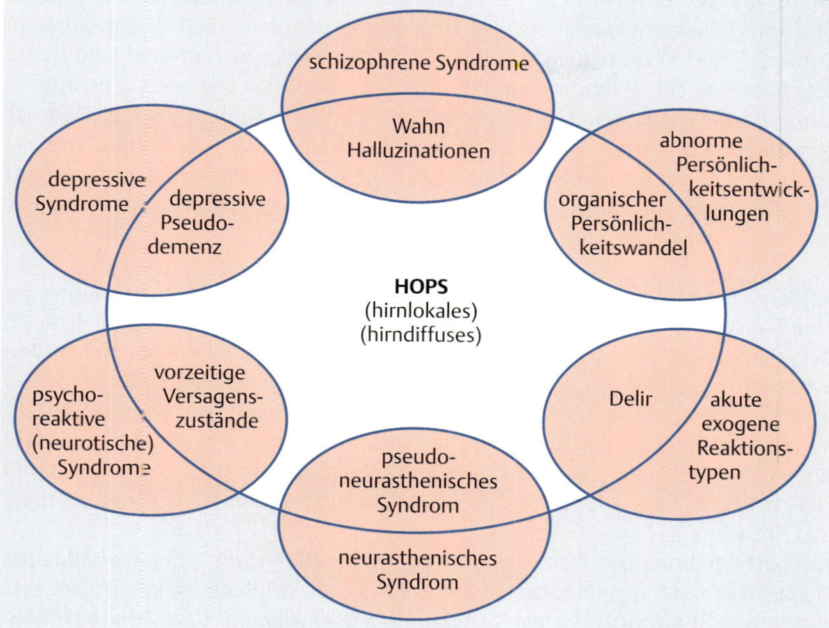

4.6.3 Akute organische Psychosyndrome

Allgemeines

4.6.3 Akute organische Psychosyndrome

Allgemeines

▶ **Synonyme und verwandte Begriffe.** Akute organische Störungen, akute exogene Psychosen, Delir

◀ Synonym

▶ **Definition:** Die akuten organischen Psychosyndrome beruhen auf akuten organischen Veränderungen des Gehirns. Das Vollbild ist charakterisiert durch plötzlichen Beginn und fluktuierende Störungen der kognitiven Fähigkeiten, der Psychomotorik und der Affektivität. Sie sind gewöhnlich reversibel, wenn die Ursache wegfällt oder erfolgreich behandelt wird.
Man unterscheidet akute organische Psychosyndrome

- mit Bewusstseinsveränderung (Delir)
- ohne Bewusstseinsveränderung (z. B. Halluzinosen, amnestische Zustände, affektive Durchgangssyndrome).

◀ Definition

Historisches: Die Psychopathologie akuter organischer Psychosen wurde insbesondere durch Bonhoeffer geprägt. Er erkannte bei allen psychischen Veränderungen, die durch akute körperliche Krankheiten hervorgerufen werden, eine geringe Zahl immer wiederkehrender, ätiologisch unspezifischer Symptome und Verlaufsmuster: Delir, Halluzinose, Erregungszustand, Dämmerzustand und Amentia. Diese fasste er unter dem Begriff **„akuter exogener Reaktionstyp"** zusammen (1917). Die damals schon bekannten leichteren Syndrome ohne Bewusstseinstrübung, die durch eine akute körperliche Erkrankung verursacht worden waren, stellte Wieck später in den Mittelpunkt seiner Lehre von den Durchgangssyndromen (1961).

Der traditionelle psychiatrische Sprachgebrauch bezeichnet als Delir einen akuten, schweren aber grundsätzlich rückbildungsfähigen Krankheitszustand, der durch Situationsverkennung, optische Sinnestäuschungen und Veränderung des Realitätsbezugs gekennzeichnet ist. In den heutigen Klassifikationssyste-

Historisches: Die Psychopathologie akuter organischer Psychosen wurde insbesondere durch Bonhoeffer geprägt. Er erkannte bei allen psychischen Veränderungen, die durch akute körperliche Krankheiten hervorgerufen werden, eine geringe Zahl immer wiederkehrender, ätiologisch unspezifischer Symptome und Verlaufsmuster.

Die diagnostische Kategorie des Delirs umfasst heute alle akuten organisch bedingten psychischen Syndrome, die mit einer Bewusstseinsveränderung einhergehen.

men hat sich der Begriff des Delirs in einer ähnlichen Weise erweitert wie der Begriff der Demenz (s. S. 185). Die diagnostische Kategorie des Delirs umfasst heute alle akuten organisch bedingten psychischen Syndrome, die mit einer Bewusstseinsveränderung einhergehen. Dazu gehören auch leichtergradige Dämmer- und Verwirrtheitszustände. Nicht dem Delir zuzuordnen sind akute psychoorganische Syndrome ohne Bewusstseinsveränderung wie Halluzinosen, amnestische Zustände oder die affektiven Durchgangssyndrome. Das Delir ist somit in den modernen Klassifikationssystemen im Rahmen der akuten organischen Psychosen der wichtigste Begriff und ist der zusammenfassende Begriff für alle akuten organisch bedingten psychischen Syndrome, die mit einer Bewusstseinsveränderung einhergehen.

Epidemiologie: Die **Prävalenz** akuter organischer psychischer Störungen zwischen dem 18. bis 64. Lebensjahr ist sehr gering und beträgt unter 1 ‰. Bei den über 64-Jährigen schwanken die Angaben zwischen 1 bis 16 %.

Epidemiologie: Die **Prävalenz akuter organischer psychischer Störungen** ist zwischen dem 18. bis 64. Lebensjahr sehr gering und beträgt unter 1 ‰. In der Altersgruppe von 65 Jahren und darüber schwanken die Prävalenzangaben zwischen 1 bis 16 % (je nach Art und Ausmaß der einbezogenen Störungen). Bei älteren Personen, die in ein Akutkrankenhaus aufgenommen werden, liegt in 10 bis 25 % der Fälle ein Delir vor. Die Inzidenz ist abhängig von den verschiedenen Krankenabteilungen und dem jeweiligen Krankengut. So findet sich ein Delir z. B. bei ca. 30 % der Patienten, die auf Intensivstationen behandelt werden.

Ätiopathogenese: Die Ätiologie ist multifaktoriell. Patienten mit **hirnorganischen Verletzungen, alkohol- oder drogenabhängige** Patienten sind besonders gefährdet. Auch **postoperativ** kann es zu einem akuten organischen Psychosyndrom kommen. Patienten, die sehr ängstlich vor medizinischen oder operativen Eingriffen sind, scheinen ein größeres Risiko für die Entwicklung eines akuten organischen Psychosyndroms zu haben.

Ätiopathogenese: Die Ätiologie ist **multifaktoriell**. Neben einer individuellen Disposition sind verschiedene exogene Faktoren von Bedeutung. So sind z. B. Patienten mit **hirnorganischen Verletzungen** oder **Alkohol- bzw. Drogenabhängigkeit** besonders gefährdet, ein akutes organisches Psychosyndrom zu entwickeln. Bei Patienten mit einer früheren Episode eines akuten organischen Psychosyndroms ist es wahrscheinlich, dass sie unter gleichen Bedingungen wieder eines entwickeln. Zu den Ursachen für das **„postoperative" akute organische Psychosyndrom** gehören u. a. Stress durch den Eingriff, postoperative Schmerzen, Schlaflosigkeit, Schmerzmittel oder sonstige Medikamente, Elektrolytschwankungen, Infektionen, Fieber und Flüssigkeitsverlust. Patienten, die sehr ängstlich vor medizinischen oder operativen Eingriffen sind, scheinen ein größeres Risiko aufzuweisen als weniger ängstliche Patienten.

Psychopharmaka (z. B. mit anticholinerger Wirkung) aber auch **nichtpsychoaktive Substanzen** können zu einem akuten organischen Psychosyndrom führen (Tab. **4.36**).

Patienten, die mit **Psychopharmaka** behandelt werden, haben das Risiko aufgrund einer Überdosierung ein Delir zu entwickeln (z. B. anticholinerges Delir durch trizyklische Antidepressiva). Vor allem ältere Menschen reagieren auf Medikamentennebenwirkungen besonders empfindlich. Auch bestimmte **nichtpsychoaktive Medikamente**, wie z. B. H_2-Blocker (z. B. Cimetidin) können ein akutes organisches Psychosyndrom verursachen (Tab. **4.36**).

4.36

4.36 Häufige Ursachen akuter organischer Psychosyndrome

Störung:	***Beispiele:***
Metabolische Störungen	Elektrolytstörungen, Hyperglykämie, Hypoglykämie, hepatische und urämische Enzephalopathie, Hyperthyreose
Zirkulationsstörungen	Hypoxie, Hirninfarkt, Vaskulitis, intrazerebrale Blutung
Infektionen	Harnwegsinfekt, Sepsis, Enzephalitis, Meningitis
Trauma	Schädel-Hirn-Trauma
Alkohol-, Drogen- und Medikamentenabusus	Intoxikation mit oder Entzug von Barbituraten, Benzodiazepinen u. a.
Medikamente	z. B. Anticholinergika (Antihistaminika, Belladonna-Alkaloide [Atropin], Neuroleptika, auch Clozapin, trizyklische Antidepressiva), Antiparkinson-Mittel (Biperiden, Amantadin, Bromocriptin, L-Dopa), Lithium, Aminophyllin, Cimetidin, Kortikosteroide, ACTH, Digitalis

Symptomatik und klinische Subtypen

Das akute organische Psychosyndrom setzt gewöhnlich **plötzlich** ein. Trotzdem gibt es häufig **prodromale Symptome,** z. B. Unruhe tagsüber, Angst, Furchtsamkeit, Überempfindlichkeit für Licht oder Geräusche, leichte Ablenkbarkeit. Gering ausgeprägte „Durchgangssyndrome" mit Verstimmungen subdepressiver, ängstlicher, gehobener, apathischer oder hysteriformer Färbung sind oft schwer als organische Psychosyndrome zu erkennen.

Entwickelt sich ein ausgeprägtes organisches Psychosyndrom, dann wird der Patient zunehmend desorientiert und verwirrt. In diesem Stadium ist die **zeitliche und örtliche Orientierung gestört**. Die zeitliche Desorientiertheit ist häufig das erste Symptom, das bei einem milden akuten organischen Psychosyndrom auftritt. Mit Ausnahme schwerster Fälle bleibt die Orientierung zur Person jedoch intakt, d. h. der Patient ist sich seiner Identität bewusst.

Bei stärker ausgeprägten akuten Psychosyndromen nimmt die Fähigkeit zu kohärentem Denken ab, die Denkabläufe sind verlangsamt, desorganisiert und weniger konkret. Urteilsfähigkeit und Problemlösungen werden schwierig oder unmöglich.

Wenn der Patient versucht, die grundlegenden kognitiven Defizite zu kompensieren, kann es zu fehlerhafter Identifikation von Personen kommen. **Wahrnehmungsstörungen** sind häufig, einschließlich Illusionen und Halluzinationen. Diese können alle Sinne betreffen, sind aber am häufigsten visueller Art. Sie werden oft von einer wahnhaften Ausgestaltung der realen Erfahrung begleitet, und weisen häufig emotionale und verhaltensmäßige Beziehungen zum Inhalt der Störung auf. Lebhafte (Alb-)Träume kommen häufig vor und vermischen sich mit den Halluzinationen.

Auch die **Psychomotorik** ist gewöhnlich gestört. Der Patient ist entweder hypoaktiv und lethargisch oder hyperaktiv bis zur Erschöpfung und kann unerwartet und abrupt von einem verhältnismäßig ruhigen Zustand in einen agitierten Zustand wechseln und umgekehrt.

Die am häufigsten auftretenden Gefühle im Rahmen ausgeprägter Psychosyndrome sind **Furcht** und **Angst.** Wenn die Furcht sehr intensiv ist oder das Ergebnis von erschreckenden Illusionen und Halluzinationen, versucht der Patient eventuell durch Flucht möglichen Schaden von sich selbst oder anderen abzuwenden und ist dann in Gefahr, Schaden zu erleiden.

Autonome Dysregulationen kommen ebenfalls vor: Blässe, Erröten, Schwitzen, kardiale Unregelmäßigkeiten, Übelkeit, Erbrechen und Hyperthermie werden bei deliranten Patienten beobachtet.

Meistens bestehen schwere **Störungen des Schlaf-Wach-Rhythmus.**

Tägliche bzw. stündliche **Fluktuationen der Symptomatik** sind ein typisches Zeichen des akuten organischen Psychosyndroms. Während der Nacht und in den frühen Morgenstunden ist die Symptomatik oft am ausgeprägtesten. Einige Patienten sind nur nachts verwirrt und klaren über Tag wieder auf. Sogenannte klare Intervalle, während derer die Patienten aufmerksamer, rationaler und in besserem Kontakt zu ihrer Umgebung stehen, können jederzeit auftreten und dauern Minuten bis Stunden. Insgesamt kann sich das klinische Bild aber sowohl im Schweregrad als auch in der Ausprägung der im Vordergrund stehenden Symptomatik wandeln.

Die **Erinnerung** an das Geschehene ist charakteristischerweise **bruchstückhaft;** der Patient berichtet darüber, wie über einen schlechten (Alb-) Traum, der nur vage erinnert wird.

> ▶ **Merke:** Die akuten organischen Psychosyndrome werden unterteilt in solche mit Bewusstseinsstörung (Delir) und solche ohne Bewusstseinsstörung.

Akute organische Psychosyndrome mit Bewusstseinsstörung (Delir)

Alle organischen Psychosyndrome, die mit dem Leitsymptom einer **Bewusstseinstrübung** einhergehen und bei akuten körperlichen Krankheiten auftreten werden als **Delir** bezeichnet. Im traditionellen psychiatrischen Sprachgebrauch

Symptomatik und klinische Subtypen

Das akute organische Psychosyndrom setzt gewöhnlich **plötzlich** ein. Häufig gibt es **prodromale Symptome** (z. B. Angst, Unruhe).

Zeitliche und örtliche Orientierung sind in der Frühphase zunehmend **gestört.**

Im Verlauf kommt es u. a. zu inkohärentem und verlangsamten Denken und Desorganisiertheit.

Wahrnehmungsstörungen, einschließlich Illusionen und Halluzinationen (meist visueller Art) sind häufig.

Auch die **Psychomotorik** ist gewöhnlich gestört (z. B. lethargisch oder hyperaktiv).

Die am häufigsten auftretenden Gefühle im Rahmen ausgeprägter Psychosyndrome sind **Furcht** und **Angst.**

Häufig kommt es auch zu **autonomen Dysregulationen** (z. B. Schwitzen, Erbrechen). Auch der **Schlaf-Wach-Rhythmus** ist meist gestört.

Die **Fluktuation der Symptomatik** ist ein typisches Zeichen des akuten organischen Psychosyndroms.

Für den Zeitraum des akuten organischen Psychosyndroms besteht **partielle Amnesie.**

◀ **Merke**

Akute organische Psychosyndrome mit Bewusstseinsstörung (Delir)

Alle organischen Psychosyndrome, die mit einer **Bewusstseinstrübung** einhergehen werden als **Delir** bezeichnet. Im Rahmen der neuen Klassifikationssysteme hat sich die Bedeutung des Delir-Begriffs ausgeweitet.

wird die Bezeichnung oft nur für solche Erscheinungsbilder angewandt, die durch Situationsverkennung, optische Sinnestäuschungen und Veränderungen des Realitätsbezugs gekennzeichnet sind. In den neuen Klassifikationssystemen hat sich aber die Bedeutung des Delir-Begriffs ausgeweitet, und es werden hierunter auch andere Zustände verminderter oder eingeengter Vigilanz (z. B. Verwirrtheits- oder Dämmerzustände) verstanden.

Insgesamt umfasst das Delir alle diejenigen psychoorganischen Prädilektionstypen, die bei akuten körperlichen Erkrankungen auftreten und durch das Leitsymptom Bewusstseinstrübung gekennzeichnet sind. Nicht eingeschlossen sind Zustände, die mit einer Steigerung der Vigilanz oder mit Beeinträchtigungen der Ordnungsfunktion des Bewusstseins verbunden sind und vor allem im Zusammenhang mit bestimmten Intoxikationen auftreten. Der Delirbegriff erstreckt sich auch nicht auf solche Begleit- oder Folgeerscheinungen akuter organischer Psychosen, die nicht mit einer Bewusstseinsveränderung einhergehen.

Die **Bewusstseinsstörung** kann mehr in einer **quantitativen Herabsetzung der Bewusstseinshelligkeit** (Somnolenz, Sopor, Koma) oder in einer mehr **qualitativen Veränderung des Erlebens** zum Ausdruck kommen.

Die **Bewusstseinsstörung** kann mehr in einer **quantitativen Herabsetzung der Bewusstseinshelligkeit** (Somnolenz, Sopor, Koma) oder in einer mehr **qualitativen Veränderung des Erlebens** zum Ausdruck kommen. Die Fähigkeit, die Aufmerksamkeit einem bestimmten Wahrnehmungsgegenstand zuzuwenden, sie längere Zeit darauf zu zentrieren oder von einem Gegenstand wieder abzulenken ist vermindert. Neben dieser Bewusstseinstrübung kann auch eine Steigerung des Bewusstseinsfeldes mit ungewöhnliche Wachheit und abnormer Helligkeit vorkommen.

Weiterhin kommen **Wahrnehmungsstörungen mit Illusionen und Halluzinationen** (meist auf optischem Gebiet), **Behinderungen des abstrakten Denkens** mit Verwirrtheit des Gedankengangs, **Veränderungen der Psychomotorik** und des **Schlaf-Wach-Rhythmus** sowie **emotionale Störungen** (z. B. Angst, Reizbarkeit) vor.
Nachträglich können alle Formen ausgeprägter akuter Psychosyndrome an der charakteristischen **partiellen** oder **totalen Amnesie** erkannt werden.

Typisch sind zudem kognitive Beeinträchtigungen in Form von **Wahrnehmungsstörungen mit Illusionen und Halluzinationen**, meist auf optischem Gebiet und z. T. mit szenischem Charakter, **Behinderungen des abstrakten Denkens** mit **Verwirrtheit des Gedankengangs** (inkohärent-widerspruchsvolle Gedankengänge), Störungen der Situationsauffassung, des Kurzzeitgedächtnisses und der Orientierung, sowie wahnhaftes Erleben, oft im Sinne einer wahnhaften Verarbeitung konkreter Umweltereignisse. Die Wahrnehmungsstörungen, oft im Sinne der Wahrnehmung kleiner bewegter Objekte, können mit entsprechenden Aktivitäten einhergehen, z. B. „Flockenlesen“, „Nesteln“, „Fadenziehen“.

Drittens bestehen **Veränderungen der Psychomotorik**, die sich in einem Mangel oder Überschuss an Aktivität, verlängerten Reaktionszeiten, vermehrtem oder vermindertem Rededrang und Neigung zu Schreckreaktionen äußern. Als vierte Merkmalsgruppe lässt sich beim Delir-Syndrom eine **Veränderung des Schlaf-Wach-Rhythmus** nachweisen; dazu gehören Schlaflosigkeit, Benommenheit während des Tages, Verschlimmerung der Symptome in den Abend- und Nachtstunden sowie Albträume, die sich nach dem Erwachen als Illusionen oder Sinnestäuschungen fortsetzen können. Zu den genannten Hauptmerkmalen können noch **emotionale Störungen** in Form von Angst, Ratlosigkeit, Depression, Reizbarkeit, Euphorie oder Apathie hinzutreten. Nachträglich können alle Formen ausgeprägter akuter Psychosyndrome an der charakteristischen **partiellen** oder **totalen Amnesie** erkannt werden.

Traditionelle Subsyndrome:
- **Bewusstseinsminderung** verschiedenen Grades von Somnolenz bis Koma
- **Verwirrtheitszustand** (amentielles Syndrom): Delir ohne Halluzination und Wahn.
- **Delir** im engeren Sinn: Verwirrtheit, allgemeine Unruhe, vegetative Symptome und Halluzinationen stehen im Vordergrund.

Traditionell lassen sich vier **Subsyndrome** des schweren akuten organischen Psychosyndroms herausheben, die fließend ineinander übergehen:
- **Bewusstseinsminderung** verschiedenen Grades von Somnolenz bis Koma (z. B. bei Contusio cerebri, Hirntumor, Vergiftungen).
- **Verwirrtheitszustand** (amentielles Syndrom), d. h. Delir ohne Halluzination und Wahn, häufig mit einem Erregungszustand mit starkem Bewegungsdrang und motorischer Unruhe verbunden (z. B. bei zerebrovaskulären Erkrankungen).
- **Delir** im engeren, traditionellen Sinne des Wortes: neben Verwirrtheit und Erregung stehen vor allem Halluzinationen (größtenteils optischer Art und beinhalten zumeist Bewegungen kleiner Figuren und auch szenische Abläufe) sowie allgemeine Unruhe und vegetative Symptome wie Pulsbeschleunigung, Schwitzen und Tremor im Vordergrund (z. B. bei Alkoholentzug, Vergiftungen, im Rahmen entzündlicher Erkrankungen).

4.60 **Mögliche Symptome des pseudoneurasthenischen Syndroms**

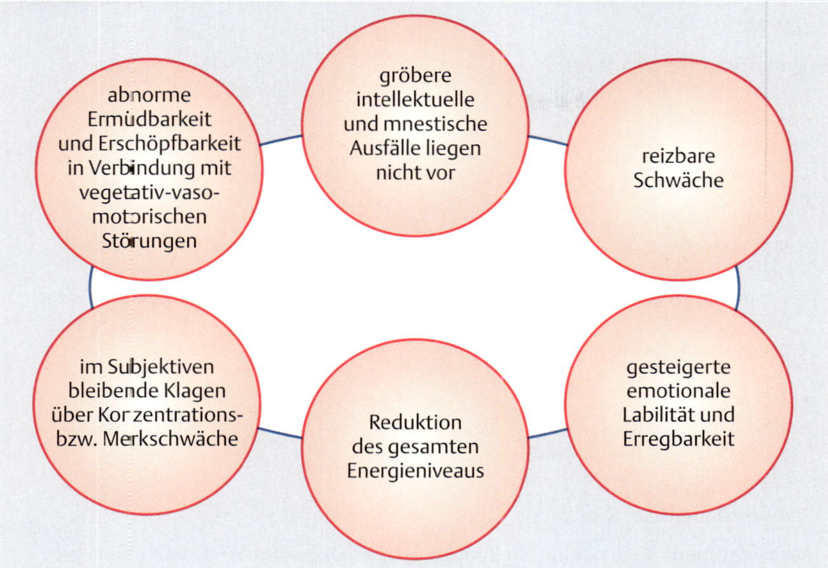

4.60

- Im **Dämmerzustand** kommt es zu einer Änderung des Bewusstseinszustandes, der Patient ist nicht schläfrig oder benommen, es fehlt ihm aber die volle Bewusstseinsklarheit. Trotzdem besteht Handlungsfähigkeit, der Patient findet sich in einem fast traumwandlerischen Zustand einigermaßen zurecht, überblickt aber die Situation nicht und verkennt zumindest teilweise Ort, Zeit und Personen seiner Umgebung. Es kann zu unbesonnenen Handlungen kommen, die keinen Zusammenhang zu den übrigen Denkvorgängen und Motivationen erkennen lassen. Da sich der Patient nach außen klar und besonnen benimmt, werden Dämmerzustände häufig nicht erkannt.

Akute organische Psychosyndrome ohne Bewusstseinsstörung

In der zweiten Hauptgruppe der akuten organischen Psychosyndrome fehlt die Bewusstseinsstörung. Die Unterteilung erfolgt nach der vorrangigen Symptomatik:

- Die **organische Halluzinose** ist charakterisiert durch das Vorherrschen optischer, akustischer oder taktiler Halluzinationen, zum Teil verbunden mit Wahnerleben (s. S. 227).
- Das **akute amnestische Syndrom** (akutes Korsakow-Syndrom) ist gekennzeichnet durch extreme Gedächtnisstörungen, die die Patienten teilweise durch Konfabulieren zu überspielen versuchen (s. S. 224).
- Weitere Formen sind **affektive** (depressive oder maniforme), **aspontane, paranoide** und **pseudoneurasthenische Psychosyndrome** (neurasthenisches Syndrom bei nachgewiesener oder vermuteter organischer Ursache, Abb. **4.60**).

Im Verlauf einer Hirnerkrankung können diese Syndrome allmählich an Schwere zunehmen und fließend in ein akutes organisches Psychosyndrom mit Bewusstseinsstörung übergehen und umgekehrt.

Diagnostik und Differenzialdiagnose

Diagnostik: Ein akutes organisches Psychosyndrom wird gewöhnlich am Krankenbett oder in der Ambulanz diagnostiziert und ist durch das plötzliche Auftreten der typischen Symptome charakterisiert (Tab. **4.37**). Eine ausführliche klinische Diagnostik, besonders eine sorgfältige neurologische Untersuchung, sowie apparative Verfahren (Bildgebungsverfahren) und Labortests (Tab. **4.38**) sind erforderlich. Bei Personen mit einem akuten organischen Psychosyndrom tritt außerdem meist eine diffuse Verlangsamung der Hintergrundaktivität im EEG auf.

- **Dämmerzustand:** Änderung des Bewusstseinszustandes, der Patient ist nicht schläfrig oder benommen, es fehlt ihm aber die volle Bewusstseinsklarheit. Trotzdem besteht Handlungsfähigkeit. Da sich der Patient nach außen besonnen benimmt, werden Dämmerzustände häufig nicht erkannt.

Akute organische Psychosyndrome ohne Bewusstseinsstörung

Die Unterteilung erfolgt nach der vorrangigen Symptomatik:

- **organische Halluzinose** (s. S. 227)
- **akutes amnestisches Syndrom** (s. S. 224)
- **affektive, aspontane, paranoide und pseudoneurasthenische Psychosyndrome** (Abb. **4.60**).

Im Verlauf einer Hirnerkrankung können diese Syndrome allmählich an Schwere zunehmen.

Diagnostik und Differenzialdiagnose

Diagnostik: Die Diagnose wird gewöhnlich durch das Vorhandensein der typischen Symptome gestellt (Tab. **4.37**). Eine ausführliche klinische Diagnostik, einschließlich apparativer Verfahren und Labortests (Tab. **4.38**) ist in jedem Fall erforderlich.

4.37

Tab. 4.37 Diagnostische Kriterien des Delirs nach ICD-10 und DSM-IV

ICD-10	*DSM-IV*
Symptomatik:	
▪ Störung des Bewusstseins und der Aufmerksamkeit	▪ Bewusstseinstrübung
▪ Störung der Kognition, Wahrnehmungsstörung	▪ Denkstörungen, Wahrnehmungsstörungen
▪ Beeinträchtigung des abstrakten Denkens und der Auffassung	
▪ Beeinträchtigung des Kurzzeitgedächtnisses	▪ Gedächtnisstörungen
▪ Desorientiertheit zu Ort, Zeit und Person	▪ Desorientiertheit zu Zeit, Ort oder Person
▪ psychomotorische Störungen	▪ Änderung der psychomotorischen Aktivität
▪ Störungen des Schlaf-Wach-Rhythmus	▪ Störung des Schlaf-Wach-Rhythmus
▪ affektive Störungen (Depression, Angst, Reizbarkeit, Euphorie, Apathie, Ratlosigkeit)	
Mindestdauer: Gesamtdauer < 6 Monate	< 6 Monate
Verlaufstypen: Beginn akut, im Tagesverlauf wechselnd	Die klinischen Merkmale entwickeln sich innerhalb von Stunden oder Tagen

Wichtigste Unterschiede: Im DSM-IV sind Bewusstseinstrübung, Wahrnehmungsstörung, Störung des Schlaf-Wach-Rhythmus, Änderung der psychomotorischen Aktivität, Desorientiertheit und Gedächtnisstörungen nur fakultative Störungen, d. h. es muss nur eine dieser Störungen vorhanden sein. In der ICD-10 müssen hingegen leichte oder schwere Symptome in jedem Bereich vorliegen.

4.38

Tab. 4.38 Hinweise zur Labordiagnostik bei akuten organischen Störungen

Routine- (und Zusatz-) untersuchungen	*z. B. Ausschluss von:*
▪ Blutbild, (MCV, MCHC), Differenzialblutbild, Hämatokrit, (Bilirubin, LDH, Eisen)	– Polyglobulie
▪ BSG (Elektrophorese, Immunelektrophorese)	– Vaskulitis
▪ Leberwerte	– hepatische Enzephalopathie
▪ Elektrolyte	– chronische Elektrolytstörung
▪ Blutfette (Lipidelektrophorese)	– Hyperlipidämie
▪ Harnsäure	– Hyperurikämie
▪ Kreatinin	– Niereninsuffizienz
▪ Blutzucker (Blutzuckertagesprofil, Glukosebelastungstest, Hb_{A1c})	– Diabetes mellitus
▪ TSH, FT3, FT4	– Hypothyreose, Hyperthyreose
▪ Vitamin B_{12}, Folsäure (Schilling-Test)	– Vitamin-Mangelzustände
▪ Kortisol	– NNR-Insuffizienz
▪ TPHA-Test	– Lues
▪ HIV-Test	– HIV-Infektion
▪ Borrelien-Titer	– Borreliose
▪ Drogenscreening	– Drogenabusus

Differenzialdiagnose: Sowohl Delir als auch Demenz zeigen kognitive Störungen, die Veränderungen sind bei der Demenz aber konstanter, zunehmend und fluktuieren nicht. Der demente Patient hat normalerweise keine Bewusstseinsstörung (Tab. **4.39**). Die **Demenz** hat gewöhnlich einen schleichenden Beginn, die Dauer beträgt mehr als 6 Monate.

Differenzialdiagnose: Es ist wichtig, ein akutes organisches Psychosyndrom von anderen hirnorganischen Syndromen abzugrenzen. Sowohl Delir als auch Demenz zeigen kognitive Störungen, die Veränderungen sind bei der Demenz aber konstanter, zunehmend und fluktuieren nicht. Die **Demenz** hat gewöhnlich einen schleichenden Beginn und dauert länger als sechs Monate. Der demente Patient hat normalerweise keine Bewusstseinsstörung (Tab. **4.39**). Gelegentlich kann z. B. ein Delir auch bei einem dementen Patienten vorkommen, ein Zustand, der als „umwölkte" Demenz bezeichnet wird. Wenn typische Symptome eines Delirs vorliegen, kann keine Demenz diagnostiziert werden, weil die Symptome dieser beiden Erkrankungen interferieren. Beide Diagnosen kön-

4.39 Hinweise zur Unterscheidung zwischen Delir und Demenz

Merkmal	*Delir*	*Demenz*
Bewusstseinstrübung	ja	nein
Beginn	plötzlich, Zeitpunkt bekannt	allmählich, Zeitpunkt meist nicht bekannt
Verlauf	akut, Tage bis Wochen, selten länger als ein Monat	chronisch, länger als 6 Monate, typischerweise über Jahre fortschreitend
Orientierungsstörungen	früh im Verlauf	spät im Verlauf
Befundschwankungen	ausgeprägt	gering
psychomotorische Veränderungen	ausgeprägte Hyperaktivität oder Hypoaktivität	spät im Verlauf, falls keine Depression
körperliche Befunde	ausgeprägt	gering

4.39

nen nur gestellt werden, wenn es sichere Hinweise auf eine vorbestehende Demenz gibt bzw. eine Demenz anamnestisch ausgeschlossen werden kann.

▶ **Merke:** Bleibt die Differenzialdiagnose zunächst unklar, so ist die Arbeitsdiagnose eines Delirs zu stellen und ein intensiver Therapieversuch zu unternehmen.

◀ **Merke**

Patienten mit einer vorgetäuschten Erkrankung **(Ganser-Syndrom)** versuchen, die Symptome eines organischen Psychosyndroms nachzuahmen. Es handelt sich gewöhnlich um eine dicht unter der Bewusstseinsschwelle ablaufende Wunsch- oder Zweckreaktion (s. S. 251).
Die **Schizophrenie** ist durch konstantere und besser organisierte Halluzinationen und Wahnvorstellungen gekennzeichnet. Schizophrene Patienten zeigen zudem normalerweise keinen Wechsel der Bewusstseinslage, die Orientierung ist intakt (s. S. 134 ff.). Kurze **reaktive Psychosen** und **schizophreniforme Erkrankungen** (s. S. 163 ff.) zeigen zwar eine Desorganisation der Sprache und den Verlust von Assoziationen, die globale kognitive Verschlechterung des akuten organischen Psychosyndroms fehlt jedoch.

Ganser-Syndrom: Pseudodementes Syndrom, gekennzeichnet durch Vorbeihandeln, Nichtwissenwollen (s. S. 251).

Bei der **Schizophrenie** sind die Patienten orientiert, zeigen typische Denkstörungen und die intellektuellen Fähigkeiten sind meist weniger beeinträchtigt (s. S. 134 ff.).

Therapie

Grundregel der Behandlung des akuten organischen Psychosyndroms ist das Erkennen der Ursache und die Einleitung einer angemessenen medizinischen oder chirurgischen Therapie.
Neben der kausalen Therapie sind allgemeine und symptomatische Maßnahmen nötig, die den Stress vermindern und Komplikationen wie Unfälle und Verletzungen verhindern sollen. Wichtig sind eine geeignete Ernährung und ein ausgeglichener Elektrolyt- und Flüssigkeitshaushalt. Die Behandlung ist teilweise auch von den Umständen abhängig, unter denen das akute organische Psychosyndrom auftritt, vom Alter der erkrankten Person und vom medizinischen und neurologischen Gesamtzustand.

Therapie

Erkennen der Ursache und Einleitung der entsprechenden Therapie.

Neben der kausalen Therapie sind allgemeine und symptomatische Maßnahmen nötig (z. B. geeignete Ernährung, ausgeglichener Elektrolyt- und Flüssigkeitshaushalt).

▶ **Merke:** Es sollte in jedem Fall für optimale sensorische, soziale und pflegerische Umgebungsbedingungen gesorgt werden.

◀ **Merke**

Wenn die sensorische Isolation eine Rolle beim akuten organischen Psychosyndrom spielt, profitiert der Patient von einem abgeschwächten Licht bei Nacht sowie häufigen Besuchen durch Personal und Familienmitglieder. Anstehende Untersuchungen müssen dem Patienten erklärt werden. Um ihm zu helfen,

Um dem Patienten zu helfen, die Orientierung aufrechtzuerhalten, kann es z. B. sinnvoll sein einen Fernseher aufzustellen oder den Patienten mit seinem Namen anzusprechen.

die Orientierung aufrechtzuerhalten, kann es z. B. sinnvoll sein einen Fernseher aufzustellen oder den Patienten mit seinem Namen anzusprechen. In der Regel ist eine stationäre Behandlung erforderlich.

Pharmakotherapie: Zur symptomatischen Behandlung von Unruhe und psychotischen Symptomen eignen sich stark antipsychotisch, aber möglichst wenig anticholinerg wirkende Neuroleptika (z. B. **Haloperidol).** Schlaflosigkeit und Unruhe können am besten mit **Clomethiazol** behandelt werden. Alternativen sind, besonders bei älteren Patienten, **mittelpotente Neuroleptika** wie Melperon oder Pipamperon.

Pharmakotherapie: Zur symptomatischen Behandlung von Unruhe und psychotischen Symptomen eignen sich stark antipsychotische, aber möglichst wenig anticholinerg wirkende Neuroleptika (z. B. **Haloperidol, Risperidon**). Abhängig vom Alter des Patienten, Gewicht und physikalischer Konstitution variiert die Anfangsdosis zwischen 2 und 10 mg Haloperidol intramuskulär. Sobald der Patient sich beruhigt, sollte man die Therapie oral mit Tropfen oder Tabletten fortführen. Zwei tägliche Dosen sollten genügen, wobei zwei Drittel zur Nacht gegeben werden. Die effektive tägliche Gesamtdosis von Haloperidol kann individuell zwischen 10 und 30 mg variieren. Schlaflosigkeit und Unruhe können am besten mit **Clomethiazol** in Dosierungen von 1–3 g/die behandelt werden. Dabei ist auf das Risiko einer Atemdepression und auf die Verschleimung der Bronchien zu achten. Alternativen sind besonders bei älteren Patienten **mittelpotente Neuroleptika** wie Melperon oder Pipamperon. Clomethiazol ist zumindest in Deutschland das Mittel der Wahl zur Behandlung des Delirs im Rahmen des chronischen Alkoholismus (s. S. 330, 500).

Bei akuten organischen Psychosyndromen ohne Bewusstseinsstörung wird eine syndromorientierte Therapie durchgeführt (z. B. Neuroleptika, Antidepressiva).

Bei akuten organischen Psychosyndromen ohne Bewusstseinsstörung wird eine syndromorientierte Psychopharmakotherapie mit z. B. Neuroleptika, Antidepressiva oder Benzodiazepinen durchgeführt.

Verlauf

Das akute organische Psychosyndrom ist **reversibel,** wenn die Ursache behandelt wird. Unbehandelt kann es spontan abklingen oder in ein chronisches hirnorganisches Syndrom übergehen.

Verlauf

Je nach Ursache und deren Persistenz ist die Dauer des Delirs unterschiedlich. Akute organische Pschosyndrome sind **reversibel**, wenn die zugrunde liegende Ursache erkannt und rechtzeitig behandelt wird. Ein unbehandeltes organisches Psychosyndrom kann spontan abklingen, in ein chronisches hirnorganisches Syndrom übergehen oder bis zu einem demenziellen Zustand fortschreiten.

▶ Klinischer Fall. Selbstbericht einer Patientin mit Alkoholhalluzinose bzw. Alkoholdelir

Im Jahr 1983, 4 Jahre nach Beginn meines Alkoholabusus, stellte ich eines Tages den Alkoholkonsum abrupt ein. Vegetative Missempfindungen, wie ich sie später kennen lernen sollte, traten damals nicht auf. Am 4. abstinenten Tag schlich sich geradezu eine stereotype Musik in mein Gehirn ein, die sich ständig wiederholte und die ich nicht abstellen konnte. Ich bewohnte die Parterrewohnung meines Elternhauses in [...]. Plötzlich hörte ich die Stimmen meiner Eltern quasi durch die Decke aus der über mir befindlichen elterlichen Wohnung. Die Stimmen wurden immer deutlicher und ich vernahm dialogartige Gespräche, deren Inhalt mich zutiefst entsetzte: Ich sollte von der eigenen Familie getötet werden. Es kamen dann noch die Stimmen meiner drei Geschwister hinzu. Man einigte sich schließlich, dass ich durch Stromschlag sterben sollte und auf die Stelle auf dem Friedhof, wo ich beerdigt werden sollte, ich sah das Grab vor meinem geistigen Auge. Sofort zog ich alle Stecker aus den Steckdosen und schloss mich in der Wohnung ein. Ich zog in Erwägung, bei einem Rechtsanwalt einen Brief zu hinterlegen, zu öffnen nach meinem Ableben; dazu kam es jedoch nicht. Es kam nun auch eine optische Wahrnehmung hinzu: Auf dem einfarbigen, gemusterten Badewannenvorleger las ich plötzlich, im Muster verteilt, Vornamen, zu denen ich keinen Bezug hatte, mit einem Kreuz dahinter, der letzte Vorname war der meine, dahinter fehlte noch das Kreuz. Spät am Abend verließ ich mit dem Badevorleger die Wohnung, um im Eiltempo die Mordkommission aufzusuchen und meine Lebensgefahr zu schildern; irgendetwas hinderte mich daran, den Vorleger mit den Namen als „Beweismittel" vorzulegen. Die Beamten schienen mich nicht ernst zu nehmen, so lief ich wieder nach Hause. Dort angekommen, sorgte ich wieder nach Kräften für meine Sicherheit und beschäftigte mich noch eine Weile bei Kerzenschein wegen des drohenden Stromschlages. Da sah ich plötzlich, dass das hohe Bücherregal schwankte. Ich stemmte mich mit aller Kraft dagegen, bis mich die Kräfte verließen und ich rückwärts um- und auf den Hinterkopf fiel in dem Gedanken, dass ich nun von dem Regal erschlagen würde. Vermutlich hatte ich kurz das Bewusstsein verloren. Dann nahm ich meine hellhörigen Eltern wahr, die mir ins Bett halfen. Meine Mutter äußerte, ich würde fantasieren. In jener Nacht erlebte ich noch, dass mein Bett senkrecht stand und ich mich mit großer Anstrengung festhielt, um nicht aus der Rückenlage nach vorne herauszustürzen.

Anderntags kamen mir die Ereignisse des Vortages weiterhin unbegreiflich und ungeheuerlich vor, zumal der furchtbare Spuk vorbei war. Während der ganzen Zeit hatte ich mich körperlich nicht schlecht gefühlt. Leider erfuhr ich während eines Klinikaufenthaltes nicht, woran ich erkrankt gewesen war. Die Aufklärung suchte ich im Anschluss in fachspezifischer Literatur.

Im Jahr 1996 erlebte ich einen Krampfanfall, der sich unangenehm und beängstigend ankündigte: Ich hatte, bevor ich das Bewusstsein verlor, noch das Gefühl, als würden mir die Beine weg- und der Kopf in den Nacken gezogen.

Entzugsdelir 1998

Gegen Ende des Jahres 1998 entschloss ich mich nach einer kurzen, aber exzessiven alkoholischen Phase wieder einmal zur Abstinenz. Nach einigen Stunden bekam ich in einem Kaufhaus das Gefühl, als würde ich jeden Augenblick umfallen. Ich hielt mich irgendwo fest und bat um Hilfe. Im nahen Kreiskrankenhaus wurde ich zur kurzfristigen Beobachtung stationär aufgenommen. Ich teilte sogleich mit, dass ich mich im Zustand des Alkoholentzugs befände.

Ich konnte genau beobachten, wie sich das Delir anbahnte und meldete das sofort und bekam 1 Kapsel Distraneurin. Zunächst bewegten sich nur bei Dunkelheit feststehende Gegenstände, am Tag fühlte ich mich eigentlich ziemlich „normal". Die inzwischen allzu bekannte Entzugssymptomatik wie Frieren, Schwitzen, stärkere

Unruhe und Tremor blieben aus. Die folgende Nacht war sehr schlimm, erst hüpften Affen um das an der Zimmerdecke befestigte Fernsehgerät, beim Blick aus dem Fenster sah ich in den hohen alten Bäumen des Parks merkwürdige Gesichter zwischen den Ästen, die zu hässlichen Fratzen wurden. Ich ging im Krankenhausflur dann auf und ab, da schien mir, als käme ein Nikolaus (es war Adventszeit) durch die verschlossene Glastür, wenn ich auf ihn zuging, bewegte er sich in gleichem Tempo rückwärts, ich bekam hin und wieder eine Kapsel Distraneurin, obwohl ich meine Allergie auf dieses Medikament angegeben hatte, im Übrigen sollte ich „die Suppe, die ich mir eingebrockt hatte, wieder auslöffeln". Kaum, dass ich wieder im Bett lag, gingen sonst zahme Tiere wie wilde Furien auf mich los. Sie gaben bedrohlich zischende Laute von sich. Ich verschwand unter der Bettdecke. Die Tiere zogen sich in den Hintergrund zurück, dann aber passierte noch etwas Schreckliches: Das Kruzifix an der Wand hing plötzlich quer und Rauch quoll drum herum. Jetzt glaubte ich, der Satan hatte mich in den Fängen. Ich läutete Sturm beim Pflegepersonal, nun bekam ich 2 Kapseln Distraneurin und konnte ein Weilchen schlafen. Anderntags erklärte ich mich bereit, noch einen Tag zu bleiben, weil ein Schädel-CT vorgesehen war. An diesem Tag sah ich Wasser in Strömen an den Zimmerwänden herunterlaufen und eine wachsende Überschwemmung auf dem Fußboden. Ich sagte, dass ich wüsste, dass das nicht Wirklichkeit sei, ich das im Entzug aber so sähe. „Ganz recht", meinte eine Schwester, „das sind Halluzinationen". Distraneurin bekam ich jetzt nicht mehr, man hatte inzwischen meine Allergie registriert, ersatzweise aber kein anderes Medikament gegeben.

Abends tanzten kleine grüne Männchen auf der oberen Türkante. Da beschloss ich, telefonisch Hilfe von außen anzufordern. Dazu kam es jedoch nicht, ein Arzt wurde gerufen, der ein Medikament anordnete, dessen Namen ich nicht weiß. Daraufhin schlief ich gut. Anderntags konnte ich völlig beschwerdefrei entlassen werden.

4.6.4 Demenzielle chronische organische Psychosyndrome/Demenzen

Allgemeines

4.6.4 Demenzielle chronische organische Psychosyndrome/Demenzen

Allgemeines

▶ **Synonym:** Hirnorganische Psychosyndrome (HOPS), demenzielle Syndrome

◀ **Synonym**

▶ **Definition:** Chronische organische Psychosyndrome sind die Folge einer chronischen Veränderung des Gehirns. Das Demenz-Syndrom ist durch das Fehlen einer Bewusstseinstrübung gekennzeichnet, charakteristisch ist eine objektiv nachweisbare erworbene Beeinträchtigung des Gedächtnisses (v.a. Lernfähigkeit für neue Informationen, Reproduktion von Erinnerungen) sowie ein zunehmender Verlust früherer intellektueller Fähigkeiten (v.a. abstraktes Denken, Urteilsvermögen, Konzentrationsfähigkeit). Eine weitere Gruppe von Symptomen betrifft Veränderungen der Persönlichkeit (Motivation, Psychomotorik, emotionale Kontrolle, Sozialverhalten).

◀ **Definition**

Der aus dem psychopathologischen Querschnittsbild abgeleitete Demenzbegriff ist sehr weit und umfassend. Er engt sich in verschiedene Richtungen ein, wenn zu seiner Charakterisierung zusätzlich klinische Merkmale wie Schweregrad, Verlauf, Krankheitsdauer oder Lokalisation der zugrunde liegenden Schädigung herangezogen werden.

Der aus dem psychopathologischen Querschnittsbild abgeleitete Demenzbegriff ist sehr weit und umfassend.

Hat das Psychosyndrom ein solches Ausmaß, dass Einschränkungen in der Alltagsbewältigung vorliegen, dann wird in den modernen Klassifikationssystemen (ICD-10, DSM-IV) von Demenz gesprochen. Daneben gibt es, wie bei den akuten organischen Störungen, eine Reihe von Psychosyndromen bei denen jeweils unterschiedliche Syndrome affektiver und sonstiger Art im Vordergrund stehen (s. S. 224).

Hat das Psychosyndrom ein solches Ausmaß, dass Einschränkungen in der Alltagsbewältigung vorliegen, dann wird in den modernen Klassifikationssystemen von Demenz gesprochen.

Historisches: Eugen Bleuler erkannte 1916 das ätiologisch unspezifische hirnorganische Psychosyndrom mit den Merkmalen kognitive Störung, emotionale Veränderung und Persönlichkeitswandel als psychopathologische Folge chronischer zerebraler Krankheiten. Sein Sohn Manfred Bleuler grenzte 1951 davon die psychischen Folgeerscheinungen umschriebener chronischer Hirnschädigungen als „hirnlokales Psychosyndrom" ab und wies auf dessen Ähnlichkeit mit den endokrin verursachten psychischen Störungen hin.

Historisches: Eugen Bleuler erkannte 1916 das ätiologisch unspezifische hirnorganische Psychosyndrom mit den Merkmalen kognitive Störung, emotionale Veränderung und Persönlichkeitswandel als psychopathologische Folge von chronischen zerebralen Krankheiten.

Der Demenzbegriff wurde im 18. Jahrhundert in der Juristen- und Umgangssprache für jede Form geistiger Störung verwendet. Ende des 18. Jahrhunderts bekam der Begriff unter Ärzten die Bedeutung eines Nachlassens der intellekuellen Kräfte und der Unfähigkeit zu logischem Denken. Lange Zeit wurden in der deutschsprachigen Psychiatrie nur die schwersten Endzustände intellektuellen Abbaus als Demenz bezeichnet. Im Vergleich zu dieser Tradition hat sich die

Lange Zeit wurden in der deutschsprachigen Psychiatrie nur die schwersten Endzustände intellektuellen Abbaus als Demenz bezeichnet. Die moderne Definition des Demenzsyndroms hat sich dagegen erheblich ausgeweitet. Sie bezeichnet jetzt ein erworbenes komplexes Störungsmuster höherer psychischer Funktionen. Die Störungen können reversibel oder irreversibel sein, müssen aber das Gedächtnis betreffen und dürfen nicht mit einer Bewusstseinsstörung einhergehen.

moderne Definition des Demenzsyndroms erheblich ausgeweitet im Rahmen konzeptionellen und definitorischen Wandels, der mit der Entwicklung der modernen Klassifikationssysteme ICD-10 und DSM-III/DSM-IV zusammenhängt. Sie bezieht sich nicht mehr ausschließlich auf diese schwersten Fälle, sondern bezeichnet jetzt ein erworbenes komplexes Störungsmuster höherer psychischer Funktionen. Die Störungen können reversibel oder irreversibel sein, müssen aber das Gedächtnis betreffen und dürfen nicht mit einer Bewusstseinsstörung einhergehen. Ihre Ausprägung muss mindestens von einem Grad sein, der sich in einer verminderten Alltagsbewältigung niederschlägt.
Diese sehr allgemein gehaltenen Bestimmungen des Demenzsyndroms geben nur die gemeinsamen Merkmale einer ausgesprochen vielgestaltigen Gruppe klinischer Bilder und Verlaufsformen an. Der Demenzbegriff ist heute weitgehend, wenn auch nicht völlig, deckungsgleich mit dem traditionellen Begriff „hirnorganisches Psychosyndrom", der zusätzlich noch die leichteren Störungsgrade umfasst, die nicht das Ausmaß einer Demenz erreichen. Sind nur isolierte Hirnbereiche betroffen, spricht man von einem hirnlokalen Psychosyndrom.

Subtypen der Demenz: Je nach den führenden Symptomen kann man drei psychopathologische Subtypen unterscheiden (Tab. **4.40**).

Subtypen der Demenz: Nach den führenden Symptomen kann man drei psychopathologische Subtypen unterscheiden. Das Vorliegen eines dieser traditionellen psychopathologischen Subtypen/Typen erlaubt allerdings nach heutiger Vorstellung nicht ohne weiteres einen Rückschluss auf die Lokalisation des zugrunde liegenden Krankheitsprozesses, wie die Terminologie fälschlicherweise vorgeben könnte (Tab. **4.40**).

4.40 Differenzialtypologie der kortikalen und subkortikalen Demenz

Kriterium	*Merkmal*	*Kortikale Demenz*	*Subkortikale Demenz*
Lokalisation		vorwiegend fronto- und parieto-temporaler Assoziationskortex; Hippokampus	vorwiegend Thalamus, Stammganglien, oberer Hirnstamm
betroffene Funktionsbereiche		Instrumentalfunktionen (Sprache, Gedächtnis, Rechnen, gnostische Wahrnehmung, gerichtetes Handeln)	Fundamentalfunktionen (Vigilanz, Aufmerksamkeit, Motivation, Stimmung, motorische Programme)
kognitive Leistung	Sprache	Störung von Wortfindung und Sprachverständnis; Paraphasie	normal
	Gedächtnis	Amnesie (beeinträchtigte Lernfähigkeit)	Vergesslichkeit (beeinträchtigtes Reproduktionsvermögen)
	Intelligenz	schwere Beeinträchtigung von Abstraktion, Urteilsvermögen und Rechenleistungen	leichtere Störung der Begriffsbildung, Verlangsamung, Erschwerung des Umstellungsvermögens
	optisch-räumliche Fähigkeiten	beeinträchtigt, agnostische und apraktische Störungen	gestörter Umgang mit dem „persönlichen Raum"
Persönlichkeit		Gleichgültigkeit, Enthemmung	Apathie, Reizbarkeit, Fügsamkeit
Motorik	Tonus	normal (in Spätstadien: Rigor oder Gegenhalten)	Hypertonie oder Hypotonie
	motorisches Tempo	normal (außer in Spätstadien)	verlangsamt
	Gang	normal (außer in Spätstadien)	hypokinetisch oder hyperkinetisch
	Bewegungsabläufe	normal oder Myoklonus	Tremor, Chorea, Dystonie
	Sprachmotorik	normal	Dysarthrie, Hypophonie

4.61 Kumulatives Risiko für die Entstehung von Demenzerkrankungen

4.61

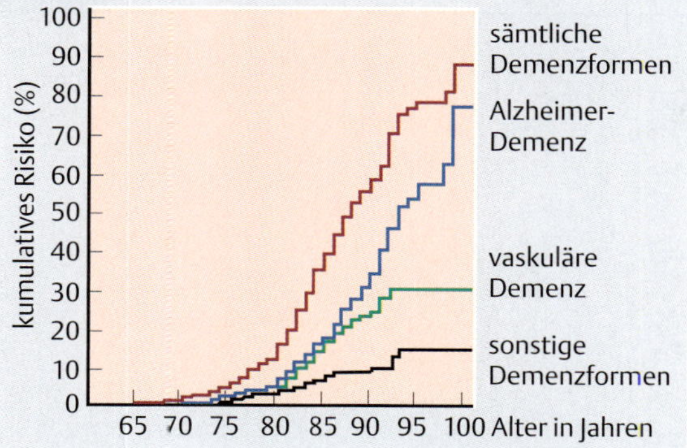

- **Kortikale Demenz:** vorherrschende Störung von Gedächtnis, Denkvermögen, Sprache, Ausführung von Bewegungen und Handlungen sowie räumlicher Leistung bei geringer Veränderung der Persönlichkeit.
- **Frontale Demenz:** ausgeprägter Wandel der Persönlichkeit, des Sozialverhaltens sowie des planenden und organisierenden Denkens bei vergleichsweise gut erhaltenen Fähigkeiten des Gedächtnisses, der Orientierungsfähigkeit und der räumlichen Leistung.
- **Subkortikale Demenz:** Die Verlangsamung des psychischen Tempos steht im Vordergrund.

Weiterhin kann man unterscheiden zwischen:

- **primärer Demenz:** Ursache der Erkrankung liegt direkt im Gehirn (degenerativ und/oder vaskulär) und
- **sekundärer Demenz:** Folge einer anderen körperlichen Erkrankung (Herz-Kreislauf-Erkrankungen, hormonelle, infektiöse oder entzündliche Erkrankungen, Intoxikationen, Stoffwechselerkrankungen, Vitamin-Mangelzustände).

- **Kortikale Demenz**
- **Frontale Demenz**
- **Subkortikale Demenz**

Weiterhin wird unterschieden zwischen:

- **primärer Demenz:** Ursache der Erkrankung liegt direkt im Gehirn (degenerativ und/oder vaskulär) und
- **sekundärer Demenz:** Folge einer anderen körperlichen Erkrankung.

Epidemiologie: Chronische hirnorganische Psychosyndrome kommen am häufigsten im höheren Alter vor. **Jeder zehnte über 65-Jährige** leidet an kognitiven Störungen bis hin zu einer Demenz. Die Häufigkeit ist vergleichbar mit anderen Volkskrankheiten (z. B. Diabetes mellitus). Die Prävalenz demenzieller Syndrome liegt im Alter von 65 bis 70 Jahren bei 2 bis 6 %; bei über 85-Jährigen über 40 %. Die Prävalenz leichter kognitiver Beeinträchtigungen beträgt bei den über 65-Jährigen in Abhängigkeit von den verwendeten Kriterien 6 bis 50 % (Abb. **4.61**).

Weil die Zahl älterer Menschen ständig zunimmt (im Jahr 2010 werden 20 % der Bevölkerung in Deutschland älter als 65 Jahre sein), wird die Demenz zu einem Hauptproblem der öffentlichen Gesundheitsfürsorge. Die Behandlungs- und Pflegekosten für demente Patienten betragen 26 Milliarden Euro pro Jahr, so der vierte Altenbericht der Bundesregierung. Der größte Anteil hiervon, nämlich 30 % für Pflege, wurde aber bisher nicht ausgabenwirksam, da er durch Angehörige der Patienten erbracht wurde. Im Jahr 2010 werden die Kosten unter gleichen Bedingungen auf 36,3 Milliarden Euro ansteigen, wobei zu erwarten ist, dass dann der Anteil der tatsächlichen Pflegekosten durch die Veränderung der Familienstruktur (Kleinfamilie, Single-Haushalte) voll zur Wirkung kommt.

Epidemiologie: Jeder zehnte über 65-Jährige leidet an kognitiven Störungen bis hin zu einer Demenz. Die Prävalenz demenzieller Syndrome liegt im Alter von 65–70 Jahren bei 2–6 %, bei über 85-Jährigen über 40 % (Abb. **4.61**).

Weil die Zahl älterer Menschen ständig zunimmt, wird die Demenz ein Hauptproblem der öffentlichen Gesundheitsfürsorge.

Die häufigste Form der organischen Psychosyndrome ist mit etwa 60 % die primär degenerative Demenz vom Alzheimer-Typ (s. S. 198), gefolgt von der Multiinfarkt-Demenz mit 10–20 % der Fälle (Abb. **4.62**).

Die häufigste Form sind die primär degenerative Demenz vom Alzheimer-Typ (60 %) und mit 10–20 % die Multiinfarkt-Demenz (Abb. **4.62**).

Ätiopathogenese: In Tab. **4.41** sind verschiedene Ursachen der Demenz aufgeführt (s. a. S. 198, 209 ff.).

Ätiopathogenese: s. Tab. **4.41** (s. a. S. 198, 209 ff.).

4.62

4.62 Geschätzter prozentualer Anteil der verschiedenen Formen altersbedingter Demenz

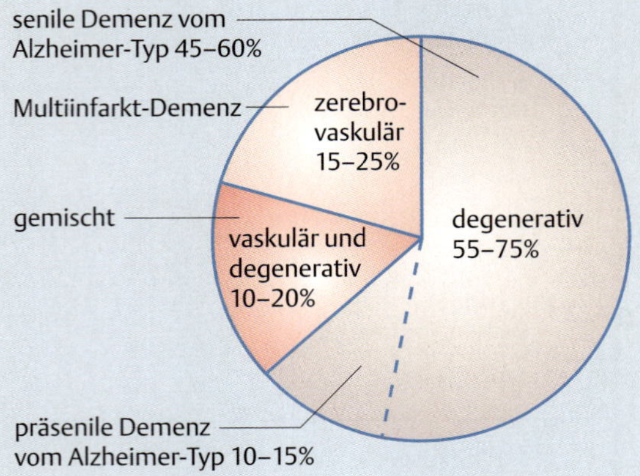

Reversible Demenzen aufgrund somatischer oder psychischer Ursachen sind nicht berücksichtigt.

4.41

4.41 Verschiedene Ursachen der Demenz

Ursache	*Beispiele für zugrunde liegende Erkrankungen*
▪ Störung der Hirndurchblutung	– zerebrovaskuläre Erkrankungen, vaskuläre Demenz
▪ primär degenerative kortikale Erkrankungen	– senile und präsenile Demenz vom Alzheimer-Typ, Morbus Pick
▪ subkortikale Dystrophie	– präsenile argyrophile subkortikale Dystrophie (Seitelberger), progressive supranukleäre Blicklähmung
▪ Systematrophien	– Morbus Parkinson, Chorea Huntington
▪ Hirntraumen	– Hirnkontusion, subdurales Hämatom
▪ Infektionen	– Enzephalitis, progressive Paralyse, Creutzfeldt-Jakob-Krankheit
▪ Intoxikationen	– Alkohol, Medikamente, CO, Schwermetalle, organische Lösungsmittel
▪ Störung der Liquorzirkulation	– Normaldruck-Hydrozephalus
▪ intrakraniale Neoplasmen	– Hirntumoren, Schädelbasistumoren
▪ extrazerebrale Tumoren	– karzinomatöse Meningitis, paraneoplastisches Syndrom
▪ Vitaminmangelzustände	– Vitamin-B_{12}-Mangel (Perniziosa), Nikotinsäuremangel (Pellagra), Folsäuremangel, Vitamin-B_1-Mangel
▪ metabolische/ endokrinologische Enzephalopathien	– Eiweißmangel, Hypoglykämie, Leberinsuffizienz, Niereninsuffizienz, Hyperlipidämie, Morbus Addison, Schilddrüsenerkrankungen, Hypo- und Hyperparathyreoidismus

Symptomatik

In milden oder frühen Formen der Demenz bestehen Schwierigkeiten im Aufrechterhalten der geistigen Leistungsfähigkeit.

Charakteristische **Symptome** der Demenz sind **Störungen des Gedächtnisses** und der höheren intellektuellen Funktionen. Die Gedächtnisstörungen sind teilweise mit-

Symptomatik

Bei milden oder frühen Formen bestehen Schwierigkeiten im Aufrechterhalten der geistigen Leistungsfähigkeit mit früher Ermüdbarkeit. Wenn die Fragestellung neu und komplex ist oder veränderte Problemlösungsstrategien gefragt sind, besteht die Tendenz zu versagen.

Charakteristisch ist eine objektiv nachweisbare erworbene **Beeinträchtigung des Gedächtnisses**, die sich auf die beruflichen Leistungen, die soziale Anpassung und das Alltagsverhalten auswirkt. In Mitleidenschaft gezogen wird vor allem die Lernfähigkeit für neue Informationen sowie die Reproduktion von

Erinnerungen, die im Altgedächtnis gespeichert sind, wobei vorwiegend jüngere, aber auch früher erworbene Gedächtnisinhalte betroffen sind. Eine Bewusstseinsstörung fehlt. Die **Gedächtnisstörungen** sind teilweise mitverantwortlich für **räumliche und zeitliche Orientierungsstörungen**. Der Patient, der räumliche Orientierungsstörungen entwickelt, läuft Gefahr, sich auch in vertrauter Umgebung zu verirren.

verantwortlich für **räumliche und zeitliche Orientierungsstörungen**. Eine Bewusstseinsstörung fehlt.

Neuropsychologische Störungen (sogenannte Werkzeugstörungen) können auftreten. Sprachvermögen und Sprachverständnis können beeinträchtigt sein, die Sprache ist oft vage, stereotyp, unpräzise und umständlich. Als Ursache können **aphasische Störungen** (häufig Wortfindungsstörungen) vorliegen. Mögliche weitere Störungen sind **Agnosien**, d. h. die Patienten erkennen Gegenstände oder Personen nicht mehr, oder **Apraxien**, die sich darin äußern, dass komplexere Handlungsabläufe, wie z. B. Kaffee kochen, nicht mehr ausgeführt werden können. Weiterhin können Störungen beim Lesen **(Alexie)**, Schreiben **(Agraphie)** und Rechnen **(Akalkulie)** auftreten. Zu diesem Bereich gehört auch die **konstruktive Apraxie**, die durch das Abzeichnen zwei- oder dreidimensionaler Figuren nachgewiesen werden kann, oder die sogenannte „Ankleideapraxie": die Patienten können ihre Kleidung nicht mehr richtig anziehen. Die genannten Störungen werden vor allem von den Angehörigen im Sinne einer deutlichen Zustandsverschlechterung bemerkt. Um ihre kognitiven Defizite nicht offensichtlich werden zu lassen, entwickeln die Patienten **Vermeidungsstrategien**, z. B. durch Ablenken des Fragenden (Wechseln der Thematik, Witze machen).

Neuropsychologische Störungen:
- **Aphasien** (z. B. Wortfindungsstörungen)
- **Agnosien** (Nichterkennen von Gegenständen oder Personen)
- **Apraxien** (komplexe Handlungsabläufe sind nicht durchführbar)
- **Alexie** (Lesestörung)
- **Agraphie** (Schreibstörung)
- **Akalkulie** (Rechenstörung)
- **konstruktive Apraxie.**

Vermeidungsstrategien werden entwickelt, um kognitive Defizite nicht offensichtlich werden zu lassen (z. B. Witze machen).

Eine dritte Gruppe von Symptomen betrifft **Veränderungen der Persönlichkeit.** Häufig bestehen **affektive Veränderungen** und **Defizite der Impulskontrolle** oder **sonstige Veränderungen** der prämorbiden **Persönlichkeitszüge**. Exzessive Ordentlichkeit, sozialer Rückzug oder die Angewohnheit, Ereignisse in minutiösen Details zu berichten und das Wesentliche nicht mehr zu erkennen, können charakteristisch sein. Plötzliche Ausbrüche von Wut oder Sarkasmus können vorkommen (Abb. **4.63**).

Eine dritte Gruppe von Symptomen betrifft **Veränderungen der Persönlichkeit** (affektive Änderungen, Störungen der Impulskontrolle oder sonstige Persönlichkeitsveränderungen, Abb. **4.63**).

Erscheinungsbild und Verhalten des Patienten können Hinweise geben. Ein apathischer oder leerer Gesichtsausdruck, emotionale Labilität, unbeherrschte Ausdrucksart oder unangebrachte Witze sind verdächtig auf eine Demenz, insbesondere in Verbindung mit Gedächtnisstörungen. Zum Teil kommt es zu **paranoiden Einbildungen** und nachfolgend eventuell zu falschen Bezichtigungen, verbalen oder körperlichen Angriffen. Die Beschuldigungen können z. B. bis zu einem Eifersuchtswahn führen.

Erscheinungsbild und Verhalten des Patienten können Hinweise geben (z. B. Gesichtsausdruck, unbeherrschte Ausdrucksart). Zum Teil kommt es zu **paranoiden Einbildungen** (z. B. Eifersuchtswahn).

Als Folge der kognitiven Störungen können zudem das abstrakte Denken (z. B. das Erfassen von Gemeinsamkeiten oder Ähnlichkeiten), die Fähigkeit zum Verallgemeinern und Lösen von Problemen sowie die logische Begründung von

Als Folge der kognitiven Störungen kann es zudem zu Störungen der **Kritik- und Urteilsfähigkeit** kommen.

4.63 Symptome bei organischer Persönlichkeitsveränderung

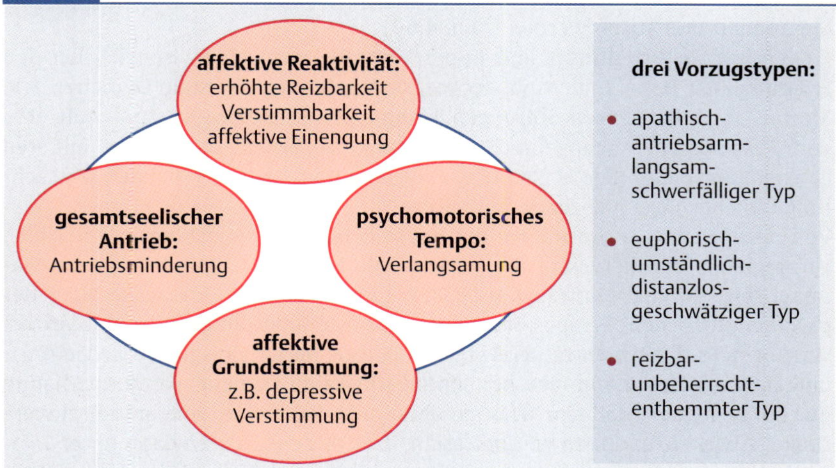

4.63

4.64

4.64 Spektrum der Symptomatik chronischer Psychosyndrome/demenzieller Erkrankungen

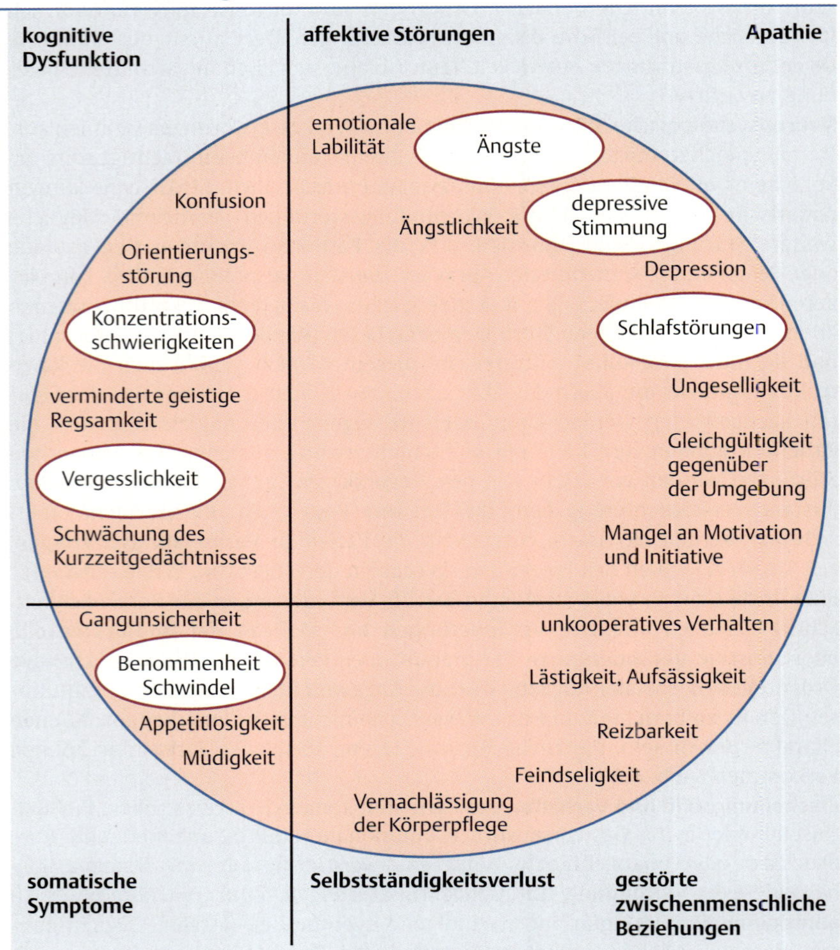

Sachverhalten und damit letztendlich die **Kritik- und Urteilsfähigkeit** gestört sein.

In weit fortgeschrittenen Stadien vergessen die Patienten die Namen ihrer Angehörigen, ihren Beruf, sogar ihren eigenen Namen. Schwer demente Patienten können mutistisch werden (Abb. **4.64**).

Bei schwereren Fällen von Demenz kann der Patient nur noch sehr intensiv Gelerntes behalten, neue Informationen werden dagegen schnell vergessen. In weit fortgeschrittenen Stadien vergessen die Patienten die Namen ihrer Angehörigen, ihren Beruf, sogar ihren eigenen Namen. Schwer demente Patienten können mutistisch werden (Abb. **4.64**).

Ein Verlust an Urteilskraft, Impulskontrolle und eine Missachtung üblicher sozialer Regeln finden sich häufig bei **frontaler Demenz** (z. B. Morbus Pick).

Ein Verlust an Urteilskraft und Impulskontrolle wird häufig speziell bei den Frontallappen betreffenden Abbauprozessen gefunden **(frontale Demenz),** z. B. Morbus Pick. Bei diesen Störungen kommt es beispielsweise zum Auftreten von Fäkalsprache, unangebrachten Witzen, Vernachlässigung des äußeren Erscheinungsbildes, der persönlichen Hygiene und einer allgemeinen Missachtung üblicher Regeln sozialen Verhaltens.

Die **subkortikale Demenz** ist charakterisiert durch beeinträchtigte Aufmerksamkeit, Verlangsamung des psychomotorischen Tempos, erschwerte Umstellungsfähigkeit und affektive Störungen. Gedächtnis- und Denkstörungen kommen, wenn überhaupt, nur in geringem Maß vor. Die subkortikale Demenz tritt häufig bei Parkinson-Patienten und beginnender Multiinfarkt-Demenz auf (s. S. 209).

Von den genannten Störungen, die hauptsächlich auf Ausfällen in kortikalen Hirnregionen beruhen, wird die **subkortikale Demenz** abgegrenzt. Sie ist charakterisiert durch Beeinträchtigung der Aufmerksamkeit, Verlangsamung des psychomotorischen Tempos, erschwerte Umstellungsfähigkeit und affektive Störungen (z. B. vermehrte Reizbarkeit, Apathie, Initiativlosigkeit). Gedächtnis- und Denkstörungen kommen bei der subkortikalen Demenz, wenn überhaupt, nur in geringem Maß vor. Das gesamte Bild kann wie eine mittelschwere Demenz wirken, und man ist überrascht, dass diese Patienten dann unter Testbedingungen noch fast normale Leistungen erbringen, da ihre eigentlichen Defizite nicht getestet werden. Häufig zeigen Parkinson-Patienten und Patienten mit einer beginnenden Multiinfarkt-Demenz ein solches Bild (s. S. 209).

Diagnostik und Differenzialdiagnose

Diagnostik: Die Diagnose eines demenziellen Syndroms kann gewöhnlich ab einem Alter von 3 bis 4 Jahren gestellt werden, wenn der Intelligenzquotient (IQ) einigermaßen stabil ist. So kann ein vierjähriges oder älteres Kind, das z. B. an einer chronischen neurologischen Erkrankung leidet, die in signifikantem Maß bereits erworbene intellektuelle und soziale Funktionen beeinträchtigt, sowohl als geistig retardiert oder als dement eingestuft werden (s. S. 406 ff.).
Die klinische Diagnose eines demenziellen Syndroms beruht auf der Anamnese des Patienten und den Angaben aller verfügbaren Informanten, besonders der Angehörigen, außerdem auf dem psychopathologischen Befund und dem Ergebnis der neuropsychologischen Untersuchung. Es muss immer eine sorgfältige Suche nach organischen Ursachen erfolgen (s. Tab. **4.38**, **4.41**).

Zum Ausschluss entzündlicher oder internistischer Erkrankungen müssen alle notwendigen laborchemischen Untersuchungen durchgeführt werden, die eine Demenz verursachen oder als Risikofaktoren z. B. für vaskuläre Erkrankungen einen Hinweis auf eine andere Genese geben können. Ebenso sollten eine kraniale Computertomographie (CCT) oder eine Magnetresonanztomographie (MRT) des Gehirns zum Nachweis typischer struktureller Veränderungen durchgeführt werden (Tab. **4.42**).
Die **operationale Definition des Demenzsyndroms** in den modernen psychiatrischen Klassifikationssystemen ICD-10 und DSM-IV stimmt in wichtigen Punkten überein. Sie betrachten die Demenz als erworbenes Symptommuster, das aus kognitiven Störungen (vor allem Gedächtnis und höhere geistige Funktionen) und nicht kognitiven Störungen zusammengesetzt sein kann. Die kognitiven Störungen müssen so stark ausgeprägt sein, dass sie in einer reduzierten Alltagskompetenz ihren Niederschlag finden. Dieses psychoziale Schwerekriterium wurde eingeführt, um Demenzzustände von leichten und altersbedingten kognitiven Leistungseinschränkungen abzugrenzen. Beide Klassifikationssysteme fordern das Vorliegen von Gedächtnisstörungen als obligates Symptom und den Ausschluss einer Bewusstseinstrübung (Tab. **4.43**, Abb. **4.65**).
Der Untersucher muss nach **Veränderungen** des üblichen Leistungsniveaus und im Verhalten zu Hause und am Arbeitsplatz forschen. Dabei sollte besonders

Diagnostik und Differenzialdiagnose

Diagnostik: Die Diagnose eines demenziellen Syndroms kann gestellt werden, wenn der IQ einigermaßen stabil ist, gewöhnlich ab dem Alter von 3–4 Jahren (s. S. 406 ff.).

Die Diagnose beruht auf der Anamnese und den Angaben aller verfügbaren Informanten (v. a. der Angehörigen), dem psychopathologischen Befund und dem Ergebnis der neuropsychologischen Untersuchung (s. Tab. **4.38**, **4.41**).

Zum Ausschluss behandelbarer Ursachen müssen laborchemische Untersuchungen sowie eine CCT oder MRT durchgeführt werden (Tab. **4.42**).

Die **diagnostischen Kriterien der Demenz** betrachten die Demenz als erworbenes Symptommuster, das aus kognitiven und nicht kognitiven Störungen zusammengesetzt sein kann. Die kognitiven Störungen müssen sich in einer reduzierten Alltagskompetenz niederschlagen. Um die Diagnose zu stellen müssen Gedächtnisstörungen vorliegen. Eine Bewusstseintrübung muss ausgeschlossen werden (Tab. **4.43**, Abb. **4.65**).

Veränderungen im Leistungsniveau und Verhalten liefern allgemeine Hinweise. V. a. muss auf Störungen des Gedächtnisses und

4.42 Technische Untersuchungen bei Demenz

Routine- und Zusatzuntersuchungen (in Klammer)	***Ausschluss von z. B.***
EEG (VEP, SEP)	– epileptischen Erkrankungen, Stoffwechselstörungen, Intoxikationen
CCT (ggf. CCT mit KM) oder MRT	– Tumoren, Hydrozephalus, vaskuläre Ursachen
Doppler-Sonographie (extra- und transkraniell) (Duplex)	– extra- und intrakranielle Gefässprozesse
PET (Positronenemissionstomographie)	– Hirnstoffwechselstörung
HM PAO-SPECT	– Hirndurchblutungsstörung
EKG (ggf. 24-h-EKG)	– Arrhythmie, Herzinsuffizienz
Röntgen (Thorax)	– Herzvergrößerung, Lungenerkrankung
Echokardiographie	– Endokarditis, Klappenerkrankung
Blutdruckprofil	– Hypertonie, Hypotonie
Liquor	– entzündlicher Prozess

4.42

4.43

4.43 Diagnostische Kriterien der Demenz nach ICD-10 und DSM-IV

	ICD-10	*DSM-IV*
Symptomatik	▪ Abnahme des Gedächtnisses ▪ Abnahme des Denkvermögens ▪ Abnahme der Urteilsfähigkeit ▪ Abnahme des Ideenflusses ▪ Beeinträchtigung der Informationsverarbeitung ▪ Nachweis der Bewusstseinsklarheit	▪ Beeinträchtigung des Kurz- bzw. Langzeitgedächtnisses ▪ Beeinträchtigung des abstrakten Denkens ▪ Beeinträchtigung des Urteilsvermögens ▪ Beeinträchtigung höherer kortikaler Funktionen (Aphasie, Apraxie, Agnosie, Probleme bei konstruktiven Aufgaben) ▪ Persönlichkeitsveränderungen ▪ die Störung darf nicht nur während eines Delirs vorhanden sein
Schweregrade:	leicht, mittel, schwer	leicht, mittel, schwer
Mindestdauer:	> 6 Monate	> 6 Monate
Verlaufstypen:	chronisch, Demenzen können reversibel sein	chronisch, Demenzen können reversibel sein

4.65 Demenzen nach ICD-10

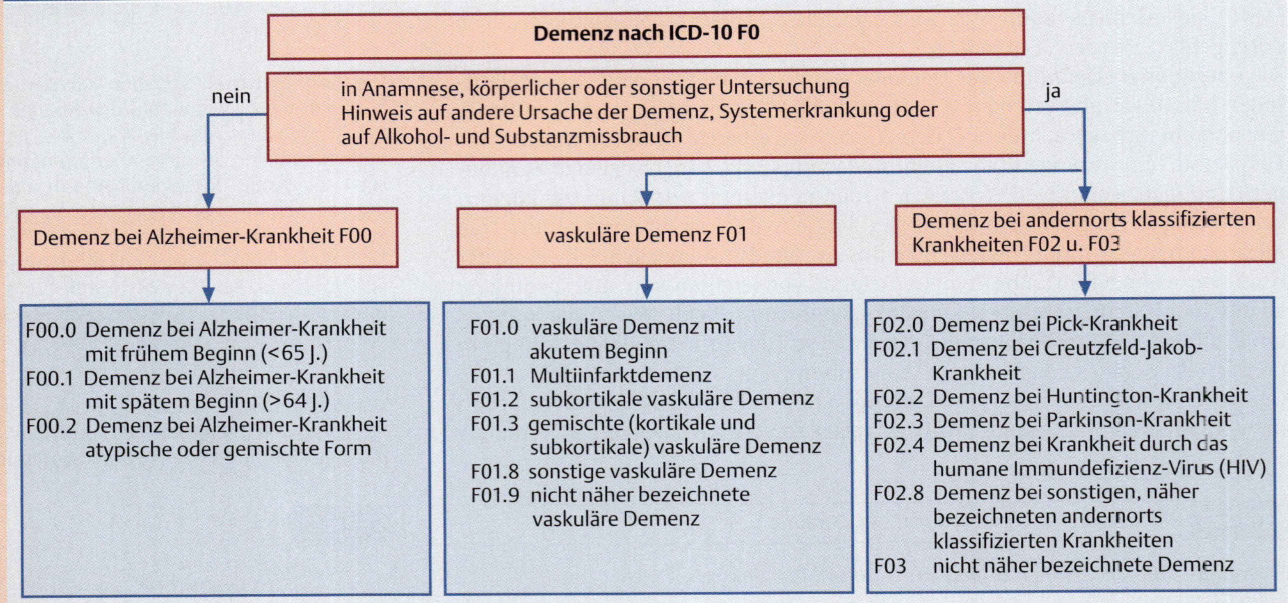

höherer intellektueller Leistungen geachtet werden.
Eine **Verhaltens-** oder **Persönlichkeitsveränderung** sollte v. a. bei Patienten über 40 Jahren die Frage nach einer Demenz aufwerfen.

auf Änderungen der Gedächtnisleistung und der höheren intellektuellen Leistung geachtet werden.
Eine **Verhaltens-** oder **Persönlichkeitsveränderung** sollte die Frage nach einer Demenz aufwerfen, besonders dann, wenn der Patient über 40 Jahre alt ist und keine psychiatrische Anamnese hat sowie unabhängig davon, ob der Betroffene an einer zerebralen Erkrankung leidet oder nicht.

Klagen des Patienten über intellektuelle Einbußen und Vergesslichkeit müssen ernst genommen werden.

Gedächtnisstörungen werden getestet, indem man das Lernen neuer Informationen (Kurzzeitgedächtnis) prüft und persönliche Daten oder allgemein bekannte Fakten abfragt (Langzeitgedächtnis) (Abb. **4.66**).

Klagen des Patienten über intellektuelle Einbußen und Vergesslichkeit sollten ebenso wahrgenommen werden, wie auch jedes offensichtliche Ausweichen, Verleugnen oder jede Vereinfachung, um **kognitive Defizite** zu verdecken.
Gedächtnisstörungen werden formal getestet. Schwierigkeiten beim Lernen neuer Informationen (Kurzzeitgedächtnis) werden z. B. durch das Lernen einer Wortliste erfasst, das Langzeitgedächtnis kann durch das Abfragen persönlicher Daten (z. B. Beendigung der Schulausbildung, Eheschließung) oder allgemein bekannte Fakten (z. B. 1. Bundeskanzler, Dauer des 1. und 2. Weltkriegs) überprüft werden (Abb. **4.66**).

4.66 Beurteilung von Störungen höherer kortikaler Leistungen

4.66

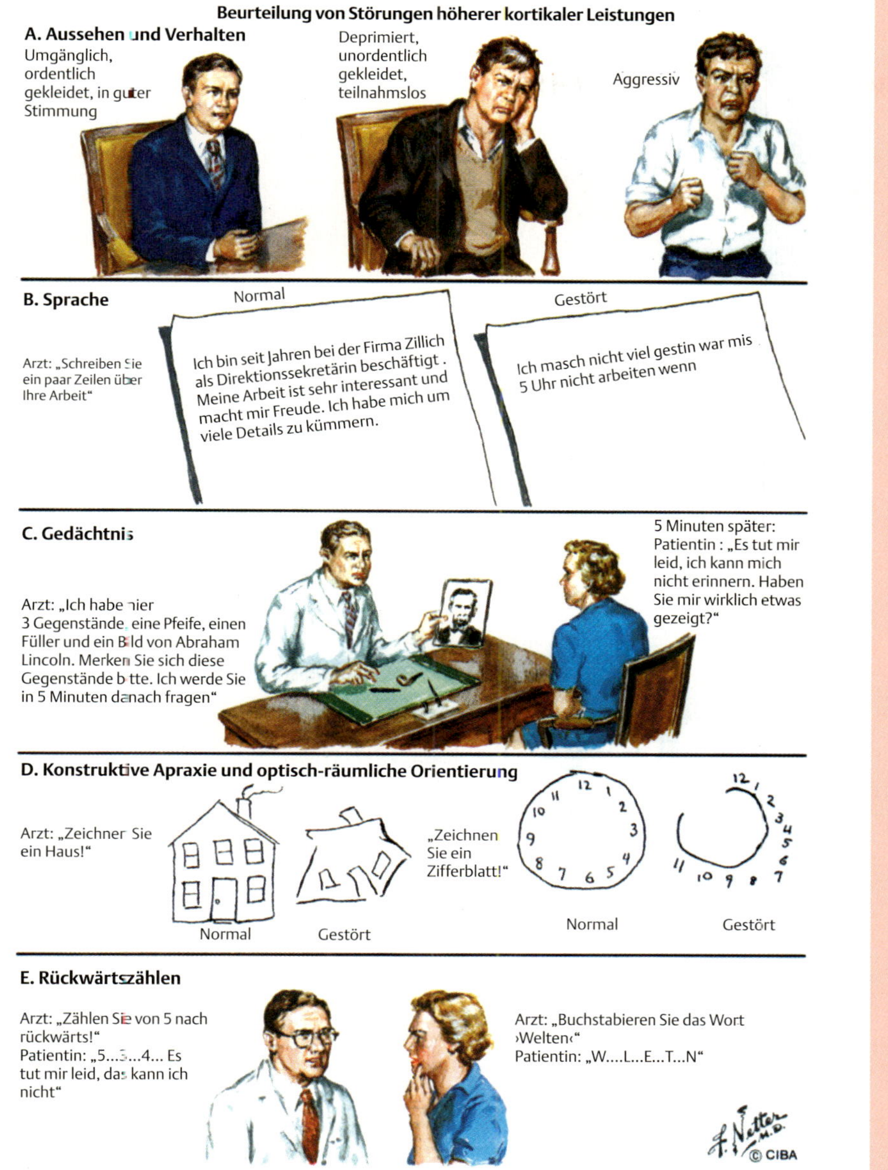
Beurteilung von Störungen höherer kortikaler Leistungen
A. Aussehen und Verhalten
Umgänglich, ordentlich gekleidet, in guter Stimmung
Deprimiert, unordentlich gekleidet, teilnahmslos
Aggressiv
B. Sprache
Normal
Gestört
Arzt: „Schreiben Sie ein paar Zeilen über Ihre Arbeit"
Ich bin seit Jahren bei der Firma Zillich als Direktionssekretärin beschäftigt. Meine Arbeit ist sehr interessant und macht mir Freude. Ich habe mich um viele Details zu kümmern.
Ich masch nicht viel gestin war mis 5 Uhr nicht arbeiten wenn
C. Gedächtnis
Arzt: „Ich habe hier 3 Gegenstände, eine Pfeife, einen Füller und ein Bild von Abraham Lincoln. Merken Sie sich diese Gegenstände bitte. Ich werde Sie in 5 Minuten danach fragen"
5 Minuten später: Patientin: „Es tut mir leid, ich kann mich nicht erinnern. Haben Sie mir wirklich etwas gezeigt?"
D. Konstruktive Apraxie und optisch-räumliche Orientierung
Arzt: „Zeichnen Sie ein Haus!"
Normal
Gestört
„Zeichnen Sie ein Zifferblatt!"
Normal
Gestört
E. Rückwärtszählen
Arzt: „Zählen Sie von 5 nach rückwärts!"
Patientin: „5...3...4... Es tut mir leid, das kann ich nicht"
Arzt: „Buchstabieren Sie das Wort ›Welten‹"
Patientin: „W....L...E...T...N"
F. Netter M.D.
© CIBA

Als orientierendes Screening- Instrument hat sich der **Mini-Mental-Status-Test** (MMSE, Mini Mental State Examination, Abb. **4.67**) bewährt.

Zur neuropsychologischen Testung von Störungen des **(visuellen) Gedächtnisses** wird unter anderem der **Benton-Test** angewandt. Bei diesem Test müssen sich die Patienten geometrische Figuren einprägen und nach einer bestimmten Zeit frei reproduzieren. Der **Uhrzeit-Zeichnen-Test (UZT)** eignet sich zur Erfassung visuell-räumlicher und konstruktiver Defizite (Abb. **4.66 D**).
Zur Messung der Intelligenz werden Intelligenztests, wie der Hamburg-Wechsler Intelligenztest **(HAWIE)** oder andere, z. B. nonverbale Intelligenztests eingesetzt. Außerdem gibt es eine Reihe weiterer neuropsychologischer Leistungstests, die zur Messung spezieller intellektueller Funktionen eingesetzt werden.

Differenzialdiagnose: Die Demenz muss von anderen hirnorganischen Erkrankungen und Erkrankungen ohne nachweisbare organische Ursache unterschieden werden.

Als orientierender Test hat sich der **Mini-Mental-Status-Test** (MMSE, Abb. **4.67**) bewährt.

Die neuropsychologische Testung zielt u. a. auf die Messung der Gedächtnisleistung (z. B. Benton-Test) und der Intelligenz (z. B. Hamburg-Wechsler-Intelligenztest).

Differenzialdiagnose: Ausschluss anderer (organischer) Erkrankungen.

4.67 Mini-Mental-Status-Test (MMSE)

Mini-Mental-Status-Test

		richtige Antwort = 1 Punkt	total Punkte
Orientierungsvermögen			
1. Fragen Sie nach:	Jahr?	....	1
	Jahreszeit?	....	1
	Datum?	....	1
	Tag?	....	1
	Monat?	....	1
2. Fragen Sie nach:	Staat (Land)?	....	1
	Bundesstaat (Kanton)?	....	1
	Stadt bzw. Ortschaft?	....	1
	Spital, Altersheim?	....	1
	Stockwerk?	....	1
Merkfähigkeit			
3. Nennen Sie 3 Gegenstände, 1 Sekunde pro Objekt. Der Patient soll sie wiederholen (1 Punkt für jede korrekte Antwort). Wiederholen Sie die 3 Namen, bis der Patient alle gelernt hat:		....	3
Aufmerksamkeit und Rechnen			
4. Beginnend mit 100, jeweils 7 subtrahieren (1 Punkt für jede korrekte Antwort; Stopp nach 5 Antworten) Andere Möglichkeit: Lassen Sie ein Wort mit 5 Buchstaben rückwärts buchstabieren		....	5
Erinnerungsfähigkeit			
5. Fragen Sie nach den Namen der unter (3) genannten Gegenstände (je 1 Punkt pro richtige Antwort).		....	3

	richtige Antwort = 1 Punkt	total Punkte
Sprachvermögen und Verständnis		
6. Zeigen Sie einen Bleistift und eine Uhr. Der Patient soll sie beim Zeigen benennen (je 1 Punkt pro richtige Antwort)	....	2
7. Lassen Sie nachsprechen „Bitte keine Wenn und Aber".	....	1
8. Lassen Sie einen 3teiligen Befehl ausführen, z. B. „Nehmen Sie das Blatt Papier, falten Sie es in der Mitte und legen Sie es auf den Boden" (max. 3 Punkte).	....	3
9. Der Patient soll folgende auf einem Blatt (groß) geschriebene Aufforderung lesen und sie befolgen: „Schließen Sie die Augen".	....	1
10. Lassen Sie den Patienten einen Satz eigener Wahl schreiben (mit Subjekt, Verb und Objekt; soll einen Sinn ergeben. Bei der Bewertung spielen Schreibfehler keine Rolle)	....	1
11. Vergrößern Sie die untenstehende Zeichnung auf 1–5 cm pro Seite und lassen Sie den Patienten sie nachzeichnen (1 Punkt, wenn alle Seiten und und Winkel richtig sind und die Überschneidungen ein Viereck bilden).	....	1
total Punkte		30

„ Schließen Sie die Augen!"

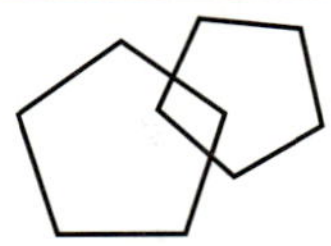

Normale ältere Personen erreichen 24 bis 30 Punkte. Bei Personen mit mindestens abgeschlossener Primärschulausbildung (Grund- und Hauptschulausbildung) deuten 23 oder weniger Punkte auf eine beginnende Demenz hin.

Das **Delir** unterscheidet sich von der Demenz u. a. durch:

- plötzliches Auftreten
- Bewusstseinstrübung
- relativ kurze Dauer
- Schwankungen der kognitiven Leistungsfähigkeit
- auffällige Störung der Aufmerksamkeit
- (visuelle) Halluzinationen u. a.

Chronische organische psychische Störungen (z. B. organische affektive Erkrankungen, leichte kognitive Störungen).

Besonders wichtig ist die Abgrenzung der Demenz vom **Delir** (s. a. S. 183, Tab. **4.39**). Das Delir ist gekennzeichnet durch sein plötzliches Auftreten, die Bewusstseinstrübung, die relativ kurze Dauer, starke Schwankungen der kognitiven Leistungsfähigkeit innerhalb kurzer Zeit, nächtliche Verschlechterung der Symptomatik, deutliche Störungen des Schlaf-Wach-Rhythmus und eine auffällige Störung der Aufmerksamkeit und Aufnahmefähigkeit. Auch Halluzinationen, insbesondere visuelle Halluzinationen, und eine vorübergehende Wahnsymptomatik sind eher typisch für ein Delir. Wenn die Symptomatik mehrere Monate dauert, ist eine Demenz wahrscheinlicher.

Wichtig ist auch die Abgrenzung von **chronischen organischen psychischen Störungen**, die nicht das Ausmaß einer Demenz erreichen (z. B. leichte kognitive Störungen, organische Persönlichkeitsveränderungen, organische affektive Erkrankungen).

Tab. 4.44 Demenz und Spätdepression manifestieren sich in unterschiedlichen Symptomen (bei älteren Menschen können auch beide Erkrankungen vorliegen)

Demenzieller Prozess	*Spätdepression*
meist schleichender, unklarer Beginn	schneller, erkennbarer Beginn, nach kurzer Zeit jedoch keine Progression der Störung mehr (zweizeitige Untersuchung)
bei Multiinfarkt-Demenz auch plötzlicher Beginn möglich	in der Anamnese frühere leichte depressive und/oder manische Phasen; hypomanische Nachschwankungen
keine Wahnvorstellungen	häufig Wahnvorstellungen (z. B. Verarmungswahn, hypochondrischer Wahn)
Stimmung und Verhalten fluktuieren	Stimmung ständig depressiv
Symptome dauern schon lange	Symptome oft von kurzer Dauer
angenähert richtige Antworten überwiegen	„Weiß nicht"-Antworten sind typisch
Patient versucht Defizite zu verbergen	Patient stellt Defizite besonders heraus
Mitarbeit während der Untersuchung meist gut	Mitarbeit im Allgemeinen schlecht
Tagesschwankungen selten	Tagesschwankungen häufig
nach kurzem Schlaf erfrischt	nach kurzem Schlaf nicht erfrischt
kognitive Leistungsschwäche ist im Tagesverlauf relativ konstant	große Schwankungen der kognitiven Leistungsschwäche im Tagesverlauf
Orientierung gestört (zeitliche Orientierung ist häufig zuerst gestört)	Orientierung unauffällig
inadäquate Dialogäußerungen, oft Vergessen des Dialogthemas	adäquate Dialogäußerung, kein Vergessen des Dialogthemas
Ansprechen der Symptomatik auf mehrdimensionale Therapie (Basistherapie, zerebrale Aktivierungsmaßnahmen)	Ansprechen der Symptomatik auf Antidepressiva

Tab. 4.45 Charakteristika zur Unterscheidung zwischen Pseudodemenz und Demenz

Pseudodemenz	*Demenz*
definierbarer Beginn, kurze Dauer, schnelle Progression	Beginn schwer erkennbar, lange Dauer, langsame Progression
psychiatrische Störungen in der Anamnese	vorausgegangene psychiatrische Störungen selten
Bewusstsein vom Verlust kognitiver Fähigkeiten	über den Zustand nicht bewusst, bemüht Aufgaben zu übernehmen
sehr betroffen über den Zustand, affektive Veränderungen dominierend	uninteressiert, affektlabil
nächtliche Verschlechterung ungewöhnlich	Verschlechterung nachts üblich
Aufmerksamkeit und Konzentrationsfähigkeit können erhalten sein	Aufmerksamkeit und Konzentrationsfähigkeit fehlen
typische Antwort: „Ich weiß nicht"	beinahe richtige Antworten sind häufig
allgemeiner Gedächtnisverlust	Kurzzeitspreicher mehr betroffen als Langzeitspeicher
Ergebnisse in Tests widersprüchlich	schlechte Ergebnisse in Tests
Angst, Schuldgefühl, soziale Abkapselung	weniger Angst und Schuldgefühle, Patient versucht, soziale Kontakte aufrechtzuerhalten

Schwierig ist auch die Unterscheidung zwischen einer **Depression** und einer Demenz, vor allem, weil eine depressive Symptomatik die Demenz häufig begleitet, als mögliche Reaktion auf das Erkennen der Leistungseinbußen entsteht oder auch die sich primär manifestierende Symptomatik eines beginnenden demenziellen Abbaus sein kann (Tab. **4.44**). Besonders kompliziert wird es, wenn sich ein depressives Syndrom in Form einer sogenannten **„depressiven**

Die Unterscheidung zwischen Demenz und **Depression** ist oft problematisch (Tab. **4.44**). Besonders kompliziert wird es, wenn sich ein depressives Syndrom in Form einer sogenannten **„depressiven Pseudodemenz"** äußert. Es handelt sich um ein depressives Bild, bei dem kognitive Leistungseinbußen eindeutig im Vordergrund stehen. Hier kann die Diagnose manchmal nur durch den weiteren Verlauf geklärt werden (Tab. **4.45**).

Pseudodemenz" äußert. Es handelt sich hierbei um ein depressives Bild, bei dem die kognitiven Leistungseinbußen eindeutig im Vordergrund stehen. Die Diagnose kann hier manchmal nur durch den weiteren Verlauf geklärt werden. So ist z. B. bei einem demenziellen Prozess, anders als bei depressiven Zustandsbildern, der Beginn meist nicht eindeutig erkennbar (Tab. **4.45**).

Allgemeine Hinweise zur Therapie

Die Ursachen behandelbarer demenzieller Zustände müssen frühzeitig erkannt und therapiert werden (Abb. **4.68**). Eine detaillierte Darstellung findet sich auf S. 198 und S. 209 ff.

Allgemeine Hinweise zur Therapie

Die Ursachen behandelbarer demenzieller Zustände müssen möglichst frühzeitig erkannt werden, da nach zu langer Dauer und möglicher struktureller Schädigung des Gehirns auch primär behandelbare Ursachen irreversible Schäden hinterlassen (Abb. **4.68**). Hier werden nur die Grundzüge der Therapie dargestellt. Eine detaillierte Darstellung findet sich in den Kapiteln über die Alzheimer-Demenz (s. S. 198) und die vaskuläre Demenz (s. S. 209).

4.68

4.68 Bei rechtzeitiger Diagnose haben viele behandelbare Demenzen die Chance einer vollständigen Rückbildung der Symptomatik

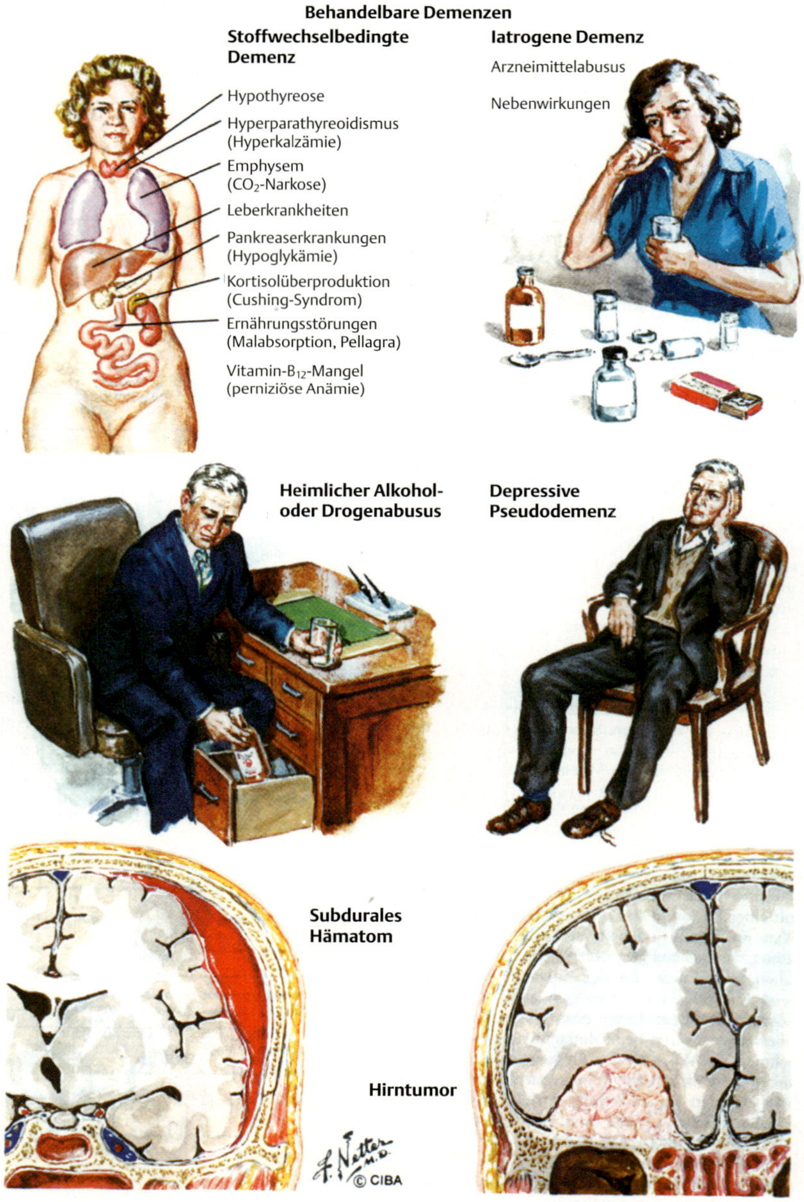

Wenn keine ursächliche Therapie möglich ist, empfiehlt sich die ausschließliche symptomatische Therapie. In diesem Fall kommen **Nootropika/Antidementiva** zum Einsatz (s. Tab. **4.49**, S. 205 und **4.50**, S. 206). Liegt eine depressive oder paranoide Symptomatik vor, wird mit den entsprechenden Psychopharmaka (Antidepressiva, Neuroleptika) behandelt. Allerdings sollte auf Antidepressiva mit anticholinergen Eigenschaften möglichst verzichtet werden, da diese den zugrunde liegenden pathologischen Prozess weiter beschleunigen. Bei Unruhezuständen empfiehlt sich, wie beim Delir, **Clomethiazol**, bei Schlafstörungen das **niederpotente Neuroleptikum** Pipamperon.

Die symptomatische Therapie erfolgt mit **Nootropika/Antidementiva** (s. Tab. **4.49**, **4.50**). Liegt eine depressive oder paranoide Symptomatik vor, wird zusätzlich mit Psychopharmaka behandelt.

Wichtig ist eine genaue **Aufklärung und Beratung** der Patienten und ihrer Angehörigen. Eventuell kommen darüber hinausgehende **psychosoziale Maßnahmen** (z. B. kognitives Training) in Betracht.

Wichtig ist die **Aufklärung und Beratung** der Patienten und ihrer Angehörigen.

Verlauf

Die Demenzerkrankung kann **progredient, konstant oder reversibel** sein. Die Reversibilität der Demenz steht in Bezug zu dem zugrunde liegenden pathologischen Prozess und der Verfügbarkeit und Anwendung effektiver Behandlungsmöglichkeiten (z. B. Normaldruck-Hydrozephalus, Vitamin-B_{12}-Mangel). Ungefähr 10 % aller Fälle von Demenz sind reversibel, wenn rechtzeitig mit der Behandlung begonnen wird, bevor irreversible Schäden eingetreten sind.

Verlauf

Die Demenzerkrankung kann progredient, konstant oder reversibel sein. Ungefähr 10 % aller Demenzen sind reversibel, wenn rechtzeitig mit der Behandlung begonnen wird.

▶ **Klinischer Fall. Eigenanamnese:** Herr S. berichtete, dass er seit seinem 56. Lebensjahr zunehmend Gedächtnisstörungen habe. So vergesse er z. B. Daten wie Geburtstage, das Datum der Hochzeit oder der Berentung. Zudem bereite es ihm Schwierigkeiten sich neue Namen zu merken. Zudem entfallen ihm immer öfter Aufträge, die ihm seine Frau zur Haushaltsbewältigung auferlege. Da er oft Inhalte von Gesprächen mit seiner Frau vergesse, müsse er stets nachfragen. Dies strapaziere seine Geduld und die seiner Frau, was zu häufigeren Eskalationen führe. Ein weiteres Problem für ihn stellen die Wortfindungsschwierigkeiten dar. Zwar habe er schon seit seiner Kindheit Angst gehabt, vor ihm nicht bekannten Leuten zu sprechen, was häufig zu einer Sprechblockade geführt habe. Im Augenblick aber habe er sogar Probleme, sich bei Gesprächen mit Bekannten ordentlich auszudrücken. Ein weiteres Besorgnis stelle für ihn die Verschlechterung seiner Orientierung dar. So sei er insbesondere nachts und bei einer z. B. durch Schnee veränderten ihm vertrauten Gegend sehr verunsichert. Seit dem 1. 11. 1999 fahre er nicht mit dem Auto, da er in den letzten 2 Jahren zwei Verkehrsunfälle selbst verschuldet habe. Auch die Fähigkeit, sich zu konzentrieren, habe stark nachgelassen. Dies stelle er z. B. beim Lesen fest. Seine ausgeprägte Ängstlichkeit führt er auf Probleme im Elternhaus zurück. So habe er sehr darunter gelitten, dass seine Mutter an Epilepsie litt, und er als Kind bei epileptischen Anfällen oft auf sich alleine gestellt war.
Fremdanamnese: Seine Frau bestätigte im Allgemeinen seine Schilderungen. Die von ihm berichteten Gedächtnisschwierigkeiten beschreibt sie als anfangs schwankend, aber seit einem Jahr sich kontinuierlich verstärkend. Auch seine örtliche Orientierung habe sich seit einem Jahr stark verschlechtert. Vor zwölf Monaten stellten sich Schreib- und Leseschwierigkeiten ein, sodass er nun seit längerer Zeit kaum mehr lese und schreibe. Seit Anfang der 90er habe sich seine Stimmung verändert. So sei er zum Teil niedergeschlagen, aber auch vermehrt aggressiv. Insgesamt stelle es für sie ein großes Problem dar, sich ihm gegenüber richtig zu verhalten. Einerseits benötige er ihre Hilfe, andererseits lehne er sie ab, mit der Begründung er sei doch nicht „bekloppt".
Vorerkrankungen: Z. n. Struma-Resektion 1994, Sehschwäche (vor allem rechts), diverse Darm-OPs vor 10–15 Jahren, Divertikel, Polypen.
Vormedikation: Thyroxin 75 mg am Tag.
Familienanamnese: Bei der Mutter des Patienten war eine Epilepsie bekannt. Ab dem 60. Lebensjahr hatte sie Gedächtnisschwierigkeiten. Sie verstarb 80-jährig. Ansonsten unauffällig.
Suchtmittelanamnese: Kein aktueller Alkohol-, Nikotin- oder Medikamentenabusus bekannt. Der Patient berichtete, früher mit seiner Frau jeden Abend eine Flasche Wein getrunken zu haben und seit seiner Jugend bis zum Jahre 1988 eine Schachtel Zigaretten geraucht zu haben.
Sozialanamnese: Nach Abschluss der mittleren Reife wurde der Patient technischer Angestellter und arbeitete bis Oktober 1994. Da er schon damals seine Gedächtnisschwierigkeiten bemerkte, war er sehr froh, freiwillig berentet werden zu können. Im Augenblick lebt er mit seiner Ehefrau, die allein für den Haushalt verantwortlich ist, zusammen.
Psychopathologischer Befund: Der wache, bewusstseinsklare Patient ist zur Person und Situation komplett, aber zur Zeit und zum Ort schlecht orientiert. Im Affekt war der Patient ängstlich und unruhig. Der Antrieb war vermindert. Die Auffassung und Konzentration stark beeinträchtigt. Formal grübelte er und zeigte sich umständlich. Inhaltlich unauffällig. Es waren keine psychotischen Ich- und Wahrnehmungsstörungen zu eruieren. Der Appetit sei herabgesetzt, der Schlaf durch häufiges Grübeln gestört. Keine Suizidalität. Im Bereich der Kognition konnten Defizite des Abstraktionsvermögens, des Gedächtnisses und der Wortflüssigkeit objektiviert werden.
Psychometrie: Im MMST erreichte der Patient 21 von maximal 30 Punkten. Bei der CERAD-Batterie, einem Instrument zur kognitiven Testung, zeigten sich Schwierigkeiten im Bereich der Wortflüssigkeit und des Benennens. Weitere Untertests konnten nicht durchgeführt werden, da der Patient behauptete, die Wörter trotz seiner Brille nicht lesen zu können.
Klinisch-neurologischer Befund: Patient in gutem AZ und EZ (adipös). Cor: RR 130/75, HF: 72 rhythmisch, regelrechte Herztöne, kein Geräusch.
Pulmo: Perkussion, Auskultation und Frequenz unauffällig. Abdomen: weiche Bauchdecke, keine Resistenzen, Darmgeräusche regelrecht über allen Abschnitten, Druckempfindlichkeit im rechten unteren und linken oberen Quadranten. Leber unter dem Rippenbogen tastbar. Schilddrüse: nicht vergrößert tastbar, schluckverschieblich, allgemeiner Lymphknotenstatus unauffällig. Arterielle Pulse tastbar (Popliteae links nicht), Wirbelsäule: Beweglichkeit altersentsprechend, rechts Wade atrophiert, leichter Bewegungsschmerz bei linkem M. sternocleidomastoideus.
Neurologisch: kein Meningismus. Blickfolge unauffällig. Gesichtsfeld unauffällig. Nervenstatus regelrecht (Weber-Versuch leicht rechts lokalisiert), Muskeleigenreflexe lebhaft, keine pathologischen Reflexe, keine Paresen, Koordination und Sensibilität ohne Befund. Ansonsten unauffällig.
Diagnose: V. a. demenzielles Syndrom unklarer Ätiologie.

4.6.5 Spezielle Erkrankungen

Alzheimer-Demenz

4.6.5 Spezielle Erkrankungen

Alzheimer-Demenz

▶ Synonym

▶ **Synonym:** Morbus Alzheimer, Alzheimer-Krankheit, Demenz vom Alzheimer-Typ

▶ Definition

▶ **Definition:** Es handelt sich um eine primär degenerative, zerebrale Erkrankung mit typischen neuropathologischen Kennzeichen (Hirnatrophie, pathologische Fibrillenveränderungen, amyloide Plaques).

Historisches: Das Krankheitsbild wurde 1906 von Alois Alzheimer erstmals als präsenile Demenz beschrieben.

Historisches: Das Krankheitsbild wurde 1906 von Alois Alzheimer erstmals als präsenile Demenz (Beginn der Erkrankung vor dem 65. Lebensjahr) klinisch und neuropathologisch beschrieben. Da psychopathologisch und morphologisch kein Unterschied zur senilen Demenz vom Alzheimer-Typ (Beginn der Erkrankung nach dem 65. Lebensjahr) besteht, werden die beiden Formen heute als ein Krankheitsbild angesehen.

Epidemiologie: Häufigste Demenzform im Alter.

Epidemiologie: Die Alzheimer-Demenz ist die häufigste Ursache für eine Demenz im Alter. Sie umfasst bis zu 60 % der Demenzen im Alter.

Ätiopathogenese: Eine **multifaktorielle Genese** mit einer genetischen Komponente ist wahrscheinlich die Ursache der Erkrankung. Heute sind verschiedene **genetische Veränderungen** bekannt (Veränderung bestimmter Proteine auf den Chromosomen 1 und 2 [Presenilin], 14 und Chromosom 21 [Amyloid-Precursor-Protein]).

Ätiopathogenese: Die Ursache für die häufigste, sogenannte sporadische Form des Morbus Alzheimer ist bis heute nicht bekannt. Am wahrscheinlichsten scheint eine **multifaktorielle Genese** mit genetischer Komponente zu sein. Heute kennt man verschiedene **genetische Veränderungen,** die – teilweise familiär autosomal-dominant vererbt – die Erkrankung auslösen können. Für eine genetische Komponente spricht auch, dass das Risiko der Normalbevölkerung, bis zum 90. Lebensjahr zu erkranken, zwischen 5 und 12 % liegt und sich, wenn ein Verwandter ersten Grades betroffen ist, wenigstens auf 24 %, nach einigen neueren Untersuchungen sogar auf 50 % erhöht. In den letzten Jahren wurden verschiedene genetische Veränderungen festgestellt, und zwar u. a. Genorte auf Chromosom 1 (Presenilin 1), Chromosom 2 (Presenilin 2), Chromosom 14 und Chromosom 21 (Amyloid-Precursor-Protein, APP).

Es handelt sich um eine **primär degenerative Erkrankung des Gehirns**. Typisch sind **Alzheimer-Fibrillen** und **amyloide Plaques** (Abb. **4.69**). **Alzheimer-Fibrillen** sind neurofibrilläre Strukturen aus paarigen, spiraligen Proteinsträngen. Die **amyloiden Plaques** kommen hauptsächlich im zerebralen Kortex und Hippocampus vor, in geringerem Maß auch im Corpus striatum, in der Amygdala und im Thalamus.

Die Demenz vom Alzheimer-Typ ist eine **primär degenerative Erkrankung des Gehirns,** die zu einer chronisch progredienten generalisierten, temporoparietal und frontal betonten Hirnatrophie führt. Das neuropathologische Bild ist gekennzeichnet durch **Alzheimer-Fibrillen** und **amyloide Plaques** (Abb. **4.69**). **Alzheimer-Fibrillen** sind neurofibrilläre Strukturen aus paarigen, spiraligen Proteinsträngen und befinden sich konzentriert in den Pyramidenzellen des Neokortex, im Hippocampus, der Amygdala, aber auch im Locus coeruleus und in den Raphe-Kernen im Hirnstamm. Die **amyloiden Plaques,** Ablagerungen eines besonderen Proteins, kommen hauptsächlich im zerebralen Kortex und Hippocampus vor, in geringerem Maß auch im Corpus striatum, in der Amygdala und im Thalamus.

Alle derzeit bekannten genetischen Mutationen sind an einem gemeinsamen pathogenetischen Mechanismus beteiligt: Sie führen zu einer gesteigerten Ablagerung von **Amyloid** im Gehirn. Ein anderes für die Ätiopathogenese relevantes Protein ist das **Tau-Protein.**

Alle derzeit bekannten genetischen Mutationen im Zusammenhang mit der Alzheimer-Erkrankung sind offenbar u. a. an einem gemeinsamen pathogenetischen Mechanismus beteiligt: Sie führen zu einer **gesteigerten Ablagerung von Amyloid** im Gehirn. Man nimmt an, dass die Mutation im Gen des **Amyloid-Precursor-Proteins** auf Chromosom 21 die proteolytische Spaltung dieses großen Moleküls zugunsten Amyloid bildender Fragmente verschiebt. Das Amyloid-Precursor-Protein (APP) ist ein Transmembranprotein, das sich auf der Oberfläche von Neuronen befindet und normalerweise zu zwei Teilfragmenten abgebaut wird, die sich nicht als Amyloid niederschlagen. Ein anderes im Kontext für die Ätiopathogenese der Alzheimer-Erkrankung relevantes Protein ist das **Tau-Protein**, ein zerebrales Membranprotein, das zu Alzheimer-Fibrillen verändert wird.

4.69 Pathologische Befunde bei Morbus Alzheimer

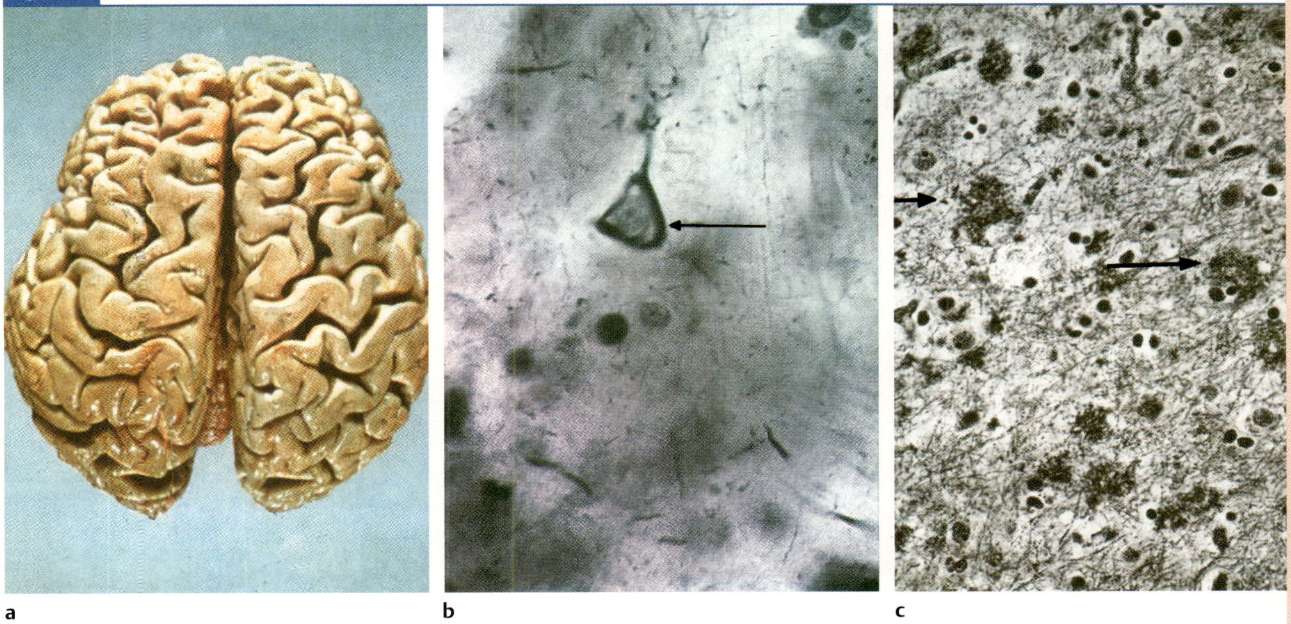

a Gehirn eines Alzheimer-Patienten, das eine Volumenabnahme zeigt.
b amyloide Plaques
c Fibrillen

► **Merke:** Da Fibrillen und amyloide Plaques, in deutlich geringerem Ausmaß, auch beim normalen Alterungsprozess und vielen anderen Erkrankungen des Gehirns vorkommen und die Anzahl der amyloiden Plaques hoch mit dem Alter der untersuchten Personen korreliert, müssen sowohl die Alzheimer-Fibrillen als auch die Plaques eine gewisse Anzahl überschreiten um die Diagnose auf neuropathologischer Grundlage stellen zu können.

◄ Merke

Die modernen Erkenntnisse der Molekulargenetik und Molekularbiologie werden langfristig wahrscheinlich zu einer weitgehenden Aufklärung der ätiopathogenetischen Hintergründe führen und neue Ansätze für die Diagnostik (z. B. Liquordiagnostik) und Behandlung (kausale Therapie) erschließen.

Moderne Erkenntnisse liefern zunehmend Detailkenntnisse über die Ätiopathogenese dieser Erkrankung, die diagnostisch und therapeutisch relevant wird.

Der bedeutendste **Risikofaktor** für das Auftreten der Alzheimer-Erkrankung ist neben einem **höheren Lebensalter** und **Demenz-Erkrankungen bei Verwandten ersten Grades** das **ε4-Allel des Gens für Apolipo-Protein-E** (Apo-E) auf Chromosom 19. Diese normale Genvariante kommt in den meisten ethnischen Gruppen bei Alzheimer-Patienten rund dreimal häufiger als bei gleichaltrigen gesunden Personen vor. Heterozygote Träger eines ApoE-εAllels auf Chromosom 19 haben ein etwa dreifach höheres Erkrankungsrisiko, homozygote Träger sogar ein achtfach stärkeres Risiko. ApoE-ε4 ist jedoch weder eine notwendige noch eine hinreichende Krankheitsursache. (Tab. **4.46**)

Der bedeutendste **Risikofaktor** für das Auftreten der Alzheimer-Erkrankung ist neben **höherem Lebensalter** und **Demenz-Erkrankungen bei Verwandten 1. Grades** das **ε4-Allel des Gens für Apolipo-Protein-E** (Apo-E) auf Chromosom 19 (Tab. **4.46**).

In die Theoriebildung müssen darüber hinaus auch andere biologische Aspekte im Sinne einer komplexen Ätiopathogenese einbezogen werden, so z. B. Störungen in Energiestoffwechsel, Glukosestoffwechsel und Lipidstoffwechsel, Entstehung freier Radikale oder Transmitterveränderungen (Abb. **4.70**). Hypothesen zu anderen ursächlichen Faktoren wie Aluminium-Belastung, entzündliche bzw. autoimmunologische Prozesse oder eine Slow-Virus-Infektion konnten allerdings bisher nicht bestätigt werden.

Es müssen auch andere biologische Aspekte mit einbezogen werden (z. B. Transmitterveränderungen, Abb. **4.70**). Hypothetische Ursachen wie Aluminium-Belastung, entzündliche bzw. autoimmunologische Prozesse oder eine Slow-Virus-Infektion wurden bisher nicht bewiesen.

Neben den beschriebenen neuropathologischen Veränderungen sind verschiedene **Neurotransmitter-Systeme** (z. B. cholinerges, dopaminerges, noradrener-

Neben den beschriebenen neuropathologischen Veränderungen sind verschiedene

≡ 4.46

≡ 4.46 **Risikofaktoren für die Alzheimer-Krankheit**

Risikofaktor	***relatives Risiko***	***95 %-Konfidenzintervall***
Apolipoprotein-E ε4-Allel	6,2	4,9–7,8
Demenz bei Verwandten ersten Grades	3,5	2,6–4,6
Hypothyreose in der Vorgeschichte	2,3	1,0–5,4
Depression in der Vorgeschichte	1,8	1,2–2,9
Schädel-Hirn-Trauma in der Vorgeschichte	1,8	1,3–2,7
Alter der Mutter > 40 Jahre bei Geburt	1,7	1,0–2,9

◎ 4.70

◎ 4.70 **Interaktionsmodell angenommener pathophysiologischer Mechanismen bei der Demenz vom Alzheimer-Typ**

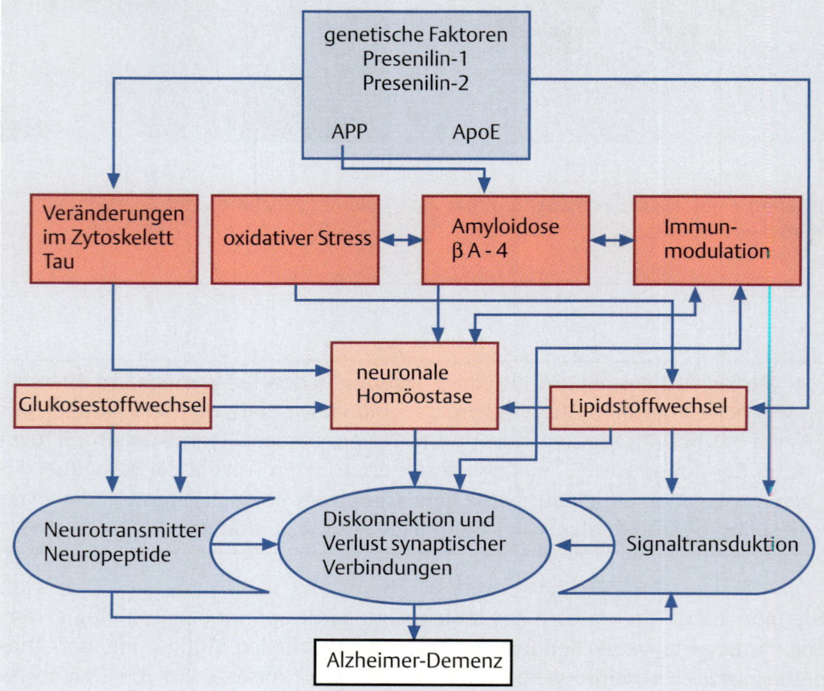

Neurotransmitter-Systeme betroffen. Insbesondere besteht ein Mangel an Azetylcholin. Cholinerg wirksame Medikamente können die kognitiven Störungen von Alzheimer-Patienten reduzieren.

ges, serotonerges, glutamaterges System) betroffen. Vor allem zu Beginn der Erkrankung liegt im cholinergen System ein Mangel an Azetylcholin vor. Man konnte experimentell zeigen, dass anticholinerg wirksame Pharmaka eine Ursache für Aufmerksamkeits- und Gedächtnisstörungen sein können. Cholinerg wirksame Medikamente, wie z. B. Azetylcholinesterase-Hemmer, können die kognitiven Störungen von Alzheimer-Patienten reduzieren. Die Azetylcholinemangelhypothese ist damit die Ausgangsbasis für die derzeit wichtigsten Therapieansätze.

Symptomatik: Häufig ist eine **schleichend zunehmende Vergesslichkeit** erstes Symptom. Im Verlauf kommt es zu einem intellektuellen Abbau (Tab. **4.47**, Abb. **4.71**). Neuropsychologische Auffälligkeiten können hinzutreten (z. B. Wortfindungsstörungen, s. a. S. 185 ff.).

Symptomatik: Die Patienten oder Angehörigen bemerken meist als erstes Symptom eine **schleichend zunehmende Vergesslichkeit,** die häufig zunächst noch auf das fortgeschrittene Alter zurückgeführt wird. Allmählich werden Gedächtnisstörungen und Störungen der höheren geistigen Funktionen immer deutlicher (Tab. **4.47**, Abb. **4.71**). Die Erkrankung kann außerdem zu Beginn durch ein depressives Bild geprägt sein, was die Diagnose erschwert. Dieser Zustand äußert sich in Interesselosigkeit, Antriebsstörungen und Leistungseinbußen.

4.71 **Stadien der Alzheimer-Demenz**

4.71

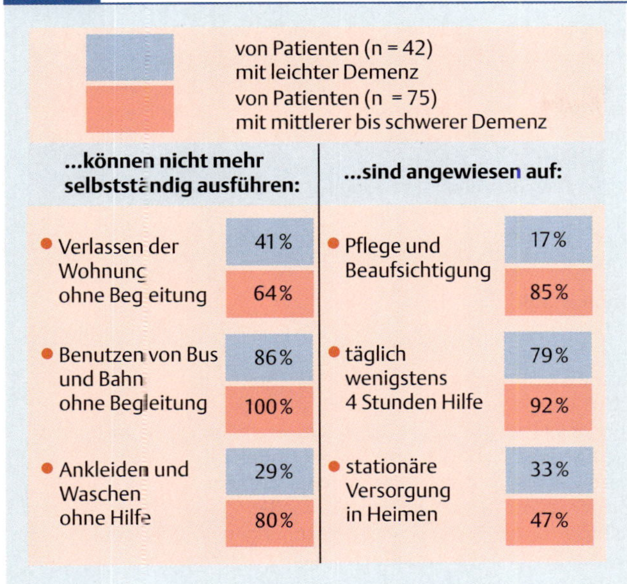

4.47 **Diagnostische Kriterien der Demenz vom Alzheimer-Typ nach ICD-10 und DSM-IV**

4.47

ICD-10	*DSM-IV*
Symptomatik ▪ Demenz ▪ schleichender Beginn mit langsamer Verschlechterung ▪ Fehlen klinischer Hinweise oder spezieller Untersuchungsbefunde, die auf eine andere Demenzursache hinweisen ▪ Fehlen eines plötzlich apoplektischen Beginns oder neurologischer Herdzeichen (solche Phänomene können später hinzukommen) **Verlaufstypen:** derzeit irreversibel	▪ Demenz ▪ schleichender Beginn mit meist progredientem Verlauf und allmählicher Verschlechterung ▪ Ausschluss aller anderen spezifischen Ursachen einer Demenz durch Anamnese, körperlichen Befund und technische Zusatzuntersuchungen

Im weiteren Verlauf können alle möglichen neuropsychologischen Symptome (z. B. Sprachstörungen Alexie, Akalkulie, Apraxie, Agnosie) und psychopathologische Symptome (z. B. depressive Bilder, Wahn, Halluzinationen, Unruhezustände, Weglauftendenzen) hinzutreten (s. a. S. 185 ff.). In den späteren Stadien der Demenz können zudem auch neurologische Symptome (z. B. Pyramidenbahnzeichen, Primitivreflexe) auftreten.

Die Patienten selbst reagieren ganz unterschiedlich auf die Erkrankung. Manche von ihnen bemerken selbst die vorliegenden Störungen nicht, andere wiederum erkennen die eigenen Defizite und reagieren depressiv bis hin zur Suizidalität (Abb. **4.72**). Eine weitere Gruppe von Patienten erkennt zwar die Defizite, überspielt diese aber und erscheint eher unangemessen fröhlich.

Die Reaktion der Patienten ist unterschiedlich und kann von unangemessener Fröhlichkeit bis hin zu Depressivität und Suizidalität reichen (Abb. **4.72**).

▶ **Merke:** Die äußere Fassade bleibt meist lange erhalten und die charakteristischen Persönlichkeitszüge (z. B. typisches soziales Verhalten) treten deutlicher hervor.

◀ Merke

4.48 Stadien der Alzheimer-Krankheit

leichte Alzheimer-Krankheit (Stadium I)	**Symptomatik**
– Gedächtnis	schwaches Erinnerungsvermögen für kurz zurückliegende Ereignisse; das Erlernen neuer Informationen ist gestört
– Orientierung, visuell-räumliche Fähigkeiten	gestörtes Orientierungsvermögen in fremder Umgebung; Tendenz, sich zu verirren; eingeschränkte Fähigkeit, Abbildungen zu kopieren
– Sprache	Wortfindungsstörungen; reduzierter aktiver Wortschatz.
– andere kognitive Funktionen	Eingeschränktes Urteilsvermögen
– nicht kognitive Symptome	Gleichgültigkeit, depressive Verstimmungen, Unruhe
– Motorik	normal
mittelschwere Alzheimer-Krankheit (Stadium II)	**Symptomatik**
– Gedächtnis	tief greifende Störung des Kurzzeitgedächtnisses. Erinnerung an frühere Ereignisse geht verloren
– Orientierung, visuell-räumliche Fähigkeiten	örtliche Desorientierung auch in vertrauter Umgebung, Nichterkennen der Wohnung oder der Angehörigen, Patienten gehen leicht verloren; schwache Bildverarbeitung; Apraxie
– Sprache	zunehmende Störungen des Sprachverständnisses und des sprachlichen Ausdrucks, Wortfindungsstörungen, Wortverwechslungen, Silbenverdrehungen
– andere kognitive Funktionen	Akalkulie (Unfähigkeit, einfache Rechnungen vorzunehmen); schwere Störung des Urteilsvermögens
– nicht kognitive Symptome	Unruhe, Aggressivität, Wahn, Sinnestäuschungen
– Motorik	Unruhe und Umherwandern
schwere Alzheimer-Krankheit (Stadium III)	**Symptomatik**
– Gedächtnis und kognitive Fähigkeiten	schwerste Störung des Gedächtnisses und aller kognitiven Funktionen
– Sprache	charakterisiert durch Echolalie und Palilalie; Patienten können stumm werden
– persönliche Pflege	totaler Verlust der Fähigkeit zur eigenen Pflege, Harn- und Stuhlinkontinenz können vorkommen
– Motorik	unsicheres Stehen, wiederholtes Fallen, verminderte Mobilität, Gliederstarre, gebeugte Haltung, Schluckstörungen, zerebrale Krampfanfälle; schließlich Bettlägerigkeit

4.72

4.72 Rita Hayworth

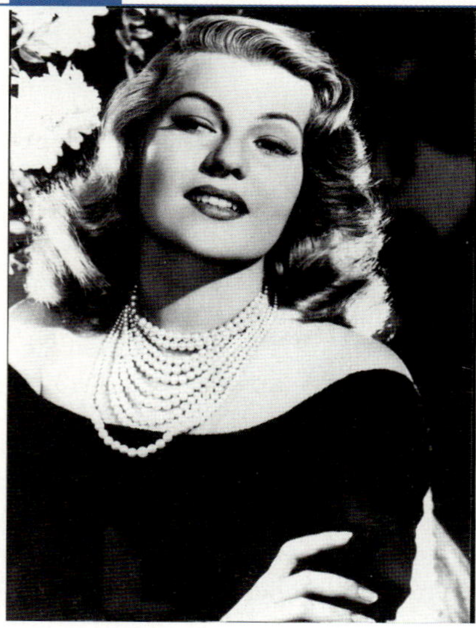

a vor Ausbruch der Alzheimer-Krankheit

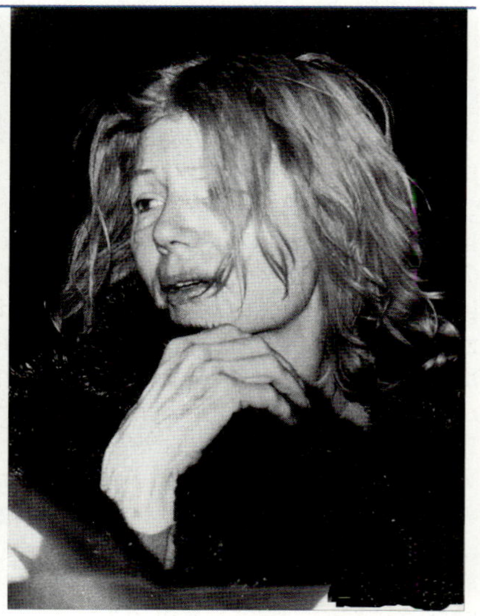

b nach Ausbruch der Erkrankung

4.73 MRT-Bilder Alzheimer-Demenz

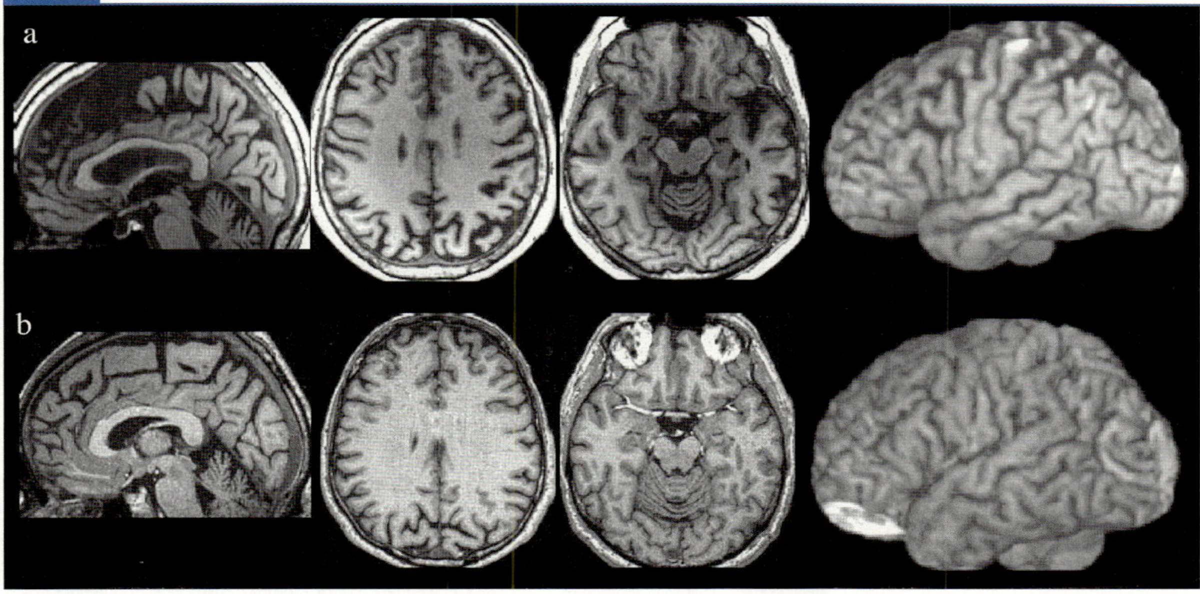

a 65-jährige Patientin mit mittelgradigem Demenzsyndrom (MMSE = 19 von 30 Punkten).
Von links nach rechts: Die sagittale Schichtaufnahme zeigt eine Verschmälerung des Corpus callosum (Balken). Die axialen Schichtaufnahmen zeigen eine Erweiterung der äußeren Liquorräume parietal (2. von links) und im Bereich des Temporalkortex sowie eine Atrophie des Hippocampus (3. von links). Die Aufsichtsprojektion des Gehirns zeigt eine Vergröberung des Furchenreliefs vor allem temporal und parietal. Die Aufnahmen wurden zum Zwecke der besseren Vergleichbarkeit auf eine einheitliche Größe transformiert.
b 67-jährige gesunde Kontrollperson.

Diagnostik: Neben einer ausführlichen psychiatrischen Befunderhebung, Fremdanamnese und einer neurologischen Untersuchung, bei der man zumindest im Anfangsstadium meist keine Auffälligkeiten entdeckt, ist eine neuropsychologische Testuntersuchung zur Früherkennung unverzichtbar. Durch sie werden die Bereiche Intelligenz, Sprache, verbales und visuelles Gedächtnis und Psychomotorik überprüft, zudem wird auf apraktische Störungen, Akalkulie, Alexie und Agnosie geachtet.
Der Morbus Alzheimer ist bis heute eine **Ausschlussdiagnose**. Aus diesem Grunde müssen alle notwendigen laborchemischen Untersuchungen zum Ausschluss anderer entzündlicher oder internistischer Erkrankungen durchgeführt werden, die eine Demenz verursachen können (s. S. 191 ff.) oder als Risikofaktoren z. B. für vaskuläre Erkrankungen einen Hinweis auf eine andere Genese geben können. Ebenso sollten eine CCT oder MRT zum Nachweis alzheimertypischer struktureller Veränderungen und zum Ausschluss anderer Demenzursachen durchgeführt werden (Abb. **4.73**, **4.74**, s. S. 191 Tab. **4.42**). Zur Zeit werden verschiedene Liquormarker wissenschaftlich erprobt, u. a. das Tau-Protein-Fragment.

Diagnostik: Es sollten stets eine psychiatrische und neurologische Untersuchung, eine Fremdanamnese sowie eine neuropsychologische Testuntersuchung durchgeführt werden (s. S. 191 ff.).

Der M. Alzheimer ist bis heute eine **Ausschlussdiagnose**. Zum Ausschluss behandelbarer Ursachen müssen laborchemische Untersuchungen sowie eine CCT oder MRT des Gehirns durchgeführt werden (Abb. **4.73**, **4.74**, s. S. 191 Tab. **4.42**).

▶ **Merke:** Der Nachweis einer Hirnatrophie im CCT oder MRT sagt nichts über die kognitive Leistungsfähigkeit aus. Ein Morbus Alzheimer kann also nicht allein auf Grund einer Hirnatrophie diagnostiziert werden.

◀ **Merke**

Die klinisch gestellte Diagnose sollte nach dem Tod neuropathologisch gesichert werden, da dies die einzige Möglichkeit ist, sie zu verifizieren.

Die Diagnose kann erst nach dem Tod des Patienten neuropathologisch gesichert werden.

Differenzialdiagnose: Der Morbus Alzheimer ist eine Ausschlussdiagnose. Die Abgrenzung gegenüber Demenzen mit bekannter Ursache ist besonders wichtig, da man diese Erkrankungen ursächlich behandeln kann. Sie sind reversibel, sofern das Gehirn noch nicht endgültig geschädigt ist, andernfalls kann durch eine adäquate Behandlung eine weitere Progredienz verhindert werden.

Differenzialdiagnose: Wichtig ist der Ausschluss von:
- anderen somatischen Erkrankungen (z. B. Hypothyreose, Vitamin-B_{12}-Mangel, s. S. 188 Tab. **4.41**)

4.74

4.74 Gegenüberstellung von Schnitten durch das Gehirn im Kernspintomogramm (MRT) und im Positronenemissionstomogramm (PET)

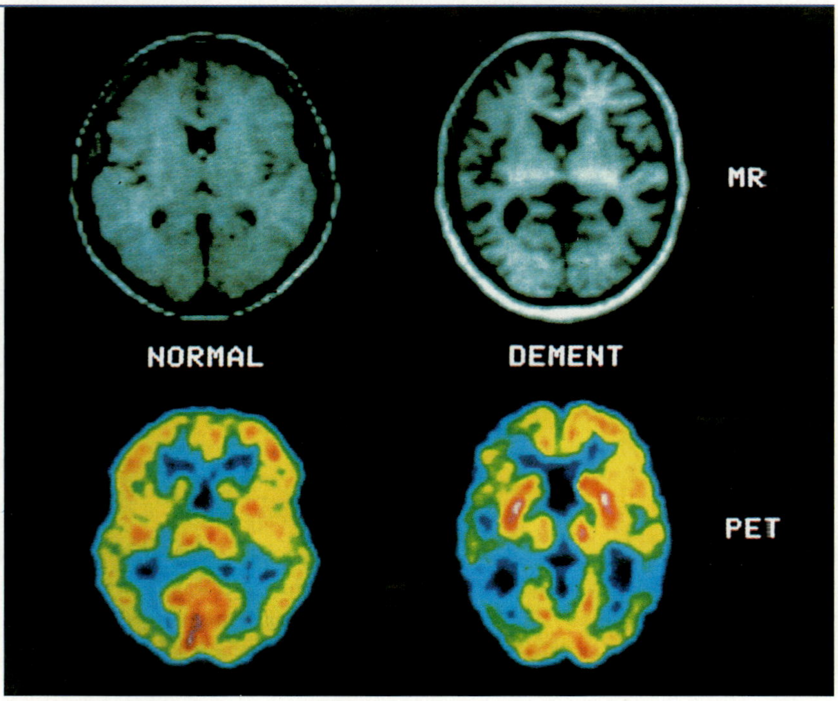

a Glukosestoffwechsel einer Normalperson.
b Glukosestoffwechsel eines Patienten mit Morbus Alzheimer. Deutlich kommt die Erweiterung der inneren und äußeren Liquorräume und die Störung bei Alzheimer-Demenz zur Darstellung.

- Depression (s. S. 195 Tab. **4.44**)
- vaskuläre Demenz (s. S. 209)
- Demenz bei Morbus Parkinson
- Creutzfeldt-Jakob-Erkrankung (s. S. 222)
- progressive Paralyse (s. S. 220)
- Korsakow-Syndrom (s. S. 225)
- Morbus Pick (s. S. 208)
- Normaldruck-Hydrozephalus (s. S. 216).

Abgegrenzt werden müssen nicht nur **somatische Erkrankungen** (z. B. Hypothyreose, Vitamin-B_{12}-Mangel, (s. S. 188 Tab. **4.41**) sondern besonders auch eine **Depression.** Dies ist zu Beginn der Erkrankung wegen der ausgeprägten Symptomüberlappung die häufigste und zugleich oft schwierigste Differenzialdiagnose (s. S. 195 Tab. **4.44**).
Die Abgrenzung gegenüber **vaskulären Demenzen** (s. S. 209) wird durch die neurologischen Befunde und Ergebnisse der bildgebenden Verfahren unterstützt. Bei Patienten mit einer ausgeprägten extrapyramidalen Symptomatik wie Tremor, Rigor oder Akinese ist nach Ausschluss einer Medikamentennebenwirkung an eine **Demenz bei Morbus Parkinson** oder an eine **Creutzfeldt-Jakob-Erkrankung** (s. S. 222) zu denken. Die **Lewy-Body-Demenz**, eine Demenz, bei der die für den Morbus Parkinson typischen Lewy-Body-Einschlusskörper zu finden sind und bei der neben der Demenzsymptomatik eine parkinsonoide Symptomatik auftritt, wird zunehmend als eigenständige Sonderform von der Alzheimer-Demenz abgegrenzt. Sie ist klinisch zusätzlich gekennzeichnet durch visuelle Halluzinationen, kognitive Fluktuationen und Übersensibilität gegenüber Neuroleptika. Die Symptomatik spricht gut auf Acetyl-Cholinesterase-Hemmer an. Eine **progressive Paralyse** ist durch die Lues-Serologie auszuschließen (s. S. 220). An ein **Korsakow-Syndrom** ist bei im Vordergrund stehenden amnestischen Störungen, Konfabulation, Okulomotorik- und Gangstörungen zu denken (s. S. 225). Beim **Morbus Pick** stehen zumindest zu Beginn der Erkrankung Gedächtnis- und Intelligenzstörungen nicht im Vordergrund, die Patienten fallen meist durch Veränderungen in ihrem Sozialverhalten auf (s. S. 208). Eine weitere wichtige und unter Umständen schwierige Differenzialdiagnose ist der **Normaldruck-Hydrozephalus,** der klinisch meist durch die Trias Demenz, Inkontinenz und Gangstörungen charakterisiert ist (s. S. 216).

4.49 Pharmakotherapie kognitiver Symptome bei Alzheimer-Krankheit

Substanzgruppe	*Präparat*	*Tagesdosis (mg)*
▪ **Cholinesterasehemmer**	Donepezil	5–10
	Galantamin	16–24
	Rivastigmin	6–12
▪ **Kalziumkanalblocker**	Nimodipin	90
▪ **Glutamatmodulatoren**	Memantin	20–30
▪ **weitere Nootropika**	Dihydroergotoxin	3–6
	Ginkgo-biloba-Extrakt	240
	Nicergolin	15–30
	Piracetam	2–5
	Pyritinol	600–800

4.49

Therapie: Die Therapie der Alzheimer-Krankheit setzt sich aus mehreren Bestandteilen zusammen, die in den einzelnen Verlaufsabschnitten unterschiedlich kombiniert werden müssen:

- Pharmakotherapie kognitiver Symptome
- Pharmakotherapie nicht kognitiver Symptome
- kognitives Training
- Beratung der Bezugspersonen.

Der Versuch einer kognitiven Leistungssteigerung und die Beeinflussung der Krankheitsprogression sind im frühen und mittleren Stadium besonders sinnvoll. Die Behandlung von unspezifischen Verhaltensänderungen rückt im mittleren und fortgeschrittenen Stadium in den Vordergrund. Die Beratung der Angehörigen ist in allen Verlaufsabschnitten notwendig, allerdings verlagert sich ihr Schwerpunkt mit zunehmender Dauer der Krankheit von der Informationsvermittlung auf die Bewältigung praktischer Probleme in der Pflege. In jüngster Zeit zeichnen sich darüber hinaus Möglichkeiten der Prävention ab.

- **Pharmakotherapie kognitiver Symptome**

Bei einem progredienten neurodegenerativen Prozess wie der Alzheimer-Krankheit soll die medikamentöse Therapie den fortschreitenden Leistungsverlust aufhalten (Tab. **4.49**). Daher kann eine geringe Verbesserung oder sogar ein Gleichbleiben der Leistung über einen mehrmonatigen Zeitraum als Behandlungserfolg gelten. Um den Behandlungserfolg mit ausreichender Sicherheit feststellen zu können, sind wiederholte sorgfältige Erhebungen des psychopathologischen Befundes unter Einbeziehung der Information der Betreuungspersonen erforderlich.

Einige der älteren Präparate, **Nootropika** im engeren Sinne (z. B. Piracetam oder Dihydroergotoxin), die komplexe Wirkungen u. a. auf den Glukose- und Energiestoffwechsel haben, sind zwar gut verträglich, ihre Wirksamkeit ist aber, gemessen an modernen Evaluationsstandards, nicht so gut belegt wie die der neuen **Antidementiva.** Andere der älteren Präparate wie z. B. Ginkgo biloba haben auch in neueren Studien Belege für ihre Wirksamkeit erbringen können.

Die Effizienz der neuen Antidementiva, der **Cholinesterasehemmer** (Tab. **4.50**), wurde überzeugender und konsistenter nachgewiesen, und zwar in der Indikation leichte und mittelgradige Demenz. Für die Überlegenheit der neuen Substanzen sprechen größere Effektstärke, höhere Effektwahrscheinlichkeit und längere Effektdauer, und insgesamt die größere Konsistenz der Studienresultate. Auch für Memantine wurden überzeugende Wirksamkeitsdaten vorgelegt.

Die Behandlung sollte über mindestens 3–6 Monate durchgeführt werden, bevor die Entscheidung über Erfolg oder Misserfolg getroffen wird. Nur ein Viertel der Patienten spricht deutlich auf die Behandlung an. Es gibt keine brauchbaren Prädiktoren für das individuelle Ansprechen.

Bei den Cholinesterasehemmern wurde erstmals auch ein deutlicher Effekt auf einen längeren Verlauf der Krankheit nachgewiesen. Der Zustand einer hochgradigen Pflegebedürftigkeit unter fortgesetzter Medikation wird erheblich spä-

Therapie:

- Pharmakotherapie kognitiver und nicht kognitiver Symptome
- kognitives Training
- Beratung der Bezugspersonen.

Im frühen und mittleren Stadium ist der Versuch einer kognitiven Leistungssteigerung und Einflussnahme auf die Progression sinnvoll, später rückt vor allem die Behandlung der Verhaltensstörungen in den Vordergrund. Die Beratung der Angehörigen ist in allen Verlaufsabschnitten notwendig.

- **Pharmakotherapie kognitiver Symptome**

Die Pharmakotherapie von kognitiven Störungen arbeitet gegen den fortschreitenden Leistungsverlust an (Tab. **4.49**). Daher kann eine geringe Verbesserung oder sogar ein Gleichbleiben der Leistung über einen mehrmonatigen Zeitraum als Behandlungserfolg gelten.

Die Wirksamkeit der älteren Präparate (z. B. Piracetam) ist weniger gut belegt als die der neueren Antidementiva.

Bei den neuen Antidementiva, den **Cholinesterasehemmern** (Tab. **4.50**), ist die Wirksamkeit überzeugender und konsistenter nachgewiesen worden.

Die Behandlung sollte über mindestens 3 Monate durchgeführt werden. Nur ein Viertel der Patienten spricht deutlich auf die Behandlung an.

Bei den Cholinesterasehemmern wurde erstmals auch ein deutlicher Effekt auf den Verlauf der Krankheit nachgewiesen.

4.50 Behandlung mit Cholinesterase-Hemmern

	Donepezil (Aricept)	*Galantamin (Reminyl)*	*Rivastigmin (Exelon)*
▪ **Dosierung**	initial 1 × 5 mg, nach 4–6 Wochen auf 1 × 10 mg steigern	initial 2 × 4 mg, dann alle 4 Wochen um 2 × 4 mg bis max. 2 × 12 mg steigern	initial 2 × 1,5 mg, dann alle 2 Wochen um 2 × 1,5 mg bis max. 2 × 6 mg steigern
▪ **cholinerge Nebenwirkungen**	gelegentlich Übelkeit, Erbrechen, Durchfall	gelegentlich Übelkeit, Erbrechen, Durchfall	gelegentlich Übelkeit, Erbrechen, Durchfall
▪ **sonstige Nebenwirkungen**	vereinzelt Muskelkrämpfe	Verwirrtheit, Tremor	Gewichtsverlust

ter erreicht. Die Abnahme von Alltagskompetenzen erfolgte bei behandelten Patienten langsamer als in der unbehandelten Vergleichsgruppe.

Alle Cholinesterasehemmer rufen gastrointestinale Nebenwirkungen hervor, insgesamt werden sie gut vertragen.

Alle Cholinesterasehemmer rufen als unerwünschte Wirkung gastrointestinale Nebenwirkungen hervor, die für das Wirkprinzip charakteristisch sind. Sonstige Nebenwirkungen sind u. a. Muskelkrämpfe, Verwirrtheit, Gewichtsverlust. Insgesamt werden die Actylcholinesterase-Hemmer gut vertragen.

Die Behandlung mit entzündungshemmenden Substanzen, Antioxidanzien sowie die postmenopausale Östrogensubstitution bei Frauen können das Risiko offenbar senken.

Zunehmend ergeben sich Hinweise für die Möglichkeit einer **präventiven medikamentösen Therapie.** Retrospektive Analysen haben überzeugende Anhaltspunkte dafür geliefert, dass die Behandlung mit entzündungshemmenden Substanzen, Antioxidanzien (z. B. Vitamin E und Vitamin C) sowie die postmenopausale Östrogensubstitution bei Frauen das Erkrankungsrisiko herabsetzen. Dies könnte zu neuen Therapieperspektiven für die Zukunft führen.

▪ **Pharmakotherapie nicht kognitiver Symptome**

Die Behandlung dieser Symptome (z. B. Unruhe) bessert das Befinden der Patienten und verringert die Belastung der Bezugspersonen.

▪ **Pharmakotherapie nicht kognitiver Symptome**

Die Bedeutung der Pharmakotherapie nicht kognitiver Symptome wird weitgehend unterschätzt. Durch die Milderung von z. B. Unruhe, depressiver Symptomatik oder Aggressivität lässt sich das Wohlbefinden der Patienten verbessern und die Belastung der Bezugspersonen verringern.

Zur Behandlung von z. B. Unruhe, Aggressivität und paranoider Symptomatik werden insbesondere niedrig- bis mittelpotente **Neuroleptika**, eingesetzt (Tab. **4.51**). Zunehmend werden auch die neuen atypischen Neuroleptika (z. B. Risperidon) genutzt.

Vor allem mit niedrig- bis mittelpotenten **Neuroleptika** werden Unruhe, Aggressivität und paranoide Symptomatik behandelt (Tab. **4.51**). Die Dosierung sollte in jedem Fall einschleichend erfolgen. Da die Verhaltensänderungen zeitlich nicht konstant sind, muss man sich von der Notwendigkeit der Weiterbehandlung immer wieder überzeugen. Das kann beispielsweise durch einen Auslassversuch geschehen. Zunehmend bekommen die **neueren atypischen Neuroleptika** (z. B. Risperidon) für diese Indikation eine Bedeutung.

Zur Behandlung depressiver Verstimmungen sollten moderne Antidepressiva ohne anticholinerge Wirkung eingesetzt werden. Selektive serotonerge Antidepressiva scheinen auch bei Unruhe und Aggressivität wirksam zu sein.

Zur Behandlung depressiver Verstimmungen sollten moderne **Antidepressiva** ohne anticholinerge Wirkung eingesetzt werden. Trizyklische Antidepressiva sind bei Alzheimer-Patienten zwar wirksam, führen wegen ihrer anticholinergen Eigenschaften jedoch leicht zu deliranten Zuständen und können die kognitiven Fähigkeiten verschlechtern. Selektive serotonerge Antidepressiva sind möglicherweise auch bei Unruhe und Aggressivität wirksam.

4.51

4.51 Pharmakotherapie nicht kognitiver Symptome bei Alzheimer-Krankheit

Substanzgruppe	*Präparat*	*Tagesdosis (mg)*
Antidepressiva	Citalopram	20–40
	Paroxetin	10–30
	Moclobemid	300–600
	Trazodon	100–400
Neuroleptika	Melperon	25–150
	Pipamperon	40–360
	Risperidon	1–2

▪ **Kognitives Training**

Bezüglich der Wirksamkeit kognitiver Trainingsverfahren bei der Alzheimer-Krankheit bestehen häufig unrealistische Erwartungen. Das bekannteste und am weitesten verbreitete Verfahren ist die **Realitätsorientierung.** Sie wird in vielen Pflegeheimen und Tagespflegeeinrichtungen durchgeführt. Ihr Prinzip besteht darin, den Patienten nützliche Informationen über ihre Umgebung und Mitbewohner zu vermitteln, um auf diese Weise den Stand ihrer Orientiertheit und Informiertheit zu verbessern. In begrenztem Umfang gelingt dies auch, jedoch hält der Effekt nur so lange an, wie das Traning durchgeführt wird und ist nicht übertragbar auf Funktionsbereiche, die außerhalb des Trainings liegen.

Programme zur **kognitiven Aktivierung** einschließlich des **Gedächtnistrainings** erreichen selbst dann, wenn sie sehr intensiv sind und über einen langen Zeitraum durchgeführt werden, weder eine Verbesserung der kognitiven Leistungen, noch können sie deren Verfall aufhalten. Positive Effekte sind jedoch eine Erhöhung der Lebenszufriedenheit und Zuversicht der Patienten.

▪ **Beratung der Bezugspersonen**

Im frühen Krankheitsstadium brauchen die Angehörigen ebenso wie die Patienten eine Aufklärung über die Art der vorliegenden Krankheit und die Prognose. Für die Leistungsdefizite und Verhaltensänderungen muss eine medizinische Erklärung gegeben werden. Dies wirkt der Krankheitsverleugnung auf beiden Seiten entgegen und hilft, Missverständnisse, Konflikte und Schuldzuweisungen zu vermeiden.

In späteren Krankheitsstadien müssen die pflegenden Angehörigen lernen, die zunehmende Hilfsbedürftigkeit des Patienten aufzufangen und mit den unspezifischen Symptomen wie Aggressivität, Wahn, Sinnestäuschungen, Unruhe oder Schlafstörungen zurechtzukommen. Die hierfür nötigen Kenntnisse und Erfahrungen lassen sich am besten in **Angehörigengruppen** erwerben, die von vielen örtlichen Gruppierungen der **Deutschen Alzheimer Gesellschaft** durchgeführt werden. In mehreren methodisch sorgfältigen Untersuchungen ist mittlerweise nachgewiesen worden, dass eine intensive Beratung der Angehörigen die Tragfähigkeit der Familie erhöht und die Häufigkeit von Heimunterbringungen reduziert.

Verlauf: Da keine ursächliche Therapie möglich ist, versterben die Patienten im Durchschnitt etwa 10 bis 12 Jahre nach Ausbruch der Alzheimer-Krankheit meist an interkurrenten Erkrankungen (z. B. Pneumonie). Der präsenil auftretende Subtyp führt in der Regel schneller zum Tod. Bei schweren, manchmal auch schon bei mittelschweren Demenzstadien, ist in vielen Fällen eine Heimunterbringung erforderlich. Der Zeitpunkt der Heimunterbringung ist stark von den psychosozialen Rahmenbedingungen abhängig.

▶ **Klinischer Fall.** Eine 57-jährige Patientin, von Beruf leitende Schwester in einem Kreiskrankenhaus, wurde mit 54 Jahren vorzeitig berentet mit Vedacht auf Morbus Alzheimer. Sie bemerkt ihre kognitiven Defizite und reagiert darauf zeitweise depressiv. Psychopathologisch ist sie zeitlich, örtlich und zur Person nicht voll orientiert, Aufmerksamkeit und Konzentration sind deutlich vermindert, sie hat Schreib- und Lesestörungen, eine konstruktive Apraxie und ausgeprägte Wortfindungsstörungen. Im MMSE erreicht sie 17 Punkte. Neurologisch bietet sie einen unauffälligen Befund. Die neuropsychologische Untersuchung bestätigt eine schwere Störung des Kurzzeitgedächtnisses, ausgeprägte Wortfindungsstörungen. In der Fremdbeurteilung durch die Angehörigen spielt eine wichtige Rolle, dass sie nicht mehr kocht, wenig unternimmt und sehr leicht reizbar ist. Nach dreimonatiger Therapie mit einem Nootropikum und einem Antidepressivum hat sich ihr Zustand wieder stabilisiert. Dies äußert sich für die Angehörigen darin, dass sie wieder für acht Personen kocht, deutlich umgänglicher ist und auch stimmungsmäßig von Ehemann und Tochter als deutlich gebessert empfunden wird.

Schlussfolgerung: Wichtig ist, dass man auch bei bestehender Diagnose einer Demenz vom Alzheimer-Typ, depressive Syndrome zusätzlich mit Antidepressiva therapiert und hierbei manchmal eine deutliche Besserung des Gesamtzustandes erreicht werden kann.

▪ **Kognitives Training**

Das bekannteste und am weitesten verbreitete Verfahren ist die **Realitätsorientierung.** Ihr Prinzip besteht darin, den Patienten nützliche Informationen über ihre Umgebung und Mitbewohner zu vermitteln, um auf diese Weise den Stand ihrer Orientiertheit und Informiertheit zu verbessern, was aber nur in begrenztem Umfang gelingt.

Programme zur **kognitiven Aktivierung** einschließlich des **Gedächtnistrainings** erreichen keine Verbesserung der kognitiven Leistungen. Positiver Effekt ist jedoch die Erhöhung der Lebenszufriedenheit.

▪ **Beratung der Bezugspersonen**

Im frühen Krankheitsstadium brauchen die Angehörigen ebenso wie die Patienten eine Aufklärung über die Art der vorliegenden Krankheit und die Prognose.

Später müssen die Angehörigen lernen, die zunehmende Hilfsbedürftigkeit des Patienten aufzufangen und mit den unspezifischen Symptomen (z. B. Aggressivität) zurechtzukommen. Sinnvoll ist der Besuch einer Angehörigengruppe.

Verlauf: Die Patienten versterben ca. 10–12 Jahre nach Ausbruch der Demenz meist an interkurrenten Erkrankungen. Der präsenil auftretende Subtyp führt in der Regel schneller zum Tod. Eine Heimunterbringung ist bei mittelschweren bis schweren Demenzen oft erforderlich.

◀ **Klinischer Fall**

▶ Klinischer Fall

▶ **Klinischer Fall.** Der Patient ist 67 Jahre alt, hat keine Krankheitseinsicht, konfabuliert, kann keine konkreten Angaben mehr machen. Die Mutter des Patienten ist wahrscheinlich an einem M. Alzheimer erkrankt gewesen. Psychopathologisch steht eine allseitige Desorientiertheit im Vordergrund. Es ergibt sich kein Hinweis auf Vorliegen einer Psychose. Bei der neurologischen Untersuchung fällt auf, dass die Armeigenreflexe rechts betont sind, der Schnauzreflex (pathologische Reflexantwort durch Beklopfen eines auf den Mund gelegten Spatels) positiv ist und eine ideomotorische Apraxie vorliegt. Bei der neuropsychologischen Untersuchung ergeben sich der Befund einer schweren Störung des Kurzzeitgedächtnisses, eine globale Aphasie und konstruktive schwere Auffassungs- und Verständnisstörung.
Schlussfolgerung: Wichtig ist, dass in den Spätstadien der Demenz vom Alzheimer-Typ auch neurologische Herdsymptome auftreten können.

▶ Klinischer Fall

▶ **Klinischer Fall.** Aus einem städtischen internistischen Krankenhaus wird eine 73-jährige Patientin überwiesen mit der Diagnose: V. a. paranoide Psychose.
Die Patientin war wegen unklarer Oberbauchbeschwerden zum wiederholten Male in dem Krankenhaus aufgenommen worden, ohne dass ein gravierender organischer Befund erhoben werden konnte. Da sie auch am Stationsbetrieb nicht mehr teilnahm und sich sehr zurückgezogen verhielt, wurde eine Altersdepression vermutet. Unter dieser Annahme wurde sie mit einem trizyklischen Antidepressivum behandelt. Hierunter kam es zur Entwicklung paranoider Ideen: Die Zimmernachbarin und das Personal wurden von ihr verdächtigt, etwas gegen sie im Schilde zu führen.
Die Patientin klagt über leichte Vergesslichkeit, fühlt sich sonst wohl. Psychopathologisch ist sie örtlich, zeitlich und zur Person nicht vollständig orientiert, zeigt keine affektiven Störungen, keine Halluzinationen, keine Wahnideen. Bei der neurologischen Untersuchung ist sie unauffällig. In der neuropsychologischen Untersuchung zeigen sich ein durchschnittliches Intelligenzniveau, eine Störung des verbalen Kurzzeitgedächtnisses, ein pathologischer Befund im Mosaiktest, Zahlen-Symboltest, ZZT, eine konstruktive Apraxie und eine Akalkulie.
Nach Absetzen des Antidepressivums besserten sich ihr Zustand und die neuropsychologischen Testergebnisse. Sie wurde mit der Diagnose eines beginnenden demenziellen Prozesses wahrscheinlich im Rahmen eines Morbus Alzheimer entlassen.
Schlussfolgerung: Wichtig ist hier die Differenzialdiagnose Depression versus Demenz. In diesem Fall kam es unter der Gabe eines trizyklischen Antidepressivums, wahrscheinlich auf Grund der anticholinergen Eigenschaften, zu einer Verschlechterung des Zustandes mit Entwicklung paranoider Gedanken.

Morbus Pick

Morbus Pick

▶ Definition

▶ **Definition:** Subtyp der **Frontotemporalen Demenz (FTD)**. Präsenile degenerative Hirnerkrankung, die bevorzugt das Frontal- und Temporalhirn betrifft.
Sie beginnt mit Veränderungen der Persönlichkeit, des Sozialverhaltens und emotionalen Verhaltens. Im weiteren Verlauf kommt es zu einem fortschreitenden demenziellen Abbauprozess.

Epidemiologie: Im Vergleich zum Morbus Alzheimer selten 1–2 : 100 000. Der Erkrankungsgipfel liegt im 5.-6. Lebensjahrzehnt.

Epidemiologie: Die Erkrankung ist im Vergleich zum Morbus Alzheimer selten 1–2 : 100 000. Der Beginn der Erkrankung kann bereits um das 40. Lebensjahr mit einer Häufung zwischen dem 50. und 60. Lebensjahr liegen.

Ätiopathogenese: Hauptsächlich sind Frontal- und Temporallappen betroffen.

Ätiopathogenese: Vor allem Frontal- und Temporallappen sind von der Atrophie betroffen. Typisch ist das Auftreten sogenannter Pick-Zellen (angeschwollene kortikale Neurone).

Symptomatik: Primär Veränderungen der Persönlichkeit und des sozialen Verhaltens, später zusätzlich Beeinträchtigung kognitiver Funktionen, Sprachstörungen.

Symptomatik: Veränderungen der Persönlichkeit, des emotionalen (z. B. flach euphorischer Affekt) und sozialen Verhaltens (z. B. Distanzlosigkeit) sowie Stimmungsschwankungen stehen im Vordergrund. Erst später treten Gedächtnisstörungen, Störungen der Orientierung und kognitiver Funktionen auf. In späten Stadien kommen Sprachstörungen und Aspontaneität hinzu, auch neurologische Symptome wie z. B. Primitivreflexe können vorkommen.

Diagnostik: Typische Klinik, im **CCT** und **MRT** Nachweis einer fronto-temporal betonten Atrophie. Im **HMPAO-SPECT** fronto-temporale Hypoperfusion.

Diagnostik: Neben der typischen klinischen Symptomatik können bildgebende Verfahren wie **CCT** und **MRT** durch den Nachweis einer fronto-temporal betonten Atrophie oder das **HMPAO-SPECT** durch den Nachweis einer fronto-temporalen Hypoperfusion weitere Hinweise auf die Erkrankung geben (s. S. 191 ff.).

Differenzialdiagnose: Schwierigkeiten kann in späteren Stadien die Abgrenzung zu einem **Morbus Alzheimer** machen, der ebenfalls fronto-temporale Hirnregionen betreffen kann (s. S. 198). In diesen Fällen kann unter Umständen nur die neuropathologische Untersuchung endgültig Klarheit schaffen. Auch im Rahmen der **Creutzfeldt-Jakob-Krankheit** können fronto-temporale Hirnregionen bevorzugt betroffen sein (s. S. 222). Eine dritte Gruppe von das Frontalhirn betreffenden Demenzen wurde beschrieben (Frontallappen-Demenz, frontal lobe dementia, FLD) ohne die typischen Veränderungen des Morbus Alzheimer oder des Morbus Pick.

Differenzialdiagnose: z. B.
- Demenz anderer Ätiologie (z. B. Morbus Alzheimer, s. S. 198)
- Creutzfeldt-Jakob-Erkrankung (s. S. 222)
- Frontallappen-Demenz (FLD)

Therapie und Verlauf: Eine kausale Therapie existiert bisher nicht. Falls zu Beginn fokale Auffälligkeiten (z. B. Antriebs-, Stimmungsstörungen, Persönlichkeitsveränderungen) vorliegen, können **Antidepressiva** indiziert sein. Bei kognitiven Einbußen sollte eine Behandlung mit **Nootropika** erfolgen (s. S. 215 Tab. **4.56**). Die Patienten versterben nach durchschnittlich 10-jähriger Krankheitsdauer.

Therapie und Verlauf: Eine kausale Therapie ist nicht möglich. Zur symptomatischen Therapie werden **Nootropika** und ggf. **Antidepressiva** bzw. **Neurotropika** eingesetzt (s. S. 215 Tab. **4.56**).

Vaskuläre Demenz

Vaskuläre Demenz

▶ **Synonyme.** Multiinfarkt-Demenz, Morbus Binswanger, Dementia lacunaris, Dementia arteriosclerotica

◀ Synonym

▶ **Definition:** Die Gruppe der vaskulären Demenzen ist durch multiple gefäßbedingte Hirnläsionen gekennzeichnet, die bei ihrem Auftreten zu vorübergehenden oder bleibenden neurologischen Defiziten geführt haben und bei denen es in zeitlichem Zusammenhang schrittweise zu kognitiven Einbußen kommt.

◀ Definition

Diese Definition der vaskulären Demenzen ist auf den **zeitlichen Zusammenhang** der Symptomatik zu den vaskulär bedingten Hirnläsionen und der neurologischen Symptomatik bezogen. Im Gegensatz zum langsam progredienten Verlauf bei den degenerativen Demenzen verlaufen vaskuläre Demenzen oft unstetiger, bedingt durch neue Infarzierung und ihre psychopathologische Folgen. Die Zunahme der Symptomatik erfolgt über wiederholte zeitweilige akute Verschlechterungen. Die einzige Gemeinsamkeit der Gruppe von vaskulären Demenzen ist ihre Verursachung durch Mängel der zerebralen Durchblutung. Die psychopathologischen Bilder schließen kortikale, frontale und subkortikale Symptommuster ein. Ebenso vielfältig sind die Verläufe: Stillstand, langsame Progression oder auch eine schrittweise Verschlechterung sind möglich.

Die Definition der vaskulären Demenzen ist auf den **zeitlichen Zusammenhang** der Symptomatik zu den vaskulär bedingten Hirnläsionen und der neurologischen Symptomatik bezogen. Vaskuläre Demenzen haben oft einen unstetigen Verlauf.

Epidemiologie: Vaskuläre Demenzen kommen in westlichen Ländern wesentlich seltener vor als die Alzheimer-Demenz. Sie machen bei uns etwa 20 % der Demenzen im Senium aus. Zusätzlich gibt es allerdings Mischformen zwischen Alzheimer-Demenz und vaskulären Demenzen. Sie sind ätiopathogenetisch, psychopathologisch und im Hinblick auf ihren Verlauf eine äußerst heterogene Gruppe. Diese Erkenntnisse stehen im Widerspruch zu der verbreiteten Vorstellung, dass die meisten kognitiven Abbauprozesse in der zweiten Lebenshälfte durch fortschreitende arteriosklerotische Gefäßveränderungen verursacht werden, die zu einer global inkompletten Ischämie führen. Auch das Konzept der sogenannten Multiinfarkt-Demenz, wonach Demenzen durch den vaskulär bedingten Verlust eines kritischen Volumens von Hirnsubstanz als Folge multipler Infarzierung entstehen, ist als gemeinsames Erklärungsmodell für die zerebrovaskulär bedingten kognitiven Störungen nicht mehr aufrechtzuerhalten.

Epidemiologie: Vaskuläre Demenzen stellen in westlichen Ländern eine im Vergleich zur Alzheimer-Demenz wesentlich kleinere Gruppe dar.

Die Verwendung des Begriffs **vaskuläre Demenz** (VD) stellt meist einen ursächlichen Zusammenhang her mit Erkrankungen wie z. B. Herzinsuffizienz, Hypotonie, schwere arterielle Hypertonie, Herzrhythmusstörungen, extra- und intrakranielle Gefäßstenosen, Diabetes mellitus oder bestimmten Vaskulitiden (z. B. Panarteriitis nodosa).

Der Begriff **vaskuläre Demenz** (VD) beinhaltet die Vorstellung, dass beim Vorliegen bestimmter Grunderkrankungen (z. B. Hypertonus), die Erkrankung ursächlich für die kognitiven Störungen in Betracht kommt.

4.75

4.75 MRT- und CCT-Befund bei einem Patienten mit beginnender Multiinfarkt-Demenz

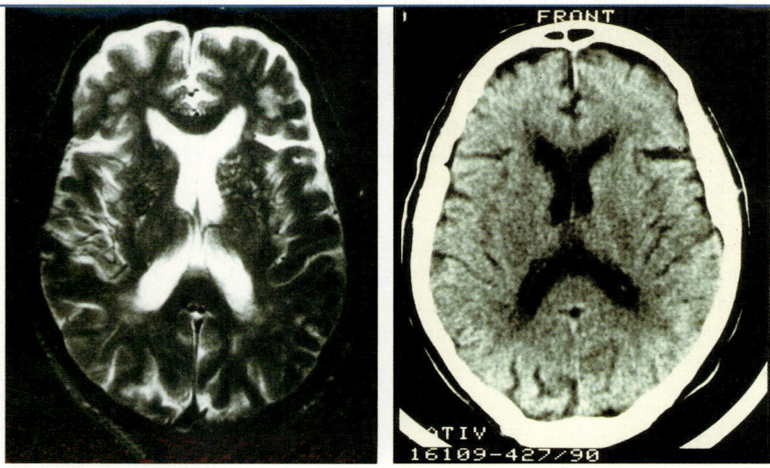

a MRT **b** CCT

Hier zeigt sich die größere Sensitivität des MRT für vaskuläre Läsionen in der Darstellung multipler stecknadelkopfgroßer Infarkte auch im Stammganglienbereich.

Dies geschieht häufig auch dann, wenn die durch diese Erkrankung möglicherweise verursachten hämodynamischen Veränderungen nicht zu neurologischen Auffälligkeiten oder keinen im CCT oder MRT nachweisbaren Veränderungen geführt haben. Häufig werden dann Verlaufskriterien in die Entscheidung einbezogen (Abb. **4.75**).

Dies geschieht häufig auch dann, wenn die durch diese Erkrankung möglicherweise verursachten hämodynamischen Veränderungen nicht zu neurologischen Aufälligkeiten oder keinen im CCT oder MRT nachweisbaren Veränderungen geführt haben. Problematisch ist zudem die Einordnung zahlreicher vor allem über 60-jähriger Patienten, bei denen im CCT oder noch häufiger im MRT unspezifische periventrikuläre Hypodensitäten und lakunäre Infarkte vor allem in der weißen Substanz nachzuweisen sind, die aber entweder keine neurologischen Defizite aufweisen oder bei denen kein zeitlicher Zusammenhang zwischen dem Auftreten der neurologischen und kognitiven Defizite besteht. Bei diesen Patienten werden häufig Verlaufskriterien mit in die Entscheidung einbezogen: bei nachgewiesenen vaskulär bedingten Läsionen und im weiteren Verlauf auftretenden kognitiven Störungen, geht man von einer vaskulären Ursache aus (Abb. **4.75**).

Die Verwendung verschiedener diagnostischer Kriterien führt zu sehr unterschiedlichen Prävalenzdaten.

Die Verwendung verschiedener diagnostischer Kriterien führt zu sehr unterschiedlichen Prävalenzdaten, die nur mit Kenntnis der jeweils verwendeten Kriterien richtig zu interpretieren sind. Diese Schwierigkeiten setzen sich bis in die international verwendeten Klassifikationsschemata fort.

Ätiopathogenese: Histopathologisch liegen im Wesentlichen 3 zerebrovaskuläre Krankheitsbilder zugrunde:
- multiple Infarkte
- strategische Infarkte
- Demyelinisierung des Marklagers.

Ätiopathogenese: Histopathologisch liegen der heterogenen Gruppe vaskulärer Demenzen verschiedene, im Wesentlichen drei zerebrovaskuläre Krankheitsbilder zugrunde (Tab. **4.52**):
- multiple Infarkte
- strategische Infarkte
- Demyelinisierung des Marklagers.

Weitaus seltener sind die zerebrale Amyloidangiopathie und die zerebrale Vaskulitis.

Verschlüsse kleiner Arterien **(Mikroangiopathien)** sind häufiger als Verschlüsse größerer Arterien **(Makroangiopathien)**. Sie können auch kombiniert vorkommen (Tab. **4.52**).

Verschlüsse kleiner Arterien **(Mikroangiopathien),** die zu lakunären Infarkten mit meist subkortikaler Lokalisation führen, sind häufiger als Verschlüsse größerer Arterien **(Makroangiopathien)**, die kortikale Territorial- und Grenzzoneninfarkte verursachen. Mikro- und Makroangiopathie können auch kombiniert vorkommen.

Mehrere pathogenetische Mechanismen sind an der Entstehung eines Demenzsyndroms beteiligt, so vor allem die Zerstörung von Hirngewebe und Unterbrechung neuronaler Verbindungsbahnen.

An der Entstehung eines vaskulären Demenzsyndroms sind **mehrere pathogenetische Mechanismen** beteiligt. Eine bedeutende Rolle spielt sicher die Zerstörung von Hirngewebe. Die Vorgänge, die am **Untergang von Nervenzellen** beteiligt sind, kommen auch bei neurodegenerativen Erkrankungen vor: z. B.

4.52 Formen der Demenz bei zerebrovaskulären Krankheiten

Art der Läsion	*Pathologie*	*Ursache*	*Risikofaktoren*	*klinisches Bild*
▪ **multiple Infarkte**	kortikale Territorialinfarkte	thrombembolische Verschlüsse großer Arterien und Arterienäste (Makroangiopathie)	art. Hypertonie, Diabetes mellitus, Rauchen, Hyperlipidämie	kortikale Demenz
	subkortikale lakunäre Infarkte	thrombembolische Verschlüsse kleiner und kleinster Arterien (Mikroangiopathie)		
▪ **strategische Infarkte**	bilaterale Infarkte im Gyrus angularis, basalem Vorderhirn, Hippocampus und Thalamus	thrombembolische Verschlüsse kleiner Arterien in strategisch wichtigen Regionen		lokalisationsabhängig: z. B. frontale Demenz bei Thalamusinfarkten
▪ **Marklagerschäden**	subkortikale Demyelinisierung, inkomplette Infarzierung, Erweiterung der Virchow-Robin-Räume	Hypoperfusion im Versorgungsgebiet langer penetrierender Marklagerarteriolen	art. Hypertonie	subkortikale Demenz

Aktivierung von Gliazellen, exzessive Freisetzung von Glutamat, vermehrter Bildung von freien Radikalen und erhöhter Einstrom von Kalziumionen in die Zelle. Diese Vorgänge sind der Ansatzpunkt für Medikamente zur Verbesserung der kognitiven Leistungen und zur Verzögerung des Verlaufs. Ebenso wichtig für die Entstehung einer Demenz ist die **Unterbrechung von neuronalen Verbindungsbahnen.** Die Fernwirkungen lokaler Ischämien erklären die insgesamt schwachen Zusammenhänge zwischen Lokalisation, Größe und Anzahl von ischämischen zerebralen Läsionen und den funktionellen Ausfällen.

- **Demenz auf der Basis multipler Infarkte:** Diese Demenzsyndrome beginnen typischerweise plötzlich und schreiten in Form eines schrittweisen Abbaus fort. Die kognitiven Störungen können jedoch auch stagnieren oder über einen längeren Zeitraum unverändert bleiben. Das Querschnittsbild der kognitiven Leistungsausfälle zeigt keinen wesentlichen Unterschied zwischen Patienten mit multiplen kortikalen und subkortikalen Infarkten und Patienten mit rein subkortikalen lakunären Infarkten.

  Kortikale Territorialinfarkte treten meist im Stromgebiet der Arteria cerebri media oder posterior auf und sind insgesamt selten Ursache einer Demenz. Sie können fokale neurologische Ausfälle sowie kognitive Syndrome (z. B. Aphasie, Apraxie, Agnosie) hervorrufen. Auch **lakunäre Infarkte** mit Prädilektionsstellen in den Stammganglien, Capsula interna und Hirnstamm führen nur selten zu ausgeprägten kognitiven Defiziten, sofern sie keine strategischen Stellen treffen wie den Thalamus. Das Volumen des infarzierten Hirngewebes lässt keine Rückschlüsse auf den kognitiven Zustand der Person zu. Das ätiopathogenetische Konzept, dass multiple kognitive Störungen durch die Kumulation von infarziertem Hirnvolumen entstehen, stellt also sicher kein allgemeines und ausreichendes Erklärungsmodell dar.
- **Demenz auf der Basis strategischer Infarkte:** Infarkte von geringer Ausdehnung, aber bilateraler Lokalisation an strategisch wichtigen Stellen können zur Demenz führen. Das gilt besonders für **bilaterale Infarkte im Hippocampus und Thalamus.** Ist der Hippocampus bilateral betroffen, steht die Gedächtnisstörung im Vordergrund. Der doppelseitige paramediane Thalamusinfarkt ist durch eine schwere Gedächtnisstörung und zusätzlich durch psychomotorische Verlangsamung, Aspontaneität, verminderte Urteils- und Einsichtsfähigkeit sowie Aufmerksamkeitsstörungen gekennzeichnet, trägt also Züge der subkortikalen und frontalen Demenz (s. S. 186 f.).
- **Demyelinisierung des Marklagers:** Ausgedehnte, meist periventrikulär oder okzipital lokalisierte Marklagerschäden kennzeichnen den **Morbus Binswanger.** Histopathologisch bestehen eine schwere Demyelinisierung der weißen Substanz, lakunäre Infarkte an den typischen Prädilektionsstellen sowie eine starke Erweiterung der Seitenventrikel. Ursache ist eine fibrohyaline

Demenz auf der Basis multipler Infarkte: Diese Demenzsyndrome beginnen typischerweise plötzlich und schreiten in Form eines schrittweisen Abbaus fort. Die kognitiven Störungen können jedoch über einen längeren Zeitraum unverändert bleiben. Kortikale Territorialinfarkte sind selten die Ursache einer Demenz. Auch **lakunäre Infarkte** führen nur selten zu ausgeprägten kognitiven Defiziten. Das Volumen des infarzierten Hirngewebes lässt keine Rückschlüsse auf den kognitiven Zustand der Person zu.

Demenz auf der Basis strategischer Infarkte: Infarkte von geringer Ausdehnung, aber bilateraler Lokalisation an strategisch wichtigen Stellen können zu einer Demenz führen. Das gilt besonders für **bilaterale Infarkte im Hippocampus und Thalamus.**

Demyelinisierung des Marklagers: Ausgedehnte, meist periventrikulär oder okzipital lokalisierte Marklagerschäden kennzeichnen den **Morbus Binswanger.** Die Krankheit tritt bevorzugt bei über 50-Jährigen auf. In der Vorgeschichte findet sich eine langjährig bestehende Hypertonie und eine Aufeinanderfolge von kleineren Schlaganfällen mit lediglich diskreten neurologischen Defiziten. Die Demenz beginnt in der Mehrzahl der Fälle schleichend und schreitet langsam fort. Das kognitive Ausfallsmuster entspricht einer subkortikalen Demenz mit Vorherrschen von Verlangsamung bei relativ gering ausgeprägten Gedächtnisstörungen.

Veränderung und Sklerose der langen penetrierenden Markarteriolen auf der Grundlage eines langjährig bestehenden Hypertonus. Die Hirnrinde bleibt verschont. Die Binswanger-Krankheit tritt bevorzugt bei Patienten jenseits des 50. Lebensjahres auf. In der Vorgeschichte findet sich eine langjährig bestehende arterielle Hypertonie und eine Aufeinanderfolge kleinerer Schlaganfälle mit lediglich diskreten neurologischen Defiziten. Die Demenz beginnt in der Mehrzahl der Fälle **schleichend** und schreitet langsam fort. Sie zeigt nicht die Schwankungen und die schubweise Progredienz wie die Demenz durch multiple Infarkte. Der **kognitive Leistungsabfall** wird üblicherweise begleitet von **weiteren Symptomen** (Pseudobulbärparalyse, Hypokinese, Gangapraxie, Harninkontinenz). **Veränderung der Stimmung und des Verhaltens** sind häufig, besonders Depression und Persönlichkeitsveränderungen mit Antriebsdefizit und emotionaler Labilität. Das kognitive Ausfallsmuster entspricht einer **subkortikalen Demenz** mit vorherrschender Verlangsamung bei relativ gering ausgeprägten Gedächtnisstörungen.

Symptomatik: Vaskuläre Demenzen haben aufgrund der verschiedenen Ursachen und Pathomechanismen keine einheitliche Symptomatik. Am besten untersucht ist die Multiinfarkt-Demenz (Tab. **4.53**).

Symptomatik: Vaskuläre Demenzen haben aufgrund der verschiedenen Ursachen und Pathomechanismen keine einheitliche Symptomatik. Am besten untersucht ist die Multiinfarkt-Demenz. Die gewonnenen Erkenntnisse haben aber nicht ohne weiteres Gültigkeit für andere Formen vaskulärer Demenzen. In den modernen Diagnosesystemen ICD-10 und DSM-IV ist bei aller grundsätzlichen Übereinstimmung der Differenzierungsgrad verschiedener Subtypen in der ICD-10 größer (Tab. **4.53**). Die ICD-10 unterscheidet im Gegensatz zum DSM-IV zwischen

- vaskulärer Demenz mit akutem Beginn (gewöhnlich plötzlich nach einer Reihe von Schlaganfällen)
- Multiinfarkt-Demenz (vorwiegend kortikal)
- subkortikaler vaskulärer Demenz (u. a. Fälle mit Hypertonie in der Anamnese und ischämischen Herden im Marklager [Binswanger-Enzephalopathie]).

4.53

4.53 Diagnostische Kriterien der Multiinfarkt-Demenz nach ICD-10 und DSM-IV

ICD-10	*DSM-IV*
Symptomatik: ▪ Demenz ▪ kognitive Beeinträchtigung ist ungleichmäßig ▪ plötzlicher Beginn ▪ schrittweise Verschlechterung ▪ neurologische Herdzeichen und -symptome	▪ Demenz ▪ schrittweise Verschlechterung mit „inselförmiger“ Verteilung der Ausfälle in frühen Stadien ▪ neurologische Herdzeichen und -symptome
zusätzliche Merkmale: ▪ Hypertonie ▪ Affektlabilität mit vorübergehender depressiver Stimmung ▪ Weinen oder unbeherrschtes Lachen ▪ Persönlichkeit gut erhalten oder Persönlichkeitsveränderungen in Form von Apathie oder Enthemmung, Zuspitzung früherer Persönlichkeitszüge ▪ paranoide Haltungen ▪ Reizbarkeit	Hinweise aus der Anamnese, dem körperlichen Befund und technischen Zusatzuntersuchungen sprechen für eine bedeutsame zerebrovaskuläre Erkrankung
Verlauf: allmählicher Beginn nach mehreren kleineren ischämischen Episoden, die zu einer Häufung von lakunären Defekten im Hirngewebe führen	

Im **Frühstadium** stehen Verhaltensauffälligkeiten als Symptome einer subkortikalen Demenz wie Antriebsstörungen, sozialer Rückzug, Interesselosigkeit, Apathie, Verlangsamung, Abnahme der Leistungsfähigkeit und Konzentrationsstörungen im Vordergrund. Häufig werden Veränderungen der Persönlichkeit in Form von erhöhter Reizbarkeit und emotionaler Labilität berichtet. Bei den vaskulär bedingten Demenzen stehen eher Symptome einer subkortikalen Demenz im Vordergrund und nicht, wie bei der Demenz vom Alzheimer-Typ, Gedächtnisstörungen.
Unter Testbedingungen liefern die Patienten in den Frühstadien der Erkrankung oft überraschend gute Ergebnisse – ein weiterer Hinweis auf das Vorliegen einer subkortikalen Demenz. In **späteren Stadien** kommen dann Gedächtnisstörungen und andere fokale neuropsychologische Ausfälle hinzu (z. B. Apraxie, Agnosie, Sprach- und Orientierungsstörungen). Dann wiederum ist es aus neuropsychologischer Sicht sehr schwierig, zwischen den verschiedenen Ursachen zu unterscheiden. Bei Patienten mit einer Multiinfarkt-Demenz treten häufig nächtliche Verwirrtheitszustände und paranoid-halluzinatorische Episoden auf. Im Vergleich zur Alzheimer-Demenz ist der unstetige fluktuierende Verlauf charakteristisch.

Im **Frühstadium** treten häufig Verhaltensauffälligkeiten als Symptome einer subkortikalen Demenz auf, z. B. Antriebsstörungen, sozialer Rückzug, Interesselosigkeit, Apathie, Abnahme der Leistungsfähigkeit, Konzentrationsstörungen, Persönlichkeitsstörungen.

Die Gedächtnisstörungen stehen im Frühstadium weniger im Vordergrund als bei der Alzheimer-Krankheit. In **späteren Stadien** kommen dann Gedächtnisstörungen und andere fokale neuropsychologische Ausfälle hinzu. Zudem treten häufig nächtliche Verwirrtheit und paranoid-halluzinatorische Episoden auf.

Diagnostik: Entscheidend ist die Feststellung des Demenzsyndroms, der Nachweis einer zerebrovaskulären Krankheit und die Begründung eines kausalen Zusammenhangs. Durch die Schwierigkeiten bei der Klassifikation vaskulärer Demenzen und die verbleibende Unsicherheit auch oder gerade bei der Anwendung hochsensitiver Untersuchungsverfahren wie z. B. MRT ergibt sich die große Bedeutung klinischer Informationen, der Anamnese und Fremdanamnese für die Diagnose. Neben den bereits ausführlich dargestellten Untersuchungsmethoden (s. S. 191, 198 ff.) soll hier die **Hachinski-Ischämie-Skala (HIS)** erwähnt werden. Es handelt sich um ein Fremdbeurteilungsverfahren, das wichtige, sich aus der Anamnese ergebende Hinweise auf eine vaskulär bedingte Störung zusammenfasst und durch ein Punktesystem wertet (Tab. **4.54**).

Diagnostik: Klinische Informationen, Anamnese und Fremdanamnese haben gegenüber technischen Untersuchungen größere Bedeutung. Die **Hachinski-Ischämie-Skala (HIS)** kann die klinische Diagnose unterstützen (Tab. **4.54**).

Differenzialdiagnose: Schwierigkeiten macht eine frühe Differenzialdiagnose nur dann, wenn bereits erste Anzeichen eines demenziellen Abbauprozesses bestehen und entsprechende Risikofaktoren bestehen oder sich im CCT oder MRT Hinweise auf eine zerebrovaskuläre Erkrankung finden, aber noch kein Hirninfarkt mit neurologischer Symptomatik abgelaufen ist (Abb. **4.76**). Im

Differenzialdiagnose: Im CCT-oder MRT lassen sich teilweise früh Hinweise auf eine zerebrovaskuläre Erkrankung finden (Abb. **4.76**). Zur Differenzialdiagnose s. a. S. 198.

4.54 Hachinskis Ischämie-Skala zur klinischen Differenzierung zwischen Multiinfarkt-Demenz (MID) und primär degenerativer Demenz

klinische Merkmale	*Hachinski-Wertung*	*Differenzierungswert gegenüber degenerativer Demenz* (nach *Loeb* und *Gandolfo* 1983)
▪ plötzlicher Beginn	2	
▪ Schlaganfälle in der Anamnese	2	sehr hoch
▪ fokale neurologische (subjektive) Symptome	2	
▪ fokale neurologische (objektive) Zeichen	2	
▪ Hinweis auf gleichzeitige Atherosklerose	1	
▪ Hypertonie in der Anamnese	1	hoch
▪ Persönlichkeit relativ gut erhalten	1	mittel
▪ Depression	1	
▪ stufenweise Verschlechterung	1	
▪ fluktuierender Verlauf	2	gering
▪ nächtliche Verwirrtheit	1	
▪ körperliche Beschwerden	1	
▪ emotionale Labilität	1	

Ein Totalwert von ≥ 7 Punkten spricht für eine vaskuläre (MID), ≤ 4 für eine degenerative (Alzheimer-Typ) Form, 5 oder 6 Punkte sprechen für eine gemischte Form

4.76 Beispiele für die Differenzialdiagnose der Demenz

Ursache	Störung von Sprache	Störung von räumlicher Orientierung	neurologische Symptome frühzeitig	führendes Symptom		Verlauf
Alzheimer-Krankheit	ja	nein	nein	Gedächtnisstörung		↘
zerebrovaskuläre Krankheit	nein	nein	ja	Gedächtnisstörung		↘ (stufenförmig)
subkortikale Degeneration	nein	nein	ja	motorische Auffälligkeiten		↘
Depression	nein	nein	nein	Verstimmung	! Beginn relativ plötzlich	→
Hypothyreose	nein	nein	ja	Antriebsstörung		↘
Normaldruck-Hydrozephalus	nein	nein	ja	Gangstörung Inkontinenz		↘

CCT oder MRT können die Folgen der Erkrankung als lakunäre oder kortikale Infarkte nachgewiesen werden (s. Abb. **4.75**). Hinsichtlich der sonstigen Differenzialdiagnostik sei auf die Ausführung bei der Alzheimer-Demenz verwiesen (s. S. 198).

Therapie: Grundlage ist die Behandlung von Grunderkrankung und Risikofaktoren.

Die Therapie beinhaltet folgende Interventionen:

- **Behandlung von Risikofaktoren**
Die präventiven Interventionen richten sich gegen die Risikofaktoren des Hirninfarktes (Tab. **4.55**). Wichtigster und am besten zu beeinflussender Risikofaktor ist der Bluthochdruck.

Der Verzicht auf das Rauchen ist eine weitere wichtige Maßnahme zur Risikoreduktion.

Ganz im Vordergrund steht bei schon aufgetretener Demenz die Vermeidung weiterer zerebraler Ischämien. Dies geschieht

Therapie: Vaskuläre Demenzsyndrome können durch frühe **Behandlung der Grunderkrankung** und **Risikofaktoren** weitgehend vermieden oder an ihrem Fortschreiten gehindert werden.
Das therapeutische Spektrum ist damit umfangreicher als bei der Alzheimer-Krankheit und beinhaltet folgende Interventionen:

- **Behandlung von Risikofaktoren**

Die präventiven Interventionen richten sich gegen die Risikofaktoren des Hirninfarkts (Tab. **4.55**). Wichtigster und am besten zu beeinflussender Risikofaktor ist der Bluthochdruck. Eine Metaanalyse mit 37000 Patienten, die über einen Zeitraum von 5 Jahren mit **Antihypertensiva** behandelt wurden, ergab eine Reduktion der Schlaganfallhäufigkeit um 42 %. Aber auch einfache Maßnahmen wie Reduktion von Salzaufnahme, Gewicht und Alkoholkonsum senken den Blutdruck und wirken so einem Schlaganfall entgegen.
Im Rahmen der Beseitigung von Risikofaktoren ist auch der Verzicht auf das Rauchen wichtig. Bei Vorhofflimmern ist die prophylaktische Wirkung der Therapie mit **Antikoagulanzien** gut belegt (z. B. Marcumar niedrig dosiert). Alternativ ist auch **Azetylsalizylsäure** in einer Dosierung um 300 mg pro Tag vorbeugend, wenn auch schwächer, wirksam.
Bei schon eingetretener Demenz steht die Vermeidung weiterer zerebraler Ischämien ganz im Vordergrund. Die Einstellung des Blutdrucks und die Therapie mit Thrombozytenaggregationshemmern führen bei 67 % zu einem Still-

4.55 Einige wichtige Risikofaktoren für Hirninfarkt

Risikofaktor	*relatives Risiko*
▪ transitorische ischämische Attacke (TIA)	5,6
▪ Mitralklappenstenose	2,4
▪ koronare Herzkrankheit	2,1
▪ Rauchen	2,0
▪ arterielle Hypertonie	2,0
▪ Vorhofflimmern	2,0
▪ Diabetes mellitus	2,0

4.56 Pharmakotherapie kognitiver Symptome bei Multiinfarkt-Demenz

Substanzgruppe	***Beispiel***	***Tagesdosis (mg)***
Nootropika	Ginkgo-biloba-Extrakt Nicergolin Piracetam	240 60 2400–4800
Kalziumkanalblocker	Nimodipin	90
Xanthinderivate	Pentoxifyllin	1200

4.56

stand oder einer Verbesserung der kognitiven Symptome. Nur bei einem Drittel der Patienten schreitet die Demenz weiter fort.

- **Pharmakotherapie kognitiver Symptome**

Systematische Erfahrungen in der Pharmakotherapie kognitiver Störungen liegen nur bei Patienten mit Demenzzuständen vor, die durch multiple Infarkte verursacht sind (Tab. **4.56**). Aus der Gruppe der Nootropika im engeren Sinne haben sich unter anderem Ginkgo-biloba-Präparate, das Ergolinderivat Nicergolin sowie Piracetam und Pentoxifyllin sowie der Kalziumkanalblocker (Nimodipin) als geeignet erwiesen, bei diesen Patienten die kognitive Leistung zu verbessern. Allerdings wurden die Prüfungen bei den Altpräparaten größtenteils nicht nach modernem Standard durchgeführt. Actylcholinesterase-Hemmer wurden für diese Indikation geprüft, erbrachten positive Resultate (insbesondere Donepezil), wurden aber bisher nicht in dieser Indikation zugelassen.

- **Pharmakotherapie nicht kognitiver Symptome**

Wegen der höheren Inzidenz von depressiven Symptomen und Persönlichkeitsveränderungen ist die Behandlung nicht kognitiver Verhaltensänderungen bei diesen Patienten noch wichtiger als bei Alzheimer-Patienten. Prinzipiell gelten dieselben Empfehlungen zur Präparatewahl und zur Dosierung (s. S. 206, Tab. **4.51**).

- **kognitives Training** (s. S. 207)
- **Beratung der Bezugspersonen** (s. S. 207).

Verlauf: Die Progression der psychopathologischen Veränderungen ist an rekurrente stumme Infarkte mit bevorzugter Lokalisation im frontalen Marklager, Thalamus und Capsula interna geknüpft, die nur durch wiederholte Bildgebung zu erfassen sind. Unter der Voraussetzung einer Behandlung von wichtigen Risikofaktoren wie Hypertonie, Herzrhythmusstörungen und Diabetes ist aus dieser Perspektive die Prognose der zerebrovaskulär bedingten Demenz erheblich günstiger als die der Alzheimer-Krankheit. Der Verlauf der vaskulären Demenz ist unterschiedlich: Stillstand, langsame Progression oder auch eine schrittweise Verschlechterung sind möglich.

u. a. durch die Therapie mit Thrombozytenaggregationshemmern.

- **Pharmakotherapie kognitiver Symptome**

Aus der Gruppe der Nootropika im engeren Sinne haben sich unter anderem Ginkgo-biloba-Präparate, das Ergolinderivat Nicergolin sowie Piracetam und Pentoxifyllin als wirksam erwiesen (Tab. **4.56**).

- **Pharmakotherapie nicht kognitiver Symptome**

Prinzipiell gelten dieselben Empfehlungen zur Präparatewahl und Dosierung wie beim Morbus Alzheimer (s. S. 206, Tab. **4.51**).

- **kognitives Training** (s. S. 207)
- **Beratung der Bezugspersonen** (s. S. 207).

Verlauf: Der Verlauf der vaskulären Demenz ist unterschiedlich: Stillstand, langsame Progression oder auch eine schrittweise Verschlechterung sind möglich.

▶ **Klinischer Fall.** Der 75-jährige Patient klagt über vermehrte Vergesslichkeit, Wortfindungsstörungen und Schwierigkeiten bei freier Rede. Psychopathologisch und neurologisch zeigt sich ein unauffälliger Befund. Bei der neuropsychologischen Untersuchung ergeben sich weit über der Altersnorm liegende Intelligenzleistungen, dagegen Auffälligkeiten im Benton-Test und im ZZT: Die Ergebnisse der SPECT-Untersuchung ergeben eine deutliche Reduktion der Hirndurchblutung im Vergleich zur Altersnorm. Das CCT ergibt einen unauffälligen Befund, hingegen zeigt eine T2-gewichtete MRT-Untersuchung multiple stecknadelkopfgroße und vereinzelt auch größere Zonen vermehrter Signalintensität, die als vaskuläre Läsionen gedeutet werden (s. Abb. **4.75**, S. 210).
Im Lauf von drei Jahren, in denen er mit Nootropika, Azetylsalizylsäure und bei Bedarf Antidepressiva therapiert wird, bleibt sein Zustand relativ stabil. Bei der neuropsychologischen Testung zeigt sich, dass die zu Beginn gestörten Bereiche langsam schlechter werden, andere Bereiche sich sogar verbessern. Dies wird auf das kognitive Training, das der Patient durchführt, zurückgeführt. Im dritten Jahr kommt es dann über wenige Monate zu einer deutlichen Verschlechterung des Zustandes mit deutlichem Abfall der Leistungen. Es wird erstmals die Diagnose einer Demenz wahrscheinlich im Rahmen einer vaskulären Genese gestellt. Es treten Verhaltensauffälligkeiten, nächtliche Unruhe und Angstzustände auf, so dass der Patient zur medikamentösen Einstellung stationär aufgenommen werden muss.

◀ Klinischer Fall

Schlussfolgerung: Wichtig ist, dass auch anscheinend nur im subjektiven Bereich liegende Beschwerden ernst genommen werden, um frühzeitig Risikofaktoren erkennen zu können und zu behandeln.

Demenz bei Normaldruck-Hydrozephalus

Demenz bei Normaldruck-Hydrozephalus

▶ Synonym

▶ **Synonyme.** Chronischer Hydrozephalus, Hydrocephalus communicans, low (normal) pressure hydrocephalus

▶ Definition

▶ **Definition:** Der Normaldruckhydrozephalus ist gekennzeichnet durch die Trias Gangstörungen, demenzielles Syndrom und Urininkontinenz. Ursache ist eine Liquorzirkulationsstörung, die wahrscheinlich durch verminderte Liquorresorption ausgelöst wird.

Epidemiologie: 6–12 % aller demenziellen Prozesse sollen durch einen Normaldruck-Hydrozephalus verursacht sein.

Epidemiologie: Genaue Zahlen über das Vorkommen dieser Erkrankung liegen wegen der bestehenden diagnostischen Unsicherheit nicht vor. Es gibt Daten aus der Literatur, nach denen 6 bis 12 % aller demenziellen Prozesse durch einen Normaldruck-Hydrozephalus verursacht werden.

Ätiopathogenese: Liquorzirkulationsstörungen und **verminderte Liquorresorption** werden als Ursachen vermutet. Der intrakranielle Druck liegt meist im Normbereich (< 15 mmHg).

Ätiopathogenese: Die Erkrankung wird vermutlich durch **Liquorzirkulationsstörungen** und eine **verminderte Liquorresorption** durch die Pacchioni-Granulationen ausgelöst. Man vermutet, dass dies durch posthämorrhagische oder postinfektiöse Verklebungen der Meningen verursacht wird. Der intrakranielle Druck liegt meist im Normalbereich (< 15 mmHg).

Symptomatik: Die typische klinische Trias besteht aus

- Gangstörung
- Demenz
- Inkontinenz (Abb. **4.77**).

Symptomatik: Häufig beginnt die Erkrankung mit **Gang- und Gleichgewichtsstörungen.** Der Gang wird als Gangataxie, Gangapraxie, parkinsonoider kleinschrittiger Gang oder am Boden haftender Gang beschrieben und besitzt pyramidale sowie extrapyramidale Qualitäten (Abb. **4.77**). Zu Beginn der Erkrankung besteht noch keine Demenz, die kognitiven Defizite sind meist noch nicht ausgeprägt. Im Verlauf kommt es dann häufig zu Aspontaneität, Verlangsamung, apathischer Haltung sowie Antriebs- und affektiven Störungen. Im späteren Verlauf tritt neben dem **demenziellen Syndrom** als drittes Hauptsymptom die **Urininkontinenz** hinzu.

Diagnostik: Die Diagnose wird auf Grund der Symptomtrias, der Ventrikelerweiterung im CCT und Liquorzirkulationsstörung in der Zisternographie gestellt.

Diagnostik: Eine sorgfältige Untersuchung von Patienten mit entsprechenden Symptomen ist ebenso notwendig wie neuropathologische Testuntersuchungen. Diese werden ergänzt durch die morphologische Darstellung mit Hilfe von CCT oder MRT (verdächtig erweitertes Ventrikelsystem) und durch den Nachweis der Liquorzirkulationsstörung mit Hilfe dynamischer Liquorflussuntersuchungen (Liquorszintigraphie, Zisternographie, MR-Flussmessung) oder Liquordruckmessungen.

Differenzialdiagnose: Am schwierigsten ist die Abgrenzung vom Hydrocephalus ex vacuo bei Morbus Alzheimer.

Differenzialdiagnose: Am schwierigsten abzugrenzen ist ein so genannter **Hydrocephalus ex vacuo** bei Morbus Alzheimer. Die Erweiterung der inneren Liquorräume wird hier durch die Atrophie des umliegenden Hirngewebes hervorgerufen. Ein erster klinischer Hinweis ist, dass hier meist der demenzielle Abbau im Vordergrund steht. Aber auch im Rahmen eines Morbus Alzheimer können, meist allerdings erst in Spätstadien, Gangstörungen und Inkontinenz auftreten.

Therapie: Normalisierung der Liquorresorption durch Einbau eines **Shuntsystems.** Bis zu 35 % der Patienten haben perioperative Komplikationen.

Therapie: Am wichtigsten ist die Normalisierung der Liquorresorption. Dies kann durch den Einbau eines **Shuntsystems** zur Liquorableitung geschehen. Bei bis zu 35 % der Patienten kommt es zu perioperativen Komplikationen, vor allem subduralen Flüssigkeitsansammlungen, Shuntproblemen und postoperativen Krampfanfällen.

4.77 **Klinische Symptomatik und morphologischer Befund beim Normaldruck-Hydrozephalus**

4.77

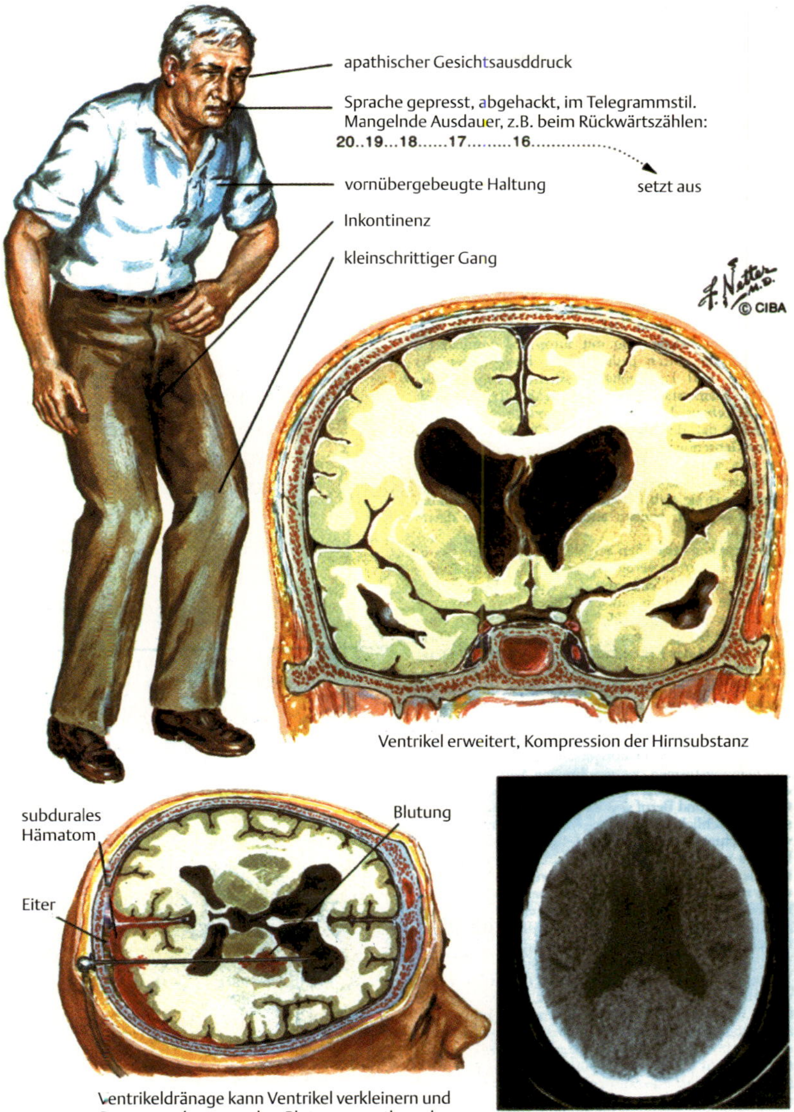

Verlauf: Wenn die Ursache des Hydrozephalus bekannt ist, profitieren 80 %, beim idiopathischen Hydrozephalus nur 68 % der Patienten von der Shunt-Operation. Eine günstige Prognose haben Patienten mit der vollständigen Symptom-Trias und kürzerer Dauer der Symptomatik, ebenso Patienten mit Gangstörungen und extrapyramidalen Symptomen. Soweit die Patientenkollektive vergleichbar sind, wird bei ca. 24 bis 30 % eine vollständige Wiederherstellung erzielt, 46 bis 50 % zeigen eine Verbesserung, 0 bis 28 % keine Verbesserung. Die täglichen Aktivitäten entwickeln sich mit einer Verzögerung von zwei Monaten, die kognitive Leistungsfähigkeit nimmt in drei bis sieben Monaten zu. Gangstörung und Inkontinenz bessern sich bei allen Patienten innerhalb von zwei Monaten nach der Operation. Beobachtungen über mehr als zehn Jahre haben gezeigt, dass ca. 75 % der Patienten eine vorübergehende Verbesserung der Symptome und ca. 40 % eine dauerhafte Besserung erfahren.

Verlauf: Eine günstige Prognose haben Patienten mit der vollständigen Symptom-Trias und kürzerer Dauer der Symptomatik.

4.6.6 Organische psychische Störungen im Rahmen traumatischer und entzündlicher Erkrankungen

Hirntraumatische Folgezustände

▶ Definition

Folge der **akuten** Schädigung sind akute hirnorganische Psychosyndrome mit Benommenheit, Erregung, Delirien und Dämmerzustände.

Chronische Folgezustände können sich als psychoorganische Syndrome äußern, die vor allem durch Merkfähigkeits- und Auffassungsstörungen pseudoneurasthenische Beschwerden oder Zeichen einer Wesensänderung gekennzeichnet sind.

Commotio cerebri

▶ Definition

Ätiopathogenese: Für die Entstehung ist die breitflächige Gewalteinwirkung auf den Schädel entscheidend. Die Schädigung ist mit konventionellen Untersuchungsmethoden nicht nachweisbar und **voll reversibel.**

Symptomatik: Sofortiger Bewusstseinsverlust, Tonusverlust der Muskulatur und vegetative Reaktionen sind kennzeichnend. Bei Bewusstlosigkeit über eine Stunde oder Umdämmerung über einen Tag ist eine Contusio cerebri anzunehmen.

▶ Merke

Sehr charakteristisch ist die **Amnesie** für die Dauer der Bewusstseinsstörung.

Postkommotionelle Beschwerden wie Kopfschmerzen, Schwindel, vermehrtes Schwitzen, Kreislaufdysregulation, Überempfindlichkeit gegen Alkohol etc. gehen

4.6.6 Organische psychische Störungen im Rahmen traumatischer und entzündlicher Erkrankungen

Hirntraumatische Folgezustände

▶ **Definition:** Es werden offene von stumpfen (Dura mater intakt) Hirntraumata unterschieden. Bei den durch stumpfe Gewalteinwirkung auf den Schädel verursachten akuten Funktionsstörungen des Gehirns unterscheidet man die **Commotio cerebri** (ohne nachweisbare Hirnschädigung) von der **Contusio cerebri** (meist mit lokalisierter Hirnschädigung).

Als Folge der **akuten** Schädigung treten akute hirnorganische Psychosyndrome mit Benommenheit, Erregung, Delirien und Dämmerzuständen auf. Zusätzlich kann es zu neurologischen Herdsymptomen und epileptischen Anfällen kommen.
Chronische Folgezustände können sich als psychoorganische Syndrome äußern, die vor allem durch Merkfähigkeits- und Auffassungsstörungen gekennzeichnet sind. In schweren Fällen tritt ein traumatisches Korsakow-Syndrom auf. Das psychoorganische Syndrom ist häufig nur schwach ausgeprägt, pseudoneurasthenische Beschwerden oder Zeichen einer Wesensänderung stehen im Vordergrund. Häufig besteht noch lange Zeit nach dem Trauma eine Alkoholintoleranz. Als Spätfolge kann (durch Narbenbildung) eine posttraumatische Epilepsie auftreten.

Commotio cerebri

▶ **Definition:** Bei der Commotio cerebri (Gehirnerschütterung) handelt es sich um eine **funktionelle traumatische Hirnschädigung** infolge stumpfer Gewalteinwirkung.

Ätiopathogenese: Für die Entstehung einer Commotio cerebri ist die breitflächige Gewalteinwirkung auf den Schädel entscheidend, so dass Druck- und Impulswellen sich über das Gehirn ausbreiten. Es treten kolloid-chemische und vaskulär-zirkulatorische Störungen verbunden mit Allgemeinveränderungen im EEG auf, die **voll rückbildungsfähig** und mit konventionellen Untersuchungsmethoden nicht nachweisbar sind (Ausnahme: MRT). Offenbar ist besonders die Irritation des Hirnstamms mit seinen Zentren für Bewusstseinswachheit, muskeltonische und vegetative Regulation bedeutsam.

Symptomatik: Es kommt zu **sofortigem Bewusstseinsverlust**, Tonusverlust der Muskulatur und vegetativen Reaktionen (Erbrechen, Schwindel, Kreislaufdysregulation). Der Bewusstseinsverlust ist häufig kurz und kann eventuell nur Sekunden dauern. Manchmal ist er auch inkomplett oder es besteht nur eine leichte Umdämmerung. Bei Bewusstlosigkeiten über eine Stunde oder Umdämmerung über einen Tag ist eine Contusio cerebri anzunehmen (differenzialdiagnostisch ist ein subdurales Hämatom zu erwägen!).

▶ **Merke:** Bei Auftreten neurologischer Herdzeichen sowie Auftreten frühepileptischer Manifestationen muss stets an eine Contusio cerebri gedacht werden.

Sehr charakteristisch ist die **Amnesie für die Dauer der Bewusstseinsstörung.** Die Dauer der Amnesie kann die Dauer der Bewusstlosigkeit bzw. Umdämmerung überschreiten (retrograde und ggf. auch anterograde Amnesie).
Nach Abklingen der Commotio können vorübergehend **postkommotionelle Beschwerden** zurückbleiben: Kopfschmerzen, Schwindel, vermehrtes Schwitzen, Kreislaufdysregulation, Überempfindlichkeit gegen Alkohol, Sonneneinstrahlung und Hitzeeinwirkung, Schlafmangel, Konzentrationsmangel,

Erschöpfbarkeit, Merkschwäche und Affektlabilität. Diese Beschwerden gehen in der Regel innerhalb von Wochen bis Monaten zurück.

in der Regel innerhalb von Wochen bis Monaten zurück.

Therapie: Bettruhe ist nur bei schweren Formen notwendig und sollte auf wenige Tage begrenzt werden. Sinnvoll ist eine ein- bis mehrwöchige Krankschreibung mit dosierter zunehmender Belastung und symptomatischer Behandlung der vegetativen Beschwerden.

Therapie: Bettruhe ist nur bei schweren Formen nötig. Evtl. sollte eine Krankschreibung mit dosierter Belastung erfolgen.

Contusio cerebri

▶ **Definition:** Bei der Contusio cerebri kommt es infolge stumpfer Gewalteinwirkung zu einer **substanziellen Hirnverletzung** mit Rindenprellungsherden (Coup und Contre-coup), sekundären Zirkulationsstörungen und perifokalem oder allgemeinem Hirnödem.

◀ **Definition**

Symptomatik: Die **initiale Bewusstlosigkeit** dauert meist Stunden bis Tage, eine Umdämmerung auch länger. Der weitere Verlauf nach Abklingen der Bewusstseinsstörung ist unterschiedlich. Über ein **reversibles**, mehr oder weniger ausgeprägtes **akutes hirnorganisches Psychosydrom** kann es zur völligen Restitution kommen. In einigen Fällen tritt jedoch eine traumatische exogene Psychose auf **(Kontusionspsychose).** Diese kann sich in einer deliranten, depressiven, wahnhaften oder halluzinatorischen Symptomatik äußern. Grundlage ist meist ein allgemeines Hirnödem infolge kapillarer Endothelschädigung mit sekundärer Markschädigung. Die Dauer der Kontusionspsychose beträgt meist vier bis fünf Wochen, je nach Dauer des Hirnödems. Auch nach einer traumatischen Psychose kann es günstigenfalls noch zu einer guten Remission kommen, anderenfalls erfolgt der Übergang in ein **chronisches organisches Psychosyndrom.** Dieses manifestiert sich am häufigsten als organische Persönlichkeitsveränderung oder als chronisches pseudoneurasthenisches Syndrom.

Symptomatik: Die **initiale Bewusstlosigkeit** dauert meist Stunden bis Tage, eine Umdämmerung auch länger. Über ein **reversibles hirnorganisches Psychosyndrom** kann es zur völligen Restitution kommen. Gelegentlich tritt eine **Kontusionspsychose** mit deliranten, depressiven oder halluzinatorischen, wahnhaften Symptomen auf. Falls keine Remission eintritt, kommt es zu einem **chronischen organischen Psychosyndrom.**

Nur selten kommt es durch ein Hirntrauma oder das traumatische Hirnödem infolge Dezerebration zum **apallischen Syndrom**. Es handelt sich dabei um eine seltene Sonderform tiefster Bewusstseinsstörung und Nichtansprechbarkeit, bei Fehlen jeglicher Bewusstseinsinhalte, Reaktionslosigkeit mit Verlust der spontanen Zuwendung bei geöffneten Augen und scheinbarer Wachheit sowie Fehlen jeder Spontanaktivität. Neurologische Begleitsymptomatik sind unter anderem Rigor, Spastik, Streck- und Beugekrämpfe, orale Automatismen und primitive Greifreflexe. Dieser Zustand kann über Jahre andauern, letal enden oder sich zurückbilden, um dann in einem chronischen hirnorganischen Psychosyndrom zu persistieren.

Nur selten kommt es durch ein Hirntrauma bzw. das traumatische Hirnödem zum **apallischen Syndrom**, einem Dezerebrations-Syndrom.

Diagnostik: Für die Diagnose wichtig sind die Dauer der Bewusstlosigkeit sowie neurologische Symptome als Hinweis auf zerebrale Herdstörungen, Herdbefunde im EEG, neuroradiologische Befunde, früh- und spätepileptische Manifestationen, das Auftreten einer Kontusionspsychose und chronischer hirnorganischer Psychosyndrome (Abb. **4.78**).

Diagnostik: Wichtig sind die Dauer der Bewusstlosigkeit, neurologische Symptome, EEG- und neuroradiologische Befunde, das Auftreten einer Kontusionspsychose oder von Psychosyndromen (Abb. **4.78**).

Therapie: Zunächst erfolgt die intensivmedizinische Betreuung mit Behandlung des Hirnödems durch osmotherapeutische Maßnahmen, Kortison oder auch durch neurochirurgische Intervention. Bei starken Erregungszuständen sollte eine Sedierung erfolgen, z. B. mit Clomethiazol. Zur Behandlung der Spätfolgen ist ein Versuch mit Nootropika angezeigt sowie Rehabilitationsmaßnahmen ggf. in Fachkliniken für Hirnverletzte.

Therapie: Die Behandlung erfolgt intensivmedizinisch. Wichtig ist hierbei die Therapie des Hirnödems. Zur Behandlung der Spätfolgen können Nootropika verordnet und Rehabilitationsmaßnahmen eingeleitet werden.

4.78 **CCT-Befund: Rechtsseitiger schwerer Kontusionsherd und vom Patienten gefertigtes Gemälde**

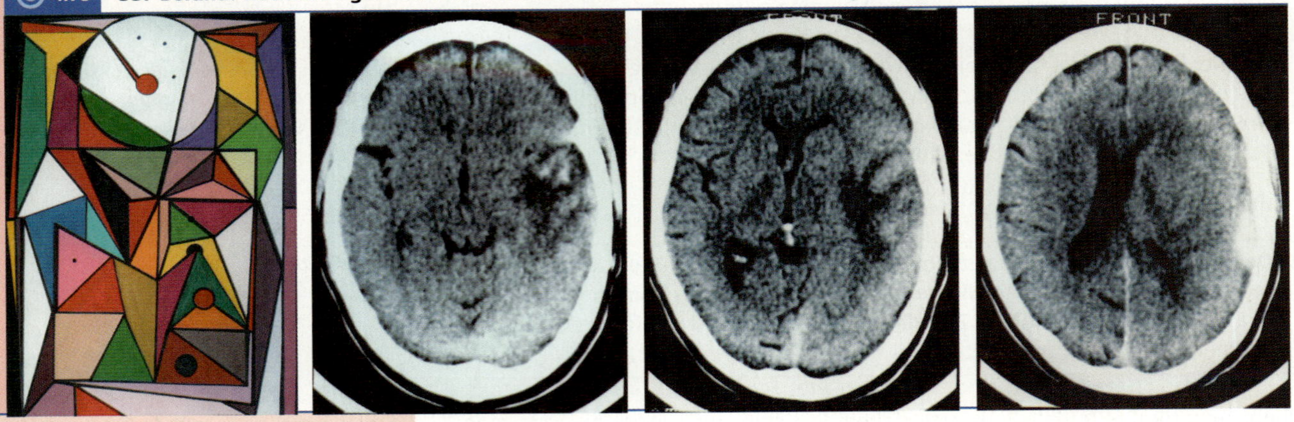

Entzündliche Gehirnerkrankungen

Enzephalitiden und Meningitiden jeder Ursache können zu exogenen Syndromen führen.

Entzündliche Gehirnerkrankungen

Enzephalitiden jeder Ursache können zu akuten und chronischen exogenen Syndromen führen, ebenso Meningitiden durch Mitbeteiligung des Hirnparenchyms oder Störung der Liquorzirkulation.

Neurolues

Neurolues

▶ **Definition**

▶ **Definition:** Durch die Spirochäte Treponema pallidum hervorgerufene Meningoenzephalitis, die im Spätstadium in eine chronische Enzephalopathie (progressive Paralyse) mit demenziellem Abbauprozess übergehen kann.

Epidemiologie: Die Prävalenz der Neurolues beträgt 15/100000 Einwohner. Das Hauptmanifestationsalter liegt im 5. Lebensjahrzehnt. Bei der progressiven Paralyse überwiegt das männliche Geschlecht.

Epidemiologie: Die Prävalenz der Neurolues als Zeichen einer fortbestehenden Lues beträgt 15/100.000 Einwohner. Das Hauptmanifestationsalter liegt im 5. Lebensjahrzehnt. Alle sozialen Schichten, Männer und Frauen sind gleich häufig betroffen, nur bei der progressiven Paralyse überwiegt das männliche Geschlecht. Eine Frühmeningitis tritt bei jedem dritten Infizierten auf. Eine progressive Paralyse entwickelt sich bei 2 bis 5 %, eine Tabes dorsalis bei 3 % der Lues-Kranken. Insgesamt kommen neuroluetische Erkrankungen seit Einführung der Penicillin-Behandlung viel seltener vor.

Ätiopathogenese: Im **Primärstadium** entsteht ein ulzerierendes kleines Knötchen mit begleitender lokaler Lymphknotenschwellung am Infektionsort (Primäraffekt). Im **Sekundärstadium** kann es neben anderen Symptomen zur Meningitis oder Meningoenzephalitis kommen. Im **Tertiärstadium** kann sich eine Lues cerebrospinalis entwickeln. Man unterscheidet eine **vaskuläre**, **meningitische** und **gummöse** Form. Im **Quartärstadium** kommt es bei 2–5 % aller Infizierten zur **progressiven Paralyse**, oft kombiniert mit einer **Tabes dorsalis.**

Ätiopathogenese: Nach einer Inkubationszeit von 2–4 Wochen entsteht am Infektionsort ein schmerzloses, ulzerierendes Knötchen mit begleitender Lymphknotenschwellung, der sogenannte Primäraffekt **(Primärstadium, Lues I).** Im **Sekundärstadium (Lues II)** kann durch die hämatogene Aussaat der Erreger eine Meningitis oder Meningoenzephalitis entstehen. Im **Tertiärstadium (Lues III**, frühestens nach zwei Jahren) kann sich eine **Lues cerebrospinalis** entwickeln. Je nach Befall des Zentralnervensystems unterscheidet man dabei eine **vaskuläre Form** (entzündliche Gefäßveränderungen besonders an der Hirnbasis mit nachfolgenden ischämischen Erweichungen), eine **meningitische Form** (vorwiegend als basale Leptomeningitis) und eine **gummöse Form** (mit Tumoren infolge proliferierender granulomatöser Veränderungen, meist subkortikal in den Hemisphären). Im **Quartärstadium (Lues IV,** etwa 8 bis 15 Jahre nach dem Primäraffekt) kommt es bei 2 bis 5 % aller Infizierten zur **progressiven Paralyse,** einer luetischen Enzephalitis, die oft mit einer **Tabes dorsalis** (Entmarkungsprozess an den Hinterwurzeln, Hintersträngen und Spinalganglien) kombiniert ist.

Symptomatik: Die **progressive Paralyse** wird meist durch ein **pseudoneurasthenisches Vorstadium** oder eine **organische Wesensänderung** eingeleitet. Später ent-

Symptomatik: Die **vaskuläre Form** der Lues cerebrospinalis im Tertiärstadium ist klinisch mit apoplektischen Insulten kombiniert und ähnelt im Erscheinungsbild der zerebralen Arteriosklerose. Die **meningitische Form** führt unter anderem zu Kopfschmerzen, Pupillenstörungen, pseudoneurasthenischen Syndromen und psychoorganischer Symptomatik. Die **gummöse Form** tritt klinisch je nach Lokalisation und Größe unter der Symptomatik eines raumfordernden Prozesses in Erscheinung.

Die **progressive Paralyse** (Quartärstadium) wird meist durch ein pseudoneurasthenisches Stadium oder eine organische Wesensänderung eingeleitet. Später entwickelt sich das Vollbild eines hirnorganischen Psychosyndroms. Die Symptomatik ist oft im Sinne eines **Frontalhirnsyndroms** durch Enthemmung, Verlust von Taktgefühl und kritiklose flache Euphorie geprägt. Diese einfache demente Form der progressiven Paralyse kommt heute am häufigsten vor. Es können aber auch **andere Erscheinungsformen**, insbesondere maniforme, depressive, paranoide und akut delirante Bilder auftreten.

wickelt sich das Vollbild eines **psychoorganischen Syndroms.** Die Symptomatik ist oft i. S. e. **Frontalhirnsyndroms** durch Enthemmung, Verlust von Taktgefühl und kritiklose flache Euphorie geprägt. **Andere Erscheinungsformen**, vor allem maniforme, depressive, paranoide und akut delirante Bilder, kommen vor.

Die Neurolues wird begleitet von **neurologischen Symptomen,** unter anderem Artikulationsstörungen (Dysarthrie), Faszikulieren der mimischen Muskulatur, reflektorische Pupillenstarre (Argyll-Robertson-Pupille) oder Herdsymptomen bei vaskulärer Beteiligung. Bei gleichzeitiger Tabes dorsalis kann es zu fehlenden Patellarsehnenreflexen, Sensibilitätsstörungen, lanzinierenden Schmerzen, Gangataxie und, im Endstadium, einer hochgradigen spastischen Lähmung der Körpermuskulatur kommen.

Die psychopathologischen Auffälligkeiten werden von **neurologischen Symptomen** begleitet (z. B. Artikulationsstörungen, reflektorische Pupillenstarre, Faszikulieren der mimischen Muskulatur).

Diagnostik: Beim Auftreten entsprechender Symptome muss an eine Neurolues gedacht werden. Der Nachweis der Infektion erfolgt mit Hilfe des **Treponema-pallidum-Hämagglutinationstest** (TPHA-Test) und **Fluoreszenz-Treponema-Antikörper-Absorptionstests** (FTA-ABS-Test), die ca. sechs Wochen nach Infektion positiv werden. Im **Frühstadium** kann im Liquor eine mäßige lymphozytäre Pleozytose, später eine intrathekale IgM- und IgG-Synthese und oligoklonale Banden nachgewiesen werden. CT und MRT zeigen bei der progressiven Paralyse umschriebene und generalisierte hirnatrophische Veränderungen, das EEG zeigt unspezifische Allgemeinveränderungen.

Diagnostik: Der Nachweis der Infektion erfolgt durch den **TPHA-** und den **FTA-ABS-Test**, die ca. sechs Wochen nach Infektion positiv werden. Im Liquor sind eine lymphozytäre Pleozytose und oligoklonale Banden nachweisbar. CT und MRT zeigen bei der progressiven Paralyse hirnatrophische Veränderungen, das EEG unspezifische Allgemeinveränderungen.

Therapie: Hochdosiert **Penicillin G,** z. B. 30 bis 40 Mio. IE/die über 10 Tage. Bei Penicillinunverträglichkeit kann auf Erythromycin ausgewichen werden. Der Therapieerfolg wird unter anderem durch Wiederholung der Liquoruntersuchung und der Serumreaktionen bestätigt.

Therapie: Hochdosiert Penicillin G, z. B. 30–40 Mio. IE/die über 10 Tage.

Verlauf: Die Erkrankung führt unbehandelt innerhalb weniger Jahre zur Demenz und zum Tod. Bei ausreichender Therapie sind jedoch auch fortgeschrittene paralytische Demenzen manchmal noch relativ rückbildungsfähig.

Verlauf: Die Erkrankung führt unbehandelt innerhalb weniger Jahre zur Demenz und zum Tod.

AIDS-Demenz

AIDS-Demenz

▶ **Definition:** AIDS (acquired immune deficiency syndrome) ist eine durch das Retrovirus HIV 1 oder 2 (human immunodeficiency virus) verursachte Erkrankung des Immunsystems. Das Virus ist lymphotrop und neurotrop. Es kann direkt das zentrale Nervensystem befallen und zu chronischen hirnorganischen Psychosyndromen, Psychosen, Myelopathien und Neuropathien führen.

◀ **Definition**

Epidemiologie: Nach Angaben der Generalversammlung der Vereinten Nationen 2004 leben weltweit ca. 40 Millionen Infizierte, etwa 5 Millionen infizierten sich in 2004 neu, davon 700 000 Kinder unter 15 Jahren. Während früher in Industrieländern vor allem (drogenabhängige und homosexuelle) Männer betroffen waren, ist heute die Anzahl der neuinfizierten Frauen nahezu ebenso hoch wie die der Männer.

Bei bis zu 60 % der an AIDS Erkrankten kommt es zu **chronischen hirnorganischen Psychosyndromen.**

Epidemiologie: Weltweit nimmt die Zahl der Erkrankten ständig zu. 2004 gab es 5 Mio Neuinfizierte, davon 700 000 Kinder unter 15 Jahren.

Bis zu 60 % der an AIDS Erkrankten weisen ein **chronisches hirnorganisches Psychosyndrom** auf.

Ätiopathogenese: Das Virus wird durch Körperflüssigkeiten wie Samenflüssigkeit und Blut sowie durch intravenöse Injektionen mit kontaminierten Spritzen und Nadeln übertragen. Es passiert häufig relativ rasch nach der Infektion die Blut-Hirn-Schranke.

Ätiopathogenese: Das Virus wird v. a. durch Geschlechtsverkehr und kontaminierte Nadeln übertragen.

Es kommt zu im CCT oder MRT nachweisbarer Hirnatrophie, Ventrikelerweiterung und Vakuolen in der weißen Substanz.

Im Verlauf kommt es zu einer im CCT oder MRT nachweisbaren Hirnatrophie, Ventrikelerweiterung und dem Auftreten von Vakuolen in der weißen Substanz. Zusätzlich entwickeln sich durch die Immunschwäche opportunistische Infektionen (z. B. Toxoplasmose, Mykobakterien, Pilzbefall, bakterielle Abszesse).

Symptomatik: Einige Infizierte zeigen zu Beginn der Erkrankung Symptome einer **Meningoenzephalitis.**

Symptome der **subakuten Enzephalopathie** können allgemeine Müdigkeit, Lethargie, Gedächtnisstörungen, Kopfschmerzen, kognitive und aphasische Störungen sein.

Symptomatik: Bei den meisten Infizierten treten zu Beginn der Erkrankung keine offensichtlichen Krankheitssymptome auf, einige Infizierte entwickeln jedoch Symptome einer **Meningoenzephalitis.**
Symptome der **subakuten Enzephalopathie** können allgemeine Müdigkeit, Lethargie, Gedächtnisstörungen, Kopfschmerzen, kognitive Störungen und aphasische Störungen sein. Im Verlauf kommt es zu Vergesslichkeit, Konzentrationsschwierigkeiten, Verlangsamung des Denkens und Handelns, eintöniger Sprache und Apathie. In seltenen Fällen entsteht ein Delir, es kann aber auch jedes andere hirnorganische Syndrom entstehen (z. B. organisch bedingtes depressives Syndrom, Persönlichkeitsveränderungen, chronisch demenzieller Prozess, Angstsyndrom).

Diagnose und Differenzialdiagnose: Nachweis von Antikörpern im Blut oder Liquor.

Differenzialdiagnostisch schwierig kann die Unterscheidung zwischen depressiver Symptomatik und subkortikaler Demenz sein. Außerdem muss eine Herpes-simplex-Infektion, Tuberkulose, Sarkoidose und multiple Sklerose ausgeschlossen werden.

Diagnostik und Differenzialdiagnose: Die Diagnose wird durch den serologischen Nachweis von HIV-Antikörpern im Blut oder Liquor bestätigt. Im Liquor ist zudem eine intrathekale IgG-Produktion nachweisbar. Zusätzlich sollten weitere serologische Untersuchungen durchgeführt werden.
Die Ähnlichkeit charakteristischer depressiver Symptome und einer subkortikalen Demenz kann bei einer schweren systemischen Erkrankung wie AIDS zu diagnostischer Unsicherheit führen, da Symptome wie Vergesslichkeit, Konzentrationsschwierigkeiten, Verlangsamung des Denkens und Handelns, eintönige Sprache und Apathie sowohl bei einer Depression als auch bei einer subkortikalen Demenz vorkommen können. Ausgeschlossen werden muss zudem eine Herpes-simplex-Infektion, Tuberkulose, Sarkoidose und, vor allem bei jüngeren Patienten, eine multiple Sklerose.

Therapie: Eine kausale Therapie der Erkrankung ist bisher nicht verfügbar. Die Patienten bedürfen einer intensiven Betreuung, evtl. einer psychotherapeutischen Behandlung. Diese Therapie kann durch den Einsatz von Antidepressiva und Nootropika unterstützt werden.

Therapie: Bisher gibt es keine kausale Therapie. Die antiretrovirale Kombinationstherapie kann jedoch die Viruslast über Jahre supprimieren und den Krankheitsausbruch verhindern. Die Betroffenen bedürfen daher einer intensiven Betreuung und im Einzelfall einer psychotherapeutischen Behandlung. Stehen depressive Symptome und Ängste im Vordergrund, kann eine Therapie mit Antidepressiva notwendig sein. Bei kognitiven Beeinträchtigungen ist eine Behandlung mit Nootropika sinnvoll. Sekundärinfektionen werden ja nach Erreger spezifisch behandelt.

Verlauf: Nach Ausbruch beträgt die Lebenserwartung noch ½–5 Jahre.

Verlauf: Durch die moderne antivirale Therapie ist die Lebenserwartung deutlich gestiegen, unbehandelt beträgt sie nach Ausbruch der AIDS-Erkrankung noch ½ bis 5 Jahre.

Demenz bei Creutzfeldt-Jakob-Krankheit

Demenz bei Creutzfeldt-Jakob-Krankheit

▶ **Synonym**

▶ **Synonyme.** Jakob-Creutzfeldt-Pseudosklerose, subakute präsenile spongiöse Enzephalomyelopathie

▶ **Definition**

▶ **Definition:** Die Creutzfeldt-Jakob-Krankheit ist eine durch eine Prionerkrankung verursachte spongiforme Enzephalomyelopathie die durch pyramidale, extrapyramidale und zerebellare Symptomatik und Demenz gekennzeichnet ist.

Epidemiologie: Die Zahl der jährlichen Neuerkrankungen liegt bei 1 pro 1 Million Einwohner.

Epidemiologie: Die Rate der jährlichen Neuerkrankungen liegt bei 1 pro 1 Million Einwohner. Die Erkrankung kann prinzipiell in jedem Lebensalter auftreten, kommt aber gehäuft um das 60. Lebensjahr vor. Die Inkubationszeit soll zwischen 10–30 Jahren betragen.

Ätiopathogenese: Die Erkrankung wird durch **Prionen** hervorgerufen. Es gibt eine

Ätiopathogenese: Die Erkrankung wird durch **Prionen** (proteinaceous infectious particle) hervorgerufen. Diese Partikel sind gegenüber Hitze und UV-Strahlen

weitgehend resistent. Tierexperimentell konnte die Erkrankung durch Übertragen von Hirngewebe erzeugt werden.
Es gibt eine **sporadische** (ca. 85–90 %), eine **familiäre** (ca. 5–15 %) und eine **iatrogene** (Einzelfälle, Übertragung z. B. durch Korneatransplantate, Wachstumshormone) Form der Creutzfeldt-Jakob-Krankheit. Zudem gibt es eine Variante der Erkrankung, die gehäuft bei jüngeren Patienten auftritt und mit dem Auftreten von BSE in Verbindung gebracht wird **(vCJD).** Außerdem sind noch drei weitere transmissible spongiöse Enzephalomyelopathien bekannt: die **Gerstmann-Straussler-Scheinker-Erkrankung,** die **Fatale familiäre Insomnie** und die **Kuru-Krankheit** bei Eingeborenen Neuguineas, die früher durch Kannibalismus übertragen worden sein soll.
Eine weitere spongiöse Enzephalopathie versetzt weite Kreise der Bevölkerung in Angst und Schrecken, nämlich die **bovine spongiöse Enzephalopathie (BSE),** die hauptsächlich bei Rindern aufgetreten ist und zunächst durch das Verfüttern von mit **Scrapie** (einer bei Schafen seit langem bekannten Enzephalopathie) infiziertem Tiermehl übertragen wurde.

sporadische, eine familiäre und eine iatrogene Form der Creutzfeldt-Jakob-Krankheit. Zudem existiert eine Variante, die gehäuft bei jüngeren Patienten auftritt (vCJD).
Weitere transmissible spongiforme Enzephalomyelopathien beim Menschen sind die **Gerstmann-Straussler-Scheinker-Erkrankung,** die **Fatale familiäre Insomnie** und die **Kuru-Krankheit.**
Eine weitere spongiöse Enzephalopathie, die **bovine spongiöse Enzephalopathie (BSE),** ist anfangs hauptsächlich bei Rindern aufgetreten. Übertragen wurde sie durch das Verfüttern von mit **Scrapie** infiziertem Schafsmehl.

Symptomatik: Das klinische Bild ist gekennzeichnet durch das Auftreten eines rasch progredienten demenziellen Prozesses. Zusätzlich treten neuropsychologische Symptome wie Aphasie, Alexie und Apraxie auf. An neurologischen Symptomen stehen zentrale Paresen mit Spastik und Pyramidenbahnzeichen, extrapyramidale Symptome (Tremor, Rigor) und zerebelläre Ataxie im Vordergrund. Ein weiterer Hinweis ist das Auftreten von Myoklonien, es werden auch epileptische Anfälle beobachtet.

Symptomatik: Kennzeichnend sind ein demenzieller Prozess, kombiniert mit multiplen neurologischen Auffälligkeiten, und eine rasche Progredienz der Erkrankung.

Diagnostik: Neben dem klinischen Bild mit **Myoklonien** liefert das EEG entscheidende Hinweise. So ist bei jedem unklaren demenziellen Prozess mit periodisch auftretenden langsamen EEG-Veränderungen an eine Creutzfeldt-Jakob-Erkrankung zu denken. Im Vollbild bilden sich die **typischen triphasischen 1/s-Wellen** aus. Das CCT kann zu Beginn der Erkrankung unauffällig sein oder aber eine Hirnatrophie zeigen.

Diagnostik: Neben dem klinischen Bild mit **Myoklonien** liefert das EEG mit charakteristischen **triphasischen 1/s-Wellen** diagnostische Hinweise.

Differenzialdiagnose: Wichtig ist die Abgrenzung eines **Morbus Alzheimer,** wo aber bei beginnender Demenz neurologische Auffälligkeiten meist fehlen. In Spätstadien, in denen auch neurologische Auffälligkeiten vorliegen können, ist die Abgenzung durch den entscheidend längeren Krankheitsverlauf beim Morbus Alzheimer meist möglich. Schwierig kann die Abgrenzung gegen einen **Parkinson-Demenz-Komplex** sein, aber auch hier gibt der Krankheitsverlauf meist entscheidende Hinweise.

Differenzialdiagnose: Abzugrenzen sind vor allem ein **Morbus Alzheimer** und eine **Demenz bei Morbus Parkinson.**

Therapie: Eine kausale Therapie ist nicht möglich. Es sollte eine symptomatisch orientierte Therapie mit Spasmolytika und Antiparkinsonmitteln zur Linderung der Beschwerden versucht werden. Zur Vermeidung von Infektionen sind hygienisches Vorgehen und ausreichende Sterilisation der verwendeten Instrumente zu beachten.

Therapie: Eine kausale Therapie ist nicht möglich.

Verlauf und Prognose: Die Patienten versterben meist innerhalb eines halben bis zu zwei Jahren nach Krankheitsbeginn. Die Diagnose sollte möglichst durch eine neuropathologische Untersuchung verifiziert werden.

Verlauf und Prognose: Die Patienten versterben meist innerhalb ½ – 2 Jahren nach Krankheitsbeginn.

Multiple Sklerose

Multiple Sklerose

▶ **Synonym:** Encephalomyelitis disseminata

◀ **Synonym**

▶ **Definition:** Schubförmig oder chronisch progredient verlaufende Entmarkungskrankheit von Gehirn und Rückenmark unklarer Ätiologie. J. M. Charcot (1858) beschrieb erstmals die Trias: Nystagmus, skandierendes Sprechen und Intentionstremor. Neben diesen zerebellären Symptomen verursachen die disseminierten Entmarkungsherde vor allem spastische Paresen, Sensibilitäts- und Blasenstörungen. In einem Drittel der Fälle manifestiert sich die multiple Sklerose initial mit einer Optikusneuritis.

◀ **Definition**

Symptomatik: Die MS kann zu **verschiedenartigen psychischen Symptomen** führen, meist zu hirnorganischem Psychosyndrom mit Reizbarkeit, Euphorie und Kritiklosigkeit. Persönlichkeitsveränderungen können den Umgang mit den Patienten deutlich erschweren. Depressive Zustände können organisch durch den Krankheitsprozess, pharmakologisch durch die Therapie oder psychogen verursacht werden.

Symptomatik: Die multiple Sklerose soll hier als Beispiel für die vielen Erkrankungen aufgeführt werden, bei denen neurologische oder internistische Symptome im Vordergrund stehen, aber gleichzeitig häufig psychopathologische Auffälligkeiten auftreten, die häufig übersehen werden. So kann die multiple Sklerose neben multifokalen neurologischen Ausfällen zu **verschiedenartigen psychischen Symptomen** führen. Meist entsteht ein hirnorganisches Psychosyndrom mit Reizbarkeit, Euphorie, Kritiklosigkeit. Dies kann bei chronischem Verlauf zu entsprechenden Persönlichkeitsveränderungen (z. B. Distanzlosigkeit) führen, die den Umgang mit den Patienten deutlich erschweren. Während der akuten Schübe kann es manchmal zu deliranten Syndromen oder auch zu paranoiden oder depressiven bzw. manischen Bildern kommen. Depressive Zustände können hierbei sowohl direkt durch den organischen Krankheitsprozess, durch die pharmakologische Therapie (z. B. Kortisol-Behandlung) oder aber auch psychogen als Reaktion auf das erneute Akutwerden der Erkrankung mit allen daraus resultierenden negativen Konsequenzen auf das soziale Umfeld resultieren.

Therapie: MS-Kranke benötigen entsprechend dem Schweregrad ihrer Erkrankung viel Zuwendung; im Einzelfall heißt dies auch direkte **psychotherapeutische Behandlung.** Unter Kortisol-Behandlung kann das manische oder depressive Bild eine Nebenwirkung der Behandlung sein.

Therapie: Wie alle chronisch Kranken benötigen die Patienten entsprechend dem Schweregrad ihrer Erkrankung viel Zuwendung. Im Einzelfall heißt dies auch direkte **psychotherapeutische Behandlung.** Steht eine spezifische Symptomatik im Vordergrund, z. B. ein depressives Syndrom, so muss auch an eine pharmakologische Behandlung mit Antidepressiva gedacht werden. Unter Kortisol-Behandlung ist daran zu denken, dass das manische oder depressive Bild eine Nebenwirkung der pharmakologischen Behandlung sein kann. Paranoid-halluzinatorische Bilder werden durch Neuroleptika gebessert. Bezüglich der neurologischen Therapie sei auf Lehrbücher der Neurologie verwiesen.

4.6.7 Nichtdemenzielle chronische organische Psychosyndrome

Leichte kognitive Störung

Dieser Begriff kennzeichnet leichte kognitive Beeinträchtigungen (Mild Cognitive Impairment [MCI]), die organisch bedingt sind, aber nicht das Ausmaß der Kriterien eines demenziellen Syndroms erreichen (Tab. **4.43**, S. 192). In der ICD-10 wird die „leichte kognitive Störung" als eine vorübergehende Störung der kognitiven Funktion beschrieben, die sich in verschiedenen Leistungsbereichen äußern kann und organisch begründet ist.
Für die leichte kognitive Störung gelten die gleichen therapeutischen Prinzipien wie für die Demenz-Behandlung in abgewandelter Form. Allerdings ist die Wirksamkeit der Nootropika/Antidementiva nicht speziell für diese Indikation geprüft worden.

Dieser Begriff kennzeichnet leichte kognitive Beeinträchtigungen (Mild Cognitive Impairment [MCI]), die organisch bedingt sind, aber nicht das Ausmaß eines demenziellen Syndroms erreichen (Tab. **4.43**, S. 192). Es kann sich dabei um subsyndromale Frühstadien einer späteren Demenz handeln, andererseits kann aber auch der Status quo mehr oder weniger erhalten bleiben, ohne dass es zu einer fortschreitenden demenziellen Entwicklung kommt. ICD-10 und DSM-IV verwenden unterschiedliche Kriterien für die Definition dieser leichten kognitiven Störungen. In der ICD-10 wird die „leichte kognitive Störung" als eine vorübergehende Störung der kognitiven Funktion beschrieben, die sich in verschiedenen Leistungsbereichen äußern kann und organisch begründet ist. Das Konzept der leichten kognitiven Störungen ist zu unterscheiden vom Konzept der „altersassoziierten Gedächtnisstörung". Hiermit werden Störungen der Gedächtnisleistung bezeichnet, die in neuropsychologischen Tests zwar unterhalb der Leistungsnorm für jüngere Menschen liegen, für das Alter jedoch als normal angesehen werden können. Für die leichte kognitive Störung bzw. altersassoziierte Gedächtnisstörung gelten die gleichen therapeutischen Prinzipien wie für die Demenz-Behandlung in abgewandelter Form. Allerdings wurde die Wirksamkeit der Nootropika/Antidementiva bisher nicht ausreichend für diese Indikation geprüft, Gleiches gilt für kognitive Trainingsprogramme.

Organisches amnestisches Syndrom

Dabei ist das **Gedächtnis,** vor allem das Erlernen und die Einprägung neuer Informationen, betroffen. Eine Bewusstseinstrübung ist nicht vorhanden (Abgrenzung Delir), intellektuelle Störungen ste-

Dabei steht die **Gedächtnisstörung** ganz im Vordergrund des klinischen Bildes. Vor allem das Erlernen und die Einprägung neuer Informationen sind betroffen. Außerdem ist die Rekonstruktion früher erlernter Gedächtnisinhalte beeinträchtigt, was eine Reproduktionsstörung vor allem für jüngere Erfahrungen zur Folge hat. Im Gegensatz zum Delir fehlt beim amnestischen Syndrom jedoch die Bewusstseinstrübung und im Gegensatz zur Demenz sind intellektuelle

Störungen nicht vorhanden oder stehen nicht im Vordergrund. Das unmittelbare Behalten ist nicht in Mitleidenschaft gezogen. Das längere Behalten neu erlernter Gedächtnisinhalte ist nur bei bestimmten Schädigungsfolgen beeinträchtigt, z. B. in den Tagen und Wochen nach einer Elektrokonvulsionsbehandlung.

hen nicht im Vordergrund (Abgrenzung Demenz).

Die Amnesie betrifft besonders die zeitliche Abfolge, den räumlichen Kontext und die Informationsquelle von Ereignissen. Einige Amnesien (z. B. bei Schädel-Hirn-Traumen oder transienter globaler Amnesie) erstrecken sich nur auf kurze, vorübergehende Lebensperioden. Andere, wie z. B. das „klassische" amnestische Syndrom im Sinne der Korsakow-Psychose, sind zeitlich ausgedehnt und persistierend.

Einige Amnesien (z. B. bei SHT) erstrecken sich nur auf kurze, vorübergehende Perioden. Andere, wie z. B. das „klassische" amnestische Syndrom i. S. der Korsakow-Psychose, sind zeitlich ausgedehnt und persistierend.

Neben den **Gedächtnisstörungen** sind beim amnestischen Syndrom häufig **Konfabulationen** vorhanden. Dabei sollte man „provozierte" Konfabulationen, die von Patienten bei gezieltem Befragen als eine Art Verlegenheitslösung zur kurzfristigen Überbrückung von Gedächtnislücken herangezogen werden, von „fantastischen" Konfabulationen unterscheiden. Diese werden spontan geäußert und kontinuierlich aufrechterhalten, haben meist einen bizarren Inhalt, treten im Zusammenhang mit Größenideen auf und sind zuweilen kaum von wahnhaften Erinnerungsfälschungen zu unterscheiden. Oft wird das amnestische Syndrom von **emotionalen Störungen** wie Apathie, Antriebslosigkeit und fehlender Krankheitseinsicht begleitet.

Neben den **Gedächtnisstörungen** sind beim amnestischen Syndrom häufig **Konfabulationen** vorhanden. Oft treten zusätzlich **emotionale Störungen** auf.

Das organische amnestische Syndrom kann sowohl als akute Störung (s. S. 181) als auch als chronische Störung auftreten. Zugrunde liegen meist Störungen bestimmter Hirnstrukturen (das mediale-temporale System mit Hippokampusformation, entorhinalem Kortex und Gyrus parahippocampalis sowie das mediale-dienzephale System mit mediodorsalem Thalamus und den Mamillar-Körpern).

Dem organischen amnestischen Syndrom liegen meist **Störungen bestimmter Hirnstrukturen** zugrunde.

Bei den **chronischen amnestischen Zuständen** betrifft die hauptsächliche Störung die Speicherung neuer Informationen. Sie führt zu einer anhaltenden und sich immer weiter ausdehnenden anterograden Amnesie. Zu diesen Störungen gehört insbesondere das **Korsakow-Syndrom**. Dem Korsakow-Syndrom liegt eine bilaterale Schädigung der medialen-dienzephalen Strukturen zugrunde, die meist durch einen nutritiv bedingten Thiamin-(Vit. B1-) Mangel, z. B. im Rahmen eines chronischen Alkoholismus, hervorgerufen wird. Die zugehörigen Symptome können über eine anterograde und retrograde Amnesie hinausgehen und Konfabulationen, geringen Informationsgehalt der sprachlichen Mitteilung, Mangel an Krankheitseinsicht sowie Antriebsdefizite einschließen. Die retrograde Amnesie kann mehrere Jahrzehnte zurückreichen.

Bei den **chronischen amnestischen Zuständen** betrifft die hauptsächliche Störung die Speicherung neuer Informationen. Dies führt zu einer anhaltenden und sich immer weiter ausdehnenden anterograden Amnesie. Zu diesen Störungen gehört insbesondere das **Korsakow-Syndrom**.

Organische Persönlichkeitsveränderungen

Es handelt sich um Zustandsbilder bei denen der **Wandel der charakterlichen Eigenschaften** den einzigen Ausdruck einer zerebralen Schädigung darstellt. Sie können Ausdruck verschiedenartiger psychiatrischer Erkrankungen sein und sind als solche nicht für eine organische Ursache charakteristisch. Da ein höheres Lebensalter in der Regel nicht zu einer deutlichen Persönlichkeitsveränderung führt, dürfen eindeutige Persönlichkeitsveränderungen nicht leichtfertig als Altersfolge abgetan werden, sondern müssen den Verdacht auf eine hirnorganische Ursache lenken. Eine therapeutische Beeinflussung ist nur sehr begrenzt möglich. Erforderlich ist eine konsequente Verhaltenskorrektur im Sinne einer ständigen behutsamen Rückmeldung von Verhaltensstörungen an den Patienten. Ansatzpunkte für eine medikamentöse Behandlung sind einerseits Aggressivität und Unruhe, bei denen niedrigpotente Neuroleptika oder Carbamazepin mit Erfolg eingesetzt werden können, andererseits Antriebsmangel, bei dem z. B. Sulpirid versucht werden kann.

Organische Persönlichkeitsveränderungen

Es handelt sich um Zustandsbilder bei denen der **Wandel der charakterlichen Eigenschaften** den einzigen Ausdruck einer zerebralen Schädigung darstellt. Eine therapeutische Beeinflussung organischer Persönlichkeitsstörungen ist nur sehr begrenzt möglich.

▶ **Klinischer Fall. Ein berühmter Patient: Phineas P. Gage**
Am 13. 9. 1848 erlitt der 25-jährige Vorarbeiter Phineas P. Gage bei Sprengungen, die im Rahmen von Streckenarbeiten der Rutland & Burlington Railroad im US-Bundesstaat Vermont durchgeführt wurden, eine schwere Kopfverletzung. Er war im Begriff mit einer Eisenstange, dem sog. „tamping iron", nach dem Einführen einer Sprengladung das Bohrloch zu verdämmen. Es wird angenommen, dass er von seinen Kollegen abgelenkt wurde und sich seitwärts über die rechte Schulter umwandte, als sich – vermutlich durch Funkenschlag – die Sprengladung entzündete und die Eisenstange aus dem Bohrloch hinausschoss. Dabei schoss die Stange von unten kommend durch den Gesichtsschädel von Gage, der sich oberhalb des Bohrloches befand, und trat am Scheitel wieder aus. Die etwa 1 Meter lange Eisenstange war an den Enden durch Gebrauch relativ abgerundet und hatte einen Durchmesser von ca. 3 cm. Gage sei durch die Wucht der Explosion umgeworfen worden und habe einige konvulsive Bewegungen mit den Extremitäten ausgeführt, aber habe schon wenige Minuten nach dem Unfall wieder gesprochen. Zu einer länger andauernden Bewusstlosigkeit sei es nicht gekommen und Gage wurde von seinen Kollegen auf einer Karre in sitzender Position ins nahe gelegene Hotel gefahren. Dr. J.M. Harlow and Dr. Williams untersuchten den Patienten und nahmen die erste Wundversorgung vor. Der Patient sei blutüberströmt gewesen, wobei Blut sowohl aus der Eintrittsstelle unterhalb des linken Jochbogens, als auch aus der Austrittsstelle am Scheitel hervortrat. Bei der Wundreinigung seien mehrere Knochenfragmente im Wundbereich entfernt worden. Gage konnte zum Unfallhergang klare Angaben machen und hatte wohl verstanden, dass die Eisenstange durch seinen Schädel hindurchgedrungen war. Er wurde in ein Krankenhaus eingeliefert und überlebte wohl nicht zuletzt dank seiner hervorragenden physischen Konstitution diese schwere offene Schädel-Hirn-Verletzung. Dr. Harlow hatte Gelegenheit zu einer Nachuntersuchung des Patienten über ein Jahr nach dem Unfall. Er beschrieb die Narben, die zurückgeblieben waren und die leichte faziale Parese des Patienten links, sowie eine Bulbusprotrusion und Amaurosis des linken Auges. Über dem knöchernen Defekt des Scheitels seien die Liquorpulsationen tastbar gewesen. Der Patient sei in gutem Allgemeinzustand und sein Gangbild unauffällig gewesen und Bewegungen habe er schnell und leicht ausführen können. Gage habe sich wieder in so guter körperlicher Verfassung befunden, dass Dr. Harlow dazu geneigt habe, ihn für genesen zu halten. Er habe sich wieder um seine alte Anstellung beworben, aber seine früheren Arbeitgeber mochten ihn wegen einer ausgeprägten Wesensänderung („change in his mind") nicht in seiner früheren Position einstellen.
Es war eben diese deutliche Wesensänderung, die das Interesse von Dr. Harlow weckte, ganz unabhängig von dem bemerkenswerten Umstand, dass der Patient eine so schwere Kopfverletzung zu Zeiten nur geringer medizinischer Hilfsmöglichkeiten überlebt hatte. Dr. Harlow schreibt:
„Das Gleichgewicht oder die Balance, sozusagen, zwischen intellektuellen Fähigkeiten und animalischen Neigungen, schien zerstört zu sein. Er ist unstet, respektlos, gebraucht gelegentlich die derbsten Flüche (was zuvor nicht seine Art war), zeigt wenig Rücksichtnahme gegenüber seinen Kameraden, ist ungeduldig gegenüber Einschränkungen oder Ratschlägen, wenn diese mit seinen Bedürfnissen kollidieren, ist zeitweise hartnäckig eigensinnig, trotzdem launisch und wankelmütig, entwirft zahlreiche Pläne für die Zukunft, welche er – kaum gefasst – schon wieder zu Gunsten leichter durchführbarer Pläne verwirft. Zwar ist er ein Kind in seinen intellektuellen Fähigkeiten, aber ein Mann in Bezug auf seine animalischen Triebe. Vor seiner Verletzung, obwohl kaum schulisch ausgebildet, besaß er ein wohl balanciertes Gemüt und wurde von denen, die ihn kannten, als scharfsinniger und kluger Geschäftsmann angesehen, sehr tatkräftig und ausdauernd bei der Durchführung seiner Pläne. In dieser Hinsicht hat sich sein Charakter radikal geändert. So entscheidend, dass seine Freunde und Bekannten sagten, er sei nicht mehr Gage."
Phineas Gage unterhielt nun in der Folgezeit seine Neffen und Nichten mit erstaunlichen Schilderungen von großartigen Abenteuern, die er erlebt zu haben vorgab, die aber alle nur seiner Phantasie entstammten. Seine große Zuneigung zu Kindern, Pferden und Hunden wurde nur von seiner besonderen Beziehung zu dem „tamping iron' übertroffen, das er für den Rest seines Lebens mit sich führte. Er reiste zu verschiedenen Städten in Neu-England und arbeitete zeitweise in einem Pferdestall, bevor er als Pferdepfleger nach Valparaiso und Santiago in Chile reiste. Im Gegensatz zu seiner robusten Natur vor dem Unfall wurde er nun immer wieder von Krankheiten heimgesucht und kehrte schließlich physisch verfallen in die USA zurück. Zwar erholte er sich zunächst, doch entwickelte er 12 Jahre nach dem Unfall epileptische Krampfanfälle und verstarb nach einer Anfallsserie.
Die Beschreibung der spektakulären Verletzung und Genesung von Phineas Gage sowie die Schilderung der organischen Wesensänderung durch Dr. Harlow führten zu einem hohen Bekanntheitsgrad des Falles. Er stellt eine sehr frühe klinische Dokumentation eines Frontalhirnsyndromes dar. Dr. Harlow war es Jahre nach dem Tode des Patienten gelungen, durch eine Exhumierung den Schädel von Phineas Gage zu erhalten, den er dann einem Museum der Harvard Universität in Boston übergab. In einem 1994 in SCIENCE veröffentlichten Beitrag wurde der Schädel mit modernen computergestützten Verfahren vermessen und der Schusskanal rekonstruiert. Hierdurch konnte posthum die Lokalisation der Hirnschädigung näher eingeordnet werden und es wird heute von einer Läsion des Stirnhirns einschließlich des linken und rechten präfrontalen Kortex bei Phineas Gage ausgegangen. Viele Neurophysiologen lehnen heute den Terminus „Frontalhirnsyndrom" ab, da er kein spezifisches klinisches Syndrom abbildet. Vielmehr zeigte sich, dass verschiedene frontale Läsionstypen (z. B. orbitofrontal vs. dorsolateral) zu unterschiedlichen psychopathologischen Prägnanztypen führen können. Die Beschreibung der Wesensänderung von Phineas Gage durch Dr. Harlow ist bis heute sehr anschaulich. Sicherlich hat sie die Forschungen stimuliert, die in den vergangenen Jahrzehnten den Stirnhirnsyndromen gewidmet wurden. *(Mit freundlicher Genehmigung von Herrn Dr. T. Supprian, Universitätsklinik Homburg/Saar).*

Organische affektive Störungen

Es gibt sowohl organisch bedingte **depressive** als auch **manische** Zustände. Die Behandlung ist symptomatisch und erfolgt im Sinne einer syndromorientierten Psychopharmakotherapie.

Organische affektive Störungen

Organische affektive Störungen können durch hirnorganische Erkrankungen oder durch die Einwirkung pharmakologischer Substanzen entstehen.
Es gibt sowohl organisch bedingte **depressive** als auch **manische** Zustände. Die Diagnose ergibt sich aus dem typischen Symptombild und dem Zusammenhang mit einer entsprechenden körperlichen Erkrankung. Die Behandlung ist symptomatisch und erfolgt im Sinne einer syndromorientierten Psychopharmakotherapie unter anderem mit Antidepressiva oder Neuroleptika. Neben der kausalen Therapie wird zusätzlich eine symptomatische Therapie mit Psychopharmaka durchgeführt.

Organische Angst- und Zwangsstörungen

Angst- und Zwangsstörungen können im Rahmen verschiedener organischer Hirnkrankheiten auftreten und zeigen zum Teil eine Beziehung zu bestimmten zerebralen Regionen (z. B. Panikattacken bei Erkrankungen des Temporallappens, Zwangsstörung bei Erkrankungen der Basalganglien). Neben der kausalen Therapie wird zusätzlich eine symptomatische Therapie mit Psychopharmaka durchgeführt.

Organische Angst- und Zwangsstörungen

Angst- und Zwangsstörungen können im Rahmen verschiedener organischer Hirnkrankheiten auftreten (z. B. Panikattacken bei Erkrankungen des Temporallappens).

Organische Halluzinosen

Organische Halluzinosen treten vor allem bei Epilepsie, Hirntraumen, progressiver Paralyse, Chorea Huntington und Narkolepsie häufiger auf als es der Zufallserwartung entspricht. Das Gleiche gilt, wenn auch weniger deutlich, für Hirntumoren, rheumatische Enzephalopathien und Morbus Wilson.
Optische Halluzinationen können im Rahmen struktureller Läsionen oder funktioneller Störungen der Sehbahn auftreten, besonders bei Migräne, Epilepsie, Hirntumoren und zerebrovaskulären Erkrankungen. Akustische Halluzinosen werden vor allem im Zusammenhang mit einem chronischen Alkoholismus angetroffen, kommen aber auch bei zerebrovaskulären Krankheiten, Tumoren und Gefäßmissbildungen vor. Meist bleibt bei den organischen Halluzinationen ein relativ ausgeprägter Realitätsbezug erhalten. Neben der kausalen Behandlung der Erkrankung wird eine symptomatische Therapie mit Neuroleptika versucht.

Organische Halluzinosen

Organische Halluzinosen treten vor allem bei Epilepsie, Hirntraumen, progressiver Paralyse, Chorea Huntington und Narkolepsie häufiger auf.

Optische Halluzinationen können im Rahmen struktureller Läsionen oder funktioneller Störungen der Sehbahn auftreten, akustische Halluzinosen werden vor allem im Zusammenhang mit einem chronischen Alkoholismus angetroffen. Meist bleibt ein relativ ausgeprägter Realitätsbezug erhalten.

Organische wahnhafte Störungen

Wahnphänomene kommen bei vielen organischen Erkrankungen vor. Vermutlich spielt die Schädigung limbischer und subkortikaler Strukturen eine bedeutende Rolle. Neben dem Versuch einer kausalen Therapie, muss zusätzlich eine symptomatische Therapie mit Neuroleptika erfolgen.

Organische wahnhafte Störungen

Vermutlich spielt die Schädigung limbischer und subkortikaler Strukturen eine bedeutende Rolle.

Von allen nichtdemenziellen chronischen organischen Störungen muss eine Demenzerkrankung sorgfältig abgegrenzt werden. Insbesondere geht es dabei um die Differenzierung einer behandelbaren (sekundären) Demenz.

Eine (möglicherweise behandelbare) Demenzerkrankung muss immer ausgeschlossen werden.

4.7 Reaktionen auf schwere Belastungen und Anpassungsstörungen

4.7.1 Allgemeines

4.7 Reaktionen auf schwere Belastungen und Anpassungsstörungen

4.7.1 Allgemeines

◀ Definition

▶ **Definition:** Reaktionen auf belastende Lebensereignisse, die nach Art und Ausmaß deutlich über das nach allgemeiner Lebenserfahrung zu Erwartende hinaus gehen und denen aufgrund ihrer Ausprägung oder Folgen Krankheitswert zukommt. Dabei werden in der Regel die affektive Situation, die Leistungsfähigkeit und die sozialen Beziehungen beeinträchtigt.

Bei den dargestellten Störungen handelt es sich um klinisch sehr unterschiedliche Erscheinungsbilder. Gemeinsam ist ihnen aber allen, dass sie eine **Reaktion auf bestimmte Belastungsfaktoren** im psychischen oder sozialen Bereich darstellen. Je nach Art und Schwere einer Belastungssituation entwickeln auch ansonsten völlig **gesunde Menschen** reaktive Veränderungen im Gefühls- oder Verhaltensbereich. Solche Erlebnisreaktionen können eine sinnvoll motivierte, unmittelbare Antwort auf ein Erlebnis sein und eventuell sogar eine notwendige Voraussetzung für eine adäquate Verarbeitung der Belastung darstellen (z. B. Trauerreaktionen).

Die dargestellten Erkrankungen sind pathologische **Reaktionen auf Belastungen** im psychischen und sozialen Bereich. Auch bei **gesunden Menschen** kommt es zu reaktiven Veränderungen in Belastungssituationen. Solche Reaktionen können eine adäquate Form der Verarbeitung sein (z. B. Trauerreaktionen).

Anpassungsstörungen umfassen vielfältige körperliche und seelische Symptome, die über eine normale und zu erwartende Reaktion auf die bestehende Belastung hinaus gehen und in der Regel die Leistungsfähigkeit in Schule und Beruf oder die bestehenden sozialen Beziehungen beeinträchtigen. Typische Symptome sind z. B. Depression, Angst, Verzweiflung, Reizbarkeit, körperliche Überaktivität, Erregung oder Schlafstörungen.

Anpassungsstörungen umfassen Symptome, die über eine normale und zu erwartende Reaktion auf die bestehende Belastung hinausgehen.

Die **Reaktion auf eine äußere Belastung** kann individuell sehr unterschiedlich sein. Die Art der Belastungsreaktion und der Anpassung kann – ebenso wie die entsprechenden Störungen – nach unterschiedlichen Kriterien differenziert werden:

- Art, Schwere und Dauer der ursächlichen Belastung (Tab. **4.57**)
- Beginn (nach Minuten, Tagen oder Monaten) und Dauer (akut, rezidivierend, chronisch) der reaktiven Störung
- Art und Ausmaß der reaktiven Symptomatik (z. B. Folgen im Verhalten, soziale Folgen, depressive Verstimmung, Angst, Unruhe, Nervosität, Wut).

Die meisten Kriterien sind in die Beschreibung dieser Störungsformen eingegangen.

Belastungsreaktionen und Anpassungsstörungen können nach Art, Schwere und Dauer der ursächlichen Störung und der Reaktion differenziert werden (Tab. **4.57**).

Historisches: Frühere Ansätze zur Beschreibung und Definition solcher und ähnlicher Beschwerdebilder waren vor allem im Hinblick auf die Einteilungsprinzipien uneinheitlich. In der klassischen deutschen Psychiatrie wurden diese Störungen u. a. danach unterschieden, ob es sich um Erlebnisweisen handelt, in die Eigenschaften der jeweils betroffenen Person eingehen (charakterabhängige Erlebnisweisen), oder ob sich die Reaktion eher aus äußeren Bedingungen ergibt (übercharakterliche Erlebnisweisen). Außerdem wurden neurotische Entwicklungen abgegrenzt. Diese Beschreibungen zeigen auch deutliche Überschneidungen zu den heute als dissoziative Störungen bzw. somatoforme Störungen beschriebenen Beschwerdekomplexen (s. S. 242 ff., 254 ff.).

Historisches: Frühere Ansätze zur Beschreibung solcher Beschwerdebilder waren insgesamt uneinheitlich. In der klassischen deutschen Psychiatrie wurden u. a. charakterabhängige und übercharakterliche Erlebnisweisen unterschieden. Außerdem wurden neurotische Entwicklungen abgegrenzt.

Die beschriebenen Störungen wurden in den modernen Diagnosesystemen erstmals definiert. Im ICD-10 werden sie in einem eigenen Unterkapitel zusammengefasst (F43: Reaktionen auf schwere Belastungen und Anpassungsstörungen). Die Persönlichkeitsänderung nach Extrembelastung ist unter den Persönlichkeits- und Verhaltensstörungen (F62.0) klassifiziert. Im DSM-IV sind nur die Anpassungsstörungen in einem eigenen Kapitel aufgeführt. Die posttraumatische Belastungsstörung und die akute Belastungsstörung werden syndromal orientiert den Angststörungen zugeordnet (Tab. **4.58**).

In ICD-10 und DSM-IV werden Reaktionen auf schwere Belastungen und Anpassungsstörungen unterschiedlich klassifiziert (Tab. **4.58**).

4.57 Beispiele für verschiedene Schweregrade psychosozialer Belastungsfaktoren bei Erwachsenen

Begriff	*akute Ereignisse*	*länger andauernde Lebensumstände*
▪ leicht	– Auseinanderbrechen der Freundschaft mit Freund oder Freundin – Schulbeginn oder -abschluss – Kind verlässt Elternhaus	– familiäre Streitigkeiten – Unzufriedenheit mit der Arbeit – Leben in einer Wohngegend mit hoher Kriminalität
▪ mittel	– Heirat – Trennung der Ehepartner – Arbeitsplatzverlust, Pensionierung – Misserfolge	– Eheprobleme – schwerwiegende finanzielle Probleme – Ärger mit dem Vorgesetzten – allein erziehender Elternteil
▪ schwer	– Scheidung – Geburt des ersten Kindes	– Arbeitslosigkeit – Armut
▪ sehr schwer (extrem)	– Tod eines nahen Verwandten – Diagnose einer schweren körperlichen Erkrankung – Opfer einer Vergewaltigung	– eigene schwere chronische Erkrankung oder Erkrankung des Kindes – fortwährende Misshandlungen oder sexueller Missbrauch
▪ katastrophal	– Tod eines Kindes – Selbstmord eines nahen Angehörigen – verheerende Naturkatastrophe	– Gefangennahme als Geisel – Erfahrungen im Konzentrationslager

4.58 Klassifikation von Anpassungsstörungen und Reaktionen auf schwere Belastungen nach ICD-10 und DSM-IV

ICD-10	*DSM-IV*
▪ akute Belastungsreaktionen (F43.0)	▪ akute Belastungsstörung (308.3)
▪ posttraumatische Belastungsstörung (F43.1)	▪ posttraumatische Belastungsstörung (309.81)
▪ Anpassungsstörung – kurze depressive Reaktion (F43.20) – längere depressive Reaktion (F43.21) – mit vorwiegender Störung des Sozialverhaltens (F43.24) – Angst und depressive Reaktionen, gemischt (F43.22) – mit vorwiegender Beeinträchtigung anderer Gefühle (F43.24)	▪ Anpassungsstörungen – mit depressiver Stimmung (309.0) – mit Angst (309.24) – mit Störungen des Sozialverhaltens (309.3) – mit Angst und depressiver Stimmung, gemischt (309.28) – mit emotionalen Störungen und Störungen des Sozialverhaltens, gemischt (309.4)
▪ andauernde Persönlichkeitsänderung nach Extrembelastung (F62.0)	

Epidemiologie: Die Häufigkeit ist abhängig von der Häufigkeit traumatisierender Erfahrungen. Die **posttraumatische Belastungsstörung** ist eine der häufigsten psychischen Störungen. Frauen sind häufiger betroffen als Männer. 5–20 % der Patienten in psychiatrischen Kliniken leiden an **Anpassungsstörungen**. **Akute Belastungsstörungen** sind sehr häufig, führen aber oft nicht zu psychiatrischer Behandlung.

Anpassungsstörungen können in jedem Lebensalter auftreten, besonders aber bei Jugendlichen und älteren Menschen.

Epidemiologie: Die Häufigkeit von Belastungsreaktionen und Anpassungsstörungen ist von der Häufigkeit körperlich und/oder psychisch extrem belastender Situationen abhängig. Es ist deshalb nicht möglich, eindeutige Angaben zur Lebenszeitprävalenz zu machen. Nach amerikanischen Studien ist die **posttraumatische Belastungsstörung** eine der häufigsten psychischen Störungen. Die Lebenszeitprävalenz beträgt zwischen 5 und 10 %, wobei Frauen etwa doppelt so häufig wie Männer betroffen sein sollen. Nur ein kleiner Teil dieser Patienten sucht therapeutische Hilfe. Die Angaben über die Häufigkeit von **Anpassungsstörungen** variieren erheblich. In psychiatrischen Kliniken sollen 5 bis 20 % der Patienten an einer Anpassungsstörung leiden. **Akute Belastungsreaktionen** (akute Krisenreaktionen) finden sich sicherlich am häufigsten. Da diese Störung meist nur kurz dauert und in der Regel zu keiner psychiatrischen Behandlung führt, liegen keine zuverlässigen Angaben zur Häufigkeit vor.
Sowohl die Belastungsstörungen als auch alle Formen von Anpassungsstörungen können in jedem Lebensalter auftreten. Je nach Lebensalter kann sich allerdings die vorherrschende Symptomatik unterscheiden. Gehäuft kommen Anpassungsstörungen und reaktive Belastungsstörungen bei Jugendlichen und bei älteren Menschen vor.

Ätiopathogenese: Für die Entstehung wesentliche Faktoren sind das **belastende Ereignis**, die **biologische Vulnerabilität** des Patienten (individuell unterschiedliche „Verletzbarkeit“), seine **Persönlichkeitszüge** sowie die **sozialen Interaktionen.** Grundsätzlich gilt: je schwerer die ursächliche Belastung, umso häufiger kommt es zu reaktiven Störungen und umso stärker wird die Störung ausgeprägt sein. Bei mäßig belastenden Ereignissen kommt modifizierenden Persönlichkeitsfaktoren sowie sozialen Faktoren eine größere Rolle zu als bei extremen Belastungen.

Man geht davon aus, dass die Symptomatik ohne das vorausgehende belastende Ereignis nicht aufgetreten wäre; es besteht also ein **kausaler Zusammenhang.** Andererseits wird aber das gleiche traumatisierende Ereignis bei verschiedenen Personen in der Regel auch zu unterschiedlichen Reaktionsweisen führen **(Vulnerabilität).** Es ist inzwischen sicher, dass die Wahrscheinlichkeit, eine posttraumatische Belastungsstörung zu entwickeln, besonders groß ist, wenn das schädigende Ereignis von anderen Menschen bewusst herbeigeführt wurde. So entwickeln nach einer Vergewaltigung etwa 80–90 % der Opfer eine akute Belastungsstörung und etwa 50 % eine Posttraumatische Belastungsstörung. Bei den Opfern von schicksalhaften Ereignissen (z. B. Naturkatastrophen) liegt die Wahrscheinlichkeit dagegen deutlich niedriger.

Weitere Faktoren, die die individuelle Wahrscheinlichkeit für das Auftreten einer pathologischen Reaktion erhöhen können, sind unter anderem:
- organische Störungen (z. B. im Alter)
- vorbestehende auffällige Persönlichkeitszüge (asthenisch, ängstlich, emotional instabil)
- vorbestehende neurotische Verhaltensauffälligkeiten
- extreme Erschöpfung.

Ausgeformte Bewältigungsstrategien **(Coping-Strategien)** und ein **stabiles soziales Netzwerk** können auf der anderen Seite das Auftreten von Belastungsreaktionen und Anpassungsstörungen unwahrscheinlicher machen.

In **neurobiologischen Theorien** kommt unter anderem einer schon prämorbid bestehenden Tendenz zu überschießenden vegetativen Reaktionen im Rahmen einer Stressbelastung eine wesentliche Rolle zu, wobei auch der Katecholaminstoffwechsel eine wesentliche Rolle spielen soll. Es gibt Hinweise darauf, dass ein erhöhter Sympathikotonus besteht.

In der **psychoanalytischen Theorie** wird diskutiert, ob durch ein bestimmtes aktuelles Trauma ungelöste Konflikte aus der frühen Kindheit reaktiviert werden und somit eine Symptombildung begünstigt wird. Diese Symptombildung kann als **Regression** verstanden werden. Aus **lerntheoretischer Sicht** kommt den bereits erwähnten **Coping-Strategien** bzw. deren teilweisem oder vollständigem Versagen eine besondere Rolle zu. Bei der Genese dieser Störungen sollte auch berücksichtigt werden, ob ein **sekundärer Krankheitsgewinn** (z. B. finanzielle Entschädigung) zur Aufrechterhaltung der Symptomatik beiträgt.

Ätiopathogenese: Für die Entstehung wesentliche Faktoren sind das **belastende Ereignis**, die **biologische Vulnerabilität** (Verletzbarkeit) des Patienten, seine **Persönlichkeitszüge** sowie die **sozialen Interaktionen.**

Zwischen dem belastenden Ereignis und der Störung besteht ein **kausaler Zusammenhang.** Faktoren, die die Wahrscheinlichkeit für das Auftreten einer pathologischen Reaktion erhöhen können, sind:
- gezielte Schädigung durch andere Menschen
- organische Störungen
- auffällige Persönlichkeitszüge
- neurotische Verhaltensauffälligkeiten
- extreme Erschöpfung.

Bewältigungsstrategien **(Coping-Strategien)** und ein **stabiles soziales Netzwerk** verringern das Risiko.

Nach **neurobiologischen Theorien** kommt einer schon prämorbid bestehenden Neigung zu überschießenden vegetativen Reaktionen eine wichtige Bedeutung zu.

In der **psychoanalytischen Theorie** wird erörtert, ob die Symptombildung als **Regression** verstanden werden kann. Aus **lerntheoretischer Sicht** kommt den o. g. Coping-Strategien eine besondere Rolle zu. Bei der Genese ist zudem ein **sekundärer Krankheitsgewinn** zu berücksichtigen.

4.7.2 Symptomatik und klinische Subtypen

Akute Belastungsreaktion

▶ **Synonym:** akute Krisenreaktion, „Nervenschock“, „Nervenzusammenbruch“

▶ **Definition:** Stunden- bis tagelang anhaltende Reaktionen auf außergewöhnliche körperliche und/oder seelische Belastungen bei einem ansonsten psychisch nicht manifest gestörten Patienten. Nach einem anfänglichen Zustand der „Betäubung“ kommt es zu affektiven und vegetativen Symptomen. Die Störung klingt in der Regel nach einigen Stunden ab.

4.7.2 Symptomatik und klinische Subtypen

Akute Belastungsreaktion

◀ Synonym

◀ Definition

4.79 ICE-Unglück in Eschede/Flutkatastrophe in Südostasien

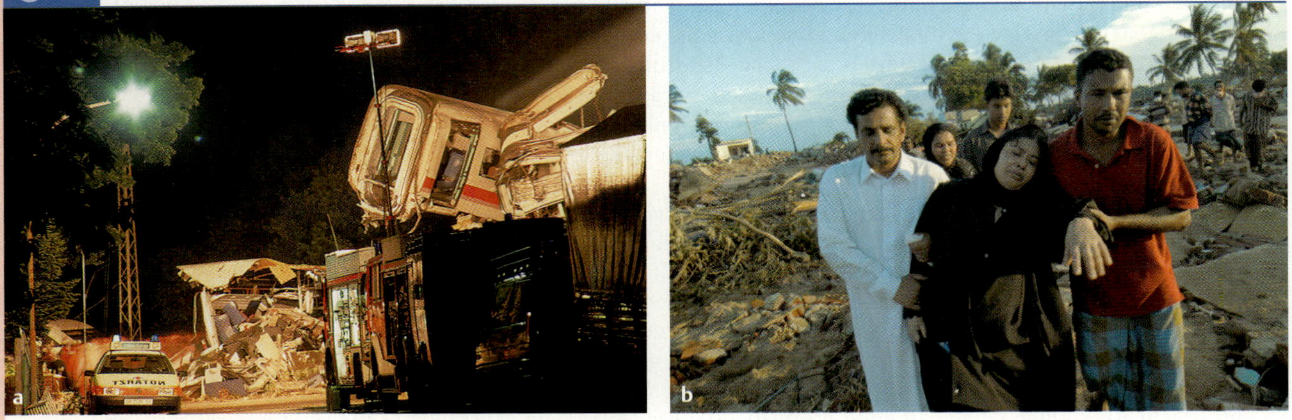

Massiv traumatisierende Ereignisse wie das ICE-Unglück in Eschede 1998 oder die Flutkatastrophe in Südostasien 2004 können posttraumatische Belastungsreaktionen auslösen.

Akute Belastungsreaktionen treten innerhalb von Minuten nach einem **massiv traumatisierenden Ereignis** auf (z. B. schwerer Unfall, Naturkatastrophe, Abb. **4.79**).

Zunächst kommt es zu einem Zustand der **„Betäubung"** mit eingeengtem Bewusstsein, anschließend zu **Depression, Angst, Überaktivität** und **sozialem Rückzug.**

Die Symptome wechseln rasch, es treten auch **vegetative Symptome** auf. Nach einigen Stunden (maximal drei Tagen) ist die Störung abgeklungen (Tab. **4.59**). Bei entsprechender Veranlagung kann es zu dissoziativen Störungen kommen (s. S. 242 ff.).

Akute Belastungsreaktionen treten innerhalb von Minuten nach einem **massiv traumatisierenden Ereignis** auf, das in der Regel eine ernsthafte Gefährdung für den Patienten darstellt (z. B. schwerer Unfall, Vergewaltigung, Naturkatastrophe, plötzliche und unerwartete bedrohliche Veränderung der sozialen Beziehungen, Abb. **4.79**).
Typischerweise kommt es unmittelbar nach einem solchen Ereignis zu einer Art **„Betäubung"** mit Bewusstseinseinengung, eingeschränkter Aufmerksamkeit, einer Unfähigkeit, Reize zu verarbeiten und Desorientiertheit. In der Folge gibt es dann fließende Übergänge zu **Depression, Angst**, Ärger oder Verzweiflung, verbunden mit **Überaktivität** oder auch **sozialem Rückzug.**
Die Symptome wechseln rasch, parallel treten **vegetative Zeichen** der Angst wie Tachykardie, Schwitzen und Erröten auf. In diesem Zusammenhang kann es eventuell auch zu einem Suizidversuch kommen. Nach einigen Stunden, spätestens aber nach etwa drei Tagen, ist diese Störung weitgehend abgeklungen (Tab. **4.59**). Ähnliche Störungen wurden früher als akute Krisenreaktion bezeichnet, umgangssprachlich wird auch von einem „Nervenschock" oder einem „Nervenzusammenbruch" gesprochen. Bei entsprechend veranlagten Menschen können auch dissoziative Störungen ausgelöst werden (s. S. 242 ff.).

▶ **Klinischer Fall**

▶ **Klinischer Fall.** Die jetzt 22-jährige Patientin lernte etwa vier Wochen vor dem akuten Ereignis einen 33-jährigen Mann kennen, in den sie sich verliebte. Sie zog aus der Wohnung ihrer Mutter in die Wohnung ihres Freundes. Einige Tage später erfuhr sie, dass dieser noch weiterhin Kontakt mit seiner ehemaligen Frau hatte. Sie verließ daraufhin direkt die Wohnung und irrte durch die Stadt. Etwa zwei Stunden später nahm sie in suizidaler Absicht eine größere Anzahl verschiedener Benzodiazepine zusammen mit fünf Gläsern Bier ein. Sie wurde komatös aufgefunden und in die Klinik gebracht.
Sofort nach dem Erwachen distanzierte sich die Patientin von suizidalen Gedanken und schien emotional stabilisiert. In der ausführlichen Exploration fanden sich keine Anhaltspunkte für eine vorbestehende psychische Störung. Die Patientin berichtete, dass sie nach dem akuten Ereignis so durcheinander gewesen sei, dass sie nicht richtig gewusst habe, was sie tue.
Nach insgesamt dreitägigem stationärem Aufenthalt in der psychiatrischen Klinik konnte die Patientin psychopathologisch weitgehend unauffällig nach Hause entlassen werden. Der Patientin wurde eine weiterführende psychiatrische Betreuung dringend empfohlen und auch angeboten, da sich ähnliche Reaktionen eventuell wiederholen könnten. Sie war dazu jedoch nicht bereit und gab der Meinung Ausdruck, es habe sich um ein einmaliges Ereignis gehandelt, das keiner weiteren therapeutischen Intervention bedürfe.

4.59 Symptomatik der akuten Belastungsreaktion/akuten Belastungsstörung nach ICD-10 und DSM-IV

ICD-10	*DSM-IV*
▪ Vorübergehende Störung von beträchtlichem Schweregrad, die sich bei einem psychisch nicht manifest gestörten Menschen als Reaktion auf eine außergewöhnliche körperliche und/oder seelische Belastung entwickelt.	▪ Die Person wurde mit einem traumatischen Ereignis konfrontiert, bei dem die beiden folgenden Kriterien erfüllt waren: – Die Person erlebte, beobachtete oder war mit einem oder mehreren Ereignissen konfrontiert, die den tatsächlichen oder drohenden Tod oder eine ernsthafte Verletzung oder Gefahr der körperlichen Unversehrtheit der eigenen Person oder anderer Personen beinhalteten. – Die Reaktion der Person umfasste intensive Furcht, Hilflosigkeit oder Entsetzen.
▪ Es zeigt sich ein gemischtes und gewöhnlich wechselndes Bild; nach dem anfänglichen Zustand von „Betäubung" werden – Depression – Angst – Ärger – Verzweiflung – Überaktivität – Rückzug beobachtet.	▪ Entweder während oder nach dem extrem belastenden Ereignis zeigte die Person mindestens drei der folgenden dissoziativen Symptome: – subjektives Gefühl von emotionaler Taubheit, von Losgelöstsein oder Fehlen emotionaler Reaktionsfähigkeit – Beeinträchtigung der bewussten Wahrnehmung der Umwelt – Derealisationserleben – Depersonalisationserleben – dissoziative Amnesie ▪ Das traumatische Ereignis wird ständig auf mindestens eine der folgenden Arten wieder erlebt: – wiederkehrende Bilder, Gedanken, Träume, Illusionen, Flash-back-Episoden oder das Gefühl, das Trauma wieder zu erleben oder starkes Leiden bei Reizen, die an das Trauma erinnern – deutliche Vermeidung von Reizen, die an das Trauma erinnern – deutliche Symptome von Angst oder erhöhtem Arousal.
▪ Es kann teilweise oder vollständige Amnesie für die Episode vorliegen.	▪ Die Störung verursacht in klinisch bedeutsamer Weise Leiden oder Beeinträchtigungen in sozialen, beruflichen oder anderen wichtigen Funktionsbereichen oder beeinträchtigt die Fähigkeit der Person, notwendige Aufgaben zu bewältigen.

Posttraumatische Belastungsstörung

Posttraumatische Belastungsstörung

▶ **Definition:** Verzögerte oder protrahierte Reaktion auf eine extreme Bedrohung. Wichtigste Symptome sind die wiederholte unausweichliche Erinnerung an das belastende Erlebnis, emotionaler oder sozialer Rückzug sowie ein Zustand vegetativer Übererregtheit.

◀ Definition

Die **Posttraumatische Belastungsstörung (PTBS)** wurde schon vor Jahrzehnten im Zusammenhang mit Kriegsereignissen beschrieben. Im Rahmen der modernen diagnostischen Kriterien hat das Konzept in den letzten Jahren eine massive Aufwertung und Ausweitung erfahren. Posttraumatische Belastungsstörungen können auf wirklich **außergewöhnliche Bedrohungssituationen** oder Veränderungen katastrophalen Ausmaßes folgen. Es handelt sich dabei um Ereignisse, die bei (fast) jedem Menschen eine tiefe Verstörung hervorrufen würden. Beispiele dafür sind schwere Naturkatastrophen, Kampfhandlungen, schwere Unfälle oder die Tatsache, Zeuge des gewaltsamen Todes anderer oder selbst Opfer von Terrorismus, Vergewaltigung oder sonstiger schwerer Verbrechen zu sein (Abb. **4.80**). Die Störung folgt dem Trauma mit einer **Latenz von Wochen bis Monaten**, selten auch nach mehr als sechs Monaten.

Posttraumatische Belastungsstörungen können auf wirklich **außergewöhnliche Bedrohungssituationen** oder Veränderungen katastrophalen Ausmaßes folgen (z. B. schwere Naturkatastrophen, Kampfhandlungen, Terroranschläge, Abb. **4.80**). Die Störung beginnt nach Wochen bis Monaten.

Die **Symptomatik** kann im Einzelfall äußerst vielgestaltig sein und individuell stark variieren. Dabei können ganz unterschiedliche Symptome im Vordergrund der Beschwerden stehen. So kann die Belastungsstörung einen eher depressiven Charakter annehmen oder es dominieren dissoziative, somatoforme oder psychoseähnliche Symptome. Die für die Diagnosestellung wichtigen Symptome lassen sich in drei Symptomgruppen zusammenfassen:

- wiederholtes Erleben des Traumas in sich aufdrängenden Erinnerungen („Flashbacks"), Träumen oder Albträumen. Das traumatisierende Ereignis kehrt immer wieder in das Gedächtnis zurück, plötzlich und unkontrollierbar

Die **Symptomatik** ist sehr vielgestaltig. Die wichtigsten Symptome sind:

- wiederholtes Erleben in sich aufdrängenden Erinnerungen („Flashbacks") und Träumen
- emotionaler und sozialer Rückzug mit Teilnahmslosigkeit und Verlust der Lebensfreude
- vegetative Übererregtheit, Vigilanzsteigerung und Schreckhaftigkeit.

4.80

4.80 Außergewöhnliche Bedrohungssituationen sind Kriege

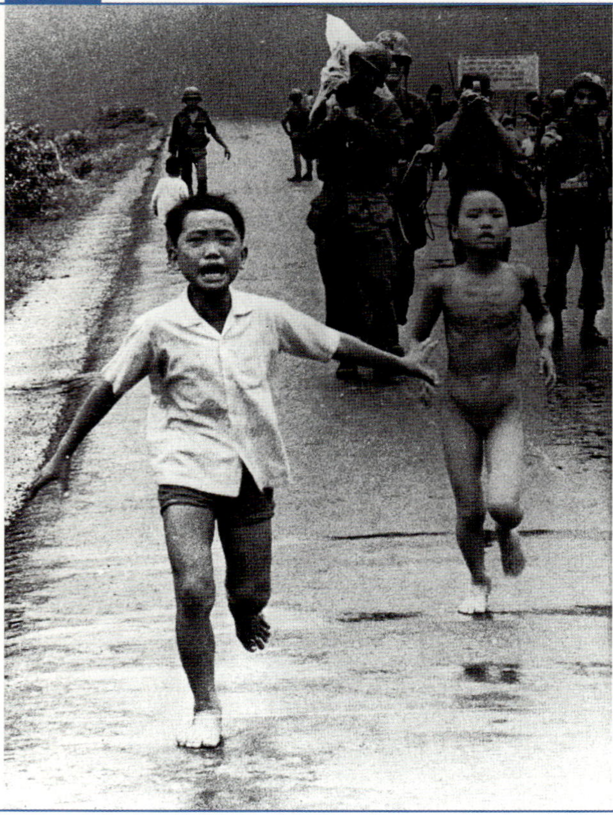

steht die Situation den Patienten wieder vor Augen und führt zu ähnlichen psychischen und körperlichen Reaktionen wie beim konkreten Ereignis.

- emotionaler und sozialer Rückzug mit Teilnahmslosigkeit der Umgebung gegenüber, Anhedonie (Verlust der Lebensfreude) und ausgeprägtem Vermeidungsverhalten Situationen gegenüber, die Erinnerungen an das Trauma wachrufen können. Bei Patienten, die ein traumatisierendes Ereignis im Straßenverkehr erlebt haben, kann z. B. die Teilnahme am Straßenverkehr unmöglich werden.
- Zustand vegetativer Übererregtheit mit Vigilanzsteigerung (erhöhtes Arousal), übermäßiger Schreckhaftigkeit und Schlaflosigkeit. Ausgeprägte Reizbarkeit und Störungen im Bereich der Konzentrationsfähigkeit können hinzukommen.

Folge der PTBS kann das Auftreten einer Vielzahl anderer psychischer Störungen sein, in erster Linie von Abhängigkeitserkrankungen und affektiven Störungen (Tab. **4.60**).

Die **PTBS** ist eine tief greifende psychische Störung, die den betroffenen Menschen für eine Vielzahl anderer psychischer Störungen anfällig macht. Dabei treten in besonderer Weise Alkohol- und Medikamentenmissbrauch bzw. -abhängigkeit auf, außerdem affektive Störungen, Angststörungen, somatoforme Störungen, psychotische Störungen und Persönlichkeitsstörungen (Tab. **4.60**).

Anpassungsstörungen

Anpassungsstörungen

▶ **Definition**

▶ **Definition:** Gestörter Anpassungsprozess nach einer einschneidenden Lebensveränderung oder nach belastenden Lebensereignissen. Es kommt zu unterschiedlichen affektiven Symptomen sowie sozialer Beeinträchtigung. Die Störung dauert meist nicht länger als sechs Monate.

Die Belastung kann im **Verlust enger Beziehungspersonen** oder in **gravierenden Veränderungen der sozialen Umgebung** (z. B. Emigration, Flucht) bestehen.

Die Belastung kann im **Verlust enger Beziehungspersonen** (Scheidung, Trennung, Tod eines Partners) bestehen, aber auch in **gravierenden Veränderungen der sozialen Umgebung** (z. B. Emigration und Flucht). Auch chronische Belas-

4.60 Symptomatik der posttraumatischen Belastungsstörung nach ICD-10 und DSM-IV

ICD-10	*DSM-IV*
▪ Typisches Merkmal ist das wiederholte Erleben des Traumas in sich aufdrängenden Erinnerungen, Träumen oder Albträumen.	▪ Das traumatische Ereignis wird beharrlich auf mindestens eine der folgenden Weisen wiedererlebt: – wiederkehrende oder eindringlich belastende Erinnerungen an das Ereignis, die Bilder, Gedanken oder Wahrnehmungen umfassen können – wiederkehrende, belastende Träume von dem Ereignis – Handeln oder Fühlen, als ob das traumatische Ereignis wiederkehrt – intensive psychische Belastungen bei der Konfrontation mit internalen oder externalen Hinweisreizen – körperliche Reaktionen bei der Konfrontation mit internalen oder externalen Hinweisreizen.
▪ Im Hintergrund bestehen: – andauerndes Gefühl von Betäubtsein und emotionaler Stumpfheit – Gleichgültigkeit gegenüber anderen Menschen – Teilnahmslosigkeit der Umgebung gegenüber – Anhedonie – Vermeidung von Situationen, die Erinnerungen an das Trauma wachrufen könnten.	▪ Vermeidung von Reizen, die mit dem Trauma verbunden sind, oder eine Abflachung der allgemeinen Reagibilität. Mindestens drei der folgenden Symptome liegen vor: – bewusstes Vermeiden von Gedanken, Gefühlen oder Gesprächen, die mit dem Trauma in Verbindung stehen – bewusstes Vermeiden von Aktivitäten, Orten oder Menschen, die Erinnerungen an das Trauma wachrufen – Unfähigkeit, einen wichtigen Aspekt des Traumas zu erinnern – deutlich vermindertes Interesse oder verminderte Teilnahme an wichtigen Aktivitäten – Gefühl der Losgelöstheit oder Entfremdung von anderen – eingeschränkte Bandbreite des Affekts – Gefühl einer eingeschränkten Zukunft.
▪ Gewöhnlich tritt ein Zustand vegetativer Übererregtheit auf mit: – Vigilanzsteigerung – übermäßiger Schreckhaftigkeit – Schlaflosigkeit.	▪ Anhaltende Symptome erhöhten Arousals: – Schwierigkeiten ein- oder durchzuschlafen – Reizbarkeit oder Wutausbrüche – Konzentrationsschwierigkeiten – übermäßige Wachsamkeit – übertriebene Schreckreaktionen.
▪ Angst und Depressionen sind häufig assoziiert, Suizidgedanken sind nicht selten.	▪ Das Störungsbild verursacht in klinisch bedeutsamer Weise Leiden oder Beeinträchtigungen in sozialen, beruflichen oder anderen wichtigen Funktionsbereichen.
Zeitkriterien: Die Störung folgt dem Trauma mit einer Latenz, die Wochen bis Monate dauern kann.	Das Störungsbild dauert länger als einen Monat.

tungsfaktoren, wie etwa ernsthafte Schwierigkeiten in der Familie oder im Beruf, können eine Anpassungsstörung verursachen.

Die dadurch entstehende anhaltende Veränderung des sozialen Gefüges führt in der Regel innerhalb eines Monats zu Symptomen im affektiven Bereich oder zu Beeinträchtigungen des Verhaltens. Die Patienten klagen über depressive Stimmung, Angst, andauernde Besorgnis oder eine Mischung dieser Symptome. In der Regel kommt es zur Beeinträchtigung der beruflichen oder schulischen Leistungsfähigkeit und anderer üblicher sozialer Aktivitäten, in Einzelfällen auch zu sozial destruktivem oder rücksichtslosem Verhalten.

Innerhalb eines Monats kommt es zu depressiver Verstimmung, Angst, andauernder Besorgnis, Beeinträchtigung der beruflichen oder schulischen Leistungsfähigkeit, evtl. auch zu sozial destruktivem Verhalten.

Sowohl im DSM-IV als auch in der ICD-10 werden mehrere **Unterformen** der Anpassungsstörungen genannt, die sich im Wesentlichen auf die vorherrschende Symptomatik beziehen (affektive Symptomatik, soziale Beeinträchtigung oder Mischung beider Symptomenkomplexe, Tab. **4.61**). Art und Schwere der Symptomatik können sich im Laufe der Zeit wiederholt verändern.

Mehrere **Unterformen** werden nach der vorherrschenden Symptomatik unterschieden. Art und Schwere der Symptomatik können sich im Laufe der Zeit wiederholt ändern (Tab. **4.61**).

Die Störung tritt in der Regel innerhalb von einem bis drei Monaten nach Beginn der Belastungssituation auf und hält selten länger als sechs Monate an. Eine Ausnahme ist die nach ICD-10 diagnostizierte „längere depressive Reaktion", die bis zu zwei Jahren bestehen kann (s. Tab. **4.58**).

Die Störung beginnt in der Regel nach 1–3 Monaten und dauert selten länger als 6 Monate.

4.61

4.61 Symptomatik der Anpassungsstörungen nach ICD-10 und DSM-IV

ICD-10	*DSM-IV*
▪ Die Anzeichen sind unterschiedlich und umfassen: – depressive Stimmung – Angst – Besorgnis – ein Gefühl, unmöglich zurechtzukommen, vorauszuplanen oder in der gegenwärtigen Situation fortzufahren – eine gewisse Einschränkung bei der Bewältigung der täglichen Routine.	▪ Die Entwicklung von emotionalen oder verhaltensmäßigen Symptomen als Reaktion auf einen identifizierbaren Belastungsfaktor. Diese Symptome oder Verhaltensweisen sind insofern klinisch bedeutsam, als sie – zu deutlichem Leiden führen, welches über das hinausgeht, was man bei Konfrontation mit dem Belastungsfaktor erwarten würde – zu bedeutsamen Beeinträchtigungen in sozialen oder beruflichen (schulischen) Funktionsbereichen führen. ▪ Die Symptome sind nicht Ausdruck einer einfachen Trauer.
Zeitkriterien: Beginn innerhalb eines Monats nach dem belastenden Ereignis oder der Lebensveränderung. Dauer der Symptome meist nicht länger als sechs Monate.	Beginn innerhalb von drei Monaten nach der Belastung. Nach Beendigung der Belastung oder deren Folgen dauern die Symptome nicht länger als weitere sechs Monate an.

▶ Klinischer Fall

▶ **Klinischer Fall.** Der jetzt 24-jährige Patient berichtet, er habe seit etwa 1½ Jahren eine Vielzahl von unterschiedlichen Beschwerden. Im Vordergrund stünden Schlafstörungen, Müdigkeit, er fühle sich einsam und habe zeitweise den Eindruck, der einzige Mensch auf der Welt zu sein. Er habe häufig Angst vor dem Leben und Angst vor der Zukunft, auch könne er sich an nichts freuen. Er beschreibt körperliche Symptome wie Atemnot, Schmerzen in der linken Brustseite, Schwindelgefühle, gelegentliche Kopfschmerzen und diffuse Beschwerden im Bauchbereich.
Die Beschwerden hätten etwa zwei Monate nach seiner Übersiedlung aus der Türkei in die Bundesrepublik Deutschland begonnen. Als aramäischer Christ mit türkischer Staatsangehörigkeit sei er in einem kleinen Dorf in der Türkei aufgewachsen. Dort sei er in türkischer Sprache unterrichtet worden, die für ihn nur schwer zu verstehen gewesen sei. Deshalb sei er auch in der Schule schon eher ein Außenseiter gewesen. Die Familie sei dann mit allen acht Kindern nach Deutschland ausgewandert, die Entscheidung dazu sei besonders von den Eltern ausgegangen. Er selbst hätte sich auch vorstellen können, weiter in der Türkei zu leben.
Zur Zeit habe er eine Tätigkeit als Bauschreiner, mit der er auch einigermaßen zufrieden sei. Eigentlich habe er sich vorgestellt, im Metallbereich zu arbeiten. Dort habe er jedoch keine Arbeit gefunden. Vor etwa einem Jahr habe er eine aramäische Frau geheiratet, auch um seinen Einsamkeitsgefühlen zu entkommen. Kinder habe er bisher keine.
Bei der psychiatrischen Untersuchung war der Patient bewusstseinswach und voll orientiert. Es fanden sich keine auffälligen kognitiven Störungen. Der Patient war herabgestimmt und traurig, innerlich angespannt und unruhig. Der formale Gedankengang war geordnet, es fanden sich keine Anhaltspunkte für Wahn oder halluzinatorische Erlebnisse, ebenso nicht für eine Suizidgefährdung. Sämtliche organischen Befunde erwiesen sich als unauffällig.
Diagnose: Bei dem Patienten wurde die Diagnose einer Anpassungsstörung mit längerer depressiver Reaktion (ICD-10: F43.21) gestellt.
Ein ambulanter Therapieversuch erbrachte keine wesentliche Veränderung, weshalb der Patient stationär aufgenommen wurde. Im Rahmen intensiver stützender therapeutischer Gespräche, Ergotherapie, Tanz- und Bewegungstherapie sowie Einsatz von Entspannungsverfahren kam es zu einer auch subjektiv empfundenen Beschwerdebesserung. Parallel dazu wurde der Patient mit 100 mg Fluvoxamin behandelt. Nach Entlassung des Patienten aus der stationären Behandlung wurde die kontinuierliche psychotherapeutische Betreuung fortgesetzt, die Medikation wurde weiterhin eingenommen.

Andauernde Persönlichkeitsänderung nach Extrembelastung

Andauernde Persönlichkeitsänderung nach Extrembelastung

▶ Definition

▶ **Definition:** Nach extremer Belastung kann sich eine andauernde Persönlichkeitsänderung entwickeln. Diese äußert sich in unflexiblem und unangepasstem Verhalten, das zu Beeinträchtigungen in den zwischenmenschlichen, sozialen und beruflichen Beziehungen führt.

4.62 Symptomatik der andauernden Persönlichkeitsänderung nach Extrembelastung nach ICD-10

Zur Diagnosestellung müssen folgende zuvor nicht beobachtete Merkmale vorliegen:
- feindliche oder misstrauische Haltung der Welt gegenüber
- sozialer Rückzug
- Gefühl der Leere oder Hoffnungslosigkeit
- chronisches Gefühl von Nervosität im Sinne eines ständigen Bedrohtseins
- Entfremdung.

Zeitkriterien: Die Persönlichkeitsänderung muss über mindestens zwei Jahre bestehen.

Nach lang andauernden extremen Belastungen (z. B. Geiselhaft, Folter) kann es in Einzelfällen zu einer tief greifenden **Veränderung der Persönlichkeitsstruktur** kommen. **Merkmale** solcher **extremen Belastungen** sind eine permanente Todesfurcht, eine absolute Entwürdigung der persönlichen Existenz und eventuell eine lang andauernde Konfrontation mit systematisch bürokratischen Vernichtungsmaßnahmen, wie z. B. in Konzentrationslagern. Dabei handelt es sich nicht um eine durch ein äußeres Ereignis ausgelöste Zuspitzung von primär bestehenden Persönlichkeitszügen, sondern um das neue Auftreten von Symptomen, die in einem zeitlichen Zusammenhang mit der Belastungssituation stehen.

Nach lang andauernden extremen Belastungen (Konzentrationslager, Geiselhaft, Folter), kann es zu einer **tief greifenden Veränderung der Persönlichkeitsstruktur** kommen. **Merkmale extremer Belastungen** sind permanente Todesfurcht und absolute Entwürdigung der persönlichen Existenz (z. B. Konzentrationslager).

Die Persönlichkeitsänderung zeigt sich in einer vorher nicht bestehenden, misstrauischen oder gar feindlichen Haltung der Umgebung gegenüber, die meist zu einem sozialen Rückzug führt. Intrapsychisch kommt es zu einem Gefühl der Leere oder Hoffnungslosigkeit sowie einem ständigen Gefühl von Bedrohtsein und Entfremdung (Tab. **4.62**).

Die Persönlichkeitsänderung zeigt sich in einer vorher nicht bestehenden, misstrauischen oder gar feindlichen Haltung der Umgebung gegenüber (Tab. **4.62**).

Eine besondere Bedeutung kommt den psychischen Beschwerden von Patienten zu, die die Haft in einem Konzentrationslager überlebt haben **(„KZ-Syndrom“).** Bei diesen Patienten entwickeln sich meist lang anhaltende Angst und depressive Verstimmung, Verunsicherung, Leistungsinsuffizienz, relevante vegetative Störungen, Albträume und angsterfüllte Erinnerungen sowie Durchschlafstörungen. Zu erwähnen ist hierbei auch die häufig zu beobachtende **„Überlebensschuld“.** Es handelt sich dabei um die Vorstellung, dass jemand durch das Überleben einer Katastrophe eine Schuld auf sich geladen habe, während nahe Angehörige oder andere Mithäftlinge sterben mussten. Diese Schuldsymptomatik erfordert oft eine intensive und langfristige psychotherapeutische Betreuung.

Beim sog. **„KZ-Syndrom“** nach Haft in einem Konzentrationslager kommt es zu lang anhaltender Angst und depressiver Verstimmung, Leistungsinsuffizienz, vegetativen Störungen und angsterfüllten Erinnerungen. Von besonderer Bedeutung ist dabei die **„Überlebensschuld“**, die intensive psychotherapeutische Betreuung erfordert.

Weitere Reaktionsformen

Jedes psychopathologisch auffällige Verhalten kann auch als **Reaktion auf eine äußere Belastung** auftreten. In vielen Fällen handelt es sich dabei allerdings um eine Zuspitzung oder Entgleisung bereits bestehender Auffälligkeiten. Dazu sind die **reaktiven Erregungszustände** zu rechnen, die mit heftigsten Affekten (Affektsturm), zielloser Hypermotorik, planlosem Um-sich-Schlagen und blinden Angriffshandlungen einhergehen. Disponiert dafür sind insbesondere reizbar-explosible und unausgeglichene Persönlichkeiten. In diesem Zusammenhang sind auch selbst- bzw. fremdaggressive Handlungen im Rahmen eines **Amoklaufs** zu sehen. Bei einfach strukturierten bzw. **histrionisch (hysterisch) geprägten Persönlichkeiten** kann es reaktiv auch zu sämtlichen Formen psychogener Störungen kommen (psychogene Körperstörung, psychogener Dämmerzustand, psychogene Stuporzustände). Bei sensitiven Persönlichkeiten sind eventuell **paranoide Reaktionen** (z. B. in sprachfremder Umgebung) oder auch **abnorme Eifersuchtsreaktionen** möglich.

Weitere Reaktionsformen

Praktisch **jedes psychopathologisch auffällige Verhalten** kann auch als **Reaktion auf eine äußere Belastung** auftreten. Wichtige Formen sind:
- reaktive Erregungszustände (heftigste Affekte, ziellose Hypermotorik, „Amoklauf“)
- psychogene Störungen (v. a. bei histrionischen Persönlichkeiten)
- paranoide Reaktionen (z. B. in sprachfremder Umgebung)
- abnorme Eifersuchtsreaktionen.

Nach der Wende in der ehemaligen DDR wurde von einigen Autoren die sog. **„Posttraumatische Verbitterungsstörung“** beschrieben. Diese soll auftreten bei Menschen, die nach der Wiedervereinigung ihre sozialen und beruflichen Bindungen ohne eigenes Verschulden verloren haben und dies als Ungerechtig-

Nach der deutschen Wiedervereinigung wurde von einigen Autoren die sog. **„Posttraumatische Verbitterungsstörung“** beschrieben. Deren Abgrenzung von den Anpassungsstörungen ist unscharf.

Zweckreaktionen (Tendenz-Reaktionen) dienen der Erreichung eines als positiv empfundenen äußeren Zieles. Fließende Übergänge zur Simulation kommen vor.

Wichtige Formen der Zweckreaktion sind:
- **Unfallreaktion** (besonders nach Schädel-Hirn-Traumen), maßgeblich ist die subjektive Unfallverarbeitung
- **reaktive Haftzustände** (bei Haft; meist bewusstseinsnah oder ganz überlegt gespielt).

Beim **Ganser-Syndrom** und bei der (reaktiven) **Pseudodemenz** finden sich oft bizarre, psychogen bedingte Störungen der Orientiertheit und kognitive Störungen. Die Patienten verhalten sich oft so, wie man sich laienhaft einen psychisch gestörten Patienten vorstellt.

In forensischer Hinsicht können akute Belastungsreaktionen eine „tief greifende Bewusstseinsstörung" darstellen (s. S. 568).

keit empfinden. Das wesentliche Merkmal ist dabei die tief empfundene Verbitterung auf Grund einer persönlichen Kränkung. Dazu kommen Gefühle der Hilflosigkeit, des Selbstzweifels, der Verzagtheit und der Aggressivität. Die Abgrenzung dieser Störung vom allgemeinen Konzept der Anpassungsstörungen ist bisher nicht ausreichend geklärt.
Von den bisher beschriebenen Störungen abzugrenzen sind die so genannten **Zweckreaktionen** (Tendenz-Reaktionen). Dabei handelt es sich um reaktive Verhaltensweisen, die der Erreichung eines positiv empfundenen äußeren Zieles dienen, z. B. einer finanziellen Entschädigung oder einer Entlassung aus Strafhaft. Im Gegensatz zu den bisher beschriebenen Reaktionen sind hier fließende Übergänge zur Simulation zu beobachten, die vom Patienten weitgehend bewusst eingesetzt wird.
Eine Form der Zweckreaktion ist die sogenannte **Unfallreaktion**. Treibende Kraft ist meist der Wunsch nach einer finanziellen Entschädigung, z. B. Rente oder Schmerzensgeld. Für das Auftreten einer solchen Reaktion ist nicht das objektive Unfallgeschehen, sondern die subjektive Unfallverarbeitung maßgeblich. Diese Reaktionen finden sich gehäuft nach Schädel-Hirn-Traumen. Ähnlich einzustufen sind auch **reaktive Haftzustände**. Dabei handelt es sich um gewöhnlich sehr bewusstseinsnahe oder ganz überlegt gespielte Zweckreaktionen mit dem Ziel einer Haftentlassung oder einer Erleichterung der Haftbedingungen.
Eine Zwischenstellung nehmen nosologisch das Ganser-Syndrom und die Pseudodemenz ein. Beim **Ganser-Syndrom** wirkt der Kranke desorientiert und zeigt oft groteske Fehlhandlungen, bei denen er systematisch alles falsch macht. Der Patient verhält sich dabei so, wie man sich laienhaft einen Patienten mit einer psychischen Störung vorstellen könnte. Ähnliche Symptome zeigt die (hier reaktiv auftretende) **Pseudodemenz**, bei der jedoch die Umdämmerung fehlt. Dabei versagt der Patient bei leichten Leistungs- und Gedächtnisaufgaben und führt ganz offensichtlich falsche Handlungen durch. Ein typisches Beispiel dafür ist z. B. das „Verrechnen" um jeweils eine Ziffer bei leichten Rechenaufgaben.
Besonders hingewiesen werden soll in diesem Zusammenhang noch auf die **forensisch-psychiatrische Bedeutung** von akuten Belastungsreaktionen, da hier evtl. das strafrechtliche Kriterium einer „tief greifenden Bewusstseinsstörung" erfüllt sein kann (z. B. im Affektsturm, s. S. 568).

4.7.3 Diagnostik und Differenzialdiagnose

Diagnostik: Für die **Diagnose** wird ein **zeitlicher Zusammenhang zwischen der Belastung und dem Auftreten der Störung** gefordert (je nach Störungsform Minuten bis Monate). In der Regel besteht auch ein inhaltlicher oder gefühlsmäßiger Bezug. Es gibt weitgehend fließende Übergänge zwischen normalen Reaktionen und Reaktionen mit Krankheitswert.

Bei der Diagnosestellung ist immer der **Zusammenhang mit einem belastenden Ereignis** zu berücksichtigen.

Diagnostik: Für die Diagnose wird in erster Linie ein **zeitlicher Zusammenhang zwischen** der **Belastung** und dem **Auftreten der Störung** gefordert. Das maximal erlaubte zeitliche Intervall ist je nach Form der Störung unterschiedlich und beträgt zwischen einigen Minuten (bei der akuten Belastungsreaktion) und einigen Monaten (bei den Anpassungsstörungen). In der Regel besteht auch ein inhaltlicher oder gefühlsmäßiger Bezug zwischen Belastung und Reaktion. Eine feste Grenze zwischen reaktiven Veränderungen, wie sie auch bei gesunden Menschen zu beobachten sind, und Anpassungsstörungen bzw. pathologischen Belastungsreaktionen existiert nicht. Es gibt weitgehend fließende Übergänge zwischen normalen Reaktionen und Reaktionen mit Krankheitswert.
Grundsätzlich sind bei der Diagnosestelllung **organische Ursachen** und **andere psychiatrische Störungen auszuschließen**. Dies bedeutet allerdings nicht, dass die Anpassungsstörung eine Ausschlussdiagnose ist. Bei der Diagnosestellung ist immer der **Zusammenhang mit einem belastenden Ereignis** zu berücksichtigen. Außerdem sind die Kriterien über die Dauer einer Latenz zwischen Belastung und Auftreten der Symptomatik zu beachten, ebenso die Angaben über die maximale Länge einer solchen Störung.

▶ Merke

▶ **Merke:** Bei der akuten Belastungsreaktion müssen die Beschwerden spätestens nach drei Tagen abgeklungen sein. Eine Persönlichkeitsänderung nach Extrembelastung muss dagegen über mindestens zwei Jahre bestehen.

Differenzialdiagnose: Aufgrund der Vielgestaltigkeit der Symptomatik ist **differenzialdiagnostisch** das gesamte Spektrum psychischer Störungen zu berücksichtigen. Es ist zu prüfen, ob es sich bei der auftretenden Symptomatik um eine eigenständige psychische Erkrankung handelt. In Frage kommen hier insbesondere **Angststörungen** (s. S. 106 ff.) und **depressive Störungen** (s. S. 82 ff.). Durch genaue Erhebung der (Fremd-) Anamnese und Beurteilung des zeitlichen Zusammenhangs zu einem belastenden Ereignis ist zu klären, ob die Beschwerden eine neu aufgetretene Symptomatik oder lediglich eine Modifikation einer vorbestehenden **Persönlichkeitsstörung** (s. S. 349 ff.) darstellen. Bei jeder reaktiven Symptomatik sind **organische Ursachen** auszuschließen (z. B. hirnatrophische Prozesse, endokrine Störungen). Auch bei **psychotischen Störungen** (insbesondere schizophrenen Störungen, s. S. 134 ff.) können sämtliche genannten Symptome vorkommen. Eventuell bestehende belastende Ereignisse im Zusammenhang mit dem Auftreten der Symptomatik sind hier als Auslösefaktoren, nicht als Kausalfaktoren zu werten.

Differenzialdiagnose:
- Angststörungen (s. S. 106 ff.)
- depressive Störungen (s. S. 82 ff.)
- Persönlichkeitsstörungen (s. S. 349 ff.)
- psychotische Störungen (insbesondere schizophrene Störungen, s. S. 134 ff.)
- organische Störungen.

4.7.4 Therapie

Entsprechend ihrer unterschiedlichen zeitlichen Ausdehnung und psychopathologischen Ausprägung erfordern Belastungs- und Anpassungsstörungen differenzierte therapeutische Interventionen. Sowohl psychotherapeutische als auch medikamentöse Behandlungsansätze sind sinnvoll und können in vielen Fällen auch erfolgversprechend kombiniert werden.

Sämtliche Maßnahmen müssen auf der sorgfältigen **Analyse des Einzelfalls** unter besonderer Berücksichtigung modifizierender Faktoren beruhen (Persönlichkeitszüge, Coping-Strategien, soziales Netzwerk u. a.). Üblicherweise handelt es sich um Einzelbehandlungen. In denjenigen Fällen, in denen der Stressor eine ganze Gruppe von Patienten betrifft, haben sich auch gruppentherapeutische Therapieformen bewährt.

In der Therapie von Anpassungsstörungen und posttraumatischen Belastungsstörungen gibt es eine Vielzahl neuer Entwicklungen, deren Bedeutung zur Zeit noch schwer einzuschätzen ist. Mit dieser Thematik befasst sich in besonderer Weise die Fachrichtung **„Psychotraumatologie".**

Nichtpharmakologische Therapie: Bei **akuten Belastungsreaktionen** steht das psychotherapeutisch orientierte ärztliche Gespräch im Vordergrund der Therapie. Im Rahmen der **Krisenintervention** werden Gespräche geführt, in denen auf pragmatische Weise versucht wird, den Patienten zu unterstützen und eine emotionale Entlastung zu erreichen. Der Patient soll zur Äußerung von Gefühlen ermutigt und das soziale Netzwerk voll ausgenutzt werden.

Bei **Anpassungsstörungen** werden sowohl verhaltenstherapeutische als auch psychoanalytisch-psychodynamische und gesprächstherapeutische Behandlungsansätze angewendet. Verhaltenstherapeutische Ansätze zielen insbesondere auf verbesserte Kommunikations- und Problemlösestrategien. Mit kognitiven Verfahren sollen dysfunktionale Prozesse in der Stressbewältigung modifiziert werden. Auch durch psychoanalytisch orientierte Therapieverfahren wird versucht, den Patienten bei der Mobilisierung eigener Fähigkeiten in der Krisenbewältigung zu unterstützen.

Die komplexe Symptomatik von **posttraumatischen Belastungsstörungen** erfordert oft eine intensive psychotherapeutische Behandlung, die eventuell über mehrere Jahre fortgeführt werden muss. Bei massiven Traumatisierungen fällt es den Patienten insbesondere in der Anfangsphase einer Psychotherapie oft ausgesprochen schwer, sich verbal zur durchgemachten Traumatisierung zu äußern. Psychodynamische Therapieansätze richten ihren Hauptfokus auf die Lösung von intrapsychischen Konflikten, die auf der traumatischen Erfahrung beruhen und häufig zu Verleugnung und Rückzug führen.

Im Rahmen kognitiv-verhaltenstherapeutischer Verfahren werden verschiedene Techniken angewandt. In denjenigen Fällen, in denen Angst massiv das Alltagsleben eines Patienten behindert, kann ein komplexes **Angstmanagement-Trai-**

4.7.4 Therapie

Belastungs- und Anpassungsstörungen erfordern differenzierte therapeutische Interventionen.

Sämtliche Maßnahmen müssen auf der genauen **Analyse des Einzelfalls** beruhen.

In der Therapie gibt es eine Vielzahl neuer Entwicklungen mit denen sich besonders die **„Psychotraumatologie"** befasst.

Nichtpharmakologische Therapie: Vorwiegend psychotherapeutisch werden **akute Belastungsreaktionen** behandelt. Durch die Krisenintervention soll Unterstützung gegeben und emotionale Entlastung erreicht werden.

Bei **Anpassungsstörungen** werden verhaltenstherapeutische Ansätze zur Verbesserung der Kommunikations- und Problemlösungsstrategien eingesetzt. Psychoanalytische Ansätze unterstützen Patienten bei der Mobilisierung eigener Fähigkeiten in der Krisenbewältigung.

Posttraumatische Belastungsstörungen erfordern evtl. eine mehrjährige Psychotherapie. Bei psychodynamischen Therapieansätzen liegt das Schwergewicht auf der Lösung von intrapsychischen Konflikten.

Verhaltenstherapeutisch werden u. a. folgende Verfahren angewendet:
- Angstmanagement-Training

- Stressimpfungs-Training
- Augenbewegungsdesensibilisierung und -verarbeitung (EMDR)

ning durchgeführt werden. Ein weiteres Verfahren ist das sogenannte **Stressimpfungs-Training** (kognitive Interventionstechnik zur Bewältigung allgemeiner Stress- und Belastungssituationen). Eine moderne Variante eines kognitiven Expositionsverfahrens stellt die **Augenbewegungsdesensibilisierung und -verarbeitung** (EMDR) dar. Bei diesem Verfahren geht es um die innere Vorstellung des auslösenden Traumas in Verbindung mit sakkadischen Augenbewegungen und nachfolgender Bearbeitung traumabezogener Kognitionen. Die psychobiologischen Wirkmechanismen werden dabei bisher noch unzureichend verstanden. Diese Verfahren werden häufig mit Entspannungstechniken kombiniert.

Wesentliche Elemente psychotherapeutischer Behandlungsverfahren sind u. a. Hilfe für den Patienten, seine Erlebnisse in einer realistischen Sichtweise zu betrachten, Neuinterpretation des Traumas, Wiedergewinnung von Kontrolle über die Symptome.

Wesentliche Elemente psychotherapeutischer Behandlungsverfahren sind:

- Hilfe für den Patienten, seine Erlebnisse in einer realistischen Sichtweise zu betrachten
- Überwindung der angstmotivierenden Vermeidung auf kognitiver und Verhaltensebene
- Neuinterpretation des Traumas
- Wiedergewinnung von Kontrolle über die Symptome
- Exposition mit dem traumatischen Erlebnis.

Das sog. **Debriefing** ist ein (meist einmaliges) gruppentherapeutisches Gespräch in den Tagen nach dem traumatisierenden Ereignis. Die Wirksamkeit ist nicht gesichert, negative Folgen sind beschrieben.

Zur Krisenintervention nach einem aktuen Trauma wird als Gruppentherapieverfahren auch das sog. **Debriefing** eingesetzt. Im Rahmen dieses Konzeptes soll ein (meist einmaliges) Gespräch in den ersten Tagen nach dem traumatischen Ereignis dazu dienen, dass Betroffene (evtl. auch Rettungskräfte) über ihre Gefühle und Gedanken miteinander sprechen und damit eine Anleitung für die Bewältigung möglicherweise auftretender Beschwerden erhalten. Die bisher vorliegenden wissenschaftlichen Ergebnisse lassen dieses Verfahren allerdings eher skeptisch betrachten, da auch negative Folgen beschrieben sind.

Pharmakologische Therapie: Die Therapie mit **Psychopharmaka** muss in eine tragfähige therapeutische Beziehung eingebettet sein. In erster Linie werden Serotonin-Wiederaufnahmehemmer und trizyklische Antidepressiva eingesetzt. Benzodiazepine sollen nur kurzfristig angewendet werden.

Pharmakologische Therapie: Die insbesondere bei posttraumatischen Belastungsstörungen nachgewiesenen neurobiologischen Veränderungen in zahlreichen Transmitter-Systemen sowie die häufig anzutreffende Komorbidität mit depressiven Störungen und Angsterkrankungen haben zum verstärkten **Einsatz von Psychopharmaka** geführt. Dabei ist es von besonderer Bedeutung, die Psychopharmakatherapie in eine tragfähige therapeutische Beziehung einzubetten und den Einsatz der Schwere und Ausprägung der psychopathologischen Symptomatik anzupassen. Unter diesen Voraussetzungen können sich psychotherapeutische Ansätze und Psychopharmakotherapie gegenseitig unterstützen. Im Vordergrund steht der Einsatz von **selektiven Serotonin-Wiederaufnahmehemmern** (bisher zugelassen: Paroxetin) und trizyklischen Antidepressiva. Es gibt außerdem auch Hinweise auf die Wirksamkeit von MAO-Hemmern. Der Einsatz von **Benzodiazepinen** sollte, wenn überhaupt, auch in diesere Indikation nur kurzfristig erfolgen.

▶ **Merke**

▶ **Merke:** Bei der Therapie von Zweckreaktionen können anhaltende Erfolge oft erst erzielt werden, wenn der Anreiz, ein bestimmtes Ziel zu erreichen (z. B. eine Rente oder eine andere finanzielle Entschädigung), wegfällt.

4.7.5 Verlauf

Unterschiede finden sich bei den einzelnen Störungen bezüglich der **Latenzzeit** (zwischen dem Ereignis und dem Beginn der Symptomatik) und der **Dauer** der Störung (Abb. **4.81**). Bei der **Belastungsreaktion** ist zu berücksichtigen, dass die Symptomatik nach 3 Tagen abgeklungen sein muss. **Andauernde Persönlichkeitsänderungen** sollten erst diagnostiziert werden, wenn ein Krankheitsverlauf von mindestens 2 Jahren besteht.

4.7.5 Verlauf

Definitionsgemäß unterscheiden sich die Verlaufsformen dieser Störungen deutlich voneinander (Abb. **4.81**). Unterschiedlich ist sowohl die mögliche **Latenzzeit** zwischen dem belastenden Ereignis und dem Auftreten der ersten Symptome als auch die **Dauer** der Symptomatik. Für die Diagnose einer **akuten Belastungsreaktion** ist zu fordern, dass die Symptomatik nach spätestens drei Tagen abgeklungen ist. **Andauernde Persönlichkeitsänderungen** sollten andererseits erst diagnostiziert werden, wenn ein Krankheitsverlauf von mindestens zwei Jahren besteht. In der Regel handelt es sich dabei aber um weitgehend irreversible Verläufe. Es ist möglich, dass eine andauernde Persönlichkeitsänderung aus einer posttraumatischen Belastungsstörung hervorgeht, sie kann sich jedoch auch direkt nach oder in einer Extrembelastung manifestieren.

4.81 **Verlaufscharakteristika von Anpassungsstörungen und pathologischen Belastungsreaktionen**

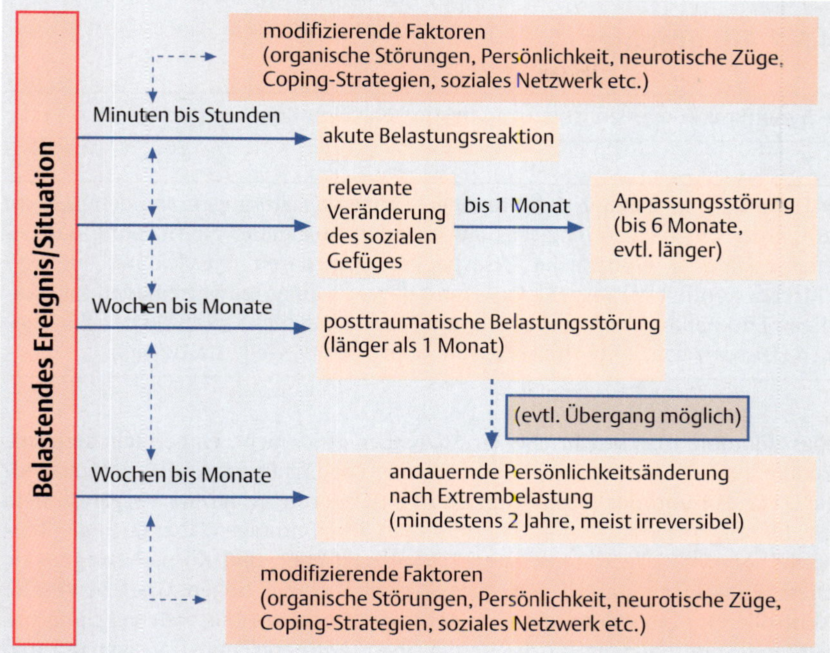

4.81

Der Verlauf einer Anpassungs- oder posttraumatischen Belastungsstörung wird häufiger geprägt durch die Folgen dieser Problematik, insbesondere durch die Gefahr der Medikamenten- oder Alkoholabhängigkeit, in einigen Fällen auch durch Suizidalität.

Der Verlauf wird häufig durch Folgen der Problematik geprägt (Gefahr der Medikamenten- oder Alkoholabhängigkeit, Suizidalität).

4.8 Dissoziative Störungen (Konversionsstörungen)

4.8.1 Allgemeines

4.8 Dissoziative Störungen (Konversionsstörungen)

4.8.1 Allgemeines

▶ Synonym

▶ **Synonym:** Konversionsneurose, hysterische Neurose

▶ Definition

▶ **Definition:** Es handelt sich um eine Gruppe von Störungen, bei denen es zu körperlich (meist neurologisch) anmutenden Ausfällen kommt, ohne dass es eine erklärende somatische Ursache gibt und deren Entwicklung ein psychischer Konflikt vorausgeht. Es kommt dabei zu einer teilweisen oder vollständigen Entkopplung von seelischen und (umschriebenen) körperlichen Funktionen (Dissoziation). Das klinische Bild kann äußerst vielgestaltig sein.

Klassifikation: Die **Störung der Integration** betrifft die Erinnerungen an die Vergangenheit, das Identitätsbewusstsein und unmittelbare Empfindungen, aber auch die Kontrolle von willkürlich steuerbaren Körperfunktionen und Körperbewegungen.

Klassifikation: Die beschriebenen Störungen sind nicht einheitlich definiert, zudem sind die auftretenden Symptome je nach Unterform sehr unterschiedlich. Die **Störung der Integration** betrifft Erinnerungen an die Vergangenheit, das Identitätsbewusstsein und unmittelbare Empfindungen, aber auch die Kontrolle von willkürlich steuerbaren Körperfunktionen und Körperbewegungen. Diese Funktionen unterliegen normalerweise einem hohen Grad bewusster Kontrolle. Das Individuum ist so in der Lage zu entscheiden, welche Erinnerungen und Empfindungen für die unmittelbare Aufmerksamkeit ausgewählt und welche Bewegungen durchgeführt werden. Der Vorgang der **Entkopplung** verschiedener seelischer und körperlicher Bereiche wird heute meist mit dem Begriff **Dissoziation** beschrieben, Störungen in diesem Bereich werden unter dem Oberbegriff **dissoziative Störungen** zusammengefasst.

Unter **Konversion** ist ein Vorgang zu verstehen, in dem ein seelischer Konflikt in körperliche Symptome so umgesetzt (konvertiert) wird, dass die Symptome den Konflikt in symbolischer Form zum Ausdruck bringen und die Psyche dadurch zugleich Entlastung von einer inneren Anspannung erfährt.

Bei einigen Störungen kommt es zu einer Veränderung oder zum Verlust körperlicher Funktionen, so dass der Eindruck einer körperlichen Erkrankung entsteht. Für diesen Vorgang wird nach psychoanalytischer Theorie meist der Begriff **Konversion** verwendet. Darunter ist ein Vorgang zu verstehen, bei dem ein seelischer Konflikt so in körperliche Symptome umgesetzt (konvertiert) wird, dass die Symptome den Konflikt in symbolischer Form zum Ausdruck bringen und die Psyche dadurch zugleich Entlastung von einer inneren Anspannung erfährt. Das hat dazu geführt, dass die meisten dieser Störungen auch unter dem Begriff **Konversionsstörungen** klassifiziert werden können.

Historisches: Die dargestellten Störungen sind historisch eng mit dem bereits von **Hippokrates** verwendeten Begriff der **Hysterie** verbunden.
Ende des 19. Jahrhunderts gewann der Begriff durch **Charcot** (1825–1893) fast den Charakter einer neurologischen Krankheit mit vielfältigen Symptomen, die sich vor allem, aber nicht ausschließlich, im psychischen Bereich manifestieren sollten (Abb. **4.82**). Wegen seiner negativen Prägung wird heute bewusst auf den Begriff Hysterie verzichtet.

Historisches: Die dargestellten Störungen sind historisch eng mit dem bereits von **Hippokrates** verwendeten Begriff der **Hysterie** verbunden. Als Ursache wurde ein Umherschweifen der Gebärmutter im Körper und mangelnde sexuelle Befriedigung vermutet. Später verstand man darunter Krankheitsbilder, die nach heutigen Begriffen als psychosomatische oder konversionsneurotische Erscheinungen klassifiziert werden. Ende des 19. Jahrhunderts gewann der Begriff durch **Charcot** (1825–1893) fast den Charakter einer neurologischen Krankheit mit vielfältigen Symptomen, die sich vor allem, aber nicht ausschließlich, im psychischen Bereich manifestieren sollten (Abb. **4.82**). **Sigmund Freud** beschrieb mit dem Begriff der **Konversionshysterie** eine vorwiegend durch Konversionssymptome gekennzeichnete Neurosenform. In den modernen diagnostischen Systemen wird bewusst auf den Begriff Hysterie verzichtet, da dieser historisch negativ geprägt ist.

Im ICD-10 sind dissoziative und Konversionsstörungen in einem eigenen Abschnitt zusammengefasst. Das DSM-IV unterscheidet dissoziative von Konversionsstörungen (Tab. **4.63**).

Die dargestellten Störungen sind in der ICD-10 im Unterkapitel F44 (dissoziative Störungen, Konversionsstörung) zusammengefasst. Im DSM-IV werden dagegen die dissoziativen Störungen von den Konversionsstörungen unterschieden. Die Depersonalisationsstörung wird im DSM-IV unter den dissoziativen Störungen klassifiziert, im ICD-10 unter „andere neurotische Störungen" (Tab. **4.63**).

4.82 **Charcot demonstriert die Hypnose einer „hysterischen“ Patientin vor dem Kollegium**

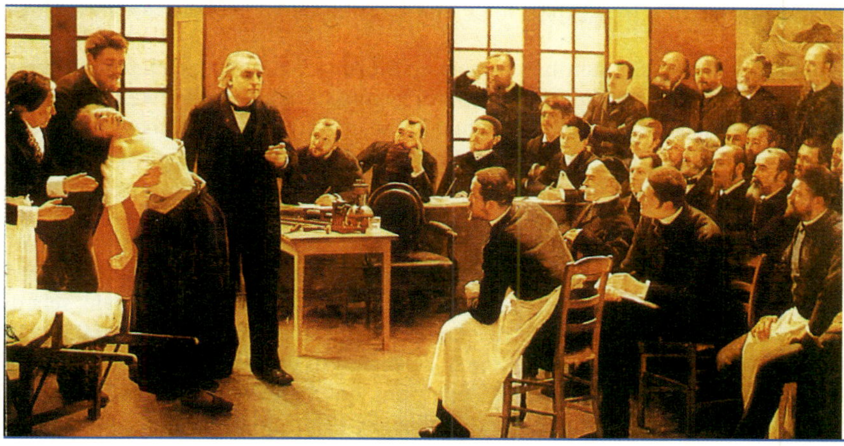

4.82

4.63 **Klassifikation von dissoziativen Störungen und Konversionsstörungen nach ICD-10 und DSM-IV**

4.63

ICD-10	*DSM-IV*
▪ dissoziative Amnesie (F44.0)	▪ dissoziative Amnesie (300.12)
▪ dissoziative Fugue (F44.1)	▪ dissoziative Fugue (300.13)
▪ dissoziativer Stupor (F44.2)	
▪ Trance- und Besessenheitszustände (F44.3)	
▪ dissoziative Störungen der Bewegung und der Sinnesempfindung: – dissoziative Bewegungsstörungen (F44.4) – dissoziative Krampfanfälle (F44.5) – dissoziative Sensibilitäts- und Empfindungsstörungen (F44.6) – dissoziative Störungen, gemischt (F44.7)	▪ Konversionsstörung (300.11) – mit motorischen Symptomen oder Ausfällen – mit Anfällen oder Krämpfen – mit sensorischen Symptomen oder Ausfällen – mit gemischtem Erscheinungsbild
▪ andere dissoziative Störungen (F44.8) – Ganser-Syndrom (F44.80) – multiple Persönlichkeitsstörung (F44.81)	▪ dissoziative Identitätsstörung (300.14)
▪ Depersonalisations-/Derealisationssyndrom (F.48.1)	▪ Depersonalisationsstörung (300.6)

Epidemiologie: Die teilweise noch großen Unterschiede in den Diagnosekriterien bringen es mit sich, dass allgemein anerkannte und überprüfbare Angaben über die Häufigkeit in der Allgemeinbevölkerung bisher fehlen.

Die Häufigkeit **dissoziativer Störungen der Bewegungen und der Sinnesempfindungen (Konversionsstörungen)** ist stark von kulturellen Faktoren abhängig. Für die **Lebenszeitprävalenz** werden Häufigkeiten zwischen 0,5 und etwa 4 % angegeben. Im Konsiliardienst eines Allgemeinkrankenhauses finden sich diese Störungen mit 6–9 % häufiger. Alle Altersgruppen können betroffen sein, der Häufigkeitsgipfel liegt jedoch zwischen dem 20. und 40. Lebensjahr. Bei einigen Formen dieser Störung sind Frauen scheinbar häufiger betroffen als Männer.

Dissoziative Amnesien werden normalerweise nur sehr selten diagnostiziert. In Kriegszeiten und bei Naturkatastrophen tritt diese Störung offensichtlich häufiger auf. Junge Erwachsene sind am häufigsten betroffen, darunter mehr Frauen als Männer. Die **dissoziative Fugue** und die **multiple Persönlichkeitsstörung**

Epidemiologie: Allgemeine Angaben über die Häufigkeit in der Allgemeinbevölkerung fehlen.

Dissoziative Störungen der Bewegungen und der Sinnesempfindungen werden in der Allgemeinbevölkerung in 0,5 % bis 4 % gefunden, im Allgemeinkrankenhaus sind sie häufiger. Alle Altersgruppen können betroffen sein, der Häufigkeitsgipfel liegt zwischen dem 20. und 40. Lebensjahr. Bei Frauen wird die Störung häufiger diagnostiziert.

Dissoziative Amnesien, dissoziative Fugue, multiple Persönlichkeitsstörungen; und **Depersonalisationsstörungen** werden nur selten diagnostiziert.

werden in Europa nur selten diagnostiziert, in einigen amerikanischen Studien wird jedoch eine deutlich höhere Prävalenz vermutet. Auch die **Depersonalisationsstörung** wird als eigenständige Störung nur selten beobachtet.

Ätiopathogenese: Im Vordergrund stehen **psychoanalytische Theorien**. Man geht davon aus, dass innerseelische, unbewusste Konflikte quasi in Körpersprache übersetzt werden. Dadurch besteht häufig ein deutlicher **Symbolcharakter** der Symptomatik.

Bei der Wahl des Symptoms wird neben seiner symbolhaften Bedeutung auch eine Prägung durch eine individuelle Anfälligkeit bestimmter Organsysteme diskutiert. In früheren Theorien wurde davon ausgegangen, dass der Symptombildung in der Regel ein Konflikt im sexuell-erotischen Bereich zugrunde liegt. In späteren Auffassungen wurde diese Vorstellung erweitert und auf andere konflikthafte Themen übertragen.

Ätiopathogenese: Bei den beschriebenen Störungen stehen **psychoanalytische Theorien** ganz im Vordergrund. Ausgangspunkt der Modellvorstellungen ist das Vorhandensein unerfüllter Triebwünsche, die zwar in das Unbewusste verdrängt wurden, deren Dynamik aber trotzdem erhalten bleibt und sich schließlich in unterschiedlichen Konversionssymptomen äußern kann. Innerseelische Konflikte werden somit quasi in eine Körpersprache übersetzt. Dadurch besteht häufig ein sehr deutlicher **Ausdrucks- und Symbolcharakter** der Symptomatik. Demnach könnte das Konversionssyndrom Blindheit ausdrücken, dass der Patient für die zugrunde liegende Situation blind ist und sie nicht mehr sehen kann oder will. Eine Lähmung der Beine kann in diesem Sinn als Unfähigkeit zur Flucht interpretiert werden, oder ausdrücken, dass es nicht mehr weitergeht. Neben dieser symbolhaften Bedeutung der Symptomatik wird auch eine Prägung durch eine individuelle Anfälligkeit bestimmter Organsysteme diskutiert. Die Aufspaltung in verschiedene Persönlichkeiten bei der multiplen Persönlichkeitsstörung kann den Versuch darstellen, einen innerseelischen Konflikt dadurch zu lösen, dass nicht vereinbare gegensätzliche Triebwünsche nicht mehr in einer, sondern in zwei oder mehr getrennten Persönlichkeiten aufgespalten werden. In früheren Theorien wurde davon ausgegangen dass der Symptombildung in der Regel ein Konflikt im sexuell-erotischen Bereich zugrunde liegt. Später wurde diese Vorstellung erweitert und auf andere konflikthafte Themen übertragen.

In klassischen Hysteriekonzepten spielt die ödipale Konfliktproblematik eine wichtige Rolle. **Wichtige Abwehrmechanismen** sind Verleugnung, Verdrängung, Verschiebung, Projektion und Identifizierung (s. S. 519).

Bei den früher als **„hysterische Neurose"** beschriebenen Beschwerdebildern wurde eine enge Beziehung zur klassischen ödipalen Konfliktproblematik angenommen, d. h. Fixierung auf den gegengeschlechtlichen Elternteil und eine ungelöste Abhängigkeitsproblematik. **Wesentliche Abwehrmechanismen** sind Verleugnung, Verdrängung, Verschiebung, Projektion und Identifizierung (s. S. 519).

Wichtig für das Verständnis der Entstehung von Konversionssymptomen ist das Erreichen eines möglichen Krankheitsgewinns. Der **primäre Krankheitsgewinn** besteht in inneren Vorteilen, die ein Patient aus seinen neurotischen Symptomen und einer dadurch begründeten Krankheit ziehen kann.

Wichtig für das Verständnis der Entstehung von Konversionssymptomen ist das Erreichen eines möglichen Krankheitsgewinns. Der **primäre Krankheitsgewinn** besteht in inneren Vorteilen, die ein Patient aus seinen neurotischen Symptomen und aus einer dadurch begründeten Krankheit ziehen kann. Die Symptomatik gestattet es ihm, problematisch empfundenen Situationen aus dem Weg zu gehen und damit eine deutliche Verringerung innerer Anspannung zu erreichen. Bei dieser kompromisshaften „Scheinlösung" ist die Entlastung durch die Symptomatik meist größer als die körperliche Beeinträchtigung durch das dadurch entstandene Konversionssymptom.

Unter **sekundärem Krankheitsgewinn** wird ein äußerer Vorteil verstanden, den ein Patient nachträglich durch bereits bestehende neurotische Symptome erreichen kann (z. B. vermehrte Zuwendung). In der Folge kann die Symptomatik verstärkt werden.

Im klinischen Kontext ist der sekundäre Krankheitsgewinn meist einfacher zu erkennen als der primäre Krankheitsgewinn.

Unter **sekundärem Krankheitsgewinn** wird ein äußerer Vorteil verstanden, den ein Patient nachträglich durch bereits bestehende neurotische Symptome erreichen kann. Es handelt sich dabei z. B. um vermehrte Zuwendung, vermehrte Rücksichtnahme oder Entlastung von anstehenden Aufgaben. Auch die Erlangung einer Rente oder einer anderen finanziellen Entschädigung, die die soziale Situation des Patienten erleichtert oder verbessert, kann einen sekundären Krankheitsgewinn darstellen.
Während also der primäre Krankheitsgewinn zu den Faktoren gehört, die das Auftreten von Konversionssymptomen verursachen, stellt der sekundäre Krankheitsgewinn zunächst eine Folge der Symptomatik dar. Diese Folge kann die Symptomatik wiederum verstärken oder zu ihrem Andauern beitragen. Im klinischen Kontext ist der sekundäre Krankheitsgewinn meist einfacher zu erkennen als der primäre Krankheitsgewinn.

Nach **lerntheoretischen Modellen** sind primärer und sekundärer Krankheitsgewinn verstärkende Faktoren. Konversionssymptome können auch als aktualisierte frühe und „primitive" Bewegungsabläufe bzw. sensorische Phänomene angesehen werden.

Auch in **lerntheoretischen Modellen** spielen der primäre und sekundäre Krankheitsgewinn als verstärkende Faktoren eine wesentliche Rolle. Im Rahmen einer Vehaltensanalyse kann untersucht werden, inwiefern klassisch und/oder operant konditionierte körperliche Reaktionen als Krankheitssymptome eingesetzt werden, um mit belastenden oder konflikthaften Situationen umzugehen. Konversionsneurotische Symptome können auch als Ausdruck früher und „pri-

mitiver" Bewegungsabläufe und sensorischer Phänomene verstanden werden, die in einer belastenden Situation aktualisiert werden. Die wiederholte Verstärkung dieses Ablaufes kann auch zur Persistenz der Symptomatik beitragen.
Auch das gehäufte Auftreten psychogener Störungen bei nahen Bezugspersonen (in Familien, in Schulklassen oder in anderen Gruppen) kann so erklärt werden. Durch **„Lernen am Modell"** werden bei entsprechend prädisponierten Menschen eventuell gleichartige Konversionssymptome ausgelöst („hysterische Epidemie").

Auch das gehäufte Auftreten psychogener Störungen bei nahen Bezugspersonen (z. B. in Familien oder Schulklassen) kann so erklärt werden **(„Lernen am Modell")**.

4.8.2 Symptomatik und klinische Subtypen

Die Symptomatik ist je nach betroffenem Funktionsbereich sehr unterschiedlich (Tab. **4.64**). Art und Ausmaß der bestehenden Symptomatik können schnell wechseln, manchmal täglich, eventuell auch stündlich. In gleicher Weise kann der Grad der entstehenden Behinderung sehr unterschiedlich sein.

4.8.2 Symptomatik und klinische Subtypen

Die Symptomatik ist unterschiedlich (Tab. **4.64**). Art und Ausmaß der bestehenden Symptomatik können schnell wechseln.

▶ **Merke:** Dissoziative Störungen und Konversionsstörungen sind als **psychogene Störungen** anzusehen. Die auslösenden oder verursachenden Faktoren sind im psychischen Bereich zu suchen, eine körperliche Störung liegt nicht vor.

◀ Merke

Es besteht eventuell eine enge zeitliche Verbindung zu akut traumatisierenden Ereignissen, oder die Symptomatik ist Ausdruck eines längere Zeit bestehenden, unlösbaren oder unerträglichen Konflikts. Auch das **Ausmaß der Symptomatik** kann von inneren und äußeren Faktoren abhängen. Dazu gehören insbesondere der aktuelle emotionale Zustand des Patienten oder die Anwesenheit anderer Personen.
Trotz der Ernsthaftigkeit der geklagten Beschwerden werden diese häufig von den Patienten scheinbar ruhig angenommen (früher auch als „la belle indifférence" bezeichnet). Eine Beziehung zu zugrunde liegenden psychischen Konflikten wird von den Betroffenen oft völlig abgelehnt, obwohl ein solcher Zusammenhang für nahestehende Personen klar ersichtlich erscheint.
Früher wurden im Rahmen hysterischer Neurosen oft sehr dramatische Ausdrucksformen beschrieben. Dazu gehört auch der **„Arc de cercle"** (Abb. **4.83**). Darunter versteht man das extreme Überstrecken des gesamten Körpers, so dass sich ein nach oben gerichteter Kreisbogen bildet. In den letzten Jahrzehnten sind solche sehr massiven Ausdrucksformen durch weniger demonstrative Symptomatik abgelöst worden. Den heute eher zu beobachtenden **„Intimformen"** (z. B. vegetative Störungen, Gereiztheit) sieht man die symbolhafte Bedeutung meist nicht mehr so leicht an.

Es besteht evtl. eine enge zeitliche Verbindung zu akut traumatisierenden Ereignissen, oder längere Zeit bestehenden unlösbaren oder unerträglichen Konflikten.

Trotz der Ernsthaftigkeit der geklagten Beschwerden werden diese häufig von den Patienten scheinbar ruhig angenommen. Eine Beziehung zu psychischen Konflikten wird oft völlig abgelehnt.

Die früher beschriebenen, sehr demonstrativen Ausdrucksformen (z. B. **„Arc de cercle"**, Abb. **4.83**) sind heute unspezifischeren Symptomen (**„Intimformen"**, insbesondere vegetative Symptome) gewichen.

4.64 Symptomatik dissoziativer Störungen nach Funktionsbereichen

Dissoziierte Funktion	*Symptomatik (Beispiele)*
▪ Körperbewegung (Willkürmotorik)	– Parese/Paralyse, Aphonie, Akinese, Tremor
▪ Sinneswahrnehmung	– Visusminderung/Blindheit, anästhetische Hautareale, Minderung des Hörvermögens
▪ personale Identität	– multiple Persönlichkeitsstörung
▪ Gedächtnis	– Amnesie
▪ komplexe Störung	– Fugue, Krampfanfall, Stupor

4.64

4.83

4.83 **„Arc de cercle" als Ausdruck einer Konversionsstörung bei einem 30-jährigen Mann**

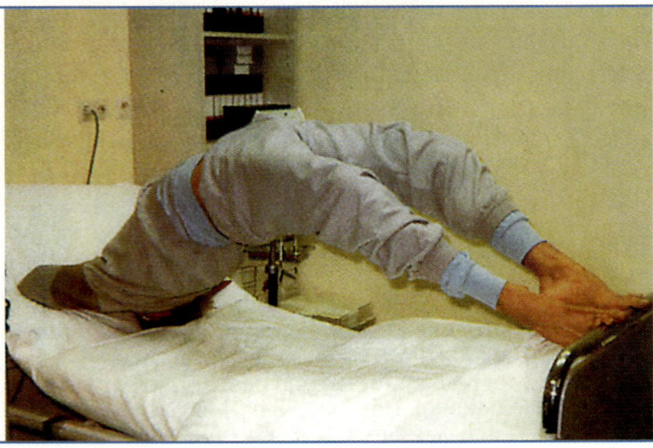

Der Patient litt nach einem Pkw-Unfall unter häufigen nicht-epileptischen Anfällen. Im Video-EEG-Labor wurde einer dieser Anfälle aufgezeichnet.

Dissoziative Störungen der Bewegung und der Sinnesempfindung (Konversionsstörung)

Dissoziative Störungen der Bewegung und der Sinnesempfindung (Konversionsstörung)

▶ Definition

▶ **Definition:** Dissoziative Störungen, die sich im Bereich der Bewegungsfunktionen oder der Sinneswahrnehmungen manifestieren. Der Patient bietet körperliche Symptome, ohne dass sich eine ausreichende organische Erklärung findet.

Die häufigsten Störungen sind:
- Paralysen und Paresen
- Ataxie
- Astasie (Unfähigkeit zu stehen)
- Abasie (Unfähigkeit zu gehen)
- Zittern und Schütteln
- Aphonie und Dysarthrie
- Sensibilitätsstörungen der Haut
- visuelle Störungen
- Krampfanfälle (Zungenbiss, Urininkontinenz oder schwere Sturzverletzungen sind selten).

Am häufigsten sind Symptome, wie sie aus dem neurologischen Fachgebiet bekannt sind (Tab. **4.65**). So kommt es zu vollständigen oder unvollständigen **Lähmungen**, insbesondere im Bereich der Beine. Unterschiedliche Grade mangelnder Koordination **(Ataxie)** in den Beinen führen zu einem bizarren Gang, bzw. zur Unfähigkeit zu gehen **(Abasie)** oder ohne Hilfe zu stehen **(Astasie)**. Es kann auch ein übertriebenes **Zittern** oder **Schütteln** einer oder mehrerer Extremitäten oder des ganzen Körpers auftreten. Störungen des Sprechens werden ebenfalls beobachtet **(Aphonie, Dysarthrie)**. Dissoziative Störungen der Sinnesempfindung betreffen am häufigsten die **Sensibilität der Haut**. Dabei fällt evtl. auf, dass die Grenzen anästhetischer Hautareale eher den Vorstellungen des Patienten über Körperfunktionen als medizinischen Tatsachen entsprechen. Häufig sind Sinnesfunktionen nicht völlig aufgehoben, sondern verändert oder eingeschränkt. **Visuelle Störungen** bestehen z. B. in einem allgemeinen Verschwommen- oder „Tunnelsehen". Dissoziative Taubheit und Anosmie sind weit weniger häufig als Empfindungs- oder Sehstörungen.
Dissoziative **Krampfanfälle** stellen ein sehr komplexes Geschehen dar und können dem Aussehen epileptischer Anfälle sehr nahe kommen. Schwere Verletzungen beim Sturz, Urininkontinenz oder Zungenbiss sind jedoch selten.

Die Fortführung normaler Alltagsaktivitäten kann erheblich erschwert sein. Körperliche Folgen sind möglich (z. B. Kontrakturen).

Die **Folgen** der Störung können gravierend sein, häufig ist die Fortführung normaler Alltagsaktivitäten sehr erschwert oder gar unmöglich. Auch in körperlicher Hinsicht kann es zu schwerwiegenden Folgen kommen (z. B. zu Kontrakturen, Inaktivitätsatrophien).

▶ Klinischer Fall

▶ **Klinischer Fall.** Die bei der Aufnahme in die Klinik 40-jährige Patientin wurde durch die Neurologische Klinik überwiesen. Dort hatte sie sich wegen eines wiederholt aufgetretenen Schwächegefühles sowie einer Störung der Empfindlichkeit im linken Arm wie im linken Bein vorgestellt. Sie gab an, vor einigen Tagen habe sie einen nervlichen Zusammenbruch erlitten. Sie habe danach direkt bemerkt, dass ihre linke Körperhälfte taub und kraftlos geworden sei. Die Beschwerden hielten bis jetzt an. Die Untersuchungen durch den Hausarzt und durch die Neurologen hätten jedoch keinen auffälligen Befund ergeben. Sie sei durch die Beschwerden völlig behindert, könne im Haushalt praktisch nichts mehr tun, sei auch nicht mehr in der Lage, ihrem Beruf nachzugehen. Außerdem klagte die Patientin über eine starke Lustlosigkeit. Zur weiteren Vorgeschichte gab sie an, sie habe nach unauffälliger Kindheit die Hauptschule sowie die Handelsschule besucht und abgeschlossen, anschließend eine Lehre als Bankkauffrau begonnen, diese jedoch vor Abschluss abgebrochen. Anschließend sei sie ein Jahr lang

4.65 **Symptomatik der dissoziativen Störung der Bewegung und der Sinnesempfindung (Konversionsstörungen) nach ICD-10 und DSM-IV**

4.65

ICD-10	*DSM-IV*
▪ Bewegungsfähigkeit oder Empfindungen ändern sich oder gehen verloren, so dass der Patient körperlich krank wirkt, ohne dass eine körperliche Ursache zur Erklärung der Symptome nachweisbar ist. ▪ Bewegungsstörungen: – Lähmungen – Ataxie – Astasie, Abasie – Zittern, Schütteln ▪ Krampfanfälle	▪ Ein oder mehrere Symptome oder Ausfälle der willkürlichen motorischen oder sensorischen Funktionen, die einen neurologischen oder sonstigen medizinischen Krankheitsfaktor nahelegen. Das Symptom oder der Ausfall verursacht in klinisch bedeutsamer Weise Leiden oder Beeinträchtigungen in sozialen, beruflichen oder anderen wichtigen Funktionsbereichen oder rechtfertigt eine medizinische Abklärung.
▪ Sensibilitäts- und Empfindungsstörungen: – anästhetische Hautareale – Verlust der Sehschärfe, Tunnelsehen – Taubheit – Anosmie **Zeitkriterien:** bei einigen Patienten enge Beziehung zu psychischem Stress	▪ Ein Zusammenhang zwischen psychischen Faktoren und dem Symptom oder Ausfall wird angenommen, da Konflikte oder andere Belastungsfaktoren den Beginn oder der Exazerbation des Symptoms oder des Anfalls vorausgehen.

Lohnbuchhalterin gewesen. Sie habe dann ihren Ehemann kennen gelernt und habe wegen diesem ihren bisherigen Beruf aufgegeben und als Sekretärin gearbeitet. Sie und ihr Mann hätten keine Kinder, da ihr Mann zeugungsunfähig sei. Vor einigen Jahren hätten sie jedoch ihren Neffen zu sich genommen, der damals 13 Jahre alt gewesen sei. Dieser Neffe habe zu ihrem Mann ein sehr schlechtes Verhältnis gehabt. Lange Zeit habe sie sich als „zwischen zwei Stühlen sitzend" erlebt. Durch diese Situation sei es auch zu einer starken Belastung ihrer Ehe gekommen. Der Neffe sei schließlich wieder zurück zu seinen Eltern gegangen. Seit einigen Monaten habe ihr Mann eine Freundin. Die beiden würden jeden Samstag zusammen joggen, wobei aus einer halben Stunde öfters mal fünf Stunden würden. Sie sei sehr eifersüchtig auf die Freundin ihres Mannes, obwohl ihr Mann beteuere, diese Freundschaft sei nicht sexuell, sondern „rein platonisch". Zu ihrer Persönlichkeit gab die Patientin an, sie fühle sich auf der einen Seite oft minderwertig, auf der anderen Seite sei sie sehr ehrgeizig. Sie habe eher eine ruhige Art und könne Aggressivität nach außen nur schlecht zeigen, aber in ihr brodele es oft. Das Durchsetzungsvermögen sei gut, oft habe sie allerdings eine Art, ihre Ziele „hintenherum" zu erreichen. Bezüglich der Sexualität sei sie eher etwas „verklemmt". Auch in ihrem Elternhaus sei Sexualität ein striktes Tabu gewesen.

Sämtliche körperlichen sowie apparativen Zusatzuntersuchungen waren unauffällig.

Mit der Patientin wurde eine intensive psychotherapeutische Behandlung begonnen. In den ersten Einzelgesprächen zeigte sich, dass bereits früher in Stresssituationen wiederholt ähnliche Beschwerden aufgetreten waren. Auch die jetzigen Beschwerden zeigten einen engen zeitlichen Zusammenhang mit den vermuteten Kontakten ihres Ehemannes zu seiner Freundin. Während er mit dieser joggen gehe, könne sie selbst sich kaum noch fortbewegen. In einem ausführlichen Gespräch mit dem Ehemann der Patientin gab dieser an, dass er zwar seine Frau verlassen wolle, dies jedoch wegen ihrer Erkrankung wohl nicht tun werde.

Im weiteren Verlauf der Therapie gelang es, den vermuteten Zusammenhang mit der sozialen Situation und den aufgetretenen Beschwerden mit der Patientin gemeinsam zu analysieren. In der Therapie wurden dabei sowohl tiefenpsychologische als auch verhaltenstherapeutische Aspekte eingebracht. Zudem begann das Ehepaar mit einer gemeinsamen gesprächspsychotherapeutischen Behandlung.

Dissoziative Störungen von Identität, Gedächtnis und Bewusstsein

▶ Definition

▶ Multiple Persönlichkeitsstörung (dissoziative Identitätsstörung)
Das Merkmal dieser Störungen ist die Existenz von zwei oder mehr unterschiedlichen Persönlichkeiten oder Persönlichkeitszuständen innerhalb eines Individuums.

Der Wechsel von der einen zur anderen Persönlichkeit vollzieht sich beim ersten Mal oft plötzlich (Tab. **4.66**).

▶ Merke

▪ Dissoziative (psychogene) Amnesie
Plötzliche Unfähigkeit, sich an wichtige persönliche Daten zu erinnern. Meist ist die Erinnerungslücke unvollständig und beschränkt auf bestimmte Inhalte **(selektive Amnesie)** oder auf einen umschriebenen Zeitabschnitt **(lokalisierte Amnesie)**. Die Amnesie setzt meist abrupt ein und endet plötzlich (Tab. **4.67**).

Dissoziative Störungen von Identität, Gedächtnis und Bewusstsein

▶ **Definition:** Desintegration verschiedener seelischer Funktionen (z. B. Erinnerung an die Vergangenheit, Identitätsbewusstsein)

▪ **Multiple Persönlichkeitsstörung (dissoziative Identitätsstörung)**

Das Merkmal dieser Störungen ist die Existenz von zwei oder mehr unterschiedlichen Persönlichkeiten oder Persönlichkeitszuständen innerhalb eines Individuums. Dabei ist zu einem bestimmten Zeitpunkt jeweils nur eine der Persönlichkeiten nachweisbar, wobei jede in der Regel eigene Persönlichkeitszüge, Erinnerungen und Verhaltensweisen besitzt. In typischen Fällen sind diese vollständig voneinander getrennt, keine hat Zugang zu den Erinnerungen der anderen, und eine Persönlichkeit ist sich der Existenz der anderen selten bewusst.
Der Wechsel von einer Persönlichkeit zu anderen vollzieht sich beim ersten Mal gewöhnlich plötzlich und ist eng mit traumatischen Erlebnissen verbunden. Spätere Wechsel sind oft begrenzt auf dramatische oder belastende Ereignisse (Tab. **4.66**).

▶ **Merke:** Diese Störung wird in der hier beschriebenen vollständigen Ausprägung in Europa nur sehr selten diagnostiziert. Von zunehmend mehr Autoren wird die Existenz dieser Störung vollständig angezweifelt, andere ordnen diese Symptomatik eher im Bereich der Borderline-Persönlichkeitsstörungen ein. Auf keinen Fall darf diese Störung mit schizophrenen Störungen verwechselt werden, die volkstümlich oft als „gespaltene Persönlichkeit" bezeichnet werden.

▪ **Dissoziative (psychogene) Amnesie**

Plötzliche Unfähigkeit, sich an wichtige persönliche Daten zu erinnern. Der Erinnerungsverlust ist ausgeprägter als es durch übliche Vergesslichkeit oder Ermüdung erklärt werden könnte. Meist ist die Erinnerungslücke unvollständig und beschränkt sich auf bestimmte Inhalte **(selektive Amnesie)** oder auf einen umschriebenen Zeitabschnitt **(lokalisierte Amnesie)**. Sehr viel seltener ist eine **generalisierte Amnesie**, bei der die Erinnerungsstörung eventuell das gesamte

4.66 Synopsis der multiplen Persönlichkeitsstörung (ICD-10) bzw. der dissoziativen Identitätsstörung (DSM-IV)

ICD-10	*DSM-IV*
▪ Offensichtliches Vorhandensein von zwei oder mehr verschiedenen Persönlichkeiten bei einem Individuum. Dabei ist zu einem Zeitpunkt jeweils nur eine nachweisbar. ▪ Jede Persönlichkeit ist vollständig, hat ihre eigenen Erinnerungen, Verhaltensweisen und Vorlieben.	▪ Die Anwesenheit von zwei oder mehr unterscheidbaren Identitäten oder Persönlichkeitszuständen. Mindestens zwei dieser Identitäten oder Persönlichkeitszustände übernehmen wiederholt die Kontrolle über das Verhalten der Person. ▪ Unfähigkeit, sich an wichtige persönliche Informationen zu erinnern, die zu umfassend ist, um durch gewöhnliche Vergesslichkeit erklärt zu werden.

4.67 Symptomatik der dissoziativen Amnesie nach ICD-10 und DSM-IV

ICD-10	*DSM-IV*
▪ Partielle oder vollständige Amnesie für aktuelle traumatisierende oder belastende Ereignisse.	▪ Episode mit Unfähigkeit, sich an wichtige persönliche Informationen zu erinnern, die zumeist traumatischer oder belastender Natur sind; diese ist zu umfassend, um durch gewöhnliche Vergesslichkeit erklärt zu werden.

4.68 Symptomatik der dissoziativen Fugue nach ICD-10 und DSM-IV

ICD-10	*DSM-IV*
▪ zielgerichtete Ortsveränderung über den üblichen täglichen Aktionsbereich hinaus ▪ Kennzeichen der dissoziativen Amnesie ▪ Aufrechterhaltung der einfachen Selbstversorgung und einfacher sozialer Interaktionen mit Fremden.	▪ plötzliches, unerwartetes Weggehen von zu Hause oder vom gewohnten Arbeitsplatz, verbunden mit der Unfähigkeit, sich an seine Vergangenheit zu erinnern ▪ Verwirrung über die eigene Identität oder Annahme einer neuen Identität.

4.68

Leben des Patienten umfassen kann. Die Amnesie setzt meist abrupt ein, häufig nach einer schweren Belastung (z. B. Bedrohung durch den Tod oder eine körperliche Erkrankung) und endet meist auch plötzlich. Wiederholungen sind selten (Tab. **4.67**).

▪ **Dissoziative (psychogene) Fugue**

Hauptmerkmal ist ein plötzliches, unerwartetes Weggehen von zu Hause oder aus der gewohnten Umgebung, verbunden mit der Annahme einer neuen Identität und der Unfähigkeit, sich an die frühere Identität zu erinnern. Typischerweise gehen der dissoziativen Fugue belastende Ereignisse oder Situationen voraus. Während der Zeit der Fugue werden häufig zielgerichtete Reisen unternommen, eventuell zu Orten, die für den Betroffenen von besonderer gefühlsmäßiger Bedeutung sind. Nach außen erscheinen die Patienten in dieser Zeit oft völlig geordnet; Selbstversorgung (z. B. Essen, Waschen) oder einfache soziale Interaktionen (z. B. Kauf von Fahrkarten, Bestellung von Mahlzeiten) sind oft ungestört (Tab. **4.68**).

▪ **Dissoziative (psychogene) Fugue**
Plötzliches, unerwartetes Weggehen von zu Hause oder aus der gewohnten Umgebung, verbunden mit der Annahme einer neuen Identität und der Unfähigkeit, sich an die frühere Identität zu erinnern. Typischerweise gehen der dissoziativen Fugue belastende Ereignisse oder Situationen voraus (Tab. **4.68**).

▪ **Dissoziativer (psychogener) Stupor**

Stupor ist gekennzeichnet durch eine massive Verringerung oder das vollständige Fehlen willkürlicher Bewegungen und normaler Reaktionen auf äußere Reize wie Licht, Geräusche oder Berührungen. Außer im Rahmen von katatonen Schizophrenieformen oder im Zusammenhang mit einer Depression kann ein solcher Stupor auch als dissoziative Störung auftreten. Dabei finden sich Hinweise auf **kurz vorausgegangene belastende Ereignisse** oder **massive gegenwärtige Probleme**, während kein Anhalt für eine zugrunde liegende andere psychische Störung besteht.

▪ **Dissoziativer (psychogener) Stupor**
Stupor ist gekennzeichnet durch eine massive Verringerung oder das vollständige Fehlen willkürlicher Bewegungen und normaler Reaktionen auf äußere Reize. Es bestehen **Hinweise auf kurz vorangegangene belastende Ereignisse** oder **gegenwärtige Probleme**.

▶ **Klinischer Fall.** Ein 37-jähriger selbstständiger Kaufmann kam über die Neurologische Klinik zur stationären Aufnahme auf eine psychiatrische Station. Von den überweisenden Ärzten war zu erfahren, der Patient sei wegen Verdacht auf eine organische Gedächtnisstörung eingeliefert worden, die umfangreichen apparativen Untersuchungen hätten jedoch keinen auffälligen Befund ergeben. Insbesondere zeige sich kein Anhalt für das Vorliegen eines Anfallsleidens oder einer vaskulären Störung.

In der psychiatrischen Exploration gab der Patient zur Vorgeschichte an, vor einigen Monaten habe er ein für ihn sehr traumatisches Erlebnis gehabt. Er sei eines Morgens ganz normal zu seinem Geschäft unterwegs gewesen und habe an einer Tankstelle angehalten, um den Wagen vollzutanken. Plötzlich habe es einen „Knick in der Zeit" gegeben. Subjektiv habe er das Empfinden gehabt, dass er sich innerhalb von einer Sekunde auf die andere plötzlich an einem anderen Ort befunden habe, und zwar an einer Notrufsäule auf der Autobahn. Er habe mit dem nächsten Polizeirevier gesprochen und sich erkundigt, wo er eigentlich sei. Er habe dann erfahren, dass er etwa 200 km von seinem Wohnort entfernt sei, außerdem sei es über drei Tage später gewesen. An die Zwischenzeit habe er nicht die Spur einer Erinnerung. Dieser Zeitraum sei für ihn völlig unzugänglich. Nach einer Untersuchung bei seinem Hausarzt, die keinen auffälligen Befund ergeben habe, sei nichts weiter unternommen worden.

Einige Wochen später sei ihm das Gleiche erneut passiert. Wiederum sei er morgens zu einer Tankstelle gefahren und habe sich dann, subjektiv ebenso plötzlich wie beim ersten Ereignis, in einem Restaurant in einer etwa 250 km entfernten Stadt wiedergefunden. Diesmal habe der zeitliche Abstand 16 Tage betragen. Wiederum könne er sich an nichts erinnern. Bei seinem „Wiederauftauchen" sei er jedoch ausreichend ordentlich gekleidet und ernährt gewesen.

◀ Klinischer Fall

Aus Abrechnungen seiner Kreditkarte könne er ersehen, dass er an ganz unterschiedlichen Orten in Deutschland gewesen sei. Insgesamt müsse er mindestens 1500 km gefahren sein. Beide Orte, an die er sich nach seinem „Verschwinden an der Tankstelle" erinnern könne, seien in der weiteren Umgebung seines Elternhauses gewesen.
Die Umstände des plötzlichen Verschwindens aus dem gewohnten Lebenskreis konnten letzlich nie völlig geklärt werden. Die Ehefrau berichtete von deutlichen Schwierigkeiten in der Beziehung, die sich in der letzten Zeit zugespitzt hätten. An den fraglichen Tagen sei jedoch keine dramatische Situation vorausgegangen. Ihr Mann habe sich in diesen Zeiträumen nicht bei ihr gemeldet. Sie sei naturgemäß sehr in Sorge gewesen und habe die Polizei informiert, die auch intensiv gefahndet habe.
Bevor die weiteren Umstände geklärt werden konnten, brach der Patient die Behandlung abrupt ab. Er gab an, er sei nicht mehr krank und wolle deshalb nicht behandelt werden. Auch im weiteren Verlauf verweigerte der Patient jede nervenärztliche Betreuung.

Depersonalisationsstörung

▶ Definition

Die Patienten klagen über ein Gefühl der Leere im Kopf, das Gefühlserleben wird als unpersönlich beschrieben, die eigenen Handlungen erscheinen dem Patienten mechanisch (Tab. **4.69**). Die Depersonalisation kann mit dem Erlebnis der Derealisation verbunden sein.

Das Symptom der Depersonalisation und der Derealisation ist eine unspezifische psychische Reaktionsweise und bei einer Vielzahl anderer Erkrankungen zu beobachten.

Depersonalisationsstörung

▶ **Definition:** Unter einer **Depersonalisationsstörung** (Entfremdungserleben) wird die Veränderung der Wahrnehmung der eigenen Person oder des eigenen Körpers verstanden. Die Depersonalisation kann mit dem Erlebnis der **Derealisation** verbunden sein (Veränderung der Umgebungswahrnehmung).

Die Patienten berichten über ein Gefühl des Losgelöstseins von den eigenen psychischen Prozessen oder ihrem eigenen Körper. Oft wird über ein Gefühl der Leere im Kopf oder ein stumpfes Druckgefühl geklagt. Das Gefühlserleben wird als unpersönlich beschrieben, die eigenen Handlungen erscheinen dem Patienten mechanisch. Manche Patienten geben an, sie fühlten sich wie ein Roboter oder „wie im Traum". Dabei bleibt zwar das Wissen über die Integrität des eigenen Körpers erhalten, aber dieser rationale Vorgang löst sich vom gefühlsmäßigen Erleben (Tab. **4.69**). Die Depersonalisation kann mit dem Erlebnis der Derealisation verbunden sein. Darunter wird eine Veränderung der Wahrnehmung der Umgebung verstanden. Das Gefühl für die Realität der Außenwelt geht verloren, diese scheint verändert, verfremdet und nicht mehr selbstverständlich.
Das Symptom der Depersonalisation und der Derealisation ist eine unspezifische psychische Reaktionsweise und bei einer Vielzahl anderer Erkrankungen zu beobachten. Einzelne kurze Episoden sind auch vielen ansonsten gesunden Menschen bekannt. So treten Depersonalisationssymptome z. B. bei ausgeprägter Erschöpfung auf und halten in der Regel nur einige Sekunden an.

4.69

4.69 Symptomatik der Depersonalisationsstörung/Derealisationsstörung nach ICD-10 und DSM-IV

ICD-10	*DSM-IV*
▪ Depersonalisationssymptome, d. h. der Betroffene empfindet seine eigenen Gefühle und Erfahrungen als losgelöst, fern, nicht als seine eigenen, verloren. ▪ Derealisationssymptome, d. h. Objekte, Menschen und/oder die Umgebung erscheinen unwirklich und fern, künstlich, farblos, leblos. ▪ Der Betreffende akzeptiert, dass hier ein subjektiver und spontaner Wechsel eingetreten ist, der nicht von äußeren Kräften oder anderen Personen verursacht ist.	▪ Andauernde oder wiederkehrende Erfahrungen, sich von den eigenen geistigen Prozessen oder vom eigenen Körper losgelöst oder sich wie ein Außenstehender als Beobachter der eigenen geistigen Prozesse oder des eigenen Körpers zu fühlen. ▪ Während der Depersonalisationserfahrung bleibt die Realitätsprüfung intakt.

▶ **Merke:** Eine **Depersonalisationsstörung** ist nur dann zu diagnostizieren, wenn die beschriebene Symptomatik ganz im Vordergrund steht und nicht die Folge einer anderen psychischen Störung ist. Außerdem muss die Symptomatik anhaltend, rezidivierend oder so ausgeprägt sein, dass deutliches subjektives Leiden besteht.

◀ Merke

Weitere Formen

Der psychische Vorgang der Dissoziation bzw. der Konversion spielt auch bei anderen Störungen eine Rolle. Dazu gehört unter anderem das **Ganser-Syndrom**, das nosologisch aber eine Zwischenstellung einnimmt und auch den Anpassungsstörungen (s. S. 229 ff.) zugeordnet werden kann. Der Kranke redet charakteristischerweise z. B. demonstrativ an gestellten Fragen vorbei, wirkt desorientiert und zeigt oft groteske Fehlhandlungen, wobei er systematisch alles falsch macht. Er verhält sich so, wie man sich laienhaft einen Patienten mit einer psychischen Störung vorstellen könnte. Auch sogenannte **Trance-Zustände** können hier klassifiziert werden. Dabei handelt es sich um Situationen mit verändertem Bewusstsein und einer deutlich eingeschränkten oder selektiven Empfänglichkeit für Umgebungsreize. In diese Gruppe gehören auch Zustände von Dissoziationen bei Personen, die einem langen und intensiven Prozess von Zwangsmaßnahmen zur Veränderung von Einstellungen ausgesetzt waren, z. B. ‚Gehirnwäsche", Gedankenbeeinflussung oder **Indoktrinationen** in Gefangenschaft.

Weitere Formen

Der psychische Vorgang der Dissoziation bzw. der Konversion spielt auch bei anderen Störungen eine Rolle; u. a.:

- **Ganser-Syndrom** („Vorbeireden")
- **Trance-Zustände** (Zustände mit verändertem Bewusstsein)
- **Indoktrination** („Gehirnwäsche", z. B. in Gefangenenlagern).

4.8.3 Diagnostik und Differenzialdiagnose

4.8.3 Diagnostik und Differenzialdiagnose

▶ **Merke:** Bei der **Diagnose** ist zu beachten, dass im Rahmen von dissoziativen Störungen (Konversionsstörungen) praktisch jede Form einer organischen Erkrankung imitiert werden kann. Möglicherweise zugrunde liegende körperliche Erkrankungen müssen deshalb sicher ausgeschlossen werden.

◀ Merke

Das gilt besonders für die Abgrenzung von neurologischen Störungen, bei denen immer die Gefahr einer Verwechslung gegeben ist. Die **Abgrenzung zu organischen Störungen** darf sich jedoch nicht alleine auf das Fehlen organischer Symptome beschränken. Um die Diagnose zu stellen, ist zudem ein **enger zeitlicher Zusammenhang mit Belastungen, Problemen oder einer gestörten Partnerbeziehung** zu fordern. Ein solcher Zusammenhang wird zwar eventuell vom Patienten verneint, ergibt sich jedoch häufig aus der Fremdanamnese oder aufgrund anderer Informationen. Eine vorsichtige und subtile Explorationstechnik ist jedoch in der Regel erforderlich, um die wesentlichen Informationen auch zu erfassen. Es wird also eine **„positive Diagnosestellung"** verlangt, die sich nicht nur im Fehlen anderer Symptome erschöpfen darf. Die häufige Beobachtung, dass bei dissoziativen Störungen die Symptomatik scheinbar unbeteiligt angenommen wird, eignet sich als differenzialdiagnostisches Kriterium nur sehr bedingt, da auch bei einigen zentralnervösen Störungen (z. B. Encephalomyelitis disseminata und Chorea Huntington) ähnliche Phänomene zu beobachten sind.
Die Abgrenzung zu **psychosomatischen Störungen** ergibt sich vorwiegend daraus, dass bei diesen fassbare Organveränderungen vorhanden sind. Bei im Vordergrund stehender Schmerzsymptomatik ohne ausreichendes organisches Korrelat ist eine **somatoforme Schmerzstörung** (andauernde quälende Schmerzen ohne ausreichende körperliche Ursache) zu erwägen (s. S. 261 ff.). Die **hypochondrische Störung** ist gekennzeichnet durch eine übermäßige Beschäftigung mit der Überzeugung, eine schwere Krankheit zu haben, ohne dass jedoch manifeste Funktionsstörungen körperlicher Art bestehen (s. S. 257 ff.). Schwierig kann auch die Abgrenzung gegenüber **Simulation** (vorgetäuschte Störung) sein.
Von **neurologischen Symptomen** lassen sich dissoziative Störungen eventuell dadurch abgrenzen, dass die psychogenen Störungen sich nicht streng an morphologischen oder funktionellen Bedingungen orientieren. So können psycho-

Die **Abgrenzung zur organischen Störung** darf sich jedoch nicht alleine auf das Fehlen organischer Symptome beschränken. Zu fordern ist darüber hinaus ein **enger zeitlicher Zusammenhang mit Belastungen, Problemen oder einer gestörten Beziehung**. Ein solcher Zusammenhang ergibt sich häufig aus der Fremdanamnese.

Weitere Differenzialdiagnosen:

- psychosomatische Störungen (fassbare Organveränderungen
- somatoforme Schmerzstörung (s. S. 261 ff.)
- hypochondrische Störung (s. S. 257 ff.)
- Simulation

Von **neurologischen Symptomen** lassen sich dissoziative Störungen evtl. dadurch abgrenzen, dass die psychogenen Störungen sich nicht streng an morphologischen oder funktionellen Bedingungen orientieren.

Auch Anfallsleiden (Temporallappen-Epilepsie), Intoxikationen, katatone und depressive Zustände müssen ausgeschlossen werden.

Zur Depersonalisation kann es bei starker Emüdung, akuten Psychosen (s. S. 134 ff.), Angststörungen (s. S. 106 ff.) und Persönlichkeitsstörungen (s. S. 349 ff.) kommen.

4.8.4 Therapie

Der Schwerpunkt der Therapie liegt auf **psychotherapeutischen Verfahren.**

Grundlage aller therapeutischen Strategien ist ein tragfähiger therapeutischer Kontakt zwischen Arzt und Patient.

▶ Merke

Stets sollte der entstehende primäre und vor allem auch sekundäre Krankheitsgewinn beachtet werden.

Therapeutische Maßnahmen sollten möglichst frühzeitig einsetzen, um Folgeschäden im körperlichen und sozialen Bereich zu vermeiden. Häufig hat sich eine Kombination mit einer organisch anmutenden Übungsbehandlung bewährt. Die psychotherapeutischen Verfahren können in vielen Fällen mit **Entspannungsverfahren** kombiniert werden.

Mit **Verhaltenstherapie** können kognitive Überzeugungen zur Symptombildung verändert und die Körperwahrnehmung beeinflusst werden. Durch einen **psychodynamischen Therapieansatz** sollen zugrunde liegende zentrale Konflikte und Affektzustände deutlicher werden.

gene Anfälle zwar sehr dramatisch verlaufen, gehen meist aber ohne Bewusstlosigkeit und ohne Hinstürzen mit Verletzungen einher. Der psychogene Tremor betrifft bevorzugt proximale Extremitätenabschnitte. Funktionelle Sensibilitätsstörungen werden z. B. strumpfförmig und nicht den Dermatomen entsprechend angegeben. Auffällige neurologische Veränderungen (wie z. B. Veränderungen des Reflexstatus oder des Muskeltonus) fehlen meist.
Bei der Differenzialdiagnose der dissoziativen Störungen der Identität, des Gedächtnisses und des Bewusstseins ist insbesondere auf das Vorliegen von Anfallsleiden (Temporallappen-Epilepsie), Intoxikationen, katatone und depressive Zustände zu achten.
Das Depersonalisationssyndrom stellt eine besonders unspezifische Reaktionsweise des Gehirns dar und findet sich bei starker Ermüdung, aber auch bei akuten Psychosen (s. S. 134 ff.), Angststörungen (s. S. 106 ff.) und im Rahmen von Persönlichkeitsstörungen (s. S. 349 ff.).

4.8.4 Therapie

Der Schwerpunkt der Therapie liegt auf **psychotherapeutischen Verfahren**, während psychopharmakologische Strategien nur in Ausnahmefällen und vorübergehend in Frage kommen. Die Entscheidung darüber, ob eher tiefenpsychologisch oder am Verhalten orientierte Maßnahmen zur Anwendung kommen, ist nach der Analyse des Einzelfalles zu entscheiden.
Grundlage aller therapeutischen Strategien ist ein tragfähiger therapeutischer Kontakt zwischen Arzt und Patient, der bei diesen Störungen oft nicht leicht herzustellen ist. Dabei müssen die Symptome des Patienten ernst genommen werden.

▶ **Merke:** Dem Patienten darf nicht das Gefühl vermittelt werden, dass die Symptomatik vom Arzt als „eingebildet" betrachtet wird. Der Arzt sollte den Patienten schrittweise an die eigene Einsicht über die Entstehung seiner Beschwerden heranführen, die vermutete Psychogenese sollte ihm keinesfalls auf den Kopf zugesagt werden.

Stets sollte der entstehende primäre und vor allem auch sekundäre Krankheitsgewinn beachtet werden. Ein therapeutisches Vorgehen, das einseitig den Krankheitsgewinn vermindert ohne auf der anderen Seite ausreichende innere und äußere Entlastung zu schaffen, wird wenig Erfolg zeigen.
Therapeutische Maßnahmen sollten möglichst frühzeitig einsetzen, um Folgeschäden im körperlichen und insbesondere im sozialen Bereich zu vermeiden. In vielen Fällen hat sich die Kombination mit einer körperlichen Übungsbehandlung (z. B. physiotherapeutische Maßnahmen) bewährt. Durch eine solche Brücke zu somatischen Störungen wird es dem Patienten oft erleichtert, das Symptom aufzugeben. In anderen Fällen kann es jedoch nützlicher sein, die Aufmerksamkeit möglichst wenig auf das Körpersymptom zu richten, um einer weiteren Fixierung darauf vorzubeugen. Konflikt- oder symptomorientierte psychotherapeutische Verfahren können in vielen Fällen mit **Entspannungsverfahren** kombiniert werden.
Mit **verhaltenstherapeutischen Ansätzen** können zentrale kognitive Überzeugungen hinsichtlich der somatischen Symptombildung bearbeitet werden, außerdem kann eine Sensibilisierung bezüglich der Wechselwirkung von Aufmerksamkeit und Körperwahrnehmung erreicht werden. Das Ziel ist eine Reduktion von Vermeidungsverhalten sowie der Aufbau alternativer, erfolgversprechender Lösungsstrategien. Ein **psychodynamisch** orientierter Therapieansatz versucht, zentrale Konflikte und Affektzustände als Hinweis auf ein gestörtes Selbst- und Objekterleben zu verstehen und auch die unbewussten Dimensionen in der Arzt-Patienten-Beziehung zu erkennen.

Der Einsatz von Psychopharmaka ist allenfalls kurzfristig und vorübergehend indiziert. Bei relevanter depressiver Symptomatik sollte über den Einsatz von **Antidepressiva** nachgedacht werden. Der Einsatz **anxiolytisch wirksamer Benzodiazepine** kann bei akuter Angstsymptomatik und auch zur (kurzfristigen) Reduktion innerer psychischer Spannungen erforderlich sein.

Psychopharmaka werden meist nur kurzfristig eingesetzt. In Frage kommen Antidepressiva und (seltener) Benzodiazepine.

4.8.5 Verlauf

Typisch für den Verlauf dissoziativer Störungen ist ein **meist abrupter Beginn**, der oft in einem **engen zeitlichen Zusammenhang** mit einem als **belastend empfundenen Ereignis** oder einer **Situation** steht. Die Symptombildung ist bei dissoziativen Störungen meistens flüchtig und klingt spontan ab. Verläufe mit länger anhaltender Symptomatik und damit auch schlechterer Prognose werden aber auch beobachtet. Manche Menschen entwickeln in Belastungssituationen ein sich wiederholendes Reaktionsmuster, das dann auch noch im mittleren und hohen Alter auftreten kann. Bei länger bestehender Erkrankung kann es zu einem **Symptomwechsel** kommen, so etwa zu somatoformen Störungen (s. S. 254 ff.) oder zu psychosomatischen Erkrankungen.

4.8.5 Verlauf

Typisch ist ein **meist abrupter Beginn**, der oft in einem **engen zeitlichen Zusammenhang** mit einem als **belastend empfundenen Ereignis oder** einer **Situation** steht. Die Symptombildung ist meistens flüchtig, kann aber auch chronisch werden. Manche Menschen entwickeln in Belastungssituationen ein sich wiederholendes Reaktionsmuster. Ein **Symptomwechsel** ist möglich.

4.8.6 Komorbidität

Patienten mit dissoziativen Störungen zeigen eine hohe Komorbidität insbesondere mit Persönlichkeitsstörungen, Angsterkrankungen und somatoformen Störungen. Von besonderer therapeutischer Bedeutung ist auch die Komorbidität mit neurologischen Erkrankungen, da hier evtl. differenzialdiagnostische Probleme auftreten können.

4.8.6 Komorbidität

Eine wesentliche Komorbidität findet sich mit
- Persönlichkeitsstörungen
- Angsterkrankungen
- somatoformen Störungen

4.9 Somatoforme Störungen

4.9.1 Allgemeines

▶ Definition

4.9 Somatoforme Störungen

4.9.1 Allgemeines

▶ **Definition:** Hauptmerkmal der somatoformen Störungen ist ein anhaltendes oder wiederholtes Auftreten von körperlichen Symptomen, für die keine ausreichenden organischen Befunde nachweisbar sind, bei denen aber in der Pathogenese seelische Belastungssituationen und Konflikte eine wesentliche Rolle spielen. Die wichtigsten Formen sind die:
- Somatisierungsstörung
- hypochondrische Störung
- somatoforme Schmerzstörung.

Bei **somatoformen Störungen** treten vielfältige und anhaltende körperliche Symptome auf, für die sich keine ausreichende organische Ursache finden lässt.

Das Auftreten körperlicher Symptome, für die sich keine ausreichenden organischen Ursachen finden lassen, gehört zum ärztlichen Alltag. Hierzu gehören z. B. gastrointestinale Beschwerden wie Übelkeit und Unterleibsschmerzen, kardiopulmonale Symptome wie Herzklopfen oder Brustschmerzen sowie diffuse Schmerzen. Während solche Symptome jedoch meist nur zeitweise oder isoliert auftreten, lassen sich auch Krankheitsbilder mit einer weitgehenden Stabilität und Persistenz der körperlichen Symptomatik abgrenzen. Diese **somatoformen Störungen** werden nachfolgend näher beschrieben.

Jedes Organ und jede Körperfunktion kann betroffen sein. Die Folgen sind oft gravierend (z. B. umfangreiche Untersuchungen, Operationen). Eine psychiatrische Untersuchung erfolgt, wenn überhaupt, in der Regel erst nach langem Verlauf. Der Begriff der somatoformen Störung umfasst teilweise auch die Konversionsstörungen (s. S. 242 ff.).

Jedes Organ und jede Körperfunktion kann von der Störung betroffen sein. Die Folgen sind oft gravierend, da die dargebotene Symptomatik mit ihrer Vielgestaltigkeit und Intensität immer wieder Anlass zu umfangreichen körperlichen Untersuchungen, eventuell sogar zu Operationen gibt. Eine Untersuchung durch den Psychiater erfolgt aber, wenn überhaupt, in der Regel erst nach langem, oft mehrjährigem Verlauf. Die Tatsache, dass somatoforme Störungen als psychogene Störungen aufzufassen sind, erfordert jedoch spezifische therapeutische und diagnostische Strategien. Der Begriff der somatoformen Störung wird unterschiedlich definiert, teilweise umfasst er auch die Konversionsstörungen (s. S. 242 ff.).

Historisches: In älteren Konzepten und Systemen wurden diese Störungen sehr unterschiedlich bezeichnet. Der Begriff der **Hypochondrie** leitete sich von der Vermutung ab, dass es sich hierbei um Störungen von Organen „unter den Rippen" (Regio hypochondrica) handelte. Beziehungen bestehen auch zu Krankheitsbezeichnungen wie „psychovegetatives Syndrom", „vegetative Dystonie" oder „psychosomatischer Beschwerdekomplex".

Historisches: Diejenigen Störungen, die heute als somatoforme Störungen bezeichnet werden, finden sich in älteren diagnostischen Konzepten und nosologischen Systemen unter sehr unterschiedlichen Bezeichnungen. Im alten Griechenland bestanden enge Beziehungen zum Begriff der **Hysterie**. Der Begriff der **Hypochondrie** leitete sich von der Vermutung ab, dass es sich hierbei um Störungen von Organen „unter den Rippen" (Regio hypochondrica) handelte. Hysterie und Hypochondrie wurden von **Thomas Sydenham** im 17. Jahrhundert miteinander in Verbindung gebracht. In der Mitte des 19. Jahrhunderts wurde die Hysterie von **Paul Briquet** als polysymptomatische Störung beschrieben. Beziehungen bestehen auch zu Krankheitsbezeichnungen wie „psychovegetatives Syndrom", „vegetative Dystonie", „psychosomatischer Beschwerdekomplex" und ähnlichen Bezeichnungen, die in den letzten Jahrzehnten mit unterschiedlichen Bedeutungen verwendet wurden.

Epidemiologie: Es handelt sich um häufige Störungen, die einen nicht unerheblichen Teil der Diagnosen in der Hausarztpraxis ausmachen.

Hypochondrische Störungen treten bei 4–6 % aller Menschen auf, es bestehen keine Geschlechtsunterschiede.

Die **Somatisierungsstörung** betrifft überwiegend Frauen, die Lebenszeitprävalenz beträgt etwa 4 %.

Epidemiologie: Es handelt sich um häufige Störungen, die einen erheblichen Teil der Diagnosen insbesondere in der Praxis von Allgemeinmedizinern und Internisten ausmachen. Eine genaue Einschätzung der Prävalenz ist schwierig, da teilweise sehr unterschiedliche Kriterien verwendet werden.

Hypochondrische Störungen kommen mit einer Häufigkeit von etwa 4–6 % in der Allgemeinbevölkerung vor, in der Praxis niedergelassener Hausärzte ist die Inzidenz deutlich höher. Männer und Frauen sind etwa gleich häufig betroffen.

Die **Somatisierungsstörung** wird dagegen häufiger bei Frauen diagnostiziert. Während sie in der Allgemeinbevölkerung bei etwa 4 % gefunden wird, weisen in den Praxen von Allgemeinmedizinern mindestens 10 % diese Störungen auf, in Allgemeinkrankenhäusern werden Häufigkeiten zwischen 20 und 40 % beschrieben. Sicher ist, dass das Auftreten einzelner somatoformer Symptome sehr viel häufiger ist als das vollständige Beschwerdebild.

Am häufigsten wird die **somatoforme autonome Funktionsstörung** diagnostiziert. In Feldstudien ist diese Störung bei bis zu 25 % der Allgemeinbevölkerung beschrieben worden. Eindeutige Geschlechtsunterschiede gibt es nicht.

Somatoforme Schmerzstörungen sind ebenfalls häufige Erkrankungen, dabei fällt aus epidemiologischer Sicht die Abgrenzung zu organisch bedingten Schmerzstörungen oft nicht leicht. Männer und Frauen sind etwa gleich häufig betroffen, es zeigt sich eine deutliche familiäre Häufung.

Die **somatoforme autonome Funktionsstörung** ist die häufigste somatoforme Störung (Lebenszeitprävalenz bis 25 %).

Somatoforme Schmerzstörungen sind bei Männern und Frauen etwa gleich häufig und kommen familiär gehäuft vor.

Ätiopathogenese: Bei den meisten somatoformen Störungen wird ein komplexes Zusammenwirken unterschiedlicher pathogenetischer Faktoren vermutet (Abb. **4.84**).

Ätiopathogenese: Unterschiedliche Faktoren wirken zusammen (Abb. **4.84**).

Nach **psychoanalytischen Modellen** liegt den somatoformen Störungen, ähnlich wie den dissoziativen Störungen (s. S. 242 ff.), eine „Übersetzung" unbewusster Konflikte in die Körpersprache zugrunde. Innerpsychische Konflikte werden auf der „Bühne des Körpers" ausagiert. Dabei spielt das Auftreten von diffuser Angst, vor allem Schuldängsten, eine besondere Rolle. Durch den entstehenden primären (inneren) und sekundären (äußeren) Krankheitsgewinn kann eine Entlastung von der Konflikt- und Affektspannung erreicht werden. Dabei spielen unterschiedliche Abwehrmechanismen (u. a. Verschiebung) zusammen.

Nach **psychoanalytischen Modellen** liegt eine „Übersetzung" unbewusster Konflikte in Körpersprache zugrunde.

Aus **lerntheoretischer Sicht** spielt ein erlernter, sich immer wieder verstärkender Kreislauf eine entscheidende Rolle bei der Entstehung. So wird z. B. bei hypochondrischen Störungen die Aufmerksamkeit auf einzelne Organfunktio-

Aus **lerntheoretischer Sicht** spielt ein erlernter, sich immer wieder verstärkender Kreislauf eine entscheidende Rolle. So wird z. B. ein Patient, der seinen Herzrhythmus

4.84 Entstehung von somatoformen Störungen

4.84

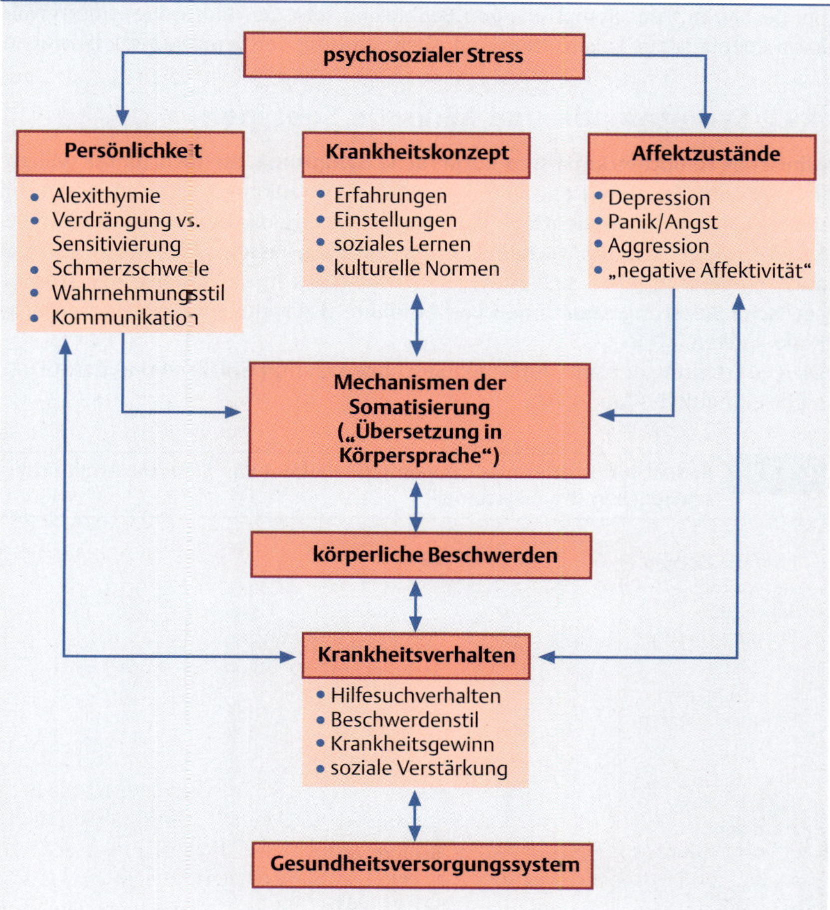

Interaktion von psychosozialem Stress, Affektivität, Krankheitskonzept und Persönlichkeit.

durch Tasten des Pulses kontrolliert, tatsächlich durch ängstliche Anspannung provozierte Extrasystolen bemerken. Das wiederholte Erleben solcher Phänomene kann die Symptome fixieren.

Auch **neurobiologische Modelle** werden diskutiert.

Das Auftreten somatoformer Störungen wird gefördert durch:

- asthenisch-selbstunsichere Persönlichkeitsstruktur (s. S. 363 ff.).
- Alexithymie (mangelnde Fähigkeit zum Ausdruck von und Umgang mit Gefühlen)
- zeitlichen Zusammenhang mit ausgeprägter seelischer und/oder körperlicher Überforderung (Mehrfachbelastung)
- Anfälligkeit bestimmter Organe („Organminderwertigkeit")
- Identifikation mit den Beschwerden nahestehender Bezugspersonen.

4.9.2 Symptomatik und klinische Subtypen

Hauptmerkmale sind nicht unter willentlicher Kontrolle stehende körperliche Symptome, für die sich keine eindeutigen pathologischen organischen Hinweise finden lassen, bei deren Genese aber seelische Belastungssituationen wahrscheinlich eine Rolle spielen (Abb. **4.85**, Tab. **4.70**).

4.85

nen gerichtet. Durch diese Hinwendung entsteht eine körperliche Anspannung, die über vegetative Regelkreise dann wieder die befürchtete Organstörung verstärken kann. So wird z. B. ein Patient, der ängstlich seinen Herzrhythmus durch Tasten des Pulses kontrolliert, tatsächlich durch ängstliche Anspannung provozierte Extrasystolen bemerken. Diese vermeintliche Bestätigung wird dann im Rückschluss seine ängstliche Erwartungshaltung verstärken. Das wiederholte Erleben solcher Phänomene kann schließlich die Symptome fixieren.
Auch **neurobiologische Modelle** werden diskutiert. Diese werden besonders durch die Beobachtung unterstützt, dass die meisten somatoformen Störungen gehäuft auch bei Verwandten 1. Grades der Patienten auftreten.
Das Auftreten somatoformer Störungen wird auch durch bestimmte **Persönlichkeitsstrukturen** gefördert, insbesondere die asthenisch-selbstunsichere Persönlichkeit (s. S. 363 ff.). Fördernd für die Somatisierung kann auch die mangelnde Fähigkeit zum Ausdruck von Emotionen bzw. der eingeschränkte Umgang mit Gefühlen sein (**Alexithymie**). Häufig gibt es einen zeitlichen Zusammenhang mit einer ausgeprägten seelischen und/oder körperlichen Überforderung, vor allem chronische Mehrfachbelastung steigert offensichtlich die Anfälligkeit. Zielgerichtete Anspannung kann dabei die Symptome verhindern, während darauf folgende Entspannungssituationen die Betroffenen besonders anfällig für eine Zunahme der Symptomatik machen. Die Frage, warum ein bestimmtes Organ bzw. Organsystem betroffen ist, wird ebenfalls unterschiedlich begründet. Bei den meisten Menschen besteht eine **spezielle Anfälligkeit bestimmter Organe** für funktionelle Störungen („locus minoris resistentiae", „Organminderwertigkeit"). Hierfür werden Anlagefaktoren und frühere somatische Erkrankungen der entsprechenden Organe verantwortlich gemacht. Auch eine Identifikation mit den Beschwerden nahestehender Bezugspersonen kann bei der „Wahl" des Symptoms von Bedeutung sein. Der kulturelle Hintergrund kann ebenfalls zur Lokalisation und Ausgestaltung der Symptomatik beitragen.

4.9.2 Symptomatik und klinische Subtypen

Klinisches Hauptmerkmal sind **körperliche Symptome**, die **nicht unter willentlicher Kontrolle stehen** und eine körperliche Erkrankung vermuten lassen, für die sich aber **keine eindeutigen pathologischen organischen Hinweise** oder bekannte physiologische Mechanismen nachweisen lassen (Abb. **4.85**). Auf der anderen Seite ergeben sich Hinweise darauf, dass in der **Genese der Störung seelische Belastungssituationen und Konflikte** wahrscheinlich eine wesentliche Rolle spielen.
Die Unterteilung der somatoformen Störungen ist im DSM-IV und in der ICD-10 nicht einheitlich (Tab. **4.70**).

4.85 Somatoforme Störungen zeigen eine Vielzahl von Symptomen in unterschiedlichen Organsystemen

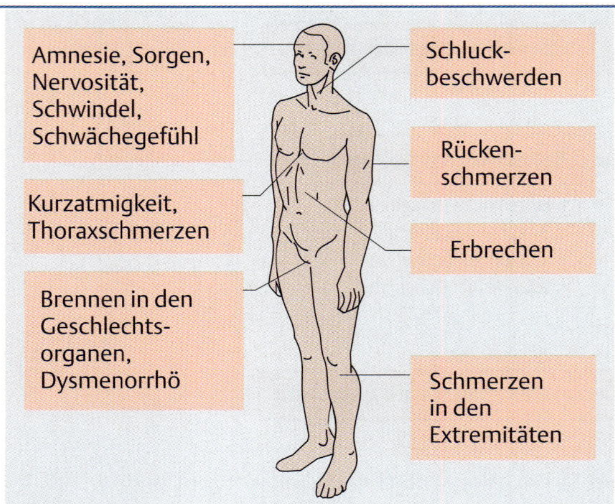

4.70 Klassifikation somatoformer Störungen nach ICD-10 und DSM-IV

ICD-10	*DSM-IV*
▪ Somatisierungsstörung (F45.0)	▪ Somatisierungsstörung (300.81)
▪ undifferenzierte Somatisierungsstörung (F45.1)	▪ undifferenzierte somatoforme Störung (300.81)
▪ hypochondrische Störung (F45.2)	▪ Hypochondrie (300.7)
▪ somatoforme autonome Funktionsstörung (F45.3) – kardiovaskuläres System (F45.39) – oberer Gastrointestinaltrakt (F45.31) – unterer Gastrointestinaltrakt (F45.32) – respiratorisches System (F45.33) – Urogenitalsystem (F45.33)	
▪ anhaltende somatoforme Schmerzstörung (F45.5)	▪ Schmerzstörung

4.70

Hypochondrische Störung

Hypochondrische Störung

▶ **Definition:** Anhaltende übermäßige Angst oder Befürchtung, an einer schweren körperlichen Erkrankung zu leiden, obwohl für die weitgehend unspezifischen körperlichen Symptome keine organische Ursache gefunden werden kann.

◀ Definition

Die anhaltende Überzeugung, dass eine ernsthafte körperliche Erkrankung besteht, gründet sich in der Regel auf der subjektiven Interpretation von vermeintlichen oder tatsächlichen funktionellen Organstörungen. Das Wesentliche der hypochondrischen Störung besteht aber nicht in dem Bestehen dieser funktionellen Störungen, sondern in der **übermäßigen gedanklichen Beschäftigung** damit und den daraus resultierenden teilweise gravierenden Folgen im Bereich der Kommunikation (Abb. **4.86**).

Wesentlich sind die **übermäßige gedankliche Beschäftigung** mit der vermeintlichen Organstörung und die daraus resultierenden, teilweise gravierenden Folgen im Bereich der Kommunikation (Abb. **4.86**).

Die sozialen Beziehungen sowie die berufliche Leistungsfähigkeit sind oft gestört, da der Betroffene fast ausschließlich mit seinen Beschwerden und der dahinter vermuteten Erkrankung beschäftigt ist. Zu den Verhaltensmustern dieser Patienten gehört u. a. häufiger Arztwechsel („doctor-shopping", „Arztnomaden"). Durch eine Überweisung zum Psychiater fühlen sich die Patienten meist gekränkt und verweigern deshalb häufig psychotherapeutische Hilfe (Tab. **4.71**).

Soziale Beziehungen und berufliche Leistungsfähigkeit sind oft gestört. Zu den Verhaltensmustern dieser Patienten gehört u. a. häufiger Arztwechsel („doctor-shopping", Tab. **4.71**).

4.71 Symptomatik der hypochondrischen Störung nach ICD-10 und DSM-IV

ICD-10	*DSM-IV*
▪ Anhaltende Überzeugung vom Vorhandensein einer oder mehrerer ernsthafter körperlicher Erkrankungen als Ursache für vorhandene Symptome, auch wenn wiederholte Untersuchungen keine ausreichende körperliche Erklärung gebracht haben, oder eine anhaltende Beschäftigung mit einer vermuteten Entstellung.	▪ Übermäßige Beschäftigung mit der Angst oder der Überzeugung, eine ernsthafte Krankheit zu haben, was auf einer Fehlinterpretation körperlicher Symptome durch die betroffene Person beruht.
▪ Ständige Weigerung, den Rat und die Versicherung mehrerer Ärzte zu akzeptieren, dass den Symptomen keine körperliche Erkrankung zugrunde liegt.	▪ Die Beschäftigung mit den Krankheitsängsten bleibt trotz angemessener medizinischer Abklärung und Rückversicherung durch den Arzt bestehen.
Zeitkriterien: Die Dauer der Störung beträgt mindestens 6 Monate.	

4.71

4.86

4.86 **„Der eingebildete Kranke“ (Honoré Daumier, 1808–1879)**

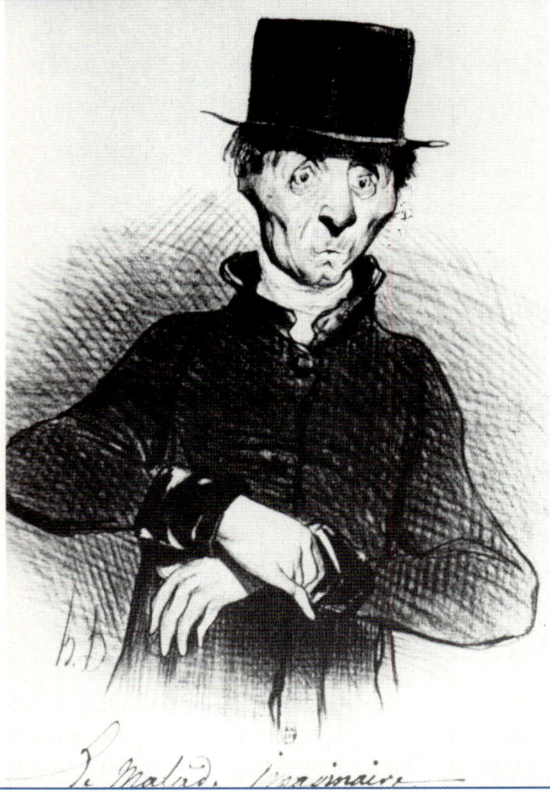

Bei der **körperdysmorphen Störung (Dysmorphophobie)** besteht eine übermäßige Beschäftigung mit einem nicht vorhandenen Mangel in der körperlichen Erscheinung, besonders bezogen auf das Gesicht (z. B. Falten, Hautflecken, Form der Nase).

Als **Unterform** kann auch die übermäßige und ständige Beschäftigung mit einem eingebildeten, nicht vorhandenen Mangel der körperlichen Erscheinung aufgefasst werden. Bei dieser sogenannten **körperdysmorphen Störung (Dysmorphophobie)** beziehen sich die Klagen vor allem auf Schönheitsfehler im Gesicht, wie z. B. Falten, Hautflecken, Gesichtsbehaarung, Gesichtsschwellungen, Form von Nase, Mund, Kiefer oder Augenbrauen. Seltener beklagen sich die Patienten über das Aussehen von Füßen, Händen, Brust, Rücken oder anderer Körperteile. In einigen Fällen ist eine eher unbedeutende körperliche Anomalie zwar vorhanden, die Sorge des Patienten erscheint aber in hohem Maße übertrieben. Das Symptom der Dysmorphophobie kann auch als Wahnsymptom bei psychotischen Störungen beobachtet werden.

▶ **Klinischer Fall**

▶ **Klinischer Fall.** Jean Jacques Rousseau (1712 bis 1778) schildert die Entstehungsgeschichte seines „großen Herzpolypen“:
„Um mir den letzten Stoß zu versetzen, hatte ich, nachdem ich ein paar physiologische Bücher gelesen, mich an das Studium der Anatomie gemacht, und indem ich nun die Menge und die Wirksamkeit all der Teile, aus denen mein Körper bestand, an mir vorüberziehen ließ, erwartete ich wohl zwanzigmal täglich, all das in Unordnung geraten zu sehen. Ich staunte nicht etwa darüber, mich dauernd sterben zu sehen, sondern im Gegenteil darüber, dass ich immer noch lebte, und konnte die Beschreibung keiner einzigen Krankheit lesen, ohne sie nicht für die meine zu halten. Wäre ich nicht schon krank gewesen, wahrlich, ich wäre es durch dieses unselige Studium geworden. Da ich in jeglicher Krankheit Anzeichen der meinen fand, glaubte ich sie alle miteinander zu haben. Durch Forschen, Nachdenken und dergleichen bildete ich mir denn schließlich ein, der Grund meines Übels sei ein Polyp am Herzen.“ (nach *Müller, C.*: Die Gedanken werden handgreiflich, 1993)

Somatisierungsstörung

Somatisierungsstörung

▶ **Definition:** Kennzeichen dieser Störung sind multiple, meist viele Jahre bestehende Körpersymptome, die umfangreiche diagnostische und therapeutische Maßnahmen bewirken, obwohl keine ausreichende körperliche Erklärung gefunden wird.

◀ **Definition**

Jedes Körperteil oder Organsystem kann betroffen sein. Es kommen besonders gastrointestinale, kardiopulmonale, neurologisch wirkende, gynäkologische oder Schmerzsymptome vor (Tab. **4.72**). Auch hier handelt es sich nicht um kurzfristige und vorübergehende Symptome, sondern um ein meist über mehrere Jahre anhaltendes Beschwerdebild, das zu einer Beeinträchtigung familiärer, beruflicher und sozialer Beziehungen führt.

Jedes Körperteil oder Organsystem kann betroffen sein (Tab. **4.72**). Das meist mehrere Jahre anhaltende Beschwerdebild führt in der Regel zur Beeinträchtigung verschiedener Lebensbereiche.

Wenn zwar zahlreiche, unterschiedliche und hartnäckige körperliche Beschwerden vorliegen, das vollständige und typische klinische Bild der Somatisierungsstörung aber nicht erfüllt ist (Tab. **4.73**), kann nach DSM-IV und ICD-10 eine **undifferenzierte Somatisierungsstörung** diagnostiziert werden. Bei dieser Störung stehen meist mindestens sechs Monate anhaltende Müdigkeit, Appetitverlust, gastrointestinale oder urologische Beschwerden im Vordergrund.

Eine **undifferenzierte Somatisierungsstörung** wird diagnostiziert, wenn nicht das vollständige klinische Bild der Somatisierungsstörung vorliegt (Tab. **4.73**), sondern nur einzelne Symptome bestehen.

Nach ICD-10 werden Funktionsstörungen bestimmter vegetativ innervierter Organsysteme unter der **somatoformen autonomen Funktionsstörung** klassifiziert. Die Kombination einer eindeutigen vegetativen Beteiligung mit zusätzlichen, nicht spezifischen subjektiven Beschwerden und einem hartnäckigen Beharren auf einem besonderen Organ oder Organsystem als Ursache der Störung ergibt das typische klinische Bild. Hierunter fallen auch Störungen, die früher als vegetative Dystonie, Dyspepsie, Magenneurose, psychogenes Colon irritabile, psychogene Hyperventilation oder Dysurie bezeichnet wurden.

Funktionsstörungen vegetativ innervierter Organsysteme werden nach ICD-10 unter der **somatoformen autonomen Funktionsstörung** klassifiziert. Vegetative Beteiligung mit subjektiven Beschwerden und hartnäckigem Beharren auf einem Organ bestimmen das klinische Bild.

4.72 Symptome der Somatisierungsstörung nach DSM-IV

▪ **Schmerzsymptome**	– Kopfschmerzen – Abdominalschmerzen – Rückenschmerzen – Gelenkschmerzen – Schmerzen in den Extremitäten, in der Brust oder im Rektum – Schmerzen während der Menstruation oder beim Geschlechtsverkehr – Schmerzen beim Wasserlassen
▪ **gastrointestinale Symptome**	– Übelkeit – Völlegefühl – Erbrechen – Durchfall – Unverträglichkeit von Speisen
▪ **sexuelle und gynäkologische Symptome**	– sexuelle Gleichgültigkeit – Erektionsstörungen, Ejakulationsstörungen – unregelmäßige Menstruationen, sehr starke Menstruationsblutungen – Erbrechen während der gesamten Schwangerschaft
▪ **pseudoneurologische Symptome**	– Koordinations- oder Gleichgewichtsstörungen – Lähmungen oder lokalisierte Muskelschwäche – Schluckschwierigkeiten – Kloßgefühl im Hals – Aphonie – Harnverhaltung – Halluzinationen – Verlust der Berührungs- oder Schmerzempfindung – Sehen von Doppelbildern, Blindheit, Taubheit – Krampfanfälle

4.72

4.73

4.73 Symptomatik der Somatisierungsstörung nach ICD-10 und DSM-IV

ICD-10	*DSM-IV*
▪ Multiple und unterschiedliche körperliche Symptome, für die keine ausreichende körperliche Erkrankung gefunden wurde. ▪ Die Symptome können sich auf jeden Körperteil oder jedes Körpersystem beziehen. ▪ Hartnäckige Weigerung, den Rat oder die Versicherung mehrerer Ärzte anzunehmen, dass für die Symptome keine körperliche Erklärung zu finden ist. ▪ Gewisse Beeinträchtigung familiärer und sozialer Funktionen durch die Art der Symptome und das daraus resultierende Verhalten.	▪ Vorgeschichte mit vielen körperlichen Beschwerden, die vor dem 30. Lebensjahr begannen, über mehrere Jahre auftraten und zum Aufsuchen einer Behandlung oder zu deutlichen Beeinträchtigungen in sozialen, beruflichen oder anderen wichtigen Funktionsbereichen führten. ▪ Jedes der folgenden Kriterien muss erfüllt gewesen sein, wobei die einzelnen Symptome irgendwann im Verlauf der Störung aufgetreten sein müssen (s. Tab. **4.72**) – vier Schmerzsymptome, die mindestens vier verschiedene Körperbereiche oder Funktionen betreffen – zwei gastrointestinale Symptome (außer Schmerzen) – ein sexuelles Symptom (außer Schmerzen) – ein pseudoneurologisches Symptom
Zeitkriterien: mindestens zwei Jahre anhaltend	Beginn vor dem 30. Lebensjahr, anhaltend über mehrere Jahre.

▶ Klinischer Fall

▶ **Klinischer Fall.** Die Stirn ist voller Sorgenfalten, die Augen schauen traurig – und immer wieder nehmen die weichen Gesichtszüge von Gertrud W. für Sekunden einen angespannten, gequälten und schmerzverzerrten Ausdruck an. Die 52-jährige Hausfrau, die gemeinsam mit ihrem Ehemann und der 27 Jahre alten Tochter in einem größeren Mietshaus am Rande der Großstadt wohnt, leidet schon seit vielen Jahren an rasenden Schmerzen am ganzen Körper. „Ich sehe nur noch Finsternis vor mir", sagt sie jetzt zermürbt und voller Resignation, „und habe Angst vor dem nächsten Schmerzanfall und ganz besonders vor der Zukunft."

Die Beschwerdenliste von Gertrud W. ist umfangreich und erscheint schier endlos. Am schlimmsten seien die Schmerzen im Kopf, die im Laufe der Jahre auf alle Bereiche des Schädels, des Gesichtes sowie auf Hals und Schultern übergegriffen hätten. Darüber hinaus bestünden weitere Schmerzen – im Rücken, in sämtlichen Gliedern, einer Vielzahl von Gelenken sowie im Brust- und Bauchbereich. Die meisten Schmerzen seien ständig da, andere kämen in Form unverhoffter Attacken, die sie dann oft tagelang ans Haus fesselten.

Für Gertrud W. sind ihre körperlichen Beschwerden ganz zum Mittelpunkt des Lebens geworden, und sie hat sich daher auf das Aufnahmegespräch gut vorbereitet. Gleich zu Beginn holt sie einen ausführlichen selbstgeschriebenen „Krankheitsbericht" aus der mitgebrachten Mappe, die zudem eine wohlgeordnete Sammlung von Kopien von Arzt- und Behandlungsberichten zur eigenen Krankengeschichte enthält. Auf zwei mit Schreibmaschine getippten Seiten sind akribisch sämtliche bisherigen Untersuchungen und Behandlungen aufgelistet – nach Datum geordnet, mit medizinischen Fachausdrücken gespickt. Die Exploration ergibt, dass Gertrud W. außer den genannten Schmerzen noch an weiteren körperlichen Symptomen leidet:

- schmerzhafte Blähungen im Bauchbereich
- Verdauungsbeschwerden, die sich hauptsächlich in über viele Jahre hinweg immer wieder auftretenden Durchfällen geäußert hätten
- Unverträglichkeit gegenüber Vollkornbrot, Käse und Schokolade
- wiederkehrende Luftnot, verbunden mit Herzbeschwerden
- Schwindel- und Benommenheitsgefühle
- Brustschmerz
- Muskelkrämpfe im Hals mit häufigen Schluckschwierigkeiten
- Sehschwierigkeiten
- Beschwerden beim Laufen.

Gertrud W. beklagt, dass die unterschiedlichsten Fachärzte trotz ausführlicher und oft langwieriger Untersuchungen den Beschwerden fast immer rat- und hilflos gegenübergestanden hätten und ihr nie die Ursache der Symptome hätten nennen können. Sie habe immer wieder gehofft, dass eines Tages der Grund ihres Leidens gefunden wäre und dass sie dann endlich „Klarheit" haben würde.

Bei einer erst kürzlich durchgeführten umfangreichen organischen Diagnostik waren keine relevanten körperlichen Besonderheiten gefunden worden.

Aus ihrer inneren Verzweiflung über die ständigen Beschwerden und die Hilflosigkeit der Ärzte macht Gertrud W. keinen Hehl. Sie fühle sich oft tagelang, oft auch über Wochen erbärmlich und niedergeschlagen. Obwohl auch ihr Appetit häufig vermindert sei, habe sie manchmal regelrechte Heißhungergefühle nach Süßigkeiten. Schon zweimal sei es vorgekommen, dass sie so viele Bonbons und Schokolade gegessen habe, dass ihr davon schlecht geworden sei. Dies sei jeweils an einem Samstagnachmittag geschehen, nachdem ihr Mann die Wohnung verlassen habe, angeblich um Freunde zu besuchen. Sie habe ihm das aber nicht geglaubt und vermutet, dass er eine Freundin habe. Das Verhältnis zum Ehemann beschäftigt Gertrud W. in therapeutischen Gesprächen und in Kontakten mit Mitpatienten immer wieder, und sie beginnt, ihre Lebensgeschichte mit all den früheren Hoffnungen und Enttäuschungen aufzuschreiben. Durch die Heirat im Jahre 1960, so glaubt sie, habe sie versucht, dem Einfluss der Mutter zu entkommen. Dieser Wunsch habe sich aber nicht erfüllt. Der Ehemann, der im 12. Lebensjahr Vollwaise geworden sei, habe nämlich zu ihren Eltern ein gutes und enges Verhältnis entwickelt und in ihnen gewissermaßen seine „Ersatzeltern" gefunden. „Ich kam und kam von meiner Mutter nicht los, und ich blieb auch in Zukunft der Sündenbock – zunehmend nun auch bei meinem Mann", schreibt sie.

„Sündenbock" – in dieser Rolle sieht sich Gertrud W. seit jeher. Sie sei als zweites von drei Kindern im Sudetenland geboren worden und habe ihre Kindheit in ärmlichen Verhältnissen verbracht. Der Vater sei auswärts zur Arbeit gegangen. Er sei ihr immer fremd geblieben, da sie ihn auch an Sonntagen nur für ein paar Stunden gesehen habe. Die Eltern hätten sich mit „Ihr" und „Euch" anreden lassen. Sie selbst sei „wie alle Kinder" mal brav und mal ungehorsam gewesen, jedoch von der dominanten Mutter besonders streng behandelt worden. Sie habe sich immer mehr in sich selbst zurückgezogen. Sie wisse nicht, ob sie überhaupt geliebt worden sei. Zur Schule habe sie täglich einen Weg von mehr als sechs Kilometern zurücklegen müssen. Durch stundenlanges Tragen des schweren Schulranzens habe sie schon damals Kopfschmerzen und Verspannungen in Hals und Schulter bekommen. Völlig verängstigt hätten sie später Kriegsereignisse, vor allem beim Einmarsch russischer Soldaten. Nach Umsiedelung in den Westen und Beendigung der Schule habe sie zunächst als Dienstmädchen, später, nach dem Besuch einer Handelsschule, als Schreibkraft gearbeitet. Die Tätigkeiten hätten ihr aber nie rechten Spaß gemacht und es sei ihr deshalb nicht schwer gefallen, sie nach der Geburt der beiden Töchter (im 24. und 25. Lebensjahr) aufzugeben. „Kinder, Beruf und Haushalt überforderten mich vollständig, da ich mich krank fühlte und fast keine Hilfe hatte, auch nur ganz selten durch meinen Mann", schreibt Gertrud W. In dieser Zeit habe dann schließlich auch ihr nunmehr 30 Jahre dauernder Leidensweg begonnen.

In der Psychosomatischen Klinik wurde Gertrud W. im Rahmen eines verhaltensmedizinischen Ansatzes behandelt, der auf eine Verbesserung der Fähigkeit zur psychologischen Schmerzbewältigung und auf eine aktive Auseinandersetzung mit lebensgeschichtlichen und aktuellen auslösenden und aufrechterhaltenen Bedingungen abzielte. Die Patientin übte ein Entspannungsverfahren ein, erlernte eine Technik zur physiologischen Gegenkonditionierung von Migräneanfällen, führte täglich ein Schmerztagebuch unter gezielter Beobachtung von Auslösern und Konsequenzen von Schmerzanfällen und Schmerzverhalten und setzte sich unter psychotherapeutischer Anleitung mit ihrer depressiven Symptomatik und den häuslichen Lebensbedingungen auseinander (u. a. Selbstsicherheitstraining, Paargespräche mit dem Ehemann). Bereits nach wenigen Wochen konnten eine verbesserte Schmerztoleranz, ein Abbau des auf die multiplen körperlichen Symptome ausgerichteten Krankheitsverhaltens sowie eine Aufhellung der Stimmungslage beobachtet werden. Gertrud W. konnte auch den bereits seit langem bestehenden sozialen Rückzug zunehmend aufgeben und wieder Freude am Kontakt mit anderen Menschen haben.

Bei der Patientin wurde die **Hauptdiagnose** einer Somatisierungsstörung (F45.0) gestellt, außerdem die **Nebendiagnosen** „Migräne" sowie „rezidivierende affektive Störung" (aus: *Freyberger* und *Dilling*, Fallbuch Psychiatrie, Kasuistiken zum Kapitel V [F] der ICD-10, 1993).

Somatoforme Schmerzstörung

Somatoforme Schmerzstörung

◀ Definition

▶ **Definition:** Es handelt sich um ein chronisches Syndrom von mehrjähriger Dauer mit vielfältigen, rezidivierenden und fluktuierenden körperlichen Beschwerden und andauernden, schweren, quälenden Schmerzen, die durch einen physiologischen Prozess oder eine körperliche Störung nicht vollständig erklärt werden können. Meist besteht eine komplizierte medizinische Vorgeschichte mit vielen körperlichen Diagnosen und einer Vielzahl von behandelnden Ärzten.

4.74

4.74 Symptomatik der (somatoformen) Schmerzstörung nach ICD-10 und DSM-IV

ICD-10	*DSM-IV*
▪ Die vorherrschende Beschwerde ist ein andauernder, schwerer und quälender Schmerz, der durch einen physiologischen Prozess oder eine körperliche Störung nicht vollständig erklärt werden kann.	▪ Schmerzen in einer oder mehreren anatomischen Regionen stehen im Vordergrund. Der Schmerz verursacht in klinisch bedeutsamer Weise Leiden oder Beeinträchtigungen in sozialen, beruflichen oder anderen wichtigen Funktionsbereichen.
▪ Auftreten in Verbindung mit emotionalen Konflikten oder psychosozialen Problemen.	▪ Psychischen Faktoren wird eine wichtige Rolle für Beginn, Schweregrad, Exazerbation oder Aufrechterhaltung der Schmerzen beigemessen.
Zeitkriterien: akut: weniger als 6 Monate, chronisch: 6 Monate oder länger.	

▶ Merke

▶ **Merke:** Da Schmerzsymptome ganz allgemein und regelmäßig durch seelische Einflüsse modifiziert werden, ist die Diagnose einer somatoformen Schmerzstörung nur dann zu stellen, wenn sie in Verbindung mit gravierenden emotionalen Konflikten oder psychosozialen Problemen auftritt und durch die Schmerzsymptomatik eine beträchtliche persönliche oder medizinische Betreuung oder Zuwendung erfolgt.

Die Beschwerdeschilderung hat meist appellativen Charakter, die Lokalisation wechselt rasch.

Für die Diagnosestellung wird eine Dauer der Beschwerden von mindestens 6 Monaten gefordert. Relativ häufig findet sich Missbrauch von Alkohol, Schmerzmitteln oder Tranquilizern (Tab. **4.74**).

Die Beschwerdeschilderung hat meist appellativen Charakter, die Lokalisation der Schmerzen wechselt weitgehend regellos und es findet sich keine eindeutige Periodik (Tab. **4.74**).
Auch hier wird ein längeres Bestehen, in der Regel mindestens sechs Monate, für die Diagnosestellung gefordert. Patienten mit einer somatoformen Schmerzstörung weisen oft eine lange Krankheitsgeschichte mit teilweise eingreifenden therapeutischen Maßnahmen auf. Die Betroffenen sind von ihren Schmerzen oft ganz beherrscht, verneinen auf der anderen Seite aber die Möglichkeit, dass seelische Faktoren die Beschwerden mitverursacht haben könnten. Relativ häufig findet sich Missbrauch von Alkohol, Schmerzmitteln oder Tranquilizern.

4.9.3 Diagnostik und Differenzialdiagnose

Diagnostik: Für die Diagnose der somatoformen Störungen ist das Auftreten **multipler unterschiedlicher körperlicher Symptome** über einen **längeren Zeitraum** bedeutsam (Abb. **4.87**). Psychovegetative Allgemeinerscheinungen finden sich vereinzelt oder vorübergehend **auch bei gesunden Personen** (z. B. Schlafstörungen, Nervosität).

Oft fällt eine wenig adäquate Beschwerdeschilderung auf. Es bestehen meist **„psychische Randsymptome“** wie z. B. innere Unruhe, depressive Verstimmung, Angst und Schlafstörungen (Tab. **4.75**).

4.9.3 Diagnostik und Differenzialdiagnose

Diagnostik: Die Diagnose somatoformer Störungen und insbesondere deren Abgrenzung zu körperlichen Erkrankungen ist oft schwierig. Entscheidend ist zum einen das Auftreten von **multiplen und unterschiedlichen körperlichen Symptomen**, die sich in der Regel nicht auf ein Organsystem beschränken und für die keine ausreichende körperliche Erklärung gefunden wurde, und die **Persistenz** der Symptomatik über einen **längeren Zeitraum** (Abb. **4.87**). Psychovegetative Allgemeinerscheinungen finden sich vereinzelt oder vorübergehend **auch bei gesunden Personen**. Dabei handelt es sich meist um Schlafstörungen, Abgespanntheit, Ermüdbarkeit, Nervosität, Reizbarkeit und Konzentrationsschwäche. In diesen Fällen ist keine somatoforme Erkrankung zu diagnostizieren.
Die Patienten schildern ihre Beschwerden oft wenig adäquat entweder wortreich klagsam-pedantisch oder auf der anderen Seite ohne wesentliche affektive Beteiligung. Die körperlichen Symptome sind meist von **„psychischen Randsymptomen“** wie innerer Unruhe, Konzentrationsschwierigkeiten, Erschöpfbarkeit, depressiver Verstimmung, Angst und Schlafstörungen begleitet (Tab. **4.75**).

4.87 Schema zum diagnostischen Vorgehen bei somatoformen Störungen

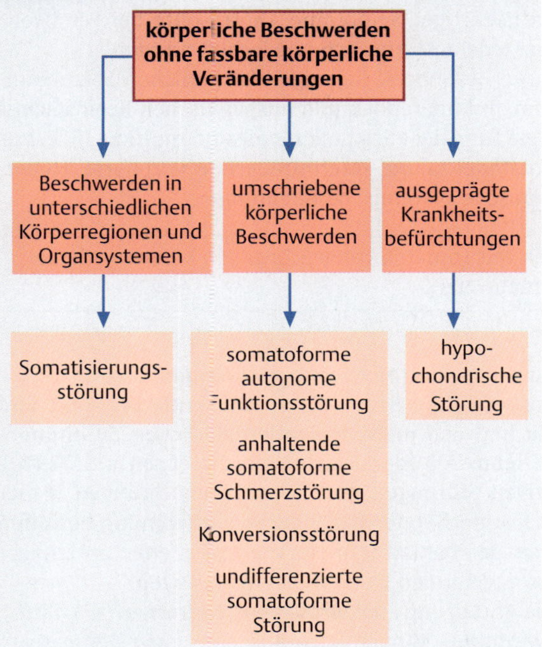

4.87

4.75 Klinische Hinweise auf das Vorliegen einer somatoformen Störung

4.75

- Bestehen „typischer" Symptome, multiple Beschwerden in unterschiedlichen Organsystemen (s. Tab. **4.72**)
- Beschwerdeschilderung affektiv wenig adäquat
  - wortreich, klagsam, pedantisch oder
  - ohne wesentliche affektive Beteiligung
- Vorliegen „psychischer Randsymptome": innere Unruhe, Konzentrationsschwierigkeiten, Erschöpfbarkeit, depressive Verstimmung, Angst, Schlafstörungen
- lange Anamnese und Krankengeschichte („big chart")
- häufiger Arztwechsel („doctor-shopping")
- häufiger Symptom- bzw. Syndromwandel
- ähnliche Beschwerden bei näheren Bezugspersonen
- auffällige Diskrepanz zwischen objektiven Befunden und subjektiven Beschwerden

Die Patienten weigern sich oft hartnäckig zu akzeptieren, dass den Beschwerden keine körperliche Ursache zugrunde liegt.

Trotz der übereinstimmenden Meinung unterschiedlicher Ärzte, dass den Beschwerden keine körperliche Erkrankung zugrunde liegt, findet sich oft die hartnäckige und konsequente Weigerung der Patienten, deren Rat und Therapievorschläge zu akzeptieren, so dass es zu einem weiteren Arztwechsel kommt.

Wenn somatische Störungen einen Teil der Störungen erklären können, lassen Ausmaß, subjektives Leiden und innere Beteiligung eine Mitbeteiligung psychogener Faktoren vermuten.

Nicht selten finden sich bei umfangreicher körperlicher Untersuchung auch somatische Störungen, die zumindest einen Teil der Symptome erklären könnten. In diesen Fällen lassen jedoch das Ausmaß, das subjektive Leiden und die innere Beteiligung trotzdem eine wesentliche Mitbeteiligung psychogener Faktoren vermuten.

▶ **Merke:** Bei der Diagnosestellung einer somatoformen Störung dürfen nicht nur die körperlichen Symptome berücksichtigt werden. Es ist wichtig, die ganze Komplexität der Störung im körperlichen und seelischen Bereich zu erfassen.

◀ **Merke**

Differenzialdiagnose: Am wichtigsten ist die Abgrenzung von **organischen Störungen**. Eine gründliche körperliche Untersuchung ist deshalb unerlässlich.

Berücksichtigt werden müssen körperliche Erkrankungen, die mit vorübergehenden und unspezifischen Beeinträchtigungen einhergehen (z. B. Porphyrie).

Differenzialdiagnose: Am wichtigsten ist die Abgrenzung von **organischen Störungen**. Eine gründliche körperliche Untersuchung ist deshalb unerlässlich, vor allem beim Hinzutreten neuartiger Symptome. Diese sollte bei Persistenz der Symptome aber nicht bei jedem Arztbesuch wiederholt werden.
Berücksichtigt werden müssen besonders diejenigen körperlichen Erkrankungen, die mit vorübergehenden, fluktuierenden und unspezifischen Beeinträchtigungen einhergehen. Beispiele für solche Erkrankungen sind multiple Sklerose, systemischer Lupus erythematodes, akute intermittierende Porphyrie, Hyperparathyreoidismus und chronische systemische Infektionen.

▶ Merke

▶ **Merke:** Auch bei Patienten mit somatoformen Störungen können jederzeit organische Erkrankungen hinzutreten.

Gegenüber **dissoziativen Störungen und Konversionsstörungen** grenzen sich somatoforme Störungen durch **weitgehende Stabilität und Persistenz der Symptomatik** sowie durch den meist **fehlenden zeitlichen Zusammenhang** zu traumatisierenden Erlebnissen ab (s. S. 229 ff.).

Unspezifische körperliche Symptome können auch Ausdruck einer **depressiven Störung** sein. Häufig findet sich eine Komorbidität von somatoformen Störungen mit affektiven Erkrankungen (s. S. 82 ff.). Überschneidungen bestehen auch mit **Angststörungen**, z. B. im Rahmen von Panikattacken (s. S. 106 ff.). Auch im Rahmen **psychotischer Störungen** können zönästhetische Symptome bzw. wahnhafte Krankheitsüberzeugungen auftreten (s. S. 134 ff.).

Gegenüber **dissoziativen Störungen und Konversionsstörungen** lassen sich die somatoformen Störungen insbesondere durch die **weitgehende Stabilität und Persistenz der Symptomatik** und den **meist fehlenden zeitlichen Zusammenhang** zu traumatisierenden Erlebnissen oder Belastungen abgrenzen (s. S. 229 ff.). Während bei den dissoziativen Störungen und Konversionsstörungen in der Regel Funktionen der Willkürmotorik oder der Sinneswahrnehmung betroffen sind, werden die Symptome der somatoformen Störungen eher auf innere Organe bzw. Funktionen des vegetativen Nervensystems bezogen.
Eine große Bedeutung hat die Abrenzung zu **depressiven Syndromen** (s. S. 82 ff.). Unspezifische körperliche Symptome können auch Ausdruck einer depressiven Störung sein, außerdem gibt es eine relevante Komorbidität mit affektiven Erkrankungen. Bei der Differenzierung muss berücksichtigt werden, dass die somatischen Symptome bei affektiven Störungen meist vorübergehend sind und sich mit der antidepressiven Behandlung in der Regel bessern, wogegen die Symptome der somatoformen Störung die Stimmungsaufhellung überdauern. Ähnliche Überschneidungen finden sich auch zu **Angststörungen** (s. S. 106 ff.). Bei der Differenzierung hilft auch hier oft der zeitliche Verlauf, da z. B. im Rahmen von Panikattacken die körperlichen Symptome starke Fluktuationen aufweisen. Weitere Differenzialdiagnosen können zönästhetische Symptome bzw. wahnhafte Krankheitsüberzeugungen im Rahmen **psychotischer Störungen** sein (s. S. 134 ff.).

4.9.4 Therapie

Es gibt keine spezifische Therapie. Die Strategie muss auf den Einzelfall ausgerichtet sein. Im Vordergrund stehen **verhaltenstherapeutische Methoden.**

Ziel ist es, dem Patienten beim Verständnis der psychischen Ursachen zu helfen und die privaten und sozialen Folgen gering zu halten. Weitere Ziele sind z. B. die Verminderung von Medikamenteneinnahme und die verringerte Inanspruchnahme medizinischer Einrichtungen (Tab. **4.76**).

Die Therapie sollte von einer **festen Bezugsperson** begleitet werden. Der sekundäre Krankheitsgewinn muss beachtet werden.

Verhaltenstherapie ist bei somatoformen Störungen gut untersucht. Wichtige Aspekte dabei sind z. B. die Bearbeitung von kognitiven Schemata und Überzeu-

4.9.4 Therapie

Eine allgemeingültige oder spezifische Therapie gibt es nicht. Die Strategie muss grundsätzlich auf die Bedingungen des Einzelfalles ausgerichtet werden. Im Vordergrund stehen **verhaltenstherapeutische Methoden**, während tiefenpsychologisch orientierte Verfahren wegen der meist vorhandenen ausgeprägten Abwehr eher geringe Erfolgsaussichten versprechen.
Das Ziel der Behandlung ist in der Regel nicht die vollständige Beseitigung jeglicher körperlicher Symptome, sondern besteht vielmehr darin, dem Patienten beim Verständnis der psychischen Ursachen zu helfen und die Beeinträchtigungen im persönlichen und sozialen Bereich möglichst gering zu halten. Auch die gezielte Verringerung von Medikamenteneinnahme, Vermeidung von Untersuchungen und Operationen sowie die verringerte Inanspruchnahme medizinischer Einrichtungen können relevante Therapieziele sein (Tab. **4.76**).
Die psychotherapeutische Führung der Patienten sollte möglichst von einer **festen Bezugsperson für einen längeren Zeitraum** übernommen werden. Eventuell bestehende Tendenzen zur Erlangung eines sekundären Krankheitsgewinns (z. B. Rente, Entschädigung) sollten beachtet, in ihrer Bedeutung jedoch nicht überbewertet werden.
Verhaltenstherapeutische Verfahren sind in ihrer Wirksamkeit bei somatoformen Störungen empirisch gut untersucht. Charakteristische Gemeinsamkeiten der verschiedenen Verfahren sind:

≡ 4.76 **Grundregeln der Patientenbetreuung bei somatoformen Störungen**

1. **Diskussion über die Realität der Beschwerden vermeiden**
   - Beschwerden sind ernst zu nehmen und differenzialdiagnostisch relevant
   - Vermeidung einer zu frühen Herstellung der Verbindung zwischen somatischen Beschwerden und psychischen Phänomenen
2. **Regelmäßige Kontakttermine**
   - Planung kurzer Nachuntersuchungstermine, um eine Entkopplung zwischen dem Auftreten neuer Symptome und dem Arztbesuch zu erreichen
3. **Regelmäßige körperliche Untersuchungen**
   - Erfassung oder Ausschluss eventueller begleitender somatischer Krankheiten
4. **Hilfsuntersuchungen nur bei klarer Indikation**
   - bei ausreichenden Vorbefunden (z. B. Labor, EKG, EEG, CT) sollten Kontrolluntersuchungen nur bei begründetem Verdacht oder bei längerfristiger Betreuung erfolgen
5. **Behandlung gleichzeitig vorliegender psychischer Störungen**
   - prognostische Relevanz der rechtzeitigen Therapie einer evtl. vorliegenden Angst- oder depressiven Störung berücksichtigen
6. **Arztwechsel vermeiden**
   - grundsätzlich sollte die Behandlung in einer Hand bleiben
   - Überweisung an einen Spezialisten nur bei klarer Indikation und genauer Informationsweitergabe unter Einbeziehung des Patienten (betonen, dass es um kein „Wegschicken" geht, sondern dass die Behandlung danach fortgesetzt wird)

≡ 4.76

- Bearbeitung von kognitiven Schemata und Überzeugungen hinsichtlich der somatischen Symptome
- Sensibilisierung gegenüber den kognitiven Effekten von Aufmerksamkeit und Körperwahrnehmung
- Reduktion von vermeidenden Bewältigungsstrategien (Coping) und Aufbau von alternativen Lösungsstrategien
- physische Aktivierung und Bestärkung von „Normalverhalten".

Psychoanalytisch orientierte Verfahren fokussieren insbesondere auf die Bearbeitung folgender Aspekte:

- wichtige biographische Themen, wie z. B. frühe traumatisierende Verluste von Elternfiguren
- beeinträchtigende Erfahrungen mit schwerwiegenden eigenen Erkrankungen oder denen von nahen Angehörigen
- evtl. tief verankerte Schuldgefühle und Bestrafungswünsche.

Bei einigen Formen der somatoformen Störung ist der Einsatz von **Antidepressiva** indiziert. Dies gilt insbesondere für die somatoformen Schmerzstörungen, bei denen insbesondere trizyklische Antidepressiva (z. B. Amitriptylin) in ihrer Wirksamkeit gut gesichert sind. Auch bei begleitender depressiver Symptomatik können Antidepressiva hilfreich sein. Bei Behandlung mit **Benzodiazepinen** muss berücksichtigt werden, dass die Patienten mit somatoformen Störungen gehäuft zu einer missbräuchlichen Anwendung neigen. Eine Benzodiazepin-Behandlung sollte deshalb nur kurzfristig und unter sorgfältiger Kontrolle erfolgen. Patienten mit einer somatoformen Symptomatik sind zudem häufig besonders sensibel in Bezug auf Medikamentennebenwirkungn. In einzelnen Fällen somatoformer Störungen kann mit dem zeitlich begrenzten Einsatz niedrig dosierter Neuroleptika ein entspannender Effekt erreicht werden.

4.9.5 Verlauf

In der Regel ist mit einem **längerfristigen Krankheitsverlauf** zu rechnen. Kurzfristige und situativ ausgelöste Symptome werden mit der Diagnose nicht erfasst. Die **hypochondrische Störung** verläuft meist chronisch, kann jedoch Intensitätsschwankungen der Symptomatik zeigen. Die Prognose ist unterschiedlich, einige Patienten können die Beschwerden relativ gut kompensieren,

---

gungen hinsichtlich der somatischen Symptome oder die Sensibilisierung gegenüber den kognitiven Effekten von Aufmerksamkeit und Körperwahrnehmung.

Psychoanalytische Verfahren fokussieren besonders auf die Bearbeitung früherer Traumatisierungen, eigener Krankheitserfahrungen und evtl. vorhandener Schuld- und Bestrafungsgefühle.

Bei depressiver Symptomatik und bei Schmerzsyndromen können **Antidepressiva** und niedrig dosierte Neuroleptika erwogen werden.
Die medikamentöse Behandlung mit **Benzodiazepinen** darf wegen der Gefahr der Abhängigkeitsentwicklung nur kurzfristig durchgeführt werden.

4.9.5 Verlauf

In der Regel ist mit einem **längerfristigen Krankheitsverlauf** zu rechnen. Die Prognose der **hypochondrischen Störung** ist unterschiedlich, häufig verläuft sie chronisch. Bei einigen Patienten kann die

Symptomatik jedoch spontan abklingen. Komorbide Störungen (z. B. Depressivität, Sucht) müssen frühzeitig erkannt und behandelt werden.

zum Teil kommt auch ein spontanes Abklingen der Symptomatik vor. In anderen Fällen bleibt eine relevante Beeinträchtigung durch die Beschwerden über lange Zeit erhalten. Von besonderer Bedeutung für die Prognose ist es, eventuell bestehende komorbide Störungen (Depressivität, Angst, Sucht) frühzeitig zu erkennen und spezifisch zu behandeln.

Die **Somatisierungsstörung** und die **somatoforme Schmerzstörung** sind meist chronisch verlaufende Beschwerdebilder mit fluktuierender Symptomatik. Abhängigkeit oder Missbrauch von Medikamenten werden häufig beobachtet.

Auch bei der **Somatisierungsstörung** und der **somatoformen Schmerzstörung** handelt es sich um ein meist chronisch verlaufendes Beschwerdebild mit fluktuierender Symptomatik. Medikamentenabhängigkeit oder -missbrauch (meist Beruhigungsmittel oder Analgetika) werden häufig beobachtet. In einigen Fällen kommt es zu umfangreichen körperlichen Untersuchungen oder sogar Operationen, bis schließlich die psychische Ursache der Störung erkannt wird. Die Prognose und das Ansprechen auf psychotherapeutische Ansätze sind individuell sehr unterschiedlich.

4.9.6 Weitere Formen

4.9.6 Weitere Formen

Einige weitere klinisch relevante Störungen lassen sich aufgrund der klinischen Symptomatik bzw. der Ätiopathogenese ebenfalls der Gruppe der somatoformen Störungen zuordnen.

Die **Neurasthenie** ist ein Zustand der anhaltenden übersteigerten Erschöpfung schon nach geringen Belastungen mit seelischen und körperlichen Symptomen.

Die **Neurasthenie** (ICD-10: F48.0) beschreibt auf der klinischen Ebene einen Zustand anhaltender übersteigerter Müdigkeit und Erschöpfung, anhaltende Schlafstörungen sowie exzessive Ermüdbarkeit selbst nach geringen seelischen und körperlichen Anstrengungen. Fluktuierende Konzentrationsstörungen, muskuläre Schwäche, lokalisierte Muskelschmerzen und andere körperliche Missempfindungen sind dabei häufige Begleitsymptome.

Das **Fibromyalgie-Syndrom** ist gekennzeichnet durch Schmerzen in verschiedenen Körperregionen, verbunden mit unspezifischen körperlichen Symptomen und psychischen Auffälligkeiten.

Phänomenologisch den somatoformen Schmerzstörungen ähnlich ist das **Fibromyalgie-Syndrom**. Dies zeichnet sich durch muskuloskeletale Schmerzen und allgemeine Steifigkeit in mindestens 3 anatomisch unterschiedlichen Regionen aus. Dabei besteht eine gehäufte Assoziation mit Schlafstörungen, Müdigkeit, Kopfschmerzen, Wetterfühligkeit, Colon irritabile und depressiven Symptomen. Die exakte diagnostische Einordnung dieses Syndroms ist nicht geklärt, Überschneidungen mit psychischen Symptomen sind häufig.

Das **chronische Müdigkeitssyndrom (CFS)** soll vorwiegend nach körperlichen Erkrankungen auftreten und mehr als 6 Monate anhalten. Neben der erhöhten Erschöpfbarkeit kommt es zu vielfältigen körperlichen Beschwerden.

Symptomatisch bestehen breite Überschneidungen zum **chronischen Müdigkeitssyndrom** (chronic fatigue syndrome, postvirales Müdigkeitssyndrom, CFS). Diese Störung soll vorwiegend nach körperlichen Erkrankungen (insbesondere nach viralen Infekten) auftreten; eine Dauer von mehr als 6 Monaten wird zur Diagnosestellung vorausgesetzt. Die Patienten klagen neben persistierender Müdigkeit häufig über körperliche Beschwerden wie Halsschmerzen, schmerzhafte Lymphknoten, wandernde Arthralgien und Tinnitus.

Die Neurasthenie und das chronische Müdigkeitssyndrom sind keine abgrenzbaren psychiatrischen Krankheitsbilder, sondern sind **weitgehend unspezifisch**. Ähnliche Beschwerden können im Rahmen vielfältiger anderer psychiatrischer Erkrankungen beobachtet werden. In empirischen Studien fanden sich bei 50–80 % der Patienten mit CFS frühere oder aktuelle psychische Störungen.

Während die Neurasthenie als Diagnose schon eine lange und wechselvolle Geschichte aufzuweisen hat, ist das chronische Müdigkeitssyndrom besonders in den letzten Jahren zunehmend häufiger diagnostiziert und zeitweise fast zu einer „Modediagnose“ geworden. Beide Formen bilden keine homogenen Krankheitsbilder mit einheitlicher Ursache und Verlauf, sondern sind in ihrer klinischen Ausprägung weitgehend unspezifisch und können häufig auch im Kontext mit anderen psychischen Störungen beobachtet werden (z. B. depressive Störungen, Angsterkrankungen, aber auch neuromuskuläre [Fibromyalgie-Syndrom], endokrine [z. B. Hypothyreose] und Autoimmunerkrankungen). In empirischen Studien fanden sich bei 50–80 % der Patienten mit CFS frühere oder aktuelle psychische Störungen.

Ätiologisch ist ein komplexes Zusammenwirken biologischer, psychischer und sozialer Faktoren anzunehmen.

Die Ätiopathogenese ist weitgehend ungeklärt. Es ist aber sicher, dass diesen Beschwerden eine **komplexe Ätiologie** zugrunde liegt. Dabei gibt es sowohl biologische (z. B. eine immunologische Regulationsstörung oder muskelphysiologische Besonderheiten) als auch psychologische Modelle (somatisierende kognitive Attributionen, intrapsychische Erlebnisaspekte, Besonderheiten der Persönlichkeitsstruktur).

Auch das in letzter Zeit häufig diskutierte **„chemische Hypersensitivitätssyndrom“** ist kein einheitliches Krankheitsbild. Ähn-

Die Vorstellung von einer Verursachung dieser Symptome durch vielfältige schädigende Einflüsse aus der Umwelt hat in der letzten Zeit zu einer intensiven und kontroversen Diskussion um ein **chemisches Hypersensitivitätssyn-**

drom (Multiple Chemische Sensitivität; MCS) geführt. Bisher lässt sich empirisch jedoch noch nicht begründen, dass es sich hierbei um ein abgrenzbares (psychiatrisches) Krankheitsbild handeln könnte. Ähnlich umstritten ist das sog. **„Sick-Building-Syndrom"** (SBS). Als Auslöser werden dabei Einflüsse durch ungenügende Klimatisierung von Räumen angeschuldigt. Auch hier gibt es Überschneidungen zu somatoformen Störungen.

lich umstritten ist das sog. **„Sick-Building-Syndrome"**.

Das **Burn-out-Syndrom (Erschöpfungssyndrom)** ist keine psychiatrische Diagnose im engeren Sinne, spielt aber besonders in der psychologischen und psychotherapeutischen Betreuung von Menschen eine Rolle, die regelmäßig und langfristig, beruflich oder privat in einer helfenden oder pflegenden Funktion für andere Menschen sind.

Das **Burn-out-Syndrom (Erschöpfungssyndrom)** kann bei Menschen auftreten, die regelmäßig und langfristig helfende oder pflegende Funktion haben.

▶ **Merke: Burn-out („Ausgebranntsein")** ist eine anhaltende Stressreaktion auf arbeitsbezogene Belastungen. Es beschreibt einen Zustand, in den ein helfender Mensch geraten kann, der permanent im beruflichen Alltag überfordert wird. Es kommt sowohl zu psychischen und körperlichen Beschwerden als auch zu relevanten Änderungen im Verhalten und in den Einstellungen. Dieses Syndrom kann vorübergehend oder langfristig bestehen. Nicht immer kommt ihm Krankheitswert zu.

◀ **Merke**

Über die Häufigkeit gibt es keine sicheren Angaben. In Rettungsdiensten durchgeführte Studien (z. B. Rettungssanitäter, Feuerwehr) zeigten, dass etwa 10 % von einer Burn-out-Symptomatik betroffen und 20 % diesbezüglich gefährdet sind. Bei der Entstehung wirken individuelle Faktoren, Arbeitsbedingungen und das gesellschaftliche Umfeld zusammen. Typisch sind:

- **psychische Symptome:** Hoffnungslosigkeit, Hilflosigkeit, Schuldgefühle, Konzentrationsprobleme, verlangsamtes Denken, Nervosität, aggressive Impulse
- **körperliche Symptome:** Erschöpfung, Kopfschmerzen, Übelkeit, Appetitverlust, Schlafstörungen, Verdauungsprobleme, Herzbeschwerden, sexuelle Probleme.

Bis zu 20 % der Menschen in solchen Berufen sind von der Burn-out-Symptomatik bedroht. Typisch sind **psychische Symptome** wie z. B. Hoffnungslosigkeit, Hilflosigkeit, Schuldgefühle, aggressive Impulse und **körperliche Symptome** (z. B. Erschöpfung, Kopfschmerzen, Schlafstörungen, Herzbeschwerden, sexuelle Probleme).

Diese Symptome führen zu **Konsequenzen im Verhalten** des Betroffenen, wie z. B. übersteigerte Aktivitäten, Unruhe, unorganisiertes Verhalten, vermehrter Alkoholkonsum, und **Konsequenzen in seinen sozialen Beziehungen**, wie Rückzug von Freunden oder Ungeduld und Unbeherrschtsein gegenüber Patienten. Außerdem kann es zu **Konsequenzen auf Einstellungen und Haltungen** kommen (Zynismus, Gleichgültigkeit, Pessimismus).

Diese Symptome können zu **Konsequenzen im Verhalten, in sozialen Beziehungen** und **auf Einstellungen und Haltungen** des Betroffenen führen.

Im Umgang und in der Therapie ist es von besonderer Bedeutung, individuell bedeutsame Stressoren zu identifizieren und möglichst zu vermeiden, neue Stressbewältigungsformen zu entwickeln und soziale Unterstützung zu organisieren.

In der Therapie müssen Stressoren identifiziert und neue Bewältigungsstrategien entwickelt werden.

4.9.7 Komorbidität

Die somatoformen Störungen umfassen eine Vielzahl von psychischen Symptomen, die auch im Rahmen anderer psychischer Erkrankungen vorkommen. Diagnostische Überschneidungen zu weiteren psychischen Störungen sind deshalb häufig. Es wird davon ausgegangen, dass bei etwa ⅔ der Patienten gleichzeitig weitere psychische Störungen vorliegen. Dabei handelt es sich in erster Linie um depressive Störungen, aber auch um Angst- und Panikstörungen sowie um Persönlichkeitsstörungen.

4.9.7 Komorbidität

Somatoforme Störungen zeigen eine häufige Überschneidung zu anderen psychischen Erkrankungen. Am häufigsten besteht eine Verbindung mit depressiven Erkrankungen, sowie mit Angststörungen und Persönlichkeitsstörungen.

4.10 Essstörungen

4.10.1 Allgemeines

▶ Definition

4.10 Essstörungen

4.10.1 Allgemeines

▶ **Definition:** Essstörungen sind durch intensive Furcht vor dem Dickwerden, verändertes Essverhalten sowie eine Störung der Körperwahrnehmung charakterisiert. Bei der **Anorexia nervosa** (Magersucht) kommt es zu erheblichem Gewichtsverlust und typischen Symptomen (z. B. Amenorrhö), bei der **Bulimia nervosa** (Ess-Brech-Sucht) zu Heißhungerattacken und oft selbstinduziertem Erbrechen. Sekundäre somatische Veränderungen sind häufig.

Die Häufigkeit von Essstörungen hat zugenommen. Es besteht dabei eine Parallele zu gesellschaftlichen Entwicklungen, die das Schlanksein als Schönheitsideal propagieren. Unabhängig von ihrem Körpergewicht möchten Frauen im Durchschnitt etwa 5 kg leichter sein.

Essstörungen gehören zu den psychiatrischen Erkrankungen, deren Häufigkeit in den letzten Jahrzehnten zugenommen hat. Dabei lässt sich eine gewisse Parallelität zu gesellschaftlichen Entwicklungen feststellen, die das Schlanksein oft unkritisch als fast absolutes Schönheitsideal propagieren. Dieser gesellschaftliche Druck betrifft ganz vorwiegend Frauen und hat u. a. dazu geführt, dass Frauen in Deutschland im Durchschnitt um 5 kg leichter sein wollen als sie es tatsächlich sind. Dieser Wunsch betrifft sowohl übergewichtige, normalgewichtige und sogar untergewichtige Frauen.

Auslösend wirken die **verzerrte Wahrnehmung** des eigenen Körpergewichts, genetische, hirnorganische und psychologische Faktoren.

Diese **verzerrte subjektive Wahrnehmung** der eigenen Person und besonders des Körpergewichts kann zu einem psychiatrisch relevanten Problem und einer wesentlichen Bedingung für die Auslösung einer Essstörung werden. Darüber hinaus sind **genetische, hirnorganische und psychologische Faktoren** an der Entstehung beteiligt.

Der Begriff **„Anorexie"** bedeutet wörtlich übersetzt Appetitverlust, **„Bulimie"** bedeutet „Ochsenhunger" und weist auf die Heißhungerattacken hin. Der Zusatz „nervosa" soll die seelische Verursachung beschreiben. Übergänge und Kombinationen zwischen beiden Erkrankungen kommen vor **(Bulimarexie).**

Anorexie bedeutet wörtlich übersetzt „Appetitverlust" oder „Appetitverminderung". Dieser Begriff ist jedoch eher irreführend, da bei magersüchtigen Patienten nicht die Appetitveränderung, sondern die Veränderung des Körpergefühls und ein auffälliges Essverhalten im Vordergrund stehen. Der Begriff der **Bulimie** (wörtlich: „Ochsenhunger") weist auf das führende Symptom der Heißhungerattacken hin. Der Zusatz „nervosa" soll ausdrücken, dass Essstörungen eine seelische Ursache zugrunde liegt. Auch wenn die Symptomatik unterschiedlich ist, so gibt es doch **Kombinationen und Übergänge zwischen beiden Formen (Bulimarexie).**

Die **Adipositas** ist die sozialmedizinisch bedeutsamste Essstörung, sie wird jedoch in der Regel nicht als primäre psychische Störung betrachtet. 5–10 % der Krankheitskosten in den industrialisierten Ländern sind der Adipositas und ihren Folgeproblemen zuzurechnen.

Als sozialmedizinisch bedeutsamste Form der Essstörung ist die **Adipositas** anzusehen. Diese wird bei einem Body-Mass-Index > 30 diagnostiziert. Es wird davon ausgegangen, dass etwa jeder dritte erwachsene Bundesbürger deutlich übergewichtig ist und aus medizinischen Gründen Gewicht abnehmen sollte. Dies hat zur Folge, dass 5–10 % der Krankheitskosten in Deutschland und anderen Industrieländern der Adipositas bzw. ihren Folgeerkrankungen zuzurechnen sind. Traditionell wird die Adipositas jedoch nicht als (primär) psychische Störung angesehen, obwohl sowohl eine Vielzahl von ursächlichen Faktoren als auch Folgeprobleme psychiatrische Relevanz haben. Auch in den modernen psychiatrischen Klassifiaktionssystemen wird das Übergewicht nicht als eigenständige Störung klassifiziert. Es gibt aber ernst zu nehmende Hinweise darauf, dass der psychische Prozess, der das Entstehen von Adipositas begünstigt, dem psychischen Prozess bei den typischen Essstörungen, also der Anorexie und der Bulimie, zumindest ähnlich ist.

Historisches: Der französische Internist und Nervenarzt **Ernest-Charles Lasègue** und der Engländer **William Gull** beschrieben 1873 die **„Anorexia hysterica"** erstmals als eigenständiges Krankheitsbild.

Historisches: Als Erstbeschreiber der **Anorexia nervosa** gelten der französische Internist und Nervenarzt **Ernest-Charles Lasègue** und der Engländer **William Gull**, die 1873 die **„Anorexia hysterica"** erstmals als eigenständiges Krankheitsbild beschrieben. Lasègue wies bereits auf den primären Krankheitsgewinn, die auffällige Krankheitsverleugnung und das überaktive Verhalten dieser Patienten hin. Wie aus dem ursprünglichen Namen hervorgeht, wurde eine Verbindung zu „hysterischen" Krankheitsbildern hergestellt, wie es auch in den Jahrzehnten davor üblich war. Ähnliche Beschwerdebilder wurden im 19. Jahrhundert auch unter den Begriffen „nervöse Dyspepsie" oder später auch der „Magenneurose" zusammengefasst.

4.77 **Klassifikation der Essstörungen nach ICD-10 und DSM-IV**

ICD-10	*DSM-IV*
Essstörungen (F50)	Essstörungen
▪ Anorexia nervosa (F50.0)	▪ Anorexia nervosa (307.1)
▪ Bulimia nervosa (F50.2)	▪ Bulimia nervosa (307.51)
▪ Essattacken bei sonstigen psychischen Störungen (F50.4)	
▪ Erbrechen bei psychischen Störungen (F50.5)	
▪ sonstige Essstörungen (F50.8)	▪ Essstörungen nicht näher bezeichnet (307.50)

4.77

Die Beschreibung der **Bulimia nervosa** erfolgte als eigenständige Form erstmals im DSM-III (1980). In den modernen Diagnosesystemen ICD-10 und DSM-IV werden für beide Erkrankungen klare Kriterien angegeben (Tab. **4.77**).

Die Beschreibung der **Bulimia nervosa** erfolgte als eigenständige Form erstmals im DSM-III (1980, Tab. **4.77**).

Epidemiologie: Bezogen auf die Gesamtbevölkerung ist die **Anorexia nervosa** eine eher seltene Störung. In der hauptsächlich betroffenen Risikogruppe junger Frauen zwischen 15 und 25 Jahren findet sich diese Erkrankung jedoch in bis zu 1 %. Einzelne Symptome einer Essstörung sind noch häufiger und werden in einer Häufigkeit bis zu 20 % in bestimmten Risikopopulationen angegeben. Die Anorexia nervosa weist zwei Erkrankungsgipfel im 14. und im 18. Lebensjahr auf. Die **Bulimie** kommt deutlich häufiger vor und wird bei jungen Frauen bei etwa 1–3 % gefunden. Diese Störung beginnt insgesamt etwas später mit einem Maximum im 18. Lebensjahr.

Beide Formen betreffen in der Mehrzahl Frauen. Nur 5–10 % der Betroffenen sind Männer. Essstörungen sollen in den mittleren und gehobenen sozialen Schichten häufiger auftreten. Insbesondere bei der Bulimie existiert jedoch eine hohe Dunkelziffer. Das auffällige Essverhalten wird oft vor der Umwelt verborgen, eine massive Gewichtsabnahme kann relativ lange von der Umgebung toleriert werden.

Epidemiologie: In der Risikogruppe der jungen Frauen zwischen 15 und 25 Jahren findet sich die **Anorexia nervosa** in bis zu 1 %. Sie weist zwei Erkrankungsgipfel auf (14. und 18. Lebensjahr). Die **Bulimie** ist häufiger, wird in der Gruppe der jungen Frauen bei etwa 1–3 % gefunden und beginnt etwas später (Maximum im 18. Lebensjahr).

Beide Formen der Essstörung betreffen in der Mehrzahl der Fälle Frauen. 5–10 % der Betroffenen sind Männer. Insbesondere bei der Bulimie existiert eine hohe Dunkelziffer.

Ätiopathogenese: Es besteht ein komplexes Zusammenspiel prädisponierender Faktoren und von Faktoren, die wechselseitig die Störung aufrechterhalten (Abb. **4.88**).

Sowohl für Anorexie als auch Bulimie sind **genetische Faktoren** belegt. Bei der Anorexie besteht für eineiige Zwillinge eine Konkordanzrate von 50 %, bei zweieiigen Zwillingen beträgt diese Übereinstimmung weniger als 10 %. Für Verwandte 1. Grades von Anorexie-Patienten ist außerdem die Erkrankungswahrscheinlichkeit achtmal höher als in der Normalbevölkerung.

Die Theorien über **organische Ursachen** sind sehr komplex und uneinheitlich. Sowohl Hunger- als auch Sättigungsgefühl werden durch Zentren im Hypothalamus reguliert. Die biologische Regulation des Essverhaltens bezieht darüber hinaus auch periphere Regulationsmechanismen (u. a. Signale aus dem Gastrointestinaltrakt) mit ein. Dabei spielen bestimmte Hormone und Überträgerstoffe eine wesentliche Rolle (z. B. CRF, Serotonin, Leptin). Für die Symptomatik von Essstörungen ist zudem von Bedeutung, dass die Nahrungsaufnahme in ähnlichen Zentren wie die sexuelle Aktivität und auch die Menstruation reguliert wird.

In **soziokultureller Hinsicht** kommt dem gesellschaftlichen Druck eine besondere Rolle zu. Intensiv diskutiert wird darüber hinaus die Rolle der **Familienstrukturen**. Insgesamt scheint in den Familien essgestörter Patienten häufig ein gestörtes Interaktionsmuster vorzuliegen (Rigidität, Überbehütung, Konfliktvermeidung, geringes Konfliktlösungspotenzial). Bereits Lasègue hatte 1873 geschrieben: „Die Patientin und ihre Familie sind als ein sehr eng gestricktes Ganzes zu betrachten, und wir erhalten ein falsches Bild von der Erkran-

Ätiopathogenese: Verschiedene Faktoren spielen zusammen (Abb. **4.88**).

Sowohl für Anorexie als auch Bulimie sind **genetische Faktoren** belegt.

Die Theorien über **organische Ursachen** sind komplex. Hunger- und Sättigungsgefühl werden vorwiegend im Hypothalamus reguliert. Darüber hinaus spielen auch periphere Regulationsmechanismen und bestimmte Hormone und Überträgerstoffe eine Rolle (z. B. Serotonin, Leptin).

In **soziokultureller Hinsicht** kommt dem gesellschaftlichen Druck eine besondere Rolle zu. Intensiv diskutiert wird darüber hinaus die Rolle der **Familienstrukturen**. Insgesamt scheint in den betroffenen Familien häufig eine gestörte Interaktion zu bestehen.

4.88 Gegenseitige Beeinflussung verschiedener Faktoren bei der Entstehung und Aufrechterhaltung von Essstörungen

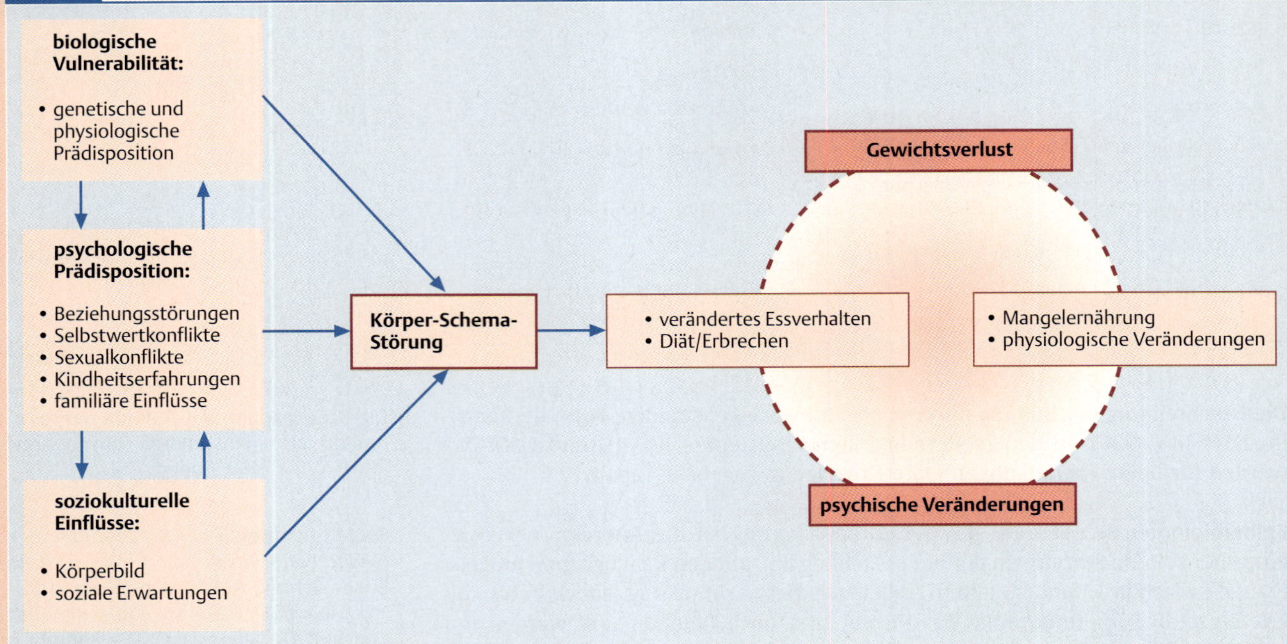

kung, wenn wir unseren Blick nur auf die Patientin richten." Es ist bis heute jedoch nicht geklärt, ob diese Verhaltensweisen eine notwendige Bedingung für die Entstehung der Erkrankung darstellen oder eher als ihre Folge anzusehen sind.

Auch **individuelle Eigenschaften** des Patienten sind zu berücksichtigen (z. B. Schwierigkeiten in der Identitätsfindung, Gefühl der eigenen Ineffektivität). Bei Patienten mit bulimischer Essstörung findet sich gehäuft affektive Instabilität sowie mangelnde Fähigkeit zur Impulskontrolle.

Individuelle Eigenschaften des Patienten sind ebenfalls zu berücksichtigen. Patienten mit Essstörungen zeigen während ihrer Entwicklung in der Pubertät und in der Adoleszenz Schwierigkeiten mit der Identitätsfindung und entwickeln unzureichende Kompetenzen zur Bewältigung alltagstypischer Anforderungen. Häufig findet sich ein tief verwurzeltes Gefühl der eigenen Ineffektivität, Misstrauen gegenüber zwischenmenschlichen Beziehungen und eine mangelnde Fähigkeit, die eigene Befindlichkeit wahrzunehmen. Bei Patienten mit bulimischer Essstörung finden sich zudem gehäuft affektive Instabilität sowie eine mangelnde Fähigkeit zur Impulskontrolle.

Aus **lerntheoretischer Sicht** ist die **Verknüpfung von Körpergewicht und Selbstwertgefühl** von Bedeutung. Die Reaktion der Umgebung spielt dabei eine besondere Rolle.

Aus **lerntheoretischer Sicht** ist besonders die **Verknüpfung von Körpergewicht und Selbstwertgefühl** von Bedeutung. Auch dabei spielt die Reaktion der Umgebung eine wichtige Rolle. Die Möglichkeit, das Körpergewicht fast nach Belieben manipulieren zu können (z. B. durch provoziertes Erbrechen oder Laxanzienabusus), wird fälschlicherweise als Problemlösungsstrategie eingesetzt.

Aus **tiefenpsychologischer Sicht** wird eine „zweiphasige Verdrängung" angenommen. Die Appetitstörung und das Erbrechen werden zudem als Ausdruck der Angst vor gesteigerten sexuellen Bedürfnissen angesehen („neurotische Regression").

Aus **tiefenpsychologischer Sicht** wird eine „zweiphasige Verdrängung" angenommen. Dabei führt die Abwehr der als bedrohlich empfundenen inneren Konflikte nicht zum Auftreten eines psychischen Symptoms (wie z. B. Angst), sondern zu körperlichen Abwehrvorgängen im Sinne der Essstörung. Die rein psychoneurotische Symptombildung würde nach dieser Theorie zur Abwehr zugrunde liegender Konflikte nicht ausreichen. Eine wesentliche Bedeutung kommt auch dem Versuch von essgestörten Patienten zu, die Kontrolle über seelische und körperliche Funktionen zu behalten. Nahrungsaufnahme wird in diesem Zusammenhang oft als Kontrollverlust erlebt. Die Appetitstörung und das Erbrechen werden in tiefenpsychologischen Theorien als Ausdruck der Angst vor gesteigerten sexuellen Bedürfnissen angesehen („neurotische Regression"). In der Regel soll die Beziehung zur (dominanten) Mutter ebenso gestört sein wie die Beziehung zum Vater, die eine ödipale Konfliktsituation darstellt.

4.10.2 Symptomatik und klinische Subtypen

Das gemeinsame Kernsymptom der Anorexie und der Bulimie ist die Störung der Körperwahrnehmung **(Körperschema-Störung)**. Besonders anorektische Patienten überschätzen ihren Körperumfang und halten sich trotz Untergewicht für zu dick (s. Abb. **4.91**, S. 275). Dabei sind bestimmte Körperregionen mehr von den Befürchtungen betroffen als andere (z. B. Bauch, Oberschenkel, Hüften, Abb. **4.89**). Die Körperschema-Störung steht in engem Zusammenhang mit dem **gestörten Essverhalten**. So werden vermeintlich hochkalorische Nahrungsmittel vermieden, und es kommt – besonders nach Heißhungerattacken bei der Bulimie – zum Versuch, zu viel aufgenommene Nahrungsmittel wieder loszuwerden, z. B. durch selbstinduziertes Erbrechen, Abführmittel, Einnahme von Diuretika sowie übertriebene körperliche Aktivitäten.
Gemeinsam ist Anorexie und Bulimie auch das **gehäufte Auftreten von affektiven Auffälligkeiten**, so z. B. depressiven Symptomen, Angst und Zwangssymptomen.

4.10.2 Symptomatik und klinische Subtypen

Gemeinsames Kernsymptom ist die gestörte Körperwahrnehmung **(Körperschema-Störung** (s. Abb. **4.91**, S. 275). Besonders anorektische Patienten überschätzen ihren Körperumfang (Abb. **4.89**).

Das **gestörte Essverhalten** zeigt sich in der Vermeidung vermeintlich hochkalorischer Nahrungsmittel und dem Versuch, zu viel aufgenommene Nahrungsmittel wieder loszuwerden (z. B. Erbrechen, Laxanzien).

Gehäuft finden sich **affektive Auffälligkeiten**, z. B. Angst, Depression, Zwangssymptome.

4.89 Patienten mit Essstörungen überschätzen meist ihren Körperumfang

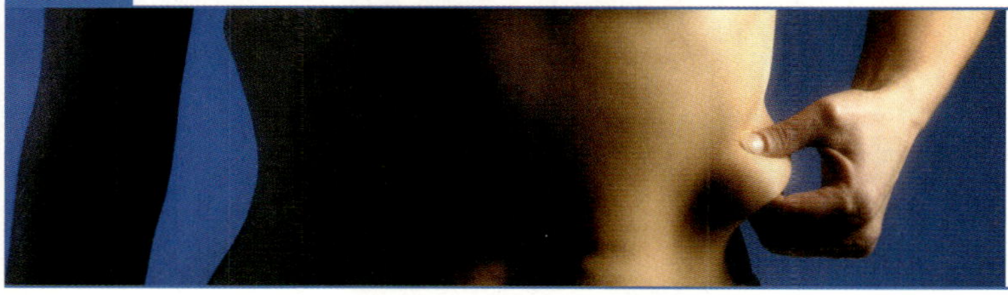

4.89

Anorexia nervosa

▶ **Synonym:** Magersucht

Das klinische Bild ist durch restriktives Diäthalten bis hin zur völligen Nahrungsverweigerung gekennzeichnet. Dadurch kommt es zu deutlicher, teilweise **extremer Gewichtsabnahme**. Durchschnittlich beträgt die Gewichtsabnahme etwa 45 % des Ausgangsgewichtes; für die Diagnosestellung wird ein Gewichtsverlust auf ein Körpergewicht von mindestens 15 % unter dem zu erwartenden Körpergewicht verlangt (Tab. **4.78**). Das Essverhalten ist auffällig: die Patienten brauchen lange für geringste Nahrungsmengen, zerpflücken die Speisen, essen unpassende Nahrungsmittel durcheinander und verzichten auf andere ganz (z. B. fleischhaltige Kost).
Die Erkrankung beginnt häufig mit einer Überwachung der Nahrungsaufnahme anhand eines Kalorienplanes. Viele Patienten weigern sich, an den gemeinsamen Mahlzeiten der Familie teilzunehmen. Wie oben beschrieben, können neben dem reinen Fasten oder Hungern noch andere Methoden zur Gewichtsreduktion angewandt werden (z. B. selbst induziertes Erbrechen oder übermäßige körperliche Aktivität). In einigen Fällen können auch bei der Anorexie Heißhungerattacken (wie bei der Bulimie) auftreten. Die Gewichtsabnahme kann bis hin zur **massiven Kachexie** reichen. Ein Körpergewicht von 25 bis 35 kg kann akute lebensbedrohliche Folgen haben (Abb. **4.90**).
Organisch kommt es besonders zu einer endokrinen Störung auf der Hypothalamus-Hypophysen-Achse. Diese manifestiert sich bei Frauen als Amenorrhö, bei Männern als Libido- und Potenzverlust. Außerdem ist der Plasma-Kortisolspiegel erhöht mit Verlust der physiologischen Tagesschwankung sowie einem reduzierten Gonadotropin-Spiegel. Weitere körperliche Folgen sind Bradykardie, Hypotonus, Hypothermie, Lanugo-Behaarung, Haarausfall und Ödeme. Die laborchemische Untersuchung zeigt eventuell eine Verminderung der Elektrolyte (z. B. Hypokaliämie), eine Leukopenie, erhöhte Transaminasen und ein

Anorexia nervosa

◀ **Synonym**

Durch restriktives Diäthalten bis zur völligen Nahrungsverweigerung kommt es teilweise zu **extremer Gewichtsabnahme** (Tab. **4.78**). Das Essverhalten ist auffällig: die Patienten brauchen z. B. lange für geringste Essmengen oder zerpflücken die Speisen. In einigen Fällen können auch bei der Anorexie Heißhungerattacken auftreten.

Die Gewichtsabnahme kann bis zur **massiven Kachexie** reichen (Abb. **4.90**).

Organisch kommt es insbesondere zu einer endokrinen Störung auf der Hypothalamus-Hypophysen-Achse (z. B. Amenorrhö, Libido- und Potenzverlust). Weitere körperliche Folgen sind u. a. Bradykardie, Haarausfall, Ödeme sowie laborchemische Veränderungen (z. B. Hypokaliämie). Bei ausgeprägtem Laxanzienabusus kann es zur Osteoporose kommen.

erniedrigtes Gesamteiweiß. Begleitend kann es bei ausgeprägtem Laxanzienabusus zu Osteomalazie und Osteoporose kommen.

▶ **Klinischer Fall.** Die jetzt 25-jährige Studentin wurde als zweites Kind einer Hausfrau und eines Bauingenieurs geboren. Ein Bruder ist sechs Jahre älter. Die Patientin berichtet, die frühkindliche Entwicklung sei völlig unauffällig gewesen. Die Erziehung ihrer Eltern sei ein Mittelmaß zwischen Freiheit und Strenge gewesen; die Mutter habe in der Erziehung dominiert, der Vater sei mehrere Jahre beruflich bedingt nur alle zwei Wochen zu Hause gewesen. Die Ehe der Eltern sei eher schlecht gewesen, sie hätten sich immer viel gestritten. Auch in der Partnerbeziehung dominierte die Mutter; sie selber habe sich mehr dem Vater angeschlossen. Häufig habe die Mutter versucht, Beziehungen zu Freundinnen zu unterbinden, so dass sie meist sehr isoliert gewesen sei. Jedes Gespräch über sexuelle Themen sei in der Familie völlig tabu gewesen.

In der Grundschule war die Patientin eine sehr gute Schülerin, im Gymnasium ließen die Leistungen langsam nach. Nach dem 11. Schuljahr ging die Patientin dann vom Gymnasium ab und besuchte eine höhere Handelsschule.

Sie gab an, in dieser Zeit habe dann ihre „Magersucht" begonnen. Damals habe sie zum ersten Mal einen festen Freund gehabt. Dieser habe ihr gegenüber wiederholt bemerkt, dass sie „zu fett" sei. Bei einer Körpergröße von 1,65 m habe sie damals etwa 55 kg gewogen. Die Bemerkungen ihres Freundes seien für sie aber nicht überraschend gekommen, da sie sich selber auch als zu dick erlebt habe. Innerhalb eines Jahres habe sie von 55 kg bis auf 35 kg Körpergewicht abgenommen, indem sie eine „sehr strenge Diät" eingehalten habe. Ab und zu habe sie auch einmal absichtlich erbrochen, wenn sie ihren Diätvorschriften nicht nachgekommen sei. Ihre Mutter habe die Gewichtsabnahme zunächst überhaupt nicht registriert, sondern es ihr erst – als sie bereits 35 kg wog – an ihrem Gesicht angesehen. Auch ihr Vater habe nichts davon bemerkt. Im übrigen habe sie zu dieser Zeit zu ihrer Mutter ein besseres Verhältnis gehabt, da ihr Vater eifersüchtig auf ihren damaligen Freund gewesen sei. Während dieser Phase habe sie einen ständigen Bewegungsdrang verspürt, habe auch für die Familie und andere gekocht. Nach einem Jahr habe sie die höhere Handelsschule dann abgebrochen. Sie sei zwar die Klassenbeste gewesen, aber mit den Lehrern und den Mitschülern habe sie nicht zurechtkommen können.

Vor jetzt sechs Jahren sei es zum ersten Krankenhausaufenthalt in einer internistischen Klinik gekommen. Sie sei von dort mit einem Körpergewicht von 42 kg entlassen worden.

Anschließend erfolgte eine ambulante psychotherapeutische Behandlung, die von der Patientin selbst – trotz Gewichtszunahme auf 50 kg – als völlig erfolglos eingestuft wurde. Nach dem Abbruch der ambulanten Behandlung nahm die Patientin innerhalb eines Jahres bis auf 28 kg ab und musste schließlich komatös erneut in ein Krankenhaus eingeliefert werden. Nach diesem Krankenhausaufenthalt begann die Patientin eine Aushilfstätigkeit als Kellnerin in einem Café. Sie gab an, sie habe damals einen ständigen Kampf mit dem Essen geführt.

In der Folgezeit kam es zu wiederholten stationären Behandlungen, vorübergehend auch in einer Spezialklinik für Anorexia nervosa. Zwischenzeitlich befand sich die Patientin mehrfach in ambulanter Psychotherapie, brach diese dann jedoch immer wieder kurzfristig ab. Aktuell führte eine deutliche depressive Verstimmung mit Antriebsminderung, innerer Leere und suizidalen Gedanken zur stationären Aufnahme. Das aktuelle Körpergewicht betrug 58 kg.

4.90 **Patientin mit Anorexia nervosa**

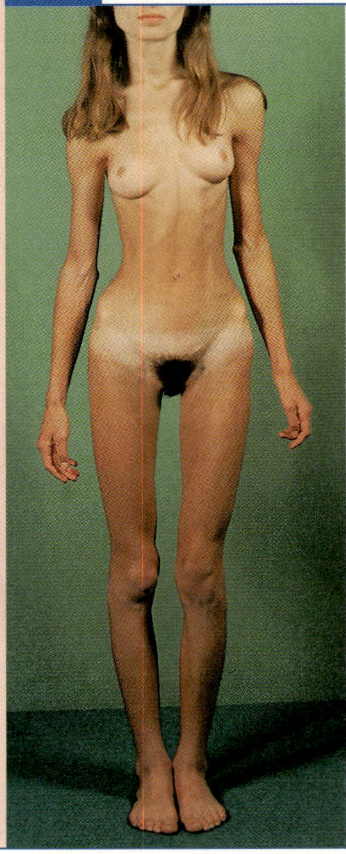

4.78 Symptomatik der Anorexia nervosa nach ICD-10 und DSM-IV

4.78

ICD-10	*DSM-IV*
▪ Tatsächliches Körpergewicht mindestens 15 % unter dem zu erwartenden oder Body-mass-Index von 17,5 oder weniger.	▪ Weigerung, das Minimum des für Alter und Körpergröße normalen Körpergewichts zu halten (z. B. der Gewichtsverlust führt dauerhaft zu einem Körpergewicht von weniger als 85 % des zu erwartenden Gewichtes).
▪ Der Gewichtsverlust ist selbst herbeigeführt durch Vermeidung von hochkalorischen Speisen und eine oder mehrere der folgenden Möglichkeiten: – selbstinduziertes Erbrechen – selbstinduziertes Abführen – übertriebene körperliche Aktivitäten – Gebrauch von Appetitzüglern und/oder Diuretika.	▪ Ausgeprägte Ängste vor einer Gewichtszunahme oder davor, dick zu werden, trotz bestehenden Untergewichts.
▪ Körperschema-Störung in Form einer spezifischen psychischen Störung.	▪ Störungen in der Wahrnehmung der eigenen Figur und des Körpergewichts, übertriebener Einfluss des Körpergewichts oder der Figur auf die Selbstbewertung, oder Leugnung des Schweregrades des gegenwärtigen geringen Körpergewichts.
▪ Endokrine Störung auf der Hypothalamus-Hypophysen-Achse. Sie manifestiert sich bei Frauen als Amenorrhö und bei Männern als Libido- und Potenzverlust.	▪ Bei postmenarchalen Frauen: Vorliegen einer Amenorrhö.
▪ Bei Beginn der Erkrankung vor der Pubertät ist die Abfolge der pubertären Entwicklungsschritte verzögert oder gehemmt.	

Bulimia nervosa

Bulimia nervosa

▶ **Synonym:** Ess-Brech-Sucht

◀ Synonym

Das typische Symptom der Bulimie sind **rezidivierende Heißhungerattacken**. Dabei kommt es zum anfallsartigen, hastigen Hinunterschlingen großer, insbesondere hochkalorischer Nahrungsmengen. Es wird alles an Nahrung aufgenommen, was verfügbar ist („Syndrom des leeren Kühlschranks"). Im Anschluss an diese Attacken kommt es meist zum Erbrechen, das zunächst manuell provoziert wird und später fast reflexhaft abläuft. In der Zeit zwischen den Attacken versuchen die Betroffenen, eine Diät einzuhalten.

Das typische Symptom sind **rezidivierende Heißhungerattacken** mit anfallsartigem hastigen Hinunterschlingen großer Nahrungsmengen. Im Anschluss wird Erbrechen herbeigeführt.

▶ **Merke:** Viele Patienten mit Bulimie weisen zwar ein einigermaßen normales Körpergewicht auf, zeigen aber trotzdem Symptome der Mangelernährung (z. B. vegetative und gastrointestinale Störungen, Elektrolytverschiebungen).

◀ Merke

Dadurch kommt es zu ähnlichen körperlichen Folgen wie bei der Anorexie. Typisch ist eine ausgeprägte Karies sowie eventuell Schwielen an den Fingern oder Läsionen am Handrücken, die durch wiederholtes manuelles Auslösen des Würgereflexes bedingt sind (Tab. **4.79**). Die Symptomatik führt häufig zu

Es kommt zu ähnlichen körperlichen Folgen wie bei der Anorexie (Tab. **4.79**). Typisch ist eine Karies sowie evtl. Schwielen am Handrücken.

4.79

4.79 Symptomatik der Bulimia nervosa nach ICD-10 und DSM-IV

ICD-10	*DSM-IV*
▪ Andauernde Beschäftigung mit Essen, unwiderstehliche Gier nach Nahrungsmitteln; die Patienten erliegen Essattacken, bei denen große Mengen Nahrung in sehr kurzer Zeit konsumiert werden. ▪ Die Patienten versuchen, dem dickmachenden Effekt der Nahrung durch verschiedene Verhaltensweisen entgegenzusteuern. ▪ Die psychopathologische Auffälligkeit besteht in einer krankhaften Furcht davor, dick zu werden; die Patienten setzen sich eine scharf definierte Gewichtsgrenze, weit unter dem prämorbiden, vom Arzt als optimal oder „gesund" betrachteten Gewicht. ▪ Häufig lässt sich in der Vorgeschichte mit einem Intervall von mehreren Jahren eine Episode einer Anorexia nervosa nachweisen.	▪ Wiederholte Episoden von „Fressattacken": – Verzehr einer Nahrungsmenge in einem bestimmten Zeitraum, wobei diese Nahrungsmenge erheblich größer ist, als die Menge, die Menschen in einem vergleichbaren Zeitraum und unter vergleichbaren Bedingungen essen würden – Gefühl, während der Episode die Kontrolle über das Essverhalten zu verlieren. ▪ Wiederholte Anwendung von unangemessenen, einer Gewichtszunahme gegensteuernden Massnahmen (z. B. selbstinduziertes Erbrechen, Missbrauch von Laxanzien und Diuretika). ▪ Die „Fressattacken" und das unangemessene Kompensationsverhalten kommen drei Monate lang im Durchschnitt mindestens zweimal pro Woche vor. ▪ Figur- und Körpergewicht haben einen übermäßigen Einfluss auf die Selbstbewertung.

einem ausgeprägtem Leidensdruck mit evtl. deutlich ausgeprägter depressiver Symptomatik.

Das DSM-IV unterscheidet 2 Unterformen:
- **Purging-Typ:** Symptomatik ist mit Erbrechen oder anderen Maßnahmen verbunden
- **Nicht-Purging-Typ:** Essattacken ohne Erbrechen

Nach den DSM-IV-Kriterien werden zwei Untertypen der Bulimie unterschieden:
- Beim **„Purging"-Typ** ist die Symptomatik verbunden mit Erbrechen oder anderen unangemessenen, einer Gewichtszunahme gegensteuernden Maßnahmen
- Beim **„Nicht-purging"-Typ** liegen zwar Essattacken vor, aber kein Erbrechen oder andere unangemessene Verhaltensweisen.

Bei der **Binge-Eating-Störung** treten regelmäßige Essanfälle auf, bei denen ein deutlicher Leidensdruck besteht. Es fehlen dabei aber unangemessene kompensatorische Verhaltensweisen (wie z. B. Erbrechen).

Der „Nicht-purging"-Typ zeigt eine starke Überlappung zur sogenannten **Binge-Eating-Störung**. Dabei sind die Essanfälle verbunden mit Übergewicht, schnellem Essen, unangemessenem Völlegefühl, Essen, auch wenn kein Hunger vorhanden ist, verdecktem Essen vor anderen, Ekel oder Schuldgefühlen, Leidensdruck im Zusammenhang mit Essanfällen und Fehlen unangemessener kompensatorischer Verhaltensweisen (wie z. B. Erbrechen). Es sind weitere Untersuchungen erforderlich um zu überprüfen, ob es sich bei dieser Form wirklich um eine eigenständige Störung handelt.

▶ **Klinischer Fall.** Die jetzt 24-jährige kaufmännische Angestellte wurde mit einem Körpergewicht von 53 kg bei einer Körpergröße von 1,62 m mit der Einweisungsdiagnose einer Alkoholabhängigkeit stationär aufgenommen.
Zur Vorgeschichte berichtete sie, dass im Alter von 15 Jahren bei ihr erstmals eine anorektische Symptomatik aufgetreten sei. Sie habe damals bis auf 36 kg abgenommen. Damit habe sie ein Körpergewicht erreicht, bei dem sie sich fit und völlig leistungsfähig gefühlt habe. Sie habe zu diesem Zeitpunkt keinerlei körperliche Probleme gehabt. „Ihrer Mutter zuliebe“ habe sie nach einiger Zeit wieder mehr gegessen und sich bis auf 50 kg „aufgefressen“.
Nach dem Schulabschluss habe sie die erste Heißhungerattacke gehabt. Sie habe zunehmend Gefallen daran gefunden, sich den Finger in den Hals zu stecken, um Erbrechen zu provozieren. Zunächst sei es nur einmal pro Monat, später sehr viel häufiger dazu gekommen. Im Rahmen einer zweiten, länger dauernden Partnerschaft, die nach ihren Aussagen von einem Abhängigkeitsgefühl gegenüber dem Partner gekennzeichnet war, erlitt sie zunehmend Essattacken, die auch von einem vermehrten Alkoholkonsum begleitet wurden. Nachdem sich ihr Partner von ihr trennte, hatte sie zeitweise mehrfach täglich bulimische Attacken mit anschließendem Erbrechen. Sie schilderte, die Attacken vollzögen sich „ritualmäßig“. Erst würden die Salate, dann andere Gerichte wie Pizza oder warme Speisen sowie andere Fertiggerichte gegessen, dann Brote, Brötchen, Chips, Kekse, Schokolade. Diese Essensmenge würde nach ihrer Ansicht normalerweise für vier bis fünf Leute ausreichen. Begleitend habe sie zwei bis drei Flaschen Wein getrunken.
Ihre Kindheit habe sie in ganz schlechter Erinnerung. Der Vater sei für sie praktisch nicht existent gewesen, von der Mutter sei sie sehr streng erzogen worden. Mit ihrem zwei Jahre älteren Bruder habe sie sich sehr gut verstanden. In der Schule sei sie stets die Klassenbeste gewesen. Dennoch habe sie nie den Ruf einer Streberin gehabt. Auch mit den Lehrern später auf dem Gymnasium habe sie sehr viel privaten Kontakt gehabt, und diese hätten sie sehr geschätzt.

4.91 Die gestörte Körperwahrnehmung führt zu häufigen Gewichtskontrollen

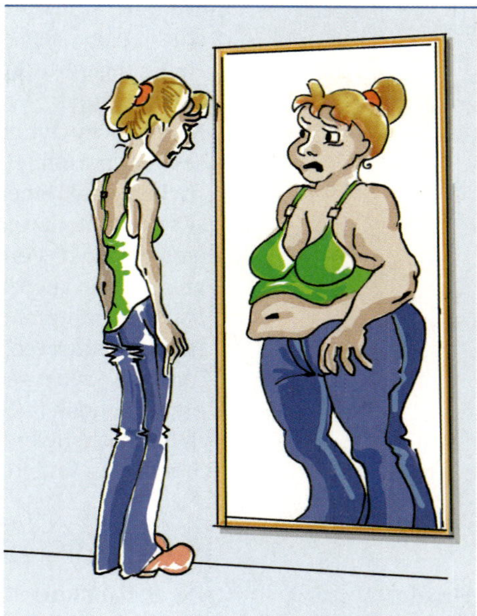

Die jetzige stationäre Behandlung gestaltete sich wechselhaft. Zunächst kam es unter Alkoholkarenz, begleitender antidepressiver Behandlung und stützender psychotherapeutischer Behandlung zu zunehmenden sozialen Aktivitäten. Im Rahmen eines Belastungsurlaubes kam es jedoch zu einem erneuten Auftreten bulimischer Attacken und nach einer weiteren Beurlaubung kehrte die Patientin nicht mehr in die Klinik zurück.

4.10.3 Diagnostik und Differenzialdiagnose

Diagnostik: Die Diagnose wird **klinisch** gestellt. Zur Beurteilung des Körpergewichtes werden verschiedene Berechnungsformeln verwendet.

▶ **Merke:** Der Body-mass-Index (BMI) stellt ein Maß für das Ausmaß an Über- bzw. Untergewicht dar.

$$BMI = \frac{\text{Körpergewicht [kg]}}{\text{Quadrat der Körpergröße [m}^2\text{]}}$$

Ein BMI von $< 17{,}5\ kg/m^2$ ist in Kombination mit den übrigen Kriterien verdächtig auf das Vorliegen einer Anorexia nervosa. Bei einem BMI > 30 wird vom Vorliegen einer Adipositas ausgegangen.

Bei der Berechnung nach **Broca** wird das Normalgewicht (in kg) als „Körpergröße (in cm) – 100“ berechnet. Für die Diagnose einer Anorexie wird ein Absinken des Körpergewichtes um mindestens 15 % unter das zu erwartende Gewicht verlangt. Diese Grenze ist zwar willkürlich, hat sich in der Praxis jedoch bewährt.
Bei bestehendem Verdacht auf eine Essstörung ist eine umfassende Eigen- und Fremdanamnese erforderlich, die insbesondere auf das Körperbild und das Essverhalten abzielt. Darüber hinaus muss eine sorgfältige körperliche Untersuchung einschließlich Labor und EKG erfolgen. Es ist zu beachten, dass bei demselben Patienten beide Formen der Essstörung gemeinsam oder nacheinander auftreten können. Besonders bei Patienten mit einer Bulimie lässt sich häufig mehrere Jahre zuvor die Symptomatik einer Anorexia nervosa beobachten.

4.10.3 Diagnostik und Differenzialdiagnose

Diagnostik: Die Diagnose wird **klinisch** gestellt.

◀ **Merke**

Bei der Berechnung nach **Broca** wird das Normalgewicht (in kg) als „Körpergröße (in cm) – 100“ berechnet.

Bei V. a. Essstörung muss neben einer umfassenden Anamnese eine sorgfältige körperliche Untersuchung einschließlich Labor und EKG erfolgen. Bei demselben Patienten können beide Formen der Essstörung gemeinsam oder nacheinander auftreten.

Differenzialdiagnose:
- organische Ursachen (z. B. Tumorerkrankungen, Stoffwechselstörungen, Magen-Darm-Störungen)
- Heißhungerattacken bei bestimmten neurologischen Erkrankungen (z. B. bestimmte Epilepsieformen)
- (vorübergehende) anorektische Reaktionen
- schizophrene Psychosen (s. S. 134 ff.)
- affektive Störungen (s. S. 73 ff.)
- Zwangserkrankungen (s. S. 125 ff.).

Die Abgrenzung fällt meist nicht schwer, da in diesen Fällen meist keine tiefgreifende Körperschema-Störung besteht.

Differenzialdiagnose: Notwendigerweise müssen **organische Ursachen** ausgeschlossen werden. Dazu gehören insbesondere konsumierende Erkrankungen (Tumorerkrankungen, chronische Erkrankungen), aber auch Stoffwechselstörungen (z. B. Hyperthyreose) und Magen-Darm-Erkrankungen.
Heißhungerattacken finden sich außerdem noch bei einigen **neurologischen Erkrankungen**, wie z. B. bestimmten Epilepsie-Formen, Hirntumoren, dem Klüver-Bucy-Syndrom (kombiniert mit oralen Automatismen) und beim Kleine-Levin-Syndrom (Hypersomnie-Bulimie-Syndrom). Die Abgrenzung von **anorektischen Reaktionen** ist wichtig. Darunter wird eine vorübergehende anorektische Symptomatik verstanden, die sich nach akuten belastenden Situationen einstellt (z. B. Verlust, Unfall, Operation). Im Gegensatz zur Anorexia nervosa nehmen die anorektischen Reaktionen keinen chronischen Verlauf. Eine anorektische Symptomatik kann außerdem bei fast jeder anderen psychiatrischen Störung auftreten. Besonders häufig ist ein gestörtes Essverhalten bei **schizophrenen Psychosen** (s. S. 134 ff.), **affektiven Störungen** (s. S. 73 ff.) und **Zwangserkrankungen** (s. S. 125 ff.) zu beobachten. Die Abgrenzung zu diesen Störungen fällt nicht schwer, da in diesen Fällen meist keine tiefergehende Körperschema-Störung zu finden ist.

4.10.4 Therapie

Die Therapie erfordert ein strukturiertes und differenziertes Vorgehen. Schwierig ist die meist **geringe Einsicht** der Patienten in den Krankheitscharakter der Störung.

Häufig muss eine **stationäre Behandlung** erfolgen, u. a. bei Gewichtsverlust unter 75 % des Normalgewichtes, bedrohlichen Folgeerscheinungen (z. B. Elektrolytverschiebungen, Exsikkose, Bradykardie), depressiver Verstimmung mit Suizidgefahr.

Die stationäre Behandlung orientiert sich meist an einem stufenweise aufbauenden Vorgehen, das insbesondere **lerntheoretische Kenntnisse** mit einbezieht (Tab. **4.80**).

4.10.4 Therapie

Die Behandlung stellt eine Herausforderung an ein strukturiertes und differenziertes therapeutisches Vorgehen dar. Gerade bei diesen Störungen steht einer multifaktoriellen Entstehung auch ein multimodaler Therapieansatz gegenüber. Eine grundsätzliche Schwierigkeit ist die meist **geringe Einsicht** der Patienten in den Krankheitscharakter der Störung und teilweise sogar eine regelrechte Therapieverweigerung.
Da die Anorexia nervosa eine potenziell lebensbedrohliche Erkrankung darstellt, muss in der **akuten Erkrankungsphase** häufig eine **stationäre Behandlung** erfolgen. Kriterien für die stationäre Therapie sind u. a.:
- Gewichtsverlust unter 75 % des Normalgewichts
- bedrohliche körperliche Folgeerscheinungen (z. B. Elektrolytverschiebungen, Exsikkose, Bradykardie)
- depressive Verstimmung mit Suizidgefahr.

Auch ausgeprägte psychosoziale Probleme, wie eine festgefahrene familiäre Interaktion, soziale Isolation oder stark eingeschränkte Leistungsfähigkeit, können eine Indikation zur Aufnahme in eine Spezialklinik sein. Die stationäre Behandlung orientiert sich meist an einem stufenweise aufbauenden Vorgehen, das insbesondere **lerntheoretische Kenntnisse** mit einbezieht (Tab. **4.80**).

▶ **Merke**

▶ **Merke:** Notwendige Voraussetzung für eine erfolgreiche psychotherapeutische Arbeit ist das Erreichen eines ausreichenden Körpergewichts sowie die Wiederherstellung eines normalen Essverhaltens.

In der akuten Phase steht oft die Therapie körperlicher Folgen im Vordergrund (Ausgleich von Elektrolytstörungen, Kalorienzufuhr).

Verhaltenstherapeutische Verfahren stehen im Vordergrund. Mittel- oder langfristige Ziele können dann in einer **Umstrukturierung des Verhaltens** bestehen, so dass alternative Verhaltensweisen zu einer Quelle positiver Befriedigung werden und damit das anorektische Verhalten ersetzen. Erkenntnisse der Tiefenpsychologie können in ein solches Therapiekonzept

In der akuten Phase einer Essstörung steht oft die Therapie der körperlichen Folgen im Vordergrund. Dazu gehört insbesondere der Ausgleich evtl. vorhandener Elektrolytstörungen. Bei lebensbedrohlichem Untergewicht kommt der Kalorienzufuhr oberste Priorität zu. Bei fehlender Krankheitseinsicht und akuter Gefährdung muss diese auf richterliche Anordnung notfalls auch ohne Zustimmung des Patienten erfolgen (s. S. 561 ff.).
Auch in der ambulanten Behandlung stehen **verhaltenstherapeutische Verfahren im Vordergrund**. Mittel- oder langfristige Ziele können dann in einer **Umstrukturierung des Verhaltens** bestehen, so dass alternative Verhaltensweisen zu einer Quelle positiver Befriedigung werden und das anorektische Verhalten ersetzen. Weitere Therapieziele sind die Behandlung der „Gewichtsphobie" oder der Angst vor einem Kontrollverlust über die Nahrungsaufnahme, die Behandlung der Körperschema-Störung sowie der Versuch, das überwältigende Gefühl der Unfähigkeit und Hilflosigkeit zu beseitigen. Auch sexuelles Verhal-

4.80 Stationäre Behandlung der Anorexia nervosa

1. **Phase Anhebung des Körpergewichts:** evtl. Nahrungsgabe über Magensonde, evtl. „Ausschluss der Familie“ erforderlich
2. **Phase Fremdsteuerung der Nahrungsaufnahme:** Essensplan, stärkere Einbeziehung der Familie, Psychotherapie (Einzel- und Gruppentherapie), körperbezogene Therapien
3. **Phase Selbststeuerung der Nahrungsaufnahme:** Psychotherapie (Familien-, Einzel- und Gruppentherapie), körperbezogene Therapien
4. **Phase Vorbereitung auf die Entlassung:** Schwerpunkt Familientherapie, zunehmende Integration in alle Lebensbereiche

4.80

ten und zwischenmenschliche Beziehungen müssen Aspekte eines solchen psychotherapeutischen Vorgehens sein. Erkenntnisse der Tiefenpsychologie können in ein solches Therapiekonzept eingebaut sein, eine analytische Psychotherapie alleine ist jedoch kaum Therapie der ersten Wahl.

eingebaut sein, eine analytische Psychotherapie allein ist jedoch kaum Therapie der ersten Wahl.

In der Therapie von Essstörungen wird häufiger auch die **systemische Familientherapie** eingesetzt. Bei diesem Therapieverfahren wird berücksichtigt, dass der als Symptomträger in Behandlung kommende Patient nicht eine intrapsychische Störung aufweist, deren Behandlung zur Symptomheilung führt, sondern dass die Familie als das soziale Beziehungsgefüge das Erleben und Verhalten des Patienten weitgehend determiniert und die eigentliche Störung aufweist.

Die **systemische Familientherapie** betrachtet den Patienten als Symptomträger: Die Familie als das soziale Beziehungsgefüge determiniert sein Erleben und Verhalten und weist die eigentliche Störung auf.

Durch zusätzliche **soziotherapeutische Maßnahmen** (z. B. Tagesstrukturierung, betreutes Wohnen) muss das soziale Umfeld so strukturiert werden, dass ein erreichter Therapieerfolg auch über einen längerfristigen Zeitraum stabil bleiben kann.

Zusätzlich werden **soziotherapeutische Maßnahmen** eingesetzt (z. B. betreutes Wohnen).

Der Einsatz von **Psychopharmaka** spielt bei Essstörungen eine **eher nachgeordnete Rolle**. Die Behandlung der Bulimia nervosa erfolgt mit trizyklischen (u. a. Imipramin, Amitriptylin, Desipramin) und serotonergen (Fluoxetin, Fluvoxamin, Paroxetin) Antidepressiva sowie mit Monoaminoxidase-Hemmern (Moclobemid) und empfiehlt sich bei **depressiver Symptomatik**, aber auch zur **Rückfallprophylaxe**. Insgesamt sind die Ergebnisse hinsichtlich der wirksamen Beeinflussung der bulimischen Kernsymptomatik (Heißhungerattacken, Erbrechen) sowie einer Reduktion zusätzlicher depressiver Symptome positiv.

Der Einsatz von **Psychopharmaka** spielt eine **nachgeordnete Rolle** und ist besonders bei **depressiver Symptomatik**, aber auch zur **Rückfallprophylaxe** geeignet. Die Behandlung der Bulimia nervosa erfolgt mit trizyklischen und serotonergen Antidepressiva sowie MAO-Hemmern.

Die Ergebnisse der psychopharmakologischen Therapie bei der Anorexia nervosa sind weniger ermutigend. Hier ergibt sich eine Indikation insbesondere in der **Akutphase** und bis zum Erreichen eines ausreichenden Körpergewichts sowie bei deutlicher depressiver Verstimmung. Verwendet werden sowohl Neuroleptika als auch Antidepressiva. Die Wirkung ist häufig durch die schlechte Compliance der Patienten beeinträchtigt.

Bei der Anorexia nervosa werden Neuroleptika oder Antidepressiva in der **Akutphase** bis zum Erreichen eines ausreichenden Körpergewichts sowie bei deutlicher depressiver Verstimmung eingesetzt.

4.10.5 Verlauf

Bei der **Anorexia nervosa** wurde in Untersuchungen nach 4 bis 5 Jahren ein guter Heilungserfolg bei etwa 40 % der Patienten gefunden, 25 bis 30 % der Patienten boten einen eher ungünstigen Verlauf. „Guter Erfolg“ bezeichnet in diesem Zusammenhang ein Körpergewicht zwischen 85 und 115 % des Normbereiches und das Auftreten einer regelmäßigen Menstruation. In Studien, die einen längeren Zeitraum überblicken, sind die Zahlen etwas günstiger. Hier wird bei 60 bis 75 % der Patienten Beschwerdefreiheit beschrieben. Auf der anderen Seite des Spektrums steht die ernstzunehmende Mortalität. Nach 4 bis 5 Jahren wurden Todesfälle in etwa 5 %, nach 20- bis 30-jährigem Verlauf sogar bei 15 bis 20 % der Betroffenen beobachtet.

4.10.5 Verlauf

Bei der **Anorexia nervosa** wurde ein günstiger Ausgang nach 4–5 Jahren in etwa 40 % gefunden (Gewicht zwischen 85 und 115 % des Normgewichtes, regelmäßige Menstruation). Todesfälle treten in bis zu 20 % auf.

▶ Merke

▶ **Merke:** Essstörungen sind potenziell chronische Erkrankungen. Die Anorexia nervosa ist mit einer hohen Mortalitätsrate belastet.

Bei Beginn vor dem 11. Lebensjahr ist die Prognose sehr schlecht.

Patienten mit einem frühen Beginn der Störung sollen eine bessere Prognose aufweisen. Beginnt die Erkrankung allerdings schon in der präpubertären Phase (vor dem 11. Lebensjahr), ist die Prognose deutlich schlechter.

Bei der **Bulimia nervosa** sind die Informationen über den Langzeitverlauf noch spärlich.

Bei der **Bulimia nervosa** sind die Informationen über den Langzeitverlauf noch spärlich. In einer Studie über zwei Jahre wurde bei 41 % der Patienten nach diesem Zeitraum noch eine bulimische Symptomatik gefunden.

Relativ häufig kommt es zum Übergang in **affektive Störungen** (depressive Symptomatik), **Zwangsstörungen** und **Sucht**.

Relativ häufig wird ein Übergang in **affektive Störungen** (depressive Symptomatik, s. S. 82 ff.) und **Zwangsstörungen** (s. S. 125 ff.) gefunden. Häufig kommt es auch zum Auftreten einer **Suchtproblematik** (s. S. 306 ff.).

▶ Merke

▶ **Merke:** Im Verlauf von Essstörungen ist besonders auch auf das mögliche Auftreten von **Suizidalität** zu achten.

4.10.6 Komorbidität

Die häufigsten psychischen Begleiterkrankungen sind Persönlichkeitsstörungen sowie depressive und Angst-Erkrankungen.

4.10.6 Komorbidität

Essstörungen zeigen ein weites Spektrum von Komorbidität mit anderen psychischen Störungen. In erster Linie geht es dabei um Persönlichkeitsstörungen, depressive und Angst-Erkrankungen. Auch Überschneidungen mit Zwangsstörungen treten auf.

4.11 Sexuelle Störungen

4.11.1 Allgemeines

▶ **Definition:** Unter sexuellen Störungen werden im Folgenden alle Störungen verstanden, die in erster Linie Auswirkungen im Bereich des sexuellen Verhaltens haben. Dazu gehören insbesondere **sexuelle Funktionsstörungen**, wie Störungen des sexuellen Verlangens, der sexuellen Erregung und der Orgasmusfähigkeit. Psychiatrisch bedeutsam sind weiterhin **Störungen der Geschlechtsidentität** und die **Störungen der Sexualpräferenz (Paraphilien)**.

In kaum einem anderen Bereich menschlichen Verhaltens zeigen sich die **direkten Beziehungen zwischen seelischen und körperlichen Funktionen** so deutlich wie im Bereich der Sexualität. Die Beschäftigung mit sexuellen Störungen ist deshalb eine Herausforderung an praktisch alle medizinischen Fachdisziplinen. Wenn sexuelle Störungen die psychische Situation eines Menschen so nachhaltig stören, dass sie zu einem großen subjektiven Leidensdruck führen, werden sie zu einem relevanten psychiatrischen Problem.

Da sich auf dem Gebiet der Sexualität häufiger als in vielen anderen psychischen Bereichen große **individuelle Unterschiede** finden, fällt die **Abgrenzung** zwischen gestörtem und ungestörtem Verhalten sehr schwer. Sexuelles Verhalten ist abhängig von vielen **unterschiedlichen Faktoren,** wie z. B. kultureller Prägung, Erziehung, persönlicher Einstellung und der Partnerbeziehung. Unterschiedliche Einstellungen prägen dabei nicht nur den Patienten, sondern auch den diagnostizierenden und behandelnden Arzt. In den Bereich sexueller Störungen spielen außerdem gesellschaftliche und politische Aspekte hinein. Beispiele dafür sind die unterschiedliche Bewertung homosexuellen Verhaltens, die Probleme der HIV-Infektion bzw. AIDS-Erkrankung sowie die rechtliche Beurteilung abweichenden sexuellen Verhaltens.

Im Folgenden sollen die verschiedenen Störungsbereiche detaillierter dargestellt werden (Tab. **4.81**). Dabei wird der Schwerpunkt auf die aus psychiatrischer Sicht relevanten Probleme gelegt. Eine umfassende Darstellung menschlichen Sexualverhaltens soll speziellen Lehrbüchern vorbehalten bleiben.

Historisches: Die Sexualwissenschaft oder Sexologie, wie sie heute verstanden wird, hat eine relativ kurze Geschichte. Lange Zeit haben sich Ärzte nur am Rande mit den sexuellen Problemen ihrer Patienten beschäftigt, was aber nicht ausschließt, dass die Behandlung sexueller Funktionsstörungen Wurzeln hat, die sehr viel weiter zurückreichen. Diese wechselvolle Geschichte zeigt sich deutlich bei den verwendeten Begriffen. Sexuelles Verhalten, das von einer Verhaltensnorm abwich, die die meisten Menschen für sich akzeptierten, wurde z. B. mit dem Begriff „Perversion" belegt. Darin drückte sich nicht nur eine Beschreibung, sondern auch eine Wertung dieses Verhaltens aus. Lange Zeit wurde darunter auch homosexuelles Verhalten verstanden, das bis 1970 in Deutschland noch einen Straftatbestand darstellen konnte.

Eine systematische Beschreibung von sexuellen Normabweichungen erfolgte erstmals 1886 in dem Werk „Psychopathia sexualis" des Wiener Psychiaters **Krafft-Ebing**. Darin wurde neben genetischen Faktoren auch die soziale und psychologische Beeinflussbarkeit dieser Störungen hervorgehoben. **Sigmund Freud** wies in seinem Werk besonders auf das Versagen von Entwicklungsprozessen in der Kindheit hin. In den modernen Klassifikationssystemen **ICD-10 und DSM-IV** werden beschreibende Kriterien für Störungen im sexuellen Bereich genannt, die auf Wertungen verzichten. Die sexuellen Funktionsstörungen werden hier in den Vordergrund gestellt. Der Begriff „Störungen der Sexualpräferenz" soll die Bezeichnung „Paraphilien" ablösen. Homosexualität ist seit dem DSM-III R nicht mehr als psychische Störung klassifiziert.

4.11 Sexuelle Störungen

4.11.1 Allgemeines

◀ **Definition**

Bei sexuellen Störungen zeigen sich **direkte Beziehungen zwischen seelischen und körperlichen Funktionen** besonders deutlich.

Aufgrund großer **individueller Unterschiede** fällt die **Abgrenzung** zwischen gestörtem und ungestörtem Verhalten sehr schwer. Wichtige Faktoren für die Einschätzung sind kulturelle Prägung, Erziehung, persönliche Einstellung, Partnerbeziehung. In den Bereich sexueller Störungen spielen außerdem auch gesellschaftliche und politische Aspekte hinein (z. B. Paraphilien).

Im Folgenden sollen die Störungsbereiche detaillierter dargestellt werden (Tab. **4.81**).

Historisches: Die Sexualwissenschaft oder Sexologie hat eine relativ kurze Geschichte. Lange Zeit haben sich Ärzte nur am Rande mit den sexuellen Problemen ihrer Patienten beschäftigt. Sexuelles Verhalten, das von einer bestimmten Verhaltensnorm abwich, wurde z. B. mit dem Begriff „Perversion" belegt. Darin drückte sich nicht nur eine Beschreibung, sondern auch eine Wertung aus.

Eine systematische Beschreibung von sexuellen Normabweichungen erfolgte erstmals 1886 durch den Wiener Psychiater **Krafft-Ebing**. Im **ICD-10 und DSM-IV** wird auf Wertungen verzichtet. Die sexuellen Funktionsstörungen stehen im Vordergrund. Homosexualität wird nicht mehr als psychische Störung klassifiziert.

4.81 Klassifikation sexueller Störungen nach ICD-10 und DSM-IV

ICD-10	*DSM-IV*
Sexuelle Funktionsstörungen, nicht bedingt durch eine organische Störung oder Krankheit **(F52)**	
▪ Störungen der sexuellen Appetenz	
– Mangel/Verlust von sexuellem Verlangen (F52.0)	– Störung mit verminderter sexueller Appetenz (302.71)
– sexuelle Aversion (F52.10)	– Störung mit sexueller Aversion (302.79)
– mangelnde sexuelle Befriedigung (F52.11)	
– gesteigertes sexuelles Verlangen (F52.7)	
▪ Störungen der sexuellen Erregung	
– Versagen genitaler Reaktionen (F52.2)	– Erektionsstörung beim Mann (302.72)
– Männer: Erektionsstörung	– Störung der sexuellen Erregung bei der Frau (302.72)
– Frauen: Mangel oder Ausfall der vaginalen Lubrikation	
– Orgasmusstörungen	
– Orgasmusstörungen (F52.3)	– weibliche Orgasmusstörung (302.72)
– Ejaculatio praecox (F52.4)	– männliche Orgasmusstörung (302.74)
	– Ejaculatio praecox (302.75)
▪ Störungen mit sexuell bedingten Schmerzen	
– nicht organischer Vaginismus (F52.5)	– Vaginismus (306.51)
– nicht organische Dyspareunie (F52.6)	– Dyspareunie (302.76)
Störungen der Geschlechtsidentität (F64)	
▪ Transsexualismus (F64.0)	▪ Geschlechtsidentitätsstörung (302)
▪ Transvestitismus unter Beibehaltung beider Geschlechtsrollen (F64.1)	
▪ Störung der Geschlechtsidentität in der Kindheit (F64.2)	
Störungen der Sexualpräferenz (F65)	
▪ Fetischismus (F65.0)	▪ Fetischismus (302.81)
▪ fetischistischer Transvestitismus (F65.1)	▪ transvestitischer Fetischismus (302.3)
▪ Exhibitionismus (F65.2)	▪ Exhibitionismus (302.4)
▪ Voyeurismus (F65.3)	▪ Voyeurismus (302.82)
▪ Pädophilie (F65.4)	▪ Pädophilie (302.2)
▪ Sadomasochismus (65.5)	▪ sexueller Masochismus (302.83)
	▪ sexueller Sadismus (302.84)

Epidemiologie: Mindestens 15 % der Patienten, die einen Arzt aufsuchen, haben so bedeutende sexuelle Probleme, dass eine Beratung und/oder Behandlung ratsam wäre.

Frauen klagen häufig über vermindertes sexuelles Verlangen und Orgasmusstörungen, Männer über Erektionsstörungen und vorzeitige Ejakulation.

Störungen der **sexuellen Appetenz** werden von 35 % der Frauen und 16 % der Männer berichtet. Störungen der **sexuellen Erregung** treten bei bis zu 1/3 verheirateter Frauen und ca. 20 % der Männer auf.

Bei Erektionsproblemen liegen häufig psychische Ursachen zugrunde.

Die Angaben zur **Häufigkeit von sexuellen Abweichungen** stammen meist aus forensischen Studien und sind nicht repräsenta-

Epidemiologie: Genaue Angaben über die Häufigkeit einzelner sexueller Störungen liegen bisher nicht vor. Aufgrund der unterschiedlichen Kriterien sowie der unklaren Grenze zwischen normalem sexuellem Verhalten und sexueller Störung ist es schwierig, allgemein gültige Zahlen zu erheben. Verschiedene Untersuchungen zeigten aber, dass mindestens 15 % der Patienten, die einen Arzt aufsuchen, so bedeutende sexuelle Probleme haben, dass eine qualifizierte Beratung und/oder Behandlung ratsam wäre.
Am häufigsten werden Störungen genannt, die im Rahmen der sexuellen Partnerschaft auftreten. Frauen sind vor allem von mangelndem sexuellen Verlangen und Orgasmusproblemen betroffen, Männer klagen vorwiegend über Erektionsstörungen und vorzeitige Ejakulation. Vaginismus oder verzögerte Ejakulation stellen seltener ein behandlungsbedürftiges Problem dar.
Störungen der sexuellen Appetenz werden von etwa 35 % der Frauen und 16 % der Männer angegeben. Die **Störungen der sexuellen Erregung** treten nach einigen Statistiken bei bis zu einem Drittel der verheirateten Frauen auf, bei Männern wird eine Häufigkeit von etwa 20 % angenommen. Etwa ein Drittel der verheirateten Männer klagt über das wiederholte Auftreten eines vorzeitigen Samenergusses (Ejaculatio praecox).
In der Mehrzahl der Fälle von Erektionsproblemen ist eine psychische Ursache vorhanden, körperliche Probleme sind diesbezüglich seltener. Eine sichere Relation der beiden Formen lässt sich nicht angeben.
Angaben über die **Häufigkeit von sexuellen Abweichungen** (Paraphilien) aus dem medizinischen Bereich gibt es kaum, die meisten Angaben stammen aus forensischen Studien. Im forensischen Bereich ist dabei der Exhibitionismus am häufigsten. Er wird fast nur bei Männern beobachtet. Diese Angaben sind

aber sicher nicht repräsentativ für die allgemeine Bevölkerung. In der Praxis werden subjektive Klagen über abweichendes Sexualverhalten nur selten vorgebracht.

tiv. Im forensischen Bereich kommt Exhibitionismus am häufigsten vor.

Ätiopathogenese: Eine einheitliche Theorie zur Entstehung sexueller Störungen existiert bis heute nicht und ist aufgrund der Komplexität und Vielfalt dieser Störungen auch nicht zu erwarten. Gerade bei sexuellen Störungen vermischen sich körperliche und seelische Aspekte. Diese sollen nachfolgend näher dargestellt werden, zunächst erfolgt jedoch eine Darstellung der **ungestörten sexuellen Entwicklung** und der verschiedenen **Phasen der sexuellen Erregung.**
Heute hat sich die Erkenntnis durchgesetzt, dass auch im Säuglings- und Kindesalter sexuelle Faktoren eine Rolle spielen und das spätere Sexualverhalten maßgeblich beeinflussen können. Die größte Bedeutung hat in diesem Zusammenhang das von Freud beschriebene **Entwicklungsmodell**, welches verschiedene Phasen (auch der sexuellen Entwicklung) beschreibt. Die Kindheitsentwicklung lässt sich danach in vier Phasen einteilen, von denen drei ihren Namen von den Organen erhalten, die je nach Entwicklungsstadium vorrangig der Triebbefriedigung des Kindes dienen. Es handelt sich dabei um die **orale Phase**, die **anale Phase**, die **phallische Phase** sowie die **Latenzperiode**. Dieses Modell ist nicht unumstritten, und man muss davon ausgehen, dass der Übergang zwischen diesen Stadien fließend ist und Züge von verschiedenen Phasen gleichzeitig vorhanden sein können.

- **orale Phase** (1. Lebensjahr): Vorwiegend beim Saugen und bei der Nahrungsaufnahme tritt ein lustvolles Gefühl auf.
- **anale Phase** (2. und 3. Lebensjahr): Gekennzeichnet durch das subjektiv wichtige Erleben von Ausscheidungsfunktionen.
- **phallische Phase** (4. bis 6. Lebensjahr): Die Betonung lustvollen Erlebens verschiebt sich zu den Geschlechtsorganen. In dieser Zeit werden die Kinder sich über Geschlechtsunterschiede klar und beginnen, andere Körper zu erforschen („Doktorspiele") und Fragen über Geschlechtsunterschiede zu stellen.
- **Latenzperiode** (7. bis 12. Lebensjahr): Das sexuelle Interesse des Kindes nimmt ab, die Interessen richten sich mehr auf die Erforschung der Umwelt.

Die **Pubertät** beginnt und endet bei Mädchen früher als bei Jungen. Zu den ersten deutlichen Pubertätszeichen gehören beim Mädchen die Vergrößerung der Mammae und die beginnende Schambehaarung, beim Jungen die Vergrößerung von Hoden und Skrotum. Das Alter für das Eintreten der Menarche liegt heute etwa zwischen 13 und 13½ Jahren. Im Jahr 1860 lag es noch bei durchschnittlich 16,5 Jahren und im Jahr 1920 bei etwa 14,5 Jahren. Die zeitliche Zuordnung der übrigen körperlichen Veränderungen ist aus Tab. **4.82** ersichtlich.
Zum Verständnis der Ursachen und Auswirkungen sexueller Störungen ist es auch erforderlich, die unterschiedlichen **Phasen der sexuellen Erregung** mit ihren psychischen und körperlichen Veränderungen bei Frauen und Männern zu kennen. Einen Überblick darüber geben Tab. **4.83** und Abb. **4.92**.

Ätiopathogenese: Eine einheitliche Enstehungstheorie existiert nicht. Bei sexuellen Störungen vermischen sich körperliche und seelische Aspekte.

Es ist heute bekannt, dass auch im Säuglings- und Kindesalter sexuelle Faktoren eine Rolle spielen. Nach dem **Entwicklungsmodell** von Freud lassen sich vier unterschiedliche Phasen abgrenzen:

- **orale Phase** (1. Lebensjahr; lustvolles Gefühl beim Saugen und der Nahrungsaufnahme)
- **anale Phase** (2. und 3. Lebensjahr; subjektiv wichtiges Erleben von Ausscheidungsfunktionen)
- **phallische Phase** (4. bis 6. Lebensjahr; lustvolles Erleben der Geschlechtsorgane)
- **Latenzperiode** (7. bis 12. Lebensjahr; Abnahme des sexuellen Interesses).

Die Grenzen zwischen den einzelnen Phasen sind fließend.

Die **Pubertät** beginnt und endet bei Mädchen früher als bei Jungen. Das Alter für das Eintreten der Menarche liegt heute etwa zwischen 13 und 13½ Jahren. Die körperlichen Veränderungen sind aus Tab. **4.82** ersichtlich.

Die Kenntnis der **Phasen sexueller Erregung** ist zum Verständnis sexueller Störungen erforderlich (Tab. **4.83**, Abb. **4.92**).

▶ **Merke:** Störungen der sexuellen Funktion können grundsätzlich in jedem Stadium der sexuellen Entwicklung auftreten und jede der dargestellten Phasen sexueller Erregung betreffen.

◀ **Merke**

Folgende Faktoren spielen bei der Ätiopathogenese sexueller Störungen eine wichtige Rolle (Abb. **4.93**):

- Sexuelle Störungen sind in der Regel nicht die Störung einer einzelnen Person, sondern einer partnerschaftlichen Beziehung zwischen zwei Menschen. Deshalb müssen sowohl die Probleme beider Partner als auch die **Probleme in der Partnerschaft** mit in die Überlegungen einbezogen werden.
- Sexuelle Störungen unterliegen einem ausgeprägten Einfluss **kognitiver Faktoren**, insbesondere den Einstellungen zu Sexualität und Partnerschaft.

Folgende Faktoren spielen bei der Ätiopathogenese eine wichtige Rolle (Abb. **4.93**):

- Probleme in der Partnerschaft
- kognitive Faktoren (Einstellungen zu Sexualität und Partnerschaft)
- Erziehungsfaktoren (Angst vor Strafe, fehlende Akzeptanz der eigenen Geschlechtsrolle)
- unzureichende Informationen über sexuelle Abläufe

4.82 Verlauf einer „normalen“ Pubertätsentwicklung

Alter (Jahre)	*Mädchen*	*Jungen*
9–10	– Veränderung der Vagina – Vergrößerung von Mammae und Becken – FSH-Anstieg im Blut	
10–11	– Auftreten der Schambehaarung – LH und Östradiol-Anstieg im Blut – Beschleunigung des Wachstums	– Vergrößerung von Hoden und Skrotum – FSH-Anstieg im Blut
11–12	– beobachtbare Vergrößerung der Geschlechtsorgane	– Vergrößerung des Penis – Auftreten der Schambehaarung – LH und Testosteron-Anstieg im Blut
12–13	– Pigmentierung der Areolae mammae – maximale Beschleunigung des Wachstums – apokrine Schweißdrüsensekretion	– Prostataaktivität – Beschleunigung des Wachstums
13–14	– Haare in der Achselhöhle – Menarche	– evtl. Vergrößerung der Mammae – apokrine Schweißdrüsensekretion
14–15	– Ovulation	– maximale Beschleunigung des Wachstums – Veränderung der Stimme – Haare in der Achselhöhle, Oberlippenbart – erste Ejakulation
15–16	– Akne – Veränderung der Stimme	– Akne – reife Spermatozoen
16–17	– Abschluss des Längenwachstums	– Körperbehaarung
17–18		– Abschluss des Längenwachstums

4.83 Phasen der sexuellen Erregung

Allgemeine psychische Veränderungen	*Allgemeine körperliche Veränderungen*	*Veränderungen bei der Frau (Beispiele)*	*Veränderungen beim Mann (Beispiele)*
Erregungsphase			
– zunehmendes Lustgefühl	– Puls- und Blutdruckanstieg – Atmung wird schneller – verstärkte Muskelspannung	– Lubrikation der Vagina – Erektion der Brustwarzen	– Erektion des Penis – Hoden werden nach oben gezogen – evtl. „sex flush“
Plateauphase			
– weiter zunehmendes Lustgefühl	– weiterer Puls- und Blutdruckanstieg – verstärkte Muskelspannung	– Bildung der vaginalen Manschette – Obere ⅔ der Scheide erweitern sich	– maximale Erektion – maximale Schwellung des Testes
Orgasmusphase			
– intensives Lustgefühl – äußere Einwirkungen werden abgeschirmt	– max. Puls- und Blutdrucksteigerung – max. Hautrötung – max. Muskelspannung	– rhythmische Kontraktionen des äußeren Scheidendrittels – Kontraktion des Uterus	– Schluss des Blasensphinkters – Ejakulation
Entspannungsphase			
– Gefühl der Befriedigung, evtl. Schlafbedürfnis	– Muskelentspannung – Puls, Blutdruck und Atmung kehren zu den Ausgangswerten zurück	– Entspannung des unteren Scheidendrittels – Rückgang der Brustvergrößerung	– Abnahme der Erektion – Skrotum und Hoden kehren zur normalen Größe zurück – Beginn der Refraktärphase

4.92 Sexueller Reaktionszyklus

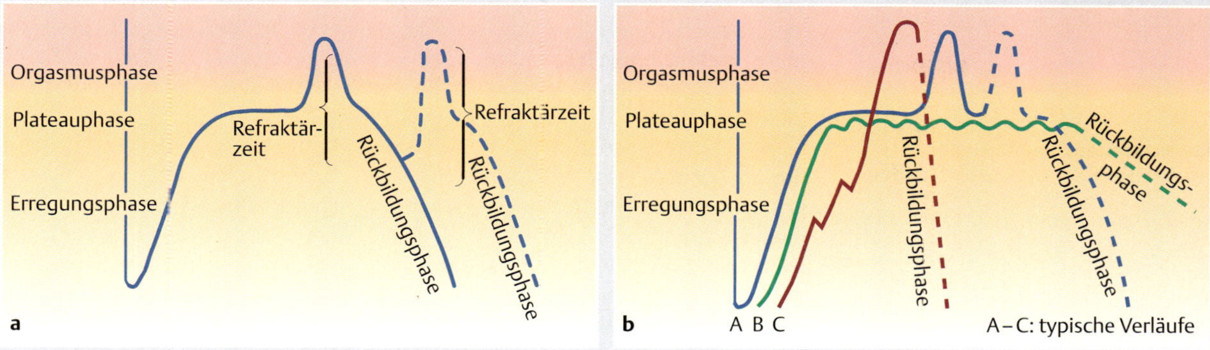

a beim Mann **b** bei der Frau.

4.93 Entstehung und Aufrechterhaltung funktioneller Sexualstörungen

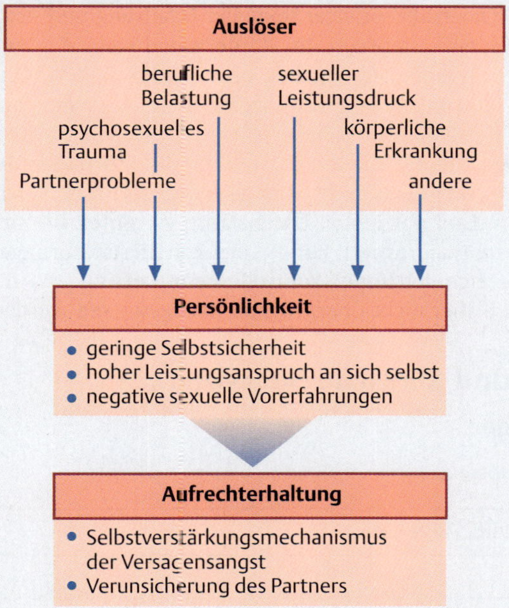

4.93

- Aktuelle Einstellungen zur Sexualität basieren zum großen Teil auf **Erziehungsfaktoren,** z. B. Angst vor Strafe wegen der Übertretung eines vermeintlichen Tabus, fehlende Akzeptanz der eigenen Geschlechtsrolle.
- Sexuelle Störungen basieren häufig auf fehlenden oder **unzureichenden Informationen** über sexuelle Abläufe. Dadurch entstehen Missverständnisse und Unsicherheiten. Beispiele sind mangelnde Informationen über den Ablauf des Geschlechtsverkehrs, die Häufigkeit sexueller Kontakte und Auswirkungen des Lebensalters auf die Sexualität.
- **Angst** stellt häufig einen zentralen Aspekt in der Genese dar. Subjektiv empfundener **Leistungsdruck** und **Erwartungsspannung** können zu sexuellen Störungen führen, die daraus resultierende Versagensangst verstärkt wiederum die Wahrscheinlichkeit für deren erneutes Auftreten.
- **Ungünstige äußere Faktoren** fördern ebenfalls das Auftreten sexueller Störungen (z. B. Angst vor einer [ungewollten] Schwangerschaft).

- Angst, Leistungsdruck und Erwartungsspannung
- ungünstige äußere Faktoren (z. B. Angst vor ungewollter Schwangerschaft).

Aus **psychoanalytischer Sicht** stellen sexuelle Dysfunktionen ein Symptom dar, das sich aus unbewussten Konflikten herleitet, die bis in die Kindheit zurückreichen.

Aus **psychoanalytischer Sicht** stellen sexuelle Dysfunktionen ein Symptom dar, das sich aus unbewussten, bis in die Kindheit zurückreichenden Konflikten herleitet. Dabei spielt die Beziehung zu den Eltern eine besondere Rolle. Es wird eine starke Gefühlsbindung an den gleichgeschlechtlichen Elternteil sowie eine ambivalente Beziehung zum jeweils gegengeschlechtlichen Elternteil angenommen. Daraus können sich gestörte Beziehungen zum jeweiligen Partner entwickeln.

Im **Kollusionskonzept** werden unterschiedliche Typen neurotischer Partnerbeziehung beschrieben.

Psychodynamische Aspekte der Partnerbeziehung werden im sogenannten **Kollusionskonzept** beschrieben. Hierbei werden unterschiedliche Typen neurotischer Partnerbeziehung dargestellt, die durch komplementäres Kommunikationsverhalten bei gleichartigen Grundkonflikten der Partner gekennzeichnet sind (narzisstische, orale, anal-sadistische und phallisch-ödipale Partnerbeziehung). Diese grundlegende Störung der Partnerbeziehung drückt sich dann evtl. in Form anhaltender sexueller Beziehungsprobleme aus.

Die **verhaltenstherapeutische Analyse** muss verschiedene Faktoren berücksichtigen, z. B. Erwartungsängste, Einfluss von Werten und Normen oder Partnerkonflikte.

Aus **verhaltenstherapeutischer Sicht** kommt vor allem Erwartungsängsten, die sich aufschaukeln können, eine große Rolle zu. Darüber hinaus müssen Informations- und Erfahrungsdefizite sowie der Einfluss von Normen und Werten, persönlichen Ängsten und Partnerschaftskonflikten berücksichtigt werden.

In der Analyse muss auch ein möglicher **sexueller Missbrauch** (s. S. 461 ff.) berücksichtigt werden. Die Grenze zwischen gerade noch akzeptierter sexueller Erfahrung und subjektiv erlebtem sexuellem Missbrauch ist nicht scharf definiert.

Zunehmend stärker diskutiert wird der Einfluss von Erfahrungen des **sexuellen Missbrauchs** (s. S. 461 ff.). Bei der Analyse der Störung müssen traumatisierende Erfahrungen mit vorwiegend sexuellen Inhalten berücksichtigt werden. Dabei ist die Grenze zwischen gerade noch akzeptierter sexueller Erfahrung und sexuellem Missbrauch oft nicht eindeutig definiert. Im Vordergrund steht das subjektive Erleben der betroffenen Person. Die Angaben über die Häufigkeit sexueller Missbrauchssituationen schwanken sehr stark, verlässliche Angaben existieren zur Zeit nicht.

Über die Genese von **Störungen der Sexualpräferenz (Paraphilien)** existiert bis heute keine gültige Theorie. Aus psychoanalytischer Sicht wird eine Störung im Lauf der ersten Lebensjahre vermutet. Organische Ursachen konnten nicht nachgewiesen werden.

Bis heute existiert keine gültige Theorie, die die Entstehung der **Störungen der Sexualpräferenz (Paraphilien)** erklären könnte. Aus psychoanalytischer Sicht wird ebenfalls eine Störung im Lauf der ersten Lebensjahre vermutet, die sich allerdings erst nach der Pubertät manifestiert. Für die meisten dieser Störungen wird auch eine Störung im Bereich der Impulskontrolle vermutet (s. S. 370 ff.). Organische Ursachen konnten bisher nicht überzeugend nachgewiesen werden.

4.11.2 Symptomatik und klinische Subtypen

Sexuelle Funktionsstörungen

Störungen der sexuellen Appetenz

4.11.2 Symptomatik und klinische Subtypen

Sexuelle Funktionsstörungen

Störungen der sexuellen Appetenz

▶ Synonym

▶ **Synonym:** Sexuelle Anhedonie, Alibidämie

▶ Definition

▶ **Definition:** Grundproblem dieser Störungen ist eine Veränderung des sexuellen Verlangens.

Bei **Störungen des sexuellen Verlangens** sind individuelle Faktoren besonders zu berücksichtigen (z. B. Alter, Geschlecht, Lebensumstände). Wichtige Formen sind Störungen mit **sexueller Aversion** (Vermeidung sexueller Aktivitäten bei stark negativer Vorstellung von Partnerbeziehung) und **mangelnde sexuelle Befriedigung** (Tab. **4.84**).

Mangel oder Verlust von sexuellem Verlangen ist sehr viel häufiger als das Gefühl des gesteigerten sexuellen Verlangens. Individuelle Faktoren, die die sexuelle Leistungsfähigkeit beeinflussen sind z. B. Alter, Geschlecht und persönliche Lebensumstände. Diese müssen bei der Beurteilung unbedingt berücksichtigt werden. Bei Mangel an sexuellem Verlangen ist zu unterscheiden, ob die Vorstellung von einer sexuellen Partnerbeziehung so stark mit negativen Gefühlen verbunden ist, dass sexuelle Handlungen vermieden werden **(sexuelle Aversion),** oder ob zwar sexuelle Reaktionen normal verlaufen, der Orgasmus aber ohne entsprechendes Lustgefühl erlebt wird **(mangelnde sexuelle Befriedigung).** Über Störungen der sexuellen Befriedigung klagen Frauen häufiger als Männer (Tab. **4.84**).

Störungen der sexuellen Erregung

Störungen der sexuellen Erregung

▶ **Synonym:** Psychogene Impotenz

◀ Synonym

▶ **Definition:** Veränderungen genitaler Reaktionen, die die Durchführung eines befriedigenden Geschlechtsverkehrs erschweren oder behindern.

◀ Definition

Bei Männern handelt es sich dabei hauptsächlich um Erektionsstörungen, bei Frauen um den Mangel oder den Ausfall der vaginalen Lubrikation. Über den körperlichen Aspekt hinaus lässt sich auch der anhaltende oder wiederkehrende Mangel eines subjektiven Gefühls sexueller Erregung und Lust während der sexuellen Aktivität in diese Störungsgruppe einordnen.

Bei Männern handelt es sich hauptsächlich um Erektionsstörungen, bei Frauen um den Mangel oder den Ausfall der vaginalen Lubrikation.

4.84 Störungen der sexuellen Appetenz und der sexuellen Erregung nach ICD-10 und DSM-IV

ICD-10	*DSM-IV*
Störungen der sexuellen Appetenz	
▪ **Mangel oder Verlust von sexuellem Verlangen:** Der Verlust des sexuellen Verlangens ist das Grundproblem und beruht nicht auf anderen sexuellen Schwierigkeiten wie Erektionsstörungen oder Dyspareunie. Mangel an sexuellem Verlangen schließt sexuelle Befriedigung oder Erregung nicht aus, sondern bedeutet, dass sexuelle Aktivitäten seltener initiiert werden. ▪ **Gesteigertes sexuelles Verlangen:** Männer und Frauen (meist Teenager oder junge Erwachsene) klagen gelegentlich über ein gesteigertes sexuelles Verlangen als eigenständiges Problem. Handelt es sich um ein sekundär gesteigertes sexuelles Verlangen bei einer affektiven Störung oder in frühen Stadien einer Demenz, ist die zugrunde liegende Störung zu kodieren.	▪ **Störungen mit verminderter sexueller Appetenz:** Anhaltender oder wiederkehrender Mangel an sexuellen Phantasien oder des Verlangens nach sexueller Aktivität. Das Störungsbild verursacht deutliches Leiden oder zwischenmenschliche Schwierigkeiten.
Störungen der sexuellen Erregung	
▪ **Versagen genitaler Reaktionen:** – *Männer:* Erektionsstörungen. Das Hauptproblem ist die Schwierigkeit, die für einen befriedigenden Geschlechtsverkehr notwendige Erektion zu erlangen oder aufrechtzuerhalten. – *Frauen:* Mangel oder Ausfall der vaginalen Lubrikation. Dies kann psychisch bedingt, Folge einer lokalen Erkrankung oder eines Östrogenmangels sein.	▪ **Erektionsstörungen beim Mann:** Anhaltende oder wiederkehrende Unfähigkeit eine adäquate Erektion zu erlangen oder bis zur Beendigung der sexuellen Aktivität aufrechtzuerhalten. ▪ **Störung der sexuellen Erregung bei der Frau:** Anhaltende oder wiederkehrende Unfähigkeit, Lubrikation und Anschwellung des äußeren Genitale als Zeichen genitaler Erregung zu erlangen oder bis zur Beendigung der sexuellen Aktivität aufrechtzuerhalten.

▶ Klinischer Fall

▶ **Klinischer Fall.** Verheirateter, 42 Jahre alter Facharbeiter, seit dem 15. Lebensjahr an Migräne leidend, wurde von einer neurologischen Klinik wegen seiner seit drei Jahren bestehenden erektilen Dysfunktion überwiesen.
Er gibt an, seine sexuelle Entwicklung sei normal gewesen, seit seinem 27. Lebensjahr sei er mit einer gleichaltrigen Verkäuferin verheiratet. Zwei Kinder, acht und neun Jahre alt. Bis vor drei Jahren hatte er keine sexuellen Funktionsstörungen, und beide Partner waren damals beim Koitus ein- bis zweimal pro Woche zum Höhepunkt gekommen. Die Ehe war gut, aber die Frau war wohl die Stärkere, und er war sehr von ihr abhängig. Die Neurologen erklärten, dass die Potenzstörung nicht organisch oder medikamentös bedingt sei. Er konnte selbst keinen Grund dafür angegeben, warum die Impotenz gerade zu diesem Zeitpunkt eintrat. Die Potenzstörung mache ihm viel Kummer. Er habe oft kräftige, morgendliche Erektionen. Beim Versuch des Koitus schwinde die Erektion aber sofort. Er wirkte objektiv etwas deprimiert, entschuldigte sich viel. Ansonsten war der psychische Befund unauffällig.
Seine Frau bestätigte seine Angaben. Sie war eine große, mütterliche Frau von gutem Aussehen. Sie bedauerte das Problem und wollte gerne bei einer Therapie mitwirken, da sie ihren Mann gern habe.
Die Behandlung begann mit Koitus- und Masturbationsverbot und Instruktionen im Sensualitätstraining. Bei der zweiten Konsultation eine Woche später erzählten sie, dass sie zweimal das Koitusverbot übertreten hätten, das erste Mal sei es gut gegangen, das zweite Mal habe die Erektion versagt, als der Penis eingeführt werden sollte. Weiterhin wurde das Sensualitäts-Training empfohlen und Koitus und Ejakulation verboten. Bei der dritten Konsultation berichteten sie, dass sie keine Übungen gemacht hätten. Man diskutierte Leistungsangst, Selbstvertrauen und die Ursache des Widerstandes dagegen. Bei der vierten Konsultation berichteten sie, dass sie dreimal nach den Anweisungen geübt hätten, zweimal habe er stabile Erektionen bekommen, aber sie hätten keine Immissionsversuche vorgenommen. Bei der folgenden Konsultation hatten sie dreimal geübt, und jetzt konnte die Erektion aufrechterhalten werden.
Die Behandlung wurde siebenmal im Laufe von eineinhalb Monaten durchgeführt. Zwei Monate nach der letzten Konsultation wurde mitgeteilt, dass das Paar ein- bis zweimal pro Woche Koitus hatte, immer zur Befriedigung der Frau, indes konnte der Mann manchmal nicht zum Samenerguss kommen (gekürzt zitiert nach *Hertoft* 1989).

Orgasmusstörungen

▶ Definition

Frauen klagen häufiger als Männer über fehlenden oder stark verzögerten Orgasmus. Bei Männern ist der vorzeitige Samenerguss **(Ejaculatio praecox)** die am häufigsten geklagte Störung aus diesem Bereich (Tab. **4.85**). Die verzögerte Ejakulation **(Ejaculatio retarda)** kommt wesentlich seltener vor.

Störungen mit sexuell bedingten Schmerzen

Wiederkehrende oder anhaltende genitale Schmerzen vor, bei oder nach dem Geschlechtsverkehr werden als **Dyspareunie** (Algopareunie) bezeichnet. Häufig liegt eine lokale Ursache vor (z. B. nach Operation).

Vaginismus: anhaltende unwillkürliche Spasmen im äußeren Vaginaldrittel, wodurch der Scheideneingang verschlossen wird (Tab. **4.85**).

Orgasmusstörungen

▶ **Definition:** Die Störungen betreffen den Zeitpunkt oder das subjektive Erleben des Orgasmus.

Diese Störung sollte nur dann diagnostiziert werden, wenn eine normale sexuelle Erregungsphase vorausgegangen ist.
Frauen klagen häufiger als Männer darüber, dass der Orgasmus nicht oder nur stark verzögert eintritt. Die bei Männern am häufigsten geklagte Störung aus diesem Bereich ist der vorzeitige Samenerguss **(Ejaculatio praecox)**. Dabei handelt es sich um die Unfähigkeit, die Ejakulation so zu kontrollieren, dass der Geschlechtsverkehr für beide Partner befriedigend ist. In schweren Fällen erfolgt die Ejakulation vor dem Einführen des Penis in die Vagina, eventuell auch ohne Erektion (Tab. **4.85**). Die verzögerte Ejakulation **(Ejaculatio retarda)** kommt wesentlich seltener vor.

Störungen mit sexuell bedingten Schmerzen

Wiederkehrende oder anhaltende genitale Schmerzen vor, bei oder nach dem Geschlechtsverkehr werden als **Dyspareunie** (Algopareunie) bezeichnet. Häufig liegt diesen Schmerzen ein krankhaftes lokales Geschehen zugrunde (z. B. Entzündungen, Zustand nach Operation, Endometriose). Die Diagnose einer Dyspareunie sollte deshalb nur gestellt werden, wenn keine andere primäre Sexualstörung vorliegt.
Der (nicht organische) **Vaginismus** besteht in anhaltenden unwillkürlichen Spasmen im äußeren Drittel der Vaginalmuskulatur bzw. der Beckenbodenmuskulatur, wodurch der Scheideneingang verschlossen wird. Dadurch ist ein Geschlechtsverkehr unmöglich oder schmerzhaft (Tab. **4.85**).

4.85 Orgasmusstörungen und Störungen mit sexuell bedingten Schmerzen nach ICD-10 und DSM-IV

ICD-10	*DSM-IV*
Orgasmusstörungen	
▪ **Orgasmusstörung:** Der Orgasmus tritt nicht oder nur stark verzögert ein. Dies kann situativ, d. h. nur in bestimmten Situationen, mit psychogener Verursachung, oder ständig auftreten.	▪ **weibliche Orgasmusstörung:** anhaltende oder wiederkehrende Verzögerung oder Fehlen des Orgasmus nach einer normalen sexuellen Erregungsphase. Die Diagnose einer weiblichen Orgasmusstörung sollte auf der klinischen Einschätzung basieren, dass die Orgasmusfähigkeit der betreffenden Frau geringer ist als für ihr Alter, ihre sexuellen Erfahrungen und für die Art der vorangegangenen sexuellen Stimulation zu erwarten wäre. ▪ **männliche Orgasmusstörung:** Anhaltende oder wiederkehrende Verzögerung oder Fehlen des Orgasmus nach einer normalen sexuellen Erregungsphase während einer sexuellen Aktivität, die der Untersucher unter Berücksichtigung des Lebensalters der Person hinsichtlich Intensität, Dauer und Art als adäquat ansieht.
▪ **Ejaculatio praecox:** Unfähigkeit, die Ejakulation so zu kontrollieren, dass der Geschlechtsverkehr für beide Partner befriedigend ist. In schweren Fällen kann die Ejakulation vor der Immissio in die Vagina erfolgen oder auch ohne Erektion.	▪ Anhaltendes oder wiederkehrendes Auftreten einer Ejakulation bei minimaler sexueller Stimulation vor, bei oder kurz nach Penetration oder bevor die Person es wünscht.
Störungen mit sexuell bedingten Schmerzen	
▪ **Nicht organischer Vaginismus:** Spasmus der die Vagina umgebenden Beckenbodenmuskulatur, wodurch der Introitus verschlossen wird. Die Immissio ist unmöglich oder schmerzhaft.	▪ Wiederkehrende oder anhaltende unwillkürliche Spasmen der Muskulatur des äußeren Drittels der Vagina, die den Geschlechtsverkehr beeinträchtigen.
▪ **Nicht organische Dyspareunie:** Diese Kategorie sollte nur verwendet werden, wenn keine andere primäre Sexualstörung vorliegt, da eine Dyspareunie häufig einem lokalen krankhaften Geschehen zugeordnet werden kann.	▪ Wiederkehrende oder anhaltende genitale Schmerzen in Verbindung mit dem Geschlechtsverkehr, entweder bei einem Mann oder einer Frau.

Störungen der Geschlechtsidentität

▶ **Definition:** Tiefe Unzufriedenheit mit dem eigenen Geschlecht sowie dringender und anhaltender Wunsch, die Rolle des anderen Geschlechts teilweise oder vollständig anzunehmen.

Bei **Transsexualismus** besteht der Wunsch, als Angehöriger des anderen anatomischen Geschlechts zu leben und anerkannt zu werden. Durch eine hormonelle und chirurgische Behandlung soll der eigene Körper dem bevorzugten Geschlecht so weit wie möglich angeglichen werden. Die Mann-zu-Frau-Transsexualität kommt etwa zwei- bis dreimal häufiger vor als die Frau-zu-Mann-Transsexualität (s. a. S. 458 ff.).

Bei **Transvestitismus** besteht dagegen kein Wunsch nach langfristiger Geschlechtsumwandlung. Die vorübergehende Erfahrung der Zugehörigkeit zum anderen Geschlecht wird dabei durch Tragen der jeweils gegengeschlechtlichen typischen Kleidung zumindest teilweise erfüllt. Wird ein Patient mit Transvestitismus daran gehindert, diesem Verlangen zu folgen, so ist ihm unwohl, er fühlt sich unkonzentriert und bedrückt. Sobald er die Kleidung des anderen Geschlechtes tragen kann, erreicht er meist weitgehend sein psychisches Gleichgewicht. Diese Störung kommt praktisch nur bei Männern vor, die dann weibliche Kleidung tragen (Tab. **4.86**).

Störungen der Geschlechtsidentität

◀ **Definition**

Bei **Transsexualismus** besteht der Wunsch nach Geschlechtsumwandlung durch hormonelle und chirurgische Behandlung. Mann-zu-Frau-Transsexualität ist etwa zwei- bis dreimal häufiger als umgekehrt (s. a. S. 458 ff.).

Bei **Transvestitismus** wird die vorübergehende Erfahrung der Zugehörigkeit zum anderen Geschlecht durch Tragen der jeweils gegengeschlechtlichen typischen Kleidung erreicht. Es besteht kein Wunsch nach langfristiger Geschlechtsumwandlung. Diese Störung kommt praktisch nur bei Männern vor (Tab. **4.86**).

4.86

4.86 Störungen der Geschlechtsidentität nach ICD-10 und DSM-IV

ICD-10	*DSM-IV*
▪ **Transsexualismus:** Es besteht der Wunsch, als Angehöriger des anderen anatomischen Geschlechts zu leben und anerkannt zu werden. Dies geht meist mit dem Gefühl des Unbehagens oder der Nichtzugehörigkeit zum eigenen Geschlecht einher. Es besteht der Wunsch nach hormoneller und chirurgischer Behandlung, um den eigenen Körper dem bevorzugten Geschlecht so weit wie möglich anzupassen. ▪ **Transvestitismus unter Beibehaltung beider Geschlechtsrollen:** Dabei wird gegengeschlechtliche Kleidung getragen, um zeitweilig die Erfahrung der Zugehörigkeit zum anderen Geschlecht zu erleben. Der Wunsch nach Geschlechtsumwandlung oder chirurgischer Korrektur besteht nicht.	▪ Ein starkes und andauerndes Zugehörigkeitsgefühl zum anderen Geschlecht, d. h. nicht lediglich das Verlangen nach irgendwelchen kulturellen Vorteilen, die als mit der Zugehörigkeit zum anderen Geschlecht verbunden empfunden werden. ▪ Anhaltendes Unbehagen im Geburtsgeschlecht oder Gefühl, dass die Geschlechtsrolle des eigenen Geschlechts nicht richtig ist.

▶ Klinischer Fall

▶ **Klinischer Fall.** Die jetzt 25-jährige Patientin erschien zur Erstellung eines psychiatrischen Gutachtens. Damit sollte die Frage einer Kostenübernahme einer geschlechtsangleichenden Operation durch die Krankenkasse geklärt werden.
Die Patientin berichtete, sie sei als Junge geboren worden. Im Alter von etwa 16 Jahren habe sie jedoch bemerkt, dass irgendetwas mit ihr nicht stimme. Im Alter von ca. 18 Jahren sei ihr immer mehr klar geworden, dass sie eigentlich innerlich eine Frau sei. Zunächst habe sie sich gegen diese Überzeugung zu wehren versucht, schließlich habe sie jedoch diese Überzeugung akzeptieren müssen. Sie gibt an, alles andere wäre gelogen. Schon in der Schule hätten ihr Jungen Angst gemacht, sie habe auch nicht auf Jungentoiletten gehen können. Dinge, mit denen die Jungen gespielt hätten, seien für sie nie akzeptabel gewesen. Sie habe viel lieber mit Puppen gespielt und immer einen Horror vor dem Sport- und Schwimmunterricht gehabt. Auch habe sie außerordentlich unter ihren Gefühlen gelitten, habe immer mit sich im „Clinch“ gelegen. Die männlichen Genitalien seien ihr immer wie ein „Geschwür“ vorgekommen, sie habe sie als fremd erlebt. Mit 16 Jahren sei sie in die Homosexuellen-Szene geraten, ohne sich jedoch jemals homosexuell gefühlt zu haben. Daher sei dadurch auch eine nachhaltige Befriedigung nicht erfolgt. Sie habe immer als Frau akzeptiert werden wollen.
Für ihre Eltern sei Sexualität immer ein Tabuthema gewesen. Die Erziehung durch den Vater war eher streng, durch die Mutter lässig. Von der Persönlichkeit her bezeichnete sie sich als liebenswert, humorvoll, temperamentvoll, großzügig, anpassungsfähig und in gewisser Weise als „raffiniert“. Sie sei eher ein Gefühlsmensch. Kontaktfähigkeit und Durchsetzungsvermögen seien gut. Durch einen Fernsehfilm habe sie erfahren, dass eventuell eine geschlechtsumwandelnde Behandlung und Operation möglich seien. Allein durch diese Information habe sie sich wie befreit gefühlt. Sie habe beschlossen, selbst auch diesen Weg zu gehen. Eine psychotherapeutische Behandlung sei der erste Schritt gewesen. Diese Behandlung habe etwa zwei Jahre gedauert. Es sei dabei aber zu keiner Entlastung bezüglich ihrer Unzufriedenheit mit dem eigenen Geschlecht gekommen, der Wunsch nach einer Geschlechtsumwandlung habe noch zugenommen.
Nachdem zwei voneinander unabhängige psychologische Gutachten vorlagen, aus denen die Diagnose einer Mann-zu-Frau-Transsexualität hervorging, wurde mit der gegengeschlechtlichen Hormonbehandlung begonnen. Darunter sei es zur Ausbildung sekundärer weiblicher Geschlechtsmerkmale gekommen. In der Folgezeit nahm die Patientin zunehmend die Rolle als Frau an. In der psychischen Situation sei es zwischenzeitlich zu leichten Erschütterungen gekommen, die jedoch jeweils nur kurzfristig angehalten hätten. Insgesamt sei keine depressive Symptomatik mehr aufgetreten, wie sie vor dem Beginn der Behandlung bestanden hätte. Ein Jahr nach Beginn der hormonellen Behandlung wurde der Antrag auf Namensänderung beim Amtsgericht gestellt, dem auch stattgegeben wurde.
Nach Würdigung der Vorgeschichte und der diagnostischen Einschätzung wurde eine geschlechtsumwandelnde Operation befürwortet. Die Operation erfolgte durch Vagino-Plastik mit Einstülptechnik sowie Kastration.

4.87 Störungen der Sexualpräferenz nach ICD-10 und DSM-IV

ICD-10	*DSM-IV*
Wiederholt auftretende intensive sexuelle Impulse und Phantasien, die sich auf ungewöhnliche Gegenstände oder Aktivitäten beziehen.	Über einen Zeitraum von mindestens 6 Monaten wiederkehrende, intensive sexuell erregende Phantasien, sexuell dranghafte Bedürfnisse oder Verhaltensweisen, ...
Fetischismus: Gebrauch toter Objekte als Stimuli für die sexuelle Erregung und zur sexuellen Befriedigung. Die Diagnose soll nur gestellt werden, wenn der Fetisch die wichtigste Quelle sexueller Erregung darstellt oder für die sexuelle Erregung unerlässlich ist.	... die den Gebrauch von unbelebten Objekten beinhalten.
Fetischistischer Transvestitismus: Bekleidung des anderen Geschlechts wird hauptsächlich zur Erreichung sexueller Erregung getragen.	**Transvestitischer Fetischismus:** ... welche das Tragen der Kleidung des anderen Geschlechts beinhalten.
Exhibitionismus: Wiederholte oder ständige Neigung, die eigenen Genitalien vor meist gegengeschlechtlichen Fremden in der Öffentlichkeit zu entblößen, ohne zu einem näheren Kontakt aufzufordern oder diesen zu wünschen. Meist wird das Zeigen von sexueller Erregung begleitet, oft kommt es zur Masturbation.	... die das Zurschaustellen der eigenen Genitalien gegenüber einem nichtsahnenden Fremden beinhalten.
Voyeurismus: Wiederholt auftretender oder ständiger Drang, anderen Menschen bei sexuellen Aktivitäten oder Intimitäten, wie z. B. beim Entkleiden, zuzusehen. Dies passiert in der Regel heimlich und führt zu sexueller Erregung und Masturbation.	... welche die Beobachtung einer nichtsahnenden Person, die nackt ist, sich gerade entkleidet oder sexuelle Handlungen ausführt, beinhalten.
Pädophilie: Sexuelle Präferenz für Kinder, die sich zumeist in der Vorpubertät oder im frühen Stadium der Pubertät befinden.	... die sexuelle Handlungen mit einem präpubertären Kind oder Kindern (in der Regel 13 Jahre oder jünger) beinhalten. Die Person ist mindestens 16 Jahre alt und mindestens 5 Jahre älter als das Kind.
Sadomasochismus: Es werden sexuelle Aktivitäten mit Zufügung von Schmerzen, Erniedrigung oder Fesseln bevorzugt. Wenn die betreffende Person diese Art der Stimulation gerne erleidet, handelt es sich um Masochismus; wenn sie sie jemand anderem zufügt, um Sadismus.	... welche Handlungen beinhalten, in denen das psychische oder physische Leiden des Opfers für die Person sexuell erregend ist (sexueller Sadismus) bzw. welche einen Akt der Demütigung, des Geschlagen- bzw. Gefesseltwerdens oder sonstigen Leidens beinhalten (sexueller Masochismus).

Störungen der sexuellen Präferenz (Paraphilien)

Störungen der sexuellen Präferenz (Paraphilien)

▶ **Synonym:** Sexuelle „Perversionen“

◀ **Synonym**

▶ **Definition:** Unter Störungen der sexuellen Präferenz werden weitgehend fixierte Formen sexueller Befriedigung verstanden, die an außergewöhnliche Bedingungen geknüpft werden.

◀ **Definition**

Diese Störungen wurden früher als sexuelle Abweichungen, sexuelle Deviationen oder Perversionen bezeichnet.

Der sexuelle Impuls bzw. die sexuelle Phantasie richtet sich (fast) ausschließlich auf nichtmenschliche Objekte, das Leiden oder die Demütigung der eigenen Person oder des Partners oder auf Kinder bzw. andere Personen, die mit der sexuellen Interaktion nicht einverstanden sind. Kennzeichnend ist die in der Regel bestehende Ausschließlichkeit der sexuellen Ausrichtung bzw. die Fixierung darauf. Häufig besteht ein suchtähnlicher Charakter mit Verlust der Impulskontrolle. Die sexuelle Ausrichtung scheint meist nicht mehr wandelbar. Bei einer Vielzahl von Störungen der sexuellen Präferenz ist der sexuelle Kontakt von ausgeprägter sexueller Selbstunsicherheit geprägt. Besonders wird dies bei Menschen mit Exhibitionismus beschrieben (Tab. **4.87**).

Der sexuelle Impuls richtet sich auf nichtmenschliche Objekte, Leiden oder Demütigung der eigenen Person oder des Partners, Kinder oder andere Personen, die mit der sexuellen Interaktion nicht einverstanden sind. Typisch sind Fixierung des Verhaltens und suchtähnlicher Charakter (Kontrollverlust).
Bei den Betroffenen besteht im sexuellen Kontakt häufig große Selbstunsicherheit (Tab. **4.87**).

Strafrechtliche Konsequenzen sind insbesondere bei Pädophilie (bzw. Päderastie) und Exhibitionismus nicht selten.

Wird die sexuelle Ausrichtung ausgelebt und dem entsprechenden Impuls nachgegangen, so sind **strafrechtliche Konsequenzen** nicht selten. Eine besondere Bedeutung kommt dabei der Pädophilie (sexuelle Neigung zu Kindern) bzw. Päderastie (homosexuelle Neigung zu Kindern oder Jugendlichen) und dem Exhibitionismus zu.

4.11.3 Diagnostik und Differenzialdiagnose

Diagnostik: Ein **tragfähiger Kontakt im ärztlichen bzw. psychologischen Gespräch** ist besonders wichtig, da häufig eine hohe Hemmschwelle besteht. Unverzichtbar ist die **Erhebung einer ausführlichen Sexualanamnese:**
- frühkindliche sexuelle Betätigung („Doktorspiele“)
- Masturbation
- erster Geschlechtsverkehr
- Typ des gewählten Partners
- Leichtigkeit der Aufnahme sexueller Kontakte
- sexuelle Ausrichtung
- aktuelle sexuelle Erfahrungen.

Zur Diagnostik gehört auch immer die **Analyse der Partnerbeziehung** und der **Ausschluss organischer Ursachen**.

4.11.3 Diagnostik und Differenzialdiagnose

Diagnostik: In der Diagnostik kommt dem ärztlichen bzw. psychologischen Gespräch die größte Bedeutung zu. Dabei zeigt sich häufig, dass von Seiten der Betroffenen eine hohe Hemmschwelle besteht, über das sexuelle Erleben und die sexuelle Störung zu sprechen. Ein **tragfähiger Kontakt im Gespräch** ist deshalb besonders wichtig. Unverzichtbar ist die **Erhebung einer ausführlichen Sexualanamnese**. Dabei muss insbesondere nach folgenden Faktoren gefragt werden:
- frühkindliche sexuelle Betätigung („Doktorspiele“)
- Masturbation (Beginn, Häufigkeit, Schuldgefühle)
- erster Geschlechtsverkehr (Zeitpunkt, äußere Umstände, subjektives Erleben)
- Typ des gewählten Partners
- Leichtigkeit der Aufnahme sexueller Kontakte
- sexuelle Ausrichtung (hetero- oder homosexuell, ungewöhnliche Praktiken)
- aktuelle sexuelle Erfahrungen und Partnerbeziehungen.

Zur Diagnostik gehört auch immer die **Analyse der Partnerbeziehung.** Weiterhin müssen durch eine sorgfältige körperliche Untersuchung und evtl. apparative Diagnostik **organische Ursachen der Störung ausgeschlossen** werden.

Die Diagnose einer sexuellen Störung sollte grundsätzlich nur dann gestellt werden, wenn die Störung einen wesentlichen Teil des klinischen Bildes ausmacht. Eindeutig organisch bedingte Störungen sollten davon abgegrenzt werden.

▶ Merke

▶ **Merke:** Die Diagnose einer **Paraphilie** sollte nur gestellt werden, wenn die Person auch tatsächlich ihren Impulsen entsprechend handelt oder deutlich unter ihnen leidet.

Differenzialdiagnose: Eine Vielzahl organischer und anderer psychischer Ursachen ist zu berücksichtigen.

Bei Impotenz ist prinzipiell zwischen **Impotentia coeundi** (Unfähigkeit, den Koitus befriedigend auszuführen) und **Impotentia generandi** (Zeugungsunfähigkeit, z. B. bei Störungen der Spermiogenese) zu unterscheiden. **Organische Ursachen** finden sich am häufigsten (bis zu 20 %) bei erektiler Dysfunktion, Vaginismus und Dyspareunie.

Für die Differenzialdiagnose der erektilen Dysfunktion ist auch die Registrierung **spontaner oder nächtlicher Erektionen** wichtig.

Die häufigsten **organischen Ursachen** einer Erektionsstörung sind kardiovaskuläre Erkrankungen, Diabetes mellitus, neurogene Störungen, chronischer Alkoholabusus, endokrine Störungen (z. B. Hypothyreose), lokale Operationen (z. B. Prostataresektion).

Differenzialdiagnose: Eine Vielzahl organischer und anderer psychischer Ursachen ist bei diesen Störungen zu berücksichtigen. Es ist sicherlich eine unzulässige Vereinfachung, bezogen auf sexuelle Störungen allgemein von Impotenz zu sprechen.

Bei erektiler Dysfunktion (Störung der Erektion) sind grundsätzlich Impotentia coeundi und Impotentia generandi zu unterscheiden. Bei der **Impotentia coeundi** besteht eine Unmöglichkeit, den Koitus befriedigend auszuführen (z. B. durch eine Erektionsstörung oder fehlenden Orgasmus). Bei der **Impotentia generandi** besteht (bei erhaltener Koitusfähigkeit) eine Zeugungsunfähigkeit, z. B. durch Störung der Spermiogenese. Am häufigsten finden sich **organische Ursachen** bei erektiler Dysfunktion, Vaginismus und Dyspareunie. Hier werden in bis zu 20 % organische Ursachen gefunden.

Die Differenzierung zwischen organischen und psychogenen erektilen Störungen wird unter anderem durch das Auftreten (bei psychogenen Störungen) bzw. Fehlen (bei organischen Störungen) **spontaner oder nächtlicher Erektionen** ermöglicht. Auch die Berücksichtigung situativer Faktoren gibt oft Hinweise zur Differenzierung.

Die häufigsten **organischen Ursachen** einer Erektionsstörung sind
- kardiovaskuläre Erkrankungen (z. B. Arteriosklerose)
- Diabetes mellitus
- neurogene Störungen
- chronischer Alkoholabusus
- endokrine Störungen (z. B. Hyper- und Hypothyreose, Morbus Addison, Akromegalie)

- lokale Operationen (z. B. Prostataresektion)
- entzündliche Prozesse im Urogenitalbereich.

Bei der Dyspareunie ist besonders auf **lokale Veränderungen** zu achten.

Immer ist auch die Wirkung von **Medikamenten** zu berücksichtigen. Dabei ist besonders auf Antihypertensiva, Psychopharmaka (besonders Antidepressiva und Neuroleptika), Antihistaminika, Kortikoide, Sexualhormone bzw. deren Hemmstoffe (z. B. Antiandrogene) zu achten. Auch die Einnahme von **Drogen** kann eine Ursache sexueller Störungen darstellen.

Auch **Medikamente** (z. B. Antihypertensiva, Psychopharmaka, Antihistaminika, Kortikoide, Sexualhormone) bzw. **Drogen** können sexuelle Störungen verursachen.

▶ **Merke:** Sexuelle Störungen können zudem Begleitsymptom praktisch jeder anderen psychischen Störung sein.

◀ **Merke**

Hierbei ist besonders an depressive Störungen (s. S. 82 ff.), schizophrene Erkrankungen (s. S. 134 ff.), substanzabhängige Störungen (s. S. 306 ff.) und Angst-Erkrankungen (s. S. 106 ff.) zu denken. Auch im Rahmen organischer psychischer Störungen (s. S. 172 ff.) finden sich relevante sexuelle Störungen. Eine Steigerung sexueller Aktivität wird eventuell im Rahmen manischer Episoden (s. S. 87 ff.) beobachtet.

Weitere Differenzialdiagnosen sind depressive Störungen, schizophrene Erkrankungen, substanzabhängige Störungen, Angst-Erkrankungen, organische Störungen.

4.11.4 Therapie

Die Therapie sexueller Störungen hat in den letzten Jahrzehnten zunehmend an Bedeutung gewonnen. Dabei sind viele einzelne Methoden diskutiert worden, die hier nicht detailliert dargestellt werden können. Die größten Erfolge wurden mit **verhaltenstherapeutischen Methoden** erreicht.

Wenn die Störung es erlaubt, sollte die Therapie **möglichst die Therapie eines Paares** und nicht einer einzelnen Person sein. Dabei müssen beide Partner zur Zusammenarbeit bereit sein sowie die Möglichkeit und Motivation erkennen lassen, die Beziehung trotz der bestehenden Probleme fortzusetzen. Die Therapie sollte in einer Atmosphäre der Offenheit und Geborgenheit stattfinden. Die vier Stufen des **PLISSIT-Modells** haben sich als prinzipielle Grundlage sexualtherapeutischer Verfahren bewährt (Abb. **4.94**).

Eine Vorreiterrolle haben die Therapieansätze von **W. H. Masters** und **V. E. Johnson** gespielt. Das von ihnen entwickelte Therapieschema umfasst eine Reihe aufeinander aufbauender Verhaltensübungen, die das Paar zwischen den therapeutischen Sitzungen durchführt. Die Erfahrungen mit diesen Übungen werden in den nächsten Sitzungen besprochen. Dabei werden alle Probleme bearbeitet, die das sexuelle Verhalten und Erleben beeinträchtigen können. Das sexuelle Verhalten soll somit Schritt für Schritt wieder aufgebaut werden, wobei jeder einzelne Schritt sich durch das positive Ergebnis selbst verstärken soll. Diese Therapieansätze wurden in den letzten Jahren weiterentwickelt.

Das **Sensualitäts-Training** soll das Geben und Empfangen von Zärtlichkeiten trainieren und dabei helfen, einen eventuell vorhandenen „Leistungsdruck" im sexuellen Bereich abzubauen. Die **Stopp-Start-Technik** wird zur Kontrolle der Ejakulation, insbesondere bei Ejaculatio praecox, angewendet. Dabei stimuliert die Partnerin den Mann zunächst bis zur Erektion und dann so lange, bis

4.11.4 Therapie

Die größten Erfolge in der Therapie sexueller Störungen wurden mit **verhaltenstherapeutischen** Methoden erreicht.

Die Therapie sollte **möglichst die Therapie eines Paares** und nicht einer einzelnen Person sein. Die Therapie sollte in einer Atmosphäre der Offenheit und Geborgenheit stattfinden. Eine Grundlage der Therapie ist das **PLISSIT**-Modell (Abb. **4.94**).

In der **Therapie nach Masters und Johnson** werden aufeinander aufbauende Verhaltensübungen durchgeführt und in paartherapeutischen Sitzungen besprochen. Das sexuelle Erleben soll Schritt für Schritt aufgebaut werden.

Das **Sensualitäts-Training** soll das Geben und Nehmen von Zärtlichkeiten trainieren.

- Stopp-Start-Technik (Partner-Technik zum Erlernen der Kontrolle über die Ejakulation)
- Kennenlernen des eigenen Körpers.

4.94 **PLISSIT-Modell der sexualtherapeutischen Beratung und Behandlung**

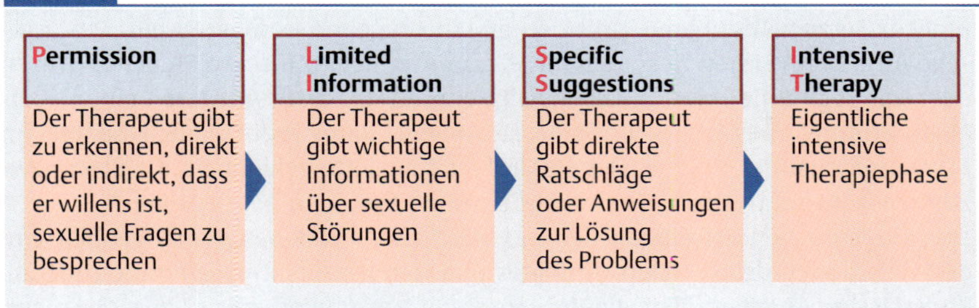

4.94

dieser ihr signalisiert, dass eine weitere Stimulation zur Ejakulation führen würde. Die Stimulation wird dann sofort beendet. Nach einer kurzen Pause wird wieder bis kurz vor der Ejakulation stimuliert, wieder unterbrochen und so weiter. Erst nach dem dritten oder vierten Mal darf der Mann ejakulieren. Weitere Techniken beziehen sich besonders auf das **Kennenlernen des eigenen Körpers** und der eigenen sexuellen Reaktionen.

Je nach Ursache können bei der **erektilen Dysfunktion** auch stärker organisch geprägte therapeutische Ansätze gewählt werden (z. B. medikamentöse Behandlung, Schwellkörperautoinjektion).

Bei **erektiler Dysfunktion** können je nach Ursache der Störung auch stärker organisch geprägte therapeutische Ansätze gewählt werden. Die medikamentöse Behandlung hat in der letzten Zeit zunehmende Bedeutung erlangt. Der Einsatz der inzwischen auf dem Markt befindlichen Substanzen (Sildenafil, Vardenafil, Alprostadil und Tadalafil) kann bei Erektionsstörungen im Rahmen eines Gesamtbehandlungsplans sinnvoll sein. Auch die Schwellkörperautoinjektion (Injektion von vasoaktiven Substanzen in die Penisschwellkörper) wird angewendet. Das erhöhte Risiko eines Priapismus (schmerzhafte Dauererektion) ist dabei zu beachten.

Bei **Transsexualismus** besteht die Möglichkeit der hormonellen und chirurgischen **Geschlechtsumwandlung** sowie der juristischen **Personenstandsänderung**. Das genaue Vorgehen ist im „Transsexuellen-Gesetz" geregelt. Aus chirurgischer Sicht ist die Umwandlung vom Mann zur Frau erfolgreicher.

Bei **Transsexualismus** besteht die Möglichkeit der **Geschlechtsumwandlung** durch hormonelle und chirurgische Maßnahmen. Formal legt das sogenannte Transsexuellen-Gesetz von 1980 rechtlich exakt das Vorgehen fest, das zu einer eventuellen Geschlechtsumwandlung und zur Feststellung der geänderten Geschlechtszugehörigkeit **(Personenstandsänderung)** nötig ist. Dabei werden bestimmte Beobachtungszeiträume (zwei Jahre), kontinuierliche psychotherapeutisch-psychiatrische Behandlung sowie mindestens zwei Gutachten vorausgesetzt. Aus chirurgischer Sicht erbringt eine Geschlechtsumwandlung vom Mann zur Frau deutlich bessere Resultate als umgekehrt.

Mit ausgeprägten Problemen behaftet ist die Therapie von **Paraphilien**. Die Patienten haben meist eine sehr ambivalente Motivation. Die Psychotherapie muss eine klare Struktur und Grenzen haben, ist zu Beginn oft supportiv ausgerichtet, muss die unterschiedliche soziale Lage berücksichtigen und der jeweiligen Motivation angepasst sein. Ziel ist die Fähigkeit, die Verantwortung für das eigene Leben und die Störung übernehmen zu können.

Eine große Herausforderung an die Psychotherapie stellt die Therapie von **Paraphilien** dar. Auf Patientenseite besteht häufig eine ausgeprägte ambivalente Therapiemotivation, außerdem befinden sich diese häufig in einer schwierigen sozialen Lage. Bei der Behandlung ist es besonders wichtig, dass die Psychotherapie klare therapeutische Strukturen mit der Festlegung der Grenzen therapeutischen Handelns hat. Die Therapie hat im Anfang oft supportiven Charakter, soziale Belange müssen geregelt werden. Die Patienten sind sehr unterschiedlich „therapiefähig", die Behandlung wird deshalb je nach Patient auch sehr unterschiedliche Therapie- und Zugangsformen haben. Der Patient soll auch lernen, die Verantwortung für sein Leben, d. h. auch für seine sexuelle Ausrichtung und deren Folgen, selbst zu übernehmen und eigenverantwortlich an Veränderungen zu arbeiten.

Prinzipielle Möglichkeiten sind eine **Dämpfung des Sexualtriebes** oder der Versuch **der Verhaltensmodifizierung**. Die therapeutischen Erfolge sind zweifelhaft.

Mit Mitteln der Verhaltenstherapie kann versucht werden, das auffällige **Verhalten zu modifizieren** und insbesondere den zwanghaften oder suchtähnlichen Charakter der Störung aufzulockern. Die Erfolge dieser therapeutischen Maßnahmen bleiben jedoch zweifelhaft, insbesondere wenn strafrechtliche Konsequenzen drohen.

Mit ausgeprägten Problemen behaftet ist die medikamentöse Therapie der Paraphilien. Dabei muss die Möglichkeit einer **Dämpfung des Sexualtriebes** erwogen werden. Dazu wird unter anderem eine Behandlung mit Antiandrogenen eingesetzt (z. B. Cyproteronacetat) um eine (reversible) „chemische Kastration" zu erreichen.

4.11.5 Verlauf

Sexuelle Störungen beginnen meistens im frühen Erwachsenenalter, sie können jedoch (besonders bei Erektionsstörungen) auch erst später einsetzen. Die Störungen können anhaltend sein oder sich auf einzelne Episoden beschränken.

Die Prognose von Störungen der Geschlechtsidentität hängt maßgeblich von den Reaktionen der Umwelt und der subjektiven Verarbeitung ab.

4.11.5 Verlauf

Sexuelle Störungen beginnen meist im frühen Erwachsenenalter. Die Ejaculatio praecox setzt häufig bereits mit den ersten sexuellen Kontakten ein. Das typische Alter beim ersten Gespräch mit einem Arzt liegt meist am Ende des dritten oder am Beginn des vierten Lebensjahrzehntes, das erste Auftreten einer sexuellen Störung, besonders Erektionsstörungen, kann jedoch auch später im Erwachsenenalter erfolgen. Der Verlauf ist sehr unterschiedlich, die Störungen können anhaltend sein oder sich auf einzelne Episoden beschränken.

Die Prognose von Störungen der Geschlechtsidentität hängt maßgeblich von den Reaktionen des sozialen Umfeldes und deren subjektiver Verarbeitung ab. Zuverlässige Angaben über die Prognose von Paraphilien gibt es zur Zeit nicht.

4.11.6 Exkurs: Homosexualität

▶ **Definition:** Sexuelle Zuwendung zu Personen des eigenen Geschlechts.

Homosexuelles Verhalten darf **nicht als sexuelle „Störung"** eingeordnet werden. In den letzten Jahrzehnten hat sich die Erkenntnis durchgesetzt, dass Homosexualität mit anderen Maßstäben gemessen werden muss als denjenigen für sexuelle Störungen. Dabei handelt es sich nicht nur um eine psychiatrische Einschätzung, auch die Ansichten im gesellschaftlichen und politischen Bereich haben sich deutlich gewandelt.

Im Allgemeinen berührt homosexuelles Verhalten den Bereich der Psychiatrie nicht. Es ist aber trotzdem nicht zu übersehen, dass homosexuelles Verhalten **unter bestimmten Bedingungen psychiatrische Bedeutung** erlangen kann. Dies kann zum Beispiel der Fall sein bei Erfahrungen mit Diskriminierung im gesellschaftlichen Bereich oder auch im Rahmen der AIDS-Problematik.

Üblicherweise werden unterschiedliche Typen homosexuellen Verhaltens beschrieben. Diese Unterteilung ist nicht als strikte Abgrenzung zu verstehen, es können auch fließende Übergänge auftreten. Es sollte auch keine Gleichsetzung von homosexuellem Verhalten und homosexueller Einstellung erfolgen.

- **Neigungshomosexualität:** Dauerhafte Festlegung des psychosexuellen Interesses auf das gleiche Geschlecht. Eventuell werden Ausdrucksformen, Beschäftigungen und typische Berufe des anderen Geschlechtes gewählt.
- **Hemmungshomosexualität:** Die gleichgeschlechtliche Wahl beruht vorwiegend auf einer als neurotisch anzusehenden Hemmung vor dem anderen Geschlecht. Dabei leidet der Betroffene oft unter diesem Verhalten. Eine solche Störung entwickelt sich häufig auf der Basis neurotischer, psychotischer oder hirnorganischer Störungen.
- **Entwicklungshomosexualität:** Episodisches Auftreten gleichgeschlechtlicher Regungen in den Jahren der psychosexuellen Reifung, meist bedingt durch Unsicherheiten und Hemmungen vor dem anderen Geschlecht.
- **Pseudohomosexualität:** Die homosexuelle Betätigung ist nur eine Ersatzhandlung oder ereignet sich aus nichtsexuellen Motiven, z. B. in Gefängnissen, sonstiger Isolierung oder bei homosexueller Prostitution.

In **therapeutischer Hinsicht** kann es bei stabilem homosexuellem Verhalten nötig sein, durch supportive psychotherapeutische Behandlung dazu beizutragen, dass der Betroffene sowohl seine **persönliche Selbstverwirklichung** als auch eine ausreichende Anpassung an die heterosexuelle Umwelt erreichen kann. Die psychotherapeutische Behandlung kann auch darin bestehen, unterschiedliche sexuelle Reifungsstufen und Entwicklungsphasen zu unterstützen.

▶ **Merke:** Aufgrund des teilweise problematischen gesellschaftlichen Umgangs mit homosexuellem Verhalten ist in der Therapie besonders auf die Kontrolle möglicher Gegenübertragungsreaktionen des Arztes oder psychologischen Psychotherapeuten zu achten.

4.11.6 Exkurs: Homosexualität

◀ **Definition**

Homosexuelles Verhalten wird **nicht als sexuelle „Störung"** klassifiziert. Bezüglich Homosexualität haben sich auch gesellschaftliche und politische Veränderungen ergeben.

Homosexuelles Verhalten kann aber unter **bestimmten Bedingungen** auch **psychiatrische Bedeutung** erlangen, z. B. bei Diskriminierung oder im Rahmen der AIDS-Erkrankung.

Unterschiedliche Formen homosexuellen Verhaltens sind:

- **Neigungshomosexualität:** dauerhafte Festlegung des psychosexuellen Interesses auf das gleiche Geschlecht
- **Hemmungshomosexualität:** beruht vorwiegend auf einer als neurotisch anzusehenden Hemmung vor dem anderen Geschlecht
- **Entwicklungshomosexualität:** episodisches Auftreten gleichgeschlechtlicher Regungen in der psychosexuellen Reifung
- **Pseudohomosexualität:** die homosexuelle Betätigung ist nur eine Ersatzhandlung oder ereignet sich aus nichtsexuellen Motiven (z. B. in Gefängnissen).

Therapeutisch kann es nötig sein, durch Psychotherapie dazu beizutragen, dass der Betroffene seine **persönliche Selbstverwirklichung** unter ausreichender Anpassung an die heterosexuelle Umwelt erreichen kann.

◀ **Merke**

4.12 Schlafstörungen

4.12.1 Allgemeines

▶ Definition

4.12 Schlafstörungen

4.12.1 Allgemeines

▶ **Definition:** Schlafprobleme gehören zu den meistgenannten Beschwerden bei der Arztkonsultation. Die am häufigsten vorkommende Form der Schlafstörung ist die **Insomnie**; nicht-organische Insomnien beinhalten zum einen Insomnien, die auf dem Boden einer psychiatrischen Erkrankung (z. B. Depression) entstanden sind, zum anderen gibt es die eigenständige, primär psychogene Insomnie. Sie stellen die „klassischen" Schlafstörungen dar. Die Beeinträchtigung des Schlafes besteht über einen beträchtlichen Zeitraum (z. B. mindestens dreimal pro Woche innerhalb eines Monats) und stört Wohlbefinden und Leistungsfähigkeit am Tag. Unterschieden werden Einschlafstörungen, Durchschlafstörungen oder morgendliches Früherwachen. Seltener sind die **Hypersomnie** (Zustand exzessiver Schläfrigkeit während des Tages oder Auftreten von Schlafanfällen) sowie **Störungen des Schlaf-Wach-Rhythmus** (Mangel an Synchronizität zwischen dem individuellen und dem erwünschten Schlaf-Wach-Rhythmus der Umgebung).
Bei den sog. **Parasomnien** handelt es sich um abnorme, den physiologischen Schlafablauf unterbrechende Episoden mit meist vegetativer Begleitsymptomatik. Sie treten überwiegend in der Kindheit auf und kommen insgesamt selten vor. Hierzu zählen **Schlafwandeln** (Somnambulismus), **Pavor nocturnus** und **Albträume**.

Schlaf ist ein **aktiver Erholungsvorgang der Stoffwechselvorgänge im Gehirn**. Er ist gekennzeichnet durch **Bewusstseinsminderung bei jederzeitiger Erweckbarkeit durch Reize** und Umstellung des Vegetativums. Im **Schlaflabor** kommen EEG, EMG, EOG, EKG und Atemfrequenz-Registrierung (Polysomnographie oder Schlafpolygraphie) zum Einsatz (Abb. **4.95**).

Der physiologische Schlaf ist ein phasenhaft auftretender, durch das Schlafzentrum kontrollierter **aktiver Erholungsvorgang der Stoffwechselvorgänge im Gehirn**. Er ist gekennzeichnet durch **Bewusstseinsminderung bei jederzeitiger Erweckbarkeit durch Reize** und Umstellung des Vegetativums (Bradykardie, Kreislauf- und Muskelhypotonie, verminderte Ansprechbarkeit des Atemzentrums). Die äußerst komplizierten Mechanismen des Phänomens Schlaf konnten erst in den letzten Jahren durch eine technisch aufwendige **Schlafforschung** teilweise erhellt werden. So konnte die Struktur des Schlafes durch elektrophysiologische Untersuchungen im **Schlaflabor** (Polysomnographie oder Schlafpolygraphie) mittels Elektroenzephalogramm (EEG), Elektromyogramm (EMG, Registrierung der Muskelanspannung) und Elektrookulogramm (EOG, Aufzeichnung der Augenbewegungen) beschrieben werden. Mit diesen drei Methoden, meist ergänzt durch EKG und Atemfrequenz-Registrierung, lassen sich die Stadien und Phasen des Schlafes in Form eines sogenannten **Schlafprofils** eindeutig diagnostizieren (Abb. **4.95**).

Im Wachzustand herrschen Beta- und Alpha-Wellen, im Schlaf hingegen Delta-Wellen mit hohen Amplituden vor. Der normale Schlaf zeigt ein typisches Profil mit **5 ausgeprägten, zyklischen Stadien.** Beim Einschlafen werden erst die **4 Stadien des NREM-Schlafes** durchlaufen. Dazwischen treten periodisch sog. **REM-Phasen** mit schnellen Augenbewegungen und Muskelerschlaffung auf. In dieser Phase treten die meisten Träume auf **(paradoxer Schlaf)**.

Beim Wechsel vom Wach- zum Schlafzustand zeigen sich im EEG charakteristische Wellenänderungen. Der Wachzustand ist vorwiegend durch Alpha- und Beta-Wellen gekennzeichnet, während im Schlaf Delta-Wellen mit hohen Amplituden vorherrschen. Der normale Schlaf zeigt ein typisches Profil mit **fünf ausgeprägten Schlafstadien, die in zyklischer Form auftreten**. Beim Einschlafen werden zuerst die **vier Stadien des NREM-Schlafes** durchlaufen. Dazwischen treten periodisch sogenannte **REM-Phasen** (REM = Rapid Eye Movement) auf. Diese sind durch schnelle Augenbewegungen und Erschlaffung des Muskeltonus charakterisiert und machen etwa ⅕ bis ¼ der Gesamtschlafdauer aus. Da Gehirnstoffwechsel, Hirndurchblutung und Temperatur gegenüber den anderen Schlafstadien auffällig gesteigert sind und in dieser Zeit die meisten Träume auftreten, werden diese REM-Perioden auch als **paradoxer, aktiver Schlaf** bezeichnet.

Das Schlafbedürfnis ist individuell sehr unterschiedlich. Die Verteilung der Schlafstadien ändert sich mit dem Lebensalter (Abb. **4.96**).

Von den 8760 Stunden eines Jahres verbringt der Mensch nahezu 3000 mit Schlafen – er verschläft also ein Drittel seiner Lebenszeit. Das Schlafbedürfnis ist individuell sehr unterschiedlich, so benötigt z. B. Herr X nur vier Stunden, Herr Y acht Stunden Schlaf, um voll leistungsfähig zu sein (beide sind gleich alt). Mit zunehmendem Lebensalter kommt es zu Änderungen des Schlafprofils (Abb. **4.96**).

4.95 Schlafstadien und Schlafprofil

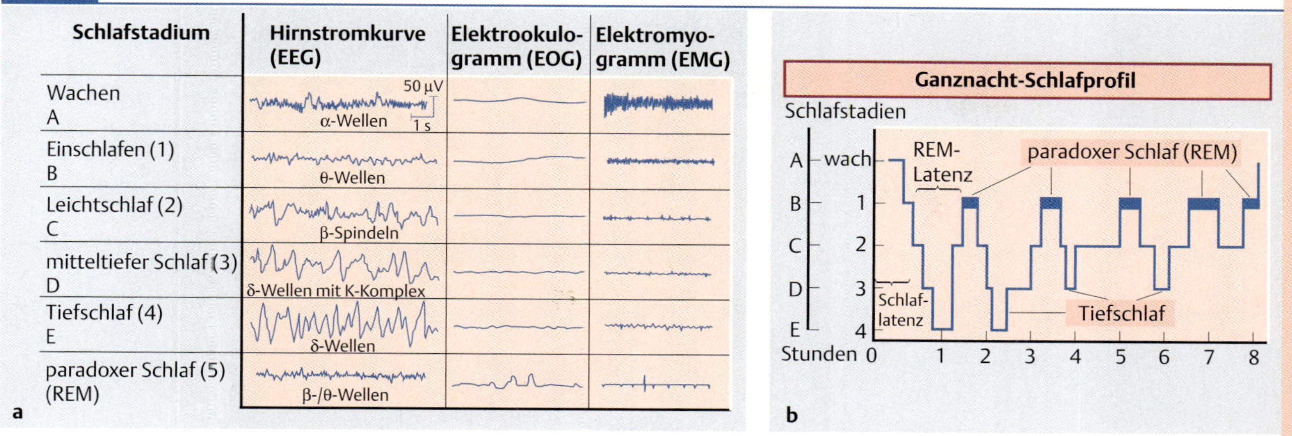

a Schlafpolygraphie.

b Schlafmuster beim Gesunden.

4.96 Verteilung der Schlafstadien in Abhängigkeit vom Lebensalter

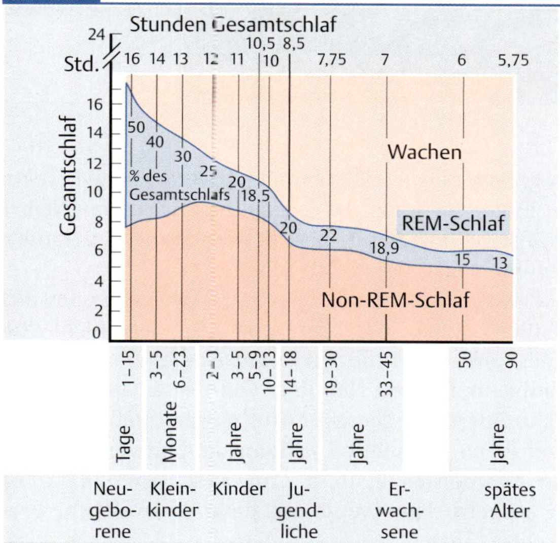

Gesamtschlafdauer, Schlaftiefe und Anteil des REM-Schlafes nehmen mit zunehmendem Alter ab.

Historisches: Das Phänomen des Schlafes beschäftigt die Menschen seit Beginn der Geschichtsschreibung und findet sich als wiederkehrendes Thema in Mystik, Philosophie, Kunst und Religion (Abb. **4.97**). Das Wort „Schlaf" ist altgermanischen Ursprungs, „schlafen" bedeutet ursprünglich „schlapp werden" und ist mit dem Eigenschaftswort „schlaff" verwandt. Vom Wort „Schlaf" abgeleitete Begriffe sind unter anderem „Entschlafen" als Umschreibung für „Sterben" oder etwas „überschlafen" (bis zum nächsten Tag bedenken).

Schon immer wurde Schlaf als Zustand des Darniederliegens der Körperfunktionen betrachtet, als Periode des Ruhens, des passiven Wegsinkens aus den physischen und psychischen Aktivitäten des Wachseins. Für die Germanen waren Schlaf und Tod Geschwister, beide wurden als „Sandmann" („Sendbote") bezeichnet. In den östlichen Philosophien und Religionen wurde der Schlaf überwiegend als der eigentliche, wahre Zustand des Menschen dargestellt, in dem Individuum und Universum eins sind. Das „Erwachen aus dem Schlaf" wird oft im übertragenen Sinne verwendet, wenn jemand ein neues Leben beginnt. Dies zeigt z. B. der Name „Buddha" (= „der Erleuchtete, der Erweckte"; von „bodh" = wecken abgeleitet). In der griechischen Sagenwelt sind der sanfte Schlaf Hypnos und der mitleidlose Tod Thanatos Söhne der Nachtgöttin Nyx. Auch Ovid nannte den Schlaf „Abbild des Todes". Der Schlaf als Scheintod ist

4.96

Historisches: Das Phänomen Schlaf beschäftigt die Menschen seit Beginn der Geschichtsschreibung (Abb. **4.97**). Das Wort „Schlaf" ist altgermanischen Ursprungs. „Schlafen" bedeutet ursprünglich „schlapp werden".

Schon immer wurde Schlaf als Zustand eines Darniederliegens der Körperfunktionen betrachtet. Für die Germanen waren Schlaf und Tod Geschwister, beide wurden als „Sandmann" („Sendbote") bezeichnet. In den östlichen Philosophien und Religionen wurde der Schlaf überwiegend als der eigentliche, wahre Zustand des Menschen dargestellt, in dem Individuum und Universum eins sind. Der Schlaf als Scheintod ist ein verbreitetes Motiv in Märchen, Sage und Dichtung (z. B. Schneewittchen, Dornröschen, Shakespeares Julia).

4.97

4.97 **Die schlafenden Jünger, um 1140**

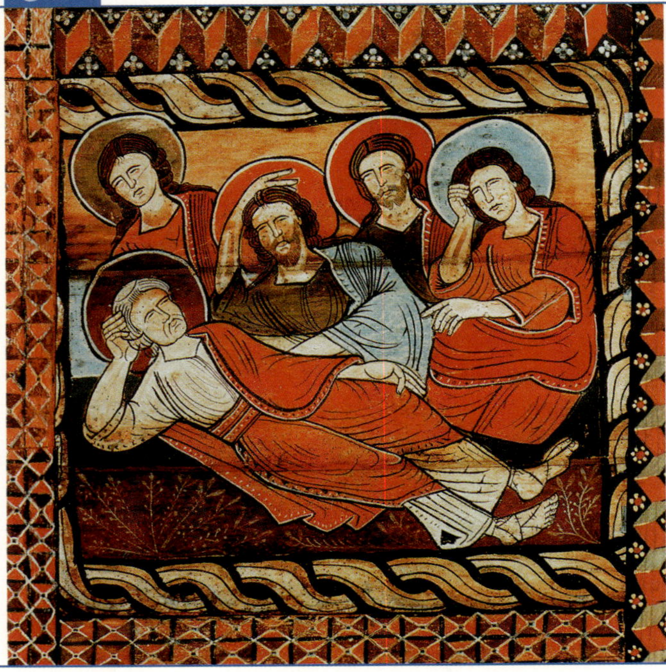

Frühe Erklärungsversuche stammen unter anderen von Hippokrates, Aristoteles und Alexander von Aphrodisias.

Im 19. Jahrhundert führte die Entwicklung der Naturwissenschaften allmählich zu Erklärungsansätzen auf physiologischer und chemischer Grundlage (Alexander von Humboldt, Eduard Friedrich Wilhelm Pflüger, Kohlschütter).

Der modernen Schlafforschung verhalf die Entdeckung des EEG zum Durchbruch.

Epidemiologie: Die Prävalenz von Schlafstörungen in der Bevölkerung liegt zwischen 15 und 30 %, eine behandlungsbedürftige Insomie liegt bei 10–15 % vor. 1,5 % nehmen regelmäßig Schlafmittel.

Die häufigste Form der **Parasomnien** sind Albträume. Etwa 2,5 % der Erwachsenen schlafwandeln gelegentlich. Primär sind

ein verbreitetes Motiv in Märchen, Sage und Dichtung (z. B. Schneewittchen, Dornröschen, Shakespeares Julia). Im Johannes-Evangelium wird umgekehrt der Tod als schlafähnlicher Zustand aufgefasst (Bericht vom kranken Lazarus): der Tote erwacht zum Leben wie aus einem tiefen Schlaf.

Frühe Erklärungsversuche stammen unter anderen von **Hippokrates**, der aus der Abkühlung der Gliedmaßen schloss, dass der Schlaf auf der Flucht von Blut und Wärme ins Innere des Körpers beruhe. Für **Aristoteles** lag die unmittelbare Schlafursache in der aufgenommenen Nahrung, von der er annahm, sie gebe eine Ausdünstung in die Adern ab. Diese Dünste würden dann von der Lebenswärme in den Kopf getrieben, sammelten sich dort an und verursachten Schläfrigkeit. **Alexander von Aphrodisias** (2. Jh. n. Chr.) verkündete, dass der Körper durch die Ermüdung ausgetrocknet werde und dadurch an Wärme verliere, was schließlich zum Schlaf führe.

Im 19. Jahrhundert führte die Entwicklung der Naturwissenschaften allmählich zu Erklärungsansätzen auf physiologischer und chemischer Grundlage. So sah z. B. **Alexander von Humboldt** die Ursache des Schlafes in einem Sauerstoffmangel, der Bonner Physiologe **Eduard Friedrich Wilhelm Pflüger** in der verminderten Aufnahme von Sauerstoff in die „lebenden Gehirnmoleküle". Der Physiologe **Kohlschütter** stellte fest, dass der Schlaf in den ersten Stunden am tiefsten ist und später oberflächlicher wird.

Der modernen Schlafforschung verhalf schließlich die Entdeckung der Elektroenzephalographie (EEG, Berger 1924, Adrian & Matthews 1934) zum Durchbruch.

Epidemiologie: Die Prävalenz von Schlafstörungen in der Bevölkerung liegt zwischen 15 und 30 %, behandlungsbedürftige Insomnien dürften bei 10 bis 15 % vorliegen, wobei hier nichtorganische, primär psychogene Schlafstörungen dominieren. Über 1 Million Bundesbürger (1,5 %) nehmen regelmäßig ein Schlafmittel ein. Frauen und ältere Menschen leiden überproportional häufig an Schlafstörungen und nehmen häufiger Schlafmittel.

Aus der Gruppe der **Parasomnien** sind fast jedem Menschen Albträume bekannt. Schlafwandeln und Pavor nocturnus sind dagegen primär Störungen des Kindes- und Jugendalters. Schlafwandeln beginnt meist zwischen dem 4.

und 6. Lebensjahr und verliert sich bis zum 16. Lebensjahr, mehrere Episoden treten bei 4–6 % aller 5- bis 12-Jährigen auf. Etwa 2,5 % der Erwachsenen schlafwandelt gelegentlich. Etwa 3 % aller Kinder und Jugendlichen unter 15 Jahren sollen mindestens einmal einen Pavor nocturnus erleben. Die Narkolepsie beginnt häufig in der Jugend und ist insgesamt selten (Prävalenz unter 0,2 %). Etwa 1–5 % der Bevölkerung sind von Restless legs betroffen, bis zu 10 % der Insomnie-Patienten sollen unter dieser Störung leiden. Die Prävalenz des Schlafapnoe-Syndroms liegt bei etwa 0,5–2 % und steigt um das Dreifache bei Männern über 65 Jahren.

Schlafwandeln und Pavor nocturnus jedoch Störungen des Kindes- und Jugendalters.

▶ **Merke:** Schlafstörungen sind ein häufiges Symptom psychischer Erkrankungen. So weisen z. B. 90 % an einer Depression oder Manie Erkrankter Schlafstörungen auf.

◀ **Merke**

Ätiopathogenese: Die möglichen Ursachen sind äußerst vielfältig und reichen von situativen Faktoren über psychiatrische und neurologische Erkrankungen bis zu internistischen und anderen organischen Ursachen einschließlich pharmakogener Auslösung (Tab. **4.88**). Bei jüngeren Menschen liegen ursächlich meist psychische und soziale Belastungen vor, bei älteren treten organische Ursachen – insbesondere Schmerzen und Atmungsstörungen – in den Vordergrund. Bei über ¾ der Schlafgestörten lassen sich organische, psychiatrische oder neurologische Erkrankungen feststellen. Bei ca. 10 % bestehen Missbrauch bzw. Abhängigkeit von Alkohol und/oder Medikamenten, die auch der Grund für bestehende Schlafstörungen sein können.

Ätiopathogenese: Es existieren vielfältige Ursachen (Tab. **4.88**).

Im Rahmen der Exploration und der weiteren Diagnostik muss die Frage geklärt werden, ob die Schlafstörung hauptsächlich

- physikalisch (Lärm, Temperatur)
- psychologisch
- pharmakologisch
- physiologisch
- psychiatrisch

bedingt ist (**„5 P's"**).

Im Rahmen der Exploration muss festgestellt werden, ob die Schlafstörung

- physikalisch (z. B. Lärm)
- physiologisch
- psychologisch
- psychiatrisch
- pharmakologisch

bedingt ist (**„5 P's"**).

Bei der primären, nicht-organischen Insomnie spielen ursächlich eine erhöhte Angespanntheit („Nicht-abschalten-Können"), schlafbehindernde Gedanken sowie ungünstige Schlafgewohnheiten (z. B. zu frühes Zubettgehen) eine wichtige Rolle (emotionale Belastung, Stresssituationen).

Die biologische Schlafforschung hat eine Reihe möglicher pathophysiologischer Mechanismen beschrieben, unter anderem scheint eine Regulationsstörung im Bereich des serotonergen, cholinergen und GABAergen Systems vorzuliegen. Eine genetische Mitverursachung bzw. familiäre Häufung findet sich bei der Hypersomnie sowie insbesondere bei der Narkolepsie (Vorhandensein des HLA-DR2-Gens).

Pathophysiologisch können Regulationsstörungen u. a. im Bereich der Neurotransmitter Serotonin, Acetylcholin und GABA eine Rolle spielen.

Experimentalpsychologische Untersuchungen weisen auf die Bedeutung von Konditionierungsprozessen sowie „fehlgelerntem" Verhalten hin. Insbesondere bei Störungen des Schlaf-Wach-Rhythmus spielen berufliche und psychosoziale Konstellationen wie Schichtarbeit, wiederholtes Reisen über Zeitzonen hinweg („Jet lag") sowie verhaltensbezogene Ursachen (z. B. zu frühes Zubettgehen beim älteren Menschen, nächtliche Aktivitäten) eine wichtige Rolle.

Psychologische Faktoren wie Konditionierungsprozesse und „fehlgelerntes" Verhalten sind ebenfalls von Bedeutung, ferner berufliche und psychosoziale Faktoren (Schichtarbeit, „Jet lag", Lebensrhythmus).

4.88 Beispiele für Ursachen von Schlafstörungen

▪ situativ	– Umgebung, Zeitverschiebung
▪ psychoreaktiv	– Ärger, Aufregung, Angst
▪ psychiatrisch	– (endogene) Depression, Psychose, organisches Psychosyndrom, Neurose
▪ neurologisch	– Myoklonus, Restless legs, Schmerzsyndrom
▪ internistisch	– kardial, pulmonal (Schlafapnoe), Pruritus, Inkontinenz
▪ pharmakogen	– Alkohol, Drogen, Betablocker, Diuretika, Stimulanzien, Nootropika

4.88

4.12.2 Symptomatik und klinische Subtypen

Die **Einteilung** erfolgt in 2 Gruppen (Abb. **4.98**, Tab. **4.89**).

4.12.2 Symptomatik und klinische Subtypen

Pragmatisch lassen sich **primäre** (= nicht-organische) von **sekundären** (organisch bedingten) Schlafstörungen unterscheiden. Letztere sind Symptom körperlicher oder psychiatrischer Erkrankungen wie insbesondere Depressionen oder Angststörungen. Die **Einteilungen** nach den Klassifikationssystemen sind in Abb. **4.98** und Tabelle **4.89** wiedergegeben.

Insomnien und Hyposomnien

Hierbei klagen die Patienten über Einschlafstörungen, oft auch über kombinierte Ein- und Durchschlafstörungen (Abb. **4.99**).

Fast immer entwickelt sich ein Fixiertsein auf das Schlafen. Der Biorhythmus entgleist durch die ständige Beschäftigung mit dem potenziell gestörten Schlaf. Die Patienten fühlen sich am Tage psychisch und körperlich matt, klagen über Konzentrations- und Leistungsminderung und sind dysphorisch.

Insomnien und Hyposomnien

Sie stellen bei weitem die häufigste Schlafstörung dar. Die Patienten klagen meist über Einschlafstörungen, oft auch über kombinierte Einschlaf- und Durchschlafstörungen oder morgendliches Früherwachen (Abb. **4.99**). Die Beeinträchtigung des Schlafes besteht über einen beträchtlichen Zeitraum.
Fast immer entwickeln die Betroffenen eine zunehmende Fixierung auf das Schlafen-Können und Angst vor Schlaflosigkeit. Dies führt zu einem Circulus vitiosus: der „automatisch-natürlich" ablaufende Biorhythmus des Vegetativums verändert sich durch die ständige Beschäftigung mit dem potenziell gestörten Schlaf. Die Patienten legen sich typischerweise mit erhöhter Anspannung und besorgter Ängstlichkeit zu Bett, grübeln über persönliche Probleme

4.98

4.98 Klinische Klassifikation von Schlafstörungen

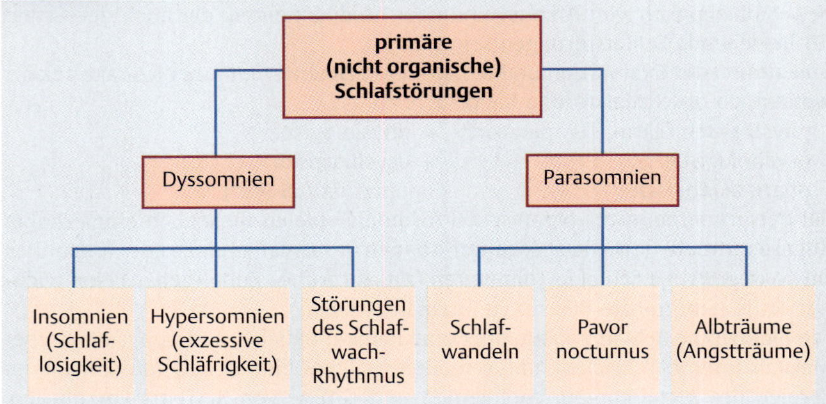

4.89

4.89 Klassifikation der Schlafstörungen nach ICD-10 und DSM-IV

ICD-10

Nicht-organische Schlafstörungen

- Dyssomnien
  - Insomnie (F51.0)
  - Hypersomnie (F51.1)
  - Störung des Schlaf-Wach-Rhythmus (F51.2)
- Parasomnien
  - Schlafwandeln (F51.3)
  - Pavor nocturnus (F51.4)
  - Albträume (Angstträume) (F51.5)
  - andere

Organische Schlafstörungen: z. B. nächtliche Myoklonien, Schlafapnoe, Narkolepsie

DSM-IV

Primäre Schlafstörungen

- Dyssomnien
  - primäre Insomnie
  - primäre Hypersomnie
  - Narkolepsie
  - atmungsgebundene Schlafstörung (Schlafapnoe)
  - Schlafstörung mit Störung des zirkadianen Rhythmus
- Parasomnien
  - Schlafstörung mit Schlafwandeln
  - Pavor nocturnus
  - Schlafstörung mit Albträumen

Schlafstörungen in Zusammenhang mit einer anderen psychischen Störung

Andere Schlafstörungen (z. B. substanzinduziert)

4.99 Arten von Schlafstörungen

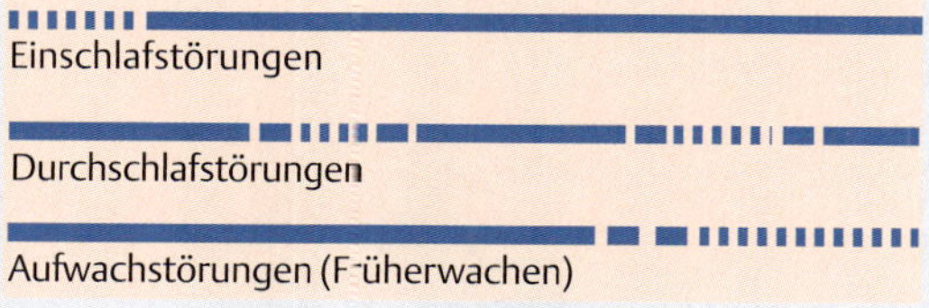

4.99

und versuchen zudem häufig, ihren Zustand durch Einnahme von Medikamenten oder Alkohol günstig zu beeinflussen. Zu den Leitsymptomen der nichtorganischen, primären psychogenen Insomnie zählen also ein **erhöhtes Aktivierungs- und Erregungsniveau** auf emotionaler, kognitiver und vegetativer Ebene (Angst, Ärger, Gedankenkreisen, Herzrasen, Schwitzen, motorische Verspannung) sowie **schlafbehindernde Gedanken** (Grübeln, Erwartung unangenehmer Folgen der Schlaflosigkeit, innerer Druck einschlafen zu müssen). Tagsüber fühlen die Patienten sich dann psychisch und körperlich matt, klagen über verminderte Konzentrations- und Leistungsfähigkeit, Irritierbarkeit, Reizbarkeit und sind dysphorisch.

Hypersomnie

Hypersomnie äußert sich als exzessive Schläfrigkeit während des Tages und in Schlafanfällen, die nicht durch eine unzureichende Schlafdauer erklärbar sind. Die Patienten haben die Neigung, zu unangemessener Zeit einzuschlafen, wobei nicht selten ein Zusammenhang mit bestimmten unangenehmen Erlebnissen besteht.

Das **Schlafapnoe-Syndrom** ist die häufigste Ursache hypersomnischer Beschwerden. Typische Symptome dieser schlafbezogenen Atmungsregulationsstörung sind lautes Schnarchen, nächtliche Atempausen (Beobachtungen durch den Partner) und erhöhte Tagesschläfrigkeit.

Die **Narkolepsie** besitzt ein charakteristisches, faszinierendes Symptombild und beginnt meist mit einer vermehrten Einschlafneigung in monotonen Situationen. Wesentliche Symptome sind Einschlafattacken, Kataplexien (typische, meist Sekunden dauernde Erschlaffung des Muskeltonus ohne Bewusstseinsverlust gekoppelt mit spezifischen Affekten), hypnagoge Halluzinationen (lebhafte albtraumartige Sinneswahrnehmungen) und Schlafparalyse (Patient kann sich nach dem Erwachen für einige Sekunden bis Minuten nicht bewegen und nicht sprechen).

Hypersomnie

Die Hypersomnie äußert sich als exzessive Schläfrigkeit während des Tages und in Schlafanfällen, die nicht durch unzureichende Schlafdauer erklärbar sind.

Das **Schlafapnoe-Syndrom** ist die häufigste Ursache hypersomnischer Beschwerden. Typisch sind lautes Schnarchen und nächtliche Atempausen.

Wesentliche Symptome der **Narkolepsie** sind Einschlafattacken, Kataplexien, hypnagoge Halluzinationen und Schlafparalyse.

Störung des Schlaf-Wach-Rhythmus

Die Umkehr des Nacht-Tag-Rhythmus führt zu Klagen über Schlaflosigkeit während der üblichen Schlafperiode und Hypersomnie während der Wachperiode. Die Betroffenen sind deutlich erschöpft und in ihrer sozialen und beruflichen Leistungsfähigkeit eingeschränkt. Besonders betroffen sind Schichtarbeiter und Personen mit häufigen Fernreisen über Zeitzonen hinweg.

Störung des Schlaf-Wach-Rhythmus

Die Umkehr des Nacht-Tag-Rhythmus führt zu Schlaflosigkeit in der üblichen Schlafperiode und Hypersomnie in der Wachperiode (z. B. Schichtarbeiter, Fernreisende).

Parasomnien

Schlafwandeln (Somnambulismus)

Der meist jugendliche Patient steigt mit starrem, leeren Gesichtsausdruck meist im ersten Schlafdrittel aus dem Bett, geht umher und verlässt das Schlafzimmer, gelegentlich auch das Haus. Hierdurch setzen sich die Patienten unter Umständen einem beträchtlichen Verletzungsrisiko aus (Abb. **4.100**). Üblicherweise kehren die Betroffenen von selbst oder von einer anderen Person ruhig geführt zu ihrem Bett zurück. Am nächsten Morgen besteht keine Erinnerung an das Schlafwandeln (Amnesie).

Parasomnien

Schlafwandeln (Somnambulismus)

Der meist jugendliche Patient verlässt mit starr-leerem Gesichtsausdruck das Bett, geht umher und verlässt das Schlafzimmer, evtl. auch das Haus (Abb. **4.100**). Meist besteht am nächsten Morgen keine Erinnerung an das Schlafwandeln (Amnesie).

4.100

4.100 Somnambulismus (Schlafwandeln)

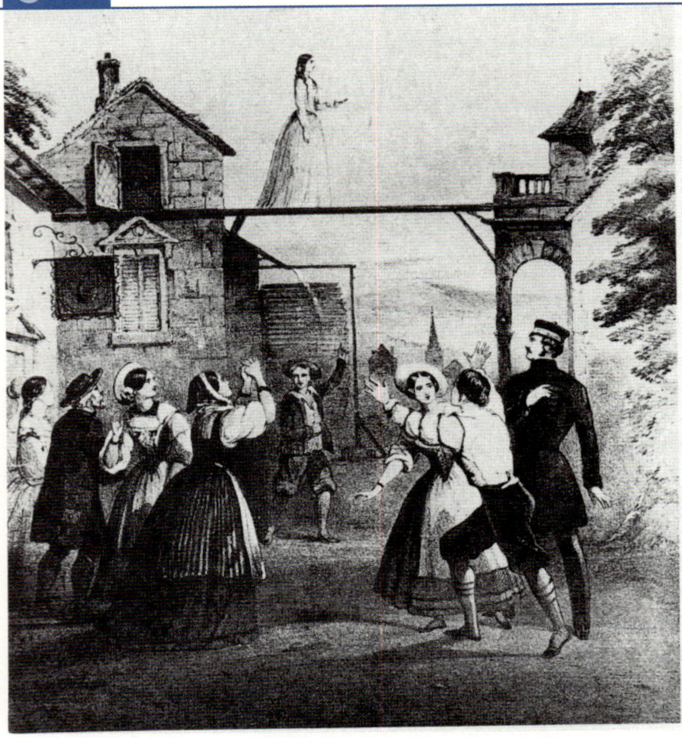

Lithografie zur Oper „La somnambula“ (1831) des Komponisten Vincenzo Bellini.

Pavor nocturnus

Hierbei treten zumeist im ersten Drittel des Nachtschlafes massive Furcht und Panik mit heftigem Schreien und starker vegetativer Erregung auf. Nach dem Erwachen besteht ebenfalls Amnesie.

Pavor nocturnus

Diese Schlafstörung hängt eng mit dem Schlafwandeln zusammen und ist als dessen extremere Audrucksform anzusehen. Es kommt meist im ersten Drittel des Nachtschlafes zum plötzlichen Erwachen, massiver Furcht und Panik, heftigem Schreien und starker vegetativer Erregung. Die meist jungen Patienten stürzen häufig zur Tür, als ob sie fliehen wollten, verlassen aber nur selten den Raum. Nach dem Erwachen besteht für das Ereignis völlige oder teilweise Amnesie. Die Zustände dauern wenige Minuten.

Albtraum

Es handelt sich um ein sehr lebhaftes, angsterfülltes Traumerleben. Albträume treten vorwiegend im letzten Drittel des Nachtschlafes auf. Es besteht keine Amnesie.

Albtraum

Es handelt sich um ein sehr lebhaftes, angsterfülltes Traumerleben, Themen sind Bedrohung des Lebens, der Sicherheit oder der Selbstachtung. Albträume treten vorwiegend im letzten Drittel des Nachtschlafes auf. Es besteht keine Amnesie. Während bei Kindern meist keine zusätzlichen psychopathologischen Auffälligkeiten bestehen, finden sich bei Erwachsenen mit Albträumen häufig Persönlichkeitsstörungen (s. S. 349 ff.).

4.12.3 Diagnostik und Differenzialdiagnose

Diagnostik: Wichtig sind Anamnese und schlafbezogene Exploration (Tab. **4.90**).

Da Schlafstörungen meist **psychoreaktiv-situativ und/oder organisch bedingt** sind, sollte auch die Lebenssituation eruiert werden.

Ergänzend sollte eine **allgemeinmedizinische und psychiatrische Anamnese**

4.12.3 Diagnostik und Differenzialdiagnose

Diagnostik: Um das Vorliegen einer behandlungsbedürftigen Schlafstörung festzustellen, muss zunächst eine sorgfältige Anamneseerhebung und schlafbezogene Exploration erfolgen (Tab. **4.90**).
Da ein großer Teil der Schlafstörungen **psychoreaktiv-situativ und/oder organisch bedingt** ist, muss bei der Diagnostik besonderes Augenmerk auf diese Faktoren gerichtet werden. Dies bedeutet unter anderem, dass auch die private und berufliche Lebenssituation eruiert werden muss.
Ergänzend sollte besonders bei entsprechender Symptomatik eine **allgemeinmedizinische und psychiatrische Anamnese** erhoben werden. Neben dem psychopathologischen Befund sind vor allem eventuell vorliegende pathologische

Organbefunde von Bedeutung. Deshalb muss eine sorgfältige körperliche Untersuchung einschließlich Routinelabor, EKG und eventuell EEG erfolgen.

Es hat sich bewährt, den Patienten einen **Schlaffragebogen** ausfüllen sowie ein **„Schlaftagebuch"** führen zu lassen. Besonders bei Verdacht auf organisch bedingte Insomnien oder bei „therapieresistenten", chronischen und schweren Schlafstörungen empfiehlt sich die Vorstellung in einer Schlafambulanz bzw. die polysomnographische Untersuchung in einem **Schlaflabor**, um Ablauf und Struktur des Schlafes zu objektivieren.

Die neueren operationalisierten Diagnosesysteme (ICD-10 und DSM-IV) geben für die nicht-organischen Schlafstörungen die in Tab. **4.91** und **4.92** aufgeführten Leitlinien.

erhoben werden. Auf evtl. vorliegende pathologische Organbefunde ist zu achten.

Es hat sich bewährt, den Patienten einen **Schlaffragebogen** und ein **„Schlaftagebuch"** führen zu lassen, evtl. empfiehlt sich die Vorstellung in einer **Schlafambulanz**.

Diagnostische Leitlinien für Schlafstörungen: Tab. **4.91**, **4.92**.

4.90 Wichtige Punkte der schlafbezogenen Exploration

- **Art der Schlafstörung:** Insomnie mit Einschlaf-, Durchschlafstörung und/oder morgendlichem Früherwachen, Hypersomnie mit übermäßiger Schlafneigung oder Schlafanfällen
- **Dauer, Verlauf und Rhythmus** der Schlafstörung, Schlaf-Wach-Rhythmus
- **Schlafverhalten und schlafbeeinflussende Lebensumstände:** Zeit im Bett, Abendgestaltung, Einschlafgewohnheiten
- **Umgebungseinflüsse:** Lärm, Temperatur
- **Vorbehandlung:** medikamentös, nichtmedikamentös
- **Symptomatik während der Schlafperiode:** Gedankenkreisen, Grübeln, Anspannung, Atemstörungen, unruhige Beine, Albträume
- **Tagesbefindlichkeit:** Leistungsfähigkeit, Tagesrestwirkung von Medikamenten, Aktivität

4.90

4.91 Diagnostische Leitlinien von Dyssomnien nach ICD-10 und DSM-IV

ICD-10	*DSM-IV*
nicht-organische Insomnie	
▪ Klagen über Einschlaf-, Durchschlafstörungen oder schlechte Schlafqualität ▪ Leidensdruck oder Störung der Leistungsfähigkeit **Dauer:** wenigstens 3 × pro Woche mindestens 1 Monat	▪ Ein- und Durchschlafschwierigkeiten oder nicht erholsamer Schlaf ▪ Leiden oder Beeinträchtigung der Leistungsfähigkeit **Dauer:** mindestens 1 Monat
nicht-organische Hypersomnie	
▪ übermäßige Schlafneigung oder Schlafanfälle während des Tages (nicht durch unzureichende Schlafdauer erklärbar) ▪ Leidensdruck oder Beeinträchtigung der Leistungsfähigkeit **Dauer:** täglich, mindestens 1 Monat oder in wiederkehrenden Perioden kürzerer Dauer	▪ übermäßige Schläfrigkeit während des Tages oder Schlafattacken (nicht durch ungenügende Schlafdauer während der Nacht erklärbar) ▪ Beeinträchtigung der beruflichen Leistungsfähigkeit oder Einschränkungen sozialer Aktivitäten und Beziehungen **Dauer:** nahezu täglich, mindestens 1 Monat oder episodisch über einen längeren Zeitraum
Ausschluss: Narkolepsie, Schlafapnoe, symptomatische (neurologische, internistische) Ursache(n)	nicht ausschließlich im Verlauf einer Störung des Schlaf-Wach-Rhythmus
Störung des Schlaf-Wach-Rhythmus	
▪ individuelles Schlaf-Wach-Muster nicht synchron mit gesellschaftlich erwünschtem Schlaf-Wach-Rhythmus ▪ Schlaflosigkeit während der Hauptschlafperiode, Hypersomnie während der Wachperiode ▪ Leidensdruck oder Behinderung der Leistungsfähigkeit **Dauer:** fast täglich über mindestens 1 Monat oder wiederkehrend während kürzerer Zeiträume	▪ zwischen dem normalen Schlaf-wach-Rhythmus im Umfeld und dem eigenen zirkadianen Schlaf-Wach-Rhythmus besteht eine Diskrepanz mit Beschwerden im Sinne einer Insomnie oder Hypersomnie

4.92 Diagnostische Leitlinien von Parasomnien nach ICD-10 und DSM-IV

ICD-10	*DSM-IV*
Schlafwandeln (Somnambulismus)	
▪ Verlassen des Bettes während des Schlafes und Umhergehen meist während des ersten Drittels der Nacht ▪ leerer, starrer Gesichtsausdruck, erhöhte Reagibilität, schwer weckbar ▪ Amnesie nach Erwachen ▪ meist keine Beeinträchtigung unmittelbar nach dem Aufwachen ▪ kein Hinweis für organbedingte psychische Störung wie Demenz oder körperliche Störung wie Epilepsie	▪ wiederkehrende Episoden, in denen das Bett verlassen und umhergewandelt wird, gewöhnlich im ersten Drittel der Nacht ▪ ausdrucksloses, starres Gesicht, weitgehende Reaktionslosigkeit, nur mit Mühe weckbar ▪ Amnesie nach Erwachen ▪ meist keine Beeinträchtigung unmittelbar nach dem Aufwachen ▪ die Störung verursacht Leiden oder Beeinträchtigungen ▪ kein Hinweis für organischen Faktor (z. B. Epilepsie)
Pavor nocturnus	
▪ Erwachen aus dem Schlaf mit Panikschrei, heftiger Angst, Körperbewegungen und vegetativer Übererregbarkeit ▪ Dauer der Episoden 1 bis 10 Minuten zumeist während des ersten Drittels der Nacht ▪ relative Unzugänglichkeit, zumindest einige Minuten Desorientiertheit und perseverierende Bewegungen ▪ (partielle) Amnesie ▪ kein Hinweis für körperliche Erkrankung wie Hirntumor oder Epilepsie	▪ 1 bis 10 Minuten dauernde Episoden plötzlichen Hochschreckens aus dem Schlaf, gewöhnlich im ersten Drittel der Nacht, mit Panikschrei beginnend ▪ starke Angst und Zeichen autonomer Erregung ▪ durch andere kaum beruhigbar ▪ ohne detaillierte Traumerinnerung ▪ kein Hinweis auf organischen Faktor (z. B. Gehirntumor)
Albträume (Angstträume)	
▪ Aufwachen mit lebhafter Erinnerung an heftige Angstträume, meistens mit Bedrohung; typischerweise während der zweiten Schlafhälfte ▪ nach Aufwachen rasch orientiert und munter ▪ deutlicher Leidensdruck ▪ verursachende organische Faktoren fehlen	▪ wiederholtes Erwachen mit detaillierter Erinnerung an stark ängstigende Träume, gewöhnlich Bedrohungen beinhaltend; im Allgemeinen während der zweiten Schlafhälfte ▪ nach Erwachen rasch orientiert und wach ▪ bedeutsame Beeinträchtigungen verursachend ▪ kein organischer Faktor (z. B. Medikamente)

Differenzialdiagnose: Ausschluss **organischer Ursachen,** z. B. Herz- Kreislauf-Erkrankungen, Schlafapnoe, Asthma bronchiale, Schmerzzustände, Inkontinenz, Pruritus, Diabetes mellitus, Myoklonus, Restless-legs-Syndrom, Epilepsien. Schlafstörungen sind zudem häufig ein Symptom **psychischer Störungen.** Depressionen sind z. B. meist mit Schlafstörungen verbunden (Tab. **4.93**).

Pharmakogene Ursachen: z. B. Psychostimulanzien, Drogen, Diuretika, Nootropika; Kaffee, Tee, Cola.

Von der Hypersomnie ist die in der Kindheit beginnende genuine **Narkolepsie** zu unterscheiden.

Differenzialdiagnose: Am wichtigsten ist der Ausschluss **organischer Erkrankungen** und symptomatischer Ursachen. Hierzu zählen insbesondere Herz-Kreislauf-Erkrankungen, Störungen der Atmung (z. B. Schlafapnoe, Asthma bronchiale), Hyperthyreose und Diabetes mellitus. Auf neuropsychiatrischem Gebiet müssen Myoklonus, Restless-legs-Syndrom, Epilepsien sowie organische Psychosyndrome (Demenz) ausgeschlossen werden. Insbesondere **Schmerzzustände, Inkontinenz und Pruritus** verursachen Schlafstörungen. Schlafstörungen sind zudem ein häufiges Symptom **psychischer Störungen**. Vor allem Depressionen sind mit dem Vorliegen von Schlafstörungen (u. a. morgendliches Früherwachen) verbunden (Tab. **4.93**).

Zu den wichtigsten **pharmakogenen Ursachen** zählen Stimulanzien, Diuretika und Nootropika sowie insbesondere Alkohol und Drogen. Auch plötzliches Absetzen z. B. psychotroper Medikamente kann zu Schlafstörungen führen. Genussmittel wie Kaffee, schwarzer Tee und Cola-Getränke können den Schlaf ebenfalls stören.

Von der Hypersomnie ist die in der Kindheit beginnende genuine **Narkolepsie** zu unterscheiden, für die unüberwindlicher Schlafzwang am Tage mit affektivem Tonusverlust der Muskulatur (Kataplexie) und lebhafte hypnagoge (im Halbschlaf, beim Einschlafen auftretende) Halluzinationen typisch sind.

4.93 Abschlussdiagnosen von 1214 polysomnographisch untersuchten Insomnie-Patienten

▪ psychiatrische Erkrankungen	35 %
▪ psychophysiologische Insomnie	15 %
▪ Alkohol- und Drogenabhängigkeit	12 %
▪ Myoklonien, Restless legs	12 %
▪ keine objektivierbare Insomnie	9 %
▪ Schlafapnoe-Syndrom	6 %

4.93

4.12.4 Therapie

Nach dem Ausschluss organisch-symptomatischer Ursachen und psychiatrischer Erkrankungen sollte primär eine Aufklärung über Grundlagen des Schlafes (z. B. physiologische Schlafdauer – insbesondere bei älteren Menschen) und eine Beratung über **Schlafhygiene** erfolgen.

Zu den **Schlafhilfen** gehört unter anderem die Beseitigung schlafstörender Faktoren (z. B. Lärm). Die optimale Schlafzimmertemperatur sollte bei ca. 16 °C liegen, das Bett modernen orthopädisch-physiologischen Anforderungen entsprechen. Ein schlechter Schläfer sollte sich nur zum (nächtlichen) Schlafen ins Bett legen, um die Konditionierung „Bett = Schlaf" nicht zu löschen. Es gilt die Empfehlung, „den Tag ausklingen zu lassen", also die physiologische Umschaltung von Spannung auf Entspannung zu ermöglichen.

Besonders bei alten Menschen sollte für ausreichende körperliche Aktivität und eine Begrenzung des Schlafes am Tage gesorgt werden, um eine „natürliche Erschöpfung" am Abend zu ermöglichen.

4.12.4 Therapie

Information, Aufklärung und Beratung über Grundlagen des Schlafes (z. B. physiologische Schlafdauer) und **Schlafhygiene** sollten am Anfang der Therapie stehen.

Zu den **Schlafhilfen** gehört z. B. die Beseitigung schlafstörender Faktoren (Lärm, Temperatur), aber auch das Vermeiden von Nikotin, Alkohol und Koffein vor dem Schlafengehen. Der Patient sollte sich nur zum (nächtlichen) Schlafen ins Bett legen, um die Konditionierung „Bett = Schlaf" nicht zu löschen.

▶ **Merke:** Es ist ein häufiges Problem, dass alte Menschen zu früh zu Bett gehen. Der normale Schlafbedarf beträgt beim Erwachsenen in der Regel sechs bis sieben Stunden, d. h. bei Zubettgehen um zwanzig Uhr und Wachliegen ab drei Uhr liegt keine Schlafstörung vor!

◀ Merke

Bestehen organische Grunderkrankungen, so werden diese primär behandelt. Das Vorliegen einer sogenannten **Schlafapnoe** (schlafbedingtes zeitweiliges Sistieren der Atmung) erfordert spezielle therapeutische Interventionen durch den Spezialisten. Wichtig ist, dass bei Vorliegen dieser Störung die Gabe von Benzodiazepin-Hypnotika kontraindiziert ist.

Zu den **psychotherapeutischen Maßnahmen** zählen **Entspannungsverfahren** (Einschlafstörungen sind häufig „Abschaltstörungen") sowie unter anderem folgende Verhaltensregeln:

- bei Schlafstörungen nicht passiv bleiben und sich unruhig im Bett wälzen, sondern „Ermüdungslesen" oder Aufstehen und sich aktiv beschäftigen
- keine Schlaferwartungsangst aufkommen und sich nicht durch physiologisch auftretende Veränderungen im Schlaf (z. B. Einschlafzuckungen, Körperbewegungen) verunsichern lassen.

Es kommen zudem verschiedene verhaltenstherapeutische Ansätze zur Anwendung (Tab. **4.94**).

Als **Hypnotika** werden am häufigsten Benzodiazepine sowie chemisch neuartige Schlafmittel wie Zopiclon und Zolpidem, gelegentlich auch Chloralhydrat, verordnet. Grundsätzlich sollte die **Einnahme zeitlich befristet sein** und nur bei Bedarf (diskontinuierlich, im Intervall) erfolgen, da sonst die Gefahr der Gewöhnung bis Abhängigkeit verbunden mit einer Veränderung des physiologischen Schlafprofils besteht (s. S. 481).

Organische Grunderkrankungen sollten primär behandelt werden. Bei **Schlafapnoe** sind Benzodiazepin-Hypnotika kontraindiziert.

Zu den **psychotherapeutischen Maßnahmen** zählen **Entspannungsverfahren** sowie u. a. folgende Verhaltensregeln:

- bei anhaltender Schlafstörung aufstehen oder „Ermüdungslesen" (sich aktiv beschäftigen)
- keine gedankliche Fixierung auf den Schlaf („Erwartungsangst")

Verhaltenstherapeutische Ansätze siehe Tab. **4.94**.

Als **Hypnotika** werden Benzodiazepine, Zopiclon oder Zolpidem verordnet. Die **Einnahme sollte zeitlich befristet** (für 2–4 Wochen) und nur bei Bedarf erfolgen (Gefahr der Gewöhnung).

4.94

4.94 Therapiemöglichkeiten bei Schlafstörungen

Nicht medikamentöse Behandlung:	
▪ Vermittlung von Grundlagen	– Dauer und Tiefe des Schlafes, Schlafrhythmus, Schlafstruktur, Erholungsfunktion
▪ Regeln zur Schlafhygiene (individuell angepasst)	– Einhalten regelmäßiger Schlafzeiten, Erzeugen angenehmer Schlafbedingungen, Verzicht auf Koffein, Alkohol und Nikotin, körperliche Bewegung, ausgewogene Ernährung
▪ Schlaf- und Traumtagebücher	– Patient soll zur Selbstbeobachtung angeregt werden („Patient wird zum Co-Therapeuten")
▪ Entspannungstechniken	– progressive Muskelrelaxation, autogenes Training, Yoga
Verhaltenstherapeutische Ansätze	
▪ Schlafrestriktion	– Begrenzung der Zeit, in der der Patient im Bett liegt mit schrittweiser Verlängerung
▪ paradoxe Intention	– Patient liegt entspannt im Bett, versucht bewusst die Augen offen zu halten und wach zu bleiben – führt zu schnellerem Einschlafen
▪ Einstellungsveränderung	– durch die Bearbeitung von Konflikten und die Entwicklung von Bewältigungsstrategien soll der Schlaf aus dem Lebensmittelpunkt verschoben werden
▪ Stimuluskontrolle	– mit dem Einschlafen verbundene, negative Konditionierungen sollen aufgehoben werden, therapeutisches Prinzip ist die systematische Desensibilisierung
▪ Gedankenstopp-Training	– Technik zur Behandlung nächtlichen Grübelns (s. S. 534)
▪ kognitive Fokussierung	– Konzentration auf beruhigende und angenehme Gedanken
Medikamentöse Therapie: Hypnotika (kurzfristig!), s. S. 479 ff.	

Besonderes Augenmerk ist auf eine mögliche **Kumulation** („hang-over") und **Entzugsinsomnie** bei plötzlichem Absetzen zu richten.

Besonderes Augenmerk ist auf eine mögliche **Kumulation** bei Benzodiazepinen mit langer Halbwertszeit und/oder aktiven Metaboliten zu richten, die am Tag zu Restwirkungen („hang over") mit Beeinträchtigung der psychomotorischen Leistungsfähigkeit führen können. Andererseits müssen die Patienten darauf aufmerksam gemacht werden, dass es besonders bei Substanzen mit sehr kurzer Halbwertszeit bei plötzlichem Absetzen nach regelmäßiger Einnahme zu einer sog. **Entzugsinsomnie** kommen kann.

Bei leichten Einschlafstörungen kann ein Versuch mit Baldrianextrakten gemacht werden. Schlafstörungen bei depressiven Erkrankungen können mit sedierenden Antidepressiva behandelt werden. Die Narkolepsie wird mit vigilanzsteigernden Mitteln und den REM-Schlaf supprimierenden Antidepressiva behandelt.

Bei **leichten Einschlafstörungen** kann zunächst ein Versuch mit Baldrianextrakten gemacht werden (cave Mischpräparate, Alkoholgehalt!). Die Dosierung muss mindestens 600 mg Trockenextrakt betragen. **Schlafstörungen im Rahmen depressiver Erkrankungen** können mit sedierenden Antidepressiva wie zum Beispiel Trimipramin behandelt werden. Niederpotente Neuroleptika wie Chlorprothixen haben einen ausgeprägten sedierenden Effekt, im Vergleich zu Benzodiazepin-Hypnotika aber gravierendere Nebenwirkungen (Blutdrucksenkung, anticholinerge Effekte). Bei **Jet lag** kann Melatonin eingenommen werden. Die **Narkolepsie** wird mit vigilanzsteigernden Präparaten wie Modafinil und den REM-Schlaf supprimierenden Antidepressiva (z. B. Clomipramin) behandelt.

Beim **älteren Patienten** sollte die niedrigst wirksame Dosis über die kürzest mögliche Zeit verordnet werden. Es ist mit einer großen Variabilität der Wirkungen und Nebenwirkungen zu rechnen.

Beim **älteren Patienten** muss insbesondere darauf geachtet werden, dass die niedrigst wirksame Dosis über die kürzest mögliche Zeit eingesetzt wird. Es ist mit einer beträchtlichen interindividuellen Variabilität der Wirkungen und Nebenwirkungen zu rechnen: Veränderte pharmakokinetische Parameter können eine Verlängerung der Halbwertszeit mit konsekutiver Tagesrestwirkung nach sich ziehen, nach Benzodiazepineinnahme sind paradoxe Wirkungen möglich, die muskelrelaxierende Wirkung impliziert Sturzgefahr. Das **Restless-legs-Syndrom** wird mit Dopaminagonisten (z. B. L-Dopa) behandelt.

4.12.5 Verlauf

Verlauf und Prognose von Schlafstörungen sind je nach zugrunde liegender Ursache sehr unterschiedlich. Lassen sich die schlafstörenden Faktoren nicht reduzieren oder beseitigen, besteht die Gefahr der Entwicklung einer chronischen Schlafstörung. Von zentraler Bedeutung ist es deshalb, dem Betroffenen die elementare Bedeutung schlaf- und psychohygienischer Maßnahmen (Lebensführung) zu vermitteln.

Die Gefahr der Chronifizierung besteht insbesondere dann, wenn – eventuell verstärkt durch das Vorliegen chronischer körperlicher Erkrankungen – eine Dauereinnahme von Hypnotika erfolgt. Sind die Schlafstörungen durch Erkrankungen bedingt, lassen sie sich in der Regel durch die Behandlung der Grunderkrankung beseitigen; so sistieren Schlafstörungen bei Depressiven beispielsweise mit Remission der depressiven Erkrankung.

4.12.5 Verlauf

Lassen sich die schlafstörenden Faktoren nicht reduzieren oder beseitigen, besteht die Gefahr der Entwicklung einer chronischen Schlafstörung.

Die Gefahr der Chronifizierung besteht v. a. bei Dauereinnahme von Hypnotika. Sind Schlafstörungen durch Erkrankungen bedingt, lassen sie sich meist durch Behandlung der Grunderkrankung beseitigen.

▶ **Klinischer Fall.** Eine 48-jährige Musiklehrerin stellt sich in der Schlafambulanz vor und berichtet, dass sie bereits als kleines Kind häufig voller Angst wach gelegen habe, da sie häufig in der Nachkriegszeit mit bis zu acht Personen in einem Zimmer habe schlafen müssen. Auch im Internat habe sie unter erheblichen Schlafschwierigkeiten gelitten, da sie sehr schlecht habe abschalten können. Während des Studiums dann keine Schlafprobleme, in den letzten Jahren hätten diese aber wieder allmählich eingesetzt. Ihr Hauptproblem sei, dass sie nicht abschalten könne, dass ihr abends alle möglichen Pläne und Probleme durch den Kopf gingen. Vor dem Einschlafen lese oder meditiere sie, sie schlafe aber insgesamt sehr leicht, werde zwei- bis viermal pro Nacht wach und schlafe insgesamt nicht mehr als fünf Stunden. Manchmal bemerke sie ein krampfartiges Zucken in den Beinen. Nächtliches Schnarchen, Zähneknirschen, Sprechen sowie Ausführung von Handlungen wird verneint. Kein Anhalt für eine Abhängigkeit der Schlafstörungen von äußeren Faktoren wie Wetter, Urlaub, Jahreszeit oder Wochenende.

Laut **Familienanamnese** leiden zwei Geschwister sowie die Mutter unter Schlafstörungen, die ältere Schwester außerdem unter Depressionen und Ängsten.

Bei der Patientin sind keine relevanten Vorerkrankungen bekannt; sie trinke drei Tassen Kaffee pro Tag, kein Nikotin, kein Alkoholkonsum, keine regelmäßige Medikamenteneinnahme.

Der **psychopathologische Befund** ist bis auf leichte formale Denkstörungen im Sinne eines nächtlichen Grübelns und Gedankendrängens unauffällig. Ausgeglichene Stimmungslage mit guter affektiver Schwingungsfähigkeit.

Die **polysomnographischen Untersuchungen** im Schlaflabor über acht Nächte zeigen ein deutlich gestörtes Schlafprofil mit häufigem nächtlichen Erwachen mit zum Teil längeren Wachphasen in beiden Nachthälften, fast völlig fehlendem Tiefschlafanteil, unauffälligem REM-Schlafanteil regelrechter Einschlaflatenz, unauffälliger REM-Latenz bei insgesamt noch erkennbarer zyklischer Schlafstruktur. Die Patientin zeigte einen ausgeprägten Adaptationseffekt von der ersten zur dritten Ableitenacht als Hinweis auf eine erhöhte Sensibilität gegenüber äußeren Störfaktoren. Die totale Schlafzeit lag bei 381 bzw. 387 Minuten pro Nacht im Normbereich. Es fanden sich keine nächtlichen Apnoen, die durchschnittliche Sauerstoffsättigung lag bei 96 %. Im nächtlichen EKG bei einer mittleren Frequenz von 60 Aktionen pro Minute keine Extrasystolen. Tibiale Myoklonien in ihrer Häufigkeit grenzwertig. Die Laborparameter zeigten mit Ausnahme einer Cholesterinerhöhung keine pathologischen Werte.

Epikritische Beurteilung: Bei der Schlafstörung der Patientin handelt es sich nach Querschnitt und Verlauf am ehesten um eine chronische psychophysiologische Hyposomnie, wobei insbesondere die Angst, nicht schlafen zu können, und die Unfähigkeit abzuschalten, im Vordergrund stehen. Bei insgesamt ausreichender Schlafdauer, aber fast völlig fehlendem Tiefschlafanteil wird der Schlaf von der Patientin als wenig erholsam empfunden. Tagesmüdigkeit und Beeinträchtigung über den Tag sind relativ leichtgradig ausgeprägt.

Therapeutisch wird ein Entspannungsverfahren, z. B. progressive Muskelrelaxation nach Jacobson, empfohlen.

◀ **Klinischer Fall**

4.13 Abhängigkeit und Sucht

4.13.1 Allgemeines

▶ Definitionen

4.13 Abhängigkeit und Sucht

4.13.1 Allgemeines

▶ **Definitionen:** Sucht ist nach WHO ein Zustand periodischer oder chronischer Intoxikation, verursacht durch wiederholten Gebrauch einer natürlichen oder synthetischen Substanz, der für das Individuum und die Gemeinschaft schädlich ist.
Psychische Abhängigkeit ist definiert als übermächtiges, unwiderstehliches Verlangen, eine bestimmte Substanz/Droge wieder einzunehmen (Lust-Erzeugung und/oder Unlust-Vermeidung). **Physische (körperliche) Abhängigkeit** ist charakterisiert durch Toleranzentwicklung (Dosissteigerung) sowie das Auftreten von Entzugserscheinungen.
Abusus oder Missbrauch beinhaltet den unangemessenen Gebrauch einer Substanz/Droge, das heisst überhöhte Dosierung und/oder Einnahme ohne medizinische Indikation. Wiederholtes Einnehmen führt zur Gewöhnung, psychisch durch Konditionierung, körperlich in der Regel mit der Folge der Dosissteigerung.
Unter **Polytoxikomanie** (polyvalente Sucht) wird eine Mehrfachabhängigkeit, also die gleichzeitige Einnahme verschiedener Suchtmittel, verstanden.

Abhängigkeit oder Sucht kann charakterisiert werden als dominierendes Verlangen oder zwanghaftes Bedürfnis und **Angewiesensein auf bestimmte Substanzen.**

Etymologisch ist der alte Begriff Sucht auf das Wort „siech“ (krank) zurückzuführen. Sucht meint somit zum einen Krankheit (z. B. Gelbsucht, Schwindsucht), zum anderen auffälliges Verhalten (Habsucht, Eifersucht). Aus psychiatrischer Sicht bezeichnet Sucht grundsätzlich pathologische Verhaltensweisen, die einer **„süchtigen Fehlhaltung“** entspringen. 1968 hat die Weltgesundheitsorganisation WHO beschlossen, den unscharfen Begriff „Sucht“ (Addiction) durch „Abhängigkeit“ (Dependence) zu ersetzen.
Abhängigkeit oder Sucht kann charakterisiert werden als dominierendes Verlangen oder zwanghaftes Bedürfnis und **Angewiesensein auf bestimmte Substanzen.** Dies kann von einfachen Gewohnheiten bis zur süchtigen Persönlichkeitsentwicklung reichen. Durch das Suchtverhalten bzw. Suchtmittel, das typischerweise eine euphorisierende Hauptwirkung besitzt, wird vorübergehend eine als unbefriedigend empfundene Situation scheinbar gebessert (Flucht in eine Scheinwelt). Die anschließende „Ernüchterung“ durch das Konfrontiertwerden mit der Realität (Kontrastphänomen) lässt einen Circulus vitiosus entstehen, dessen Hauptelemente das unbezwingbare Verlangen nach dem Suchtmittel („Craving“) und der Kontrollverlust, das Nicht-aufhören-Können („Abhängigkeit“), sind.

Durch das Suchtverhalten bzw. Suchtmittel wird vorübergehend eine für unbefriedigend oder unerträglich gehaltene Situation scheinbar gebessert. Die sich anschließende „Ernüchterung“ durch das Konfrontiertwerden mit der Realität (Kontrastphänomen) lässt einen Circulus vitiosus entstehen, dessen Hauptelemente das unbezwingbare Verlangen nach dem Suchtmittel und der Kontrollverlust sind.

Allgemein wird süchtigem Verhalten eine selbstzerstörerische Komponente zugeschrieben. Sucht wird von manchen Autoren als protrahierter Suizid, Rausch als Antizipation des Todes interpretiert.

Süchtigem Verhalten wird eine selbstzerstörerische Komponente zugeschrieben („protrahierter Suizid“).

Umgangssprachlich findet sich ein vielfältiger Gebrauch des Begriffes „Sucht“ (z. B. Fernsehsucht, Naschsucht, Sammelsucht, Putzsucht). Bei diesen süchtigen Fehlhandlungen handelt es sich in der Regel um keine Verhaltensweisen, die mit einem gravierenden Zerstörungspotenzial einhergehen oder zu Abhängigkeit führen.
Demgegenüber kommt **nichtstoffgebundenen Abhängigkeiten** wachsende Bedeutung zu. Diese werden von manchen Autoren unter „Suchten“ abgehandelt, ICD-10 führt die Hauptform des pathologischen Glücksspiels im Kapitel Störungen der Impulskontrolle auf. Im vorliegenden Buch ist diese Störung deshalb in Kapitel 4.15 (S. 370 ff.) besprochen, in Anbetracht der wachsenden Bedeutung sei aber an dieser Stelle kurz Folgendes angemerkt: Der kaum kontrollierbare Spieldrang beherrscht die Lebensführung der betroffenen Person und führt zum beruflich-sozialen und familiären Ruin. In Deutschland soll es ca. 130 000 beratungs- und behandlungsbedürftige Spieler geben, bevorzugte Glücksspielform ist das Spielen am Geldspielautomaten. Ursächlich werden neurobiologische und psychosoziale Faktoren diskutiert (z. B. Dysbalance von

Wachsende Bedeutung kommt auch den **nichtstoffgebundenen Abhängigkeiten** zu (s. S. 370 ff.).

Bei der Spielsucht kann der Spieldrang kaum kontrolliert werden und führt zu beruflich-sozialem und familiärem Ruin. Häufigste Glücksspielform ist das Spielen am Geldautomaten.

4.101 Die Wirkung des Alkohols ist schon seit langem bekannt

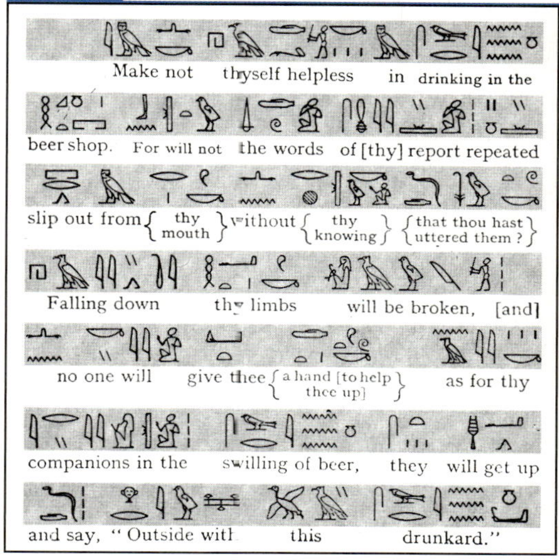
Make not thyself helpless in drinking in the
beer shop. For will not the words of [thy] report repeated
slip out from thy mouth without thy knowing that thou hast uttered them ?
Falling down thy limbs will be broken, [and]
no one will give thee a hand [to help thee up] as for thy
companions in the swilling of beer, they will get up
and say, "Outside with this drunkard."

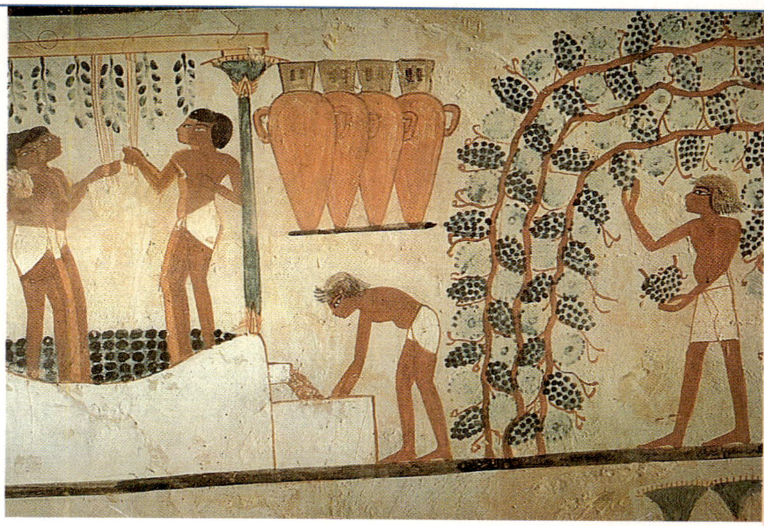

a Das zeigt auch diese altägyptische Schrift (um 1500 v. Chr.). Die sinngemäße Übersetzung lautet: Mach dich nicht selber hilflos durch Trinken in der Kneipe, damit sich nicht die Worte deiner Rede wiederholen und aus deinem Mund herausquellen, ohne dass du weisst, dass du sie geäußert hast. Du fällst hin, brichst dir die Knochen, und keiner deiner Saufkumpanen gibt dir die Hand, um dir aufzuhelfen. Sie werden aufstehen und sagen: „Raus mit dem Trunkenbold!".
b Ägyptische Weinkelter (um 1420 v. Chr.).

Neurotransmittern wie Serotonin und Dopamin). Offenbar zunehmend ist die so genannte „Internet-Sucht".

Historisches: Der Wunsch des Menschen, der Wirklichkeit und den Ängsten des Alltagslebens wenigstens für kurze Zeit zu entfliehen, dürfte so alt sein wie die Menschheitsgeschichte. Schon vor ca. 9000 Jahren waren die Sumerer in Mesopotamien mit der Zubereitung von Bier vertraut. Zur Verarbeitung von Weintrauben kam es bereits vor 8000 Jahren. Eine altägyptische Schrift um 1500 v. Chr. belegt, dass die Wirkungen des Alkohols zur damaligen Zeit wohl bekannt waren (Abb. **4.101**).

Im klassischen Griechenland war das Trinkgelage der Höhepunkt des Abends, Symposion genannt. Als es dabei immer häufiger zu Ausschweifungen gekommen war, soll sich **Platon** dagegen ausgesprochen haben, dass Kinder unter 18 Jahren Wein zu sich nehmen und sich Erwachsene vor dem 40. Lebensjahr betrinken. Angesichts des Verfalls der Trinksitten stellte der Philosoph **Epiktet** (60–140 n. Chr.) fest: „Der Weinstock trägt drei Trauben: die erste bringt die Sinneslust, die zweite den Rausch, die dritte das Verbrechen."

Die Gründung geistlicher Orden und die Errichtung von Klöstern trugen wesentlich zur Verbreitung des Weinbaus bei. Das **Mittelalter** stufte den Wein entsprechend seiner jüdisch-christlichen Tradition als Gottesgabe ein, tadelte aber dessen unmäßigen Gebrauch. Der Zusammenhang, dass Menschen mit großem Alkoholkonsum häufiger erkrankten und früher starben, wurde nicht erkannt. Es galt als eine Art medizinischer Vorsorge für die Männer, sich einmal im Monat einen Alkoholrausch anzutrinken, um damit die „schlechten Säfte" aus dem Körper zu spülen. Mit der Zerstörung großer Anbauflächen während des 30-jährigen Krieges setzte sich dann mehr und mehr das Bier durch (Ausnahme: Franken). Der Münchener Bierkutscher durfte als tägliche Menge Freibier bis zu zehn Liter unentgeltlich trinken oder mit nach Hause nehmen.

Das Laster der Trunkenheit, vor allem des exzessiven, nötigenden Zutrinkens, wurde im Mittelalter durch zahlreiche Verbote mehrerer Reichstage (u. a. Kaiser Maximilian I.) angegangen. Der Reformator Martin Luther (1483–1546) sagte:

Historisches: Schon vor ca. 9000 Jahren waren die Sumerer in Mesopotamien mit der Zubereitung von Bier vertraut. Zur Verarbeitung von Weintrauben kam es bereits vor 8000 Jahren (Abb. **4.101**).

Im klassischen Griechenland war das Trinkgelage der Höhepunkt des Abends, Symposion genannt. Der Philosoph **Epiktet** (60–140 n. Chr.) stellte fest: „Der Weinstock trägt drei Trauben: die erste bringt die Sinneslust, die zweite den Rausch, die dritte das Verbrechen."

Die Gründung geistlicher Orden und die Errichtung von Klöstern trugen wesentlich zur Verbreitung des Weinbaus bei. Das **Mittelalter** stufte den Wein als Gottesgabe ein, tadelte aber dessen unmäßigen Gebrauch. Der Zusammenhang, dass Menschen mit großem Alkoholkonsum häufiger erkrankten und früher starben, wurde nicht erkannt. Es galt als eine Art medizinischer Vorsorge für die Männer, sich einmal im Monat einen Alkoholrausch anzutrinken.

Das Laster der Trunkenheit, vor allem des exzessiven, nötigenden Zutrinkens, wurde im Mittelalter durch zahlreiche Verbote

4.102

4.102 **Titelbild der Streitschrift „Wider den Saufteufel“ von Matthäus Friedrich (1557)**

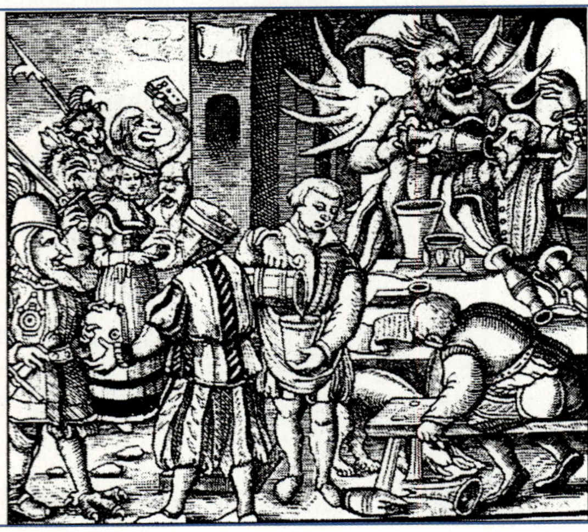

mehrerer Reichstage angegangen (Abb. **4.102**).

„Der Sauf bleibt ein allmächtiger Abgott bei uns Deutschen, eine Art Pest, welche durch Gottes Zorn über uns geschickt ist“ (Abb. **4.102**).

Eine traditionell große Rolle spielt der Alkoholkonsum in der Seefahrt. Handels- und Kriegsschiffe hatten mehr Bier oder Wein als Trinkwasser an Bord. Auch studentische Trinksitten und Gelage wurden oft besungen und beschrieben.

Eine traditionell große Rolle spielt der Alkoholkonsum in der Seefahrt. Handels- und Kriegsschiffe hatten mehr Bier oder Wein als Trinkwasser an Bord. Auch studentische Trinksitten und Gelage wurden oft besungen und beschrieben. **Goethe** hat die Wirkung des Alkohols in der Auerbachkeller-Szene des „Faust“ eindrucksvoll künstlerisch gestaltet. In dieser berühmten Szene finden sich auch Beschreibungen über die psychische Wirkung von Alkohol wie „Rausch“ oder „Bestialität“, örtliche Desorientiertheit, optische Halluzinationen und Gleichgewichtsstörungen.

Immer wieder wurde durch Gesetze und staatliche Eingriffe versucht, das Problem des Alkoholismus einzudämmen. In den USA bestand zwischen 1817 und 1933 die **Prohibition**, das staatliche Verbot der Herstellung und des Verkaufs alkoholhaltiger Getränke. Das erste Trinkerasyl in Deutschland („Siloah“) wurde 1851 im Rheinland gegründet.

Immer wieder wurde durch Gesetze und staatliche Eingriffe versucht, das Problem des Alkoholismus einzudämmen. In den USA bestand zwischen 1817 und 1933 die **Prohibition**, das staatliche Verbot der Herstellung und des Verkaufs alkoholhaltiger Getränke. Dieses Vorgehen erwies sich als ineffektiv und förderte massiv kriminelle Praktiken. 1841 wurde in Boston eine der ersten Trinkerheilanstalten eingerichtet, um die Zwangseinweisung von Trinkern in die „Irrenanstalt“ zu verhindern. In New York öffnete 1854 das erste staatliche Trinkerasyl, das erste Asyl in Deutschland („Siloah“) wurde 1851 im Rheinland gegründet, aus ihm ging 1879 die erste „Trinkerheilstätte“ hervor.

Mit der **Industrialisierung** entstanden die ersten Schnapsfabriken; dort erhielten Arbeiter einen Teil ihres Lohnes in Form von Branntwein.

Mit der **Industrialisierung** entstanden die ersten Schnapsfabriken; dort erhielten Arbeiter einen Teil ihres Lohnes in Form von Branntwein, der die Strapazen nach ihrem 16-Stunden-Arbeitstag dämpfen sollte. Dass selbst beim technischen Fortschritt in Deutschland der Alkohol mit im Spiel war, belegt die Tatsache, dass die allererste Fracht der Eisenbahn von Nürnberg nach Fürth aus zwei Fässchen Bier bestand.

1968 wurde der Alkoholismus vom Bundessozialgericht als Krankheit anerkannt.

1968 wurde der Alkoholismus vom Bundessozialgericht als Krankheit anerkannt, Fachkrankenhäuser für Suchtkranke wurden vermehrt aufgebaut. Sie haben in den „Trinkerheilstätten“ ihre Vorläufer, die um 1900 gegründet, jedoch fast alle privat betrieben wurden.

Die besondere Bedeutung des Alkohols für viele Schriftsteller hat D. W. Goodwin in seinem Buch „Alkohol und Autor“ (1995) herausgestellt: von 7 amerikanischen Literatur-Nobelpreisträgern waren vier (Sinclair Lewis, Eugen O'Neill, William Faulkner, Ernest Hemingway) eindeutig Alkoholiker und der fünfte, John Steinbeck, mit Wahrscheinlichkeit alkoholkrank.

Konflikthafte Ambivalenz: Alkoholkonsum zwischen Elend und Genuss, vom sinnvollen Bezug über riskanten Konsum zum schädlichen Gebrauch.

Zusammenfassend lässt sich konstatieren: Beim Umgang mit Alkohol ist in allen Kulturkreisen, die nicht aus weltanschaulichen Gründen zur Abstinenz verpflichtet sind, eine konflikthafte Ambivalenz zwischen der sozial gebotenen Selbstkontrolle einerseits und dem lustvoll besetzten, aber nicht ungefährlichen

Trinken andererseits nachzuweisen. Die Attraktvität des psychotropen Effektes resultiert dabei nicht nur aus dem entspannenden, konfliktentschärfenden Potenzial, sondern auch aus dem anthropologisch verstehbaren Drang, den Rausch als Befreier aus unerträglicher Enge mit der Möglichkeit neuer Kreativität zu verstehen.

Eine lange Tradition in der Verwendung von **Rauschdrogen** existiert vor allem im arabisch-asiatischen Kulturkreis und im mittel- und südamerikanischen Raum. **Opium**, der eingedickte Milchsaft aus den Samenkapseln des Schlafmohns, gehört zu den ältesten und am weitesten verbreiteten Drogen. **Homer** preist in der „Odyssee" die beruhigende Wirkung des Opiums. Seit Urzeiten kauen z. B. Jemeniten die Blätter des Kat-Strauches, die Inder Betelnüsse, Polynesier brauen einen Trunk aus den Wurzeln des Kava-Pfefferstrauchs. **Paracelsus** wandte die „Opium-Kur" zur Behandlung endogener Depressionen an. In seinem „Entwurf zu einer Heilmittellehre gegen psychische Krankheiten" empfahl **P. J. Schneider** 1824 als „narkotische Mittel" unter anderem Stechapfel, Opium und Belladonna.

Opium, der eingedickte Milchsaft aus den Samenkapseln des Schlafmohns, gehört zu den ältesten und am weitesten verbreiteten Drogen. **Homer** preist in der „Odyssee" die beruhigende Wirkung des Opiums, **Paracelsus** wandte die „Opium-Kur" zur Behandlung endogener Depressionen an.

Im 19. Jahrhundert wurden mit Morphin und Skopolamin die eigentlichen Wirkstoffe des Opiums und Bilsenkrautes isoliert: 1804 gelingt dem Apotheker **W. A. Sertürner** die Isolierung des „schlafmachenden Prinzips" im Mohnsaft, das er Morphium nennt.

1804 gelingt **W. A. Sertürner** die Isolierung des „schlafmachenden Prinzips" im Mohnsaft, das er Morphium nennt.

Als weitere Rauschdrogen kommen bereits seit Jahrtausenden im arabisch-asiatischen Kulturkreis **Haschisch** (indischer Hanf, Cannabis), im Mittel- und südamerikanischen Raum **Koka** und andere Halluzinogene, Pilz- und Kakteenarten (Meskalin, Psilocybin) zur Anwendung. Diese Stoffe wurden primär für religiös-kultische Praktiken und magische Rituale eingesetzt. Vermutlich waren es Soldaten Napoleons, die zu Beginn des 19. Jahrhunderts Haschisch nach Europa brachten. 1899 verfasste **Sigmund Freud** unter Kokaineinfluss sein Werk „Die Traumdeutung" und entdeckte das Unbewusste.

Als weitere Rauschdrogen kommen bereits seit Jahrtausenden im arabisch-asiatischen Kulturkreis **Haschisch** (indischer Hanf, Cannabis), im mittel- und südamerikanischen Raum **Koka** und andere Halluzinogene, Pilz- und Kakteenarten (Meskalin, Psilocybin) zur Anwendung.

In den 20er Jahren pflegten die großstädtischen bürgerlichen Kreise Deutschlands den Konsum von Kokain, Morphin und Heroin. Besonders **Kokain**, dessen Genuss man in heimlichen Zusammenkünften zelebrierte, wurde zur Mode-Droge einer avantgardistischen Subkultur in den Metropolen.

In den 20er Jahren pflegten die großstädtischen bürgerlichen Kreise Deutschlands den Konsum von Kokain, Morphin und Heroin.

Bis nach dem Zweiten Weltkrieg experimentierten mit **Haschisch** nur einige Schriftsteller und Wissenschaftler. Mit den Protestbewegungen der 60er Jahre setzte dann ein regelmäßiger Konsum in bestimmten Bevölkerungsgruppen ein. Haschisch-/Marihuana-Konsum symbolisierte die Zugehörigkeit bzw. Mitgliedschaft in den Jugendbewegungen (Hippies), der Konsum der Droge wurde unter anderem als Protest gegen das bürgerlich-leistungsorientierte „Establishment" verstanden.

Bis nach dem Zweiten Weltkrieg experimentierten mit **Haschisch** nur einige Schriftsteller und Wissenschaftler. Mit den Protestbewegungen der 60er Jahre setzte dann ein regelmäßiger Konsum in bestimmten Bevölkerungsgruppen ein.

Derzeit im Vormarsch sind Designer-Drogen wie Crack und Ecstasy, synthetische, in „Waschküchenlabors" hergestellte Rauschmittel höchster Wirksamkeit. Ein fataler, aktueller Trend sind so genannte **„Alcopops"** – süße Mixgetränke auf der Basis von Limonaden mit Rum- bzw. Wodkaanteilen, in denen die Alkoholkomponente geschmacklich überdeckt wird. Für die Zielgruppe Jugendliche können diese eine Einstiegsdroge darstellen.

Derzeit im Vormarsch sind Designer-Drogen wie Crack und Ecstasy.

Ein fataler, aktueller Trend sind sog. **„Alcopops"** (Mixgetränke auf Basis von Limonade mit Rum oder Wodka).

Klassifikation: Allgemein wird unterschieden zwischen

- **stoffgebundener Abhängigkeit:** Alkohol, Medikamente, Drogen (z. B. Opiate, Halluzinogene, Kokain), Genussmittel wie Koffein, Nikotin oder Cola-Getränke.
- **nichtstoffgebunder Abhängigkeit:** Diese Störungen werden im ICD-10 unter „Abnorme Gewohnheiten und Störungen der Impulskontrolle" (F63) eingeordnet (s. S. 370 ff.).

Weiterhin können **legale** (z. B. Alkohol) und **illegale** Drogen (z. B. Kokain) unterschieden werden. Diese Unterscheidung hat hauptsächlich historische Gründe und entbehrt einer rationalen, pharmakologisch begründbaren Basis.

Klassifikation: Unterschieden werden **stoffgebundene** (Alkohol, Drogen, Medikamente und z. B. Genussmittel wie Nikotin) und **nichtstoffgebundene Abhängigkeit** (s. S. 370 ff.) sowie **legale** und **illegale** Drogen.

Im Folgenden wird Abhängigkeit mit **Substanzabhängigkeit** gleichgesetzt, es erfolgt also die Darstellung der wichtigsten **stoffgebundenen Abhängigkeiten** (Alkohol, Medikamente, Drogen, Tab. **4.95**, Abb. **4.103**).

Im Folgenden erfolgt die Darstellung der wichtigsten **stoffgebundenen Abhängigkeiten** (Tab. **4.95**, Abb. **4.103**).

≡ 4.95

≡ 4.95 **Klassifikation der Störungen durch psychotrope Substanzen nach ICD-10 und DSM-IV**

ICD-10	*DSM-IV*
▪ Alkohol (F10)	▪ Alkoholabhängigkeit/-missbrauch
▪ Opioide (F11)	▪ Opiatabhängigkeit/-missbrauch
▪ Cannabinoide (F12)	▪ Cannabisabhängigkeit/-missbrauch
▪ Sedativa oder Hypnotika (F13)	▪ Abhängigkeit/Missbrauch von Sedativa, Hypnotika oder Anxiolytika
▪ Kokain (F14)	▪ Kokainabhängigkeit/-missbrauch
▪ andere Stimulanzien (einschließlich Koffein) (F15)	▪ Abhängigkeit/Missbrauch von Amphetaminen oder ähnlich wirkenden Sympathikomimetika
▪ Halluzinogene (F16)	▪ Halluzinogenabhängigkeit/-missbrauch
▪ Tabak (F17)	▪ Nikotinabhängigkeit
▪ flüchtige Lösungsmittel (F18)	▪ Abhängigkeit/Missbrauch von Inhalantien
▪ multipler Substanzgebrauch und Konsum anderer psychotroper Substanzen (F19)	▪ Polytoxikomanie
▪ Missbrauch von Substanzen, die keine Abhängigkeit hervorrufen (Laxanzien, Diuretika, Antazida, einfache Analgetika, Vitamine, Antidepressiva, Naturheilmittel)	▪ Abhängigkeit/Missbrauch von Phencyclidin (PCP) oder ähnlich wirkenden Arylcyclohexylaminen

Das DSM-IV unterscheidet explizit Abhängigkeit vom Missbrauch, während die ICD-10 zwischen schädlichem Gebrauch und Abhängigkeitssyndrom differenziert (s. Tab. **4.96**).

◎ 4.103

◎ 4.103 **Suchtmittel**

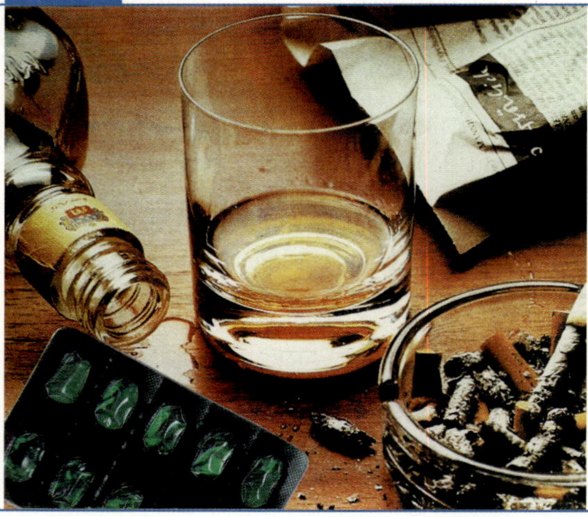

Prägnanz-Typen der Abhängigkeit (nach WHO):
- Morphin-Typ
- Barbiturat-Alkohol-Typ
- Kokain-Typ
- Cannabis-Typ
- Amphetamin-Typ
- Halluzinogen-Typ.

Epidemiologie: Der Anteil der Abhängigen beträgt ca. 5–7 % der deutschen Bevölkerung. Die bei weitem größte Bedeutung kommt der Alkoholabhängigkeit zu. Die

Die **WHO** unterscheidet folgende **Prägnanz-Typen der Abhängigkeit:**
- Morphin-Typ
- Barbiturat-Alkohol-Typ
- Kokain-Typ
- Cannabis-Typ
- Amphetamin-Typ
- Halluzinogen-Typ.

Epidemiologie: Der Anteil der Abhängigen beträgt ca. 5 bis 7 % der deutschen Bevölkerung. Die größte Bedeutung kommt hierbei der Alkoholabhängigkeit zu, deren Zahl in Deutschland bei ca. 3 bis 5 % der Bevölkerung (ca. 2,5 Millionen) liegt. Die Zahl der Drogenabhängigen beträgt etwa 150 000, die Zahl der

4.104 **Prävalenzwerte substanzinduzierter Störungen in Deutschland**

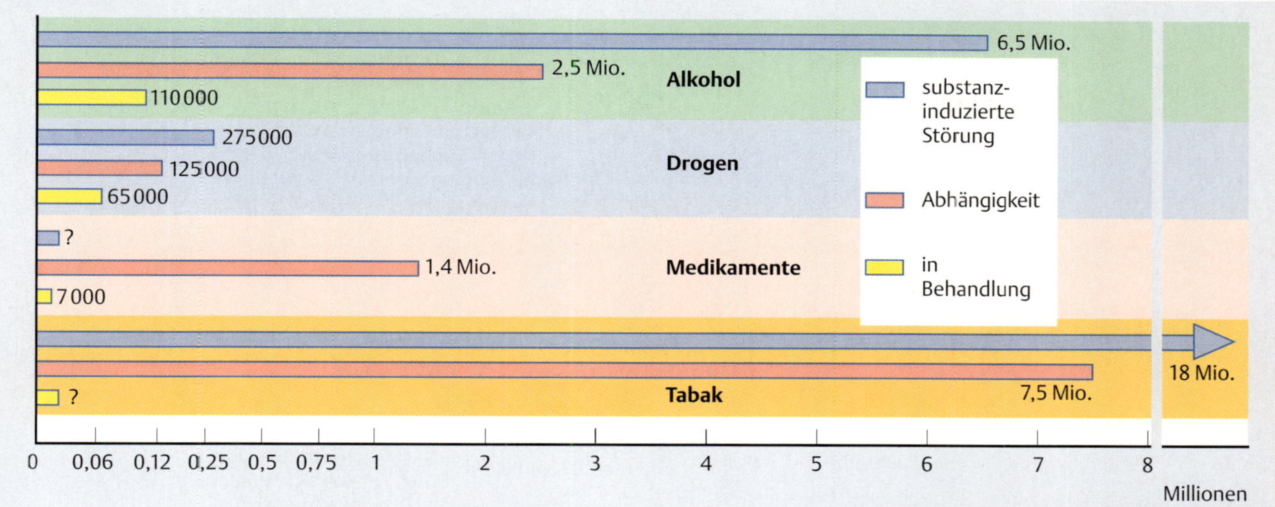

Medikamentenabhängigen etwa 1 Million. In psychiatrischen Versorgungskrankenhäusern stellen Abhängige, vor allem Alkoholkranke, die größte Patientengruppe dar. Auch in Allgemeinkrankenhäusern und medizinischen Kliniken ist mit etwa 15 % ein nicht unerheblicher Prozentsatz der Patienten alkoholkrank. Über 10 % aller Patienten in Allgemeinarztpraxen haben ein Alkoholproblem. Hieraus wird die eminente sozialmedizinische Bedeutung dieser Krankheitsgruppe deutlich (Abb. **4.104**). Etwa zehn Milllionen Deutsche – jeder dritte Raucher – sind nikotinabhängig. Nach einer aktuellen Erhebung unter Schülern raucht fast die Hälfte, ⅓ hat bereits einmal illegale Drogen konsumiert, jeder 2. Schüler unter 14 Jahren hat bereits Trunkenheitserfahrung; besonders beliebt sind Alcopops und Bier.

Zahl der Betroffenen liegt in Deutschland bei 2,5 Millionen, die Zahl der Drogenabhängigen bei 150 000, die Zahl der Medikamentenabhängigen bei ca. 1 Million (Abb. **4.104**).
Ca. 10 Millionen Deutsche sind nikotinabhängig.

Die Folgen der Sucht sind für die Betroffenen und ihre Angehörigen teilweise sehr schwer und reichen von körperlichen Schädigungen und schwersten psychischen und sozialen Problemen bis zum verfrühten Tod. So sterben in Deutschland an den Folgen ihrer Alkoholerkrankung ca. 40 000 Menschen, aufgrund ihrer Drogenabhängigkeit 1500–2000 Menschen und als Folge des Rauchens ca. 130 000 Menschen jährlich. Nach seriösen Schätzungen betragen die volkswirtschaftlichen Folgekosten der Alkoholabhängigkeit mindestens 20 Milliarden € und die des Rauchens ca. 50 Milliarden € jährlich.

An den Folgen ihrer Alkoholerkrankung sterben in Deutschland jährlich ca. 40 000, aufgrund ihrer Drogenabhängigkeit ca. 1500 und infolge des Rauchens ca. 130 000 Menschen. Die volkswirtschaftlichen Folgekosten z. B. der Alkoholabhängigkeit belaufen sich auf mindestens 20 Mrd. € jährlich.

▶ **Merke:** Die Lebenserwartung von Alkohol- und Drogen-Abhängigen ist deutlich reduziert, etwa 10 bis 15 % begehen Suizid.

◀ **Merke**

Ätiopathogenese: Ganz allgemein sind für die Entstehung und Entwicklung von Abhängigkeit drei Faktoren Bedingung (Abb. **4.105**):
- Droge
- Individuum
- soziales Umfeld.

Die meisten missbräuchlich genutzten Drogen **steigern die Dopamin-Freisetzung** und lösen so Euphorie und Wohlbehagen aus. Dieses wirkt wiederum verhaltensverstärkend. Drogen aktivieren direkt oder indirekt die dopaminergen Neurone im Mittel- und Endhirn. Neben Dopamin wird unter anderen auch **Glutamat** eine wesentliche Rolle für Lernprozesse zugeschrieben, die am „Suchtgedächtnis" beteiligt sind. Heute steht zudem fest, dass eine **genetische Vulnerabilität** für Abhängigkeitserkrankungen existiert und der Konsum von Drogen allein nicht ausreicht, um eine Sucht hervorzurufen. Die Suchterkran-

Ätiopathogenese: 3 Faktoren sind Bedingung (Abb. **4.105**):
- Droge
- Individuum
- soziales Umfeld.

Die meisten Drogen **steigern die Dopamin-Freisetzung** und lösen so Euphorie aus. Auch **Glutamat** wird eine wesentliche Rolle für am „Suchtgedächtnis" beteiligte Lernprozesse zugeschrieben. Es steht heute fest, dass es eine **genetische Vulnerabilität** gibt. Durch Neuroadaptation entwickelt sich ein „Suchtgedächtnis".

4.105

4.105 **Modellvorstellungen zur Sucht-Entstehung**

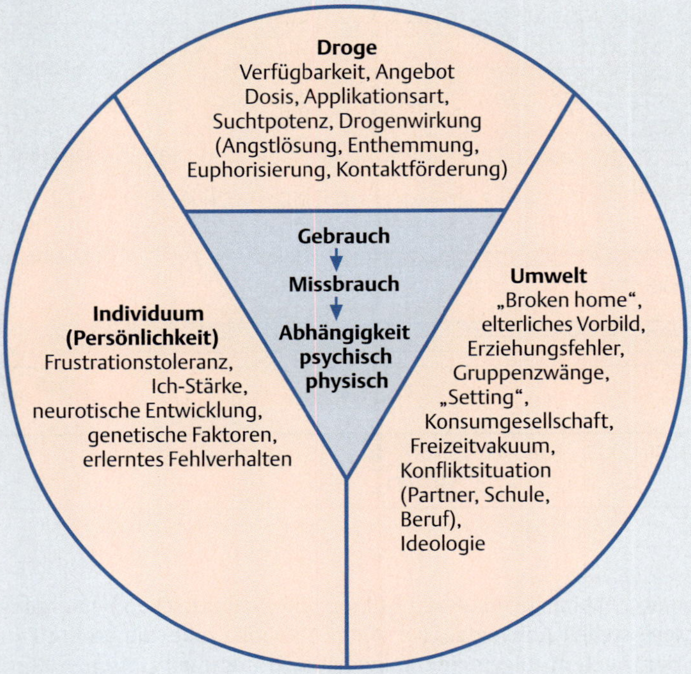

kung kann als gelernte Reaktion verstanden werden, die durch ein „Drogengedächtnis" gesteuert wird.

Typische **Suchtmotive** sind Lösung von Verstimmungszuständen, Leistungssteigerung, Einsamkeit, Langeweile, Erlebnissuche, Schmerzlinderung und Wunsch nach Betäubung.

Intensität und Progredienz der Abhängigkeitsentwicklung sind unterschiedlich je nach Abhängigkeitstyp, konsumierter Substanz, vorliegender Persönlichkeitsstruktur und sozialem Umfeld. Als unmittelbare **Suchtmotive** kommen unter anderem Lösung von Verstimmungszuständen, Leistungssteigerung, Einsamkeit, Langeweile und Erlebnissuche bei innerer Leere (Flucht aus dem als frustrierend erlebten Alltag), Schmerzlinderung sowie Wunsch nach Betäubung in Frage.

In der **prämorbiden Persönlichkeit** finden sich häufig verminderte Frustrationstoleranz, erhöhter Reizhunger, Stimmungslabilität, „Broken Home", fehlende Leitbilder, aber auch Verwöhnung als entwicklungsstörende Faktoren.

Die **prämorbide Persönlichkeit** ist häufig durch verminderte Frustrationstoleranz, erhöhten Reizhunger und Stimmungslabilität gekennzeichnet. Im frühkindlichen Milieu finden sich gehäuft „Broken-Home"-Situationen und das Fehlen orientierender Leitbilder, aber auch übermäßige Verwöhnung als entwicklungsstörende Faktoren. Eine Sucht kann auch, wie besonders bei der Automaten- und Glücksspielsucht gezeigt werden konnte, als Partner- und Liebesersatz angesehen werden.

Auch **soziokulturelle Einflüsse** (z. B. Konsumsitten, Werbung) und staatliche Restriktionen sind von Bedeutung.

Neben Art und Wirkungsspektrum der Droge sind die Verfügbarkeit sowie **soziokulturelle Einflüsse** („Griffnähe", Konsumsitten, Werbe- und Modeeinflüsse) sowie staatlich-gesetzgeberische Restriktionen von Bedeutung.

Lern- und Konditionierungsprozesse spielen ebenfalls eine Rolle. So können Drogen durch Vermittlung angenehmer Effekte als positive Verstärker süchtigen Verhaltens angesehen werden.

Bei der Entstehung und Aufrechterhaltung der Sucht spielen auch **Lern- bzw. Konditionierungsprozesse** eine Rolle: So können Drogen durch Vermittlung angenehmer Empfindungen als positive Verstärker von süchtigem Verhalten angesehen werden. Durch die unmittelbaren körperlichen Auswirkungen der Drogeneinnahme erfolgt primäre, durch soziale Gruppen-Anerkennung des drogenkonsumierenden Verhaltens sekundäre Verstärkung. Den Charakter von sekundären Verstärkern können auch mit der Drogeneinnahme verbundene Handlungen und Requisiten einnehmen, ursprünglich neutrale Umgebungsmerkmale können für Substanzabhängige besondere, konditionierte Bedeutung erlangen und drogenspezifische Reaktionsmuster auslösen.

Symptomatik: Je nach Suchtstoff und Abhängigkeitsmuster treten psychische, körperliche und soziale Folgen auf. Zu den **psychischen Symptomen** zählen unter anderen Interessenverlust, Stimmungsschwankungen, Gleichgültigkeit und Störungen des Kritikvermögens. **Körperliche Symptome** sind z. B. vegetative Störungen, Schlafstörungen, Gewichtsverlust und neurologische Ausfälle. Zu den **sozialen Auswirkungen** gehören Kriminalität und Dissozialität, beruflicher Abstieg sowie Suizidgefährdung.

Symptomatik: Es können verschiedene **psychische**, **körperliche** und **soziale Folgen** auftreten.

▶ **Merke:** Zu den krankheitstypischen Verhaltensweisen zählen Beschönigung, Verleugnung, Bagatellisierung und Dissimulation mit Verheimlichungstendenzen. Das Selbstwertgefühl ist durch Schuldgefühle reduziert, meist findet sich eine erniedrigte Frustrationstoleranz.

◀ **Merke**

Die psychischen und somatischen Symptome, Begleit- und Folgeerkrankungen der verschiedenen Abhängigkeiten werden in den Kapiteln Alkoholismus (s. S. 315 ff.) und Drogen- und Medikamentabhängigkeit (s. S. 328 ff.) dargestellt.
Die klinischen Erscheinungsbilder bei Störungen durch psychotrope Substanzen lassen sich hauptsächlich wie folgt einteilen (Tab. **4.96**):
- Intoxikation
- Missbrauch
- Abhängigkeitssyndrom
- Entzugssyndrom
- induzierte psychotische Störung.

Zu den psychischen und somatischen Symptomen einzelner Abhängigkeiten s. S. 315 und 328 ff.

Klinische Erscheinungsbilder sind (Tab. **4.96**):
- Intoxikation
- Missbrauch
- Abhängigkeitssyndrom
- Entzugssyndrom
- induzierte psychotische Störung.

4.96 Klassifikation der Störungen durch psychotrope Substanzen nach ICD-10 und DSM-IV nach klinischem Erscheinungsbild

ICD-10	*DSM-IV*
akute Intoxikation (F1x.0) ▪ ohne/mit Komplikation ▪ mit Delir ▪ mit Koma ▪ mit Krampfanfällen ▪ pathologischer Rausch	Intoxikation Delir
schädlicher Gebrauch (F1x.1)	Missbrauch
Abhängigkeitssyndrom (F1x.2) ▪ abstinent ▪ ständiger Substanzgebrauch ▪ episodischer Substanzgebrauch	Abhängigkeit
Entzugssyndrom (F1x.3) ▪ ohne/mit Krampfanfälle(n) ▪ mit Delir (F1x.4)	Entzugssyndrom Entzugsdelir
psychotische Störung (z. B. Alkoholhalluzinose) (F1x.5)	Halluzinose/induzierte wahnhafte Störung
amnestisches Syndrom (F1x.6)	amnestische Störung
Restzustand und verzögert auftretende psychotische Störungen (F1x.7) ▪ Flashbacks/Nachhallzustände ▪ Persönlichkeits- oder Verhaltensstörung ▪ Demenz	 Demenz

4.96

4.97 Zusammengefasste diagnostische Kriterien der Störungen durch psychotrope Substanzen nach ICD-10 und DMS-IV

ICD-10	*DSM-IV*
Schädlicher Gebrauch/Missbrauch Substanzgebrauch verantwortlich für die körperlichen oder psychischen Probleme (einschl. der eingeschränkten Urteilsfähigkeit oder des gestörten Verhaltens)	Wiederholter Substanzgebrauch führt zu Versagen bei der Erfüllung wichtiger Verpflichtungen, zu Situationen mit körperlicher Gefährdung, Problemen mit dem Gesetz. Fortgesetzter Substanzgebrauch trotz hierdurch bedingter sozialer oder zwischenmenschlicher Probleme.
Abhängigkeit mindestens drei der folgenden Kriterien müssen vorliegen: ▪ starkes Verlangen oder eine Art Zwang, Substanzen oder Alkohol zu konsumieren ▪ verminderte Kontrollfähigkeit ▪ körperliches Entzugssyndrom ▪ Toleranzentwicklung (Dosissteigerung) ▪ Vernachlässigung anderer Interessen ▪ anhaltender Substanz- oder Alkoholkonsum trotz Nachweis schädlicher Folgen (körperlich, psychisch, sozial)	mindestens drei der folgenden Kriterien müssen vorliegen: ▪ Einnahme häufig in größeren Mengen oder länger als beabsichtigt ▪ erfolglose Versuche, den Substanzgebrauch zu kontrollieren ▪ charakteristische Entzugssymptome ▪ Toleranzentwicklung (Dosissteigerung > 50 %) ▪ Zeitaufwand für Beschaffung, Konsum oder Erholung ▪ Reduzierung sozialer oder beruflicher Aktivität ▪ fortgesetzter Missbrauch trotz Problemkenntnis
Entzugssyndrom ▪ Symptomkomplex bei absolutem oder relativem Entzug einer Substanz, die wiederholt und über einen längeren Zeitraum und/oder in hoher Dosierung konsumiert wurde ▪ Konsultation, medizinische Behandlung ▪ typischerweise Besserung durch erneute Zufuhr der Substanz	▪ Entwicklung eines substanzspezifischen Syndroms, das dem Absetzen oder der Dosisverringerung einer Substanz folgt, die zuvor regelmäßig eingenommmen wurde ▪ Klinisch bedeutsame Leiden oder Beeinträchtigungen in sozialen, beruflichen u. a. wichtigen Funktionsbereichen

Die diagnostischen Kriterien der Störungen durch psychotrope Substanzen zeigen in ICD-10 und DSM-IV große Überschneidungen. Schädlicher Gebrauch/Missbrauch ist in der ICD-10 vage definiert, im DSM-IV näher charakterisiert. Die Kriterien der Abhängigkeit entsprechen sich in beiden Diagnosesystemen weitgehend, im DSM-IV finden sich aber die Festlegung einer Mindestdauer sowie eine Schweregradeinteilung. Das Entzugssyndrom wird im DSM-IV nicht allgemein, sondern speziell für die einzelne Substanz beschrieben.

Diagnostik: Die Diagnose ist in frühen Stadien schwierig. Bestimmte Laborwerte sind der beste Beweis für eine (aktuelle) Substanzaufnahme. Wegen der Dissimulationstendenz kommt **fremdanamnestischen Angaben** große Bedeutung zu (s. a. S. 315 und 328 ff.).

Nicht wenige Konsumenten nehmen mehrere Substanzen zu sich **(Polytoxikomanie)**. Die Diagnose sollte nach dem wichtigsten Stoff gestellt werden (Tab. **4.97**).

Diagnostik: Die Diagnose des Vorliegens einer Abhängigkeit ist insbesondere in frühen Stadien schwierig. Analysen von **Urin- oder Blutproben** bzw. pathognomonische Laborwerte (z. B. γ-GT-Erhöhung) stellen den besten Beweis für eine (aktuelle) Substanzaufnahme dar. In Anbetracht der Verleugnungs- und Dissimulationstendenzen von Abhängigen kommt **fremdanamnestischen Angaben** große Bedeutung zu. Zur Diagnostik einzelner Abhängigkeiten s. S. 315 und 328 ff.
Nicht wenige Konsumenten nehmen mehrere Substanzen zu sich **(Polytoxikomanie)**, dennoch sollte die Diagnose möglichst nach dem wichtigsten Stoff oder der wichtigsten Stoffgruppe gestellt werden. Der Schweregrad der Störungen reicht von der unkomplizierten Intoxikation und schädlichem Gebrauch/Missbrauch über manifeste Abhängigkeit bis zu eindeutig psychotischen Störungen und Demenz (Tab. **4.97**).

Therapie: Primäre Voraussetzung ist das **Erreichen von Abstinenz.** Die Behandlung gliedert sich in
- Kontakt- und Motivationsphase
- Entgiftungsphase
- Entwöhnungsbehandlung
- Nachsorge- und Rehabilitationsphase, Rückfallprophylaxe (Abb. **4.106**).

Therapie: Primäre Voraussetzung ist das **Erreichen von Abstinenz.** Entscheidende Elemente sind hier die Motivierung des Abhängigen sowie Maßnahmen zur Rückfallprophylaxe (z. B. Selbsthilfegruppen). Allgemeine Behandlungsziele sind zum einen die Nachreifung und Stabilisierung der Persönlichkeit, zum anderen die psychosoziale Rehabilitation (Abb. **4.106**).
Die Behandlung lässt sich allgemein in folgende Phasen gliedern:
- Kontakt- und Motivationsphase
- Entgiftungsphase (körperlicher Entzug)
- Entwöhnungsbehandlung
- Nachsorge- und Rehabilitationsphase, Rückfallprophylaxe.

Nach wie vor besteht ein Missverhältnis vor allem zwischen der Zahl der Drogenabhängigen und den vorhandenen Therapieplätzen.

In Deutschland gibt es ca. 1200 Beratungsstellen für Suchtkranke, in Fachkliniken stehen ca. 16 000 Therapieplätze zur Verfügung. Nach wie vor besteht ein Missverhältnis vor allem zwischen der Zahl der Drogenabhängigen und den vorhandenen Therapieplätzen. Neben dem konventionellen Therapieprinzip

4.106 Vier verschiedene, für die Behandlungsstrategie entscheidende Motivationsstufen

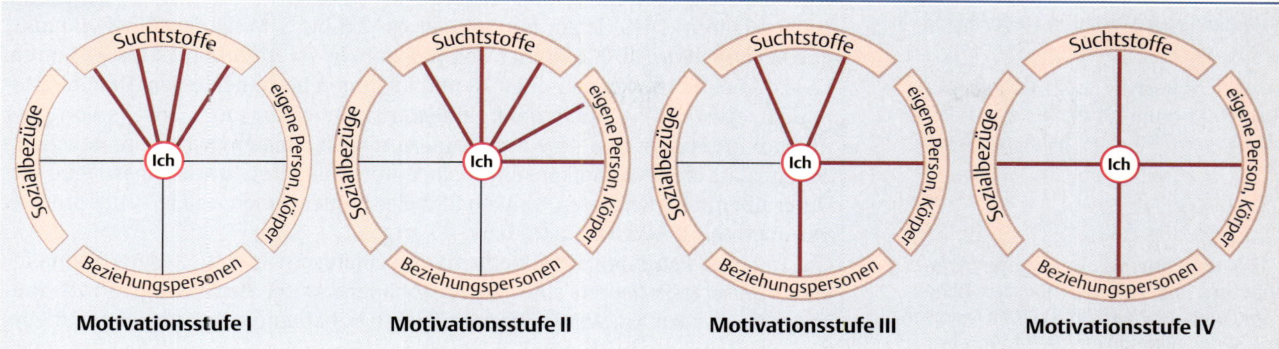

Stufe I: Ein Abstinenzwunsch ist nicht vorhanden, in der Werteordnung des Abhängigen besitzt der Suchtstoff die höchste Priorität.
Stufe II: Die Sorge um die eigene Gesundheit und Person wächst, Arzt- und Krankenhauskontakte nehmen zu. Therapeutisch sind Entzugsbehandlung, Informationen über Drogenwirkungen und niedrigschwellige Hilfsangebote indiziert.
Stufe III: Das Interesse an Bezugspersonen erwacht wieder, die Gesundheitssorge führt zu tagelanger Abstinenz; therapeutisch ist die ambulante oder stationäre Entwöhnungsbehandlung indiziert.
Stufe IV: Die Lebensgewohnheiten normalisieren sich, es kommt zu wochen- und monatelangen Abstinenzzeiten, weitergehende Ziele werden verfolgt. Hierzu gehören Patienten, die eine Entwöhnungstherapie absolviert und ihre Suchtproblematik bearbeitet haben und von ihrer Sucht distanziert, aber doch episodisch abstinenzunfähig sind. Trotzdem sind die Betroffenen bestrebt, ein normales Leben zu führen.

„Entgiftung und Entwöhnung" werden neuerdings vermehrt **niederschwellige wohnortnahe Therapieangebote** vor allem für Opiat-Abhängige angeboten. An Stelle der Abstinenzforderung schon zu Beginn des Therapieprozesses tritt hier das Prinzip der „Risiko- und Schadenreduzierung". Zur Zeit werden in Deutschland ca. 50 000 Opiat-Abhängige substituiert (vor allem mit Methadon).

Prävention: Hierzu zählen im Sinne der **Primärprävention** sachlich-fundierte Information und Aufklärung der Allgemeinbevölkerung sowie von Lehrern, Erziehern, Psychologen und Ärzten („Multiplikatoren"). Die Zielgruppen müssen in (werbe-)psychologisch angemessener Weise angesprochen werden. Wichtig sind sozialhygienische Maßnahmen in Form von Vorbild („Lernen am Modell") und Erziehung (z. B. Freizeitverhalten) sowie die Eindämmung von Werbung und Reklame für Suchtmittel. Auch steuerliche Maßnahmen können bedeutsam sein (z. B. Alkohol, Nikotin).

Prävention: Die **Primärprävention** erfolgt durch Aufklärung der Allgemeinbevölkerung und entsprechender Zielgruppen (Lehrer, Erzieher, Psychologen, Ärzte). Wichtig sind sozialhygienische Maßnahmen („Lernen am Modell" = Vorbild, Erziehung, Freizeitverhalten).

Neben dieser Öffentlichkeitsarbeit kommt der **Sekundärprävention**, also der Früherkennung und Frühbehandlung, entscheidende Bedeutung zu. Von Ärzten werden die (Früh-)Symptome von Alkohol- und Drogenabhängigkeit oft nicht erkannt oder im Sinne von Abwehr und Verleugnung nicht beachtet. Schließlich muss konstatiert werden, dass eine Medikamentenabhängigkeit häufig eine von Ärzten „verordnete Sucht" darstellt, also iatrogen bedingt ist.

Neben der Öffentlichkeitsarbeit kommt der **Sekundärprävention** (Früherkennung und Frühbehandlung) entscheidende Bedeutung zu. (Früh-) Symptome werden häufig nicht erkannt oder nicht beachtet.

4.13.2 Alkoholismus

Allgemeines

4.13.2 Alkoholismus

Allgemeines

◀ Definition

▶ **Definition:** Unter **Alkoholmissbrauch** wird ein Alkoholkonsum verstanden, der gegenüber der soziokulturellen Norm überhöht ist bzw. zu unpassender Gelegenheit erfolgt. Dies geht mit vorübergehenden, deutlichen Veränderungen der psychischen und physischen Funktionen des Konsumenten einher.
Alkoholabhängigkeit (chronischer Alkoholismus) ist definiert durch das Vorliegen von psychischer und/oder körperlicher Abhängigkeit vom Alkohol. **Psychische Abhängigkeit** ist durch das unwiderstehliche Verlangen nach Alkohol charakterisiert („craving") und wird häufig von Kontrollverlust begleitet. **Körperliche Abhängigkeit** ist durch Toleranzsteigerung mit nachfolgender Dosissteigerung und Entzugserscheinungen gekennzeichnet.

Epidemiologie: Etwa 3–5 % der Bevölkerung sind alkoholabhängig. Rund 3 Millionen Alkoholkranke leben in Deutschland.

Ca. 6 Mio. Menschen praktizieren einen „riskanten Konsum" (mehr als 20 g Alkohol bei Frauen und 40 g bei Männern täglich).

Epidemiologie: Nach Felduntersuchungen sind etwa 3 bis 5 % der Bevölkerung alkoholabhängig. Gemäß der Statistik der Deutschen Hauptstelle gegen die Suchtgefahren (DHS) leben bundesweit ca. 2,5 bis 3 Millionen Alkoholkranke, davon sind etwa 500 000 Kinder und Jugendliche im Alter von 12 bis 21 Jahren. Ca. 4,4 Mio. Menschen zwischen 18 und 69 Jahren betreiben einen Alkoholmissbrauch, etwa 6 Mio. praktizieren einen „riskanten Konsum" jenseits von 20 g Alkohol bei Frauen und 40 g bei Männern täglich. Eine englische Untersuchung belegt, dass der Alkoholkonsum auch unter Studenten stark angestiegen ist: Unter über 3000 Befragten tranken 48 % der Studentinnen und 61 % der Studenten übermäßig Alkohol (> 20 bzw. 40 g/tgl.).

Ca. 15 % der Patienten in Allgemeinkrankenhäusern und 12 % der Hausarzt-Patienten sind alkoholabhängig. Lt. WHO werden 20–50 % der Alkoholkrankheiten in der Arztpraxis nicht erkannt, die Dunkelziffer ist hoch. Männer sind häufiger betroffen als Frauen (Abb. **4.107**).

Ca. 15 % der Patienten in Allgemeinkrankenhäusern und 12 % der Allgemeinarzt-/Hausarzt-Patienten sind alkoholabhängig. Unter den häufigsten Diagnosen in Deutschen Krankenhäusern rangieren bei Männern „psychische und Verhaltensstörungen durch Alkohol" (nach der koronaren Herzkrankheit) auf Platz 2! Obwohl ca. 75 % der Alkoholkranken mindestens einmal im Jahr Kontakt zu ihrem Hausarzt haben, werden laut einer Studie der WHO 20–50 % der Alkoholkrankheiten in der Arztpraxis nicht erkannt. Hinzu kommt eine schwer zu ermittelnde Dunkelziffer. Männer sind häufiger alkoholkrank als Frauen, wenngleich bei diesen ebenso wie bei Jugendlichen eine deutlich zunehmende Tendenz besteht (Abb. **4.107**). Die Zahl der Abhängigen korreliert mit dem Pro-Kopf-Verbrauch von Alkohol.

▶ Merke

▶ **Merke:** Die Alkoholkrankheit ist das sozialmedizinische Problem Nr. 1. Durch Fehlzeiten am Arbeitsplatz, verringerte Arbeitsleistung, alkoholbedingte Verkehrs- und Betriebsunfälle sowie direkte und indirekte Krankheits- und Behandlungskosten (Produktionsausfall, Invalidität, Frühberentung) entstehen für Staat und Gesellschaft schwere wirtschaftliche Belastungen von jährlich mindestens 20 Milliarden €. Etwa die **Hälfte aller Straftaten wird unter Alkoholeinfluss verübt**. Wegen Alkohol am Steuer werden in Deutschland jährlich ca. 280000 Führerscheine eingezogen. Kaum abschätzbar und nicht in Zahlen fassbar sind die **negativen Folgen für Individuum und Familie.**

In psychiatrischen Kliniken stellen Alkoholkranke die größte Gruppe. Auf jeden Alkoholkranken kommen mindestens 2 Mitbetroffene **(„Co-Alkoholiker").**

In psychiatrischen Versorgungskrankenhäusern stellen Alkoholkranke die größte Patientengruppe, bei männlichen Patienten sogar 30 bis 40 % der Gesamtklientel. Dominierende Altersgruppe sind die 25- bis 55-Jährigen. Auf jeden Alkoholkranken kommen außerdem mindestens zwei Mitbetroffene (Partner, Eltern Geschwister, Kinder), die häufig als **„Co-Alkoholiker"** fungieren.

4.107

4.107 **Pro-Kopf-Konsum an Alkohol in Litern pro Jahr in verschiedenen Ländern**

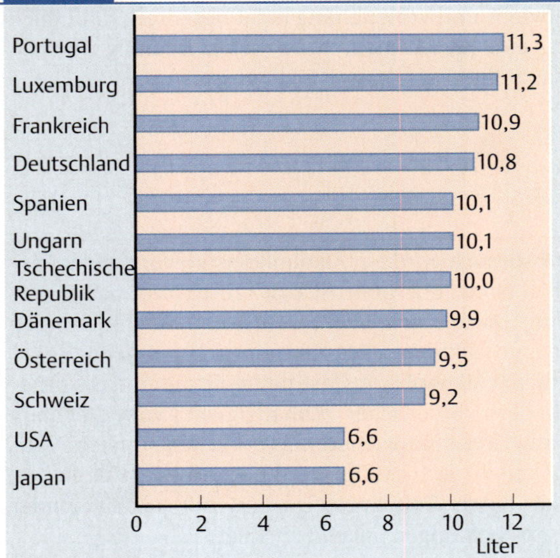

Ätiopathogenese: Der Alkoholismus hat eine **multifaktorielle Genese.** Für **genetische Faktoren** sprechen Adoptionsstudien, die eine erhöhte Konkordanz bei eineiigen Zwillingen nachweisen konnten. Für die familiäre Häufung können allerdings auch psychologische Faktoren („Modelllernen") als Ursache in Frage kommen. Auch individuelle und ethnische Unterschiede in der Alkoholtoleranz sprechen für einen genetischen Faktor. Möglicherweise sind genetisch determinierte Unterschiede der für den Abbau und Metabolismus des Alkohol wichtigen Enzyme bedeutsam.

Ätiopathogenese: Alkoholismus hat eine **multifaktorielle Genese**. Für **genetische Faktoren** sprechen eine erhöhte Konkordanz bei eineiigen Zwillingen sowie individuelle und ethnische Unterschiede in der Alkoholtoleranz.

Die suchtmedizinische Forschung konnte zudem zeigen, dass Alkohol bei chronischer Zufuhr **Veränderungen fast aller Neurotransmittersysteme** (Glutamat, Dopamin), der GABA- sowie der Opioidrezeptoren verursacht. Durch Neuroadaptation (Konditionierung drogenassoziierter Reize) entwickelt sich ein **„Suchtgedächtnis"** vor allem im Bereich dopaminerger und glutamaterger Neurone und Rezeptoren limbisch und im präfrontalen Kortex.

Alkohol führt zu **Veränderungen** fast aller **Transmittersysteme.** Durch Neuroadaptation entwickelt sich ein **„Suchtgedächtnis"** vor allem im Bereich dopaminerger Neurone.

Zu den **psychologische Ursachen** zählen Broken-Home-Situationen sowie negative Identifikation/Vorbildfunktion im Elternhaus. So stammen Alkoholiker meist aus einem Elternhaus in dem mindestens ein Familienmitglied trank. Aus **psychodynamischer Sicht** wird Alkoholabhängigkeit als **Regression auf die orale Stufe** (s. S. 518) interpretiert, auffallend häufig findet sich hierbei eine verwöhnende Haltung durch die Mutter und Gleichgültigkeit von Seiten des Vaters.

Zu den **psychologischen Faktoren** zählen Broken-Home-Situationen sowie negative Identifikation. Aus **psychodynamischer Sicht** wird Alkoholabhängigkeit als **Regression auf die orale Stufe** interpretiert (s. S. 518).

Eine typische **„Suchtpersönlichkeit"** scheint **nicht zu existieren.** Empirische Untersuchungen zur Persönlichkeit Alkoholabhängiger sind widersprüchlich. Alkoholiker sollen sich durch ein gesteigertes Bedürfnis nach Stimulation („Sensation seeking") auszeichnen, wobei ein ausgeprägter Wunsch nach neuen Eindrücken („Novelty seeking") als besonderes prädisponierend gilt. Die wichtigste Persönlichkeitsstörung bei Alkoholismus ist die gehäuft bei Männern vorkommende antisoziale Persönlichkeitsstörung (s. S. 357 ff.).

Eine typische **„Suchtpersönlichkeit"** scheint **nicht zu existieren.** Alkoholiker sollen sich durch ein erhöhtes Bedürfnis nach Stimulation auszeichnen. Die wichtigste Persönlichkeitsstörung bei Alkoholismus ist die antisoziale Persönlichkeitsstörung (s. S. 357 ff.).

Lernpsychologische Suchttheorien gehen davon aus, dass Alkoholmissbrauch ein operant erlerntes Verhalten ist, bei dem die Reduktion von Hemmung, Unsicherheit, Kontaktschwäche neben der Beseitigung von Entzugssymptomen die wichtigsten Verstärker für den Alkoholkonsum darstellen.

Lernpsychologische Suchttheorien sehen die Reduktion von z. B. Angst und Kontaktschwäche als wichtigsten Verstärker an.

Soziokulturell von Bedeutung sind vor allem die ständige Verfügbarkeit von Alkohol durch Liberalisierung des Trinkverhaltens und Permissiv-Kultur, Einflüsse von Vorbildern und Werbung sowie epochale Einflüsse (Abb. **4.108**). Auch berufsbedingte Einflüsse können bei der Entstehung von Bedeutung sein (z. B. Tätigkeit im Hotel- und Gaststättengewerbe, Bauberufe, Geschäftsleute).

Soziokulturell von Bedeutung sind die ständige Verfügbarkeit, Einflüsse von Vorbildern, Werbung, Zeitgeist (Abb. **4.108**). Auch berufsbedingte Einflüsse können von Bedeutung sein (z. B. Tätigkeit in der Gastronomie).

4.108 **Alkohol: Angebot und Verführung**

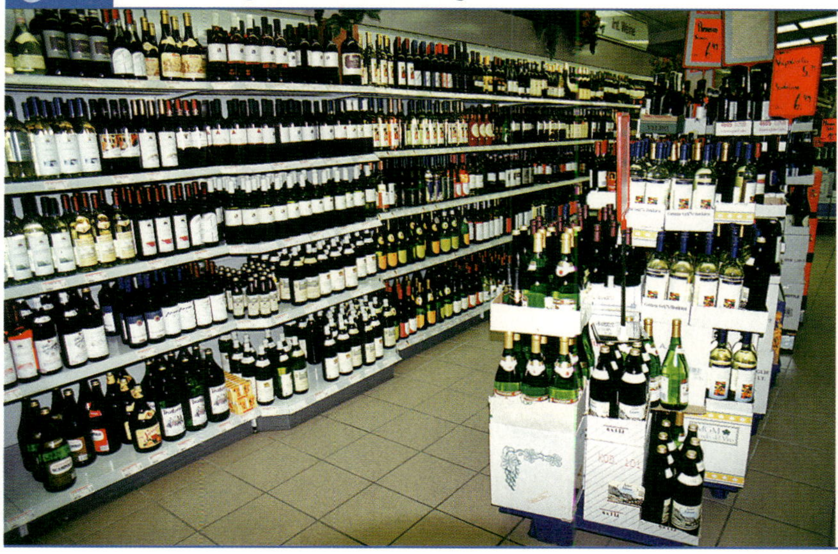

4.108

4.109

4.109 Stufenmodell der Entwicklung des Alkoholismus

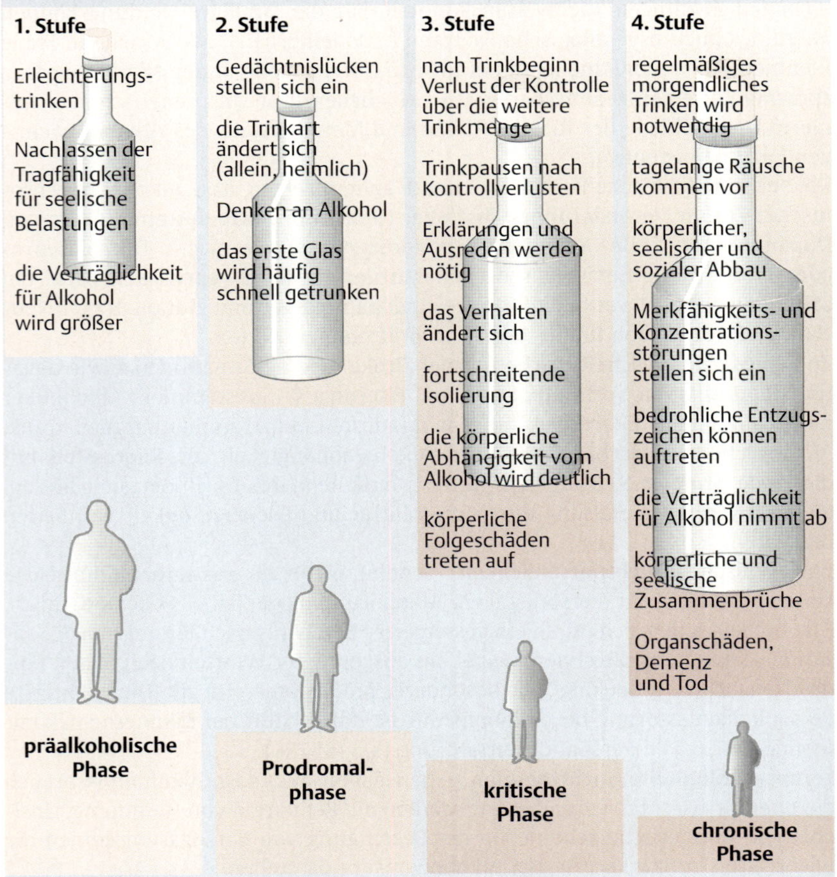

Z. B. Geltungsbedürfnis oder Konformitätszwang können bei **Jugendlichen** ein Motiv sein. Auslöser sind meist **aktuelle Konflikte, Belastungen** und **Einsamkeit.**

Bei **Jugendlichen** lassen sich als Motive meist Geltungsbedürfnis, Imitationsverhalten von Erwachsenen, Bedürfnis nach Unterhaltung sowie Zwang zur Konformität eruieren. Auslösend sind oft **aktuelle Belastungen** und **Konflikte** sowie **Einsamkeit**, in deren Rahmen Alkohol als „Problemlöser" zur Erleichterung und Entspannung eingesetzt wird.

Die zeitliche Entwicklung der Alkoholkrankheit lässt sich modellhaft über 4 Stufen darstellen (Abb. **4.109**).

Die zeitliche Entwicklung der Alkoholkrankheit lässt sich modellhaft über vier Stufen darstellen, denen Veränderungen im **Trinkverhalten, zunehmender Kontrollverlust, soziale Folgen** sowie die **Entwicklung der psychischen** und **körperlichen Abhängigkeit** zugrunde liegen (Abb. **4.109**).

Symptomatik und klinische Subtypen

Das klinische Bild kann sich aus internistischen, neurologischen und psychiatrischen Symptomen zusammensetzen (Abb. **4.110**).

Probleme erscheinen durch den Alkohol erträglicher **(„Erleichterungstrinken").** **Psychisch** kommt es häufig zu depressiver Verstimmung, Stimmungslabilität und Reizbarkeit. Schuld- und Minderwertigkeitsgefühle führen nicht selten zu Suizidalität. Veränderungen der psychischen Leistungsfähigkeit zeigen sich u. a. in Form von Gedächtnislücken, Aufmerksamkeits- und Konzentrationsstörungen. Durch toxi-

Symptomatik und klinische Subtypen

Das klinische Bild des Alkoholismus kann sich aus verschiedenen internistischen, neurologischen und psychiatrischen Symptomen zusammensetzen. Die zahlreichen möglichen internistisch-neurologischen Folgekrankheiten gibt zusammenfassend Abb. **4.110** wieder.

Zu den bei Alkoholabhängigen typischen Symptomen gehören neben dem abnormen Trinkverhalten **psychopathologische Auffälligkeiten.** Die Betroffenen gewöhnen sich daran, Probleme und Stress durch Alkoholkonsum erträglicher zu gestalten **(„Erleichterungstrinken").** Die Alkoholverträglichkeit nimmt im Verlauf zu, das Denken kreist zunehmend um Alkohol. Dieser wird zunehmend heimlich und – eventuell zur Kupierung eines „Entzugstremors" – morgens getrunken. Das erste Glas wird häufig gierig getrunken, nach Trinkbeginn verliert der Betroffene die Kontrolle über die weitere Trinkmenge. **Psychisch** kommt es häufig zu depressiver Verstimmung, Stimmungslabilität und Reizbar-

4.110 Mögliche organische Folgeerkrankungen des Alkoholismus

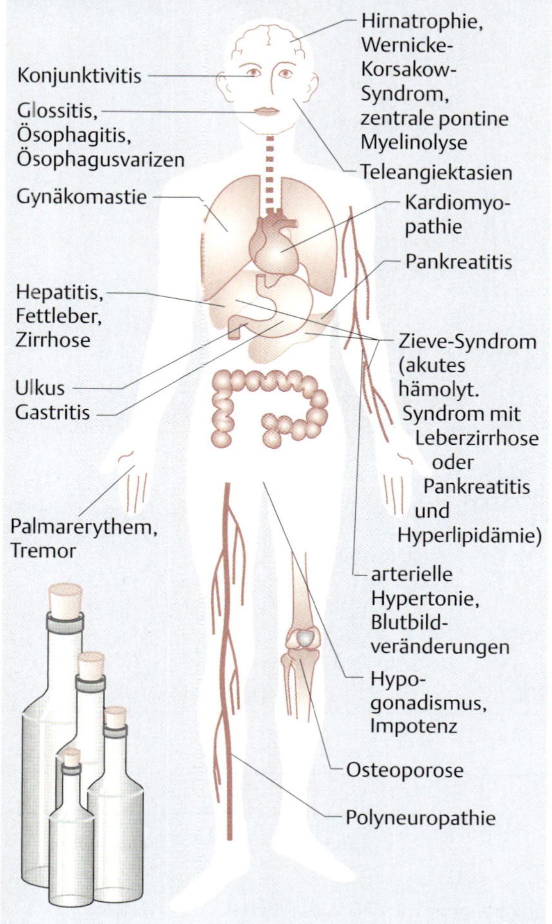

keit. Schuld- und Minderwertigkeitsgefühle führen nicht selten zu Suizidalität. Veränderungen der psychischen Leistungsfähigkeit zeigen sich besonders in Form von Gedächtnislücken sowie Aufmerksamkeits- und Konzentrationsstörungen. Infolge toxischer Hirnschädigung kann es nach langjährigem Alkoholmissbrauch zur alkoholbedingten Wesensänderung (**organisches Psychosyndrom**, s. S. 172 ff.) kommen.

sche Hirnschädigung kann es zur alkoholbedingten Wesensänderung kommen (**organisches Psychosyndrom**, s. S. 172 ff.).

▶ **Merke:** Alkoholismus wird häufig nicht erkannt. Bei folgenden ungeklärten Beschwerden muss der Arzt Alkoholismus in Betracht ziehen: Nervosität, Unruhezustände, Stimmungsschwankungen, Konzentrationsstörungen, Vergesslichkeit, Schlafstörungen oder gastrointestinale Beschwerden.

◀ **Merke**

Sehr verdächtig auf Alkoholismus sind außerdem Symptome der Intoxikation, wie Ataxie, Nystagmus, Dysarthrie oder Foetor alcoholicus.
Die Alkoholkrankheit ist weiterhin gekennzeichnet durch deutliche **Störungen und Beeinträchtigungen der zwischenmenschlichen Beziehungen sowie der sozialen Funktionen** (z. B. Abmahnung am Arbeitsplatz, Vernachlässigung von Familienmitgliedern, Abb. **4.111**).
Es ist seit langem bekannt, dass Alkoholiker keine homogene Population darstellen. Die von **Jellinek** vorgeschlagene **Typologie** hat bislang die weiteste Verbreitung gefunden (Tab. **4.98**). Die beiden wichtigsten Formen sind der **Gamma-** und der **Delta-Alkoholismus**. Der Gamma-Typ ist der eigentlich „süchtige Trinker".

Verdächtig auf Alkoholismus sind auch Symptome der Intoxikation (z. B. Ataxie, Foetor alcoholicus).
Durch den Alkoholismus kommt es zu weit reichenden **psychosozialen Folgen** (Abb. **4.111**).

Die von Jellinek vorgeschlagene **Typologie** hat die weiteste Verbreitung gefunden (Tab. **4.98**). Die klinisch wichtigsten Formen sind der **Gamma-** und **Delta-Alkoholismus**.

4.111

4.111 **Mögliche psychosoziale Folgen des Alkoholismus**

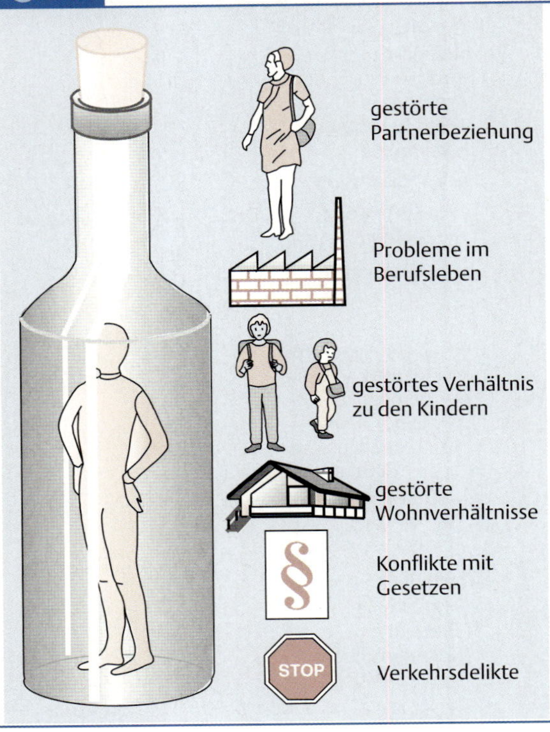

4.98 **Übersicht über die Alkoholikertypen nach Jellinek**

Art des Alkoholismus	*Versuch einer Typisierung*	*Suchtkennzeichen*	*Abhängigkeit*	*Häufigkeit*
alpha	Konflikttrinker	kein Kontrollverlust, Fähigkeit zur Abstinenz	nur psychisch	ca. 5 %
beta	Gelegenheitstrinker	kein Kontrollverlust, Fähigkeit zur Abstinenz	keine	ca. 5 %
gamma	süchtiger Trinker	Kontrollverlust, jedoch zeitweilige Fähigkeit zur Abstinenz, Toleranzerhöhung	zuerst psychisch, später physisch	ca. 65 %
delta	Gewohnheitstrinker („Spiegeltrinker“)	Unfähigkeit zur Abstinenz, rauscharmer, kontinuierlicher Alkoholkonsum	physisch	ca. 20 %
epsilon	episodischer Trinker (Dipsomanie)	mehrtägige Exzesse mit Kontrollverlust	psychisch	ca. 5 %

Eine weitere Unterscheidung ist die zwischen **primärem** (Abhängigkeit vor dem Auftreten anderer psychiatrischer Störungen) und **sekundärem Alkoholismus** (Abhängigkeit bei Vorliegen anderer psychischer Grunderkrankungen).

Cloninger et al. haben aufgrund genetischer Studien eine weitere Typologie erarbeitet (**Typ I und II**).

Basierend auf dem Alkoholgehalt verschiedener Getränke wird immer wieder versucht, Alkoholismus durch die **Trinkmenge** zu definieren (Tab. **4.99**).

Eine sehr einfache, aber praktikable Unterscheidung ist die zwischen einem **primären Alkoholismus** (Alkoholabhängigkeit vor dem Auftreten anderer psychiatrischer Störungen) und einem **sekundären Alkoholismus,** d. h. der Entwicklung einer Abhängigkeit bei Vorliegen verschiedener psychischer Grunderkrankungen (vor allem einer Persönlichkeitsstörung mit antisozialen Tendenzen, s. S. 357 ff.).
Die von Cloninger et al. aufgrund von Familien- und Adoptionsstudien erarbeitete Typologie stellt einem stark genetisch determinierten **Typ II** mit eher ungünstigem Verlauf (fast nur bei Männern auftretend) einen **Typ I** gegenüber. Bei diesem wird das Trinkverhalten stärker von Umweltfaktoren bestimmt, der Missbrauch entwickelt sich im Gegensatz zu Typ II eher später.
Immer wieder wird versucht Alkoholismus durch die **Trinkmenge**, d. h. das Überschreiten von Verträglichkeitsgrenzen, zu definieren. Diese beziehen sich aber primär nur auf körperliche Folgeschäden durch chronischen Konsum. Der Grenzwert für Männer beläuft sich auf ca. 40 g reinen Alkohol/tgl., für

4.99 **Alkoholgehalt verschiedener Getränke:** Gefährlich wird ein täglicher Konsum reinen Alkohols von 40 g für Männer und 20 g für Frauen.

Getränk	*Alkoholgehalt*	*Menge*	*reiner Alkohol*
Bier	ca. 5 Vol. %	0,2 l	ca. 8,0 g
Wein; Sekt (trocken)	ca. 10 Vol. %	0,1 l	ca. 8,0 g
Wermut	18 Vol. %	0,1 l	14,4 g
Liköre	20–33 Vol. %	2,0 cl	3,2–5,2 g
Korn, Obstler	32–35 Vol. %	2,0 cl	5,0–5,6 g
Weinbrand	40 Vol. %	2,0 cl	6,4 g
Whisky	50 Vol. %	2,0 cl	8,0 g
Calvados	55 Vol. %	2,0 cl	8,8 g

4.99

Frauen auf ca. 20 g/tgl (Tab. **4.99**). Hierbei ist zu berücksichtigen, dass dies lediglich statistische Durchschnittswerte sind und nur orientierende Parameter für die Entstehung einer somatischen Folgekrankheit darstellen.
Nachfolgend sind **psychiatrische Folgekrankheiten** des Alkoholismus aufgeführt.

Akute Alkoholintoxikation

Die akute Alkoholintoxikation lässt sich unterteilen in den **Alkoholrausch**, den **komplizierten Rausch** (intensiver ausgeprägt) und den **pathologischen Rausch**. Der Rausch ist eine **vorübergehende akute organische Psychose** (Tab. **4.100**). Der **pathologische Rausch** tritt relativ selten auf und stellt eine Unterform der Alkoholintoxikation dar. Es handelt sich um einen Dämmerzustand mit schlagartigem Beginn, typischerweise kommt es zu Erregungszuständen mit Gewalttaten und psychotischen Symptomen. Es besteht Desorientiertheit, die Stimmung ist durch Angst und Gereiztheit charakterisiert, für den gesamten Zustand soll eine Amnesie bestehen. Die Folgeerscheinungen eines Rausches sind als „Kater“ bekannt. Diese kurzfristigen Entzugssymptome verschwinden innerhalb eines Tages bei Gesunden bzw. nicht Abhängigen folgenlos.
Alkohol ist für ca. jeden 2. Unfalltoten im Straßenverkehr verantwortlich. Die Unfallwahrscheinlichkeit verdoppelt sich unter 0,5 Promille, vervierfacht sich

Akute Alkoholintoxikation

Der Rausch ist eine **vorübergehende akute organische Psychose** (Tab. **4.100**). Unterschieden werden **Alkoholrausch**, **komplizierter Rausch** (intensiver ausgeprägt) und **pathologischer Rausch**. Letzter tritt relativ selten auf und unterscheidet sich vom einfachen Rausch durch psychotische Symptomatik (Desorientiertheit, Halluzinationen) und komplette Amnesie für den Zustand.

4.100 **Klinisches Bild des Alkoholrauschs in Relation zu Promille-Werten**

Erste Anzeichen (ab 0,3 Promille)
Gesteigertes Leistungsgefühl bei objektiv verringertem Leistungsvermögen, Euphorisierung (Enthemmung, Rededrang), Verminderung der Selbstkritik, Reaktionsverlangsamung, Beeinträchtigung von Aufmerksamkeit und Konzentration.

Angetrunkenheit (0,8 bis 1,2 Promille)
Zusätzlich erste Alteration des Lagegefühls und der Muskelfeinbewegungen, Störungen des stereoskopischen Sehens und des Gleichgewichtsinns, verlängerte Erholungszeit nach Blendung.

Leichter Rausch (1,2 bis 1,6 Promille)
Ausgeprägte Enthemmung mit Situationsverkennung und Fehleinschätzung von Gefahrensituationen. Aufmerksamkeit und Reaktionsvermögen sind erheblich reduziert, peripheres Sehen eingeschränkt, unpräzise Schalllokalisation, Schädigung des Gleichgewichtssinns, Gangunsicherheit und lallende Sprache.

Mittelschwerer Rausch (1,5 bis 2 Promille)
Sukzessive Zunahme der erwähnten Merkmale.

Schwerer Rausch (über 2 Promille)
Euphorie kann in depressive Verstimmung umschlagen, zunehmende Schwerbesinnlichkeit, Übergang in Narkose.

4.100

unter 0,8 Promille und verzehnfacht sich unter 1,2 Promille. Im Gegensatz zu anderen Ländern führen folgenlose Alkoholfahrten in Deutschland erst bei mehr als 1,1 Promille zu strafrechtlichen Konsequenzen in Verbindung mit dem Führerscheinentzug. Bei Erreichen der 0,5-Promille-Grenze werden ein Bußgeld von 200 DM und 2 Punkte fällig; wer sich mit einer Blutalkoholkonzentration von 0,8 Promille ans Steuer setzt, dem drohen ein 1-monatiges Fahrverbot, 500 DM Geldbuße sowie 4 Punkte in der Flensburger Kartei.

Alkoholdelir (Delirium tremens)

Das Alkoholdelir tritt **meist als Entzugsdelir** bei etwa 15 % aller Alkoholabhängigen auf und dauert ca. 3–7 Tage.

Alkoholdelir (Delirium tremens)

Das Alkoholdelir ist die **häufigste psychiatrische Folgekrankheit** des Alkoholismus und tritt bei etwa 15 % aller Alkoholabhängigen meist als **Entzugsdelir** auf. Auslöser sind häufig akute Erkrankungen oder Operationen. Es dauert in der Regel 3–7 Tage, beginnend zumeist am 3. oder 4. Tag der Abstinenz. Etwa die Hälfte aller Delirien beginnt mit einem zerebralen Krampfanfall.

▶ Merke

▶ **Merke:** Das Delir ist ein lebensbedrohlicher psychiatrischer Notfall. Unbehandelt führt es in 10 bis 20 % der Fälle zum Tod (Herz-Kreislauf-Versagen, Pneumonie).

Prodromalerscheinungen (z. B. Unruhe, Zittern) werden als **Prädelir** oder **vegetatives Entzugssyndrom** bezeichnet.

Leitsymptome des Delirs sind **Desorientiertheit, motorische Unruhe, optische Halluzinationen** und **vegetative Entgleisung**.

Ein Teil der Patienten weist Prodromalerscheinungen wie Schlaflosigkeit, Unruhe, Angst, Aufmerksamkeitsstörungen und Zittern auf. Dieses Bild wird als Alkoholentzugssyndrom, **Prädelir** oder **vegetatives Syndrom** bezeichnet.
Neben **Desorientiertheit, motorischer Unruhe** und **optischen Halluzinationen**, vor allem von kleinen beweglichen Objekten („weiße Mäuse"), stehen illusionär szenische Verkennungen und eine hohe Suggestibilität („vom weißen Blatt lesen") neben **vegetativer Entgleisung** (Tremor, Schwitzen, Tachykardie) als Leitsymptome im Vordergrund.

Alkoholhalluzinose

Typische Symptome sind **akustische Halluzinationen** beschimpfenden Charakters. Bewusstseinsstörung oder Desorientiertheit sind nicht vorhanden (Tab. **4.101**).

Alkoholhalluzinose

Typisches Symptom der eher seltenen Alkoholhalluzinose sind **akustische Halluzinationen** beschimpfenden Charakters. Eine Bewusstseinsstörung oder Desorientiertheit sind nicht vorhanden. Bei konsequenter Abstinenz ist die Prognose in der Regel gut; wird weiter getrunken, kann es zu Rezidiven kommen. Die differenzialdiagnostischen Kriterien zwischen Alkoholdelir und Alkoholhalluzinose sind in Tab. **4.101** zusammengefasst.

Alkoholischer Eifersuchtswahn

Entwickelt sich sehr selten.

Alkoholischer Eifersuchtswahn

Alkoholkranke sind häufig sehr eifersüchtig, bei einem kleinen Teil der Erkrankten entwickelt sich hieraus ein Eifersuchtswahn. Männer sind häufiger betroffen als Frauen.

Hirnorganische Veränderungen

Bei chronischem Alkoholismus dominiert die **organische Persönlichkeitsveränderung** bis zur **Alkoholdemenz** (hirnorganisches Psychosyndrom).

Hirnorganische Veränderungen

Bei chronischem Alkoholismus steht die organische Persönlichkeitsveränderung im Vordergrund mit Stimmungslabilität, reizbar-aggressivem Verhalten, Nachlassen der Kritikfähigkeit, Interessenverlust infolge alkoholtoxischer zerebraler Schädigung und später durch Hirnatrophie (Groß- und/oder Kleinhirnatrophie). Schließlich kann es zur Einschränkung intellektueller Funktionen bis hin zum Vollbild einer **Alkoholdemenz** kommen.

Alkoholbedingte amnestische Störungen

- **Wernicke-Enzephalopathie**
  Auf Thiaminmangel beruhende Störung mit Trias **Bewusstseinsstörung, Ataxie** und **Augenmuskelstörungen** (Abb. **4.112**).

Alkoholbedingte amnestische Störungen

- **Wernicke-Enzephalopathie**

Ca. 10 % aller chronisch Alkoholabhängigen entwickeln diese auf einem Thiaminmangel beruhende Störung. Klinisch finden sich initial oft Fieber- und Magen-Darm-Störungen; die klassische Symptomtrias besteht aus **Bewusstseinstrübung, Ataxie und Augenmuskelstörungen** (Ophthalmoplegie, Nystagmus). Typischerweise kommt es infolge des Thiaminmangels (Vitamin B_1) zu punktförmigen Blutungen und neuronalen Schäden in Thalamus, Corpora mamillaria (Abb. **4.112**), Kleinhirn und der Gegend um Aquädukt sowie 3. und 4. Ventrikel.

≡ 4.101 **Differenzialdiagnostische Kriterien Alkoholdelir versus Alkoholhalluzinose**

≡ 4.101

	Alkoholdelir	*Alkoholhalluzinose*
Häufigkeit	– häufig	– selten
Dauer	– 3–7 Tage	– wenige Wochen bis Monate, chronischer Verlauf möglich
Bewusstseinsstörung	– vorhanden	– fehlt
Desorientiertheit	– zeitlich, örtlich, situativ	– fehlt
Sinnestäuschungen	– optische Halluzinationen, illusionäre Verkennungen	– akustische Halluzinationen (oft wahnhaft interpretiert bis zum Bedrohungswahn)
Suggestibilität	– gesteigert	– unauffällig
Affekt	– schwankend zwischen Angst und Euphorie	– depressiv, ängstlich, Panik
Psychomotorik	– Unruhe, Nestelbewegungen, Agitiertheit	– bestimmt in der Regel nicht das klinische Bild
vegetative Störungen	– Tachykardie, Fieber, Schlafstörungen, Erbrechen, Durchfälle, Blutdruckkrisen, sehr starkes Schwitzen	– unbedeutend, keine vitale Gefährdung
neurologische Störungen	– Tremor, zerebrale Krampfanfälle	– fehlen

◎ 4.112 **Typischer pathologischer Befund bei Wernicke-Enzephalopathie**

◎ 4.112

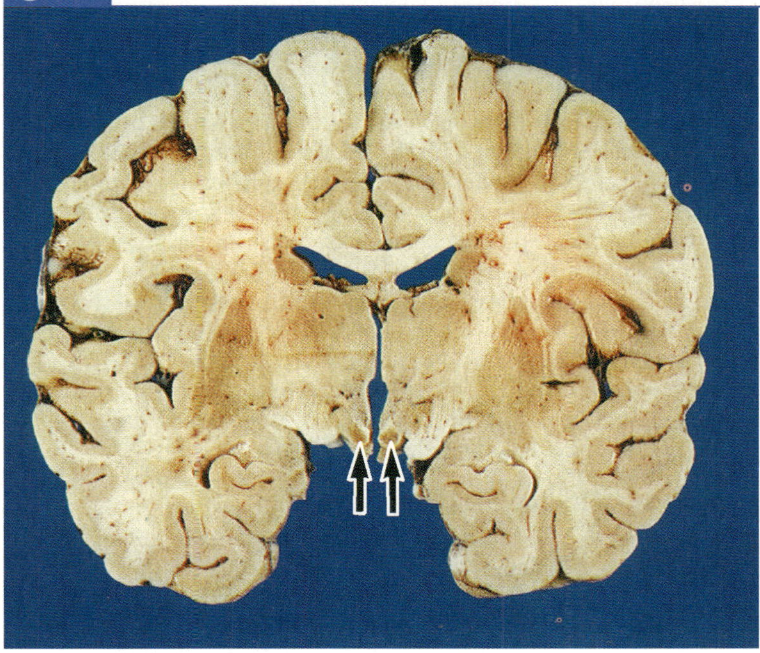

Im Frontalschnitt durch das Gehirn eines Alkoholikers zeigt sich eine braune Atrophie der Mamillarkörper (Pfeile).

4.113

4.113 Säugling mit Alkoholembryopathie

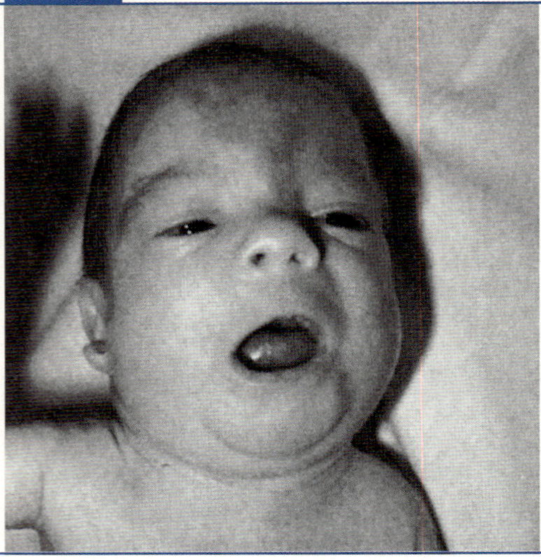

Die Alkoholembryopathie ist die häufigste durch eine teratogene Noxe bedingte Embryopathie.

- **Korsakow-Syndrom:** Leitsymptome sind Gedächtnisstörungen, Konfabulationen, evtl. Orientierungsstörungen sowie Polyneuropathie.

- **Korsakow-Syndrom**

Das insgesamt seltene Bild beginnt häufig mit einer Wernicke-Enzephalopathie. Leitsymptome sind Gedächtnisstörungen mit Konfabulationen (der Patient füllt seine Erinnerungslücken mit phantasierten Erlebnissen), reduzierte Auffassungsgabe, eventuell Orientierungs- und Antriebsstörung sowie Polyneuropathie. Die Letalität beträgt ca. 20 %.

- **Hepatische Enzephalopathie:** Akuter oder chronischer Verlauf möglich.

- **Hepatische Enzephalopathie**

Diese imponiert **akut** als hepatisches Koma mit Bewusstseinsstörung, Flapping-Tremor und Hyperreflexie. **Chronisch** kommt es zu demenziellen Veränderungen und choreoathetotischen Bewegungsstörungen.

Alkohol-Embryopathie

Die Alkohol-Embryopathie ist angesichts wachsenden Alkoholkonsums bei Frauen von zunehmender Bedeutung. Bei starker Schädigung finden sich charakteristische Zeichen (z. B. kleiner Kopf, Minderwuchs, Abb. **4.113**).

Auch bei nur leicht geschädigten Kindern gibt es typische Beeinträchtigungen des Verhaltens, wie z. B. verstärkter Bewegungsdrang, gestörte Aufmerksamkeit und reduzierte Lern- und Denkfähigkeit.

Alkohol-Embryopathie

Angesichts des wachsenden Alkoholkonsums bei Frauen verdient die **Alkohol-Embryopathie** (fetales Alkoholsyndrom) besondere Erwähnung. In Deutschland werden jährlich etwa 2500 Kinder mit einer ausgeprägten Alkohol-Embryopathie geboren. Bei starker Ausprägung finden sich charakteristischerweise Minderwuchs, kleiner Kopf, geistige Behinderung und ein typisches Aussehen des Gesichts. Häufig bestehen angeborene Herzfehler (Abb. **4.113**).
Auch bei nur leicht alkoholisch geschädigten Kindern gibt es typische Beeinträchtigungen des Verhaltens, die oft erst im Vorschul- oder Schulalter sichtbar werden. Hierzu gehören Ungeschicklichkeit und verstärkte Aktivität mit überschießendem Bewegungsdrang. Aufmerksamkeit und Erinnerungsvermögen sind gestört, Lern- und Denkfähigkeit reduziert. Die Kinder sind häufig übertrieben risiko- und kontaktfreudig und neigen zur Distanzlosigkeit.

Diagnostik und Differenzialdiagnose

Diagnostik: Die Diagnose stützt sich auf die Abschätzung des abnormen Trinkverhaltens, der alkoholbezogenen Schäden und der Alkoholabhängigkeit.

Entscheidend ist eine **psychische und/oder physische Abhängigkeit** (Kontrollverlust, Unfähigkeit zur Abstinenz, Entzugssymptome, Tab. **4.102**).

Zur ersten groben Abklärung, ob ein Patient Alkoholprobleme hat, kann der **CAGE-Test** eingesetzt werden.

Diagnostik und Differenzialdiagnose

Diagnostik: Die Diagnose des Alkoholismus stützt sich auf die Abschätzung
- des abnormen Trinkverhaltens (Trinkmenge, Trinkfrequenz)
- der alkoholbezogenen Schäden (somatisch, psychisch, sozial) (s. Tab. **4.102**)
- der Alkoholabhängigkeit.

Entscheidend ist das **Vorliegen einer psychischen und/oder physischen Abhängigkeit**, d. h. das Bestehen von Kontrollverlust, Unfähigkeit zur Abstinenz, Toleranz- und Dosissteigerung sowie das Auftreten von Entzugssymptomen nach Alkoholkarenz. Nach ICD-10 liegt eine Abhängigkeit vor, wenn 3 oder mehr der in Tab. **4.97**, S. 314 unter Abhängigkeit aufgeführten Kriterien vorliegen.
Für eine grobe erste Abklärung, ob der Patient ein Alkoholproblem haben könnte, ist der **CAGE-Test** sinnvoll. Mit diesem Test wird nicht nur die Alkoholabhängigkeit, sondern auch der Alkoholabusus erfasst:

4.102 Diagnostische Hinweise (erfasst durch MALT, s. Tab. **4.104**)

somatisch	▪ Kreislaufstörungen ▪ Zittern, Schwitzen ▪ Wadenkrämpfe, Parästhesien ▪ Übelkeit, Appetitlosigkeit ▪ Impotenz ▪ pathologische Laborwerte (z. B. γ-GT, GOT, GPT, MCV, Kreatinin, Harnsäure, Triglyzeride)
psychisch	▪ abnormes Trinkverhalten (heimliches/morgendliches Trinken) ▪ Dissimulation ▪ Depressivität, Ängstlichkeit ▪ Schlafstörungen, Nervosität ▪ Konzentrationsstörungen
sozial	▪ berufliche Schwierigkeiten ▪ Interessenverlust ▪ mangelnde Hygiene, beginnende Verwahrlosung

- Hatten Sie jemals das Gefühl, dass Sie weniger trinken sollten (**C**ut down)?
- Hat es Sie belästigt oder gekränkt, wenn jemand Ihr Trinken kritisiert hat (**A**nnoyed)?
- Hatten Sie jemals Schuldgefühle wegen Ihres Trinkens (**G**uilty)?
- Mussten Sie jemals morgens trinken, um sich zu beruhigen oder in Gang zu kommen (**E**ye opener)?

Zwei Ja-Antworten begründen den Verdacht auf Alkoholismus, bei dreimaligem „Ja" ist Alkoholismus wahrscheinlich, bei viermal „Ja" sehr wahrscheinlich.
Zu den drei häufigsten Kriterien für Alkoholabhängigkeit zählen
- schädliche Folgen
- Toleranzentwicklung und
- Verlangen (craving).

Neben verschiedenen psychischen Symptomen und sozialen Faktoren weisen typische **körperliche Symptome** und **pathologische Laborparameter** auf das Vorliegen einer Alkoholkrankheit hin (s. Abb. **4.110**, S. 319, Tab. **4.103**). Das kraniale Computertomogramm zeigt bei chronischem Alkoholismus typischerweise eine diffuse kortikale und Kleinhirnatrophie, die nach Abstinenz (partiell) reversibel ist (Abb. **4.114**).

Auf **testpsychologischem** Gebiet hat sich der **Münchner Alkoholismus-Test** (MALT) bewährt, in dem mittels Selbst- und Fremdbeurteilung relevante alkoholismusverdächtige Merkmale erfasst werden (Tab. **4.104**). Ferner gibt es einen Kurzfragebogen für Alkoholgefährdete (KFA).

Zu den drei häufigsten Kriterien für Alkoholabhängigkeit zählen schädliche Folgen, Toleranzentwicklung und Verlangen (craving).

Neben psychischen und sozialen Symptomen kommen typische **körperliche Symptome** und pathologische **Laborparameter** vor (s. Abb. **4.110**, S. 319, Tab. **4.103**). Das CCT zeigt typischerweise eine diffuse kortikale und Kleinhirnatrophie (Abb. **4.114**).

Testpsychologisch bewährt hat sich der **Münchner Alkoholismus-Test** (MALT, (Tab. **4.104**).

4.103 Laborparameter, die auf Alkoholismus hinweisen

	Normalwerte Mann	Frau	*Normalisierung nach Abstinenz*
γ-GT	< 66 U/l	< 39 U/l	2–5 Wochen*
GOT	< 38 U/l	< 32 U/l	1–3 Wochen
GPT	< 41 U/l	< 32 U/l	1–4 Wochen
MCV	< 96 fl		
GLDH	< 4,0 U/l	< 3,0 U/l	
HDL-Cholesterin	< 50 mg/dl		4 Wochen
CDT	< 3–5 %**		

γ-GT = Glutamyltransferase, GOT = Glutamat-Oxalacetat-Transferase, GPT = Glutamat-Pyruvat-Transaminase, MCV = mittleres korpuskuläres Erythrozytenvolumen, fl = femtoliter, GLDH = Glutamatdehydrogenase, CDT = Carbohydrate-Deficient Transferrin
* ist bei 30 % der Abhängigen normal, ** % des Gesamt-Transferrins, je nach Test

4.104 Merkmalskatalog des Münchner Alkoholismus-Tests (MALT)

Vom Arzt zu beurteilen (F):

1. Lebererkrankung: mindestens ein klinisches Symptom (z. B. vermehrte Konsistenz, Vergrößerung, Druckdolenz) **und** mindestens ein pathologischer Laborwert (z. B. GOT, GPT, γ-GT) sind notwendig.
2. Polyneuropathie (wenn keine anderen Ursachen bekannt sind, z. B. Diabetes mellitus oder eindeutige chronische Vergiftungen).
3. Delirium tremens (jetzt oder in der Vorgeschichte).
4. Alkoholkonsum von mehr als 150 ml (bei Frauen 120 ml) reinem Alkohol pro Tag mindestens über einige Monate.
5. Alkoholkonsum von mehr als 300 ml (bei Frauen 240 ml) reinem Alkohol ein- oder mehrmals im Monat.
6. Foetor alcoholicus (zur Zeit der ärztlichen Untersuchung).
7. Familienangehörige oder engere Bezugspersonen haben schon einmal Rat gesucht wegen Alkoholproblemen des Patienten (z. B. beim Arzt, dem Sozialdienst oder anderen entsprechenden Einrichtungen).

Vom Patienten selbst zu beurteilen (S):

1. In der letzten Zeit leide ich häufiger an Zittern der Hände.
2. Ich hatte zeitweilig, besonders morgens, ein Würgegefühl oder Brechreiz.
3. Ich habe schon einmal versucht, Zittern oder morgendlichen Brechreiz mit Alkohol zu kurieren.
4. Zur Zeit fühle ich mich verbittert wegen meiner Probleme und Schwierigkeiten.
5. Es kommt nicht selten vor, dass ich vor dem Mittagessen bzw. zweiten Frühstück Alkohol trinke.
6. Nach den ersten Gläsern Alkohol habe ich ein unwiderstehliches Verlangen, weiter zu trinken.
7. Ich denke häufig an Alkohol.
8. Ich habe manchmal auch dann Alkohol getrunken, wenn es vom Arzt verboten wurde.
9. In Zeiten erhöhten Alkoholkonsums habe ich weniger gegessen.
10. An der Arbeitsstelle hat man mir schon einmal Vorhaltungen wegen meines Alkoholtrinkens gemacht.
11. Ich trinke Alkohol lieber, wenn ich allein bin.
12. Seitdem ich mehr Alkohol trinke, bin ich weniger tüchtig.
13. Ich habe nach dem Trinken von Alkohol schon öfters Gewissensbisse (Schuldgefühle) gehabt.
14. Ich habe ein Trinksystem versucht (z. B. nicht vor bestimmten Zeiten zu trinken).
15. Ich glaube, ich sollte mein Trinken einschränken.
16. Ohne Alkohol hätte ich nicht so viele Probleme.
17. Wenn ich aufgeregt bin, trinke ich Alkohol, um mich zu beruhigen.
18. Ich glaube, der Alkohol zerstört mein Leben.
19. Einmal möchte ich aufhören mit dem Trinken, dann wieder nicht.
20. Andere Leute können es nicht verstehen, warum ich trinke.
21. Wenn ich nicht trinken würde, käme ich mit meinem Partner besser zurecht.
22. Ich habe schon versucht, zeitweilig ohne Alkohol zu leben.
23. Wenn ich nicht trinken würde, wäre ich mit mir zufrieden.
24. Man hat mich schon wiederholt auf meine „Alkoholfahne" angesprochen.

Zutreffende Punkte unter (F) x 4, unter (S) x 1 = Summenwert
6–10 Punkte: Verdacht auf Alkoholismus, > 11 Punkte: Alkoholismus

4.114 Diffuse Atrophie von Kortex (→) und Kleinhirn (⇨) bei chronischem Alkoholismus im CCT

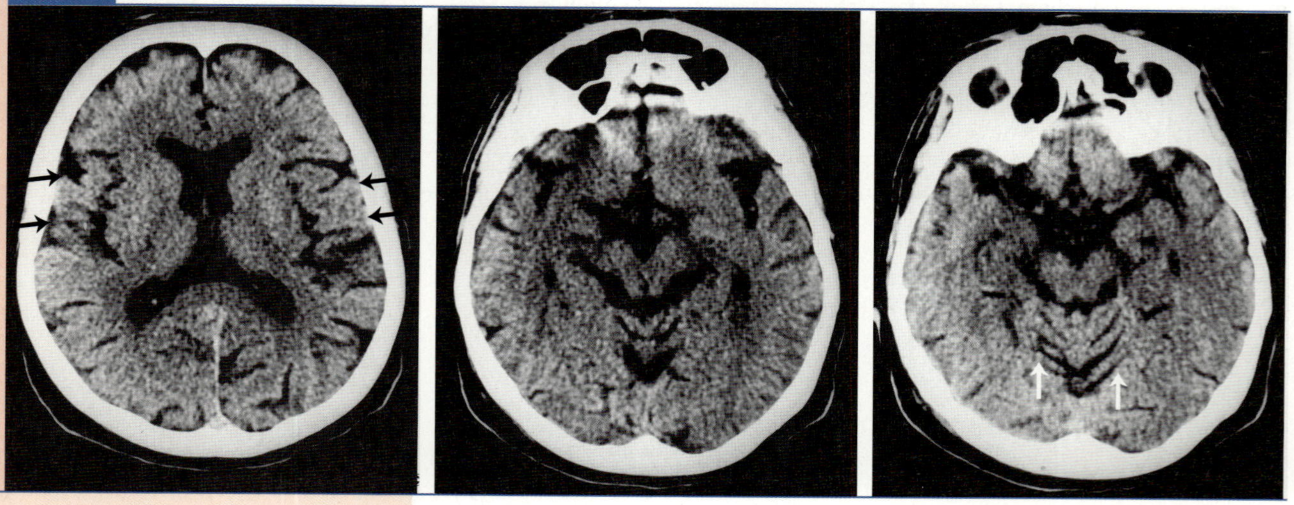

4.105 Diagnostische Leitlinien für Delir, psychotische Störung und amnestisches Syndrom nach ICD-10 und DSM-IV

ICD-10	*DSM-IV*
Delir	
▪ Störung des Bewusstseins und der Aufmerksamkeit	▪ Bewusstseinstrübung ▪ reduzierte Aufmerksamkeit
▪ Störung der Kognition und Wahrnehmung, meist optische Halluzinationen	▪ Wahrnehmungsstörung (Illusionen, Halluzinationen)
▪ inkohärentes Denken, Auffassungsstörung	▪ Denkstörungen (Weitschweifigkeit, inkohärente Sprache)
▪ (zeitliche) Desorientiertheit	▪ Desorientiertheit
▪ Beeinträchtigung des Kurzzeitgedächtnisses	▪ Gedächtnisstörungen
▪ psychomotorische Störungen (Hypo- oder Hyperaktivität)	▪ zu- oder abnehmende psychomotorische Aktivität
▪ Störung des Schlaf-Wach-Rhythmus	▪ Störung des Schlaf-wach-Rhythmus
▪ affektive Störungen (Depression, Angst, Reizbarkeit)	
Alkoholentzugsdelir	
▪ *Prodromi:* Schlaflosigkeit, Zittern, Angst; eventuell Entzugskrämpfe	▪ Bewusstseins- und Aufmerksamkeitsstörung, Desorientiertheit, Gedächtnis- und Sprachstörung, eventuell Wahrnehmungsstörung
▪ *klassische Symptome:* Bewusstseinsstörung und Verwirrtheit, lebhafte Halluzinationen, ausgeprägter Tremor, Wahnvorstellungen, Unruhe, Schlaflosigkeit, vegetative Übererregbarkeit	▪ Störungsbild entwickelt sich innerhalb von Stunden und Tagen, fluktuiert im Laufe des Tages
psychotische Störung (organisch bedingtes Wahnsyndrom, Halluzinose)	**Alkoholhalluzinose**
▪ Auftreten während oder unmittelbar nach Einnahme der Substanz	▪ Hinweise auf spezifisch organische Faktor(en)
▪ meist nur von kurzer Dauer	
▪ Halluzinationen	▪ Wahn bzw. Halluzinationen
amnestisches Syndrom (Korsakow-Psychose)	**alkoholbedingte amnestische Störung**
▪ Störung des Kurzzeitgedächtnisses, des Zeitgefühls, Amnesie (Immediatgedächtnis ungestört)	▪ Beeinträchtigung des Kurz- bzw. Langzeitgedächtnisses ▪ Beeinträchtigungen in sozialen und beruflichen Funktionsbereichen mit Verschlechterung gegenüber früherem Leistungsniveau
▪ Beweise für chronischen und hochdosierten Missbrauch von Alkohol oder psychotropen Substanzen	▪ spezifisch organische Faktor(en)
▪ eventuell Konfabulationen, Persönlichkeitsveränderung	

Die diagnostischen Leitlinien der wichtigsten **psychiatrischen Folgekrankheiten** des Alkoholismus gemäß ICD-10 und DSM-IV sind in Tab. **4.105** zusammengefasst.

Diagnostische Leitlinien **psychiatrischer Folgekrankheiten:** Tab. **4.105**.

Die häufigste neuropsychiatrische Störung bei Alkoholabhängigkeit ist das **Alkoholentzugssyndrom**, dessen Symptomatik fließend ins Alkoholdelir übergeht (älterer Begriff für schwerere vegetative Entzugssyndrome: „Prädelir"). Typische Symptome sind Tremor, Hyperhidrosis, Schlafstörungen, depressive Verstimmung und Unruhe. Das typische Alkoholentzugssyndrom klingt meist innerhalb einer Woche ab.

Typische Symptome des (vegetativen) **Alkoholentzugssyndroms** („Prädelir") sind Tremor, Hyperhidrosis, Schlafstörungen, Depressivität und Unruhe.

Differenzialdiagnose: Nicht selten setzen **Depressive** Alkohol im Sinne eines Behandlungsversuchs ein, so dass hier die Gefahr eines sekundären Alkoholismus besteht bzw. sich eine Komorbidität von Depression und Alkoholmissbrauch/-abhängigkeit einstellt. Hierbei ist zu beachten, dass depressive Alkoholkranke eine hohe Suizidtendenz aufweisen. Andererseits können die nicht selten bei Alkoholkranken ausgeprägten Verstimmungszustände fälschlicherweise zur für Arzt und Patient „angenehmeren", sozial akzeptierten Fehldiagnose einer (alleinigen) Depression führen. Wenn Konflikte das Bild bestimmen, muss an zugrunde liegende **neurotische** oder **Persönlichkeitsstörungen** gedacht werden.

Differenzialdiagnose: Nicht selten setzen **Depressive** Alkohol im Sinne eines Behandlungsversuches ein. Stehen Konflikte im Vordergrund, muss an eine **neurotische** oder eine **Persönlichkeitsstörung** gedacht werden.

Bei Vorliegen von Orientierungs- und Gedächtnisstörungen sowie Persönlichkeitsveränderungen („Wesensänderung") sind **hirnorganische Psychosyndrome anderer Ursache** auszuschließen. Außerdem müssen **internistische und neuro-**

Bei Orientierungs- und Gedächtnisstörungen sind **hirnorganische Psychosyndrome anderer Ursachen** auszuschließen. Außerdem müssen **internistische und neurologische** Grunderkrankungen ausgeschlossen werden.

logische Grunderkrankungen ausgeschlossen werden. Akute Alkoholintoxikationen können z. B. mit hypoglykämischen Anfällen verwechselt werden, ein Alkoholdelir mit psychischen Veränderungen bei Coma hepaticum. Wichtige Differenzialdiagnosen sind wegen der häufig bestehenden Angstsymptomatik auch die **Hyperthyreose** sowie **vegetative Störungen**.

Therapie

Folgende Therapieformen lassen sich unterscheiden (Abb. **4.115**):
- Kurzinterventionen in der hausärztlichen Praxis (Kontakt- und Motivierungsphase)
- Entzugsbehandlung (stationäre Entgiftung)
- Entwöhnungsbehandlung
- Nachsorge und Rehabilitationsphase (Suchtberatungsstellen, Selbsthilfeorganisationen).

Therapie

Ziel der Behandlung von Alkoholabhängigen ist dauerhafte Abstinenz, aber auch eine Verlängerung der Abstinenzphasen bzw. eine Reduktion der Rückfallhäufigkeit kann als Behandlungserfolg gewertet werden, bei Patienten mit „schädlichem Alkoholgebrauch" (Abusus) auch ein verminderter Konsum. Stets ist eine individuelle Planung der Behandlung nötig.
Es lassen sich folgende Therapieformen unterscheiden (Abb. **4.115**):

- So genannte **Kurzinterventionen** in hausärztlichen Praxen. Bei diesen niederschwelligen Ansätzen stehen Früherkennung, Frühdiagnostik und Frühintervention im Zentrum. Durch jeweils ca. 10-minütige Gespräche anhand eines Leitfadens bzw. Manuals in 3–7 Sitzungen können Allgemeinärzte (Zusatzqualifikation „Suchtmedizinische Grundversorgung") bei ihren Patienten eine Reduktion des Alkoholkonsums bewirken bzw. eine Entzugs- und Entwöhnungsbehandlung einleiten. Interventionsschritte sind die Beziehungsaufnahme, Motivierung, Förderung der Bereitschaft zur Auseinandersetzung, Förderung der Änderungsbereitschaft und die Entwicklung von Veränderungszielen und Verhaltensalternativen. Angesichts des großen Versorgungsbedarfes sind derartige Interventionen durchaus sinnvoll und auch kosteneffizient.
- **Entzugsbehandlung:** Diese traditionelle körperliche Entgiftung in Allgemeinkrankenhäusern dient zur Sicherstellung des Überlebens (Dauer 1–2 Wochen). Ca. ¼ aller Alkoholabhängigen begeben sich mindestens einmal pro Jahr in eine solche „Entgiftung", aber weniger als 5 % können für eine Entwöhnungsbehandlung gewonnen werden, ca. ¾ werden binnen drei Monaten nach sta-

4.115

4.115 Behandlungskette für Alkoholkranke

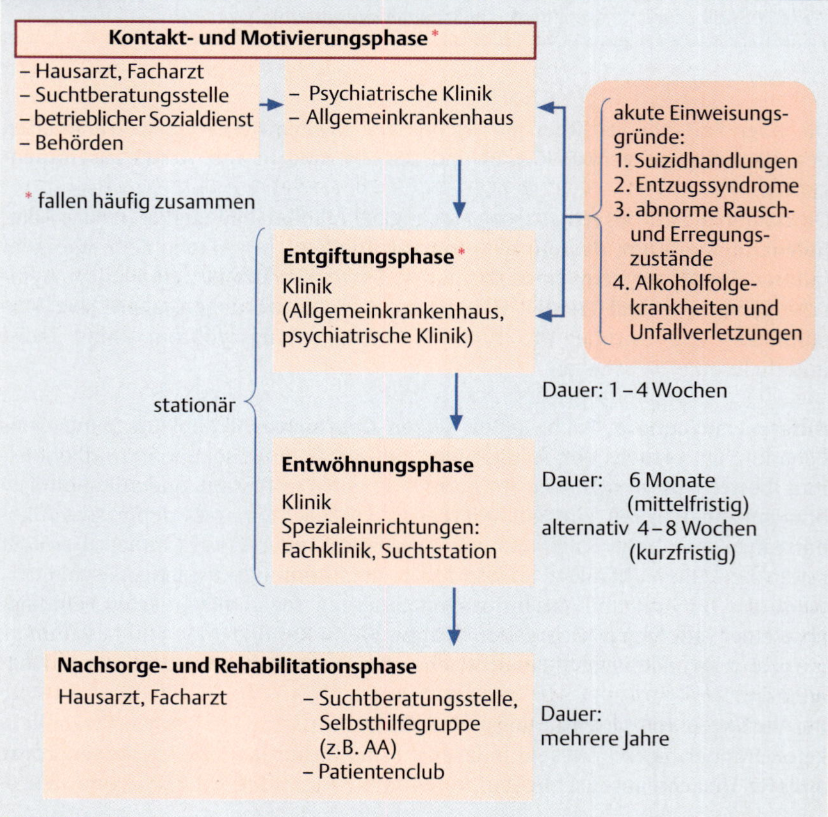

tionärer Entgiftung rückfällig! Aus dieser unbefriedigenden Situation wurde das Konzept der **„qualifizierten Entzugsbehandlung"** entwickelt. Dieses beinhaltet nicht nur die Entgiftung (passiv) sondern auch psychotherapeutische Elemente (Motivation, Aufbau therapeutischer Beziehung). Die körperliche Entzugssituation wird hier als Chance aufgefasst, durch gezielte psychotherapeutische Beeinflussung Motivationsarbeit zu leisten (Krankheitseinsicht!). Neben Gruppen- und Einzeltherapiesitzungen sowie der Einbeziehung von Angehörigen wird auch die ambulante Weiterbehandlung gebahnt einschließlich Einbeziehung von Selbsthilfegruppen. Dieses Therapiekonzept wird typischerweise in psychiatrischen Kliniken (Fachkrankenhäusern) angeboten und ist trotz der 3- bis 6-wöchigen Dauer als kosteneffizient anzusehen.

- **Stationäre Entwöhnungsbehandlung:** Diese findet in Suchtfachkliniken über einen Zeitraum von ca. 6 Monaten statt. In jüngerer Zeit werden kürzere, wohnortnahe Therapiemodelle entwickelt und teilstationäre sowie ambulante Entwöhnungsbehandlungen etabliert.
- **Nachsorge- und Rehabilitationsphase:** langfristige Stabilisierung, ambulante Betreuung durch Suchtberatungsstellen und Selbsthilfeorganisationen; Aufbau einer beruflichen und sozialen Existenz.

▶ **Merke:** Der richtige Umgang mit dem alkoholkranken Patienten ist die Grundlage und Voraussetzung für eine erfolgreiche Entwöhnung (Prinzip der „engagierten Gleichgültigkeit" bzw. „konstruktiven Konfrontation"). Dies beinhaltet, dass der Arzt/Therapeut sich zwar empathisch aber konsequent engagiert, der Alkoholkranke aber zu seiner Krankheit stehen und diese aktiv (aus oft unterschiedlichen Motiven und zum Teil nur mit begrenztem Leidensdruck) angehen muss.

◀ Merke

Wichtige Verhaltensregeln für den Umgang mit Alkoholkranken:

- verständnisvolle, hilfsbereite, aber kompromisslos-konsequente ärztliche Haltung
- Förderung der Wahrnehmung von Diskrepanzen zwischen Zielen und Wünschen des Patienten und seinem Konsum
- Thematisierung der Abwehr (gestörte Interaktion zwischen Patient und Arzt)
- keine „Appelle an die Vernunft"
- Angehörige einbeziehen
- Sozialdienste, Beratungsstellen, evtl. auch Arbeitgeber einbeziehen.

Empfehlenswert sind offene Fragen, ein reflektierendes Zuhören ohne Wertung (kein Moralisieren, keine Schuldzuweisungen, keine direktiven Anweisungen) und Unterstützung durch positive Rückmeldungen.

Eine **multiprofessionelle (multidisziplinäre) Therapiekonzeption** bestehend aus Ärzten, Psychologen, Sozialarbeitern, Suchttherapeuten, Ergotherapeuten und Physiotherapeuten gilt heute als etabliert.

Das Ziel der absoluten Abstinenz stellt den „Königsweg" in der Behandlung der Alkoholabhängigkeit dar. Nur etwa 1 % der Alkoholabhängigen unterziehen sich jedoch einer professionellen Entwöhnungsbehandlung. Die **Psychotherapie** umfasst die Motivation des Patienten zur Aufnahme einer weiterführenden Behandlung bis hin zur stationären Psychotherapie im Rahmen der Entwöhnung und beinhaltet Verfahren wie Verhaltenstherapie (Erlernen von Selbstkontrolle, Stimuluskontrolle, Selbstsicherheitstraining, Training sozialer Kompetenz), tiefenpsychologische Methoden, Paar-, Gruppen- und Familientherapie. Sinnvoll ist die Kombination verschiedener Verfahren (Tab. **4.106**).

Sowohl in der **Motivierungs- als auch in der Nachsorgephase** sind die **Alkoholiker-Selbsthilfegruppen** wie Anonyme Alkoholiker (AA), Blaues Kreuz, Kreuzbund oder Guttempler von **eminenter Bedeutung**.

Verhaltensregeln zum Umgang mit Alkoholkranken:

- Arzt-Patient-Beziehung für Motivation zur Therapie entscheidend
- keine „Appelle an die Vernunft"
- Angehörige, Sozialdienst u. a. einbeziehen.

Etabliert ist heute die **multiprofessionelle (multidisziplinäre) Therapiekonzeption.**

Nur etwa 1 % der Alkoholabhängigen unterziehen sich jedoch einer professionellen Entwöhnungsbehandlung.
Das Ziel der absoluten Abstinenz ist der „Königsweg" in der Behandlung der Alkoholabhängigkeit. Als Behandlungsmethoden werden vor allem Verhaltens-, Gruppen- und Familientherapie-Programme angewandt (Tab. **4.106**).

Alkoholiker-Selbsthilfegruppen sind bei der Therapie von **eminenter Bedeutung**.

4.106

4.106 Behandlung in der Entwöhnungsphase

- Gruppenpsychotherapie („Du brauchst nicht")
- Verhaltenstherapie
- Soziotherapie (Angehörigenarbeit)
- medikamentöse Unterstützung: Acamprosat, evtl. Disulfiram (Aversionstherapie)
  Cave: Kontraindikationen und mögliche Komplikationen beachten!
  Doxepin bei episodischer Verstimmung, postalkoholischer Depression
  Keine Benzodiazepine, Stimulanzien, Analgetika (**cave** Umsteigen „Pulle" → „Pille")!

Die Selbsthilfegruppen der Anonymen Alkoholiker vertreten das Prinzip, dass ein Alkoholiker lebenslang durch Alkohol gefährdet ist.

Die Selbsthilfegruppen der Anonymen Alkoholiker vertreten das Prinzip, dass ein Alkoholiker lebenslang durch Alkohol gefährdet ist. Zum Konzept gehört das Prinzip der kleinen Schritte, um den Alkoholkranken nicht zu überfordern („12-Stufen-Programm"). Ebenfalls wichtig sind Angehörigengruppen (z. B. Al-Anon).

▶ Merke

▶ **Merke:** Beim „trockenen" Alkoholiker ist darauf zu achten, dass keine alkoholhaltigen Medikamente verordnet werden (pflanzliche Elixiere!), da schon bei geringen Alkoholmengen Rückfallgefahr besteht. Auch das Kochen mit Alkohol zur Geschmacksverbesserung von Speisen beinhaltet für diesen Personenkreis ein Risiko.

Eine **pharmakogestützte Rückfallprophylaxe** besteht neuerdings durch sogenannte „Anti-craving"-Medikamente (z. B. Acamprosat).

Alkoholiker führen häufig ein starkes Verlangen („craving") als wesentlichen Grund dafür an, nicht abstinent zu werden oder zu bleiben. Auf **pharmakologischem Gebiet** wurden in den letzten Jahren Medikamente entwickelt, die einen „Anti-craving"-Effekt haben. Für diese pharmakogestützte Rückfallprophylaxe ist in Deutschland der Glutamat-Modulator **Acamprosat** zugelassen. Für Opiat-Antagonisten wie **Naltrexon** konnte eine Verringerung der Trinkmenge bei Alkoholabhängigen nachgewiesen werden.

Unter einer medikamentösen Behandlung mit Acamprosat kann die Abstinenzrate nach Entgiftung deutlich erhöht werden.

Acamprosat steigert nach kontrollierten Studien die Abstinenzraten im Verlauf eines Jahres um 100%; d. h., werden die zur Abstinenz motivierten Patienten nach Entgiftung ein Jahr mit Acamprosat rückfallprophylaktisch behandelt, kommt es zu einer Verdoppelung der Abstinenzrate gegenüber Placebo. Neben der Abstinenzrate war auch die Anzahl trinkfreier Tage unter Acamprosat signifikant größer.

Wegen der häufigen Komorbidität zwischen Alkoholabhängigkeit und affektiven Erkrankungen kann eine **adjuvante Antidepressiva-Therapie** notwendig sein.

In Anbetracht der häufigen Komorbidität zwischen Alkoholabhängigkeit und affektiven Erkrankungen (Depression) sowie Angst- und Panikstörungen kann eine **adjuvante medikamentöse Therapie mit einem Antidepressivum** sinnvoll bzw. notwendig sein. Auch zur Behandlung postalkoholischer Depressionen können Antidepressiva (für ca. 6–12 Wochen) eingesetzt werden.

Evtl. kann ein medikamentöser Behandlungsversuch mit **Disulfiram** (s. S. 500) sinnvoll sein. Bei gravierenden Entzugssymptomen können während der Entgiftungsphase sedierende Antidepressiva oder Neuroleptika eingesetzt werden.

Bei motivierten Patienten mit geringer Selbstkontrollfähigkeit kann ein medikamentöser Behandlungsversuch mit dem alkoholsensibilisierenden Medikament **Disulfiram** versucht werden (s. S. 500). Eine medikamentöse Therapie kann außerdem während der Entgiftungsphase bei Auftreten von Entzugssymptomen erforderlich sein. Hier können sedierende, schwach potente Neuroleptika oder sedierende Antidepressiva eingesetzt werden; bei Prädelir und insbesondere Delir streng zeitlich befristet Clomethiazol (s. S. 500).

Die Behandlung des **Delirs** erfolgt **stationär** v. a. mit Clomethiazol und Benzodiazepinen (s. S. 500). Die **Wernicke-Enzephalopathie** wird mit Thiamin parenteral behandelt.

Die **Behandlung des Delirs** muss aufgrund der hohen Mortalität **stationär** erfolgen, zur Therapie werden dieselben Substanzen eingesetzt wie beim Alkoholentzugssyndrom, nämlich Clomethiazol und Benzodiazepine, vor allem bei psychotischen Symptomen zusätzlich eventuell Haloperidol, bei kardiovaskulären Risikopatienten zusätzlich Clonidin. Eine **Wernicke-Enzephalopathie** wird stationär mit Thiamin parenteral 300–400 mg/die behandelt. Typischerweise sprechen die Störungen der Okulomotorik binnen weniger Stunden auf die Gabe von Thiamin an. Die Behandlung einer **hepatischen Enzephalopathie** beinhaltet in Anbetracht des Vorliegens einer schweren chronischen Lebererkrankung u. a. die Verminderung des neurotoxischen Ammoniakspiegels (Diät, Neomycin-Gabe).

▶ **Merke:** Clomethiazol ist bei Alkoholintoxikation kontraindiziert und darf wegen seines hohen Suchtpotenzials nur kurzfristig zur Delirbehandlung eingesetzt werden.

◀ **Merke**

Die Behandlung der floriden **Alkoholhalluzinose** erfolgt durch mittel- bis hochpotente Neuroleptika (z. B. Haloperidol), bei Vorliegen eines **chronischen alkoholtoxisch bedingten hirnorganischen Psychosyndroms** (Persönlichkeitsveränderung, Demenz) ist häufig eine leitsymptomorientierte Psychopharmakotherapie mit Neuroleptika, Antidepressiva oder Carbamazepin erforderlich.

Die Behandlung der **Alkoholhalluzinose** erfolgt mit hochpotenten Neuroleptika. Bei **chronischem alkoholtoxisch bedingtem hirnorganischen Psychosyndrom** ist eine symptomorientierte Therapie erforderlich.

Verlauf

Trotz sehr unterschiedlicher individueller Krankheitsverläufe gibt es eine typische Verlaufskurve der Entwicklung zur Alkoholabhängigkeit (s. Abb. **4.109**):

- **präalkoholische Phase:** gehäuftes Erleichterungstrinken
- **Prodromalphase:** heimliches Trinken, dauerndes Denken an Alkohol, gieriges Trinken, „blackouts", Vorratssammlung, Meidung des Themas Alkohol
- **kritische Phase:** Stimmungsschwankungen, Abstinenzversuche, Kontrollverlust, Interesseneinengung, „Alibis", körperliche Folgen
- **chronische Phase:** deutliche Schädigungsfolgen, sinkende Alkoholtoleranz, morgendliches Trinken, verlängerte Räusche, sozialer Abstieg, Depravation, evtl. „billige Ersatzstoffe"

Im weiteren Verlauf der Erkrankung kommt es dann im Rahmen der **Rehabilitationsphase** zu ersten Schritten im Hinblick auf die Wiedererlangung wirtschaftlicher Stabilität, Zunahme der emotionalen Kontrolle, realistischem Denken, Rückkehr der Selbstachtung, Aufkommen von Hoffnung und dem ehrlichen Wunsch nach Hilfe.

Verlauf

Es gibt einen typischen Entwicklungsverlauf der Abhängigkeit (s. Abb. **4.109**):

- **präalkoholische Phase:** Erleichterungstrinken
- **Prodromalphase:** u. a. heimliches, gieriges Trinken, dauerndes Denken an Alkohol
- **kritische Phase:** u. a. Kontrollverlust, körperliche Folgen
- **chronische Phase:** u. a. morgendliches Trinken, sozialer Abstieg.

Alkoholmissbrauch geht bei etwa jedem zweiten Patienten in eine manifeste Abhängigkeit über, die Zeitspanne dazwischen beträgt etwa 5–6 Jahre. Wegen des schleichenden Beginns sollten gefährdete Personen möglichst früh identifiziert werden. Eine große Studie aus den USA zeigte kürzlich, dass von den Personen, die bereits vor dem 13. Lebensjahr Alkohol getrunken haben, später 40 % abhängig geworden sind.

Alkoholmissbrauch geht bei etwa jedem zweiten Patienten in eine manifeste Abhängigkeit über, die Zeitspanne dazwischen beträgt etwa 5–6 Jahre.

▶ **Merke:** Die Lebenserwartung von Alkoholkranken ist im Vergleich zur Bevölkerung um ca. 15 % (= 12 Jahre) reduziert. Mehr als 40 000 Menschen sterben in Deutschland jährlich an den Folgen des Alkoholkonsums.

◀ **Merke**

Die **Prognose** wird unter anderem determiniert durch die vorliegenden **Organschäden** (somatischer Circulus vitiosus) und deren **psychische Folgen** (somatopsychischer Circulus vitiosus). Da die Therapiemotivation Alkoholkranker häufig unzureichend und schwankend ist, sind die Behandlungserfolge begrenzt. Die Abstinenzraten nach stationärer Langzeittherapie (6 Monate) bzw. 6-wöchiger stationärer und 1-jähriger ambulanter Therapie betragen nach einem Jahr ca. 60 %. Nach qualifiziertem 6-wöchigen Entzug ca. 40–50 %. **Prognostisch günstig** sind gute Schul- und Berufsausbildung, Berufstätigkeit und Zusammenleben mit einem Partner, besonders **ungünstig** ist das Vorliegen eines hohen Neurotizismus-Scores sowie einer organischen Persönlichkeitsveränderung („Depravation" = Verfall der sittlichen und moralischen Verhaltensweisen).

Die **Prognose** wird u. a. determiniert durch die vorliegenden **Organschäden** und deren **psychische Folgen**. Häufig finden sich also **Komorbidität**, Angst-, Persönlichkeitsstörungen, Depressionen und andere Abhängigkeiten. **Prognostisch günstig** sind gute Schul- und Berufsausbildung und Zusammenleben mit einem Partner, **ungünstig** ist das Vorliegen einer organischen Persönlichkeitsveränderung und ein hoher Neurotizismus-Score.

Alkoholkranke Jugendliche sind ohne Milieuwechsel schwierig zu behandeln, auch wenn noch keine Abhängigkeit vorliegt.

Alkoholkranke Jugendliche sind ohne Milieuwechsel schwierig zu behandeln.

▶ **Merke:** Relativ häufig missbrauchen Alkoholiker zusätzlich Medikamente zur Steigerung oder Verlängerung des Alkoholeffektes, zur Vermeidung von Entzugserscheinungen oder als Ersatzstoff. So kann eine Polytoxikomanie entstehen.

◀ **Merke**

Häufig liegt bei Alkoholabhängigen eine **Komorbidität** mit Angststörungen, Persönlichkeitsstörungen und Depressionen vor. Über die Hälfte aller Alkoholkranken sind von 2 Drogen abhängig, nahezu alle Alkoholiker sind nikotinabhängig. Etwa ⅓ der Opiatabhängigen sind gleichzeitig von Benzodiazepinen abhängig, etwa ¼ von Alkohol.

▶ **Klinischer Fall.** Der 47-jährige Zollbeamte Herr M. stellte sich erstmals ambulant in der Poliklinik vor, weil sein Hausarzt ihm gesagt habe, dass er nun endlich einmal etwas gegen sein Alkoholproblem tun müsse.
Aktueller Hintergrund war gewesen, dass dem Hausarzt anlässlich einer Durchuntersuchung des Patienten wieder einmal stark erhöhte Leberwerte aufgefallen waren. Herr M. erzählte nun, dass die Sache mit dem Alkohol in den letzten Jahren wirklich immer drängender geworden sei. Begonnen habe das ganze vor etwa 25 Jahren: Herr M. hatte erhebliche Potenzprobleme (Ejaculatio praecox) in seiner Ehe; allerdings machte er bald die Erfahrung, dass er nach Konsum einer bestimmten Menge Alkohol den Koitus vollziehen konnte.
Die Ehe ging nach insgesamt 17 kinderlosen Jahren auf Drängen der dominierenden Ehefrau auseinander. Für Herrn M., der schon immer wenig kontaktfreudig gewesen war, begann daraufhin eine Phase zunehmender Vereinsamung. In dieser Zeit steigerte sich der bis dahin sporadische Alkoholkonsum und wurde zunehmend regelmäßiger. Seit etwa einem halben Jahr trank Herr M. auch morgens, um ein leichtes Händezittern und verstärkte innere Anspannung zu kupieren. Mehrfach hatte er schon auf Anraten des Hausarztes versucht, den Alkoholkonsum einzuschränken, was aber stets misslang. Bei einem Umtrunk mit Kollegen aus Anlass eines Dienstjubiläums hatte er sich fest vorgenommen, nur Mineralwasser zu trinken. Nachdem er mit den Worten „ein Gläschen in Ehren soll keiner verwehren" gedrängt worden sei, wenigstens doch ein Glas Sekt mitzutrinken, habe er danach immer weiter getrunken, so dass er letztlich sogar von einem Kollegen nach Hause gebracht werden musste.
Seine Scham über dieses einmalige Ereignis war so groß, dass er für zwei Tage der Arbeit fernblieb, mit der Begründung eines grippalen Infekts. Obwohl er sich vorgenommen hatte, von nun an abstinent zu sein, trank er am Morgen des ersten Arbeitstages einen Kognak und putzte sich hinterher noch einmal die Zähne, damit keiner der Kollegen etwas rieche.
Schon sein ganzes Leben war Herr M. ein zur Ängstlichkeit neigender Mensch gewesen. Sein Selbstwertgefühl war eher gering ausgeprägt, und er hat eigentlich in der ständigen Angst gelebt, dass er etwas falsch machen könnte. Er konnte sich noch gut daran erinnern, dass er schon während der Schulzeit einen ganz schnellen Herzschlag bekam, wenn der Lehrer ihn bloß beim Namen rief. Genauso erging es ihm während seiner Verwaltungsausbildung bei Gericht, hinzu kam eine hohe Empfindlichkeit gegenüber jeder, auch nur geringfügigen Kritik an seiner Arbeit. Diese Empfindlichkeit konnte er allerdings nicht nach außen artikulieren, sondern „fraß" sie in sich hinein. Auseinandersetzungen mit Vorgesetzten ging er daher meist aus dem Weg, selbst wenn er im Recht war, weshalb er von seiner damaligen Frau wiederholt „Schlappschwanz" genannt worden war.
Mittlerweile lebte Herr M. vereinsamt in seiner Wohnung und hatte außerhalb der beruflichen Sphäre so gut wie keine Kontakte mehr. War er früher am Wochenende wenigstens hin und wieder einmal in den Schachverein gegangen, saß er nun in seiner Freizeit fast ausschließlich vor dem Fernseher und trank Wein.
Zu Auffälligkeiten im Straßenverkehr war es bisher noch nicht gekommen, wie auch überhaupt nach seinen Worten nur wenige ahnten, dass er zu viel trinke.
Diagnose: Alkoholabhängigkeit (F10.1) auf dem Boden einer ängstlich-selbstunsicheren Persönlichkeit (ängstlich/vermeidende Persönlichkeitsstörung F60.6). (In gekürzter Form zitiert aus dem Fallbuch Psychiatrie, Klinische Fälle zum Kapitel V [F] der ICD-10, *Freyberger* und *Dilling* 1993).

4.13.3 Drogen- und Medikamentenabhängigkeit

Allgemeines

▶ Definition

4.13.3 Drogen- und Medikamentenabhängigkeit

Allgemeines

▶ **Definition:** Als wesentliches Charakteristikum gilt das zwanghafte Bedürfnis, die betreffende(n) Substanz(en) zu konsumieren und sich diese unter allen Umständen zu beschaffen. Neben der psychischen besteht meist eine physische Abhängigkeit in Form von Toleranzentwicklung (Dosissteigerung) und Auftreten von Entzugserscheinungen.

Nach ICD-10 bestehen zusätzlich Hinweise auf Kontrollverlust, eingeengtes Verhaltensmuster, zunehmende Vernachlässigung anderer Aktivitäten und Interessen.

Nach ICD-10 bestehen zusätzlich Hinweise auf eine verminderte Fähigkeit, den Gebrauch der Drogen bzw. Medikamente zu kontrollieren (Kontrollverlust), ein eingeengtes Verhaltensmuster beim Substanzgebrauch, zunehmende Vernachlässigung anderer Aktivitäten und Interessen sowie anhaltender Gebrauch trotz Hinweisen auf schädliche Folgen.

Epidemiologie: Ca. 0,6 % (300 000) der deutschen Bevölkerung sind von illegalen Drogen abhängig. Cannabis ist die weitaus am häufigsten konsumierte illegale Droge. Die Zahl der Drogentoten liegt bei ca. 1500 jährlich.

Epidemiologie: Die Jahresprävalenz der Abhängigkeit von illegalen Drogen beträgt bei deutschen Erwachsenen ca. 0,6 % (300 000). In der Bundesstudie (2000) gaben 0,9 % der Befragten Missbrauch oder Abhängigkeit von illegalen Drogen binnen eines Jahres an (ca. 145 000 Personen mit Missbrauch, ca. 290 000 Abhängige von illegalen Drogen). Cannabis ist die weitaus am häufigsten konsumierte illegale Droge, opiatabhängig sind ca. 0,2 % der Bevölkerung. Die Zahl der Drogentoten liegt jährlich bei etwa 1500, zumeist als Folge einer Überdosis.

Illegale Drogen werden überwiegend von 14- bis 30-Jährigen konsumiert, Männer

Illegale Drogen werden überwiegend von 14- bis 30-Jährigen konsumiert, Männer überwiegen etwa im Verhältnis 2:1. Die Abhängigkeit von „harten Drogen" führt bei Männern meist zur Beschaffungskriminalität, während der Weg

4.116 **Polizeilich erfasste Fälle aufgeschlüsselt nach Drogenart (1999)**

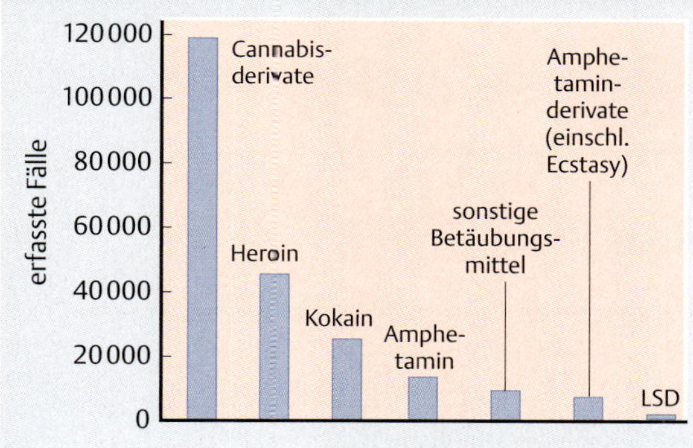

drogenabhängiger Frauen oft in der Prostitution endet. Nach Schätzungen besitzen etwa 30–40% der 14- bis 24-Jährigen Drogenerfahrung (Abb. **4.116**).
Die Abhängigkeit von „harten Drogen" besiegelt in den meisten Fällen nicht nur das persönliche Schicksal der Betroffenen, sondern führt häufig auch zu familiärem Elend. Durch direkte und indirekte Krankheits- und Behandlungskosten entstehen für Staat und Gesellschaft, ähnlich wie bei der Alkoholkrankheit, gravierende wirtschaftliche Belastungen.
Die Kriterien für Drogenmissbrauch erfüllten in einer Münchner Studie ca. 3% der Jugendlichen, Abhängigkeit lag bei insgesamt 2% vor (2,7% erhielten die Diagnose Cannabis-Missbrauch, 1,4% Cannabis-Abhängigkeit nach DSM-IV). Etwa 7% der 18-bis 24-Jährigen haben bereits Erfahrungen mit Ecstasy gemacht, 75% der Ecstasy-Konsumenten fühlen sich der „Technoszene" zugehörig.
Die Zahl der **Medikamentenabhängigen** liegt bei etwa 1 Million. Betroffen sind mit etwa zwei Drittel überwiegend Frauen zwischen 40 und 50 Jahren. Die am häufigsten missbrauchten Medikamente sind Analgetika, Hypnotika, Tranquilizer, Antitussiva und Psychostimulanzien bzw. Appetitzügler. Einen beträchtlichen Anteil machen hierbei frei verkäufliche, nicht rezeptpflichtige Medikamente aus. Besonders bei älteren Menschen weit verbreitet ist auch der Missbrauch von Laxanzien.
In Arztpraxen erhalten ca. 7% aller Patienten Medikamente mit Abhängigkeitspotenzial rezeptiert. Die Verschreibung erfolgt in zwei Drittel der Fälle an Frauen, über 60-Jährige überwiegen dabei deutlich.

Ätiopathogenese: Auch bei der Entstehung der Drogen- bzw. Medikamentenabhängigkeit liegt ein **multifaktorielles Bedingungsgefüge** vor (Abb. **4.117**).

Medikamentenmissbrauch basiert häufig auf der Behandlung organischer oder funktioneller Beschwerden wie Kopfschmerzen, psychosomatische Störungen, Schlaf- oder Verdauungsstörungen (Abb. **4.118**). Im Gegensatz zu Alkohol- und Drogenabhängigen sind Medikamentenabhängige in der Regel (lange Zeit) „unauffällig" und sozial angepasst bis überangepasst („stille, unsichtbare Sucht").

▶ **Merke:** Der Arzt kann „Täter und Komplize" bei der Entstehung und Aufrechterhaltung einer Medikamentenabhängigkeit sein!

Bei der Entstehung eines Abusus **illegaler Drogen** spielen zu Beginn psychosoziale Faktoren wie Verfügbarkeit, Gruppenzwänge und „Neugier" eine bedeutende Rolle.
Persönlichkeits- und lerntheoretische Modelle betonen die Bedeutung folgender Faktoren:

4.116

überwiegen etwa im Verhältnis 2:1 (Abb. **4.116**).

Es entstehen, wie bei der Alkoholkrankheit, hohe direkte und indirekte Krankheits- und Behandlungskosten.

Ca. 3% der Jugendlichen betreiben Drogenmissbrauch, etwa 7% der 18- bis 24-Jährigen haben bereits Erfahrungen mit Ecstasy gemacht.

Die Zahl der **Medikamentenabhängigen** liegt bei etwa 1 Million, hiervon sind etwa 2/3 Frauen (v. a. Analgetika, Hypnotika, Tranquilizer, Antitussiva, Psychostimulanzien bzw. Appetitzügler, Laxanzien).

In Arztpraxen erhalten ca. 7% aller Patienten Medikamente mit Abhängigkeitspotenzial.

Ätiopathogenese: Es existiert ein **multifaktorielles Bedingungsgefüge** (Abb. **4.117**).

Medikamentenmissbrauch entsteht meist durch die Behandlung von organischen oder funktionellen Beschwerden (Abb. **4.118**).

◀ Merke

Beim **Drogenabusus** spielen psychosoziale Faktoren wie Gruppenzwänge und „Neugier" eine bedeutende Rolle.

Persönlichkeits- und lernpsychologische Modelle betonen die Bedeutung positiver Verstärkung, die Rolle der Konditionierung,

4.117

4.117 **Bedingungsgefüge und Entstehungsbedingungen von Drogen- bzw. Medikamentenmissbrauch und -abhängigkeit**

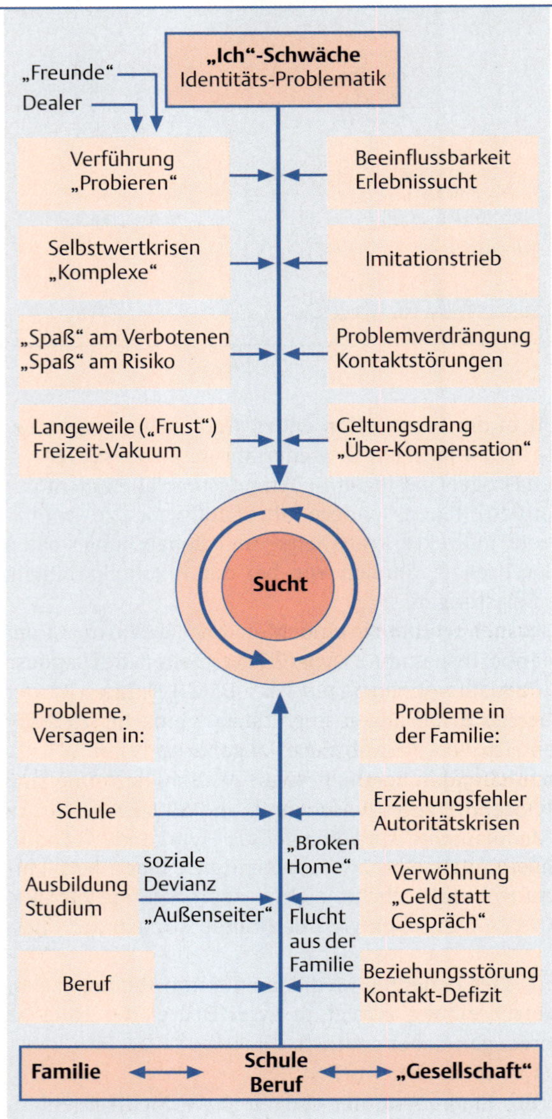

eine verminderte Frustrationstoleranz, fehlende Entwicklung adäquater Konfliktbewältigungsstrategien, Reizhunger und eine neurotische Fehlentwicklung.

Im Zentrum der **neurobiologisch-pharmakologischen** Theorien steht das mesolimbische Belohnungssystem des Gehirns („Sucht-Gedächtnis").

Der **weitere Verlauf** wird vor allem durch die Suchtpotenz der Substanz, biologisch-konstitutionelle, sozioökonomische und lernpsychologische Faktoren bestimmt.

- positive Verstärkung: durch Drogen induzierte angenehme Zustände verstärken deren Einnahme positiv
- Konditionierung: Umgebungsfaktoren, soziale Situation
- verminderte Frustrationstoleranz
- fehlende Entwicklung adäquater Konfliktbewältigungsstrategien
- „Sensation seeking behaviour" (Reizhunger)
- neurotische Fehlentwicklung: Ich-Schwäche, Labilität.

Im Zentrum der **neurobiologisch-pharmakologischen** Theorien steht das mesolimbische Belohnungssystem des Gehirns mit dem Nucleus accumbens als „Schaltzentrale". Offenbar werden Erinnerungen, die mit der ersten Drogenerfahrung assoziiert sind, zu potenziellen Triggern für die nächste Drogeneinnahme („Sucht-Gedächtnis").

Der **weitere Verlauf** wird vor allem durch die pharmakologische Suchtpotenz der Substanz, biologisch-konstitutionelle Faktoren sowie sozioökonomische und lernpsychologische Faktoren bestimmt. Starken Einfluss hat die „Subkultur" der Drogenszene, durch die bestimmte Leitbilder und Lebensinhalte vermittelt werden.

4.118 Medikamentenkonsum und Entwicklung einer „Medikamentenkarriere“

Medikamentenkarriere

Arbeits- und Lebensbedingungen	Konflikte und Spannungen	Beschwerden	ambulante Behandlung
• restriktive Arbeit • Zeitdruck • emotionale Belastung • Freizeitvakuum	• Ausgebranntsein („burn out“) • Isolation • Einsamkeit • Partnerkonflikte • Sinnentleerung	• Kopfschmerzen • Schmerzen im Stütz- und Bewegungsapparat • Angst • Unruhe • Depressivität	• erste Verordnung • Ausprobieren von Medikamenten • Dauerrezepturen **stationäre Behandllung** • Nacht- und Bedarfsmedikation • Altenheime: Sedierung zur Reduktion der Personalausgaben

Bewältigungsversuche

Selbstmedikation — Einnahme rezeptpflichtiger Medikamente

Symptomatik und klinische Subtypen

Die Symptome und Verhaltensmuster unterscheiden sich je nach Drogentyp. Ganz allgemein wird das alltägliche Leben der Betroffenen durch die Substanz und deren Beschaffung bestimmt. Zeichen der **psychischen Abhängigkeit** sind unter anderem ängstliche Unruhe und Anspannung, daneben bestehen vegetative Symptome wie Schwitzen, Tachykardie, Übelkeit. Diese Symptome sistieren nach Zufuhr der Droge **(körperliche Abhängigkeit).** Um den gewünschten Effekt zu erreichen müssen häufig immer höhere Dosen eingenommen werden **(Toleranzentwicklung).**

Je nach Substanz- bzw. Drogentyp kommt es früher oder später in unterschiedlichem Ausmaß zu **Veränderungen der Persönlichkeit** wie z. B. Einengung oder Nivellierung. Die Kranken brechen zwischenmenschliche Beziehungen ab, isolieren sich zunehmend, verkehren nur noch in „ihrem Milieu“ (Szene), entwickeln eine eigene Drogensprache („Drogenjargon“), stumpfen in ihren Interessen ab und vernachlässigen Hygiene und Körperpflege. Eventuell kommt es zu **dissozialem Verhalten** (z. B. Beschaffungskriminalität). Als Prototyp der skizzierten Symptomatik kann heute der **Heroinabhängige** (früher: Morphinist) gelten.

Anders sieht das klinische Bild bei Konsum von **Kokain und Amphetaminen** aus (s. S. 337 ff.). Diese Substanzen können zum Teil als „Mode-Drogen“ künstlerischer und pseudointellektueller Kreise („Schickeria“) angesehen werden. Hieran wird deutlich, dass sich das Erscheinungsbild des Drogenabhängigen in den letzten Jahren dahingehend verändert hat, dass neben sozial entwurzelten, aus schwierigen Verhältnissen stammenden Jugendlichen offenbar zunehmend auch Erwachsene aus „bürgerlichen“, gut situierten Kreisen oder aus ideologischen, ein „alternatives“ Leben propagierenden Gruppierungen stammen.

Symptomatik und klinische Subtypen

Die Symptome sind je nach Drogentyp unterschiedlich. **Psychisch** stehen ängstliche Unruhe und Spannung häufig im Vordergrund. Daneben bestehen als Zeichen der **körperlichen Abhängigkeit** vegetative Symptome (z. B. Tachykardie). Durch Einnahme immer höherer Dosen kommt es zur **Toleranzentwicklung.**

Je nach Substanz kommt es früher oder später zu **Veränderungen der Persönlichkeit** (z. B. Einengung, Nivellierung). Die Kranken stumpfen ab, vernachlässigen Hygiene und Körperpflege. Eventuell kommt es zu **dissozialem Verhalten.** Als Prototyp der skizzierten Symptomatik gilt heute der **Heroinabhängige.**

Das klinische Bild bei Konsum von **Kokain** und **Amphetaminen** sieht anders aus (s. S. 337 ff.). Diese Substanzen können zum Teil als „Mode-Drogen“ künstlerischer und pseudointellektueller Kreise („Schickeria“) angesehen werden.

Morphin-Opiat-Typ

Zu dieser Gruppe zählen unter anderem die Substanzen Opium, Heroin (Diacetylmorphin), Codein, Methadon sowie die stark wirksamen Analgetika Pethidin, Pentazocin, Tilidin und Buprenorphin. Fast alle diese Stoffe unterliegen dem Betäubungsmittelgesetz.

Opiate und Opioide besitzen unter den Drogen das **höchste Abhängigkeitspotenzial** und sind gekennzeichnet durch eine **ausgeprägte psychische** und **physische Abhängigkeit** mit **rascher Toleranzentwicklung.** Die Anwendung erfolgt in der Regel intravenös, der „Kick“ tritt meist schon nach 10–20 Sekunden ein, die heroininduzierte Euphorie dauert typischerweise 10–30 Minuten. Eine echte Intoxikation entwickelt sich bei hohen Dosen typischerweise 2–5 Minuten nach intravenöser Zufuhr.

Morphin-Opiat-Typ

Hierzu zählen Opium, Heroin, Methadon, Codein sowie stark wirksame Analgetika (z. B. Pethidin).

Opiate und Opiode besitzen unter den Drogen das **höchste Abhängigkeitspotenzial** (psychische und physische Abhängigkeit).

4.119

4.119 **Heroin-Injektionsstellen und Spritzenabszesse**

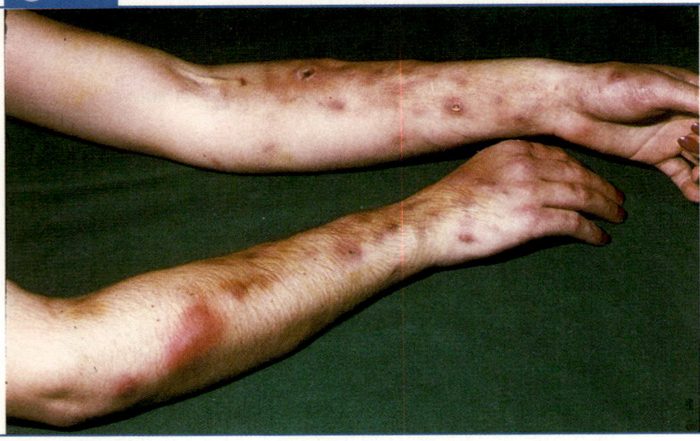

Alle Mittel dieser Gruppe bewirken eine ausgeprägte Schmerzstillung. Bei Missbrauch beherrscht Euphorie das Bild. Typischerweise entwickelt sich eine Wesensänderung.

Alle Mittel dieser Gruppe bewirken eine ausgeprägte Schmerzstillung. Bei Missbrauch beherrschen Euphorie und ein Gefühl des Entrücktseins das Bild, schnelle i. v.-Injektion führt zu einem „Flush“ mit wohligem Wärme- und Glücksgefühl, weitere Symptome sind Somnolenz und Affektlabilität. Typischerweise entwickelt sich eine Wesensänderung.

Heroinabhängige weisen zahlreiche somatische Symptome auf (Abb. **4.119**). Die Verwendung unsauberer Nadeln birgt die Gefahr einer Hepatitis- und/oder HIV-Infektion.

An somatischen Symptomen finden sich bei Abhängigen häufig Bradykardie, Gewichtsverlust, Inappetenz, spastische Obstipation, Miktionsstörungen, Tremor und eine trocken-fahlgraue Haut. Typische Begleiterkrankungen sind Spritzenabszesse (Abb. **4.119**), häufig kommt es, z. B. durch Verwendung unsauberer Nadeln, zu einer Hepatitis- und/oder HIV-Infektion.

Die klinische Symptomatik einer **Opiatintoxikation** wird bestimmt durch die Trias
- **Koma,**
- **Atemdepression** und
- **Miosis** (s. Tab. **4.112**).

Die klinische Symptomatik einer **Opiat-/Heroin-Intoxikation** wird durch die Trias **Koma, Atemdepression und Miosis** bestimmt. Da zur „Streckung“ des Heroins häufig ungeeignete Zubereitungsformen oder toxische Substanzen verwendet werden, kann es bei Intoxikationen auch zu Lungenödemen oder einer Rhabdomyolyse kommen (s. Tab. **4.112**).

Entzugssymptome treten bei Opiatabhängigkeit ca. 6–12 Stunden nach der letzten Einnahme auf und erreichen nach 24–48 Stunden ihren Höhepunkt. Sie klingen innerhalb von 10 Tagen ab.

Entzugssymptome treten bei Opiatabhängigkeit ca. 6 bis 12 Stunden nach der letzten Einnahme auf und erreichen nach 24 bis 48 Stunden ihren Höhepunkt. Die Entzugssymptomatik umfasst Drogenhunger (Craving), Unruhe, Rhinorrhö, Gänsehaut, Muskelschmerzen, Gähnzwang, Parästhesien, Schlaflosigkeit, Mydriasis, Temperatur- und Blutdruckanstieg sowie Durchfall und Erbrechen. Die Symptome klingen im Verlauf von etwa zehn Tagen ab.

Neugeborene opiatsüchtiger Mütter zeigen ein neonatales Abstinenzsyndrom.

Neugeborene opiatsüchtiger Mütter zeigen ein neonatales Abstinenzsyndrom.

Barbiturat-/Alkohol-Typ

Barbiturat-/Alkohol-Typ

Häufig missbräuchlich verwendete Substanzgruppen sind neben dem Alkohol Benzodiazepine, Barbiturate, Meprobamat, Clomethiazol und Diphenhydramin.

Barbiturate und **ihre Analoga** (Meprobamat, Diphenhydramin) haben ein **erhebliches Abhängigkeitspotenzial** und **beträchtliche Toxizität.**
Barbiturate sind als Hypnotika heute obsolet.

Barbiturate und **ihre Analoga** (Meprobamat, Diphenhydramin) besitzen ein **erhebliches Abhängigkeitspotenzial** und im Falle von Diphenhydramin **beträchtliche Toxizität** (relativ häufige Anwendung bei Suizidversuchen). Barbiturate sind als Hypnotika heute obsolet. Verwendung finden sie im Rahmen der Antikonvulsiva-Behandlung.

Bei **Missbrauch** treten zahlreiche psychische (z. B. Sedierung, Affektlabilität) und körperliche Symptome (z. B. Ataxie) auf.

Bei **Missbrauch** kommt es zu Euphorie, Sedierung, Affektlabilität, Dysphorie, Gedächtnislücken, zum Teil auch paradoxer Aktivierung. Körperliche Symptome sind unter anderem Dysarthrie, Ataxie sowie Exantheme. Das **Barbiturat-Abstinenz-Syndrom** zeigt sich mit allgemeiner Schwäche, Tremor, Myoklonien, Übelkeit, orthostatischer Dysregulation und Albträumen.

▶ **Merke**

▶ **Merke:** Nach längerfristiger Einnahme hoher Dosen und schlagartigem Absetzen kann es zu deliranten Zustandsbildern mit ängstlicher Unruhe und zerebralen Krampfanfällen kommen.

Die längerfristige Einnahme von **Benzodiazepinen** kann zu dysphorischen Verstimmungen, Gleichgültigkeit und psychischer Leistungsminderung führen. Als **paradoxe Reaktionen** auf Benzodiazepine sind Erregungszustände, Agitiertheit und Schlafstörungen möglich.

Die **Benzodiazepin-Abhängigkeit** wird unterteilt in eine Hochdosis-Abhängigkeit und eine Niedrigdosis-Abhängigkeit (low dose dependence). Das Abhängigkeitsrisiko steigt mit zunehmender Behandlungsdauer (kontinuierliche Einnahme länger als vier Monate) und Höhe der Dosierung.

Abruptes Absetzen von Benzodiazepinen kann besonders nach längerer Einnahme höherer Dosen sowie von Benzodiazepinen mit kurzer Halbwertszeit zu **Rebound-Phänomenen** (Angst, Schlafstörungen) führen. Zu den **Entzugssymptomen** zählen vegetative Dysregulationen, Schlafstörungen, Tremor, Tachykardie, Unruhe, Desorientiertheit, Dysphorie, evtl. treten zerebrale Krampfanfälle auf. Typisch sind Perzeptionsstörungen wie optische Wahrnehmungsverzerrungen und kinästhetische Störungen (z. B. Liftgefühl, s. Tab. **4.113**, S. 345).

Die längere Einnahme von **Benzodiazepinen** kann u. a. zu Dysphorie, Gleichgültigkeit, Leistungsminderung und **paradoxen Reaktionen** führen.

Die **Benzodiazepin-Abhängigkeit** wird unterteilt in eine Hochdosis- und eine Niedrigdosis-Abhängigkeit.

Abruptes Absetzen von Benzodiazepinen kann zu **Rebound-Phänomenen** (Angst, Schlafstörungen) führen. Zu den **Entzugssymptomen** zählen u. a. vegetative Dysregulationen, Schlafstörungen, Tremor, Tachykardie, Desorientiertheit (s. Tab. **4.113** S. 345).

▶ **Klinischer Fall.** Zur Aufnahme kommt eine 38-jährige Arzthelferin. Sie berichtet, dass sie seit ca. sechs Jahren regelmäßig Lorazepam einnehme, dieses Präparat sei ihr „wegen Depressionen" nach dem Tod ihrer Mutter verordnet worden. Da die Tablette nach einigen Monaten nicht mehr recht gewirkt habe, habe sie die Dosis gesteigert, um weiterhin ein „schönes Gefühl" zu haben und Erleichterung zu spüren. Aufgrund der jahrelangen Einnahme habe sie jetzt vom Hausarzt kein neues Rezept mehr bekommen. Wenige Tage nach der letztmaligen Lorazepam-Einnahme habe sie vermehrte Angstgefühle, Schlaflosigkeit, Zittern, Schwindel, vermehrtes Schwitzen und Kribbeln in den Beinen bemerkt. Schließlich habe sie an der Tapete zu Hause Gesichter gesehen.

Bei Aufnahme klagte die Patientin über Lichtscheu und dass ihr „komisch im Kopf sei". Sie höre die ganze Umgebung übermäßig laut, Lesen strenge sie an, in den letzten Tagen sei sie ganz „durcheinander" gewesen, so habe sie z. B. mehrfach die falsche Herdplatte eingeschaltet. Psychopathologisch ist die Patientin voll orientiert, die Sprache ist leicht verwaschen. Gedrückte Stimmungslage mit eingeschränkter affektiver Schwingungsfähigkeit. Der internistische Befund ist bis auf eine Hyperhidrosis und Tachykardie o. B., neurologisch bestehen eine leichtgradige Gangataxie, feinschlägiger Händetremor und ausgeprägte Hyperreflexie. Typisches Beta-EEG mit zeitweiligen langsameren Kurvenabläufen im Sinne einer Vigilanzstörung. Die Patientin entwickelte eine ausgeprägte Entzugssymptomatik mit Schlaflosigkeit, vegetativer Entgleisung, motorischer Unruhe und Verwirrtheit. Nach Gabe des sedierenden Antidepressivums Doxepin Abklingen der Entzugssymptomatik, die Patientin wird stimmungsmäßig zunehmend ausgeglichener. Primärpersönlich zeigt sich eine Neigung zu hypochondrischer Selbstbeobachtung mit phobischen Zügen. Bei der Patientin wird eine verhaltenstherapeutische Behandlung eingeleitet.

◀ **Klinischer Fall**

Kokain-Typ

Kokain wird aus den Blättern des Kokastrauchs gewonnen. Die Applikation erfolgt entweder intranasal durch „Schnupfen", intravenös durch Spritzen oder alveolär durch Rauchen (insbesondere Kokainbase **Crack**). Zum Teil wird Kokain mit Opiat(en) gemischt konsumiert („Speedball"). Es kommt zu einer **starken psychischen**, jedoch **keiner physischen Abhängigkeit**.

Die akute Kokainwirkung, auch frühe Stimulationsphase oder **„Kick"** genannt, verursacht ein euphorisches Stadium mit gehobener Stimmung, Glücksgefühl, Rededrang, Abbau von Hemmungen, Libidosteigerung, subjektiver Steigerung von Leistungsfähigkeit und Kreativität sowie reduziertem Hunger-, Durst- und Schlafgefühl. Insbesondere im nachfolgenden **Rauschstadium** treten dann z. T. auch taktile, optische oder akustische Halluzinationen und paranoide Gedanken stärker in den Vordergrund. Im anschließenden **„depressiven Stadium"** stehen Angst und Depression im Vordergrund. Hier setzt das Verlangen nach nochmaliger Einnahme zur Beendigung dieses negativ erlebten Zustands ein (starke Verstärkerfunktion).

Bei **chronischem Kokainkonsum** kommt es zu taktilen und akustischen Halluzinationen, paranoid-halluzinatorischen Psychosen (Verfolgungs- und Beziehungsideen) sowie kognitiven Beeinträchtigungen. Körperliche Symptome sind u. a. Tachykardie, Temperaturerhöhung, Impotenz und Nasenseptumdefekte durch die nasale Applikation.

Kokain-Typ

Hier findet sich eine **starke psychische** und **keine physische Abhängigkeit**.

Akut kommt es zu einem euphorischen Glücksgefühl, Libidosteigerung, Abbau von Hemmungen, subjektiver Steigerung von Kreativität und Leistungsfähigkeit, reduziertem Hunger-, Durst- und Schlafgefühl **(Kick).** Im **„Rauschstadium"** treten Halluzinationen in den Vordergrund, anschließend **„depressives Stadium".**

Bei **chronischem Kokainkonsum** finden sich taktile und akustische Halluzinationen, paranoid-halluzinatorische Psychosen sowie körperliche Symptome.

Zu den **Entzugssymptomen** zählen Dysphorie und „Katerstimmung" (s. Tab. **4.114**, S. 346).

Bei **Intoxikation** finden sich Ataxie, Tachyarrhythmie, maligne Hyperthermie, epileptische Anfälle und Mydriasis. Zu den **Entzugssymptomen** zählen Dysphorie und „Katerstimmung" (s. Tab. **4.114**, S. 346).

▶ **Klinischer Fall**

▶ **Klinischer Fall.** „Ich war fit wie ein Rennpferd am Start, innerlich bebend. Ich fühlte mich absolut fit, konnte stundenlang arbeiten, empfand keinerlei Schlafbedürfnis. Von zwei Kokablättern als Flügel getragen flog ich durch 77348 Welten, eine prächtiger als die andere."

▶ **Klinischer Fall**

▶ **Klinischer Fall.** Der Fall des Chansonniers und Liedermachers Konstantin Wecker vor Gericht wird in den Medien wie folgt berichtet: „Alle schilderten eine albtraumhafte Welt, in der Wecker viele Monate lebte. Es begann damit, dass er sich angewöhnte, Kokain und Natron ‚aufzubacken', wie das in Drogenkreisen so nett heißt, dass er also Crack rauchte, was nach seinen Worten schon nach dem ersten Zug ‚total süchtig' macht. Und es hörte auf Ende vergangenen Jahres, als ihn die Polizei in seiner Grünwalder Wohnung verhaftete und er die Beamten laut Protokoll so begrüßte: ‚Gott sei Dank, seid ihr da!'. Nur noch eins hatte er im Kopf: Wo ist der nächste Stoff, wo die nächste Pfeife? Er konsumierte regelmäßig bis zu zehn Gramm am Tag, schlief nicht mehr, ‚weil ich Angst hatte, erstens, dass ich sterbe, und zweitens, dass ich im Schlaf nicht rauchen kann'. Wecker sagt vor Gericht: ‚Ich habe mich nicht mehr geduscht, weil ich wußte, da drin kann ich nicht rauchen.' Die Folge war die völlige Verwahrlosung, die im Prozess ausführlich (von anderen) beschrieben wird: schweres Übergewicht, so lange Zehennägel, dass kaum ein Schuh mehr passt, schlimmste Hautkrätze an den Beinen [...] Er sagt, er habe alle Spiegel zugehängt, ‚ich konnte nicht ertragen mich anzusehen' [...] Nichts war zu hören vom magischen Drogenrausch und künstlerischen Höhenflügen, dafür aber von Angstzuständen, Nierenversagen und Herzattacken. Seine ehemalige Managerin erzählt, wie paranoid er war, immer von kleinen Zwergen redete, die er herumlaufen sah. Und sie schildert den Tag, als sie kündigen wollte und er geweint hat und sie bat, dazubleiben [...].
Der Staatsanwalt [...] wollte wissen, wie er in einem solchen Zustand überhaupt noch Konzerte geben konnte. Er sei oft während der Vorstellung eingeschlafen, manche Lieder wurden verkürzt, damit er draußen eine Pfeife rauchen konnte, oft habe er den Bühnenausgang nicht mehr gefunden. Dass er es aber trotzdem irgendwie geschafft hat, liegt wohl in erster Linie daran, dass Konzerte (mit meist 20 Zugaben) immer sein Leben waren, dass er noch Klavier spielen kann, wenn er schon so orientierungslos ist, dass er nachts zu Hause die Toilette nicht mehr findet [...] Die zehn Monate seit der Entlassung aus der U-Haft hatte er genutzt. Tests ergaben, er sei clean, bei wieder überraschend guter physischer Verfassung besucht er regelmäßig eine Therapie. Psychologische Gutachten stellten ihm eine günstige Prognose, da Todesnähe bei ihm eine Wende eingeleitet habe. Aus Sicht des Gerichts, hieß es, sei günstig zu werten, wie intensiv er sich in die Arbeit stürze. Was er schon deshalb besonders intensiv tun muss, weil die Folgen seiner Sucht rund zwei Millionen Mark Schulden sind [...]" (gekürzt zitiert aus: „Der Fall Wecker: Ein Musterprozess?" von Stephan Lebert, Süddeutsche Zeitung vom 28.09.1996).

Cannabis-Typ

Es existieren zwei Formen: Haschisch und Marihuana. Diese sind häufig **Einstiegsdroge** für andere Suchterkrankungen.

Cannabis-Konsum führt zu Euphorie und Gedächtnisstörungen. Körperliche Symptome sind Tachykardie, Konjunktivitis, Störungen der Feinmotorik und Bronchitis.

Chronischer Konsum kann zu Teilnahmslosigkeit, Passivität und Apathie führen **(Amotivations-Syndrom).**
Unter akuter stärkerer Substanzeinwirkung kann eine **Intoxikationspsychose** nach chronischem höherdosierten Konsum eine **Cannabis-Psychose** auftreten.

Cannabis-Typ

Cannabis ist die am häufigsten verwendete illegale Droge. Hauptwirkstoff ist das Tetrahydrocannabinol (THC). Es existieren zwei Formen, die beide aus der weiblichen Pflanze des indischen Hanf stammen: **Haschisch** (Harz der Blütenstauden) und **Marihuana** (getrocknete Blüten und Blätter).
Cannabis ist häufig Einstiegsdroge für weitergehende Suchterkrankungen.
Hauptwirkungen der **Cannabisintoxikation** sind: Euphorie, Entspannung und psychomotorische Verlangsamung, Ideenflucht, Dehnung des Zeiterlebens und Konzentrationsstörungen. Der Cannabisrausch ist in der Regel nach 3–5 Stunden abgeklungen.
Etwa zehn Prozent der Cannabiskonsumenten erfüllen die **Abhängigkeitskriterien** (Kontrollverlust, Entzugssymptome, Toleranz). **Körperliche Symptome** sind Rötung der Konjunktiven, Tachykardie, Störungen der Feinmotorik sowie insbesondere eine Bronchitis. Nach anhaltend regelmäßigem Konsum kann ca. zehn Stunden nach dem letzten Konsum ein mildes **Entzugssyndrom** u. a. mit den Symptomen Craving, Schlafstörungen, innere Unruhe, Hyperalgesie und Dysphorie auftreten. Unter akuter stärkerer Substanzeinwirkung kann eine **Intoxikationspsychose** (transiente psychotische Episode) auftreten, nach chronischem höherdosierten Konsum eine **Cannabis-Psychose** mit schizophreniformer Symptomatik. Cannabiskonsum ist bei Schizophrenen etwa fünfmal häufiger, das Risiko der Auslösung einer schizophrenen Psychose ist mindestens dreifach erhöht.

In Einzelfällen sind Nachhallpsychosen (so genannte Flashbacks) beschrieben. Chronische Intoxikationszustände können zu einem **amotivationalen Syndrom** mit Lethargie, Passivität und Teilnahmslosigkeit führen.

▶ **Klinischer Fall.** Seine Erlebnisse unter Marihuana schildert T. Gautier (1840): „In einem verschwommenen Licht flatterten in unendlichem Gewimmel Milliarden von Schmetterlingen, deren Flügel wie Fächer rauschten. Riesenhafte Blumen mit Kristallkelchen, gewaltige Stockrosen, silberne und goldene Linien stiegen vor mir auf und entfalteten sich in einem Geprassel, das an das Platzen von Feuerwerkskörpern erinnerte. Mein Gehör hatte sich wunderbar entwickelt: Ich hörte den Klang der Farben, grüne, rote, blaue, gelbe Töne kamen in deutlich unterscheidbaren Wellen zu mir. Das Geräusch, das ein umgeworfenes Glas verursachte, das Knistern eines Lehnstuhls, ein geflüstertes Wort dröhnte in mir wie Donnergrollen; meine eigene Stimme erschien mir so stark, dass ich nicht zu sprechen wagte aus Angst, die Mauern könnten einstürzen oder ich könnte wie eine Bombe explodieren. Mehr als 500 Pendeluhren sangen mir die Zeit in silbernen Flöten oder in strahlenden Trompetenstimmen zu. Jeder Gegenstand, den ich berührte, gab den Ton einer Glasharmonika oder Aeolsharfe von sich. Ich schwamm in einem Ozean von Tönen [...]"

◀ **Klinischer Fall**

Amphetamin-Typ

Hierzu zählen die meist illegal in Waschküchenlabors synthetisch hergestellten Amphetamine und amphetaminähnliche Substanzen (so genannte Weckamine). In Chemielabors vollsynthetisch hergestellte Drogen werden auch als **„Designerdrogen"** bezeichnet. Zu den Designerdrogen werden neben den „klassischen" synthetischen Halluzinogenen LSD (s. S. 341) und DOM auch Phencyclidin (PCP, „Angel's Dust"), Ketamin, Phenyläthylamine wie Metamphetamin (Speed) sowie „Designer-Narkotika und -Opiate" (MPPP, Fentanyl) gezählt (Abb. **4.120**). Es entsteht **psychische, aber keine körperliche Abhängigkeit.** Daher tritt kein charakteristisches Abstinenz-Syndrom auf, abgesehen von einem Zustand seelischer und körperlicher Ermattung („Entzugsdepression").
Therapeutisch können Psychostimulanzien bei Narkolepsie und Kindern mit hyperkinetischen Syndromen (z. B. Methylphenidat) eingesetzt werden (s. S. 432 ff.).
Der Missbrauch von Amphetaminen erfolgt zur Antriebssteigerung („Doping") im Sinne einer (vermeintlichen) Leistungssteigerung sowie als „Appetitzügler" durch Unterdrückung des Hungergefühls. Die Toleranzzunahme entwickelt sich langsam. **Psychische Symptome** sind Unruhe, Nervosität, Enthemmung, Kritiklosigkeit, Euphorie, Ideenflucht, optische und akustische Sinnestäuschungen, paranoide Symptome und Angst. **Körperlich** kommt es neben der Appe-

Amphetamin-Typ

Hierzu zählen die synthetisch hergestellten Amphetamine und amphetaminähnliche Substanzen (sog. Weckamine). Vollsynthetisch im Labor hergestellte Drogen werden als **Designerdrogen** bezeichnet. Hierzu gehören auch synthetische Halluzinogene wie z. B. „Angel's Dust" und „Speed" (Abb. **4.120**). Es entsteht **psychische,** keine körperliche Abhängigkeit.

Der Missbrauch von Amphetaminen erfolgt zur Leistungssteigerung („Doping") sowie als „Appetitzügler". **Psychische Symptome** sind Unruhe, Enthemmung, Euphorie, Ideenflucht sowie paranoide Symptome. **Körperlich** kommt es neben der Appe-

4.120 Veränderung von Orientierung und Wahrnehmung unter Amphetamin (Speed) im Tierversuch

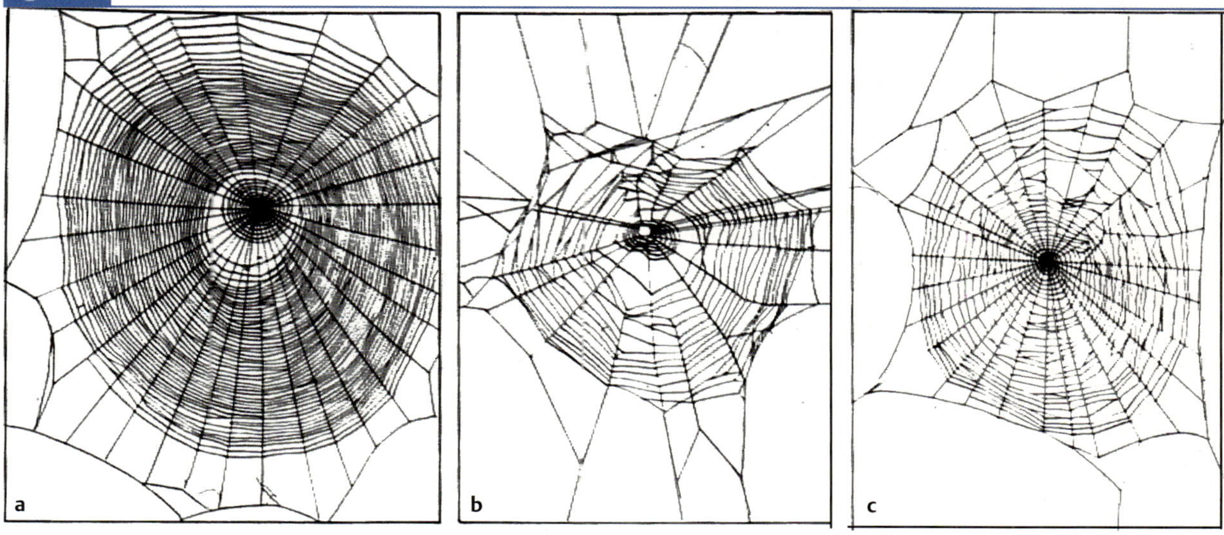

a Spinnennetz vor **b** unter **c** 24 Stunden nach Amphetamingabe.

4.121

4.121 Beispiele für Ecstasy-Tabletten

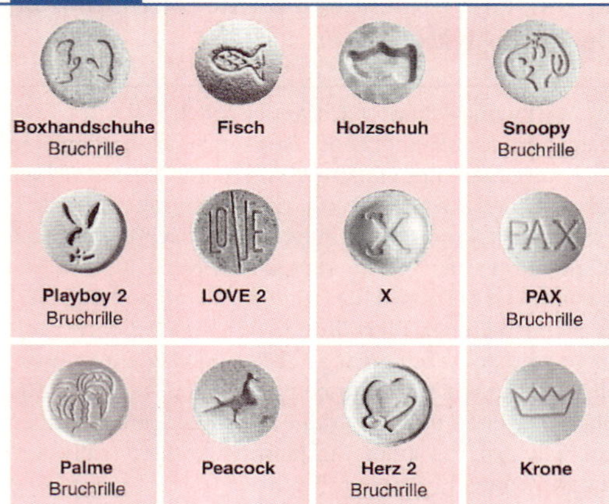

titzügelung zu einem Blutdruckanstieg (s. Tab. **4.115**, S. 346).

titzügelung zu einem Blutdruckanstieg mit Gefahr des Herz-Kreislauf-Versagens. Nach langfristiger Einnahme können sich (motorische) Stereotypien und **paranoid-halluzinatorische Psychosen** manifestieren (s. Tab. **4.115**, S. 346).

Unter den Designerdrogen ist **Ecstasy (XTC)** derzeit am weitesten verbreitet (Abb. **4.121**). Hauptvertreter ist 3,4-Methylendioxymetamphetamin (MDMA). Es ruft eine amphetamintypische und halluzinogene Wirkung hervor.

Unter den Designerdrogen ist **Ecstasy (XTC)** derzeit am weitesten verbreitet (Abb. **4.121**). Ecstasy ist ein Sammelbegriff für verschiedene Methylendioxyamphetamine (MDMA), deren Hauptvertreter 3,4-MDMA ist. Die Droge ruft sowohl eine amphetamintypische Aktivierung als auch eine halluzinogene Wirkung hervor. Da sie vor allem auf der kommunikativen und emotionalen Ebene wirkt, wird sie zu den **Entaktogenen** (lat. Name für Stoffe, die eine Berührung des eigenen Inneren ermöglichen) gerechnet.

Gegenüber MDMA entwickelt sich schnell Toleranz und eine **ausgeprägte psychische,** jedoch **keine körperliche Abhängigkeit.**

Gegenüber MDMA entwickelt sich schnell Toleranz und eine **ausgeprägte psychische,** jedoch **keine körperliche Abhängigkeit.** Etwa 20–60 Minuten nach Einnahme von 75–150 mg MDMA tritt eine plötzliche Stimmungsaufhellung und Euphorisierung verbunden mit erhöhter Kontaktbereitschaft, Emotionalität, Stimulation und verbesserter Introspektion auf. Da MDMA überwiegend als **Serotonin-Agonist** und zusätzlich schwach dopaminerg und adrenerg wirksam ist, kommt es nach der Einnahme zu einer Erschöpfung im Serotonin-System.

Neben **psychiatrischen Komplikationen** wie Panikstörungen, Depressivität und Psychosen können **somatisch-neurologische Komplikationen** wie Hyperthermie und Blutgerinnungsstörungen auftreten.

Die Hauptgefahr des Missbrauchs liegt bei **potenziellen psychiatrischen Komplikationen** wie Panik- und Derealisationsstörungen, Depressivität und drogeninduzierten Psychosen. **Körperliche Symptome** sind Anstieg von Herzfrequenz und Blutdruck, auch zerebrale Krampfanfälle sind beschrieben, ein neuro-, nephro- und hepatotoxischer Effekt ist belegt. Bei bisher beschriebenen Todesfällen hatten die Betroffenen während Techno-Partys stundenlang getanzt ohne zu pausieren oder zu trinken. Da MDMA direkt in die zentrale Temperaturregulation eingreift, können die Überhitzung des Körpers sowie der hohe Flüssigkeitsverlust zu Hyperthermie, Rhabdomyolyse und disseminierter intravasaler Koagulation führen.

Manche Konsumenten mixen eine Tablette Ecstasy „als Basis für das Grundgefühl" mit „einer Nase" Speed (klassisches Amphetamin) oder Kokain für den „motorischen Kick" sowie einen halben Schnipsel LSD „für die Phantasie".

▶ **Klinischer Fall**

▶ **Klinischer Fall.** Ein Ecstasy-User erzählt von seinem ersten Rausch:
„Mein Hirn schien sich allmählich zu öffnen, ich spürte, wie die ganze Energie vom Kopf durch den Körper in die Beine strömte und sich dann in den Armen und Fingern sammelte. Ich bekam panische Angst, fror, und plötzlich lief mit eiskalter Schweiß von der Stirn. Ich hörte auf zu tanzen, weil ich dachte, dass mein Kreislauf zusammenbricht. Ich suchte Halt an der Wand, ein Freund legte mir den Arm um die Schulter und sagte „Das geht vorüber", dann gab er mir zu trinken. Wenig später gab es plötzlich eine Explosion in meinem Kopf, als würde sich ein Vakuum hinter der Stirn mit Leben füllen. Ich fühlte mich an den Energiestrom der Musik und der Lichtwellen angeschlossen, sie durchströmten meinen ganzen Körper, der sich jetzt innerlich wohlig und warm anfühlte. Innerhalb kürzester Zeit verlor sich die Schwere in den Armen und ich malte zum Rhythmus der Musik pantomimische Figuren mit

meinen Händen, als würde ich auf einem Piano spielen. Ich formte meine Hände, als würde ich einen Ball zwischen den Fingern halten – so fing ich die Energieströme ein. Mein Körper bewegte sich automatisch, die Klänge erreichten mich wie ein Glockenspiel in der sensiblen Nische meines Hirns. Im Kopf öffneten sich die Schleusen einer hinteren Kammer, deren Türen im Zustand der Nüchternheit verschlossen scheinen."

Halluzinogen-(LSD-)Typ

Als Halluzinogene werden Substanzen bezeichnet, die **lebhafte Wahrnehmungsstörungen** unterschiedlicher Art hervorrufen. Hierzu gehören LSD (Lysergsäurediäthylamid), Mescalin, Psilocybin, DOM (Dimethoxymethylamphetamin) sowie Phencyclidin (PCP, „Angel's Dust"), das chemisch den Amphetaminen ähnelt. Die Substanzen sind teils pflanzlichen (Pilze, Kakteen, sog. biogene Suchtmittel), teils synthetischen Ursprungs. Zu den Phencyclidin ähnlichen Substanzen zählt auch das Narkotikum Ketamin. Es handelt sich hierbei um eine heterogene Gruppe von Substanzen, die auch unter dem Begriff **Psychotomimetika** oder **psychedelische Drogen** zusammengefasst werden.

Es besteht eine unterschiedlich stark ausgebildete **psychische Abhängigkeit**, eine **physische Abhängigkeit** fehlt. Insbesondere gegenüber LSD entwickelt sich schnell ein hoher Grad von Toleranz.

Der **Halluzinogenrausch** äußert sich in ekstatischer Gefühlsintensivierung, psychedelischen Effekten, optischen (Pseudo-)Halluzinationen, Depersonalisation, Ideenflucht, starker Affektlabilität und in Omnipotenzgefühlen. Neben Wahrnehmungsverzerrungen, Verkennungen und Halluzinationen finden sich vor allem Veränderungen des Ich-Erlebens, Körpergefühls und Raum-Zeit-Erlebens. Das Bild wird hierbei entscheidend durch die psychische Ausgangsverfassung des Konsumenten geprägt. Die durch diese Substanzen hervorgerufenen psychopathologischen Syndrome werden auch als „Modellpsychose" bezeichnet. **Körperlich** kommt es zum Anstieg von Herzfrequenz und Blutdruck, Hyperreflexie und Mydriasis, zum Teil tritt auch Übelkeit auf.

Typischerweise werden vier Phasen unterschieden:
- Initialstadium mit innerer Unruhe, Tachykardie und Schwindel
- Rauschphase mit psychedelischen Effekten und Veränderungen der Orientierung und Wahrnehmung (z. B. Gefühl, fliegen zu können)
- Erholungsphase
- Nachwirkungsphase mit Erschöpfung, Angst und depressiver Verstimmung.

Relativ häufig kommt es zu einem atypischen Verlauf. Beim sogenannten **Horrortrip** treten panische paranoide Angst und deutliche Wahrnehmungsstörungen auf. **Flashbacks** (Echopsychosen, Nachhallpsychosen) treten mit unterschiedlicher Latenz spontan nach der letzten Halluzinogeneinnahme in Form eines Wiederaufflackerns früherer drogeninduzierter Erlebnisse auf.

Von Jugendlichen wird die als Garten- und Zierpflanze verbreitete **Engelstrompete** gelegentlich als halluzinogene Droge verwendet (Abb. **4.122**). Sie enthält vor allem die halluzinogen wirksamen Alkaloide Scopolamin und Atropin. 30–60 Minuten nach Einnahme treten typische Symptome einer Atropin-Vergiftung auf (Mydriasis, Desorientiertheit, Halluzinationen, evtl. Delir).

Halluzinogen-(LSD-)Typ

Typisch sind optische Halluzinationen und Wahrnehmungsverzerrungen, hervorgerufen durch z. B. LSD, Mescalin, Psilocybin, DOM sowie Phencyclidin (PCP, „Angel's Dust"). Zu den Phenycyclidin ähnlichen Substanzen zählt das Narkotikum Ketamin.

Es besteht eine unterschiedlich **starke psychische,** aber **keine physische** Abhängigkeit.

Der **Halluzinogenrausch** äußert sich in Gefühlsintensivierung, psychedelischen Effekten, optischen Halluzinationen, Ideenflucht und Veränderungen des Ich-Erlebens, Körpergefühls und Raum-Zeit-Erlebens. Das Bild wird entscheidend durch die psychische Ausgangsverfassung des Konsumenten geprägt. Anstieg von Herzfrequenz und RR, Hyperreflexie, Mydriasis, sind **körperliche** Symptome.

4 Phasen des Rauschverlaufs:
- Initialstadium
- Rauschphase
- Erholungsphase
- Nachwirkungsphase.

Relativ häufig kommt es zu einem atypischen Rauschverlauf mit **Horrortrip** und **Flashback** (Echopsychosen).

Gelegentlich wird auch die Garten- und Zierpflanze **Engelstrompete** als halluzinogene Droge verwendet (Abb. **4.122**).

4.122 Engelstrompete

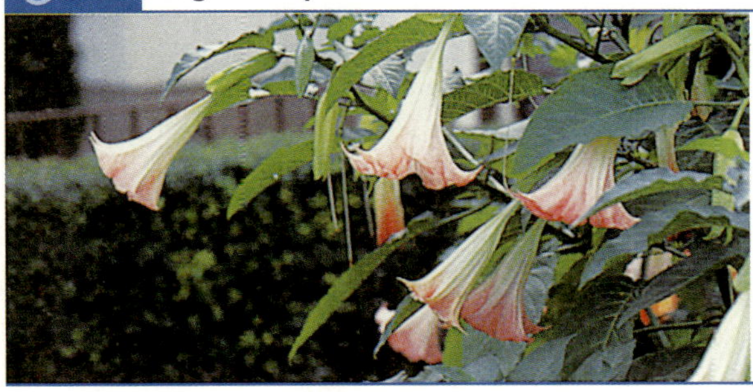

30–60 Minuten nach Einnahme treten typische Symptome einer Atropin-Vergiftung auf (Mydriasis, Desorientiertheit u. a.)

4.122

▶ Klinischer Fall

▶ **Klinischer Fall.** Ein 20-Jähriger schildert seinen LSD-Trip:
„Nach wenigen Minuten überkam mich ein starkes Schwindelgefühl, mein Herz fing an wie rasend zu schlagen. Plötzlich begannen die Wände und die Zimmerdecke sich zu bewegen und laut zusammenzuschlagen. Die harmlosesten Gegenstände nahmen etwas Drohendes und Erdrückendes an, aus dem Bilderrahmen starrten mich böse Fratzen an. Als ich mich im Schlafzimmerspiegel sah, erschrak ich: Mein Gesicht war vollkommen entstellt, die Pupillen so groß wie die ganzen Augen, Lippen dick geschwollen, das Gesicht kreideweiss mit hochroten Backen. Schließlich hatte ich das Gefühl zu schweben, das Fenster zog mich magisch an, mich drängte es wie eine Fledermaus über den Dächern der Stadt zu schweben. Ein Rausch von Musik aus anderen Sphären und bunte Farbvisionen umgaben mich […]"

Missbrauch von Lösungsmitteln (Schnüffelsucht)

Rauschzustand durch Inhalation von Klebstoffen, Klebstoff- und Nitroverdünnern, Aceton sowie Lacken. Betroffen sind meist Jugendliche. Es entsteht eine ausgeprägte **psychische**, jedoch **keine physische** Abhängigkeit.

Nach kurzem Erregungsstadium mit Reizung der oberen Atemwege tritt ein traumähnlicher Zustand mit Euphorie auf. Es kann zu deliranten Syndromen kommen.

Als Komplikationen können Herzrhythmusstörungen, Polyneuropathien, Leber- und Nierenschäden sowie Bronchopneumonien auftreten.

Butan-Sniffer schießen sich mit Druck Feuerzeuggas in die Mundhöhle. Neben Euphorie treten Verwirrtheit und Halluzinationen auf.

Missbrauch von Lösungsmitteln (Schnüffelsucht)

Um einen Rauschzustand zu erzeugen inhalieren vorwiegend ältere Kinder und Jugendliche Klebstoffe, Klebstoffverdünner, Aceton, Äther, Lacke und Nitroverdünner. So wird z. B. Pattex in einem Plastikbeutel ausgestrichen und dann inhaliert. Charakteristisch ist der aromatische Geruch des Lösungsmittels in Atemluft und Kleidung. Es entwickelt sich eine ausgeprägte **psychische**, jedoch **keine physische** Abhängigkeit.
Die Wirkungen ähneln der einer Inhalationsnarkose: nach einem kurzen Erregungsstadium mit Reizung der obere Atemwege tritt ein traumartiger Zustand bis zur Bewusstseinstrübung auf. Neben Euphorie und Entspannung kommt es im akuten Rausch zu deliranten Syndromen mit Desorientiertheit und optischen Halluzinationen.
Zu den körperlichen Symptomen gehören Übelkeit, Ataxie, Dysarthrie, Nystagmus, Mydriasis und konjunktivale Injektion. Als gravierende Komplikationen können Herzrhythmusstörungen, Polyneuropathien, Leber- und Nierenschäden sowie Bronchopneumonien auftreten.
Butan-Sniffer stecken den Nippel einer Feuerzeug-Nachfülltube zwischen die Zähne, auf Druck schießen dann die Schwaden in die Mundhöhle. Neben Euphorie treten Verwirrtheit und Halluzinationen auf. Da das Gas eine Temperatur von ca. −20 °C hat, kann ein „Gefrierbrand" der Atemwege oder ein reflektorischer Herzstillstand auftreten.

Polytoxikomanie (polyvalente Sucht)

Viele Drogenabhängige weisen eine Mehrfachabhängigkeit auf und konsumieren zusätzlich z. B. Alkohol und Medikamente (v. a. Benzodiazepine, Kodein-Zubereitungen) als Ersatzstoffe gegen Entzugssymptomatik oder Befindlichkeitsstörungen (Tab. **4.107**).

Polytoxikomanie (polyvalente Sucht)

Ein hoher Prozentsatz der Drogenabhängigen konsumiert zusätzlich z. B. Alkohol und Medikamente (so genannter „Beigebrauch") als Ersatzstoffe gegen Entzugssymptome oder um drogeninduzierte Befindlichkeitsstörungen wie Sedierung oder Schlafstörungen zu lindern. Hierbei dominieren vor allem Benzodiazepine (Flunitrazepam, Diazepam) und Kodein-Zubereitungen. Durch diese Mehrfachabhängigkeit wird die Diagnostik und Behandlung erheblich kompliziert (Tab. **4.107**).

4.107 Verschiedene Substanzklassen und deren Abhängigkeitsprofil

	Abhängigkeit	*Missbrauch*	*Intoxikation*	*Entzugssyndrom*	*Entzugsdelir*
Alkohol	X	X	X	X	X
Amphetamine	X	X	X	X	–
Cannabis	X	X	X	(X)	–
Halluzinogene	X	X	X	–	–
Inhalantien	X	X	X	–	X
Koffein	–	–	X	–	–
Kokain	X	X	X	X	–
Nikotin	X	–	–	X	–
Opiate	X	X	X	X	–
Phencyclidine	X	X	X	–	–
Sedativa, Hypnotika oder Anxiolytika	X	X	X	X	X

Diagnostik und Differenzialdiagnose

Diagnostik: Für die Diagnose einer Abhängigkeit von psychoaktiven Substanzen gelten die bereits genannten Kriterien (s. S. 314, Tab. **4.97**). Neben diesen klassischen Zeichen von Toleranzentwicklung und körperlicher Abhängigkeit können auch „Indizien“ wie z. B. Einstichmarken oder ein positiver Urintest, sowie Hinweise auf unkontrollierten Gebrauch, ausgeprägte Interessenausrichtung auf die Droge und Vernachlässigung von Verpflichtungen und Tätigkeiten diagnostische Hinweise liefern (Tab. **4.108**, **4.109**). **Hauptziel ist die Früherkennung** drogenabhängiger Patienten. Aus diesem Grund muss der Arzt Kenntnis von den zu beachtenden Warnzeichen, Geschick in der Anamneseerhebungstechnik und eine entsprechende Sensibilität besitzen, um Verhaltensmuster wie Dissimulation, Manipulation, Verleugnung und Täuschung zu erkennen.

Bei der **klinischen Untersuchung** fallen unter Umständen neben pathologischen Laborwerten (z. B. γ-GT, Transaminasen, Elektrolyte) ein positiver Drogennachweis im Urin, Hyperthermie und Exsikkose oder ein blass-fahles Hautkolorit mit bräunlicher Pigmentierung auf. Besonders bei Medikamentenabusus klagen die Patienten über chronische Schlaflosigkeit und/oder Schmerzen und verlangen (steigende Dosen) von „ihrem“ Präparat (Wunschverordnung).

Durch eine Blutentnahme kann zudem der Serumspiegel verschiedener Substanzen bestimmt werden (Drogenscreening). Auch im Urin lassen sich verschiedene psychotrope Substanzen nachweisen (z. B. Opiate, THC, Kokain, LSD, Amphetamine). Die Haaranalyse lässt eine Aussage über einen Konsum noch nach mehreren Wochen oder Monaten zu.

Differenzialdiagnose: Anhand der klinischen Hauptwirkung sowie der Befunde des Drogenscreenings muss zunächst eine Zuordnung zu dem oder den konsumierten Suchtstoffen erfolgen (Tab. **4.110**).

Differenzialdiagnostisch kommen vor allem (drogeninduzierte) Psychosen aus dem **schizophrenen Formenkreis** in Frage (gleiche Altersgruppe, paranoid-halluzinatorische Symptomatik). Auch Erkrankungen aus dem **affektiven Formenkreis** (z. B. Manie) und körperliche Erkrankungen müssen ausgeschlossen werden.

Diagnostik und Differenzialdiagnose

Diagnostik: Es gelten die in Tab. **4.97** (s. S. 314) zusammengefassten Kriterien. Daneben können auch „Indizien“ wie z. B. Einstichmarken oder ein positiver Urintest Hinweise auf eine Drogensucht liefern. **Hauptziel ist die Früherkennung** drogenabhängiger Patienten (Tab. **4.108**, **4.109**).

Bei der **klinischen Untersuchung** fallen meist pathologische Laborwerte und ein positiver Drogennachweis im Urin auf. Medikamentenabhängige klagen häufig über chronische Schlaflosigkeit, Schmerzen und „Nervosität“.

Durch Blutentnahme und Urinkontrollen ist der Nachweis verschiedener Substanzen möglich.

Differenzialdiagnose: primär Zuordnung des konsumierten Stoffs (Tab. **4.110**).

Differenzialdiagnostisch kommen Psychosen aus dem **schizophrenen Formenkreis** in Frage, aber auch **affektive Störungen** (z. B. Manie).

4.108 Hinweise auf Drogeneinnahme

psychisch	*somatisch*	*sozial*	*Nachweismethoden*
▪ Rausch/Benommenheit ▪ passagere Verwirrtheit ▪ erhöhtes Schlafbedürfnis ▪ Leistungsabfall ▪ Affektlabilität ▪ Nervosität, Reizbarkeit	▪ Einstichstellen ▪ Spritzenabszesse ▪ Ataxie ▪ enge/weite Pupillen ▪ Appetitlosigkeit ▪ Hyperthermie, Exsikkose	▪ Verhaltensänderungen („Drogen-Jargon“, Ideologie) ▪ Interesseneinengung ▪ Vernachlässigung der Körperpflege ▪ Kriminalität	▪ Drogen-Screening (im Urin) ▪ Haaranalyse ▪ Pupillometrie

4.109 Hinweise auf Patienten mit Abusus-Risiko/Abhängigkeitsproblematik

- häufiger Arztwechsel bzw. Parallelkonsultationen
- „Wunschverschreibungen“, „Beigebrauch“
- regelmäßige Einnahme freiverkäuflicher Medikamente
- geringe Frustrationstoleranz, Ich-Labilität
- abnehmende Leistung, Fehlzeiten, Unfälle
- Optimierung gestörter Befindlichkeit
- Dosissteigerung
- Entzugserscheinungen

4.109

4.110 Übersicht über die Wirkungen von Drogen

	eher beruhigend	*eher anregend*	*halluzinogen*	*euphorisierend*
Alkohol	X	–	–	X
Tranquilizer	X	–	–	X
Opiate	X	–	–	X
Cannabis (Haschisch, Marihuana)	X	–	X	–
Amphetamine	–	X	–	X
Kokain	–	X	–	X
LSD	–	X	X	–
organische Lösungsmittel	–	–	X	X

Therapie

Die Behandlungskonzepte umfassen die medikamentöse Therapie, Psychotherapie, Soziotherapie und Selbsthilfegruppen (z. B. AA). Allgemeine Behandlungsprinzipien sind in Tab. **4.111** aufgeführt.

Zielhierarchie der Suchtbehandlung s. Abb. **4.123**.

Behandlung der Opiat-Abhängigkeit: Bei **Intoxikation** wird **Naloxon als Antidot** eingesetzt (Tab. **4.112**).

▶ **Merke**

Therapie

Die Behandlungskonzepte umfassen die
- medikamentöse Therapie (akut: Entgiftung; pharmakogestützte Rückfallprophylaxe)
- Psychotherapie (Verhaltenstherapie, psychodynamische Therapie, Gruppen- und Familientherapie)
- Soziotherapie
- Selbsthilfegruppen (z. B. Anonyme Alkoholiker)

Zu den **allgemeinen Behandlungsprinzipien** zählen die in Tab. **4.111** aufgeführten Regeln.
Die Zielhierarchie für die Suchtbehandlung ist in Abb. **4.123** wiedergegeben.

Behandlung der Opiat-Abhängigkeit: Bei **Opiatintoxikation** wird als **Antidot Naloxon** verabreicht, dessen Wirkung nach i. v.-Gabe schnell einsetzt (Tab. **4.112**).

▶ **Merke:** Die Halbwertszeit von Naloxon ist mit ca. 60 Minuten kürzer als die des Morphins (2,5 h). Daher ist eine weitere stationäre Kontrolle erforderlich.

4.111 Allgemeine Behandlungsprinzipien bei Drogenabhängigkeit

- „Talking Down“
- keine Appelle an Vernunft, Wille oder abschreckende Hinweise!
- nicht „Du darfst nicht“, sondern „Du brauchst nicht“!
- engmaschige Zusammenarbeit mit Drogenberatungsstellen und Selbsthilfegruppen
- keine Verordnung von „Überbrückungsmitteln“! (Therapiemotivation → Polytoxikomanie)
- kritische, begrenzte, persönliche Rezeptur von Analgetika/Psychopharmaka
- abrupter Entzug außer bei Opiaten, Barbituraten, Tranquilizern

4.112 Drogenabhängigkeit vom Opiat-Typ

Intoxikation		*Entzug*	
Symptome: u. a. ▪ Miosis ▪ Koma ▪ Atemdepression	**Therapie:** Naloxon (0,4 mg i. v.)	**Symptome:** ▪ Beginn 4–12 h nach letzter Einnahme, maximal 2.–4. Tag ▪ „Opiathunger“, Unruhe, dysphorische Verstimmung, Angst, Gähnen, Schwitzen, Gänsehaut, Anorexie, Tränenfluss, evtl. Entzugsdelir ▪ Muskelschmerzen, Mydriasis, ↑ RR, ↑ Puls, ↑ Temperatur, evtl. protrahiertes Abstinenzsyndrom: Schlafstörung, ↑ RR, ↑ Puls; Miosis, Apathie, ↑ Temperatur	**Therapie:** Clonidin 0,3–2,4 mg/die Antidepressiva z. B. Doxepin 3 × 25 mg (i. m.) Buprenorphin 2–4 mg/die

4.123 Allgemeine Therapieprinzipien bei Drogenabhängigkeit

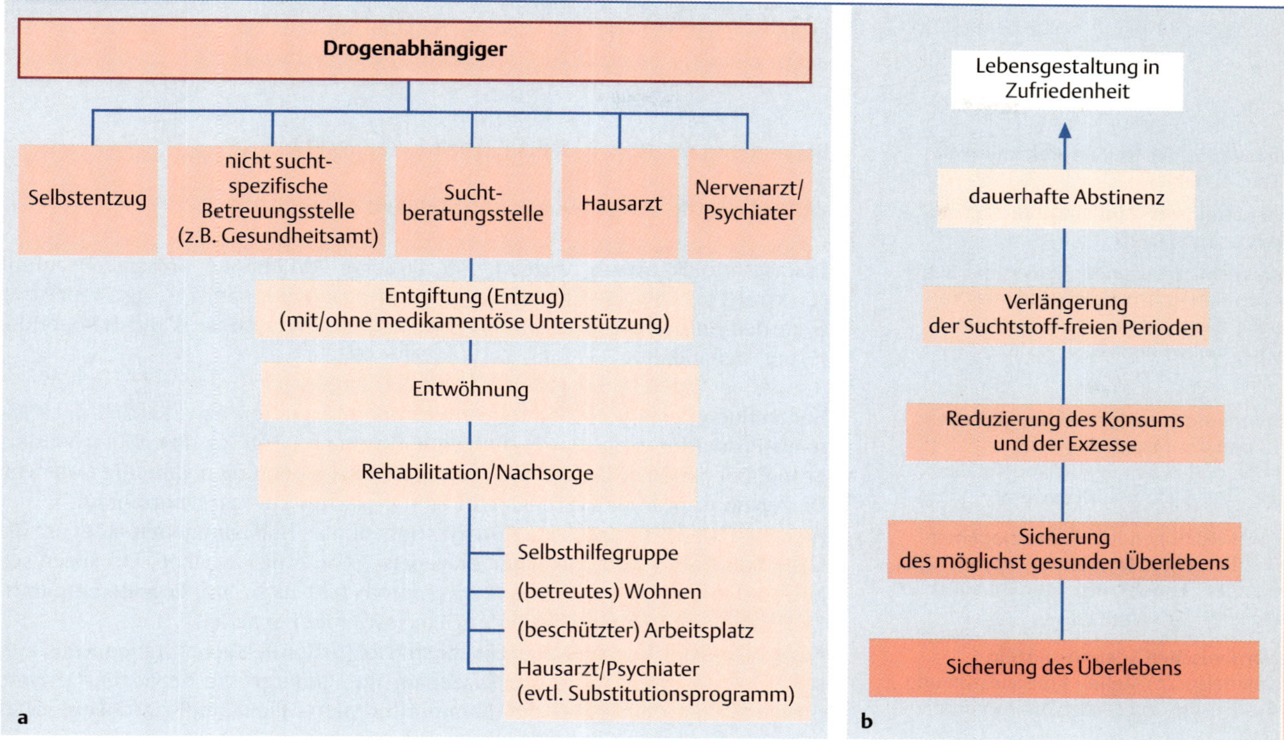

a Therapiekette **b** Zie hierarchie für die Suchtbehandlung.

4.113 Abhängigkeit von Barbituraten/Benzodiazepinen (BZD)

Intoxikation		*Entzug*	
Symptome: ▪ leichte Exzitation ▪ Somnolenz bis Koma ▪ Atemdepression	**Therapie:** evtl. Haloperidol und Diazepam bei BZD: Flumazenil (BZD-Antagonist)	**Symptome:** ▪ Unruhe, Schwitzen, Tremor ▪ Gliederschmerzen ▪ Entzugsdelirien/-anfälle ▪ evtl. Psychosen *bei Benzodiazepinen zudem:* ▪ Perzeptionsstörungen ▪ dysphorischer Verstimmungszustand (oft Wochen andauernd)	**Therapie:** benutztes Mittel langsam ausschleichen evtl. Diazepam, Doxepin

Der **Opiatentzug** sollte am besten mit viel Zuwendung ohne medikamentöse Unterstützung durchgeführt werden **(„kalter Entzug“).** Eventuell kann eine unterstützende Gabe von Neuroleptika (sedierende und antiemetische Wirkung) bei Auftreten von Übelkeit und Erbrechen indiziert sein. Bewährt hat sich zudem Clonidin, welches das während des Entzugs freigesetzte Noradrenalin blockiert (Wirkung auf α-adrenerge Rezeptoren) und die vegetative Entzugssymptomatik deutlich mildern kann.

Lange Zeit galt der kalte Entzug als oberste Therapie-Maxime. Um insbesondere nur schwer zum Entzug motivierbare langjährige Drogenabhängige erreichen zu können, werden auch opioid gestützte Entzugsprogramme, z. B. mit Methadon, angeboten **(„warmer Entzug“).**

Der **Opiatentzug** sollte am besten mit viel Zuwendung ohne medikamentöse Unterstützung **(„kalter Entzug“)**, evtl. mit Neuroleptika (antiemetisch, sedierend), Clonidin oder methadongestützt **(„warmer Entzug“)** durchgeführt werden.

Behandlung der Barbiturat-/Benzodiazepin-Abhängigkeit: s. Tab. **4.113**.

Behandlung der Barbiturat-/Benzodiazepin-Abhängigkeit s. Tab. **4.113**.

▶ Merke

▶ **Merke:** Benzodiazepine müssen bei längerem Konsum bzw. Missbrauch, vor allem aber bei Hochdosis-Abhängigkeit, langsam über Wochen bzw. Monate abgesetzt werden. Eventuell kann adjuvant ein sedierendes Antidepressivum (z. B. Doxepin, Trimipramin) gegeben werden.

Behandlung der Kokain-Abhängigkeit s. Tab. **4.114**.

Behandlung der Amphetamin-Abhängigkeit s. Tab. **4.115**.

Ecstasy-Intoxikationen werden mit äußerer Abkühlung, Flüssigkeitszufuhr, Diazepam sowie ggf. Antihypertonika und Haloperidol behandelt.

Behandlung sonstiger Abhängigkeiten: Bei **Cannabis-Intoxikation** mit massiver Unruhe und zerebralen Krampfanfällen erfolgt die Gabe von Diazepam.

Bei Intoxikationen mit **Halluzinogenen** Behandlung mit Haloperidol und/oder Diazepam. Bei **Engelstrompeten-**Intoxikation: Gabe von Physostigmin.

Bei **organischen Lösungsmitteln** (Schnüffelsucht) stehen Kreislaufstützung und die Gabe von Diazepam im Vordergrund.

Bei der Behandlung der **Nikotinabhängigkeit (Raucherentwöhnung)** hat sich die Kombination Nikotinsubstitution (Nikotinpflaster) mit Verhaltenstherapie (Selbstkontrolle) am besten bewährt.

Behandlung der Kokain-Abhängigkeit s. Tab. **4.114**.

Behandlung der Amphetamin-Abhängigkeit s. Tab. **4.115**.

Ecstasy-Intoxikationen werden mit äußerer Abkühlung, Flüssigkeitszufuhr (Elektrolyte, Glukose), Benzodiazepinen (10 mg Diazepam i. v., ggf. repetitiv), eventuell Antihypertonika und bei psychotischer Symptomatik mit Haloperidol (5 mg) behandelt.

Behandlung sonstiger Abhängigkeiten: Bei Intoxikation bzw. Rausch mit **Cannabis-Produkten** steht das beruhigende Gespräch („Talking down") im Vordergrund. Bei massiver Unruhe und zerebralen Krampfanfällen kann die Gabe von Diazepam erforderlich sein. Es tritt kein typisches Entzugssyndrom auf.
Ausgeprägte **LSD-Trips** bzw. Intoxikationen mit **Halluzinogenen** können die Gabe von Haloperidol und/oder Diazepam erforderlich machen. Ein spezifisch zu behandelndes typisches Entzugssyndrom tritt nicht auf. **Engelstrompeten-**(Atropin-)Vergiftungen werden mit Physostigmin behandelt.
Nach Missbrauch **organischer Lösungsmittel** (Schnüffelsucht) stehen Kreislaufstützung sowie die Gabe von Diazepam im Vordergrund. Adrenalin-Derivate dürfen wegen der Gefahr des Kammerflimmerns nicht appliziert werden. Es tritt kein typisches Entzugssyndrom auf.
Bei der Behandlung der **Nikotinabhängigkeit (Raucherentwöhnung)** hat sich die Kombination aus Nikotinsubstitution und Verhaltenstherapie am besten bewährt: Zuerst erfolgt die Einstellung des Rauchens durch systematische Verhaltenstherapie (Selbstkontrolle durch Analyse des Rauchverhaltens, Reizkontrolle, Durchbrechen von Verhaltensketten), die Nikotinzufuhr wird mittels Nikotinpflaster noch aufrechterhalten. Durch schrittweise Reduktion der Dosis des Nikotinpflasters erfolgt dann die pharmakologische Entwöhnung. Jüngst wurde als „Raucherentwöhnungspille" das in den USA (auch) als Antidepres-

4.114 Drogenabhängigkeit vom Kokain-Typ

Intoxikation		*Entzug*	
Symptome:	**Therapie:**	**Symptome:**	**Therapie:**
▪ Erregungs- oder Dämmerzustand ▪ Kokain-Schock* ▪ delirantes Syndrom ▪ Mydriasis, Hyperthermie, Tachyarrhythmie	Diazepam	kein typisches Entzugssyndrom ▪ evtl. schwere Depression mit Suizidgefahr ▪ Dysphorie ▪ Erschöpfung	evtl. Antidepressiva (z. B. Doxepin)

* akut lebensbedrohliche Komplikation mit RR-Abfall, zerebralen Krampfanfällen, Koma

4.115 Drogenabhängigkeit vom Amphetamin-Typ

Intoxikation		*Entzug*	
Symptome:	**Therapie:**	**Symptome:**	**Therapie:**
▪ Mydriasis ▪ Erregung ▪ Hyperthermie ▪ Bluthochdruckkrise	evtl. Haloperidol und Diazepam	kein typisches Entzugssyndrom ▪ extreme Müdigkeit oder Schlaflosigkeit/Unruhe ▪ Schmerzen ▪ Heisshunger ▪ Erschöpfungsdepression mit Suizidalität	evtl. Antidepressiva (z. B. Doxepin, Amitriptylin)

sivum eingesetzte Bupropion zugelassen. Manche Autoren sehen das Medikament als die derzeit effektivste Behandlung zur Raucherentwöhnung an.

Wie bereits ausgeführt, besteht der **Schwerpunkt der Therapie** der Drogenabhängigkeit in der **psychagogisch-psychotherapeutisch orientierten Entwöhnungsbehandlung.** Diese erfolgt in speziellen Einrichtungen und Fachkliniken und vermehrt auch ambulant. Hauptprobleme sind das Erreichen einer Therapiemotivation, Vermeidung von Behandlungsabbrüchen und Bereitstellung ausreichender Therapieplätze.

Der **Schwerpunkt der Therapie** liegt in der psychagogisch-psychotherapeutisch orientierten Entwöhnungsbehandlung.

In den letzten Jahren werden angesichts der zunehmenden Zahl von Drogenabhängigen für den „harten Kern“ opiatabhängiger Fixer versuchsweise **Substitutions-Programme** eingesetzt (Methadon). Diese Behandlung ist in den so genannten BUB-Richtlinien geregelt und dann indiziert, wenn die Abhängigkeit seit längerer Zeit besteht, Abstinenzversuche unter ärztlicher Kontrolle keinen Erfolg erbracht haben und/oder eine drogenfreie Therapie derzeit nicht durchgeführt werden kann. Als Substanzen zulässig sind Methadon, Levomethadon und Buprenorphin. Das Racemat **D-L-Methadon** wird als Trinklösung oder als Fertigarzneimittel (in Flüssigkeit gelöste Tabletten) in einer Initialdosis von 30 bis 40 mg/Tag verordnet. **Levomethadon** liegt als Fertigtropfen vor, für die Take-Home-Verordnung muss die Lösung in eine nicht injizierbare Form überführt werden (Zusatz in Apotheke). Die Dosierung beträgt 25 bis 50 mg. **Buprenorphin** wird als Sublingual-Tabletten verabreicht. Die Initialdosis beträgt 2 bis 4 mg, die maximale tägliche Dosierung 24 mg (entsprechend 3 Sublingual-Tabletten à 8 mg). Substituierende Ärzte müssen nach der Fachkunde „Suchtmedizinische Grundversorgung“ qualifiziert sein, an die Dokumentation und die Qualitätssicherung sind besondere Anforderungen zu stellen. Von der substitutionsgestützten Behandlung erhofft man sich vor allem einen Rückgang von Beschaffungskriminalität, Prostitution, HIV-Infektionen sowie eine beruflich-soziale Reintegration der Betroffenen.

Substitutions-Programme (Methadon) sind hinsichtlich ihrer Effektivität umstritten. Hierdurch wird vor allem ein Rückgang von Beschaffungskriminalität, Prostitution, HIV-Infektionen sowie eine beruflich-soziale Reintegration erhofft. Zugelassene Substanzen sind **Methadon, Levomethadon** und **Buprenorphin**.

Obligater Teil einer lege artis durchgeführten Opiat-Substitution ist die psychosoziale Betreuung bzw. psychotherapeutische Mitbehandlung. Es bleibt abzuwarten, ob durch eine solche (erhoffte) kontrollierte Abgabe von Suchtmitteln ein gangbarer Weg für einen sonst nicht erreichbaren Kreis von schwer Drogenabhängigen gefunden wird.

Verlauf

Je nach vorliegendem Abhängigkeitstyp sind Verlauf und Prognose unterschiedlich. So schaffen z. B. weniger als 10 % der Opiatabhängigen den „Selbstentzug“. Besonders **ungünstig** ist die Prognose beim Opiat-, Halluzinogen- und Amphetamin-Typ.

Verlauf

Die Prognose beim Opiat-, Halluzinogen- und Amphetamin-Typ ist besonders **ungünstig**.

Studienergebnisse deuten darauf hin, dass zwischen 30 und 50 % der Patienten im ersten Jahr nach Abschluss der Behandlung abstinent bleiben konnten. Eine deutsche prospektive Längsschnittstudie von über 300 Drogenabhängigen ergab, dass nach vier Jahren 45 % weiterhin bzw. erneut drogenabhängig, inhaftiert, in stationärer Behandlung oder bereits verstorben waren. Nur etwa ein Drittel der Drogenabhängigen wird geheilt, etwa ein Drittel gebessert, ca. ein Drittel der Betroffenen verelendet.

Nur etwa ⅓ der Drogenabhängigen wird geheilt, ⅓ wird gebessert und ⅓ der Betroffenen verelendet.

Die Drogen-Abstinenzraten nach Entwöhnungsbehandlung in Fachkliniken liegen in den meisten Untersuchungen zwischen 20 und 40 %. Die Mortalität durch Überdosis, Suizidversuch, Unfälle und Infektionen (Hepatitis, HIV) ist hoch. In Deutschland sterben durch Überdosis jährlich ca. 1500 junge Menschen.

Die Abstinenzraten nach Entwöhnungsbehandlung liegen zwischen 20 und 40 %. Die Mortalität (z. B. durch Überdosis, Suizid) ist hoch.

Drogenterminologie (Drogen-Jargon)

Drogenterminologie (Drogen-Jargon)

Abgewrackt	durch exzessiven Drogengebrauch erschöpft
Acid	LSD
Adam	Ecstasy
Affe schieben	auf Entzug sein
Afghane	Haschisch-Sorte
Anfixen (anturnen)	jemanden zur i. v.-Applikation von Drogen verleiten oder anlernen
Angel's dust	PCP (Phencyclidin)

Base	Kokain + Ammoniak
Besteck	Utensilien zum Spritzen
Blanko	Kokain oder weißes Heroin
Clean	frei von Drogen
Cocktail	Heroin + Kokain
Cold turkey	Entzug von Opiaten ohne medikamentöse Stützung (kalter Entzug)
Downers	Substanzen mit dämpfender Wirkung (Barbiturate u. ä.)
Dealer	Drogenhändler
Drücken	Drogen i. v. injizieren
E	Ecstasy
E-Film	Ecstasy-Trip
Einwerfen	oral aufnehmen
Feeling	Gefühl des ausgeglichenen Wohlseins nach Drogenaufnahme
Fixen	intravenös injizieren
Goldener Schuss	(un-)beabsichtigte Einnahme einer tödlichen Überdosis eines Rauschgiftes (meist Heroin)
Grass	Marihuana
H (englisch ausgesprochen)	Heroin
Hasch	Cannabis (Haschisch)
High	Euphorie nach Drogenapplikation (insbesondere Cannabis)
Joint	Marihuanazigarette bzw. Zigaretten mit Haschischzusatz
Junkie	Fixer
Kate	Ketamin
Kick	Flash bei der i. v. Applikation von Kokain
Kiffen	Haschisch rauchen
Koks	Kokain
Libanese	Haschisch-Sorte
Meter	Mengenangabe für Polamidon-Lösung (ml)
Pack	1/10 g Heroin
Peace	Haschisch
Po, Pola	Methadon (Polamidon)
Pot	Marihuana
Pumpe	Injektionsbesteck
Szene	Drogenmilieu, Treffpunkt von Händlern und Konsumenten
Schießen/Schuss	Intravenös injizieren
Schnee	Kokainkristalle
Schnüffeln	Inhalieren von Lösungsmitteln
Schore	Heroin
Shake	schüttelfrostähnlicher Zustand infolge (verunreinigter) i. v. Drogenapplikation
Shit	Haschisch
Sniefen	Drogenapplikation durch die Nase (z. B. Kokain)
Special-K	Ketamin
Speed	Methylamphetamin bzw. Weckamine
Speed ball	Mischung von Heroin mit zumeist Kokain
Stoff	Rauschmittel
Strecken	Vermischen eines Rauschgiftes mit anderen Stoffen
Tinke	Lösung von Morphinbase in hochprozentiger Essigsäure
Trip	Intoxikation mit einem Halluzinogen
User	Drogenverbraucher
Vitamin K	Ketamin
XTC	Ecstasy

4.14 Persönlichkeitsstörungen

4.14.1 Allgemeines

▶ **Definition:** Unter Persönlichkeitsstörungen werden **tief verwurzelte, anhaltende und weitgehend stabile Verhaltensmuster** verstanden, die sich in starren Reaktionen auf unterschiedliche persönliche und soziale Lebenslagen zeigen. In vielen Fällen gehen diese Störungen mit **persönlichem Leiden** und **gestörter sozialer Funktionsfähigkeit** einher. Gegenüber der Mehrheit der Bevölkerung zeigen sich deutliche Abweichungen im Wahrnehmen, Denken, Fühlen und in Beziehungen zu anderen.
Die einzelnen Formen der Persönlichkeitsstörungen werden nach den vorherrschenden Verhaltensmustern klassifiziert: paranoide, schizoide, schizotype, dissoziale (antisoziale), emotional instabile, histrionische, anankastische (zwanghafte), ängstliche (vermeidende) und abhängige (asthenische) Persönlichkeitsstörung.

◀ **Definition**

Die individuelle **Persönlichkeit** zeichnet sich durch das Bestehen unterschiedlicher **Persönlichkeitszüge** aus und kann als ein Muster von charakteristischen Gedanken, Gefühlen und Verhaltensweisen, die eine Person von einer anderen unterscheiden und die über Zeit und Situation fortdauern, verstanden werden. Die **Persönlichkeitsforschung** hat versucht, mit unterschiedlichen Methoden und an ganz unterschiedlichen Untersuchungspopulationen die einzelnen Dimensionen, die in ihrer Gesamtheit die Persönlichkeit ausmachen, zu identifizieren, was bis heute noch nicht vollständig gelungen ist. Über die unterschiedlichen Methoden hinweg zeigen sich aber immer wieder fünf vergleichbare Faktoren **(„Fünf-Faktoren-** oder **Big-five-Modell“)**, die eine wesentliche Rolle in der Beschreibung von Persönlichkeit spielen:

- Extraversion (kontaktfreudig – zurückhaltend)
- Verträglichkeit (friedfertig – streitsüchtig)
- Gewissenhaftigkeit (gründlich – nachlässig)
- Neurotizismus (entspannt – überempfindlich)
- Offenheit (kreativ – phantasielos).

Persönlichkeitszüge unterscheiden Menschen voneinander und sind meist über Zeit und Situation stabil.

Fünf **Persönlichkeitsfaktoren** werden immer wieder beschrieben (**„Big-five-model“**)

- Extraversion
- Verträglichkeit
- Gewissenhaftigkeit
- Neurotizismus
- Offenheit.

Störungen der Persönlichkeit können sehr vielgestaltig und heterogen sein. Mit diesem Begriff werden **Extremvarianten** einer bestimmten seelischen Wesensart, also extreme Ausprägungen von bestimmten Persönlichkeitszügen beschrieben. Ein wesentliches Kriterium für die Diagnose einer Persönlichkeitsstörung ist also zunächst die Ausprägung und die **Dominanz** eines bestimmten Persönlichkeitsmerkmals, das auch mehr oder weniger allgemein menschlich ist. Eine zweite wesentliche Bedingung für die Annahme einer Persönlichkeitsstörung besteht darin, dass durch diese auffälligen Persönlichkeitszüge das **subjektive Befinden**, die **soziale Anpassung** oder die **berufliche Leistungsfähigkeit** relevant eingeschränkt sind. Darüber hinaus wird vorausgesetzt, dass diese Verhaltensmuster meistens **stabil** sind und sich auf **vielfältige Bereiche** von Verhalten und psychischen Funktionen beziehen.

Störungen der Persönlichkeit beschreiben Extremvarianten einer bestimmten Persönlichkeit. Wesentliche **Kriterien** sind:

- Dominanz eines bestimmten Merkmals
- relevante Störung von subjektivem Befinden, sozialer Anpassung oder beruflicher Leistungsfähigkeit
- Stabilität der Störung
- Auswirkung auf vielfältige Bereiche des alltäglichen Lebens.

▶ **Merke:** Persönlichkeitsstörungen unterscheiden sich von anderen psychiatrischen Störungen in vielfältiger Weise und stellen in der Regel keine psychiatrischen Diagnosen im üblichen Sinne dar, wie es etwa bei einer Psychose der Fall ist. Die Abgrenzung zu noch ungestörtem und toleriertem Verhalten fällt oft schwer.

◀ **Merke**

So problematisch und schwierig es ist, „normales Verhalten“ in beschreibende Kategorien zu pressen, so unbefriedigend ist oft der Versuch, Abweichungen der Persönlichkeit zu klassifizieren. Erschwerend kommt hinzu, dass Persönlichkeitsstörungen kaum einmal Störungen einer isolierten Person darstellen,

Der Versuch einer **Klassifikation** von Abweichungen der Persönlichkeit bleibt oft unbefriedigend.

sondern in der Regel auch **Störungen der zwischenmenschlichen Interaktion und Kommunikation** sind.

Wichtige **Einteilungen** sind:
- **dimensionaler Ansatz:** Beschreibung der Veränderung einzelner Persönlichkeitszüge
- **kategorial-typologischer Ansatz:** Beschreibung komplexer, typischer Muster.

Diese Problematik hat dazu geführt, dass ganz unterschiedliche Ansätze für die **Einteilung** auffälliger Persönlichkeiten gewählt wurden. Am wichtigsten sind der **dimensionale** Ansatz, wobei Veränderungen einzelner Dimensionen psychischen Erlebens und des Verhaltens beschreibend nebeneinander gestellt werden (z. B. Persönlichkeitsstörung mit im Vordergrund stehenden depressiven und anankastischen Zügen), und der **kategorial-typologische** Ansatz, der komplexere Muster gestörten Erlebens und Verhaltens definiert und mit einer umfassenden Bezeichnung belegt (wie z. B. „histrionische Persönlichkeitsstörung").

In der ICD-10 und im DSM-IV werden einerseits **spezifische Typen** der Persönlichkeitsstörung an Hand vorgegebener Kriterien definiert, andererseits bleibt es durchaus möglich (und erwünscht), unterschiedliche Störungsformen auf verschiedenen Achsen bzw. als zusätzliche Störung zu **kombinieren** (z. B. „mittelgradige depressive Episode und anankastische Persönlichkeitsstörung").

In den modernen Diagnosesystemen ICD-10 und DSM-IV wird versucht, beide Ansätze miteinander zu verbinden. Einerseits werden **spezifische Typen** der Persönlichkeitsstörung an Hand vorgegebener Kriterien definiert, andererseits bleibt es durchaus möglich (und erwünscht), unterschiedliche Störungsformen auch zu **kombinieren.** Im **DSM-IV** können Persönlichkeitsstörungen auf der Achse II neben den auf Achse I diagnostizierten psychischen Störungen aufgeführt werden. In der **ICD-10** kann eine Persönlichkeitsstörung ebenfalls neben einer anderen psychiatrischen Störung codiert werden. Es ergibt sich somit z. B. die umfassende Diagnose: „Mittelgradige depressive Episode und anankastische (zwanghafte) Persönlichkeitsstörung". Eine solche Diagnose stellt jedoch nur eine Verbindung zweier Störungsmuster dar und impliziert (noch) keinen inhaltlichen oder kausalen Zusammenhang zwischen beiden Störungen.

Im folgenden Kapitel werden spezifische Persönlichkeitsstörungen dargestellt, wie sie in ICD-10 und DSM-IV in ähnlicher Weise beschrieben sind.

Im folgenden Kapitel werden spezifische Persönlichkeitsstörungen ähnlich der Beschreibung in ICD-10 und DSM-IV dargestellt. Im ICD-10 werden unter den „Persönlichkeits- und Verhaltensstörungen" (F6) auch andere Formen beschrieben:
- andauernde Persönlichkeitsänderung nach Extrembelastung (s. S. 236 ff.)
- abnorme Gewohnheiten und Störungen der Impulskontrolle (s. S. 370 ff.)
- Störungen der Geschlechtsidentität (s. S. 287 ff.)
- Störungen der Sexualpräferenz (s. S. 289 ff.).

Persönlichkeitsänderungen werden im Gegensatz zu den früh beginnenden Persönlichkeitsstörungen im späteren Leben **erworben** (nach schweren Belastungen, psychiatrischen Störungen oder Hirnerkrankungen).

Nicht dargestellt werden sollen in diesem Zusammenhang **Persönlichkeitsänderungen.** Im Gegensatz zu Persönlichkeitsstörungen, die in der Kindheit oder Adoleszenz beginnen und im Erwachsenenalter andauern, werden Persönlichkeitsänderungen als Folge schwerer oder anhaltender Belastung, ernst zu nehmender psychiatrischer Störungen oder Hirnerkrankungen und -verletzungen **erworben.**

Historisches: Nach der Säfte-Lehre des **Hippokrates** wurden folgende Typen unterschieden:
- **Sanguiniker:** leichtblütig, wechselhafte Stimmungen
- **Melancholiker:** schwerblütig, schwermütig
- **Choleriker:** heftig, leicht erregbar
- **Phlegmatiker:** kaltblütig, schwer erregbar.

Ernst Kretschmer (1888–1964) unterschied in seinem Buch „Körperbau und Charakter" drei Körperbautypen **(Konstitutionslehre):**
- **Pykniker:** breitwüchsig, gedrungen, zu affektiven Beschwerden neigend
- **Leptosomer:** schmal, zur „Schizothymie" neigend
- **athletischer Typ:** breitschultrig, muskulös, zur Epilepsie neigend.

Historisches: Im antiken Griechenland wurden von **Hippokrates** (ca. 400 v. Chr.) nach der „Säfte-Lehre" vier **Temperamente** unterschieden:
- **Sanguiniker:** leichtblütig, wechselhafte Stimmungen
- **Melancholiker:** schwerblütig, schwermütig
- **Choleriker:** heftig, leicht erregbar
- **Phlegmatiker:** kaltblütig, schwer erregbar.

1734 definierte **C. H. Wolff** Persönlichkeit als „was eine Erinnerung an sich selbst bewahrt und sich erinnert, früher und heute ein und dasselbe zu sein". **Philippe Pinel** (1745–1826) beschrieb als Vorläufer der heutigen Persönlichkeitsstörungen die „Manie sans délire" (etwa: Manie ohne Wahn). Für lange Zeit geprägt wurde dann die Persönlichkeitslehre durch das Werk des Tübinger Psychiaters **Ernst Kretschmer** (1888–1964). In seinem Buch „Körperbau und Charakter" entwarf er eine **Konstitutionslehre**. Darin wurden drei Körperbautypen voneinander unterschieden, die eine biologisch determinierte Beziehung zu jeweils bestimmten psychischen Krankheitsformen aufweisen sollten:
- **Pykniker:** breitwüchsiger, gedrungener Körperbau, „zyklothymes" Temperament, Neigung zu affektiven Beschwerden.
- **Leptosomer:** schmal, Neigung zur „Schizothymie" (Introvertiertheit mit Nähe zur Schizophrenie).
- **athletischer Typ:** breitschultrig, muskulös, besondere Affinität zur Epilepsie.

Eine den heutigen Ansichten schon sehr nahe stehende Auffassung wurde durch **Kurt Schneider** (1887–1967) vertreten. Nach seiner Ansicht beruht die Abnormität der Persönlichkeit nicht auf einem Krankheitsvorgang, sondern bezieht sich auf „Abweichungen von einer uns vorschwebenden Durchschnittsbreite von Persönlichkeiten". Dementsprechend wurden abnorme Persönlichkeiten von ihm als Extremvarianten einer bestimmten Wesensart aufgefasst. Als **psychopathisch** wurden nach diesem Konzept diejenigen bezeichnet, „die unter ihrer Abnormität leiden oder unter deren Abnormität die Gesellschaft leidet". Von Kurt Schneider wurden folgende **Typen der Psychopathie** unterschieden: hyperthymisch, depressiv, selbstunsicher, fanatisch, geltungsbedürftig, stimmungslabil, explosibel, gemütlos, willenlos und asthenisch.

Nach **Kurt Schneider** sind abnorme Persönlichkeiten Extremvarianten einer bestimmten Wesensart. Als **psychopathisch** wurden nach diesem Konzept diejenigen bezeichnet, „die unter ihrer Abnormität leiden oder unter deren Abnormität die Gesellschaft leidet". Er unterschied verschiedene **Typen der Psychopathie** (z. B. hyperthymisch, depressiv, selbstunsicher).

▶ **Merke:** Der Begriff **„Psychopathie"** wird heute vermieden, da er neben einer Beschreibung auch eine (gesellschaftliche) Wertung ausdrückt. Ähnlich belastet ist der Begriff **„Soziopathie"**, der heute nicht mehr als eigenständiger Ausdruck verwandt wird. Darunter wurde ein abnormes, meist schädigendes Verhalten gegenüber der sozialen Umwelt verstanden. In den modernen Diagnosensystemen wird der Begriff „Persönlichkeitsstörung" verwendet, worunter auch eine „dissoziale" (ICD-10) bzw. eine „antisoziale Persönlichkeitsstörung" (DSM-IV) klassifiziert sind.

◀ Merke

Epidemiologie: Angaben zur **Häufigkeit** erweisen sich je nach untersuchter Population als sehr unterschiedlich. Dafür verantwortlich sind in erster Linie große Unterschiede in der Abgrenzung sowie im berücksichtigten Schweregrad. Bezogen auf die Allgemeinbevölkerung werden international Prävalenzraten zwischen 6 und 23 % angegeben; für die deutsche Bevölkerung ist von einer durchschnittlichen Häufigkeit von etwa 11 % auszugehen. Im Bereich stationärer Patienten werden Häufigkeitsraten zwischen 40 und 50 % genannt.
Am häufigsten kommen mit einer Prävalenz bis zu 5 % die dependente, dissoziale (antisoziale), histrionische und die Borderline-Persönlichkeitsstörung vor. Eine mittlere Häufigkeit findet sich für die paranoide und die selbstunsichere/ängstlich-vermeidende Persönlichkeitsstörung (Prävalenzraten bis 2 %). Die übrigen Formen der Persönlichkeitsstörung kommen in weniger als 1 % in der Bevölkerung vor. Borderline-Störungen nehmen in den letzten Jahren sowohl nach Häufigkeit als auch nach Schweregrad zu.
Die **Geschlechtsverteilung** ist unterschiedlich. Bei Männern werden häufiger dissoziale und zwanghafte Persönlichkeitsstörungen diagnostiziert, Borderline-Störungen sowie selbstunsichere und abhängige Persönlichkeitsstörungen sollen häufiger bei Frauen auftreten.

Epidemiologie: Die Angaben über die **Häufigkeit** schwanken sehr stark. Persönlichkeitsstörungen haben in der Allgemeinbevölkerung eine Prävalenzrate von etwa 11 %. Für psychiatrisch behandelte Patienten werden Prävalenzraten bis zu 50 % genannt.

Die häufigsten Formen sind
- dependente
- dissoziale/antisoziale
- histrionische
- Borderline-Persönlichkeitsstörung.

Die **Geschlechtsverteilung** ist je nach dem Typ der Störung unterschiedlich.

Ätiopathogenese: Es existiert keine einheitliche Theorie. Mehr noch als bei anderen psychiatrischen Erkrankungen gibt es unterschiedliche Modelle aus psychologischer, biologischer und soziologischer Sicht, die sich zum Teil gegenseitig ergänzen. So wie ganz allgemein **sehr unterschiedliche Faktoren** auf die Persönlichkeit Einfluss nehmen, können verschiedene Störungen der Entwicklung in **unterschiedlichen Lebensphasen** zu Persönlichkeitsstörungen führen.

Ätiopathogenese: Es existieren unterschiedliche Modelle. Vielfältige Faktoren, die in unterschiedlichen Lebensphasen einwirken, spielen dabei eine Rolle.

▶ **Merke:** Persönlichkeitsstörungen haben eine komplexe Genese. Die menschliche Person ist mehr als das Produkt von Anlage und Umwelt. Sie ist immer auch das, was sie selbst aus den Anlagen und Umwelteinflüssen macht.

◀ Merke

Aus **psychodynamischer Sicht** entstehen Persönlichkeitsstörungen hauptsächlich **durch Störungen in den einzelnen frühkindlichen Entwicklungsstufen** (s. S. 517 f.). Eine Störung in der **oralen Phase** (z. B. eine Entwicklungsverzögerung, relevante Konflikte) führt demnach zu forderndem und abhängigem Verhalten, wie es in der abhängigen und passiv-aggressiven Persönlichkeits-

Aus **psychodynamischer Sicht** sind Störungen in frühen Entwicklungsstufen bedeutsam. Eine Störung in der
- **oralen Phase** führt zu forderndem und abhängigem Verhalten

- **analen Phase** bewirkt zwanghaftes und rigides Verhalten
- **phallischen Phase** führt zu oberflächlichen Emotionen und Unfähigkeit zu intimen Beziehungen.

Die Begriffe **Charakterneurose** und Persönlichkeitsstörung werden häufig synonym verwendet. Im Gegensatz zu den **Symptomneurosen** (z. B neurotische Angst) ist das Leidensgefühl bei diesen Störungen diffuser und nicht um ein bestimmtes Symptom zentriert.

Als **Borderline-Störung** (Borderline = Grenzfall) wird ein Beschwerdebild bezeichnet, das neurotische, psychotische und Symptome von Persönlichkeitsstörungen umfassen soll. Als Ursache wird eine Störung in den frühen Phasen der kindlichen Entwicklung angenommen (etwa 18. bis 36. Lebensmonat). Durch Persistieren des psychischen Mechanismus der **Spaltung** kommt es zur instabilen Eigenwahrnehmung und zur **Identitätsdiffusion.**

Aus der Sicht der **Lerntheorie** stellen Persönlichkeitsstörungen **gelerntes Verhalten** dar. Die Prinzipien des **operanten Konditionierens** (Verhaltensmodifikation durch positive/negative Verstärkung) sowie des **Modell-Lernens** (Verhaltensmodifikation durch das Beispiel anderer Menschen) führen dazu, dass spezifische, angelegte Verhaltensweisen in extremer Weise über- bzw. unterentwickelt sind. Dadurch werden auf der kognitiven Ebene spezifische Überzeugungen verhärtet, die die Einstellung des Patienten zu sich selbst und zur Umwelt prägen.

Die subjektive Vorstellung über das Selbstbild und über das Bild vom Mitmenschen prägen die Verhaltensstrategien und die damit verknüpften Affekte.

störung gefunden wird. Ein Bestehenbleiben von Zügen der **analen Phase** führt zu zwanghaftem und rigidem Verhalten mit emotionaler Distanz und soll letztendlich einen Faktor für die Entstehung einer zwanghaften Persönlichkeitsstörung darstellen. Probleme in der **phallischen Phase** lassen oberflächliche Emotionen und Unfähigkeit zu intimen Beziehungen persistieren und stellen damit eine Nähe zu histrionischen Persönlichkeitsstörungen her.

Im Rahmen psychodynamischer Theorien wird häufig auch der Begriff der **Charakterneurose** verwendet. Darunter werden Störungen verstanden, die, im Gegensatz zu den sogenannten Symptomneurosen, zu keinem subjektiven Leidensgefühl und auch zu keiner eigentlichen neurotischen Symptomatik führen. Im Vergleich zu den sogenannten **Symptomneurosen** (z. B. neurotische Angst) ist das Leidensgefühl bei diesen Störungen diffuser und nicht um ein Symptom zentriert. Auf der beschreibenden Ebene werden die Begriffe Charakterneurose und Persönlichkeitsstörungen häufig synonym verwendet.

In psychoanalytischer Hinsicht kommt der Diskussion um die **Borderline-Störung** eine besondere Bedeutung zu. Ursprünglich wurden unter diesem Begriff Störungen zusammengefasst, die auf der Grenze zwischen neurotischen und psychotischen Störungen liegen sollten (Borderline = Grenzfall). In den letzten zwei Jahrzehnten hat sich die Diskussion jedoch dahin bewegt, ein eigenständiges psychisches Krankheitsbild anzunehmen, das Beschwerden umfasst, wie sie von neurotischen, psychotischen und Persönlichkeitsstörungen bekannt sind. Symptomatologisch bestehen auch Beziehungen zur schizotypischen Persönlichkeitsstörung. Als Ursache wird eine Störung in den frühen Phasen der kindlichen Entwicklung angenommen (etwa 18. bis 36. Lebensmonat bei Borderline-Störungen, 6. bis 18. Lebensmonat bei schizotypischen Störungen). In diesen Phasen der kindlichen Entwicklung dominiert der innerseelische Mechanismus der **Spaltung** von nicht miteinander zu vereinbarenden Konflikten. Es besteht dabei eine fehlende Fähigkeit des Ichs, Gefühle oder Wahrnehmungen gegensätzlicher Qualität in sich zu vereinen. Eigene Gefühle oder auch andere Menschen werden so z. B. als nur gut oder nur böse wahrgenommen. Bleibt dieser Mechanismus bestehen, kommt es zu einer instabilen Wahrnehmung und Einschätzung des eigenen Verhaltens sowie zum Fehlen eines eindeutigen Gefühls der Identität der eigenen Person **(Identitätsdiffusion).**

Aus der Sicht der **Lerntheorie** bzw. verhaltenstherapeutischer Strategien stellen Persönlichkeitsstörungen in ihrem Kern **gelerntes Verhalten** dar. Ganz allgemein lassen sich danach Persönlichkeitsstörungen beschreiben als „interpersonelle Strategien, die sich aus der Interaktion angeborener Dispositionen mit Umwelteinflüssen entwickeln". Die Prinzipien des **operanten Konditionierens** (Beeinflussung von Verhalten durch positive bzw. negative Verstärkung) sowie des **Modell-Lernens** (Verhaltensmodifikation durch das Beispiel anderer Menschen) führen dazu, dass spezifische, angelegte Verhaltensweisen in extremer Weise über- bzw. unterentwickelt sind. Dadurch werden auf der kognitiven Ebene spezifische Überzeugungen verhärtet, die die Einstellung zu sich selbst und zur Umwelt prägen. So betrachtet etwa ein Patient mit paranoider Persönlichkeitsstörung die Umwelt unter dem Blickwinkel: „Andere Menschen sind potenzielle Feinde mit verdächtigen Motiven." Das Selbstbild eines Patienten mit einer abhängigen Persönlichkeitsstörung kann lauten: „Ich bin bedürftig, hilflos, schwach und inkompetent." Auch die Abgrenzung zum wahrgenommenen Verhalten anderer kann im Rahmen einer Persönlichkeitsstörung von Bedeutung sein, wie z. B. die Annahme „Die anderen sind schlampig, verantwortungslos, lassen sich gehen" bei zwanghaften Persönlichkeitsstörungen.

Aus den subjektiven Vorstellungen über das Selbstbild und dem Bild über die Mitmenschen werden kognitive Annahmen abgeleitet und daraus **Verhaltensstrategien** entwickelt. So sind Menschen mit einer paranoiden Persönlichkeitsstörung vorsichtig, misstrauisch, äußerst wachsam und jederzeit auf der Suche nach Hinweisen, die vorhandene „verdeckte" Motive oder „Feinde" entlarven können. Diese Strategien verknüpfen sich mit spezifischen Affekten, z. B. Ärger über die angebliche schlechte Behandlung und Angst vor scheinbarer Bedrohung.

4.124 Persönlichkeitsstörungen

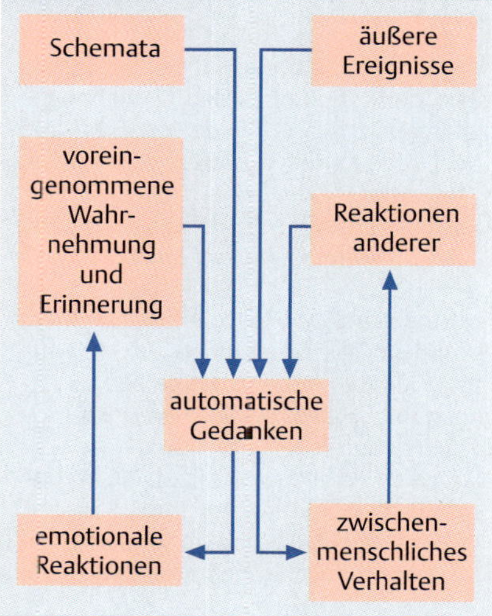

Intrapsychische und interpersonelle Kreisläufe in der Entstehung und Aufrechterhaltung von Persönlichkeitsstörungen.

4.124

Diese weitgehend festgefahrenen kognitiven Einstellungen sind bei Persönlichkeitsstörungen oft nur schwer zu verändern, da alternative und unproblematischere Schemata in der Lerngeschichte kaum entwickelt werden konnten (Abb. **4.124**).

Festgefahrene kognitive Einstellungen sind oft nur schwer zu verändern (Abb. **4.124**).

Neurobiologischen Ursachen (hirnorganische Veränderungen, Stoffwechselstörungen des Gehirns) kommt in den letzten Jahren eine immer größere Bedeutung zu. Nicht selten zeigen Patienten, die später an einer Persönlichkeitsstörung leiden, bereits im Kindes- und Jugendalter Zeichen der „minimal brain dysfunction". Dazu gehören z. B. leichtere neurologische Auffälligkeiten, Allgemeinveränderungen im EEG sowie Verhaltensauffälligkeiten wie Hyperaktivität und fehlende Aufmerksamkeitsfokussierung. Zunehmend mehr diskutiert werden Befunde, die funktionelle und morphologische Veränderungen insbesondere im frontalen Kortex beschreiben.

Neurobiologischen Ursachen kommt eine zunehmend größere Bedeutung zu. Schon in der Kindheit und Jugend lassen sich nicht selten Zeichen der „minimal brain dysfunction" erkennen. Veränderungen im frontalen Kortex werden diskutiert.

Am besten untersucht sind die **genetischen Aspekte** der Ätiologie von Persönlichkeitsstörungen. Dabei stammen die Befunde hauptsächlich aus Familien-, Adoptions- und Zwillingsuntersuchungen. Diese Befunde weisen darauf hin, dass bzgl. der Phänotypie etwa 40–45 % der Varianz auf genetische Faktoren zurückzuführen sind. Die genetischen Modelle haben insbesondere für die dissozialen Persönlichkeitsstörungen und für die Borderline-Störungen eine Bedeutung. Trotz der Hinweise auf neurobiologische Veränderungen muss aber immer berücksichtigt werden, dass diese Aspekte nie isoliert oder gar als spezifisch zu betrachten sind, sondern dass sie immer im Zusammenhang mit der individuellen psychosozialen Entwicklung betrachtet werden müssen.

Aus Familienstudien gibt es Befunde bezüglich der **genetischen Veranlagung**. Diese betreffen insbesondere dissoziale und Borderline-Störungen. Die neurobiologischen Ursachen müssen immer im Kontext mit der psychosozialen Entwicklung gesehen werden.

4.14.2 Symptomatik und klinische Subtypen

4.14.2 Symptomatik und klinische Subtypen

▶ **Merke:** Die einzelnen Persönlichkeitsstörungen haben eine sehr unterschiedliche Symptomatik. Allen gemeinsam ist aber, dass die bestehenden Persönlichkeitszüge unflexibel und wenig angepasst sind.

◀ **Merke**

Das auffällige Verhalten tritt in ganz unterschiedlichen psychischen Bereichen auf:

- **Affektivität** (z. B. depressive Verstimmung)
- **Antrieb** (z. B. Verminderung von Schwung und Initiative)
- **Impulskontrolle** (z. B. „Wutanfälle")
- **Wahrnehmung** von Situationen und Menschen
- **Denken** (gelockertes Denken)
- **Beziehungen zu anderen** (z. B. erschwerte Kontaktfähigkeit).

Auffälliges Verhalten tritt besonders im Bereich der **Affektivität**, des **Antriebs**, der **Impulskontrolle**, der **Wahrnehmung**, des **Denkens** und der **Beziehungen zu anderen** auf. Meist bestehen deutliches subjektives Leiden und eine Beeinträchtigung der Leistungsfähigkeit (Tab. **4.116**).

4.116 Allgemeine Kriterien für Persönlichkeitsstörungen nach ICD-10 und DSM-IV

ICD-10	DSM-IV
▪ deutliche Unausgeglichenheit in den Einstellungen und im Verhalten in mehreren Funktionsbereichen (Affektivität, Antrieb, Impulskontrolle, Wahrnehmen, Denken, Beziehungen zu anderen) ▪ abnormes Verhaltensmuster ist andauernd und nicht auf Episoden psychischer Krankheiten begrenzt ▪ abnormes Verhaltensmuster ist tief greifend und in vielen persönlichen und sozialen Situationen eindeutig unpassend ▪ Beginn in der Kindheit oder Jugend ▪ Manifestation auf Dauer im Erwachsenenalter ▪ deutliches subjektives Leiden, manchmal erst im späteren Verlauf ▪ deutliche Einschränkungen der beruflichen und sozialen Leistungsfähigkeit ▪ nicht direkt auf Hirnschädigungen oder auf eine andere psychiatrische Störung zurückzuführen	▪ Ein überdauerndes Muster von innerem Erleben und Verhalten, das merklich von den Erwartungen der sozio-kulturellen Umgebung abweicht. Dieses Muster manifestiert sich in mindestens zwei der folgenden Bereiche: Kognition, Affektivität, Gestaltung zwischenmenschlicher Beziehungen, Impulskontrolle. ▪ das Muster ist stabil und langdauernd und sein Beginn ist zumindest bis in die Adoleszenz oder ins frühe Erwachsenenalter zurück zu verfolgen ▪ das überdauernde Muster ist unflexibel und tief greifend in einem weiten Bereich persönlicher und sozialer Situationen ▪ das überdauernde Muster führt klinisch bedeutsamerweise zu Leiden und Beeinträchtigungen in sozialen, beruflichen oder anderen wichtigen Funktionsbereichen ▪ das überdauernde Muster lässt sich nicht besser als Manifestation oder Folge einer anderen psychischen Störung erklären ▪ das überdauernde Muster geht nicht auf die direkte körperliche Wirkung einer Substanz oder eines medizinischen Krankheitsfaktors zurück

4.117 Klassifikation von Persönlichkeitsstörungen nach ICD-10 und DSM-IV

ICD-10	DSM-IV
▪ paranoide Persönlichkeitsstörung (F60.0)	▪ paranoide Persönlichkeitsstörung (301.0)
▪ schizoide Persönlichkeitsstörung (F60.1)	▪ schizoide Persönlichkeitsstörung (301.20)
▪ (schizotype Störung [F21])	▪ schizotypische Persönlichkeitsstörung (301.22)
▪ dissoziale Persönlichkeitsstörung (F60.2)	▪ antisoziale Persönlichkeitsstörung (301.7)
▪ emotional instabile Persönlichkeitsstörung – impulsiver Typ (F60.30) – Borderline-Typ (F60.31)	▪ Borderline-Persönlichkeitsstörung (301.83)
▪ histrionische Persönlichkeitsstörung (F60.4)	▪ histrionische Persönlichkeitsstörung (301.50)
▪ anankastische Persönlichkeitsstörung (F60.5)	▪ zwanghafte Persönlichkeitsstörung (301.4)
▪ ängstliche (vermeidende) Persönlichkeitsstörung (F60.6)	▪ vermeidend-selbstunsichere Persönlichkeitsstörung (301.82)
▪ abhängige (asthenische) Persönlichkeitsstörung (F60.7)	▪ dependente Persönlichkeitsstörung (301.6)
▪ andere spezifische Persönlichkeitsstörungen: – narzisstisch – exzentrisch – haltlos – unreif – passiv-aggressiv – (pseudo-)neurotisch	▪ narzisstische Persönlichkeitsstörung (301.81)

Die Beschwerden führen zu deutlichem subjektivem Leiden und beeinträchtigen wesentlich die Leistungsfähigkeit im beruflichen und sozialen Bereich (Tab. **4.116**).

Die Unterteilung in einzelne **Formen** unterscheidet sich je nach Diagnoseschema (Tab. **4.117**). Im DSM-IV werden die Persönlichkeitsstörungen in drei Gruppen eingeteilt:
- **Gruppe A:** „sonderbar", „exzentrisch"
- **Gruppe B:** „dramatisch, emotional oder launisch"
- **Gruppe C:** „ängstlich und furchtsam".

Die Unterteilung in einzelne **Formen** unterscheidet sich je nach Diagnoseschema (Tab. **4.117**). Im DSM-IV werden die Persönlichkeitsstörungen in drei Gruppen eingeteilt:
- **Gruppe A:** paranoide, schizoide und schizotypische Persönlichkeitsstörung. Personen mit diesen Störungen werden von anderen häufig als „sonderbar" oder „exzentrisch" bezeichnet.
- **Gruppe B:** histrionische, narzisstische, antisoziale und Borderline-Persönlichkeitsstörung. Die Patienten werden häufig als „dramatisch, emotional oder launisch" beschrieben.
- **Gruppe C:** selbstunsichere, dependente, zwanghafte und passiv-aggressive Persönlichkeitsstörung. Die Betroffenen zeigen sich oft „ängstlich und furchtsam".

Es gelingt nicht immer, alle Auffälligkeiten eines Patienten zwanglos einer Unterform zuzuordnen. Es können Züge aus verschiedenen Formen miteinander kombiniert werden.

Im Folgenden sollen die wesentlichen Merkmale der einzelnen Formen dargestellt werden. Nicht immer lassen sich alle Auffälligkeiten, die ein Patient bietet, problemlos einer dieser Unterformen zuordnen. In diesen Fällen ist es wünschenswert, Züge aus verschiedenen Persönlichkeitsstörungen zu kombinieren.

4.118 Symptomatik der paranoiden Persönlichkeitsstörung nach ICD-10 und DSM-IV

ICD-10	*DSM-IV*
▪ übertriebene Empfindlichkeit und Zurückweisung und Verletzungen ▪ nachtragend bei Kränkungen oder Verletzungen mit Neigung zu ständigem Groll ▪ Misstrauen und eine starke Neigung, Erlebtes zu verdrehen, indem neutrale oder freundliche Handlungen anderer als feindlich oder verächtlich missgedeutet werden ▪ streitsüchtiges und beharrliches, situationsunangemessenes Bestehen auf eigenen Rechten ▪ Neigung zu pathologischer Eifersucht ▪ Tendenz zu überhöhtem Selbstwertgefühl in Verbindung mit ständiger Selbstbezogenheit ▪ Inanspruchnahme durch Gedanken an Verschwörungen als Erklärungen für Ereignisse in der näheren Umgebung und in aller Welt	▪ tief greifendes Misstrauen und Argwohn gegenüber anderen, so dass deren Motive als böswillig ausgelegt werden ▪ verdächtigt andere ohne hinreichenden Grund ihn/sie auszunutzen, zu schädigen oder zu täuschen ▪ ist stark eingenommen von ungerechtfertigten Zweifeln an der Loyalität und Vertrauenswürdigkeit von Freunden oder Partnern ▪ vertraut sich nur zögernd anderen Menschen an, aus ungerechtfertigter Angst, die Informationen könnten in böswilliger Weise gegen ihn/sie verwandt werden ▪ liest in harmlose Bemerkungen oder Vorkommnisse eine versteckte, abwertende oder bedrohliche Bedeutung hinein ▪ ist lange nachtragend ▪ nimmt Angriffe auf die eigene Person oder das Aussehen wahr, die anderen nicht so vorkommen, und reagiert schnell zornig oder startet rasch einen Gegenangriff ▪ verdächtigt wiederholt ohne jede Berechtigung den Ehe- oder Sexualpartner der Untreue

Paranoide Persönlichkeitsstörung

Paranoide Persönlichkeitsstörung

◄ Definition

▶ **Definition:** Durchgängige und ungerechtfertigte Neigung, in verschiedensten Situationen die Handlungen anderer als absichtlich erniedrigend oder bedrohlich zu interpretieren.

Wesentliche **Merkmale** sind (Tab. **4.118**):
- ausgeprägtes **Misstrauen**
- übertriebene **Empfindlichkeit**
- rigides, **streitsüchtiges Beharren** auf vermeintlichen eigenen Rechten
- Vermeiden engerer Kontakte und Neigung zu pathologischer Eifersucht.

Die wesentlichen **Merkmale** dieser Persönlichkeitsstörung sind ein ausgeprägtes **Misstrauen**, übertriebene **Empfindlichkeit** und rigides, **streitsüchtiges Beharren** auf vermeintlichen eigenen Rechten. Eher unbedeutende Erlebnisse werden als feindselige Handlung und gegen die eigene Person gerichtet missdeutet. Sie werden zornig und mit anhaltendem Groll beantwortet. Andere Personen mit dieser Persönlichkeitsstörung reagieren eher resigniert und hilflos. Nach außen wirken die Patienten meist humorlos und scheinbar gefühllos, im eigenen Erleben besteht dagegen häufig eine anhaltende Verletztheit. Sie vermeiden meist engere und intimere Kontakte zu anderen Menschen und neigen häufig zu pathologischer Eifersucht (Tab. **4.118**).

Fanatische Persönlichkeit: Kampf für eine überwertige Idee.
Querulatorische Persönlichkeit: Kampf gegen vermeintliches Unrecht.

Richtet sich die situationsunangemessene Reaktion auf eine überwertige Idee, so spricht man auch von **fanatischer Persönlichkeit**. Steht der Kampf gegen ein wirkliches oder vermeintliches Unrecht im Mittelpunkt, wird auch von **querulatorischer Persönlichkeit** gesprochen.

◄ Merke

▶ **Merke:** Paranoide Persönlichkeitsstörungen dürfen nicht mit Wahnerkrankungen (paranoide Psychosen) verwechselt werden.

Schizoide Persönlichkeitsstörung

Schizoide Persönlichkeitsstörung

◄ Definition

▶ **Definition:** In den verschiedensten Situationen auftretendes, durchgängiges Verhaltensmuster, das durch Gleichgültigkeit gegenüber sozialen Beziehungen und eingeschränkte emotionale Erlebnis- und Ausdrucksfähigkeit gekennzeichnet ist.

Im Vordergrund stehen Auffälligkeiten im **affektiven Bereich.** Die Patienten sind **reserviert, scheu, zurückgezogen** und **emotional kühl.** Das Verhalten ist einzelgängerisch; enge und vertrauensvolle

Im Vordergrund der Beschwerden stehen Auffälligkeiten im **affektiven Bereich.** Die Patienten sind **reserviert, scheu, zurückgezogen**, es imponiert eine **emotionale Kühle.** Auf Lob oder Kritik erfolgt jeweils nur eine schwache Reaktion. Meist fehlen natürliche Kontakte, die sozialen Bindungen sind gestört, auch im Berufsleben. Das Verhalten ist einzelgängerisch; enge und vertrauensvolle

4.119 Symptomatik der schizoiden Persönlichkeitsstörungen nach ICD-10 und DSM-IV

ICD-10	*DSM-IV*
▪ Unvermögen zum Erleben von Freude (Anhedonie) ▪ emotionale Kühle, Absonderung oder flache Affektivität und Unvermögen, warme, zärtliche Gefühle anderen gegenüber oder auch Ärger zu zeigen ▪ schwache Reaktion auf Lob oder Kritik ▪ wenig Interesse an sexuellen Erfahrungen mit einer anderen Person ▪ übermäßige Vorliebe für Phantasie, einzelgängerisches Verhalten und in sich gekehrte Zurückhaltung ▪ Mangel an engen, vertrauensvollen Beziehungen ▪ deutliche Mängel im Erkennen und Befolgen gesellschaftlicher Regeln, mit der Folge von exzentrischem Verhalten	▪ Distanziertheit in sozialen Beziehungen und eingeschränkte Bandbreite des Gefühlausdruckes im zwischenmenschlichen Bereich ▪ hat weder den Wunsch nach engen Beziehungen noch Freude daran ▪ wählt fast immer einzelgängerische Unternehmungen ▪ hat, wenn überhaupt, wenig Interesse an sexuellen Erfahrungen mit anderen Menschen ▪ wenn überhaupt, dann bereiten nur wenige Tätigkeiten Freude ▪ hat keine engen Freunde oder Vertraute, außer Verwandten 1. Grades ▪ erscheint gleichgültig gegenüber Lob und Kritik von Seiten anderer ▪ zeigt emotionale Kälte, Distanziertheit oder eingeschränkte Affektivität

Beziehungen fehlen. Gesellschaftliche Regeln werden oft nicht anerkannt (Tab. **4.119**).

Beziehungen fehlen. Gesellschaftliche Regeln werden oft nicht erkannt oder nicht befolgt, so dass ein exzentrisches Verhalten auffällt. Häufig kommt es zu zwischenmenschlichen Konflikten. Überschneidungen mit Zügen der paranoiden Persönlichkeitsstörung sind nicht selten (Tab. **4.119**).

Schizotype Persönlichkeitsstörung

Schizotype Persönlichkeitsstörung

▶ **Definition**

▶ **Definition:** Das Hauptmerkmal ist ein in den verschiedensten Situationen auftretendes durchgängiges psychisches Muster, das durch Eigentümlichkeiten in der Vorstellungswelt, der äußeren Erscheinung, des Verhaltens sowie durch einen Mangel an zwischenmenschlichen Beziehungen gekennzeichnet ist.

Die Abgrenzung der schizotypen Persönlichkeitsstörung zu schizophrenen Psychosen ist nicht immer klar.

Die Beschreibung der schizotypen Persönlichkeitsstörung als eine spezielle Form von Persönlichkeitsstörungen ist umstritten. Insbesondere ist die Abgrenzung zu schizoiden Persönlichkeitsstörungen nicht eindeutig. Nach der Klassifikation des ICD-10 gibt es Ähnlichkeiten der schizotypischen Persönlichkeitsstörung zu den schizophrenen Störungen. Aus diesem Grund werden sie dort im gleichen Kapitel beschrieben (F2).

4.120 Symptomatik der schizotypen Störung (ICD-10) bzw. der schizotypischen Persönlichkeitsstörung (DSM-IV)

ICD-10	*DSM-IV*
▪ kalter und unnahbarer Affekt, oft mit Anhedonie verbunden ▪ seltsames, exzentrisches und eigentümliches Verhalten und Erscheinung ▪ wenig soziale Bezüge und Tendenz zu sozialem Rückzug ▪ Beziehungsideen, paranoide Ideen oder bizarre, phantastische Überzeugungen und autistisches Versunkensein, das aber nicht bis zu eigentlichen Wahnvorstellungen reicht ▪ zwanghaftes Grübeln oder innerer Widerstand, oft mit dysmorphophoben sexuellen oder aggressiven Inhalten ▪ gelegentliche Körpergefühlsstörungen und Depersonalisations- oder Derealisationserleben ▪ Denken und Sprache vage, umständlich, metaphorisch, gekünstelt und oft stereotyp, ohne ausgeprägte Zerfahrenheit oder Danebenreden ▪ gelegentliche vorübergehende quasipsychotische Episoden mit intensiven Illusionen, akustischen oder anderen Halluzinationen und wahnähnlichen Ideen	▪ akutes Unbehagen in und mangelnde Fähigkeit zu engen Beziehungen ▪ Verzerrungen der Wahrnehmung oder des Denkens und eigentümliches Verhalten ▪ Beziehungsideen (jedoch kein Beziehungswahn) ▪ seltsame Überzeugungen oder manische Denkinhalte ▪ ungewöhnliche Wahrnehmungserfahrungen einschließlich körperbezogene Illusionen ▪ seltsame Denk- und Sprechweise ▪ Argwohn oder paranoide Vorstellungen ▪ inadäquater oder eingeschränkter Affekt ▪ Verhalten oder äußere Erscheinung sind seltsam, exzentrisch oder merkwürdig ▪ Mangel an engen Freunden oder Vertrauten außer Verwandten 1. Grades ▪ ausgeprägte soziale Angst, die nicht mit zunehmender Vertrautheit abnimmt und die eher mit paranoiden Befürchtungen als mit negativer Selbstbeurteilung zusammenhängt

Auffällig sind ein **kalter und unnahbarer Affekt**, seltsames und **exzentrisches Verhalten, fehlende soziale Bezüge** und **sozialer Rückzug**. Es können Beziehungsideen und bizarre Überzeugungen auftreten, die jedoch die Wahnkriterien nicht vollständig erfüllen. In kurzen und vorübergehenden Episoden können auch intensive Illusionen und eventuell Halluzinationen auftreten. Die Sprache kann vage, umständlich und gekünstelt erscheinen, ohne dass jedoch Zerfahrenheit oder Danebenreden zu finden sind. Begleitend finden sich häufig in wechselnder Ausprägung Angst, Depression und andere dysphorische Verstimmungen (Tab. **4.120**).

Auffällig sind ein **kalter und unnahbarer Affekt**, seltsames und **exzentrisches Verhalten. fehlende soziale Bezüge** und **sozialer Rückzug**. Es können Beziehungsideen und bizarre Überzeugungen auftreten, die jedoch die Wahnkriterien nicht vollständig erfüllen (Tab. **4.120**).

Dissoziale (antisoziale) Persönlichkeitsstörung

Dissoziale (antisoziale) Persönlichkeitsstörung

▶ **Synonym:** Soziopathie, soziopathische Persönlichkeitsstörung

◀ **Synonym**

▶ **Definition:** Hauptmerkmal ist ein Muster von verantwortungslosem und antisozialem Verhalten, das in der Kindheit oder frühen Adoleszenz beginnt und bis ins Erwachsenenalter fortdauert.

◀ **Definition**

Die dissoziale Persönlichkeitsstörung ist im Unterschied zu den übrigen Persönlichkeitsstörungen vorwiegend durch die **Auswirkungen im sozialen Bereich** definiert. Die Betroffenen können sich gesellschaftlichen Normen nicht anpassen, sie begehen deshalb wiederholt strafbare Handlungen. Sie können sich meist nicht oder nur sehr unzureichend in die Gefühle anderer hineinversetzen. Die Frustrationstoleranz ist gering, und es besteht eine niedrige Schwelle für aggressives, gewalttätiges Verhalten. Gewalt tritt eventuell auch gegenüber dem Partner oder den eigenen Kindern auf. In der Regel besteht eine weitgehende oder vollständige Unfähigkeit zum Erleben von Schuldbewusstsein und zum Lernen aus Erfahrung. Das gilt auch für vorausgegangene Bestrafungen (Tab. **4.121**).

Die dissoziale bzw. antisoziale Persönlichkeitstörung ist vorwiegend durch die **Auswirkungen im sozialen Bereich** definiert. Die Betroffenen können sich nicht an gesellschaftliche Normen anpassen, sie begehen deshalb wiederholt strafbare Handlungen. Die Frustrationstoleranz ist gering, aus Erfahrung wird wenig oder nicht gelernt (Tab. **4.121**).

Es wird davon ausgegangen, dass die Störung des Sozialverhaltens schon vor der Vollendung des 15. Lebensjahres beginnt (s. S. 435 ff.). Typische Anzeichen in der Kindheit können gehäuftes Lügen, Stehlen, Schuleschwänzen, Vandalismus, Anzetteln von Prügeleien, Fortlaufen von zu Hause und körperliche Grausamkeit sein. Bereits in der Kindheit oder frühen Adoleszenz kommt es zum Konsum von Nikotin, Alkohol und evtl. Drogen.

Die Störung des Sozialverhaltens beginnt schon vor der Vollendung des 15. Lebensjahres (s. S. 435 ff.).

4.121 Symptomatik der dissozialen (ICD-10) bzw. antisozialen Persönlichkeitsstörung (DSM-IV)

ICD-10	*DSM-IV*
▪ dickfelliges Unbeteiligtsein gegenüber den Gefühlen anderer und Mangel an Empathie ▪ deutliche und andauernde Verantwortungslosigkeit und Missachtung sozialer Normen, Regeln und Verpflichtungen ▪ Unvermögen zur Beibehaltung längerfristiger Beziehungen ▪ sehr geringe Frustrationstoleranz und niedrige Schwelle für aggressives, auch gewalttätiges Verhalten ▪ Unfähigkeit zum Erleben von Schuldbewusstsein und zum Lernen aus Erfahrung, besonders aus Bestrafung ▪ Neigung, andere zu beschuldigen oder vordergründige Rationalisierungen für das eigene Verhalten anzubieten, durch das die Person in einen Konflikt mit der Gesellschaft gerät ▪ andauernde Reizbarkeit	▪ tief greifendes Muster von Missachtung und Verletzung der Rechte anderer, das seit dem 15. Lebensjahr auftritt ▪ Versagen, sich in Bezug auf gesetzmäßiges Verhalten gesellschaftlichen Normen anzupassen ▪ Falschheit, die sich in wiederholtem Lügen, Gebrauch von Decknamen oder Betrügen anderer äußert ▪ Impulsivität oder Versagen, vorausschauend zu planen ▪ Reizbarkeit und Aggressivität ▪ rücksichtslose Missachtung der eigenen Sicherheit bzw. der Sicherheit anderer ▪ durchgängige Verantwortungslosigkeit ▪ fehlende Reue, die sich in Gleichgültigkeit oder Rationalisierung äußert, wenn die Person andere Menschen gekränkt, misshandelt oder bestohlen hat

▶ **Klinischer Fall.** Der Hausarzt schickte den 38-jährigen, ledigen, arbeitslosen Patienten in die Psychiatrische Klinik, in der er ein Jahr zuvor bereits stationär behandelt worden war.
Der Patient selbst berichtete, dass er in der letzten Zeit das Gefühl gehabt habe, völlig „auszurasten". Er komme jetzt aus eigenem Antrieb, habe Angst, die Kontrolle zu verlieren, im Extremfall jemanden umzubringen. In Stresssituationen oder auch nach Enttäuschung, z. B. durch gute Freunde, beginne er plötzlich zu zittern, spüre eine starke innere Anspannung sowie einen Druck im Kopf, was häufig aggressive, von ihm nicht steuerbare Ausbrüche zur Folge habe. Diese seien in der letzten Zeit häufiger und gewalttätiger geworden. Zumeist seien die Angriffe gegen seine Verlobte gerichtet. Gelegentlich gerate er in Streitsituationen mit einem homosexuellen Freund. Dieser wohne derzeit mit in der Wohnung seiner Verlobten und lade sich ständig „Strichjungen" ein, was seine Verlobte und er selbst als Verletzung der Privatsphäre erleben würden. Als seine Verlobte in einer derartigen Konfliktsituation mit Selbstmord drohte, habe er ihr das Messer abgenommen und gesagt, dass, wenn sie sich die Pulsadern aufschneiden wolle, er ihr dies abnehmen werde. Sie sei schließlich weggelaufen, und er habe dabei ihren Unterarm nur oberflächlich mit dem Messer geritzt. Vor zwei Wochen habe er einen Streit mit der Verlobten begonnen, nachdem ihm eine Reparatur an seinem für ihn äußerst wichtigen Moped nicht gelungen war; er selbst könne sich an nichts erinnern. Die Verlobte habe ihm am Folgetag erzählt, dass er sie heftig gewürgt habe, eine Rötung an ihrem Hals sowie Halsschmerzen würden darauf hindeuten, dass sich wirklich etwas Derartiges abgespielt habe. Neulich habe er zudem auf der Straße einen Mann zusammengeschlagen, den er verdächtigte, das Moped seines Freundes gestohlen zu haben.

Zur **Biografie** war zu erfahren, dass er in einem Obdachlosenheim geboren worden sei. Der Vater sei ihm unbekannt geblieben. Die Mutter – seinem frühen Erleben nach eine „kettenrauchende, schreiende, aber auch grübelnde Frau" – habe fünf weitere Kinder geboren, die von mindestens drei verschiedenen Vätern stammten. Der spätere Stiefvater („Nummer drei") sei ein „arbeitsscheuer Schnorrer" gewesen, habe viel Alkohol getrunken, häufig impulshaft die Kinder geschlagen und schließlich das Haus der Großmutter versetzt. Ab dem 6. Lebensjahr sei er bei der Großmutter aufgewachsen, mit dem 13. Lebensjahr sei er wegen „Verwahrlosung" in einer Jugendclique in ein Jugendheim gekommen. Im Alter von 15 Jahren folgte der Jugendstrafvollzug aufgrund zahlreicher Einbruchsdelikte. Einen Schulabschluss habe er nicht geschafft, die Hauptschule in der 8. Klasse abgebrochen. Seit dieser Zeit sei er fast ständig im Gefängnis gewesen, die Delikte seien Einbrüche, Diebstahl und zweimalig schwere Körperverletzung gewesen. Im Gefängnis habe er eine gute und geschützte Position in dem dort bestehenden streng hierarchischen System der Mitinsassen gehabt, von einer homosexuell getönten Freundschaft zu einem „King" berichtet er fast wehmütig. Seit eineinhalb Jahren sei er nun auf Bewährung entlassen.
Bei der **Aufnahmeexploration** erschien der Patient unauffällig in Jeans und Sweatshirt gekleidet. An beiden Unterarmen waren Tätowierungen sichtbar. Er hatte ein rundliches Gesicht mit weichen Zügen und erschien dabei kindlich-jugendhaft. Zunächst wirkte er scheu, unsicher und misstrauisch, mit erheblicher innerer Anspannung im Sinne eines aggressiven Konfliktpotenzials. Während des Gesprächs zeigten sich zunehmend depressive Erlebnisanteile, eine Selbstunsicherheit und Ratlosigkeit hinsichtlich der schlechten Impulskontrolle mit Angst vor Kontrollverlust. Beim Ansprechen der Behandlungsmodalitäten wurde auch die niedrige Frustrationstoleranz deutlich, für ihn sei ein mehrwöchiger Aufenthalt zu lang, er wisse nicht, ob er sich an die Stationsregeln halten könne. Es gab keine Hinweise für inhaltliche oder formale Denkstörungen, psychotisches Erleben und Suizidalität.
Die körperliche **Untersuchung** sowie apparative Untersuchungen erwiesen sich als unauffällig. Bezüglich der **Suchtanamnese** berichtete der Patient von häufigerem Alkoholkonsum insbesondere in emotionalen Belastungssituationen. Zwei Jahre habe er einen Benzodiazepinmissbrauch betrieben.
Im **Verlauf** der stationären Behandlung zeigten sich eine mangelhaft ausgeprägte Frustrationstoleranz sowie eine schlechte Impulskontrolle. Diese beiden Faktoren bestimmten auch in alltäglichen sozialen Interaktionen sein an aggressiven Konfliktlösungsmodellen orientiertes Verhalten, indem er etwa in der Patientenrunde auf dort angesprochene eigene emotionale Probleme mit Äußerungen wie „kümmere dich doch um deinen eigenen Dreck" oder „wenn mich das jemand auf der Straße fragen würde, gäbe es Ärger" reagierte. Wiederholt hatte der Patient die Tendenz, erreichte Forschritte dadurch zu zerstören, dass Behandlungsbedingungen unterlaufen wurden. So beurlaubte der Patient sich mehrfach ohne Absprache mit der Station. Eine wichtige Rolle spielte dabei der Alkohol, der bezüglich der Impulskontrolle regelmäßig zu Einbrüchen führte.
Zum Entlassungszeitpunkt war als Therapieeffekt das verbesserte Kontaktverhalten sowie die gesteigerte Fähigkeit zur Impulskontrolle zu werten. Eine Weiterbehandlung in der Tagesklinik lehnte der Patient ab – auf eine zeitlich von Beginn an begrenzte therapeutische Beziehung konnte er sich nicht erneut einlassen. Er strebte eine ambulante Gruppen-Pychotherapie an, die er drei Monate nach Entlassung aufnehmen konnte (gekürzt zitiert nach: Fallbuch Psychiatrie. Kasuistiken zum Kapitel V [F] der ICD-10. *Freyberger* und *Dilling*, 1993).

Emotional instabile Persönlichkeitsstörung

Emotional instabile Persönlichkeitsstörung

▶ Synonym

▶ **Synonym:** Borderline-Persönlichkeitsstörung

▶ Definition

▶ **Definition:** Persönlichkeitsstörung mit wechselnder und launenhafter Stimmung und deutlicher Tendenz, Impulse ohne Rücksicht auf Konsequenzen auszuagieren.

Gemeinsames Merkmal dieser Störungen ist eine **Instabilität im impulsiven, affektiven und zwischenmenschlichen Bereich.**

Die im Folgenden beschriebenen Persönlichkeitsstörungen werden in den modernen Systemen unterschiedlich klassifiziert (s. Tab. **4.117**, S. 354) und teilweise unter verschiedenen Namen aufgeführt. **Gemeinsam** ist ihnen jedoch eine **Instabilität im impulsiven, affektiven und zwischenmenschlichen Bereich.**

Für den **impulsiven Typ** ist die mangelnde Impulskontrolle kennzeichnend.

In der ICD-10 werden ein **impulsiver Typ** sowie ein **Borderline-Typ** unterschieden. Für den **impulsiven Typ** ist die mangelnde Impulskontrolle kennzeichnend, die sich in Ausbrüchen von gewalttätigem und sonstigem aggressiven Verhalten äußert. Ein solches Verhalten tritt vor allem bei Kritik durch andere auf.

Die **Borderline-Störung** ist vorwiegend durch eine Instabilität des eigenen Selbstbilds, der inneren Ziele und subjektiven Präferenzen gekennzeichnet. Die Instabilität zeigt sich hauptsächlich im emotionalen und zwischenmenschlichen Bereich. Häufig kommt es zu potenziell selbstschädigendem Verhalten, z. B. verschwenderischem Umgang mit Geld, Missbrauch von psychotropen Substanzen, rücksichtslosem Autofahren, wahllosem Geschlechtsverkehr, Ladendiebstahl und anfallsweisen Essstörungen. Die zwischenmenschlichen Beziehungen zeichnen sich meist durch einen raschen Wechsel zwischen den beiden Extremen einer Überidealisierung und der Abwertung anderer aus. Bei ausgeprägten Störungen kommt es wiederholt zu **Suiziddrohungen** und **Suizidversuchen.** Diesen extremen Verhaltensweisen steht innerseelisch oft ein chronisches Gefühl der Leere oder Langeweile gegenüber (Tab. **4.122**). In diesem Zusammenhang ist häufig auch selbstverletzendes Verhalten (z. B. Schnittverletzungen an der Innenseite des Unterarmes (Abb. **4.125**) oder Brandverletzungen durch Zigaretten) zu beobachten.

Die **Borderline-Störung** ist vorwiegend durch eine Instabilität des eigenen Selbstbildes, der inneren Ziele und der subjektiven Präferenzen gekennzeichnet. Es findet sich häufig potenziell selbstschädigendes Verhalten (Abb. **4.125**). Bei ausgeprägten Störungen kommt es wiederholt zu **Suiziddrohungen und Suizidversuchen** (Tab. **4.122**). Auch Selbstverletzungen sind zu beobachten.

Psychodynamisch wird die Borderline-Störung zu den sogenannten **frühen Störungen** gerechnet. In der Genese von Borderline-Störungen spielt auch das Auftreten früher Traumatisierungen eine wesentliche Rolle. Biografisch findet sich eine hohe Rate von sexuellem oder körperlichem Missbrauch (s. S. 461 ff.) sowie schwer wiegender sozialer Vernachlässigung. Zwischen den Symptomen von Borderline-Störungen und posttraumatischen Belastungsstörungen (s. S. 229 ff.) gibt es Überschneidungen. Es ist jedoch zu betonen, dass nicht alle Kinder, die gravierenden traumatisierenden Erfahrungen ausgesetzt waren, später eine Borderline-Störung entwickeln.

Die Borderline-Störung wird zu den sog. **frühen Störungen** gerechnet. Traumatisierungen spielen oft eine wesentliche Rolle, sind aber keine Vorbedingung für diese Persönlichkeitsstörung. Zwischen Borderline-Störungen und posttraumatischen Belastungsstörungen (s. S. 229 ff.) gibt es symptomatologische Überschneidungen.

4.122 Symptomatik der emotional instabilen Persönlichkeitsstörung (ICD-10) bzw. der Borderline-Persönlichkeitsstörung (DSM-IV)

ICD-10	*DSM-IV*
Emotional instabile Persönlichkeitsstörung: ▪ deutliche Tendenz, Impulse auszuagieren ohne Berücksichtigung von Konsequenzen ▪ wechselnde, launenhafte Stimmung ▪ geringe Fähigkeit vorauszuplanen ▪ Ausbrüche mit intensivem Ärger und gewalttätigem, explosiblem Verhalten – **Impulsiver Typ:** Die wesentlichen Charakterzüge sind emotionale Instabilität und mangelnde Impulskontrolle. Ausbrüche von gewalttätigem und bedrohlichem Verhalten sind häufig, vor allem bei Kritik durch andere. – **Borderline-Typ:** Einige Kennzeichen emotionaler Instabilität sind vorhanden, zusätzlich sind oft das eigene Selbstbild, Ziele und „innere Präferenzen" unklar und gestört. Die Neigung zu intensiven, aber unbeständigen Beziehungen kann zu wiederholten emotionalen Krisen führen mit Suiziddrohungen oder selbstbeschädigenden Handlungen.	▪ tief greifendes Muster von Instabilität in zwischenmenschlichen Beziehungen, im Selbstbild und in den Affekten sowie von deutlicher Impulsivität ▪ verzweifeltes Bemühen, tatsächliches oder vermutetes Verlassenwerden zu vermeiden ▪ Muster instabiler, aber intensiver zwischenmenschlicher Beziehungen, das durch einen Wechsel zwischen den Extremen Idealisierung und Entwertung gekennzeichnet ist ▪ Identitätsstörung: ausgeprägte und andauernde Instabilität des Selbstbildes oder der Selbstwahrnehmung ▪ Impulsivität in mindestens zwei potenziell selbstschädigenden Bereichen ▪ wiederholte suizidale Handlungen, Selbstmordandeutungen oder -drohungen oder Selbstverletzungsverhalten ▪ affektive Instabilität infolge einer ausgeprägten Reaktivität der Stimmung ▪ chronisches Gefühl der Leere ▪ unangemessene, heftige Wut oder Schwierigkeiten, die Wut zu kontrollieren ▪ vorübergehende, durch Belastungen ausgelöste paranoide Vorstellungen oder schwere dissoziative Symptome

4.125 Borderline-Störungen

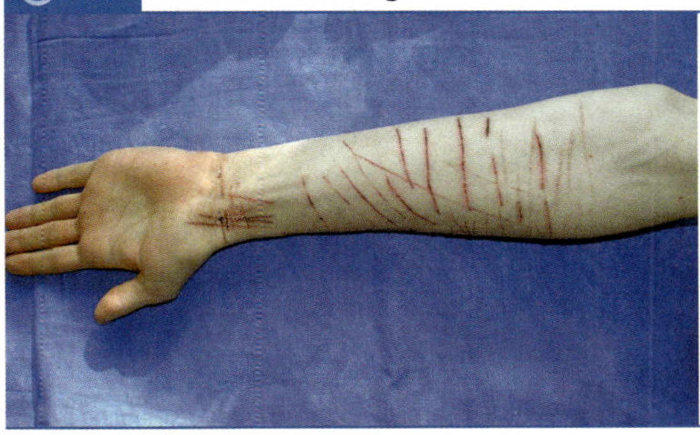

Bei Borderline-Störungen kommt es oft zu selbstschädigendem Verhalten, z. B. durch multiple Schnittverletzungen an den Unterarmen.

▶ Merke

▶ **Merke:** Im klinischen Alltag kommt den Persönlichkeitsstörungen vom Borderline-Typ eine zunehmend größere Bedeutung zu. Patienten mit diesen Störungen erweisen sich in der Therapie oft als ausgesprochen problematisch und weisen lange und chronifizierte Krankheitsverläufe auf.

▶ **Klinischer Fall.** Der jetzt 24-jährige Patient wurde stationär aufgenommen, nachdem er komatös in seinem Pkw aufgefunden wurde, mit dem er offensichtlich gegen ein Wildgatter gefahren war. Nach Magenspülung und vorübergehend notwendiger Beatmung konnte er eine Woche später aus der Medizinischen Klinik in die Psychiatrische Klinik übernommen werden.

In der ersten **Exploration** berichtete der Patient, dass er einige Tage zuvor plötzlich Minderwertigkeits- und Insuffizienzgefühle verspürt habe. Es sei ihm nicht möglich gewesen, irgend jemanden anzusprechen bzw. einen Arzt aufzusuchen. Erst während der weiteren Gespräche auf Station gab der Patient an, einige Zeit vor dem Ereignis bereits „das unbehagliche Gefühl" einer großen Leere und einer absoluten Ziel- und Inhaltslosigkeit entwickelt zu haben. Seine Beziehungspersonen seien nicht mehr wichtig gewesen, er habe sich vollkommen nutzlos gefühlt. Am Tag des Unfalles habe er bereits morgens eine ausgeprägte Angst gepürt. Nach Alkoholgenuss (eine Flasche Rotwein) sei er mit dem Auto losgefahren, ohne ein eigentliches Ziel zu haben. Während der Fahrt habe sich seine Angst gesteigert, er habe dann an einer Tankstelle eine Flasche Campari gekauft und getrunken und sei weiterhin Richtung Wald gefahren, um alleine zu sein. Schließlich müsse er gegen das Wildgatter gefahren sein. Er könne sich nur noch erinnern, dass er das Gatter habe auf sich zukommen sehen, danach habe er einen „Fadenriss". Er könne sich auch nicht mehr erinnern, wie die Rasierklingen in seine Tasche gekommen seien, die danach bei ihm gefunden worden seien. Auch an eine lebensmüde Stimmung oder einen geplanten Suizidversuch könne er sich nicht erinnern; es sei aber wohl ein „Tatbestand, der zu überlegen sei".

Im **psychischen Befund** zeigte sich ein distanziert wirkendes Verhalten, der Patient war förmlich und sehr um eine korrekte Haltung bemüht. Die Stimmungslage war indifferent, affektiv kaum modulationsfähig; in Anbetracht der jüngsten Vorgeschichte war sie als inadäquat heiter und locker zu bezeichnen. Ein emotionaler Zugang erschien aktuell nicht möglich. Der Patient zeigte sich gegenüber suizidalen Gedanken und Absichten äußerst distanziert und ablehnend. Im formalen Gedankengang war er eher beschleunigt, fast logorrhoisch, sehr eloquent. Anhaltspunkte für eine psychotische Symptomatik ergaben sich nicht.

Zur **Vorgeschichte:** Der Patient – ältestes von drei Geschwistern – begann nach sehr gutem Abitur und Wehrdienst das Jurastudium. Nach vier Semestern wechselte er zunächst in die Betriebswirtschaftslehre. Nach zwei Semestern brach er auch dieses Fach ab und begann nach einem halben Jahr mit einer Ausbildung zum Hotelfachmann. Einige Wochen später jobbte er bei der Post, um sich dann für den kaufmännischen Bereich zu entscheiden. Aufgewachsen sei er in einer Atmosphäre, die einerseits von der nüchtern-distanzierten Art seines Vaters geprägt wurde und andererseits von der Mutter, die für die Familie ihre Berufstätigkeit aufgegeben hatte und zu der er eine sehr enge, vertrauensvolle Beziehung gehabt habe. Er könne sich erinnern, dass es zwischen den Eltern häufig Reibereien gegeben habe, insbesondere wohl wegen des vermehrten Alkoholkonsums der Mutter. Als er dreizehn Jahre alt gewesen sei, sei die Mutter an einer chronischen Pankreatitis als Folge des Alkoholabusus verstorben. Er habe dieses Ereignis zwar als einen Verlust empfunden, sei jedoch damals emotional stabil genug gewesen, um sich intensiv auf die Schule zu konzentrieren. Er sei durchgehend einer der Besten in der Klasse gewesen. Nach dem Tod der Mutter habe er zu der Großmutter, die dann mit ins Elternhaus gezogen sei und für die Familie gesorgt habe, eine enges Verhältnis gehabt. Sie sei dann während der Bundeswehrzeit gestorben. Damals habe er begonnen, vermehrt Alkohol zu trinken. Besonders in Zeiten, in denen er keine feste Beschäftigung hatte, z. B. an den Wochenenden, kam es auch zu Alkoholexzessen. In dieser Zeit habe es auch vermehrt Probleme in der Beziehung zu seiner Freundin gegeben.

Während des dritten Semesters des Jurastudiums kam es dann zum ersten Suizidversuch (Schneiden am Handgelenk) und in der Folge zum ersten Aufenthalt in einer psychiatrischen Klinik. Der Patient berichtete damals, er könne eigentlich gar nicht sagen, weshalb er nicht mehr leben wollte. Er könne keinerlei Gründe angeben, sondern sei plötzlich in eine Art „Tiefstimmung" geraten, die er sich im Nachhinein nicht mehr erklären könne. Nach einer mehrwöchigen stationären, insbesondere psychotherapeutischen Behandlung wurde er in einem relativ stabilen Zustand entlassen. Ungefähr im vierten Semester des Jurastudiums erfolgte dann ein weiterer Suizidversuch durch Alkoholintoxikation, wobei der Patient nicht ansprechbar von seinem Vater, der von einer mehrtägigen Geschäftsreise nach Hause zurückkehrte, aufgefunden wurde. Bei dem darauf folgenden erneuten stationären Aufenthalt berichtete der Patient, dass er wiederum plötzlich, ohne einen eigentlichen Grund nennen zu können, ein Gefühl der absoluten Leere und Sinnlosigkeit empfunden habe. Er sei innerlich wie gelähmt gewesen, so dass es ihm unmöglich gewesen sei, mit irgend jemandem darüber zu sprechen. So habe er dann wieder begonnen, Alkohol zu trinken und die Menge innerhalb von einigen Tagen deutlich gesteigert. Dabei habe er sich nicht ausdrücklich umbringen wollen, habe lediglich für eine Zeit lang „weg sein wollen", alles vergessen wollen. Auch diesmal distanzierte sich der Patient bereits einige Tage nach der Aufnahme völlig von suizidalen Absichten, zeigte sich inadäquat heiter, emotional unzugänglich mit einem nur oberflächlichen Konfliktbewusstsein und der starken Tendenz zum Rationalisieren. Im Rahmen des mehrwöchigen stationären Aufenthaltes wurde schwerpunktmäßig eine psychotherapeutische sowie psychopharmakologische Behandlung mit Lithium zur Verbesserung der Fähigkeit zur Impulskontrolle durchgeführt. Nach der Entlassung erfolgte eine ambulante psychotherapeutische Anbindung.

Auch weiterhin war bei dem Patienten eine immer wieder auftretende Störung der Impulskontrolle, mit der Tendenz, diese auszuagieren, sowie eine sehr abrupt wechselnde Stimmung zu beobachten. Das jeweils auftretende autoaggressive Verhalten trat weitgehend unvorhersehbar auf bei einer insgesamt niedrigen Frustrationstoleranz. Die mangelnde emotionale Stabilität war begleitet von unklaren Zielvorstellungen, Bedürfnissen und Erwartungen in Bezug auf das eigene Selbst. Die Unfähigkeit einer Entscheidungsfindung im Zusammenhang mit der eigenen Identitätsfindung führte zu einem mehrfachen Wechsel der Ausbildungsart und im Rahmen dieser Unbeständigkeit zu wiederholten emotionalen Krisen mit Dekompensationen.

Inzwischen gelingt es dem Patienten zunehmend besser, sich gegenüber den Vorstellungen des Vaters, zu dem weiterhin ein ambivalentes Verhältnis besteht, abzugrenzen. Der Patient ist auch eher in der Lage, Kontakte zu anderen Personen aufzunehmen. Im Verlauf der **psychotherapeutischen Behandlung** wird versucht, eine stabile therapeutische Beziehung aufzubauen. Im Rahmen eines längeren Prozesses soll ein therapeutischer Zugang zu seinen Emotionen und inneren Repräsentanzen geschaffen werden.

Histrionische Persönlichkeitsstörung

▶ **Synonym:** Hysterische Persönlichkeitsstörung

▶ **Definition:** Die histrionische Persönlichkeitsstörung ist vorwiegend gekennzeichnet durch ein durchgängiges Muster von übermäßiger Emotionalität und übermäßigem Verlangen nach Aufmerksamkeit.

Die Bezeichnung „histrionisch" leitet sich von dem lateinisch-etruskischen Begriff „histrio" ab (= Schauspieler, Gaukler). Diese Bezeichnung deutet darauf hin, dass die Betroffenen oft ein **theatralisches Verhalten** mit übertriebenem Ausdruck von Gefühlen zeigen. Sie erwarten oder verlangen ständig Bestätigung, Anerkennung oder Lob von anderen. In Situationen, in denen sie nicht im Mittelpunkt stehen, fühlen sie sich unwohl. Die Emotionen sind oft oberflächlich und leicht durch andere beeinflussbar. Kleinigkeiten geben Anlass zu emotionaler Erregbarkeit, Gefühle werden oft übertrieben zur Schau gestellt. Äußerlich sind die Betroffenen typischerweise attraktiv und verführerisch, oft bis hin zu einem sehr auffälligen Äußeren und übertriebenem Gehabe. In zwischenmenschlichen Beziehungen übertreiben sie leicht und spielen oft eine Rolle, wie etwa die der „Prinzessin" oder des immerwährenden „Opfers". Sie unterliegen einem Verlangen nach aufregender Anspannung und Aktivitäten, die möglichst unmittelbar der Befriedigung eigener Bedürfnisse dienen. Diesem nach außen oft sicher wirkenden Auftreten stehen innerseelisch oft eine **ausgeprägte Sensibilität und Verletzbarkeit** gegenüber (Tab. **4.123**).
Histrionische Persönlichkeitsstörungen und Konversionsstörungen bzw. dissoziative Störungen (s. S. 242 ff.) zeigen ein insgesamt gehäuftes gemeinsames Auftreten ohne dass ein stabiler Zusammenhang zwischen beiden Störungen anzunehmen ist.

Histrionische Persönlichkeitsstörung

◀ Synonym

◀ Definition

Personen mit dieser Störung zeigen oft ein **theatralisches Verhalten** mit übertriebenem Ausdruck von Gefühlen. Sie erwarten ständig Bestätigung, Anerkennung oder Lob von anderen. Die Emotionen sind oft oberflächlich und leicht durch andere beeinflussbar. In zwischenmenschlichen Beziehungen übertreiben sie leicht und spielen oft eine Rolle, wie etwa die der „Prinzessin" oder des immerwährenden „Opfers". Diesem Auftreten steht oft eine **ausgeprägte Sensibilität und Verletzbarkeit** gegenüber (Tab. **4.123**).

Diese Persönlichkeitsstörung tritt gehäuft mit dissoziativen und Konversionsstörungen auf (s. S. 242 ff.).

Anankastische (zwanghafte) Persönlichkeitsstörung

▶ **Definition:** Das Hauptmerkmal ist ein durchgängiges Muster von Perfektionismus und Starrheit sowohl im Denken als auch im Handeln.

Die Patienten sind oft einem kaum lösbaren Konflikt ausgesetzt: Einerseits streben sie ständig nach **Perfektion**, andererseits können sie jedoch ihre Aufgaben und Vorhaben auf Grund der von ihnen **selbst gesetzten,** übermäßig strengen und oft **unerreichbaren Normen** nur schwer realisieren. Wie gut ihre Leistungen auch sind, sie erscheinen ihnen als „nicht gut genug". Die übermäßige Beschäftigung mit Regeln, Effizienz, unbedeutenden Details, Verfahrensfragen oder Formen stört die Übersicht. So wird beispielsweise ein Betroffener, der eine Liste von

Anankastische (zwanghafte) Persönlichkeitsstörung

◀ Definition

Die Betroffenen befinden sich typischerweise im Konflikt zwischen dem Streben nach **Perfektion** und den von ihnen **selbst gesetzten,** übermäßig strengen und oft **unerreichbaren Normen.** Wie gut ihre Leistungen auch sind, sie erscheinen ihnen als „nicht gut genug". Arbeit und Produk-

4.123 Symptomatik der histrionischen Persönlichkeitsstörung nach ICD-10 und DSM-IV

ICD-10	*DSM-IV*
▪ Dramatisierung bezüglich der eigenen Person, theatralisches Verhalten, übertriebener Ausdruck von Gefühlen ▪ Suggestibilität, leichte Beeinflussbarkeit durch andere ▪ oberflächliche und labile Affektivität ▪ Egozentrik, Selbstbezogenheit und fehlende Bezugnahme auf andere ▪ dauerndes Verlangen nach Anerkennung, erhöhte Kränkbarkeit ▪ Verlangen nach aufregender Spannung und nach Aktivitäten, in denen die betroffene Person im Mittelpunkt der Aufmerksamkeit steht ▪ ausdauernd manipulatives Verhalten zur Befriedigung eigener Bedürfnisse	▪ tief greifendes Muster übermäßiger Emotionalität oder Strebens nach Aufmerksamkeit ▪ fühlt sich unwohl in Situationen, in denen er/sie nicht im Mittelpunkt der Aufmerksamkeit steht ▪ die Interaktion mit anderen ist oft durch ein unangemessenes, sexuell verführerisches oder provokantes Verhalten charakterisiert ▪ zeigt rasch wechselnden und oberflächlichen Gefühlsausdruck ▪ setzt durchweg seine körperliche Erscheinung ein, um die Aufmerksamkeit auf sich zu lenken ▪ hat einen übertriebenen impressionistischen, wenig detaillierten Sprachstil und ist suggestibel ▪ zeigt Selbstdramatisierung, Theatralik und übertriebenen Gefühlausdruck ▪ fasst Beziehungen enger auf, als sie tatsächlich sind

4.124 Symptomatik der anankastischen (zwanghaften) Persönlichkeitsstörung nach ICD-10 und DSM-IV

ICD-10	*DSM-IV*
▪ Unentschlossenheit, Zweifel und übermäßige Vorsicht als Ausdruck einer tiefen persönlichen Unsicherheit ▪ Perfektionismus, Bedürfnis nach ständiger Kontrolle und peinlich genaue Sorgfalt, was zur Bedeutung der Aufgabe in keinem Verhältnis steht und bis zum Verlust des Überblicks über die allgemeine Situation führt ▪ übermäßige Gewissenhaftigkeit, Skrupelhaftigkeit und unverhältnismäßige Leistungsbezogenheit unter Vernachlässigung von Vergnügen und zwischenmenschlichen Beziehungen ▪ Pedanterie und Konventionalität mit eingeschränkter Fähigkeit zum Ausdruck warmer Gefühle ▪ Rigidität und Eigensinn, wobei anderen gegenüber auf einer Unterordnung unter eigene Gewohnheiten bestanden wird ▪ Aufdrängen unerwünschter Gedanken oder Impulse ▪ Bedürfnis zu frühzeitigem, detailliertem und unveränderbarem Vorausplanen aller Aktivitäten	▪ tief greifendes Muster von starker Beschäftigung mit Ordnung, Perfektion und psychischer sowie zwischenmenschlicher Kontrolle auf Kosten von Flexibilität ▪ beschäftigt sich übermäßig mit Details, Regeln, Listen, Ordnung, Organisation oder Plänen, so dass der wesentliche Gesichtspunkt der Aktivität dabei verloren geht ▪ zeigt einen Perfektionismus, der die Aufgabenerfüllung behindert ▪ verschreibt sich übermäßig der Arbeit und Produktivität unter Ausschluss von Freizeitaktivitäten und Freundschaften ▪ ist übermäßig gewissenhaft, skrupelhaft und rigide in Fragen von Moral, Ethik und Werten ▪ ist nicht in der Lage, verschlissene oder wertlose Dinge wegzuwerfen, selbst wenn sie nicht einmal Gefühlswert besitzen ▪ delegiert nur widerwillig Aufgaben an andere oder arbeitet nur ungern mit anderen zusammen ▪ ist geizig sich selbst und anderen gegenüber ▪ zeigt Rigidität und Halsstarrigkeit

tivität werden leicht über Vergnügungen und zwischenmenschliche Beziehungen gestellt.

zu erledigenden Tätigkeiten verlegt hat, ungewöhnlich lange nach dieser Liste suchen, statt sie kurz aus dem Gedächtnis erneut zu erstellen und dann seine Tätigkeit fortzusetzen. Die Zeit wird schlecht genutzt, die wichtigen Dinge werden bis zuletzt aufgehoben. Arbeit und Produktivität werden leicht über Vergnügungen und zwischenmenschliche Beziehungen gestellt. Häufig wird mit Logik und Vernunft argumentiert und affektives Verhalten anderer nicht toleriert. Auch Freizeittätigkeiten müssen exakt geplant und erarbeitet werden.

Aufgrund einer ausgeprägten **Unentschlossenheit** werden Entscheidungen immer wieder hinausgeschoben, meist als Ausdruck einer übertriebenen Furcht vor Fehlern. Personen mit dieser Störung sind häufig außerordentlich gewissenhaft und spielen gerne den „Moralapostel". Sie nehmen alles sehr genau, sowohl bei sich als auch bei anderen. Häufig treten depressive Verstimmungen und Zwangserkrankungen auf (Tab. **4.124**, s. S. 125 ff.).

Aufgrund einer ausgeprägten **Unentschlossenheit** werden Entscheidungen immer wieder hinausgeschoben und sind meist Ausdruck einer übertriebenen Furcht vor Fehlern. Das kann dazu führen, dass Aufträge und Vorhaben überhaupt nicht mehr erledigt werden können. Die Betroffenen sind häufig außerordentlich gewissenhaft und spielen gern den „Moralapostel". Sie nehmen sowohl bei sich als auch bei anderen alles sehr genau und zeigen nur selten offen ihre Gefühle. Da ihre alltäglichen Beziehungen konventionell, formal und ernst sind, vermitteln sie anderen Menschen häufig einen „steifen" Eindruck. Auf soziale Kritik, insbesondere wenn sie von höhergestellten oder Autoritätspersonen geäußert wird, reagieren sie ausgesprochen sensibel. Häufig treten depressive Verstimmungen auf (Tab. **4.124**). Bei anankastischen Persönlichkeitsstörungen zeigt sich eine vermehrte Häufigkeit des Auftretens von Zwangserkrankungen (s. S. 125 ff.), ohne dass ein stabiler Zusammenhang zwischen beiden Störungen anzunehmen wäre.

Ängstliche (vermeidende) Persönlichkeitsstörung

Ängstliche (vermeidende) Persönlichkeitsstörung

▶ **Synonym**

▶ **Synonym:** Selbstunsichere Persönlichkeitsstörung

▶ **Definition**

▶ **Definition:** Hauptmerkmal ist ein durchgängiges Muster von Anspannung und Besorgtheit, Angst vor negativer Beurteilung und Schüchternheit.

Die Betroffenen sind durch Kritik von anderen **übermäßig leicht verletzbar**. Soziale oder berufliche Aktivitäten, bei denen engere zwischenmenschliche Kontakte gefordert sind, werden meist vermieden. Potenzielle Probleme, Gefahren oder Risiken werden übertrieben. So wird beispielsweise eine Beförderung aus Angst vor höheren beruflichen Anforderungen abgelehnt (Tab. **4.125**).

Die Patienten sind durch Kritik von anderen **übermäßig leicht verletzbar**, schon das geringste Zeichen von Ablehnung zeigt bei ihnen verheerende Wirkung. Beziehungen zu anderen werden allenfalls dann aufgenommen, wenn ein unkritisches Akzeptiertwerden garantiert ist. Soziale oder berufliche Aktivitäten, bei denen engere zwischenmenschliche Kontakte gefordert sind, werden aufgrund der Persönlichkeitsstruktur meist vermieden. So kann beispielsweise eine eigentlich gewünschte Beförderung aus Angst vor höheren sozialen oder beruflichen Anforderungen abgelehnt werden. In Gesellschaft verhalten sich die Betroffenen zurückhaltend, aus Angst etwas Unpassendes oder Dummes

4.125 Symptomatik der ängstlichen Persönlichkeitsstörung (ICD-10) und der vermeidend selbstunsicheren Persönlichkeitsstörung (DSM-IV)

ICD-10	*DSM-IV*
▪ andauernde und umfassende Gefühle von Anspannung und Besorgtheit ▪ gewohnheitsmäßige Befangenheit und Gefühle von Unsicherheit und Minderwertigkeit ▪ andauernde Sehnsucht nach Zuneigung und Akzeptiertwerden ▪ Überempfindlichkeit gegenüber Zurückweisung und Kritik ▪ Weigerung zur Aufnahme von Beziehungen, solange der betreffenden Person nicht unkritisches Akzeptiertwerden garantiert ist; sehr eingeschränkte persönliche Bindungen ▪ gewohnheitsmäßige Neigung zur Überbetonung potenzieller Gefahren oder Risiken alltäglicher Situationen, bis zur Vermeidung bestimmter Aktivitäten, ohne das Ausmaß phobischer Vermeidung ▪ eingeschränkter Lebensstil wegen des Bedürfnisses nach Gewissheit und Sicherheit	▪ tief greifendes Muster von sozialer Gehemmtheit, Insuffizienzgefühl und Überempfindlichkeit gegenüber negativer Beurteilung ▪ vermeidet aus Angst vor Kritik, Missbilligung oder Zurückweisung berufliche Aktivitäten, die engere zwischenmenschliche Kontakte mit sich bringen ▪ lässt sich nur widerwillig mit Menschen ein, sofern er/sie sich nicht sicher ist, dass er/sie gemocht wird ▪ zeigt Zurückhaltung in intimen Beziehungen, aus Angst beschämt oder lächerlich gemacht zu werden ▪ ist stark davon eingenommen, in sozialen Situationen kritisiert oder abgelehnt zu werden ▪ ist aufgrund von Gefühlen der eigenen Unzulänglichkeit in neuen zwischenmenschlichen Situationen gehemmt ▪ hält sich für gesellschaftlich unbeholfen, persönlich unattraktiv oder anderen gegenüber unterlegen ▪ nimmt außergewöhnlich ungern persönliche Risiken auf sich oder irgendwelche neuen Unternehmungen in Angriff

zu sagen. Sie **befürchten**, vor anderen durch Erröten, Weinen oder durch Anzeichen von Angst **in Verlegenheit zu geraten.** Ihnen widerstrebt alles, was vom gewohnten Alltag abweicht. Potenzielle Probleme, Gefahren oder Risiken werden übertrieben und in der Folge dann meist auch vermieden. Intrapsychisch ist diese Störung häufig mit einer Depression sowie mit Angstsymptomen verbunden. Die Patienten erkennen dabei durchaus ihre eigene Unfähigkeit, soziale Beziehungen zu pflegen (Tab. **4.125**).

Abhängige (asthenische) Persönlichkeitsstörung

Abhängige (asthenische) Persönlichkeitsstörung

▶ **Synonym:** Dependente Persönlichkeitsstörung

◀ Synonym

▶ **Definition:** Hauptmerkmale sind eine Selbstwahrnehmung als hilflos und inkompetent sowie die Überlassung der Verantwortung für wichtige Bereiche des eigenen Lebens an andere.

◀ Definition

Die Betroffenen sind **kaum in der Lage**, eigene **Entscheidungen zu treffen.** Ihre Neigung, sogar wichtige Entscheidungen über ihr eigenes Leben oder ihre Zukunft anderen zu überlassen, kann Auswirkungen bis in die privatesten Bereiche haben. Sie fühlen sich beim Alleinsein meist sehr unbehaglich und entwickeln ausgeprägte **Ängste vor dem Verlassenwerden.** Um ein – oft nur befürchtetes – Verlassenwerden zu vermeiden, neigen sie dazu, ihre eigenen Bedürfnisse denen anderer Personen unterzuordnen und haben eine unverhältnismäßige **Nachgiebigkeit** gegenüber deren Wünschen. Bricht eine enge Beziehung dennoch auseinander, erleben sie ausgeprägte Hilflosigkeit und innere Zerstörtheit. Durch Kritik oder Ablehnung sind sie leicht verletzbar und neigen deshalb dazu, eigene Ansprüche, auch wenn sie berechtigt sind, anderen gegenüber möglichst nicht zu äußern. Eventuell übernehmen sie freiwillig Tätigkeiten, die für sie unangenehm oder sogar erniedrigend sind, nur um Zuneigung zu gewinnen (Tab. **4.126**).

Die Betroffenen sind **kaum in der Lage**, eigene **Entscheidungen zu treffen.** Sie fühlen sich meist beim Alleinsein sehr unbehaglich und entwickeln ausgeprägte **Ängste vor dem Verlassenwerden.** Es besteht eine unverhältnismäßige **Nachgiebigkeit** gegenüber den Wünschen anderer. Durch Kritik oder Ablehnung sind diese Personen leicht zu verletzen (Tab. **4.126**).

Häufig findet man eine Kombination mit anderen Persönlichkeitsstörungen (z. B. selbstunsichere oder schizotypische Persönlichkeitsstörung). Angststörungen und Depressionen kommen ebenfalls häufig gemeinsam mit dieser Persönlichkeitsstörung vor.

Häufig Kombination mit selbstunsicherer oder schizotypischer Persönlichkeitsstörung, Angst, Depression.

4.126 Symptomatik der abhängigen (asthenischen) Persönlichkeitsstörung (ICD-10) und der dependenten Persönlichkeitsstörung (DSM-IV)

ICD-10	DSM-IV
▪ Überlassung der Verantwortung für wichtige Bereiche des eigenen Lebens an andere ▪ Unterordnung eigener Bedürfnisse unter die anderer Personen, zu denen eine Abhängigkeit besteht und unverhältnismäßige Nachgiebigkeit gegenüber den Wünschen anderer ▪ mangelnde Bereitschaft zur Äußerung angemessener Ansprüche gegenüber Personen, zu denen eine Abhängigkeit besteht ▪ Selbstwahrnehmung als hilflos, inkompetent und schwach ▪ häufige Ängste vor Verlassenwerden und ständiges Bedürfnis, sich des Gegenteils zu versichern; beim Alleinsein sehr unbehagliche Gefühle ▪ Erleben von innerer Zerstörtheit und Hilflosigkeit bei der Beendigung einer engen Beziehung ▪ bei Missgeschick neigen diese Personen dazu, die Verantwortung anderen zuzuschieben	▪ tief greifendes und überstarkes Bedürfnis, versorgt zu werden, das zu unterwürfigem und anklammerndem Verhalten und Trennungsängsten führt ▪ hat Schwierigkeiten, alltägliche Entscheidungen zu treffen, ohne ausgiebig den Rat und die Bestätigung anderer einzuholen ▪ benötigt andere, damit diese die Verantwortung für seine/ihre wichtigsten Lebensbereiche übernehmen ▪ hat Schwierigkeiten, anderen Menschen gegenüber eine andere Meinung zu vertreten, aus Angst, Unterstützung und Zustimmung zu verlieren ▪ hat Schwierigkeiten, Unternehmungen selbst zu beginnen oder Dinge unabhängig durchzuführen ▪ macht alles Erdenkliche, um die Versorgung und Zuwendung anderer zu erhalten ▪ fühlt sich alleine unwohl oder hilflos aus übertriebener Angst, nicht für sich selbst sorgen zu können ▪ sucht dringend eine andere Beziehung als Quelle der Fürsorge und Unterstützung, wenn eine enge Beziehung endet ▪ ist in unrealistischer Weise von Ängsten eingenommen, verlassen zu werden und für sich selbst sorgen zu müssen

Weitere Formen von Persönlichkeitsstörungen

- Die **narzisstische Persönlichkeitsstörung** zeichnet sich durch ein durchgängiges Muster von „Großartigkeit" in Phantasie oder Verhalten, Überempfindlichkeit gegenüber der Einschätzung durch andere und Mangel an Einfühlungsvermögen aus. Das Selbstwertgefühl ist oft sehr instabil.
- Bei der **passiv-aggressiven Persönlichkeitsstörung** wird ein indirekter (passiver) Widerstand gegen Anforderungen an das eigene Verhalten geleistet. Der Widerstand drückt sich meist indirekt in Trödelei, Bockigkeit, absichtlich herbeigeführter Ineffizienz und „Vergesslichkeit" aus.
- **sensitive Persönlichkeitsstörung**
- **erregbare (explosible) Persönlichkeitsstörung**
- Die **hyperthyme Persönlichkeitsstörung** zeichnet sich durch fröhliche Grundstimmung, lebhaftes Temperament und ausgeprägte Aktivität aus. Auch eine depressive Verstimmung kann vorkommen (s. S. 89 ff.).

Weitere Formen von Persönlichkeitsstörungen

Neben den oben beschriebenen Formen werden häufig weitere Persönlichkeitsstörungen genannt und in der klinischen Praxis verwendet.

- Die **narzisstische Persönlichkeitsstörung** zeichnet sich durch ein durchgängiges Muster von „Großartigkeit" in Phantasie oder Verhalten, Überempfindlichkeit gegenüber der Einschätzung durch andere und Mangel an Einfühlungsvermögen aus. Menschen mit dieser Störung sind in überzogenem Maße von ihrer eigenen Bedeutung überzeugt. Sie übertreiben leicht ihre Fähigkeiten und Begabungen und erwarten, selbst ohne besondere Leistung als „etwas Besonderes" Beachtung zu finden. Das Selbstwertgefühl ist häufig sehr instabil und kann plötzlich in das Gefühl der absoluten Wertlosigkeit umschlagen. Durch dieses Verhalten sind die zwischenmenschlichen Beziehungen meist deutlich gestört.
- Bei der **passiv-aggressiven Persönlichkeitsstörung** wird ein indirekter (passiver) Widerstand gegen Anforderungen an das eigene Verhalten geleistet. Personen mit dieser Störung nehmen gewöhnlich alle Forderungen einer Steigerung oder Aufrechterhaltung ihrer Leistung übel und widersetzen sich diesen Forderungen. Am deutlichsten zeigt sich dies meist im Rahmen der beruflichen Tätigkeit. Der Widerstand drückt sich indirekt in Verzögerungsmanövern, Trödelei, Bockigkeit, absichtlich herbeigeführter Ineffizienz und „Vergesslichkeit" aus. Die Betroffenen werden mürrisch, reizbar oder streitsüchtig, wenn von ihnen etwas verlangt wird, was sie nicht tun möchten.
- Die **sensitive Persönlichkeitsstörung** umfasst sowohl Züge der ängstlichen als auch der abhängigen Persönlichkeitsstörung.
- Bei der **erregbaren (explosiblen) Persönlichkeitsstörung** stehen Jähzorn und Affektausbrüche ohne sinnvolles Verhältnis zum Anlass im Vordergrund. Affekte können nicht genügend verhalten bzw. verarbeitet werden, sie werden stattdessen kurzfristig und heftig entladen.
- Die **hyperthyme Persönlichkeitsstörung** zeichnet sich durch eine durchgängig fröhliche Grundstimmung, lebhaftes Temperament und ausgeprägte Aktivität aus. Aus dieser Einstellung kann eventuell rücksichtsloses und wenig einfühlsames Verhalten resultieren. Auch eine depressive Verstimmung kann vorkommen. Dieses Beschwerdebild geht heute weitgehend im Konzept der **Zyklothymia** auf (s. S. 89 ff.).

- Die früher gesondert beschriebene **depressive Persönlichkeitsstörung** wurde im ICD-10 durch den Begriff der **Dysthymia** weitgehend abgelöst (s S. 89).

Die folgenden Störungen gehören zwar nicht zu den Persönlichkeitsstörungen im engeren Sinne, weisen aber zu diesen eine Vielzahl von klinischen Überschneidungen auf.

- Die **artifizellen Störungen** bzw. vorgetäuschten Störungen (ICD-10: F68.1; DSM-IV: 300.16; 300.19) umfassen Krankheitsbilder mit körperlichen und/ oder psychischen Symptomen, die durch die Betroffenen selbst herbeigeführt, vorgetäuscht oder ernsthaft übertrieben werden. In ausgeprägten Fällen ziehen Patienten mit erfundenen oder inszenierten Beschwerden von einer Klinik in die nächste, immer bereit, sich auch aufwändigen diagnostischen oder therapeutischen Maßnahmen zu unterziehen **(„Münchhausen-Syndrom“)**. Von einer sog. **„Münchhausen-by-proxy-Störung“** spricht man, wenn der Schaden nicht der Person selbst, sondern einer nahe stehenden Person (z. B. einem Kind) zugefügt wird. Die Ursachen dieser Störungen sind in der Regel komplex, eine Reinszenierung realer früherer Traumata wird in psychodynamischen Konzepten diskutiert.
- Von zunehmender forensischer Bedeutung ist das sog. **Stalking**. Dieser Begriff entstammt der Jagdsprache und bedeutet wörtlich übersetzt etwa „sich anpirschen“ oder „anschleichen“. Man versteht darunter das dauerhafte Belästigen oder Bedrohen einer anderen Person, beispielsweise durch wiederholte Telefonanrufe, Brief- und e-mail-Kontakte oder durch Verfolgen und Auflauern bis hin zu körperlicher Gewalt. Opfer von Stalking sind häufig prominente Persönlichkeiten. Nicht selten sind aber auch Privatpersonen betroffen, die von früheren Beziehungspartnern, Bekannten oder Fremden verfolgt werden. Anhaltendes Stalking hat für die Betroffenen oft ernsthafte psychische Folgen, die die Form einer Posttraumatischen Belastungsstörung annehmen können.

- **Depressive Persönlichkeitsstörung** s. Dysthymia, S. 89.
- Bei den **artifiziellen oder vorgetäuschten Störungen** werden körperliche und/ oder psychische Symptome selbst herbeigeführt, vorgetäuscht oder übertrieben.
- Unter **Stalking** wird das dauerhafte Belästigen oder Bedrohen einer anderen Person verstanden. Häufig wird Stalking von früheren Beziehungspartnern begangen.

4.14.3 Diagnostik und Differenzialdiagnose

Diagnostik: Eine Persönlichkeitsstörung wird nur dann diagnostiziert, wenn
- die Symptome **nicht direkt auf eine Hirnschädigung** oder eine **andere psychiatrische Störung zurückzuführen** sind
- das abnorme Verhaltensmuster **andauernd**, tief greifend und in vielen persönlichen und sozialen Situationen eindeutig **unpassend** ist
- deutliches **subjektives Leiden** besteht, das manchmal jedoch erst im späteren Verlauf der Störung sichtbar wird
- deutliche **Einschränkungen der beruflichen und sozialen Leistungsfähigkeit** bestehen.

4.14.3 Diagnostik und Differenzialdiagnose

Diagnostik:
- Symptome sind nicht auf Hirnschädigung oder andere psychische Störung zurückzuführen
- andauerndes und unpassendes Verhaltensmuster
- subjektives Leiden
- Einschränkung der beruflichen und sozialen Leistungsfähigkeit.

▶ **Merke:** Die Abgrenzung von Persönlichkeitsstörungen gegenüber anderen psychischen Störungen ist oft schwierig. Bei der Diagnose ist deshalb zu beachten, dass Persönlichkeitsstörungen andere psychische Störungen in keiner Weise ausschließen und deshalb als zusätzliche diagnostische Kategorie benutzt werden sollen. Auch die Kombination unterschiedlicher Formen von Persönlichkeitsstörungen für einen Patienten ist möglich und im Interesse einer exakteren Beschreibung oft auch wünschenswert.

◀ **Merke**

Für die Diagnose müssen nicht sämtliche beschriebenen Kriterien, die lediglich die häufigsten und auffälligsten Verhaltensmuster einer Unterform beschreiben, in voller Ausprägung vorhanden sein. Bei der Diagnostik nach DSM-IV wird jeweils etwa die Hälfte (je nach Störungstyp) der angegebenen Kriterien für die Diagnosestellung gefordert.

Die Einschätzung muss auf möglichst allen verfügbaren Informationen beruhen, die sich aus der psychiatrischen Untersuchung ergeben. Dazu gehört in aller Regel auch die Erhebung einer **Fremdanamnese.** Gerade bei Persönlichkeitsstörungen ist es zudem von Bedeutung, kulturelle und landesspezifische Besonderheiten mit zu berücksichtigen.

Für die Diagnose müssen nicht sämtliche Kriterien einer Unterform vorhanden sein. Die Kriterien beschreiben lediglich die häufigsten und auffälligsten Störungsmuster.

Zur Diagnose gehört eine **Fremdanamnese.** Kulturelle Besonderheiten müssen berücksichtigt werden.

Zur Erfassung und Beschreibung von Persönlichkeitszügen werden unterschiedliche **psychologische Testverfahren** eingesetzt (s. S. 32 ff.).

Zur Erfassung und Beschreibung von Persönlichkeitszügen bzw. -störungen werden unterschiedliche **psychologische Testverfahren** eingesetzt. Dazu existiert heute eine Vielzahl von Testinstrumenten zur Selbst- und Fremdbeurteilung (s. S. 32 ff.). Viele dieser Testinstrumente beschreiben zwar die Ausprägung bestimmter Persönlichkeitseigenschaften, sind für die Diagnose von Persönlichkeitsstörungen jedoch oft nur sehr bedingt geeignet.

Dem **Freiburger Persönlichkeits-Inventar (FPI)** liegt ein mehrdimensionales Persönlichkeits-Konzept zu Grunde. Aus den Antworten auf 138 Selbstbeschreibungen wird ein Profil mit 12 verschiedenen psychischen Dimensionen erstellt (s. S. 36 Abb. **2.8**).

Ein im deutschsprachigen Raum häufiger eingesetzter Selbstbeurteilungsfragebogen ist das **Freiburger-Persönlichkeits-Inventar (FPI).** Diesem Test liegt ein multidimensionales Persönlichkeitskonzept zu Grunde. Insgesamt 138 allgemein formulierte Selbstbeschreibungen (z. B. „Ich pflege schnell und sicher zu handeln“, „Ich bin im Grunde ein eher ängstlicher Mensch“) sind vom Probanden ohne längeres Nachdenken alternativ mit „stimmt“ oder „stimmt nicht“ zu beantworten. Aus der Gesamtheit der Antworten wird dann ein Persönlichkeitsprofil, das 12 verschiedene Dimensionen umfasst (z. B. Soziale Orientierung, Aggressivität, Beanspruchung), erstellt. Die individuell errechneten Punktwerte („Rohwerte“) werden mit nach Alter und Geschlecht unterschiedlichen Standardpopulationen verglichen und in standardisierte Werte umgerechnet (s. S. 36, Abb. **2.8**).

Das **Minnesota Multiphasic Personality Inventory (MMPI)** ist aufwendiger (566 Items).

Ein weiterer international häufig eingesetzter Fragebogen ist das **Minnesota Multiphasic Personality Inventory (MMPI).** Mit 566 Items in der Langform und 221 Items in der Kurzform ist dieses Verfahren jedoch wesentlich aufwendiger als der FPI.

Weitere Fragebögen sind der 16-Persönlichkeitsfaktoren-Test (16 PF), der Münchener Persönlichkeits-Test (MPT), die Psychopathie-Checkliste (PCL) und der Gießen-Test (GT, auch für die Paardiagnostik).

Weitere häufig eingesetzte Testverfahren sind der 16-Persönlichkeitsfaktoren-Test (16 PF), der Münchener Persönlichkeitstest (MPT) und (insbesondere in der forensischen Psychiatrie) die Psychopathie-Checkliste (PCL).

Der Gießen-Test (GT) eignet sich zusätzlich auch für den Einsatz in der Partner-Diagnostik bzw. Paartherapie. Dabei beurteilt jeder Partner sich selbst und den anderen hinsichtlich der Dimensionen emotionale Befindlichkeit, Ich-Qualitäten, elementare Merkmale des sozialen Befindens, soziale Reaktionen und soziale Resonanz.

Durch den Einsatz **projektiver Testverfahren** sollen Persönlichkeitszüge, Einstellungen und Konflikte erfasst werden. Wichtige Methoden sind:
- Formdeuteversuch nach Rorschach
- Thematischer Apperzeptions-Test (TAT, Abb. **4.126**).

Kombiniert mit den genannten Verfahren können bei der Diagnose von Persönlichkeitsstörungen so genannte **projektive Testverfahren** eingesetzt werden. Beim **Formdeuteversuch nach Rorschach** sind zehn ein- bzw. mehrfarbige, sinnfreie „Klecksbilder“ vom Patienten zu deuten. Die formale, inhaltliche und Gestaltverarbeitung soll Rückschlüsse auf verschiedene Züge der Persönlichkeit ermöglichen. Beim **Thematischen Apperzeptions-Test (TAT)** soll der Patient zu einer Serie von Bildern mit dramatischem, aber nicht immer klar erkennbarem Inhalt jeweils eine Geschichte erzählen (Abb. **4.126**). Auf dem Wege der Identifikation mit der dargestellten Person sollen eigene Probleme, Einstellungen und Konflikte zur Sprache kommen.

Projektive Testverfahren sind aufwendiger und empirisch nicht gut untersucht. Sie spielen deshalb in der Routinediagnostik von Persönlichkeitsstörungen eine geringere Rolle.

Der Einsatz projektiver Testverfahren in der Diagnostik von Persönlichkeitsstörungen wurde in den letzten Jahren eher kontrovers diskutiert. Der Hauptgrund liegt in der geringeren empirischen Absicherung dieser Testverfahren, insbesondere hinsichtlich Validität und Reliabilität. Außerdem ist für den Einsatz und die Auswertung ein deutlich höherer Zeitaufwand zu kalkulieren als für standardisierte Selbstbeurteilungsfragebögen. Projektive Testverfahren spielen daher in der Routinediagnostik von Persönlichkeitsstörungen eine untergeordnete Rolle.

Differenzialdiagnose: Ausgeschlossen werden muss **praktisch jedes andere psychiatrische Krankheitsbild.** Diagnostisch wichtig ist auch der **Verlauf** (überdauerndes Verhaltensmuster). Persönlichkeitsstörungen sind **keine „Verdünnungsformen“ von Psychosen**, sondern eine **eigenständige Störungsform.**

Differenzialdiagnose: Ausgehend von der Komplexität der Persönlichkeitsstörungen muss **praktisch jedes andere psychiatrische Krankheitsbild** ausgeschlossen werden. **Neben der Symptomatik** ist **auch der Verlauf** der Störung zu berücksichtigen. Persönlichkeitsstörungen stellen in der Regel überdauernde Verhaltensmuster dar, während z. B. psychotische Störungen meist phasenhaft verlaufen. Anhaltende und eindeutig diagnostizierbare psychotische Symptome, wie Wahnphänomene und halluzinatorische Erlebnisse, finden sich nur bei Psychosen, nicht bei Persönlichkeitsstörungen. Persönlichkeitsstörungen stellen trotz oft leicht zu missdeutender Bezeichnungen (wie paranoide Persönlichkeit oder schizotypische Persönlichkeitsstörung) **keine „Verdünnungsformen“ von Psychosen** dar, sondern eine **eigenständige Störungsform.**

4.126 Abbildungsvorlage in Anlehnung an den Thematischen Apperzeptions-Test (TAT)

4.126

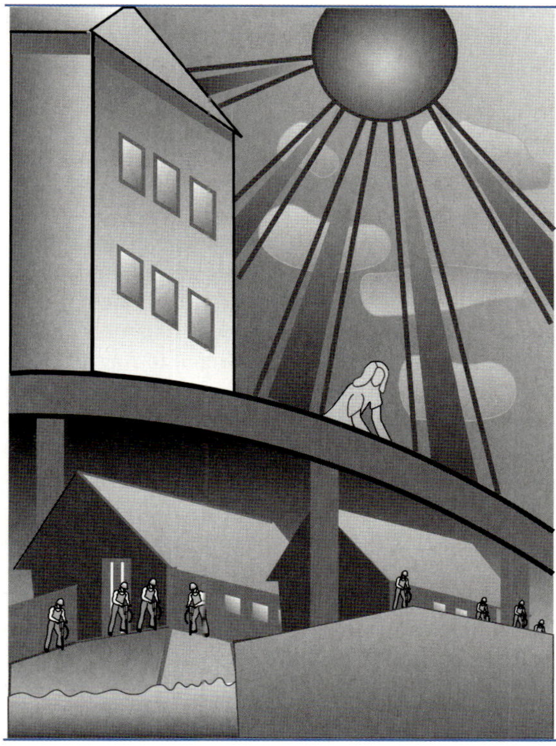

In der Beschreibung eines ähnlichen Bildes sprechen die einen Patienten evtl. direkt von Suizidabsichten der dargestellten Person auf der Brücke. Andere Patienten äußern dagegen z. B.: „Typisch, Lady sonnt sich, und die Männer müssen schuften ...".

Veränderungen der Persönlichkeit, die Folgen anderer psychischer Erkrankungen oder massiver traumatisierender Erlebnisse sind, werden nicht als Persönlichkeitsstörungen, sondern als **Persönlichkeitsänderungen** bezeichnet (z. B. andauernde Persönlichkeitsänderung nach Extrembelastung, s. S. 236 ff.).

Persönlichkeitsänderungen sind Folgen anderer psychischer Erkrankungen oder massiver traumatisierender Erlebnisse (z. B. nach Extrembelastung, s. S. 236 ff.).

4.14.4 Therapie

Die Therapie von Persönlichkeitsstörungen ist meist schwierig und langwierig und erfordert auf Seiten des Therapeuten ausreichend Erfahrung. Im Vordergrund stehen **psychotherapeutische** und **soziotherapeutische** Verfahren. Neben den schon länger bestehenden tiefenpsychologischen Ansätzen wurden in der letzten Zeit auch verhaltenstherapeutisch orientierte Programme für die Therapie einzelner Formen von Persönlichkeitsstörungen entwickelt.

4.14.4 Therapie

Bei der Therapie von Persönlichkeitsstörungen werden hauptsächlich **psychotherapeutische** und **soziotherapeutische** Verfahren eingesetzt.

▶ **Merke:** Bei Persönlichkeitsstörungen ist das Ziel der Therapie meist keine „Heilung", sondern eine längerfristige und möglichst tragfähige Kompensation der bestehenden Auffälligkeiten und Einschränkungen.

◀ **Merke**

Grundsätzliche Voraussetzungen für jede Therapie ist die **Motivation** des Patienten sein Verhalten zu ändern. Dies ist allerdings bei Persönlichkeitsstörungen nicht immer der Fall. Voraussetzung für das Aufsuchen einer Therapie ist oft ein starker subjektiver Leidensdruck. Häufig kommen die Patienten jedoch nicht auf eigene Veranlassung, sondern aufgrund drohender sozialer Konsequenzen (z. B. Trennungsabsicht des Partners).

Die **Motivation** des Patienten ist eine wesentliche Voraussetzung für den Erfolg der Therapie. Diese ist jedoch häufig nicht ausreichend gesichert.

Bei jeder Form psychotherapeutischer Intervention ist der Aufbau einer **tragfähigen therapeutischen Beziehung** zwischen Patient und Therapeut eine vordringliche Aufgabe. Aus den oben dargestellten Besonderheiten von Persönlichkeitsstörungen lässt sich allerdings ableiten, dass der Aufbau bzw. das Beibehal-

Als erster Schritt muss eine **tragfähige therapeutische Beziehung** aufgebaut werden.

Besonders die Verbesserung der psychosozialen Kompetenz, Strukturierung des psychosozialen Umfeldes, Bearbeitung dysfunktionaler Ziele und Verhaltensmuster und Generalisierung des Erlernten im Umfeld sind wichtig.

Psychopharmaka werden meist nur unterstützend oder bei komorbiden Erkrankungen eingesetzt. Bei zusätzlich auftretenden Angst-Störungen und bei depressiven Störungen müssen oft Antidepressiva eingesetzt werden.

Serotonerge Psychopharmaka können bei aggressivem und bei gewalttätigem Verhalten hilfreich sein.

ten einer solchen Beziehung für viele Patienten bereits ein kaum überwindbares Hindernis darstellt. In diesem Fall wird die Therapie oft nach kurzer Zeit abgebrochen.

Weitgehend unabhängig von der speziellen Form der psychotherapeutischen Behandlung sind in der Therapie von Persönlichkeitsstörungen folgende Ziele wichtig:

- Verbesserung der psychosozialen Kompetenz
- Strukturierung des psychosozialen Umfeldes
- Bearbeitung dysfunktionaler Ziele und Verhaltensmuster
- Generalisierung des Erlernten im sozialen Umfeld.

Der Einsatz von **Psychopharmaka** ist bisher noch nicht ausreichend untersucht. Ihrem Einsatz kommt meist nur eine unterstützende Bedeutung zu. In der Therapie komorbider psychiatrischer Störungen ist die psychopharmakologische Therapie jedoch häufig unverzichtbar. Dies gilt insbesondere für den Einsatz von Antidepressiva in der Behandlung depressiver Störungen und Angststörungen. Auch der Einsatz von Neuroleptika zur Verminderung psychischer Anspannung kann erwogen werden. Es ist allerdings davon auszugehen, dass die Therapieerfolge in der pharmakologischen Behandlung depressiver Syndrome bei Persönlichkeitsstörungen geringer sind als es bei anderen depressiven Syndromen der Fall ist.

Serotonerge Psychopharmaka können auch in der Therapie von aggressivem bzw. gewalttätigem Verhalten, z. B. im Rahmen dissozialer Persönlichkeitsstörungen, eingesetzt werden. Theoretische Grundlage sind Hypothesen, nach denen der Neurotransmitter Serotonin bei der Impulskontrolle eine relevante Rolle spielen soll. Auch Carbamazepin sowie Lithium wird eine stabilisierende Wirkung in diesem Zusammenhang zugesprochen.

4.14.5 Verlauf

Typisch sind ein **Beginn in der Kindheit oder Jugend** sowie die **Manifestation auf Dauer** im Erwachsenenalter. Trotz der weitgehenden Stabilität der Persönlichkeitsmerkmale werden Schwankungen im subjektiven Leiden oder an den Folgen beobachtet.

4.14.5 Verlauf

Typisch für Persönlichkeitsstörungen sind der **Beginn der Problematik in der Kindheit oder Jugend** sowie die **Manifestation auf Dauer** im Erwachsenenalter. In der alltäglichen klinischen Praxis kann der Beginn jedoch häufig nicht exakt festgelegt werden. Der weitere Verlauf ist in der Regel durch eine weitgehend stabile Symptomatik über Jahrzehnte hinweg gekennzeichnet. Dies schließt Schwankungen im subjektiven Leiden oder an den Folgen der Störung, die von besonderer Bedeutung sind, nicht aus.

▶ Merke

▶ **Merke:** Da bei allen Persönlichkeitsstörungen die zwischenmenschlichen Beziehungen meist gravierend beeinträchtigt sind, kommt es zu deutlichen Leistungseinbußen im privaten, sozialen und beruflichen Bereich.

Leistungseinbußen machen sich nicht immer frühzeitig bemerkbar, sondern manifestieren sich eventuell erst nach einem längeren Zeitraum.

Im höheren Lebensalter nehmen in aller Regel die subjektive Beeinträchtigung und das Ausmaß der Störung ab.

Ein häufiges Merkmal ist der **Missbrauch psychotroper Substanzen** (Alkohol, Drogen).

Etwa 1/3 der Patienten haben einen günstigen, 1/3 einen partiell günstigen und 1/3 einen ungünstigen **Langzeitverlauf** mit stark eingeschränkter sozialer Anpassung.

Diese Leistungseinbußen machen sich nicht immer frühzeitig bemerkbar, sondern manifestieren sich eventuell erst nach einem längeren Zeitraum. So kann z. B. ein Patient mit einer ängstlichen (vermeidenden) Persönlichkeitsstörung auf einem niedrigen Level von Anforderungen durchaus eine ausreichende Leistungsfähigkeit zeigen. Bei Zunahme der Verantwortung im privaten oder sozialen Bereich treten die Auffälligkeiten jedoch oft stärker in den Vordergrund. Im höheren Lebensalter nehmen dann in aller Regel die subjektive Beeinträchtigung und das Ausmaß der Störung wieder ab. Bei Personen mit einer dissozialen/antisozialen Persönlichkeitsstörung lassen die auffälligen und oft kriminellen Handlungen eventuell bereits ab dem 30. Lebensjahr nach.

Ein auch im klinischen Alltag häufig zu beobachtendes Merkmal von Persönlichkeitsstörungen ist der **Missbrauch psychotroper Substanzen** (Alkohol, Drogen, Medikamente).

Langzeituntersuchungen haben gezeigt, dass etwa ein Drittel der Patienten einen eher günstigen Verlauf mit erhaltener Berufstätigkeit aufweist. Bei einem weiteren Drittel finden sich Lebensläufe mit kompromisshafter Bewältigung der Anforderungen und eventuell partieller Berufstätigkeit. Das letzte

Drittel der Patienten zeigt im **Langzeitverlauf** jedoch einen ungünstigen Verlauf mit stark eingeschränkter sozialer Anpassung. Borderline-Persönlichkeitsstörungen sowie histrionische Persönlichkeitsstörungen neigen eher zu einem ungünstigen Verlauf, wenn keine gezielte therapeutische Beeinflussung stattfindet. Grundsätzlich ist zu berücksichtigen, dass bei den meisten Persönlichkeitsstörungen die suizidale Gefährdung deutlich erhöht ist.

4.14.6 Komorbidität

Bei Persönlichkeitsstörungen muss grundsätzlich besonders auf das Vorliegen zusätzlicher psychischer Störungen geachtet werden. Es kann davon ausgegangen werden, dass etwa ⅔ der Patienten mit Persönlichkeitsstörungen auch eine weitere (Achse I-) psychische Störung haben. Dabei ist es oft nicht leicht zu entscheiden, welche der gleichzeitig vorhandenen Störungen klinisch als primäre Diagnose anzusehen ist. Angststörungen treten in einem hohen Prozentsatz gemeinsam mit dependenten und zwanghaften Persönlichkeitsstörungen auf (s. S. 349 ff.). Bei Borderline- und histrionischen Persönlichkeitsstörungen ergibt sich häufig eine Komorbidität mit depressiven Störungen (s. S. 82 ff.). Von großer Bedeutung sind in diesem Zusammenhang auch Essstörungen (s. S. 268 ff.) und Abhängigkeitserkrankungen (v. a. Alkohol- und Medikamentenabhängigkeit, s. S. 306 ff.).

4.14.6 Komorbidität

Etwa ⅔ der Patienten mit Persönlichkeitsstörungen weisen zusätzlich auch eine weitere psychische Störung auf. Die häufigsten komorbiden Erkrankungen sind:
- Angststörungen
- depressive Störungen
- Essstörungen
- Abhängigkeitserkrankungen.

Es ist klinisch oft schwierig zu entscheiden, welche Störung die jeweils primäre ist.

4.15 Abnorme Gewohnheiten und Störungen der Impulskontrolle

4.15.1 Allgemeines

▶ Definition

4.15 Abnorme Gewohnheiten und Störungen der Impulskontrolle

4.15.1 Allgemeines

▶ **Definition:** Das gemeinsame Merkmal dieser Störungen ist das wiederholte, vollständige oder teilweise **Versagen der (willentlichen) Beherrschung eines Wunsches oder Antriebs (Impuls).** Durch das daraus resultierende Verhalten kommt es meist zur Schädigung der eigenen oder anderer Personen. Die wichtigsten Formen sind das **pathologische Stehlen** (Kleptomanie), die **pathologische Brandstiftung** (Pyromanie) und das **pathologische Spielen.** Diese Erkrankungen weisen große Überschneidungen zu den nichtstoffgebundenen Abhängigkeiten auf.

Die wichtigsten Störungen werden in den modernen Diagnosesystemen in einer eigenen diagnostischen Kategorie zusammengefasst.

▶ Merke

▶ **Merke:** Die Störung bzw. der Verlust der Impulskontrolle ist jedoch nicht in jedem Fall eine eigenständige psychische Störung, sondern kommt als Symptom auch bei anderen psychiatrischen Erkrankungen vor.

Wichtig sind folgende Kriterien:
- Schädlichkeit der Handlung
- Spannung und Erregung vor der Handlung
- Befriedigung und Erleichterung während der Handlung
- evtl. Selbstvorwürfe nach der Handlung.

Folgende Kriterien sind neben dem Verlust der Impulskontrolle für die Diagnose einer Störung der Impulskontrolle wichtig:
- die Handlung ist für die eigene Person oder für andere schädlich
- vor Durchführung der Handlung tritt ein zunehmendes Gefühl von Spannung oder Erregung auf
- während der Durchführung der Handlung wird Vergnügen, Befriedigung oder Erleichterung empfunden
- unmittelbar nach der Handlung können (müssen aber nicht) echte Reue, Selbstvorwürfe oder Schuldgefühle auftreten.

Historisches: Die Bezeichnungen „Kleptomanie“ und „Pyromanie“ gehen auf das Konzept der sog. (instinktiven) **Monomanien** zurück. Diesem Konzept lag die Vorstellung zugrunde, dass die Psyche nur in einem Punkt krankhaft verändert sei, während Urteilsvermögen und affektive (gefühlsmäßige) Schwingungsfähigkeit erhalten bleiben.

Historisches: Die heute noch gebräuchlichen Bezeichnungen für einzelne Störungen der Impulskontrolle (Kleptomanie, Pyromanie) gehen auf das Konzept der sogenannten (instinktiven) **Monomanien** zurück, das besonders in der französischen Psychiatrie des vorletzten Jahrhunderts vertreten wurde. Dieser Bezeichnung lag die Vorstellung zugrunde, dass die Psyche nur in einem Punkt krankhaft verändert sei, während Urteilsvermögen und affektive (gefühlsmäßige) Schwingungsfähigkeit ansonsten erhalten bleiben. Zeitweise wurden über 100 verschiedene Formen von Monomanien beschrieben. Anklänge an diesen Begriff finden sich noch heute in der umgangssprachlichen Verwendung, wonach eine etwas übertriebene Leidenschaft für einen bestimmten Gegenstand oder seltsame Gewohnheiten als „Manie“ bezeichnet werden.

▶ Merke

▶ **Merke:** Die hier beschriebenen Störungen dürfen trotz ähnlicher Bezeichnung nicht mit einem **manischen Syndrom („Manie“)** im Rahmen affektiver Störungen verwechselt werden.

Epidemiologie:

Die Häufigkeit **des pathologischen Stehlens** ist nicht sicher bekannt (weniger als 5 % der Personen, die wegen eines Ladendiebstahls angezeigt werden, weisen eine Kleptomanie auf). Frauen sind häufiger betroffen als Männer. Die Störung beginnt meist in der Jugend.

Epidemiologie: Bezüglich der Ätiologie, der Häufigkeit und der Folgen existieren gravierende Unterschiede.
Die Häufigkeit **des pathologischen Stehlens** ist nicht sicher bekannt. Es ist jedoch davon auszugehen, dass bei weniger als 5 % der Personen, die z. B. wegen Ladendiebstahl angezeigt werden, eine entsprechende Vorgeschichte besteht. In einigen Fällen wird durch die Betroffenen auch versucht, die Umstände eines Diebstahls so darzustellen, dass die Kriterien einer Kleptomanie erfüllt werden, meist um entsprechende forensische Konsequenzen zu ver-

meiden. Frauen sind insgesamt häufiger betroffen als Männer. Die Störung beginnt meist in der Jugend.

Die **pathologische Brandstiftung** ist auf die Allgemeinbevölkerung bezogen zwar eine seltene Störung, unter Brandstiftern ist sie jedoch relativ häufig zu finden. In einer groß angelegten Studie aus den USA fanden sich unter 1145 erwachsenen männlichen Brandstiftern 39 % mit einer Pyromanie. Bei Frauen wird diese Störung kaum einmal diagnostiziert.

Die pathologische Brandstiftung ist auf die Allgemeinbevölkerung bezogen zwar eine seltene Störung, unter Brandstiftern ist sie hingegen relativ häufig zu finden.

Die Häufigkeit des **pathologischen Spielens** scheint deutlich höher zu sein als die der anderen Störungen der Impulskontrolle. Größere Studien nehmen eine Häufigkeit zwischen 1 und 3 % in der Erwachsenenpopulation an. Unter den Arten des Glücksspieles steht das Spielen am Geldspielautomat bei weitem im Vordergrund: mehr als 90 % der Patienten geben diese Glücksspielart allein oder in Kombination an. Der Häufigkeit nach folgen Kasino-Spiele (19 %), Karten- und Würfelspiele (12 %), Lotto-Varianten (8 %) und Geldwetten (4 %). Bei Männern wird die Diagnose häufiger als bei Frauen gestellt. Die Störung beginnt bei Männern gewöhnlich in der Adoleszenz, bei Frauen später.

Die Häufigkeit des **pathologischen Spielens** wird mit 1–3 % angegeben. Das Spielen am Geldautomaten ist die häufigste Form des Glücksspiels (> 90 %), gefolgt von Kasino-Spielen mit 19 %. Männer sind häufiger betroffen als Frauen.

Die Zahl der behandlungbedürftigen **Glücksspieler** dürfte in Deutschland bei ca. 100 000 liegen; in den USA wird die Häufigkeit der pathologischen Spieler mit 1–3 % angegeben. Es wird geschätzt, dass in Deutschland jährlich mehr als 20 Milliarden Euro für Glücksspiel ausgegeben werden.

Mindestens 100 000 behandlungsbedürftige **Glücksspieler** leben in Deutschland.

Ätiopathogenese: Die Ursache des **pathologischen Stehlens** ist nicht bekannt. Psychodynamische Entstehungsbedingungen in der ödipalen Phase werden diskutiert. Eine ursächliche Bedeutung wird auch psychosozialem Stress, Liebesentzug und histrionischen Persönlichkeitszügen (s. S. 361 ff.) zugeschrieben.

Ätiopathogenese: Die Ursache des **pathologischen Stehlens** ist nicht bekannt.

Spezielle ätiologische Hypothesen, die **pyromanes Verhalten** schlüssig erklären könnten, fehlen bisher.

Die Ätiologie der **Pyromanie** ist ebenfalls unklar.

Zur Entstehung des **pathologischen Spielens** gibt es Theorien aus den unterschiedlichsten Bereichen (tiefenpsychologisch, lerntheoretisch, neurobiologisch). Keine kann jedoch eine vollständige Erklärung für dieses Verhalten geben, sodass eine komplexe Genese anzunehmen ist. Interessant erscheinen Hinweise darauf, dass unter den Patienten häufig solche mit **affektiven Störungen** (s. S. 73 ff.) zu finden sind. In der Verwandtschaft treten offensichtlich gehäuft Alkohol- oder Drogenabhängigkeiten auf.

Die Ursachen des **pathologischen Spielens** sind komplex. Häufig finden sich gleichzeitig auch **affektive Störungen** (s. S. 73 ff.).

4.15.2 Symptomatik und klinische Subtypen

Pathologisches Stehlen (Kleptomanie)

▶ **Definition:** Dem Impuls Dinge zu stehlen, die nicht dem persönlichen Gebrauch oder der Bereicherung dienen, kann nicht widerstanden werden. Die Gegenstände werden häufig weggeworfen, weggegeben oder gehortet.

◀ **Definition**

4.127 Symptomatik des pathologischen Stehlens nach ICD-10 und DSM-IV

ICD-10	*DSM-IV*
▪ Die betroffene Person kann Impulsen nicht widerstehen, Dinge zu stehlen, die nicht dem persönlichen Gebrauch oder der Bereicherung dienen. Die Gegenstände werden häufig weggeworfen, weggegeben oder gehortet ▪ steigende Spannung vor der Handlung und ein Gefühl der Befriedigung während und sofort nach der Tat ▪ der Diebstahl wird alleine und ohne Komplizen durchgeführt ▪ Die Betroffenen können Angst, Verzagtheit und Schuldgefühle zwischen den einzelnen Diebstählen zeigen, aber das verhindert den Rückfall nicht.	▪ wiederholtes Versagen, Impulsen zum Stehlen von Gegenständen zu widerstehen, die weder zum persönlichen Gebrauch noch wegen ihres Geldwerts benötigt werden ▪ zunehmendes Gefühl von Spannung unmittelbar vor Begehen des Diebstahls ▪ Vergnügen, Befriedigung oder Entspannung beim Begehen des Diebstahls ▪ Das Stehlen wird nicht begangen, um Wut oder Rache auszudrücken und erfolgt nicht als Reaktion auf Wahnphänomene oder Halluzinationen.

Die Betroffenen beschreiben gewöhnlich eine steigende Spannung vor der Handlung und ein Gefühl der Befriedigung während und sofort nach der Tat. Dazwischen kann es zu Angst, Verzagtheit oder Schuldgefühlen kommen (Tab. **4.127**).

Die Betroffenen beschreiben gewöhnlich eine steigende Spannung vor der Handlung und ein Gefühl der Befriedigung während und sofort nach der Tat. Im Allgemeinen wird versucht, die Tat zu verbergen, dies geschieht aber oft nicht sehr konsequent. Der Diebstahl wird alleine und ohne Komplizen durchgeführt. Zwischen den einzelnen Diebstahlsdelikten kann es zu Angst, Verzagtheit oder Schuldgefühlen kommen, wodurch jedoch die Wiederholung in der Regel nicht verhindert wird (Tab. **4.127**).

▶ **Klinischer Fall.** Ein 44-jähriger verheirateter Bauklempner wurde wegen eines Diebstahls angezeigt. Er hatte in einem großen Kaufhaus Bücher gestohlen und gegenüber dem Kaufhausdetektiv behauptet, er sei „in Gedanken gewesen" und habe das Bezahlen vergessen. Bei der polizeilichen Vernehmung überraschte der bis dahin dreimal wegen Diebstahls geringwertiger Sachen in Erscheinung getretene Patient die Beamten mit einer Lebensbeichte und berichtete, seit dem 23. Lebensjahr unter einem unwiderstehlichen Drang zu leiden, der ihn zum Stehlen veranlasse. Bei der mit seinem Einverständnis durchgeführten Hausdurchsuchung wurden in den Kellerräumen ca. 1100 Bücher sichergestellt, daneben zahlreiche Teile einer Modelleisenbahn, Elektrowerkzeuge und Autozubehör. Alle Gegenstände waren originalverpackt, offensichtlich unbenutzt und akkurat in Regalen gelagert. In den meisten Fällen hatte der Patient mehrere identische Exemplare eines Gegenstandes, beispielsweise sieben Kochbücher eines Titels. Im Zusammenhang mit seinem Geständnis erklärte er, nunmehr froh zu sein, dass die Sache ausgestanden sei, er fühle sich wie neu geboren [...]

Für die Waren habe er keine Verwendung, selbst die als Gebrauchsgüter geeigneten Elektrowerkzeuge habe er nicht aus der Verpackung genommen. Er verfüge über ein Familieneinkommen (4200 DM netto), das ausreichend sei, sich alle wesentlichen Wünsche zu erfüllen. Der Drang sei über die Jahre immer intensiver geworden. Es handele sich um Gedanken, stehlen zu müssen, gegen die er sich nicht wehren könne. Er fühle sich in unregelmäßigen Abständen von Warenhäusern oder Geschäften, wo Bücher, Werkzeuge oder Eisenbahnteile zu kaufen seien, wie durch einen Magneten angezogen. Es beherrsche ihn ein eigenartiges Spannungsgefühl, er habe Schweißausbrüche und Unruhezustände. In manchen Fällen habe er die Diebstähle unter Aufbietung aller Kräfte vermeiden können, aber leider nie mit dauerndem Erfolg. Wenn es zum Diebstahl gekommen sei, habe die Spannung nachgelassen, er habe sich zufrieden gefühlt, danach habe er sich geschämt, und er sei sich minderwertig vorgekommen. Die gestohlenen Gegenstände habe er im Keller seines Hauses eingeschlossen und nie mehr in die Hände genommen.

Zur **Biografie** konnte fremd- und eigenanamnestisch in Erfahrung gebracht werden, dass er mit drei älteren Geschwistern aufgewachsen war. Seinen Vater, der im Krieg fiel, hat er nie kennen gelernt. Die Mutter soll „nervenleidend" gewesen sein. Sie war wegen ihrer Erkrankung offensichtlich nicht in der Lage, die Erziehungsaufgaben zu bewältigen, und starb in einer Nervenheilanstalt, als der Patient neun Jahre war. Zuvor hatte ein älterer Bruder die Verantwortung für die Führung der Familie übernommen. Der Patient sprach von der schlimmsten Zeit seines Lebens. Er soll ständig geprügelt und stundenlang im Keller eingeschlossen worden sein. Bei seinen Angehörigen galt er als faul, verstockt und renitent. Er schwänzte die Schule und machte keine Hausaufgaben. Um den Misshandlungen zu entgehen, flüchtete er zu seiner Schwester, die ihn nicht aufnehmen konnte, weil sie berufstätig war. Schließlich veranlasste das Jugendamt seine Heimunterbringung. Er empfand dies als Erlösung und legte im Heim schnell die zuvor beobachteten Verhaltensauffälligkeiten ab. Im Alter von 11 Jahren kam er zu einer Pflegefamilie auf einen Bauernhof. Während ihn der Pflegevater besser als jeder Vater behandelt haben soll, sei die Pflegemutter unbeschreiblich gewesen. Sie habe seine Bemühungen um Zuneigung und Akzeptanz beständig abgewiesen und keine Gelegenheit ausgelassen, ihn zu ducken. In der Schule waren seine Leistungen gut. Nach dem Volksschulabschluss nahm ihn seine inzwischen verheiratete Schwester in ihre Familie auf. Den Abschied vom außerordentlich verehrten Pflegevater erlebte er höchst leidvoll. Immer wieder hob er hervor, dass dieser ihm die Liebe für die wichtigen Dinge des Lebens (u. a. Bücher und Werkzeuge) beigebracht habe.

Er absolvierte erfolgreich eine Lehre als Bauschlosser, arbeitete in seinem erlernten Beruf und überließ seiner Schwester sein gesamtes Einkommen. Das anfänglich gute Einvernehmen mit der Schwester fand ein Ende, als diese das Elternhaus im Zuge der Auflösung der Erbengemeinschaft erhielt und danach versucht haben soll, ihn aus dem Hause zu drängen. In jener Zeit verspürte er erstmals den Drang, Bücher und Werkzeuge zu stehlen. Mit 24 Jahren heiratete er. In der Familie seiner Frau glaubte er zunächst die bisher vermisste Anerkennung und Geborgenheit zu finden. Wenig später überwarf er sich mit den Schwiegereltern. Er beschuldigte sie, gegen ihn eine Hetzkampagne zu führen und ihn sowie seine Ehefrau auszunutzen.

Nach neun Jahren Ehe wurde ein Sohn geboren, den er manchmal „beneidet", weil er eine liebevolle Mutter hat, die er selbst nie gehabt habe. Als er 40 Jahre alt geworden war, kaufte er ein Haus, die Tilgung belastete den Familienhaushalt nicht wesentlich.

Er wiederholte betont, dass er immer nur für seine Familie gelebt und auf eigenes Glück verzichtet habe. Er vertrat die Meinung, dass es zwischen seinem Hass auf manche Menschen, dem in der Kindheit erlittenen Unrecht und seinen Diebstählen einen inneren Zusammenhang geben müsse.

Psychopathologisch fielen der übertriebene Gefühlsausdruck und eine Neigung zu dramatischen Schilderungen auf, die verbunden waren mit einer oberflächlichen Affektivität. Besonders deutlich wurde dies bei der Schilderung seiner schwankenden Gefühle gegenüber Personen seiner Umgebung, wobei sich Idealisierungen und schroffe Ablehnung abwechselten. Es war dem Patienten nicht möglich, die Dinge mit Abstand unter dem Gesichtspunkt der Bedürfnisse anderer Menschen zu betrachten. Er war ständig mit sich selbst beschäftigt, reagierte selbst auf maßvolle Kritik gekränkt und drückte ein lebhaftes Verlangen nach Anerkennung und Aufmerksamkeit aus. Vielfach überließ er sich sentimentalen, von Selbstmitleid geprägten Gefühlen. Bei diesem Patienten wurde neben der **Diagnose** des **pathologischen Stehlens (Kleptomanie)** auch die Diagnose einer **histrionischen Persönlichkeitsstörung** gestellt (gekürzt zitiert nach Fallbuch Psychiatrie. Kasuistiken zum Kapitel V [F] der ICD-10. *Freyberger* und *Dilling*, 1993).

Pathologische Brandstiftung (Pyromanie)

▶ **Definition**

Pathologische Brandstiftung (Pyromanie)

▶ **Definition:** Krankhafte Störung, bei der wiederholt vorsätzlich Feuer gelegt wird. Die Patienten sind in der Regel von Feuer und damit zusammenhängenden Situationen stark fasziniert.

4.128 Symptomatik der pathologischen Brandstiftung nach ICD-10 und DSM-IV

ICD-10	*DSM-IV*
▪ wiederholte Brandstiftung ohne erkennbare Motive wie materieller Gewinn, Rache oder politischer Extremismus ▪ starkes Interesse an der Beobachtung von Feuer ▪ Gefühle wachsender Spannung vor der Handlung und starker Erregung sofort nach ihrer Ausführung	▪ gewolltes und absichtsvolles Feuerlegen bei mehr als einer Gelegenheit ▪ Faszination, Interesse, Neugier und Anziehung im Hinblick auf Feuer und damit zusammenhängende Situationen ▪ Spannungsgefühl oder affektive Erregung vor der Handlung ▪ Vergnügen, Befriedigung oder Entspannung beim Feuerlegen, beim Zuschauen oder beim Beteiligtsein an den Folgen

Die Brandstiftung erfolgt nicht aus Wut, Rache oder um bestimmte Ziele durchzusetzen. Das Legen von Feuer ist mit einer intensiven Spannung oder Erregung, teilweise mit Vergnügen und Befriedigung verbunden. Obgleich das Feuerlegen aus der Unfähigkeit resultiert, einem Impuls zu widerstehen, können dem Feuerlegen dennoch eventuell sogar umfangreiche Vorbereitungen vorangehen. Personen mit dieser Störung werden häufig als regelmäßige „Beobachter" angetroffen, wenn es in ihrer Nachbarschaft brennt. Oft geben sie falschen Alarm oder zeigen auffälliges Interesse an der Feuerbekämpfung. Die **Faszination an allem, was mit Feuer zu tun hat**, kann einige Betroffene sogar dazu bringen im Rahmen der Freiwilligen Feuerwehr tätig zu sein. Den Folgen, die aus ihrer Brandstiftung für das Leben oder den Besitz anderer Menschen resultieren können, stehen sie oft gleichgültig gegenüber (Tab. **4.128**).

Das Legen von Feuer ist mit einer intensiven Spannung oder Erregung und teilweise mit Vergnügen und Befriedigung verbunden. Die Betroffenen zeigen eine **Faszination an allem, was mit Feuer zu tun hat**. Den Folgen der Brandstiftung stehen sie oft gleichgültig gegenüber (Tab. **4.128**).

Die Störung beginnt gewöhnlich in der Kindheit und verläuft periodisch mit Exazerbationen meist während Krisensituationen. Prägend für den Verlauf der Störung sind meist die oft sehr **eingreifenden juristischen Folgen** mit langjähriger Inhaftierung und eventuell dauerhafter psychiatrischer Unterbringung.

Die Störung beginnt gewöhnlich in der Kindheit und verläuft periodisch mit Exazerbationen meist während Krisensituationen.

Pathologisches Spielen

Pathologisches Spielen

▶ **Synonym:** Spielsucht, pathologisches Glücksspiel

◀ Synonym

▶ **Definition:** Hauptmerkmal ist eine chronische Unfähigkeit, der Versuchung zu Glücksspiel und anderem Spielverhalten zu widerstehen.

◀ Definition

Die Triebfeder zum Spielen ist nicht der Wunsch nach Freizeitgestaltung, Kommunikation mit anderen oder die Chance eines finanziellen Gewinns. Im Vordergrund stehen vielmehr die Anspannung und Erregung, die mit dem Spielen verbunden sind. Es besteht eine Unfähigkeit, der Versuchung zu widerstehen, auch wenn dadurch persönliche, familiäre und berufliche Verpflichtungen massiv geschädigt werden (Abb. **4.127**). Die Beschäftigung mit dem Glücksspiel, der Drang dazu und das Spielen selbst nehmen bei Stress zu (Tab. **4.129**).

Beim pathologischen Spielen besteht eine Unfähigkeit, der Versuchung zu Glücksspiel und anderem Spielverhalten zu widerstehen, auch wenn dadurch persönliche, familiäre und berufliche Verpflichtungen massiv geschädigt werden (Abb. **4.127**, Tab. **4.129**).

Typische **Folgen** dieses Verhaltens sind totale Verschuldung, gestörte Familienverhältnisse, Vernachlässigung beruflicher Tätigkeit sowie häufig strafbare Handlungen, um Geld für das Spielen zu beschaffen. Die Störung weist viele **Ähnlichkeiten mit süchtigem Verhalten** auf. So kommt es meistens zu einer Steigerung der Einsätze oder einer Zunahme der Spielhäufigkeit, um weiterhin die gewünschte Erregung zu erreichen. Ruhelosigkeit oder Reizbarkeit treten auf, wenn nicht gespielt werden kann. Wiederholte Versuche das Spielen einzuschränken oder zu beenden misslingen in der Regel. Trotz einer oft desolaten Persönlichkeitssituation zeigen sich die Patienten häufig übertrieben zuversichtlich, wirken energisch, klagen über schnell auftretende Langeweile, zeitweise aber auch über Angst und Depression.

Typische **Folgen** sind Verschuldung, gestörte Familienverhältnisse, Vernachlässigung des Berufs sowie strafbare Handlungen. Die Störung weist viele **Ähnlichkeiten zum süchtigen Verhalten** auf (Zunahme der Spielhäufigkeit; Ruhelosigkeit und Reizbarkeit, wenn nicht gespielt werden kann; Misslingen von Versuchen, das Spielen einzuschränken).

4.127

4.127 Pathologisches Spielen hat viele Ähnlichkeiten mit süchtigem Verhalten

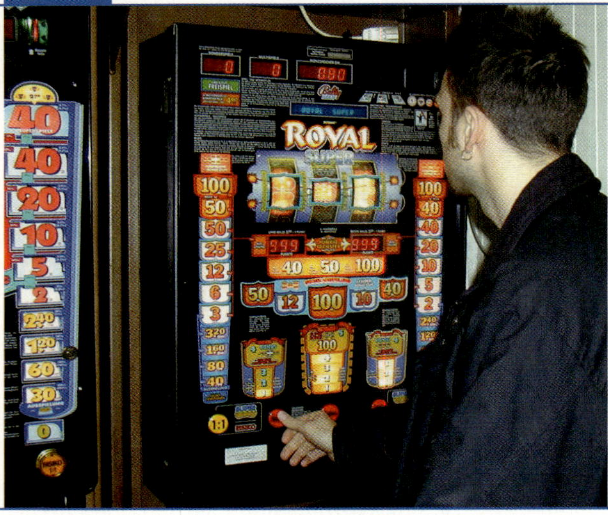

4.129 Symptomatik des pathologischen Spielens nach ICD-10 und DSM-IV

ICD-10	*DSM-IV*
▪ dauerndes, wiederholtes Spielen ▪ anhaltendes und oft noch gesteigertes Spielen trotz negativer sozialer Konsequenzen, wie Verarmung, gestörter Familienbeziehungen und Zerrüttung der persönlichen Verhältnisse.	Ausdauerndes und wiederkehrendes fehlangepasstes Spielverhalten, was sich in mindestens fünf der folgenden Merkmale ausdrückt: ▪ ist stark eingenommen vom Glücksspiel ▪ muss mit immer höheren Einsätzen spielen, um die gewünschte Erregung zu erreichen ▪ hat wiederholt erfolglose Versuche unternommen, das Spielen zu kontrollieren, einzuschränken oder aufzugeben ▪ ist unruhig und gereizt beim Versuch, das Spielen einzuschränken oder aufzugeben ▪ spielt, um Problemen zu entkommen oder um eine dysphorische Stimmung zu erleichtern ▪ kehrt, nachdem er beim Glücksspiel Geld verloren hat, oft am nächsten Tag zurück, um den Verlust auszugleichen ▪ belügt Familienmitglieder, den Therapeuten oder andere, um das Ausmaß seiner Verstrickung in das Spielen zu vertuschen ▪ hat illegale Handlungen wie Fälschung, Betrug, Diebstahl oder Unterschlagung begangen, um das Spielen zu finanzieren ▪ hat eine wichtige Beziehung, seinen Arbeitsplatz, Ausbildungs- oder Aufstiegschancen wegen des Spielens gefährdet oder verloren ▪ verlässt sich darauf, dass andere ihm Geld bereitstellen, um die durch das Spielen verursachte hoffnungslose finanzielle Situation zu überwinden.

4.15.3 Diagnostik und Differenzialdiagnose

Diagnose: Diagnostisch ist v. a. auf den typischen Ablauf zu achten (Gefühl von Spannung **vor** der Handlung, Befriedigung **während** und Schuldgefühle **nach** der Handlung).

Differenzialdiagnose: Störungen der Impulskontrolle kommen auch vor bei
- Persönlichkeitsstörungen (s. S. 349 ff.)
- Suchterkrankungen (s. S. 306 ff.)

4.15.3 Diagnostik und Differenzialdiagnose

Diagnose: Bei der Diagnose ist insbesondere auf den typischen Ablauf der Handlung zu achten. Dieser umfasst ein zunehmendes Gefühl von Spannung und Erregung **vor** der Handlung, Befriedigung oder Erleichterung **während** und oft Schuldgefühle und Reue **nach** der Handlung. Die akuten Auslösebedingungen des pathologischen Verhaltens sowie die Analyse der psychosozialen Situation des Betroffenen sind Bestandteile der Diagnostik.

Differenzialdiagnose: Störungen der Impulskontrolle können als Symptom bei einer Vielzahl anderer psychiatrischer Störungen vorkommen, vor allem bei
- Persönlichkeitsstörungen (z. B. dissoziale und emotional instabile Persönlichkeitsstörung, s. S. 349 ff.)
- Suchterkrankungen (s. S. 306 ff.)

- Psychosen (z. B. manisches Syndrom, s. S. 87 ff.)
- organische Syndrome (z. B. Frontallappensyndrom, Epilepsie, s. S. 172 ff.)
- sexuelle Störungen (s. S. 279 ff.)
- Essstörungen (s. S. 268 ff.).

Die Pyromanie muss besonders von wahnhaft motiviertem Verhalten abgegrenzt werden. Bei organisch bedingten psychischen Störungen kann das Feuerlegen evtl. aus dem krankhaften Mangel an Einsicht für die Gefährlichkeit und die Konsequenzen erfolgen.

- Psychosen (s. S. 134 ff.)
- organischen Störungen (s. S. 172 ff.)
- sexuellen Störungen (s. S. 279 ff.)
- Essstörungen (s. S. 268 ff.).

Die Pyromanie ist besonders von wahnhaft motiviertem Verhalten abzugrenzen.

4.15.4 Therapie

Im Vordergrund therapeutischer Maßnahmen des **pathologischen Stehlens** steht die Psychotherapie. Über die Erfolgsquote ist allerdings wenig bekannt. Am ehesten sind verhaltenstherapeutische Maßnahmen angezeigt.
Bei der **pathologischen Brandstiftung** wird therapeutisch am ehesten ein tiefenpsychologischer Zugang versucht, die Therapieerfolge sind jedoch ungewiss.
Beim **pathologischen Spielen** werden sowohl verhaltenstherapeutische Therapiestrategien eingesetzt als auch tiefenpsychologische Therapieverfahren. Die therapeutischen Erfolge einer isolierten Psychotherapie sind jedoch eher mäßig. Mit **soziotherapeutischen Maßnahmen** werden die oft gravierenden sozialen Folgen des pathologischen Spielens angegangen. Der Anschluss an eine **Selbsthilfegruppe** ist zu empfehlen.
Bei allen Störungen der Impulskontrolle bzw. bei nicht-stoffgebundenen Abhängigkeiten sollte durch den Einsatz von **Psychopharmaka** (insbesondere antidepressive Substanzen) versucht werden, die Fähigkeit zur Kontrolle von Impulsivität zu verbessern. In erster Linie werden dazu heute selektive Serotonin-Wiederaufnahmehemmer verwendet, aber auch Lithium-Präparate und Carbamazepin werden in dieser Indikation eingesetzt.

4.15.4 Therapie

Beim **pathologischen Stehlen** steht die Psychotherapie im Vordergrund therapeutischer Maßnahmen.
Bei der **pathologischen Brandstiftung** wird meist ein tiefenpsychologischer Zugang versucht.
Beim **pathologischen Spielen** werden vorwiegend psychotherapeutische Methoden eingesetzt. Mit **Psychopharmaka** kann evtl. versucht werden, die Fähigkeit zur Impulskontrolle zu verstärken. Der Anschluss an eine **Selbsthilfegruppe** ist zu empfehlen.

4.15.5 Verlauf

Beim **pathologischen Stehlen** besteht eine Tendenz zur Chronifizierung. Bei der **pathologischen Brandstiftung** kommt es häufig zu strafrechtlichen Sanktionen, dabei ist jeweils die Frage der Schuldfähigkeit im speziellen Fall zu untersuchen.
Beim **pathologischen Spielen** ist der Verlauf wechselnd, meist aber mit einer Tendenz zur Chronifizierung. Die Folgen sind meist gravierend. Neben den bereits beschriebenen sozialen Konsequenzen kommt es häufig zu **Abhängigkeit von psychotropen Substanzen, Suizidversuchen** und **Suiziden** sowie zu **strafbaren Handlungen** zur Geldbeschaffung.

4.15.5 Verlauf

Pathologisches Stehlen neigt zur Chronifizierung, **pathologische Brandstiftung** führt oft zu strafrechtlichen Konsequenzen.

Die Folgen des **pathologischen Spielens** sind meist gravierend (Abhängigkeit von psychotropen Substanzen, Suizidversuche, strafbare Handlungen).

4.15.6 Weitere Formen

Bei der **Trichotillomanie** kommt es zum wiederholten Impuls, sich die Haare an verschiedenen Körperstellen auszureißen. Personen mit dieser Störung erleben ein zunehmendes Spannungsgefühl unmittelbar vor Ausführen der Handlung und erreichen durch das Ausreißen der Haare ein Gefühl der Entspannung und Befriedigung. Die Störung führt zu ungleichmäßig verteilten Arealen mit unvollständigem Haarausfall an leicht erreichbaren Stellen, hauptsächlich an der Kopfhaut, aber auch im Bereich von Augenbrauen, Wimpern und Bart. Üblicherweise beginnt diese Störung in der Kindheit, es wurde jedoch auch über Fälle mit späterem Beginn berichtet. In belastenden Situationen nimmt die Störung zu. Die Häufigkeit ist nicht sicher bekannt.
Im DSM-IV wird außerdem die **intermittierende explosible Störung** beschrieben. Hierbei kommt es zu umschriebenen Episoden mit Kontrollverlust über aggressive Impulse, die zu schweren Gewalttätigkeiten oder Zerstörung von Eigentum führen können. Der Grad der Aggressivität während der Episoden steht dabei in keinem Verhältnis zu irgendeinem auslösenden psychosozialen Stressor. Zwischen den Episoden gibt es keine Zeichen allgemeiner Impulsivität

4.15.6 Weitere Formen

Eine weitere Form der Impulskontrollstörungen ist die **Trichotillomanie.** Hierbei kommt es zum wiederholten Impuls, sich die Haare an verschiedenen Körperstellen auszureißen. Üblicherweise beginnt diese Störung in der Kindheit.

Bei der **intermittierenden explosiblen Störung** kommt es zu umschriebenen Episoden mit Verlust der Kontrolle über aggressive Impulse, die zu schweren Gewalttätigkeiten führen können. Der Grad der Aggressivität während der Episoden steht in keinem Verhältnis zu einem auslösenden psychosozialen Stressor. Die Symptome treten innerhalb von Minuten oder Stunden auf und bilden sich nahezu ebenso schnell zurück.

oder Aggressivität. Die Symptome treten nach Angaben der Betroffenen innerhalb von Minuten oder Stunden auf und bilden sich unabhängig von der Dauer der Störung nahezu ebenso schnell zurück. Echte Reue oder Selbstvorwürfe über die Konsequenzen der Handlung und die Unfähigkeit, die aggressiven Impulse zu kontrollieren, können einer Episode folgen. Bevor die Diagnose gestellt werden kann, müssen andere Störungen mit ähnlicher Symptomatik ausgeschlossen werden. Es ist umstritten, ob diese Störung ein eigenständiges Krankheitsbild darstellt.

Die **Poriomanie** ist durch impulshaftes Weglaufen gekennzeichnet.

Als **Poriomanie** wird eine Impulsstörung bezeichnet, bei der es zu einem offensichtlich unbegründeten, ziellosen und dranghaften Weglaufen kommt. Diese Störung kommt gehäuft im Jugendalter vor.

Auch bei der **Internet-Sucht** (Online-Sucht) kommt es zu Kontrollverlust, Entzugserscheinungen, sozialer Isolierung und finanzieller Verschuldung (Abb. **4.128**). Die Häufigkeit dieser Problematik ist nicht sicher bekannt.

Parallelen zum pathologischen Spielen weist die **Internet-Sucht** (Online-Sucht) auf (Abb. **4.128**). Wie bei anderen Impulskontrollstörungen und bei Suchterkrankungen kann es dabei zu Symptomen wie Kontrollverlust, Entzugserscheinungen, sozialer Isolation bis hin zu großer finanzieller Verschuldung und Verlust des Arbeitsplatzes kommen. Es werden zunehmend mehr Fälle beschrieben, bei denen der gesamte Alltag durch den Computer bzw. das Surfen im Internet geprägt wird. Zuverlässige Angaben zur Häufigkeit dieses Phänomens liegen bis jetzt noch nicht vor. In einer größeren Studie waren allerdings bei fast 5 % der Befragten Internet-User Sucht-Kriterien erfüllt.

Die **Aufmerksamkeitsdefizit-/Hyperaktivitätsstörungen (ADHS)** gehen oft ebenfalls mit Störungen der Impulskontrolle einher. Sie stellen aber ein eigenständiges Krankheitsbild dar.

Störungen der Impulskontrolle können als wesentliche Symptome auch bei den **Aufmerksamkeitsdefizit-/Hyperaktivitätsstörungen (ADHS)** beobachtet werden. Diese Störungen, die zu den häufigsten psychischen Störungen im Kindes- und Jugendalter gehören, können unter einem Symptomwandel bis in das Erwachsenenalter persistieren und werden inzwischen als klinisch eigenständiges Krankheitsbild betrachtet.

4.128

4.128 Internetsurfen kann wie eine Droge wirken

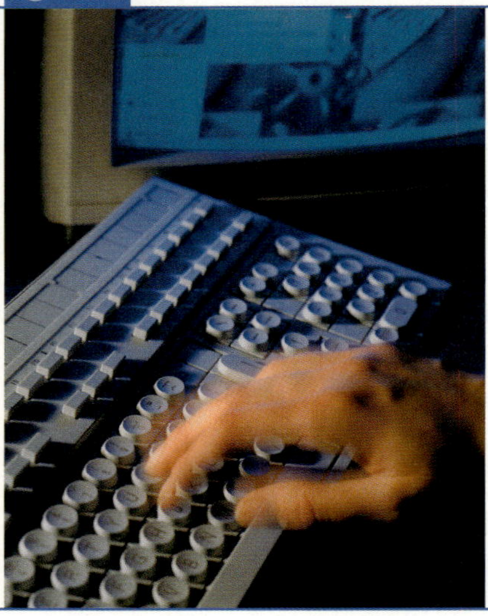

4.16 Suizidalität

4.16.1 Allgemeines

4.16 Suizidalität

4.16.1 Allgemeines

▶ **Definition:** Unter **Suizid** (Selbsttötung) versteht man die absichtliche Selbstschädigung mit tödlichem Ausgang.
Unter **Suizidversuch** versteht man die absichtliche Selbstschädigung mit dem Ziel und, im weiteren Sinn, mit der Möglichkeit des tödlichen Ausgangs.
Als **Parasuizid** wird eine Handlung mit nicht tödlichem Ausgang definiert, bei der ein Mensch sich absichtlich Verletzungen zufügt oder Medikamente/Drogen außerhalb des anerkannten Dosisbereichs einnimmt.

◀ **Definition**

Zum Phänomenbereich Suizidalität gehören im engeren, traditionellen Sinne alle Gedanken und Handlungen, die darauf abzielen, das eigene Leben durch **Selbsttötung** zu beenden (Tab. **4.130**). Im weiteren Sinne werden im klinischen Alltag auch der Wunsch nach Ruhe, Pause, Veränderung, Unterbrechung im Leben und die daraus folgenden selbstschädigenden, prinzipiell lebensgefährdenden Handlungen der Suizidalität zugerechnet.
Der Begriff **Parasuizid** deckt sich zum Teil mit dem traditionellen Begriff Suizidversuch, impliziert aber nicht die Selbsttötungsmöglichkeit bzw. -intention und ist insofern wesentlich weiter gefasst. Dieser erweiterte Begriff beschreibt besser, was in der klinischen Versorgungssituation unter der Bezeichnung Suizidversuch subsummiert wird, denn bei vielen dieser **„Suizidversuche“** besteht keine Selbsttötungsintention bzw. diese steht nicht im Vordergrund. Vielmehr sind der Wunsch nach Veränderungen von Lebenssituationen oder vermehrter Zuwendung durch die Umgebung (appellativer Suizidversuch, parasuizidale Geste) sowie das Bedürfnis nach Ruhe oder einer Pause (parasuizidale Pause) ausschlaggebend.

Zum Bereich Suizidalität gehören im engeren, traditionellen Sinn alle Gedanken und Handlungen, die darauf abzielen, das eigene Leben durch **Selbsttötung** zu beenden (Tab. **4.130**).

Der Begriff **Parasuizid** geht über den Begriff Suizidversuch hinaus, da er nicht die Selbsttötungsmöglichkeit/-intention impliziert. Diese Bezeichnung passt besser zu dem, was in der Klinik unter dem Begriff Suizidversuch subsummiert wird, da bei vielen der **„Suizidversuche“** keine Selbsttötungsabsicht besteht, sondern der Wunsch nach vermehrter Zuwendung oder das Bedürfnis nach Ruhe.

Epidemiologie: Die **Suizidrate** ist starken Schwankungen im Laufe der Jahre unterworfen und liegt in Deutschland im Vergleich zu anderen europäischen Ländern im Mittelfeld (Tab. **4.131**). Die Suizidrate ist in den letzten Jahren in Deutschland zurückgegangen auf 16 je 100 000 Einwohner (2002), während sie vor 20 Jahren noch bei 20 je 100 000 Einwohner lag.
In Deutschland nehmen sich jährlich etwa 12 000 Menschen das Leben. Das bedeutet, dass sich etwa alle 45 Minuten ein Mensch in Deutschland selbst tötet (Abb. **4.129**).
Nach Schätzungen der WHO sterben jährlich weltweit etwa eine halbe Million Menschen an Suizid. Der Suizid ist damit eine der häufigsten Todesursachen. Bei weiterer Differenzierung der epidemiologischen Zahlen ergeben sich zusätzliche markante Unterschiede. So ist z. B. die Suizidrate im großstädtischen höher als im ländlichen Milieu und Männer haben eine höhere Suizidrate als Frauen. Auch gibt es epochale Schwankungen, so nimmt z. B. die Zahl der Suizide in Kriegszeiten ab, in Zeiten wirtschaftlichen Niedergangs dagegen zu.

Epidemiologie: Deutschland hat eine **Suizidrate** von etwa 16 Suiziden pro 100 000 Einwohner (Tab. **4.131**).

Etwa 12 000 Menschen sterben in Deutschland pro Jahr durch Suizid (Abb. **4.129**).

Die Suizidrate ist in Städten höher als auf dem Land, Männer haben eine höhere Suizidrate als Frauen.

4.130 Phänomenbereich Suizidalität

- Wunsch nach Ruhe, Pause, Veränderung, Unterbrechung im Leben (mit dem prinzipiellen Risiko zu sterben)
- Todeswunsch: Wunsch, nicht mehr zu leben
- Suizidgedanken: Gedanken, sich das Leben zu nehmen
- Suizidabsicht: Absicht, sich das Leben zu nehmen
- Suizidversuch: absichtliche Selbstschädigung mit der Möglichkeit des tödlichen Ausgangs
- Suizid: absichtliche Selbstschädigung mit tödlichem Ausgang

4.130

4.131

4.131 Beispiele für Suizidraten (pro 100 000 Einwohner) aus verschiedenen europäischen Ländern

Land	*Rate*	*Land*	*Rate*
Ungarn	39,1	Dänemark	16,7
Estland	35,2	Irland	16,4
Slowenien	35,0	Schweden	16,3
Finnland	31,6	Deutschland	15,9
Belgien	25,7	Norwegen	15,3
Österreich	23,3	Niederlande	15,2
Frankreich	23,1	England	8,7
Serbien & Montenegro	23,0	Italien	6,8
Schweiz	22,9		

4.129

4.129 Verlauf der Suizidziffern in Deutschland 1952–2002

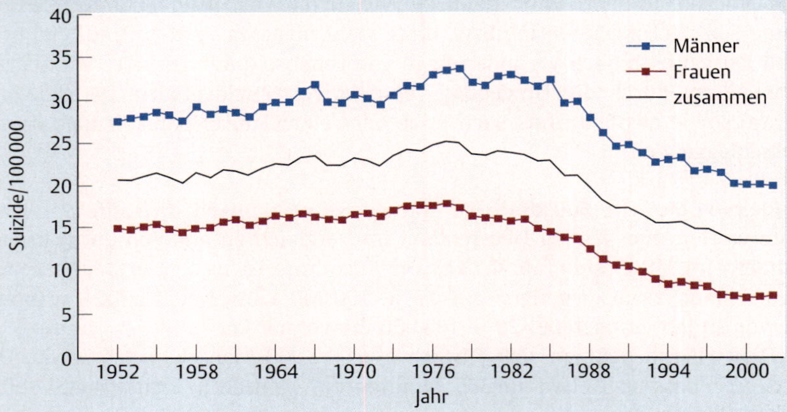

Die **Parasuizidrate** ist etwa 10-mal so hoch wie die Suizidrate (Abb. **4.130**). Hierbei muss man, wie auch beim Suizid, von einer hohen Dunkelziffer ausgehen.

Bei 8 % der Bevölkerung kommt es im Lauf des Lebens zu Suizidgedanken, bei 2 % zu Suizidversuchen (Tab. **4.132**).

Suizidmethoden: „Harte“ Methoden (z. B. Erschießen, Erhängen) führen häufig zum Suizid (50 %) und kommen bei Männern häufiger vor; „weiche“ Methoden: z. B. Intoxikationen durch Überdosierung von Medikamenten.

Für die **Suizidversuchsraten** gibt es, von Ausnahmen abgesehen (Abb. **4.130**), keine umfangreichen amtlichen Statistiken. Man geht davon aus, dass die Parasuizidrate größenordnungsmäßig etwa 10-mal so hoch ist wie die Suizidrate. Man muss jedoch auch hier von einer hohen Dunkelziffer ausgehen, da häufig die suizidalen Hintergründe einer Selbstschädigung verschleiert werden. Auch bei den Suiziden muss man von einer beträchtlichen Dunkelziffer ausgehen.
Insgesamt kommt es in der Durchschnittsbevölkerung bei 8 % zu irgendeinem Zeitpunkt des Lebens zu Suizidgedanken und bei 2 % zu Suizidversuchen. Diese Zahlen liegen bei Depressiven erheblich höher (Tab. **4.132**).

Suizidmethoden: Grob unterschieden werden
- „harte“ Methoden: z. B. Erschießen, Erhängen, Sturz aus großer Höhe, sich vor ein Fahrzeug werfen. Diese Methoden sind beim Suizid häufiger (50 %) als bei den Suizidversuchen (25 %) und kommen bei Männern sowie mit zunehmendem Lebensalter wesentlich häufiger vor.
- „weiche“ Methoden: z. B. Intoxikationen durch Überdosierung von Medikamenten.

4.130 **Suizidversuchsziffern 1989–2002**

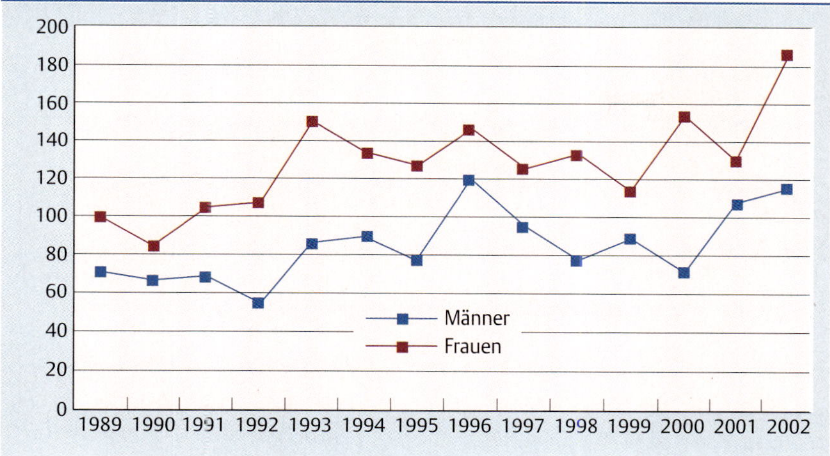

Suizidversuchsziffern in Würzburg (WHO/EURO Multicentre Study of Suicidal Behaviour, Catchment Area Würzburg).

4.130

4.132 **Lebenszeitprävalenz von verschiedenen Formen der Suizidalität in einer repräsentativen Stichprobe**

	psychisch gesunde Probanden (n = 316)		***depressive Patienten (n = 54)***	
Nachdenken über den Tod	46	(15 %)	30	(56 %)
Suizidgedanken	25	(8 %)	37	(69 %)
Wunsch zu sterben	6	(2 %)	20	(37 %)
Suizidversuche	6	(2 %)	8	(15 %)

4.132

4.133 **Suizidmethoden bei einer Stichprobe von Patienten mit Parasuizid**

Intoxikation	64 %
Schnitt-/Stichverletzungen	16 %
absichtliches Verursachen eines Verkehrsunfalles	6 %
Sturz aus der Höhe	4 %
Erhängen, Erdrosseln, Ersticken	4 %
Sonstiges	6 %

4.133

Die Suizidmethoden sind abhängig von kulturellen Einflüssen und regionalen Faktoren wie auch von speziellen suizidalen Risikofaktoren und psychischen Erkrankungen (Tab. **4.133**). In den USA beispielsweise, wo der Besitz von Waffen weit verbreitet ist, stellt das Erschießen die häufigste Suizidmethode bei den Männern dar. Demgegenüber ist in der Bundesrepublik das Erhängen die häufigste Suizidmethode. Die Vergiftung mit Kohlenmonoxid war lange Zeit in verschiedenen Ländern am häufigsten unter den „weichen Suizidmethoden", solange im Haus Gas (Kohlenmonoxid) vorhanden war. Besonders grausame und oft bizarr erscheinende Suizidmethoden, wie z. B. sich selbst zu verbrennen, Tod durch Strom, Abhacken einer Extremität, Anbohren des Schädels werden häufig von Patienten mit akuten Psychosen gewählt.

Die Wahl der Suizidmethode ist von verschiedenen Faktoren abhängig, u. a. der Verfügbarkeit von Suizidmitteln, geschlechtsspezifischen Verhaltensweisen oder dem Ausmaß der Autoaggressivität (Tab. **4.133**).

4.131 Allgemeines funktionales Modell zur Erklärung suizidalen Verhaltens

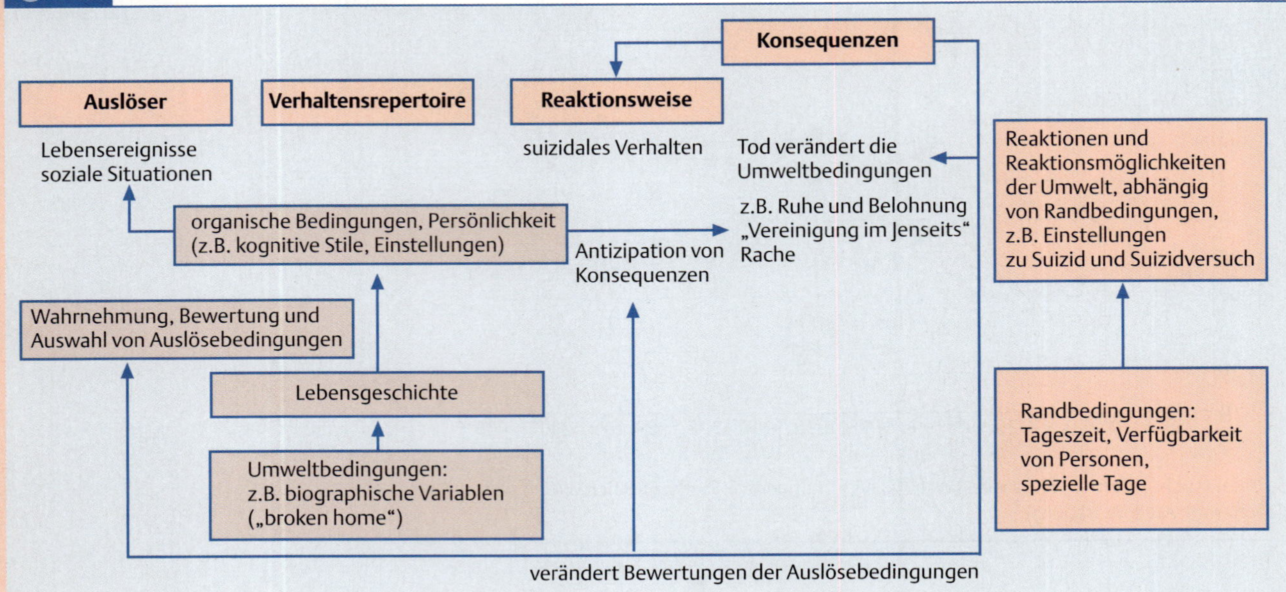

Verhaltenstheoretisches Modell: Ein allgemeines funktionales Modell zur Erklärung von suizidalem Verhalten ist von Schmidtke (1988) präsentiert worden und orientiert sich an der Verhaltensgleichung; sie besteht aus

- Lebensereignissen und sozialen Situationen als Stimulusvariablen
- dem Verhaltensrepertoire, basierend auf organischen Bedingungen (evtl. auch psychiatrischen Erkrankungen) und der Persönlichkeit (z. B. kognitive Stile oder Einstellungen) als Organismusvariable
- suizidalem Verhalten als Reaktion
- den Konsequenzen im Sinne von negativer Verstärkung (z. B. Tod) oder positiver Verstärkung (z. B. Zuwendung von Seiten der Umwelt).

Ätiopathogenese: Suizidalität ist ein **multifaktoriell bedingtes Verhalten,** bei dem neben Krankheitsfaktoren (z. B. Depression) auch psychosoziale Faktoren (z. B. Partnerverlust) eine große Rolle spielen (Abb. **4.131**, **4.132**).
Suizidalität aus freier Willensentscheidung muss aus ärztlicher Sicht sehr kritisch gesehen werden, da sich dahinter oft psychopathologische Phänomene verbergen.

Ätiopathogenese: Als **multifaktoriell bedingtes Verhalten** ist Suizidalität nicht „Krankheit per se", sondern beinhaltet immer folgende Aspekte (Abb. **4.131**, **4.132**)

- **affektiv-kognitive Einengung** (diese kann im Rahmen psychischer Erkrankungen wie Depression, Sucht oder Schizophrenie besonders deutlich und suizidmotivierend sein)
- **lebenssituative psychosoziale Einengung** (z. B. bei chronischer Arbeitslosigkeit oder bei Aus- oder Übersiedlern)
- **freie Willensentscheidung.**

Gerade der letzte Aspekt muss aber aus ärztlicher Sicht sehr kritisch gesehen werden, denn hinter der so genannten „freien Willensentscheidung" verbergen sich bei genauerer Exploration häufig doch psychopathologische Phänomene.

Da der Begriff Krankheit nur partiell dem Phänomen Suizidalität gerecht wird, bevorzugen manche Autoren den Begriff **Krise**.

Da der Begriff Krankheit nur partiell dem Phänomen der Suizidalität gerecht wird, bevorzugen insbesondere stärker psychosozial interessierte Autoren den Begriff **Krise** in diesem Bereich.

▶ Merke

▶ **Merke:** Als **Krise** wird eine Situation beschrieben, in der ein Mensch aus unterschiedlichen Gründen Ereignisse nicht mehr adäquat bewältigen kann und damit der Gefahr einer psychopathologischen Entwicklung ausgesetzt ist.

Die unterschiedlichen Suizidraten zwischen verschiedenen Nationen weisen auf die Bedeutung soziokultureller Faktoren hin. **Gesamtgesellschaftliche Risikofaktoren** sind u. a. Erziehungsstil, Leistungsdruck, soziale Isolierung, Wertsystem, Alters-

Die Unterschiede der Suizidraten zwischen verschiedenen Nationen machen auch deutlich, dass offenbar gesellschaftliche Faktoren für die Häufigkeit suizidalen Verhaltens verantwortlich sind. Zudem scheint es bestimmte nationale Stereotype für die Bevorzugung bestimmter Suizidmethoden zu geben, die z.T. mit der allgemeinen Verfügbarkeit von Suizidmitteln zusammenhängen (s. o.). Als **gesamtgesellschaftliche Risikofaktoren** sind unter anderem Erzie-

4.132 Zeitungsausschnitt Süddeutsche Zeitung

Ulrich Wildgruber tot

Polizei geht von Selbstmord aus

Die Kriminalpolizei auf Sylt hat am Dienstagabend einen Bericht des *Flensburger Tageblatts* bestätigt, wonach der Schauspieler Ulrich Wildgruber am Dienstag tot am Strand gefunden wurde. Ein Spaziergänger habe seine vollständig mit Sand bedeckte Leiche entdeckt. Nach Angaben der Kriminalpolizei gibt es keinerlei Hinweise auf ein Fremdverschulden. Es heißt, Wildgruber habe in Berlin einen Abschiedsbrief hinterlassen. Wildgruber, der zuletzt in Berlin lebte, gehörte zu den bedeutendsten Schauspielern der Nachkriegszeit. Seit 1975 war er überwiegend am Hamburger Schauspielhaus engagiert.

Nach Polizeiangaben ertrank Wildgruber offenbar zwischen Montagabend und Dienstagmorgen. Am Montag habe ihn seine Lebensgefährtin, die Schauspielerin Martina Gedeck, bei der Berliner Polizei als vermisst gemeldet. Dabei habe sie angegeben, der Schauspieler habe geglaubt, wegen einer schweren Erkrankung nicht mehr auf der Bühne stehen zu können. Nach Angaben der Berliner Schaubühne litt Wildgruber an schweren Herzproblemen. Von einer Depression sei im Theater nichts bekannt gewesen. *(Nachruf folgt)* dpa/AP

hungsstil, Leistungsdruck, soziale Isolierung, Fehlen lebenspositiver Werthaltungen, sonstige Aspekte des Wertsystems und hohe Arbeitslosenquote zu nennen. Wird der Wert menschlichen Lebens unter bestimmten Bedingungen allgemein in Frage gestellt oder der Suizid sogar als Ausdruck menschlicher Freiheit zur Lösung bestimmter Problemsituationen akzeptiert, so wächst die Bereitschaft derer, die sich im Leben aus verschiedenen Gründen nicht zurechtfinden, ihrem Leben ein Ende zu setzen, anstatt nach anderen Lösungsmöglichkeiten zu suchen. Insofern muss die **Enttabuisierung des Suizids,** wie sie sich in den letzten Jahren, insbesondere im Gefolge von Jean Améry, der den Suizid als Akt höchster Willensfreiheit des Menschen philosophisch feierte, unter dem Aspekt der Suizidprävention fragwürdig erscheinen (Abb. **4.133**).

struktur, Arbeitslosenquote. Die Relativierung des Wertes des Lebens und die **Enttabuisierung des Suizids** erniedrigen die Suizidschwelle und sind deswegen unter suizidprophylaktischen Aspekten kritisch zu sehen (Abb. **4.133**).

Ein weiteres Phänomen hängt wahrscheinlich eng mit dem der Enttabuisierung des Suizids zusammen: die **Imitation.** Im Umfeld von Menschen, die eine suizidale Handlung durchgeführt haben, oder nach entsprechenden Berichten in den Medien kommt es zur Zunahme suizidalen Verhaltens. Das Modell kann dabei so prägend sein, dass sogar die Suizidmethode imitiert wird (z. B. Häufung entsprechender Suizide nach dem Film „Tod eines Schülers"). Berühmtestes Beispiel aus der Literaturgeschichte ist der „Werther-Suizid". Nach dem Erscheinen des Romans von Goethe kam es zu einer Epidemie gleichartig motivierter und durchgeführter Suizide (Abb. **4.134**).

Suizidale Ereignisse im Lebensumfeld oder in den Medien können eigenes suizidales Handeln anregen (**Imitationssuizid**, Abb. **4.134**).

Risikofaktoren: Die Risikofaktoren von Parasuizid und Suizid sind nicht immer identisch (Abb. **4.135**). Wichtige **individuelle Risikofaktoren** sind u. a. psychische und chronische körperliche Erkrankungen, früherer Suizidversuch, Vereinsamung oder belastende Lebensereignisse.

Risikofaktoren: Die Risikofaktoren für Suizidversuche sind nicht in allen Aspekten identisch mit denen für Suizide. So sind bei Suizidversuchen Frauen und jüngere Altersgruppen überrepräsentiert, während bei den Suiziden Männer und höhere Altersgruppen überwiegen (Abb. **4.135**). Unter **individuellem** Aspekt sind die folgenden **Risikofaktoren** am wichtigsten: psychische Erkrankungen (insbesondere Depression, Schizophrenie, Sucht), chronische körperliche Erkrankungen, früherer Suizidversuch, Vereinsamung, belastende Lebensereignisse, Suizide/Suizidversuche im Umfeld.

4.133

4.133 **Umschlag des Buches: Hand an sich legen, Diskurs über den Freitod, von Jean Améry**

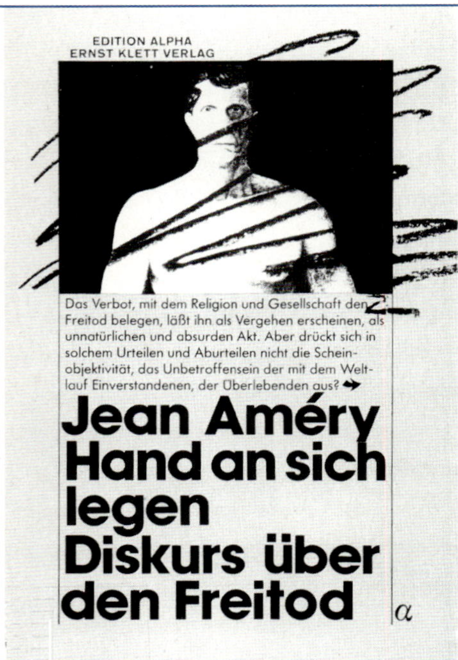

4.134

4.134 **Werther am Schreibpult, die Pistolen in der Hand**

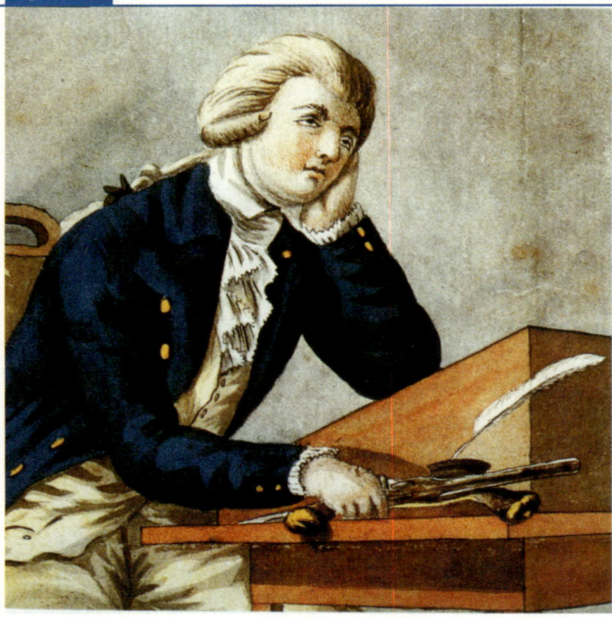

Aquarell eines unbekannten Zeitgenossen.

Häufig kommt es zu einer **Kombination verschiedener Risikofaktoren,** z. B. Alter, Vereinsamung und Depression. Das Problem der Suizidalität darf nicht nur unter psychologischen Gesichtspunkten betrachtet werden, da **psychische Erkrankungen eine der wichtigsten Ursachen** von Depressionen und Suchterkrankungen sind. Etwa ein Drittel aller Suizide beruht auf einer endogenen Psychose. Werden andere psychische Störungen (neurotische und reaktive Störungen, Persönlichkeitsstörungen, Süchte) einbezogen, sind sogar bis zu 90 % aller Suizide durch eine psychische Krise oder Krankheit bedingt (Tab. **4.134**).

Auch der größte Teil der Suizidversuche beruht auf psychischen Störungen im engeren Sinne, während einfache abnorme Erlebnisreaktionen bei sonst ungestörter Persönlichkeit nur etwa ein Drittel der Fälle ausmachen. Psychosen sind allerdings bei den Suizidversuchspatienten relativ selten, häufiger handelt es sich z. B. um Neurosen oder Suchterkrankungen (Abb. **4.136**).

Häufig kommt es zu einer **Kombination verschiedener Risikofaktoren** (z. B. Alter, Vereinsamung, Depression). **Psychische Erkrankungen spielen bei Suiziden und Suizidversuchen eine wichtige ursächliche Rolle.** Etwa ein Drittel aller Suizide beruht auf einer endogenen Psychose (Tab. **4.134**).

Bei Suizidversuchen stehen psychogene Störungen ganz im Vordergrund (z. B. reaktive Depression nach Verlusterlebnissen, Abb. **4.136**).

4.135 Anzahl der Suizide und Suizidversuche in Deutschland nach Alter und Geschlecht im Jahr 2000

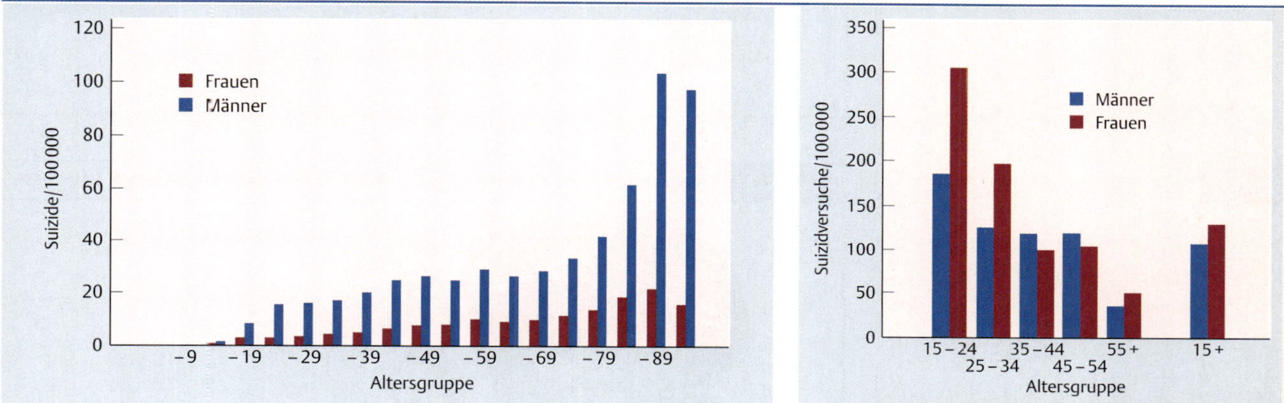

4.134 Untersuchung der Diagnosen von Suizidenten

Stadt/Land	*Erhebungszeitraum*	*Anzahl*	*Geschlechtsrelation männl.: weibl.*	*Psychiatrische Störung (%)*	*Depression[a] (%)*	*Sucht[a] (%)*	*Psychose[a] (%)*	*Persönlichkeitsstörungen[a] (%)*	*Körperliche Erkrankung*
St. Louis (USA)	1956–57	134	3,3:1	94	45	25	2	0	4[b]
Seattle (USA)[c]	1957–58	114	2,2:1	100	30	27	12	9	51
London (England)	1966–68	100	1,1:1	96	70	16	3	27	4[b]
Brisbane (Australien)	1973–74	135	1,7:1	–	55	46	4	3	70
San Diego (USA)	1981–83	204	2,9:1	100	47	78	13	5	–
Budapest (Ungarn)	1985	200	1,3:1	86	50	2	2	–	14
Finnland	1987–88	229	3,0:1	93	59	43	13	9[c]	–
Taiwan	1989–91	116	1,6:1	97	87	48	7	62	–

[a] Mehrfachdiagnosen möglich [b] zum Tode führende körperliche Erkrankung [c] Hauptdiagnosen

4.136

4.136 Psychiatrische Diagnosen von Personen mit Suizidversuch

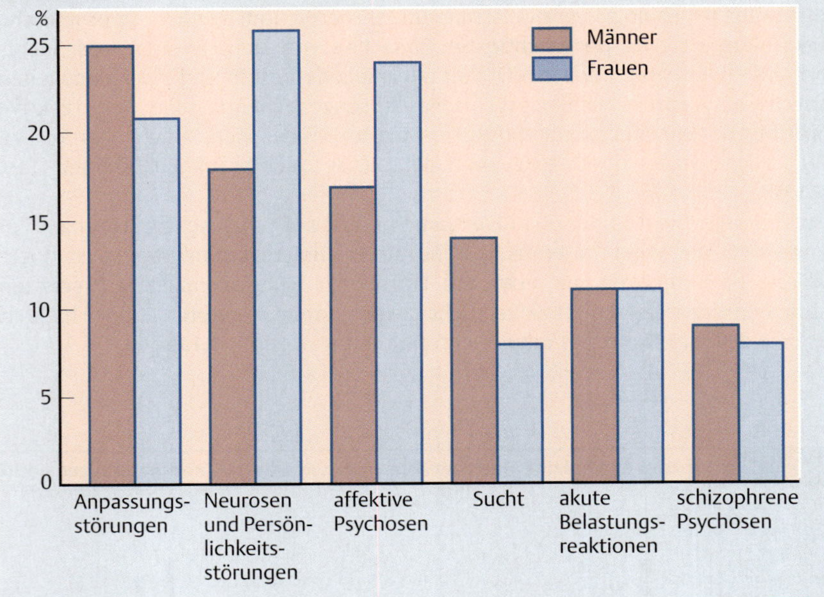

4.137

4.137 Aquarellbild einer suizidalen Patientin mit schizodepressiver Psychose

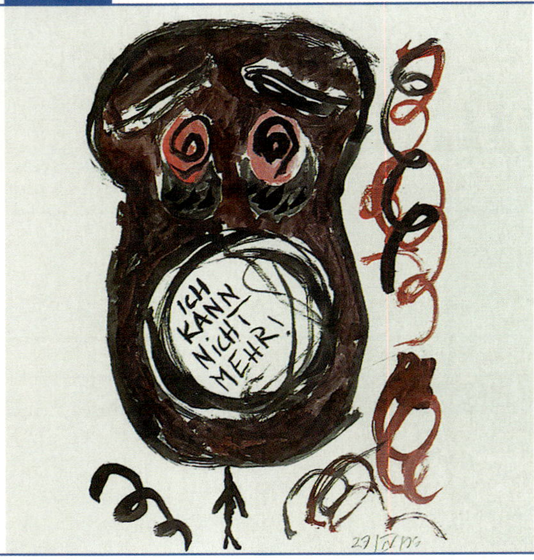

Situative Belastungen sind häufig Auslöser für das suizidale Geschehen. Die subjektive Bedeutung des Ereignisses ist dabei oft wichtiger als die objektive. **Kränkungs- und Verlusterlebnisse** spielen eine besondere Rolle (Abb. **4.137**).

Insbesondere bei nicht psychotisch bedingten Suiziden und Parasuiziden geben oft **krisenhafte Zuspitzungen** einer chronischen Problematik bzw. aktuelle **situative Belastungen** und Kränkungen den Anstoß zum suizidalen Geschehen. Meist handelt es sich um subjektiv erlebte massive Enttäuschungen, (drohende) **Verlusterlebnisse** oder **Kränkungen** (Abb. **4.137**). Der objektive Schweregrad einer belastenden Situation ist dabei für einen Suizid- oder Parasuizidentschluss häufig weniger ausschlaggebend als die subjektive Bewertung durch den Betroffenen.

Aus psychonanalytischer Sicht wird die **Psychodynamik** suizidalen Geschehens durch zwei Konzepte erklärt: Nach dem **Aggressionsmodell** schlägt in der Suizidalität Fremdaggression in Autoaggression

Aus tiefenpsychologischer Sicht liegen insbesondere zwei Konzepte zur **Psychodynamik** suizidalen Geschehens vor: Im **Aggressionsmodell** gilt der Suizid als Konsequenz depressiver Dynamik und suizidales Verhalten als Lösung eines intrapsychischen Aggressionskonfliktes – Fremdaggression wird zur Eigenaggression. Das den Suizidenten verletzende Objekt, z. B. der verlassende Liebespartner, ist aus dieser Betrachtungsweise herausgenommen. Das Modell der **narzisstischen Krise** geht davon aus, dass der Suizident durch eine starke Störung des Selbstwertgefühles charakterisierbar ist. Er leidet an einer hohen narzisstischen Verletzlichkeit mit einer besonderen Anfälligkeit gegenüber Kränkungen, insbesondere wenn sie von existenziell wichtigen Bezugspersonen zugefügt werden. Erscheinen diese Verletzungen unbewältigbar, entsteht über den Zwischenschritt psychophysischer Dekompensation (Depressivität, Wut, Angst, vegetative Beschwerden) suizidales Verhalten als Zeichen einer Regression auf eine frühere Entwicklungsstufe. Dabei soll die kränkende Außenwelt ausgeschaltet und das eigene Selbstwertgefühl aktiv erhalten werden.

um und führt so zur suizidalen Krise. Nach dem psychodynamischen Modell der **narzisstischen Krise** führen Selbstwertprobleme und Kränkungserlebnisse zur suizidalen Krise. Das suizidale Verhalten ist Zeichen einer Regression auf eine frühere Entwicklungsstufe mit dem Ziel, die kränkende Außenwelt auszuschalten und das eigene Selbstwertgefühl aktiv zu erhalten.

Man sollte berücksichtigen, dass der Geltungsbereich dieser Erklärungsansätze wahrscheinlich auf Suizidversuche im Rahmen reaktiver bzw. neurotischer Störungen beschränkt ist und im Bereich schwerer psychischer Erkrankungen auf seine Grenzen stößt (Abb. **4.138**).

Diese Erklärungsansätze gelten wahrscheinlich nur für Suizidversuche im Rahmen reaktiver bzw. neurotischer Störungen (Abb. **4.138**).

Es existieren außerdem Hinweise auf **biologische** Teilursachen suizidalen Verhaltens. So wurde bei Patienten nach einem Suizidversuch ein erniedrigter Spiegel der Hydroxyindolessigsäure (Hauptmetabolit des Neurotransmitters **Serotonin)** im Liquor cerebrospinalis nachgewiesen. Dieser Befund ist von besonderem theoretischem Interesse, da nach den derzeitigen theoretischen Annahmen Serotonin in besonderer Weise für die Kontrolle impulsiven und (auto-) aggressiven Verhaltens verantwortlich ist. Die Patienten mit besonders autoaggressiven Suizidversuchen wiesen die niedrigsten Spiegel an Hydroxyindolessigsäure auf. Der Hydroxyindolessigsäurespiegel war darüber hinaus der beste Prädiktor für zukünftiges suizidales Verhalten.

Es gibt auch Hinweise auf **biologische** Faktoren suizidalen Verhaltens, z. B. auf eine Erniedrigung von Hydroxyindolessigsäure, dem Hauptmetaboliten des **Serotonins,** im ZNS.

Als **Bilanzsuizide** bezeichnet man Suizidversuche, bei denen unterstellt wird, dass allein eine rationale Entscheidung ohne jeglichen psychopathologischen Hintergrund den Betreffenden zum Suizid veranlasst hat. Als Prototypen werden häufig der Suizid bei verletzter Ehre (z. B. bei Offizieren) oder wegen hoher Verschuldung genannt. Aus ärztlicher Sicht kommen Bilanzsuizide sehr selten vor. Auch bei vielen noch so rational klingenden Entscheidungen zum Suizid können häufig durch intensive Exploration suizidale Hintergründe, wie z. B. narzisstische Kränkungen oder depressive Verstimmungen, aufgedeckt werden.

Bilanzsuizide basieren auf einer rationalen Entscheidung ohne psychopathologische Hintergründe. Echte Bilanzsuizide sind selten. Meist lässt sich auch bei scheinbaren Bilanzsuiziden ein psychopathologischer Hintergrund erkennen (z. B. narzisstische Kränkung, depressive Verstimmung).

4.138 **Aquarellbild einer suizidalen Patientin**

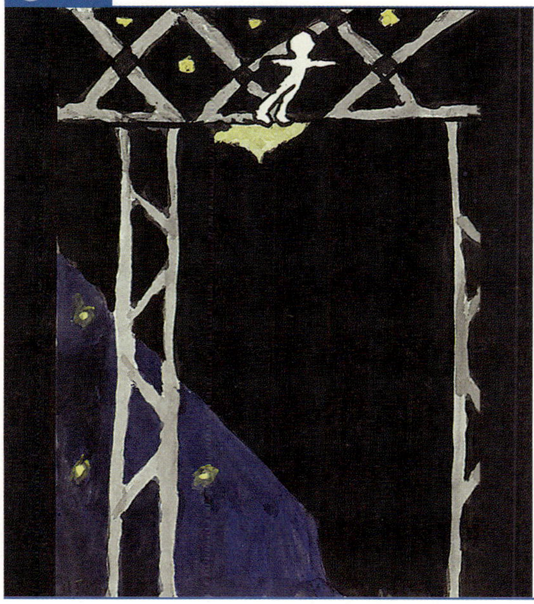

4.138

4.16.2 Symptomatik

In der Suizidhandlung vermischen sich verschiedene Intentionen (Autoaggression, Bedürfnis nach Zuwendung oder Ruhe).

Patienten geben unterschiedliche **Motive** für Suizidhandlungen an (z. B. Todeswunsch, Wunsch nach Veränderung im Leben oder nach Ruhe). Auslösend für Suizidversuche sind besonders häufig Partnerschaftsprobleme.

Der Begriff **„ernsthafter Suizidversuch"** ist problematisch, weil er zu sehr auf die Tötungsabsicht abzielt und alle anderen Intentionen des Suizidversuchs/Parasuizids als „unernst" hinstellt (Tab. **4.135**, Abb. **4.139**).

4.16.2 Symptomatik

Die Symptomatik der Suizidalität ist klinisch sehr vielgestaltig. Während beim Suizid die Autoaggression die Handlungsweise dominiert, können bei den Parasuiziden andere Intentionen, z. B. das Bedürfnis nach Zuwendung oder das Bedürfnis nach Ruhe, eine vorrangige Rolle spielen.
Auf der bewussten Ebene werden von Patienten nach Parasuizid häufig folgende **Motive** genannt:

- Todeswunsch
- Wunsch nach Veränderung im Leben
- Hilferuf
- Rache
- Wunsch nach Ruhe
- Wunsch nach Ablösung und Trennung
- Manipulation anderer
- Enttäuschung, Wut
- depressive Verstimmung
- belastende Lebensereignisse
- psychotische Motivation.

Auslösend sind häufig belastende Lebensereignisse, ganz besonders häufig Partnerschaftsprobleme bzw. Partnerverlust.
Sowohl beim Suizid als auch bei der suizidalen Handlung steht die Autoaggression im Vordergrund. Suizidale Handlungen in diesem Sinne werden klinisch häufig auch als **„ernsthafte Suizidversuche"** bezeichnet, die besonders massiven Fälle als **„missglückte Suizide"**. Eine gewisse Berechtigung für diese Terminologie leitet sich daraus ab, dass die Unterschiede zwischen Suizidenten und Parasuizidenten zunehmend verschwinden, je restriktiver die Eingrenzung auf „ernsthafte Suizidversuche" erfolgt (Abb. **4.139**).

▶ Merke

▶ **Merke:** Der Begriff „ernsthafter Suizidversuch" darf nicht dazu verführen, die anderen Typen des Parasuizids als „unernst" zu verharmlosen (Tab. **4.135**). Die „Ernsthaftigkeit" eines Suizidversuchs ist im Einzelfall oft sehr schwer zu beurteilen. So darf z. B. nicht allein aus der Suizidmethode auf die Intensität der Selbsttötungsabsicht geschlossen werden.

4.139

4.139 Parasuizidale Handlungen

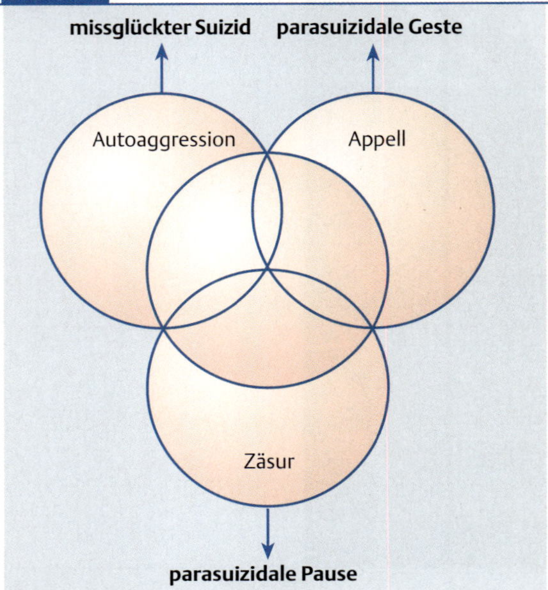

Je nach vorherrschender Intention kann man Parasuizide/Suizidversuche klassifizieren in:
Suizidale Handlungen: Autoaggression steht im Vordergrund.
Parasuizidale Geste: Appell an die Umgebung steht im Vordergrund.
Parasuizidale Pause: Bedürfnis nach Ruhe steht im Vordergrund.

4.135 Suizidabsicht-Skala

Die Punktwerte werden zu einem Gesamtwert summiert. Therapeutische Hilfe sollte schon bei mittleren und hohen Punktzahlen gegeben werden. Patienten mit hoher Punktzahl haben ein großes Suizidrisiko (17 %).

Umstände im Zusammenhang mit dem Suizidversuch:	
1. Isolation	0 jemand anwesend 1 jemand in der Nähe oder in Kontakt (Telefon) 2 niemand in der Nähe oder in Kontakt
2. Zeitpunkt („Timing")	0 so bestimmt, dass eine Intervention wahrscheinlich ist 1 so bestimmt, dass eine Intervention nicht wahrscheinlich ist 2 so bestimmt, dass eine Intervention höchst unwahrscheinlich ist
3. Vorsorgen gegen eine Entdeckung und/oder Intervention	0 keine Vorsorgen 1 passive Vorsorgen, wie z. B. Meiden anderer, aber nichts tun, um deren Intervention zu verhindern (alleine in einem Zimmer, unverschlossene Türe) 2 aktive Vorsorgen (z. B. verschlossene Türen)
4. Handeln, um Hilfe während oder nach dem Suizidversuch zu erlangen	0 potenziellen Helfer bezüglich Suizidversuch benachrichtigt 1 potenziellen Helfer bezüglich Suizidversuch kontaktiert, aber nicht speziell (genau) benachrichtigt 2 potenziellen Helfer weder kontaktiert noch benachrichtigt
5. letzte Handlungen in Voraussicht des Todes	0 keine 1 teilweise Vorbereitung oder Ideation 2 bestimmte Pläne gemacht (z. B. Testamentsänderungen, Versicherungen abschließen)
6. Suizidbrief	0 kein Brief vorhanden 1 Brief geschrieben, aber zerrissen 2 Brief vorhanden
Eigene Angaben:	
1. Erklärung des Patienten über die Letalität	0 dachte, dass das, was er getan hat, ihn nicht töten würde 1 ist nicht sicher, dass das, was er getan hat, ihn töten würde 2 dachte, dass das, was er getan hat, ihn töten würde
2. Erklärter Suizidversuch	0 wünschte nicht zu sterben 1 nicht sicher oder kümmerte sich nicht darum, ob er lebe oder sterbe 2 wünschte zu sterben
3. Vorsatz	0 impulsiv, kein Vorsatz 1 erwog die Handlung vor weniger als einer Stunde 2 erwog die Handlung vor weniger als einem Tag 3 erwog die Handlung vor mehr als einem Tag
4. Reaktion auf den Suizidversuch	0 Patient ist froh, dass er am Leben ist 1 Patient ist nicht sicher, ob er froh oder traurig ist 2 Patient bereut, dass er am Leben ist
Risiko:	
1. Voraussagbare Folge vom Standpunkt der Letalität der Handlung des Patienten und der ihm bekannten Umstände	0 Überleben sicher 1 Tod unwahrscheinlich 2 Tod wahrscheinlich oder sicher
2. Wäre ohne medizinische Behandlung der Tod eingetreten?	0 nein 1 ja

Die Wahl der Suizidmethode hängt auch sehr stark von anderen Faktoren als der „Ernsthaftigkeit" der Suizidintention ab (z. B. tendieren Frauen eher zu weichen Methoden wie z. B. Vergiftung, Männer eher zu harten Methoden wie z. B. Erhängen oder Erschießen). Auch die Verfügbarkeit eines Mittels im Moment des suizidalen Akts entscheidet mit über die Suizidmethode (Abb. **4.140**).

Die Wahl der Suizidmethode hängt auch von anderen Faktoren ab (z. B. Geschlecht, verfügbare Mittel, Abb. **4.140**).

Die Frage, ob ein Suizidversuch von seinem Gesamtarrangement (z. B. Wahl des Zeitpunkts, Ortes, Suizidmittels) so angelegt wird, dass die Todesfolge wahrscheinlich oder eher unwahrscheinlich ist, hängt offensichtlich sehr stark von

Die Wahl des Zeitpunktes, Ortes und Mittels dürfen nicht allein unter dem Aspekt der „Ernsthaftigkeit" des Suizidversuchs

4.140

4.140 **Aquarellbild einer suizidalen Patientin**

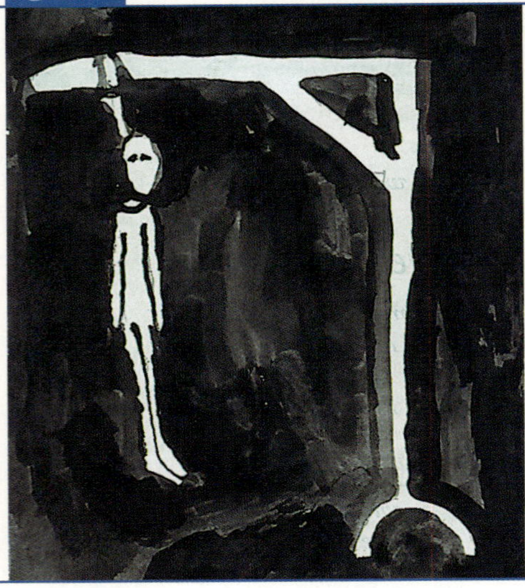

interpretiert werden. Sie hängen sehr stark von **kurzfristig wirksamen,** die Entscheidung beeinflussenden **Faktoren** ab. Fehlende „Ernsthaftigkeit" darf nicht dazu verleiten, von einer geringeren Rezidivgefahr auszugehen.

Der Begriff „demonstrativer Suizidversuch" sollte durch den neutraleren Begriff **„parasuizidale Geste"** bzw. **„appellativer Suizidversuch"** ersetzt werden, da der Begriff „demonstrativ" als Bagatellisierung verstanden werden kann.

kurzfristig wirksamen entscheidungsrelevanten **Faktoren** ab. Hinsichtlich des Rezidivrisikos scheint die Unterscheidung zwischen „ernsthaften" Suizidversuchen und anderen Typen des Parasuizids offensichtlich von eher geringer Relevanz zu sein. Die Bagatellisierung bestimmter Parasuizidtypen kann zu unerwünschten klinischen Konsequenzen führen, indem eventuell eine ausreichende Versorgung dieser Patienten nicht gewährleistet wird.
Analoges gilt auch für die im klassischen klinischen Jargon benutzte Terminologie des „demonstrativen Suizidversuchs". Dieser Begriff enthält neben der sprachlich darin zum Ausdruck kommenden Diskriminierung ebenfalls die Interpretation, dass der Suizidversuch nicht ernsthaft gemeint sei mit allen daraus fälschlicherweise abgeleiteten Schlussfolgerungen für die weitere Versorgung des Patienten. Der oben erwähnte Begriff der **parasuizidalen Geste** (auch **appellativer Suizidversuch**) ist diesbezüglich neutraler und weist darauf hin, dass der Suizidversuch als „Hilfeschrei" zu verstehen ist und entsprechende Behandlungskonsequenzen nach sich ziehen muss.

▶ Merke

▶ **Merke:** Jeder Parasuizid sollte ernst genommen werden, unabhängig von der Art der Durchführung und dem Ausmaß der Selbstschädigung, und als inadäquate Problemlösungsstrategie interpretiert werden. Suizidankündigungen im Vorfeld von Parasuiziden oder Suiziden sind häufig und dürfen nicht als „demonstrativer" Appell ohne eigentlichen Suizidwunsch verstanden werden.

Suizidhandlungen werden oft kurzschlussartig durchgeführt; häufig besteht jedoch eine längerdauernde Entwicklung oder Planung. Diese Entwicklung ist oft durch eine längere Phase der **Ambivalenz** gekennzeichnet. Die Richtung der weiteren Entwicklung hängt von vielen Einflussfaktoren ab und kann therapeutisch beeinflusst werden (Abb. **4.141**).

Selbst bei ausgeprägt suizidalen Patienten besteht oft eine **Restambivalenz,** die den Ausgang des Suizidversuchs partiell offen lässt.

Parasuizide und auch Suizide können kurzschlussartig durchgeführt werden. Häufig jedoch sind vor allem Suizide längerfristig geplant. Diese längerfristige Entwicklung zeigt einen stadienhaften Ablauf der suizidalen Krise mit einer mehr oder minder langen **Phase der Erwägung**, einer **Phase der Ambivalenz** und der **finalen Entschlussphase.** Die Entwicklung läuft also meistens nicht von der ersten Erwägung in einen direkten Weg zum Entschluss, sondern ist durch ein längere Zeit andauerndes Unschlüssigsein gekennzeichnet. Je nachdem, welche Außenfaktoren wirksam werden, kann die angebahnte Entwicklung aufgehalten oder angestoßen werden (Abb. **4.141**).
Die Ambivalenz bleibt häufig selbst noch im eigentlichen suizidalen Akt bestehen. Selbst bei ausgeprägt suizidalen Patienten mit starkem Todeswunsch besteht oft noch eine **Restambivalenz** mit der Implikation, dass man das Leben annehmen wird, falls der Suizidversuch misslingen sollte. Dieser Sachverhalt wird auch oft als „Gottesurteilsfunktion" des Suizidversuchs dargestellt.

4.141 Stadienhafter Ablauf der suizidalen Krise

4.141

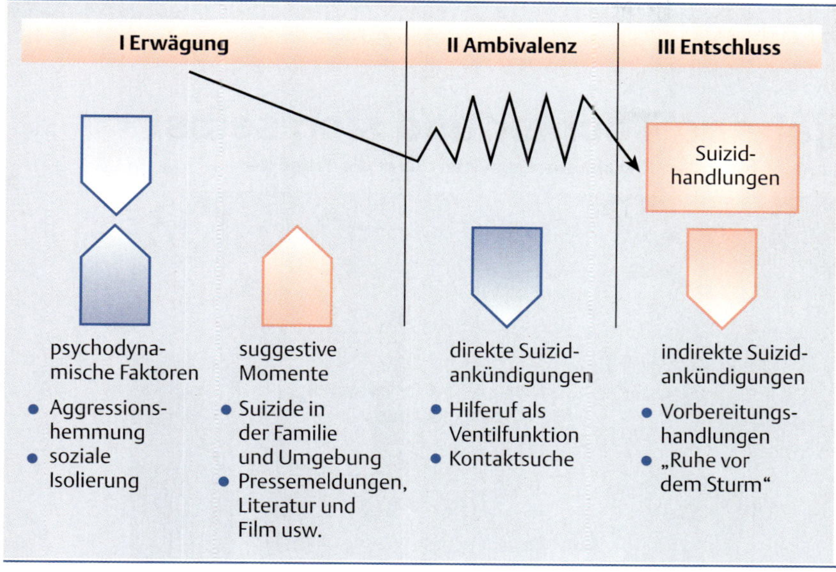

4.136 Präsuizidales Syndrom

4.136

I. Zunehmende Einengung	▪ situative Einengung ▪ dynamische Einengung (einseitige Ausrichtung von Apperzeption, Assoziationen, Verhaltensmustern und Abwehrmechanismen) ▪ Einengung der zwischenmenschlichen Beziehungen ▪ Einengung der Wertewelt
II. Aggressionsstauung und Aggressionsumkehr	▪ fehlende Aggressionsabfuhr und Wendung der Aggressionen gegen die eigene Person
III. Suizidphantasien	▪ aktiv intendiert ▪ passiv sich aufdrängend

Der stadienhafte Ablauf und die Ambivalenz des Entscheidungsgeschehens machen es im besonderen Maße möglich, durch therapeutische Interventionen die suizidale Entwicklung zu beenden, wenn die suizidale Absicht früh genug diagnostiziert wird.

Vom Suizidforscher Ringel wurde das **präsuizidale Syndrom** als gesetzmäßig ablaufende Erscheinungsform vor dem Parasuizid/Suizid beschrieben:

- Erleben von Ausweglosigkeit
- sozialer Rückzug
- ständiges Sich-Beschäftigen mit Todesgedanken (Tab. **4.136**).

Viele Menschen gehen im Zeitraum vor der Suizidhandlung zum Hausarzt, geben allerdings oft nichts von ihrem Lebensüberdruss oder ihren suizidalen Gedanken preis. Häufig klagen sie nur über eine psychische Verstimmung oder sogar nur über körperliche Beschwerden. Bis zu 50 % der Suizidenten suchen innerhalb des letzten Monats einen Arzt auf, 25 % eine Woche vor der Suizidhandlung. Insgesamt werden 75 % der Suizidhandlungen angekündigt.

Präsuizidales Syndrom:
- Erleben von Aussichtslosigkeit
- sozialer Rückzug
- ständiges Sich-Beschäftigen mit Todesgedanken (Tab. **4.136**).

Viele Menschen gehen in der Zeit vor der Suizidhandlung zum Hausarzt (bis zu 50 %), sprechen aber oft nicht über ihre suizidalen Gedanken. Insgesamt werden 75 % der Suizidhandlungen angekündigt.

▶ **Merke:** Der aufmerksame Hausarzt kann bei sorgfältiger Exploration die suizidale Krise diagnostizieren.

◀ Merke

4.142 Zeitungsausschnitt Süddeutsche Zeitung

Süddeutsche Zeitung BAYERN Montag, 15. November 1999

Ausgabe: München Seite L8 / Deutschland Seite 40 / Bayern Seite L8

Familiendrama in Herrsching

Vater erschießt zweijährige Tochter und sich selbst

Täter hat Trennung von seiner Frau nicht verkraftet / Nachbarn erschüttert über die Tragödie

Von Christian Deussing und Christian Rost

Herrsching – Ein 43-jähriger Marktleiter hat am Samstagabend seine zweijährige Tochter Lisa mit zwei Schüssen aus einem Trommelrevolver in den Kopf und in die Brust getötet. Anschließend schoss sich der Vater selbst in den Kopf. Die Leichen wurden im Badezimmer seiner Zwei-Zimmerwohnung in Herrsching am Ammersee gefunden.

Nach Polizeiangaben wollte seine Ehefrau, die seit April diesen Jahres getrennt von ihm lebt, gegen 18 Uhr das Mädchen abholen. Ihr Mann, Joachim N., verweigerte jedoch die Übergabe des Kindes, das bei ihm am Samstag zu Besuch gewesen war. Er habe gedroht, sich und die Tochter umzubringen, teilte die Kriminalpolizei Fürstenfeldbruck mit.

Die Ehefrau hatte daraufhin die Polizei verständigt, die erfolglos versuchte, den Kontakt mit dem Familienvater aufzunehmen. Gegen 22.30 Uhr brach ein Spezialkommando die Wohnungstür auf. Der Anblick der blutverschmierten Leichen sei „fürchterlich" gewesen, hieß es. Die Frau wird seit dem Drama psychologisch betreut. „Ihr Mann hatte wohl endgültig das Scheitern seiner Ehe vor Augen gehabt und beging dann diese Tat", sagte ein Polizeisprecher.

Erschüttert sind die Nachbarn darüber, was sich in ihrem Mehrfamilienhaus abgespielt hat. „Das Mädchen war so aufgeweckt und der Vater liebevoll", erzählte ein Rentner. Die beiden seien nachmittags noch kurz spazieren gewesen. Gegen 18 Uhr habe er dann vernommen, dass die Ehefrau vor der verschlossenen Wohnungstür verzweifelt ihren Mann bat: „Ich möchte mit dir reden." Kurze Zeit hörte der Nachbar in kurzen Intervallen laute Geräusche. „An Schüsse habe ich aber nicht gedacht", sagte er.

Joachim N. hatte in Starnberg einen Baumarkt geleitet und war in zweiter Ehe verheiratet. Er hinterlässt auch einen Sohn aus seiner ersten Verbindung. Sein Hobby, das Fallschirmspringen, musste er nach einem schweren Unfall vor zehn Jahren aufgeben. Er erlitt dabei so schwere Verletzungen, dass es lange Zeit fraglich war, ob er je wieder gehen kann. „Mit festem Willen schafft man alles", hatte er noch im März bei einem Aktionstag des von ihm geleiteten Baumarktes gesagt und damit verdeutlicht, dass es ihm wieder gut gehe. Bedauert hatte er damals allerdings , auf Grund seines Berufes nur wenig Zeit für seine Familie zu haben. „Das Ganze hat sicherlich eine Vorgeschichte", sagte dazu Traudl Wischnewski vom Starnberger Notruf „Frauen helfen Frauen". Sie bezeichnete die Tat als „Männergewalt, bei der der Partnerin wieder einmal als Strafe das Liebste genommen wurde". Die Tötung sei vermutlich die „letzte Rache gegen die Ehefrau gewesen".

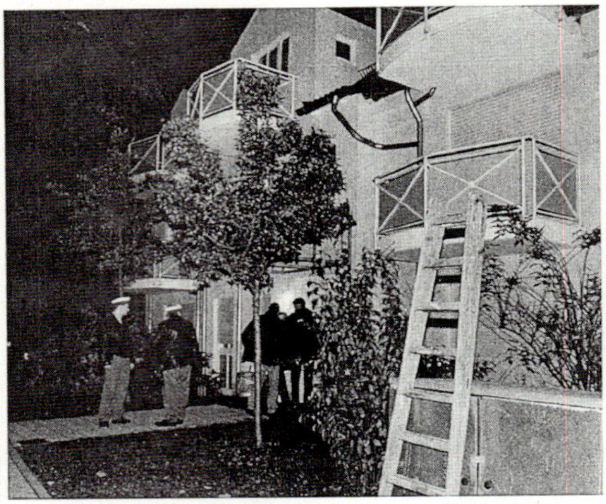

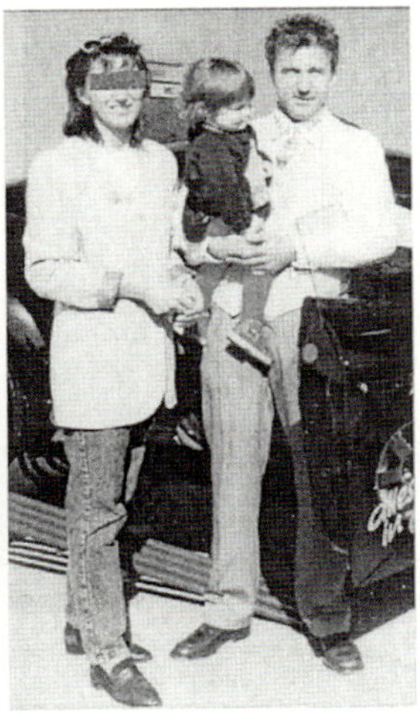

Einsatzkräfte der Polizei umstellten das Haus, in dem sich der Familienvater mit seiner kleinen Tochter verschanzt hatte. Bei der Erstürmung entdeckten sie die beiden Toten. Rechts ein Bild der Familie. Fotos: Steipel/ Treybal

Der **erweiterte Suizid** ist durch Miteinbeziehung anderer Personen in das eigene suizidale Geschehen definiert, ohne dass diese Person in den Entscheidungsprozess einbezogen wird (z. B. wenn eine depressive Mutter ihren Säugling mit in den Tod nimmt, Abb. **4.142**).

Einen Sonderfall suizidalen Verhaltens stellt der **erweiterte Suizid** oder erweiterte Parasuizid dar, der durch die Einbeziehung anderer Personen in das eigene suizidale Geschehen definiert ist, ohne dass diese Person in den Entscheidungsprozess einbezogen wird (Abb. **4.142**). Nach der Tötungshandlung an der „mitgenommenen" Person erfolgt in der Regel die eigene Suizidhandlung, wobei die Entscheidung des Suizidenten zur Aufgabe seines eigenen Lebens die treibende Kraft in dem gesamten Handlungsablauf darstellt. Ein weiteres wichtiges Merkmal des erweiterten Suizids ist die aus der Sicht des Handelnden zugrunde liegene altruistische Motivation. Das häufigste Beispiel für erweiterte Suizide ist die Mitnahme der eigenen Kinder bei einer wahnhaft depressiven Mutter, die aus fürsorglichen Empfindungen die Kinder in den Tod mitnimmt.

Beim **Doppelsuizid** scheiden zwei Menschen aufgrund gemeinsamer Entscheidung aus dem Leben.

Vom erweiterten Suizid abzugrenzen sind **Doppelsuizide** oder Suizidpakte. Ihnen liegt eine mehr oder weniger freiwillige Übereinkunft zugrunde, gemeinsam und oft nach langer Überlegung und sorgfältiger Planung aus dem Leben zu scheiden.

Massensuizide sind selten. Sie geschehen meist in Extremsituationen von Gemeinschaften.

Massensuizide kommen selten vor, sind aber ein kulturhistorisch besonders interessantes Phänomen. Es handelt sich um ein weitgehend durch (kulturelle oder subkulturelle) Normen vermitteltes Verhalten in besonderen Extremsituationen einer Gemeinschaft. In Deutschland kamen solche Massensuizide bei Flüchtlingen als Reaktion auf die Vertreibung durch sowjetische Truppen am Ende des Zweiten Weltkrieges vor. Historisch am bekanntesten ist die berühmte Selbsttötung der Einwohner Massadas unter der Belagerung durch die Römer. In jüngster Zeit erregten Massensuizide extremer Sekten Aufmerksamkeit.

4.16.3 Diagnostik

Die diagnostische Beurteilung der Suizidalität ist eine besonders schwierige Aufgabe. Der Arzt muss das **Ausmaß** der suizidalen Gefährdung abschätzen, vorliegende **psychische Erkrankungen** diagnostizieren, die **situativen** Belastungen, insbesondere in der subjektiven Wertung des Patienten, erkennen und nach der Verfügbarkeit bzw. Nicht-Verfügbarkeit von **Hilfspotenzial** und Bewältigungsmechanismen suchen. Für den Unerfahrenen kann es hilfreich sein, bei der Abschätzung der Suizidalität eine so genannte Risikoliste zugrunde zu legen (Tab. **4.137**, **4.138**).

Als besonders suizidgefährdet gelten

- Depressive
- Suchtkranke
- alte und vereinsamte Menschen
- Personen mit Suizidankündigungen
- Personen, die bereits einen Suizidversuch in ihrer Lebensgeschichte aufweisen.

4.16.3 Diagnostik

Die **diagnostische Beurteilung** von Suizidalität beinhaltet:

- Abschätzen des Ausmaßes der suizidalen Gefährdung
- Diagnostik psychischer Erkrankungen
- Verstehen der Motivation und der situativen Faktoren
- Verfügbarkeit von Hilfspotenzialen (Tab. **4.137**, **4.138**).

Besonders suizidgefährdet sind v. a. Depressive, Suchtkranke, alte und vereinsamte Menschen, Personen mit Suizidankündigungen, Personen, die bereits einen Suizidversuch hatten.

▶ **Merke:** Die Diagnostik von Suizidalität erfordert ein ausführliches Eingehen auf den Patienten, also ausreichend Zeit und einen angemessenen Rahmen.

◀ Merke

Die einfache Feststellung, jemand sei „nicht suizidal", genügt nicht, es muss ein offenes, direktes und einfühlsames Gespräch geführt werden, das die wesentlichen Risikofaktoren für die Suizidalität dieses individuellen Patienten berücksichtigt.

Die Feststellung, jemand sei „nicht suizidal", genügt nicht, es muss ein offenes, direktes und einfühlsames Gespräch geführt werden.

▶ **Merke:** Das Erkennen von Suizidalität ist durch eine große Irrtumswahrscheinlichkeit belastet, da unter anderem Bagatellisierungs- und Verleugnungstendenzen des Patienten das Erkennen einer akuten suizidalen Gefährdung verhindern können.

◀ Merke

4.137 Fragenkatalog zur Abschätzung der Suizidalität

Je mehr Fragen im Sinne der angegebenen Antwort beantwortet werden, desto höher muss das Suizidrisiko eingeschätzt werden.

1.	Haben Sie in letzter Zeit daran denken müssen, sich das Leben zu nehmen?	ja
2.	Häufig?	ja
3.	Haben Sie auch daran denken müssen, ohne es zu wollen? Haben sich Selbstmordgedanken aufgedrängt?	ja
4.	Haben Sie konkrete Ideen, wie Sie es machen würden?	ja
5.	Haben Sie Vorbereitungen getroffen?	ja
6.	Haben Sie schon zu jemandem über Ihre Selbstmordabsichten gesprochen?	ja
7.	Haben Sie einmal einen Selbstmordversuch unternommen?	ja
8.	Hat sich in Ihrer Familie oder Ihrem Freundes- und Bekanntenkreis schon jemand das Leben genommen?	ja
9.	Halten Sie Ihre Situation für aussichts- und hoffnungslos?	ja
10.	Fällt es Ihnen schwer, an etwas Anderes als an Ihre Probleme zu denken?	ja
11.	Haben Sie in letzter Zeit weniger Kontakte zu Ihren Verwandten, Bekannten und Freunden?	ja
12.	Haben Sie noch Interesse daran, was in Ihrem Beruf und in Ihrer Umgebung vorgeht? Interessieren Sie sich noch für Ihre Hobbys?	nein
13.	Haben Sie jemanden, mit dem Sie offen und vertraulich über Ihre Probleme sprechen können?	nein
14.	Wohnen Sie in Ihrer Wohnung, in einer Wohngemeinschaft mit Familienmitgliedern oder Bekannten?	nein
15.	Fühlen Sie sich unter starken familiären oder beruflichen Verpflichtungen stehend?	nein
16.	Fühlen Sie sich in einer religiösen bzw. weltanschaulichen Gemeinschaft verwurzelt?	nein

4.138 Gruppen mit erhöhtem Suizidrisiko (bei diesen muss grundsätzlich nach Suizidalität gefragt werden)

I. Offensichtlich suizidgefährdet sind:
1. Menschen mit Suizidideen oder -absichten, direkt oder indirekt angekündigt
2. Menschen mit selbst gefährdendem Verhalten (offensichtlich direkt oder indirekt selbstdestruktiv)
3. Menschen mit heimlich selbst gefährdendem Verhalten (indirekt selbstdestruktiv, „stille Suizidalität")
4. Menschen mit Suizidversuchen in der bisherigen Lebensgeschichte, insbesondere in der unmittelbaren Vorgeschichte oder/und mit mehreren Versuchen (Methodenwechsel)

II. Erhöhtes Suizidrisiko liegt vor und muss nachgefragt werden aufgrund Zugehörigkeit zu einer Gruppe psychisch Kranker. Besonders gefährdet sind:
1. Menschen mit einer psychischen Krankheit und offensichtlicher Suizidalität (Punkt I, 1–4)
2. Menschen mit einer depressiven Erkrankung
3. Menschen mit einer Suchterkrankung
4. Menschen in einer akuten schizophrenen Erkrankung mit ängstigenden und bedrohlich erlebten Wahninhalten
5. Menschen mit depressiven Verstimmungen und einer Suchtkrankheit oder Schizophrenie
6. Menschen mit einer depressiven Verstimmung zu Beginn einer demenziellen hirnorganischen Erkrankung

III. Erhöhtes Risiko suizidalen Verhaltens liegt vor und muss erfragt werden bei Menschen in krisenhaften Lebenssituationen aufgrund von:
1. Entwicklungsnotwendigkeiten: Ablösung vom Elternhaus/Autonomie; biologische Entwicklungen (Menarche, Schwangerschaft, Klimakterium) und psychologische Reifungsprozesse; berufliche Veränderungsnotwendigkeiten
2. schicksalhaften Lebensereignissen und Belastungen: Verlust/Trennung/Tod von signifikanten Bezugspersonen; Verlust von Existenz/Lebenskonzept/Lebensraum durch äußere, nicht beeinflussbare Bedingungen; Verlust von religiöser/völkischer/kultureller Einbettung, Entwurzelung; drohende Vernichtung, Massenvernichtung
3. narzisstischen Krisen: Störungen und Bedrohungen des Selbstwertgefühles (Sonderform der Krise) bei in ihrem Selbstwertgefühl leicht kränkbaren Menschen
4. Bedrohung und Beeinträchtigung durch alters- und/oder krankheitsbedingte Veränderungen im körperlichen, psychischen und sozialen Bereich
5. psychischer oder/und körperlicher Krankheit und deren Folgen

Die Befürchtung den Patienten eventuell erst durch entsprechende Fragen auf Suizidideen zu bringen, ist unbegründet.

Oft ergibt sich erst in einem länger dauernden Gespräch die Beziehungsebene, auf der der Patient sich so weit öffnet, dass er über seine suizidalen Tendenzen sprechen kann. Die Gesprächsführung des Arztes muss diese Offenheit ermöglichen. Die Befürchtung, den Patienten eventuell erst durch entsprechende Fragen auf Suizidideen zu bringen, ist unbegründet.

▶ Merke

▶ **Merke:** Gerade das Sprechen über suizidale Gedanken führt zur Entlastung und zum Aufbrechen der suizidalen Isolation und Einengung. Der Patient erfährt, dass seine Notsignale angenommen werden und prinzipiell Hilfe möglich ist (Abb. **4.143**).

Die **Exploration** sollte sich auf folgende Aspekte konzentrieren (Tab. **4.139**):
- **Erfragen aktueller Suizidgedanken:** z. B. Lebensunlust? Wunsch nach Pause? Suizidgedanken?
- **Erfragen aktueller psychopathologischer Symptomatik:** z. B. Depressivität? Suchterkrankung? Angst? Hoffnungslosigkeit?

Die **Exploration** sollte sich vor allem auf folgende Aspekte konzentrieren (Tab. **4.139**):
- **Erfragen der aktuellen Suizidgedanken:** Lebensunlust, Wunsch nach Pause? Wunsch nach Veränderungen im Leben? Wunsch, lieber tot zu sein? Flüchtige oder dauerhafte Suizidideen? Flüchtiger oder starker Handlungsdruck durch die Suizidabsichten? Abschiedsbrief bereits geschrieben? Bereitschaft, sich auf therapeutische Interventionen einzulassen?
- **Erfragen der aktuellen psychopathologischen Symptomatik:** Depressionen, Schizophrenien und Suchterkrankungen haben ein besonders hohes Suizidrisiko. Unabhängig von der Art der Erkrankung sollten insbesondere die folgenden, suizidgefährdenden psychopathologischen Aspekte erfragt werden: Ausmaß von Angst und Depressivität, Ausmaß von Hoffnungslosigkeit? Ängstlich paranoide Gestimmtheit? Depressiver Wahn? Imperative Stimmen? Innere Unruhe und starke Agitiertheit? Chronisch quälende Schmerzzustände? Abnorme Persönlichkeitszüge (Impulsivität, Aggressivität, niedriges Selbstwertgefühl)?

4.143 Abschiedsbrief einer zum Suizid Entschlossenen

4.143

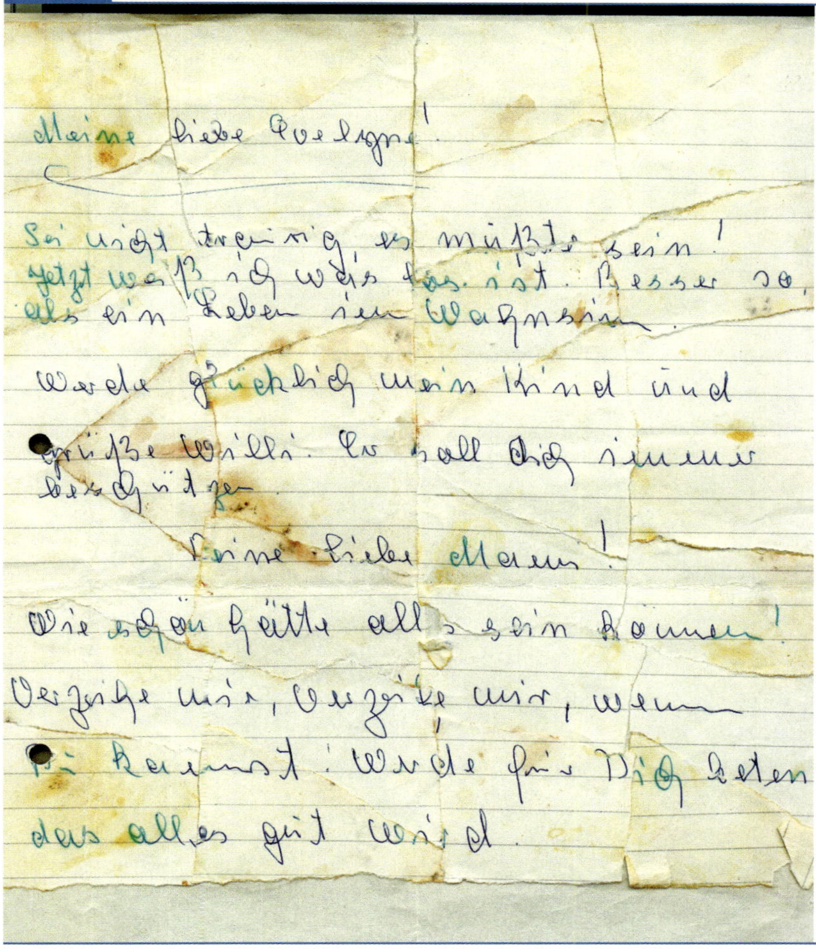
Meine liebe Evelyne!
Sei nicht traurig es mußte sein! Jetzt weiß ich was los ist. Besser so, als ein Leben im Wahnsinn.
Werde glücklich mein Kind und grüße Willi. Er soll Dich immer beschützen.
Meine liebe Mama!
Wie schön hätte alles sein können! Verzeihe mir, verzeihe mir, wenn Du kannst! Werde für Dich beten dass alles gut wird.

- **Erfragen anamnestischer Faktoren:** Unglückliche Kindheit? Broken Home? Verhaltensstörungen als Kind oder Jugendlicher? Chronische körperliche Erkrankungen? Psychiatrische Erkrankungen oder Behandlungen in der Vorgeschichte? Frühere suizidale Krisen oder Suizidversuche? Suizidales Verhalten in der Familie oder im Umfeld? Selbstdestruktives Verhalten in der unmittelbaren Vorgeschichte?
- **Erfragen der aktuellen Lebenssituation:** Anzahl und Ausmaß der belastenden Ereignisse (Abbruch wichtiger Beziehungen, Schulprobleme, Berufsprobleme, Umzug, finanzielle Schwierigkeiten)? Lebt der Patient alleine? Ist er getrennt, geschieden oder verwitwet? Suizidkontakte? Wechsel oder Verlust der Erwerbstätigkeit? Arbeitslosigkeit? Körperliche Erkrankung? Fehlen eines Aufgabenbereichs und Lebensziels? Fehlen oder Verlust tragfähiger religiöser Beziehungen?

- **Erfragen anamnestischer Faktoren:** z. B. biografische Belastungen? Psychiatrische Erkrankungen? Frühere suizidale Krisen?
- **Erfragen der aktuellen Lebenssituation:** z. B. belastende Probleme und Ereignisse? Mangel an sozialen Bindungen? Mangel an weltanschaulichen Bindungen?

▶ **Merke:** Suizidale Patienten zeigen nicht immer Verzweiflung und Unruhe. Manchmal kann der Eintritt plötzlicher Ruhe oder sogar friedvoller Gelöstheit nach vorheriger Verzweiflung und Unruhe („Ruhe vor dem Sturm") sogar besonders alarmierend sein dafür, dass jetzt offensichtlich der Suizidplan ganz feststeht und der Patient mit seinem Leben abgeschlossen hat.

◀ Merke

4.139

Tab. 4.139 Einschätzung suizidaler Menschen: Faktoren, die der Arzt beachten muss

Umstände eines Suizidversuches	▪ vorausgegangenes kränkendes Lebensereignis ▪ Vorbereitung getroffen: – Methode ausgewählt – Angelegenheiten in Ordnung gebracht – Reden über Suizid – Weggeben von wertgeschätzten Dingen – Abschiedsbrief ▪ Verwendung einer gewaltsamen Methode oder von Medikamenten, Gift mit höherer Letalität ▪ Letalität der gewählten Methode bekannt
Aktuelle Symptomatik	▪ Hoffnungslosigkeit ▪ Selbstanklage, Gefühle von Versagen und Minderwertigkeit ▪ depressive Stimmung ▪ Agitiertheit und Ruhelosigkeit ▪ andauernde Schlafstörungen ▪ Gewichtsverlust ▪ verlangsamte Sprache, Erschöpfung ▪ sozialer Rückzug ▪ Suizidideen und -pläne
Psychische Krankheit	▪ früherer Suizidversuch ▪ affektive Erkrankung ▪ Alkoholismus oder/und Substanzmissbrauch ▪ Verhaltensstörung und Depression bei Heranwachsenden ▪ präsenile Demenz und Verwirrtheitszustände bei alten Menschen ▪ Kombination verschiedener Krankheiten
Psychosoziale Vorgeschichte	▪ gegenwärtig getrennt, geschieden oder verwitwet ▪ lebt alleine ▪ arbeitslos, gegenwärtig Wechsel oder Verlust der Erwerbstätigkeit ▪ zahlreiche Lebensbelastungen (z. B. frühkindlicher Verlust, Abbruch wichtiger Beziehungen, Schulprobleme, bevorstehende Bestrafung) ▪ chronische körperliche Krankheit ▪ exzessives Trinken oder Substanzmissbrauch
Persönlichkeitsfaktoren	▪ Impulsivität, Aggressivität, Feindseligkeit ▪ kognitive Rigidität und Negativismus ▪ Hoffnungslosigkeit ▪ niedriges Selbstwertgefühl ▪ Borderline- oder antisoziale Persönlichkeitsstörung
Familiengeschichte	▪ suizidales Verhalten in der Familie ▪ affektive Erkrankung und/oder Alkoholismus in der Familie

4.16.4 Therapie

Versorgungsstufen: Patienten in einer suizidalen Krise bzw. nach Suizidversuch bedürfen einer intensiven Betreuung. **Interdisziplinäre Zusammenarbeit** ist gefordert (z. B. Psychiater, Sozialarbeiter). Bei Vorliegen psychischer Erkrankungen ist u. a. die entsprechende medikamentöse Therapie indiziert.

Durch **stützende Psychotherapie** muss versucht werden, eine karthartische Abreaktion der emotionalen Spannung zu erreichen. In einer suizidalen Krise kann die Betreuung durch **niedergelassene Ärzte**

4.16.4 Therapie

Versorgungsstufen: In einer suizidalen Krise bzw. nach einem Suizidversuch muss versucht werden, den Problemhintergrund durch ausführliche Gespräche zu klären und eventuell vorliegende psychiatrische Erkrankungen zu diagnostizieren. Bei der **Krisenintervention** geht die Zuständigkeit oft durch die Notwendigkeit zur **interdisziplinären Zusammenarbeit** verschiedener Berufsgruppen (z. B. Psychologen, Sozialarbeiter, Laienhelfer) über den engeren medizinisch-psychiatrischen Bereich hinaus. Bei zugrunde liegenden psychischen Erkrankungen ist u. a. die entsprechende medikamentöse und sonstige Behandlungsstrategie indiziert.
Therapeutisch muss versucht werden, durch **stützende Psychotherapie** eine kathartische Abreaktion der gegenwärtigen emotionalen Spannungen zu erreichen und dem Patienten die Möglichkeit zur Gewinnung von Selbstvertrauen und zur Lösung seiner Probleme zu geben. Wenn bei einer suizidalen Krise die Zeit zu Gesprächen mit dem Patienten in der ambulanten Praxis nicht ausreicht, sollte er,

wenn nicht eine psychiatrische behandlungsbedürftige Störung vorliegt, an eine **ambulante psychosoziale Beratungsstelle** bzw. **Suizidpräventionseinrichtung** (z. B. in München: die „Arche") **überwiesen** werden. Bei damit nicht zu beherrschender Suizidalität und/oder bei Vorliegen schwerer psychiatrischer Störungen muss eine **stationäre psychiatrische Behandlung** eingeleitet werden, notfalls auch gegen den erklärten Willen des Patienten unter Anwendung entsprechender juristischer Konditionen (v. a. psychotische Patienten, Tab. **4.140**).

Dies gilt auch für die Betreuung nach einem Suizidversuch. Falls die Krise oder Störung im Rahmen der somatischen Behandlung der Folgen des Parasuizids nicht ausreichend bewältigt werden kann, muss eine ambulante Therapie bei einem Nervenarzt, Psychotherapeuten oder in einer psychosozialen Beratungsstelle durchgeführt werden. Bei der Überweisung sollte auf eine **feste Terminvereinbarung** gedrängt werden, um die Inanspruchnahme zu garantieren (Abb. **4.144**).

bzw. **Psychotherapeuten und psychosoziale Beratungsstellen** erfolgen. Liegt eine schwere psychiatrische Erkrankung und/oder nicht beherrschbare Suizidalität vor, muss **stationär psychiatrisch** behandelt werden (Tab. **4.140**).

Dies gilt auch für die Betreuung nach einem Suizidversuch. Bei der Überweisung zu anderen Institutionen sollte zur besseren Garantie der Inanspruchnahme auf eine **feste Terminvereinbarung** geachtet werden (Abb. **4.144**).

4.140 Weiterbetreuungsangebot für 290 stationär in der toxikologischen Abteilung des Klinikums der Technischen Universität München versorgte Suizidpatienten

4.140

kein Angebot	20,7 %	(60)
Hausarzt	10,7 %	(31)
ambulante Beratung/Behandlung (institutionell, z. B. „Arche"), Suchtberatung	29,7 %	(86)
ambulant: Psychotherapie, Nervenarzt	26,5 %	(77)
stationäre Psychiatrie	12,4 %	(36)

4.144 Stufen der Versorgung für Patienten in seelischen Krisen oder mit psychiatrischen Notfällen

4.144

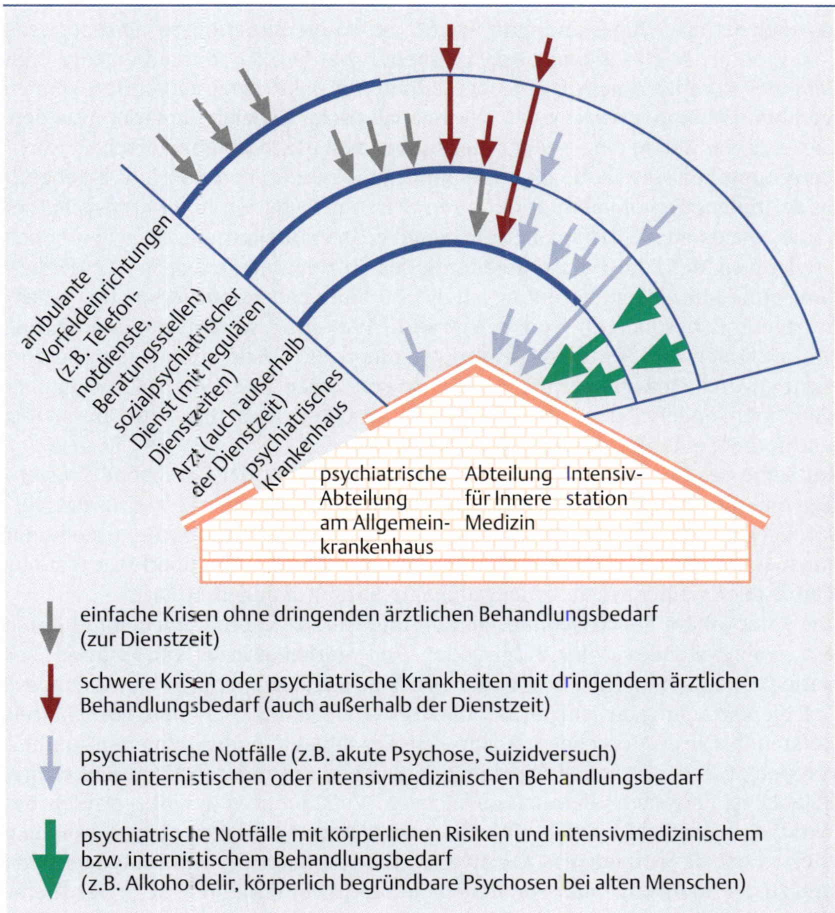

Die Versorgung muss je nach Schwere der suizidalen Krise unterschiedlich durchgeführt werden. Als erste Anlaufstelle dient häufig die **Telefonseelsorge.**

Aus dem Gesagten wird bereits klar, dass je nach Schwere und Art der suizidalen Krise unterschiedliche Versorgungsangebote indiziert sind. Weniger komplizierte suizidale Krisen können durch den Hausarzt oder durch ambulante Beratungsstellen aufgefangen werden. Als erste „Anlaufstelle" kann häufig die **Telefonseelsorge** dienen, die 24 Stunden durchgehend zur Verfügung steht.

▶ Merke

▶ **Merke:** Wichtig ist, dass man dem Patienten ein weiter gehendes Betreuungsangebot macht und sich nicht mit der psychiatrischen Erstversorgung, z. B. im Rahmen der internistischen Klinik bei Aufnahme nach Intoxikation, zufrieden gibt.

Krisenintervention: Der überwiegende Teil der Patienten bedarf weiterführender Hilfe im Sinne einer **ambulanten Krisenintervention** mit mehreren Therapiesitzungen.

Die Krisenintervention erfordert
- ein rasches aktives Vorgehen
- Fokussierung auf die aktuelle Problematik und
- Einbeziehung des/der Konfliktpartner (Tab. **4.141**).

Scheinlösungen der Krise, z. B. durch extreme Zugeständnisse von Seiten des Konfliktpartners zur Normalisierung der Situation, sollten als solche erkannt und bearbeitet werden, da sonst der Konflikt erneut aufbrechen könnte. In die Krisenintervention können **verhaltenstherapeutische oder psychoanalytische Aspekte** integriert werden.

Krisenintervention: Erfahrungsgemäß ist nur bei einem eher geringen Teil der Patienten die Krise bereits durch die psychiatrische Erstversorgung im Rahmen des stationären Aufenthaltes in einem Allgemeinkrankenhaus ausreichend behebbar, der weitaus größere Teil bedarf weiter gehender Hilfen zumindest im Sinne einer **ambulanten Krisenintervention** mit mehreren Therapiesitzungen. Die Krisenintervention sollte gekennzeichnet sein durch
- raschen Beginn
- hohe Aktivität des Helfers
- Methodenflexibilität
- aktive Einbeziehung des Umfeldes
- Entlastung des Patienten und Fokussierung auf die aktuelle Situation.

Als effektiv gelten insbesondere Angebote von Beziehungen, Stützung in der emotionalen Situation mit Förderung der Wahrnehmung des Anlasses und der Reaktion sowie Bearbeitung von Anlass und Konsequenz der Krise. Wichtig ist die Einbeziehung des jeweiligen Konfliktpartners in die Bearbeitung der Krisensituation (Tab. **4.141**). Scheinlösungen der Krise – z. B. wenn der Konfliktpartner extreme Zugeständnisse macht, um so die Situation zu normalisieren – sollten als solche erkannt und bearbeitet werden, da sonst über kurz oder lang der Konflikt erneut aufbrechen könnte. In die Krisenintervention können **verhaltenstherapeutische oder psychoanalytische Aspekte** integriert werden. Sie sind vor allem von großer Bedeutung bei psychotherapeutischen Nachbetreuungskonzepten, die über die einfache Krisenintervention hinausgehen.

Unter **tiefenpsychologischen** Aspekten stehen die Bearbeitung von Depressivität, Selbstwertproblematik und Aggressivität im Vordergrund. Die Bearbeitung der Gefühle und die **stellvertretende** Äußerung von Ärger und Wut z. B. gegenüber dem kränkenden Partner sind für die Entlastung des Patienten notwendig.

In der **tiefenpsychologisch** orientierten Krisenintervention und Kurzpsychotherapie suizidalen Verhaltens besteht relative Übereinstimmung über den hohen Stellenwert der Selbstwertproblematik des Suizidenten, wobei in der Herstellung einer hilfreichen Beziehung auf die Stützung und Stabilisierung des Selbstwertgefühls besonderer Wert gelegt wird. Weiterhin werden die Bearbeitung von Gefühlen der Depressivität, Angst, Trauer und Resignation sowie die vorsichtige und **stellvertretende** Äußerung von Ärger und Wut z. B. gegenüber dem kränkenden Partner für notwendig erachtet. Dies führt zur Entlastung und fördert eine positive Entwicklung.

Im Sinne des Konzeptes der narzisstischen Krise stellt der Therapeut ein stellvertretendes Objekt dar.

Im Sinne des Konzeptes der narzisstischen Krise stellt der Therapeut ein stellvertretendes Objekt dar und dient sozusagen als temporärer Ersatz für das Verlorengegangene (z. B. Partner, Arbeit u. a.). Diese „narzisstische Beziehung" muss im Lauf der Therapie in eine „reife" Objektbeziehung überführt werden, damit der Suizident nicht erneut ähnliche Enttäuschungen erfährt.

Die Atmosphäre der Krisenintervention sollte durch ein wohlwollendes verständnisvolles und **vorbehaltloses Akzeptieren** des Patienten gekennzeichnet sein. Dieses Verhalten bewirkt, dass der Suizident die empfundene Ausweglosigkeit nicht verteidigen muss, was zur Stützung des Selbstwertgefühls und zur Minderung von Schuldgefühlen führt. Der Therapeut soll „Übersetzungsarbeit" leisten hinsichtlich des Wunsches hinter dem suizidalen Verhalten (Tab. **4.141**).

Die Atmosphäre der Krisenintervention und Kurzpsychotherapien sollte durch ein wohlwollendes, verständnisvolles und **vorbehaltloses Akzeptieren** des Patienten ohne Vorwurf, Kritik oder Druck gekennzeichnet sein. Der Therapeut soll die Verfassung desjenigen, der über seine Suizidalität berichtet, vorbehaltlos verstehen. Dieses Vorgehen hat zum Ziel, die subjektive Absicht herauszuarbeiten und auch die positiven Aspekte (z. B. Zuwendung anderer, Neuorientierung) suizidalen Verhaltens deutlich zu machen. Verständnisvolles Akzeptieren bewirkt, dass der Suizident die subjektiv erlebte Ausweglosigkeit nicht verteidigen muss, was zur Stützung des Selbstwertgefühls, Minderung von Schuldgefühlen und zu der Erfahrung führt, verstanden und nicht völlig allein zu sein. Der Therapeut soll „Übersetzungsarbeit" leisten in Bezug auf die Wünsche, die hinter dem

4.141 Umgang mit suizidalen Patienten – aus der Sicht der Versorgung von Patienten mit Suizidversuchen in einer medizinischen Klinik

Suizidgefährdet sind alle Patienten
- nach einem Suizidversuch
- mit Suizidphantasien und Suizidankündigungen

Suizidales Verhalten ist Symptom einer Kommunikationsstörung. Es bedarf nicht nur der organischen Diagnostik und Therapie (z. B. Entgiftung), sondern immer auch einer **Bemühung, die gestörte Kommunikation wieder herzustellen:**

1. Schritt: Kontaktaufnahme möglichst frühzeitig (z. B. in der Aufwachphase). Inhalt: „Ich bin bereit, dich zu akzeptieren."

2. Schritt: Gelegenheit geben zum Sich-Aussprechen. Inhalt: „Ich bin bereit, dir zuzuhören."

3. Schritt: Wiederherstellung sozialer Beziehungen (zu Mitpatienten, Pflegepersonal, Ärzten). Inhalt: „Soziales Übungsfeld in neutraler Atmosphäre."

4. Schritt: Analyse der sozialen Situation, Erörterung möglicher Alternativen, evtl. Einleitung sozialer Maßnahmen (z. B. Arbeit, Wohnung, Rechtsfragen etc.).

5. Schritt: Analyse der psychologischen/psychiatrischen Situation, Erörterung von Verhaltensalternativen und Therapiemöglichkeiten:
   - nichtdirektives Einzelgespräch
   - Teilnahme an offener Patientengruppe
   - evtl. weiterführende psychotherapeutische/psychiatrische Maßnahmen

6. Schritt: Versuch einer Einordnung des suizidalen Verhaltens (z. B. Appell, Vermeidungsverhalten, Pause im Konflikt, Herstellung neuer Kommunikationsformen, Aktivierung sozialer Hilfe).

7. Schritt: Relativierung der Rolle des (ärztlichen) Gesprächspartners. Inhalt: kein Besserwisser, kein Ratgeber, sondern „Reflexionshilfe".

Die einzelnen Schritte können in veränderter Reihenfolge, sich überschneidend und parallel erfolgen.
Nach Möglichkeit: **Soziale Bezugspersonen einbeziehen!**

Häufiger Fehler: Der Explorierende redet zu viel, gibt Ratschläge, lässt sich durch Suiziddrohungen erpressen, macht Vorwürfe, zeigt direkt oder indirekt seine Ablehnung und Angst, schiebt (enttäuscht?) das Problem auf andere Institutionen ab.

Häufiges Alibi: Zeitmangel.

Indikationen zur stationären Aufnahme in der Klinik:
- z. B. schwere Vergiftung
- vorübergehende Herausnahme aus der Krisensituation erscheint erforderlich
- keine Bezugsperson
- Klärung der Situation ambulant nicht möglich

4.141

suizidalen Verhalten stehen. Er soll auf die geäußerten und nicht geäußerten Gefühle von Resignation, Enttäuschung, Ärger, Wut und Gekränktheit achten und beim Verbalisieren dieser Gefühle vorsichtig behilflich sein. Unauffällig sollte jene Selbstbestätigung vermittelt werden, die dem Patienten in Jugend, späterem Leben und in der aktuellen auslösenden Situation gefehlt hat (Tab. **4.141**). Eine entspannte, störungsfreie Athmosphäre muss geschaffen sein.
Unterschiedlich beurteilt wird der so genannte **Suizidpakt.** Dem Patienten wird das Versprechen abgenommen, bis zum Zeitpunkt des nächsten Arztkontaktes keine suizidale Handlung vorzunehmen. Erfahrungsgemäß fühlen sich die Patienten durch dieses Versprechen oft sehr stark gebunden und können über begrenzte Zeiträume sich aufdrängenden Suizidabsichten widerstehen. Während in der psychiatrischen Literatur dieser Methode große Bedeutung beigemessen wird, wird sie von psychotherapeutischer Seite abgelehnt, weil sie den Patienten unter Druck setze.

Beim **Suizidpakt** wird dem Patienten das Versprechen abgenommen, bis zum Zeitpunkt des nächsten Arztkontaktes keine suizidale Handlung vorzunehmen. Oft fühlen sich die Patienten durch das Versprechen sehr stark gebunden und können über einen begrenzten Zeitraum Suizidabsichten widerstehen.

4.142

4.142 Häufige Fehler im Umgang mit Suizidpatienten

- Trennungsängste übersehen (z. B. Urlaub, Stationswechsel, Entlassung)
- Provokation persönlich nehmen (Agieren von Ablehnung)
- Bagatellisierungstendenzen des Patienten mitmachen (Abwehr)
- einseitige Betonung der Aggressionsproblematik
- mangelnde Exploration der jetzigen und evtl. früheren Umstände, die zu Suizidalität geführt haben
- Übersehen einer psychiatrischen Erkrankung
- zu rasche Suche nach positiven Veränderungsmöglichkeiten (Abwehr)
- internalisierte Klassifikation von Suizidversuchen anwenden
- Nichtbeachtung der Indikation zu einer medikamentösen Behandlung
- unzureichende Motivierung zur Weiterbetreuung

Die Suizidenten können im Helfer Gefühle von Hilflosigkeit und Angst vor Überforderung **auslösen.** Dies kann zu problematischen Verhaltensweisen führen. **Bagatellisierung der Probleme** des Patienten und **aggressive Abwehr** sind die häufigsten. Durch Bagatellisierung fühlen sich die Patienten nicht ernst genommen.

Die Suizidenten können im Helfer z. B. **Gefühle** von Hilflosigkeit, Angst vor Überforderung, Angst vor Identitätsverlust durch Infragestellung des ärztlichen Selbstveständnisses, Angst vor Schuldigwerden im ethischen und juristischen Sinne **auslösen.** Dies kann zu problematischen Verhaltensweisen von Seiten des Helfers führen, wobei **Bagatellisierung der Probleme des Patienten** und **aggressive Abwehr** die häufigsten sind. Bagatellisierung, schulterklopfende Aufmunterung, es sei doch alles nicht so schlimm, führt dazu, dass der Patient in seiner Person abgewertet und in der Erfahrung, nicht verstanden zu werden, bestätigt wird. Besonders Patienten mit deutlich appellativer Motivation ihres Suizidversuches laufen Gefahr, nicht ernst genommen und als „demonstrativ" abklassifiziert zu werden.

Aggressives Reagieren auf Patienten, die nicht froh über ihre Rettung sind, führt zur Bestätigung des Patienten, nicht verstanden zu werden. Häufige Fehler im Umgang mit Suizidpatienten sind in Tab. **4.142** ausgeführt.

Andere Suizidenten, die über ihre Rettung nicht froh sind, verführen dagegen zum aggressiven Reagieren mit Unterlassung von Nachsorgeangeboten, väterlichen Ermahnungen oder Besserwisserei. Um solche Übertragunsprobleme in den Griff zu bekommen, ist es wichtig, dass Therapeuten, die häufig mit suizidalen Patienten zu tun haben, eine ausreichende psychotherapeutische Erfahrung besitzen und entsprechende Supervisionen absolviert haben (Tab. **4.142**).

Medikamentöse Therapie: Abgesehen von der **psychopharmakologischen** Behandlung z. B. von Depressiven oder Schizophrenen, können **sedierende Psychopharmaka** zur aktuellen Entlastung bei Schlafstörungen, Unruhe, Angst und vegetativen Störungen indiziert sein.

Medikamentöse Therapie: Je nach psychopathologischem Bild können ergänzend zu den psychotherapeutischen Maßnahmen **psychopharmakologische** Interventionen erforderlich sein. Wichtig ist dies vor allem bei klar definierten psychiatrischen Erkrankungen, wie z. B. Depression oder Schizophrenie. Aber auch bei Fehlen einer psychiatrischen Erkrankung im engeren Sinne kann es sinnvoll sein, vorübergehend Entlastung durch medikamentöse Maßnahmen zu schaffen, vor allem bei Bestehen von Zielsymptomen wie Schlafstörungen, Unruhe, Angst und vegetativen Störungen. Ziele sind Entspannung und eine temporäre affektiv-emotionale Distanzierung. Für diese Indikation sind insbesondere **Benzodiazepin-Tranquilizer**, ggf. ersatzweise **sedierende Neuroleptika** oder **sedierende Antidepressiva** geeignet.

▶ Merke

▶ **Merke:** Bei Verschreibung eines Medikaments an Patienten in suizidalen Krisen sollte der Arzt immer bedenken, dass jedes verschriebene Medikament potenziell als Suizidmittel missbraucht werden kann. Bei entsprechender Wahlfreiheit sollten in der Regel weniger toxische Medikamente verordnet werden, z. B. bevorzugt die besonders wenig toxischen Benzodiazepine.
Falls trizyklische Antidepressiva verordnet werden müssen, sollte daran gedacht werden, dass die kleinste Packungsgröße verschrieben wird. Schon die 14-Tage-Dosis eines klassischen Antidepressivums reicht aus für einen Suizidversuch mit sehr hohem Todesrisiko.

Prävention: Die **Primärprävention** suizidalen Verhaltens ist eine wichtige gesamtgesellschaftliche Aufgabe. Hierzu zählen alle psychohygienischen Maßnah-

Prävention: Die **Primärprävention suizidalen Verhaltens** ist eine wichtige Aufgabe von gesamtgesellschaftlicher Dimension. Hierzu zählen alle psychohygienischen Maßnahmen mit dem Ziel, Belastungen und Krankheiten, die auch mit Suizidalität einhergehen können, zu erkennen, zu reduzieren oder gar zu verhindern, insgesamt also die Entstehung eines suizidfördernden Klimas zu vermeiden. Eine bedeutende Funktion kommt allen erziehenden Professionellen wie Nichtprofessionellen zu. Familienklima und schulische Erziehung sollten so gestaltet sein, dass das Verständnis für den anderen, insbesondere auch das Verständnis für die Probleme des anderen, sowie die Bereitschaft, ihm zuzuhören, gefördert werden. Damit einhergehend sollte die Fähigkeit vermittelt werden, eigene Gefühle, Probleme, depressive Gefühle, Lebensunlust und suizidale Gedanken zum Ausdruck zu bringen. Schließlich sollte alles, was psychische Probleme und suizidales Verhalten fördern könnte, weitgehend vermieden werden, wie z. B. inadäquate Einengung der emotionalen und triebhaften Bedürfnisse oder überzogene Leistungsanforderungen.

men mit dem Ziel, psychosoziale Bedingungen von Krisen, Belastungen und Krankheiten, die auch mit Suizidalität einhergehen können, zu erkennen, zu reduzieren oder gar zu verhindern. Familienklima und schulische Erziehung sollten verständnisfördernd gestaltet sein. Die Fähigkeit, eigene Gefühle und Probleme auszudrücken, sollte unterstützt, Vereinsamungstendenzen sollte entgegengewirkt werden.

Eine wichtige Aufgabe im Sinne der Primärprävention ist es auch, den Vereinsamungstendenzen in der modernen Industriegesellschaft entgegenzuwirken. Abgesehen von entsprechenden Zielsetzungen in der Erziehung müssen entsprechende psychosoziale Hilfen für einsame Menschen (z. B. Vereine, Freizeitgruppen, Kommunikationszentren, Tagesstätten) zur Verfügung gestellt werden. In analoger Weise können Initiativen für Arbeitslose dazu beitragen, wenigstens eine sinnvolle berufs- oder freizeitbezogene Beschäftigung zu ermöglichen, auch wenn aktuell eine Arbeit nicht zu vermitteln ist.

Hier können z. B. Vereine, Freizeitgruppen und Kommunikationszentren eine wichtige psychosoziale Hilfe darstellen.

Restriktionen bezüglich potenzieller Suizidmittel sind offensichtlich nur von geringer und meist kurzfristiger Wirkung. So hat z. B. die Entgiftung des Hausgases durch Herausnahme des Kohlenmonoxids nur vorübergehend zu einem Absinken der Suizidraten geführt. Nach einiger Zeit stiegen die Suizidraten wieder etwa auf das ursprüngliche Niveau an. Aus dem Anstieg der relativen Häufigkeit anderer Suizidmethoden, z. B. der Tablettenintoxikationen, kann man schließen, dass jetzt diese Methoden die Vergiftung durch Hausgas ersetzen. Daran zeigt sich gleichzeitig eine mögliche Problematik derartiger Maßnahmen. Nimmt man z. B. Menschen, die potenziell einen Suizidversuch durchführen wollen, durch massive Einschränkung der Besorgung dieser Medikamente die Möglichkeit, den Suizidversuch mit Schlaf- oder Beruhigungsmitteln durchzuführen, sind ihnen nahezu alle so genannten „weichen" Suizidmethoden genommen und es bleiben nur noch die wesentlich gefährlicheren „harten" Methoden. Ein Mensch in einer suizidalen Krise würde damit mehr oder weniger gezwungen, den Suizidversuch mit einer Methode durchzuführen, die ein viel höheres Todesrisiko hat. Unter dem Aspekt, dass viele Suizidversuche in

Restriktionen bezüglich potenzieller Suzidmittel sind nur von geringer und meist kurzfristiger Wirkung. So hat z. B. die Entgiftung des Hausgases durch Herausnahme des Kohlenmonoxids nur vorübergehend zu einem Absinken der Suizidraten geführt. Nimmt man potenziell suizidgefährdeten Menschen z. B. ihre Schlaf- oder Beruhigungsmittel weg, sind ihnen nahezu alle weichen Suizidmethoden genommen. Ein Mensch in einer suizidalen Krise wäre dann gezwungen, mit „härteren" Mitteln den Suizid zu versuchen. Da viele Suizidversuche in einer ambivalenten Haltung bezüglich Tod oder Weiterleben durchgeführt werden, wäre dies verhängnisvoll.

4.145 Der Mediziner Philip Nitschke entwarf und bastelte dieses „Tötungsgerät"

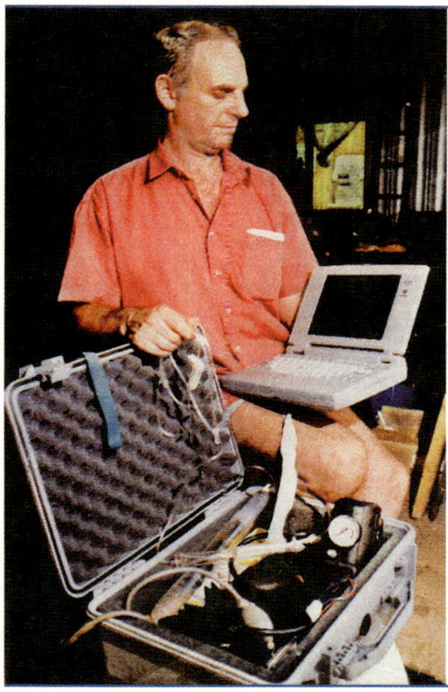

Dabei verkoppelte er eine Injektionskanüle mit einer kleinen Pumpe sowie mit einem Laptop, auf dessen Bildschirm zunächst Informationen zum Sterbevorgang erscheinen. Anschließend heißt es dort: „Wenn Sie ‚Ja' drücken, erhalten Sie innerhalb der nächsten 30 Sekunden eine tödliche Injektion und Sie werden sterben. Wollen Sie weitermachen? Ja/Nein." Es handelt sich hierbei um ein besonders kaltes, herzloses Beispiel der Beihilfe zum Suizid.

4.145

Der Arzt ist verpflichtet, einen Suizidversuch bzw. den geplanten Suizid zu verhindern (Abb. 4.145). Jede Art von Beihilfe zum Suizid ist dem Arzt in Deutschland strengstens verboten.

einer ambivalenten Haltung bezüglich Tod oder Weiterleben durchgeführt werden, wäre dies verhängnisvoll.
Der Arzt ist verpflichtet, einen Suizidversuch bzw. den geplanten Suizid eines Patienten oder dessen Erfolg zu verhindern (Abb. **4.145**). Beim zur freien Entscheidung fähigen Suizidalen muss er ausführliche Überzeugungsarbeit leisten. Wer sich mit dem beabsichtigten Suizid zufrieden gäbe, handelt unärztlich und hätte darüber hinaus mit einem strafrechtlichen Verfahren wegen Tötung durch Unterlassung zu rechnen, eventuell auch mit zivilrechtlichen Haftungsfolgen. Jede Art von Beihilfe zum Suizid ist dem Arzt in Deutschland strengstens verboten.

4.16.5 Verlauf

Suizidversuche haben ein hohes Rezidivrisiko. Als grober Schätzwert wird die Suizidquote von 1 % pro Jahr nach Suizidversuch angegeben. Die Zeit der größten Gefährdung scheint in den ersten zwölf Monaten nach dem Suizidversuch zu liegen.

Es ist davon auszugehen, dass Betreuungsmaßnahmen suizidprophylaktisch wirken, der empirische Nachweis dieses Effektes ist aber schwierig.

4.16.5 Verlauf

Patienten, die bereits einen Suizidversuch durchgeführt haben, haben ein **hohes Risiko** für einen **erneuten Suizidversuch oder Suizid.** Die Zahlen schwanken erheblich, als grober Schätzwert wird eine Suizidquote von 1 % pro Jahr nach Suizidversuch angegeben, d. h. nach 10 Jahren etwa 10 %. Die Zeit der größten Gefährdung liegt in den ersten zwölf Monaten nach dem Suizidversuch. Die Quote der Suizidversuche liegt mit etwa 10 bis 20 % im ersten Jahr nach dem ersten Suizidversuch beträchtlich höher.
Die Art der Betreuung bzw. Therapie in einer suizidalen Krise oder nach einem Suizidversuch nimmt Einfluss auf das weitere Schicksal des Patienten, insbesondere auch auf die Rezidivquote. Entsprechende Untersuchungen erlauben aufgrund der oft nur sehr geringen Fallzahlen keine ausreichenden Schlussfolgerungen. Untersuchungen einer bestimmten Betreuungsweise im Vergleich zur Nichtbetreuung von Patienten wurden aus ethischen Gründen nicht durchgeführt.

5 Kinder- und jugendpsychiatrische Erkrankungen einschließlich Oligophrenien

5 Kinder- und jugendpsychiatrische Erkrankungen einschließlich Oligophrenien

5.1 Einleitung

5.1 Einleitung

▶ **Definition:** Die Kinder- und Jugendpsychiatrie beschäftigt sich in Praxis, Lehre und Forschung mit Diagnose, Therapie und Prophylaxe von psychischen Störungen bei Kindern und Jugendlichen bis zum 18. Lebensjahr, in Einzelfällen auch darüber hinaus. Der Familie als Ort wesentlicher Ressourcen und Belastungen kommt dabei besondere Bedeutung zu.

◀ **Definition**

In den Bereich der Kinder- und Jugendpsychiatrie fallen unterschiedlichste Probleme (z. B. umschriebene Entwicklungsstörungen, emotionale Störungen, Psychosen).

In den Bereich der Kinder- und Jugendpsychiatrie fallen verschiedene Probleme wie Entwicklungsverzögerungen, Behinderungen, umschriebene Entwicklungsstörungen, emotionale und neurotische Störungen, Psychosen und beginnende Persönlichkeitsstörungen. Die Störungen können altersgebunden auftreten und einen vorübergehenden, konstanten oder progredienten Verlauf nehmen.

Die Kinder- und Jugendpsychiatrie sucht die Konstanz in der Veränderung und die Varianz im Bestehenden.

Die Kinder- und Jugendpsychiatrie sucht die Konstanz in der Veränderung und die Varianz im Bestehenden. Störungen mit hoher Spontanheilungsrate existieren ebenso wie Störungen, die früh auftreten und mit bemerkenswerter Stabilität bestehen bleiben. Weiterhin gibt es Störungen, die lange Stadien der Ausformung benötigen, während andere mit fortschreitendem Alter ihr Erscheinungsbild wechseln.

Mit anderen Institutionen für Kinder und Jugendliche wird eng zusammengearbeitet. Die Therapie ist multimodal und schließt Psycho- und Pharmakotherapie, aber auch z. B. Umschulungen, Fördermaßnahmen und Begutachtungen ein.

Kinder- und Jugendpsychiater/innen arbeiten intensiv mit Familien, Schulen, Internaten, Heimen, verschiedenen Sondereinrichtungen, der Jugendhilfe und der Justiz zusammen. Das diagnostische und therapeutische Vorgehen schließt Psycho- und Pharmakotherapie, aber auch Umschulungen, Heimplatzierungen, Einleitung von Fördermaßnahmen, Sorgerechtsregelungen und Begutachtungen ein. Es existiert eine eigene Facharzt- und Weiterbildungsordnung.

Um Überschneidungen zu vermeiden, erfolgt die Darstellung einiger wichtiger kinder- und jugendpsychiatrischer Störungen in anderen Kapiteln des Buches.

5.2 Entwicklungspsychologie und Entwicklungspsychopathologie

5.2 Entwicklungspsychologie und Entwicklungspsychopathologie

Entwicklungspsychologie beschreibt normale, **Entwicklungspsychopathologie** pathologische Entwicklungsverläufe.

Entwicklungspsychologie und Entwicklungspsychopathologie beschreiben empirische Befunde und Theorien zur biografischen Dimension normaler und pathologischer Phänomene. Während die **Entwicklungspsychologie** normale Entwicklungsverläufe untersucht und über eine beachtliche Anzahl von Methoden und Modellen verfügt, beschäftigt sich die **Entwicklungspsychopathologie** mehr mit krankhaften Entwicklungen sowie mit den gegenseitigen Interdependenzen von normalen und abweichenden Prozessen.

Über schwere, kontinuierlich verlaufende Störungen liegen die sichersten Befunde vor, da sie auch am eindeutigsten zu diagnostizieren sind.

Über schwere, kontinuierlich verlaufende Störungen liegen die sichersten Befunde vor, da sie auch am eindeutigsten zu diagnostizieren sind. Unsicherheiten bestehen bei den häufigen, anfänglich oft unspezifischen emotionalen Störungen des Kindesalters, die keine klare nosologische Wertigkeit und einheitliche Verlaufscharakteristik aufweisen. Welche belastenden und protektiven Faktoren darüber entscheiden, ob kindliche Verhaltensweisen einen günstigen oder ungünstigen Verlauf nehmen, ist in den meisten Fällen noch klärungsbedürftig.

Die Diskussion über die gegenseitige Abhängigkeit von Anlage und Umwelt dauert an.

Es ist daher nicht erstaunlich, dass jahrhunderte- und jahrtausendealte Diskussionen über den Gegensatz oder die gegenseitige Abhängigkeit von Anlage und Umwelt bis heute lebendig geblieben sind. So ist die von Locke im 17. Jahrhundert postulierte „Tabula-rasa"-Theorie, wonach alle Menschen bei der Geburt gleich sind, in gewisser Weise von der Lerntheorie und dem Behaviorismus (sozialpsychologische Forschungsrichtung, die sich mit dem objektiv messbaren Verhalten beschäftigt) reaktiviert worden.

Alle Menschen sind verschieden. Säuglinge unterscheiden sich schon nach wenigen Tagen in Schlafbedürfnis, Essmenge, Aktivität, affektiver Tönung und Kontaktverhalten.

Inzwischen gilt die „Tabula-rasa"-Theorie als widerlegt: Kein Mensch ist dem anderen zu irgendeinem Zeitpunkt seines Lebens gleich (eineiige Zwillinge sind weitgehende Ausnahmen von dieser Regel). Säuglinge unterscheiden sich schon wenige Tage nach ihrer Geburt in Schlafbedürfnis, Essmenge, Aktivität, affektiver Tönung und Kontaktverhalten. Diese individualistische Sichtweise findet in unserem Kulturkreis eine Entsprechung im Selbstempfinden der Menschen: Jeder hält sich in seiner Persönlichkeit für ein Unikat und meint, sein Leben in origineller Weise meistern zu können. Obgleich wir jeden Tag bei uns selbst und bei anderen die Unerfüllbarkeit dieser Vorstellung erleben können, hat sie eine fiktive Kraft und erleichtert die Orientierung in der Welt und die Bewältigung von Schwierigkeiten.

Entwicklung ist ein Zusammentreffen genetischer und lebensgeschichtlich erlebter Information. Ungünstige Lebensumstände schädigen bereits das ungeborene Kind und haben einen negativen Einfluss auf Geburtsverlauf und frühkindliche Entwicklung.

Die Entwicklung des Menschen beginnt mit seiner Zeugung und ist von Anfang an ein Zusammentreffen von genetischer und lebensgeschichtlich-erlebter Information. In welchem Ausmaß mütterliche Affekte und Kognitionen bereits pränatal zu einer Beeinflussung des Kindes führen, ist noch nicht genau bekannt. Wir wissen jedoch, dass ungünstige Lebensumstände und übermäßige Belastungen negative Einflüsse auf Geburtsverlauf, Geburtsgröße, Geburtsgewicht und frühkindliche Entwicklung haben.

Mütterlicher Substanzabusus führt zur toxischen Schädigung des Ungeborenen (z. B. fetales Alkohol-Syndrom durch mütterlichen Alkoholabusus).

Mütterlicher Substanzabusus führt z. B. zur direkten toxischen Schädigung des Ungeborenen und prägt mitunter das gesamte Leben des Neugeborenen (z. B. fetales Alkohol-Syndrom mit Kleinwuchs, Mikrozephalie, typischen fazialen Dysmorphien und Intelligenzminderung). Postpartale Entzugssyndrome bei mütterlichem Opiatabusus sind ebenfalls bekannt.

Verschiedene Belastungen wie Umweltgifte oder Infektionen sowie Probleme bei der Geburt können das Kind schädigen.

Weitere, hier nur am Rande zu erwähnende Komplikationen sind Belastungen des kindlichen Organismus durch Umweltgifte, Strahlen, Infektionen sowie durch intrauterine Mangelversorgung. Die Geburt selbst kann beispielsweise durch protrahierte Dauer und Sauerstoffmangel (Asphyxie) zu Beeinträchtigungen des Kindes führen.

▶ **Merke**

▶ **Merke:** Alle genannten Faktoren sind bei der Ätiopathogenese kindlicher Verhaltensstörungen von Bedeutung, indem sie **allgemeine oder umschriebene Störungen der zerebralen Funktionen** verursachen können, die zu einer erhöhten Vulnerabilität für psychiatrische Störungen führen. Der Begriff Vulnerabilität bezeichnet eine allgemeine oder spezifische Schwäche und Anfälligkeit für psychische Störungen und ist letztlich eine moderne Fortführung des Neurasthenie-Konzepts.

Die pränatale Entwicklung ist für viele psychiatrische Krankheitsbilder von großer Bedeutung.

Von welcher Bedeutung die pränatale Entwicklung für psychiatrische Krankheitsbilder ist, zeigt die Diskussion um die Ursachen der Schizophrenie. Neben der genetischen Disposition werden vor allem eine embryofetale Entwicklungsstörung der zerebralen Zytoarchitektur, substanzielle Alterationen im Stammganglienbereich und virale Schädigungen durch mütterliche Influenza-Infektionen diskutiert, die in Kombination mit perinatalen und frühkindlichen Hirnschädigungen das Risiko erhöhen sollen. Ähnlich komplexe ätiologische Modelle sind auch für andere schwere psychiatrische Störungen interessant. Sie sollen zeigen, dass zum Zeitpunkt der Geburt zahlreiche potenziell pathogene Prozesse bereits abgelaufen und von dem wachsenden Kind mit unterschiedlichem Erfolg überstanden worden sind.

5.2.1 Reifung und Entwicklung

5.2.1 Reifung und Entwicklung

Reifung: vorwiegend genetisch-organisch determinierte Vorgänge (Ausprägung des Habitus, Körpergröße, sexuelle Reifung).

In der klassischen Terminologie werden die nach der Geburt einsetzenden Prozesse als Reifung oder Entwicklung bezeichnet. **Reifung** meint dabei die vorwiegend genetisch-organisch determinierten Vorgänge, wie etwa die Ausprägung des äußeren Habitus, die Körpergröße oder die sexuelle Reifung. **Entwicklung** ist die Gesamtheit der nicht vorgegebenen, an bestimmte Entwicklungsstufen gebundenen Eigenheiten wie beispielsweise die Ausformung von persönlichen Interessen und Interaktionsstilen. Sie sind wesentlich durch die jeweiligen kulturhistorischen und sozioökonomischen Gegebenheiten geprägt.

Entwicklung: Gesamtheit der nicht vorgegebenen, an bestimmte Entwicklungsstufen gebundenen Eigenheiten (z. B. Ausformung persönlicher Interessen, Interaktionsstile).

Die Geburt stellt für Kind und Mutter eine Stress-Situation dar und macht das Kind zu einem organisch unabhängigen Lebewesen, das in seiner allgemeinen Hilflosigkeit aber noch vollständig auf die Fürsorge der Eltern angewiesen ist. Dies gilt besonders für die **ersten Lebensmonate**, in denen das Kind an Brust oder Flasche gestillt wird und viel schläft. Man bezeichnet diese Zeit auch als eine **physiologische Eltern-Kind-Symbiose**. Die kindlichen Bedürfnisse werden nur undifferenziert zum Ausdruck gebracht, die Bedürfnisse der Umwelt kaum erfasst.

Durch die Geburt wird das Kind zu einem selbstständigen Organismus, der aber noch völlig auf die Hilfe der Eltern angewiesen ist: **physiologische Eltern-Kind-Symbiose**.

Werden Kinder bereits in diesem Alter vernachlässigt, entstehen somatische Gedeihstörungen und fundamentale Beziehungsstörungen. Lebensgeschichtlich spätere Traumen wie emotionale **Deprivation,** häufige Beziehungswechsel oder andere inadäquate Bedingungen lassen dann keine normale Entwicklung zu. Es kommt nicht zur **Ausbildung von Urvertrauen und stabilem Selbstwertgefühl**, welche für das subjektive Wohlempfinden und die Beziehungs- und Leistungsfähigkeit von entscheidender Bedeutung sind.

Vernachlässigung in den ersten Lebensmonaten führt zu somatischen Gedeihstörungen und fundamentalen Beziehungsstörungen. Es kommt nicht zur Ausbildung von Urvertrauen und stabilem Selbstwertgefühl.

Im günstigen Fall entwickeln Eltern und Kind eine Umgangsform, die durch Tragen, Streicheln des Kindes, Nachahmen der kindlichen Sprache, Lächeln und häufige fürsorgliche Kontakte bestimmt ist. Dieses Milieu erleichtert es dem Kind, seine Umgebung mit der Zeit optisch, akustisch und kommunikativ besser zu erfassen. Es beginnt die Eltern an Stimme und mimischem Ausdruck zu erkennen und zeigt etwa ab dem dritten Lebensmonat Reaktionen wie Lächeln oder Erstaunen.

Im günstigen Fall ist die Umgebung des Kindes durch fürsorgliche Kontakte wie Tragen, Lächeln oder Streicheln bestimmt.

Das rasche Fortschreiten der perzeptiven, affektiven, kognitiven, mnestischen und motorischen Fähigkeiten sowie der beginnende erweiterte Bewegungsradius mit Krabbeln, Kriechen und Greifen erlauben dem Kind die Differenzierung der neuen Erfahrungen und die Ausbildung der eigenen Identität durch die bessere Unterscheidbarkeit des eigenen Selbst von anderen Personen. Erst auf dieser Basis kommt es zu Bindungen zwischen Kind und Eltern und zu ersten situationsgebundenen Ängsten, die man „Fremdeln" (Angst vor Fremden) oder „Acht-Monats-Angst" nennt.

Durch die Nachreifung des ZNS werden motorische Entwicklung, Identitätsbildung und die Entwicklung eigener kreativer Leistungen möglich. Erste situationsgebunde Ängste sind das „Fremdeln" oder die „Acht-Monats-Angst".

Nach Vollendung des ersten Lebensjahres kann das Kind meist selbstständig laufen und reagiert auf Ansprache, kann sich schon etwas orientieren sowie dingliche und persönliche Objekte erkennen und benutzen. Die rasche Nachreifung des zentralen Nervensystems ermöglicht koordiniertere Aktionen und generative Leistungen wie die Ausbildung von Gedanken, Stimmungen, Wünsche und Interessen. Aus der Sicht des Erwachsenen wirkt das Kleinkind eigenwillig, egozentrisch, ichbezogen und intolerant. Es ist jedoch auch unglaublich spontan, flexibel und lernfähig.

Nach Vollendung des ersten Lebensjahres kann das Kind meist selbstständig laufen, sich orientieren und Objekte erkennen und benennen. Es kommt zur Ausbildung von Gedanken, Stimmungen, Wünschen und Interessen.

In dieser Zeit beginnt auch die Ausbildung der aktiven Sprache und der retentiven Funktionen (Sauberkeit). Ess- und Sauberkeitsverhalten sind für viele Kinder und Familien erste Konfliktfelder, zumal im Alter von zwei bis drei Jahren **Trotzphasen** auftreten können. Die ansatzweisen Autonomiebestrebungen des Kleinkindes wechseln häufig mit dem Wunsch nach Nähe und Geborgenheit ab **(Wiederannäherung).** Die Kinder lernen zwischen gut und böse, richtig und falsch zu unterscheiden, zeigen Ansätze von Gewissen und moralischen Einstellungen und ermöglichen dadurch Erziehung.

Im Alter von 2–3 Jahren treten **Trotzphasen** auf. Trotz zunehmender Autonomietendenzen streben die Kinder immer wieder zu den Eltern zurück **(Wiederannäherung).** Sie lernen außerdem zwischen gut und böse, richtig und falsch zu unterscheiden.

Ab dem **dritten Lebensjahr** haben die meisten Kinder eine gefestigtere Vorstellung von ihrer eigenen Persönlichkeit und sind sich über ihren Namen, ihr Äußeres und ihre sexuelle Identität im Klaren. Sie entwickeln durch die Kenntnis der körperlichen Unterschiede zeitweise eine erhebliche Sexualneugier und äußern dann (sexuelle) Beziehungswünsche, die sich in ödipaler Weise auf die eigenen Eltern, aber auch auf andere gleichaltrige oder erwachsene Personen richten können.

Ab dem **dritten Lebensjahr** haben die Kinder eine primäre eigene Identität. Sie sind sich über ihr Äußeres und ihre sexuelle Identität im Klaren.

Zwischen dem **vierten und siebten Lebensjahr** besuchen viele Kinder den Kindergarten und haben dadurch die Möglichkeit, ihre sozialen Fertigkeiten zu ent-

Psychogene, umweltbedingte Störungen, die nach dem vierten Lebensjahr beginnen, führen im Gegensatz zum frühen Kindesalter häufiger zu umschriebenen psychischen Störungen. Eigenständige psychiatrische Störungen, die in diesem Alter einsetzen (z. B. Autismus), führen oft zu chronischen Einschränkungen.

wickeln. Psychische Störungen, die durch schädliche, umweltbedingte Faktoren in diesem Alter entstehen, sind meist strukturierter als im frühen Kindesalter und führen eher zu Schädigungen einzelner Persönlichkeitsbereiche als zu einer globalen Deformation. Eigenständige schwere psychiatrische Störungen in diesem Alter (z. B. Autismus) verursachen durch ihre unmittelbare Symptomatik und die Behinderungen der kindlichen Entwicklungsmöglichkeiten weit reichende, oft chronische Einschränkungen.

Die **Einschulung** stellt einen wichtigen Einschnitt dar. Neue Normen treten in das Kinderleben ein (z. B. Sozialverhalten in der Klasse).

Diese Anforderungen lassen spätestens in der zweiten oder dritten Klasse latent vorhandene Probleme auftreten (z. B. Entwicklungsstörungen, Störungen der Intelligenz). Werden solche Störungen nicht frühzeitig erkannt, kommt es zur Ausbildung **sekundärer Symptome** (z. B. Angst, Enuresis).

Mit der **Einschulung** treten vermehrt Normen in das Kinderleben ein, die nicht durch die Eltern vermittelt sind. Diese beziehen sich sowohl auf das Sozialverhalten im Klassenverband und gegenüber den Lehrern als auch auf die erbrachten Leistungen in den einzelnen Fächern.

Die Kinder werden durch soziale Rückkopplung und Zeugnisse in einem gewissen Mass vergleichbar und müssen sich mit Neid, Rivalität und Misserfolg auseinandersetzen. Diese Steigerung des Anforderungsniveaus lässt spätestens in der zweiten oder dritten Klasse bereits latent vorhandene, aber bis dahin unerkannte Probleme auftreten. Dazu gehören allgemeine und umschriebene Entwicklungsstörungen, Störungen von Aufmerksamkeit, Kognition und Intelligenz, autistische Verhaltensweisen sowie Störungen des Sozialverhaltens. Werden derartige Störungen nicht frühzeitig erkannt, können sich **sekundäre Symptome** (z. B. Angst, Enuresis) einstellen, die dann einer ausführlichen Abklärung bedürfen.

Häufig werden Kinder daher erst nach der Einschulung bei Ärzten und Psychologen vorgestellt. Gleichzeitig lässt sich der Einfluss des Elternhauses erkennen (sichere, förderliche Verhältnisse oder Überforderung durch die Eltern, elterlicher Alkoholismus, Vernachlässigung, Misshandlung, Scheidung, Tod oder andere soziale und familiäre Traumen).

▶ **Merke**

▶ **Merke:** Schulische Probleme gehören zu den häufigsten kinder- und jugendpsychiatrischen Vorstellungsgründen, sind aber oft die Auswirkung anderer zugrunde liegender Probleme.

Mit der **Pubertät** entwickeln sich neue sexuelle, kognitive, emotionale und soziale Kompetenzen sowie neue psychopathologische Risiken.

Mit dem Beginn der **biologischen Pubertät** ab dem zehnten Lebensjahr tritt die genitale Sexualität auf hormoneller Basis und durch Übernahme der gesellschaftlich vorgegebenen Rollenmuster in das Leben des Kindes. Die Pubertät umfasst weit mehr als die Ausbildung primärer und sekundärer Geschlechtsmerkmale, sie steht für die umfassende Metamorphose, die den Übergang vom Kind zum Jugendlichen und letztlich zum Erwachsenen ausmacht. Dazu gehören neben der Sexualität die zunehmenden kognitiven, emotionalen und sozialen Kompetenzen, die fortschreitende Ausformung einer selbstständigen Persönlichkeit und die beginnende Ablösung von der Herkunftsfamilie.

Im **Jugendalter** festigt sich die sexuelle Orientierung, Varianten werden erkennbar. Erste Partnerschaften konkurrieren mit der Eltern-Kind-Beziehung.

Im **Jugendalter** endet für viele die reguläre Schulzeit und die Berufsausbildung beginnt. Die sexuelle Orientierung festigt sich und Varianten werden erkennbar (Homosexualität, Transsexualität s. S. 287 ff.). Erste Partnerschaften der Jugendlichen gewinnen an Bedeutung und konkurrieren mit der Eltern-Kind-Beziehung.

Die **Pubertät** ist eine **psychopathologische und psychiatrische Grenz- und Übergangszeit.** Die meisten Jugendlichen erleben Pubertät und beginnende Adoleszenz aber harmonisch und ohne psychiatrische Störungen.

Die **Pubertät** ist nicht nur eine hormonelle und psychosoziale, sondern auch eine **psychopathologische und psychiatrische Grenz- und Übergangszeit.** In früheren Jahren wurde sie als normative Krise verstanden, d. h. mit reife- und entwicklungsbedingten psychischen Problemen verbunden. Diese Sichtweise führte auch zum Konzept der sogenannten Pubertäts- oder Adoleszenzkrise als einer passageren, altersgebunden psychiatrischen Problematik ohne spezifische Symptomatik und ohne andauernden Krankheitswert. Diese Beschreibungen sind jedoch nicht generalisierbar, denn erstens durchlaufen die meisten Jugendlichen die Pubertät relativ harmonisch und ohne erkennbare psychiatrische Komplikationen, zweitens kann ein in diesem Alter auftretendes psychiatrisches Problem nicht a priori als Pubertäts- oder Adoleszenzkrise bezeichnet werden, da auch bestimmte psychiatrische Störungen in dieser Altersspanne beginnen können.

Vor der Pubertät treten vor allem unspezifische emotionale Störungen (s. S. 437), Enuresis (s. S. 445), Enkopresis (s. S. 448), Aufmerksamkeitsdefizit und Hyperaktivitätssyndrome (s. S. 432) und umschriebene Entwicklungsstörungen (s. S. 417) auf, die nur zu einem geringen Anteil bis ins Jugend- oder Erwachsenenalter andauern.
Manche Störungen bleiben während des gesamten Lebens bestehen (Intelligenzminderung [s. S. 406], Autismus [s. S. 421]) oder besitzen eine partielle Neigung zur Chronizität (z. B. Tics [s. S. 442]), andere zeigen ihr Manifestations- oder Ausprägungsmaximum deutlich vor oder nach der Pubertät.
Als **typische jugendpsychiatrische Syndrome** gelten Ess-Störungen, insbesondere Anorexia nervosa (s. S. 268 ff.) und juvenile Schizophrenien (s. S. 428, 134 ff.). Suizidalität (s. S. 377 ff.), beginnende phobische Störungen insbesondere in Form der Schulphobie (s. S. 440) und andere affektive Erkrankungen (darunter besonders die Zwangsstörungen [s. S. 441, 125 ff.]) kommen hinzu.
Bulimie (s. S. 268 ff.), Borderline-Syndrome und andere Persönlichkeitsstörungen (s. S. 349 ff.) markieren den **Übergang zum Erwachsenenalter**. Die ausgeprägten affektiven Störungen (s. S. 73 ff.) und depressiven Syndrome treten bei Jugendlichen zwar häufiger als bei Kindern, aber immer noch seltener als bei Erwachsenen auf. Abhängigkeit und Sucht (s. S. 306 ff.) beginnen oft im Jugendalter, kommen jedoch nur selten in ärztlich-psychotherapeutische Behandlung und stellen ein besonderes, bislang ungelöstes therapeutisches Problem dar. Die klassischen psychiatrischen Störungen des **Erwachsenenalters** treten in nennenswerter Häufigkeit erst nach der Pubertät auf, auch wenn vereinzelt infantile Psychosen und andere Syndrome vor der Pubertät beschrieben sind.
Es ist deshalb wichtig, auch bei Kindern und Jugendlichen zutreffende psychiatrische Diagnosen zu stellen und adäquate therapeutische Interventionen einzuleiten.

Vor der Pubertät treten z. B. unspezifische emotionale Störungen (s. S. 437), Aufmerksamkeitsdefizit und Hyperaktivitätssyndrome (s. S. 432) oder Entwicklungsstörungen (s. S. 417) auf.

Manche Störungen bleiben während des gesamten Lebens bestehen (z. B. Autismus [s. S. 421]) oder besitzen eine partielle Neigung zur Chronizität (z. B. Tics [s. S. 442]).

Typische jugendpsychiatrische Syndrome sind z. B. Anorexia nervosa (s. S. 268 ff.), Schizophrenie (s. S. 428, 134 ff.), Suizidalität (s. S. 377 ff.) oder Zwangsstörungen (s. S. 441, 125 ff.).

Übergang zum Erwachsenenalter: z. B. Bulimie (s. S. 268 ff.), Borderline-Syndrome, andere Persönlichkeitsstörungen (s. S. 349 ff.). Affektive Psychosen (s. S. 73 ff.) und depressive Syndrome treten bei Jugendlichen seltener auf als bei Erwachsenen. Abhängigkeit und Sucht (s. S. 73 ff., 306 ff.) beginnen oft im Jugendalter, kommen aber nur selten in Behandlung.

Es ist daher wichtig, auch bei Kindern und Jugendlichen zutreffende Diagnosen zu stellen.

5.2.2 Klassische Entwicklungsmodelle

Die bekanntesten Entwicklungsmodelle stammen von Sigmund Freud und Jean Piaget. **Freud** hatte schon früh in Anlehnung an wichtige Entwicklungsstadien ein **triebtheoretisches Entwicklungsmodell** konzipiert, das die Abfolge von oralen, analen, ödipalen und genitalen Phasen postuliert. Demnach prägen die im entsprechenden Lebensalter dominierenden Funktionen bzw. Körperbereiche (Mund–Trinken, Anus–Stuhlgang, Genitale–Sexualität) die psychische Organisation des Kindes (es trinkt also nicht nur, sondern ist auch gierig und vereinnahmend). Traumatisierungen in einzelnen Phasen führen dann zu entsprechenden phasentypischen Neurotisierungen. Eine Störung in der analen Phase kann auf diese Weise z. B. zur Ausbildung eines analen Charakters mit zwanghaftem und rigidem Verhaltensmuster führen.
Dieses Modell wird heute auch innerhalb der Psychoanalyse als zu simpel eingeschätzt, da es der Komplexität der kindlichen Entwicklung nicht gerecht wird. Viele psychoanalytische Autoren haben deshalb Ergänzungen vorgenommen. Berücksichtigung fanden vor allem triebferne Aspekte der Ich-Entwicklung (Ich-Psychologie) sowie Konzepte zum Kontakt- und Bindungsverhalten des Kindes. Basis der psychoanalytischen Theorie ist noch immer die Instanzenlehre von Ich, Es und Über-Ich und die Theorie des Unbewussten.
Komplementär hierzu ist das **kognitive Entwicklungsmodell von Piaget**, das primär die intellektuellen Entwicklungsstadien berücksichtigt. Das Kind durchläuft vier Stadien
- sensomotorisches Stadium (0 bis 18 Monate)
- präoperationales Stadium (18 Monate bis 7 Jahre)
- Stadium der konkreten Operationen (7 bis 12 Jahre)
- Stadium der formalen Operationen (ab dem 12. Lebensjahr).

Die wichtigsten Handlungsschemata sind **Assimilation** (Einfügung von Neuem in bekannte Strukturen) und **Akkommodation** (Anpassung der vorbestehenden Strukturen an neue Situationen, Gegenstände oder Personen).

5.2.2 Klassische Entwicklungsmodelle

Die bekanntesten Entwicklungsmodelle stammen von Sigmund Freud und Jean Piaget. Das triebtheoretische Modell von **Freud** postuliert die Aufeinanderfolge von oralen, analen, ödipalen und genitalen Entwicklungsstufen. Nach diesem Modell führen Traumatisierungen in den einzelnen Phasen zu entsprechenden Neurotisierungen (z. B. Störung in der analen Phase zur Ausbildung eines analen Charakters.

Dieses Modell wird der kindlichen Entwicklung nicht gerecht. Aktuelle psychoanalytische Entwicklungsmodelle umfassen zusätzliche Aspekte der Ich-Entwicklung und der Beziehungsfähigkeit.

Das kognitive Entwicklungsmodell von **Piaget** umfasst vier Stadien:
- sensomotorisches Stadium (0–18 Monate)
- präoperationales Stadium (18 Monate–7 Jahre)
- Stadium der konkreten Operationen (7–12 Jahre)
- Stadium der formalen Operationen (ab 12 Jahre).

Die moderne Entwicklungspsychologie verfügt über eine Vielzahl weiterer Theorien und Modelle, die sich von den Klassikern Freud und Piaget weit entfernt haben.

Beide Entwicklungsmodelle sind auf verschiedene Weise miteinander in Beziehung gebracht worden, am bekannstesten von **Ciompi** mit seinem Entwurf der Affektlogik. Die moderne Entwicklungspsychologie verfügt über eine Vielzahl weiterer Theorien und Modelle, die sich von den Klassikern Freud und Piaget weit entfernt haben (z. B. Konzept der Entwicklungsaufgaben von Havighurst 1972, Entwicklung von Problemlösestrategien, Berücksichtigung gesunder, protektiver Entwicklungsaspekte durch die sog. Gesundheitspsychologie).

5.3 Intelligenzminderung

5.3 Intelligenzminderung

▶ Synonym

▶ **Synonym:** Minderbegabung, Schwachsinn, Oligophrenie

▶ Definition

▶ **Definition:** Von Kindesalter an bestehende, deutlich unterdurchschnittliche allgemeine intellektuelle Leistungsfähigkeit unterschiedlichster Ätiologie mit heterogener Ausprägung und schweregradabhängigen fakultativen sozialen und neurologischen Zusatzsymptomen. Der IQ liegt unter 70. Das früher häufige definitorische Problem, ob es sich um eine Degeneration, ein Schädel-Hirn-Trauma, eine Psychose oder Intelligenzminderung handelt, ist durch die multiaxiale Diagnostik weitgehend gelöst worden, indem psychiatrische Diagnosen, körperliche Ursachen und Intelligenz sowie weitere Aspekte als gesonderte, gleichberechtigte Ebenen („Achsen") gelten und erfasst werden (Tab. **5.1**).

Im IQ-Bereich von 70 bis 90 spricht man von **Lernbehinderung.**

Der IQ-Bereich von 70 bis 90 stellt eine Übergangszone dar, die im deutschen Sprachraum durch den Begriff der **Lernbehinderung** abgedeckt ist.

Historisches: Bei weitgehend gleich bleibender Verteilung der Ausprägung und Schwere der Intelligenzminderung, hat sich die Versorgungsstruktur im Lauf der Zeit deutlich verändert.

Historisches: Spektrum und Ausprägung der Intelligenzminderung sind über die Jahrhunderte weitgehend gleich geblieben, verändert hat sich die Versorgungsstruktur. Früher lebten Minderbegabte innerhalb der Familie oder der dörflichen Gemeinschaft und beteiligten sich ihren Möglichkeiten entsprechend am täglichen Leben. Mit Zunahme von Industrialisierung, Arbeitsteilung, Spezialisierung und der zunehmenden Bedeutung von Schule und Ausbildung sind minderbegabte Menschen aus diesem Lebenszusammenhang herausgefallen. Inzwischen haben sich neue Betreuungsstrukturen herausgebildet.

▶ Merke

▶ **Merke:** Die meisten Menschen mit Intelligenzminderung sind nicht psychiatrisch krank.

Bei Intelligenzminderung besteht ein 3- bis 4-mal höheres Risiko einer psychiatrischen Störung als bei Normalbegabung. Das Risiko steigt mit zunehmender Intelligenzminderung.

Die Behandlung der Intelligenzminderung in der Psychiatrie hat traditionelle Gründe. Zum einen besteht bei Oligophrenie ein drei- bis viermal höheres Risiko einer psychischen Störung als bei Normalbegabung. Dieses Risiko steigt mit zunehmender Intelligenzminderung. In den Extrembereichen der Intelligenz gilt die klassische psychiatrische Nosologie aber nur noch bedingt. Der Intelligenzgrad hat also Einfluss auf die Diagnosehaltung. Ein Begriff wie die **Pfropfpsychose** (Psychose bei Intelligenzminderung) gibt Zeugnis von dieser Tatsache.

5.1

5.1 Grad der Intelligenzminderung

neue Nomenklatur	*IQ*	*alte Nomenklatur*
leicht	50 bis 69	Debilität
mittelgradig	35 bis 49	Imbezillität
schwer	20 bis 34	schwere geistige Behinderung
schwerst	unter 20	Idiotie

Ferner bestehen in zahlreichen psychiatrischen Krankenhäusern Abteilungen für Oligophrene mit psychischen oder sozialen Defiziten, die anderweitig nicht versorgt werden können.
Eine Schwachstelle im Versorgungsnetz stellt allerdings die Betreuung intelligenzgeminderter psychisch kranker Kinder und Jugendlicher dar.

In vielen psychiatrischen Krankenhäusern bestehen Abteilungen für Oligophrene. Mängel existieren bei der Betreuung oligophrener, psychisch kranker Kinder und Jugendlicher.

Epidemiologie: Die Intelligenz gehört zu den menschlichen Merkmalen, die sich in der Bevölkerung näherungsweise wie eine Gauss-Kurve verteilen (Normalverteilung). Nach Zigler und Hodapp kann die familiäre (genetische) Intelligenzminderung, die sich innerhalb der Normalverteilung befindet, von schwereren organisch bedingten Formen der Intelligenzminderung unterschieden werden, die ein eigenes Verteilungsmuster besitzen (Abb. **5.1**).
Etwa 5% der Gesamtbevölkerung weisen eine Minderung der Intelligenz auf. Die leichteren Formen der Intelligenzminderung (Debilität) machen etwa 3–4%, die schwereren Formen (Imbezilität, schwere geistige Behinderung und Idiotie) weniger als ein Prozent aus. Das männliche Geschlecht überwiegt in einer Relation von 1,5 zu 1.

Epidemiologie: In der Normalbevölkerung entspricht die Intelligenz einer Gauss-Normalverteilung (Abb. **5.1**). Schwere organische Formen haben ein eigenes Verteilungsmuster.

Schwere Formen der Intelligenzminderung treten bei etwa 1%, leichte Formen (Debilität) bei 3–4% der Bevölkerung auf.

Ätiopathogenese: In vielen Fällen bleibt die Ursache der Intelligenzminderung unbekannt (Tab. **5.2**). Dabei handelt es sich oft um die sog. idiopathische Intelligenzminderung, die unterschiedliche Schweregrade haben kann. Bei einem beachtlichen Anteil der Intelligenzminderungen – er wird durch die genetische Forschung zukünftig stark zunehmen – sind die Ursachen aber zumindest teilweise bekannt. Über die häufigsten genetischen Störungen mit Intelligenzminderung gibt Tab. **5.3** Auskunft. Die meisten dieser Syndrome weisen zusätzliche Symptome auf, und die Intelligenzminderung ist nur ein Teil der Problematik. Die bekannteste genetische Ursache der Intelligenzminderung ist die Trisomie 21 (Down-Syndrom).
Weitere wichtige organische Ursachen von Intelligenzminderung sind:
- Infektionen des ZNS vor und nach der Geburt (Zytomegalie, HIV, Lues, Toxoplasmose, andere virale und bakterielle Infektionen)
- toxische Schädigungen (Alkohol-, Drogen-, Medikamentenkonsum der Mutter während der Schwangerschaft)
- traumatische Geburtsschädigungen durch Zangengeburt (Forzeps) oder Kompression des Schädels aus anderen Gründen, die zu Hirnblutungen führen können
- hypoxische Geburtsschäden (Asphyxie), die auch schon pränatal entstehen können, vor allem aber bei Komplikationen wie Beckenendlage und Nabelschnurumschlingung auftreten (cave: Apgar-Werte unter 5).

Ätiopathogenese: In vielen Fällen bleibt die Ursache der Intelligenzminderung unbekannt. Der Anteil aufgeklärter Ursachen steigt jedoch ständig an.
Wichtige organische Ursachen sind (Tab. **5.2**):
- ZNS-Infektionen vor und nach der Geburt
- toxische Schädigungen (z. B. Alkoholkonsum der Mutter)
- traumatische Geburtsschäden
- hypoxische Geburtsschäden
- Frühgeburten mit sehr niedrigem Geburtsgewicht
- schwerer Icterus neonatorum
- kindliche Epilepsien und Hirntumoren
- kindliche Demenzen

Ebenso sind verschiedene genetische Ursachen bekannt (Tab. **5.3**).
Die bekannteste genetische Ursache ist die Trisomie 21.

5.1 IQ-Verteilung der beiden Formen der geistigen Behinderung

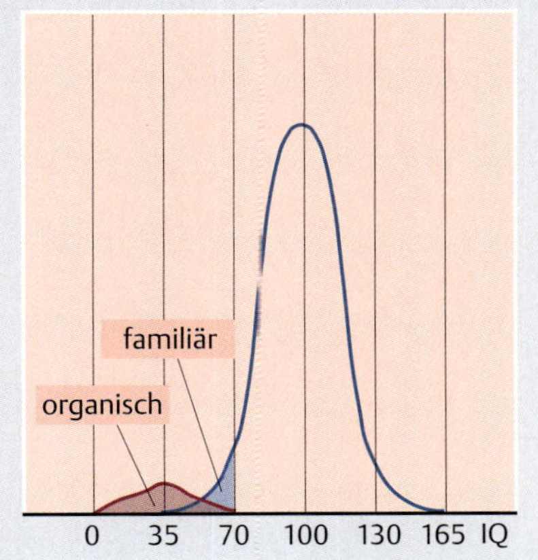

5.1

- Frühgeburten mit sehr niedrigem Geburtsgewicht; Frühgeburten haben zudem ein erhöhtes Risiko an Missbildungen, so dass eine Kombination mehrerer Belastungen eintreten kann
- schwerer Icterus neonatorum durch Bilirubinerhöhung mit Gefahr des Kernikterus (z. B. bei Blutgruppenunverträglichkeit)
- spätere Schädel-Hirn-Traumata durch Unfälle (z. B. Sturz vom Wickeltisch) oder Misshandlung
- bestimmte Formen von kindlichen Epilepsien (vor allem komplex-partiale Formen)
- kindliche Hirntumoren, die meist lokale Ausfälle verursachen, aber auch zu Intelligenzminderungen führen können (unter Umständen nach operativen Eingriffen fortbestehend)
- kindliche Demenzen, am bekanntesten ist die Heller-Demenz (s. S. 423). Diese Formen werden in der ICD-10 allerdings von den Intelligenzminderungen unterschieden.

5.2

5.2 Ursachen der Intelligenzminderung

▪ unbekannt	30–40 %
▪ frühe Störungen der Embryonalentwicklung	30 %
▪ Umwelteinflüsse und psychiatrische Erkrankungen	15–20 %
▪ Schwangerschafts- und perinatale Probleme	10 %
▪ genetische Ursachen	5 %
▪ körperliche Erkrankungen im Kindesalter	5 %

5.3 Beispiele für genetische Krankheiten, die mit Oligophrenie einhergehen

▪ autosomal-rezessive Krankheiten	– Aminosäurestoffwechselstörungen: Tyrosinämie, Phenylketonurie, Homozystinurie, Ahornsirupkrankheit, Histidinämie, Hartnup-Krankheit, Hyperlysinämie – Kohlenhydratstoffwechselstörungen: Galaktosämie, Mukopolysaccharidose I + III, Mukolipidose II, Mannosidose – Sphingolipidosen: GM_2-Gangliosidose (Typ I Tay-Sachs), Sphingomyelinose (Niemann-Pick), Zerebrosidose (Gaucher), metachromatische Leukodystrophie, Globoidzelldystrophie (Krabbe) – Harnstoffsynthesestörungen: Zitrullinämie, Argininämie, Argininbernsteinsäurekrankheit – Wilson-Krankheit – familiärer Kretinismus (verschiedene Formen) – Leigh-Enzephalomyelopathie – nichthämolytischer Ikterus (Crigler-Najjar) – Laurence-Moon-Bardet-Biedl-Syndrom, Smith-Lemli-Opitz-Syndrom – progressive Myoklonusepilepsie – Marinesco-Sjögren-Syndrom – Cockayne-Syndrom
▪ chromosomale Krankheiten	– Martin-Bell-Syndrom (fraXql) – Lesch-Nyhan-Syndrom – orthochromatische Leukodystrophie – Adrenoleukodystrophie – Ornithincarbamoyltransferasemangel – Mukopolysaccharidose II (Hunter) – X-chromosomaler Hydrozephalus – Incontinentia pigmenti (Phakomatose) – Kinky-Hair-Krankheit (Menkes-Syndrom) – Lowe-Syndrom – Norrie-Syndrom
▪ Chromosomenaberrationen	– Trisomie 21 (Down), 13 (Pätau), 18 (Edwards) – Poly-X-Syndrome – zahlreiche strukturelle Aberrationen

Inwieweit Intelligenzprobleme im Rahmen von psychiatrischen Störungen unter die Intelligenzminderungen subsummiert werden sollen, ist umstritten. Besonders bei den früher häufiger diagnostizierten kindlichen Psychosen, die damals noch nicht von den autistischen Störungen unterschieden wurden, drängt sich aus heutiger Sicht der Verdacht auf, dass zahlreiche Fälle eingeschlossen wurden, bei denen die Intelligenzminderung elementarer Bestandteil der Symptomatik und nicht deren Folge war. Es ist zwar zutreffend, dass es im Rahmen schwerer psychischer Störungen zu Intelligenzminderungen kommen kann; diese sind aber in der Mehrzahl von geringem Ausmaß und führen nicht zur Behinderung.
Die Definition und Abgrenzbarkeit der Intelligenzminderungen ist derzeit im Fluss. Je höher der Aufklärungsgrad der Intelligenzminderungen wird, desto mehr stellt sich die Frage, ob die traditionellen groben Einteilungen der Intelligenzminderung noch sinnvoll sind. Auch die Frage nach dem Ein- oder Ausschluss von degenerativen, demenziellen oder traumatischen Formen wird zukünftig neu beantwortet werden müssen.

Symptomatik: Typische Symptome sind Passivität, psychische Abhängigkeit, niedriges Selbstwertgefühl und Frustrationsintoleranz, ungenügende Impulskontrolle, Stereotypien, Selbststimulationen, Selbstverletzungen und Aggressivität.
Die Intelligenzminderung kann sich in verschiedenen Lebens- und Leistungsbereichen und je nach Kulturkreis unterschiedlich auswirken. Außer dem Intelligenzwert müssen auch die soziale Anpassung, der Grad praktischer Bewältigungstechniken und die Kommunikationsfähigkeit eingeschätzt werden. Bei leichten Formen bestehen meist keine wesentlichen Einschränkungen der lebenspraktischen Fähigkeiten. Mit zunehmendem Grad der Intelligenzminderung kommen neurologische, neuromuskuläre, visuelle, auditive oder kardiovaskuläre Komplikationen hinzu. Zunehmend finden sich dann auch Einschränkungen der sozialen Kompetenz und basaler kognitiver und emotionaler Funktionen.

Symptomatik: Typische Symptome sind z. B. Passivität, psychische Abhängigkeit und niedrige Frustrationstoleranz. Leichte Formen der Intelligenzminderung zeigen meist keine wesentlichen Einschränkungen, bei schweren Formen gewinnen begleitende neurologische, neuromuskuläre, visuelle, auditive oder kardiovaskuläre Komplikationen an Bedeutung.

Diagnostik: Die Einschätzung der Intelligenz erfolgt durch **klinischen Eindruck** und durch Messung mit unterschiedlichen **Tests** oder **Testbatterien** (z. B. Hamburg-Wechsler-Intelligenztest für Erwachsene und Kinder HAWIE-R bzw. HAWIK-III; BGB-Testbatterie für geistig behinderte Kinder). Da sich die einzelnen Intelligenztests zum Teil stark unterscheiden, ist bisweilen die Anwendung verschiedener Tests sinnvoll. Messeinheit ist der **Intelligenzquotient (IQ)**, der durchschnittliche Wert wird gewöhnlich gleich 100 gesetzt, was einer altersentsprechenden Intelligenzreife entspricht.

Diagnostik: Die Einschätzung der Intelligenz erfolgt durch **klinischen Eindruck** und durch **spezielle testpsychologische Untersuchungen** (z. B. HAWIK-III). Die Messeinheit ist der **Intelligenzquotient (IQ)**, der durchschnittliche Wert beträgt meist 100.

Differenzialdiagnose: Von der Oligophrenie zu unterscheiden sind nach ICD-10 die Demenz, bei der es zu einem Verlust bereits erworbener intellektueller Fähigkeiten durch organische Erkrankungen kommt, sowie die umschriebenen Entwicklungsstörungen (Tab. **5.4**).
Weitere Differenzialdiagnosen der Intelligenzminderung sind:
- hysterische Pseudodebilität (Ganser-Syndrom, s. S. 251)
- sozial bedingte Leistungsminderungen
- ausgeprägte Hospitalismusformen
- (funktionelle) Intelligenzminderungen im Rahmen psychiatrischer Erkrankungen.

Differenzialdiagnose (Tab. **5.4**):
- hysterische Pseudodebilität (Ganser-Syndrom, s. S. 251)
- sozial bedingte Leistungsminderungen
- Hospitalismusformen
- Intelligenzminderung im Rahmen psychiatrischer Erkrankungen.

Therapie: Eine kausale Behandlung ist im Normalfall nicht möglich. Ausnahmen bilden wenige Störungen, deren Ätiologie geklärt und deren Therapie grundsätzlich möglich ist (z. B. Phenylketonurie – phenylalaninarme Ernährung). Die Betreuungsanforderungen bestehen in der bestmöglichen Frühförderung im Entwicklungsalter in Zusammenarbeit mit der Familie, und später in der Schaffung geeigneter Arbeits- und Lebensbedingungen, die Schutz und Rehabilitation bieten, Überforderung und Diskriminierung jedoch verhindern. Bei schwerer

Therapie: Eine kausale Therapie ist bis auf wenige Ausnahmen (z. B. Phenylketonurie) nicht möglich. Wichtig ist die Schaffung geeigneter Lern- und Arbeitsbedingungen und der Schutz der Betroffenen vor Diskriminierung und Überforderung.

Menschen mit Intelligenzminderung benötigen während ihres ganzen Lebens Unterstützung und Hilfestellung unterschiedlicher Intensität.

Behinderung bleiben aus juristischer Sicht Unmündigkeit und Fürsorgebedürftigkeit bestehen. Die Betreuung erfolgt durch die Familien und Sondereinrichtungen wie die Lebenshilfe, Sonderschulen, geschützte Werkstätten (Werkstätten für Behinderte) und Wohnheime. Langfristige Unterbringung in psychiatrischen Krankenhäusern sollte die Ausnahme sein und durch bessere Versorgungsformen ersetzt werden. Für Menschen mit Intelligenzminderung besteht ein größeres Risiko, ausgenützt, vernachlässigt und missbraucht zu werden. Sie benötigen Hilfe, Stütze und Rücksicht unterschiedlicher Intensität während ihres gesamten Lebens.

Verlauf: Chromosomale Aberrationen sind zum Teil pränatal diagnostizierbar.

Verlauf: Chromosomenaberrationen sind zum Teil pränatal diagnostizierbar. Wenn die Zunahme der Pränataldiagnostik zu vermehrten Schwangerschaftsabbrüchen führt, wird sich langfristig die Relation der Behinderungsformen verschieben. Schwere geistige Behinderungen sind aufgrund der begleitenden körperlichen Stigmata gelegentlich schon bei der Geburt erkennbar (z. B. Trisomie 21).

Die meisten Intelligenzminderungen manifestieren sich im Kleinkindalter als **Entwicklungsverzögerung.**

Äußerlich nicht erkennbare Intelligenzminderungen manifestieren sich in der Regel während des Kleinkind- und Grundschulalters, wobei sich ausgeprägte Oligophrenien früher, leichte Einschränkungen später bemerkbar machen. Das klassische Manifestationssyndrom im Vorschulalter ist die **Entwicklungsverzögerung.**

Unspezifische Überforderungssyndrome bei Jugendlichen können eine Intelligenzminderung maskieren.

Intelligenzminderungen werden gelegentlich auch erst am Ende der Schullaufbahn in Form unspezifischer Überforderungssyndrome erkennbar. Die Jugendlichen sacken dann scheinbar unerwartet in ihren Noten ab, entwickeln schwer erklärbare psychische Störungen wie Angst, Depressivität oder Rückzug, interessieren sich nicht für ihre berufliche Weiterbildung und sind für das Arbeitsamt nicht vermittelbar. Durch zusätzliche Erkrankungen wie Epilepsien oder Psychosen können auch noch im Jugend- und Erwachsenenalter Verschlechterungen eintreten.

Bei schweren Behinderungen ist die Lebenserwartung häufig reduziert.

Bei schweren Behinderungen ist die Lebenserwartung aufgrund begleitender Erkrankungen häufig reduziert.

5.4

5.4 Klassifikation der Intelligenzminderung nach ICD-10 und DSM-IV

ICD-10	*DSM-IV*
▪ Intelligenzminderung (F70–F79) – deutliche IQ-Minderung (IQ unter 70) – Störung von Sprache, Motorik, Anpassungsfähigkeit und Sozialverhalten	▪ Intelligenzminderung (317–319) – deutliche IQ-Minderung (IQ unter 70) – Beginn vor dem 18. Lebensjahr – begleitende Defizite in der sozialen Anpassungsfähigkeit und in mindestens 2 der folgenden Bereiche: Kommunikation, Eigenständigkeit, häusliches Leben, soziale/zwischenmenschliche Fertigkeiten, Nutzung öffentlicher Einrichtungen, Selbstbestimmtheit, schulische Fertigkeiten, Arbeit, Freizeit, Gesundheit, Sicherheit

5.4 Kinderfehler

5.4 Kinderfehler

▶ Definition

▶ **Definition:** Auffällige, aber nicht unbedingt ungewöhnliche Verhaltensweisen wie Daumenlutschen, Nägelkauen oder Nasenbohren ohne klaren Krankheitswert und ohne eindeutige prognostische Bedeutung (Tab. **5.5**).

Historisches: In älteren Klassifikationssystemen wurde den Kinderfehlern große Bedeutung zugemessen.

Historisches: Im Gegensatz zu den modernen Klassifikationssystemen wurde in den älteren Werken der Kinder- und Jugendpsychiatrie den so genannten Kinderfehlern große Bedeutung zugemessen, da man annahm, dass Kinder mit Verhaltensauffälligkeiten häufiger zu fortgesetzten psychiatrischen Störungen neigen. Der Begriff Kinderfehler war ein Versuch, eine übermäßige Psychiatrisierung dieser Verhaltensweisen zu umgehen.

Symptomatik: Bezeichnet werden mit diesem Begriff Kinder, die nicht oder nur bedingt korrigierbare Verhaltensweisen wie Daumenlutschen, Nägelbeißen (Onychophagie) und Nasenbohren aufweisen. Es gibt jedoch keine anerkannten Verfahrensregeln, ab welcher Intensität und welchem Alter diese Verhaltensweisen pathologisch sind. Zudem sind die **Kinderfehler für sich genommen nicht als Krankheit zu bewerten** und es gibt wohl keine festen Kombinationen zwischen Kinderfehlern und einzelnen psychiatrischen Störungen. Treten die Verhaltenweisen in grob auffälliger Weise auf (z. B. autodestruktives Abbeißen der Nägel bis ins Nagelbett), weisen die Kinder meist noch andere schwerwiegende Störungen auf, die als Hauptdiagnose benannt werden sollten (z. B. tief greifende Entwicklungsstörungen, s. S. 421).

Symptomatik: Die bekanntesten Kinderfehler sind Daumenlutschen, Nägelbeißen und Nasenbohren. Es handelt sich um nicht oder nur bedingt korrigierbare Verhaltensweisen. Es gibt keine feste Kombination zwischen Kinderfehlern und psychiatrischen Störungen. Bei grob auffälligen Verhaltensweisen bestehen häufig noch andere, schwerwiegendere Störungen (z. B. Autismus, s. S. 421).

Therapie: Den Kinderfehlern ist in letzter Zeit nur noch wenig Beachtung geschenkt worden, obwohl sie in der klinischen Praxis durchaus anzutreffen sind. Allerdings ist hier zu beobachten, dass sich bei Behandlung der Hauptstörung die begleitende Symptomatik häufig synchron zurückbildet. Eine zusätzliche Therapie ist meist nicht erforderlich. Falls nötig, können psychodynamische, verhaltenstherapeutische oder erlebnisorientierte Verfahren zur Anwendung kommen.

Therapie: Eine spezielle Therapie ist meist nicht erforderlich.

5.5 Klassifikation der Kinderfehler nach ICD-10 und DSM-IV

ICD-10	*DSM-IV*
Sonstige nicht näher bezeichnete Verhaltens- und emotionale Störungen mit Beginn in Kindheit und Jugend (Kinderfehler [F98.9])	nicht enthalten

5.5

5.5 Umschriebene Entwicklungsstörungen

5.5 Umschriebene Entwicklungsstörungen

▶ **Synonym:** Teilleistungsschwächen, Teilleistungsstörungen

◀ Synonym

▶ **Definition:** Einzelne Leistungsbereiche liegen isoliert unter dem Niveau der sonstigen intellektuellen Kapazität und haben somit nicht den Charakter einer allgemeinen Intelligenzminderung.

◀ Definition

Historisches. Umschriebene Entwicklungsstörungen wurden im deutschen Sprachraum bislang als Teilleistungsschwächen oder Teilleistungsstörungen bezeichnet und lange Zeit zusammen mit verschiedenen emotionalen Störungen unter den Überbegriffen minimale cerebrale Dysfunktion (MCD), minimal brain dysfunction (MBD) oder psycho-organisches Syndrom (POS) subsummiert. Mittlerweile sind diese Begriffe überholt und sollten nur für die kleine Gruppe von Kindern verwendet werden, die tatsächlich eine neurologisch, neuroradiologisch oder neurophysiologisch nachweisbare Dysfunktion oder Schädigung des Gehirns aufweisen. Die umschriebenen Entwicklungsstörungen sind als eigenständiger Bereich herausgelöst worden und können in allen Leistungsbereichen auftreten.

Historisches. Umschriebene Entwicklungsstörungen wurden lange Zeit mit verschiedenen anderen emotionalen Störungen in einer Gruppe subsummiert. Inzwischen wurden sie jedoch als eigenständiger Teilbereich herausgelöst.

Von klinischer und kultureller Bedeutung sind nur Störungen, die zu Schwierigkeiten in der Schule oder anderen Leistungsbereichen führen. Selbstverständlich gibt es auch Teilleistungsstärken und besondere Begabungen in Einzelbereichen, die jedoch normalerweise zu keiner psychiatrischen Symptomatik führen. Umschriebene Entwicklungsstörungen haben zunehmende wissen-

Vor allem Teilleistungsschwächen im schulischen Bereich haben klinische Bedeutung. Teilleistungsstörungen sind Grundlage oder Bestandteil zahlreicher Verhaltensstörungen (z. B. ADHS, s. S. 432).

schaftliche Beachtung erfahren, da sie als Grundlage oder Bestandteil zahlreicher kindlicher Verhaltensstörungen erkannt wurden (z. B. Aufmerksamkeitsdefizit- und Hyperaktivitätssyndrom, s. S. 432).

Ätiopathogenese: In vielen Fällen können keine zuverlässigen ätiologischen Aussagen gemacht werden. Genetische und hirnorganische Faktoren sind als Ursachen bekannt.

Ätiopathogenese: Bei keinem der folgenden, meist heterogenen Störungsbilder ist die Ätiologie sicher geklärt. Die bisherigen Erfahrungen sprechen dafür, dass **verschiedene Ursachen** zu gleichen oder ähnlichen Symptomen führen können. So gibt es eindeutige Belege für familiäre Häufungen einzelner Symptome und damit für eine genetische Ätiologie. In anderen Fällen deuten belastende Faktoren während Schwangerschaft, Geburt und frühkindlicher Entwicklung auf die Möglichkeit einer direkten hirnorganischen Schädigung hin. Übrig bleibt eine dritte Gruppe ohne erkennbares ätiologisches Muster, für die eine Vielzahl möglicher Ursachen vorgeschlagen wird.

Verlauf: Leichtere Störungen haben einen günstigeren Verlauf und eine bessere Prognose. Schwere Störungen können oft nur bedingt gebessert werden.

Verlauf: Bei allen Unterschieden besteht eine gewisse Regelhaftigkeit darin, dass leichtere Störungen zeitlich begrenzter und prognostisch günstiger sind, ausgeprägtere und dann meist kombinierte Störungen länger bestehen und nur gering gebessert werden können. Die schulischen, beruflichen und sozialen Möglichkeiten sind dann begrenzt.

5.5.1 Umschriebene Störungen des Sprechens und der Sprache

Neugeborene können weder sprechen noch Sprache verstehen. Kinder im **1. Lebensjahr** sind bereits in der Lage, in einfacher Weise zu kommunizieren (mimische, gestische, emotionale Beziehungsformen). Während des **2. Lebensjahres** lernen die Kinder den einfachen Sprachgebrauch (Verstehen von Wörtern und kurzen Sätzen, Benennen von Objekten). Ab dem **3. Lebensjahr** beschleunigt sich die sprachliche Entwicklung. Zwischen dem 2. und 4. Lebensjahr kann ein leichtes und passageres Stottern und Stammeln auftreten (**physiologisches Stammeln**). Wie jede andere Entwicklung weist auch die sprachliche Entwicklung eine enorme Variationsbreite auf.

5.5.1 Umschriebene Störungen des Sprechens und der Sprache

Neugeborene können weder sprechen noch Sprache verstehen. Sie verfügen jedoch über alle biologischen Voraussetzungen zum Erlernen von Sprache, und zwar nicht nur für die sprachlichen Fertigkeiten an sich, sondern auch für deren zeitliches Entwicklungsraster. Unabhängig von der Sprache können **Kinder im ersten Lebensjahr** schon relativ früh in einfacher, aber reziproker Weise kommunizieren, wobei mimische, gestische und emotionale Beziehungsformen früher verfügbar sind.
Lautäußerungen sind dem Säugling von Geburt an möglich und bestehen zuerst aus Schreien und einzelnen Lauten, die teilweise schon in Kettenform auftreten (ga-ga). Die ersten gezielten und imitativen Lautäußerungen mit beginnendem Sinnverständnis treten am Ende des ersten Lebensjahres auf.
Während des **zweiten Lebensjahres** lernen Kinder, Sprache in einfacher Form zu gebrauchen. Sie können Wörter und kurze Sätze verstehen, einige Objekte benennen und im zweiten bis dritten Lebensjahr Zweiwortsätze bilden. Ab dem **dritten Lebensjahr** beschleunigt sich die sprachliche Entwicklung, es werden vermehrt Fragen gestellt und Geschichten erzählt. Die artikulatorischen, grammatikalischen und semantischen Operationen werden autonomer, aber auch korrekter. Zwischen dem 2. und 4. Lebensjahr kann ein leichtes und passageres Stottern und Stammeln (**sog. physiologisches Stammeln**) auftreten, das vorwiegend aus dem Vertauschen von Konsonanten besteht. Bis zum Beginn des Schulalters können sich die Kinder aktiv und passiv gut verständigen, auch wenn die Erlernung komplizierter formaler und inhaltlicher Strukturen bis ins frühe Jugendalter hinein andauert.
Bei aller Regelhaftigkeit darf nicht übersehen werden, dass die sprachliche Entwicklung – wie jede andere Entwicklung – eine enorme Variationsbreite aufweist. Gewisse Entwicklungsschritte können übersprungen, nachgeholt oder kompensiert werden. Trotzdem sollten schwere Sprachentwicklungsverzögerungen rechtzeitig, d. h. möglichst früh, erkannt und behandelt werden.

Sprachstörung: Beeinträchtigung von Sprachverständnis und -entwicklung
Sprechstörung: sog. Werkzeugstörung

Findet keine normale Sprachentwicklung statt, kommt es zu Störungen der Sprache oder des Sprechens. Bei den **Sprachstörungen** sind Sprachentwicklung und Sprachverständnis beeinträchtigt, bei den **Sprechstörungen** handelt es sich um sog. Werkzeugstörungen (z. B. Stammeln, Poltern, Stottern). Klinisch ist die Trennung von Sprach- und Sprechstörungen häufig schwierig.

Kinder mit Sprech- und Sprachproblemen zeigen oft **begleitende** therapiebedürftige

Mindestens die Hälfte der Kinder mit Sprech- und Sprachproblemen zeigt **begleitende psychiatrische Auffälligkeiten** (Angst, Rückzug, Depressivität, Aufmerksamkeitsstörungen, Hypermotorik, Aggressivität), die einer adäquaten Therapie bedürfen. Da diese Kinder meist in nicht psychiatrischen Spezialabteilungen (HNO, Logopädie) betreut werden, wird der psychiatrische Aspekt der Problematik häufig nicht ausreichend gewürdigt. In der Folge kann es zur Chronifizierung der Auffälligkeiten kommen.

psychiatrische Auffälligkeiten (z. B. Angst, Aufmerksamkeitstörungen). Die Vernachlässigung der psychiatrischen Aspekte kann zu deren Chronifizierung führen.

Grundsätzlich müssen immer soziokulturelle (Zweisprachigkeit, Unterschicht), motorische und sensorische Beeinträchtigungen sowie allgemeine Intelligenzminderungen ausgeschlossen werden. Zu diesem Zweck sollte in jedem Fall auch eine neurologische und HNO-ärztliche Untersuchung, insbesondere eine Hörprüfung, erfolgen. Liegen Intelligenzminderungen vor, müssen die vorhandenen Sprech- und Sprachprobleme wesentlich ausgeprägter sein, um die Diagnose zu rechtfertigen.

Andere, die Sprache beeinträchtigende Umstände, wie Zweisprachigkeit oder Intelligenzminderung müssen grundsätzlich ausgeschlossen werden.

Alle neuromotorischen Störungen müssen im DSM-IV auf Achse 3 (s. S. 64 ff.) separat kodiert werden (dies gilt für alle Sprech- und Sprachstörungen). Die anschließenden Punkte sind als diagnostische Hinweise zu sehen und können ausführliche Lehrbücher zu diesem Thema nicht ersetzen. Detaillierte therapeutische Hinweise können hier nicht gegeben werden.

▶ **Merke:** Die Behandlung von Sprech- und Sprachstörungen des Kindesalters erfolgt in der Regel durch gezielte Übungsprogramme, die durch einzel- und familientherapeutische Verfahren ergänzt werden. Der Regulation des Selbstwertes und der Beziehungsfähigkeit kommt besondere Bedeutung zu.

◀ **Merke**

Artikulationsstörung

Artikulationsstörung

▶ **Synonym:** Lallen, Stammeln, Dyslalie, phonologische Entwicklungsstörung, funktionelle Artikulationsstörung, entwicklungsbedingte Artikulationsstörung

◀ **Synonym**

▶ **Definition:** Fehler in der Lautbildung, die unter Berücksichtigung des Entwicklungsalters außerhalb des Normbereiches liegen. Die Störung kann nicht direkt einer sensorischen, organischen oder neurologischen Störung zugeordnet werden und ist nicht durch soziale oder kulturelle Einflüsse bedingt (Tab. **5.6**).

◀ **Definition**

Epidemiologie: Zwei bis drei Prozent der 6- bis 7-Jährigen weisen eine schwere Artikulationsstörung auf.

Epidemiologie: 2–3 % der 6- bis 7-Jährigen sind betroffen.

Symptomatik: Bei normalen sprachlichen Fähigkeiten und normaler Intelligenz treten deutlich störende Fehler wie Auslassung, Verzerrung und Ersetzung von Lauten auf. Oft entsteht der Eindruck einer Babysprache. Die Diagnose wird zwischen dem dritten und sechsten Lebensjahr gestellt. Dreijährige haben Probleme bei p-, b- und t-Lauten, Sechsjährige bei r-, s-, f-, z- und l-Lauten.

Symptomatik: Bei normaler Intelligenz- und Sprachentwicklung treten störende Fehler durch Auslassungen, Verzerrungen oder Ersetzen von einzelnen Lauten auf.

Betrifft die Artikulationsstörung nur einzelne Laute, so kann eine Einteilung nach den betroffenen Lauten und der Art des Fehlers (Auslassung versus Ersetzen) erfolgen. **Sigmatismus** (Lispeln) ist die häufigste Form der Dyslalie und bezeichnet eine Lautbildungsstörung für den Laut „S". Eine Lautbildungsstörung

Die häufigste Form der Dyslalie ist der Sigmatismus (Lispeln), womit eine Lautbildungsstörung für den Laut „S" gemeint ist.

5.6 Klassifikation der Artikulationsstörung nach ICD-10 und DSM-IV

ICD-10	*DSM-IV*
▪ Artikulationsstörung (F80.0) – Artikulationsleistung unter dem Niveau des Intelligenzalters bei normalen sprachlichen Fertigkeiten – Auslassungen, Verzerrungen, Ersetzung von Lauten, inkonsistente Lautfolge („Babysprache")	▪ Phonologische Störung (315.39) – Unfähigkeit zu entwicklungsgemäß erwartbaren Sprechlauten – Beeinträchtigung der schulischen bzw. beruflichen Leistungen oder der sozialen Kommunikation

5.6

für „R" wird als Rotazismus bezeichnet. Artikulationsstörungen bei Minderbegabten gehorchen weitgehend ähnlichen Gesetzmäßigkeiten.

Expressive Sprachstörung

Expressive Sprachstörung

▶ Synonym

▶ **Synonym:** Entwicklungsbedingte expressive Dysphasie

▶ Definition

▶ **Definition:** Im Vergleich zur nicht sprachgebundenen (nonverbalen) Intelligenz wesentlich schlechtere Ausdrucksfähigkeit. In leichten Fällen oder bei Jugendlichen sind möglicherweise nur bestimmte Sachgebiete oder komplexe Aussagen von der Sprachstörung beeinträchtigt (Tab. **5.7**).

Epidemiologie: Ca. 3–5 % der Kinder sollen betroffen sein.

Epidemiologie: Etwa 3–5 % der Kinder sollen eine expressive Sprachstörung aufweisen. Die Daten sind vermutlich nicht sehr exakt.

Symptomatik: Störung der verbalen Ausdrucksfähigkeit bei normalem Sprachverständnis. Voraussetzung für die Diagnose ist die Einschränkung schulischer Leistungen oder Alltagsaktivitäten.

Symptomatik: Störung der verbalen Ausdrucksfähigkeit bei normaler Intelligenz und weitgehend normalem Sprachverständnis. Wortfindungs- und Artikulationsstörungen können vorhanden sein. Die Störung wird erkannt, wenn bei jüngeren Kindern einzelne Worte nicht beherrscht werden und im Alter von zwei bis drei Jahren Zwei-Wort-Sätze, im Alter von drei bis vier Jahren Drei-Wort-Sätze noch nicht möglich sind. Häufig kommt es zu Beziehungsstörungen mit Gleichaltrigen. Die Diagnose wird nur gestellt, wenn schulische Leistungen oder alltägliche Aktivitäten, bei denen expressive Sprache benötigt werden, deutlich eingeschränkt sind.

5.7

5.7 Klassifikation der expressiven Sprachstörung nach ICD-10 und DSM-IV

ICD-10	*DSM-IV*
▪ Expressive Sprachstörung (F80.1) – im Alter von zwei Jahren werden noch keine Worte beherrscht – im Alter von drei Jahren können noch keine Zwei-Wort-Sätze gebildet werden – später eingeschränktes Vokabular und Schwierigkeiten bei der Wortwahl, syntaktische und grammatikalische Fehler – ungestörte Kommunikationsfähigkeit – begleitende Beziehungsstörungen zu Gleichaltrigen, emotionale Störungen und Unaufmerksamkeit sind häufig	▪ Expressive Sprachstörung (315.31) – expressive Sprache ist wesentlich schlechter als Sprachverständnis und nonverbale Leistungsfähigkeit (reduzierter Wortschatz, fehlerhafter Gebrauch der Zeiten, reduziertes verbales Gedächtnis, nicht altersentsprechende Länge und Komplexität der Sätze) – Beeinträchtigung schulischer oder alltäglicher Aktivitäten, bei denen sprachliche Ausdrucksfähigkeit vorausgesetzt wird – Kriterien einer kombinierten rezeptiv-expressiven Sprachstörung oder einer tief greifenden Entwicklungsstörung liegen nicht vor

Rezeptive Sprachstörung

Rezeptive Sprachstörung

▶ Synonym

▶ **Synonym:** Entwicklungsbedingte rezeptive Dysphasie, Worttaubheit

▶ Definition

▶ **Definition:** Im Vergleich zur nonverbalen Intelligenz wesentlich schlechteres Sprachverständnis. In leichteren Fällen ist das Verständnis komplexer Sätze beeinträchtigt (Tab. **5.8**).

Epidemiologie: Bis zu 3 % der Kinder sollen betroffen sein.

Epidemiologie: Bis zu 3 % der Kinder sollen eine gemischt rezeptiv-expressive Sprachstörung aufweisen. Die Daten sind vermutlich nicht sehr exakt.

Symptomatik: Das Sprachverständnis ist deutlich vermindert und fast immer ist die expressive Sprache ebenfalls beeinträchtigt. Aus diesem Grund sind im DSM-IV rein rezeptive Sprachstörungen nicht mehr aufgeführt. Hörstörungen, Aphasie, Intelligenzminderung (s. S. 406) und autistische Störungen (s. S. 421) müssen ausgeschlossen werden.
Bei einjährigen Kindern fehlen Reaktionen auf vertraute Namen, später bestehen Probleme beim Verständnis grammatikalischer Strukturen. Wird die Problematik nicht erkannt, entwickeln sich begleitende psychiatrische Störungen wie Hypermotorik, Aufmerksamkeitsstörungen, Isolation, Ängstlichkeit und Scheu. Schwere Formen manifestieren sich um das dritte Lebensjahr (kleine Kinder hören z. B. nicht auf ihren Namen), leichtere gelegentlich erst in der Adoleszenz.

Symptomatik: Vermindertes Sprachverständnis meist in Kombination mit expressiver Sprachstörung.

Bei unerkannter Problematik können sich begleitende psychiatrische Störungen entwickeln.

5.8 Klassifikation der rezeptiven Sprachstörung nach ICD-10 und DSM-IV

ICD-10	*DSM-IV*
▪ Rezeptive Sprachstörung (F80.2) – fehlende Reaktion auf vertraute Namen (1. Lebensjahr) und Routine-Instruktionen (2. Lebensjahr) – später Schwierigkeiten beim Verständnis komplexer grammatikalischer Strukturen wie Verneinung, Fragen und Vergleiche sowie subtiler kommunikativer Aspekte (Stimmlage, Gestik) – häufig begleitende emotionale Störungen	▪ Kombinierte rezeptive-expressive Sprachstörung (315.31) – Sprachverständnis liegt unter dem Niveau nonverbaler Leistungen – Beeinträchtigung der schulischen und alltäglichen Leistungen, einzelne Worte oder komplexe Aussagen werden nicht verstanden – Kriterien einer tief greifenden Entwicklungsstörung sind nicht erfüllt

5.8

Erworbene Aphasie mit Epilepsie

Erworbene Aphasie mit Epilepsie

▶ **Synonym:** Landau-Kleffner-Syndrom (LKS)

◀ **Synonym**

▶ **Definition:** Kombination von Aphasie und temporal betonter hypersynchroner EEG-Aktivität.

◀ **Definition**

Es handelt sich um eine seltene Form der Sprachstörung (ICD-10 F80.3). Die prämorbide Sprachentwicklung ist ungestört. Im Alter von drei bis sieben Jahren erfolgt meist ein rascher Verlust rezeptiver, manchmal auch expressiver Sprachfertigkeiten bei initialer Erhaltung der allgemeinen Intelligenz. Begleitend treten temporal betonte hypersynchrone Paroxysmen im EEG auf, gelegentlich nur im Schlaf. Anfälle sind unterschiedlich und nicht obligat (Abb. **5.2**). Erkrankungsursache soll eine enzephalitische oder funktionelle Störung unbekannter Ätiologie sein. Ein Drittel der Kinder wird gesund, etwa zwei Drittel behalten bleibende Störungen unterschiedlichen Schweregrades. Die bleibenden Störungen können sich auf eine chronische Reduktion der sprachlichen Leistungen beschränken, jedoch auch auf andere zerebrale Funktionen übergreifen und gelegentlich zum klinischen Bild einer Demenz führen. In den letzten Jahren wird das LKS in Zusammenhang mit dem ESES-Syndrom gebracht (Electrical Status Epilepticus during Sleep), evtl. als Sonderform des BTESES (BiTemporal Electrical Status Epilepticus during Sleep). Der Verlauf scheint abhängig von der schnellen Einleitung einer adäquaten Therapie zu sein.

Im Vorschulalter beginnende Erkrankung mit fakultativen zerebralen Krampfanfällen und fortschreitendem Sprachverlust (Abb. **5.2**).

Der Verlauf ist abhängig von der schnellen Therapieeinleitung. Etwa zwei Drittel der Kinder behalten bleibende Störungen.

Therapie: Klassische antikonvulsive Substanzen wie Barbiturate, Phenytoin oder Carbamazepin haben offensichtlich keine zuverlässige Wirkung. Besser scheinen Benzodiazepine (Clonazepam) oder Vigabatrin anzusprechen. Aktuell werden häufig Immunglobuline und Kortikoide in teilweise hohen Dosen ver-

Therapie: Die Erkrankung scheint auf Benzodiazepine und Vigabatrin anzusprechen. Auch Immunglobuline und z. T. hochdosierte Kortikoide werden verabreicht.

5.2

5.2 EEG eines siebenjährigen Jungen mit erworbener Aphasie

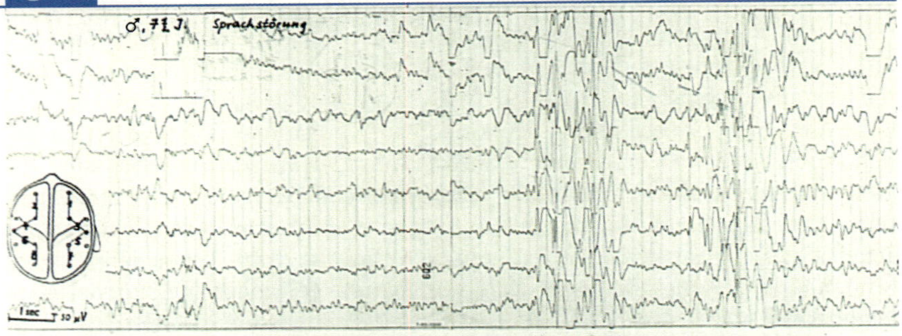

Zweimalige generalisierte, hochamplitudige Ausbrüche von Poly-spike-wave-Aktivität.

Klassische Antikonvulsiva scheinen nicht zuverlässig zu wirken.

abreicht, ausgehend von der Hypothese einer fokalen Enzephalitis. Bei chronischem Verlauf sind auch neurochirurgische Eingriffe mit Erfolg durchgeführt worden. Ein stabiler Konsens über die optimalen therapeutischen Interventionen liegt nicht vor.

Stottern

▶ Definition

Stottern

▶ **Definition:** Sprechstörung mit Unterbrechung des Redeflusses durch Verspannungen der Sprechmuskulatur und/oder klonische Wiederholungen (Tab. **5.9**).

Epidemiologie: Etwa 1 % aller Kinder zeigt dieses Symptom.

Epidemiologie: Etwa ein Prozent aller Kinder zeigt dieses Symptom. Jungen sind 2–20-mal häufiger betroffen.

Symptomatik: Unterbrechung des Sprechflusses durch
- häufige Wiederholung **(klonisches Stottern)**
- Dehnung von Lauten, Silben, Wörtern **(tonisches Stottern).**

Aufregung verstärkt die Symptomatik.

Symptomatik: Störung des Sprechflusses durch häufige Wiederholung **(klonisches Stottern)** oder Dehnung von Lauten, Silben oder Wörtern **(tonisches Stottern).** Entwicklungsstörungen des Sprechens und der Sprache sind begleitend möglich. Häufig finden sich Koordinationsstörungen der am Sprechvorgang beteiligten Funktionen, wie Mitbewegungen des Gesichts und anderer Körperteile, Atemverschiebungen und vegetative Symptome. Es besteht eine hohe situative Variabilität (Verstärkung durch Aufregung).

Therapie: Logopädische, verhaltenstherapeutische, suggestive Verfahren, Entspannungstechniken, Singen.

Verlauf: In 4 von 5 Fällen Spontanremission, ansonsten oft hartnäckiger Verlauf.

Therapie: Sowohl logopädische, verhaltenstherapeutische und suggestive Verfahren als auch Entspannung und Singen sind mit Erfolg angewandt worden.

Verlauf: In vier von fünf Fällen tritt eine Spontanremission oder deutliche Besserung ein. Bei den übrigen Patienten erweist sich die Symptomatik häufig als hartnäckig und bleibt trotz Therapie über Jahrzehnte bestehen.

5.9

5.9 Klassifikation der Stotterns nach ICD-10 und DSM-IV

ICD-10	*DSM-IV*
▪ Stottern (F98.5) – häufige Wiederholung oder Dehnung von Lauten, Silben und Wörtern oder häufiges Zögern und Innehalten mit Unterbrechung des normales Sprechflusses	▪ Stottern (307.00) – häufige Wiederholung oder Dehnung von Lauten oder Silben, die den Redefluss stark beeinträchtigen, Einschieben von Lauten und Silben, Wortunterbrechungen – hörbares oder stummes Blockieren – Umschreibungen – unter starker physischer Anspannung geäußerte Worte – Wiederholung einsilbiger ganzer Worte

Poltern

▶ **Definition:** Störung des Redeflusses durch hohe Sprechgeschwindigkeit, gestörten Sprechrhythmus und Verstümmelung von Lauten. Die Verständlichkeit ist eingeschränkt, häufig fehlt eine richtige Satzgliederung (Tab. **5.10**).

Symptomatik: Überstürzter Redefluss, Verschlucken und Verstümmeln von Lauten und Wortenden mit nachfolgend beeinträchtigter Verständlichkeit. Satzmuster sind häufig fehlerhaft. In der Mehrzahl besteht zusätzlich eine Sprachentwicklungsverzögerung. Begleitend können impulsive Persönlichkeitszüge bestehen. Im Gegensatz zu den Stotterern können die Polterer bei Aufforderung den Redefluss verbessern.

Therapie: Die meisten Therapieverfahren sind logopädischer Art, z. B. Aufforderung zum langsamen Sprechen, Mitklopfen der Silbenzahl.

Poltern

◀ Definition

Symptomatik: Überstürzter Redefluss, Verschlucken und Verstümmeln von Lauten, beeinträchtigte Verständlichkeit. Oft zusätzlich Verzögerung der Sprachentwicklung. Der Redefluss kann bei Aufforderung verbessert werden.

Therapie: Logopädische Therapieverfahren.

5.10 Klassifikation des Polterns nach ICD-10 und DSM-IV

ICD-10	*DSM-IV*
▪ Poltern (F98.6) – hohe Sprachgeschwindigkeit mit falscher Sprechflüssigkeit und beeinträchtigter Sprechverständlichkeit – fehlerhafte Satzmuster	nicht enthalten

5.10

5.5.2 Umschriebene Entwicklungsstörungen schulischer Fertigkeiten

Lese-Rechtschreibe-Störung (LRS)

▶ **Synonym:** Legasthenie, Dyslexie

▶ **Definition:** Erschwerung des Lesens, Lesenlernens sowie des Schreibens mit häufigen Rechtschreibfehlern bei durchschnittlicher Intelligenz und sonst normalen Schulleistungen (Tab. **5.11**).

Epidemiologie: Die LRS ist die **häufigste umschriebene Entwicklungsstörung** des Kindesalters. Etwa sechs Prozent aller Kinder sollen an einer Legasthenie leiden, wobei die Jungen mit einem Faktor von drei bis vier überwiegen.

Ätiopathogenese: Vermutlich handelt es sich um eine neurophysiologisch-neuropsychologische Störung, die aus einer Kombination von Wahrnehmungs- und Gedächtnisstörungen sowie kognitiven Defiziten besteht. Ursachen können erworbene zerebrale Funktionsstörungen oder eine genetische Disposition sein. Grobe neurologische oder soziale Ursachen fehlen.

Symptomatik: Es ist noch nicht gelungen, unter dem Oberbegriff Legasthenie ein homogenes Störungsmuster zu definieren. Sowohl auditive, visuell-räumliche, motorische, zentralnervöse als auch linguistische Funktionen können eingeschränkt sein.
Immer finden sich Auffälligkeiten beim Schreiben wie Buchstabenverwechseln, Buchstabeninversionen, Silbenweglassen, Regelfehler und Wahrnehmungsstörungen (Abb. **5.3**). Das laute Lesen ist stockend, langsam und fehlerhaft, die Sinnerfassung des Textes ist reduziert. Es besteht eine hohe Komorbidität zwischen Lese-Rechtschreibe-Störung, Sprachentwicklungsstörungen, Störun-

5.5.2 Umschriebene Entwicklungsstörungen schulischer Fertigkeiten

Lese-Rechtschreibe-Störung (LRS)

◀ Synonym

◀ Definition

Epidemiologie: Die LRS ist die **häufigste umschriebene Entwicklungsstörung** des Kindesalters (ca. 6 % aller Kinder).

Ätiopathogenese: Vermutlich handelt es sich um eine neurophysiologisch-neuropsychologische Störung.

Symptomatik: Legasthenie ist ein heterogenes Syndrom mit sensorischen, zentralnervösen oder linguistischen Einschränkungen.

Häufigste Probleme (Abb. **5.3**):
- Buchstabenverwechseln
- Buchstabeninversionen
- Silbenweglassen
- Regelfehler

- Wahrnehmungsstörungen beim Schreiben und Lesen.

Die Häufigkeit von Psychosen ist bei der LRS nicht erhöht

Selten findet sich eine isolierte Störung der Rechtschreibung.

gen der Aufmerksamkeit, ADHS (s. S. 432) und Störungen des Sozialverhaltens (s. S. 435). Die Häufigkeit von Psychosen ist beim Vorliegen einer LRS nicht erhöht. Neben der kombinierten LRS kommt wesentlich seltener auch eine isolierte Rechtschreibstörung bei normaler Lesefähigkeit vor.

Bei Ausbleiben der Therapie kann sich durch Schulversagen und **sekundäre Neurotisierung** ein komplexes Störungsbild mit verschiedensten psychischen Symptomen entwickeln.

Ohne entsprechende Therapie entwickelt sich aus der Primärstörung durch Hinzutreten von Schulversagen und sekundärer Überforderung häufig ein **komplexes Störungsmuster,** das durch Ängstlichkeit, Depressivität, Labilität, psychomotorische Unruhe, Konzentrationsstörungen, regressive Isolationstendenzen, aggressive Aktionen und Störungen des Sozialverhaltens gekennzeichnet ist. Diese Formen der **sekundären Neurotisierung** sind noch unspezifischer als die Störung selbst, so dass Nachweis oder Ausschluss von umschriebenen Entwicklungsstörungen zur basalen diagnostischen Pflicht jeder kinder- und jugendpsychiatrischen Untersuchung gehören.

Diagnostik: Sie erfolgt durch Anamnese, spezifische Rechtschreibtests und Überprüfung weiterer kognitiver Funktionen.

Diagnostik: Die Diagnose wird in erster Linie durch die Anamnese, spezifische Rechtschreibtests (z. B. Deutscher Rechtschreib-Test DRT), gezielte neuropsychologische Untersuchungen sowie die Überprüfung allgemeiner kognitiver Funktionen gestellt. Im Intelligenztest sind verbale Leistungen deutlich schwächer als nonverbale (z. B. HAWIK-III).

Differenzialdiagnose: z. B. milieubedingte Entwicklungsverzögerungen, Intelligenzminderungen.

Differenzialdiagnose: Es bestehen Übergänge zu milieubedingten Entwicklungsverzögerungen, Intelligenzminderungen und entwicklungsbedingten Sprachausdrucksstörungen.

Therapie: spezielle Förderprogramme.

Therapie: Üblicherweise werden Lese-Rechtschreibe-Störungen durch spezielle Förderprogramme behandelt, die neben einer übenden und verstärkenden Ausrichtung auch die sekundären emotionalen und familiären Komplikationen berücksichtigen.

5.3

5.3 Zehnjähriger Junge, 3. Klasse Grundschule, bekannte Legasthenie

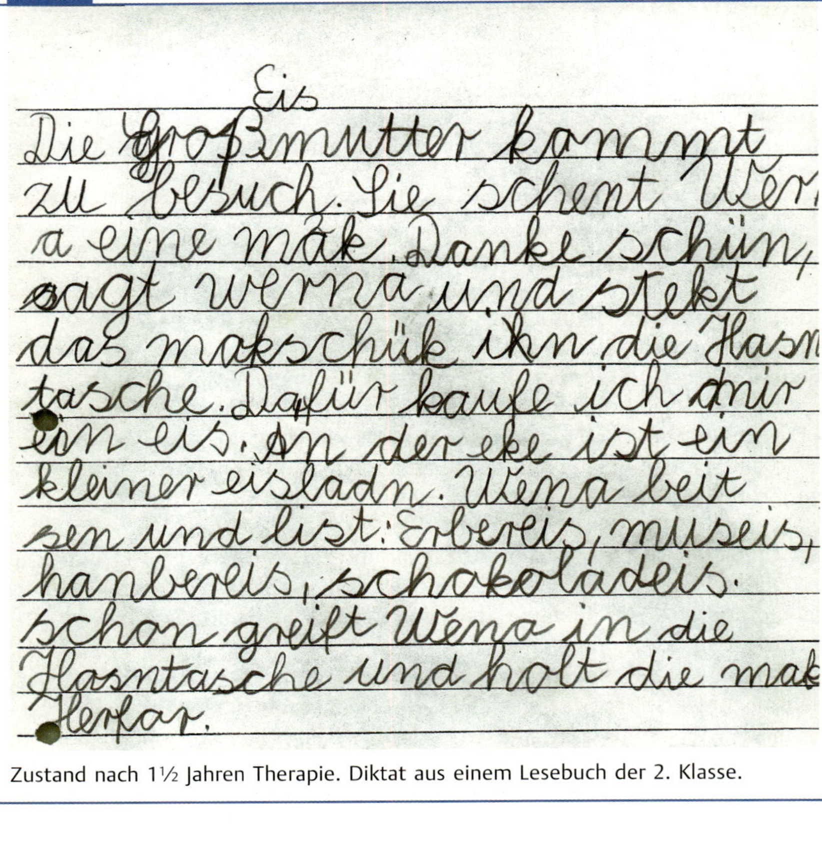
Eis
Die Großmutter kommt
zu besuch. Sie schent Wer-
a eine mak. Danke schün,
sagt werna und stekt
das makschük ihn die Hasn
tasche. Dafür kaufe ich dir
ein eis. An der eke ist ein
kleiner eisladn. Wena beit
sen und list: Erbereis, museis,
hanbereis, schakoladeis.
schon greift Wena in die
Hasntasche und holt die mak
Herfar.

Zustand nach 1½ Jahren Therapie. Diktat aus einem Lesebuch der 2. Klasse.

▶ **Merke:** Durch schlichte Schreibübungen kann die Problematik nur wenig gebessert werden.

◀ Merke

Verlauf: Die Lese-Rechtschreibe-Störung wird in der Regel erst während der ersten beiden Schuljahre diagnostiziert. Bleiben die Kinder sich selbst überlassen und erfahren zudem Ablehnung oder unangemessene Kritik, können sich schwere Überforderungssyndrome und desolate Schulkarrieren entwickeln. Bei delinquenten Jugendlichen ist eine erhöhte Rate von LRS gefunden worden. Frühe, adäquate Förderung und schulische Rücksichtnahme ermöglichen die Besserung der Symptomatik und Vermeidung sekundärer Schäden. Bei leichter Ausprägung ist durch Entwicklung und Therapie eine völlige Auflösung der Symptomatik möglich. Schwere Formen können gebessert werden. Oft suchen die Betroffenen nach der Schulzeit Berufe, in denen sie ihre prinzipiell andauernden Schwierigkeiten umgehen können.

Verlauf: Die LRS wird meist in den ersten beiden Schuljahren diagnostiziert. Bei mangelnder Stützung und Therapie können sich Überforderungssyndrome und Schulversagen entwickeln. Frühe Förderung und schulische Rücksichtnahme sind daher grundlegende Maßnahmen.

5.11 Klassifikation der Lese-Rechtschreibe-Störung nach ICD-10 und DSM-IV

5.11

ICD-10	*DSM-IV*
▪ Lese-Rechtschreib-Störung (F81.0) – umschriebene, eindeutige Störung der Lese- und Rechtschreibefähigkeit – Auslassen, Ersetzen, Verdrehen oder Hinzufügen von Wörtern (Wortteilen) – niedrige Lesegeschwindigkeit, langes Zögern beim Vorlesen – Unfähigkeit, Gelesenes wiederzugeben	▪ Lesestörung (315.00); Störung des schriftlichen Ausdrucks (315.2) – im Vergleich zu Intelligenz und Schulbildung deutlich verminderte Rechtschreibleistungen; Grammatik und Interpunktionsfehler, schlechte Strukturierung der Texte, äußerst unleserliche Handschrift – deutlich verminderte Leseleistung im Vergleich zu Intelligenz und Schulbildung – Beeinträchtigung schulischer oder alltäglicher Leistungen

Rechenstörung

Rechenstörung

▶ **Synonym:** Dyskalkulie, Akalkulie

◀ Synonym

▶ **Definition:** Im Vergleich zur sonstigen Leistungsfähigkeit deutlich geringere Rechenleistungen mit Beeinträchtigung des schulischen Erfolges (Tab. **5.12**).

◀ Definition

Epidemiologie: Zuverlässige Daten liegen nicht vor. Schätzungsweise 1 % der Kinder soll eine Dyskalkulie aufweisen.

Epidemiologie Zuverlässige Daten liegen nicht vor.

Symptomatik: Die Rechenleistung liegt deutlich unter dem alters- und schultypbedingten Durchschnitt und unter dem Niveau der anderen Schulleistungen. Rechenstörungen können isoliert, zusammen mit Lese-Rechtschreibe-Störung oder mit anderen, nicht verbalen Defiziten auftreten. Sowohl die Erfassung der anschaulichen Bedeutung von Zahlen, Größenrelationen und Beziehungen zwischen Zahlen als auch die Durchführung mathematischer Operationen sind erschwert.

Als Erklärung für die nicht verbalen Entwicklungsstörungen ist das neuropsychologische Konstrukt des **Nonverbal Learning Disability Syndrome (NLD)** beschrieben worden, das auf Funktionsstörungen der rechten Hirnhemisphäre oder anderweitig lokalisierter, spezifischer Hirnregionen beruht. Neben der Rechenstörung werden noch eine Reihe weiterer Störungen zum NLD gezählt, wie taktil-perzeptive Störungen, motorische Koordinationsstörungen, Störungen der visuell-räumlichen Orientierung, Schwierigkeiten bei Problemlösung,

Symptomatik: Deutlich unterdurchschnittliche Rechenleistung bei sonst normalem Leistungsprofil. Es treten vermehrt depressive Störungsbilder auf.

Als Erklärung für die nicht verbalen Entwicklungsstörungen wurde das neuropsychologische Konstrukt des **Nonverbal Learning Disability Syndrome (NLD)** beschrieben. Es beruht auf einer Funktionsstörung spezifischer Hirnregionen.

Eine Sonderform der Rechenstörung ist das **„developmental Gerstmann Syndrome“** mit Rechenstörung und weiteren Ausfällen.

Konzeptbildung und Hypothesentestung sowie eine partielle Unfähigkeit, aus neuen und komplexen Situationen zu lernen bzw. sich daran anzupassen. Bei Kindern mit Rechenstörungen treten im Gegensatz zur Legasthenie vermehrt introversiv-depressive Störungsbilder auf.
In Anlehnung an das zuerst für Erwachsene beschriebene **Gerstmann-Syndrom** mit der Tetrade Rechenstörung, Störung der Rechts-links-Unterscheidung, Störung der Graphomotorik und Störung der Fingeridentifikation aufgrund einer isolierten zerebralen Erkrankung im Bereich des Gyrus angularis ist für einzelne Fälle im Kindesalter mit ähnlicher klinischer Symptomatik, aber ohne klare organische Ätiologie der Begriff des **„developmental Gerstmann Syndrome“** vorgeschlagen worden.

Diagnostik: z. B. mit Hilfe altersentsprechender Rechenaufgaben oder Intelligenztest (Abb. **5.4**).

Diagnostik: Spezifische Tests liegen vereinzelt vor. Die rechnerischen Fähigkeiten können auch mit üblichen, altersangemessenen Rechenaufgaben geprüft

5.4

5.4 Beurteilung der rechnerischen Fähigkeiten mit dem Hamburg-Wechsler-Intelligenztest für Kinder

HAWIK-R
Hamburg-Wechsler Intelligenztest für Kinder Revision – 1983
2. Auflage 1987 mit Ergänzungsblatt

Protokoll-Bogen

3.17–4
Name | Vorname
Anschrift J. M., weibl., 14 Jahre
Name des Vaters (Mutter)
Schultyp | Klasse

HAWIK-R-Profil
Tragen Sie die Rohwerte in die Kästchen ein und markieren Sie das Profil durch Ankreuzen der entsprechenden Wertpunkte in jeder Spalte.

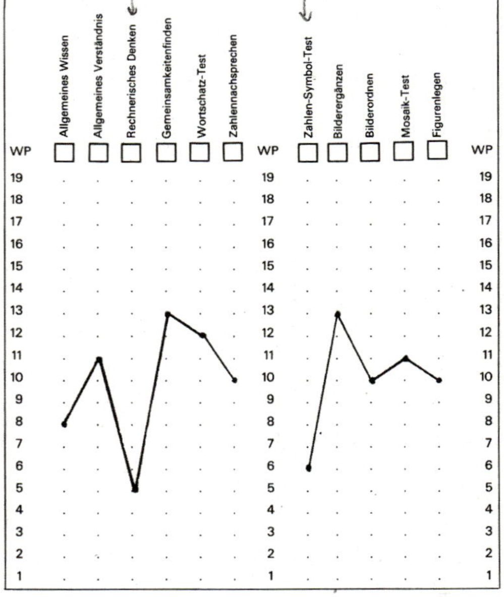

	Jahr	Monat	Tag
Testdatum			
Geburtsdatum			
Alter			
Geschlecht		w	m

Ergebnis		
Verbaltests	RP	WP
Allgemeines Wissen	13	8
Allgemeines Verständnis	15	11
Rechnerisches Denken	9	5
Gemeinsamkeitenfinden	37	13
Wortschatz-Test	29	12
Zahlennachsprechen	13	10
Verbalpunkte		59
Handlungstests	RP	WP
Zahlen-Symbol-Test	43	6
Bilderergänzen	30	13
Bilderordnen	36	10
Mosaik-Test	84	11
Figurenlegen	12	10
Handlungspunkte		50

	WP	IQ
Verbalpunkte*		111
Handlungspunkte		100
Gesamtpunkte		107
*Umgewertet falls notwendig		

Bemerkungen:
Rechenschwäche.
Teilleistungsschwäche erkennbar in Untertests „Rechnerisches Denken“ und „Zahlen-Symbol-Test“.
IQ = 107

Deutlich geminderte Leistungsfähigkeit beim rechnerischen Denken und Zahlen-Symbol-Test.

werden. Im Intelligenztest finden sich Störungen der visuell-räumlichen Leistungen und Minderungen im Handlungsteil (Abb. **5.4**).

Differenzialdiagnose: Milieubedingte und psychogene Leistungsstörungen, Intelligenzminderungen.

Therapie: Spezielle Förderprogramme sind nicht bekannt. Die Kinder werden deshalb in Anlehnung an Erfahrungen mit Legasthenie-Programmen meist multimodal behandelt.

Differenzialdiagnose: u. a. sonstige Leistungsstörungen.

Therapie: Therapie mit multimodalen Ansätzen (ähnlich bei Legasthenie).

5.12 Klassifikation der Rechenstörung nach ICD-10 und DSM-IV

ICD-10	*DSM-IV*
▪ Rechenstörung (F81.2) – deutlich unterdurchschnittliche Rechenleistung – Beeinträchtigung der schulischen und alltäglichen Leistungsfähigkeit	▪ entwicklungsbezogene Rechenstörung (315.1) – deutlich unterdurchschnittliche Rechenleistung – Beeinträchtigung der schulischen und alltäglichen Leistungsfähigkeit

5.12

5.6 Tief greifende Entwicklungsstörungen

Tief greifende Entwicklungsstörungen bezeichnen **schwere und tief greifende Beeinträchtigungen mehrerer Entwicklungsbereiche** und können sowohl in qualitativer wie quantitativer Hinsicht erhebliches Ausmaß erreichen. Kommunikation, Interaktion, Interessen und Aktivität sind meist stark beeinträchtigt, häufig treten stereotype Verhaltensweisen auf. In vielen Fällen entwickelt sich eine geistige Behinderung. Tief greifende Entwicklungsstörungen sollten nicht als kindliche Psychosen oder kindliche Schizophrenien bezeichnet werden. Liegen identifizierbare chromosomale, morphologische oder postinfektiöse Störungen vor, müssen diese gesondert kodiert werden.

5.6 Tief greifende Entwicklungsstörungen

Tief greifende Entwicklungsstörungen sind durch **schwere** und einschneidende **Beeinträchtigungen mehrerer Entwicklungsbereiche** charakterisiert. In vielen Fällen entwickelt sich eine geistige Behinderung.

5.6.1 Frühkindlicher Autismus

5.6.1 Frühkindlicher Autismus

▶ **Synonym:** Autistische Störung, Kanner-Syndrom, infantiler Autismus, pervasive developmental disorder (PDD)

◀ Synonym

▶ **Definition:** Tief greifende Störung von Sprache, Empathie, Kontakt, Interessen und Entwicklungsfähigkeit. Eine normale Entwicklung ist selten, Intelligenzminderung, epileptische Anfälle und andere neurologische Auffälligkeiten sind häufig (Tab. **5.13**).

◀ Definition

Historisches: Der Begriff Autismus wurde von **Eugen Bleuler** als wesentlicher, wenngleich nicht spezifischer Teil der Schizophrenie-Symptomatik verstanden und beschreibt einen Zustand pathologischer Selbstbezogenheit und sozialen Rückzugs. In der Folgezeit erfuhr der Begriff eine erhebliche Ausdehnung und findet heute vor allem für die Klassifikation kindlicher Autismusformen Verwendung.

Historisches: Der Begriff Autismus bezeichnet einen krankhaften Zustand der Selbstbezogenheit und des Rückzugs und findet heute v. a. bei den kindlichen Formen des Autismus Verwendung.

Epidemiologie: Autismus gehört zu den bekanntesten kinderpsychiatrischen Begriffen, die Störung ist jedoch insgesamt selten und betrifft zwei bis vier von zehntausend Kindern. Knaben sind drei- bis viermal häufiger betroffen als Mädchen. Die soziale Verteilung ist ausgewogen. Früher hatte man ein bevorzugtes Auftreten in der Mittel- und Oberschicht angenommen.

Epidemiologie: Die Störung tritt bei 2–4 pro 10 000 Kindern und bevorzugt bei Jungen auf.

Ätiopathogenese: Die autistischen Störungen sind in Symptomatik und Genese heterogen. **Hirnorganische Störungen** und ein **familiärer Autismusfaktor** sind vermutlich die wichtigsten Ursachen des Autismus. Eine eindeutige familiäre Häufung ist nicht nachweisbar.

Ätiopathogenese: Die Annahme einer rein psychogenen Verursachung des frühkindlichen Autismus ist nicht haltbar. Bedeutsam ist die Vielzahl beschriebener zerebraler Auffälligkeiten, die eine **hirnorganische Genese** vermuten lassen. Dafür spricht auch der hohe Anteil von Intelligenzminderungen und das Auftreten von Epilepsien bei etwa einem Drittel der Kinder. Hirnorganische Befunde und Intelligenzniveau sind aber nicht diagnosebestimmend. Es ist eine Vielzahl kognitiver, auditiver und visueller Defizite beschrieben worden, die insgesamt kein geschlossenes Bild ergeben. Bei einem Teil der Autisten besteht ein vergrößerter Kopfumfang. Eine eindeutige familiäre Häufung ist nicht gesichert. Auffällig ist jedoch das häufige Vorkommen von schizoiden, intellektualisierenden Persönlichkeiten im Umfeld der Patienten, so dass ein **hereditärer Autismus-Faktor** (van Krevelen) mit unterschiedlicher Penetranz postuliert wurde. Obwohl die Anzahl identifizierbarer Teilsyndrome zunimmt, bleibt die Heterogenität der Störung bestehen.

Symptomatik: Die Kinder kapseln sich in elementarer Weise von ihrer Umgebung ab und nehmen nur auf bestimmten, ritualisierten Wegen Kontakt zu ihr auf. Empathie, Mitleid oder andere Gefühle der Zuwendung sind Autisten fremd.

Diese **starke Selbstbezogenheit** führt fast immer zum Fehlen freundschaftlicher Beziehungen. Typisch ist, dass die Kinder keinen Blickkontakt aufnehmen und durch ihr Gegenüber hindurchsehen.

Die **Sprachentwicklung** ist von klein auf gestört. Die aktive Sprache bleibt unproduktiv, unmoduliert, affektarm und wird kaum von Mimik oder Gestik begleitet. Begleitend finden sich verschiedene Begleitsymptome (z. B. **pronominale Umkehr,** Neologismen). **Stereotype Verhaltensmuster** sind ebenfalls häufig. Oft besteht eine intensive Bindung an bestimmte Gegenstände.

Neue Verhaltensweisen werden nur sehr schwer oder gar nicht erlernt. Gegenüber neuen Situationen oder Anforderungen besteht eine **ausgeprägte Veränderungsangst.**

Häufig ist eine Intelligenzminderung vorhanden, akzessorische Symptome (z. B. Phobien) kommen ebenfalls vor.

Zahlreiche **atypische Autismusformen** sind beschrieben.

Symptomatik: Die Kinder kapseln sich in elementarer Weise von ihrer Umgebung ab und nehmen nur auf bestimmten, ritualisierten Wegen Kontakt zu ihr auf. Soziale Aktivitäten sind auf ein Minimum reduziert oder sehr auffällig. Auch die Resonanz auf soziale Signale ist eingeschränkt, gefühlsarm und merkwürdig, die interaktive Wechselseitigkeit, die für eine adäquate oder flüssige Kommunikation notwendig ist, fehlt weitgehend. Empathie, Mitleid oder andere Gefühle der Zuwendung sind Autisten fremd.

Diese **starke Selbstbezogenheit** führt fast immer zum Fehlen freundschaftlicher Beziehungen, sowohl zu Kindern als auch zu Erwachsenen. Umgekehrt zeigen die Kinder auch so gut wie nie das Bedürfnis nach emotionaler Zuwendung, Zärtlichkeit oder Lob. Besonders typisch ist, dass kein Blickkontakt aufgenommen wird und die Kinder durch ihr Gegenüber hindurchsehen.

Die **Sprachentwicklung** ist von klein auf gestört. Die aktive Sprache bleibt unproduktiv, unmoduliert, affektarm und wird kaum von Mimik oder Gestik begleitet. Begleitend finden sich Echolalie, repetitive Bemerkungen, Neologismen, bizarre Verknüpfungen, Verdrehungen und die sog. **pronominale Umkehr** (die Kinder sagen „du“ statt „ich“). Sprache und Kommunikation sind starr, unfroh und reduziert. Eigene Interessen werden nur selten entwickelt und münden häufig in **stereotype Verhaltensmuster.** Oft besteht eine intensive Bindung an bestimmte Gegenstände (z. B. Bälle, Stofftiere, Schnüre) und Räumlichkeiten. Die Stereotypien können erhebliche Zeit in Anspruch nehmen, während ansonsten die Aufmerksamkeitsspanne eher kurz ist. Daraus ergibt sich eine massive Störung des Spielverhaltens. Viele Gegenstände werden nur in monotoner Weise gedreht oder gewendet.

Neue Verhaltensweisen werden nur sehr schwer oder gar nicht erlernt, Imitationslernen findet so gut wie nicht statt (z. B. keine Nachahmung der häuslichen Aktivitäten anderer Familienmitglieder). Gegenüber neuen Situationen oder Anforderungen besteht eine **ausgeprägte Veränderungsangst**, Spontaneität, Kreativität, Phantasie oder Neugier sind eingeschränkt. Spezialinteressen sind dagegen bekannt. Passagere Selbstverletzungen, gelegentlich im Rahmen von Stereotypien, kommen vor.

70 % der betroffenen Kinder weisen eine **Intelligenzminderung** auf. Zusätzlich kann eine **Vielzahl akzessorischer Symptome** wie Phobien, Schlafstörungen, Essstörungen oder affektive Störungen bestehen.

Neben typischen Formen, die alle genannten Kriterien erfüllen, werden **zahlreiche atypische Formen** angetroffen, die nicht alle Hauptkriterien, stattdessen aber atypische oder akzessorische Symptome aufweisen.

Diagnostik: Sie erfolgt durch Klinik, Beurteilungs- und Fremdbeobachtungsskalen, Elterninterviews.

Differenzialdiagnose:
- andere tief greifende Entwicklungsstörungen

Diagnostik: Die Diagnose wird durch klinische Beobachtung mit Hilfe von Fremdbeobachtungs- und Beurteilungsskalen oder mit Elterninterviews gestellt.

Differenzialdiagnose: Die differenzialdiagnostischen Möglichkeiten umfassen eine Vielzahl meist seltener, oft ebenfalls unscharf definierter Syndrome. Am bekanntesten sind andere tief greifende Entwicklungsstörungen, infantile

Demenz- und Degenerationssyndrome, Rett-Syndrom, Fragiles-X-Syndrom, komplizierte Sprachstörungen (Aphasien), umschriebene Entwicklungsstörungen (s. S. 417), Intelligenzminderungen mit Stereotypien (s. S. 406) und Deprivationssyndrome mit konsekutiven Beziehungsstörungen. Aber auch atypische Psychosen, komplexe Zwangsstörungen und komorbide Tourette-Syndrome mit ausgeprägten Tics und Stereotypien stellen im Kindesalter gelegentlich schwierige differenzialdiagnostische Probleme dar.
Bei den **desintegrativen Störungen** (Dementia infantilis, Heller-Demenz, desintegrative Psychose) kommt es nach einer Phase normaler frühkindlicher Entwicklung im 3. bis 4. Lebensjahr innerhalb kurzer Zeit zum Verlust bereits erworbener Sprachfähigkeit, motorischen Stereotypien, Zwangslachen und -weinen, Automatismen und Wesensveränderungen. Der Verlauf ist initial meist progredient und kommt dann gelegentlich zum Stillstand. Später können selten auch Besserungen auftreten. Die Prognose ist insgesamt ungünstig, obgleich identifizierbare hirnorganische Läsionen in aller Regel nicht gefunden werden.
Infantile **schizophrene Psychosen** (s. S. 428) und frühkindlicher Autismus werden heute auf Grund klinischer und genetischer Befunde trotz ähnlicher Querschnittssymptomatik voneinander unterschieden. Typisch psychotische Phänomene wie Wahn, Halluzination und Zerfahrenheit fehlen beim frühkindlichen Autismus oder treten nicht in der für Psychosen typischen Kombination auf. Eine familiäre Belastung durch Psychosen fehlt bei den autistischen Störungen.

- infantile Demenz-/Degenerationssyndrome
- Rett-Syndrom
- Fragiles-X-Syndrom
- komplizierte Sprachstörungen (Aphasien)
- umschriebene Entwicklungsstörungen
- Intelligenzminderung
- komplexe Zwangsstörungen
- **desintegrative Störungen** (nach einer Phase normaler Entwicklung kommt es zum Verlust bereits erworbener Fähigkeiten).

Aufgrund klinischer und genetischer Befunde werden frühkindlicher Autismus und **infantile Psychosen** (s. S. 428) als getrennte Störungsbilder angesehen.

Therapie: Das therapeutische Vorgehen ist weniger durch die Methodik, sondern mehr durch die individuellen Eigenheiten des Kindes und die Ziele der Behandlung determiniert:

- Unterstützung der normalen Entwicklung
- Förderung der allgemeinen Lernfähigkeit
- Reduktion von Rigidität und Stereotypien
- Verbesserung des sozialen Verhaltens
- Minderung familiärer Belastungen und Fehlhaltungen.

Schnelle Erfolge sind normalerweise mit keiner Methode zu erwarten, da sich autistische Kinder in der Regel jeglicher Therapie zumindest passiv widersetzen. Alle Therapien müssen hochfrequent durchgeführt und in den Tagesablauf eingebettet werden.
Psychopharmakologisch muss zwischen der Behandlung der Grunderkrankung oder einzelner besonders problematischer Symptome bzw. Störungen unterschieden werden. Eine zuverlässige und überprüfte medikamentöse Therapierbarkeit des Autismus ist bisher nicht erwiesen. Versuche mit Vitaminen (z. B. Vitamin B_6), Elektrolyten (z. B. Magnesium) oder Kortikoiden haben ebenso zu widersprüchlichen Ergebnissen geführt wie die Behandlung mit Clonidin, Naltrexon, Antidepressiva, Neuroleptika, Stimulanzien oder Anxiolytika. In den letzten Jahren sind Behandlungsversuche mit Sekretin propagiert worden, deren gründliche Überprüfung jedoch noch aussteht. Auch die potenzielle Wirksamkeit neuerer antidepressiver und neuroleptischer Substanzen ist noch nicht abschätzbar. Grundsätzlich behandlungsbedürftig sind epileptische Anfälle, die auf die üblichen Antikonvulsiva eingestellt werden. Auch schwere und wiederholte Erregungszustände und Selbstverletzungen müssen mit dämpfenden Substanzen (Benzodiazepine, Neuroleptika) zumindest versuchsweise behandelt werden. Da viele neue psychoaktive Substanzen wesentlich weniger unerwünschte Nebenwirkungen haben, ist im Einzelfall ein medikamentöser Behandlungsversuch durchaus erwägenswert.

Therapie:

- Unterstützung der normalen Entwicklung
- Förderung der allgemeinen Lernfähigkeit
- Reduktion von Stereotypien
- Verbesserung des sozialen Verhaltens
- Minderung familiärer Belastungen

Schnelle und andauernde Erfolge sind nicht zu erwarten.

Eine zuverlässige und überprüfte medikamentöse Therapie gibt es bisher nicht. Die pharmakologische Therapie beschränkt sich weitgehend auf schwere Erregungszustände, Selbstverletzungen oder epileptische Anfälle.

Verlauf: Der frühkindliche Autismus ist eine primär chronische Störung, die nur in Einzelfällen die Entwicklung eines normalen Lebensstils zulässt. In der Kindheit hervorstechende Züge sind meist über lange Zeit zu beobachten. Die Variabilität des klinischen Bildes ist insgesamt gering, obwohl in Einzelfällen rasche Veränderungen bekannt geworden sind. Tiefgreifende Entwicklungsstörungen gehen selten in schizophrene Psychosen über.

Verlauf: Der frühkindliche Autismus ist eine Erkrankung mit meist chronischem Verlauf. Nur in Einzelfällen sind rasche Besserungen bekannt geworden.

In Pubertät und Adoleszenz treten gehäuft (Auto-) Aggressivität, Destruktivität und affektive Labilität auf. Bei niedrigem IQ ist die Prognose besonders ungünstig.

Die meisten Patienten werden in Behinderteneinrichtungen oder in der Familie und nur initial in der Kinder- und Jugendpsychiatrie betreut. Besonders schwierig kann die Pubertäts- und Adoleszenzphase durch autoaggressive und destruktive Tendenzen bei gleichzeitiger Intensivierung der affektiven Labilität sein. Später erfolgt meist wieder eine Beruhigung. Die Prognose ist besonders ungünstig bei niedrigem IQ.

5.13

5.13 Klassifikation der autistischen Störung nach ICD-10 und DSM-IV

ICD-10	*DSM-IV*
▪ Frühkindlicher Autismus (F84.0) – vor dem 3. Lebensjahr beginnende, abnorme oder beeinträchtigte Entwicklung mit Störung von Interaktion, Kommunikation und Interessen, eingeschränktem, repetitivem und oft ritualisiertem Verhalten mit Veränderungsangst	▪ Autistische Störung (299.00) – Beeinträchtigung der zwischenmenschlichen Beziehungen – Beeinträchtigung der verbalen und der nonverbalen Kommunikation und Phantasie – deutlich eingeschränktes Repertoire von Aktivitäten und Interessen sowie repetitive und stereotype Verhaltensweisen

5.6.2 Rett-Syndrom

▶ Definition

5.6.2 Rett-Syndrom

▶ **Definition:** Angeborene, neurodegenerative Erkrankung mit stereotypen „waschenden“ Handbewegungen, autistischen Zügen, diversen akzessorischen Auffälligkeiten und letalem Verlauf. Das Syndrom wurde 1966 erstmals von A. R. Rett beschrieben (Tab. **5.14**).

Epidemiologie: Auftreten bei Mädchen im Kleinkindalter.

Epidemiologie: Das Rett-Syndrom tritt soweit bekannt im Kleinkindalter und nur bei Mädchen auf. Die Häufigkeit beträgt etwa 1:15 000 bis 20 000. Nach unauffälliger Schwangerschaft, Geburt und Säuglingszeit manifestiert sich das Rett-Syndrom zwischem dem sechsten Lebensmonat und dem vierten Lebensjahr.

Ätiopathogenese: Meist spontane Mutation des MeCP2-Gens auf dem X-Chromosom. In Muskel-, Nerven- und Hirnbiopsien finden sich verschiedene Hinweise auf eine degenerative ZNS-Schädigung (z. B. Axonopathien).

Ätiopathogenese: Das Rett-Syndrom gehört zu den autistischen Unterformen, deren genetischer Hintergrund aufgeklärt ist. Es handelt sich um eine meist spontane Mutation des MeCP2-Gens auf dem X-Chromosom (Xq28). Muskel-, Nerven- und Hirnbiopsien zeigen diskrete Anzeichen einer degenerativen Erkrankung des ZNS (z. B. Anreicherung von Glykosphingolipiden und Gangliosiden, Axonopathien, Verlust von Myelinkörpern).

Symptomatik: Manifestationsalter zwischen 6. Lebensmonat und 4. Lebensjahr. Es kommt zum Verlust feinmotorischer Fertigkeiten. Sprachverlust, Stereotypien, Minderwuchs, Mikrozephalie, Apraxie, Gangstörungen, spinalen Atrophien, Epilepsie und vielen anderen Symptomen.

Symptomatik: Leitsymptome sind autistische Züge, Sprachverarmung, Verlust feinmotorischer manueller Fertigkeiten, stereotype waschende und knetende Handbewegungen und andere Bradydyskinesien. Typisch ist außerdem eine Verlangsamung des Kopfwachstums. Zusätzlich können Minderwuchs, Mikrozephalie, Hyperventilation, Hyperammonämie, Apraxie, Ataxie, Gangstörungen, Hypersalivation, mangelhaftes Kauen der Nahrung, spinale Atrophien, Spastik, Skoliose und viele andere Symptome bestehen. In der Mehrzahl der Fälle sind pathologische EEG-Befunde und epileptische Anfälle vorhanden.

Diagnostik: Die Diagnose wird klinisch gestellt.

Diagnostik: Die Diagnose wird durch klinische Beobachtung und nach Ausschluss anderer, ähnlicher Erkankungen gestellt.

Differenzialdiagnose: Stereotypien beim frühkindlichen Autismus können ähnlich aussehen. Auch Kinder mit einem unerkannten fragilen-X-Syndrom (Martin-Bell-Syndrom) kommen differenzialdiagnostisch in Betracht.

Differenzialdiagnose:
- frühkindlicher Autismus mit Stereotypien
- fragiles X-Syndrom (Martin-Bell-Syndrom)

Therapie: Eine zuverlässige, kausale Behandlung ist derzeit nicht bekannt. Epileptische Anfälle werden mit Antikonvulsiva behandelt. Die Betroffenen müssen wie andere Behinderte geführt und in Sondereinrichtungen betreut werden.

Therapie: Eine kausale Behandlungsform ist derzeit nicht bekannt.

Verlauf: Die Entwicklung ist verzögert und meist formt sich das Bild eines mehrfach behinderten Kindes aus. Durch fortschreitenden intellektuellen Abbau, Muskelschwund, Ataxie und Skoliose werden die betroffenen Kinder zunehmend pflegebedürftig. Der Tod tritt spätestens im vierten Lebensjahrzehnt ein.

Verlauf: Die Entwicklung ist deutlich verzögert. Der Tod erfolgt spätestens im 4. Lebensjahrzehnt.

5.14 Klassifikation des Rett-Syndroms nach ICD-10 und DSM-IV

ICD-10	*DSM-IV*
▪ Rett-Syndrom (F84.2) – Beginn im 7.-24. Lebensmonat, nur beim weiblichen Geschlecht – Verlust zielgerichteter Handbewegungen, Ausbildung stereotyper, „waschender" Handbewegungen – Verlust bzw. mangelnde Entwicklung der Sprache – autistische Züge – ataktisch-spastische Störungen sowie multiple zusätzliche Auffälligkeiten	▪ Rett-Störung (299.80) – normale prä-, perinatale Entwicklung (normaler Kopfumfang) und psychomotorische Entwicklung bis zum 5. Lebensmonat – Abnahme des Kopfwachstums zwischen 6. und 24. Lebensmonat – Verlust vorher erworbener motorischer Fähigkeiten und Ersatz durch stereotype Handbewegungen – anfangs autistisch anmutendes Verhalten – schlechte Koordination von Rumpf und Gangbewegung – Verzögerung von Sprachentwicklung und Psychomotorik

5.14

5.6.3 Asperger-Syndrom

5.6.3 Asperger-Syndrom

▶ **Synonym:** Schizoide Störung des Kindesalters, autistische Psychopathie

◀ Synonym

▶ **Definition:** Autistisches Syndrom, das sich durch Vorliegen von Spezialinteressen und stereotypen Aktivitäten bei gestörter Beziehungsfähigkeit auszeichnet. Im Gegensatz zum frühkindlichen Autismus sind Sprachfähigkeit und Intelligenz in der Regel erhalten oder besonders ausgebildet. Das Syndrom wurde 1943 von H. Asperger erstmals beschrieben (Tab. **5.16**).

◀ Definition

▶ **Merke:** Das klinische Bild ist bei typischer Ausprägung beeindruckend und deutlich verschieden von anderen Erkrankungen des autistischen Formenkreises.

◀ Merke

Epidemiologie: Genauere epidemiologische Untersuchungen liegen nicht vor. Die Erkrankung tritt fast nur bei Jungen auf (9:1).

Epidemiologie: Die Erkrankung tritt fast nur bei Jungen auf.

Ätiopathogenese: Wie bereits von Asperger angenommen, handelt es sich mit hoher Wahrscheinlichkeit um eine konstitutionelle Variante mit familiärer Häufung in der männlichen Linie, d. h. der genetische Einfluss ist hoch. Begleitende Symptome wie feinmotorische Ungeschicklichkeit, epileptische Anfälle, aber auch neuere Befunde durch bildgebende Verfahren (functional MRI)

Ätiopathogenese: Konstitutionelle Variante mit hirnorganischen Anteilen.

machen eine hirnorganische Beteiligung wahrscheinlich. Als neuropsychologische Grundstörung wird das NLD propagiert, das (auch ohne autistische Züge) zu ähnlichen Symptomen führen kann (s. S. 419).

Symptomatik: Asperger-Autisten sind in ihrer **Schwingungsfähigkeit und Beziehungsfähigkeit eingeschränkt,** während sie in ihren Spezialgebieten brillieren und geradezu auftrumpfen können.

Symptomatik: Asperger-Autisten sind in ihrer sozio-emotionalen **Schwingungsfähigkeit und Beziehungsfähigkeit eingeschränkt,** während sie in ihren Spezialgebieten brillieren und geradezu auftrumpfen können. Bereits vor der Einschulung findet man unter ihnen beachtete Naturforscher, Kunstkenner und Rechenkünstler, die unkindlich ernst, introvertiert, grüblerisch und egozentrisch sind. Als Jugendliche wirken die Patienten scheu, angespannt, skurril, verschroben und reagieren bisweilen gereizt, wenn man sie in der Ausübung ihrer Interessen einschränkt. Sie lassen meist jugendtypische Eigenheiten vermissen, zeigen extreme Humorlosigkeit und eine Neigung zur Entwicklung von Stereotypien.

Intelligenz und **Sprachfähigkeit** sind **normal** oder sogar **besonders stark ausgeprägt.** Im kognitiven Bereich finden sich originelle, bisweilen auch abwegige Denkmuster.

Intelligenz und **Sprachfähigkeit** sind **normal** oder sogar **besonders stark ausgeprägt.** Die Sprache ist häufig monoton, leiernd, manchmal auch fast flüsternd oder extrem laut und nicht an der umgebenden Situation orientiert. Inhaltlich bietet sie eine eigenwillige Originalität mit neologistischen Eigenwilligkeiten („naszierende Sprache"). Im kognitiven Bereich finden sich originelle, bisweilen auch abwegige Denkmuster.

Als **komorbide Störungen** treten vor allem Zwänge (s. S. 441), Tic-Störungen (s. S. 442) und hyperkinetische Störungen (s. S. 432) auf, die das klinische Bild prägen und die Therapierbarkeit erschweren können.

Asperger-Autisten versagen oft in der Schule, weil sie auf ihre Interessen fixiert bleiben und sich nicht ausreichend am regulären Unterricht beteiligen.

Aufgrund der Symptome kommt es vor allem in Schule und Beruf zu Folgeproblemen. Asperger-Autisten versagen in der Schule, wenn sie egozentrisch an bestimmte Details fixiert bleiben. Trotz normaler Intelligenz können sie oft nicht genug Interesse entwickeln, um sich am regulären Schulunterricht zu beteiligen.

Diagnostik: Die Diagnose wird klinisch gestellt.

Diagnostik: Die Diagnose wird vorwiegend klinisch gestellt, es gibt jedoch auch eine Checkliste für das Asperger-Syndrom.

Differenzialdiagnose: Entwicklungs- und Bindungsstörungen (s. S. 455), Schizophrenia simplex (s. S. 134 ff.), schizotype Störung (s. S. 356 ff.), Zwangsstörungen (s. S. 441, 125 ff.).

Differenzialdiagnose: Andere tief greifende Entwicklungsstörungen, Bindungsstörungen (s. S. 455), Schizophrenia simplex (s. S. 134 ff.), schizotype Störungen (s. S. 356 ff.), Zwangsstörungen (s. S. 441, 125 ff.) und postenzephalitische Residualzustände.

Zur Unterscheidung der autistischen Syndrome s. Tab. **5.15**.

Eine klassische Formulierung lautet, dass Asperger-Kinder in Abgrenzung zum **frühkindlichen Autismus,** früher sprechen als laufen, d. h. die sprachliche Entwicklung verläuft meist ungestört und tritt in Relation zur verzögerten motorischen Entwicklung (Störungen von Grob- und Feinmotorik, Koordinationsstörungen) verfrüht ein. Da die frühkindliche Entwicklung beim Asperger-Syndrom weniger gestört ist, erfolgt die Diagnosestellung später als beim frühkindlichen Autismus und erst dann, wenn man bereits eine gewisse Verlaufsspanne überblickt. Zur Unterscheidung der autistischen Syndrome s. Tab. **5.15**.

Therapie: langfristige Betreuung von Patient und Familie unter Einbeziehung von schulischen und beruflichen Förderungsmöglichkeiten.

Therapie: Im Rahmen einer langfristigen Betreuung gelingt es in günstigen Fällen, die rigiden Haltungen zu mindern und Schulbesuch oder Ausbildung zu ermöglichen. Eine klassische Psychotherapie ist meist nicht möglich, Krankheitseinsicht besteht nur selten.

Verlauf: Der Verlauf ist oft chronisch und dauert bis ins Erwachsenenalter an.

Verlauf: Der Verlauf ist meist chronisch und dauert typischerweise bis ins Erwachsenenalter hinein an. Mit der Zeit wirkt sich gerade die „Originalität" der Asperger-Patienten als Hemmnis aus.

5.15 **Unterscheidung der autistischen Syndrome**

	frühkindlicher Autismus (Kanner-Syndrom)	*autistische Psychopathie (Asperger-Syndrom)*
Geschlechterverhältnis	Jungen:Mädchen 3:1	Jungen:Mädchen 9:1
Diagnosestellung	Kleinkindalter	Kindergarten- und Schulalter
Intelligenz	häufig vermindert	normal bis überdurchschnittlich
Sprache	gestörte und verzögerte Sprachentwicklung	frühzeitige Sprachentwicklung, wandlungsfähige Sprache mit großem Wortschatz
Motorik	in der Regel keine Einschränkungen	motorische Auffälligkeiten (z. B. motorische Ungeschicklichkeit)
Kontaktaufnahme	Umgebung ist nicht existent	Umgebung wirkt störend

5.15

5.16 **Klassifikation des Asperger-Syndroms nach ICD-10 und DSM-IV**

ICD-10

- Asperger-Syndrom (F84.5)
  - qualitative Beeinträchtigung der gegenseitigen sozialen Interaktion
  - motorische Ungeschicklichkeit
  - stereotype Interessen und Aktivitäten
  - Fehlen einer allgemeinen Entwicklungsverzögerung
  - deutliches Überwiegen des männlichen Geschlechtes

DSM-IV

- Asperger-Störung (299.80)
  - Beeinträchtigung der sozialen Interaktion
  - beschränkte, repetitive und stereotype Verhaltensmuster, Interessen und Aktivitäten
  - Beeinträchtigung in sozialen, schulischen und beruflichen Funktionsbereichen
  - keine Verzögerung der sprachlichen oder kognitiven Entwicklung

5.16

▶ **Merke:** Die soziale Prognose ist von der Integrationsbereitschaft abhängig. Ist diese nicht vorhanden oder herstellbar und gelingt kein Schulabschluss, bleiben die Betroffenen Sonderlinge oder erfolglose Privatgelehrte. Im günstigen Fall finden sich soziale oder berufliche Nischen, die der Kultivierung der Spezialinteressen Raum bieten und die Existenz der autistischen Züge kupieren können.

◀ **Merke**

Im Erwachsenenalter tritt die Prägnanz des Erscheinungsbildes gelegentlich etwas zurück. Auch dann haben die Patienten jedoch weniger Beziehungsfähigkeit, seltener Partnerbeziehungen und mangelnde empathische Fähigkeiten. Von gehäuften Suizidgedanken und gelegentlichen psychotischen Entgleisungen wird berichtet.

Im Erwachsenenalter tritt das Erscheinungsbild gelegentlich etwas zurück. Auch dann besteht aber geringere Beziehungsfähigkeit und mangelnde Empathie.

▶ **Klinischer Fall.** Wir haben fast drei Jahrzehnte lang den Lebensweg eines Knaben und jungen Mannes verfolgt, der in seinem ganzen Verhalten das ausgeprägte Bild des autistischen Psychopathen zeigte. Es war, als nähme er die anderen Menschen überhaupt nicht zur Kenntnis, so abwesend trieb er dahin, er kannte die nächsten Bekannten oft nicht wieder. So wie er motorisch besonders ungeschickt war, so blieb er auch in seinem ganzen Benehmen krass ungeschickt und unangepasst ... In der Schule gab es große Schwierigkeiten, er lernte nichts oder lernte nicht so, wie der Lehrer gerade wollte.
Schon im Kleinkindesalter zeigte sich bei diesem Menschen eine ganz ungewöhnliche mathematische Begabung, die spontan aus ihm hervorbrach. Durch Fragen, denen man nicht ausweichen konnte, erwarb er sich von den Erwachsenen das nötige Wissen, das er dann ganz selbstständig verarbeitete. So wird aus seinem dritten (!) Lebensjahr folgende Szene berichtet:

◀ **Klinischer Fall**

Das Gespräch war eines Tages auf Vielecke gekommen. Die Mutter musste ihm ein Dreieck, ein Viereck und ein Fünfeck in den Sand zeichnen. Da nimmt er selber den Stab, zieht einen Strich und sagt: „Das ist ein Zweieck, nicht?", macht einen Punkt und sagt: „Und ist das ein Eineck?" – Das ganze Spiel, das ganze Interesse des Knaben war auf die Mathematik ausgerichtet. Vor seiner Einschulung konnte er bereits Kubikwurzeln ziehen – es wird immer wieder betont, dass die Eltern gar nicht daran dachten, dem Kind etwa mechanisch unverstandene Rechenfertigkeiten einzutrichtern, sondern dass er von sich aus diese Beschäftigung, auch gegen den Widerstand seiner Erzieher, geradezu erzwang. Im Gymnasium überraschte er seine Lehrer durch sein bis in die abstraktesten Gebiete vordringendes mathematisches Sonderwissen, dem er es auch verdankte, dass er trotz seines oft unmöglichen Benehmens und seines Versagens in anderen Gegenständen ohne Aufenthalt durch die Matura kam.
Nicht lange nach Beginn seines Hochschulstudiums – er hatte sich die theoretische Astronomie als Fach gewählt – wies er einen Berechnungsfehler Newtons nach. Sein Lehrer riet ihm, diese Entdeckung zur Grundlage seiner Dissertation zu machen. Von vornherein stand bei ihm fest, sich der akademischen Laufbahn zu widmen. In ungewöhnlich kurzer Zeit wurde er Assistent an einem Hochschulinstitut für Astronomie und erreichte seine Habilitation (zitiert aus Asperger 1956).

High Functioning Autism

Unter den vielen Manifestationsmöglichkeiten atypischer autistischer Störungen ist der sog. **High Functioning Autism** thematisiert worden. Es ist noch umstritten, ob er eine eigene diagnostische Einheit darstellt. Die Diagnose gelingt hier nicht so eindeutig wie beim frühkindlichen Autismus, schwere Intelligenzminderungen kommen seltener vor, schwere komorbide Störungen (z. B. Zwangsstörungen, Stereotypien) sind häufig.

High Functioning Autism

Unter den vielen Manifestationsmöglichkeiten atypischer autistischer Störungen ist von einzelnen Arbeitsgruppen der sog. **High Functioning Autism** thematisiert worden. Bisweilen wird er als Unterform des Asperger-Autismus angesehen. Die Symptomatik ist dadurch gekennzeichnet, dass eine frühe Diagnose nicht so eindeutig gelingt wie beim typischen frühkindlichen Autismus, dass es seltener zur Ausbildung von schweren Intelligenzminderungen kommt, dass gleichwohl schwere oder zur Chronizität neigende, trotzdem oft schwer einzuordnende Störungen der Kommunikationsfähigkeit vorhanden sind und dass häufig zusätzliche Symptome auftreten, die den Rang von Komorbiditäten erreichen können. Dazu gehören das ADHS, das Tourette-Syndrom, Zwangsstörungen, das NLD-Syndrom sowie untypische Stereotypien. Es ist noch umstritten, ob der High Functioning Autism eine eigene diagnostische Einheit darstellt, und bisher gibt es weder in der ICD-10 noch im DSM-IV eine Möglichkeit, diese Symptomatik zu klassifizieren. Möglicherweise unterscheiden sich die Autismusformen vor allem durch die Höhe der Intelligenz. Die klinische Erfahrung spricht allerdings dafür, dass es solche Kinder gibt, die trotz zahlreicher Kompetenzen eine schwere Entwicklungsstörung aufweisen, wobei die komorbiden Störungen meist eher sequenziell als gleichzeitig auftreten (und damit die Diagnostik erschweren). Differenzialdiagnostisch kommen andere autistische Störungen (insbesondere Autismus vom Asperger-Typ), desintegrative Störungen und schizoide Persönlichkeitsstörungen in Betracht.

5.7 Psychosen im Kindes- und Jugendalter

5.7 Psychosen im Kindes- und Jugendalter

▶ Synonym

▶ **Synonym:** Infantile Psychosen, very early onset schizophrenia (VEOS), juvenile Psychosen, early onset schizophrenia (EOS)

▶ Definition

▶ **Definition:** Schwere psychische Störungen, die durch beeinträchtigte Beziehungen zur Innen- und Außenwelt, Störungen des Antriebs und der Interessen sowie umschriebene Symptome wie Depression, Manie, Denkstörungen, Halluzinationen und Wahn gekennzeichnet sind.

Historisches: Psychosen des Kindes- und Jugendalters werden von tief greifenden Entwicklungsstörungen (s. S. 421) abgegrenzt.

Historisches: Der Begriff der kindlichen Psychose wurde lange Zeit als Oberbegriff für zahlreiche ausgeprägte, aber unterschiedliche psychische Störungen verwendet. Inzwischen hat eine nosologische Differenzierung stattgefunden: Kindliche Psychosen werden von anderen schweren psychischen Störungen des Kindesalters (autistische Störungen und andere tief greifende Entwicklungsstörungen) abgegrenzt und stellen nur eine kleine Gruppe dar (s. S. 421).

Grundlage der differenziellen Psychopathologie sind eindeutige Befunde der Genetik und der Verlaufsforschung, die gegen eine einheitliche Ätiologie von Psychosen und tief greifenden Entwicklungsstörungen sprechen.

Epidemiologie: Schizophrene Psychosen kommen bei Kindern und Jugendlichen häufiger und früher vor als affektive Psychosen. Dies liegt an unterschiedlichen Prozessen der Hirnreifung. **Schizophrenien mit Beginn in der Kindheit (VEOS)** sind selten, manisch-depressive Störungen sind Raritäten. Etwa ab dem 12. Lebensjahr nimmt die Inzidenz der Schizophrenien kontinuierlich zu und erreicht ihr Maximum zwischen dem 20. und 30. Lebensjahr. **Schizophrenien mit Beginn in der Jugend (EOS)** sind zwar immer noch seltene schwere Störungen, zählen aber im stationären Bereich der Jugendpsychiatrie bereits zu den häufigsten Diagnosen.

Epidemiologie: Im Kindesalter sind manisch-depressive und schizophrene Psychosen sehr seltene Störungen. Im Jugendalter nimmt vor allem die Häufigkeit der schizophrenen Psychosen zu.

In geringerem Ausmaß nehmen auch die **affektiven Psychosen** im Jugendalter zu. Reine Manien kommen, wie auch im Erwachsenenalter, am seltensten vor. Etwa 10 % der Schizophrenien sollen sich vor dem 18. Lebensjahr manifestieren, zuverlässige epidemiologische Daten über Psychosen des Kindes- und Jugendalters fehlen jedoch.

In geringerem Ausmaß nehmen auch die affektiven Psychosen im Jugendalter zu.

Symptomatik: Die Psychosen sind eine große Gruppe unterschiedlicher Störungen, die in mehrere Untergruppen aufgeteilt werden. Die Kriterien sind in den entsprechenden Kapiteln nachzulesen (s. S. 73 ff., 134 ff.). Die traditionelle Unterscheidung von endogenen und exogenen Psychosen ist weitgehend durch die multiaxiale Diagnostik ersetzt worden, wobei auch im Jugendalter die exogenen Psychosen eine wichtige klinische Bedeutung haben. Zu den endogenen Psychosen zählen die schizophrenen und schizoaffektiven Psychosen sowie – von den affektiven Störungen – die uni- oder bipolaren manisch-depressiven Störungen (auch affektive Psychosen genannt). Obwohl in den Klassifikationssystemen keine eigenen Kriterien für Psychosen im Kindes- und Jugendalter angegeben werden, besteht kein Zweifel daran, dass die psychotische Symptomatik vor allem bei Kindern von den klassischen Störungsbildern des Erwachsenenalters abweichen kann. So sind bei den schizophrenen Psychosen Halluzinationen und Wahn im Kindesalter häufig wesentlich weniger ausgeprägt und können für lange Phasen ganz fehlen. Im Vordergrund stehen oft Symptome, die man in der klassischen Subtypologie der Psychosen am ehesten der katatonen Schizophrenie zuordnen würde: psychomotorische Unruhe oder Apathie, Grimassieren und Stereotypien. Unter den Halluzinationen finden sich oft solche, die sich auf den eigenen Körper beziehen (Leibhalluzinationen oder Zönästhesien). Die Kriterien für die im Jugend- und Erwachsenenalter wichtigsten schizophrenen Subtypen (paranoide, katatone, hebephrene Form) werden nicht immer erreicht, so dass atypische, undifferenzierte oder desorganisierte Unterformen häufiger diagnostiziert werden.

Symptomatik: Im Kindesalter ist die Diagnose oft schwierig, da typische Symptome häufig wenig ausgeprägt sind oder ganz fehlen. Die Kriterien sind in den entsprechenden Kapiteln nachzulesen (s. S. 73 ff., 134 ff.).

Nach der Pubertät nähert sich die schizophrene Symptomatik langsam den typischen Konstellationen an. **Paranoid-halluzinatorische Formen** grenzen sich immer deutlicher ab und sind auch im Jugendalter der **häufigste Subtyp** der Schizophrenie, gefolgt von den Hebephrenien (hebe = Jugend, gr.).

Im Jugendalter nähert sich die Symptomatik der Psychosen den klassischen Kriterien an. Häufigste Form ist auch hier der paranoid-halluzinatorische Subtyp.

Auch **manisch-depressive Störungen** manifestieren sich im Kindesalter weniger typisch als im Erwachsenenalter. Die Phasen sind oft kürzer („rapid cycling“) und weniger deutlich ausgeprägt, komplette Remissionen und symptomfreie Intervalle seltener, chronische und rezidivierende Verlaufsformen häufiger. Auch Bipolar-II-Störungen (Hypomanie und Depression nach DSM IV) sollen bei Jugendlichen häufiger sein. Aus diesem Grund ist die Prognose der affektiven Psychosen im Kindes- und Jugendalter nicht wesentlich besser als die der schizophrenen Psychosen. Bei häufigen Episoden kann es zudem zu ernsten Beeinträchtigungen der Schullaufbahn und der sozialen Kontakte kommen, die nicht immer einholbar oder kompensierbar sind. Unspezifische Verhaltensauffälligkeiten, die in kurzen, klar abgegrenzten Phasen auftreten und remittieren, sollten differenzialdiagnostisch an manisch-depressive Störungen denken lassen.

Auch **manisch-depressive Psychosen** können vor allem im Kindesalter noch eine untypische Ausprägung haben.

Im Jugendalter können auch seltenere psychotische Störungen vorkommen. Das Kleine-Levin-Syndrom tritt fast nur bei männlichen Jugendlichen auf und ist durch die Trias periodische Hypersomnie, Megaphagie und diverse psychische Symptome gekennzeichnet. Bei Mädchen treten gelegentlich psychische Störungen auf, die im zeitlichen Kontext mit der Menstruation stehen. Die Symptomatik geht hierbei über ein prämenstruelles Syndrom hinaus.

Neben den klassischen Psychoseformen können im Jugendalter auch seltene psychotische oder psychoseähnliche Störungen auftreten, die vor allem differenzialdiagnostische Bedeutung haben. Nahezu ausschließlich bei männlichen Jugendlichen tritt das Kleine-Levin-Syndrom auf mit der klassischen Symptomtrias periodische Hypersomnie, Megaphagie und diversen psychischen Symptomen, die teilweise psychotisch ausgeprägt sein können (Erregung, Irritierbarkeit, Halluzinationen). Bei Mädchen treten gelegentlich periodische psychische Störungen auf, die in engem zeitlichen Kontext mit der Menstruation stehen. Die Symptomatik geht weit über den Schweregrad eines prämenstruellen Syndroms oder einer prämenstruell dysphorischen Störung hinaus, zeigt eine überwiegend affektive Prägung, kann aber gelegentlich auch halluzinatorische und paranoide Symptome einschließen. Diese Störung zählt vermutlich zu den sog. Menstruationspsychosen und wird im Jugendalter auch als „periodische Psychose der Pubertät" bezeichnet. Sowohl das Kleine-Levin-Syndrom als auch die Menstruationspsychosen des Jugendalters haben eine überwiegend günstige Prognose.

Differenzialdiagnose: Die verschiedenen psychotischen Störungen weisen je nach Unterform und Manifestationsalter unterschiedliche differenzialdiagnostische Muster auf.
- drogeninduzierte psychotische Symptome
- schizoaffektive Störungen
- Persönlichkeitsstörungen
- organische Störungen (z. B. Stoffwechselstörungen).

Differenzialdiagnose: Die verschiedenen psychotischen Störungen weisen je nach Unterform und Manifestationsalter unterschiedliche differenzialdiagnostische Muster auf. Bei den seltenen affektiven Störungen des Kindesalters kommen vor allem andere affektive Störungen in Betracht (emotionale Störungen, Anpassungs- und Belastungsstörungen etc.). Im Jugendalter erweitert sich dieses Spektrum um Dysthymien, beginnende Persönlichkeitsstörungen (v. a. Borderline-Syndrom) und andere psychotische Störungen. Bei den Schizophrenien des Kindesalters müssen vor allem die schwerwiegenden Entwicklungsstörungen (Autismus, desintegrative Störungen), aber auch Mutismus, schwere Sprachentwicklungsstörungen und Intelligenzminderungen ausgeschlossen werden. Im Jugendalter ist die Differenzierung von schizoaffektiven Störungen, Zwangsstörungen und dissoziativen Störungen erforderlich. Besonders wichtig ist bei Jugendlichen auch die Abgrenzung der Schizophrenien von drogeninduzierten Syndromen („exogene Psychosen"), die vor allem bei Einnahme von Halluzinogenen (LSD, Pilze etc.), Ecstasy, Designerdrogen, Amphetaminen und Kokain, aber auch bei anderen Substanzen auftreten können. Dabei sollte die Möglichkeit nicht übersehen werden, dass der steigende Substanzmissbrauch ein Symptom der schleichenden Manifestation der Psychose sein kann, die dann auch ohne Drogen bestehen bleibt.
In den Klassifikationssystemen sind die früher häufig verwendeten Differenzialdiagnosen der Pubertäts- und Adoleszenzkrisen nicht mehr vertreten und sollten auch nicht verwendet werden. Vorzuziehen ist eine möglichst präzise Beschreibung des psychopathologischen Befundes und eine Klassifikation nach den aktuellen Kriterien. Dabei kommen vor allem beginnende Persönlichkeitsstörungen (schizoide, paranoide, emotional instabile Persönlichkeitsstörung) in Betracht (s. S. 349 ff.).
Differenzialdiagnosen, die man im Kindes- und Jugendalter üblicherweise nicht antrifft, sind demenzielle Störungen (Morbus Alzheimer), Auswirkungen von chronischem Substanzmissbrauch (Korsakow-Syndrom) und zerebrale Komplikationen somatischer Grunderkrankungen wie Hypertonie oder Diabetes. Trotzdem gehört die **gründliche organische Abklärung** gerade bei Erstmanifestationen von Psychosen zu den zentralen ärztlichen Aufgaben, da in jedem Alter somatische Störungen mit hirnorganischer Beteiligung bzw. Infektionen, Tumoren oder andere Erkrankungen des ZNS auftreten können.

Therapie: Zusätzlich zu den bekannten therapeutischen Prinzipien (s. S. 94 ff., 149 ff.) ist Folgendes zu beachten:
- Einbeziehung der Familie
- Bedeutung der Schule
- Erstdiagnose möglichst im stationären Rahmen
- Einsatz neuer Psychopharmaka erfordert häufig das Einverständnis der Eltern.

Therapie: Die Therapie folgt denselben Prinzipien wie im Erwachsenenalter (s. S. 94 ff., 149 ff.). Folgende Besonderheiten sind zu beachten:
- Wie bei allen psychischen Störungen des Kindes- und Jugendalters muss die Familie intensiv aufgeklärt und in die Behandlung einbezogen werden.
- Die Schule und gute schulische Abschlüsse sind für die Entwicklung der Kinder und Jugendlichen von großer Bedeutung und stellen deshalb zentrale Therapieziele dar.

5.17 **Auswahl an Neuroleptika und Antidepressiva, die bei Kindern und Jugendlichen zum Einsatz kommen können (s. S. 467 ff.)**

	Generikname	*Handelsname*	*Dosierungsempfehlungen (Tagesdosis)*
Neuroleptika	Amisulprid	Solian	300–900 mg
	Aripiprazol	Abilify	15–30 mg
	Olanzapin	Zyprexa	10–20 mg
	Quetiapin	Seroquel	300–900 mg
	Risperidon	Risperdal	2–4 mg
	Ziprasidon	Zeldox	2 x 20–2 x 40 mg
Antidepressiva	Citalopram	Cipramil	20–60 mg
	Mirtazapin	Remergil	15–30 mg
	Moclobemid	Aurorix	300–600 mg
	Sertralin	Zoloft	50–100 mg

5.17

- Aufgrund der besseren diagnostischen und therapeutischen Möglichkeiten sollte bei Erstmanifestation eine stationäre Abklärung erfolgen.
- Kinder und Jugendliche sind sensibler für Nebenwirkungen von Neuroleptika. Neue, nebenwirkungsarme Neuroleptika und Antidepressiva sind aber für sie oft noch nicht zugelassen, daher ergibt sich dann das Problem des „off-Label-use" (Einsatz von Medikamenten ohne offizielle Zulassung für die Altersgruppe der Kinder und Jugendlichen). Patient und Familie müssen daher gezielt informiert und um Einverständnis beim Einsatz von Substanzen, gegen die ansonsten keine Einwände bestehen, gebeten werden. Bei manisch-depressiven Psychosen ist auch in diesem Alter die Langzeit-Behandlung mit Lithium besonders effektiv.

Außer in Notfallsituationen oder bei Unverträglichkeit können die in Tab. **5.17** aufgeführten Neroleptika und Antidepressiva bei Kindern und Jugendlichen eingesetzt werden, wobei kleineren Kindern natürlich niedrigere Dosen als Jugendlichen oder Erwachsenen gegeben werden müssen. Eine Langzeit- oder Dauerbehandlung mit Neuroleptika sollte aufgrund der noch unbekannten Auswirkungen auf die Hirnreifung im Kindesalter auf solche Fälle beschränkt werden, die eine solche Medikation unbedingt benötigen.

Ist mit diesen Substanzen kein zufriedenstellendes Behandlungsergebnis erreichbar, können auch Clozapin und traditionelle Neuroleptika (z. B. Haloperidol) bzw. trizyklische Antidepressiva (Clomipramin, Amitriptylin) verabreicht werden. Kombinationen oder Augmentationen mit niedrigpotenten Neuroleptika oder Benzodiazepinen bzw. die Gabe von Phasenprophylaktika (Lithium, Carbamazepin) folgt denselben Regeln wie im Erwachsenenalter.

Verlauf: Der Verlauf der Psychosen des Kindes- und Jugendalters ist ungünstiger als im Erwachsenenalter. Dies gilt am sichersten für die Schizophrenien, aber auch für die manisch-depressiven Psychosen. Je früher die Erstmanifestation eintritt, desto ausgeprägter sind prämorbide Auffälligkeiten, schleichender Beginn, spätere Minussymptomatik und postakute Residualzustände. Ein erheblicher Teil der Patienten mit VEOS und EOS nimmt nach der ersten akuten Episode einen ungünstigen Verlauf, was dazu führt, dass sie lange Zeit nicht selbst für ihren Lebensunterhalt aufkommen können, nur selten Partnerschaften eingehen und langfristig auf Medikamente und rehabilitative Strukturen angewiesen bleiben. Die Suizidalität ist bei psychotischen Kindern und Jugendlichen noch nicht erhöht, nimmt aber im jungen Erwachsenenalter vor allem bei Männern deutlich zu.

Verlauf: Die Prognose der im Jugendalter beginnenden Psychosen ist ungünstiger als im Erwachsenenalter.

Die Früherkennung der schizophrenen Psychosen und die Erkennung von Hochrisikopersonen ist wichtig, oft aber dadurch erschwert, dass in den prämorbiden und akuten Phasen, die bei Jugendlichen anzutreffen sind, affektive Symptome wie Angst, Depression und Konzentrationsstörungen im Vordergrund stehen, Halluzinationen und paranoide Symptome häufig verleugnet werden und die Diagnose deshalb verborgen bleibt. Die zunehmenden Prodromi führen häufig bereits vor Krankheitsbeginn trotz ausreichender Intelligenz zu einem Leistungsknick.

Affektive Störungen wie Angst und Depression stehen vor oder während der Erstmanifestation häufig im Vordergrund. Bereits vor der ersten akuten Episode ist oft ein Leistungsknick zu beobachten.

5.8 Expansive Verhaltensstörungen

5.8.1 Aufmerksamkeitsdefizit- und Hyperaktivitätssyndrom (ADHS)

5.8 Expansive Verhaltensstörungen

5.8.1 Aufmerksamkeitsdefizit- und Hyperaktivitätssyndrom (ADHS)

▶ Synonym

▶ **Synonym:** Hyperaktives oder hypermotorisches Syndrom, attention deficit hyperactivity disorder (ADHD), Hyperkinetisches Syndrom (HKS)

▶ Definition

▶ **Definition:** Als hyperkinetisch wird ein Kind bezeichnet, das eine für sein Alter inadäquate Aufmerksamkeit, ausgeprägte motorische Hyperaktivität, erhöhte Impulsivität sowie emotional und sozial störende Verhaltensweisen wie erhöhte Erregbarkeit oder Irritierbarkeit aufweist. Restsymptome wie Impulsivität und Aufmerksamkeitsstörungen bei Jugendlichen und Erwachsenen mit bekannter Anamnese bezeichnet man als Residualformen (Tab. **5.18**).

Historisches: Vor Einführung der allgemeinen Schulpflicht hatte das Syndrom keine Bedeutung (Abb. **5.5**).

Historisches: Vor Einführung der allgemeinen Schulpflicht hatte das Syndrom keine Bedeutung, da es erst dann vermehrt entdeckt wird, wenn Kinder einen wesentlichen Teil des Tages im Sitzen verbringen müssen. Die literarische Figur des Zappelphilipp (Heinz Hoffmann, 1847) gilt als klassisches Beispiel (Abb. **5.5**).

5.5

5.5 Klassisches Beispiel für das ADHS ist der Zappelphilipp

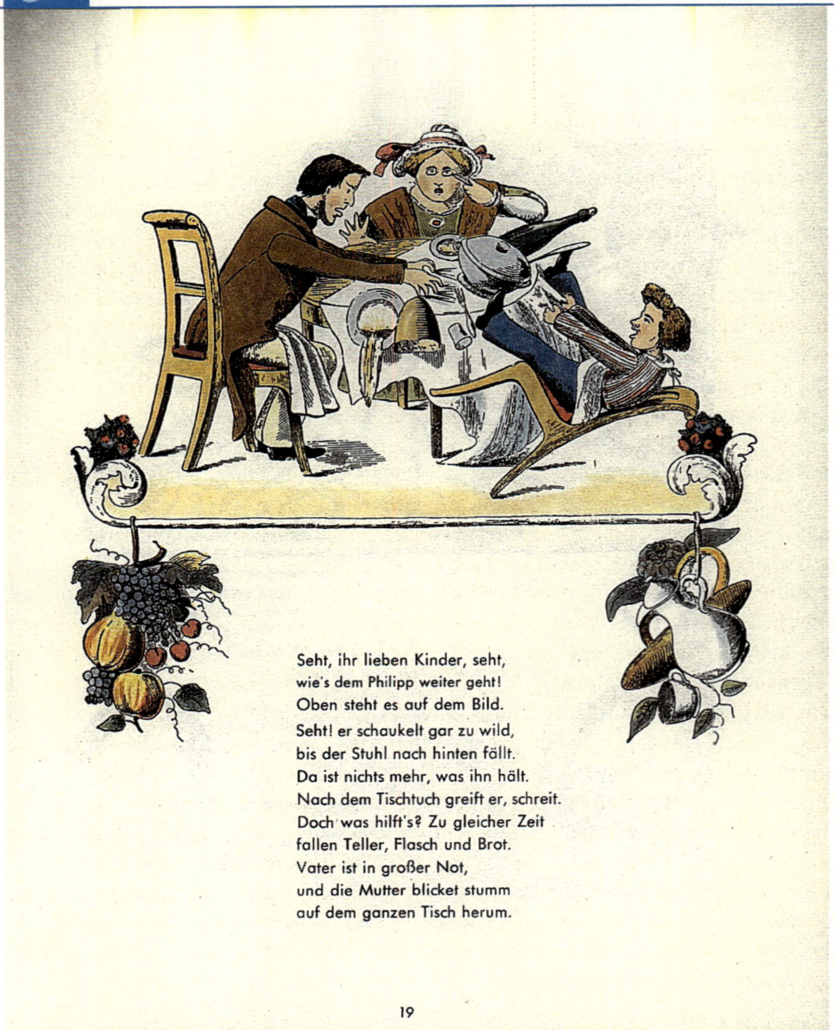
Seht, ihr lieben Kinder, seht,
wie's dem Philipp weiter geht!
Oben steht es auf dem Bild.
Seht! er schaukelt gar zu wild,
bis der Stuhl nach hinten fällt.
Da ist nichts mehr, was ihn hält.
Nach dem Tischtuch greift er, schreit.
Doch was hilft's? Zu gleicher Zeit
fallen Teller, Flasch und Brot.
Vater ist in großer Not,
und die Mutter blicket stumm
auf dem ganzen Tisch herum.
19

Epidemiologie: Das ADHS gehört zu den häufigsten kinder- und jugendpsychiatrischen Erkrankungen. Es beginnt vor dem sechsten Lebensjahr, erreicht aber oft erst nach der Einschulung eindeutig störende Ausmaße. Etwa drei Prozent der Schulkinder sollen eine hyperkinetische Störung aufweisen. In unselektierten Populationen sind Jungen dreimal häufiger, in Klinikpopulationen sechs- bis neunmal häufiger betroffen als Mädchen. Die epidemiologischen Daten weisen aus methodischen Gründen erhebliche Schwankungen auf.

Epidemiologie: Das ADHS tritt bei ca. 3 % der Schulkinder auf. Jungen sind 3-mal häufiger betroffen.

Ätiopathogenese: In den meisten Fällen bleibt die Ursache ungeklärt. Ein einheitliches Erklärungskonzept fehlt. Organische Faktoren sind in Form diskreter Hirnfunktionsstörungen beteiligt und in Form von perinatalen Traumen oder genetischen Faktoren vorstellbar. Sie sind an Hand von zerebralen Dysfunktionen, umschriebenen Entwicklungsstörungen und feinneurologischen Ausfällen erkennbar (Koordinationsstörungen, assoziierte Bewegungen). Auf genetische Einflüsse verweisen das ungleiche Geschlechterverhältnis und die Befunde über familiäre Häufung von hyperaktivem Verhalten und kognitiven Defiziten. Viel diskutiert und populär sind Theorien über eine mögliche Nahrungsinduktion. Während der toxischen Wirkung synthetischer Substanzen (z. B. Farbstoffe, Konservierungsmittel) kein nachweisbarer Einfluss zukommt, sind inzwischen für eine Teilgruppe der hyperkinetischen Kinder sowohl allergische Reaktionen auf bestimmte Nahrungsmittel als auch der Effekt hyposensibilisierender Maßnahmen überprüft. Eine Erklärung dieses Phänomens steht noch aus.

Ätiopathogenese: Die Ursache bleibt oft unklar. Als organische Ursache werden diskrete Hirnfunktionsstörungen oder genetische Faktoren in Erwägung gezogen.

Ein Teil der ADHS-Fälle wird möglicherweise durch Allergien gegen bestimmte Nahrungsmittel verursacht oder verstärkt.

Symptomatik: Das klinische Bild des ADHS wird bestimmt durch die Kardinalsymptome **Hypermotorik, Störungen der Aufmerksamkeit** mit erhöhter Ablenkbarkeit, **Impulsivität** und **Störungen der psychosozialen Anpassung** (Abb. **5.6**).

Symptomatik: Hypermotorik, Störungen der Aufmerksamkeit, Impulsivität, Störungen der psychosozialen Anpassung (Abb. **5.6**).

Die Symptomatik ist typischerweise altersgebunden. Beim Kleinkind dominieren grobmotorische Aktivitäten (Rennen, Klettern); das Kind ist unfähig, still zu sitzen und ständig „auf dem Sprung“. Schulkinder sind unruhig und zappelig. Die Hyperaktivität ist ziellos und mit einem erhöhten Unfallrisiko verbunden. Im Jugendalter, wenn hypermotorisches Verhalten seltener wird, dominieren Impulsivität, Eigensinn, Stimmungslabilität, geringe Frustrationstoleranz und dissoziale Tendenzen. Aufgaben, deren Durchführung längere Anstrengungen erfordern, werden vermieden und negativ besetzt. Die Symptomatik wird durch Belastungssituationen verstärkt.
Neben- und Folgesymptome sind Lernstörungen (Ablenkbarkeit, ineffektiver Lernstil, Abstraktionsschwäche), Verhaltensauffälligkeiten, Störungen des Selbstwertgefühls, emotionale Labilität und psychosomatische Symptome.

Die Symptomatik ist typischerweise altersgebunden. Beim Kleinkind dominieren grobmotorische Aktivitäten, Schulkinder sind unruhig und zappelig. Im Jugendalter dominieren Impulsivität, Eigensinn, Stimmungslabilität, geringe Frustrationstoleranz und dissoziale Tendenzen. Es besteht eine hohe situationsbezogene Variabilität.

Häufig treten zusätzliche Symptome auf (z. B. Lernstörungen, psychosomatische Beschwerden).

5.6 Hauptsymptome des ADHS

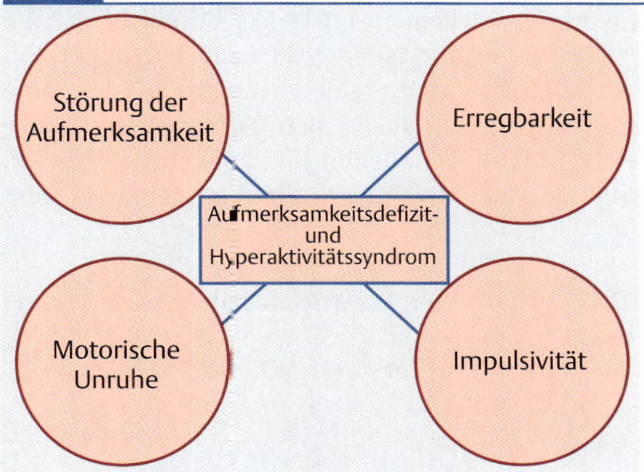

5.6

Diagnostik: Durch klinische Beobachtung oder Beurteilungsskalen.

Diagnostik: Die Diagnosestellung erfolgt insbesondere durch klinische Beobachtung oder durch Beurteilungsskalen (CBCL, Conners-Skalen).

Differenzialdiagnose:
- Intelligenzminderung (s. S. 406)
- Affektstörungen
- Epilepsie und andere organische Ursachen
- Psychosen (s. S. 134 ff.)
- Denkstörungen
- Suchterkrankungen (s. S. 306 ff.).

Differenzialdiagnose: Hyperaktive Störungen als Folge anderer Grunderkrankungen werden nicht als ADHS bezeichnet. Hierzu zählen u. a. Intelligenzminderung (s. S. 406), Epilepsie, (maniforme) Psychosen (s. S. 134 ff.), affektive Störungen (chronische Belastung, Konfliktreaktion). Organische Ursachen (z. B. Hyperthyreose) müssen ausgeschlossen werden. Bei Vorliegen des Leitsymptoms Aufmerksamkeitsstörung müssen Intelligenzminderungen, Denkstörungen oder Suchterkrankungen (s. S. 306 ff.) ausgeschlossen werden.

▶ **Merke**

▶ **Merke:** In typischen Fällen ist die Diagnose eines ADHS nicht schwierig, Grenzformen sind jedoch häufig.

Therapie: Die Therapie ist **multimodal** und beinhaltet **psychotherapeutische** und **pharmakologische** Ansätze. Bei letzteren dominiert der Einsatz von Stimulanzien (z. B. Methylphenidat), die die Aufmerksamkeit fördern und das Sozialverhalten verbessern.

Therapie: Das ADHS gehört zu den klassischen Indikationen für eine **multimodale Therapie**. Besonders wichtig sind detaillierte Beratung, Führung und Entlastung von Kind und Eltern. Viele Eltern ziehen eine diätetische oder allergologische Erstbehandlung vor. Unter den **medikamentösen** Möglichkeiten stellt die Behandlung mit **Stimulanzien** (z. B. **Methylphenidat)** derzeit die wirksamste Variante dar. Stimulanzien fördern die Aufmerksamkeit und verbessern das Sozialverhalten. Ihr Einsatz fällt unter das Betäubungsmittelgesetz, ist daher etwas aufwendig und erregt gelegentlich das Misstrauen der Eltern. Die Dosierung erfolgt nach Körpergewicht und Symptomatik (0,5–1 mg/kg KG). Erfahrungsgemäß bewegt sich die Tagesdosis zwischen 20 und 40 mg, kann jedoch im individuellen Fall nach oben oder unten abweichen. Es können normale oder Retard-Präparate verwendet werden.

Nebenwirkungen von Methylphenidat sind Appetit- und Schlafstörungen, Puls- und Blutdruckerhöhung.

In dieser Dosierung treten nur selten Nebenwirkungen wie Appetit- und Schlafstörungen, Wachstumsbeeinträchtigung oder Puls- und Blutdruckerhöhung auf. Die meisten Nebenwirkungen bilden sich bei stabiler Dosierung wieder zurück. Eine alternative Medikationsform besteht in **Pemolin** (fällt nicht unter das Btm-Gesetz), über das jedoch wenig Erfahrungen vorliegen, und in **Atomoxetin** (Strattera), einem noradrenergen Antidepressivum.

Der Einsatz von Tranquilizern ist kontraindiziert.

Haben Stimulanzien keine oder keine ausreichende Wirkung, können auch niedrigpotente Neuroleptika, Antidepressiva, Antikonvulsiva oder MAO-Hemmer verordnet werden. Kontraindiziert ist der Einsatz von Tranquilizern und Barbituraten.

Psychotherapeutische Verfahren: strukturierende, übende, kognitive und verhaltenstherapeutische Methoden.

Bei den gezielten **psychotherapeutischen Verfahren** dominieren strukturierende, übende und kognitiv ausgerichtete verhaltenstherapeutische Methoden, die sowohl bei Kindern wie Eltern Anwendung finden. Da das ADHS meist die gesamte Familie belastet, ist die Beratung und Führung der Familien von großer Wichtigkeit. Klassische Spieltherapien sind für hyperkinetische Kinder nicht ausreichend.

Verlauf: Es existieren unterschiedliche Verlaufsgruppen der Erkrankung. Bei Persistenz kann es zur Ausbildung zusätzlicher Symptome wie Dissozialität und Substanzmissbrauch kommen. In diesem Fall sollte die Stimulanzientherapie fortgesetzt werden. In vielen Fällen nimmt die Intensität des ADHS mit zunehmendem Alter jedoch deutlich ab.

Verlauf: Es gibt unterschiedliche Verlaufsgruppen, die möglicherweise der heterogenen Genese des ADHS entsprechen. Bei einem Teil der Kinder bildet sich die Symptomatik im Jugendalter zurück und ist später nicht mehr erkennbar. Ein anderer Teil bleibt hyperkinetisch, bildet aber keine zusätzlichen Symptome aus. Bei leichter und mittlerer Ausprägung gleicht sich die Langzeitprognose von medikamentös behandelten und unbehandelten Kindern mit der Zeit an. Bei schweren Formen kommt es ohne Medikation allerdings zu besonders ungünstigen Verläufen.

Komorbidität: Persistiert das ADHS bis ins Erwachsenenalter weist es eine hohe Komorbidität mit Delinquenz, Sucht- und Persönlichkeitsstörungen auf.

Komorbidität: Besteht das ADHS auch noch im Erwachsenenalter, weist es eine hohe Komorbidität mit Delinquenz, Sucht- und Persönlichkeitsstörungen auf. Sofern andere Therapieformen nicht effizienter sind, sollte die Stimulanzien-Therapie in diesen Fällen fortgesetzt werden.

5.18 Klassifikation des ADHS nach ICD-10 und DSM-IV

ICD-10	*DSM-IV*
▪ Hyperkinetische Syndrome (F90.1 – F90.8) – Überaktivität und beeinträchtigte Aufmerksamkeit – Distanzlosigkeit, Impulsivität und Missachtung sozialer Regeln – Lernstörungen und motorische Ungeschicklichkeit	▪ Aufmerksamkeits- und Hyperaktivitätsstörung (314.00/314.01) – Dauer der Störung mindestens 6 Monate, Beginn vor Vollendung des 7. Lebensjahres – Zappeln mit Händen und Füßen, Ruhe- und Rastlosigkeit, Ablenkbarkeit, Sprunghaftigkeit, Ungeduld und kurze Aufmerksamkeit, unruhiges und störendes Spielverhalten, Logorrhö – Kinder hören nicht zu, verlieren häufig Gegenstände, unternehmen riskante Aktivitäten

5.8.3 Störungen des Sozialverhaltens

▶ **Synonym:** Auffälliges Verhalten, abweichendes Verhalten, Verhaltensstörung, Dissozialität, Verwahrlosung, Schwererziehbarkeit, Delinquenz, Kriminalität, Conduct Disorder

▶ **Definition:** Persistierende und tendenziell generalisierte Verletzung altersangemessener gesellschaftlicher Normen, Übertretung von Gesetzen und Verletzung von Rechten anderer Personen. Die Störungen müssen schwerwiegender als gewöhnlicher Unfug oder jugendtypische Aufmüpfigkeit sein und führen häufig zur Einschaltung offizieller Institutionen wie Jugendamt oder Polizei (Tab. **5.19**).

Störungen des Sozialverhaltens sind äußerst vielgestaltig und trotz der Häufigkeit ihres Vorkommens in vielen Aspekten kaum erforscht. Die etwas hölzerne Bezeichung ist darauf zurückzuführen, dass in den modernen Klassifikationsschemata der Krankheitsbegriff zugunsten des Störungsbegriffs aufgegeben wurde.

Störungen des Sozialverhaltens kommen häufig vor und sind in vielen Aspekten kaum erforscht.

Epidemiologie: In den letzten Jahren sind, auch im Zusammenhang mit Drogenkriminalität und Migrationsproblematik, insbesondere die Eigentumsdelikte im Jugendalter stark angestiegen. Bis zum 18. Lebensjahr sind etwa 10 %, bis zum Ende des dritten Lebensjahrzehnts etwa 30 % aller Männer einmal mit dem Gesetz in Konflikt gekommen. Aus statistischer Sicht handelt es sich somit nicht um ein abweichendes, sondern ein normales Phänomen. Wenn wir trotzdem von abweichendem Verhalten sprechen, so bezieht sich dies auf moralische und soziale Normen.
Mädchen und Frauen werden wesentlich seltener dissozial (etwa 20 % der Jungen und Männer). In städtischen Gebieten ist Dissozialität in der Regel häufiger.

Epidemiologie: Eigentumsdelikte haben in den letzten Jahren zugenommen.
Etwa ein Drittel aller Männer bis zum 30. Lebensjahr ist einmal mit dem Gesetz in Konflikt gekommen.

Mädchen und Frauen zeigen wesentlich seltener dissoziales Verhalten.

▶ **Merke:** Dissozialität gehört zu den Störungen mit besonders hoher Dunkelziffer. Die Aufdeckungsrate steigt mit Anzahl und Schweregrad der Delikte.

Ätiopathogenese: Die prägende Funktion eines ungünstigen sozialen Umfelds ist in vielen Fällen ausschlaggebend. Bei einer Minderzahl der Betroffenen liegen genetische Befunde oder hirnorganische Beeinträchtigungen vor. Entscheidende Auslösefunktionen können auch Alkohol- und Drogenabusus, psychiatrische Störungen und Zustände pathologisch erhöhter Erregbarkeit bei geistig behinderten Patienten und Epileptikern haben. Die Wertigkeit einzelner Fak-

Ätiopathogenese:
- ungünstiges soziales Umfeld
- genetische Belastung
- hirnorganische Beeinträchtigungen
- Drogenabusus
- psychiatrische Störungen.

Es gibt Berichte über organische Ursachen oder auffällige Neurotransmitter (s. S. 370 ff.).

toren ist dabei individuell unterschiedlich. Es liegen außerdem Befunde über abweichende Transmitter-Befunde bei impulsiven Personen vor (s. S. 370 ff.).

▶ Merke

▶ **Merke:** Störungen des Sozialverhaltens sind gemeinsame Endstrecke einer Häufung ungünstiger persönlichkeitsgebundener, familiärer, schulischer und sozialer Gegebenheiten, die sich in Unterschichtfamilien mit geringen emotionalen und finanziellen Ressourcen wesentlich nachteiliger auswirken als in Mittel- und Oberschichtfamilien.

Symptomatik: Häufig finden sich Eigentumsdelikte, Weglaufen, Lügen, Schuleschwänzen, Gewalt, Drogenkriminalität.

Typisch ist u. a. ein geringes Selbstwertgefühl, fassadenhafte Gelassenheit und verminderte Frustrationstoleranz.

Formen dissozialen Verhaltens:
- neurotische Delinquenz
- Störung des Sozialverhaltens mit Sozialisation
- Störung des Sozialverhaltens ohne Sozialisation
- Störung des Sozialverhaltens und affektive Störungen gemischt
- oppositionelles oder aufsässiges Verhalten (v. a. bei Kindern).

Symptomatik: Die häufigsten Störungen des Sozialverhaltens sind Eigentumsdelikte, Weglaufen, Fälschen, Lügen, Brandstiften, Schuleschwänzen, Einbrüche, Zerstörung, Tierquälerei, sexueller und körperlicher Missbrauch, Waffengebrauch, körperliche Gewalt, Grausamkeit und Drogenkriminalität.
Die betroffenen Kinder und Jugendlichen zeigen Minderungen des Selbstwertgefühls bei gleichzeitiger fassadenhafter Gelassenheit, verminderte Frustrationstoleranz, erhöhte Irritierbarkeit und Impulsivität sowie Rücksichtslosigkeit und sadistische Züge. Daneben können auch Unsicherheit, Angst und Depressivität bestehen.
Dissoziales Verhalten wird in verschiedene Gruppen eingeteilt:

- **Neurotische Delinquenz:** Die dissozialen Verhaltensweisen beschränken sich ausschließlich auf den familiären Rahmen und richten sich in aller Regel gegen ein bestimmtes Familienmitglied als Ausdruck einer ernsten Beziehungsstörung.
- Störungen des Sozialverhaltens **mit vorhandenen sozialen Bindungen**: Sowohl im Alltag als auch bei dissozialen Aktionen bestehen soziale Beziehungen.
- Dem gegenüber stehen Jugendliche, bei denen keine sozialen Beziehungen erkennbar sind und die sich im Extremfall zu kriminellen Einzeltätern entwickeln (**ohne Sozialisation**).
- Eine Mischgruppe stellen Patienten dar, bei denen entweder **gleichzeitig soziale und affektive Symptome vorliegen** oder bei denen dissoziale Phänomene auf dem Boden einer primär emotionalen, oft ängstlich-depressiven Störung entstehen.
- Zusätzlich wird eine eigene Gruppe von Störungen des Sozialverhaltens abgegrenzt, die sich durch **oppositionelles und aufsässiges Verhalten** auszeichnet. Gewalt gegen Sachen oder Personen fehlt und ist ein Ausschlusskriterium. Diese Störung tritt häufiger bei Kindern als bei Jugendlichen auf. Negativistische, feindselige, provokative und übertrieben trotzige Verhaltensweisen sind zu finden. Regeln werden missachtet und übertreten, andere Menschen werden gezielt geärgert. Ob es sich bei dieser Störung um eine leichtere Form der Dissozialität oder um eine altersgebundene Vorstufe handelt, ist umstritten.

Störungen des Sozialverhaltens sind mit **zusätzlichen Auffälligkeiten** verbunden die das Gruppengefühl der Betroffenen stärken. Dazu gehört der frühe und extensive Umgang mit Nikotin, Alkohol, Drogen und Sexualität.

Störungen des Sozialverhaltens sind meist mit **zusätzlichen Auffälligkeiten** verbunden, die nicht primär psychiatrische Wertigkeit haben, aber häufig das Gruppengefühl der Betroffenen stärken und einer Glorifizierung Vorschub leisten. Dazu gehören der frühe und extensive Umgang mit Nikotin, Alkohol, Drogen und die früh praktizierte genitale Sexualität. Bei Fortbestehen der Symptomatik entwickelt sich nicht selten eine erhebliche Abgebrühtheit, verbunden mit der Neigung, Schuldgefühle völlig zu vermeiden. Gesellschaftliche Sanktionen werden uminterpretiert, Strafe wird zum Ritterschlag ernannt, Dissozialität wird zum Heldentum.

Diagnostik: Eine spezielle Diagnostik ist nicht erforderlich.

Diagnostik: Eine spezielle Diagnostik ist nicht erforderlich. Notwendig ist jedoch der Ausschluss primärer psychiatrischer Erkrankungen.

Differenzialdiagnose:
- ADHS
- umschriebene Entwicklungsstörungen

Differenzialdiagnose. Aus kinder- und jugendpsychiatrischer Sicht ist das ADHS (s. S. 432) die schwierigste Differenzialdiagnose, da sich beide Formenkreise vermischen können. Abklärungsbedürftig ist das evtl. komorbide Vorliegen

5.19 Klassifikation von Störungen des Sozialverhaltens nach ICD-10 und DSM-IV

ICD-10	*DSM-IV*
▪ Störung des Sozialverhaltens (F91.0 – F91.9) – Dauer mindestens 6 Monate – Streiten, Tyrannisieren, Grausamkeit gegenüber Menschen und Tieren – Destruktivität gegen Eigentum – Feuerlegen, Stehlen, Lügen, Zerstören fremden Eigentums, Schuleschwänzen, Weglaufen, Wutausbrüche, Ungehorsam	▪ Störung des Sozialverhaltens (312–313) – Dauer mindestens 6 Monate – Stehlen, Weglaufen, Lügen, Brandstiftung, Schuleschwänzen, Einbrüche, Zerstören fremden Eigentums, Grausamkeit zu Menschen und Tieren, gewaltsame Sexualkontakte, Waffengebrauch

5.19

von umschriebenen Entwicklungsstörungen (insbesondere der Legasthenie, s. S. 417), emotionalen und affektiven Störungen, organischen Psychosyndromen und Substanzmissbrauch.

- emotionale Störungen
- organische Psychosyndrome
- Substanzmissbrauch
- affektive Störungen

Therapie: Im Regelfall beschränkt sich die medikamentöse Behandlung auf Ausnahme-, Erregungs- und Verwirrtheitszustände, die mit niedrigpotenten Neuroleptika gemildert werden können. Die klassischen psychotherapeutischen Verfahren werden von dissozialen Kindern und Jugendlichen meist nicht akzeptiert. Daher sind diese Störungen die Domäne der Pädagogik und der Psychagogik. In den letzten Jahren sind **erlebnispädagogische Methoden** populär geworden: Auf therapeutischen Segelschiffen, beim Trekking oder Survivaltraining sollen die destruktiven Anteile korrigiert und die positiven Eigenschaften verstärkt werden.

Therapie: Pädagogische, darunter auch erlebnispädagogische Verfahren, dominieren (therapeutisches Segeln, Trekking, Survivaltraining).

Verlauf: Misst man Störungen des Sozialverhaltens an der Häufigkeit der Polizeikontakte, so werden etwa 75 % aller Betroffenen nur ein- bis zweimal und dann nicht mehr auffällig. Der größte Teil dieser Personen benötigt daher keine therapeutische Hilfe. Der kleinere Teil der Dissozialen mit häufigeren Delikten hat dagegen eine ungünstige Prognose.

Verlauf: Etwa ¾ aller Personen, die Kontakt zur Polizei hatten, haben einen günstigen Verlauf. Der größte Teil davon benötigt keine therapeutische Hilfe.

▶ **Merke:** Länger bestehende, ausgeprägte und therapierefraktäre Störungen des Sozialverhaltens gehören zu den dauerhaftesten und prognostisch ungünstigsten Störungen im Kindes- und Jugendalter.

◀ **Merke**

5.9 Emotionale Störungen

5.9 Emotionale Störungen

▶ **Synonym:** Kindliche Neurose, Verhaltensstörung, affektive Störung, milieureaktive Störung

◀ **Synonym**

▶ **Definition:** Emotionale Störungen umfassen vor allem altersgebundene Zustände von Angst, die nicht schlüssig in klassische psychiatrische Krankheitsbilder eingepasst werden können. Sie treten meist im Kindesalter auf und haben eine günstige Prognose (Tab. **5.20**).

◀ **Definition**

Der Begriff „Emotionale Störung" soll auf möglichst neutrale und deskriptive Weise eine Störungsgruppe benennen, deren nosologische Stellung innerhalb des psychiatrischen Spektrums offen ist.

Die Stellung der emotionalen Störungen innerhalb des psychiatrischen Spektrums ist offen.

Ätiopathogenese: Die Ursachen und Entstehungsbedingungen sind unspezifisch und wohl vorwiegend psychogen.

Ätiopathogenese: Unspezifisch und vorwiegend psychogen.

Symptomatik: Typische Symptome sind Trennungsangst (Schulphobie, s. S. 440), Geschwisterrivalität, Angst vor Tieren oder Fremden, psychosomatische Beschwerden.

Symptomatik: Als emotionale Störungen versteht man Trennungsangst, Geschwisterrivalität, übermäßige Angst vor bestimmten Tieren und Scheu vor Fremden. Aus der Trennungsangst resultiert bisweilen die Weigerung, die Schule zu besuchen (Schulphobie des Kindesalters, s. S. 440). Unterschiedliche psychosomatische Beschwerden wie Kopf- und Bauchschmerzen, Übelkeit und Erbrechen sind häufige Begleitsymptome.

▶ Merke

▶ **Merke:** Die Berechtigung der Diagnose besteht in der Tatsache, dass diese Störungen erhebliches Ausmaß annehmen und ambulante bzw. stationäre Therapie erfordern können (der Stellenwert einer neurotischen Störung wird jedoch nicht erreicht).

Diagnostik: Anamnese, Beobachtung und Ausschluss anderer Störungen.

Diagnostik: Die Diagnosestellung erfolgt durch (Familien-) Anamnese, Verhaltensbeobachtung und Ausschluss anderer Störungen.

Differenzialdiagnose: Kinderfehler (s. S. 410), Anpassungs- und Belastungsstörungen und Prodromi längerdauernder psychiatrischer Störungen der Adoleszenz und des Erwachsenenalters.

Differenzialdiagnose: Es existieren unscharfe Grenzen zu zahlreichen anderen psychiatrischen Störungen. Dazu gehören in erster Linie Kinderfehler (s. S. 410), Anpassungs- und Belastungsstörungen und Störungen des Sozialverhaltens (s. S. 435). Zudem können psychiatrische Störungen der Adoleszenz und des Erwachsenenalters wie Angsterkrankungen (s. S. 106 ff.), Depressionen oder Psychosen (s. S. 134 ff.) unspezifische Prodromi in der Kindheit aufweisen, die den emotionalen Störungen gleichen.

Therapie: Ambulante Therapie reicht in der Regel aus.

Therapie: In der Regel reichen ambulante psychotherapeutische Maßnahmen aus. Bleiben diese ergebnislos, erfolgt eine stationäre Behandlung.

Verlauf: Der Verlauf ist eher kurz und der Schweregrad mäßig.

Verlauf: Der Verlauf ist typischerweise kurz und der Schweregrad gering bis mäßig. Selten gehen emotionale Störungen in psychiatrische Störungen des Erwachsenenalters über.
Im DSM-IV sind die emotionalen Störungen des Kindesalters auf die Trennungsangststörung reduziert worden. Für alle anderen emotionalen Störungen gelten die Definitionen des Erwachsenenalters.

▶ Klinischer Fall

▶ **Klinischer Fall. Symptomatik:** Im Foyer einer Klinik für Kinder- und Jugendpsychiatrie sitzt eines Morgens eine etwa dreißigjährige Frau mit ihrem schreienden kleinen Kind auf dem Arm. Die Frau ist völlig verzweifelt, weint, und fordert nachdrücklich Hilfe. Wenn ihr jetzt niemand helfen würde, würde sie einfach sitzen bleiben bis etwas geschehe. Das Kind, das sich verzweifelt an seine Mutter klammert, wirkt erschöpft, quittiert allerdings jeden Versuch der Mutter, es für einen Moment auf den Arm der begleitenden Freundin zu geben, mit ohrenbetäubendem Schreien. Davon scheint es schon völlig heiser zu sein.
Im Gespräch mit dem Dienst habenden Arzt stellt sich dann heraus, dass das vierjährige Mädchen seit zwei Jahren unter Stuhlverhalten leide. Die Mutter habe schon alles ausprobiert, sei verständnisvoll gewesen und habe bis zu drei Stunden mit ihrer Tochter auf der Toilette verbracht, sei streng gewesen oder habe Laxanzien angewandt – alles ohne Erfolg. Die Mutter mache sich große Sorgen, weil das doch nicht normal sei und körperliche Schäden nach sich ziehen könne. Zusätzlich habe sich das Mädchen im letzten Jahr auch auf anderen Gebieten mehr und mehr verweigert. So bestimme sie inzwischen, wo die Mutter oder auch der Vater einkaufen gehen, indem sie anfange zu schreien, wenn sie nicht ihren Willen durchsetzen könne. Sie weigere sich, auf ihrem Kindersitz im Auto zu sitzen, so dass die Mutter nicht mehr alleine mit ihrer Tochter fahren könne, weil sie im Fond neben der Tochter sitzen müsse. Seit einiger Zeit lasse sich das Mädchen zu Hause nicht mehr die Haare waschen oder duschen. Jedesmal gebe es ein riesiges Theater, das ganze Badezimmer stehe dann nach dem Kampf zwischen Mutter und Tochter unter Wasser.
In einen Kindergarten gehe das Mädchen nicht, nur ein Besuch eines Spielkreises einmal wöchentlich sei bisher von ihr toleriert worden, allerdings habe sie jetzt angekündigt, dass sie auch dort nicht mehr hin wolle. Das Mädchen esse sehr schlecht und setze in letzter Zeit immer ihren Kopf durch, so dass die Mutter nicht mehr wisse, was sie tun solle. Sie könne nicht mehr ihrem Haushalt nachgehen und müsse immer überlegen, wie sie den Tag mit ihrer Tochter überstehen solle, wie sie einfache Dinge des täglichen Lebens organisieren könne. Die größten Sorgen mache der Mutter allerdings das Stuhlverhalten ihrer Tochter, die nur etwa jeden fünften Tag Stuhlgang habe, bis dahin manchmal unter großen Anstrengungen anhalte, um dann schließlich in einem Zustand großer Angst, einem „Außer-sich-Sein“

zu defäzieren, manchmal sei sie dann von oben bis unten mit Kot beschmiert. Waschen lassen wolle sie sich dann aber auch meistens nicht. Eindrücklich schildert die Mutter ein Erlebnis aus dem Sommer: Sie seien an der Ostsee gewesen und ihre Tochter sei plötzlich im Wasser in Panik geraten, als sie gemerkt habe, dass – offensichtlich reflexhaft durch das kalte Wasser ausgelöst – ihre Defäkation einsetzte. Sowohl ihr Mann als auch sie selbst hätten versucht, beruhigend auf sie einzureden, hätten ihr gesagt, dass es nicht schlimm sei, sie würden auch alles wieder beseitigen, wenn sie doch nur die „Wurst rauslassen" würde – mit dem Erfolg, dass beide Eltern von oben bis unten mit Kot beschmiert worden seien und ihr schreiendes Kind kaum beruhigen konnten.
Angefangen habe die Symptomatik im Alter von zwei Jahren, als das Mädchen – für die Eltern völlig unvorhersehbar und unerklärlich – bei einem Stuhldrang in Panik geraten sei. Vorausgegangen sei ein Stuhltrainig der Mutter ab dem Alter von einem Jahr. Allerdings sei die Tochter im Gegensatz zu ihrem um zwei Jahre älteren Bruder nie auf dem Töpfchen sitzen geblieben. Die Mutter habe das dann auch nicht weiter forciert. Im Alter von zwei Jahren sei Mareike allerdings schon trocken und sauber gewesen. [...]
Psychodynamik: Ansatzpunkt psychodynamischer Überlegungen könnte die ausgeprägte Angst der Mutter sein. Bei ihr handelt es sich offensichtlich um eine Frau, die ihre eigene angstneurotische Entwicklung nur durch ihre eigene Zwanghaftigkeit und die Ehe mit einem deutlich zwanghaften Mann kompensiert. In der Abwehr aggressiver und destruktiver Impulse gerät der Mutter jede Eigenständigkeit der Tochter zur Bedrohung. Einerseits in Form einer selbsterfüllenden Prophezeiung (sie habe schon in utero wahrgenommen, dass das zweite Kind schwieriger werden würde), andererseits in der Beziehungsdynamik zu ihrem Ehemann lebt die Mutter zunehmend unter dem Eindruck, ihrem Mann beweisen zu müssen, dass sie alles „im Griff" habe. Darüber manifestiert sich eine Dynamik zu ihrer Tochter, in der die Tochter das Gefühl entwickelt, die Mutter wolle Zugriff auf alles haben, was zu ihr gehört. Die Panikattacken des Kindes sind offensichtlicher Ausdruck der Angst des Kindes, dass sie nicht selbst darüber bestimmen darf, dass ihre Mutter bzw. ihre Eltern gebannt darauf starren, um jede Gelegenheit zu ergreifen, der Tochter „die Wurst" wegzunehmen. So wird das Kind Symptomträger in einer Familie mit einer selbstunsicheren Mutter und einem zwanghaften Vater. Die Ausweitung der verweigernden Symptomatik als Umdrehung der Grenzüberschreitung durch die Eltern mag ein Hinweis auf die Massivität sein, mit der die Eltern versuchen, das Kind zu kontrollieren. Die Unfähigkeit der Eltern, das Kind angemessen zu begrenzen, verweist auf die extreme aggressiv-gehemmte Verfasstheit der Eltern. Über ihre Angst, dass dem Kind körperlich etwas geschehen könnte, wenn die Stuhlverhaltung noch länger andauere, werden die aggressiven Impulse rationalisiert. [...]
Diagnostik: Das Leitsymptom der Stuhlverhaltung ist nicht mit einer eigenen Kategorie erfasst, wohl aber das extrem wählerische Essverhalten bei angemessenem Nahrungsangebot, einer einigermaßen kompetenten Betreuungsperson und in Abwesenheit einer organischen Krankheit. So kommen in Bezug auf das Symptom der Essstörung auch die Fütterschwierigkeiten und Betreuungsfehler (R62.3) in Betracht.
Die Depressivität des Kindes reicht nicht aus, um daraus eine „längere depressive Reaktion" (F43.21) abzuleiten, zumal zwar ein belastendes Verhalten der Eltern konstatiert werden kann, sich daraus aber keine entscheidende Lebensveränderung ergibt. Auch für die Einordnung als „leichte depressive Episode" (F32.0) reichen die depressiven Symptome, die sich im Wesentlichen auf die gedrückte Stimmung und die – kurzfristigen – Kontaktstörungen beziehen, nicht aus.
Eine „Zwangsstörung" (F42) wird man angesichts des Alters der kleinen Patientin und angesichts der – im Vergleich mit Erwachsenen, die an einer Zwangsstörung leiden – milden Symptome nicht ernsthaft in Betracht ziehen.
Auch wenn die Restkategorien ausdrücklich und sinnvollerweise nicht empfohlen werden, so bleibt doch in der vorliegenden Kasuistik nichts anderes übrig, als die Symptomatik unter F93.9 als nicht näher bezeichnete emotionale Störung des Kindesalters zu klassifizieren (aus: Fallbuch Psychiatrie. Kasuistiken zum Kapitel V [F] der ICD-10. *Freyberger* und *Dilling*, 1993).

5.20 Klassifikation emotionaler Störungen nach ICD-10 und DSM-IV

ICD-10	*DSM-IV*
▪ Emotionale Störungen (F93.0-F93.9) – Trennungsangst, Schulangst, psychosomatische Beschwerden, Unglücklichsein, spezifische Phobien, Ängstlichkeit gegenüber Fremden, Geschwisterrivalität	▪ Störungen mit Trennungsangst (309.21) – Beginn vor dem 18. Lebensjahr – Dauer mindestens 4 Wochen – Trennungs- und Verlustängste, Angst alleine zu sein, wiederholte Albträume von Trennungen, körperliche Beschwerden, Schulangst, Verstimmungen, Kontaktscheu gegenüber Fremden, Überängstlichkeit

5.9.1 Schulverweigerung

▶ **Definition:** Fernbleiben vom Unterricht.

Epidemiologie: Zuverlässige Angaben liegen nicht vor. In der stationären Klientel treten Schulverweigerungen in 2–10 % auf.

Epidemiologie: Es liegen keine zuverlässigen Angaben vor. In der stationären kinder- und jugendpsychiatrischen Klientel sind Schulverweigerungen in einer Häufigkeit von zwei bis zehn Prozent beschrieben worden. Jungen sind häufiger betroffen. Die Häufigkeit der Störung nimmt im Jugendalter zu.

Ätiopathogenese: Durch die Verweigerung des Schulbesuchs wird die Trennung von der Mutter vermieden. Im Jugendalter ist die Schulverweigerung vermehrt mit Vermeidungshaltungen kombiniert.

Ätiopathogenese: Die Schulverweigerung im Kindesalter (Schulphobie) wird häufig mit dem Trennungsangstmodell erklärt. Eine Trennung von der Primärperson (meist der Mutter) wird durch den Schulbesuch vermieden. Die Schulverweigerung ist in diesem Fall nur ein Symptom der zugrunde liegenden Trennungsangst. Mehrere Studien wiesen nach, dass die Mütter von jungen Schulverweigerern überdurchschnittlich alt sind und es sich vermehrt um (funktionelle) Einzelkinder handelt. Im Jugendalter scheint es neben den angstbetonten Verweigerungen auch solche Formen zu geben, die durch ein auch in anderen Lebensbereichen auftretendes Vermeidungsverhalten gekennzeichnet sind.

Symptomatik: Fernbleiben von der Schule aus psychischen Gründen, meist mit schleichendem Beginn. Häufig begleitende körperliche Beschwerden ohne organischen Befund.

Symptomatik: Kernsymptomatik ist das Fernbleiben von der Schule. Häufig ist der Beginn schleichend, es gibt jedoch auch Formen mit Auslösesituationen und plötzlichem Beginn. Zuerst nur Stunden und Tage dauernd, dehnt sich die Abwesenheit aus, bis die Kinder und Jugendlichen schließlich über Wochen und Monate ganz zu Hause bleiben. Die wachsenden schulischen Lücken führen zu einer Verstärkung der Vermeidungshaltung. Die vorherrschenden affektiven Störungen sind Ängste, Depressionen, Selbstunsicherheit und Vermeidungshaltungen. Häufig treten auch Somatisierungen wie Kopfschmerzen, Bauchschmerzen oder Übelkeit auf.

Schulverweigerung kann in verschiedenen Formen auftreten. Eine mögliche Einteilung ist nachfolgend beschrieben:
- **Schulangst:** nachvollziehbare Angst vor realen Belastungen oder Bedrohungen
- **Schulphobie:** Trennungsangst von der primären Bezugsperson
- **Schule schwänzen:** dissoziales Symptom
- **Schulverweigerung:** unspezifischer Überbegriff.

Schulverweigerungen können in ganz verschiedenen Formen auftreten und sind bislang in unterschiedlicher Art benannt und geordnet worden. Ein internationaler Konsens über die differenzielle Terminologie existiert nicht. Eine der möglichen Einteilungen ist nachfolgend beschrieben:
- **Schulangst:** nachvollziehbare Angst vor realen Belastungen und Bedrohungen auf dem Schulweg, während des Schultages oder im Unterricht
- **Schulphobie:** Schulabwesenheit aufgrund von Trennungsangst von der primären Bezugsperson (in der Regel der Mutter). Ängstlich, phobische und depressive Züge und andere psychiatrische Störungen sind bei den Eltern überdurchschnittlich häufig
- **Schule schwänzen:** dissoziales Symptom, normalerweise ohne Verknüpfung mit Angst oder Depression
- **Schulverweigerung:** unspezifischer Überbegriff. Wegen der Betonung der Verweigerungshaltung mehr bei Jugendlichen angewendet.

Diagnostik: Die Diagnose erfolgt durch klinische Beobachtung.

Diagnostik: klinisch.

Differenzialdiagnose: Die Schulphobie wird im ICD-10 den emotionalen Störungen des Kindesalters zugeordnet und mit dem Trennungsangst-Modell verknüpft. Über die Schulphobie oder Schulverweigerung im Jugendalter werden keine spezifischen Empfehlungen abgegeben. Dies ist ein problematischer Zustand, weil die Schulverweigerung im Jugendalter zunimmt und deshalb das Trennungsangst-Modell allein für die Mehrzahl der Betroffenen nicht ausreichend ist. Daher ist auch die differenzialdiagnostische Situation noch unklar. Folgende Störungen kommen in Betracht: phobische Störungen, Angststörungen und Depressionen. Erst in zweiter Reihe folgen Störungen, die zwar zur Schulabsenz führen, diese aber nicht gezielt anstreben, dazu gehören Essstörungen, Zwangsstörungen und Psychosen.

Differenzialdiagnose: V. a. phobische Störungen, Angststörungen und Depressionen kommen als Differenzialdiagnose der Schulphobie in Betracht.

Therapie: Die psychotherapeutische Behandlung der affektiven Störung sowie der sich daraus ergebenden überengen Eltern-Kind-Beziehung steht im Vordergrund. Dies gelingt einfacher als die Bearbeitung von Vermeidungshaltungen. Zur Unterstützung können auch antidepressive Medikamente eingesetzt werden. Gleichzeitig ist es sinnvoll, möglichst frühzeitig den Wiedereinstieg in den Unterricht zu bahnen. Dies gelingt erfahrungsgemäß am leichtesten im stationären Rahmen, wo eine individuelle Schulung in kleinen Gruppen angeboten werden kann.

Therapie: Psychotherapie der affektiven und der familiären Störungen, evtl. antidepressive Medikation. Ein früher Wiedereinstieg in die Schule ist anzustreben.

Verlauf: Vor allem die im Kindesalter beginnende Schulverweigerung hat eine günstige Prognose. Bei gleichzeitig bestehenden Vermeidungshaltungen, Erkrankungsbeginn im Jugendalter und längerem Verlauf ist die Prognose ungünstiger.

Verlauf: Bei Beginn im Kindesalter und bei kurzer Dauer ist der Verlauf günstig.

5.10 Zwangsstörungen bei Kindern und Jugendlichen

5.10 Zwangsstörungen bei Kindern und Jugendlichen

▶ **Definition:** Zwangsgedanken und Zwangshandlungen, die sich aufdrängen und zu Beeinträchtigungen führen.

◀ **Definition**

Zwangssymptome sind im Kindes- und Jugendalter komorbide Bestandteile zahlreicher Syndrome wie Autismus, tiefgreifende Entwicklungsstörungen (s. S. 421), Tourette-Syndrom, Schizophrenien (s. S. 428), Tics (s. S. 442) und Essstörungen (s. S. 263 ff.). Gelegentlich können sie nur schwer von Stereotypien unterschieden werden.

Zwangsstörungen bei Kindern und Jugendlichen stimmen in den meisten Aspekten mit den Kriterien des Erwachsenenalters überein und sind Bestandteil zahlreicher Syndrome.

Die Prävalenz abgegrenzter Zwangsstörungen im Jugendalter wird mit zwei bis drei Prozent angegeben; Jungen sind deutlich häufiger betroffen. Im stationären Bereich kommen Zwangsstörungen relativ häufig vor.

Die Prävalenz beträgt im Jugendalter ca. 2–3 %, Jungen sind häufiger betroffen.

Wenig geklärt sind die Abgrenzungskriterien zu den zwanghaften Persönlichkeitsstörungen (s. S. 361 ff.). Eine besondere Problematik der Zwangsstörung im Kindes- und Jugendalter besteht im großen Einfluss der Zwangssymptomatik auf die familiären Interaktionen. Dies verleitet bisweilen zu der Interpretation, dass allein familiäre Faktoren für die Entstehung des Krankheitsbildes verantwortlich sind.

Zwangsstörungen haben großen Einfluss auf das Familienleben. Familiäre Faktoren sind jedoch keine allein ausreichende Entstehungsbedingung für das Auftreten von Zwangsstörungen.

Im Unterschied zum Erwachsenenalter sind die Zwangsstörungen häufiger ichsynton, werden also nicht als persönlichkeitsfremd erlebt. Wahnhafte Prozesse müssen deshalb ausgeschlossen werden. Ein kleiner Teil der Zwangsstörungen geht allerdings in schizophrene Psychosen über.

Zwangsstörungen im Kindes- und Jugendalter werden häufig als ichsynton empfunden.

Eine ausführliche Darstellung der Zwangsstörungen erfolgt im Kapitel 4.3 (s. S. 125 ff.).

Eine ausführliche Darstellung erfolgt im Kapitel 4.3 (s. S. 125 ff.).

5.11 Tic-Störungen

▶ Definition

Epidemiologie: 5–15 % aller Kinder entwickeln irgendwann Tics; Jungen sind häufiger betroffen. Das Hauptmanifestationsalter liegt um das 7. Lebensjahr.

Ätiopathogenese: Zahlreiche Erklärungsansätze liegen vor. Relativ gesichert ist die **familiäre Häufung** von Tic-Erkrankungen. Leichtere Tics sind manchmal **psychogenetisch** erklärbar (übermäßige Hemmung und Einschränkung der Kinder).

Imitative Momente können gelegentlich eine Rolle spielen.

Pathophysiologisch kommt es vermutlich zu einer Störung der Hemmungs-Enthemmungs-Abläufe bestimmter Neurotransmitter (z. B. Dopamin). Therapeutische Konsequenzen stehen noch aus.

Symptomatik: Tics werden unterteilt in
- **motorische Tics:** einfach (v. a. im Gesichtsbereich: Blinzeln, Gesichtszucken) und komplex (z. B. Hüpfen, Berühren von Gegenständen)
- **vokale Tics:** einfach (z. B. Räuspern, Grunzen) und komplex (Wörter oder ganze Sätze).

Die Grenzen zwischen den Tic-Formen sind fließend, kombinierte Formen sind häufig.

5.11 Tic-Störungen

▶ **Definition:** Tics sind unwillkürliche, unregelmäßige, plötzliche, schnelle, einschießende und wiederkehrende muskuläre Aktionen oder Lautäußerungen (Vokalisationen oder Verbalisationen). Häufig geht ihnen eine Art Aura in Form einer subjektiv spürbaren, zunehmenden sensorischen Anspannung voraus.
Tic-Erkrankungen werden in motorische und vokale Formen, die einfach oder komplex auftreten können, sowie kombinierte vokale und multiple motorische Tics (Gilles-de-la-Tourette-Syndrom) unterteilt. Ab einer Dauer von einem Jahr spricht man von einer chronischen Form (Tab. **5.21**).

Epidemiologie: Genaue epidemiologische Daten sind aufgrund unterschiedlicher Definitionen unsicher. 5–15 % aller Kinder entwickeln zu irgendeinem Zeitpunkt Tics. Jungen sind schwerer und etwa drei- bis viermal häufiger betroffen als Mädchen. Beim Tourette-Syndrom ist das Überwiegen der Jungen noch ausgeprägter. Das Hauptmanifestationsalter liegt um das siebte Lebensjahr und sollte auf jeden Fall vor dem 18. Lebensjahr liegen. Die maximale Symptomausprägung ist häufig zwischen dem siebten und vierzehnten Lebensjahr (Ausnahme: Tourette-Syndrom).

Ätiopathogenese: Die Ätiologie von Tic-Erkrankungen ist heterogen. Es ist unklar, ob es sich um eine homogene nosologische Entität handelt. Relativ gesichert ist die **familiäre Häufung** von Tic-Erkrankungen. Daneben gibt es zahlreiche **psychogenetische Hypothesen**, die aber nur bei leichteren Tic-Formen von Bedeutung sind. Die klassische Hypothese, dass übermäßige Hemmung und Einschränkung des Kindes zu überschießenden Durchbruchshandlungen führen, lässt sich klinisch gelegentlich verifizieren. Für chronisch-multiple Tics und das Tourette-Syndrom sind psychogenetische Erklärungen dagegen nicht ausreichend.
Klassische pädiatrische Beschreibungen, wonach Tics z. B. durch Imitation von Blinzeln, Husten oder Räuspern entstehen, haben als Krankheitsursache im psychiatrischen Krankengut keine nennenswerte Bedeutung. Manche Patienten wechseln jedoch im Lauf ihrer Erkrankung die Art ihrer Tics, dabei spielen imitative Momente eine gewisse Rolle. Eher selten sind Berichte über die Auslösung durch die Einnahme von Medikamenten (Phenothiazinen, Stimulanzien) oder nach Schädel-Hirn-Traumen.

Pathophysiologisch geht man von einem Enthemmungs-Hemmungs-Modell aus, als dessen Grundlage eine **Störung verschiedener Neurotransmittersysteme** (z. B. Dopamin, Noradrenalin, Serotonin) im Mittelhirn anzusehen ist. Möglicherweise spielt dabei der frontale Kortex eine wichtige modulierende Rolle. Bislang haben sich aus diesen Erkenntnissen noch keine therapeutischen Konsequenzen ergeben.

Symptomatik: Tics werden unterteilt in
- **motorische Tics**
  - einfach (v. a. im Gesichtsbereich; z. B. Blinzeln, Gesichtszucken)
  - komplex (z. B. Hüpfen, Berühren von Gegenständen)
- **vokale Tics**
  - einfach (z. B. Räuspern, Grunzen)
  - komplex (Wörter oder ganze Sätze)

Weitere Erscheinungsformen komplexer vokaler Tics sind **Echolalie** (zwanghaftes Nachsprechen), **Koprolalie** (Fäkalworte) oder **Palilalie** (Satzwiederholungen). Die zuletzt genannten Symptome kommen häufig beim Gilles-de-la-Tourette-Syndrom vor. Die Grenzen zwischen den Tic-Formen sind fließend, kombinierte Formen sind häufig. Die häufigsten Tics findet man im Gesichtsbereich.

Bei einem Erkrankungszeitraum von weniger als einem Jahr, spricht man von einer **vorübergehenden Tic-Störung.** Liegen nur motorische oder vokale Tics mit einer Dauer von mehr als einem Jahr vor, handelt es sich um eine **chronische motorische** oder **vokale Tic-Störung.** Ein **Tourette-Syndrom** liegt vor, wenn gleichzeitig oder zeitlich versetzt multiple motorische und wenigstens ein vokaler Tic vorhanden sind.
Tics können nicht grundsätzlich verhindert, aber zeitweise unterdrückt werden. Sie interferieren kaum mit gezielten Handlungen und treten vermehrt unter Anspannung, vermindert bei Entspannung und nur selten im Schlaf auf.
Häufig besteht, besonders bei schwereren Tic-Formen, eine individuell stark variierende Anzahl **begleitender Störungen** wie ADHS (50 bis 60%, s. S. 432), Störungen der Aufmerksamkeit, Lernstörungen oder psychopathologische Symptome wie Depressivität, Schizoidie, Impulsivität, Erregbarkeit, Stereotypie und Zwang. Ein Teil dieser Erscheinungen lässt sich schon vor Erkrankungsbeginn eruieren. Als Folge der komplexen Symptomatik stellen sich oft Schulschwierigkeiten ein.

- **Vorübergehende Tic-Störung:** Dauer bis zu einem Jahr
- **Chronische motorische oder vokale Tic-Störung:** Dauer > 1 Jahr
- **Tourette-Syndrom:** multiple motorische und wenigstens ein vokaler Tic

Tics können zeitweise unterdrückt werden und treten bei Anspannung vermehrt auf. Meist sistieren sie im Schlaf.

Besonders bei den schweren Tic-Formen findet man multiple **begleitende Störungen** wie ADHS, Störungen der Aufmerksamkeit, Lernstörungen oder Zwangssymptome. Sekundäre Schulprobleme sind häufig.

Diagnostik: Die Diagnose wird vorwiegend klinisch durch Anamnese und Beobachtung gestellt. Verschiedene Einschätzungsskalen dienen vor allem als Forschungs- und Verlaufsinstrumente. Eine ausführliche internistisch-neurologische Untersuchung ist ebenfalls erforderlich.

Diagnostik: Die Diagnose wird klinisch gestellt.

Differenzialdiagnose: Zwangshandlungen, konversionsneurotische Störungen und Epilepsien können gelegentlich zu ticähnlichen Phänomenen führen. Dyskinesien und Stereotypien jeglicher Genese sind wegen der meist vorhandenen Begleitsymtomatik in der Regel abgrenzbar (z. B. Lesch-Nyhan-Syndrom, athetotische Bewegungsstörung, Myoklonien, Ballismen, Spasmen, medikamenteninduzierte Bewegungsstörungen).

Differenzialdiagnose:
- Zwangshandlungen
- konversionsneurotische Symptome
- Epilepsien
- sonstige Dyskinesien und Stereotypien

Therapie: Ganz **milde, vorübergehende Tic-Störungen** werden aufgrund des passageren Charakters meist nicht oder nur mit unspezifischen **psychotherapeutischen Techniken** behandelt (z. B. Klärung familiärer Probleme). Besteht die Symptomatik fort, beginnt die Behandlung mit der Information und Beratung der Familie. Auch Lehrer und Ausbilder benötigen in der Regel Informationen, vor allem bei stark ausgeprägter Symptomatik oder bei vorwiegend vokalen Tics, die von Laien häufig fehlinterpretiert werden. Weiterhin ist es

Therapie: Psychogene Tics erfordern psychotherapeutische Verfahren. Patient und Angehörige müssen immer stützend und entlastend begleitet werden.

5.21 Klassifikation von Tic-Störungen nach ICD-10 und DSM IV

ICD-10	*DSM-IV*
▪ Tic-Störung (F95.1-F95.9) – plötzliche, rasche, vorübergehende und umschriebene Bewegungen ohne zugrunde liegende neurologische Erkrankung. Wiederholungstendenz, Nichtauftreten im Schlaf. Tics können unterdrückt und provoziert werden. – vorübergehende Tics: Dauer maximal 12 Monate. – chronische Tics: Dauer mehr als 12 Monate. – Tourette-Syndrom: kombinierte motorische und vokale Tics von langer Dauer	▪ Tic-Störungen (307.21, 307.22, 307.23) – vorübergehende Tic-Störung: einzelner Tic oder multiple motorische und/oder vokale Tics. Dauer mindestens 4 Wochen und maximal 1 Jahr. Keine längerdauernde Tic-Störung. – chronische Tics (motorische oder vokale): Dauer mehr als 1 Jahr. – Tourette-Syndrom: häufiges Auftreten von multiplen motorischen und vokalen Tics. Die Symptome ändern sich über die Zeit. – Beginn der Tic-Störung muss vor dem 18. Lebensjahr liegen. – Ausschluss von Intoxikationen, medikamentösen Nebenwirkungen oder neurologischen Störungen

5.21

5.7 **Gilles-de-la-Tourette-Syndrom**

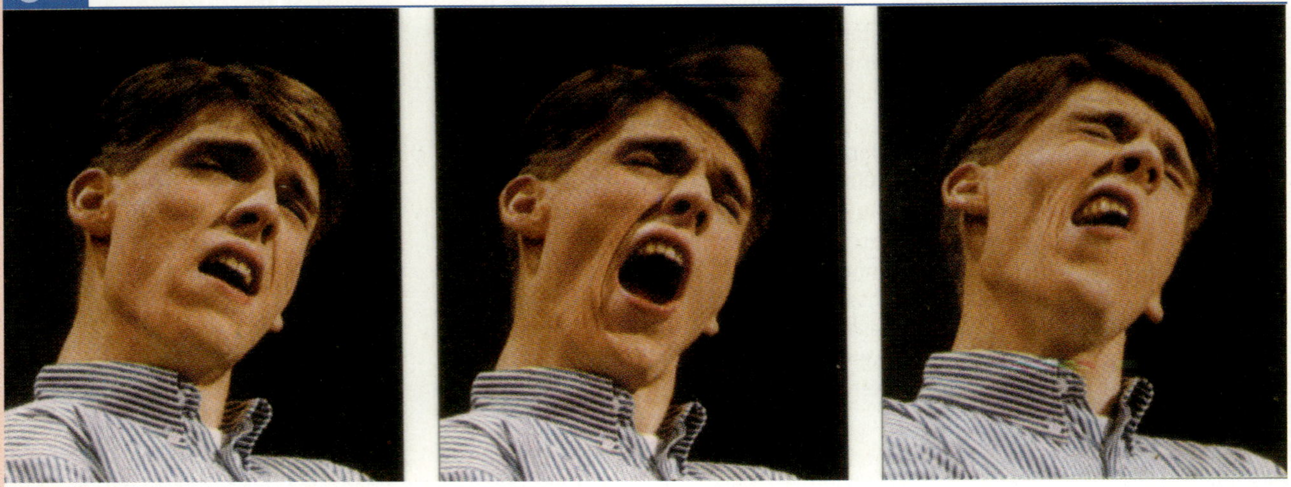

Motorische und vokale Tics bei einem Tourette-Patienten.

wichtig, spezifische Belastungssituationen zu erkennen und gezielte Bewältigungsstrategien zu entwickeln, zu denen auch Entspannungstechniken gehören.

Bei **schweren Formen** erfolgt die medikamentöse Behandlung in erster Linie mit Neuroleptika, Antikonvulsiva und Antidepressiva können bei assoziierten Störungen (z. B. Zwang) begleitend zum Einsatz kommen.

Die **medikamentöse Behandlung** richtet sich nach dem Schweregrad der Tic-Symptomatik und evtl. bestehenden komorbiden Störungen. Mittel der Wahl ist derzeit Tiaprid, das in einschleichender Dosierung je nach Körpergewicht und Verträglichkeit bis 800 mg/die gesteigert werden kann. Neuroleptika (Risperidon oder Pimozid) kommen erst als Medikamente zweiter Wahl oder als Augmentation in Betracht. Da Tic-Störungen nicht immer aufgrund der Medikation remittieren, sind alternativ oder zusätzlich auch symptomorientierte verhaltenstherapeutische Techniken sinnvoll (Selbstmanagement, Reaktionsumkehr). Bei komorbiden Zwangsstörungen können zusätzlich Antidepressiva, bei komorbidem ADHS kann zusätzlich Methylphenidat gegeben werden.

Verlauf: Vorübergehende Tics haben eine günstige Prognose. Chronische Tics bestehen lange, nehmen aber in der Adoleszenz oft an Intensität ab. Das Tourette-Syndrom ist nahezu immer chronisch (Abb. **5.7**).

Verlauf: Vorübergehende Tic-Störungen haben eine günstige Prognose. Chronische Tics können zwar lange Zeit andauern, nehmen jedoch an Intensität mehrheitlich in der Adoleszenz ab und können später verschwinden. Das Tourette-Syndrom ist, vor allem in Kombination mit Koprolalie und obszöner Gestik, nahezu ausschließlich in chronischer Form bekannt (Abb. **5.7**).

▶ **Merke**

▶ **Merke:** Jeder kennt Erwachsene mit Gesichts- und Schultertics unterschiedlicher Ausprägung, die hervorragende Leistungen in Beruf und Gesellschaft erbringen. Tics sind kein Zeichen für geistige Behinderung oder seelische Störungen.

▶ **Klinischer Fall**

▶ **Klinischer Fall.** Frau von D., derzeit 26 Jahre, war im Alter von sieben Jahren betroffen von krampfhaften Kontraktionen der Hand- und Armmuskeln, die sich vor allem in den Augenblicken einstellten, in denen das Kind versuchte zu schreiben und wobei sich sehr abrupt seine Hand von den Buchstaben, die es gerade schreiben wollte, wegzog. Nach diesem Rucken wurden die Bewegungen seiner Hand wieder regulär und waren dem Willen unterworfen, bis dass eine andere plötzliche Zuckung die Arbeit der Hand von neuem unterbrach. Man sah in dem Ganzen zuerst nur eine Art Lebhaftigkeit oder Übermut, die, als sie sich mehrfach wiederholten, zum Grund für Tadel und Bestrafung wurden. Aber bald gewann man die Gewissheit, dass diese Bewegungen unwillkürlich und krampfhaft waren, und man sah daran auch die Muskulatur der Schultern, des Halses und des Gesichtes teilnehmen. Es kam zu Körperverdrehungen und außerordentlichen Grimassen. Die Erkrankung schritt weiter fort, die Spasmen breiteten sich auf die Stimm- und Sprechorgane aus, diese junge Person hörte man bizarre Schreie und

Worte ausstoßen, die überhaupt keinen Sinn ergaben, aber alles ohne dass ein Delirium vorgelegen hätte, ohne irgendeine geistig-seelische Störung. Monate und Jahre gingen vorbei, ohne dass der Zustand sich wesentlich veränderte und man hatte die Hoffnung, dass die herannahende Pubertät vorteilhafte Veränderungen bringen würde. Die Hoffnung wurde aber vollends enttäuscht.

Auf Anraten eines Arztes, der sich auf die Behandlung von Nervenleiden vor allem mit Hilfe einer Milchkur spezialisiert hatte, wurde die junge Frau in die Schweiz geschickt. Ob es tatsächlich der Effekt dieser Bäder war oder der glückliche Einfluss des Urlaubes oder des Berglebens, die Erkrankung verschwand fast vollständig; und dann, nach einem Jahr, verließ die junge Frau die Schweiz und kehrte ruhig sowie mit strahlender Frische zurück und zeigte nur einige kleinere aber sehr seltene Zuckungen im Bereich des Mundes und des Halses. Zu der Zeit verheiratete sie sich. Man hoffte, dass dadurch die erreichte Gesundung sich stabilisieren würde. Stattdessen kam die Erkrankung mit der Heirat sehr schnell wieder. ...Hier ist der aktuelle Stand der Dinge: Die spasmenartigen Kontraktionen sind stetig vorhanden, kommen dicht nacheinander, und sind lediglich durch kurze Intervalle von einigen Minuten unterbrochen; manchmal sind die Ruhepausen länger, ein andermal kürzer und es kommt oft vor, dass zwei oder drei Kontraktionen ohne Erholungspause aufeinander folgen. Sie betreffen vor allem die Pronatormuskeln des Vorderarmes, die Fingermuskeln und die Muskeln des Gesichtes und die, die für Lautäußerungen und Artikulation zuständig sind. ...So kann es vorkommen, dass mitten in einer Unterhaltung, die sie besonders lebhaft interessiert, plötzlich, und ohne dass sie sich davor schützen kann, sie das unterbricht, was sie gerade sagt oder wobei sie gerade zuhört und zwar durch bizarre Schreie und durch Worte, die sehr außergewöhnlich sind und die einen beklagenswerten Kontrast mit ihrem Erscheinungsbild und ihren vornehmen Manieren darstellen; die Worte sind meistens grobschlächtig, die Aussagen obszön und, was für sie und die Zuhörer nicht minder lästig ist, die Ausdrucksweisen sind sehr grob, ungeschliffen oder beinhalten wenig vorteilhafte Meinungen über einige der in der Gesellschaft anwesenden Personen. Die Erklärung, die sie selbst gibt, erscheint am meisten plausibel. Sie sagt, dass ihre Zunge in diesen Zuckungszuständen sich auf diese unpassenden Äußerungen abzustimmen habe. Je mehr diese durch ihre Grobheiten revoltierend erscheinen, je mehr sei sie durch die Angst aufgewühlt, sie hervorstoßen zu müssen, und dieser innere Druck sei genau das, wodurch die Äußerungen quasi auf die Zunge gesetzt würden, wenn sie fast nicht mehr zu meistern seien. ... Herr Prof. Charcot hat diese Kranke mehrfach wieder gesehen, die bis in das vorgerückte Alter ihre motorischen Koordinationsstörungen beibehalten hat und selbst an öffentlichen Orten gegen ihren Willen obszöne Worte aussprach, so dass Herr Charcot davon auch Zeuge worden ist. Zu guter Letzt berichteten die politischen Zeitungen über ihren Tod in den Monaten Juli oder August 1884 und einige dieser Zeitungen druckten für ihre Leser eine Liste von obszönen Wörtern ab, die sie ausgesprochen hatte und bei denen es sich insbesondere um „Scheiße" und „Dreckschwein" handelte. (Originalarbeit von Georges Gilles de la Tourette 1885, zitiert nach Rothenberger 1991).

5.12 Störungen der Ausscheidung

5.12.1 Enuresis

5.12 Störungen der Ausscheidung

5.12.1 Enuresis

◀ Synonym

▶ **Synonym:** Bettnässen

◀ Definition

▶ **Definition:** Wiederholtes, meist unwillkürliches Entleeren von Urin während der Nacht **(Enuresis nocturna),** seltener während des Tages **(Enuresis diurna).** Die Dauer des Einnässens muss mindestens drei Monate betragen bei einer Häufigkeit von mindestens zweimal monatlich bei Kindern unter 7 Jahren und einmal monatlich bei älteren Kindern.
Von **primärer Enuresis** wird gesprochen, wenn es in der bisherigen Entwicklung keine längere Phase gegeben hat, in der das Kind trocken war. Die **sekundäre Enuresis** wird durch ein Wiederauftreten des Einnässens nach einer trockenen Periode von mindestens sechs Monaten definiert (Tab. **5.22**).

Epidemiologie: Jungen sind insgesamt häufiger von der Enuresis betroffen.

Epidemiologie: Jungen sind häufiger als Mädchen von Enuresis nocturna betroffen, wobei der Anteil der Jungen mit zunehmendem Alter steigt und bei etwa 2:1 gipfelt. Enuresis diurna ist bei Mädchen häufiger.

▶ Merke

▶ **Merke:** Es ist nahezu normal oder zumindest recht häufig, dass Kinder bis zum achten Lebensjahr noch vereinzelt einnässen. Dies gilt vor allem in Belastungssituationen, bei schweren Erkrankungen und anderen Krisen.

Die Enuresis nocturna ist mit 80 % die häufigste Form. Etwa 10 % der 7-Jährigen nässen nachts ein.

Nachts nässen etwa 25 % der Vierjährigen, 10 % der Siebenjährigen, 1–2 % der Jugendlichen und 1 % der Erwachsenen ein. Die Enuresis nocturna ist mit etwa 80 % die mit Abstand häufigste Form, während die reine Enuresis diurna die seltenste Form ist (5 %).

Ätiopathogenese: Enuresis kann durch psychogene oder organische Faktoren bedingt sein.

Primäre Enuresis (ohne Minderbegabung) ensteht vorwiegend durch Reifungsverzögerung oder eine neurologische Störung. Bei der **sekundären Enuresis** sind auch soziale, familiäre und erzieherische Probleme von Bedeutung. Zu frühe oder zu späte Sauberkeitserziehung ist ungünstig. Die Reaktion der Eltern auf die Symptomatik ist für den Verlauf mit entscheidend.

Ätiopathogenese: Die Entstehung der Enuresis-Subtypen ist unterschiedlich und entweder vorwiegend durch psychogene oder organische Faktoren bedingt, wobei zuverlässige Häufigkeitsangaben noch ausstehen.
Die **primäre Enuresis** (ohne Minderbegabung) wird heute vorwiegend als Reifungsverzögerung oder als neurologische Störung angesehen. Bei der **sekundären Enuresis** sind auch Aspekte der Reinlichkeitserziehung und des familiären und sozialen Rahmens, in dem diese stattfindet, von Bedeutung. Vor allem in früheren Jahren und vereinzelt auch heute noch werden Kinder zu früh und zu streng zur Reinlichkeit angehalten. So können sich regelrechte Misshandlungssituationen (z. B. Anbinden an den Topf) ausbilden. Aber auch durch einen zu späten Beginn der Reinlichkeitserziehung kann der günstigste Zeitpunkt verpasst werden. Die Situation für das Kind verschärft sich, wenn die Reaktionen auf gelegentliches oder verlängertes Einnässen inadäquat sind. Zu strenges, forderndes, inkonsequentes oder lockeres Reagieren auf die Symptomatik kann die Ursache dafür sein, dass sich das Kind unverstanden, allein gelassen oder vermehrt unter Druck gesetzt fühlt.

▶ Merke

▶ **Merke:** Enuresis tritt vermehrt auf, wenn desolate Familienverhältnisse herrschen und allgemein übliche soziale Regeln nicht eingehalten und geübt werden. Es kann sich dann um ein Anzeichen für Vernachlässigung oder Verwahrlosung handeln.

Bei langdauernder Symptomatik können auch engagierte Eltern Überforderungszeichen entwickeln.

Zustände der Ungeduld und Resignation sind jedoch auch bei engagierten Eltern nahezu unvermeidbar, wenn sich das Symptom nicht zurückbildet. Aus diesem Grunde muss besonders bei ambulanter Behandlung die Familie intensiv einbezogen werden.

Symptomatik: Man unterscheidet folgende Unterformen: Einnässen in der Nacht (**Enuresis nocturna**), welches primär isoliert, primär symptomatisch oder sekundär auftreten kann, sowie Einnässen am Tag (**Enuresis diurna**).

Symptomatik: In Ergänzung zu den psychiatrischen Klassifikationssystemen sind zusätzlich zu den klassischen Einteilungen folgende Unterformen der Enuresis bekannt:

Einnässen in der Nacht (Enuresis nocturna):
- primäre isolierte (monosymptomatische) Enuresis nocturna mit den Merkmalen tiefer Schlaf, schwere Erweckbarkeit, hohe Einnässfrequenz, Polyurie, Variation der zirkadianen ADH-Sekretion, unauffällige Urodynamik und Miktion, geringe psychiatrische Komorbidität. Diese Form wird vorwiegend als Ausdruck einer Reifungsverzögerung interpretiert.
- primäre symptomatische (nicht-monosymptomatische) Enuresis nocturna mit Miktionsauffälligkeiten tagsüber (Drangsymptomatik, Aufschub oder Dyskoordination).
- sekundäre Enuresis nocturna mit einem hohen Anteil an psychiatrischer Komorbidität. Dabei dominieren externalisierende Störungen (Störungen des Sozialverhaltens, hyperkinetisches Syndrom).

Einnässen am Tage (Enuresis diurna):
- idiopathische Dranginkontinenz mit den Merkmalen ungewollter Harnabgang, starker Harndrang, Pollakisurie, verminderte Blasenkapazität, Einsatz von „Haltemanövern“ wie Zusammenpressen der Beine, Herumhüpfen oder in die Hocke gehen. In der urologischen Untersuchung findet man eine Instabilität des Detrusors mit nicht unterdrückbaren Kontraktionen.

- Harninkontinenz mit Miktionsaufschub als psychogenes Verweigerungssyndrom, bei dem der Harn zurückgehalten und die Miktion verzögert wird. Hier sind häufig psychiatrische Störungen zu finden.
- Detrusor-Sphinkter-Dyskoordination als urologische Störung durch fehlende Relaxation und unkoordinierte Kontraktion des Sphincter externus mit den Symptomen Verlängerung der Miktionszeit, Verminderung der Harnflussrate, Beckenbodenkontraktionen sowie fraktionierte Miktionen mit inkompletter Blasenentleerung.
- Zusätzlich sind noch seltene Enuresisformen bekannt, deren Zuordnung unsicher oder unterschiedlich ist, wie etwa die Inkontinenz beim Lachen, Husten oder Niesen oder das sog. lazy-Bladder-Syndrome (Detrusor-Dekompensation mit seltenen Miktionen und großen Restharnmengen).

Von erheblicher Bedeutung sind die vielfältigen negativen Folgen dieser Symptomatik. Eine langjährige oder häufige Enuresis stellt für jede Familie ein erhebliches Problem dar. Der soziale Radius der Kinder ist eingeschränkt, das Übernachten bei Freunden nicht möglich. Eine besondere Belastung ist auch die üblicherweise gepflogene Geheimhaltung. Tritt das Einnässen tagsüber ein, kommt es zu Beschimpfungen und Stigmatisierung. Aus diesen Situationen heraus können sich vielfältige psychopathologische Reaktionen **(sekundäre Neurotisierung)** entwickeln, die dann erst den Anlass zur Vorstellung beim Kinder- und Jugendpsychiater geben.

Bettnässen kann zahlreiche negative Folgen für die Kinder haben. Der soziale Radius ist eingeschränkt. Bei Enuresis diurna kommt es häufig zu Stigmatisierungen. **Sekundäre Neurotisierungen** sind dann möglich.

Diagnostik: An erster Stelle steht die sorgfältige Anamnese (Abklärung der Familiensituation, auch in Hinblick auf hereditäre Belastung, Miktionsverhalten, Schlaf- und Trinkgewohnheiten) sowie eine gezielte urologische und neurologische Abklärung.

Diagnostik: Abklärung der hereditären und familiendynamischen Situation, urologische und neurologische Untersuchung.

Differenzialdiagnose: Der Ausschluss eines Harnwegsinfektes ist obligat. Auch urogenitale Anomalien (z. B. Megazystis, Blasendivertikel), neurologische Störungen (z. B. Schlafepilepsie, Cauda-Syndrom), internistische Erkrankungen (z. B. Diabetes mellitus) und Medikamentenwirkungen (z. B. Diuretika) müssen ausgeschlossen werden. Liegt eine solche Erkrankung vor, spricht man von **Inkontinenz.** Das Vorliegen einer spinalen, neurogenen Inkontinenz ist im Kindesalter selten. Grundsätzlich ist die Rate anderer psychiatrischer Störungen bei den genannten Enuresis-Subtypen höher als in der allgemeinen Bevölkerung.

Differenzialdiagnose: Ausschluss von Harnwegsinfekten, urogenitalen Anomalien, neurologischen und internistischen Störungen, Ausschluss Medikamentenwirkung (Diuretika). Enuresis tritt oft in Kombination mit anderen psychischen Störungen auf.

Therapie: Unter normalen Umständen und bei entsprechendem Alter des Kindes reicht eine allgemein fördernde Reinlichkeitserziehung der Eltern aus. Hierzu gehört die Ankündigung, die Windeln wegzulassen, die Vorbereitung des Bettes für die anfangs noch zu erwartenden Einnässphasen und eine beruhigende, stützende Reaktion bei Misserfolgen. Wird ein Kind trotz aller Bemühungen nicht innerhalb von ein bis zwei Monaten sauber, ist es am besten, den Versuch vorübergehend einzustellen und ihn nach etwa einem halben Jahr nochmals zu unternehmen.

Wenn alle Differenzialdiagnosen ausgeschlossen und eine psychotherapeutische Beeinflussung auf Gesprächsbasis erfolglos geblieben ist, bleiben folgende Möglichkeiten:

Auf **verhaltenstherapeutischem Gebiet** erfolgt die Stärkung von Motivation und Selbstkontrolle durch einen Enuresis-Kalender. „Trockene" Tage werden durch Sonnen oder andere positive Symbole gekennzeichnet, negative Tage („Regentage") z. B. durch Wolken. Auch die Belohnung längerer Trockenheitsphasen durch Taschengeld oder Freizeitaktivitäten ist möglich. Bei manchen Kindern sind feste nächtliche Weckzeiten zur Miktion sinnvoll. Diese werden immer weiter nach vorne verlagert, bis die letzte Miktion vor dem Ins-Bett-Gehen erfolgt.

Die wirksamste Methode besteht in Form der sogenannten Klingelmatratze oder Klingelhose. Sobald das Kind einnässt, ertönt ein Klingelton und bringt das Kind mit der Zeit dazu, trocken zu werden oder zum Urinieren aufzustehen. Dieses scheinbar einfache Vorgehen erfordert jedoch eine hohe Compliance und ist manchmal nur im Rahmen einer stationären Behandlung durchführbar.

Therapie: Unter normalen Umständen und bei entsprechendem Alter des Kindes reicht eine allgemein fördernde Reinlichkeitserziehung der Eltern aus (z. B. Windeln weglassen, beruhigende Reaktion bei Misserfolgen).

Verhaltenstherapeutische Methoden:
- Enuresiskalender
- Belohnung
- Einführen fester nächtlicher Weckzeiten
- Klingelmatratze/Klingelhose.

5.22

5.22 Klassifikation der Enuresis nach ICD-10 und DSM IV

ICD-10	*DSM-IV*
▪ Enuresis (F98.0) – unwillkürlicher Urinabgang nachts oder tags – Beginn ab dem 5. Lebensjahr – häufige Kombination mit emotionalen Störungen – Ausschluss organischer Störungen	▪ Enuresis (307.60) – wiederholter, unwillkürlicher oder absichtlicher Urinabgang nachts oder tags in Bett oder Kleider – mindestens zweimal Einnässen innerhalb von 3 Monaten oder Auftreten von klinisch-bedeutsamem Leiden oder sozialen Beeinträchtigungen – das tatsächliche oder das Entwicklungsalter muss mindestens vier Jahre betragen – Ausschluss organischer Ursachen

Pharmakologische Möglichkeiten:
- Desmopressin (ADH-Analogon)
- Imipramin (trizyklisches Antidepressivum)

Seit der Verfügbarkeit von Desmopressin ist die früher übliche Behandlung mit dem trizyklischen Antidepressivum Imipramin wegen der ausgeprägten anticholinergen Nebenwirkungen rückläufig.

Im **medikamentösen Bereich** wird zur Behandlung der Enuresis zunehmend das aus der Behandlung des Diabetes insipidus stammende Medikament **Desmopressin** (ADH-Analogon) eingesetzt. Die Applikation ist in Form eines Nasensprays möglich. Die Dosierung beträgt bei intranasaler Anwendung 20–40 µg abends, bei oraler Anwendung 0,2–0,4 mg abends, muss aber immer individuell bestimmt werden. Gerade die leichte Anwendbarkeit kann jedoch zu Fehldosierungen führen, die aufgrund der enormen pharmakologischen Potenz ernsthafte Nebenwirkungen (Wasserretention) zur Folge haben können. Seit der Verfügbarkeit von Desmopressin ist die früher übliche Behandlung mit dem trizyklischen Antidepressivum **Imipramin** rückläufig.
Zur Therapie bei Blasen- und Sphinkterfunktionsstörungen sei auf aktuelle urologische Lehrbücher verwiesen.

Verlauf: Bei genetischer Belastung oder ungünstigen familiären Verhältnissen kann die Enuresis lange Zeit andauern.

Verlauf: In der Mehrzahl der Fälle bildet sich die Symptomatik innerhalb kurzer Zeit zurück. Bei ungünstigen familiären Verhältnissen oder hereditärer Belastung kann die Enuresis aber bis ins Erwachsenenalter fortbestehen. Im Rahmen von Musterungs-Untersuchungen sind bis zu 1 % männliche Enuretiker ermittelt worden. Bei chronisch erkrankten weiblichen Patienten sistiert die Symptomatik oft nach der Menarche oder dem Eingehen einer festen Partnerschaft.

▶ Merke

▶ **Merke:** Bei etwa 13 % der Betroffenen jedes Jahrgangs erfolgen Spontanremissionen ohne professionelle Intervention.

5.12.2 Enkopresis

5.12.2 Enkopresis

▶ Synonym

▶ **Synonym:** Einkoten

▶ Definition

▶ **Definition:** Wiederholt auftretende oder fortbestehende unwillkürliche oder willkürliche Entleerung von Stuhl in die Wäsche oder an nicht dafür vorgesehene Stellen nach dem vierten Lebensjahr. Organische Ursachen und medikamentöse Wirkungen (z. B. Abführmittel) dürfen nicht vorliegen (Tab. **5.23**).

Epidemiologie: Enkopresis tritt seltener auf als Enuresis. Bei normal begabten Kindern handelt es sich meist um sekundäre Enkopresis. Jungen sind 3–4 mal häufiger betroffen.

Epidemiologie: Insgesamt ist diese Störung wesentlich seltener als Enuresis. Unter achtjährigen Kindern findet man noch etwa ein Prozent mit diesem Symptom. Jungen sind drei- bis viermal häufiger betroffen als Mädchen. Bei normal begabten Kindern ist die sekundäre Enkopresis häufiger. Der Erkrankungsgipfel der sekundären Enkopresis liegt zwischen dem siebten und neunten Lebensjahr. Die Symptomatik tritt gehäuft in unteren sozialen Schichten auf.

Ätiopathogenese: Bei einem Teil der Kinder liegen Darmmotilitätsstörungen vor, die durch eine gründliche organische Abklärung identifiziert werden können (Sonographie, rektale Untersuchung, Sphinkter- und Perfusionsmanometrie, NMR Beckenboden). Viele Kinder geben an, den Stuhldrang nicht wahrzunehmen. Ob sich dahinter tatsächliche eine Funktionsstörung verbirgt, ist ungeklärt. Eine genetische Ursache ist nicht bekannt. Im Unterschied zur Enuresis sind ungünstige familiäre und soziale Faktoren wichtiger als eine unangemessene Reinlichkeitserziehung.

Ätiopathogenese:
- Darmmotilitätsstörungen
- Wahrnehmungsstörungen
- familiäre und soziale Faktoren

Eine genetische Komponente ist nicht bekannt.

Symptomatik: Die Diagnose wird gestellt, wenn die Symptomatik mindestens einmal im Monat und über eine Dauer von mindestens drei Monaten besteht. Zwei Formen werden unterschieden:
- **primäre Enkopresis:** Kind war noch nie sauber.
- **sekundäre Enkopresis:** Kind war bereits über einen Zeitraum von etwa einem Jahr sauber.

Daneben wird noch eine **retentive** von einer **nicht retentiven** Form unterschieden. Bei der retentiven Form kommt es zur Zurückhaltung von Kot im Enddarm, was zur Ausbildung eines reversiblen Megakolons führt. Kommt es nachfolgend zum Absetzen kleinerer, eher dünner Stühle, spricht man von einer Überlauf-Enkopresis. Durch chronische Obstipation und Megakolon bildet sich ein Circulus vitiosus aus, der durch verbale psychotherapeutische Verfahren nicht mehr korrigierbar ist.
Bei der nicht retentiven Form kommt es zu einer direkten Entleerung der Fäzes ohne Obstipation.
Die Frequenz der Enkopresis und die Menge des entleerten Stuhls sind variabel. Seltene, voluminöse Defäkationen sind ebenso möglich wie tägliche Streifspuren in der Unterwäsche. Kombinationen mit anderen Beschwerden wie Kopfschmerzen, Obstipation, Enuresis (25 %) und Essstörungen sind häufig. Bei Retention größerer Stuhlmengen können sich zusätzlich abdominelle Beschwerden entwickeln. Eine typische Persönlichkeit von Enkopresis-Kindern existiert nicht. Manche Autoren beschreiben eine Kerngruppe, die eher verträumt, passiv, dysphorisch, depressiv und aggressionsgehemmt wirkt, gelegentlich in Abwechslung mit Wutausbrüchen.

Symptomatik:
Primäre Enkopresis: Kind war noch nie sauber.
Sekundäre Enkopresis: Kind war bereits über einen Zeitraum von etwa einem Jahr sauber.

Retentive Enkopresis mit Obstipation: Zurückhalten von Kot, Megakolon, Überlaufstuhl.
Nicht retentive Enkopresis ohne Obstipation: direkte Entleerung des Darminhaltes in die Wäsche.
Begleitende psychosomatische Beschwerden sind häufig.

Diagnostik: Die Diagnose wird klinisch gestellt.

Diagnostik: klinisch.

Differenzialdiagnose: Als seltene **somatische** Differenzialdiagnose der primären Enkopresis kommt das Megacolon congenitum (Morbus Hirschsprung) in Frage. Ebenfalls nur in wenigen Fällen werden schmerzhafte Analfissuren oder andere rektale Faktoren sowie neurologische Erkrankungen (Spina bifida occulta, Meningomyelozele) als Ursache der Stuhlretention gefunden.

Enkopresis kann in verschiedener Weise auch mit **psychischen** Störungen kombiniert sein. Am häufigsten findet man Störungen des Sozialverhaltens und oppositionelles Verhalten bei den retentiven Formen der Enkopresis. Bei schweren Formen der Intelligenzminderung (geistige Behinderung, s. S. 406 ff.) ist die Enkopresis mitunter Bestandteil der allgemeinen Symptomatik. Bei Zwangsstörungen (s. S. 125 ff.) kann es aufgrund von Kontaminationsängsten, die sich auf die Toilette richten, zu Vermeidungszwängen und in diesem Kontext zur Stuhlretention kommen. Paranoid gefärbte Ängste als Bestandteil von im Kindesalter beginnenden Psychosen (VEOS s. S. 428 ff.) führen gelegentlich auch zur Meidung bestimmter Räume wie etwa der Toilette und damit zur Stuhlretention. Ein ähnliches Verhalten kann sich auch im Rahmen einer Phobie (Angst vor bestimmten Räumen, Klaustrophobie, s. S. 106 ff.) entwickeln. Die Aufmerksamkeitsstörung bei Kindern mit ADHS kann ebenfalls dazu führen, dass der Stuhldrang nicht wahrgenommen und der Stuhl zurückgehalten wird (ungenügende Propriorezeption, s. S. 432 ff.).

Differenzialdiagnose:
Somatisch:
- Megacolon congenitum
- Erkrankungen des Rektums (z. B. Analfissur)
- neurologische Störung.

Psychisch:
- geistige Behinderung (s. S. 406 ff.)
- Zwangsstörung (s. S. 125 ff.)
- Schizophrenie (s. S. 428 ff.)
- Phobie (s. S. 106 ff.)
- ADHS (s. S. 432 ff.)

Therapie:
- Aufklärung und Psychotherapie
- Motivationsförderung
- Toilettentraining
- Diät (ballaststoffreiche Ernährung)
- Medikation (z. B. Cisaprid, Domperidon)

Therapie: Der therapeutische Zugang ergibt sich aus der Gewichtung der verursachenden Faktoren. Bei Vorliegen ausgeprägter psychischer Störungen wie Zwang, Schizophrenie, Phobie oder hyperkinetischem Syndrom sind diese Störungen auf spezifische Weise vor oder gleichzeitig mit der Enkopresisbehandlung zu therapieren. Dies wird aufgrund der komplexen Konstellation vorzugsweise in einem (teil-)stationären Setting geschehen. Eine (teil-)stationäre Behandlung ist meist auch erforderlich, wenn psychische Störungen der Eltern oder andere anhaltende familiäre Belastungen vorliegen. Bei monosymptomatischer Enkopresis in geringerer Ausprägung und bei guter elterlicher Kooperation ist dagegen eine ambulante Behandlung häufig ausreichend.
Die Behandlung beginnt mit Aufklärung und beeinhaltet in der Regel psychotherapeutische und somatische Ansätze. Dabei geht es um Reduktion familiärer Belastungen (Streit, Hänseleien etc.), um Förderung der Motivation der Kinder und um ein gezieltes Toilettentraining. Die Kinder sollen häufig und bevorzugt nach dem Essen (gastrointestinaler Reflex) die Toilette aufsuchen. Dabei ist darauf zu achten, dass keine Beengung durch Zeit, Raum oder psychischen Druck erfolgt und die erfolgreiche Defäkation durch Lob und andere Formen der Zuwendung verstärkt wird. Bei anhaltender Obstipation werden abführende Maßnahmen durchgeführt (Klistier, orale Laxanzien, Laktulose) und durch eine ballaststoffreiche Ernährung (Vollkornprodukte, Gemüse, Weizenkleie) unterstützt. Hilfreich sind auch entspannende Massageverfahren und Beckenbodengymnastik. Die Peristaltik kann in gewissem Umfang auch durch medikamentöse Steigerung der Darmmotilität unterstützt werden (Cisaprid, Domperidon, Dihydroergotamin). Der Vorteil einer (teil-)stationären Behandlung liegt vor allem in der Intensivierung der therapeutischen Maßnahmen, in einer Entlastung von familiären Problemen und in der zusätzlichen Unterstützung durch die milieutherapeutischen Möglichkeiten. Hier sind dann auch weiterführende Interventionen wie Biofeedback (s. S. 513) oder Elektrostimulation leichter durchführbar.

Verlauf: Die Enkopresis sistiert mehrheitlich bis zum 16. Lebensjahr.

Verlauf: Nach dem 16. Lebensjahr tritt die Enkopresis nur noch selten auf. Ausnahmen sind Personen mit Intelligenzminderung oder ausgeprägten Störungen des Sozialverhaltens, bei denen die Symptomatik persistieren kann. Die Dunkelziffer ist unbekannt. Ansonsten besteht auch bei der Enkopresis eine erkennbare Tendenz zur Spontanremission, die durch therapeutische Maßnahmen beschleunigt wird.

5.23

5.23 Klassifikation der Enkopresis nach ICD-10 und DSM IV

ICD-10	*DSM-IV*
▪ Enkopresis (F98.1) – unangemessene, willkürliche oder unwillkürliche Platzierung von Fäzes – häufig begleitende emotionale Störungen – Ausschluss organischer Ursachen	▪ Enkopresis ohne Verstopfung und Überlaufinkontinenz (307.7) und Enkopresis mit Verstopfung und Überlaufinkontinenz (787.6) – wiederholte unwillkürliche oder willkürliche Entleerung der Fäzes an nicht dafür vorgesehenen Stellen – Häufigkeit mindestens einmal pro Monat, Dauer länger als 3 Monate – tatsächliches oder Entwicklungsalter soll mindestens 4 Jahre betragen – Ausschluss organischer Ursachen

5.13 Kindliche Essstörungen

5.13.1 Rumination

5.13 Kindliche Essstörungen

5.13.1 Rumination

▶ **Definition:** Vor allem im Kindesalter auftretende Erkrankung mit wiederholtem, stereotypem Regurgitieren, Ausspucken oder Wiederkauen der Nahrung. Die Kinder machen oft begleitende Saugbewegungen und scheinen die Tätigkeit zu genießen. Übelkeit oder gastrointestinale Grunderkrankungen fehlen (Tab. **5.24**).

◀ **Definition**

Epidemiologie: Rumination tritt selten und gewöhnlich bei Säuglingen und kleinen Kindern auf, kann aber auch selten bei geistig behinderten Jugendlichen und Erwachsenen vorkommen. Jungen sind anscheinend häufiger betroffen als Mädchen.

Epidemiologie: Insgesamt seltenes Auftreten.

Ätiopathogenese: Häufig bestehen belastende Lebensbedingungen in Form von Vernachlässigung, schwieriger Eltern-Kind-Beziehung, fehlender Stimulation des Kindes sowie Entwicklungsstörungen des Kindes selbst.

Ätiopathogenese: belastende Lebensbedingungen, familiäre Beziehungsstörungen, kindliche Entwicklungsstörungen.

Symptomatik: Seltene Störung des Kleinkindalters mit bewusst herbeigeführtem Ausspucken und Regurgitieren der Nahrung. Durch die Symptomatik kann es vor allem im Kindesalter zu Unterernährung und Untergewicht kommen.

Symptomatik: Seltene Störung des Kleinkindalters mit bewusst herbeigeführtem Ausspucken und Regurgitieren der Nahrung.

Diagnostik: Die Diagnose wird klinisch durch Anamnese und Beobachtung gestellt.

Diagnostik: klinisch.

Differenzialdiagnose: Andere Fütterungsstörungen, Erkrankungen des Magen-Darm-Traktes (z. B. Gastroenteritis, Pylorusstenose, gastroösophagealer Reflux). Andere Essstörungen, wie Anorexia nervosa oder Bulimie dürfen nicht vorliegen (s. S. 268 ff.).

Differenzialdiagnose: andere Fütterungsstörungen, Erkrankungen des Magen-Darm-Trakts, Essstörungen.

Therapie: Im Vordergrund stehen milieutherapeutische Maßnahmen und Verbesserungen des emotionalen Klimas.

Therapie: milieutherapeutische Maßnahmen.

Verlauf: Rumination kann bei Kindern im Rahmen einer Entwicklungsverzögerung auftreten und hat dann meist vorübergehenden Charakter. Die Sterblichkeitsrate ist bei Rumination im Säuglingsalter erhöht. Bei Jugendlichen und Erwachsenen kann Rumination auch längerfristig bestehen.

Verlauf: meist günstige Prognose. Bei Rumination im Säuglingsalter ist die Sterblichkeitsrate erhöht.

5.24 Klassifikation der Rumination nach ICD-10 und DSM-IV

ICD-10	*DSM-IV*
▪ Fütterungsstörung im frühen Kindesalter (F98.2) – wiederholtes Heraufwürgen von Nahrung ohne Übelkeit oder gastrointestinale Krankheiten	▪ Rumination (307.53) – wiederholte Regurgitation ohne Übelkeit oder gastointestinale Erkrankung – Dauer mehr als ein Monat – bei gleichzeitiger geistiger Behinderung oder tiefgreifender Entwicklungsstörung muss die Symptomatik schwerwiegend genug sein, um die Diagnose zu rechtfertigen. – Gewichtsstagnation oder Gewichtsverlust

5.24

5.13.2 Fütterungsstörung im Säuglings- und Kleinkindalter

▶ **Definition:** Kontinuierlich mangelnde Nahrungsaufnahme ohne deutliche Gewichtszunahme oder mit Gewichtsabnahme (Tab. **5.25**).

Epidemiologie: 1–5 % aller Einweisungen erfolgen unter der Diagnose Fütterungsstörung.

Epidemiologie: Ein bis fünf Prozent aller pädiatrischen Einweisungen erfolgen wegen Fütterungsstörungen. Nicht alle Fütterungsstörungen sind psychogener Art.

Ätiopathogenese: Familiäre Beziehungsstörungen, psychische Störungen der Eltern.

Ätiopathogenese: Meist stehen Beziehungsprobleme zwischen Eltern und Kindern im Vordergrund. Dabei kann es sich um Vernachlässigungs- und Misshandlungssyndrome handeln, die ihrerseits wiederum durch psychische Störungen der Eltern gefördert werden können. Bisweilen wird das kindliche Essverhalten von den Eltern auch als direkte gegen sie gerichtete Aggression fehlinterpretiert.

Symptomatik: Essensverweigerung, Hinauszögern des Essvorgangs, Reizbarkeit während des Fütterns.

Symptomatik: Verweigerung der Nahrungsaufnahme, Ablehnung oder Bevorzugung bestimmter Speisen, Hinauszögern des Essvorgangs. Die Kinder sind während des Fütterns häufig gereizt und schwer beruhigbar. Bisweilen wirken sie auch apathisch und zurückgezogen.

Diagnostik: klinisch.

Diagnostik: Die Diagnose erfolgt klinisch durch Anamnese und Beobachtung.

Differenzialdiagnose: organische Grunderkrankungen, passagere Fütterungsstörungen.

Differenzialdiagnose: Übelkeit, gastrointestinale Störungen oder andere organische Grunderkrankungen sowie passagere normale Fütterungsstörungen müssen als Ursachen ausgeschlossen werden.

Therapie: Wesentlich ist das Auffinden der kausalen, oft familiären Problematik.

Therapie: Erkennen und Beheben der zugrunde liegenden, meist familiären Problematik. Symptomorientierte Therapieverfahren sind weniger sinnvoll.

5.25

5.25 Klassifikation der frühkindlichen Fütterungsstörung nach ICD-10 und DSM-IV

ICD-10	*DSM-IV*
▪ Fütterungsstörung im frühen Kindesalter (F98.2) – wiederholtes Heraufwürgen von Nahrung ohne Übelkeit oder gastrointestinale Krankheiten	▪ Frühkindliche Fütterungsstörung (307.59) – Unvermögen, über den Zeitraum von einem Monat adäquat zu essen – keine organische Grunderkrankung – keine anderen psychischen Störungen oder Nahrungsmängel – Beginn vor dem 6. Lebensjahr

5.13.3 Pica

▶ **Definition:** Wiederholtes Essen ungenießbarer Stoffe, oft verbunden mit Intelligenzminderung. Die Symptomatik muss öfter als einmal auftreten und darf nicht Teil einer kulturell anerkannten Praxis sein. Außerdem muss sie sich üblichen pädagogischen Interventionen widersetzt haben (Tab. **5.26**).

Epidemiologie: Pica ist ein seltenes Syndrom. Im Erwachsenenalter tritt es nur vereinzelt auf.

Epidemiologie: Es handelt sich um ein seltenes Syndrom, das sich vorwiegend im Kleinkindalter manifestiert und später fast nur noch bei Personen mit geistiger Behinderung auftritt. In seltenen Fällen wird Pica auch bei Erwachsenen beobachtet, beispielsweise bei schwangeren Frauen aus einfachsten Verhältnissen, die im Rahmen der schwangerschaftsinduzierten, passageren Hyperphagie picaähnliches Verhalten zeigen.

Ätiopathogenese: Pica tritt in der Regel bei Kindern mit deutlicher Intelligenzminderung, in seltenen Fällen auch bei Kindern mit psychosozialen Belastungen oder Störungen der Mutter-Kind-Beziehung auf. Häufig weisen die Kinder auch noch andere Störungen auf. Die Entstehung ist lerntheoretisch als erlerntes Fehlverhalten oder als Regression auf frühere Entwicklungsstadien herleitbar. Die Kinder sind in einer beiläufigen, bisweilen aber auch demonstrativen Weise auf das frühkindliche Phänomen fixiert, alles was auf dem Boden liegt oder erreichbar ist, in den Mund zu stecken.

Ätiopathogenese: Pica tritt in der Regel bei Intelligenzminderung, psychosozialen Belastungen oder Störungen der Mutter-Kind-Beziehung auf. Die Störung ist häufig mit anderen Symptomen kombiniert.

Symptomatik: Essen ungenießbarer Stoffe (z. B. Schmutz, Papier, Stoff, Farben, Sand, Kalk, Kreide, Mörtel, Fäzes). Häufig findet sich autostimulatives Verhalten. Gelegentlich kommt es zur Ausbildung von Anämien, Mineral- und Vitaminmangelzuständen.

Symptomatik: Essen von ungenießbaren Stoffen. Die Ausbildung von Mangelzuständen (z. B. Anämie) ist möglich.

Diagnostik: Die Diagnose wird klinisch gestellt und sollte nicht vor dem zweiten Lebensjahr vergeben werden.

Diagnostik: klinisch.

Differenzialdiagnose: Ähnliche Verhaltensweisen können beim Kleine-Levin-Syndrom (periodische Schlafsucht, Heißhungerzustände, psychische Störungen) und bei schizophrenen Störungen (s. S. 428), seltener auch bei anderen schweren psychiatrischen Erkrankungen auftreten.

Differenzialdiagnose: u. a.
- Kleine-Levin-Syndrom
- schizophrene Störungen
- andere psychiatrische Erkrankungen.

Therapie: Das Vorgehen ist ausgesprochen einzelfallorientiert. Bei einer Intelligenzminderung richtet sich das Vorgehen nach den Regeln der Behinderten-Pädagogik, bei sozialer Genese sind milieutherapeutische Interventionen erforderlich.

Therapie: einzelfallorientiertes Vorgehen.

Verlauf: Die Prognose ist abhängig von der zugrunde liegenden Störung und hängt eng mit deren Verlauf zusammen.

Verlauf: Die Prognose ist abhängig von der Grunderkrankung.

5.26 Klassifikation der Pica nach ICD-10 und DSM-IV

ICD-10	*DSM-IV*
▪ Pica (F98.3) – anhaltender Verzehr nicht essbarer Substanzen	▪ Pica (307.52) – ständiges Essen ungenießbarer Stoffe – Essverhalten ist für die Entwicklungsstufe unangemessen – Verhalten ist nicht Teil einer kulturell anerkannten Praxis – nach Vorliegen anderer psychischer Störungen muss die Symptomatik schwer genug sein, um für sich allein genommen klinische Beachtung zu rechtfertigen

5.26

5.14 Störungen sozialer Funktionen

5.14.1 Selektiver Mutismus

▶ **Synonym:** Elektiver Mutismus

▶ **Definition:** Subtotales psychogenes Verstummen nach Abschluss der Sprachentwicklung bei erhaltenem Sprechvermögen ohne anderweitige organische oder psychiatrische Grunderkrankung (Tab. **5.27**).

Epidemiologie: Selektiver Mutismus ist insgesamt selten und häufiger bei Mädchen zu finden. Der Beginn kann akut oder schleichend sein.

Epidemiologie: Es handelt sich um eine seltene Störung mit einer Häufigkeit von etwa drei pro zehntausend Kindern. Die Symptomatik beginnt typischerweise im Vorschulalter (bis zum 5. Lebensjahr), kann aber auch später auftreten. In therapeutischen Einrichtungen soll der Anteil von mutistischen Kindern bei ca. 1 % liegen. Im Gegensatz zu vielen anderen psychischen Störungen des Kindesalters sind mehr Mädchen als Jungen betroffen. Der Beginn der Störung ist meist schleichend, kann aber auch plötzlich durch dramatische oder traumatische Ereignisse ausgelöst werden.

Ätiopathogenese: Eine rein psychogene Entstehung ist unwahrscheinlich.

Ätiopathogenese: Teilweise zeigen die Kinder bereits vor Erkrankungsbeginn Entwicklungsverzögerungen und eine eher ängstliche und scheue Persönlichkeitsstruktur. Diese der Störung vorausgehenden Auffälligkeiten, Belastungen durch psychische Störungen anderer Familienmitglieder und der insgesamt ungünstige Verlauf sprechen gegen eine rein psychogene Entstehung.

Symptomatik: Die Kinder zeigen nur bestimmten Personen gegenüber eine Sprechverweigerung und wirken häufig ängstlich und gehemmt, unterschwellig oft trotzig und verbohrt.

Symptomatik: Es handelt sich um eine pathologische Verweigerung und Scheu zu sprechen. Gegenüber wenigen vertrauten Personen (Mutter, Geschwister, Freunde) bleibt dagegen die **Sprechfähigkeit erhalten.** Die Patienten wirken entweder ängstlich, gehemmt und stark beeinflusst von ihrer Problematik, oder unterschwellig trotzig, verbohrt und missmutig. Im vertrauten Rahmen kann es auch zu aggressiven Durchbrüchen kommen. Gelegentlich bestehen begleitende Artikulations- oder Sprachstörungen, die meisten Kinder verfügen jedoch über eine normale sprachliche Entwicklung. Der Kontakt im nichtsprachlichen Bereich gelingt recht gut, die Generalisierung bleibt jedoch häufig blockiert.

Zusätzlich können Entwicklungsverzögerung, zerebrale Dysfunktion oder prämorbide Gehemmtheit vorliegen. Gehäuft treten weitere Störungen (z. B. Enuresis, Tics) auf.

Mutistische Kinder können zusätzliche Merkmale aufweisen:

- Entwicklungsverzögerung und leichte zerebrale Dysfunktion
- prämorbide Scheu, Gehemmtheit oder Depression
- weitere Störungen (Enuresis [s. S. 445], Enkopresis [s. S. 448], Tics [s. S. 442], Stimmungsschwankungen)
- familiäre Häufung von auffälligen Persönlichkeiten
- isolierte Lebensbedingungen.

Diagnostik: klinisch.

Diagnostik: Die Diagnose wird klinisch durch Anamnese und Beobachtung gestellt.

Differenzialdiagnose: Ausschluss von Aphasie, Taub-Stummheit, totalem Mutismus, Schizophrenie, Audimutitas (motorische Hörstummheit), tiefgreifenden Entwicklungsstörungen, Migrationsproblemen.

Differenzialdiagnose: Ausschluss von Aphasien, Taub-Stummheit, totalem Mutismus (sprachlicher Kontakt zu allen Personen wird eingestellt) und Schizophrenie. Abgegrenzt werden muss außerdem die **Audimutitas** (motorische Hörstummheit), eine vor Abschluss des Spracherwerbs auftretende Sprachentwicklungsverzögerung bei ungestörtem Hörvermögen, intakten Sprechwerkzeugen, altersentsprechendem Sprachverständnis und ausreichender Intelligenz. Anders als beim Mutismus haben diese Kinder noch nie flüssig gesprochen. Sprachprobleme bei Kindern von Einwanderungs- und Migrantenfamilien sollten nicht als Mutismus diagnostiziert werden.

Therapie: nonverbale psychotherapeutische Methoden (Musik-, Bewegungs- und Kunsttherapie).

Therapie: Musiktherapie, Bewegungstherapie und Kunsttherapie finden beim Mutismus Anwendung, da die meisten anderen therapeutischen Verfahren

5.27 Klassifikation des selektiven Mutismus nach ICD-10 und DSM-IV

ICD-10	*DSM-IV*
▪ Elektiver Mutismus (F94.0) – emotional bedingte Selektivität des Sprechens: in manchen Situationen wird gesprochen, in anderen nicht – häufige Kombination mit Angst, Rückzug, Empfindsamkeit oder Widerstand – normale rezeptive und expressive Sprache	▪ Selektiver Mutismus (313.23) – andauernde Unfähigkeit, in einer oder mehreren sozialen Situationen zu sprechen – Beeinträchtigung von schulischen/beruflichen Leistungen in der sozialen Kommunikation – Fähigkeit, die gesprochene Sprache zu verstehen und zu sprechen – Dauer der Symptomatik von mindestens 1 Monat – Fehlen kultureller Probleme

5.27

der Sprache als wichtigstes Medium bedürfen. Wichtig für die Patienten ist ein positives, angstfreies, kommunikationsfreundliches Milieu, das den Kontakt zu Gleichaltrigen fördert. Die Herausnahme aus einer belastenden familiären Situation ist gelegentlich sinnvoll, die akzessorische Gabe von Antidepressiva ist erwägenswert.

Die Herausnahme aus einer belastenden familiären Situation ist gelegentlich sinnvoll.

Verlauf: In manchen Fällen dauert der Mutismus nur einige Monate, es treten jedoch auch chronische Entwicklungen auf. Selbst im mittleren Erwachsenenalter kann es noch Besserungen und Remissionen geben, repräsentative Studien fehlen jedoch.

Verlauf: Häufig dauert der Mutismus nur einige Monate, kann jedoch auch chronisch verlaufen.

▶ **Merke:** Mutismus kann ein hartnäckiges Symptom sein und über mehrere Jahre bestehen bleiben.

◀ **Merke**

5.14.2 Bindungsstörungen

5.14.2 Bindungsstörungen

Wachsen Kinder unter schädigenden psychosozialen Umständen auf, bilden sie zu einem gewissen Anteil typische deviante Verhaltensmuster aus. Bindungsstörungen beginnen meist in den ersten 5 Lebensjahren und zeichnen sich durch eine deutlich gestörte Beziehungsfähigkeit ohne Intelligenzminderung als Folge von Vernachlässigung und häufigen Beziehungswechseln aus. Es kann zu partiellen oder globalen Entwicklungsstörungen kommen, die vor allem die affektiven, aber auch die intellektuellen und statomotorischen Funktionen betreffen. Man unterscheidet vorwiegend depressive und vorwiegend distanzlose Formen.

Deviante Verhaltensmuster entstehen unter dem Einfluss schädigender psychosozialer Umstände.

Bindungsstörung des Kindesalters mit Enthemmung

Bindungsstörung des Kindesalters mit Enthemmung

▶ **Definition:** Deutlich gestörte soziale Beziehungsfähigkeit in Form von Anklammerungstendenzen, Distanzlosigkeit und widersprüchlichen Reaktionen als Folge häufiger Beziehungsabbrüche oder Beziehungswechsel bei normaler intellektueller Kapazität (Tab. **5.28**).

◀ **Definition**

Symptomatik: Kleinkinder zeigen in erster Linie Anklammerungstendenzen, bei Kindern ab dem vierten Lebensjahr äußert sich die Störung in Distanzlosigkeit und wahllos freundlichem Verhalten gegenüber Erwachsenen. Die Kinder sprechen übermäßig auf beiläufige Zuwendung an, wirken aufdringlich und versuchen, die Aufmerksamkeit um jeden Preis auf sich zu lenken. Diese unkritische und unmodulierte Kontaktaufnahme erfolgt ohne Rücksicht darauf, ob sich eine reale oder länger dauernde Beziehung entwickelt. Am nächsten Tag kann es eine andere Person sein, die gleichermaßen bestürmt wird. Der Aufbau enger, vertrauensvoller und länger dauernder Beziehungen zu Gleichaltrigen ist dagegen schwierig.

Symptomatik: Aufdringlichkeit und Distanzlosigkeit gegenüber Erwachsenen bei gleichzeitiger Beziehungsstörung zu Gleichaltrigen.

Die Störung tritt häufig bei Heimkindern, selten bei ungünstigen familiären Verhältnissen auf.

Die Störung tritt häufig bei Kindern in Heimen auf, selten auch bei unerwünschten Kindern und bei Kindern aus desolaten oder emotions- und bindungsarmen Familien.

Diagnostik: klinisch.

Diagnostik: Die Diagnose wird klinisch aufgrund der Vorgeschichte und der Symptomatik gestellt.

Differenzialdiagnose: tief greifende Entwicklungsstörungen, autistische, impulsive, hyperkinetische Störungen.

Differenzialdiagnose: Tief greifende Entwicklungsstörungen (s. S. 421), autistische Störungen (s. S. 421), ADHS (s. S. 432) und impulsive Störungen müssen ausgeschlossen werden.

Therapie: allgemeine Verbesserung der Lebensbedingungen (Milieutherapie).

Therapie: Sinnvoll sind milieutherapeutische Maßnahmen, z. B. die Verbesserung und Bereicherung der pädagogischen Betreuung, die Elternberatung oder die Neuplatzierung des Kindes in einer förderlichen Umgebung.

▶ Merke

▶ **Merke:** Eine ausschließlich psychotherapeutische Einzelbehandlung stellt keine effektive Vorgehensweise dar.

Verlauf: Bei förderlichen Umgebungsbedingungen eher günstig. Bei einem Teil der Kinder besteht die Bindungsstörung bis ins Erwachsenenalter und nimmt dann oft eine dissoziale Färbung an.

Verlauf: Der überwiegende Teil der Kinder verliert mit fortschreitendem Alter und unter verbesserten Umweltbedingungen die auffälligsten Symptome. Trotzdem bildet sich das Syndrom nicht immer zurück. Vor allem bei frühem Beginn der Störung, lang andauernder Schädigung und ungenügender Hilfestellung sowie bei individuell prädisponierenden Faktoren bleibt dieses Syndrom bestehen und nimmt im Jugendalter nicht selten eine dissoziale Färbung an.

5.28

5.28 Klassifikation der Bindungsstörung mit Enthemmung nach ICD-10 und DSM-IV

ICD-10	*DSM-IV*
▪ Bindungsstörung mit Enthemmung (F94.2) – Diffusität des selektiven Bindungsverhaltens, Anklammerung, wahllose Freundlichkeit, Suche nach Aufmerksamkeit – Schwierigkeit bei dauerhaften Beziehungen zu Gleichaltrigen – deutliche Vernachlässigung – Beginn vor dem 5. Lebensjahr	▪ Reaktive Bindungsstörung im Säuglingsalter oder der frühen Kindheit/ungehemmter Typ (313.89) – deutlich gestörte soziale Beziehungsfähigkeit in Form von Distanzlosigkeit und widersprüchlichen Reaktionen – massive Pflegemängel – Beginn vor dem 5. Lebensjahr

Reaktive Bindungsstörung des Kindesalters

Reaktive Bindungsstörung des Kindesalters

▶ Synonym

▶ **Synonym:** Reaktive Bindungsstörung/gehemmter Typ, Deprivationssyndrom

▶ Definition

▶ **Definition:** Abnormes Beziehungsverhalten in Form von widersprüchlichen und ambivalenten sozialen Reaktionen mit Beginn vor dem fünften Lebensjahr bei normaler Beziehungsfähigkeit und normaler intellektueller Kapazität (Tab. **5.30**).

Epidemiologie: seltenes Vorkommen.

Epidemiologie: seltenes Vorkommen, keine epidemiologischen Daten.

Symptomatik: Furchtsames, gehemmtes und ambivalentes Verhalten, das durch vielfältige psychosomatische Störungen ergänzt werden kann (Tab. **5.29**).

Symptomatik: Das Verhalten der Kinder ist konträr zur Beziehungsstörung mit Enthemmung und vorwiegend durch familiäre Vernachlässigung und Fehlbehandlung verursacht. Sie zeigen ein furchtsames, gehemmtes und ambivalentes Verhalten gegenüber Beziehungspersonen, das durch vielfältige psychosomatische Störungen ergänzt werden kann (Tab. **5.29**).

5.29 Symptome bei reaktiven Bindungsstörungen/gehemmter Typ

▶ Furchtsamkeit	▶ psychosozialer Minderwuchs
▶ Übervorsichtigkeit (gefrorene Wachsamkeit)	▶ Sprachentwicklungsverzögerung
▶ Unsicherheit	▶ Enuresis, Enkopresis
▶ Ambivalenz	▶ Jaktationen
▶ Unglücklichsein	▶ Automatismen
▶ Rückzug	▶ genitale Manipulationen
▶ Aggressivität	▶ Selbstverletzungen
▶ Gedeihstörungen	▶ Hypermotorik

5.29

Diagnostik: Die Diagnose wird klinisch gestellt. Insbesondere durch die quantitative Ausprägung lässt sich die Symptomatik von normalen Verhaltens- und Stimmungsschwankungen abgrenzen.

Diagnostik: Die Diagnose wird nur bei deutlicher Ausprägung der Symptomatik vergeben.

Differenzialdiagnose: Andere Beziehungs- und Anpassungsstörungen, tiefgreifende Entwicklungsstörungen (s. S. 421) und depressive Störungen (s. S. 82 ff.).

Differenzialdiagnose: z. B. andere Beziehungs- und Anpassungsstörungen.

Therapie: Am wichtigsten sind milieutherapeutische Maßnahmen, vor allem mit dem Ziel der Beseitigung schädigender Einflüsse.

Therapie: Milieutherapie.

Verlauf: In adäquater und förderlicher Umgebung ist eine deutliche Besserung zu erwarten. Auch hier persistieren bei einem Teil der Betroffenen Beziehungsstörungen, die jedoch, anders als bei den autistischen Syndromen, umweltabhängig sind. Im Heimbereich kann eine wirksame Prophylaxe der Bindungsstörungen durch Verbesserung der Betreuung erreicht werden (z. B. Verringerung des Bettenschlüssels [Anzahl der Patienten pro Pflegekraft], Verbesserung der Ausbildung des betreuenden Personals und der Arbeitsbedingungen).

Verlauf: Bei förderlichen Bedingungen ist eine deutliche Besserung zu erwarten. Bei einem Teil der Kinder bleiben Beziehungsstörungen bestehen.

5.30 Klassifikation der reaktiven Bindungsstörung nach ICD-10 und DSM-IV

ICD-10	*DSM-IV*
▪ Reaktive Bindungsstörung (F94.2) – abnorme Beziehungs- und Kontaktmuster, Unglücklichsein, Rückzug, Vermeidung, Widerstand, Aggressivität, Furchtsamkeit („gefrorene Wachsamkeit"). Evtl. Gedeih- oder Wachstumsstörungen – Beginn vor dem 5. Lebensjahr	▪ Reaktive Bindungsstörung im Säuglingsalter oder der frühen Kindheit/ gehemmter Typ (313.89) – deutlich gestörte soziale Beziehungsfähigkeit in Form von Apathie, mangelnder Spontanität, mangelnder Neugier und sozialem Desinteresse – massive Pflegemängel – Beginn vor dem 5. Lebensjahr

5.30

5.15 Stereotype Bewegungsstörungen

5.15 Stereotype Bewegungsstörungen

▶ **Definition:** Wiederholte, stereotype, willkürliche, oft rhythmische und nicht funktionale Bewegungen, die nicht Teil einer erkennbaren psychiatrischen oder neurologischen Krankheit sind (Tab. **5.31**).

◀ Definition

Ätiopathogenese: Die Störungen beginnen vorwiegend in der frühen Kindheit und werden, wenn sie schwer ausgeprägt sind, meist bei vernachlässigten oder minderbegabten Kindern gefunden. In leichter und passagerer Form können sie auch bei normalen Kindern auftreten. Treten stereotype Bewegungen als Teilsymptom einer anderen Störung auf, sollte die entsprechende Diagnose als Hauptdiagnose vergeben werden.

Ätiopathogenese: Die Störung tritt gehäuft auf bei Intelligenzminderung und Vernachlässigung.

Symptomatik: Körper- und Kopfschaukeln (Jactatio capitis) sind die häufigsten Symptome. Zusätzlich werden Haarezupfen, Fingerschnippen, Händeschütteln, Zähneknirschen und andere Störungen beobachtet. Die Kombination mit autodestruktiven Verhaltensweisen kommt vor.

Symptomatik: Körperschaukeln und **Kopfschaukeln** (Jactatio capitis) sind die bekanntesten Symptome. Zusätzlich werden Haarezupfen, Haaredrehen, Fingerschnippen, Händeschütteln, Zähneknirschen (Bruxismus) sowie nicht kommunikative Vokalisierungen und rhythmische Aerophagie beobachtet. Stereotype Bewegungen mit autodestruktivem Charakter sind Kopfschlagen, Schlagen und Beißen eigener Körperpartien sowie Augen- und Afterbohren. Augenbohren tritt besonders häufig bei blinden (taub-blinden) und mehrfach behinderten Kindern auf.

Diagnostik: klinisch.

Diagnostik: Die Diagnose wird klinisch gestellt.

Differenzialdiagnose: u. a. Tics, Zwangsstörungen, Selbstverletzungen, organische Bewegungsstörungen, Epilepsie, Kinderfehler und Psychosen.

Differenzialdiagnose: Als Differenzialdiagnosen kommen Tics (s. S. 442), Zwangsstörungen (s. S. 441), Selbstverletzungen, organische Bewegungsstörungen, Epilepsien, Kinderfehler (s. S. 410), Psychosen (s. S. 428) und schwere Entwicklungsstörungen (s. S. 421) in Betracht. Auch Medikamentennebenwirkungen müssen ausgeschlossen werden.

Therapie: Milieutherapie, Neuroleptika, Verhaltenstherapie.

Therapie: Zuerst sollten schädigende Umgebungsfaktoren wie mangelnde Pflege und Vernachlässigung beeinflusst werden (Milieutherapie). In manchen Fällen ist der Einsatz dämpfender Neuroleptika hilfreich, auch die erfolgreiche Gabe von Carbamazepin oder Lithium ist beschrieben worden. Soweit wie möglich kommen gezielte verhaltenstherapeutische Maßnahmen zur Anwendung.

Verlauf: Der Verlauf ist unterschiedlich und abhängig von der Begleitsymptomatik.

Verlauf: Bei weitgehend ungestörten Kindern und beeinflussbaren Ursachen sistiert die Symptomatik rasch nach Einsetzen adäquater therapeutischer Maßnahmen. Der Verlauf ist ebenfalls kurz, wenn die stereotypen Bewegungen Teil eines episodischen Krankheitsbildes sind (z. B. Psychosen). Bei chronischer Begleitsymptomatik kann die Störung auch über viele Jahre andauern.

5.31

5.31 Klassifikation der stereotypen Bewegungsstörung nach ICD-10 und DSM-IV

ICD-10	*DSM-IV*
▪ Stereotype Bewegungsstörung (F98.4) – willkürliche, wiederholte, stereotype, nicht funktionale und oft rhythmische Bewegungen	▪ Stereotype Bewegungsstörung mit autodestruktivem Charakter (307.30) – repetitives, scheinbar getriebenes, nicht funktionales Verhalten wie z. B. Händeschütteln, Winken, Kopfnicken – Dauer von mindestens 4 Wochen – Störung ruft körperliche Schäden hervor oder beeinträchtigt normale Aktivitäten – bei geistiger Behinderung muss die Symptomatik ein erhebliches Ausmaß erreichen, um für sich allein genommen klinische Beachtung zu rechtfertigen – Fehlen anderer organischer Faktoren und Medikamentenwirkungen

5.16 Störungen der Geschlechtsidentität im Kindesalter

5.16 Störungen der Geschlechtsidentität im Kindesalter

▶ Definition

▶ **Definition:** Ablehnung des biologisch vorgegebenen Geschlechts und der damit verbundenen Geschlechtsrolle ohne zugrunde liegende organische Störung (Tab. **5.32**).

Epidemiologie: Über die Häufigkeit gibt es keine gesicherten epidemiologischen Daten. Für den Transsexualismus des Jugend- und Erwachsenenalters liegen Zahlen von 1:30000 bei Männern, bis 1:100000 bei Frauen vor. Diese Zahlen sind aber vermutlich nicht auf das Kindesalter übertragbar.

Epidemiologie: Die Häufigkeitsangaben für den Transsexualismus schwanken zwischen 1:30000 bis 1:100000 in der Bevölkerung.

Ätiopathogenese: Die ätiopathogenetischen Vorstellungen unterscheiden sich vor allem darin, ob sexuelle Störungen als eigenständige Erkrankung, Bestandteil anderer Erkrankungen oder überhaupt nicht als psychiatrische Störungen definiert werden (s. S. 279 ff.).

Ätiopathogenese: Die ätiologischen Hypothesen sind vielfältig (s. S. 279 ff.).

Symptomatik: Normalerweise können sich Kinder spätestens ab dem dritten Lebensjahr als Junge oder Mädchen definieren und stabile geschlechtsstypische Einstellungen und Verhaltensmerkmale entwickeln. Abweichende Entwicklungen werden ab diesem Alter erkennbar.

Charakteristisch für Störungen der Geschlechtsidentität ist der dauerhafte und ausgeprägte Wunsch, dem anderen Geschlecht anzugehören. In idealtypischen Fällen übernehmen Kinder mit Störungen der Geschlechtsidentität das überzeichnete Verhaltensmuster des jeweils anderen Geschlechts. Mädchen wollen im Stehen urinieren, bevorzugen typische Jungenspiele, raufen gerne und wollen nur Jungen als Spielfreunde. Sie gehen Puppen, Schmuck und allem Femininem aus dem Weg und äußern gelegentlich, dass ihnen noch ein Penis wachsen werde. Jungen bevorzugen Vater-Mutter-Kind-Spiele, wobei sie der Mutterrolle den Vorrang geben, sich schminken, schmücken, parfümieren und verkleiden. Sie verbringen ihre Zeit am liebsten mit Mädchen, scheinen verletzlich und vermeiden Sport oder Raufereien. Früh äußern sie den Wunsch, eine Frau werden zu wollen.

Die betroffenen Kinder sind ansonsten mehrheitlich psychopathologisch unauffällig. Bei einer Untergruppe ist die Störung der Geschlechtsidentität mit einer Störung der Persönlichkeitsentwicklung gekoppelt und schließt vielfältige psychopathologische Symptome wie Angst, Depressivität und Rückzug ein. Diese Kombination scheint bei Mädchen seltener zu sein.

Es kann zu schulischen und familiären Problemen kommen, z. B. wenn sich die Kinder dem Sportunterricht entziehen oder die Symptomatik familiäre Auseinandersetzungen zur Folge hat.

Symptomatik: Ab dem 3. Lebensjahr verfügen Kinder über eine grundlegende sexuelle Identität.

In idealtypischen Fällen übernehmen Kinder mit einer Störung der Geschlechtsidentität das überzeichnete Verhaltensmuster des jeweils anderen Geschlechts.

Die meisten Kinder sind ansonsten psychopathologisch unauffällig. Bei einer Teilgruppe ist die Störung der Geschlechtsidentität jedoch Bestandteil einer umfassenderen Persönlichkeitsstörung.

Sekundäre familiäre und schulische Probleme sind häufig.

Diagnostik: Die Diagnose wird klinisch gestellt. Unterstützend können der CBCL (Child Behavior Checklist) bzw. YSR (Youth Self Report) und der Mann- (bzw. Frau-)Zeichen-Test verwendet werden.

Diagnostik: klinisch.

Differenzialdiagnose: Auszuschließen sind Intersex-Formen und sonstige organische Möglichkeiten einer abweichenden Sexualentwicklung durch chromosomale Aberrationen (XYY-, XXY-Syndrom, Gonadendysgenesien). Auszuschließen sind weiterhin kindliche Schizophrenien (VEOS), die gelegentlich eine Störung der Geschlechtsidentität beinhalten können. Diagnostische Probleme können Kinder hervorrufen, die von ihren Eltern gezielt konträr zu den üblichen Geschlechtsrollen erzogen werden. Aus diesem Grund ist eine genaue Familienanamnese notwendig.

Differenzialdiagnose:
- chromosomale Aberrationen (z. B. Gonadendysgenesien)
- kindliche Schizophrenien (VEOS)

Therapie: Wenn es sich bei dem devianten Verhalten um ein Ausweich- oder Vermeidungsverhalten oder die Auswirkung belastender familiärer Verhältnisse handelt, ist eine reguläre Psychotherapie indiziert. Ansonsten besteht der Umgang mit den Familien hauptsächlich in einer Beratung und Begleitung, die auch der verbesserten diagnostischen Einschätzung im Laufe der Entwicklung dient. Bleiben die devianten Verhaltensweisen bestehen, sollten negative soziale Reaktionen, die sich aufgrund des atypischen Verhaltens entwickeln können, nach Möglichkeit gemildert werden, um zusätzliche Traumatisierungen zu vermeiden. Dazu gehört auch die Zusammenarbeit mit Kindergärten und Schulen. Bei kleineren Kindern wird sich die therapeutische Intervention hauptsächlich auf spielerischer Ebene bewegen, bei älteren Kindern und

Therapie: Handelt es sich um ein Ausweich- oder Vermeidungsverhalten oder die Auswirkung familiärer Belastungen, dann ist eine reguläre Psychotherapie indiziert. Ansonsten besteht die Therapie hauptsächlich in einer Beratung und Begleitung der Familien. Wichtig ist, dass der Therapeut über eine gewisse Erfahrung mit der Problematik verfügt.

Jugendlichen sind auch gesprächstherapeutische Verfahren möglich. Eine der wichtigsten Voraussetzungen ist, dass die Therapeuten eine gewisse Erfahrung mit der Problematik haben.

▶ Merke

▶ **Merke:** Medikamentöse Behandlung ist bei diesen Störungen nicht indiziert.

Verlauf: Etwa ⅔ der Jungen mit abweichender sexueller Indentität entwickeln eine Homosexualität, ein kleiner Teil entwickelt sich zu Transvestiten und Transsexuellen.

Verlauf: Bis zu zwei Drittel der Jungen mit einer Störung der Geschlechtsidentität entwickeln später eine Homo- oder Bisexualität. Ein kleiner Teil entwickelt sich zu Transvestiten und Transsexuellen. Bei den Mädchen scheinen Normalisierungen der Entwicklung im Laufe des Jugendalters häufiger zu sein. Vereinzelt sind auch „Normalisierungen" der Geschlechtsidentität durch therapeutische Interventionen beschrieben.

5.32

5.32 Klassifikation der Störung der Geschlechtsidentität nach ICD-10 und DSM-IV

ICD-10	*DSM-IV*
▪ Störung der Geschlechtsidentität im Kindesalter (V64.2) – Unbehagen über das angeborene Geschlecht; Wunsch, dem anderen Geschlecht anzugehören – Beschäftigung mit Kleidung oder Aktivitäten des anderen Geschlechts, Crossdressing ohne sexuelle Erregung – Beginn der Symptomatik vor der Pubertät – Dauer von mindestens 6 Monaten	▪ Störung der Geschlechtsidentität nicht transsexueller Art. (302.50, 302.60, 302.85) – starker und andauernder Wunsch, dem anderen Geschlecht anzugehören – Unbehagen mit dem eigenen Geschlecht – intensive Beschäftigung mit gegengeschlechtlichen Aktivitäten in Phantasie und Realität, Crossdressing ohne sexuelle Erregung – Bevorzugung von Spielen, Freizeitbeschäftigung und Zukunftsplanung, die für das andere Geschlecht typisch sind

▶ Klinischer Fall

▶ **Klinischer Fall.** Rocky ist ein sechsjähriger Junge, für den seine Eltern eine Behandlung suchen, weil „er ein Mädchen sein möchte". Der bevorzugte Spielpartner des Patienten ist seine jüngere Schwester und, obwohl seine Eltern versuchen, Freundschaften mit anderen Jungen zu unterstützen, spielt Rocky lieber mit Mädchen oder ist mit der Mutter oder einem weiblichen Babysitter zusammen. Das wilde Spiel mit Jungen und körperliche Auseinandersetzungen mag er überhaupt nicht, obwohl er gut gebaut, überdurchschnittlich groß ist und über eine gute Koordination verfügt. Wenn er zu Hause in einem Rollenspiel eine Rolle übernimmt, ist es immer eine weibliche. Wenn er mit seiner jüngeren Schwester Familie spielt, dann ist er die „Mutter" oder die „ältere Schwester" und überlässt ihr die männliche Rolle. Er imitiert gern weibliche Fernsehfiguren, wie z. B. die älteste Tochter der Cosby-Serie, die erwachsenen Frauen aus der Familie Feuerstein oder Wonder Woman. In ähnlicher Weise spielt er auch die weiblichen Figuren aus verschiedenen Kinderbüchern.

Rocky hat sich nie für Spielzeugautos, Lastwagen oder Züge interessiert, spielt aber intensiv mit Puppen (Baby-, Barbie- und Familienpuppen) und gern mit Puppenküchen. Er spielt auch gern Hochzeit, Schwangerschaft, Lehrerin oder Ärztin. Er kann gut zeichnen und zeichnet meist weibliche Figuren. Obwohl seine Eltern versuchen, seine Aktivität einzuschränken, verkleidet er sich oft. Gelegentlich schlingt er eine Decke oder ein Handtuch als Rock um seine Hüften oder zieht ein T-Shirt oder einen Schlafanzug als Kleid an. Weibliche Unterwäsche oder Badeanzüge verwendet er nicht. Er mag Schleifen im Haar und hat schon ein Unterhemd oder einen Schleier auf dem Kopf dazu verwendet, langes Haar zu imitieren. Er tanzt gern, besonders in Kleidern. Er ist sehr an Schmuck interessiert, hat Halsketten aus Plastik und gibt gelegentlich vor, Ohrringe zu tragen. Er behauptet auch, Lippenstift zu benutzen, und würde den Lippenstift und das Parfüm seiner Mutter verwenden, wenn sie es ihm erlauben würde. Er sagt oft, wenn er unglücklich ist (z. B. als er anfing in den Kindergarten zu gehen) oder sich im Wettbewerb mit seiner Schwester sieht: „Ich möchte ein Mädchen sein."

Bei der Untersuchung stellt sich heraus, dass der Junge keine femininen Merkmale aufweist. Seine intellektuelle Entwicklung ist offenkundig normal. Obwohl er etwas zurückhaltend ist, kann er vieles von dem, was seine Eltern über sein Spiel und seine Vorlieben gesagt haben, bestätigen. Er sagt, dass er kein Junge sein möchte, weil er Angst davor hat, dann mit Soldaten spielen zu müssen oder Krieg mit anderen Jungen, wenn er älter ist. Er wünscht sich, dass eine Fee ihn in ein Mädchen verwandeln könnte. Was er daran gut findet, ein Mädchen zu sein, ist Kleider zu tragen sowie langes Haar und Schmuck zu haben. Seine Zeichnungen stellen ausschließlich weibliche Figuren dar.

Die Familiengeschichte, Schwangerschaft, Geburt und die frühe Entwicklung sind unauffällig. Die Eltern zeigen keine psychopathologischen Merkmale. Die Probleme des Patienten scheinen bei der Geburt der jüngeren Schwester begonnen zu haben, als er zwei Jahre alt war. In den ersten vier Lebensmonaten hatte seine Schwester Probleme mit der Verdauung und erforderte viel elterliche Zuwendung und Pflege. Der Patient fing an, deutliche Zeichen der Regression zu zeigen; er spielte wieder das Baby, wollte aus der Flasche trinken, gehalten und umsorgt werden. Seine Mutter gab zu einem gewissen Grad nach. Sowohl die Eltern als auch die Babysitter sind davon überzeugt, dass die Verkleidung und der Wunsch, ein Mädchen zu sein, auf diese Zeit zurückgehen, obwohl vor der Geburt der Schwester bereits Anzeichen dafür vorlagen, dass der Patient langes Haar dadurch andeutete, dass er ein Handtuch auf dem Kopf trug. Als der Patient vier Jahre alt war, bekam seine Schwester eine Babypuppe, die er ihr wegnahm. Etwa zur gleichen Zeit verbrachte er die Ferien mit seiner Schwester bei den Großeltern und beklagte sich darüber, dass seine Schwester mehr Zuwendung als er erhielt und fragte: „Warum kann ich kein Mädchen sein? Warum hat Gott mich nicht zu einem Mädchen gemacht? Mädchen können sich fein machen, können hübsche Sachen tragen."

Im Alter von drei Jahren wurde er in den Kindergarten aufgenommen und zeigte zu Beginn große Trennungsangst. Er schien viel sensibler als die anderen Kinder zu sein, hatte anscheinend Angst vor ihnen und behauptete sich nicht gegen sie. Seine Erzieherin bemerkte von Anfang an, dass er sich häufig fein machte, sagte, dass er Mutter werden würde, wenn er erwachsen sei, und zögerte, sich an Balgereien zu beteiligen. Im zweiten Jahr konnte er ein Mädchen so gut imitieren (die Augen niederschlagen, Modulation der Stimme, Gehen), dass die Erzieherin sich fragte, ob er ein Intersextyp sei. Im dritten Jahr schloss der Klassenlehrer die Puppenecke ab, weil er sich so intensiv mit dem Puppenspielen beschäftigte (aus: Spitzer et al. 1991).

5.17 Körperlicher und sexueller Missbrauch

5.17 Körperlicher und sexueller Missbrauch

▶ **Definition:** Körperliche oder seelische Schädigung, die meist in Familien oder Institutionen geschieht und zu Verletzungen, Entwicklungsstörungen oder sogar zum Tode führt.

◀ Definition

Neben dem körperlichen und sexuellen Missbrauch gibt es auch verschiedenste Formen körperlicher und emotionaler Vernachlässigung, die schwieriger zu definieren sind.

Es gibt verschiedenste Formen körperlicher und emotionaler Vernachlässigung.

Epidemiologie: 10 bis 15 % der Kinder sollen im Laufe ihrer Entwicklung Opfer von körperlicher oder sexueller Gewalt werden. Die Häufigkeitsangaben sind zum einen abhängig von soziokulturell und juristisch determinierten Definitionen und Konventionen, zum anderen sind sie beeinträchtigt durch eine in ihrem Ausmaß letztlich unbekannte Dunkelziffer. Nach Schätzungen kommt es in Deutschland jährlich zu 150 000 bis 200 000 Fällen von Kindesmisshandlung.
Kindesmissbrauch tritt in allen sozialen Schichten auf, besonders häufig aber in Kombination mit familiären Belastungssituationen wie Streit und Gewalt zwischen den Eltern, Trennung und Wiederverheiratung, Überlastung und psychischen Störungen der Eltern, Alkoholismus und mangelnden psychosozialen Ressourcen. Der körperliche Missbrauch beginnt meist früher als der sexuelle Missbrauch. Sexueller Missbrauch kommt seltener vor. Die Geschlechterverteilung ist unklar, bislang sind Fälle sexuellen Missbrauchs deutlich häufiger bei Mädchen bekannt geworden.

Epidemiologie: 10–15 % der Kinder sollen im Laufe ihrer Entwicklung Opfer von körperlicher oder sexueller Gewalt werden.

Kindesmissbrauch tritt in allen sozialen Schichten auf, besonders häufig in Kombination mit familiären Belastungen. Der körperliche Missbrauch beginnt meist etwas früher als der sexuelle Missbrauch.

5.8 **Lokalisation typischer Misshandlungsverletzungen**

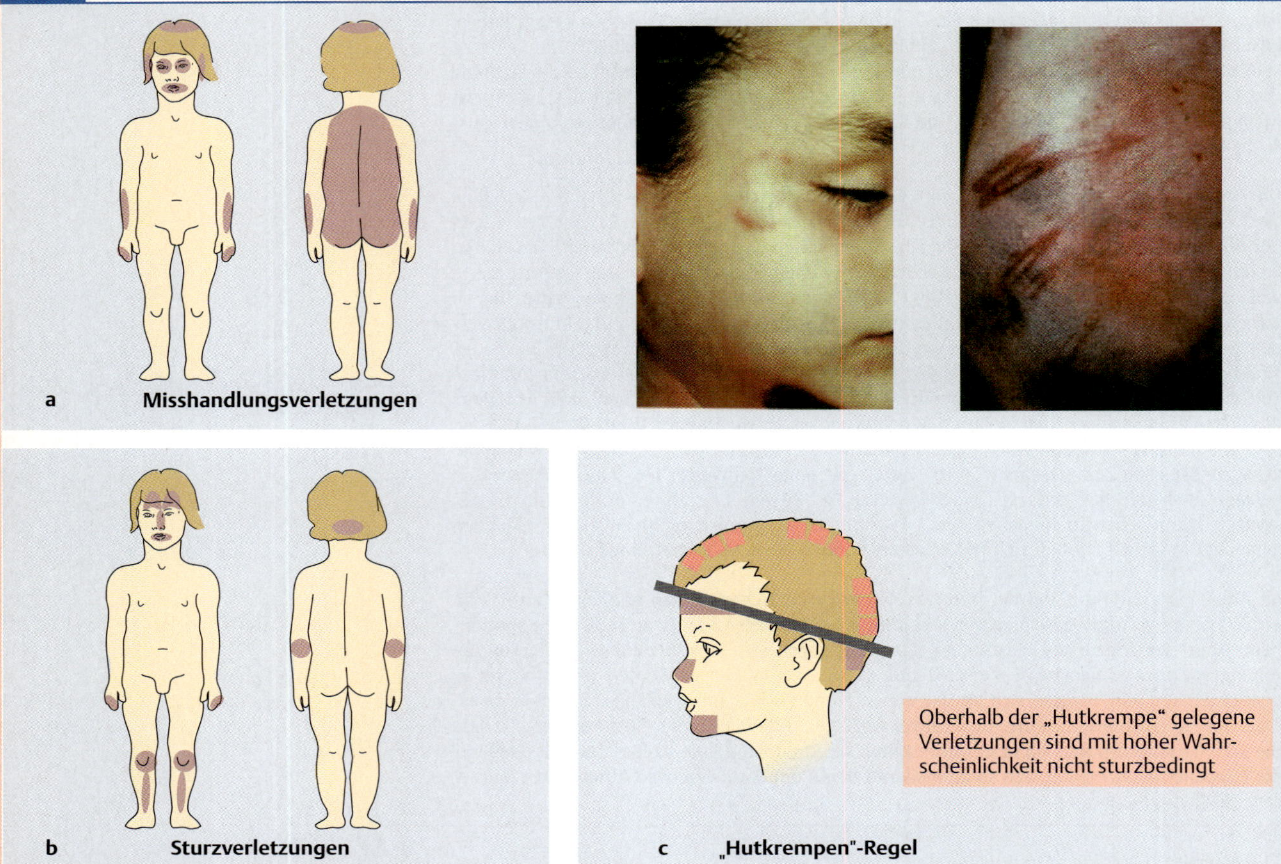

Symptomatik: Körperlicher Missbrauch kann u. a. zu folgenden Symptomen führen:
- Hämatome (Abb. **5.8**)
- Bauchtraumen
- Frakturen
- Schütteltraumen
- Blutungen in Gehirn und Augenhintergrund.

Symptomatik: Körperlicher Missbrauch umfasst brutales oder häufiges Schlagen mit oft sichtbaren Folgen wie Hämatomen (Handabdrücke), stumpfen Bauchtraumen, untypischen Frakturen und Schütteltraumen mit nachfolgenden Blutungen im Augenhintergrund und Subduralraum. Besonders typisch sind Verletzungen an Körperstellen, an denen sich Kinder üblicherweise nicht verletzen. In seltenen Fällen kann es zu Strangulationen, Folterungen und Totschlag kommen. Sammelbegriff für diese Verletzungen ist der Begriff „Battered Child Syndrome“ (Abb. **5.8**).

Bei **sexuellem Missbrauch** fehlen üblicherweise grobe körperliche Verletzungen. Verdächtig sind:
- genitale oder anale Verletzungen
- sexuell übertragbare Krankheiten
- Frühschwangerschaften.

Die Täter gehören meist dem näheren sozialen Umfeld der Kinder an. Häufig wird psychischer Druck angewandt, um die Kinder zum Schweigen zu bringen. Oft beginnt der sexuelle Missbrauch bereits im Kleinkindalter.

Beim vorwiegend intrafamiliär vorkommenden **sexuellen Missbrauch** treten üblicherweise keine gröberen körperlichen Verletzungen auf. Mögliche Hinweise sind genitale und anale Verletzungen, sexuell übertragbare Krankheiten und Frühschwangerschaften, aber auch psychische Symptome wie sekundäre Enuresis, Leistungsabfall oder Weglaufen. Die Täter gehören meist zum näheren sozialen Umfeld der Kinder und dementsprechend geschieht sexueller Missbrauch meist ohne körperliche Gewalt. Psychische Druckmittel wie Drohungen oder Erpressungen, um die Kinder zum Schweigen zu bringen, sind dagegen häufig. Die klassische Missbrauchsituation im Sinne des Inzests entwickelt sich zwischen Tochter und (Stief-) Vater oder zwischen (Stief-) Mutter und Sohn; homosexueller Inzest ist selten. Psychische Folgen von Geschwisterinzest sind schwerer abschätzbar. Sexueller Missbrauch beginnt häufiger im Kleinkindalter als lange Zeit angenommen.

Die Formen sexuellen Missbrauchs reichen von verbalen Obszönitäten bis zum vollzogenen Geschechtsverkehr.

Sexuelle Übergriffe treten in unterschiedlicher Intensität auf. Beginnend mit verbalen Obszönitäten reicht das Spektrum über taktile Stimulationen, Petting und die verschiedenen oralen und analen Praktiken bis hin zum vollzogenen Geschlechtsverkehr. Gelegentlich werden die Kinder gezielt zu Augenzeugen des elterlichen Sexuallebens gemacht, auch in Form von Fotos oder Videoaufnahmen. Ebenso unterschiedlich wie die Art der Übergriffe ist die Dauer der sexuellen Kontakte. Sie reicht vom einmaligen Übergriff bis zum jahrelangen Missbrauch, der sich auch auf mehrere Kinder in Folge ausdehnen kann. Gelegentlich wissen nahe stehende Bezugspersonen von solchen Beziehungen und tolerieren diese. Auch außerfamiliäre Vergewaltigungen geschehen häufig durch Täter, denen das Opfer zumindest vom Sehen bekannt ist. Dies gilt besonders bei jugendlichen Sexualdelinquenten. Zeitweise wurden Gruppen von Erwachsenen bekannt, die Kinder zum Zweck des Missbrauchs austauschen, vermitteln und Gruppensex praktizieren („Sexringe“).

Auch außerfamiliäre Vergewaltigungen werden häufig durch Täter verübt, denen das Opfer zumindest vom Sehen bekannt ist.

Eine seltene Misshandlungsform ist das **Münchhausen by proxy-Syndrom**. Hierbei werden Krankheitssymptome beim Kind durch die Bezugsperson manipulativ erzeugt, z. B. werden Harnwegsinfektionen vorgetäuscht oder Fieber und Sepsis durch Injektionen von infizierten Flüssigkeiten hervorgerufen. Die Bezugspersonen haben häufig medizinische Kenntnisse und weisen selbst psychische Störungen auf. Zusätzliche Belastungen ergeben sich durch unnötige, inadäquate und oft eingreifende diagnostische und therapeutische Interventionen. Das Syndrom muss vom eigentlichen Münchhausen-Syndrom unterschieden werden, bei dem die (jugendlichen oder erwachsenen) Personen die Schädigungen am eigenen Körper vornehmen oder vortäuschen.

Eine seltene Form der Misshandlung ist das **Münchhausen by proxy-Syndrom**. Hierbei werden Krankheitssymptome des Kindes von der Bezugsperson vorgetäuscht (z. B. Hervorrufen von Infektionen durch Injektion von Flüssigkeiten).

Es gibt kein spezifisches psychiatrisches Missbrauchssyndrom. Zahlreiche Folgeerkrankungen sind in der umfassenden Literatur beschrieben worden. Grundlage der auf den Missbrauch folgenden **vielfältigen psychiatrischen Symptome** scheinen zum einen die unmittelbaren Traumatisierungen und ihre unvollständige Verarbeitung, zum anderen Selbstwertprobleme, Unsicherheiten und Identitätsstörungen zu sein. Die an sich schon komplexe Situation wird noch durch die Tatsache kompliziert, dass Missbrauchsanschuldigungen z. B. in Scheidungsprozessen instrumentalisiert werden. Die Aufklärung derartiger Konstellationen ist nicht einfach und bedarf spezifischer Verfahren der Glaubhaftigkeitsbegutachtung.

Die psychopathologischen Folgen des sexuellen Missbrauchs sind unspezifisch. Grundlage der **vielfältigen psychiatrischen Symptome** sind die Traumatisierungen und ihre unvollständige Verarbeitung sowie Selbstwertprobleme und Identitätsstörungen.

Therapie: Die **Unterbrechung des Missbrauchs** ist das erste und wichtigste Ziel. Wesentlich ist auch die Zusammenarbeit der Familie mit Polizei, Justiz, Jugendamt, Klinik und Heimen. Die psychotherapeutische Betreuung des Kindes darf während des gesamten Prozesses nicht vernachlässigt werden und zentriert sich je nach individueller Bedürftigkeit z. B. auf posttraumatische Störungen, Entwicklung von Bewältigungstechniken, Stützung bei Ämtergängen oder Beratung bei Fremdunterbringung.

Therapie: Das erste Ziel ist die **Unterbrechung des Missbrauchs.** Die Zusammenarbeit von Polizei, Justiz, Jugendamt, Klinik, Heim und Familie ist wichtig. Die psychotherapeutische Betreuung darf währenddessen nicht unterbrochen werden.

▶ **Merke:** Missbrauchte Kinder sind eine Risikogruppe für deviantes Befinden und Verhalten.

◀ **Merke**

Verlauf: Obwohl nicht alle Opfer auffällig werden, sind sie in Heimen, psychiatrischen Kliniken und anderen Risikopopulationen vermehrt anzutreffen. Die Entdeckung und Aufarbeitung von Missbrauchssituationen ist eine schwierige, aufwendige und trotzdem lohnenswerte Aufgabe, die Linderung individuellen Leidens durch die Aufarbeitung kollektiven Schweigens möglich macht.

Verlauf: Unter Heimkindern und psychiatrischen Patienten findet man gehäuft Missbrauchsopfer.

Der besondere Wert der therapeutischen Aufarbeitung von Missbrauchserfahrungen liegt darin, dass missbrauchte Kinder ohne Therapie später signifikant häufiger wieder zu Misshandlern werden und so das Verhängnis fortführen. Trotz des steigenden öffentlichen Interesses wird die Diagnose Missbrauch wohl nach wie vor zu selten gestellt und muss öfter als bisher in die differenzialdiagnostischen Überlegungen mit einbezogen werden.

Ohne Aufarbeitung können aus Missbrauchsopfern später wieder Täter werden. Nach wie vor muss von einer hohen Dunkelziffer ausgegangen werden.

6 Therapie

6.1 Allgemeines

▶ **Definition:** Inhalt und Ziel der psychiatrischen Therapie sind die Besserung, Heilung und Rückfallverhütung von psychischen Störungen. Sie basiert auf drei Säulen (Abb. **6.1**):
- biologisch-somatische Therapieverfahren (v. a. Psychopharmakotherapie)
- Psychotherapie
- Soziotherapie.

Basis der psychiatrischen Therapie ist das ärztliche, personenzentrierte, zeitaufwändige (!) Gespräch mit einer psychotherapeutischen Grundhaltung im Sinne der „psychosomatisch" orientierten „sprechenden" Medizin.
Ausgehend von einer multifaktoriellen Ätiopathogenese psychischer Erkrankungen umfasst die Behandlung im Allgemeinen eine Kombination der drei genannten Therapieformen im Sinne eines integrierten Gesamtbehandlungsplans.

▶ **Merke:** Art und Stadium der vorliegenden psychiatrischen Erkrankung sind ausschlaggebend dafür, ob der Behandlungsschwerpunkt bei somato-/pharmakotherapeutischen, psychotherapeutischen oder soziotherapeutischen Verfahren liegt.

Beispiele:
- Bei einer akuten, produktiven schizophrenen Psychose liegt der Therapieschwerpunkt initial in der Gabe von Psychopharmaka. Auf diese Weise soll sowohl eine Sedierung als auch eine Entaktualisierung der psychotischen Symptomatik erreicht werden. Nach Teilremission nehmen dann psychosoziale Behandlungsmaßnahmen an Bedeutung zu.
- bei einer Depression mit mangelnder Fähigkeit emotional zu reagieren, gravierender Schlafstörung, Interessenverlust und schwerer Antriebsstörung ist initial die Verordnung von Antidepressiva indiziert, nach Besserung/Wirkungseintritt sollte dann eine kombinierte Behandlung mit Psychotherapie (z. B. kognitive Verhaltenstherapie) erfolgen.

6.1 Säulen der psychiatrischen Therapie

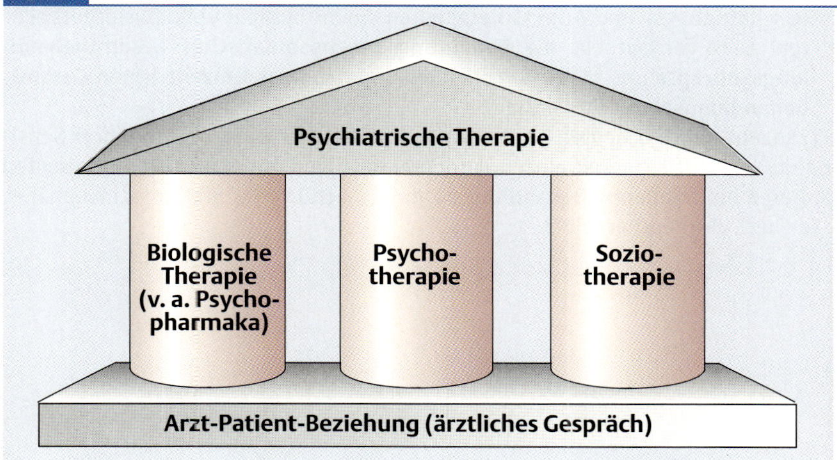

6 Therapie

6.1 Allgemeines

◀ Definition

Basis der psychiatrischen Therapie ist das ärztliche, personenzentrierte, zeitaufwändige (!) Gespräch.

Aufgrund der multifaktoriellen Ätiopathogenese besteht die Behandlung meist in einer Kombination der 3 Säulen.

◀ Merke

Beispiele:

6.1

Besonderheiten der psychiatrischen Therapie:

- Der **Krankheitsbegriff** ist bei leichteren Störungen nicht immer scharf von der Spielbreite des Normalen abzugrenzen. Die **Indikationsstellung für eine psychiatrische Behandlung** an Hand von Diagnosekriterien ist daher sorgfältig zu stellen.

 „Psychagogische Maßnahmen“ werden z. T. bei leichten Verhaltens- und Anpassungsstörungen angewandt.

- Da psychiatrische Erkrankungen z. T. zur Chronifizierung neigen bzw. mit Funktionseinbußen einhergehen, bedarf die **Versorgung** psychisch Kranker besonderer Rehabilitationseinrichtungen (s. S. 539 ff.).
- Durch die **Rezidivneigung** mancher Erkrankungen sind Prophylaxe und Nachsorge besonders wichtig.
- **Fehlende Krankheitseinsicht** kann die Unterbringung und Behandlung gegen den Willen des Patienten erforderlich machen (s. S. 561 ff.).
- Für einzelne Krankengruppen existieren **Spezialeinrichtungen** (z. B. Fachkrankenhäuser für Suchtkranke oder psychisch kranke Rechtsbrecher).
- Die Behandlung erfolgt v. a. im stationären Sektor durch ein **multiprofessionelles Team.** Dies verdeutlicht die Notwendigkeit, einen **individuumzentrierten Gesamtbehandlungsplan** aufzustellen.

Im Vergleich zu anderen Disziplinen der Medizin weist die **psychiatrische Behandlung eine Reihe von Besonderheiten** auf:

- Der **Krankheitsbegriff** ist in der Psychiatrie bei leichteren Störungen nicht immer scharf von der Spielbreite des Normalen abzugrenzen (zum normalen Leben gehörende Befindlichkeitsstörungen, „akzentuierte Persönlichkeit“). Hieraus resultiert, dass die **Indikationsstellung für eine psychiatrische Behandlung** im engeren Sinn an Hand von Diagnosekriterien sorgfältig zu stellen ist. Dies soll auch der Gefahr vorbeugen, einem „Psycho-Boom“ (z. B. mit unwissenschaftlichen „Selbstverwirklichungs-Psychotherapie-Zirkeln“) zu erliegen oder die Eigenverantwortlichkeit des Menschen aus dem Blickwinkel zu verlieren.
  Die Folgen der Zubilligung einer Krankenrolle sind besonders bei Begutachtungsfragen von eminenter sozialmedizinischer Bedeutung (Frühberentung, Gefahr des Krankheitsgewinns mit chronischer „psychischer Behinderung“).
  „Psychagogische Maßnahmen“ im Sinne von Beratung, stützendem ärztlichem Gespräch und Empfehlungen zur Stressbewältigung und Lebensführung („Psychohygiene“) sind als adäquate Maßnahmen bei einem Teil der leichtgradigen Verhaltens- und Anpassungsstörungen anzusehen.
- Da psychiatrische Erkrankungen nicht selten zur Chronifizierung neigen und z. T. mit Funktionseinbußen (Residual-, Defektzustände) einhergehen, bedarf die **Versorgung** psychisch Kranker neben der in der Medizin üblichen ambulanten und vollstationären Therapie besonderer Rehabilitationseinrichtungen („Übergangseinrichtungen“), die eine abgestufte, auf die vorliegenden Defizite abgestimmte Versorgung unter dem Prinzip der „Gemeindenähe“ ermöglichen (s. S. 539 ff.).
- Die **Rezidivneigung** mancher psychischen Erkrankungen beinhaltet, dass der Prophylaxe sowie der Nachsorge ein besonders hoher Stellenwert zukommt (Rückfallverhütung durch medikamentöse und psychosoziale Maßnahmen).
- Gegenüber anderen Krankheiten können hirnorganische und psychotische Störungen eine Sonderstellung einnehmen, da infolge krankheitsbedingter **fehlender Krankheitseinsicht** in manchen Fällen eine Unterbringung und Behandlung gegen den Willen des Kranken erfolgen muss („Zwangsbehandlung“). Ebenso kann die Einrichtung einer Betreuung (früher: Entmündigung, Pflegschaft) notwendig werden (s. S. 561 ff.).
- Neben den differenzierten Behandlungs- und Versorgungseinrichtungen existieren für einzelne Krankengruppen **Spezialeinrichtungen**. Dazu zählen Fachkrankenhäuser für Suchtkranke sowie psychisch kranke Rechtsbrecher (forensische Psychiatrie, „Maßregelvollzug“).
- Insbesondere im stationären Sektor erfolgt die psychiatrische Behandlung durch ein **multiprofessionelles Team:** Pflegepersonal (z. T. mit psychiatrischer Zusatzqualifikation), Sozialarbeiter und -pädagogen, Diplom-Psychologen, Beschäftigungs- und Arbeitstherapeuten, Suchttherapeuten, Physiotherapeuten. Dies verdeutlicht die **Bedeutung psychosomatischer Gesamtbehandlungskonzepte** und die Notwendigkeit, einen **individuumzentrierten Gesamtbehandlungsplan** aufzustellen.

Ergänzend sollte beachtet werden, dass psychisch Kranke aufgrund ihrer Sensibilität und Irritierbarkeit eines toleranten, positiven, transparent-konsequenten äußeren und inneren Behandlungsrahmens bedürfen („Stationsatmosphäre“, „Setting“, „Milieutherapie“).

6.2 Psychopharmakotherapie

6.2.1 Allgemeiner Teil

6.2 Psychopharmakotherapie

6.2.1 Allgemeiner Teil

▶ **Definition:** Jede Substanz, die in die Regulation zentralnervöser Funktionen eingreift und seelische Abläufe modifiziert („psychotroper Effekt"), ist ein Psychopharmakon.

◀ **Definition**

Aus pharmakologischer Sicht gibt es allerdings keine Substanz, die direkt „auf die Psyche" einwirkt, vielmehr werden nur bestimmte neurophysiologische oder biochemische Vorgänge verändert.

Wohl kaum eine andere Arzneimittelgruppe hat durch ihre Einführung so immense therapeutische Möglichkeiten eröffnet wie die modernen Psychopharmaka. In den knapp 50 Jahren seit ihrer Entdeckung haben sie entscheidend dazu beigetragen, dass viele seelische Krankheiten behandelt werden können. Außerdem ermöglichen sie z. B. bei Psychosekranken die berufliche und soziale Rehabilitation und Reintegration sowie die ambulante Therapie vieler psychischer Störungen.

Dank der modernen Psychopharmaka ist es heute möglich, dass z. B. Psychosekranke beruflich und sozial wieder rehabilitiert und integriert und viele psychische Störungen ambulant behandelt werden können.

▶ **Merke:** Für die sachgerechte Behandlung psychiatrischer Krankheiten ist ein **Gesamt-Behandlungsplan** obligat, der neben pharmakologisch beeinflussbaren biologischen Faktoren auch die (sozio-)psychodynamischen Bedingungen des Krankheitsbildes berücksichtigt.

◀ **Merke**

Schon frühzeitig wurden die Bedeutung von Persönlichkeitsfaktoren, der Motivationslage und ähnlicher Ausgangsbedingungen sowie die Tragweite situativer Faktoren und des sozialen Kontexts für die Effekte von Psychopharmaka deutlich. Basis für eine sachgerechte Psychopharmakotherapie ist deshalb eine psychotherapeutische Grundeinstellung mit **Herstellung einer tragfähigen Arzt-Patient-Beziehung** („Droge Arzt").

Basis für eine sachgerechte Psychopharmakotherapie ist eine psychotherapeutische Grundeinstellung mit **Herstellung einer tragfähigen Arzt-Patienten-Beziehung** („Droge Arzt").

Gerade Psychopharmaka setzen eine **individuelle, persönliche, patientenzentrierte Einstellung** voraus, da ihre unkritische und unsachgemäße Verwendung Gefahren bergen kann (z. B. Neuroleptika zur Ruhigstellung = „Pillenkeule", „verordnete Anpassung", „chemische Zwangsjacke", Tranquilizer als „medikamentöse Konfliktlöser"). Durch unseriöse Berichterstattung in den Medien werden psychisch Kranke und deren Angehörige hinsichtlich ihrer Einstellung zu Psychopharmaka auch heute noch verunsichert. Es liegen keine Daten darüber vor, wie viele Patienten durch solche Kampagnen beeinflusst wurden und nachfolgend ihre dringend indizierten Neuroleptika, Antidepressiva oder Tranquilizer abrupt absetzten und dadurch entweder erneut erkrankten und in psychiatrische Kliniken aufgenommen werden mussten, Suizidversuche unternahmen oder unter schwersten Entzugssymptomen litten.

Von großer Bedeutung ist eine **individuelle persönliche, patientenzentrierte Einstellung bei der Therapie mit Psychopharmaka.** Ein unsachgemäßer Einsatz von Neuroleptika ist eine pure Ruhigstellung oder eine „verordnete Anpassung", ebenso die Verordnung von Tranquilizern als „medikamentöse Konfliktlöser".

Nicht unerwähnt soll bleiben, dass gerade bei der Evaluierung psychischer Effekte von Pharmaka die Möglichkeit einer **Plazebowirkung** bestehen kann (besonders bedeutsam bei der Behandlung von Schlafstörungen, aber auch bei Depressionen). Ein weiteres Problem der psychopharmakologischen Forschung besteht darin, dass fast keine validen tierexperimentellen Modelle psychiatrischer Erkrankungen existieren.

An die Möglichkeit einer **Plazebowirkung** muss gedacht werden.

▶ **Merke:** Psychopharmaka sind heute aus der Therapie psychischer Erkrankungen nicht mehr wegzudenken. Gründliche Kenntnisse sind jedoch obligate Voraussetzung für einen sachgemäßen Einsatz dieser Substanzen.

◀ **Merke**

Einteilung

Die ständig wachsende Zahl an Psychopharmaka hat dazu geführt, dass immer wieder neue Klassifikationen vorgeschlagen werden. So gibt es Einteilungen

Einteilung

Psychopharmaka können eingeteilt werden nach:

- biochemischem Wirkmechanismus
- chemischer Struktur (hat sich nicht durchgesetzt)

Übliche Einteilung:
- Tranquilizer
- Hypnotika
- Antidepressiva
- Phasenprophylaktika, Stimmungsstabilisierer
- Neuroleptika/Antipsychotika
- Antidementiva
- sonstige Psychopharmaka.

nach der chemischen Struktur (die sich jedoch nicht durchsetzen konnten, da chemisch nahe verwandte Stoffe klinisch oft sehr unterschiedliche Wirkungen hervorrufen) und solche, die von biochemischen oder neurophysiologischen Wirkmechanismen ausgehen.
Üblicherweise werden folgende Gruppen unterschieden:
- Tranquilizer
- Hypnotika
- Antidepressiva
- Phasenprophylaktika, Stimmungsstabilisierer (Lithium, Carbamazepin)
- Neuroleptika/Antipsychotika
- Antidementiva
- sonstige Psychopharmaka (u. a. Clomethiazol, Psychostimulanzien).

Stellenwert

In der Behandlung organischer und endogener Psychosen sind Psychopharmaka unverzichtbar. Hier haben sie einen **Beitrag zur Humanisierung der Psychiatrie** geleistet, indem sie diese Erkrankungen behandelbar machten.

Hohen Stellenwert besitzen Psychopharmaka bei der Behandlung von depressiven Syndromen, Panikerkrankungen, Erregungszuständen, kurzfristig auch bei Schlafstörungen, schweren Neurosen sowie akuten Krisen mit Suizidalität (Tab. **6.1**).

Stellenwert

Psychopharmaka gehören heute zu den am meisten verordneten Medikamenten und werden von jedem Arzt – nicht nur vom Psychiater/Nervenarzt – routinemäßig eingesetzt. Keine andere Arzneimittelgruppe wird aber auch so kontrovers und emotional diskutiert wie die Psychopharmaka. Unbestritten dürfte sein, dass sich die Behandlungsmöglichkeiten seelischer Erkrankungen seit der Entwicklung psychotroper Substanzen entscheidend erweitert haben. In der Behandlung organischer, schizophrener und affektiver Psychosen sind Psychopharmaka unverzichtbar; hier haben sie einen **Beitrag zur Humanisierung der Psychiatrie** geleistet, indem sie diese Erkrankungen behandelbar machten und so die Voraussetzungen für soziotherapeutische und psychagogische Maßnahmen schufen.
Die sozialpsychiatrischen Fortschritte der letzten Jahrzehnte basieren auf der Wirksamkeit der Psychopharmaka. Schwere Neurosen sowie akute Krisen mit Suizidalität können ebenfalls eine (vorübergehende) psychopharmakologische Behandlung erforderlich machen. Auch in der Behandlung häufiger Symptome wie Schlafstörungen, chronische Schmerzzustände sowie bei Panikerkrankungen, depressiven Syndromen und Erregungszuständen (symptomatische Sedierung, z. B. auch präoperativ) nehmen sie einen hohen Stellenwert ein.

▶ **Merke**

▶ **Merke:** Der Stellenwert von Psychopharmaka in der Behandlung psychischer Störungen ist sehr unterschiedlich und von der Art der psychischen Erkrankung abhängig (Tab. **6.1**). Längst überholt und als unsinnig erkannt ist der leider nach wie vor anzutreffende Standpunkt „Medikamente **oder** Psychotherapie".
Das „therapeutische Klima", die Arzt-Patient-Beziehung, spielt auch in der Psychopharmakotherapie eine wichtige Rolle. Eine psychotherapeutische Grundhaltung ist obligat, in vielen Fällen ist nur durch die Kombination beider Behandlungsverfahren ein optimales Therapieergebnis möglich. Zentrales Problem ist die Indikationsstellung, d. h. die exakte psychiatrische Diagnostik.

6.1

6.1 Hauptindikationen von Psychopharmaka

	Tranquilizer	*Hypnotika*	*Antidepressiva*	*Neuroleptika/Antipsychotika*
Schlafstörungen	–	+	(+)	–
Erregungszustände	+	–	–	+
Angst-/Panikstörungen	+	–	+	–
Zwangsstörung	–	–	+	–
Depression	–	–	+	–
psychotische Zustände/Schizophrenien	–	–	–	+

Probleme der Verordnung

Die Grenzen und Gefahren der Psychopharmakotherapie zeigen sich dann, wenn diese unkritisch nur zur „Ruhigstellung" oder zur Erleichterung des Lebens (Korrektur physiologischer Verstimmungen und zum Menschsein gehörender Alltagsprobleme) eingesetzt werden. Hier liegen die Nachteile der häufig verordneten Tranquilizer (s. S. 474).
Diese Medikamente **können unter anderem den für eine Psychotherapie erforderlichen Leidensdruck reduzieren,** indem sie Konflikte zudecken. Ihr unkontrollierter Gebrauch kann schließlich vom Konsum zum Missbrauch führen (s. S. 328 ff.). Der Abusus von Tranquilizern hat in der Öffentlichkeit entscheidend dazu beigetragen, dass Psychopharmaka generell in Misskredit geraten sind. Erschwerend kommt hinzu, dass sich aus einer Präparatevielfalt, die selbst dem Psychiater eine jederzeit aktuelle Übersicht schwer macht, diffuse unklare Indikationsstellungen und eine psychopharmakologische Polypragmasie ergeben können. Verbreitet ist auch der Irrtum, die Pharmakopsychiatrie sei im Gegensatz zur Psychotherapie eine recht einfach und schnell erlernbare Disziplin.

Probleme der Verordnung

Die Gefahr der unkritischen Verordnung und Einnahme besteht v. a. bei Tranquilizern (z. B. zur „Ruhigstellung" oder zur Korrektur physiologischer Verstimmungen).

Indem sie Konflikte zudecken, können Tranquilizer **den für eine Psychotherapie erforderlichen Leidensdruck reduzieren.** Ihr unkontrollierter Gebrauch kann zum Missbrauch führen (s. S. 328 ff.). Der Abusus von Tranquilizern hat in der Öffentlichkeit entscheidend dazu beigetragen, dass Psychopharmaka in Misskredit geraten sind.

Darreichungsformen und Dosierung

Psychopharmaka liegen in allen Formen vor: als Ampullen zur intravenösen oder intramuskulären Applikation, in oral fester und flüssiger Form sowie als Suppositorien. Besondere Bedeutung haben **Depot-Präparate** (parenterale Applikation) in der Langzeitbehandlung schizophrener Psychosen erlangt. Die Dosierung von Psychopharmaka erfolgt grundsätzlich individuell, im Akutstadium der Erkrankung ist meist eine höhere Dosierung notwendig. Nach eingetretener Besserung wird häufig die Medikamentendosis bis zur so genannten Erhaltungsdosis reduziert. Zwecks besserer Verträglichkeit werden z. B. Antidepressiva meist einschleichend dosiert, das Absetzen sollte ebenfalls allmählich erfolgen.
Die Einnahme der Medikamente kann je nach vorliegendem Krankheitsbild regelmäßig oder auch nur bei Bedarf (z. B. Tranquilizer, Hypnotika) erfolgen. Bei vielen Psychopharmaka ist aufgrund langer Halbwertszeiten eine tägliche **Einmaldosierung** möglich (z. B. **Retard-Präparate).** Die Herstellung einer hohen **Einnahmezuverlässigkeit (Compliance)** ist von eminenter Bedeutung, da insbesondere Neuroleptika, Lithium und Antidepressiva zur Stabilisierung des Zustandes und zur Rezidivprophylaxe häufig über längere Zeiträume eingenommen werden müssen. Als Compliance fördernd haben sich überschaubare (einfache) Verordnungspläne, die ausführliche Darstellung von Nutzen/Wirksamkeit (z. B. Rückfallverhütung) und möglicher (harmloser, vorübergehender) Nebenwirkungen sowie ein positives ärztliches Führungsverhalten erwiesen.

Darreichungsformen und Dosierung

Psychopharmaka liegen in allen Applikationsformen vor. Besondere Bedeutung hat die parenterale Applikation von **Depot-Neuroleptika** in der Langzeitbehandlung schizophrener Psychosen. Die Dosierung erfolgt grundsätzlich individuell, im Akutstadium der Erkrankung ist meist eine höhere Dosierung notwendig.

Bei vielen Psychopharmaka ist aufgrund langer Halbwertszeiten eine tägliche **Einmaldosierung** möglich (z. B. **Retard-Präparate).** Eine hohe **Einnahmezuverlässigkeit (Compliance)** ist von eminenter Bedeutung, da Neuroleptika, Lithium und Antidepressiva zur Stabilisierung des Zustandes und zur Rezidivprophylaxe häufig über längere Zeiträume eingenommen werden müssen.

Wichtige Nebenwirkungen

Psychopharmaka können das **Reaktionsvermögen**, die Vigilanz und psychomotorische Funktionen (Bedienung von Maschinen, Straßenverkehr) beeinträchtigen. Zu Beginn einer Neuroleptika- und Antidepressivabehandlung und bei höherer Dosierung ist die Arbeits- und Fahrtauglichkeit zumeist beeinträchtigt. Hierbei müssen immer individuelle Gegebenheiten (Persönlichkeitsfaktoren, Nebenwirkungen) berücksichtigt werden. Besonders bedeutsam und folgenreich ist außerdem die potenzierende **Wechselwirkung** von Alkohol mit Psychopharmaka. Unter arbeits- und verkehrsmedizinischen Gesichtspunkten muss bei Tranquilizern und Hypnotika an die Gefahr von Nachwirkungen („hang over", Tagesresteffekte) gedacht werden (Kumulationsgefahr, lange Halbwertszeit, aktive Metaboliten). Weitere wichtige Nebenwirkungen s. Tab. **6.2**.

Wichtige Nebenwirkungen

Psychopharmaka können das **Reaktionsvermögen**, die Vigilanz und psychomotorische Funktionen (Bedienung von Maschinen, Straßenverkehr) beeinträchtigen. Besonders bedeutsam ist die **Wechselwirkung** mit Alkohol (potenzierende Wirkung). Weitere wichtige Psychopharmaka-Nebenwirkungen s. Tab. **6.2**.

6.2

Kontrolluntersuchungen

Keine Einnahme ohne regelmäßige ärztliche Kontrolle. Notwendige Untersuchungen sind in Abb. **6.2** wiedergegeben.

Besondere Vorschriften sind bei einer **Lithiumprophylaxe** zu beachten (u. a. Nieren- und Schilddrüsenwerte, Plasmaspiegelkontrollen, s. S. 489).

6.2

6.2 Übersicht über wichtige Psychopharmaka-Nebenwirkungen

	Tranquilizer/ Hypnotika	*trizyklische Anti-depressiva*	*neuere Antidepressiva (SSRI)*	*Neuroleptika/ Antipsychotika*
Sedierung	+	(+)	–	(+)
Blutdrucksenkung	–	+	–	(+)
anticholinerge Nebenwirkungen	–	+	–	–
motorische Nebenwirkungen (EPMS)	–	–	–	+
Übelkeit	–	–	+	–

Kontrolluntersuchungen

Prinzipiell dürfen ohne regelmäßige ärztliche Kontrolle keine Psychopharmaka eingenommen werden. Die bei den einzelnen Substanzgruppen notwendigen Kontrolluntersuchungen sind in Abb. **6.2** wiedergegeben.
Besondere Vorschriften sind bei einer **Lithiumprophylaxe** zu beachten. Vor einer Einstellung sind folgende Befunde zu erheben: Blutbild, Nierenparameter einschließlich Kreatininclearance, Schilddrüsenwerte, EKG, EEG, Blutdruck, Puls, Körpergewicht, Halsumfang (Struma-Ausschluss) und Schwangerschaftstest (s. S. 489). Außerdem sind regelmäßige Plasmaspiegelkontrollen notwendig.

6.2 Empfohlene Kontrolluntersuchungen unter Psychopharmakotherapie

Wochen	1	2	3	4	5	6	7	8	9	10	11	12	14	16	20	24
Neuroleptika	(BB)	BB L RR	(BB)	BB N, L RR EKG EEG	(BB)	(BB) RR	(BB)	BB L RR	(BB)	(BB) RR	(BB)	BB N, L RR EKG EEG	(BB) RR	BB RR	BB	BB N, L RR EKG EEG
Antidepressiva	(BB)	BB L RR	(BB)	BB N, L RR EKG EEG	(BB)	(BB)	(BB)	BB L RR	(BB)	(BB) RR	(BB)	BB N, L RR EKG EEG	(BB)	BB RR	BB	BB N, L RR EKG EEG
Lithium		N RR		BB, N, L, S RR EKG EEG				N S RR				BB N, L, S RR EKG EEG				BB N, L, S RR EKG EEG
Carbamazepin	BB	BB EKG RR		BB N, L RR EKG EEG		BB		BB L RR EKG EEG		BB		BB N, L RR EKG EEG		BB	BB	BB N RR EKG EEG

BB Blutbild
(BB) unter trizykl. Neuroleptika, Clozapin und Mianserin
N Nierenwerte (Harnstoff, Kreatinin)
L Leberwerte (Transaminasen)
S Schilddrüsenwerte
RR Blutdruck/Puls
EKG Elektrokardiogramm
EEG Elektroenzephalogramm

Missbrauch und Abhängigkeit

Neben dem Konsum frei zugänglicher „Genussmittel" wie Nikotin und Alkohol stellen der Missbrauch und die Abhängigkeit von psychotropen Medikamenten ein beträchtliches medizinisches, volkswirtschaftliches und sozialhygienisches Problem dar. Die Zahl der Medikamentenabhängigen wird in Deutschland auf ca. 1 Million geschätzt. Bei den Medikamenten handelt es sich hauptsächlich um Analgetika, Tranquilizer und Hypnotika (s. S. 328 ff.).
Die Frage der Häufigkeit von Abhängigkeitsentwicklungen wird in der wissenschaftlichen Literatur kontrovers diskutiert. Im Vergleich zum Alkoholmissbrauch sowie in Relation zur Anwendungshäufigkeit ist eine echte Sucht offenbar selten. Meist handelt es sich um Patienten, die primär alkohol- oder drogenabhängig waren oder sind (sog. „Umsteiger"). Die sogenannte **Niedrigdosis-Abhängigkeit** (Langzeitkonsum therapeutischer Dosen) scheint wesentlich häufiger zu sein. Dies stellt den Arzt häufig vor sehr schwierige therapeutische Aufgaben. Problematisch erscheint hierbei die unscharfe Definition der Begriffe „Missbrauch, Abhängigkeit, Gewöhnung und Sucht".

Missbrauch und Abhängigkeit

Neben dem Konsum von Nikotin und Alkohol stellen der Missbrauch und die Abhängigkeit von psychotropen Medikamenten ein beträchtliches medizinisches, volkswirtschaftliches und sozialhygienisches Problem dar.

Bei Benzodiazepin-Tranquilizern und -Hypnotika überwiegt die **Niedrigdosis-Abhängigkeit** (langfristige Einnahme therapeutischer Dosen). Problematisch ist die unscharfe Definition der Begriffe „Missbrauch, Abhängigkeit, Gewöhnung und Sucht".

▶ **Merke:** Bei der Verordnung von Benzodiazepin-Tranquilizern und -Hypnotika steigt das Abhängigkeitsrisiko mit zunehmender Dauer der Einnahme und Höhe der Dosierung. Die Verordnung dieser Substanzen bei abhängigkeitsgefährdeten Patienten ist obsolet.

◀ **Merke**

Aus der Sicht des Psychiaters ist es besonders bedauerlich, dass in den Massenmedien fälschlicherweise oft allen Psychopharmaka global ein **Missbrauchspotenzial** zugeschrieben wird. Tatsächlich besteht ein solches nur für Tranquilizer, Hypnotika, Psychostimulanzien und Clomethiazol (Distraneurin). Die hauptsächlich von Nervenärzten verordneten Neuroleptika und Antidepressiva besitzen ebenso wie Lithium, Carbamazepin und Antidementiva **kein Abhängigkeitspotenzial.**

Missbrauchspotenzial besteht bei Tranquilizern, Hypnotika, Psychostimulanzien und Clomethiazol (Distraneurin).
Kein Abhängigkeitspotenzial besitzen Neuroleptika, Antidepressiva, Lithium, Carbamazepin.

Psychopharmaka bei Kindern und Jugendlichen

Angesichts der Häufigkeit psychischer Störungen („Verhaltensstörungen, Schul- und Erziehungsschwierigkeiten") werden in den letzten Jahren nach lange geübter Zurückhaltung Psychopharmaka zunehmend häufiger auch Kindern und Jugendlichen verordnet. Die Pharmakotherapie weist hier einige Besonderheiten auf. Besonders wichtig ist eine **enge Kooperation** („therapeutisches Bündnis") mit den **Bezugspersonen.**
Für eine medikamentöse Behandlung ist das Vorliegen einer adäquaten Indikation von zentraler Bedeutung. Grundsätzlich zu beachten ist die adäquate Dosierung, die nach mg/kg Körpergewicht oder nach der Körperoberfläche erfolgen sollte. Der junge Patient und die Eltern sollten ausführlich über Ziel und Zweck sowie über den Stellenwert der psychopharmakologischen Behandlung informiert werden. Der (erhoffte) positive Effekt des Medikamentes ist möglicherweise nicht nur für das Verhalten des Kindes günstig, sondern führt indirekt auch zu einer günstigeren Einstellung und Haltung der Eltern zum Kind.
Indiziert sind **Psychopharmaka** bei Kindern und Jugendlichen hauptsächlich bei (s. S. 401 ff.):

- psychotischen Störungen
- hyperkinetischen Syndromen
- depressiven Erkrankungen
- sog. minimalen zerebralen Dysfunktionen.

Eine Sonderstellung nehmen Psychostimulanzien ein; sie können bei hyperaktiven Kindern eingesetzt werden ohne Gefahr der Entwicklung einer Medikamentenabhängigkeit (s. S. 432 ff.).
Ein nicht zu unterschätzender Anteil psychisch gestörter Kinder ist durch den kombinierten Einsatz nicht medikamentöser (psychagogischer, psychotherapeutischer, familientherapeutischer) und medikamentöser Therapien wesent-

Psychopharmaka bei Kindern und Jugendlichen

Die Therapie im Kindes- und Jugendalter weist einige Besonderheiten auf. Wichtig ist eine **enge Kooperation** („therapeutisches Bündnis") **mit den Bezugspersonen.**

Für eine medikamentöse Behandlung ist das Vorliegen einer entsprechenden Indikation von zentraler Bedeutung. Grundsätzlich zu beachten ist die adäquate Dosierung, die nach mg/kg Körpergewicht oder nach der Körperoberfläche erfolgen sollte.

Indikationen (s. S. 401 ff.): v. a.

- psychotische Störungen
- hyperkinetische Syndrome
- depressive Erkrankungen
- minimale zerebrale Dysfunktion.

Der (zeitweilige) kombinierte Einsatz nicht medikamentöser und medikamentöser Therapien ist häufig die beste Behandlung.

lich effektiver zu behandeln als durch eine einseitige ausschließlich medikamentöse oder dogmatische nicht medikamentöse Behandlung.

▶ Merke

▶ **Merke:** Es ist keineswegs selbstverständlich, dass Arzt und Eltern stets gleiche Behandlungsziele haben; z. B. können Kinder „Symptomträger" ihrer Eltern sein. Hieraus kann sich beispielsweise die Indikation für eine Familientherapie ergeben.

Psychopharmaka im höheren Lebensalter

Etwa 25 % der über 65-Jährigen ist psychisch krank. Am häufigsten liegen Demenzen, depressive Erkrankungen und paranoide Psychosen vor.

Die „Geronto-Psychopharmakotherapie" zeigt einige Besonderheiten. Neben **psychosozialen** sind **körperliche Faktoren** für die veränderte Wirkungsweise von Psychopharmaka beim alten Menschen von entscheidender Bedeutung (z. B. Reduktion des medikamentenbindenden Eiweißanteils, Enzymaktivitäten, reduzierte Organperfusion). Die **veränderte Pharmakokinetik** erfordert i. d. R. eine niedrigere Dosierung. Mit verzögertem Wirkeintritt und erhöhter Nebenwirkungsempfindlichkeit muss gerechnet werden.

Auch die Darreichungsformen müssen auf den Patienten abgestimmt sein (z. B. Tropfen o. Saft bei Schluckstörung).

Hauptindikationen sind v. a.:
- Schlafstörungen
- organische Psychosyndrome
- Altersdepressionen
- paranoide Psychosen
- Erregungs- und Verwirrtheitszustände.

Wichtig sind die **Behandlung körperlicher Grundkrankheiten**, die **Gestaltung des Tagesablaufes** sowie **psychosoziale Maßnahmen.**

Psychopharmaka im höheren Lebensalter

Die Psychopharmakotherapie im höheren Lebensalter gewinnt zunehmend an Bedeutung: Mehr als 16 % der Bevölkerung ist älter als 65 Jahre, etwa 25 % der über 65-Jährigen ist psychisch krank. Mehr als 75 % der Bewohner von Altenheimen erhalten Psychopharmaka. Am häufigsten liegen Demenzen, depressive Erkrankungen und paranoide Psychosen vor.
Patienten im höheren Lebensalter weisen einige Besonderheiten auf, die auch für die psychopharmakologische Behandlung von Bedeutung sind: Fast immer liegt **Multimorbidität** vor, welche die **Gefahr einer „Polypharmazie"** mit sich bringt. Hieraus können sich erhebliche Probleme bezüglich der Compliance und möglicher Arzneimittelinteraktionen ergeben. Neben **psychosozialen Faktoren** sind **körperliche Faktoren** für die veränderte Wirkungsweise von Psychopharmaka beim alten Menschen von entscheidender Bedeutung. Letztere umfassen u. a. die Reduktion des medikamentenbindenden Serumalbumingehaltes, der Enzymaktivitäten und Leber- und Nierenperfusion, was **erhebliche Veränderungen von Pharmakokinetik und Pharmakodynamik** mit sich bringen kann. Praktisch hat dies zur Folge, dass Medikamente bei Patienten im höheren Lebensalter in der Regel niedriger dosiert werden müssen, dass mit einem verzögerten Einsetzen der gewünschten Wirkung in vielen Fällen gerechnet werden muss und eine erhöhte Empfindlichkeit gegenüber Nebenwirkungen besteht.
Von grundlegender Bedeutung ist daher unter anderem das Aufstellen einfacher, übersichtlicher Medikamentenpläne, die die „Vergesslichkeit" älterer Menschen berücksichtigen. Auch die Darreichungsformen müssen auf den Patienten abgestimmt sein. So haben sich bei Patienten mit Schluckstörungen die Darreichungsformen Tropfen und Saft bewährt, große Kapseln sind insbesondere bei Bettlägerigen ungünstig.
Hauptindikationen von Psychopharmaka bei Alterspatienten sind:
- behandlungsbedürftige Schlafstörungen
- organische Psychosyndrome
- Altersdepressionen
- paranoide Psychosen
- Erregungs- und Verwirrtheitszustände unterschiedlicher Genese.

Neben der Verordnung möglichst nebenwirkungsarmer Psychopharmaka spielen die **Behandlung körperlicher Grundkrankheiten**, die **Gestaltung des Tagesablaufes** mit Beachtung der lebenssituativen Gegebenheiten sowie **psychosoziale Maßnahmen** eine wichtige Rolle.

Kombinierte Psychopharmakotherapie

Kombinierte Psychopharmakotherapie

▶ Definition

▶ **Definition:** Der Begriff „kombinierte Psychopharmakotherapie" beinhaltet die Kombination verschiedener Psychopharmaka untereinander sowie die Kombination von Psychopharmaka mit anderen Therapieverfahren.

Oft müssen Psychopharmaka aus gleichen oder verschiedenen Substanzgruppen gleichzeitig verordnet werden. Hierbei ist auf **Wechselwirkungen (Interaktionen)** zu achten. Die **Wirklatenz** der Antidepressiva macht angesichts der rasch zu behandeln-

Vor allem im Akutstadium ist es aufgrund der pharmakologischen Wirkmechanismen einzelner Substanzen, aber auch in Anbetracht verschiedenartiger Symptomenkomplexe in vielen Fällen notwendig, Psychopharmaka aus gleichen oder verschiedenen Substanzgruppen zu kombinieren. Hierbei ist besonders auf mögliche **Arzneimittelwechselwirkungen (Interaktionen)** zu achten. So macht die **Wirklatenz der Antidepressiva** angesichts der rasch zu behandelnden Symptome Schlafstörung, Unruhe, Angst, Suizidalität **oft die initiale Kombination mit einem Benzodiazepin-Tranquilizer oder einem niederpotenten Neuroleptikum erforderlich.** Nach Einsetzen der antidepressiven Wirkung kann die Zusatzmedikation dann in der Regel langsam ausschleichend abgesetzt werden.

den Symptome Schlafstörungen, Unruhe, Angst, Suizidalität oft die **initiale Kombination** mit einem Benzodiazepin-Tranquilizer oder einem niederpotenten Neuroleptikum erforderlich.

In der Initialphase einer Psychosebehandlung ist nicht selten die **Kombination eines hochpotenten mit einem niederpotenten Neuroleptikum** notwendig, um antipsychotische und sedierende Wirkeffekte zu erreichen. Bei schizoaffektiven Psychosen kann eine „Zweizügeltherapie" (Kombination Neuroleptikum mit Antidepressivum) indiziert sein.

In der Initialphase einer Psychosebehandlung ist nicht selten die **Kombination** eines **hochpotenten** mit einem **niederpotenten Neuroleptikum** notwendig.

Bei rezidivierenden Depressionen und bipolaren affektiven Psychosen werden **rezidivprophylaktische Medikamente** (**Stimmungsstabilisierer** wie Lithium, Carbamazepin) zusammen mit für die **Akutbehandlung** notwendigen Antidepressiva bzw. Neuroleptika verordnet. Bei allen Kombinationsbehandlungen sollte darauf geachtet werden, aus den jeweiligen Substanzgruppen möglichst nur ein, maximal zwei Präparate zu verwenden. Die Zahl gleichzeitig verordneter Psychopharmaka ist auf das erforderliche Mindestmaß zu begrenzen.

Bei rezidivierenden Depressionen und bipolaren affektiven Psychosen werden **rezidivprophylaktische Medikamente** (Lithium, Carbamazepin) zusammen mit für die **Akutbehandlung** notwendigen Antidepressiva bzw. Neuroleptika verordnet.

Die Behandlung psychisch Kranker darf sich grundsätzlich nie auf die Anwendung von Medikamenten beschränken. Erforderlich ist in jedem Fall ein **Gesamtbehandlungsplan.** Kernpunkt jeder Therapie ist eine psychotherapeutische Grundhaltung, ein Eingehen auf den Einzelnen mit seinen persönlichen Problemen; Probleme, die sowohl an der Entstehung der Krankheit beteiligt sein, die aber auch erst durch sie entstehen können.

Erforderlich ist in jedem Fall ein **Gesamtbehandlungsplan.** Kernpunkt jeder Therapie ist eine psychotherapeutische Grundhaltung.

Neben den psychotherapeutischen existieren eine Reihe andere, in der Kombination mit Psychopharmaka sinnvolle Behandlungsmethoden wie Beschäftigungstherapie, Kunst-, Musik- und Sporttherapie sowie physikalische Maßnahmen. Erstere werden unter dem Begriff **Soziotherapie** zusammengefasst, die neben Trainingsprogrammen Konzepte der Milieutherapie und der „Selbsthilfe" einschließt (s. S. 539 ff.).

Neben psychotherapeutischen Maßnahmen kommen auch Beschäftigungs- und Kunsttherapie, Musik- und Sporttherapie sowie Physiotherapie zum Einsatz (s. S. 539 ff.).

◀ Merke

▶ **Merke:** Die Psychopharmakotherapie ist oft Voraussetzung und Fundament für psycho- und soziotherapeutische Behandlungsmaßnahmen (Abb. **6.3**).

6.3

6.3 Mögliche Wechselwirkungen zwischen Pharmako- und Psychotherapie

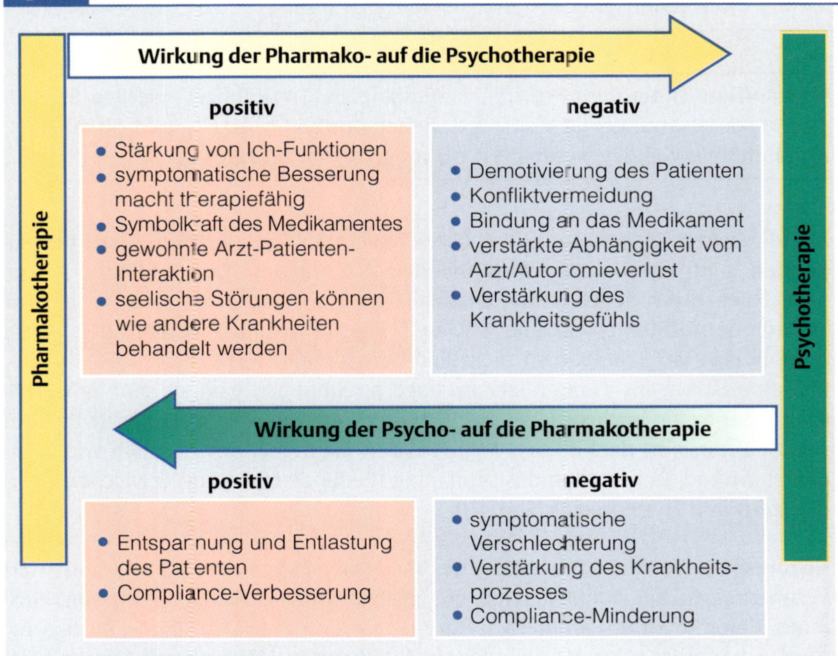

„Zehn Gebote" für den richtigen Umgang mit Psychopharmaka

s. Tab. **6.3**

„Zehn Gebote" für den richtigen Umgang mit Psychopharmaka

Abschließend seien nachfolgende Leit- und Orientierungssätze zur Verordnung von Psychopharmaka aufgeführt (Tab. **6.3**).

6.3 **„10 Gebote" für den richtigen Umgang mit Psychopharmaka**

1. Psychopharmaka nur dann verordnen, wenn eine gezielte Indikation besteht (Erkrankung). Zuerst sorgfältige Untersuchung und Diagnosestellung (zugrunde liegende Ursachen).
2. Medikamentöse Vorbehandlungen eruieren, Suchtanamnese abklären.
3. Adäquate Wahl des Psychopharmakons nach Wirkprofil unter Berücksichtigung möglicher Interaktionen und Nebenwirkungen sowie Kontraindikationen.
4. Dosierung in der Regel einschleichend und individuell. Keine Verschreibung größerer Mengen während der Akuterkrankung. Dosisanpassung bei Alterspatienten.
5. Bei Tranquilizern und Hypnotika Dosierung möglichst niedrig, aber ausreichend; frühestmögliche, langsame Dosisreduktion mit Übergang auf diskontinuierliche Gabe (Bedarfsmedikation).
6. Exakte Aufklärung und Information des Patienten über Wirkungen und mögliche Nebenwirkungen sowie Wechselwirkungen mit anderen Medikamenten, insbesondere mit Alkohol (möglichst meiden).
7. Längerfristige Kombination mehrerer Psychopharmaka möglichst vermeiden.
8. Persönliche Verordnung mit Verlaufskontrollen (Dosisanpassung). Aufbau einer tragfähigen Arzt-Patient-Beziehung (Compliance).
9. Gesamtbehandlungsplan erstellen, der auch andere Therapieformen umfasst (ärztliches Gespräch, Psychotherapie, physikalische Maßnahmen).
10. Bei Langzeitmedikation Kooperation mit Facharzt (Indikationsstellung, Dosierung, Behandlungsdauer). Gesonderte Aufklärung über mögliche Nebenwirkungen bei Langzeitmedikation (z. B. Spätdyskinesien). „Pass" für Lithium- und Depot-Neuroleptika führen. Beendigung der Behandlung grundsätzlich durch langsam ausschleichende Dosisreduktion.

6.2.2 Spezieller Teil
Tranquilizer

6.2.2 Spezieller Teil

Tranquilizer

▶ **Synonym:** Ataraktika (griech.: ataraktor = ausgeglichen), Anxiolytika (lat.: anxius = angstvoll; griech.: lytikos = fähig zu lösen)

▶ **Definition:** Unter dem Begriff Tranquillanzien (Tranquilizer) werden Psychopharmaka zusammgenfasst, die zur Behandlung von Angst- und Spannungszuständen verwendet werden (lat.: tranquillare = beruhigen).

Klinisch wirken Tranquilizer **angstlösend, beruhigend** und **emotional entspannend.** Diese Effekte zeigen auch andere Mittel (z. B. niedrig dosierte Neuroleptika, sedierende Antidepressiva).

Charakteristisch für Tranquilizer im engeren Sinne ist, dass sie eine **anxiolytische, aber keine antipsychotische Wirkung** besitzen.

Als klinischen Tranquilizereffekt bezeichnet man die **angstlösenden, beruhigenden** und **emotional entspannenden** Wirkungen. Diese Effekte zeigen neben den eigentlichen Tranquillanzien auch niedrig dosierte Neuroleptika, sedierende Antidepressiva und z. T. auch Phytopharmaka, weshalb der Begriff Anxiolytika statt Tranquilizer nicht voll befriedigen kann.
Charakteristisch für Tranquilizer im engeren Sinne ist, dass sie eine **anxiolytische, aber keine antipsychotische Wirkung** besitzen. Der alte Begriff Psychosedativum basiert darauf, dass Hypnotika in niedriger Dosis ähnlich wie Tranqilizer wirken. Es bestehen dosisabhängig fließende Übergänge zwischen Tranquilizern und Hypnotika (s. S. 479 ff.).

Historisches: Vor der Entdeckung der modernen Psychopharmaka standen als Beruhigungsmittel bestimmte psychotrope Substanzen (z. B. Opium, Bromide) zur Verfügung. Heute sind **Benzodiazepine** die

Historisches: Vor der Entdeckung der modernen Psychopharmaka standen als Beruhigungsmittel hauptsächlich die psychotropen Substanzen Opium, Bromide, Chloralhydrat, Paraldehyd, Barbiturate und Scopolamin zur Verfügung. Über die Synthese des Muskelrelaxans Mephenesin (1946 wurde dessen Wirkung als „Tranquilisation" beschrieben) wurde 1950 die tranquilisierend-anxiolytische Wirkung von Meprobamat entdeckt. 1960 nahm mit der Synthese von Chlordiazepoxid (Librium) die Ära der Benzodiazepine ihren Anfang. Seitdem sind **Benzodiazepine** die **wichtigste und am meisten verbreitete Gruppe** der Tranquilizer.

bei weitem wichtigste und **am meisten verbreitete Gruppe** der Tranquilizer.

Einteilung: Nach der **chemischen Struktur** kann man folgende Gruppen unterscheiden:
- Benzodiazepin-Tranquilizer
- niedrig dosierte/schwach potente Neuroleptika (s. S. 492 ff.)
- chemisch neuartige Tranquilizer (Non-Benzodiazepin-Tranquilizer)
- pflanzliche Sedativa (Baldrian, Hopfen)
- sonstige anxiolytisch wirksame Substanzen (z. B. Opipramol, Hydroxyzin).

Einteilung: Nach der **chemischen Struktur**
- Benzodiazepin-Tranquilizer
- niedrig dosierte Neuroleptika
- Non-Benzodiazepin-Tranquilizer
- pflanzliche Sedativa
- sonstige anxiolytisch wirksame Substanzen (z. B. Opipramol, Hydroxyzin).

▶ **Merke:** Benzodiazepine nehmen den ersten Rang unter den Tranquillanzien ein.

◀ **Merke**

In niedriger Dosierung können auch **Neuroleptika** als Tranquilizer eingesetzt werden (z. B. Fluspirilen, Promethazin). Vorteilhaft sind hier das **fehlende Abhängigkeitspotenzial** und z. T. die **Möglichkeit der Verabreichung als Depot-Injektion**, nachteilig die deutlich **höhere Nebenwirkungsrate** (s. S. 492 ff.).

Bei niedrig dosierten **Neuroleptika** sind das **fehlende Abhängigkeitspotenzial** und die Möglichkeit der **Verabreichung als Depot-Injektion von Vorteil, Nebenwirkungen** sind allerdings **häufig**.

Betarezeptorenblocker (z. B. Propranolol) können zur Behandlung situativer Ängste eingesetzt werden.
Bei leichteren Symptomen (Nervosität, Gereiztheit, ängstliche Unruhe) kann initial ein Versuch mit **pflanzlichen Sedativa** (Baldrian, Hopfen) gemacht werden (cave Alkoholgehalt!).
Zu den chemisch neuartigen **Non-Benzodiazepin-Tranquilizern** zählt Buspiron, ein 5-HT-$_{1A}$-Agonist ohne muskelrelaxierende oder antiepileptische Wirkungen. Die Substanz kann bei generalisierten Angststörungen eingesetzt werden, sie sediert kaum und besitzt kein Abhängigkeitspotenzial.

Betablocker: bei situativer und vorwiegend körperlicher Angstsymptomatik.

Bei leichteren Symptomen kann initial ein Versuch mit **pflanzlichen Sedativa** gestartet werden (cave Alkoholgehalt!).

Zu den chemisch neuartigen **Non-Benzodiazepin-Tranquilizern** zählt Buspiron.

Benzodiazepin-Tranquilizer:
Benzodiazepine können nach dem **klinischen Wirkprofil** je nach Ausmaß ihrer
- sedierenden
- muskelrelaxierenden
- antiepileptischen und
- angstlösenden Wirkung

eingeteilt werden (Tab. **6.4**). Das Ausmaß der Sedierung ist hierbei von der einzelnen Substanz, besonders aber von der Dosierung abhängig. Viele Tranquilizer wirken in höherer Dosis hypnogen, manche Benzodiazepine sind deshalb als reine Hypnotika im Handel (s. S. 479 ff.).
Da bei einigen Benzodiazepinen die **antikonvulsive Wirkung** stark ausgeprägt ist (z. B. Diazepam, Clonazepam), finden sie (auch) Anwendung in der Behandlung von Epilepsien. Bei Diazepam und Tetrazepam ist die **muskelrelaxierende Wirkung** so stark, dass man sich diese therapeutisch zu Nutze machen kann.

Benzodiazepin-Tranquilizer:
Klinisches Wirkprofil:
- angstlösend
- sedierend
- muskelrelaxierend
- antiepileptisch.

Zum Teil besteht ein fließender Übergang zu Benzodiazepin-Hypnotika (Tab. **6.4**).

Da bei einigen Benzodiazepinen die **antikonvulsive Wirkung** stark ausgeprägt ist (z. B. Diazepam, Clonazepam), finden sie (auch) Anwendung in der Behandlung von Epilepsien.

Eine **weitere Einteilungsmöglichkeit** der Benzodiazepine besteht aufgrund unterschiedlicher **pharmakokinetischer Eigenschaften.** Je nach Eliminationshalbwertszeit können
- kurz
- mittellang und
- lang

wirkende Benzodiazepine unterschieden werden. Diese Unterschiede können klinisch von großer Bedeutung sein, da pharmakokinetische Faktoren die Wirkungsdauer bestimmen und die Grundlage für ein vernünftiges Dosierungsschema darstellen. Wenn man die Benzodiazepine nach ihren Halbwertszeiten einteilen will, darf auch die Bildung aktiver Metaboliten nicht außer acht gelassen werden. Viele im Handel befindliche Benzodiazepine besitzen den gemein-

Einteilung der Benzodiazepine nach **pharmakokinetischen Eigenschaften** (Eliminationshalbwertszeit):
- kurz
- mittellang und
- lang wirkend.

Viele Benzodiazepine besitzen den gemeinsamen aktiven Metaboliten Desmethyldiazepam (Nordazepam) und stellen somit eigentlich nur „Pro-drugs“ dar (Abb. **6.4**). Das Entstehen aktiver Metaboliten ist mit einer überlangen Wirkdauer verknüpft.

6.4 Einteilung der Benzodiazepine nach Eliminationshalbwertszeiten

Eliminationshalbwertszeit	*sedative Wirkung*		
	+	++	+++
▪ **kurz** (3–6 Stunden)		Brotizolam (Lendormin)	Triazolam (Halcion)
▪ **mittellang** (< 24 Stunden)	Alprazolam (z. B. Tafil)	Oxazepam (z. B. Adumbran) Lorazepam (z. B. Tavor) Bromazepam (z. B. Lexotanil)	Flunitrazepam (z. B. Rohypnol) Temazepam (z. B. Remestan)
▪ **lang** (> 24 Stunden)	Clobazam (Frisium) Prazepam (Demetrin)	Clorazepat (Tranxilium) Chlordiazepoxid (Librium)	Diazepam (z. B. Valium) Flurazepam (z. B. Dalmadorm)

6.4 Stoffwechselwege und Metabolisierung verschiedener Benzodiazepine

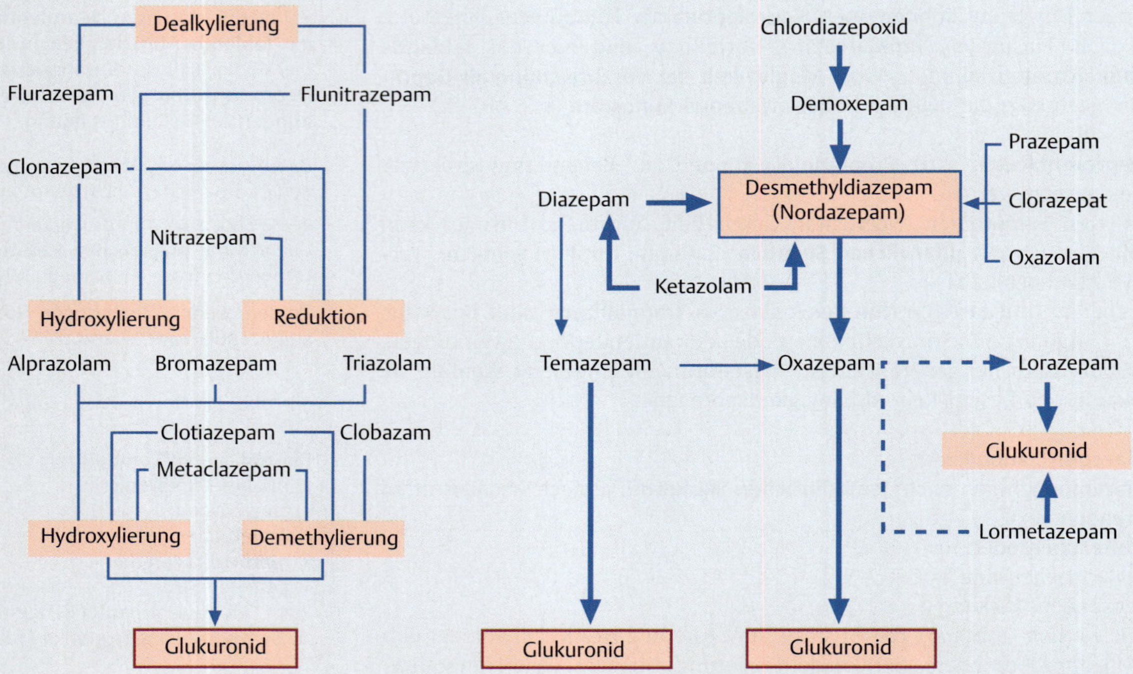

samen aktiven Metaboliten Desmethyldiazepam (Nordazepam) und stellen somit eigentlich nur „Pro-drugs" dar (Abb. **6.4**). Die Metabolisierung erfolgt in der Leber entweder durch oxidative Biotransformation oder durch Konjugation mit Glukuronsäure. Benzodiazepine, die durch Konjugation mit Glukuronsäure verstoffwechselt werden (Lorazepam, Lormetazepam, Oxazepam, Temazepam) unterliegen hinsichtlich der Pharmakokinetik praktisch keinem Alterseinfluss und können deshalb auch bei älteren Menschen und bei Leberfunktionsstörungen verabreicht werden.

Pharmakologie und Biochemie der Benzodiazepine: Sie sollen die hemmende Funktion GABAerger Neurone verstärken, indem sie mit spezifischen Benzodiazepin-Rezeptoren in Interaktion treten (Abb. **6.5**).

Pharmakologie und Biochemie der Benzodiazepine: Im Tierversuch zeigen Tranquilizer antiaggressive, muskelrelaxierende und antiepileptische Wirkung. Die neuropharmakologische Wirkungsweise der Benzodiazepine stellt man sich so vor, dass diese Substanzen die hemmende Funktion GABAerger Neurone verstärken, indem sie mit spezifischen Benzodiazepin-Rezeptoren in Interaktion treten und durch verstärkte Öffnung der Chloridionenkanäle via Hyperpolarisation zu einer verminderten Erregbarkeit der entsprechenden Nervenzellen führen (Abb. **6.5**).

6.5 Schema zum Wirkmechanismus von Benzodiazepinen

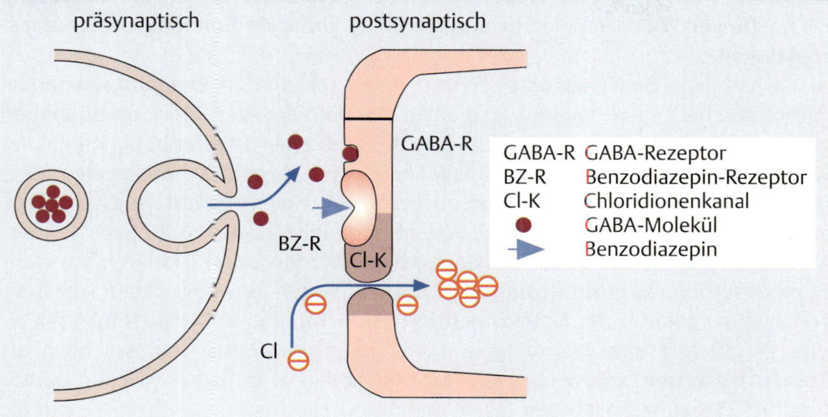

Benzodiazepine verstärken die hemmende Funktion GABAerger Neurone.

6.5 Auswahl von in Deutschland im Handel befindlichen Benzodiazepin-Tranquilizern (Stand 2005)

Wirkstoffe und Präparatebeispiele	***Tagesdosis in mg***
Alprazolam (Tafil)	0,5–4
Bromazepam (Lexotanil)	3–6
Chlordiazepoxid (Librium)	10–50
Clobazam (Frisium)	20–40
Diazepam (Valium)	5–20
Dikaliumclorazepat (Tranxilium)	10–50
Lorazepam (Tavor)	0,5–7,5
Medazepam (Rudotel)	10–30
Nordazepam (Tranxilium N)	2,5–15
Oxazepam (Adumbran)	10–50
Prazepam (Demetrin)	20–40

6.6 Beispiele im Handel befindlicher Benzodiazepin-Tranquilizer

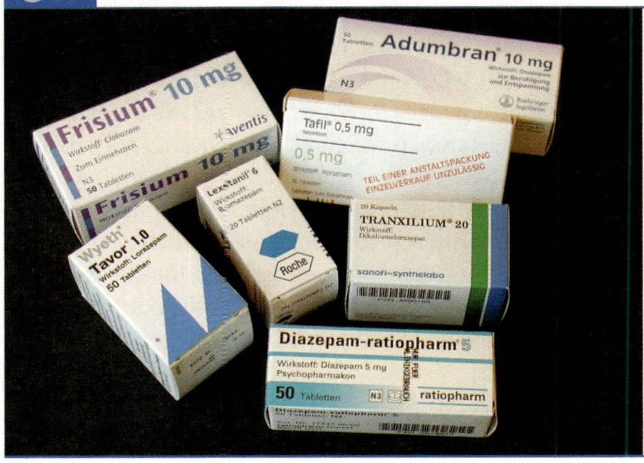

Die derzeit im Handel befindlichen Benzodiazepin-Tranquilizer sind in Tab. **6.5** und Abb. **6.6** zusammenfassend dargestellt.

Derzeit im Handel befindliche Benzodiazepin-Tranquilizer s. Tab. **6.5** und Abb. **6.6**.

Praktische Anwendung: Benzodiazepin-Tranquilizer finden breite Anwendung in allen Disziplinen der Medizin und werden vor allem von Allgemeinärzten und Internisten verordnet. Aufgrund ihres breiten Wirkungsspektrums, ihrer rasch einsetzenden Wirkung sowie ihrer großen Arzneimittelsicherheit werden

Praktische Anwendung: Hauptindikationsgebiete der Benzodiazepin-Tranquilizer sind **psychogene, psychoreaktive, psychosomatische, funktionelle Störungen**

(z. B. muskuläre Verspannungen) sowie **abnorme Konflikt- und Erlebnisreaktionen.**

diese Präparate im großen Feld der **psychogenen, psychoreaktiven** Störungen eingesetzt. Dazu zählen Neurosen verschiedenster Art, **psychosomatische** Erkrankungen **(funktionelle Störungen)** sowie **abnorme Konflikt- und Erlebnisreaktionen.**

Wichtigste **Zielsymptome** sind **Angst- und/oder Erregungszustände.** Tranquilizer bieten die Möglichkeit, psychovegetative Krisen, den „psychovegetativen Störkreis", zu durchbrechen.

Als wichtigste **Zielsymptome** gelten **Angst- und/oder Erregungszustände.** Pathologische Ängste, die ein adäquates Konfliktverhalten blockieren, können gemindert und – falls erforderlich – der Weg zu einer Psychotherapie geebnet werden. Tranquilizer bieten die Möglichkeit, psychovegetative Krisen, den „psychovegetativen Störkreis", zu durchbrechen. Hierbei verstärkt Angst psychovegetative, somatische Störungen, welche ihrerseits zu neuen Ängsten führen. Manche Präparate aus dieser Substanzgruppe werden bei muskulären Verspannungszuständen verordnet, einige zur Prämedikation. Bewährt haben sich Benzodiazepine auch in der **Notfallmedizin** (z. B. beim akuten Myokardinfarkt).

Von Psychiatern und Neurologen werden Benzodiazepine als **Zusatzmedikation** bei depressiven Erkrankungen, zur symptomatischen Dämpfung bei Erregungszuständen sowie zur Behandlung von Entzugssyndromen und als Antiepileptika eingesetzt.

Von Psychiatern und Neurologen werden Benzodiazepine hauptsächlich als **Zusatzmedikation** bei depressiven Erkrankungen, zur symptomatischen Dämpfung bei Erregungszuständen, zur Behandlung von Entzugssyndromen und als Antiepileptika eingesetzt.

Tranquilizer können dazu führen, dass die Auseinandersetzung mit den Problemen nicht stattfindet („medikamentöse Abschirmung der Seele").

Die vom Patienten meist rasch empfundene spürbare Erleichterung von quälenden Symptomen birgt jedoch **Gefahren:** Tranquilizer können dazu führen, dass Patienten sich der Auseinandersetzung mit ihren Problemen nicht stellen und die Seele „wie in einer temperierten Glasglocke" vor Alltagsstress medikamentös abschirmen. Hieraus resultiert das Gewöhnungs- und Abhängigkeitspotenzial dieser Substanzen. Beruhigungsmittel dürfen deshalb niemals das ärztliche Gespräch ersetzen.

▶ Merke

▶ **Merke:** Bei allen Patienten, die Benzodiazepine erhalten, ist es notwendig, einen Gesamtbehandlungsplan zu erstellen, in welchem der Medikamente verordnende Arzt nicht als bloßer „Lebenserleichterer" fungieren darf.

Die Verordnung sollte in der Regel nur kurzfristig **(nicht länger als 3 Monate)** erfolgen. **Patienten mit einer Suchtanamnese sollten keine Benzodiazepin-Tranquilizer erhalten.**

Die medikamentöse Therapie sollte nur kurzzeitig erfolgen **(in der Regel nicht länger als drei Monate),** der Patient darf mit dem Medikament nicht alleine gelassen werden (Arzt-Patient-Beziehung; „Droge Arzt"). **Patienten mit einer Suchtanamnese sollten keine Benzodiazepin-Tranquilizer erhalten**, als Alternative bieten sich hier niedrigdosierte Neuroleptika oder Buspiron an.

In vielen Fällen sind **psychotherapeutische Behandlung** und/oder **Entspannungsverfahren** notwendig.

In vielen Fällen ist eine **psychotherapeutische Behandlung**, z. B. in Form einer Verhaltenstherapie (s. S. 524 ff.) oder einer Gesprächspsychotherapie (s. S. 514 ff.) notwendig; zusätzlich haben sich außerdem **Entspannungsverfahren** (z. B. autogenes Training, s. S. 510 ff.) bewährt. Nicht selten gelingt es erst durch eine medikamentöse Behandlung und Unterstützung gerade beim Vorliegen schwerer, pathologischer Angstzustände einen psychotherapeutischen Zugang zu ermöglichen.

In Einzelfällen kann es auch notwendig sein, Benzodiazepine über längere Zeit zu verordnen, wenn psychotherapeutische Interventionen nicht möglich oder fehlgeschlagen sind.

Wenn psychotherapeutische Interventionen (aus vielerlei Gründen) nicht möglich oder fehlgeschlagen sind, kann es in Einzelfällen auch notwendig sein, Benzodiazepine über längere Zeit zu verordnen. Bei regelmäßig kontrollierter Einnahme ist dieses Vorgehen auch gerechtfertigt. Bei diesem Patientenkreis führt ein Absetzen der Tranquilizer-Medikation in der Regel zu psychophysischer Dekompensation.

▶ Merke

▶ **Merke:** Gerade bei längerfristigen Verordnungen sollte immer wieder die **Frage nach der diagnostischen Zuordnung des vorliegenden Krankheitsbildes** gestellt werden. So treten z. B. Angstzustände oft im Rahmen depressiver Erkrankungen auf, die eigentlich mit Antidepressiva behandelt werden sollten.

Die Verordnung sollte in **niedrigst möglicher,** aber ausreichender Dosierung erfolgen. Benzodiazepine sollten **grundsätzlich**

Eine Therapie mit Benzodiazepinen erfolgt so, dass die Medikamente je nach Halbwertszeit ein- bis dreimal täglich **in der niedrigst möglichen Dosis** verordnet werden. Bei nur unzureichender Symptomreduktion kann die Dosis dann

6.6 Mögliche Nebenwirkungen von Benzodiazepin-Tranquilizern

6.6

Nebenwirkungen (bei relativer Überdosierung)	***Entzugserscheinungen***
▪ Sedierung, Konzentrationsminderung ▪ Schwindel ▪ Muskelschwäche, Ataxie (Sturzgefahr!) ▪ Artikulationsstörungen ▪ Appetit-/Sexualstörungen ▪ Gedächtnisstörungen ▪ Paradoxwirkung (Erregung, Unruhe) ▪ „Maskierungseffekt", Realitätsflucht ▪ „Bindung", psychische Abhängigkeit ▪ Atemdepression	▪ vegetative Störungen (z. B. Zittern, Schwitzen, Kreislaufstörungen, Schwindel) ▪ sensorische Perzeptionsstörungen (Liftgefühl, Lichtempfindlichkeit, optische Verzerrungen) ▪ Depersonalisations-/Derealisationsphänomene (gestörter Umweltbezug) ▪ Konzentrations- und Antriebsstörung
Bei Langzeiteinnahme:	
▪ „Persönlichkeitswandel" (Gleichgültigkeit, Antriebsverlust) ▪ dysphorisch-depressive Verstimmung ▪ selten: Sucht	▪ Delir ▪ zerebrale Krampfanfälle ▪ Funktionspsychosen } nach hohen Dosen

innerhalb der ersten Behandlungswoche gesteigert werden, bei Besserung der Symptome wird eine allmähliche Dosisreduktion versucht. Diese kann auch in Form einer Intervallbehandlung (Einnahme bei Bedarf) stattfinden. Im Allgemeinen ist es dann innerhalb einiger Wochen möglich, die Pharmakotherapie zu beenden, was **grundsätzlich langsam ausschleichend** erfolgen sollte.
Vor einer Therapie mit Tranquilizern sollten – insbesondere bei zweifelhafter Indikation – grundsätzlich Nutzen und Risiko sorgfältig gegeneinander abgewogen werden.

langsam ausschleichend abgesetzt werden.

Nebenwirkungen und Gegenanzeigen von Benzodiazepinen: Obwohl Benzodiazepine wegen ihrer großen therapeutischen Breite als relativ untoxische Medikamente anzusehen sind, besitzen sie eine Reihe möglicher Nebenwirkungen (Tab. **6.6**).
Vor allem zu Beginn der Behandlung kann es zu Müdigkeit, Schläfrigkeit, Konzentrationsminderung und Einschränkung der geistigen Leistungsfähigkeit kommen. Benommenheit, Schwindel, Koordinationsstörungen und Ataxie treten vor allem bei älteren Menschen auf und sind Zeichen relativer Überdosierung. Bei Langzeitbehandlung und bei Gabe hoher Dosen sind Artikulationsstörungen beobachtet worden, bei manchen Benzodiazepinen sind amnestische Störungen (Gedächtnislücken) beschrieben.
Wegen ihrer muskelrelaxierenden Wirkung dürfen **Benzodiazepine bei Myasthenia gravis nicht verwendet werden.** Auch akute **Alkohol-, Analgetika- und Psychopharmaka-Intoxikationen** sind absolute Gegenanzeigen für Tranquilizer. Benzodiazepine sollten bei Schlafapnoe, im ersten Trimenon, präpartal sowie in der Stillzeit nicht verordnet werden (Plazentagängigkeit, „Floppy-infant-Syndrom"). Leber- und Nierenerkrankungen erfordern eine Dosisanpassung, für Substanzen mit langer Halbwertszeit besteht erhöhte Kumulationsgefahr.
Mögliche Nebenwirkungen der auch als Tranquilizer eingesetzten Neuroleptika und Antidepressiva s. S. 483, 496.

Nebenwirkungen und Gegenanzeigen von Benzodiazepinen: s. Tab. **6.6**.

Vor allem zu Beginn der Behandlung kann es zu Müdigkeit, Schläfrigkeit und Konzentrationsminderung und Einschränkung der geistigen Leistungsfähigkeit kommen. Benommenheit, Koordinationsstörungen, Schwindel und Ataxie treten vor allem bei älteren Menschen auf und sind Zeichen relativer Überdosierung.
Wegen der muskelrelaxierenden Wirkung sind **Benzodiazepine bei Myasthenie kontraindiziert**, ebenso bei **Alkohol-, Analgetika- und Psychopharmaka-Intoxikationen**. Benzodiazepine sollten bei Schlafapnoe, im ersten Trimenon, präpartal sowie in der Stillzeit nicht verordnet werden.

Hypnotika

Hypnotika

▶ **Definition:** Jedes Arzneimittel, das Schlaf erzeugt, wird Hypnotikum genannt. Es handelt sich um keine scharf abgegrenzte Arzneimittelgruppe. Wann ein Sedativum zum Hypnotikum, ein Hypnotikum zum Sedativum oder auch zum Narkotikum wird, ist eine Frage der Dosierung.

◀ **Definition**

Historisches: Anfang des 19. Jahrhunderts entdeckte man die sedative Wirkung der Bromide, Mitte des Jahrhunderts folgten als erste organisch-synthetische Schlafmittel Chloralhydrat und Paraldehyd. Anfang des 20. Jahrhunderts folgte die Ära der Barbiturate (z. B. Veronal). Anfang und Mitte der 60er Jahre begann dann mit Diazepam (Valium) und Nitrazepam (Mogadan) das Zeitalter der Benzodiazepin-Hypnotika, die bis heute die meistverordnete Substanzgruppe darstellen (Tab. **6.7**, Abb. **6.7**).

Historisches: Im Altertum gehörte Opium, der eingedickte Milchsaft aus den Samenkapseln des Schlafmohns, zu den auch als Hypnotika eingesetzten psychotropen Stoffen. Anfang des 19. Jahrhunderts entdeckte man die sedative Wirkung der Bromide, Mitte des Jahrhunderts folgten als erste organisch-synthetische Schlafmittel Chloralhydrat und Paraldehyd. Ende des 19. Jahrhunderts wurden neben Chloralhydrat vor allem Sulfone als Schlafmittel eingesetzt. Anfang des 20. Jahrhunderts folgte die Ära der Barbiturate (z. B. Veronal), in den 20er Jahren führte Klaesi Schlafkuren mit Somnifen durch. Ende der 50er Jahre fand das chemisch und pharmakologisch mit den Barbituraten verwandte Piperidindion-Derivat Thalidomid (Contergan) weite Verbreitung bis zur Entdeckung folgenschwerer embryotoxischer Wirkungen dieser Substanz. Anfang und Mitte der 60er Jahre begann dann mit Diazepam (Valium) und Nitrazepam (Mogadan) die Ära der Benzodiazepin-Hypnotika, die bis heute die meistverordnete Substanzgruppe darstellt.

Einteilung:
- Benzodiazepine
- Non-Benzodiazepin-Hypnotika (Zaleplon, Zolpidem, Zopiclon)
- Chloralhydrat
- pflanzliche Sedativa
- andere bei Schlafstörungen wirksame Substanzen (z. B. sedierende Antidepressiva, Antihistaminika)

Einteilung: Sinnvoll erscheint die Einteilung der Hypnotika in folgende Klassen (Tab. **6.7**, Abb. **6.7**):
- Benzodiazepine
- Non-Benzodiazepin-Hypnotika (Zaleplon, Zolpidem, Zopiclon)
- Chloralhydrat
- pflanzliche Sedativa (Baldrian, Hopfen)
- andere bei Schlafstörungen wirksame Substanzen: sedierende Antidepressiva (z. B. Trimipramin), niedrig dosierte Neuroleptika, Clomethiazol, Antihistaminika, L-Tryptophan, Melatonin

6.7

6.7 Hypnotika

Substanzgruppen	*Wirkstoffe und Präparatebeispiele*	*Tagesdosis in mg*
Aldehyde	Chloralhydrat (Chloraldurat) (Paraldehyd)	0,250–2000
Benzodiazepine	Brotizolam (Lendormin)	0,125–0,25
	Diazepam (Valium)	5–20
	Flunitrazepam (Rohypnol)	0,5–1,0
	Flurazepam (Dalmadorm, Staurodorm Neu)	15–30
	Loprazolam (Sonin)	0,5–2
	Lormetazepam (Noctamid, Ergocalm)	0,5–2
	Midazolam (Dormicum)	7,5–15
	Nitrazepam (Mogadan, imeson)	5–10
	Oxazepam (Adumbran forte, Praxiten forte)	25–75
	Temazepam (Planum, Remestan)	10–40
	Triazolam (Halcion)	0,125–0,25
Cyclopyrrolone	Zopiclon (Ximovan)	7,5
Imidazopyridine	Zolpidem (Stilnox, Bikalm)	10
Pyrazolo-pyrimidine	Zaleplon (Sonata)	10

6.7

6.7 Beispiele für im Handel erhältliche Hypnotika

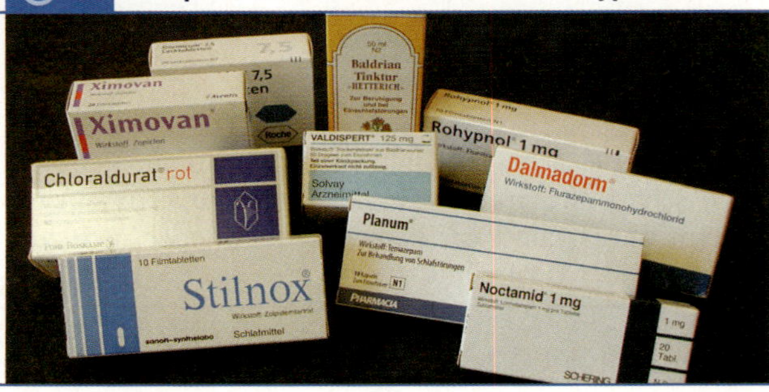

6.8 Charakteristika verschiedener Schlafmittelgruppen

	„ideales Schlafmittel"	*Antihistaminika*	*Barbiturate*	*Chloralhydrat*	*Benzodiazepine*	*Zopiclon/ Zolpidem*
Beeinflussung REM-Schlaf	0	++	+++	0	+	0
Beeinflussung Tiefschlaf	0	++	+++	++	++	+
Abhängigkeitspotenzial	0	++	+++	+	++	+
Toxizität (Suizidpotenzial)	0	++	+++	++	0	0
Wirkungsverlust	0	++	+++	++	+	+
Wechselwirkungen mit anderen Medikamenten	0	++	+++	+	0/+	0/+

0 = unbedeutend, + = leicht, ++ = mittel, +++ = stark

6.8 Schlafprofile (s. a. S. 295)

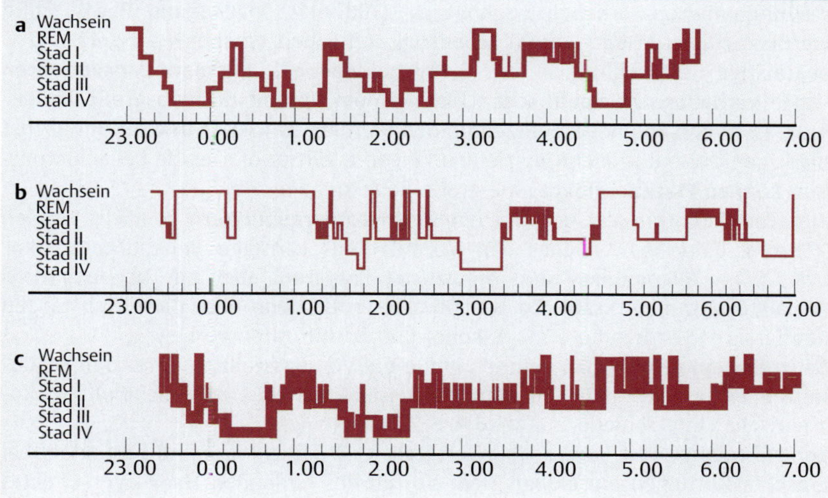

a eines Gesunden.
b eines Schlafgestörten vor Einnahme eines Benzodiazepin-Hypnotikums.
c eines Schlafgestörten nach Einnahme eines Benzodiazepin-Hypnotikums.

6.8

Pharmakologie und Biochemie: Wichtige Charakteristika verschiedener Schlafmittelgruppen sind in Tab. **6.8** zusammengefasst. Das ideale Hypnotikum, das keinerlei Einfluss auf die physiologische Schlaf-Architektur ausübt, existiert bislang nicht.

Die Wirkeigenschaften der **Benzodiazepine, Antidepressiva, Neuroleptika** und **Clomethiazol** sind in den entsprechenden Kapiteln dargestellt (s. S. 474, 483, 492, 500 ff.). Der günstige Einfluss eines Benzodiazepin-Hypnotikums auf den gestörten Schlaf ist in Abb. **6.8** gezeigt.

Als chemisch neuartige Nicht-Benzodiazepin-Hypnotika liegen das Pyrazolopyrymidin **Zaleplon**, das Cyclopyrrolonderivat **Zopiclon** und das Imidazopyridinderivat **Zolpidem** vor. Diese greifen an einem Subtyp des Benzodiazepin-Rezeptors an. Als pharmakologische Vorteile werden geringe Alkoholinteraktion, Fehlen muskelrelaxierender Wirkungen sowie fehlende Rebound- und Residualeffekte genannt.

Barbiturate reduzieren den Tiefschlaf sowie die Dauer des REM-Schlafes. Von erheblicher klinischer Relevanz ist ihre enzyminduzierende Wirkung und die hohe Toxizität bei Überdosierung. **Methaqualon** besitzt ebenfalls hohe Toxizität und ein beträchtliches Abhängigkeitspotenzial. **Chloralhydrat** zeigt günstige Effekte auf das Schlafprofil, jedoch bestehen Kumulationsgefahr, Wirkverlust und eine geringe therapeutische Breite.

Pharmakologie und Biochemie: s. Tab. **6.8**.

Abb. **6.8** zeigt den günstigen Effekt eines Benzodiazepin-Hypnotikums auf den gestörten Schlaf (Schlafprofil).

Zu den chemisch neuartigen Nicht-Benzodiazepin-Hypnotika zählen **Zaleplon, Zopiclon** und **Zolpidem**. Diese wirken ähnlich wie die Benzodiazepine.

Barbiturate reduzieren den Tiefschlaf und die Dauer des REM-Schlafes. **Chloralhydrat** zeigt günstige Effekte auf das Schlafprofil, jedoch bestehen Kumulationsgefahr, Wirkverlust und eine geringe therapeutische Breite.

▶ Merke

▶ **Merke:** Barbiturate, Meprobamat, Bromide und Methaqualon sollten wegen erheblicher Nachteile und Risiken (Toxizität, Suchtgefahr, Arzneimittelinteraktionen) nicht mehr eingesetzt werden. Auch die rezeptfreien Antihistaminika sind durch mögliche anticholinerge Nebenwirkungen, Beeinträchtigung des Reaktionsvermögens und Toleranzbildung, z.T. auch durch ihre geringe therapeutische Breite und Intoxikationsrisiko belastet.

Praktische Anwendung: Die möglichen Ursachen von Schlafstörungen sind äußerst vielfältig. Bei Jüngeren sind es eher psychosoziale Stressoren, bei Älteren eher Körperkrankheiten (s. S. 294 ff.).

Praktische Anwendung: Etwa 15 % der Bevölkerung leiden unter Schlafstörungen, bei deutlichem Überwiegen von Frauen und älteren Menschen. Die möglichen Ursachen von Schlafstörungen sind äußerst vielfältig, zusammenfassend kann gesagt werden, dass bei jüngeren Menschen eher psychosoziale Stressoren, bei älteren Menschen eher Körperkrankheiten als Ursache von Schlafstörungen infrage kommen (s. S. 294 ff.).

Manchmal ist gar keine eigentliche Behandlung notwendig, sondern nur die Korrektur falscher Vorstellungen bezüglich des Schlafbedarfs oder die Herstellung einer „natürlichen Erschöpfung". Empfehlungen zur **„Psychohygiene", Entspannungsverfahren** sowie **verhaltenstherapeutischen Maßnahmen** haben deshalb große Bedeutung.

Obligat muss ein **ursachenorientierter Gesamtbehandlungsplan** erstellt werden, manchmal ist gar keine eigentliche Behandlung notwendig, sondern nur die Korrektur falscher Vorstellungen bezüglich des Schlafbedarfs oder die Herstellung einer „natürlichen Erschöpfung" (Aktivität, Spaziergang, Bad). Häufig werden Schlafstörungen durch Lebensstil und Lebensumstände ausgelöst bzw. begünstigt. Empfehlungen zur **„Psychohygiene", Entspannungsverfahren** sowie **verhaltenstherapeutischen Maßnahmen** kommt deshalb große Bedeutung zu. Wenn Hypnotika eingenommen werden, so immer in einer möglichst niedrigen Dosis und nicht über einen längeren Zeitraum. Gerade bei Schlafmitteln können **Plazeboeffekte** eine große Rolle spielen.

Zunächst kann ein Versuch mit einem **Phytotherapeutikum** bei leichteren Schlafstörungen gemacht werden (Hopfen, Baldrian).

Zunächst kann ein Versuch mit einem **Phytotherapeutikum** gemacht werden (Hopfen, Baldrian), welches den Vorteil eines geringen Behandlungsrisikos besitzt. Im Allgemeinen sind pflanzliche Präparate aber nur bei leichteren Schlafstörungen wirksam. Zu beachten ist außerdem, dass diese Substanzen häufig als Mischpräparate mit Alkohol und Barbituraten vorliegen.

Erste Wahl sind **Benzodiazepin-Hypnotika.**

Benzodiazepin-Hypnotika nehmen heute die Vorzugsstellung unter den Schlafmitteln ein. Zwischen den Substanzen bestehen teilweise erhebliche pharmakokinetische Unterschiede (s. Tab. **6.4**, S. 476).

Benzodiazepine mit **kurzer Halbwertszeit** sind v. a. bei Einschlafstörungen wirksam (Vorteil fehlender Hang-over, Nachteil vermehrte Reboundsymptome). Substanzen mit **langer Halbwertszeit** sollten wegen Kumulationsgefahr und Hang-over zurückhaltend eingesetzt werden.

Benzodiazepine mit **kurzer Halbwertszeit** (z. B. Triazolam) sind besonders bei Einschlafstörungen einsetzbar. Dem Vorteil des fehlenden Hang-over-Effektes steht hier allerdings der Nachteil vermehrter Reboundsymptome (Entzugsinsomnie) gegenüber. Substanzen mit **langer Halbwertszeit** (aktive Metaboliten) sollten wegen der Kumulationsgefahr und des Hang-over bei Schlafstörungen zurückhaltend eingesetzt werden.

Zur Therapie von Schlafstörungen bei Depressionen sollten primär **sedierende Antidepressiva** eingesetzt werden.

Vor allem Schlafstörungen im Rahmen depressiver Erkrankungen können mit **sedierenden Antidepressiva** wie z. B. Amitriptylin, Trimipramin und Doxepin, bei abendlichem Dosisschwerpunkt oder abendlicher Einmaldosis, behandelt werden.

Schwach potente Neuroleptika können bei suchtgefährdeten Patienten, psychomotorischen Erregungszuständen und Schlafstörungen im Rahmen von Psychosen verordnet werden.

Schwach potente Neuroleptika wie Levomepromazin und Chlorprothixen haben ebenfalls einen ausgeprägten sedierenden Effekt. Wegen der im Vergleich zu den Benzodiazepinen stärkeren Nebenwirkungen (v. a. anticholinerg und extrapyramidal-motorisch) erfordert die Therapie von Schlafstörungen mit Neuroleptika jedoch eine genaue Indikationsstellung. Infrage kommen vor allem Patienten bei denen Suchtgefahr besteht. Daneben können auch psychomotorische Erregungszustände und Schlafstörungen im Rahmen von Psychosen und bei Alterspatienten behandelt werden.

▶ Merke

▶ **Merke:** Als Grundregeln sind zu beachten:
- gezielte Indikation
- zeitlich begrenzte Einnahme
- langsames Absetzen
- falls erforderlich zusätzlich Einleitung anderer Behandlungsmaßnahmen (z. B. Entspannungsverfahren, Psychotherapie)

Nebenwirkungen und Gegenanzeigen: Grundsätzlich können alle Pharmaka mit sedierenden und hypnotischen Eigenschaften das **Reaktionsvermögen negativ beeinträchtigen.** Die Langzeiteinnahme kann zu Antriebsverminderung und emotionaler Abstumpfung mit Gleichgültigkeit im Sinne einer leichtgradigen chronischen Intoxikation führen. Vor allem bei alten Menschen besteht die Gefahr der **Kumulation.**
Hinsichtlich der möglichen Nebenwirkungen und Gegenanzeigen der Benzodiazepine s. Tab. **6.6**, S. 479. Besondere Beachtung verdient das Abusus-Potenzial: Missbrauch von Benzodiazepin-Hypnotika kommt auch relativ häufig ohne Dosissteigerung in Form einer **Niedrigdosis-Abhängigkeit** vor (s. S. 337).
Pflanzliche Sedativa und Hypnotika sind bei kurzfristiger Einnahme praktisch nebenwirkungsfrei. Beachtet werden muss allerdings der **Alkoholgehalt bei vielen flüssigen pflanzlichen Arzneimitteln.** Exakte Untersuchungen hinsichtlich chronischer Toxizität liegen bislang nicht vor, so dass die Unbedenklichkeit bei längerfristiger Einnahme zumindest fraglich ist.
Unter der Behandlung mit **Zopiclon** kann als relativ typische Nebenwirkung metallisch-bitterer Mundgeschmack auftreten, unter **Zolpidem** Schwindel. Beide Substanzen sind beim Vorliegen einer Myasthenie sowie respiratorischer Insuffizienz kontraindiziert.

Nebenwirkungen und Gegenanzeigen: Das Reaktionsvermögen kann beeinträchtigt sein. Die Langzeiteinnahme kann zu Antriebsverminderung und emotionaler Abstumpfung mit Gleichgültigkeit führen.

Das Abusus-Potenzial der Benzodiazepin-Hypnotika muss beachtet werden (sog. **Niedrigdosis-Abhängigkeit**, s. S. 337).

Pflanzliche Sedativa und Hypnotika sind bei kurzfristiger Einnahme praktisch nebenwirkungsfrei. Beachtet werden muss allerdings der **Alkoholgehalt.**

Antidepressiva

Antidepressiva

▶ **Synonym:** Thymoleptika

◀ **Synonym**

▶ **Definition:** Als Antidepressiva wird eine Klasse von chemisch unterschiedlichen Medikamenten bezeichnet, die vorwiegend zur Behandlung von depressiven Störungen eingesetzt wird und zum Teil recht unterschiedliche Wirkprofile aufweist. Allen gemeinsam ist die stimmungsaufhellende und antriebsnormalisierende Wirkung mit der auch ein Abklingen der körperlichen Depressionssymptome einhergeht.
Antidepressiva haben beim Gesunden keinen Einfluss auf die Stimmung. Es besteht kein Abhängigkeitsrisiko.

◀ **Definition**

Historisches: Die Entwicklung von Substanzen, die depressive Verstimmungen durch eine spezifische antidepressive Wirkung aufhellen können, begann 1957 mit der Entdeckung von Imipramin durch den Schweizer Psychiater **R. Kuhn.** Vor der Entdeckung des Imipramins stützte sich die antidepressive Pharmakotherapie vor allem auf die Behandlung mit Opium und auf die Narkotherapie (Schlafkur nach Klaesi mittels Somnifen-Dauerschlaf bzw. Barbiturat-Kur). Ebenfalls 1957 beschrieben die amerikanischen Psychiater **Loomer, Saunders** und **Kline**, dass der 1952 in die Chemotherapie der Tuberkulose eingeführte Monoaminoxidase-Hemmer Iproniazid antidepressive Wirksamkeit aufweise. Seitdem sind zahlreiche weitere trizyklische Antidepressiva (dem Prototyp Imipramin folgten bald als weitere Prototypen Amitriptylin und Desipramin), tetrazyklische und schließlich chemisch neuartige Antidepressiva hinzugekommen (Abb. **6.9**).

Historisches: 1957 entdeckte der Schweizer Psychiater **R. Kuhn** die Substanz Imipramin. Seitdem sind zahlreiche weitere trizyklische, tetrazyklische und schließlich chemisch neuartige Antidepressiva hinzugekommen (Abb. **6.9**).

Einteilung: In der medikamentösen Depressionsbehandlung werden derzeit folgende Klassen von Antidepressiva angewandt:
- „klassische" trizyklische Antidepressiva
- tetrazyklische und modifizierte trizyklische Antidepressiva
- serotoninselektive Rückaufnahme-Inhibitoren (SSRI)
- noradrenalinselektive Rückaufnahme-Inhibitoren (NARI)
- serotonin-noradrenalinselektive („duale") Antidepressiva
- Monoaminoxidasehemmer (MAO-Hemmer)
  - irreversibel, nicht selektiv (Tranylcypromin)
  - reversibel, selektiv (MAO-A, RIMA; z. B. Moclobemid)
- atypische Antidepressiva (Sulpirid, Trimipramin)

Einteilung:
- „klassische" trizyklische Antidepressiva
- tetrazyklische und modifizierte trizyklische Antidepressiva
- serotoninselektive Antidepressiva
- noradrenalinselektive Antidepressiva
- serotonin-noradrenalinselektive Antidepressiva
- Monoaminoxidasehemmer
- atypische Antidepressiva
- pflanzliches Antidepressivum (Johanniskraut).

6.9

6.9 Entwicklungsgeschichte der Antidepressiva

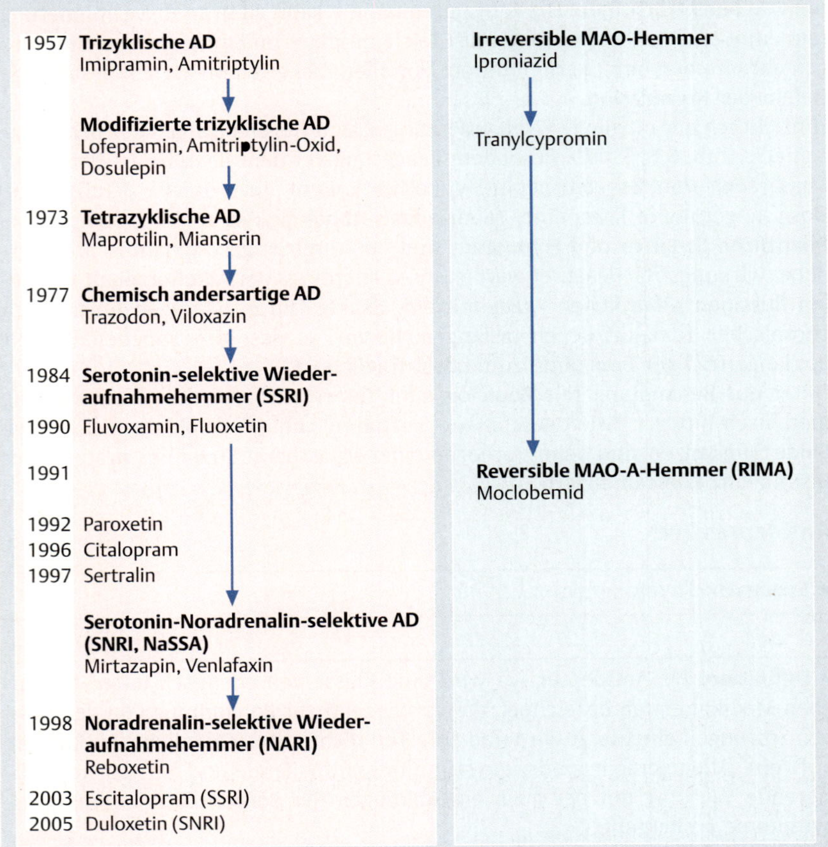

- pflanzliches Antidepressivum/Phytopharmakon (Hypericum-Extrakt = Johanniskraut).

Pharmakologie und Biochemie: Antidepressiva erhöhen die Konzentration der Neurotransmitter Noradrenalin und/oder Serotonin im synaptischen Spalt.

Pharmakologie und Biochemie: Die Ergebnisse der Erforschung des Wirkmechanismus von Antidepressiva waren für die theoretischen Vorstellungen über die Entstehung depressiver Erkrankungen von eminenter Bedeutung. Im Zentrum steht die Wirkung der Antidepressiva auf die biogenen Amine. Es konnte gezeigt werden, dass Antidepressiva die **Konzentration** der Neurotransmitter **Noradrenalin und Serotonin** im synaptischen Spalt **erhöhen**, entweder durch Rückaufnahmehemmung oder Hemmung des enzymatischen Abbaus.

Bei Depressiven sind z. T. die Neurotransmitter Noradrenalin und Serotonin ungleich verteilt („Dysbalance“) oder erniedrigt. Bei längerfristiger Applikation von Antidepressiva kommt es zu Veränderungen der Rezeptorempfindlichkeit. Die präsynaptische Wiederaufnahmehemmung (z. B. von Serotonin) führt zu adaptiven Veränderungen auf Rezeptorebene. So könnte die **Wirklatenz** erklärt werden (Abb. **6.10**).

Zahlreiche Untersuchungen hatten ergeben, dass bei einem Teil der Depressiven die Neurotransmitter Noradrenalin und Serotonin ungleich verteilt („Dysbalance“) oder erniedrigt waren. Neuere Untersuchungen lieferten Hinweise darauf, dass es bei längerfristiger Antidepressiva-Applikation zu Empfindlichkeitsveränderungen von Rezeptoren kommt. Die Hemmung der präsynaptischen Wiederaufnahme von Noradrenalin und/oder Serotonin durch ein trizyklisches Antidepressivum oder z. B. durch einen SSRI führt zu postsynaptischen Rezeptorveränderungen (z. B. β-Down-Regulation, 5-HT-$_{1A}$-Up-Regulation) und zu adaptiven Veränderungen auf der Ebene der rezeptorgekoppelten Signaltransduktionsmechanismen. Dies könnte auch die klinische **Wirklatenz der Antidepressiva** erklären. Die Hemmung der Monoaminoxidase durch einen MAO-Hemmer bewirkt ebenfalls eine Erhöhung der zerebralen Noradrenalin- und Serotoninkonzentration. In Abb. **6.10** sind einige Wirkmechanismen der Antidepressiva schematisch dargestellt:

6.10 Wirkmechanismen von Antidepressiva

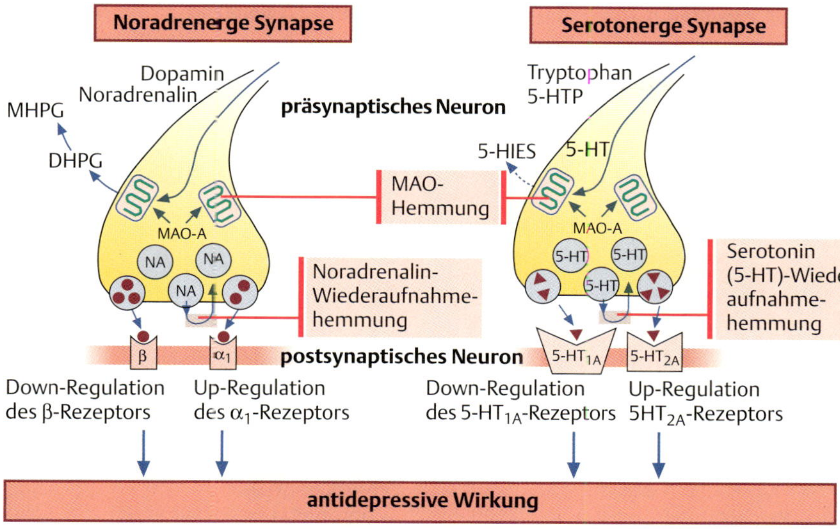

5-HT	5-Hydroxytryptamin (Serotonin)
5-HTP	5-Hydroxytryptophan
5-HIES	5-Hydroxyindolessigsäure
MHPG	3-Methoxy-4-Hydroxyphenylglykol
NA	Noradrenalin

Die Hemmung der präsynaptischen Wiederaufnahme von Noradrenalin und/oder Serotonin führt zu adaptiven Veränderungen auf der Ebene rezeptorgekoppelter Signaltransduktionsmechanismen. Ziel der MAO-Hemmer ist das Enzym Monoaminoxidase, das in der äußeren Mitochondrienmembran lokalisiert ist und den Abbau von Noradrenalin/Serotonin bewirkt.

Praktische Anwendung: Antidepressiva sind heute die bedeutendste Behandlungsform bei depressiven Erkrankungen. Für die praktische Handhabung genügt es, sie nach dem Ausmaß ihrer antriebssteigernd-aktivierenden oder sedierend-dämpfenden Wirkung auszuwählen (Tab. **6.9**). Die Wirksamkeit von Antidepressiva im Vergleich zu unspezifischen Therapiemaßnahmen (z. B. stützendes Gespräch) und Plazebo ist um so deutlicher und verlässlicher, je schwerer das depressive Syndrom ausgeprägt ist.

Weitere Indikationen für Antidepressiva sind Angststörungen (insbesondere die Panikstörung, s. S. 106 ff.), Zwangsstörungen (s. S. 125 ff.), chronische Schmerzsyndrome, Schlafstörungen (s. S. 294 ff.) und Bulimie (s. S. 273 ff.).

Die Dosierung sollte **einschleichend** erfolgen (z. B. mit 25 mg Amitriptylin abends), die **Behandlungsdauer muss mindestens drei Wochen betragen** und mit dem **Einsetzen des antidepressiven Effekts ist erst nach ca. ein bis zwei Wochen** zu rechnen. Zur Herstellung einer guten Patienten-Compliance müssen eine ausreichende Information und Aufklärung erfolgen.

Die übliche Tagesdosis der trizyklischen Antidepressiva (z. B. Amitriptylin) liegt bei 75–100 mg, für SSRI (z. B. Citalopram) bei 20 mg. Bei **leichteren Depressionen** kann Johanniskraut (Hypericum-Extrakt) in ausreichender Dosierung (900 mg/die) mit Erfolg eingesetzt werden.

Praktische Anwendung: Für die praktische Handhabung genügt es, die Antidepressiva nach ihrer Wirkung einzuteilen (Tab. **6.9**). Antidepressiva wirken umso deutlicher und verlässlicher je stärker das depressive Syndrom ausgeprägt ist.

Die Dosierung sollte einschleichend erfolgen, die Behandlungsdauer muss mind. 3 Wochen betragen, mit dem Einsetzen des antidepressiven Effekts ist erst nach ca. 1–2 Wochen zu rechnen.

Bei leichteren Depressionen kann **Johanniskraut** in ausreichender Dosierung eingesetzt werden.

Grundsätzlich sollte nur **ein** Antidepressivum verordnet werden. Bei agitiert-ängst-

6.11 Beispiele für im Handel erhältliche Antidepressiva

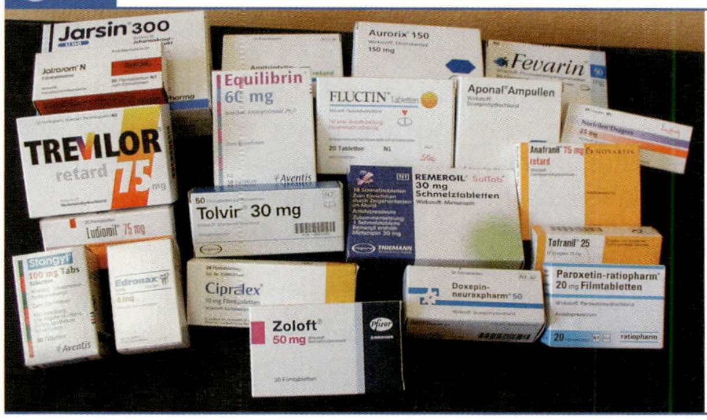

6.11

6.9

6.9 **Auswahl von Antidepressiva (Stand 2005)**

nicht sedierend (aktivierend)	*Tagesdosis (mg)*	*sedierend (dämpfend)*	*Tagesdosis (mg)*
Trizyklische Antidepressiva		**Tri-/tetrazyklische Antidepressiva**	
Nortriptylin (Nortrilen)	75–300	Maprotilin (Ludiomil u. a.)	50–225
Clomipramin (Anafranil u. a.)	50–225	Amitriptylin (Saroten u. a.)	50–225
Imipramin (Tofranil u. a.)	75–225	Amitriptylinoxid (Equilibrin)	60–300
		Doxepin (Aponal u. a.)	50–300
		Trimipramin (Stangyl u. a.)	50–300
MAO-Hemmer			
Tranylcypromin (Jatrosom)	20–60		
Moclobemid (Aurorix u. a.)	300–900		
Selektive Antidepressiva		**Selektive Antidepressiva**	
SSRI		Mirtazapin (Remergil u. a.)	15–45
Citalopram (Cipramil u. a.)	20–60		
Escitalopram (Cipralex)	10–30		
Fluoxetin (Fluctin u. a.)	20–60		
Fluvoxamin (Fevarin u. a.)	50–300	**Phytopharmakon**	
Paroxetin (Seroxat u. a.)	20–50	Johanniskraut-Extrakt	
Sertralin (Gladem, Zoloft)	50–200	(Jarsin u. a.)	
SNRI/NARI			
Venlafaxin (Trevilor)	75–375		
Reboxetin (Edronax)	4–10		

lichen Depressionen oder Suizidalität sollten bevorzugt sedierende Antidepressiva angewandt werden.

Grundsätzlich sollte nur **ein** Antidepressivum verordnet werden. Agitiert-ängstliche Depressionen oder Depressionen mit Suizidalität werden bevorzugt mit sedierenden Antidepressiva behandelt, bei Komedikation mit einem Tranquilizer (für ca. 2–3 Wochen) können aber auch nicht sedierende serotonin- oder noradrenalinselektive Antidepressiva eingesetzt werden. Bei Vorliegen einer Zwangssymptomatik sollten serotonerge Antidepressiva verordnet werden. Bei (multimorbiden) Alterspatienten besitzen neuere Antidepressiva, wie die SSRIs, Vorteile gegenüber den mit anticholinergen Nebenwirkungen behafteten klassischen trizyklischen Antidepressiva.

▶ Merke

▶ **Merke:** Werden antriebssteigernde Antidepressiva verordnet, sollte initial zusätzlich ein Tranquilizer verordnet werden. Im Akutstadium einer Depression sind wegen des Suizidrisikos grundsätzlich engmaschige Arztkonsultationen notwendig (Verordnung kleinster Packungsgrößen!).

Depressionen erfordern von allen an der Behandlung Beteiligten ein hohes Maß an Geduld. Stellt sich trotz mehrwöchiger Behandlung in adäquater Dosierung keine ausreichende Besserung ein, sollte – nach Überprüfung der Diagnose – auf ein anderes Antidepressivum mit anderem Wirkmechanismus/-schwerpunkt umgestellt werden.

Depressionen erfordern von allen an der Behandlung Beteiligten ein hohes Maß an Geduld. Das erste Anzeichen einer Besserung ist in der Regel die Normalisierung des Schlafes. Bis zur vollen Remission vergeht dann meist ein längerer Zeitraum mit fluktuierendem Verlauf. Sollte sich trotz mehrwöchiger Behandlung in adäquater Dosierung keine ausreichende Besserung einstellen, so kann – nach Überprüfung der Diagnose – nahtlos auf ein anderes Antidepressivum umgestellt werden. Hierbei ist es empfehlenswert, ein Medikament mit anderem Wirkmechanismus/-schwerpunkt oder aus einer anderen Substanzklasse einzusetzen. Hat man die wirksame Dosierung erreicht, kann eine zunächst über den Tag verteilte Dosierung bei vielen Präparaten in eine Einmalgabe umgewandelt werden (Verbesserung der Compliance).

Ist eine Langzeitbehandlung nicht indiziert, kann das Medikament nach 6 Monaten „ausgeschlichen" werden. Ansonsten ist insbesondere bei bipolaren Erkrankungen die Indikation einer Lithium-Prophylaxe,

Die **Dauer der Behandlung** mit Antidepressiva muss individuell entschieden werden. Ist eine Langzeitbehandlung nicht indiziert, so kann das Medikament nach sechsmonatiger remissionsstabilisierender Erhaltungstherapie langsam „ausgeschlichen" werden. Liegen bereits mehrere depressive Krankheitsphasen vor, ist – insbesondere bei bipolaren Erkrankungen – die Indikation einer Lithi-

um-Prophylaxe (s. S. 489), bei unipolarer Depression eine Prophylaxe mit Antidepressiva zu prüfen.
Bleiben Depressionen bei Behandlung mit zwei richtig gewählten und richtig dosierten Antidepressiva, die nacheinander während jeweils drei Wochen eingenommen wurden, unbeeinflusst, so kann man von einer sogenannten therapieresistenten Depression sprechen. In Klinik und nervenärztlicher Praxis hat sich in diesen Fällen die antidepressive **Infusionstherapie** bewährt (höhere Plasmaspiegel, sichere Compliance, psychodynamische Faktoren des „Infusions-Settings").
Vor und unter der Behandlung mit Antidepressiva sind verschiedene Routineuntersuchungen notwendig (s. S. 470, Abb. **6.2**).

bei unipolarer Depression eine Prophylaxe mit Antidepressiva zu prüfen.

Bleiben Depressionen bei Behandlung mit zwei richtig gewählten und richtig dosierten Antidepressiva, die während jeweils 3 Wochen eingenommen wurden, unbeeinflusst (therapieresistente Depression) kann eine **Infusionstherapie** versucht werden.

Notwendige Routineuntersuchungen s. S. 470, Abb. **6.2**.

Nebenwirkungen und Gegenanzeigen: Im Vordergrund stehen bei den älteren trizyklischen Antidepressiva typischerweise **vegetativ-anticholinerge Nebenwirkungen.** Diese können subjektiv außerordentlich lästig sein, sind aber in der Regel harmlos. In seltenen Fällen – bei älteren Risikopatienten, unter sehr hoher Dosierung – können trizyklische Antidepressiva Komplikationen wie Harnsperre, paralytischen Ileus, Cholestase, Arrhythmie und sehr selten Blutbildschäden hervorrufen. Unter den kardiovaskulären Störungen ist die **orthostatische Hypotonie** am wichtigsten (Tab. **6.10**).
Serotoninselektive Antidepressiva (SSRI) als wichtigste Gruppe der neueren Präparate können gastrointestinale Störungen (Übelkeit, Nausea) sowie (innere) Unruhe verursachen.
Nebenwirkungen sind häufig sehr schwer von den zur Depression gehörenden Symptomen abzugrenzen (z. B. Mundtrockenheit, Obstipation). Sie treten typischerweise überwiegend in den ersten Behandlungstagen auf (u. a. deshalb einschleichende Dosierung) und klingen im Lauf der Therapie ab. Bei schweren, vornehmlich endogenen Depressionen gibt es selbst bei sehr hohen Dosen selten Verträglichkeitsprobleme. **Zu Beginn einer Behandlung mit Antidepressiva sollte in der Regel kein Kraftfahrzeug geführt werden.**

Nebenwirkungen und Gegenanzeigen: Im Vordergrund stehen bei den älteren trizyklischen Antidepressiva vegetativ-anticholinerge Nebenwirkungen. Seltene Nebenwirkungen sind Harnsperre, paralytischer Ileus, Cholestase, Blutbildschäden, orthostatische Hypotonie (Tab. **6.10**).

SSRI verursachen vor allem gastrointestinale Störungen (Übelkeit) und innere Unruhe.

Nebenwirkungen treten v. a. in den ersten Behandlungstagen auf (u. a. deshalb einschleichende Dosierung) und klingen im Lauf der Therapie ab. **Zu Beginn einer Behandlung sollte kein Kraftfahrzeug geführt werden.** Arzneimittelinteraktionen s. Tab. **6.11**.

6.10 Mögliche Nebenwirkungen von Antidepressiva

Trizyklische Antidepressiva	
▪ vegetativ-anticholinerg	Mundtrockenheit, Schwitzen, Obstipation, Miktions-/Akkommodationsstörungen *Selten:* Harnverhalt, Ileus, Glaukomanfall
▪ neurologisch	Tremor, Dysarthrie *Selten*, in hohen Dosen: Dyskinesie, zerebrale Krampfanfälle
▪ kardiovaskulär	Tachykardie, Hypotonie, Schwindel, Erregungsleitungsstörungen (PQ-/QRS-Verbreiterung) *Selten:* Blutbildschäden
▪ psychisch	Unruhe, Aktivierung suizidaler Impulse oder Müdigkeit Verschlechterung kognitiver Funktionen *Selten:* Provokation (schizophrenieähnlicher) produktiver Symptome, „Umkippen" in Manie, Verwirrtheitszustände, Delir
▪ endokrin	↑ Gewicht, ↓ Libido und Potenz, Amenorrhö
▪ dermatologisch-allergisch	Ödeme, Exantheme
Neuere Antidepressiva	
– Maprotilin	allergische Hautreaktionen, „Kohlenhydrathunger"
– Mirtazapin	Müdigkeit, ↑ Appetit, Ödeme
– Moclobemid	Unruhe, Schlafstörung
– Reboxetin	Unruhe, Hypotonie, Harnverhalt
– SSRI (Citalopram, Fluoxetin, Fluvoxamin, Paroxetin, Sertralin)	Übelkeit, Unruhe, sexuelle Dysfunktion
– Venlafaxin	Übelkeit, Absetzsymptome, ↑ Blutdruck

6.11

6.11 Wichtige Interaktionen mit anderen Arzneimitteln

Wechselwirkung mit	*mögliche Folge*
1. Trizyklische Antidepressiva	
▪ Alkohol	– gegenseitige Verstärkung der zentral-dämpfenden Wirkung
▪ Anticholinergika/ Antihistaminika	– anticholinerge Wirkung und Nebenwirkungen verstärkt (*Cave* Engwinkelglaukom, Darm-, Blasenatonie, Delir)
▪ Antihypertonika vom Guanethidin- und Clonidin-Typ	– Abschwächung, der blutdrucksenkenden Wirkung
▪ MAO-Hemmer	– unter Umständen Blutdruckschwankungen, Fieber, Erregungszustände, Tremor, Übelkeit und Erbrechen
▪ Neuroleptika	– gegenseitige Wirkungsverstärkung (Erhöhung der Plasmaspiegel)
▪ Selektive Serotonin-Wiederaufnahmehemmer	– Plasmaspiegelerhöhung der TZA (Nebenwirkungen!)
▪ Sympathomimetika (Adrenalin, Noradrenalin)	– Verstärkung der blutdrucksteigernden Wirkung
2. Selektive Serotonin-Wiederaufnahmehemmer	
▪ Antikoagulanzien	– erhöhte Blutungsgefahr
▪ serotonerge Stoffe (z. B. Triptan-Migränemittel)	– Gefahr Serotonin-Syndrom
▪ Trizyklische Antidepressiva	– erhöhte TZA-Plasmaspiegel

Mögliche Arzneimittelinteraktionen sind in Tab. **6.11** dargestellt.

Behandlung der Nebenwirkungen:
- **Dihydroergotamin** bei Blutdrucksenkung
- **Betablocker** bei Tremor
- **Cholinergikum** gegen Harnsperre
- **Physostigmin** als Antidot bei Intoxikation (Cholinesterasehemmer).

Zur **Behandlung der Nebenwirkungen** haben sich folgende Präparate bewährt: Gegen die (leichte) Blutdrucksenkung kann **Dihydroergotamin** verordnet werden, der Tremor kann durch die Gabe eines niedrigdosierten **Betablockers** oft günstig beeinflusst werden. Eine relativ selten bei Risikopatienten auftretende Harnsperre kann mit einem **Cholinergikum** aufgehoben werden (z. B. Carbachol). Intoxikationen – zumeist im Rahmen von Suizidversuchen – erfordern intensivmedizinische Behandlung. Als Antidot bezüglich der anticholinergen Wirkung kann der Cholinesterasehemmer **Physostigmin** eingesetzt werden.

Kontraindikationen sind u. a. akute Alkohol- und Medikamentenvergiftung, Delir, Harnverhalt. Keine Kombination von SSRI mit irreversiblen MAO-Hemmern.

Kontraindikationen einer Therapie mit Antidepressiva sind akute Alkohol- und Medikamentenvergiftungen, Delir und Harnverhalt. Trizyklische Antidepressiva sind außerdem kontraindiziert bei unbehandeltem Engwinkelglaukom, Pylorusstenose, Prostatahypertrophie mit Restharnbildung, paralytischem Ileus, höhergradigen AV-Blockierungen und Zustand nach akutem Herzinfarkt.
Selektive Serotonin-Rückaufnahmehemmer (SSRI) dürfen nicht zusammen mit MAO-Hemmern, L-Tryptophan und Triptanen (Migränemitteln) verordnet werden. Bei der Umstellung eines SSRI auf einen irreversiblen MAO-Hemmer und umgekehrt ist eine 14-tägige Medikamentenpause einzuhalten.
Die vorliegenden Daten zu trizyklischen Antidepressiva und einigen SSRIs erbrachten bislang keine Hinweise für eine Teratogenität; trotzdem ist hinsichtlich einer Verordnung während der Schwangerschaft große Zurückhaltung angezeigt.

Als Begleitmedikation bzw. zur Überbrückung der Wirklatenz können Benzodiazepine oder schwachpotente Neuroleptika eingesetzt werden.

Wenn trotz der Einnahme sedierend-dämpfend wirkender Antidepressiva Schlafstörungen bestehen, können als **Begleitmedikation** Benzodiazepin-Hypnotika (s. S. 479 ff.) oder schwachpotente Neuroleptika (s. S. 496 ff.) eingesetzt werden. Bei ausgeprägter Angst oder Unruhe kann ebenfalls die zusätzliche Gabe eines Benzodiazepin-Tranquilizers oder eines schwachpotenten Neuroleptikums angezeigt sein. Die genannten Präparate können auch zur **Überbrückung der Wirkungslatenz** der Antidepressiva verordnet werden.

Phasenprophylaktika/Stimmungsstabilisierer

Phasenprophylaktika/Stimmungsstabilisierer

▶ **Definition:** Phasenprophylaktika (neuerdings auch Stimmungsstabilisierer [Mood Stabilizer] genannt) ermöglichen es, das Wiederauftreten zukünftiger Krankheitsphasen affektiver Psychosen zu verhindern oder zumindest in Ausmaß und/oder Dauer zu reduzieren.

◀ **Definition**

Historisches: Als Meilenstein in der Geschichte der Langzeitbehandlung affektiver Psychosen kann die Entdeckung der rezidivprophylaktischen Wirkung von Lithium gelten. 1949 berichtete **Cade** über die antimanische Wirkung von Lithium, in den 60er und 70er Jahren wurden dann insbesondere von **Schou** Ergebnisse veröffentlicht, die einen eindeutigen prophylaktischen Effekt von Lithium bei der manisch-depressiven Erkrankung zeigten. In den letzten Jahren ließ sich auch für bestimmte Antiepileptika, insbesondere Carbamazepin, aber auch Valproat, eine rezidivprophylaktische Wirkung bei affektiven und schizoaffektiven Psychosen nachweisen.

Historisches: Als Meilenstein in der Geschichte der Langzeitbehandlung affektiver Psychosen kann die Entdeckung der rezidivprophylaktischen Wirkung von Lithium gelten. In den letzten Jahren ließ sich auch für bestimmte Antiepileptika eine rezidivprophylaktische Wirkung bei affektiven und schizoaffektiven Psychosen nachweisen (Carbamezepin, Valproat).

Einteilung: s. Tab. **6.12**.

Einteilung: s. Tab. **6.12**.

Pharmakologie und Biochemie: Die genaue Wirkungsweise von Lithium ist unbekannt; zur Zeit werden vor allem Signaltransduktionsmechanismen diskutiert. Die Substanz ruft eine Vielzahl biochemischer Effekte hervor, so wurde u. a. eine serotoninagonistische Wirkung nachgewiesen. Lithiumionen beeinflussen außerdem das zirkadiane System, was mit chronobiologischen Hypothesen affektiver Psychosen in Einklang steht (s. S. 80). Lithium wird renal ausgeschieden (cave Interaktionen mit Diuretika!). Es besitzt nur eine **geringe therapeutische Breite,** deshalb sind regelmäßige Kontrollen des Serumspiegels erforderlich.
Der neuronale Wirkmechanismus von Carbamazepin ist noch weitgehend unbekannt. Hier sind, ähnlich wie in der Epilepsiebehandlung, **regelmäßige Blutspiegelkontrollen** empfehlenswert, da bei längerfristiger Gabe wegen möglicher Enzyminduktion trotz gleich bleibender Dosierung mit einem Absinken der Serumspiegel gerechnet werden muss.

Pharmakologie und Biochemie: Lithium hat u. a. eine serotoninagonistische Wirkung und beeinflusst das zirkadiane System. Es wird renal ausgeschieden (cave Interaktionen mit Diuretika!). Es besteht nur eine **geringe therapeutische Breite** (regelmäßige Kontrollen des Serumspiegels).

Der neuronale Wirkmechanismus von Carbamazepin ist noch unbekannt. **Regelmäßige Blutspiegelkontrollen** sind empfehlenswert.

Praktische Anwendung: Bei der Indikationsstellung muss das individuelle Rückfallrisiko abgeschätzt werden. Bei bipolaren Psychosen ist eine Lithium-Prophylaxe indiziert, wenn zwei Phasen innerhalb von vier Jahren oder insgesamt drei Phasen aufgetreten sind. Bei unipolaren affektiven Psychosen (endogene Depression) gelten das Auftreten von zwei Phasen innerhalb von fünf Jahren oder eine Gesamtzahl von vier Phasen als Kriterien für eine hohe Rezidivgefährdung. In etwa 65 bis 80 % der behandelten Fälle hat die Lithium-Gabe Erfolg. Dieser zeigt sich in völliger Rezidivfreiheit oder in einer Verminderung der Häufigkeit, des Schweregrades bzw. der Dauer der Rezidive (Abb. **6.12**).

Praktische Anwendung: Bei der Indikationsstellung muss das individuelle Rückfallrisiko abgeschätzt werden. In etwa 65–80 % der behandelten Fälle hat die Lithium-Gabe Erfolg. Dieser zeigt sich in völliger Rezidivfreiheit oder in einer Verminderung der Häufigkeit, des Schweregrades bzw. der Dauer der Rezidive (Abb. **6.12**).

6.12 Phasenprophylaktika/„Stimmungsstabilisierer"

	∅ Tagesdosis	*Wirkspiegel*	*Gegenanzeigen*	*Anwendungsbeschränkungen*
Lithium (Quilonum, Hypnorex)	400–900 mg	0,5–0,8 mmol/l	1. Trimenon, Stillzeit, Diät, Niereninsuffizienz, Morbus Addison	Herzfunktionsstörungen, Diuretika, Psoriasis
Carbamazepin (Tegretal, Timonil, Finlepsin, Sirtal, Fokalepsin)	600–1800 mg	6–12 µg/ml	AV-Block, Gravidität, Leukopenie	Herz-, Leber-, Nierenfunktionsstörung, allergische Hautreaktion
Valproat (Ergenyl, Convulex, Leptilan, Orfiril)	600–2400 mg	50–100 µg/ml	Lebererkrankung, 1. Trimenon	Niereninsuffizienz, Blutgerinnungsstörung
Lamotrigin (elmendos)	100–400 mg (initial 25 mg)	–	–	–

6.12

6.12 Wirkung einer Lithium-Prophylaxe bei bipolarer affektiver Psychose

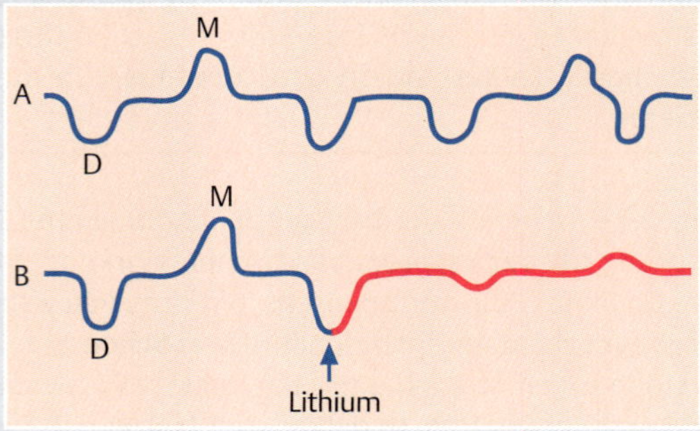

A = vor Lithium-Behandlung,
B = unter Lithium,
D = depressive Phase,
M = manische Phase.

Lithium gilt nach wie vor als „Gold-Standard" in der Behandlung typischer bipolarer Störungen, belegt sind auch antisuizidale Effekte der Lithiumsalze.

Die notwendigen Vor- und Kontrolluntersuchungen sind auf S. 470 dargestellt. Die **Dosierung** sollte **einschleichend** und die **Kontrolle** der **Lithium-Serumspiegel** unter standardisierten Bedingungen erfolgen, d. h. möglichst exakt zwölf Stunden nach der letzten Tabletteneinnahme. Die Dosis wird so angepasst, dass ein **Lithium-Spiegel von 0,5 bis 0,8 mmol/l** erreicht wird. Es hat sich bewährt, den Patienten einen sog. **Lithium-** oder **Carbamazepin-Pass** als Kooperationshilfe auszustellen.

Die Kontrolle der **Lithium-** und **Carbamazepin-Serumspiegel** sollte 12 Stunden nach der letzten Tabletteneinnahme erfolgen. Ein **Lithium-** bzw. **Carbamazepin-Pass** hat sich als Kooperationshilfe bewährt. Therapeutischer Bereich: 0,5–0,8 mmol/l.

Zusätzliche Blutspiegelkontrollen sind bei körperlichen Erkrankungen notwendig, nach Salz- und Flüssigkeitsverlusten (starkes Schwitzen), bei Diät-/Abmagerungskuren sowie nach Beginn einer Behandlung mit Diuretika.

Zusätzliche Kontrollen: bei körperlichen Erkrankungen, Diäten, nach Salz- und Flüssigkeitsverlusten, bei Behandlung mit Diuretika.

Die praktische Durchführung der Behandlung mit **Carbamazepin** folgt den gleichen Grundsätzen wie bei Lithium. Als therapeutischer Bereich werden hier Plasmaspiegel zwischen **6 und 12 µg/ml** angesehen. Carbamazepin wird vor allem bei Patienten mit raschem Phasenwechsel sowie bei Nichtansprechen auf Lithium eingesetzt.

Die praktische Durchführung der Behandlung mit Carbamazepin folgt den gleichen Grundsätzen. Therapeutischer Bereich: Plasmaspiegel 6–12 µg/ml.

Jüngst wurde **Lamotrigin** zur Prävention depressiver Episoden bei Patienten mit bipolaren Störungen zugelassen. Da es unter Einnahme zu Hautausschlägen kommen kann, muss die Substanz schrittweise über 6 Wochen aufdosiert werden.

Nebenwirkungen, Intoxikation und Gegenanzeigen: Die unter einer Lithium-Prophylaxe möglicherweise auftretenden Nebenwirkungen sind in Tab. **6.13** dargestellt. Die **häufigsten Nebenwirkungen** sind Durst, feinschlägiger Händetremor, Struma, Übelkeit, Gewichtszunahme und Diarrhö. Der Tremor kann

Nebenwirkungen, Intoxikation und Gegenanzeigen:
Häufige Nebenwirkungen unter Lithium sind Durst, Tremor, Struma, Gewichts-

6.13

6.13 Mögliche Nebenwirkungen einer Lithium-Therapie

initial	▪ Tremor (feinschlägig, v. a. Hände) ▪ Magen-Darm-Störungen (Übelkeit, weicher Stuhl) ▪ Polyurie, Durst
im Verlauf	▪ Tremor (feinschlägig, v. a. Hände) ▪ Gewichtszunahme ▪ Polyurie, Durst, Ödeme, Nierenschädigung ▪ Schwindel ▪ Erbrechen, Durchfälle ▪ mäßige Leukozytose ▪ Struma ▪ EKG-, EEG-Veränderungen ▪ Mattigkeit ▪ *selten:* Verwirrtheit ▪ *sehr selten:* Akne, Psoriasis, Muskelschwäche, Haarausfall

6.14 Stadieneinteilung bei Lithiumintoxikation

Stadium der Toxizität	*Lithium-Serum-Spiegel (mmol/l)*	*Symptome*
I (leicht)	1,0–1,5	Konzentrationsstörungen, Müdigkeit, Übelkeit, Tremor, verwaschene Sprache
II (mittel)	1,6–2,5	Desorientiertheit, Somnolenz, Verwirrtheit, grobschlägiger Tremor, Muskelfaszikulation
III (schwer)	> 2,5	gestörtes Bewusstsein bis hin zum Koma, Delir, Ataxie, generalisierte Faszikulationen, extrapyramidale Symptome, Konvulsionen, Nierenfunktionsstörungen

6.14

mit Betarezeptorenblockern (z. B. Propranolol) in niedriger Dosierung behandelt werden. Zur Strumaprophylaxe ist in vielen Fällen die Einleitung einer Suppressionstherapie mit L-Thyroxin empfehlenswert.

Wichtigste Ursachen einer Lithium-Intoxikation sind Dehydratation und Kochsalzmangel, bedingt durch Abmagerungsdiäten, Schwitzen, fieberhafte Infekte, Nierenerkrankungen sowie Interaktion mit Diuretika. Ab 2,0 mmol/l kommt es zum Auftreten von deutlichen **Intoxikationssymptomen** (grobschlägiger Tremor, Diarrhö, Reflexsteigerung, Somnolenz, Dysarthrie, Ataxie, Dyskinesien). Im EEG zeigt sich eine deutliche Allgemeinveränderung und eine Senkung der Krampfschwelle (Tab. **6.14**).

Die Therapie einer Lithium-Intoxikation bei Spiegeln unter 2 mmol/l besteht in parenteraler Kochsalzzufuhr und forcierter Diurese mit Harnstoff. Bei höheren Lithium-Spiegeln ist die Hämodialyse die Therapie der Wahl.

Absolute Kontraindikationen für Lithium sind akutes Nierenversagen, Myokardinfarkt sowie das erste Schwangerschaftsdrittel. Lithium sollte ca. 48 Stunden vor Narkosen und Operationen wegen der Interaktion mit Muskelrelaxanzien bzw. operationsbedingten Elektrolytverschiebungen mit Gefahr einer nachfolgenden Lithium-Intoxikation abgesetzt werden.

Die möglichen **Nebenwirkungen und Gegenanzeigen von Carbamazepin** sind in Tab. **6.15** zusammengefasst. Zu beachten sind u. a. Interaktionen mit Antikoagulanzien und Antikonzeptiva, die in ihrer Wirkung abgeschwächt werden können.

zunahme, Diarrhö (Tab. **6.13**). Einer Strumaentwicklung kann mit L-Thyroxin vorgebeugt werden.

Wichtigste Ursachen einer Lithium-Intoxikation sind Dehydratation und Kochsalzmangel. Ab einem Lithium-Spiegel von 2,0 mmol/l kommt es zum Auftreten von **Intoxikationssymptomen** (Tab. **6.14**).
Bei Lithium-Intoxikation erfolgt die Therapie durch parenterale Kochsalzzufuhr und forcierte Diurese, evtl. Hämodialyse.

Absolute Kontraindikationen für Lithium sind akutes Nierenversagen, Myokardinfarkt sowie das erste Schwangerschaftsdrittel. Lithium sollte ca. 48 Stunden vor Narkosen und Operationen abgesetzt werden.

Mögliche **Nebenwirkungen** und **Kontraindikationen** von **Carbamazepin** s. Tab. **6.15**.

6.15 Mögliche Nebenwirkungen und Gegenanzeigen von Carbamazepin

Nebenwirkungen	
▪ neurologisch/psychiatrisch	Schwindel, Erbrechen, Tremor, Müdigkeit, Sehstörungen, Nystagmus, Parästhesien
▪ kardiovaskulär	Arrhythmie, AV-Block, Bradykardie
▪ hämatologisch	Leukopenie, aplastische Anämie (extrem selten), Hyponatriämie
▪ hepatisch	Cholestase, Bilirubin ↑, alk. Phosphatase ↑, γ-GT ↑
▪ endokrin	T_3, T_4 ↓, Kortisol ↑, Natrium ↓
▪ dermatologisch	Exantheme, Urtikaria, exfoliative Dermatitis, Stevens-Johnson-Syndrom, Lyell-Syndrom, (Lupus erythematodes)
Gegenanzeigen	Überempfindlichkeit gegenüber Carbamazepin und trizyklischen Antidepressiva, Porphyrie, AV-Block, Knochenmarksschädigung, Kombination mit irreversiblen MAO-Hemmern.
Anwendungsbeschränkungen	Schwere Leberfunktionsstörungen, Schwangerschaft

6.15

Neuroleptika/Antipsychotika

▶ Definition

Neuroleptika/Antipsychotika

▶ **Definition:** Unter dem Begriff Neuroleptika werden Psychopharmaka zusammengefasst, die sich durch ein charakteristisches Wirkspektrum auf die Symptome psychotischer Erkrankungen auszeichnen. Ihr klinisch-therapeutischer Effekt beruht auf ihrer dämpfenden Wirkung auf psychomotorische Erregtheit, Aggressivität, affektive Spannung, psychotische Sinnestäuschungen, psychotisches Wahndenken, katatone Verhaltensstörungen und schizophrene Ich-Störungen. Das Risiko einer Abhängigkeit besteht nicht.

Historisches: Nach dem Zweiten Weltkrieg wurden pharmazeutische Entwicklungsprogramme für Antihistaminika aufgenommen und u. a. das Phenothiazinderivat Chlorpromazin entwickelt. Die französischen Psychiater **Delay** und **Deniker** teilten 1952 mit, dass durch die alleinige Verabreichung von Chlorpromazin schizophrene Psychosen nachhaltig therapeutisch zu beeinflussen waren. 1958 wurde die Gruppe der Butyrophenone mit dem Hauptvertreter Haloperidol durch **Janssen** entdeckt.

Historisches: Vor der Entdeckung des Chlorpromazins stützte sich die antipsychotische Therapie pharmakologisch vor allem auf die Behandlung mit Opium und Schlafkuren mit Barbituraten, Paraldehyd, Brom und Chloralhydrat. Nach dem Zweiten Weltkrieg wurden pharmazeutische Entwicklungsprogramme für Antihistaminika aufgenommen und u. a. das Phenothiazinderivat Chlorpromazin entwickelt. Die französischen Psychiater **Delay** und **Deniker** griffen Laborits Idee des künstlichen Winterschlafs und seinen Vorschlag, Chlorpromazin bei schizophrenen Patienten zu versuchen, auf und teilten 1952 mit, dass durch die alleinige Verabreichung von Chlorpromazin schizophrene Psychosen nachhaltig therapeutisch zu beeinflussen waren. Zur gleichen Zeit wurde das Rauwolfia-Alkaloid Reserpin isoliert und 1954 erstmals von dem amerikanischen Psychiater **Kline** ebenfalls zur Behandlung von Psychosen empfohlen. Delay schlug 1955 den Begriff Neuroleptika für Chlorpromazin und alle wirkungsähnlichen Pharmaka vor. 1958 wurde die Gruppe der Butyrophenone mit dem Hauptvertreter Haloperidol durch **Janssen** entdeckt.

Einteilung: Nach der chemischen Struktur lassen sich unterscheiden:
- trizyklische Neuroleptika (Phenothiazine, Thioxanthene)
- Butyrophenone
- Dibenzoepine
- Benzamide
- chemisch neuartige Antipsychotika: z. B. Olanzapin, Risperidon.

Im klinischen Bereich setzt sich zunehmend die Einteilung in **typische (traditionelle, „klassische")** und **atypische („neuere") Neuroleptika bzw. Antipsychotika** durch.

Einteilung: Strukturchemisch können folgende Gruppen unterschieden werden:
- trizyklische Neuroleptika: Phenothiazine, Thioxanthene und chemisch ähnliche Substanzen
- Butyrophenone und Diphenylbutylpiperidine
- Dibenzoepine (z. B. Clozapin)
- Benzamide (Amisulprid)
- chemisch neuartige Antipsychotika: Olanzapin, Risperidon, Quetiapin, Ziprasidon, Aripiprazol.

Im klinischen Bereich setzt sich zunehmend die Einteilung in **typische** (traditionelle, „klassische") und **atypische** („neuere") **Neuroleptika bzw. Antipsychotika** durch. Als typische Neuroleptika gelten die älteren Substanzen, die neben der antipsychotischen Wirkung auch typische extrapyramidal-motorische Symptome zeigen. Ihre Wirksamkeit ist vorrangig auf die Plussymptome begrenzt (s. S. 143). Als atypische Neuroleptika bzw. Antipsychotika gelten Substanzen, die eine antipsychotische Aktivität besitzen, geringen bzw. fehlenden extrapyramidal-motorischen Einfluss zeigen und eine Wirksamkeit gegen Minussymptome nachweisen können (s. S. 143).

Die **klinische** Einteilung typischer Neuroleptika berücksichtigt die neuroleptische Potenz: **Schwachpotente Neuroleptika** wirken eher sedierend, **hochpotente Neuroleptika** v. a. antipsychotisch (Tab. **6.16**).

Typische Neuroleptika lassen sich nach der Ausprägung ihrer initial dämpfenden Wirkung und nach der Intensität ihrer antipsychotischen Wirkung („neuroleptische Potenz" nach Haase) charakterisieren (Tab. **6.16**). Man unterscheidet
- **schwachpotente Neuroleptika:** wirken vorwiegend sedierend
- **hochpotente Neuroleptika:** wirken vor allem antipsychotisch.

Pharmakologie und Biochemie: Neuroleptika rufen eine **Dopamin-Rezeptorblockade** hervor (Abb. **6.13**). Hauptangriffspunkte sind die mesolimbisch-mesokortikalen Bahnen.

Pharmakologie und Biochemie: Biochemisch steht der Neurotransmitter Dopamin im Zentrum der Neuroleptikawirkung. **Neuroleptika rufen eine Dopamin-Rezeptorblockade hervor,** wobei die klinische Wirksamkeit (antipsychotische Wirkung) sehr eng mit dem D2-Rezeptor korreliert zu sein scheint (Abb. **6.13**). Im ZNS sind verschiedene dopaminerge Neuronensysteme bekannt. Hauptangriffspunkt für die antipsychotische Wirkung der Neuroleptika scheinen die eng mit dem limbischen System verknüpften mesolimbisch-mesokortikalen Bahnen zu sein.

6.16 Auswahl Neuroleptika/Antipsychotika (s. auch Abb. 6.14)

		Tagesdosis in mg
typische Neuroleptika:		
hochpotent	– Flupentixol (Fluanxol u. a.)	5–30
↕	– Fluphenazin (Dapotum u. a.)	5–40
	– Haloperidol (Haldol-Janssen u. a.)	5–30
	– Perazin (Taxilan u. a.)	50–600
	– Zuclopenthixol (Ciatyl-Z)	2–75
schwachpotent	– Chlorprothixen (Truxal u. a.)	30–400
	– Levomepromazin (Neurocil u. a.)	25–400
	– Melperon (Eunerpan u. a.)	25–375
	– Pipamperon/Floropipamid (Dipiperon u. a.)	60–360
atypische Neuroleptika:		
	– Amisulprid (Solian u. a.)	200–800
	– Clozapin (Leponex u. a.)	75–900
	– Olanzapin (Zyprexa)	5–20
	– Quetiapin (Seroquel)	300–750
	– Risperidon (Risperdal)	2–6
Depot-Neuroleptika:		
	– Flupentixol-Decanoat (Fluanxol Depot)	20–200 mg/2–3 Wochen
	– Fluphenazin-Decanoat (DapotumD, Lyogen Depot)	12,5–100 mg/2–3 Wochen
	– Fluspirilen (Imap)	4–8 mg/Woche
	– Haloperidol-Decanoat (Haldol-Janssen Decanoat)	50–300 mg/3–4 Wochen
	– Risperidon (Risperdal Consta)	25–50 mg/2 Wochen

6.13 Schematische Darstellung des Wirkmechanismus von Neuroleptika

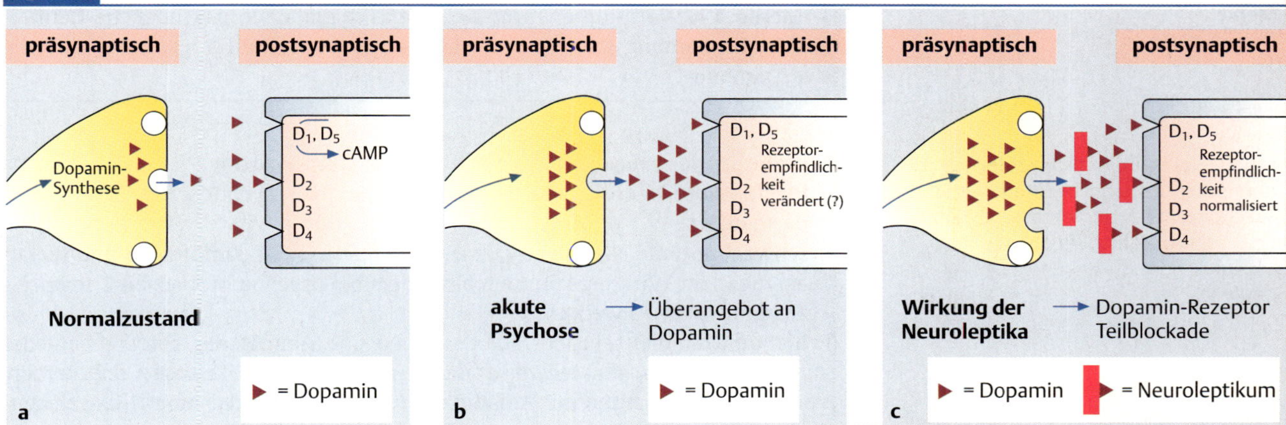

6.14 Beispiele für im Handel erhältliche Neuroleptika/Antipsychotika

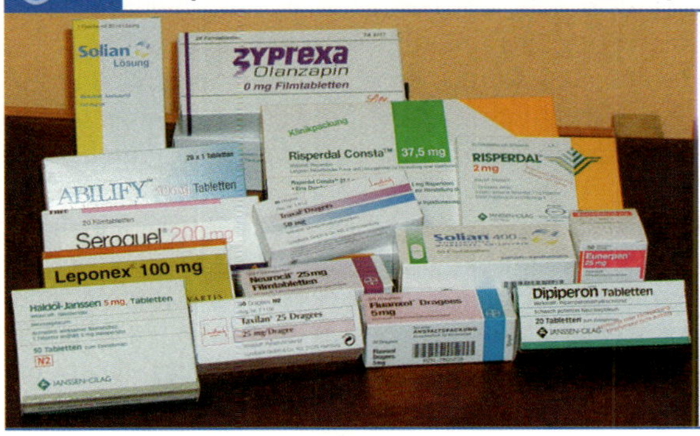

6.14

6.17

6.17 Indikationen für Neuroleptika

Psychiatrie	Neurologie
▪ schizophrene und schizoaffektive Psychosen (Zielsymptome: Wahrnehmungs- und Denkstörungen, autistisches Verhalten, psychotische Angstzustände) ▪ Manien (Zielsymptome: Unruhe, Gereiztheit) ▪ Erregungszustände jeglicher Genese ▪ Verhaltensstörungen im Kindesalter ▪ organische Psychosyndrome/Alterspsychosen (Zielsymptome: Unruhe, Angstzustände, Schlafstörungen) ▪ Delirien	▪ hyperkinetische Syndrome (Chorea, Athetose, Torsionsdystonie, Hemiballismus) **Anästhesie** ▪ Neuroleptanalgesie ▪ Prämedikation ▪ postoperatives Erbrechen **Sonstiges** ▪ symptomatisch bei Übelkeit, Erbrechen

Neuroleptika besitzen außerdem **antihistaminische, antiemetische, antiadrenerge, anticholinerge** und **antiserotonerge Wirkungen.**

Der Hypothese einer dopaminergen Überfunktion entspricht klinisch die produktive, mit Plus-Symptomatik einhergehende Schizophrenie. Obwohl der antipsychotische Effekt von Neuroleptika in erster Linie auf die Beeinflussung des Dopaminstoffwechsels zurückgeführt wird, sind auch **antihistaminische, antiemetische, antiadrenerge, anticholinerge** und **antiserotonerge Wirkungen** bekannt. Wegen ihrer antihistaminischen und antiemetischen Wirkung werden einige Neuroleptika auch außerhalb der Psychiatrie eingesetzt (z. B. Innere Medizin, Dermatologie, Anästhesie).

Praktische Anwendung: Indikationen s. Tab. **6.17**.

Praktische Anwendung: Der **Indikationsbereich** umfasst außer den Erkrankungen aus dem schizophrenen Formenkreis eine Vielzahl anderer Störungen und Erkrankungen (Tab. **6.17**).

▶ Merke

▶ **Merke:** Die Zielsymptome für Neuroleptika umfassen psychotische Denk- und Wahrnehmungsstörungen sowie psychomotorische Erregung und affektive Spannung.

Hochpotente Neuroleptika werden v. a. bei psychotischen Zustandsbildern eingesetzt, **schwachpotente** Neuroleptika mit dämpfender und schlafanstoßender Wirkung v. a. bei psychomotorischen Erregungszuständen.

Der Einsatz der Neuroleptika erfolgt je nach Wirkspektum

- **hochpotente** Neuroleptika werden vorrangig bei psychotischen Zustandsbildern eingesetzt
- **schwachpotente** Neuroleptika mit vorwiegend initial dämpfender und schlafanstoßender Wirkung kommen besonders bei psychomotorischen Erregungszuständen zur Anwendung.

Fehlende Krankheitseinsicht auf der einen und Akuität des Zustands auf der anderen Seite machen teilweise auch eine parenterale Therapie erforderlich. Vor allem bei Patienten mit Anfälligkeit für extrapyramidal-motorische Nebenwirkungen sowie bei Vorliegen einer Minussymptomatik werden heute zunehmend die (allerdings wesentlich teureren) atypischen Neuroleptika/Antipsychotika (z. B. Olanzapin, Quetiapin) verordnet.

Neuroleptika werden – oft in Depotform – auch zur **Rezidivprophylaxe** eingesetzt.

Außer zur **Akutbehandlung** von Psychosen werden Neuroleptika – oft in Depotform – auch zur **Rezidivprophylaxe** bei schizophrenen Psychosen eingesetzt.

Die praktische Durchführung einer Therapie mit Neuroleptika ist oft problematisch, da ein Teil der Psychosekranken mangelnde bis fehlende Krankheitseinsicht aufweist.

Die praktische Durchführung einer Therapie mit Neuroleptika ist nicht selten problematisch, da zumindest ein Teil der Psychosekranken mangelnde bis fehlende Krankheitseinsicht aufweist und deshalb die Notwendigkeit einer (medikamentösen) Behandlung nicht einsieht bzw. deren Fortführung durch mangelnde Compliance gefährdet.

Die **Dosierung** erfolgt individuell (Abb. **6.15**).

Die **Dosierung** erfolgt individuell, initial werden z. B. 3 × 1 bis 2 mg Haloperidol oral oder akut 1 bis 2 Amp. (5 bis 10 mg) langsam i. v. oder i. m. appliziert. Je nach Schweregrad und Verträglichkeit kann dann die Dosis bis zu 30 mg Haloperidol pro Tag gesteigert werden. Von den besser verträglichen neueren, atypischen Neuroleptika (Antipsychotika) werden z. B. 5–10 mg Olanzapin oder 300 mg Amisulprid verabreicht. Die Dosierung eines niederpotenten Neuroleptikums (z. B. Chlorprothixen), beträgt bei Psychosen zur Ko-Medikation 3 × 50 bis 3 × 100 mg mit abendlichem Dosisschwerpunkt. Die Dauer der

6.15 Schema zur Dosierung von Neuroleptika in verschiedenen Behandlungsabschnitten

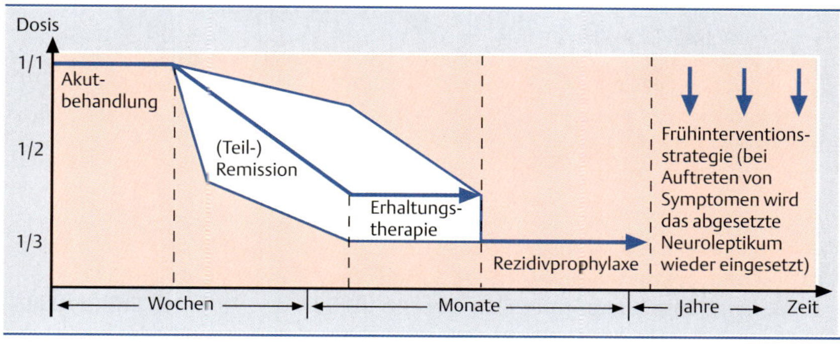

6.15

Behandlung orientiert sich zunächst an der Veränderung der Symptomatik. Bei allen Ersterkrankungen ist es vertretbar, nach einigen Wochen die Neuroleptikadosis langsam zu reduzieren. Abb. **6.15** gibt eine schematische Darstellung der Dosierung in verschiedenen Behandlungsabschnitten.

Bei Symptompersistenz, hohem genetischem Risiko und besonders bei Rezidivneigung ist eine **Rezidivprophylaxe** indiziert. Vor allem wegen der besseren Compliance bietet sich hierzu die Möglichkeit der **Depot-Injektion** an. Das Applikationsintervall beträgt 1 bis 4 Wochen. Der primäre Effekt der Rezidivprophylaxe beruht auf einer Verminderung der bei Psychosekranken vorhandenen Reizüberempfindlichkeit und der erhöhten Vulnerabilität gegenüber Stress. Bei manchen Patienten kann auch eine periodische Therapie an Stelle kontinuierlicher Neuroleptikagaben in Frage kommen. So früh wie möglich sollte die **niedrigste erforderliche Erhaltungsdosis** herausgefunden werden. Die Dosis soll so niedrig wie möglich gewählt werden um das Risiko unerwünschter Nebenwirkungen möglichst gering zu halten (Abb. **6.15**). Die **Erhaltungsdosis** liegt bei ca. ⅓ der Akutdosis, also z. B. bei 2–5 mg Haloperidol pro Tag.

Wegen der oft besseren Compliance haben sich **Depot-Injektionen** bewährt. Der primäre Effekt der Rezidivprophylaxe beruht auf einer Verminderung der Reizüberempfindlichkeit sowie der erhöhten Vulnerabilität psychisch Kranker gegenüber Stress. So früh wie möglich sollte die **niedrigste erforderliche Erhaltungsdosis** herausgefunden werden.

▶ **Merke:** Grundsätzlich sind Neuroleptika ausschleichend abzusetzen, da sonst Rebound-Psychosen auftreten können.

◀ **Merke**

Nach einem ersten Rezidiv sollte eine Langzeitmedikation über mindestens ein Jahr erfolgen, bei drei und mehr Rückfällen ist eine langjährige Neuroleptika-Medikation zu erwägen. Während die Dosis initial meist gleichmäßig über den Tag verteilt wird, empfiehlt sich im Stadium der Rehabilitation je nach Wirkprofil eine morgendliche bzw. abendliche Einmaldosierung zur Förderung der Compliance. Zur Indikation und Dauer der neuroleptischen Rezidivprophylaxe bei schizophrenen Psychosen (s. S. 153, Tab. **4.29**).

Nach einem ersten Rezidiv sollte eine Langzeitmedikation über mindestens ein Jahr erfolgen, bei drei und mehr Rückfällen ist eine langjährige Neuroleptika-Medikation zu erwägen (s. a. S. 153, Tab. **4.29**).

Nebenwirkungen und Gegenanzeigen: Die wichtigsten Nebenwirkungen sind in Tab. **6.18** zusammengefasst.

Mögliche Auswirkungen auf das hämatopoetische System sind **passagere Leukopenien, Eosinophilien, aber auch Leukozytosen und Lymphozytosen.** Im Vergleich zu diesen harmlosen Begleiteffekten, kann als bedrohliche Komplikation sehr selten eine **Agranulozytose** auftreten. Diese Komplikation hat dazu geführt, dass das diesbezüglich besonders belastete Neuroleptikum Clozapin nur noch unter kontrollierten Bedingungen durch dazu ermächtigte Ärzte verordnet werden darf. **Regelmäßige Blutbildkontrollen** sind unter der Behandlung mit allen Neuroleptika angezeigt (s. Abb. **6.2**, S. 470).

Nebenwirkungen und Gegenanzeigen: s. Tab. **6.18**.

Mögliche Blutbildveränderungen machen **regelmäßige Blutbildkontrollen** erforderlich (s. Abb. **6.2**, S. 470).

Typisch für **schwachpotente,** sedierend-dämpfende Neuroleptika sind **vegetative und anticholinerge Symptome,** insbesondere in Form einer (leichten) Blutdrucksenkung oder von Miktionsstörungen und Obstipation (nota: geriatrischer Patient!) Bei Ersteinnahme von Neuroleptika kann eine sog. initial dysphorische Reaktion (negative affektive Reaktion) auftreten.

Schwachpotente Neuroleptika: Blutdrucksenkung, vegetative Symptome.

6.18

6.18 Mögliche Nebenwirkungen von Neuroleptika/Antipsychotika

- extrapyramidal-motorische Störungen (EPMS)
- Krampfschwellensenkung
- Sedierung/Unruhe
- reduzierte Konzentrationsfähigkeit
- Hypotonie
- Blutbildveränderungen, Transaminasenanstieg
- Obstipation
- Gewichtszunahme
- Prolaktinanstieg
- diabetogene Wirkung
- sexuelle Funktionsstörungen

Hochpotente Neuroleptika: Extrapyramidal-motorische Nebenwirkungen:

- **Frühdyskinesien** (Blickkrämpfe, Zungen-Schlundkrämpfe), akut auftretend, durch **Biperiden** kupierbar.
- **Parkinson-Syndrom (Parkinsonoid):** Tremor, Rigor, Akinese nach Tagen/Wochen auftretend, Rückbildung unter Biperiden. Eine prophylaktische Gabe von Parkinsonmitteln sollte nicht erfolgen (Wirkungsabschwächung).
- **Akathisie bzw. Tasikinesie** (Sitz- oder Bewegungsunruhe) zwingen zur Dosisreduktion oder zum Umsetzen.
- **Spätdyskinesien (tardive Dyskinesien):** Treten als **irreversible Komplikationen einer Langzeitbehandlung** mit hochpotenten Neuroleptika auf und umfassen Tics im Gesichtsbereich, Schaukelbewegungen des Körpers und verschiedenste Formen von Bewegungsstörungen. Es kann versucht werden, auf ein anderes Neuroleptikum umzusetzen, vorübergehend hilft manchmal eine Dosiserhöhung.
- Eine sehr seltene, aber gravierende Nebenwirkung ist das **maligne neuroleptische Syndrom** (Rigor, Stupor, Fieber, hohe CK-Werte). Unbehandelt kann es zum Tod führen.

Die neuen, sogenannten **atypischen Neuroleptika** bewirken **kaum noch extrapyramidal-motorische Nebenwirkungen** und zeigen auch **Wirkung auf die sogenannte Minussymptomatik.**

Kontraindikationen sind akute Intoxikationen mit zentral dämpfenden Pharmaka und Alkohol. Bei Patienten mit Leukopenie

Wichtigste und beeinträchtigendste Nebenwirkungen **hochpotenter** Neuroleptika sind **extrapyramidal-motorische Symptome** (s. a. S. 154, Abb. **4.51**).

- Zu Behandlungsbeginn treten bei etwa 10 bis 30 % der Patienten **Frühdyskinesien** (meist erste Behandlungswoche) auf, mit deutlicher Abhängigkeit von der Geschwindigkeit der Dosissteigerung. Hierbei kommt es zu Blickkrämpfen, Zungen-Schlundkrämpfen, Hyperkinesien der mimischen Muskulatur und Bewegungsstörungen der Extremitäten. Frühdyskinesien können durch parenterale **Biperiden**-Applikation sicher und schnell kupiert werden.
- Das neuroleptikabedingte **Parkinson-Syndrom (Parkinsonoid)** mit der Trias Tremor, Rigor und Akinese tritt frühestens nach etwa zehntägiger Behandlung auf und bildet sich durch die Gabe von anticholinerg wirkenden Parkinsonmitteln (z. B. Biperiden) zurück. Eine prophylaktische Zusatzmedikation mit Parkinsonmitteln sollte nicht erfolgen, da diese die antipsychotische Wirkung der Neuroleptika reduzieren.
- Nach längerer Behandlungsdauer (Monate bis Jahre) kann es zu einer äußerst quälenden Sitz- und/oder Bewegungsunruhe kommen **(Akathisie bzw. Tasikinesie)**. Diese Symptome zwingen zur Dosisreduktion, zum Absetzen bzw. zum Wechsel auf ein anderes Präparat.
- Sog. **Spätdyskinesien (tardive Dyskinesien)** müssen leider oft als **irreversible Komplikationen einer Langzeitbehandlung** mit hochpotenten Neuroleptika angesehen werden. Sie treten gehäuft bei älteren und zerebral vorgeschädigten Patienten auf. Die oft vom Patienten kaum bemerkten, z. T. auch nur diskreten Symptome umfassen **Tics im Gesichtsbereich, Schaukelbewegungen des Körpers** und verschiedenste Formen von **Bewegungsstörungen.** Als Ursache wird eine Überempfindlichkeit der postsynaptischen Dopamin-Rezeptoren angenommen. In Anbetracht der Irreversibilität muss alles getan werden, um erste Anzeichen früh zu erkennen (z. B. durch „Zunge-Ruhighaltetest“) bzw. Spätdyskinesien durch niedrigst mögliche Dosierungen zu verhüten. Therapeutisch kann versucht werden, auf ein anderes Neuroleptikum umzusetzen, vorübergehend hilft manchmal eine Erhöhung der Neuroleptikadosis. Durch Benzodiazepine, Vitamin E und Tiaprid werden z. T. Befundbesserungen beobachtet.
- Eine sehr seltene, aber gravierende Nebenwirkung ist das **maligne neuroleptische Syndrom,** ein durch Rigor, Stupor und Fieber charakterisiertes Bild, das mit hohen Kreatinkinase-(CK-)Werten einhergeht. Unbehandelt können sich hieraus lebensbedrohliche Zustände entwickeln. Therapeutisch müssen die Neuroleptika sofort abgesetzt und Dopamin-Agonisten wie Dantrolen oder Lisurid verordnet werden.

In den letzten Jahren wurden die erwähnten **atypischen Neuroleptika** entwickelt, die praktisch **kaum noch eine extrapyramidal-motorische Symptomatik** zeigen und eine Eigenschaft besitzen, die den „klassischen“ Neuroleptika fast vollständig fehlt: die **Wirkung auf sog. Negativ- bzw. Minussymptome.** Hierbei handelt es sich um Symptome wie Antriebsmangel, sozialer Rückzug, Anhedonie oder Sprachverarmung, die bei vielen Schizophrenen im Laufe der Erkrankung auftreten und sehr häufig einen stärkeren Einfluss auf den weiteren Verlauf zeigen als die Plus-Symptome.

Kontraindikationen für die Verordnung von Neuroleptika sind akute Intoxikationen mit zentral dämpfenden Pharmaka und Alkohol. Bei Substanzen mit anticholinerger Komponente sind – wie bei Antidepressiva (s. S. 483 ff.) –

6.19 Interaktionen von Neuroleptika mit anderen Pharmaka

Wechselwirkung mit	*Klinische Effekte*
▪ Adsorbenzien (Antazida, Carbo medicinalis, Tee, Kaffee)	– Wirkungsschwächung der Neuroleptika
▪ Anticholinergika (Parkinsonmittel wie z. B. Biperiden; Antidepressiva)	– Verstärkung der anticholinergen Effekte, Delirprovokation, Ileusgefahr, bes. in Kombination mit nieder- und mittelpotenten Neuroleptika
▪ Antihistaminika (Astemizol, Terfenadin)	– verstärkte QT-Verlängerung im EKG, Gefahr von Rhythmusstörungen
▪ Antihypertonika	– Blutdrucksenkung verstärkt
▪ Parkinsonmittel: Dopaminagonisten (z. B. Levodopa, Bromocriptin, Amantadin, Lisurid)	– gegenseitige Wirkungsminderung
▪ antiemetische Dopaminantagonisten (z. B. Metoclopramid, Alizaprid, Bromoprid)	– extrapyramidale Nebenwirkungen evtl. verstärkt
▪ Guanethidin	– verminderte Blutdrucksenkung
▪ zentral dämpfende Pharmaka und Alkohol (Antidepressiva, Antihistaminika, Barbiturate, Benzodiazepine, Hypnotika)	– verstärkte Sedierung/ZNS-Dämfung – Plasmaspiegel erhöht durch Antidepressiva, erniedrigt durch Barbiturate, Chloralhydrat und Rauchen

Pylorusstenose und Prostatahypertrophie Gegenanzeigen. Bei Patienten mit Leukopenie in der Anamnese sollten trizyklische Neuroleptika und insbesondere Clozapin nicht verabreicht werden.
Mögliche **Interaktionen** von Neuroleptika mit anderen Pharmaka sind in Tab. **6.19** wiedergegeben.

in der Anamnese sollten trizyklische Neuroleptika und v. a. Clozapin nicht verabreicht werden.

Mögliche **Interaktionen** s. Tab. **6.19**.

Antidementiva (Nootropika)

▶ **Definition:** Es handelt sich um zentralnervös wirksame Arzneimittel, die bestimmte Hirnfunktionen wie Gedächtnis, Konzentrations-, Lern- und Denkfähigkeit verbessern sollen. Wichtigste Zielgruppe sind geriatrische Patienten, bei denen im Rahmen eines zerebralen Abbauprozesses psychopathologische und neurologische Störungen im Sinne eines chronischen hirnorganischen Psychosyndroms (Demenz) vorliegen.

◀ **Definition**

Während früher Vasodilatatoren bei der Therapie der Demenz an erster Stelle standen, versucht man heute zum einen eine Stoffwechselverbesserung der noch nicht degenerierten Zellen zu erreichen und zum anderen Einfluss auf die gestörte Mikrozirkulation und Kalziumhomöostase zu nehmen (Tab. **6.20**). Auch neuroprotektive Wirkungen werden postuliert. Es handelt sich um eine chemisch und pharmakologisch sehr heterogene Gruppe, deren Wirkmechanismen überwiegend hypothetisch sind.

Man versucht heute eine Stoffwechselverbesserung der noch nicht degenerierten Zellen zu erreichen und Einfluss auf die gestörte Mikrozirkulation und Kalziumhomöostase zu nehmen (Tab. **6.20**).

Drei Antidementiva sind speziell für die Behandlung der Alzheimer-Krankheit zugelassen: Die Cholinesterasehemmer Donepezil, Galantamin und Rivastigmin. Der theoretische Ansatz für diese Präparate ist der Befund, dass sich im Gehirn von Alzheimer-Patienten eine frühzeitig auftretende und ausgeprägte Verminderung des Neurotransmitters Acetylcholin findet. Dieser chemische Botenstoff ist von Bedeutung für Lern- und Gedächtnisleistungen. Das Wirkprinzip ist der teilweise Ausgleich des cholinergen Transmitterdefizits durch Blockade des Enzyms Acetylcholinesterase. Die Substanzen müssen einschleichend aufdosiert werden (s. a. S. 205 ff.). Auf einem anderen Wirkmechanismus basiert der Glutamatantagonist Memantin, der auch für schwere Alzheimer-Krankheiten zugelassen ist.

Zur Behandlung der Alzheimer-Demenz liegen die Acetylcholinesterasehemmer Donepezil, Galantamin und Rivastigmin vor. Die Substanzen müssen einschleichend aufdosiert werden (s. a. S. 205 ff.).

Obwohl die jetzige Medikamenten-Generation langfristig die Prognose einer Demenz nicht verbessern kann, ist kein therapeutischer Nihilismus am Platze. Ein **Behandlungsversuch mit Antidementiva ist durchaus gerechtfertigt.** Studien konnten zeigen, dass die Progredienz des demenziellen Krankheitsabbaus verzögert werden kann, so dass z. B. die erforderliche Heimeinweisung um 12 bis

Ein **Behandlungsversuch mit Antidementiva ist durchaus gerechtfertigt** und sollte über mindestens 3 Monate durchgeführt werden. Erfolge sind nur beim hirnorganischen Psychosyndrom leichtgradiger bis mittlerer Ausprägung zu erwarten.

6.20 Antidementiva/Nootropika: Einteilung und klinische Anwendung (Auswahl)

Substanzgruppe	*Präparate*	*Dosierung*	*Nebenwirkungen*
Nootropika	Nicergolin (Sermion u. a.)	2 × 30 mg/die	Hypotonie, Schwindel
	Piracetam (Nootrop u. a.)	2,4–4,8 g/die	Unruhe
	Pyritinol (Encephabol u. a.)	3 × 200 mg/die	Magen-Darm-Beschwerden, Unruhe
Zerebrale Vasotherapeutika	Dihydroergotoxin (Co-dergocrin) (Hydergin u. a.)	3–6 mg/die	Hypotonie, Schwindel
▪ Kalziumantagonist	Nimodipin (Nimotop)	3 × 30 mg/die	Hypotonie
▪ Phytopharmakon	Ginkgo biloba (Tebonin u. a.)	120–240 mg/die Trockenextraxt	allergische Hautrekationen, Kopfschmerzen (sehr selten)
Antidementiva			
▪ Cholinesterasehemmer	Donepezil (Aricept)	5–10 mg/die	Magen-Darm-Beschwerden
	Galantamin (Reminyl)	16–24 mg/die	Übelkeit, Diarrhö, Agitiertheit
	Rivastigmin (Exelon)	2 × 3–6 mg/die	Magen-Darm-Beschwerden
▪ Glutamatmodulator	Memantin (Axura, Ebixa)	15–20 mg/die	Schwindel, Unruhe

6.16

6.16 Antidementiva (Auswahl)

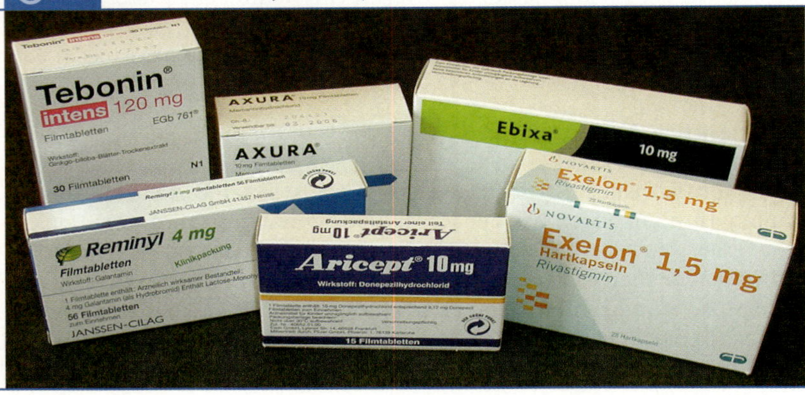

Schwere Demenzen sind einer Therapie mit Antidementiva/Nootropika nicht zugänglich.

18 Monate verzögert werden kann. Im Hinblick auf die Compliance der Patienten ist wichtig, dass die Therapie mit Antidementiva über einen ausreichend langen Zeitraum (mindestens drei Monate) durchgeführt wird. Therapeutische Erfolge sind nur beim hirnorganischen Psychosyndrom leichtgradiger bis mittlerer Ausprägung zu erwarten. Schwere Demenzen sind einer Therapie mit Antidementiva/Nootropika nicht zugänglich.

▶ Merke

▶ **Merke:** Von entscheidender Bedeutung ist die psychosoziale Betreuung der Kranken mit Gedächtnistraining und ausreichender körperlicher Aktivität.

Weitere Psychopharmaka

Psychostimulanzien

▶ Synonym

▶ **Synonym:** Psychotonika, Psychoenergetika

▶ Definition

▶ **Definition:** Psychostimulanzien wirken vorwiegend psychisch anregend und antriebsstimulierend sowie kurzzeitig leistungs- und konzentrationssteigernd. Einige Substanzen unterdrücken das Hungergefühl. In höheren Dosen erzeugen sie Euphorie. Sie führen rasch zur Gewöhnung und Abhängigkeit.

Einteilung: Die Gruppe der Psychostimulanzien ist chemisch sehr heterogen. Koffein und Nikotin als sozial tolerierte Genussmittel sind hier ebenso zu nennen wie die Modedroge Kokain. Die Hauptvertreter der heute therapeutisch verwendeten Psychostimulanzien leiten sich vom **Amphetamin** ab. Diese auch als Weckamine bezeichneten Medikamente sind chemisch eng mit den Katecholaminen verwandt. Sie setzen Katecholamine aus ihren Depots frei und wirken außerdem auf dopaminerge und noradrenerge Rezeptoren. Zu den Amphetamin-ähnlichen Substanzen gehören Methylphenidat (Ritalin), Amfetaminil (AN 1), Fenetyllin (Captagon) und Pemolin (Tradon). Fenetyllin und Methylphenidat unterliegen dem **Betäubungsmittelgesetz.** Jüngst wurde eine neue Substanz, **Modafinil,** zur Behandlung der Narkolepsie zugelassen.

Einteilung: Die heterogene Gruppe der Psychostimulanzien umfasst u. a. Koffein, Nikotin, Kokain und Weckamine (Amphetamine). Stimulanzien vom Amphetamin-Typ setzen Katecholamine aus ihren Depots frei und wirken auf dopaminerge und noradrenerge Rezeptoren.

Indikationen: Einsatzbereiche der Psychostimulanzien sind die Narkolepsie und andere Formen der Hypersomnie sowie Aufmerksamkeitsdefizit- und Hyperaktivitätssyndrome bei Kindern (s. S. 432 ff.). Bei psychomotorisch exzessiv unruhigen Kindern konnte in 70 bis 80 % der Fälle die Symptomatik durch Methylphenidat deutlich gebessert werden. Die Kinder werden motorisch ruhiger, konzentrierter und durch die erhöhte Aufmerksamkeit wieder leistungsfähiger. Abhängigkeit wurde bei Kindern bislang nicht beobachtet.

Indikationen: Narkolepsie, ADHS bei Kindern (s. S. 432 ff.). Bei psychomotorisch exzessiv unruhigen Kindern konnte in 70–80 % der Fälle die Symptomatik durch Methylphenidat deutlich gebessert werden.

Nebenwirkungen und Gegenanzeigen: Als unerwünschte Wirkungen der Psychostimulanzien können Tachykardie, Schlafstörungen, Inappetenz, Kopfschmerzen, Tremor, Ängstlichkeit und Aggressivität auftreten. Bei minderwüchsigen Kindern sind Psychostimulanzien kontraindiziert, da sie das Längenwachstum verzögern. Unter Psychostimulanzien wurden bei Patienten mit zerebralen Vorschädigungen, längerfristiger Anwendung und im Alter paranoid-halluzinatorische Psychosen beschrieben.

Wegen der **Missbrauchs- und Abhängigkeitsgefährdung** muss die Verordnung von Psychostimulanzien auf die angegebenen Indikationen begrenzt bleiben. In Ausnahmefällen können sie vorübergehend in der Rekonvaleszenz kontrolliert eingesetzt werden. Von ihrer Anwendung als Appetitzügler ist abzuraten.

Nebenwirkungen und Gegenanzeigen: Tachykardie, Schlafstörungen, Inappetenz, Tremor, Ängstlichkeit, Aggressivität, Psychosen. Bei minderwüchsigen Kindern sind Psychostimulanzien kontraindiziert, da sie das Längenwachstum verzögern.

Wegen der **Missbrauchs- und Abhängigkeitsgefährdung** muss die Verordnung auf die angegebenen Indikationen begrenzt bleiben.

Acamprosat

▶ **Definition:** Acamprosat (Campral) ist eine neu entwickelte Substanz, die zur medikamentös gestützten Rückfallprophylaxe der Alkoholabhängigkeit eingesetzt werden kann.

◀ **Definition**

Neurobiochemisch wirkt Acamprosat als Glutamatmodulator, klinisch bewirkt es eine Abnahme des Verlangens nach Alkohol („Anti-Craving"), was zu einer erhöhten Abstinenzrate bzw. zur Reduktion von Rückfällen führt.

Neurobiochemisch wirkt Acamprosat als Glutamatmodulator.

Praktische Anwendung: Acamprosat wird unmittelbar nach Abschluss der Entgiftungsbehandlung verordnet, üblicherweise in einer Dosis von 2 g pro Tag. Die empfohlene Dauer der Behandlung wird gegenwärtig auf etwa 1 Jahr veranschlagt, wobei die psychotherapeutische Betreuung darüber hinausgehend fortgeführt werden sollte.

Acamprosat ist nicht zur Behandlung des Entzugs geeignet, die rückfallverhütende Wirkung hält nur so lange an, wie das Präparat eingenommen wird.

Praktische Anwendung: Es kommt zu einer Abnahme des Verlangens nach Alkohol („Anti-Craving"). Die übliche Tagesdosis beträgt 2 g. Der Einsatz erfolgt nach Abschluss der Entgiftungsbehandlung.

Nebenwirkungen und Gegenanzeigen: Nach den bislang vorliegenden Erfahrungen ist das Präparat gut verträglich, sedierende Wirkungen fehlen, es besitzt kein eigenes Abhängigkeitspotenzial. Als unerwünschte Wirkungen wurden Diarrhö, Störungen der Libido sowie das Auftreten eines Pruritus beobachtet. Die Substanz ist bei Störungen der Nieren- oder Leberfunktion und bei Patienten über 65 Jahre kontraindiziert.

Nebenwirkungen und Gegenanzeigen: Nach den vorliegenden Erfahrungen ist das Präparat gut verträglich, sedierende Wirkungen fehlen, es besitzt kein eigenes Abhängigkeitspotenzial.

Clomethiazol

▶ **Definition:** Clomethiazol (Distraneurin) ist strukturchemisch mit Thiamin (Vitamin B1) verwandt und besitzt sedierende, antikonvulsive und hypnotische Eigenschaften.

Indikationen: Primäre Indikation von Clomethiazol ist die Akutbehandlung des Delirium tremens, insbesondere des **Alkoholentzugsdelirs** (s. S. 328 ff.). Wegen seiner hypnotischen Wirkung wird die Substanz aber auch in der Gerontopsychiatrie bei psychomotorisch unruhigen Patienten eingesetzt. Angesichts der **Suchtgefahr** sollte Clomethiazol jedoch allenfalls **kurzfristig verordnet werden.** Eine mögliche weitere Indikation ist der **Status epilepticus,** wenn Diazepam, Clonazepam und Hydantoine keine Wirkung zeigen.

Indikationen: Hauptindikation ist die Behandlung des Delirs **(Alkoholentzugsdelir,** s. S. 328 ff.). In der Gerontopsychiatrie wird Clomethiazol wegen seiner hypnotischen Wirkung eingesetzt. Angesichts der **Suchtgefahr** sollte es jedoch **nur kurzfristig verordnet werden.**

Praktische Anwendung: Clomethiazol wird oral als Kapseln oder in Form einer Mixtur verabreicht. Die Dosierung erfolgt nach Sedierungsgrad: **Ziel ist eine Sedierung, aus der der Patient jederzeit erweckbar ist.** Initial werden beim Alkoholdelir 3 Kapseln oder 15 ml Mixtur, dann 2 Kapseln oder 10 ml Mixtur alle 2 Stunden bis zur ausreichenden Sedierung verabreicht.

Praktische Anwendung: Die Dosierung erfolgt nach Sedierungsgrad: **Ziel ist eine Sedierung, aus der der Patient jederzeit erweckbar ist.**

Nebenwirkungen und Gegenanzeigen: Als wichtigste Nebenwirkungen sind neben der bronchialen Hypersekretion vor allem Atemdepression und Kreislaufdysregulation zu nennen. Als Nebenwirkungen können Magenbeschwerden, Brennen in Hals und Nase, Augentränen, Blutdrucksenkung und allergische Hautreaktionen auftreten.
Mit Tranquilizern, Hypnotika und Alkohol sollte Clomethiazol nicht kombiniert werden, da nur schwer kontrollierbare Wirkungs- und Nebenwirkungssteigerungen möglich sind.

Nebenwirkungen und Gegenanzeigen: Bronchiale Hypersekretion, Atemdepression und Kreislaufdysregulation.

Cave: Kombination mit Tranquilizern, Hypnotika oder Alkohol.

▶ **Merke:** Wegen des erheblichen Abhängigkeitspotenzials darf Clomethiazol nur stationär verordnet und muss mit sukzessiver Dosisreduktion innerhalb von 8 bis 14 Tagen abgesetzt werden.

Disulfiram

▶ **Definition:** Disulfiram (Antabus) wird zur medikamentösen Alkoholentwöhnung eingesetzt. Es handelt sich um einen Enzyminhibitor, der durch Blockade der Aldehyddehydrogenase einen Überschuss an toxischem Acetaldehyd bewirkt.

Praktische Anwendung: Unter Disulfiram-Therapie führen bereits wenige Gramm Alkohol zur Anreicherung von Acetaldehyd im Blut. Nachfolgend kommt es zu **vegetativen Unverträglichkeitsreaktionen** (Übelkeit, Brechreiz, Schwindel, Tachykardie). Der Patient empfindet den Zustand als äußerst unangenehm und wird entweder in Zukunft Alkohol meiden oder die Disulfiram-Tabletten absetzen (Aversivbehandlung).

Praktische Anwendung: Nach Einnahme von wenigen Gramm Alkohol reichert sich unter Disulfiram Acetaldehyd im Blut an und es kommt zu **vegetativen Unverträglichkeitsreaktionen** (Übelkeit, Brechreiz, Schwindel, Tachykardie).

▶ **Merke:** Diese Therapie setzt daher motivierte Patienten voraus und darf wegen der möglicherweise lebensbedrohlichen Wirkungen wie Schock und Atemlähmung nie ohne Wissen des Patienten verabreicht werden.

Die Einleitung der Behandlung erfordert die vorherige Entgiftung des Alkoholkranken. In den ersten zehn Tagen wird 1 g/die oral verabreicht, anschließend alle zwei bis drei Tage 0,2 bis 0,5 g.

Die Einleitung der Behandlung erfordert die vorherige Entgiftung.

Nebenwirkungen und Gegenanzeigen: Als **Nebenwirkungen** können Müdigkeit, Kopfschmerzen, Übelkeit, Schwindel, Polyneuritiden und psychotische Episoden auftreten. Disulfiram ist **kontraindiziert** bei Diabetes mellitus, Thyreotoxikose, schwerer Herz-Kreislaufinsuffizienz, schweren Leber- und Nierenfunktionsstörungen, Apoplex und Psychosen.

Nebenwirkungen: u. a. Übelkeit, Kopfschmerzen, Schwindel, Polyneuritiden, psychotische Episoden.
Gegenanzeigen: u. a. Diabetes mellitus, schwere Herzinsuffizienz, Leber- und Nierenfunktionsstörungen.

Cyproteron

▶ **Definition:** Cyproteron (Androcur) ist ein Steroidhormon mit antiandrogener und gestagener Wirkung.

◀ **Definition**

Indikationen: Cyproteron kommt sehr selten bei männlichen Patienten mit abnormer oder krankhaft gesteigerter Sexualität (Sexualdeviationen und Hypersexualität) zur Anwendung. Der Einsatz sollte grundsätzlich unter psychotherapeutischer Begleitung und mit Einverständnis des Patienten erfolgen; **die Substanz kann zwar die Triebstärke reversibel dämpfen, in der Regel aber nicht die Sexualdeviation.**
Die Dosierung beträgt 100 mg/die, mit einem Wirkungseintritt ist meist erst nach zwei bis vier Wochen zu rechnen.

Indikationen: Begleitende Behandlung bei abnormer oder krankhaft gesteigerter Sexualität. **Die Substanz kann zwar die Triebstärke reversibel dämpfen, i. d. R. aber nicht die Sexualdeviation.**

Nebenwirkungen und Gegenanzeigen: Als **Nebenwirkung** können Müdigkeit, Hemmung der Spermiogenese (nach Absetzen voll reversibel) und Gynäkomastie auftreten. **Kontraindikationen** sind Lebererkrankungen, thromboembolische Prozesse, schwere chronische Depressionen und maligne Tumoren (außer Prostatakarzinom, hier wird Cyproteron ebenso wie bei Hirsutismus und schweren Akneformen therapeutisch eingesetzt).

Nebenwirkungen: Müdigkeit, Hemmung der Spermiogenese, Gynäkomastie.
Kontraindikation: Lebererkrankungen, Thromboembolien, chronische Depression, maligne Tumoren (Ausnahme: Prostataca.).

Parkinsonmittel

▶ **Definition:** (Anti-)Parkinsonmittel beeinflussen das gestörte Gleichgewicht der Neurotransmitter Acetylcholin und Dopamin, das der Parkinson-Erkrankung zugrunde liegt.

◀ **Definition**

Parkinsonmittel sind auch für die psychiatrische Pharmakotherapie aus folgenden Gründen von Bedeutung:

- Zur Behandlung neuroleptikainduzierter extrapyramidal-motorischer Nebenwirkungen werden **Anticholinergika** wie Biperiden (Akineton) eingesetzt. Durch die orale oder auch parenterale Applikation können Frühdyskinesien beseitigt und Parkinsonoide zumindest deutlich gebessert werden. Hierbei ist zu beachten, dass Anticholinergika neben einer **euphorisierenden Wirkung** eine **delirogene Potenz** aufweisen und insbesondere bei Alterspatienten zu **Verwirrtheitszuständen** führen können.
- unter einer Behandlung mit **L-Dopa** können psychische Nebenwirkungen wie Albträume, Verwirrtheitszustände und pharmatoxische Psychosen (vor allem bei älteren Patienten) auftreten.
- mögliche Nebenwirkungen der vor allem bei **akinetischen Krisen** eingesetzten **Amantadine** sind Schlafstörungen, exogene Psychosen und zentralnervöse Übererregbarkeit.

Da ein erheblicher Prozentsatz der Parkinson-Kranken auch depressive Symptome aufweist, werden diese Patienten nicht selten kombiniert mit Parkinsonmitteln und Antidepressiva behandelt. Vor allem bei der Verordnung trizyklischer (anticholinerger) Antidepressiva muss hier auf die erhöhte Gefahr des Auftretens von deliranten Syndromen und Verwirrtheitszuständen geachtet werden.

Zur Behandlung neuroleptikainduzierter extrapyramidal-motorischer Nebenwirkungen werden **Anticholinergika** wie Biperiden (Akineton) eingesetzt. Frühdyskinesien können beseitigt, Parkinsonoide deutlich gebessert werden. Anticholinergika weisen neben einer **euphorisierenden Wirkung** eine **delirogene Potenz** auf und können v. a. bei Alterspatienten zu **Verwirrtheitszuständen** und Funktionspsychosen führen. Die vor allem bei **akinetischen Krisen** eingesetzten **Amantadine** können Schlafstörungen, exogene Psychosen und zentralnervöse Übererregbarkeit verursachen.

Bei Kombination von Parkinsonmitteln mit (trizyklischen) anticholinergen Antidepressiva auf Delirgefahr achten!

6.3 Andere biologische Therapieverfahren

Historisches: Zu Beginn des 20. Jahrhunderts hoffte man durch körperliche Eingriffe psychische Krankheiten heilen zu können. 1917 führte der Wiener Ordinarius für Psychiatrie und Neurologie **J. Ritter Wagner-Jauregg** die **Malaria-Kur** in die Behandlung der progressiven Paralyse ein. Syphilitiker machten zum damaligen Zeitpunkt etwa ein Drittel der Insassen von psychiatrischen Anstalten aus.

6.3 Andere biologische Therapieverfahren

Historisches: Angesichts der „Hilflosigkeit der Helfer" gegenüber den „großen, schweren psychischen Krankheiten" (Psychosen) verband man mit der Einführung somatischer Therapieverfahren zu Beginn des 20. Jahrhunderts die große Hoffnung, mit einem körperlichen Eingriff psychische Krankheiten heilen zu können. 1917 führte der Wiener Ordinarius für Psychiatrie und Neurologie **J. Ritter Wagner-Jauregg** die **Malaria-Kur** in die Behandlung der progressiven Paralyse ein. Hierbei wurde den Patienten Zitratblut von Malariakranken intramuskulär oder intravenös injiziert und durch diese künstliche Infektion Fieberschübe erzeugt, die die schweren psychischen und neurologischen Symptome der progressiven Paralyse (Spätstadium der Syphilis) milderten. Syphilitiker machten zum damaligen Zeitpunkt etwa ein Drittel der Insassen von psychiatrischen Anstalten aus. Für die Entdeckung der therapeutischen Bedeutung der Malariaimpfung bei der Behandlung der progressiven Paralyse erhielt Wagner-Jauregg 1927 den Nobel-Preis für Medizin.

Klaesi wandte 1921 die **Schlafkur** (Dauer-/Heilschlaf) mittels Barbituraten zur Behandlung erregter Psychosen an.

Klaesi wandte 1921 die **Schlafkur** (Dauer-/Heilschlaf) mittels Barbituraten (Somnifen) zur Behandlung erregter Psychosen an. Angestrebt wurde ein Schlafzustand, der Tage bis Wochen dauerte; die Patienten erhielten während dieser Zeit Flüssigkeit und Nahrung über eine Sonde.

Anfang der 30er Jahre wurde die Beeinflussung schwerer Formen schizophrener oder affektiver Psychosen durch hypoglykämische Zustände oder Schocks mittels **Insulin-Kur** durch **Sakel** eingeführt.

Anfang der 30er Jahre wurde die Beeinflussung schwerer Formen schizophrener oder affektiver Psychosen durch hypoglykämische Zustände oder Schocks mittels **Insulin-Kur** durch **Sakel** eingeführt. Durch Injektion von Altinsulin wurde zunächst ein Subkoma mit Schweißausbruch und Benommenheit, anschließend ein Koma ausgelöst, das nach 10 bis 30 Minuten durch Glukose- oder Glukagon-Applikation beendet wurde.

Die klinische Beobachtung, dass durch Auftreten eines epileptischen Anfalls nicht selten psychotische Symptome gebessert wurden, führte 1935 zur Beschreibung der **Cardiazol-Krampfbehandlung** durch **von Meduna.** Hierbei wurde durch rasche intravenöse Injektion von Cardiazol-Lösung ein generalisierter zerebraler Krampfanfall ausgelöst. Die Methode wurde später durch die Elektrokrampftherapie ersetzt.

Durch die Entdeckung und Einführung der Psychopharmaka gelten die genannten Therapieverfahren heute als überholt und obsolet.

Durch die Entdeckung und Einführung der Psychopharmaka gelten die genannten Therapieverfahren heute als überholt und obsolet.

Folgende **Verfahren** können bei bestimmten Krankheitsbildern zum Einsatz kommen:
- **Schlafentzugsbehandlung**
  endogene Depression
- **Foto-(Licht-)Therapie**
  saisonale Depression
- **Elektrokrampftherapie**
  endogene Depression, Schizophrenie (Katatonie)
- **Physiotherapie.**

Folgende **somatisch-biologische Behandlungsverfahren** können bei bestimmten Krankheitsbildern zum Einsatz kommen:
- **Schlafentzugsbehandlung** (Wachtherapie)
  Indikation: unipolare/melancholische („endogene") Depression
- **Foto-(Licht-)Therapie**
  Indikation: saisonale Depression
- **Elektrokrampftherapie** (Elektrokonvulsionstherapie, neuroelektrische Therapie)
  Indikation: schwere Depression, Schizophrenie (Katatonie)
- **Physiotherapie.**

Schlafentzugsbehandlung

Schon in den 60er Jahren wurde beobachtet, dass sich manche depressive Patienten nach einer zufällig oder absichtlich schlaflos verbrachten Nacht für einige Tage besser fühlten.

Schlafentzugsbehandlung

In den 60er Jahren wurde beobachtet, dass sich einige depressive Patienten nach einer zufällig oder absichtlich schlaflos verbrachten Nacht für einen oder mehrere Tage wesentlich besser fühlten. Schon lange war aufgefallen und bekannt, dass endogen Depressive typischerweise an Durchschlafstörungen mit morgendlichem Früherwachen leiden. Vor diesem Hintergrund wurden systematische Untersuchungen zur Wirksamkeit des Schlafentzuges sowie zu chronobiologischen Faktoren bei endogenen Depressionen durchgeführt.

Es lassen sich 3 Arten von Schlafentzug unterscheiden (Abb. **6.17**):
- totaler (ganze Nacht)
- partieller (2. Nachthälfte)
- selektiver Schlafentzug.

Es lassen sich drei Arten von Schlafentzug unterscheiden, wobei nur die ersten beiden praktisch-klinischen Einsatz finden:
- totaler Schlafentzug (über die ganze Nacht)
- partieller Schlafentzug (in der zweiten Nachthälfte, Patient wird gegen 1 Uhr morgens geweckt)
- selektiver Schlafentzug.

6.17 Schlafentzugsbehandlung

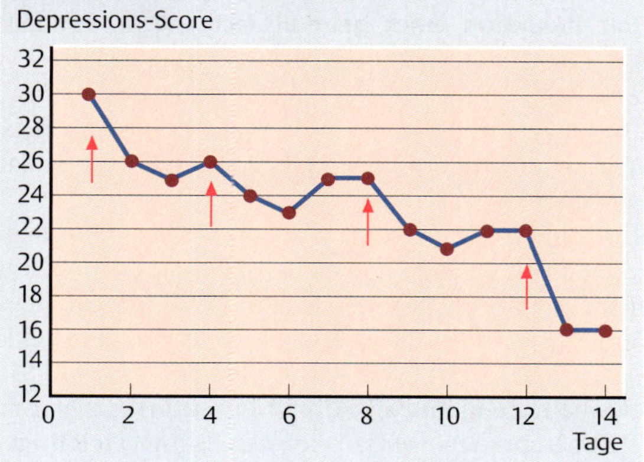

Deutliche Besserung (Reduktion des Depressions-Scores) nach Schlafentzugsbehand lung (↑) zweimal pro Woche (32 = schwer depressiv, 12 = leicht depressiv).

Offenbar besteht keine unterschiedliche Wirksamkeit zwischen totalem und partiellem Schlafentzug, die Wirksamkeit beider Verfahren ist gut belegt (Abb. **6.17**).

Hauptindikation ist die primär **endogene Depression** (Melancholie). Wichtig ist, dass der Patient während der Nacht nicht kurz einnickt und dass er den darauffolgenden Tag wach „durchsteht". Bei etwa der Hälfte der endogen Depressiven kommt es unter dieser Behandlung am Tag nach dem Schlafentzug (seltener auch am zweiten Tag danach) zu einer spürbaren Stimmungaufhellung, die aber meist nur ein bis zwei Tage anhält. Die einfache und physiologische, ungefährliche Behandlung wird deshalb ein- bis zwei Mal pro Woche insbesondere im Stadium der Akuttherapie durchgeführt, meist in Kombination mit einer Antidepressiva-Standardbehandlung. Am Abend vor der Schlafentzugsnacht darf der Patient keine sedierende Medikation erhalten.

Relevante Nebenwirkungen dieser Therapie sind nicht bekannt.

Hauptindikation sind primär **endogene Depressionen.** Ca. 50 % der Patienten sprechen auf die Behandlung an. Es kommt am Tag danach zu einer spürbaren Stimmungsaufheiterung, die aber meist nur kurz anhält. Die Therapie wird 1–2 × pro Woche durchgeführt, meist in Kombination mit Antidepressiva. Der Patient darf am Abend vor der Schlafentzugsnacht keine sedierende Medikation erhalten. Relevante Nebenwirkungen sind nicht bekannt.

Lichttherapie (Fototherapie)

Zu Beginn unseres Jahrhunderts kam die gezielte Lichtexposition (Heliotherapie) als allgemeine roborierende Maßnahme sowie zur Behandlung einer Reihe von Erkrankungen (Rachitis, Tuberkulose) zum Einsatz. Vor etwa zehn Jahren wurde entdeckt, dass so auch eine effektive Behandlung bestimmter Depressionsformen, nämlich der sog. **saisonalen Depressionen** (SAD), möglich ist. Diese treten regelmäßig im Herbst/Winter auf. Im Vordergund der Symptomatik steht vor allem verminderte Energie mit Kohlenhydratheißhunger, Gewichtszunahme und vermehrtes Schlafbedürfnis.

Als Lichtquelle dient ein helles fluoreszierendes Licht mit vollem Spektrum und einer Intensität von 2500–10 000 Lux (etwa 200-mal heller als übliche Zimmerbeleuchtungsstärke). Der Beleuchtungskörper soll etwa 90 cm von den Augen entfernt aufgestellt werden (die für die Depressionsbehandlung notwendige Wirkung des Lichts wird wahrscheinlich ausschließlich über das Auge vermittelt). Die Patienten werden angehalten, jede Minute für ein paar Sekunden in das Licht zu schauen. Die **Dauer** der täglichen Behandlung beträgt etwa zwei bis drei Stunden, der antidepressive Effekt wird meist schon nach drei bis vier Tagen erreicht. Üblicherweise dauert die Behandlung eine Woche.

Mit ernsthaften **Nebenwirkungen** ist nicht zu rechnen. Gelegentlich klagen die Patienten über Augenbrennen, Kopfschmerzen und Gereiztheit. Bei der Kombination der Lichttherapie mit Psychopharmaka (trizyklische Antidepressiva, Lithium) sollte eine augenärztliche Kontrolluntersuchung erfolgen, um evtl. auftretende retinale Schäden frühzeitig zu erkennen bzw. auszuschließen.

Lichttherapie (Fototherapie)

Lichttherapie kann zur Behandlung **saisonaler Depressionen** („Herbst/Winter-Depression") eingesetzt werden. Leitsymptome dieser Depressionsform sind vermehrtes Schlafbedürfnis, Gewichtszunahme, verminderte Energie und (häufig) Kohlenhydratheißhunger.

Als Lichtquelle dient fluoreszierendes Licht mit einer Intensität von 2500–10 000 Lux. Die **Dauer** der Behandlung beträgt etwa 2–3 Stunden täglich für ca. 1 Woche.

Ernsthafte **Nebenwirkungen** sind nicht bekannt. Bei der Kombination von Lichttherapie und Psychopharmaka (TZA, Lithium) ist eine augenärztliche Kontrolluntersuchung notwendig.

Elektrokrampftherapie (EKT)

Diese 1937 von den italienischen Ärzten **Cerletti** und **Bini** eingeführte Behandlungsmethode besteht in der **Induktion eines generalisierten Krampfanfalls** durch elektrische Stimulation des ZNS unter kontrollierten Bedingungen.

Als **Hauptindikationen** gelten heute

- **endogene Depressionen,** besonders mit Wahnsymptomatik, hoher Suizidalität oder depressivem Stupor, die nicht oder ungenügend auf medikamentöse Behandlungsversuche ansprechen
- **Katatonien** und andere **schizophrene Psychosen** nach erfolgloser Neuroleptika-Behandlung

Bei der sehr seltenen lebensbedrohlichen **perniziösen Katatonie** (hochfieberhafte Bewegungsstarre) ist die EKT die bislang einzige bekannte lebensrettende Behandlungsmaßnahme.

Der genaue Wirkmechanismus ist noch nicht aufgeklärt. Neurotransmitter- und Rezeptorensysteme sowie Zellmembranen werden bei der EKT in vielfältiger Weise beeinflusst.

Bei gegebener Indikation ist dieses Behandlungsverfahren gut und vor allem rasch wirksam. Die Wirkung ist aber meist nicht von Dauer. Deshalb sind wiederholte Applikationen erforderlich, die in der Regel dreimal pro Woche erfolgen (empfohlenes Mindestintervall: 48 Stunden). Insgesamt werden sechs bis zwölf Einzelbehandlungen durchgeführt.

Eine **Einwilligung/Zustimmung** des Patienten nach Aufklärung ist erforderlich. Entsprechende Voruntersuchungen müssen durchgeführt werden. Die Behandlung erfolgt in Kurznarkose mit Muskelrelaxation und Beatmung durch einen Anästhesisten. Die **Zeitdauer** des Stromdurchflusses beträgt **drei bis fünf Sekunden,** die Stromstärke ca. 600 mA. Anstelle der bilateralen (bitemporalen) Elektrodenplatzierung wird heute die **unilaterale Stimulation der nicht dominanten Hemisphäre** bevorzugt, da hierbei deutlich weniger Nebenwirkungen auftreten.

Durch die heutigen Durchführungsmodalitäten sind die früher (leider durch amerikanische Spielfilme immer wieder aktualisiert!) gelegentlich aufgetretenen schweren Komplikationen (insbesondere Wirbelkompressionsfrakturen) nicht mehr zu befürchten, das **Behandlungsrisiko** entspricht im Wesentlichen nur noch dem Narkoserisiko.

Das öffentliche Leitbild ist negativ besetzt durch den Film und das Buch „Einer flog über das Kuckucksnest", in welchem der völlig absurde, nicht indizierte Einsatz der EKT als Bestrafung bzw. Disziplinarmaßnahme bei einem nichtpsychotischen Patienten dargestellt wird. Dies hatte zur Folge, dass die Behandlungsmethode in Deutschland ungerechtfertigterweise sehr (zu) selten eingesetzt wird.

Als **Nebenwirkungen** können akute, reversible Verwirrtheitszustände sowie leichte Gedächtnisstörungen auftreten, die meist innerhalb von Stunden oder wenigen Tagen abklingen. Diese amnestischen Störungen treten bei der heute üblichen unilateralen Durchführung der Behandlung deutlich seltener und in geringerem Umfang auf.

Zu den **Kontraindikationen** gehören vor allem erhöhter Hirndruck, Aneurysmen und frischer Herzinfarkt. Hohes Lebensalter, Schwangerschaft sowie Herzschrittmacher-Implantation sind keine Gegenanzeigen.

Transkranielle Magnetstimulation (TMS)

Als neue Methode kommt seit einiger Zeit die Stimulierung mit Magnetwellen zur Behandlung so genannter therapieresistenter Depressionen zum Einsatz. Vor Einführung in den klinischen Behandlungsalltag müssen weitere Ergebnisse kontrollierter Studien abgewartet werden.

Vagusnervstimulation (VNS)

Im experimentellen Stadium befindet sich die Implantierung eines Schrittmachers, der den N. vagus stimuliert. Dieses Verfahren wird bei Patienten mit therapieresistenten Epilepsien bereits seit Jahren eingesetzt, erste Studien sprechen dafür, dass diese Methode auch bei therapieresistenten Depressionen von Nutzen sein kann.

Elektrokrampftherapie (EKT)

Induktion eines generalisierten Krampfanfalles durch elektrische Stimulation des ZNS unter kontrollierten Bedingungen.

Hauptindikationen:

- **endogene Depressionen** („therapieresistent", Stupor)
- **Katatonie**
- **„therapieresistente Schizophrenien"**

Bei der sehr seltenen, lebensbedrohlichen **perniziösen Katatonie** ist die EKT bislang die einzige bekannte lebensrettende Maßnahme.

Der genaue Wirkmechanismus ist bislang unklar.

Bei gegebener Indikation ist dieses Behandlungsverfahren gut wirksam. Die Wirkung ist aber meist nicht von Dauer. Deshalb sind wiederholte Applikationen erforderlich (in der Regel 3-mal pro Woche).

Die **Einwilligung** des Patienten nach Aufklärung ist erforderlich. Die Behandlung erfolgt in Kurznarkose. Heute wird meist die **unilaterale Stimulation der nichtdominanten Hemisphäre** durchgeführt, da so deutlich weniger Nebenwirkungen auftreten.

Das **Behandlungsrisiko** entspricht heute im Wesentlichen nur noch dem Narkoserisiko.

Typische **Nebenwirkungen** sind akute, reversible Verwirrtheitszustände und Gedächtnisstörungen, die meist innerhalb von Stunden oder wenigen Tagen abklingen.

Kontraindikationen sind erhöhter Hirndruck, Aneurysmen und frischer Herzinfarkt.

Transkranielle Magnetstimulation

Diese Methode kommt seit einiger Zeit bei therapieresistenter Depression zum Einsatz.

Vagusnervstimulation

Dieses Verfahren befindet sich noch im experimentellen Stadium. Erste Studien lassen einen Nutzen bei ansonsten therapieresistenten Depressionen vermuten.

Psychochirurgie

In den 30er Jahren wurden neurochirurgische Verfahren wie die Leukotomie bzw. Lobotomie (operative Durchtrennung der Bahnen zwischen Thalamus und Stirnhirn) bei akuten Psychosen eingesetzt. Diese Behandlungsverfahren spielen heute bei uns keine Rolle mehr. Allerdings könnte aufgrund neuer Möglichkeiten und Erkenntnisse (mikrochirurgische Laseroperationstechniken, Gewebetransplantation z. B. bei Parkinsonkranken) die Diskussion um derartige Interventionen wieder neu belebt werden.

Psychochirurgie

Die Psychochirurgie ist zur Zeit in Deutschland ohne Bedeutung.

Physiotherapie

Physikalische Maßnahmen können im Sinne einer roborierend-adjuvanten Therapie zum Einsatz kommen. Gerade in der Psychiatrie sind Bewegungs- und Hydrotherapie (Gymnastik, medizinische Bäder, Massagen, Schwimmen) üblicherweise Bestandteil des Gesamtbehandlungskonzepts. Die Interventionen zielen zum einen auf die Beeinflussung der vorliegenden psychovegetativen Labilität und der muskulären Verspannung, zum anderen auf „Körpererleben", Selbstbestätigung und Aktivierung (Abb. **6.18**).

Physiotherapie

Physikalische Maßnahmen können im Sinne einer roborierend-adjuvanten Therapie angewendet werden. Sie dienen der Aktivierung und Stabilisierung psychovegetativer Labilität und sind Bestandteil des Gesamtbehandlungskonzepts (Abb. **6.18**).

6.18 Physikalische Maßnahmen sind Bestandteil des Gesamtbehandlungskonzepts

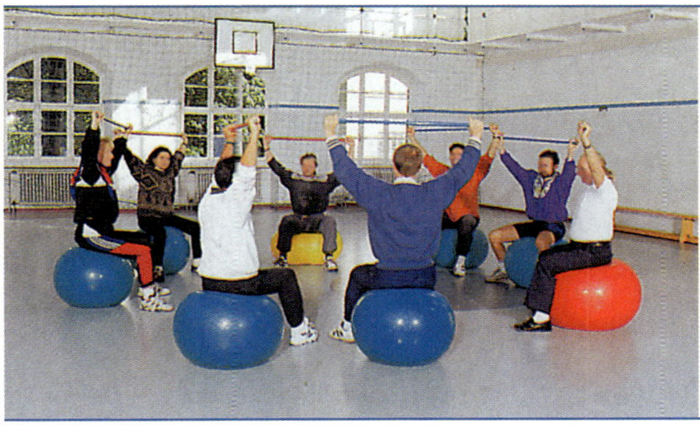

6.18

6.4 Psychotherapie

6.4.1 Allgemeines

▶ Definition

6.4 Psychotherapie

6.4.1 Allgemeines

▶ **Definition:** Psychotherapie ist die Behandlung von psychischen und körperlichen (psychosomatischen) Störungen und Krankheiten durch gezielten Einsatz von psychologischen Techniken (Behandlung mit seelischen Mitteln) unter bewusster Nutzung der Beziehung zwischen Arzt und Patient.

Indikationen

- Psychogene, psychoreaktive, „neurotische" Störungen
- funktionelle, psychosomatische Störungen
- organische Erkrankungen mit sekundären psychischen Veränderungen (somatopsychische Störung)
- Persönlichkeitsstörungen
- Suchterkrankungen (einschl. Essstörungen).

Indikationen

Primäre Hauptindikationen für eine Psychotherapie sind:

- psychogene, psychoreaktive, „neurotische" Störungen (Angsterkrankungen, Zwangsstörungen, Phobien, Depressionen)
- funktionelle, psychosomatische Störungen und Krankheiten
- organische Erkrankungen mit sekundären psychischen Veränderungen (somatopsychische Störungen), wie sie z. B. bei Karzinom- und Dialyse-Patienten und in der Transplantationsmedizin auftreten können
- Persönlichkeitsstörungen
- Suchterkrankungen (einschl. Essstörungen).

Voraussetzungen für eine Psychotherapie

Auf Seiten des **Patienten**:

- Therapiemotivation, Leidensdruck
- Introspektionsfähigkeit
- Fähigkeit zur kritischen Selbstprüfung
- Frustrationstoleranz, Konfliktbereitschaft, Ausdauer
- Beziehungsfähigkeit.

Von Seiten des **Arztes/Psychotherapeuten:**

- Empathie (einfühlendes Verstehen)
- emotionale Wärme
- Echtheit des Verhaltens („Selbstkongruenz")

Voraussetzungen für eine Psychotherapie

Auf der Seite des **Patienten** sollten folgende Voraussetzungen gegeben sein:

- Therapiemotivation, „Leidensdruck"
- Introspektions-(Einsichts-)Fähigkeit
- Fähigkeit zur kritischen Selbstprüfung (Reflexionsfähigkeit)
- Mindestmaß an Frustrationstoleranz, Konfliktbereitschaft, Ausdauer
- Beziehungsfähigkeit.

Von Seiten des **Arztes/Psychotherapeuten** sind als therapeutische Grundhaltung zu fordern:

- **Empathie** (einfühlendes Verstehen): Der Psychotherapeut versucht die innere Welt des Patienten mit ihren Bedeutungen und Gefühlen, wie dieser sie erlebt, wahrzunehmen und zu verstehen, so als ob er sie selbst erleben würde.
- **emotionale Wärme** (Zuwendung): Hiermit ist die grundlegend positive Einstellung des Psychotherapeuten gegenüber seinem Patienten, unabhängig von dessen Verhalten, gemeint.
- **Echtheit des Verhaltens** („Selbstkongruenz"): beinhaltet, dass der Psychotherapeut er selbst ist, so dass seine Äußerungen mit seinem inneren Erleben „kongruent" sind (übereinstimmen).

Qualifizierte Psychotherapie setzt eine mehrjährige Weiterbildung mit Supervision und Selbsterfahrung voraus (z. B. in **Balint-Gruppen**).

Qualifizierte Psychotherapie setzt eine mehrjährige Weiterbildung mit Supervision und Selbsterfahrung voraus. Praktizierende Ärzte können in sog. **Balint-Gruppen** Probleme im Umgang mit und in der Beziehung zu ihren Patienten im Austausch mit Kollegen erkennen und bearbeiten.

Grundelemente der Psychotherapie

Psychotherapie beruht auf:

- emotionaler Beziehung
- Einsichtsgewinnung, Konfliktbearbeitung
- Umorientierung.

Der Patient muss zu „seinem" Therapeuten eine vertrauensvolle, mit positiven Gefühlen besetzte Beziehung entwickeln und herstellen können.

Die Fähigkeit zur Selbstkritik und ein „In-sich-Gehen" sind die Basis für die Bearbeitung von Konflikten.

Grundelemente der Psychotherapie

Von den meisten Psychotherapeuten wird Psychotherapie durch folgende drei **Grundelemente** charakterisiert:

- emotionale Beziehung
- Einsichtsgewinnung, Konfliktbearbeitung
- Umorientierung.

Der Patient muss zu „seinem" Therapeuten eine vertrauensvolle, mit positiven Gefühlen besetzte Beziehung entwickeln und herstellen können. Dieses Sich-angenommen- und Sich-verstanden-Fühlen ist die Voraussetzung, um unangenehme Erlebnisse und eigene Schwächen aussprechen und ertragen zu können. Die Fähigkeit zur Selbstkritik und ein „In-sich-Gehen" (Introspektion) sind die Basis für die Bearbeitung von Konflikten, die in eine Umorientierung und ein Finden neuer, alternativer Handlungs- und Verhaltensweisen einmünden.

Wesentliche Elemente des **psychotherapeutischen Prozesses** sind:
- Einsicht gewinnen: überwiegend durch rational-orientierte Techniken und Selbstreflexion
- emotionale Erschütterung: schwerpunktmäßig durch sog. erlebnisorientierte Verfahren (z. B. Gestalttherapie)
- realistische Zielvorstellung entwickeln: u. a. Erkennen der Unvereinbarkeit von Lebenszielen
- therapeutisch erwünschte Reaktionen durch Training stabilisieren: z. B. Stressbewältigungstraining, Selbstsicherheitstraining.

Wesentliche Elemente des **psychotherapeutischen Prozesses** sind:
- Einsicht gewinnen
- emotionale Erschütterung
- realistische Zielvorstellungen
- therapeutisch erwünschte Reaktionen durch Training stabilisieren.

▶ **Merke:** Die meisten Psychotherapie-Verfahren haben das Ziel, dem Patienten bei der Entwicklung von Bewältigungsstrategien, dem Aufbau sozialer Kompetenz sowie der Steigerung des Selbstwertgefühls zu helfen.

◀ **Merke**

6.4.2 Formen psychotherapeutischer Intervention

Aufgrund von Modellvorstellungen zu Genese, Technik und Wirkprinzip lassen sich folgende Formen psychotherapeutischer Intervention unterscheiden:
- einfache Intervention (Trost, Katharsis [Abreaktion], Vorbilder aufzeigen)
- „Umstimmung", Aktivierung
- „Entspannung", Übungsverfahren, körperbezogene Therapieverfahren
- suggestive Techniken
- Selbstreflexion, einsichtsorientierte Verfahren
- tiefenpsychologisch-orientierte Verfahren, psychodynamische Ansätze
- verhaltensorientierte Verfahren.

6.4.2 Formen psychotherapeutischer Intervention

- einfache Intervention (Trost, Katharsis, Vorbilder)
- „Umstimmung", Aktivierung
- „Entspannung", Übungsverfahren, körperbezogene Verfahren
- suggestive Techniken
- einsichtsorientierte Verfahren
- tiefenpsychologisch-orientierte Verfahren, psychodynamische Ansätze
- verhaltensorientierte Verfahren.

Einteilung von Psychotherapie-Verfahren

Es existieren Hunderte (!) von Psychotherapie-Verfahren; nur wenige sind wissenschaftlich gesichert (Tab. **6.21**).

Formal lassen sich die Verfahren einteilen nach:
- der Zahl der behandelten Personen: Einzeltherapie („duale Zweibeziehung" [„Dyade"] Patient-Therapeut), Paar-, Partner-, Gruppen-, Familientherapie.
- dem Medium, in welchem die Therapie stattfindet (Gespräch/Dialog, Gruppenprozess, künstlerische Aktivitäten wie Musik, kreatives Gestalten, Rollenspiel).
- den (angenommenen) therapeutischen Wirkfaktoren (Suggestion, Persuasion [Überzeugung], Lernen, Einsicht).
- der Theorie/den Modellvorstellungen des Therapeuten (Lerntheorie, Tiefenpsychologie u. a.).

Bei der **Einzeltherapie** steht die Aufarbeitung und Bearbeitung individueller, persönlicher Probleme und Konflikte im Vordergrund. Hierzu gehören die Auseinandersetzung mit der eigenen Lebensgeschichte und die Bearbeitung aktueller Problem- und Schicksalssituationen.

Eine **Paar-/Partnertherapie** hat die Bewusstmachung und Aufarbeitung von Beziehungsstörungen als Hauptgegenstand (Abb. **6.19**). In einer **Gruppentherapie** werden schwerpunktmäßig Rollenkonflikte und zwischenmenschliche Kontakt- und Beziehungsstörungen bearbeitet. Aus Sicht der Patientenversorgung weisen Gruppentherapien zeitökonomische Vorteile auf, dem „Gruppen-Setting" kommt aber insbesondere eine Eigendynamik zu, die therapeutisch genutzt werden kann. Nicht wenige Patienten erleben ein „Gruppengefühl" als günstig, sie fühlen sich mit ihrer Störung nicht als Einzelfall und Außenseiter, sondern erleben, dass Mitmenschen ähnliche oder gleiche Probleme, Schwächen und Konflikte haben wie sie selbst. So entstehen gruppendynamische Prozesse, die Therapiegruppe entwickelt unter Anleitung, Moderation und Supervision des Therapeuten ein modellhaftes, kleines Abbild der als problematisch bis unerträglich empfundenen eigenen Rolle in Gesellschaft und Familie.

Einteilung von Psychotherapie-Verfahren

Formal lassen sich die Verfahren einteilen nach (Tab. **6.21**):
- der Zahl der behandelten Personen: z. B. Einzel-, Paar-, Familientherapie.
- dem Medium, in dem die Therapie stattfindet (Gespräch, Rollenspiel).
- den therapeutischen Wirkfaktoren (Suggestion, Lernen, Einsicht).
- Theorie/Modellvorstellung des Therapeuten.

Bei der **Einzeltherapie** steht die Aufarbeitung und Bearbeitung individueller, persönlicher Probleme und Konflikte im Vordergrund.

Eine **Paar-/Partnertherapie** hat die Bewusstmachung und Aufarbeitung von Beziehungsstörungen als Hauptgegenstand (Abb. **6.19**). In einer **Gruppentherapie** werden schwerpunktmäßig Rollenkonflikte und zwischenmenschliche Kontakt- und Beziehungsstörungen bearbeitet.

6.19

6.19 In der Paartherapie werden Beziehungsstörungen bearbeitet

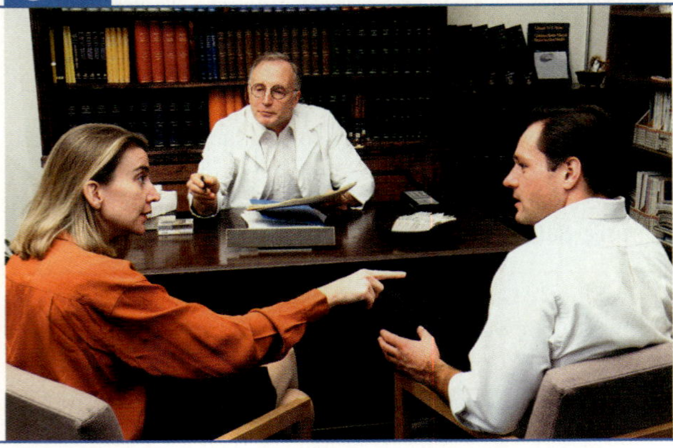

Familientherapie basiert auf der Vorstellung, dass die Störung oder Krankheit des Betroffenen entscheidend durch Verhaltensweisen anderer Familienmitglieder bedingt und mitbeeinflusst ist bzw. aufrechterhalten wird (z. B. Kind als „Symptomträger").

Bei Vorliegen gestörter Kommunikations- und Interaktionsmuster innerhalb einer Familie kann im Sinne eines systemischen Ansatzes eine **Familientherapie** durchgeführt werden. Diese basiert auf der Vorstellung, dass die Störung oder Krankheit des Betroffenen entscheidend durch Verhaltensweisen anderer Familienmitglieder, insbesondere der Eltern, mitbedingt und mitbeeinflusst ist bzw. aufrechterhalten wird (z. B. Kind oder Jugendlicher als „Symptomträger"). Diesem Therapieansatz kommt elementare Bedeutung in der Kinder- und Jugendpsychiatrie zu, er hat aber auch Bedeutung in der Behandlung jugendlicher Schizophrenien und Essstörungen.

Hinsichtlich **Therapiedauer und Altersgruppen** lassen sich Kurz-/Fokal- versus Langzeit-Psychotherapieverfahren sowie heilpädagogische (Kinder-/Jugendliche-) versus Alters-Psychotherapieverfahren unterscheiden.

Hinsichtlich **Therapiedauer und Altersgruppen** lassen sich formal unterscheiden:
- Kurz-/Fokal-Psychotherapieverfahren versus Langzeit-Psychotherapieverfahren
- heilpädagogische (Kinder-/Jugendliche-) versus Alters-Psychotherapieverfahren.

Eine **Kurz-Psychotherapie** kommt hauptsächlich im Sinne einer sog. **Krisenintervention** zum Einsatz.

Eine **Kurz-Psychotherapie** kommt hauptsächlich im Sinne einer sog. **Krisenintervention** zum Einsatz. Sie ist durch enge zeitliche Begrenzung (wenige Stunden Therapiedauer) und Bearbeitung begrenzter, aktuell im Vordergrund stehender Konfliktbereiche charakteristiert.

Inhaltlich lassen sich folgende Verfahren unterscheiden:
- „zudeckende", stützend-„supportive" Psychotherapie
- „aufdeckende" Psychotherapieverfahren.

Diese Verfahren werden auch unter dem Begriff „tiefenpsychologisch fundiert" subsummiert.
- experimentell-lernpsychologisch fundierte Therapieverfahren (z. B. Verhaltenstherapie).

Inhaltlich lassen sich besonders im Hinblick auf Behandlungstechnik und -ziele folgende Verfahren unterscheiden:
- „zudeckende", stützend-„supportive" Psychotherapie
- „aufdeckende" Psychotherapie-Verfahren

Diese Verfahren werden auch unter dem Begriff „tiefenpsychologisch fundiert" subsummiert, da sie bei aller Verschiedenheit folgende gemeinsame Basis aufweisen: Die Annahme, dass wesentliche Emotionen und Impulse dem Individuum unbewusst sind und dass der Hauptgrund für die Störung/Erkrankung ein (latenter) intrapersoneller Konflikt ist. Alle diese Verfahren arbeiten entweder konflikt-/einsichtsorientiert (psychodynamische Psychotherapie-Verfahren, z. B. Psychoanalyse) oder emotions- bzw. erlebnisorientiert (z. B. Gestalttherapie, Bioenergetik).
- experimentell-lernpsychologisch fundierte Therapieverfahren (auf Verhaltensänderung abzielend, z. B. Verhaltenstherapie).

Die bekanntesten Psychotherapieverfahren sind:
- klassische Psychoanalyse
- andere tiefenpsychologisch-analytisch orientierte Verfahren
- Gesprächspsychotherapie
- kognitiv-behaviorale Therapie = Verhaltenstherapie
- humanistisch-erlebnisorientierte Therapieverfahren.

Zu den bekanntesten Psychotherapie-Verfahren zählen:
- klassische Psychoanalyse (S. Freud)
- andere tiefenpsychologisch-analytisch orientierte Verfahren (z. B. Individualpsychologie nach A. Adler, analytische Psychologie nach C. G. Jung)
- Gesprächspsychotherapie (klientzentrierte, nichtdirektive Psychotherapie)
- kognitiv-behaviorale Therapie = Verhaltenstherapie
- humanistisch-erlebnisorientierte Therapieverfahren. Hierzu zählen u. a. das Psychodrama von Moreno, die Gestalttherapie nach Perls, Bioenergetik nach

6.21 Beispiele für verschiedene Therapieformen

▪ Therapien mit Hilfe des freien Einfalls der Patienten	– Psychoanalyse – Tiefenpsychologie
▪ Therapien im Dialog	– dynamische Psychotherapie – Gesprächstherapie – stützende Therapie
▪ Therapien, die in der Interaktion mit einer Gruppe ablaufen	– Gruppentherapie – Familientherapie – Paartherapie
▪ Therapien, bei denen das Leben nachgestellt wird	– Psychodrama – Gestalttherapie – Transaktionsanalyse
▪ Therapien mit besonderer Körperbezogenheit	– Encountergruppen – Relaxationsverfahren (z. B. autogenes Training) – konzentrative Bewegungstherapie – Atemtherapie – Yogaübungen
▪ Therapieformen, in denen das „Menschsein“ schicksalhaft aufgefasst wird	– Daseinsanalyse – Schicksalsanalyse
▪ Therapien, in denen das Neu-Lernen die zentrale Rolle spielt	– Verhaltenstherapie – Reedukation

6.21

Lowen, die Transaktionsanalyse nach Berne, themenzentrierte Interaktion nach Cohn, rational-emotive Therapie nach Ellis, Primärtherapie („Urschrei“) nach Janov, Persuasionstherapie nach Dubois, Logotherapie nach Frankl (Übergang zur Existenzialphilosophie).

▶ **Merke:** Im Sinne der evidenzbasierten Medizin erbrachten bislang nur ganz wenige Psychotherapieverfahren einen Wirksamkeitsnachweis: Als wissenschaftlich anerkannt gelten zeitlich limitierte tiefenpsychologisch-psychodynamisch orientierte Psychotherapie (Psychoanalyse und deren Hauptmodifikationen), Verhaltenstherapie und Gesprächspsychotherapie.
Empirisch abgesichert ist auch die in den USA etablierte, bei uns allmählich an Bedeutung gewinnende sog. interpersonelle Psychotherapie (IPT).

◀ Merke

„Ärztliches Gespräch“, supportive/stützend-adaptive Psychotherapie

Psychotherapie ist nicht einfach die menschliche Zuwendung zu einem Leidenden. Die Anteilnahme des Arztes, sein tröstender und beruhigender Zuspruch gehören zu seiner selbstverständlichen beruflichen Haltung und sollten nicht Psychotherapie genannt werden. Das **ärztliche Gespräch** kennt keine eigentliche Methodik – Erfahrung, Intuition und Persönlichkeit des jeweiligen Arztes prägen es in besonderer Weise. Es stellt keine psychotherapeutische Maßnahme im eigentlichen Sinne dar, besitzt aber eine **„psychotherapeutische Funktion“** und ist Grundlage der Arzt-Patienten-Beziehung. Es umfasst diagnostisch-explorative, begleitend-beratende, helfende und heilende Aspekte und stellt somit eine diagnostisch-therapeutische Einheit dar. Dem ärztlichen, psychotherapeutisch orientierten Gespräch sind allgemeine, supportive Aspekte eigen wie Zuwendung und eine Hoffnung vermittelnde Gesprächsatmosphäre.
Direktive psychotherapeutische Aktivitäten lassen sich als **„psychagogische Behandlung“** zusammenfassen. Diese umfasst unter anderem konkrete Ratschläge, Vermittlung einer praktischen Lebensphilosophie und stoischen Haltung, Suggestionen und Selbstentspannungsmethoden, aber auch paradoxe Intentionen.

„Ärztliches Gespräch“, supportive/ stützend-adaptive Psychotherapie

Die Anteilnahme des Arztes, sein tröstender und beruhigender Zuspruch gehören zur selbstverständlichen beruflichen Haltung und sollten nicht Psychotherapie genannt werden. Das **ärztliche Gespräch** kennt keine eigentliche Methodik. Erfahrung, Intuition und Persönlichkeit des Arztes prägen es. Es stellt keine psychotherapeutische Maßnahme im eigentlichen Sinne dar, besitzt aber eine **„psychotherapeutische Funktion“.**

Direktive psychotherapeutische Aktivitäten lassen sich als **„psychagogische Behandlung“** zusammenfassen (z. B. konkrete Ratschläge, Vermittlung einer praktischen Lebensphilosophie).

6.20

6.20 „Problemberg" und Distanzierung durch supportive Psychotherapie

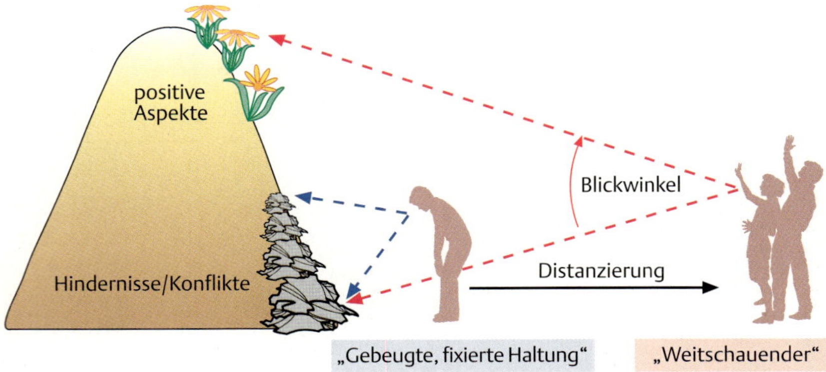

▶ Klinischer Fall

▶ **Klinischer Fall.** Ein 50-jähriger Arbeiter erschien aufgeregt in der Sprechstunde und erklärte, er wisse nicht, was mit ihm los sei: nachts liege er schlaflos, habe Herzklopfen, sei ängstlich-unruhig, tagsüber sei er gereizt, nicht mehr wie früher belastbar und fahre schnell aus der Haut. Die körperliche Untersuchung ergab außer Zeichen einer allgemeinen nervösen Übererregbarkeit keinen krankhaften Befund. „Können Sie mir nicht sagen, was mir eigentlich fehlt?", fragte Herr M. nach Abschluss der Untersuchung. „Ja, gewiss", antwortete ich, „Ihnen fehlen 5000 €." Der Patient sah mich fassungslos an und bestätigte unter heftiger Bewegung meine Feststellung. Ich wusste, dass der Patient gebaut hatte und dass er im Augenblick in großen finanziellen Schwierigkeiten war. Der Arbeiter erlebte das Fehlen dieser Summe als existenzielle Bedrohung. Ich sprach ihm Mut zu und zeigte Verständnis für seine Lage. Obwohl sich an seiner realen Situation nichts geändert hatte, ging der Patient getröstet weg. Er hatte über seine Schwierigkeiten sprechen und sich abreagieren können, Verständnis und Mitgefühl gefunden. Seine funktionellen (Herz-)Beschwerden waren verschwunden.

Ein Problem, das sich als „hoher Berg" auftürmt, kann durch Erlangen von Distanz gelassener gesehen werden (Abb. **6.20**). Krankheiten können auch für das weitere Leben positive Signale setzen und Verhaltensänderungen bewirken.

Manchmal steht ein Mensch so dicht vor einem Problem, dass er nur einen „hohen Berg" mit negativen Details sieht. Durch Distanz und Abstand sowie Wechsel des Standortes kann ein Problem „zurechtgerückt" und durch neue Perspektive viel kleiner werden. Der Betroffene wird gelassener und lernt, auch die positiven Seiten zu sehen (Abb. **6.20**). Krankheiten können auch für das weitere Leben positive Signale setzen und entscheidende Verhaltensänderungen bewirken.

▶ Klinischer Fall

▶ **Klinischer Fall.** Ein 40-jähriger Mann hatte einen Herzinfarkt erlitten, nach stationärer Krankenhausbehandlung stellte er sich bei mir in der Sprechstunde vor. Er berichtete, dass er sich absolut nicht erklären könne, wie es bei ihm so plötzlich zu einem Infarkt habe kommen können. Im Gespräch berichtete er, dass er in den letzten Jahren unter erheblicher Anspannung gestanden habe. In der Firma sei er, obwohl er nur Maschinenschlosser sei, wegen besonderer Fähigkeiten versetzt worden. Da ihm die entsprechende berufliche Qualifikation fehle, habe er gemeint, immer etwas Besonderes vorweisen zu müssen. Die Forderungen der Vorgesetzten wurden immer größer und zahlreicher, dazu kamen ständige Störungen durch Wünsche der Mitarbeiter gegen die er sich nicht abgrenzen konnte. Seine Eltern waren früh verstorben, er war in ärmlichen Verhältnissen aufgewachsen. „Ich war es gewohnt, von früh bis spät zu arbeiten, und saß ich einmal ohne Beschäftigung, so hieß es: Hast du nichts zu tun?" Hobbys und Freizeitbeschäftigungen hatte er seit Jahren aufgegeben, neben starkem Zigarettenrauchen hatte er in den letzten Jahren vermehrt Alkohol konsumiert. Am Ende des Gesprächs sagte er, jetzt wisse er, dass er so nicht weitermachen wolle. Er müsse nicht täglich beweisen, dass er gute Arbeit leiste, er müsse nicht allen Forderungen nachkommen, und schließlich habe er eine Familie, die auch wichtig sei.

Entspannungsverfahren und Hypnose

Suggestion gehört zu den ursprünglichsten Heilmitteln, tranceinduzierende Techniken finden sich bei den Medizinmännern der Naturvölker oder in den Religionen.

Entspannungsverfahren und Hypnose

Seit der frühesten Menschheitsgeschichte wurden Verfahren und Methoden entwickelt um einen Zustand der Entspannung herbeizuführen. Suggestion gehört zu den ursprünglichsten Heilmitteln, tranceinduzierende Techniken finden sich bei den Medizinmännern der Naturvölker (Schamanismus) oder in den

Religionen vor allem asiatischer Völker. Zu den historisch begründeten Entspannungsverfahren mit dem moralisch-ethischen Anspruch an den Menschen, sich im Sinne einer ganzheitlichen Erkenntnishaltung weiterzuentwickeln, zählen Yoga und die (transzendentale) Meditation.
Hypnoide Methoden haben in fast allen Hochkulturen (Ägypter, Griechen, Inder) eine bedeutende Rolle gespielt; z. B. Tempelschlaf, Formen der Ekstase bei Heilern und Kranken. Die Hypnose kann als die Stamm-Mutter aller späteren Psychotherapie-Entwicklungen bezeichnet werden.
Zu den wissenschaftlich entwickelten Entspannungsmethoden zählen das **autogene Training** nach J. H. Schultz, die **progressive Muskelrelaxation** nach Jacobson, das **Biofeedback-Verfahren** sowie die **moderne Hypnose.** Das Wort Hypnose wurde Mitte des 19. Jahrhunderts vom englischen Augenarzt **Braid** geprägt. Er ließ Personen einen Gegenstand anstarren (Fixationsmethode), bis ein Zustand eintrat, für den das Phänomen der Suggestion von entscheidender Bedeutung sei. Diesen Zustand bezeichnete er als Hypnose.
Jacobson machte 1929 in seinem Laboratorium für klinische Physiologie die Erfahrung, dass eine ausreichend große Entspannung der Skelettmuskeln in gleicher Weise zu einer Entspannung innerer Muskeln führt.
Er leitete daraus ab, dass eine Entspannung der Skelettmuskeln für die Behandlung verschiedener innerer Störungen einzusetzen sei, weil sich so ein wesentlicher Teil der Ursachen beseitigen lasse.
Kontrollierte Studien zum Therapieerfolg von Entspannungsverfahren und Hypnose liegen nur begrenzt vor. Immer wieder wird von Behandlungsergebnissen mit 70 % Besserung und 50 % „guter Besserung" berichtet, die hohe Ausfallquote von Patienten zu Beginn der Therapie wird jedoch oft nicht berücksichtigt. Bei der Hypnose sind offenbar Dauererfolge eher gering, andererseits ist die Hypnose die psychotherapeutische Technik, welche den raschesten Wirkungseintritt aufweist.

Die Hypnose kann als die Stamm-Mutter aller späteren Psychotherapie-Entwicklungen bezeichnet werden.

Zu den wissenschaftlich entwickelten Entspannungsmethoden zählen das **autogene Training** nach J. H. Schultz, die **progressive Muskelrelaxation** nach Jacobson, das **Biofeedback-Verfahren** sowie die **moderne Hypnose.**

Kontrollierte Studien zur Therapie-Erfolgs-Evaluation von Entspannungsverfahren und der Hypnose liegen nur begrenzt vor.

Progressive Muskelrelaxation

Hierbei soll der meist liegende Patient nacheinander bestimmte Muskelgruppen zuerst anspannen und dann entspannen. Im Lauf der Zeit erstreckt sich die Entspannung praktisch über den ganzen Körper. Mit dem Begriff progressiv wird zum Ausdruck gebracht, dass die Entspannung einerseits von Minute zu Minute zunimmt, sich andererseits von einer Muskelgruppe auf andere ausdehnt und schließlich zu einer „Gewohnheit für den ganzen Körper" wird. Ein Beispiel einer praktischen Entspannungsinstruktion lautet:

> „Schließen Sie Ihre rechte Hand zur Faust (3 s) und achten Sie auf die Spannung in Ihrem Unterarm und in der Hand. Und nun lassen Sie Hand und Unterarm locker, ganz locker (3 s). Achten Sie darauf, wie sich der Muskel Ihrer Hand und Ihres Unterarmes allmählich immer mehr entspannt (8 s). Versuchen Sie auch Ihre Finger ganz locker zu lassen (3 s) … Und nun schließen Sie Ihre rechte Hand noch einmal zur Faust. Halten Sie wieder die Spannung.
> Geben Sie jetzt nach und achten Sie auf den Übergang von der Spannung zur Entspannung (2 s). Beobachten Sie sehr genau die unterschiedlichen Empfindungen bei der Anspannung und der Entspannung (5 s).
> Wiederholen Sie diese Übung mit der linken Hand (1 s)."

Progressive Muskelrelaxation

Bei der **progressiven Muskelrelaxation** werden nacheinander bestimmte Muskelgruppen angespannt und entspannt, wobei sich die Entspannung schließlich über den ganzen Körper erstreckt.

Autogenes Training

1932 veröffentlichte der Berliner Nervenarzt J. H. Schultz die Darstellung einer Methode der „konzentrativen Selbstentspannung", das **autogene Training.** Diese autosuggestive Methode ist ein Übungsverfahren, bei dem ein Hypnoid, d. h. eine leichte Form der Hypnose, erreicht werden soll. Durch erlernte Übungen kommt es zu einer Umschaltung und Umstimmung der vegetativen Funktionen, die sonst einer direkten Willensbeeinflussung nicht oder nur sehr schwer zugänglich sind. Die Selbstentspannung wird in spezieller Körperhal-

Autogenes Training

Das **autogene Training** ist ein Übungsverfahren, bei dem es zu einer Umschaltung und Umstimmung der vegetativen Funktionen kommt, die sonst einer direkten Willensbeeinflussung nicht oder nur sehr schwer zugänglich sind. Die Selbstentspannung erfolgt in einer bestimmten Körperhaltung (Abb. **6.21**, Tab. **6.22**).

6.21

6.21 **Haltung (Entspannungspositionen) beim autogenen Training nach J. H. Schultz**

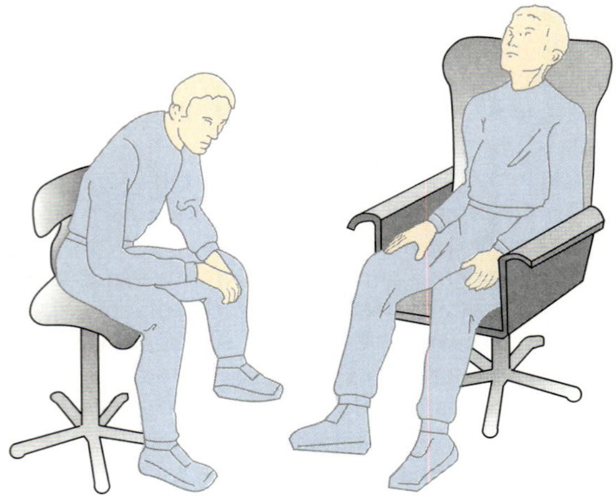

6.22 **Autogenes Training nach Schultz, Unterstufe**

Übungsart	*Übungsformel*	*Wirkung*	*Begleiterscheinung*
Ruhetönung*	„Ich bin vollkommen ruhig"	– allgemeine Beruhigung von Körper und Psyche	
1 Schwereübung	„Der rechte (linke) Arm ist ganz schwer"	– Muskelentspannung, allgemeine Beruhigung	– autogene Entladungen aller Art sind möglich, Nachwirkungen durch falsches Zurücknehmen
2 Wärmeübung	„Der rechte (linke) Arm ist ganz warm"	– Erweiterung der Blutgefäße, Beruhigung	– autogene Entladungen
3 Herzübung	„Herz schlägt ganz ruhig und gleichmäßig"	– Normalisierung der Herzarbeit, Beruhigung	– autogene Entladungen; durch Erwartungseinstellung, durch „Organerinnerung", können Organsymptome ausgelöst werden
4 Atemübung	„Atmung ganz ruhig (und gleichmäßig)"	– Harmonisierung und Passivierung der Atmung, Beruhigung	– (wie oben)
5 Leib-(Sonnengeflecht-)übung	„Sonnengeflecht (Leib) strömend warm"	– Entspannung und Harmonisierung aller Bauchorgane, Beruhigung	– (wie oben)
6 Kopfübung	„Stirn angenehm kühl"	– kühler, klarer Kopf, Beruhigung	– autogene Entladungen; gelegentlich Kopfschmerzen und Schwindel

* Die Ruhetönung kann nur bei gegebener Indikation als selbstständige Übung angesehen werden; im Allgemeinen gilt sie als „richtungweisendes Einschiebsel" im Sinne von *Schultz*

Mit dem autogenen Training soll der **Kreisprozess der verspannungsbedingten Symptome** unterbrochen werden (Abb. **6.22**). Hauptindikationen sind vegetative Regulationsstörungen und funktionelle, psychosomatische Störungen.

Das autogene Training soll gelassen, aber nicht gleichgültig machen.

tung („Droschkenkutscher-Haltung" Abb. **6.21**) oder liegend durchgeführt und läuft stufenweise nach standardisierten „Vorsatzformeln" ab (Tab. **6.22**).

Mit dem autogenen Training soll der **Kreisprozess** („Störkreis") **verspannungsbedingter Symptome** unterbrochen werden (Abb. **6.22**). Das Empfinden der Wärme ist die einfachste Erfolgskontrolle. Geübt wird täglich zwei- bis dreimal Hauptindikationen sind vegetative Regulationsstörungen und funktionelle, psychosomatische Störungen. An die Grundübungen kann die sog. formelhafte Vorsatzbildung (Oberstufe) angeschlossen werden, die den meditativen Verfahren zuzurechnen ist.

Das autogene Training soll gelassen, aber nicht gleichgültig machen. Angestrebt werden Ruhe (Dämpfung überschießender Affekte), Entspannung, vegetative Umstimmung, Verbesserung des Konzentrationsvermögens sowie Vertiefung der Selbsterkenntnis.

6.22 Autogenes Training

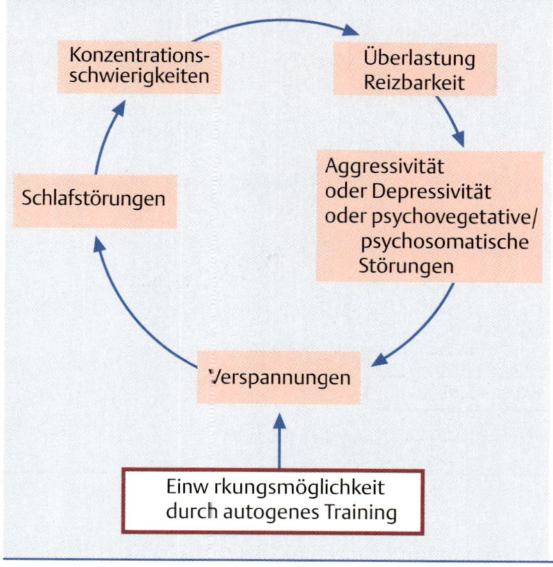
Konzentrations-
schwierigkeiten
Überlastung
Reizbarkeit
Aggressivität
oder Depressivität
oder psychovegetative/
psychosomatische
Störungen
Verspannungen
Schlafstörungen
Einwirkungsmöglichkeit
durch autogenes Training

Circulus vitiosus der Verspannung und Einwirkungsmöglichkeit durch autogenes Training.

6.22

Hypnose

Kernstück der klassischen Hypnose sind bestimmte Suggestionen, mit denen der Betreffende in einen Zustand der Trance versetzt wird, um dann mit weiteren Suggestionen bestimmte Veränderungen bzw. Symptombeseitigungen vorzunehmen. Von hypnotisierten Menschen wird der Zustand als „eine Dissoziation vom gewohnten Ich-Gefühl zusammen mit einem ungerichteten Schwebezustand" beschrieben. Voraussetzungen für das Gelingen einer Hypnose ist vor allem die Suggestibilität des zu Hypnotisierenden. Hierbei handelt es sich um ein relativ stabiles Persönlichkeitsmerkmal. Durch Verbalsuggestion und über Fixation (Ermüdung der Augen) wird der hypnotische Zustand schrittweise aufgebaut („Sie sehen unverwandt auf diesen Punkt – Ihre Augenlider werden schwer"). Durch die monoton und eindringlich vorgebrachten bildhaften Vorstellungen wird das Bewusstsein zunehmend eingeengt und es kommt zur Erschlaffung der Muskulatur (Schwere) und Erweiterung der Blutgefäße (Wärme).
Während des hypnoiden Zustandes bleibt der Gesprächskontakt jedoch erhalten (Rapport), das EEG zeigt interessanterweise für den Wachzustand typische Muster – **Hypnose ist also kein schlafähnlicher Zustand**, wie früher angenommen.
Hypnose kann insbesondere **zur Akutbehandlung einzelner Symptome** (Kopfschmerz, Angst, Zittern) eingesetzt werden, ihr kommt in praxi insbesondere bei akuten Schmerzzuständen, dissoziativen Störungen (Konversionsstörungen), somatoformen Störungen (hypochondrischen Störungen), in der Zahnmedizin sowie bei der Behandlung chronifizierter neurotischer Fehlhaltungen und Gewohnheiten (z. B. Rauchen) Bedeutung zu. Dem Vorteil des relativ raschen Wirkungseintritts steht als Nachteil gegenüber, dass die Wirkung in der Regel vorübergehend ist.

Hypnose

Kernstück der klassischen Hypnose sind bestimmte Suggestionen, mit denen der Betreffende in einen Zustand der Trance versetzt wird, um dann mit weiteren Suggestionen bestimmte Veränderungen vorzunehmen. Voraussetzung für das Gelingen ist vor allem die Suggestibilität des zu Hypnotisierenden.

Der Gesprächskontakt bleibt erhalten. Das EEG zeigt ein für den Wachzustand typisches Muster. Hypnose ist also **kein schlafähnlicher Zustand.**

Hypnose kann insbesondere **zur Akutbehandlung einzelner Symptome** eingesetzt werden (z. B. Kopfschmerz, Angst, Zittern, Konversionsstörungen). Dem Vorteil des relativ raschen Wirkungseintritts steht als Nachteil gegenüber, dass die Wirkung i. d. R. vorübergehend ist.

Biofeedback

Eine andere Methode, mit der die willentliche Kontrolle über vegetative Körperfunktionen erlernt werden kann, ist das dem autogenen Training in vielem verwandte Biofeedback. Hierbei erlernt der Betreffende objektiv auf elektronischem Wege hörbar und/oder sichtbar gemachte Körperfunktionen zu beeinflussen (Abb. **6.23**). Parameter wie zum Beispiel Muskelspannung, Atmung, Hauttemperatur oder Hautwiderstand werden gemessen und dem Patienten systematisch rückgemeldet. Am verbreitetsten ist das EMG-Feedback zur Senkung des neuromuskulären Tonus und das respiratorische Feedback (Atem-

Biofeedback

Beim Biofeedback erlernt der Betreffende objektiv auf elektronischem Wege hörbar und/oder sichtbar gemachte Körperfunktionen zu beeinflussen (Abb. **6.23**). Hierdurch können z. B. verspannte Muskelpartien gelockert, die Durchblutung gesteigert und der Herzschlag beeinflusst werden.

6.23

6.23 **Schematische Darstellung der Biofeedback-Anordnung**

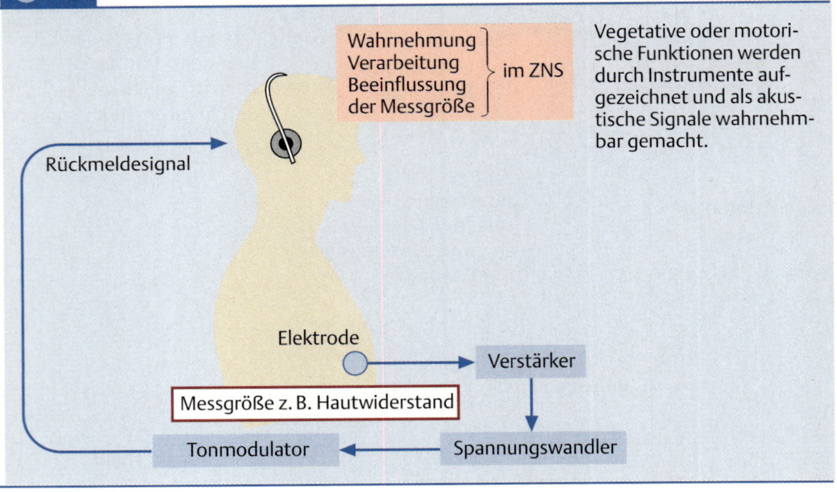

Feedback) zur Förderung der Entspannung. Durch dieses technische Hilfsmittel können z. B. verspannte Muskelpartien gelockert, die Durchblutung gesteigert, der Herzschlag beschleunigt oder verlangsamt oder die elektrische Aktivität der Großhirnrinde beeinflusst werden.

Klientenzentrierte Gesprächspsychotherapie

Die klientenzentrierte Gesprächspsychotherapie zählt zu den Verfahren der „humanistischen Psychologie". Diese rückt als „Dritte Kraft" zwischen Psychoanalyse und Verhaltenstherapie das spezifisch Menschliche wieder ins Zentrum von Theorie und Therapie. Im Mittelpunkt stehen das Erleben und das Ziel, die positiven Kräfte des Menschen herauszuarbeiten.

Klientenzentrierte Gesprächspsychotherapie

Die klientenzentrierte Gesprächspsychotherapie wurde von **Karl R. Rogers** (1902–1987) gegründet. Sie zählt zu den Verfahren der „humanistischen Psychologie", welche als „Dritte Kraft" zwischen Psychoanalyse und Verhaltenstherapie das spezifisch Menschliche wieder ins Zentrum von Theorie und Therapie rückt. Im Mittelpunkt stehen das Erleben und der Non-Reduktionismus: Zum Menschen gehören Kreativität, Wertsetzung und Selbstverwirklichung, er unterscheidet sich in den wichtigsten Eigenschaften von allen Arten. Ziel ist es, seine positiven Kräfte herauszuarbeiten, nämlich solche, die die Würde des Menschen verdeutlichen. Die Gesprächspsychotherapie geht von einem im Vergleich zu anderen Psychotherapie-Verfahren andersartigen Menschenbild aus. Nach ihrem Ansatz wisssen Menschen im Prinzip selbst, was für sie gut ist, und können persönliches Glück, Liebesfähigkeit und Zufriedenheit entwickeln, wenn sie in Übereinstimmung mit sich selbst leben können. Störungen wie Depressionen, Angstzustände, Selbstunsicherheit oder ein negatives Selbstbild entstehen, wenn Menschen Akzeptanz, emotionale Vestärkung und Zuwendung nur unter Bedingungen (z. B. ein braves Kind zu sein) erhalten.

Die Therapieziele werden in der Gesprächstherapie nicht durch die Analyse der Entstehungsgeschichte psychischer Störungen erreicht. Der Patient versucht vielmehr, **mit Hilfe des Therapeuten neue Lösungsmöglichkeiten für sich zu erarbeiten.**

Nach Rogers hat der Mensch die angeborene Fähigkeit, sich selbst zu verwirklichen, d. h. sich vorwärts oder weiter zu entwickeln. Mit dem Begriff „klientenzentriert" möchte er seine Bemühungen zum Ausdruck bringen, das autoritative Abhängigkeitsverhältnis zwischen Psychotherapeut und Patient so weit wie möglich abzubauen. Die Therapieziele werden in der Gesprächspsychotherapie nicht durch die Analyse der Entstehungsgeschichte psychischer Störungen erreicht. Vielmehr versucht der „Klient", **mit Hilfe des Therapeuten neue Lösungsmöglichkeiten für sich selbst zu erarbeiten.**

Der Therapeut unterstützt alle Bemühungen des „Klienten" um Selbstständigkeit in der Lösung seiner Probleme. Ziel der Behandlung ist es, dem „Klienten" eine **Klärung seiner eigenen Gefühle, Wünsche und Wertvorstellungen zu ermöglichen.** Die Therapie wird als eine Art „Hilfe zur Selbsthilfe" betrachtet.

Der Therapeut übernimmt nicht die Rolle eines Experten, sondern unterstützt alle Bemühungen des „Klienten" um Selbstständigkeit, Eigeninitiative und Aktivität in der Lösung seiner Konflikte und Probleme. Das Gespräch konzentriert sich auf die Schwierigkeiten, über die der Patient aufgrund seiner augenblicklichen seelischen Verfassung sprechen kann, und es ist das **wesentliche Ziel der Behandlung, dem „Klienten" eine Klärung seiner eigenen Gefühle, Wünsche und Wertvorstellungen zu ermöglichen.** Die Therapie wird als eine Art „Hilfe zur Selbsthilfe" betrachtet. Der Patient erhält persönliche Bestätigung, er wird ermutigt (sog. Selbstaktivierung).

6.24 **Zusammenwirken der Therapeuten-Variablen in der Gesprächspsychotherapie**

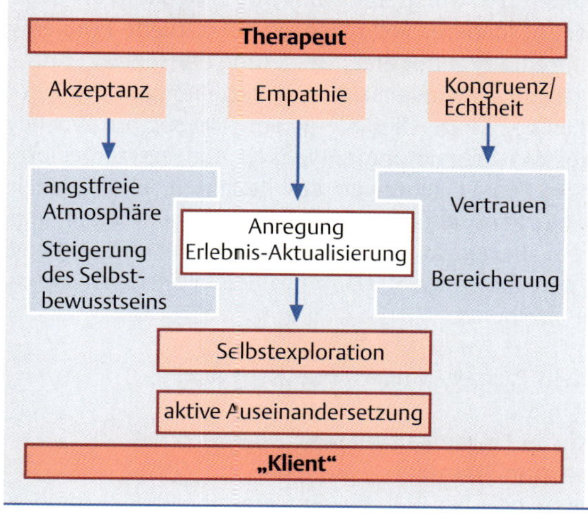

In der Gesprächspsychotherapie wird nun versucht, dem „Klienten" in einer speziellen Gesprächstechnik diese ihm fehlende Erfahrung einer grundsätzlichen Bejahung seiner Person zu vermitteln. Der Gesprächstherapeut muss hierzu drei so genannte Basisvariablen des Gesprächsverhaltens besitzen (Abb. **6.24**):

- **unbedingte Akzeptanz und emotionale Wertschätzung**
- **Echtheit** und
- **Empathie.**

Die therapeutische Beziehung wirkt auf die **Selbstverwirklichung des „Klienten" und hilft ihm bei der Aufarbeitung von Problemen,** d. h. von verzerrt wahrgenommenen Umweltgegebenheiten und unentdeckten oder verschütteten Bereichen seines Selbst. Diese hilfreichen therapeutischen Gespräche kommen dann zu Stande, wenn der Therapeut die genannten entscheidenden Therapeuten-Variablen aufweist. Diese Merkmale werden nicht als Techniken, sondern als menschliche Qualitäten aufgefasst. Das Erleben hier und jetzt wird betont, im Gegensatz zur Lerntheorie außerdem die Autonomie des Menschen. Die Gesprächsführung konzentriert sich inhaltlich vor allem auf die **Verbalisierung von Gefühlen.** Diese grundsätzliche Orientierung an emotionalen Erlebnisinhalten soll dem Patienten ermöglichen, auf sich zu hören und sich und seine Bedürfnisse wahrzunehmen. Das Verfahren knüpft an die Beobachtung an, dass die Sprache und das Selbsterleben vieler neurotischer Patienten – insbesondere mit psychosomatischen Störungen – auffällig emotionsarm ist.

Die Gesprächspsychotherapie vertritt ein optimistisches Menschenbild mit der Betonung der Entscheidungsfreiheit des Menschen und stellt die Bedeutung des „Ich" als „Träger des schöpferischen Willens" in den Vordergrund. Betont wird die Entwicklungsfähigkeit des Menschen unter günstigen äußeren Bedingungen, die durch die Therapie geschaffen werden sollen. Zentral für die Behandlungstechnik ist das Beziehungsangebot des Therapeuten, welches dem „Klienten" die Möglichkeit geben soll, auch bisher „inkongruente" und somit nicht akzeptierbare Erfahrungen in das Selbstkonzept zu integrieren („Selbstaktualisierungstendenz").

Hinsichtlich der **Effektivität** ergab sich, dass bei ca. 50 % der behandelten „Klienten" eine Verbesserung eintrat (in der Kontrollgruppe nur bei ca. 25 %).

Es ist das Verdienst dieser psychotherapeutischen Schule, das Verhalten des Therapeuten näher erforscht zu haben. Neben der empirischen Untersuchung der genannten Therapeuten-Variablen haben sich Gesprächspsychotherapeuten auch um die Untersuchung der Wirksamkeit der Psychotherapie verdient gemacht. Die durchschnittliche Therapiedauer in gesprächspsychotherapeutischen Praxen liegt bei etwa 70 Sitzungen.

6.24

Der Gesprächstherapeut muss hierzu drei sog. Basisvariablen des Gesprächsverhaltens besitzen: **unbedingte Akzeptanz und emotionale Wertschätzung, Echtheit** und **Empathie** (Abb. **6.24**).

Die therapeutische Beziehung wirkt auf die **Selbstverwirklichung des „Klienten" und hilft ihm bei der Aufarbeitung von Problemen.** Das Erleben im Hier und Jetzt wird betont, im Gegensatz zur Lerntheorie außerdem die Autonomie des Menschen.

Die Gesprächsführung konzentriert sich inhaltlich vor allem auf die **Verbalisierung von Gefühlen.**

Zentral für die Behandlungstechnik ist das Beziehungsangebot des Therapeuten, welches dem „Klienten" die Möglichkeit geben soll, auch bisher „inkongruente" und somit nicht akzeptierbare Erfahrungen in das Selbstkonzept zu integrieren.

Bei ca. 50 % der „Klienten" kommt es zur Besserung.

Es ist das Verdienst dieser psychotherapeutischen Schule, das Verhalten des Therapeuten näher erforscht zu haben (sog. Therapeuten-Variablen).

Interpersonelle Psychotherapie

Die interpersonelle Psychotherapie gehört zu den **Kurzzeit-Psychotherapien.** Sie arbeitet sowohl mit bewussten als auch mit unbewussten Inhalten und dem Ziel der Symptomreduktion mit einer Besserung der sozialen Kompetenzen und Erweiterung der zwischenmenschlichen Beziehungen. Die zeitlich auf etwa 12–20 Wochen begrenzte Therapie wurde speziell für die **Depressionsbehandlung** entwickelt.

Verschiedene **Techniken** kommen zum Einsatz (u. a. Unterstützung des Patienten bei der Klärung emotionaler Zustände, Realitätsüberprüfung aktueller Wahrnehmungs- und Verhaltensweisen).

Unbewusstes Erleben und frühe Kindheitserlebnisse bilden nicht den Schwerpunkt der Therapie, Übertragungsmechanismen werden beachtet.

Die Aufgabe des Therapeuten besteht darin, das aktuelle soziale Funktionsgefüge („Rolle"), einschließlich der jetzigen und früheren Beziehung der Ursprungsfamilie, im Freundes- und Bekanntenkreis des Patienten zu erfassen.

Behandlungsphasen:
- **Anfangsphase:** Identifizierung der Hauptproblembereiche.
- **Mittlere Phase:** Fokussierung und Bearbeitung des jeweils relevanten, aktuellen Problembereiches. Klärung von emotionalen Zuständen, Schaffung einer Grundstruktur des Verhaltens.
- **Endphase:** Zusammenfassung des Behandlungsverlaufs, Thematisierung des Abschieds.

Die IPT gründet sich v. a. auf die psychodynamische Theorie unter besonderer Fokussierung auf die soziale Funktionsfähigkeit.

Nach erbrachtem Wirksamkeitsnachweis gewinnt die IPT auch außerhalb der USA zunehmend an Bedeutung.

Interpersonelle Psychotherapie

Die interpersonelle Psychotherapie (IPT) nach **Klerman** und **Weissman** gehört zu den **Kurzzeit-Psychotherapien** und arbeitet sowohl mit bewussten als auch mit unbewussten Inhalten bei besonderer Fokussierung auf aktuelle Problembereiche. Ziel ist die Symptomreduktion mit einer Besserung der sozialen Kompetenzen und Erweiterung der zwischenmenschlichen Beziehungen. Die zeitlich auf etwa 12 bis 20 Wochen begrenzte Therapie (je eine Sitzung pro Woche) wurde speziell für die **Depressionsbehandlung** entwickelt und betrachtet primär die aktuellen interpersonellen Beziehungen des Patienten, ohne jedoch die Rolle von genetischen, biochemischen, entwicklungsgeschichtlichen und Persönlichkeits-Merkmalen in Bezug auf die Entstehung der Erkrankung außer Acht zu lassen. Von den folgenden 4 Hauptproblembereichen werden üblicherweise ein oder zwei bearbeitet:
- Trauer
- Auseinandersetzung mit dem Partner, Kindern und Kollegen
- Rollenwechsel und -übergänge
- interpersonelle Defizite, die zu Einsamkeit führen.

Folgende **Techniken** kommen zum Einsatz:
- Unterstützung des Patienten bei der Klärung von emotionalen Zuständen sowie Realitätsüberprüfung der aktuellen Wahrnehmungs- und Verhaltensweisen mit dem Ziel einer Verbesserung der interpersonalen Kommunikation
- Fokussierung auf aktuelle Probleme.

Die Therapie bewegt sich vordergründig im „Hier und Jetzt". Unbewusstes Erleben und frühe Kindheitserlebnisse werden für bedeutungsvoll gehalten, bilden jedoch nicht den Schwerpunkt der Therapie. Übertragungsmechanismen werden beachtet, jedoch erst bei einer wesentlichen Gefährdung der Patient-Therapeut-Beziehung thematisiert.

Die Aufgabe des Therapeuten besteht darin, das aktuelle soziale Funktionsgefüge („Rolle"), einschließlich der jetzigen und früheren Beziehung der Ursprungsfamilie, im Freundes- und Bekanntenkreis des Patienten zu erfassen. Herausgestellt werden dabei besonders die Mechanismen von Autoritätsgewinnung, Dominanz und Unterwerfung, Abhängigkeit und Autonomiebestreben, Intimität und Sexualität sowie Kränkungen.

Folgende **Behandlungsphasen** werden unterschieden:
- **Anfangsphase (1.–3. Sitzung):** In Form eines strukturierten Interviews wird eine detaillierte Krankheitsanamnese erhoben, dem Patienten wird das interpersonale Beziehungsgefüge erläutert und ein Therapieplan entworfen. Die Symptome werden gemeinsam mit dem Patienten zusammengefasst (Identifizierung der Hauptproblembereiche).
- **Mittlere Phase (4.–13. Sitzung):** Einer bzw. maximal zwei relevante Problembereiche werden fokussiert und bearbeitet. Schwerpunkt bildet die Klärung von emotionalen Zuständen, die Begleitung und Unterstützung des Patienten beim Analysieren der bereits vorliegenden sowie der Wahl neuer Verhaltensformen und die Schaffung einer Grundstruktur des Verhaltens im Problembereich. Auch hier konzentriert sich die Therapie auf aktuelle zwischenmenschliche Beziehungen und soziale Ereignisse, weniger auf intrapsychische Erlebnisse.
- **Endphase (14.–16. Sitzung):** Der Behandlungsverlauf wird zusammengefasst, die Fortschritte werden dabei betont. Es findet die Thematisierung des Abschieds statt, was einen wichtigen Bestandteil der gesamten IPT darstellt.

Die IPT gründet sich größtenteils auf die psychodynamische Theorie, wobei die besondere Fokussierung auf die soziale Funktionsfähigkeit sowohl in der akuten Phase einer Depression i. S. der Symptomreduktion als auch generell auf die Krankheitsrückbildung erfolgt.

In den USA hat sich die IPT in der Behandlung depressiver Störungen etabliert, insbesondere in Kombination mit Antidepressiva. Nach erbrachtem Wirksamkeitsnachweis gewinnt sie nun auch außerhalb der USA zunehmend an Bedeutung.

▶ **Klinischer Fall.** Eine 35-jährige verheiratete Krankenschwester mit zwei Söhnen im Alter von ein und drei Jahren entwickelte zunehmend eine depressive Symptomatik. Im Vordergrund der Beschwerdesymptomatik standen ein dysphorischer Affekt, Antriebs- und Interessenminderung, Gefühl der Traurigkeit und Hoffnungslosigkeit, Schlaf- und Appetenzstörungen, Schuldgefühle sowie sozialer Rückzug.
Die Beschwerdesymptomatik der Patientin begann kurz nach dem Tod ihres Vaters und nach der Geburt ihres jüngeren Sohnes. Sie beschrieb Schwierigkeiten beim Umgang mit ihrem Sohn, die im Falle des ersten Kindes nicht aufgetreten seien. Ihr Ehemann wurde als ein ehrgeiziger Universitätsprofessor beschrieben, der rund um die Uhr arbeitete und häufig von zu Hause weg sei. Er habe sich während des letzten Jahres weniger um sie und die Kinder gekümmert, was auch zu Konflikten in ihrer Ehebeziehung geführt habe.
Bei dem Versuch, die Gefühle der Patientin über den Tod ihres Vaters zu explorieren, zeigt sie eine Unfähigkeit zu trauern, zum Teil aufgrund der Tatsache, dass der Tod sich während ihrer Schwangerschaft ereignete. Sie habe Angst vor starken emotionalen Reaktionen in dieser Zeit gehabt. Ferner fiel eine deutliche Tendenz der Patientin auf, den Vater in ausgesprochen positiven Begriffen darzustellen und gleichzeitig die Mutter kritischer zu sehen. Es entstand der Eindruck, dass die Patientin nicht in der Lage war, ihre ambivalenten Gefühle dem Vater gegenüber zu lösen, ferner adäquat nach seinem Tod zu trauern, worunter sie eine depressive Symptomatik entwickelte mit Ausrichtung von negativen Gefühlen insbesondere gegenüber ihrem jüngeren Sohn, dem Ehemann und der Mutter.
Es wurde mit der Patientin vereinbart, die Therapie auf zwei Hauptproblembereiche zu fokussieren: Trauerreaktion und interpersonale Konflikte.
Während der mittleren Behandlungsphase wurden der Tod des Vaters und die Reaktion der Patientin darauf thematisiert. Die Patientin berichtete, dass sie während der Beerdigung nicht in der gleichen Weise und Intensität ein Gefühl von Traurigkeit und Verlust gehabt habe, wie es früher bei Todesfällen in der Familie der Fall gewesen sei. Ferner berichtete sie, dass sie nach der Beerdigung nicht regelmäßig an ihren Vater gedacht habe, was sie wiederum beunruhigte. Statt dessen sei sie immer mehr depressiv, irritierbar und wütend geworden. Zunächst zeigte die Patientin Angstgefühle bei dem Vorschlag, Gefühle und Erfahrungen, die mit dem Tod ihres Vaters verbunden waren, nochmals zu rekonstruieren, war jedoch allmählich während der Sitzungen 5 bis 8 dazu in der Lage, und durch den Ausdruck von Trauer kam es gleichzeitig zu einer Reduktion der depressiven Symptomatik.
Sie stabilisierte sich weiterhin während der Sitzungen 9 und 10 und wurde ermuntert, negativ besetzte Gefühle von Wut und Enttäuschung dem Vater gegenüber zuzulassen. Mit Unterstützung ihres Ehemannes war sie in der Lage, ihre Gefühle während der Therapie zu diskutieren und ambivalente Gefühle in ihrer Beziehung zum Vater, einschließlich der Erkenntnis, dass diese auf andere Personen übertragen wurden, zu akzeptieren. Dieser Entwicklung folgte eine weitere Besserung der depressiven Beschwerdesymptomatik sowie die Fähigkeit, die aktuelle therapeutische Arbeit auf die konflikthaften Gefühle ihrem Sohn und Ehemann gegenüber zu konzentrieren. Sie erkannte, dass sie in gewissem Sinne ihren jüngeren Sohn für den Tod ihres Vaters schuldig machte und ferner ihrem Ehemann gegenüber eine Vorwurfshaltung zeigte, weil sie sich von ihm nach dem Tod ihres Vaters im Stich gelassen fühlte.
Während der letzten 5 Behandlungswochen begann die Patientin, die gemeinsame Zeit mit ihrem jüngeren Sohn zu genießen, war in der Lage, offener mit ihrem Ehemann zu kommunizieren, und es stellte sich eine ausgeglichene Stimmungslage ein mit Wiederaufnahme der alten Interessen und Aktivitäten.
Während der Endphase wurde gemeinsam mit der Patientin der Behandlungsverlauf nochmals durchgegangen und zusammengefasst, die Fortschritte wurden unterstrichen und diskutiert. Die Patientin hatte beschlossen zunächst aus dem aktuellen Zustand heraus ohne therapeutische Hilfe weiter zu machen, sie wurde in 6-monatigen Abständen während der nächsten 18 Monate gesehen. Während dieser Zeit war der Zustand stabil, es traten keinerlei depressive Symptome auf, und die Patientin hatte das Gefühl, keine weitere Therapie mehr zu benötigen.

Psychoanalytische Therapie (klassische Psychoanalyse)

Der **Begriff „Psychoanalyse“** bezeichnet einerseits eine Theorie zur Erklärung psychologischer und psychopathologischer Phänomene, andererseits ein psychotherapeutisches Behandlungsverfahren. Es wurde in seinen Grundzügen von dem Wiener Nervenarzt **Dr. Sigmund Freud** zwischen 1890 und 1939 ausgehend von der Erkrankung der Hysterie entwickelt. Nach Breuer und Freud handelt es sich bei der Hysterie um die Folge verdrängter sexueller Wünsche bzw. um das Wirksamwerden kindlicher Sexualphantasien.

Die Psychoanalyse beruht auf der Annahme, dass entscheidende Determinanten menschlichen Verhaltens unbewusst sind (topografisches Modell). Es werden drei **Instanzen der Persönlichkeit** unterschieden (Instanzen-Modell):

- **Es:** primitive, unbewusste Triebregungen („Lustprinzip“).
- **Ich:** „Realitätsprinzip“; bringt die Ansprüche des „Es“ mit der äußeren Realität und den Wertmaßstäben des „Über-Ich“ in Einklang. Im Konflikt zwischen den Trieben und der Umwelt bzw. dem Über-Ich stehen ihm als Kontrollinstanz sog. Abwehrmechanismen zur Verfügung.
- **Über-Ich:** Gewissens-Instanz (moralische Zensur), bildet sich während der Erziehung durch Übernahme („Internalisierung“) elterlicher Gebote und Verbote und Identifikation mit dem gegengeschlechtlichen Elternteil („Ödipus-Situation“).

Der für die psychische Energie entscheidende Primärtrieb ist nach Freud der Sexualtrieb („Libido“). Besonders in späteren Schriften wird auch dem Aggressions- und Todestrieb Bedeutung beigemessen.

Nach psychoanalytischer Auffassung lässt sich die psychosexuelle Entwicklung des Menschen in eine

- **orale** (1. Lebensjahr)
- **anale** (2. bis 3. Lebensjahr)

Psychoanalytische Therapie (klassische Psychoanalyse)

Der **Begriff „Psychoanalyse“** bezeichnet einerseits eine Theorie zur Erklärung psychologischer und psychopathologischer Phänomene, andererseits ein psychotherapeutisches Behandlungsverfahren.

Die Psychoanalyse wurde von Dr. Sigmund Freud entwickelt und beruht auf der Annahme, dass entscheidende Determinanten menschlichen Verhaltens unbewusst sind. Sie unterscheidet 3 **Instanzen der Persönlichkeit:**

- **Es** (Triebe; „Lustprinzip“)
- **Ich** („Realitätsprinzip“)
- **Über-Ich** (Gewissens-Instanz).

Als entscheidenden Primärtrieb sieht Freud den Sexualtrieb an („Libido“).

Die psychosexuelle Entwicklung wird unterteilt in:

- **orale** (1. Lebensjahr)
- **anale** (2.–3. Lebensjahr)

- **phallisch-ödipale** (4.–5. Lebensjahr) und
- **genitale Phase** (Pubertät).

- **phallisch-ödipale** (4. bis 5. Lebensjahr) und
- **genitale** Phase (ab Pubertät) unterteilen.

In der oralen Phase stehen zur Kontaktaufnahme nur bestimmte angeborene Verhaltensschemata (z. B. Saugen, Weinen) zur Verfügung. Der Säugling entwickelt „Urvertrauen“. In der anal-sadistischen Phase erweitert das Kind seinen Aktionsradius, parallel zur motorischen Entwicklung und zur Sauberkeitserziehung lernt es Sprechen. Typisch für diese Entwicklungsphase ist einerseits das Verlangen nach Selbständigkeit, andererseits Einschränkungen vonseiten der Eltern bei gleichzeitigem Angewiesensein auf diese (Autonomie-Abhängigkeits-Konflikt). Die narzisstisch-phallisch-ödipale Phase ist durch die Entdeckung der Geschlechtszugehörigkeit charakterisiert, es entwickelt sich eine geschlechtliche Identität.

Neurosen beruhen nach psychoanalytischer Auffassung auf **ungelösten, verdrängten frühkindlichen Konflikten,** die durch eine auslösende Situation reaktiviert wurden. Die neurotischen Symptome werden als misslungene Verarbeitungsversuche bzw. als Ersatz für einen verdrängten Konflikt betrachtet. Durch die psychoanalytische Behandlung sollen unbewusste Konflikte und unterdrückte Gefühle aufgedeckt und adäquat verarbeitet werden.

Eine Störung des Ablaufs der frühkindlichen Libido-Entwicklung wird als entscheidende Ursache von Neurosen angesehen. Diese beruhen nach psychoanalytischer Auffassung auf **ungelösten, verdrängten frühkindlichen Konflikten,** die durch eine auslösende Situation („Versuchungs- und Versagenssituation“) reaktiviert wurden. Die neurotischen Symptome werden als misslungene Verarbeitungsversuche bzw. Ersatz für einen verdrängten Konflikt betrachtet. Dieser Konflikt soll biografisch verstehbar, d. h. aus der kindlichen Entwicklung ableitbar sein. Durch die psychoanalytische Behandlung wird eine introspektive Konfliktbearbeitung und -bewältigung angestrebt. Unbewusste Konflikte und unterdrückte Gefühle sollen aufgedeckt und adäquat verarbeitet werden, es wird eine **Nachreifung der Persönlichkeit** angestrebt.

Durch die Psychoanalyse sollen die aus früheren Ängsten heraus verdrängten Triebimpulse bewusst gemacht und die entwickelten Abwehrformen aufgegeben werden.

Durch die Psychoanalyse sollen die aus früheren Ängsten heraus verdrängten Triebimpulse bewusst gemacht und die entwickelten Abwehrformen aufgegeben werden. Die Bewusstmachung der in der ödipalen Phase gefürchteten und verbotenen Triebregungen muss langsam und behutsam vor sich gehen, da mit dem Wiederauftauchen alter Triebwünsche auch alte Ängste mobilisiert werden.

Der **Bearbeitung** sich entwickelnder **unbewusster Widerstände** gegen die Wahrnehmung unbewussten Materials ist wichtig (sog. Widerstandsanalyse).

Der **Bearbeitung** sich entwickelnder **unbewusster Widerstände** gegen die Wahrnehmung unbewussten Materials kommt in der Behandlung große Bedeutung zu (sog. Widerstandsanalyse). Die ehemals verdrängten Probleme müssen dann immer wieder in den verschiedenen Situationen des Alltagslebens durchgearbeitet werden, ehe eine Integration der neuen Erfahrung gelingen kann.

Abwehrmechanismen: Jeder Mensch muss ständig Triebe und Wünsche mit den Geboten und Verboten der Realität in Einklang bringen (Es – Ich-/Es – Über-Ich-Konflikte). Verschiedene Abwehrmechanismen dienen der Neutralisierung:

Abwehrmechanismen: Jeder Mensch – sowohl der Gesunde als auch der psychisch Kranke – befindet sich ständig in der Situation, Triebe und Wünsche mit den Geboten und Verboten der Realität in Einklang bringen zu müssen (Es – Ich- bzw. Es – Über-Ich-Konflikt). Abwehrmechanismen dienen dazu, die teilweise unbewussten Tendenzen so zu neutralisieren, dass keine Bewältigungsprobleme auftreten. Zu den bekanntesten, von Sigmund Freuds Tochter Anna zusammengefassten Abwehrmechanismen zählen:

- **Projektion**
- **Projektion:** Hierbei werden eigene, für das Ich nicht akzeptable Impulse auf andere Personen projiziert. So werden z. B. eigene aggressive Impulse gegen andere in die Überzeugung verwandelt, diese empfänden Aggression gegen einen selbst
- **Rationalisierung**
- **Rationalisierung:** Es wird eine vertretbare, scheinbar logische Erklärung für eine abzuwehrende emotionale Situation gegeben. Zum Beispiel „erklärt“ ein ungenügend vorbereiteter Examenskandidat sein Scheitern bei der Prüfung mit der Feindseligkeit der Prüfer ihm gegenüber und vermeidet so Selbstvorwürfe und Scham.
- **Konversion (Somatisierung)**
- **Konversion (Somatisierung):** Libidinöse Energie wird in körperliche Symptome (ohne organpathologischen Befund) umgewandelt. Beispielsweise tritt eine „funktionelle, psychogene“ Lähmung auf, als eine Patientin sich vom Elternhaus ablösen und „auf eigenen Beinen“ stehen will, ohne den einzuschlagenden Lebensweg zu wissen.
- **Sublimierung**
- **Sublimierung:** Primitive oder „verbotene“ Triebe/Impulse werden in eine gesellschaftlich akzeptierte, „höherwertige“ Handlung umgewandelt. Beispielsweise könnte ein pyroman veranlagter Mensch seinen Trieb sublimieren, indem er Feuerwehrmann wird.

- **Verschiebung:** „Verbotene" Aggressionsimpulse werden gegen ein anderes Objekt gerichtet. Zum Beispiel zerschlägt ein Mann im Ehestreit Geschirr oder lebt seine Aggressionen, die sich durch Konflikte mit Vorgesetzten gebildet haben, zu Hause aus.
- **Regression:** Es kommt zu einem Rückfall auf frühere, „primitivere" Entwicklungsstufen, beispielsweise Entwicklung von „Kummerspeck" aus Liebeskummer (Regression von genitaler auf orale Stufe), Patient lässt sich wie ein Kleinkind „bemuttern".
- **Identifikation:** Aufkeimende aggressive Impulse gegen einen Stärkeren oder gegen eine Autoritätsperson können nicht ausgelebt werden. Zur Angstvermeidung erfolgt die unbewusste Umwandlung der Aggressionstendenzen gegen den anderen in eine Identifikation mit demselben, zum Beispiel durch Übernahme von dessen Meinungen.
- **Reaktionsbildung (Überkompensation):** Verkehrung der ursprünglichen Tendenz. Zum Beispiel äußert sich eine Ehefrau begeistert über ihren Gatten, um ihre unbewusste Ablehnung seiner Person nicht ins Bewusstsein gelangen zu lassen.

Technik der Psychoanalyse: Als Untersuchungsinstrumente für die psychodynamischen Zusammenhänge dienen insbesondere die sog. **tiefenpsychologische Anamnese** bzw. das **psychoanalytische Erstinterview** zur Klärung diagnostischer und prognostischer Fragen. Mit Hilfe einer speziellen Interview-Technik werden biografische Daten, ihr (subjektiver) Bedeutungszusammenhang sowie situative Informationen exploriert. Hiermit soll zum einen das Krankheitsbild (u. a. Symptomatik, Beginn und Verlauf, aktuelle und frühere Lebensbedingungen) bestimmt, ein „Arbeitsbündnis" aufgebaut und über das therapeutische Vorgehen entschieden werden. Besonderes Augenmerk wird dabei auf Beziehungsaspekte und deren Dynamik (Übertragung, Gegenübertragung, Widerstand) gerichtet.
Um störende Außeneinflüsse zu minimieren sowie die Konzentration und Fähigkeit zu psychischen Wahrnehmungen zu steigern, wird das klassische psychoanalytische Standardverfahren unter **festgelegten äußeren Rahmenbedingungen** durchgeführt („Setting"): Der Patient liegt auf der Couch, der Analytiker sitzt hinter dem Patienten und ist diesem mit „gleichschwebender Aufmerksamkeit" zugewandt (Abb. **6.25**). Das Setting soll es dem Patienten ermöglichen, seinen Gedanken unbeeinflusst, entspannt nachzuhängen.
Die Sitzungen finden in der Regel 4- bis 5-mal pro Woche mit einer Dauer von je 50 Minuten statt, die Gesamtstundenzahl der Standardmethode beträgt 200 bis 800 Stunden, so dass eine **mehrjährige Behandlungsdauer** die Regel ist.

- **Verschiebung**
- **Regression**
- **Identifikation**
- **Reaktionsbildung (Überkompensation)**

Technik der Psychoanalyse: Zur Klärung diagnostischer und prognostischer Fragen dienen die sog. **tiefenpsychologische Anamnese bzw. das psychoanalytische Erstinterview.** Mit einer speziellen Interview-Technik werden biografische Daten, ihr Bedeutungszusammenhang sowie situative Informationen mit Augenmerk auf Beziehungsaspekte und deren Dynamik exploriert.

Die klassische Psychoanalyse wird unter **festgelegten äußeren Rahmenbedingungen** durchgeführt („Setting"): Der Patient liegt auf der Couch, der Analytiker sitzt hinter dem Patienten (Abb. **6.25**).

Eine **mehrjährige Behandlungsdauer** ist die Regel.

6.25 **Die berühmte Couch von S. Freud** (Wien, 1905)

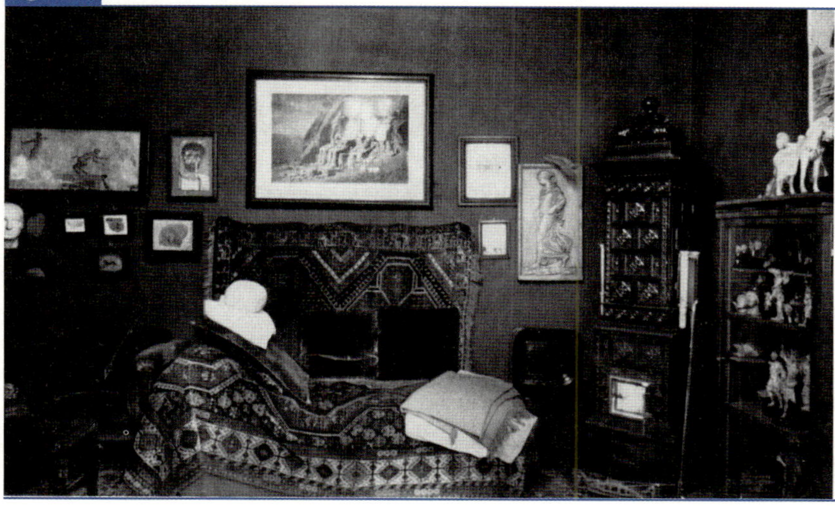

6.25

Zur **Grundregel** der psychoanalytischen Therapie gehört die Aufforderung an den Patienten, **alles zu sagen, was ihm einfällt („freie Assoziation“).**

Zur **Grundregel** der psychoanalytischen Therapie gehört die Aufforderung an den Patienten, **alles zu sagen, was ihm einfällt („freie Assoziation“).** Hierdurch soll ein verstärktes Auftreten von Es-Impulsen bewirkt werden, die das Material für die Deutungsarbeit des Psychoanalytikers liefern. Basis der Behandlung ist ein „Arbeitsbündnis“, d. h. der Patient akzeptiert, dass er alle aufkommenden Gedanken ohne Rücksicht auf unangenehme Gefühle spontan äußert.

Diese Anweisung soll die Regression des Patienten fördern, eine Lockerung der Orientierung am Realitätsprinzip bewirken und die Herstellung der Übertragung erleichtern.

Diese Anweisung soll die Regression des Patienten fördern, eine Lockerung der Orientierung am Realitätsprinzip bewirken und die Herstellung der Übertragung erleichtern. Alles Verhalten ist letztendlich triebbestimmt (dynamischer Gesichtspunkt). Das Therapieziel besteht in der Bewusstmachung (Aufdeckung) der pathogenen Elemente in der Biografie mittels der Analyse von Übertragung und Widerstand.

Zu den **Grundregeln für den Analytiker** gehört, dass er sich der **Äußerung eigener Meinungen enthält** und eine Kontaktaufnahme mit dem Patienten außerhalb der Therapie ebenso wie mit dessen Angehörigen vermeidet **(Abstinenzregel).**

Zu den **Grundregeln für den Analytiker** gehört, dass er sich der **Äußerung eigener Meinungen enthält** und eine Kontaktaufnahme mit dem Patienten außerhalb der Therapie ebenso wie mit dessen Angehörigen vermeidet **(Abstinenzregel).** Der Gedanke einer Einbeziehung von Bezugspersonen ist der klassischen Psychoanalyse fremd, die Zweierbeziehung zwischen Patient und Therapeut soll sowohl formal als auch inhaltlich eine völlig „abgeschlossene Welt“ darstellen. Freud forderte vom Psychoanalytiker eine „Spiegelhaltung“: Er soll undurchsichtig für den Patienten sein und nur spiegeln, was ihm geboten wird.

Prinzip der Analyse von Übertragung und Widerstand: In der psychoanalytischen Situation kommt es zur **Wiederbelebung infantiler Gefühle.** Diese (früh-)kindlichen Erfahrungen werden auf den Psychoanalytiker übertragen, die Übertragung wird zum Zentrum der intrapsychischen Auseinandersetzung und zum therapeutisch entscheidenden Mittel („Übertragungsneurose“).

Prinzip der Analyse von Übertragung und Widerstand: In der psychoanalytischen Situation kommt es zur Wiederbelebung infantiler Gefühle insbesondere gegenüber den primären Bezugspersonen Vater, Mutter und Geschwistern. Diese (früh-) kindlichen Erfahrungen werden auf den Psychoanalytiker übertragen – die **Übertragung** wird zum Zentrum der intrapsychischen Auseinandersetzung des Patienten und somit zum therapeutisch entscheidenden Mittel („Übertragungsneurose“). In der Beziehung zum Psychoanalytiker werden also infantile Situationen, Gefühle und Wünsche wiedererlebt. Ihre Deutung ermöglicht es dem Patienten, krankmachende biografische Konflikte zu rekonstruieren und adäquat, d. h. bewusst, zu verarbeiten.

▶ **Merke**

▶ **Merke:** Der Übertragungsbegriff beschreibt das Phänomen, dass ein zumeist in der Kindheit erworbenes Interaktions- und Einstellungsmuster in einer aktuellen Beziehung (z. B. Arzt-Patient-Beziehung) wiederholt wird. Übertragung ist ein allgemeines sozialpsychologisches Phänomen und nicht spezifisch für die Psychoanalyse.

Entsprechend der Freud'schen Trias: Erinnern, Wiederholen und Durcharbeiten wird eine „Rekonstruktion der Entstehungsgeschichte“ der Störung bzw. Erkrankung möglich und somit auch deren therapeutische Bearbeitung.

Als Folge einer „Verunsicherung“ des Patienten während der Therapie stellt sich ein **Widerstand** gegen das Bewusstwerden unangenehmer Gefühle und Impulse ein (z. B. werden bestimmte Themen vermieden, Unwesentliches berichtet oder Therapiestunden versäumt).

Als Folge einer „Verunsicherung“ des Patienten während der Therapie stellt sich ein **Widerstand** gegen das Bewusstwerden unangenehmer Gefühle und Impulse ein: bestimmte Themen werden vermieden, es wird lange geschwiegen, Unwesentliches berichtet, Therapiestunden versäumt, der Psychoanalytiker kritisiert. Es ist ein wesentlicher Teil der Therapie, dem Patienten diese Widerstandsphänomene aufzuzeigen. Nach wiederholter Durcharbeitung können Widerstände allmählich aufgegeben werden und die dahinter liegenden Antriebe sich freier und reifer entwickeln.

▶ **Merke**

▶ **Merke:** Widerstands- und Übertragungsanalyse bilden das spezifische Charakteristikum der psychoanalytischen Therapie.

Die therapeutische Aktivität des Psychoanalytikers besteht in der **Deutung** des aus **freien Assoziationen, Träumen,** dem **Widerstand,** dem **Übertragungsgesche-**

Die therapeutische Aktivität des Psychoanalytikers besteht in der **Deutung** des aus **freien Assoziationen, Träumen,** dem **Widerstand,** dem **Übertragungsgeschehen** sowie aus **Fehlhandlungen** zu Tage gebrachten Materials. Zusammenhänge, Hintergründe und Bedeutungen, die dem Patienten bislang nicht

bewusst waren, „fallen ihm wie Schuppen von den Augen" und gewinnen – ermöglicht und angeregt durch den Therapeuten – neue Bedeutung (Erkennen des „verborgenen Sinns").
Vermehrte Beachtung hat in den letzten Jahren das Phänomen der **Gegenübertragung** gefunden. Hiermit sind die Einstellungen, Gefühle und Reaktionsmuster des Therapeuten (Psychoanalytikers) gegenüber dem Patienten gemeint. Gemäß Freuds Vorstellungen vom unvoreingenommenen „neutralen" Psychoanalytiker wird die Gegenübertragung überwiegend negativ bewertet und die Durchführung einer Gegenübertragungs-Analyse im Rahmen der Supervision für unabdingbar gehalten (Bearbeitung der Abwehr seitens des Psychoanalytikers).

hen sowie aus **Fehlhandlungen** zu Tage gebrachten Materials.

Als **Gegenübertragung** werden die Einstellungen, Gefühle und Reaktionsmuster des Therapeuten gegenüber dem Patienten bezeichnet.

Voraussetzungen und Indikationen: Als Voraussetzung für die Durchführbarkeit einer psychoanalytischen Therapie werden ausgeprägter Leidensdruck und hohe Therapiemotivation, Introspektionsfähigkeit, ausreichende Intelligenz und Ich-Stärke sowie ein Alter unter 45 Jahren angesehen. Diagnostisch gelten Neurosen, Persönlichkeitsstörungen sowie psychosomatische Erkrankungen und Störungen als Hauptindikationen. Als prognostisch ungünstig für eine Psychoanalyse werden Patienten mit Süchten und Perversionen eingestuft, bei akuten Depressionen und Psychosen gilt die klassische Psychoanalyse als kontraindiziert.

Voraussetzungen und Indikationen: Ausgeprägter Leidensdruck und hohe Therapiemotivation, Introspektionsfähigkeit, ausreichende Intelligenz und Ich-Stärke sowie ein Alter unter 45 Jahren sind Voraussetzung. Indikationen sind Neurosen, Persönlichkeitsstörungen sowie psychosomatische Störungen. Bei akuten Depressionen und Psychosen ist die Psychoanalyse kontraindiziert.

Die meisten Psychoanalytiker empfehlen, eine Begleitmedikation mit Psychopharmaka abzusetzen, da hierdurch der Leidensdruck und somit die Therapiemotivation verringert und der psychoanalytische Prozess erschwert werde. Ausnahmen sind eine starke Beeinträchtigung des Patienten durch die bestehende Symptomatik sowie floride Suizidalität. Hier wird akzeptiert, dass mittels Psychopharmaka zunächst eine psychophysische Stabilisierung erreicht werden muss, um eine Basis für die Psychotherapie zu schaffen.
Die strenge Patientenselektion für eine psychoanalytische Therapie (sog. Yavis-Patienten = young, attractive, verbal, intelligent, social/successful) hat seit einigen Jahren zu unverhohlener Kritik geführt und die Weiterentwicklung und Modifikation der klassischen psychoanalytischen Standardmethode bewirkt.
Besonders beachtenswert scheinen Ansätze, sich auch der Psychotherapie älterer Menschen anzunehmen (Alters-Psychotherapie).

Die meisten Psychoanalytiker empfehlen, eine Begleitmedikation mit Psychopharmaka abzusetzen, da der Leidensdruck und somit die Therapiemotivation verringert werden. Ausnahmen sind starke Beeinträchtigung durch die Symptomatik und floride Suizidalität.

Die strenge Patientenselektion für eine psychoanalytische Therapie hat seit einigen Jahren zu Kritik an der klassischen Psychoanalyse geführt.

Besonders beachtenswert sind Ansätze, sich auch der Psychotherapie älterer Menschen anzunehmen.

▶ **Klinischer Fall.** Ein 25-jähriger Student berichtet, dass er erstmals vor sechs Jahren nach Genuss von etwas Alkohol am Abend einen massiven Angstzustand mit Herzklopfen, Atemnot und Schmerzen im Thorax verspürt habe. Der Notarzt habe ihm eine Kalzium-Spritze verabreicht – ohne Erfolg. In der Folgezeit habe er verschiedene Ärzte konsultiert, sei mehrfach gründlich organisch durchuntersucht worden – ohne pathologischen Befund. Vor der ersten Zwischenprüfung sei der Zustand wieder aufgetreten, jetzt erneut während eines Urlaubes. Beschwerden beim Wasserlassen seien hinzugekommen, es träten rezidivierende Harnwegsinfekte auf, die zu der Diagnose „Prostatitis" geführt hätten. Da er sich sehr beeinträchtigt und krank fühle, sei ihm von seinem Internisten eine psychotherapeutische Behandlung empfohlen worden.
Die **biografische Anamnese** ergibt, dass sich die Eltern scheiden ließen, als der Patient – ein Einzelkind – 13 Jahre alt war. Er wuchs dann bei der Mutter auf, die als streng und ordnungsliebend geschildert wird. Lebte bis vor zwei Jahren bei ihr, ständig in der Angst, dass der Mutter etwas passieren könne. Jetzt schreibe er an seiner Diplomarbeit, sei finanziell von der Mutter abhängig, die stolz auf den „studierten Sohn" sei. Zur Kindheit wird erinnert, dass er ein „braves Kind" gewesen sei, er habe immer wieder unter Angstträumen gelitten. Er sei wohl der Heiratsgrund für seine Eltern gewesen. Zwischen dem 17. und 23. Lebensjahr sei er mit verschiedenen Mädchen befreundet gewesen, er habe aber immer Angst davor gehabt, die Mutter alleine zu lassen, die ihm diesbezüglich auch Vorwürfe gemacht habe. Beim Auftreten der Herz-Angst-Symptome sei die Mutter sofort zu ihm nach Hause gekommen.
Es konnte kein organpathologischer Befund erhoben werden.
Die **Psychodynamik der neurotischen Erkrankung** lässt sich wie folgt zusammenfassen: Die Beschwerden gehen hauptsächlich auf einen Trennungskonflikt in Bezug auf die Mutter zurück. Diese hängt sehr an ihrem Sohn, „bemuttert" ihn. Der Patient seinerseits spricht von ihr als seiner „Existenzgrundlage", die nicht allein materiell zu deuten ist. Beim Zusammensein mit Freundinnen treten einerseits Schuldgefühle gegenüber der Mutter auf, andererseits wird das „Entfliehen" aus den Armen der Mutter angenehm erlebt. Selbständigkeitstendenzen stehen in Widerstreit mit Geborgenheitswünschen. Erste sexuelle Kontakte führen zu Schuldgefühlen – ein Zusammenhang mit den rezidivierenden Harnwegsinfekten und der Prostatitis ist anzunehmen. Als die Mutter mit einem Freund in Urlaub fährt, treten die Symptome erneut mehrfach in ausgeprägter Form auf; die Mutter unterbricht ihren Urlaub, um zu ihm zurückzukehren.
Aus neurosenpsychologischer Sicht liegt bei dem Patienten eine narzisstische Persönlichkeitsentwicklung vor. Das progressiv-forsche Auftreten und Verhalten des Patienten ist als Kompensation der Abhängigkeit von der Mutter anzusehen. Die wechselhafte, ambivalente Beziehung zum Vater dürfte die Findung der eigenen Geschlechtsrolle erschwert haben.
Da der Patient Introspektionsfähigkeit besitzt, differenziert ist, großen Leidensdruck aufweist und hoch behandlungsmotiviert ist, ist eine analytische Psychotherapie indiziert. Der skizzierte neurotische Konflikt, der sich in einer funktionell-psychosomatischen Störung niederschlägt, soll durch eine psychonalytische Therapie mittels Übertragungsneurose und deren Aufarbeitung behandelt werden.

Individualpsychologie A. Adlers und analytische Psychologie C. G. Jungs

A. Adler entwickelte die **Individualpsychologie,** in der er neben der Bedeutung angeborener „Organ-Minderwertigkeit“ (z. B. Missbildungen) aus pathogenen frühkindlichen Erziehungseinflüssen resultierende Frustrationen und Minderwertigkeitsgefühle betonte. Diese zögen starken Geltungstrieb und übertriebenen Willen zur Macht nach sich, um tief verankerte Unsicherheiten zu überdecken. Bei ihm rückten mitmenschliche, gesellschaftliche Beziehungen und die Analyse des Lebensstils ins Blickfeld.

C. G. Jung erweiterte den Begriff der Libido im Sinne einer allgemeinen Energiequelle der Psyche, ebenso das persönliche Unbewusste um ein „kollektives Unbewusstes“. Dieses sei allen Individuen eigen und beinhalte Sinnbilder von uralten, sich immer wiederholenden Lebenssituationen und Problemen (Geburt und Tod, Hass und Liebe, Übermacht und Unterlegenheit, sog. **Archetypen).** Der Patient soll in der Therapie wieder Anschluss an diese Tiefen finden, um zu sich selbst vorzustoßen.

Individualpsychologie A. Adlers und analytische Psychologie C. G. Jungs

Die ersten Modifikationen des klassischen psychoanalytischen Verfahrens wurden von Mitarbeitern und Schülern Freuds vorgenommen. **A. Adler** entwickelte die **Individualpsychologie,** in der er neben der Bedeutung angeborener „Organ-Minderwertigkeit“ (z. B. Missbildungen) aus pathogenen frühkindlichen Erziehungseinflüssen resultierende Frustrationen und Minderwertigkeitsgefühle betonte. Um tief verankerte Unsicherheiten zu überdecken, zögen diese häufig Kompensationen bzw. Überkompensationen wie starken Geltungstrieb und übertriebenen Willen zur Macht nach sich. Bei ihm rückten mitmenschliche, gesellschaftliche Beziehungen und die Analyse des „Lebensstils“ eines Menschen stärker ins Blickfeld. Im äußeren Arrangement kommt dies dadurch zum Ausdruck, dass sich Therapeut und Patient gegenübersitzen und die alltägliche Realität stärker in die Therapie einbezogen wird. Auch widmete sich Adler stark dem Themenkreis der Prophylaxe psychischer Störungen und sozialpädagogischen Fragen.

Der Schweizer **C. G. Jung** erweiterte den Begriff der Libido im Sinne einer allgemeinen Energiequelle der Psyche, ebenso das persönliche Unbewusste um ein „kollektives Unbewusstes“, welches allen Individuen von Beginn der Menschheitsgeschichte an eigen sei. Dieses beinhalte Sinnbilder von uralten, sich immer wiederholenden Lebenssituationen und Problemen (sog. **Archetypen:** Geburt und Tod, Hass und Liebe, Übermacht und Unterlegenheit). Der Patient soll in der Therapie wieder Anschluss an diese Tiefen finden, um schließlich zu seinem eigentlichen Selbst vorzustoßen. Die Patienten werden zu produktivem Gestalten aufgefordert (z. B. selbst gemalte Bilder), außerdem werden Bilder aus der Mythologie und Symboldeutungen zur Erweiterung des individuellen Seelenlebens in die Therapie mit einbezogen. Durch einen „Individuationsprozess“ soll dem Patienten ein neuer Weg zu den verschütteten produktiven eigenen intrapsychischen Quellen erschlossen werden. Im Sinne eines Nachreifungsprozesses soll diese Behandlungsmethodik insbesondere Menschen zugute kommen, die den Sinngehalt ihrer eigenen Existenz verloren haben.

Tiefenpsychologisch fundierte Psychotherapie (dynamische Psychotherapie)

Die Therapie ist auf einen zentralen Konflikt zentriert. Regression und Übertragung spielen keine große Rolle, die Deutung und das Durcharbeiten von Widerstandsphänomenen kommen nur in Bezug auf den aktuellen Konflikt zum Einsatz. Die Behandlung findet im Sitzen statt, das Vorgehen des Therapeuten ist aktiver und gezielter. Die bekanntesten Formen sind die **analytische Fokaltherapie** und die **dynamische Psychotherapie.**

Tiefenpsychologisch fundierte Psychotherapie (dynamische Psychotherapie)

Modifikationen der psychoanalytischen Standardmethode wurden zur Erweiterung des Indikationsspektrums, aus ökonomischen Gesichtspunkten sowie unter der Vorstellung entwickelt, dass der Patient bei dieser Art der Therapie realitätsbezogener bleibt und die Therapie nicht zum stellvertretenden Lebensinhalt wird. Zu den bekanntesten Formen zählen die **analytische Fokaltherapie** sowie die **dynamische Psychotherapie.** Bei letzterer lässt der Therapeut den Patienten zunächst spontan berichten, seine Probleme frei nach eigener Entscheidung vorbringen und den Zeitpunkt der Behandlungsstunden selbst bestimmen. Die sogenannte **tiefenpsychologisch fundierte Psychotherapie** beschränkt sich auf höchstens 100 Sitzungen, setzt zwar die Grundannahmen der Psychoanalyse voraus, beschränkt sich aber auf eine konfliktzentrierte Vorgehensweise und Teilziele. Im Zentrum stehen aktuelle neurotische Konflikte; persönlichkeitsstrukturelle Aspekte sollen nicht therapiert werden. Die Behandlung findet im Sitzen statt, das Vorgehen des Therapeuten ist aktiver und stärker intervenierend.

(Psychodynamisch orientierte) Kurzpsychotherapie, Krisenintervention

Für die **Kurzpsychotherapie** muss der Patient motiviert und emotional belastbar sein. Im Vordergrund steht die Bearbeitung aktueller neurotischer Konflikte und kritischer Entwicklungslinien.

(Psychodynamisch orientierte) Kurzpsychotherapie, Krisenintervention

Für dieses kurze Behandlungsverfahren muss der Patient eine hohe Therapiemotivation und emotionale Belastbarkeit aufweisen. Es lassen sich eher „verstehend-aufdeckende“ von eher „stützenden“ Ansätzen unterscheiden. Im Vordergrund steht die Bearbeitung aktueller neurotischer Konflikte und kritischer Entwicklungslinien mit Herausarbeiten eines Fokus (umgrenzter Problembereich).

Mit der Zunahme psychosozialer Notlagen und Katastrophensituationen haben psychotherapeutische **Kriseninterventionen** stark an Bedeutung gewonnen. Krisen folgen typischerweise einem zeitlich begrenzten Phasenverlauf:

- Schockreaktion auf Krisenanlass
- Vergebliche Mobilisierung von Problemlösungsstrategien
- Psychische Labilisierung/Symptomentstehung/Dekompensation
- Abklingen der Krise.

Nach ICD-10 werden Krisen klassifiziert als akute Belastungsreaktion (posttraumatische Belastungsstörung) oder als Anpassungsstörung. Ziel der Krisenintervention ist primär die emotionale Entlastung des Betroffenen und die Unterstützung bei der Krisenbewältigung. Zu den Behandlungstechniken gehören Stützen, Beraten, Klären und Konfrontieren, zu den Prinzipien rasche Verfügbarkeit, Begrenzung der Therapieziele und der Therapiedauer sowie das Verbleiben im Hier und Jetzt. Ein bekanntes formales Schema ambulanter Krisenintervention *(BELLA)* beinhaltet:

- ***B****eziehung aufbauen*
- ***E****rfasse die Situation (Krisenanlass, Lebenssituation)*
- ***L****indere die Symptome (Beruhigung, emotionale Abreaktion)*
- ***L****eute einbeziehen (soziales Netz)*
- ***A****usweg aus der Krise suchen*

und hat sich insbesondere bei suizidalen Krisen bewährt (vgl. S. 396). Über die eigentliche Krisenintervention hinaus ist zu klären, inwieweit der Betroffene einer weitergehenden Psychotherapie bedarf und ob eine Änderung der Lebensumfeldbedingungen evtl. mit Hilfe von Sozialarbeitern angezeigt ist.

Psychotherapeutische **Kriseninterventionen** haben stark an Bedeutung gewonnen. Krisen folgen typischerweise einem Phasenverlauf:

- Schockreaktion auf Krisenanlass
- Vergebliche Mobilisierung von Problemlösungsstrategien
- Psychische Labilisierung/Symptomentstehung/Dekompensation
- Abklingen der Krise.

Ziel der Intervention ist primär die emotionale Entlastung des Betroffenen.
Ein bekanntes Schema ambulanter Krisenintervention *(BELLA)* beinhaltet:

- ***B****eziehung aufbauen*
- ***E****rfasse die Situation*
- ***L****indere die Symptome*
- ***L****eute einbeziehen*
- ***A****usweg aus der Krise suchen.*

(Analytische) Gruppenpsychotherapie

Die Gruppe besteht meist aus sieben bis neun Patienten, sie soll „so heterogen wie möglich und so homogen wie nötig" zusammengesetzt sein. Erfahrungsgemäß kommt es dem Gruppenprozess zugute, wenn die Patienten sowohl hinsichtlich ihrer neurotischen Struktur und Problematik als auch in ihrem sozioökonomischen Status unterschiedlich und beide Geschlechter in etwa gleich verteilt sind. Zu starke Unterschiede können allerdings eine Verständigung hinsichtlich der gegenseitigen Problemkreise beeinträchtigen. Gruppentherapien werden in der Regel mit einer Doppelstunde pro Woche über einen Zeitraum von ein bis drei Jahren hinweg durchgeführt.

(Analytische) Gruppenpsychotherapie

Die Gruppe von 7–9 Patienten soll heterogen zusammengesetzt sein, da unterschiedliche neurotische Struktur, Problematik und Status dem Gruppenprozess zugute kommen. Gruppentherapien werden i. d. R. mit einer Doppelstunde pro Woche über 1–3 Jahre durchgeführt.

Neben ökonomischen Vorteilen stellte man bald fest, dass **gruppendynamische Prozesse** neue therapeutische Möglichkeiten für die Psychotherapie mit sich bringen können. Die Gruppe ist ein viel realistischeres Abbild der äußeren sozialen Situation des Patienten, er erhält ein „Feedback", eine unmittelbare Rückmeldung durch die direkten und indirekten Reaktionen der Mitpatienten. Die „Übertragung" erweitert sich auf alle Mitpatienten, der Patient gerät in Konflikt- und Spannungssituationen, die denen in seinem realen Leben wesentlich ähnlicher sind als in der „künstlichen" Situation der Einzeltherapie. Er wird gezwungen, sich mehreren Menschen gegenüber zu offenbaren; erfahrungsgemäß bringen die anderen Gruppenmitglieder für den Betreffenden nicht selten überraschend viel Toleranz auf. Die Gruppe wirkt als kritischer Spiegel, aber auch als haltgebende Stütze.

Gruppendynamische Prozesse bieten therapeutische Möglichkeiten für die Psychotherapie. Die Gruppe ist ein viel realistischeres Abbild der äußeren sozialen Situation des Patienten, er erhält eine direkte Rückmeldung durch die Reaktionen der Mitpatienten und gerät in Konflikt- und Spannungsstiuationen. Diese sind seinem Leben wesentlich ähnlicher als die „künstliche Situation" in der Einzeltherapie. Die Gruppe wirkt als kritischer Spiegel und Stütze.

Eine Gruppentherapie ist kontraindiziert für hochgradig Ich-schwache Patienten. Außerdem ist sie ungünstig für leicht kränkbare Patienten mit eloquentselbstgefälliger Fassade.

Kontraindiziert ist diese Therapie für Ich-schwache Patienten, ungünstig für leicht kränkbare Patienten.

Bei den neueren Therapiemethoden, die unter dem Begriff der humanistischen Verfahren oder Erlebnistherapien zusammengefasst werden (u. a. Gestalttherapie, Psychodrama, Transaktionsanalyse) steht ebenfalls das Prinzip der Gruppentherapie, z. B. durch Rollenspiele, im Vordergrund.

Verhaltenstherapie (kognitiv-behaviorale Therapie)

Verhaltenstherapie (kognitiv-behaviorale Therapie)

▶ Definition

▶ **Definition:** Gruppe von Behandlungsverfahren, die auf experimentalpsychologischen Erkenntnissen, insbesondere der Lernforschung, basieren. Verhaltenstherapie setzt an den prädisponierenden, auslösenden und aufrechterhaltenden Problembedingungen an, ist ziel- und handlungsorientiert und stellt „Hilfe zur Selbsthilfe" dar. Zur Anwendung kommen an der empirischen Psychologie orientierte Verfahren, die sich auf experimentell überprüfte Lerntheorien unter Einbeziehung sozialpsychologischer Faktoren gründen.

Als Ursprung gelten das Paradigma der **klassischen Konditionierung**, der **instrumentellen oder operanten Konditionierung** („Lernen am Erfolg") sowie das **Modelllernen.**

Der Begriff „Verhaltenstherapie" wurde in den 50er Jahren von den Forschergruppen um **Skinner, Wolpe** und **Eysenck** eingeführt. Wurzeln sind das Paradigma der **klassischen Konditionierung**, das der **instrumentellen oder operanten Konditionierung** („Lernen am Erfolg") sowie das **Modelllernen.**

Krankhaftes Verhalten wird als **fehlerhaft erlerntes Verhalten** angesehen, die Therapie umfasst ein „Umlernen von falsch Gelerntem" bzw. ein „Neulernen von Nicht-Gelerntem". Charakteristisch sind eine strikte Planung, lehrerähnliche Aktivität des Therapeuten sowie die aktiv-übende Mitarbeit des Patienten.

Verhaltenstherapie bezeichnet ursprünglich die Anwendung der modernen Lerntheorie auf die Behandlung abnormen Verhaltens. **Krankhaftes Verhalten** wird als **Ergebnis fehlerhafter Konditionierungsprozesse** und/oder inadäquater Stressverarbeitung angesehen, die Therapie umfasst ein „Umlernen von falsch Gelerntem" (Löschen von Fehlkonditionierungen) bzw. ein „Neulernen von Nicht-Gelerntem". Charakteristisch für die Verhaltenstherapie sind eine strikte Planung der einzelnen Therapieschritte, eine lehrerähnliche Aktivität des Therapeuten sowie die aktiv-übende Mitarbeit des Patienten.

Klassische Konditionierung: Ein ursprünglich neutraler Reiz wird zum spezifischen Auslöser („Pawlowscher Hund").

Klassische Konditionierung: Ein ursprünglich neutraler Reiz wird zum spezifischen Auslöser („Pawlowscher Hund"), z. B. wenn eine Person an einer Magenverstimmung mit Übelkeit und Erbrechen leidet und zeitgleich ein gegrilltes Steak zu sich nimmt, das jedoch für den Infekt und die Symptome nicht kausal verantwortlich ist. In Zukunft wird die Person mit dem Geruch von gegrilltem Fleisch das Gefühl der Übelkeit verbinden – ein zuvor neutraler Reiz (Geruch von Gegrilltem) wird durch die zeitliche Koppelung mit einem ungelernten reflexauslösenden Reiz selbst zu einem erlernten reflexauslösenden Reiz (Übelkeit). Ähnlich können Asthmaanfälle auf künstliche Blumen konditioniert werden oder ein Bluthochdruck auf neutrale Situationen, die den ursprünglich stressauslösenden Situationen ähnlich sind. Vermutlich beruht der größte Teil unserer emotionalen Reaktionen auf Konditionierung (z. B. Werbung!).

Operantes Lernen: Wird ein Verhalten nach seinem Auftreten belohnt oder bestraft, so wird dadurch die Häufigkeit seines künftigen Auftretens beeinflusst. Führen die Konsequenzen einer Verhaltensweise dazu, dass die Häufigkeit des Auftretens dieses Verhaltens zunimmt, wird von **Verstärkung** gesprochen.

Operantes Lernen: Wird ein Verhalten nach seinem Auftreten belohnt oder bestraft, so wird dadurch die Häufigkeit seines künftigen Auftretens beeinflusst. Führen die Konsequenzen einer Verhaltensweise dazu, dass die Häufigkeit des Auftretens dieses Verhaltens zunimmt, so wird von **Verstärkung** gesprochen. Zu den positiv verstärkenden Konsequenzen zählen insbesondere soziale Verstärker (Lob, Zuwendung), materielle Verstärker (Süßigkeiten, Wertmarken) und positiv verstärkende Aktivitäten (dem Patienten wird die Ausführung einer für ihn attraktiven Tätigkeit ermöglicht).
Operante Konditionierung kann direkt geschehen, indem z. B. der Arzt den Patienten tröstet, die Schwester beim Auftreten von Schmerzen sofort eine Tablette bringt oder Freunde den Patienten bemitleiden. Dies beinhaltet aber auch die Gefahr, dass Krankheitsverhalten („sich krank verhalten") verstärkt wird und „Krankheitsgewinn" (z. B. verlängerte Krankschreibung) resultieren kann.

Grundlage ist die **Verhaltensgleichung nach Kanfer:**
S→O→R→K→C
S = situative Reize
O =Organismusvariablen
R = Reaktionen, Symptome, Verhalten
K = Verstärkungsplan
C = Konsequenz

Grundlage einer Verhaltenstherapie ist die **Verhaltensgleichung nach Kanfer.** Mit dieser kann das Verhalten des Patienten erfasst werden:
S→O→R→K→C
S = situative Reize, d. h. die das Symptom bedingenden Umweltfaktoren
O = Organismusvariablen (biologische Faktoren)
R = Reaktionen, Symptome, Verhalten
K = Verstärkungsplan (Kontingenz)
C = Konsequenz (positiv/negativ)

Beispiel: Ein Patient leidet unter Angstzuständen (Reaktion R), die mit Zittern und Herzjagen (Organismus O) verbunden sind und immer dann auftreten, wenn er mit der Straßenbahn fahren muss (Stimulus S). Der Lebenspartner bemitleidet den Patienten und fährt ihn in solchen Fällen mit dem Wagen zur Arbeit, was diesem sehr angenehm ist (Konsequenz C und Kontingenz K).

Beispiel

Die Weiterentwicklung der Verhaltenstherapie führte schließlich auch zum Einbezug affektiver und kognitiver Elemente, z. B. im Sinne der sog. **kognitiven Therapie.** Außerdem erfolgte die Integration vieler unterschiedlicher Methoden im Sinne einer sog. **multimodalen Verhaltenstherapie nach Lazarus** in Abhängigkeit von den persönlichen Bedürfnissen und Rahmenbedingungen des Individuums.

Die Weiterentwicklung der Verhaltenstherapie führte auch zum Einbezug affektiver und kognitiver Elemente, z. B. **kognitive Therapie, multimodale Verhaltenstherapie.**

Bereits die antiken Philosophen erkannten, dass nicht so sehr die äußere Situation als vielmehr die Bewertung derselben durch den Einzelnen dessen Gefühle bestimmt. **Kognitive Therapien** befassen sich vor allem mit diesen subjektiven, individuellen Bedeutungen und Interpretationen, die dem Patienten äußere Situationen und Ereignisse als „nicht bewältigbar", „bedrohlich", „bedrückend" oder „lähmend" erscheinen lassen. Diese häufig „automatisch" ablaufenden Gedanken stellen „dysfunktionale", verzerrte Kognitionen dar. Die Therapie zielt darauf ab, mit Hilfe gedanklicher Übungen diesen unangemessenen, pathogenen Denkgewohnheiten (z. B. depressive Gedanken, Selbstgespräche) entgegenzuwirken und der Realität entsprechendere Neuinterpretationen zu erlernen.

Die **kognitive Therapie** zielt darauf ab, mit Hilfe gedanklicher Übungen unangemessenen, pathogenen Denkgewohnheiten (z. B. depressive Gedanken, Selbstgespräche) entgegenzuwirken und der Realität entsprechendere Neuinterpretationen zu erlernen.

Die **konkrete Therapieplanung** basiert auf der **Problem-** oder **Verhaltensanalyse.** Ziel der Verhaltensanalyse ist die Erfassung der Abhängigkeit des Verhaltens von bestimmten Reizbedingungen, also der aktuellen Funktionskette: Auslösung – Verhalten – Konsequenzen des Verhaltens.
Diese funktionalen Reiz-Reaktions-Zusammenhänge sind das Kernstück der Diagnostik in der Verhaltenstherapie (Abb. **6.26**).

Die **konkrete Therapieplanung** basiert auf der **Problem-** oder **Verhaltensanalyse.** Ziel ist die Erfassung der Abhängigkeit des Verhaltens von bestimmten Reizbedingungen, also der Funktionskette: Auslösung – Verhalten – Konsequenzen des Verhaltens (Abb. **6.26**).

Zunächst erfolgt eine **Beschreibung des Problems,** dann die **Problem- oder Verhaltensanalyse** mit dem Ziel, verursachende oder aufrechterhaltende Bedingungen von Reaktionen bzw. die Lerngeschichte unerwünschter Verhaltensweisen zu ermitteln: Entstehung der aktuellen Beschwerden („Unter welchen Umständen tritt Angst auf?"), wie wird reagiert, was sind die Folgen, welche Konsequenzen hat das Vermeidungsverhalten.

Zuerst erfolgt eine **Beschreibung des Problems,** dann die **Problem- oder Verhaltensanalyse** mit dem Ziel, verursachende oder aufrechterhaltende Bedingungen von Reaktionen bzw. deren Lerngeschichte zu ermitteln.

6.26 Schema zur Verhaltensanalyse bei psychosomatischen Störungen

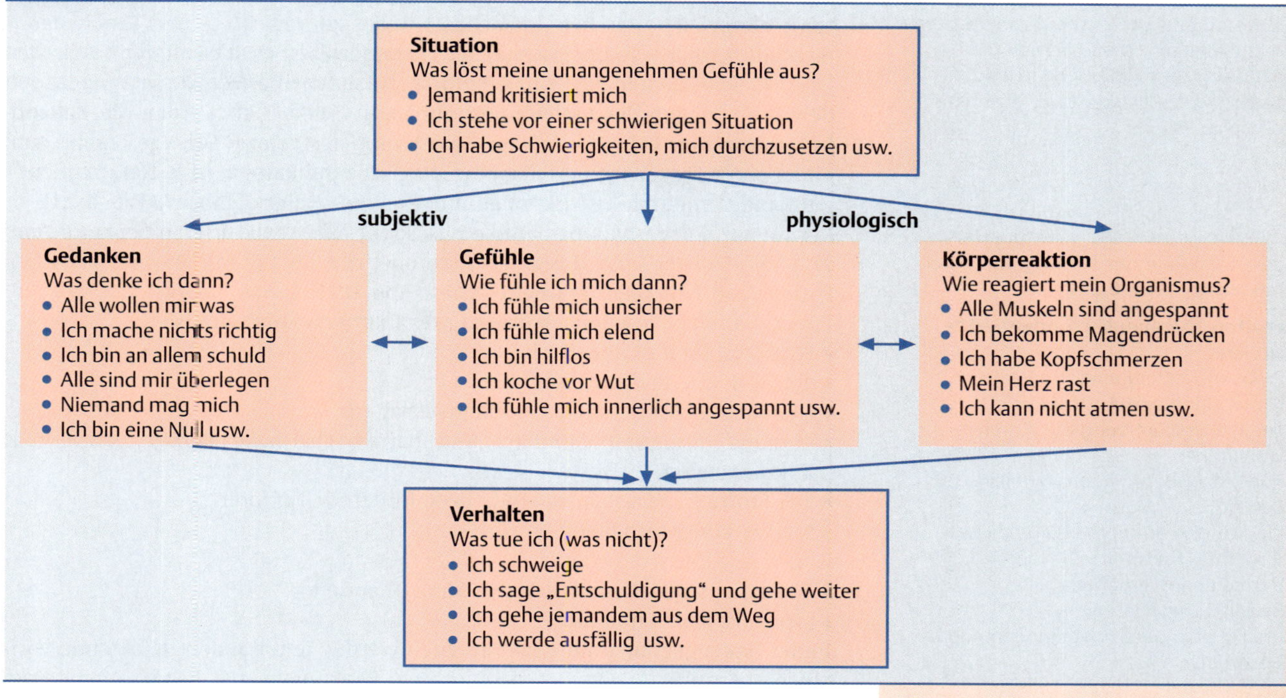

6.23

6.23 Panik-Tagebuch

1. Datum: .../......
   Sind heute besondere Dinge geschehen ? Wenn ja, welche?
2. Wie ängstlich/gespannt fühlten Sie sich heute im Allgemeinen:
   0...10...10...30...40...50...60...70...80...90...100
   nicht extrem
3. Zahl der Panikanfälle heute? Keine/...

Welche Symptome		***Situation I***	***Situation II***
1	Atemnot	1☐	1☐
2	Herzklopfen	2☐	2☐
3	Erstickungsgefühl	3☐	3☐
4	Druck auf der Brust	4☐	4☐
5	Schweißausbruch	5☐	5☐
6	schwindlig/leicht im Kopf	6☐	6☐
7	unwirkliches Gefühl	7☐	7☐
8	Übelkeit	8☐	8☐
9	Schüttelfrost	9☐	9☐
10	Zittern oder Beben	10☐	10☐
11	taubes/prickelndes Gefühl	11☐	11☐
12	Todesangst	12☐	12☐
13	Angst, verrückt zu werden/die Kontrolle zu verlieren	13☐	13☐

Schweregrad jedes Anfalls (0–100)
Welche Gedanken hatten Sie während der Anfälle?
Anfall I:
Anfall II:

Anschließend werden die **Behandlungsziele** definiert (z. B. Angstreduktion).

Therapieziel ist es, die Differenz zwischen Ist-Zustand und Soll-Zustand zu reduzieren bzw. aufzuheben. Dann werden die **Behandlungsprinzipien** erklärt und die **Evaluierung** festgelegt. (z. B. durch Fragebögen, Tab. **6.23**).

Kernpunkt ist also eine strukturierte, geplante Analyse der Störung und deren Veränderung (Abb. **6.27**).

Verhaltenstherapeutisch orientiertes Interview:
- Problembeschreibung
- Entwicklung und Auslöser
- genaue Beschreibung des Problemverhaltens
- Kontext (z. B. Situation, familiäre Bezüge)
- die Störung aufrechterhaltende bzw. fördernde Faktoren
- Vermeidungsverhalten
- Bewältigungsstrategien
- Krankheitsmodellvorstellungen, Meta-Theorien,
- psychosoziale Situation.

Anschließend werden die **Behandlungsziele** definiert. Diese können eng gefasst sein (z. B. Angstreduktion, Aufgabe des Vermeidungsverhaltens) oder komplex („unabhängiger werden").
Zuerst wird also der Ist-Zustand analysiert (wichtigstes Problem/Hauptsymptom; hierbei ist zwischen Tatsachen – nicht zu ändern! – und Problemen – nicht alle lösbar – zu unterscheiden). Therapieziel ist es, die Differenz zwischen Ist- und Soll-Zustand zu reduzieren bzw. aufzuheben. Diese Zielsetzung ist von den Bedingungen des Individuums abhängig. Schließlich werden die **Behandlungsprinzipien** erklärt und die **Evaluierung** festgelegt. Dies geschieht zum einen durch Fragebögen, psychophysiologische Indikatoren (z. B. Herzfrequenz), zum anderen durch Instruktionen in Form von „Hausaufgaben" (Tab. **6.23**).
Kernpunkt der Verhaltenstherapien ist somit eine strukturierte, geplante Analyse der Störung und deren Veränderung, die im Zusammenspiel zwischen Patient und Therapeut erarbeitet wird (Abb. **6.27**).
Ein verhaltenstherapeutisch orientiertes Interview umfasst also:
- Problembeschreibung
- Entwicklung und Auslöser
- genaue Beschreibung des Problemverhaltens
- Kontext (Situation, familiäre und partnerschaftliche Bezüge, körperliche Erkrankungen)
- die Störung aufrechterhaltende bzw. fördernde Faktoren
- Vermeidungsverhalten
- Bewältigungsstrategien
- Krankheitsmodellvorstellungen, Meta-Theorien
- psychosoziale Situation.

In der Erstbegegnung mit dem Patienten werden unter anderem folgende Variablen überprüft: Analyse unangemessener Reaktionen (z. B. Panik), Analyse der

6.27 Prozessmodell/Strategie der Verhaltenstherapie

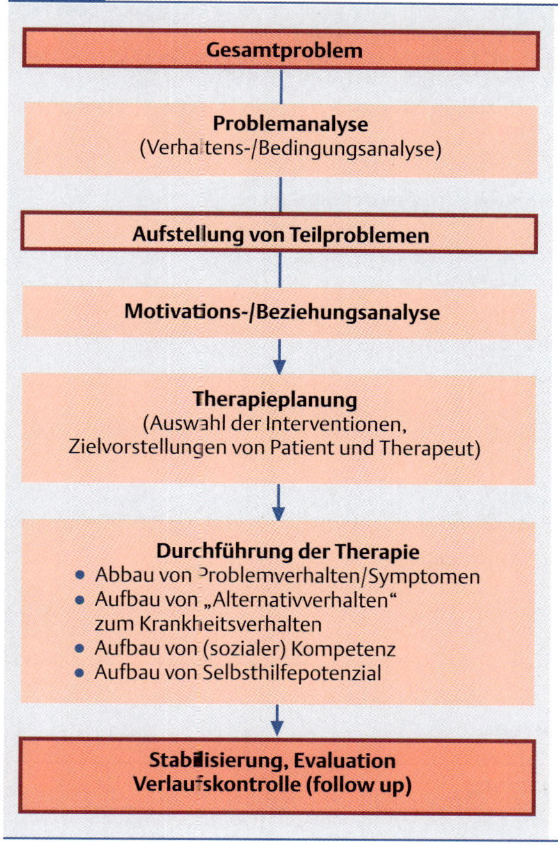

6.27

aufrechterhaltenden Bedingungen (verdeckte Verstärkungsprozesse). Ziel der Therapie ist es, unerwünschte Verhaltensweisen wieder zu verlernen und/oder ein alternatives befriedigendes Verhalten aufzubauen.

Die verschiedenen **Behandlungsmethoden** der Verhaltenstherapie lassen sich prinzipiell untergliedern in:

- Aneignungstechniken (z. B. Lernen am Modell, operante Konditionierung, Selbstsicherheitstraining)
- Beseitigungstechniken (z. B. systematische Desensibilisierung, Reizüberflutung)
- Kognitive Therapieverfahren.

Tab. **6.24** gibt eine Übersicht der wichtigsten Verfahren der Verhaltenstherapie.

Behandlungsmethoden (Tab. **6.24**):
- Aneignungstechniken (z. B. Lernen am Modell, operante Konditionierung)
- Beseitigungstechniken (z. B. systematische Desensibilisierung)
- Kognitive Therapieverfahren.

Voraussetzungen und Indikationen: Verhaltenstherapeutische Techniken setzen eine aktive Mitarbeit des Patienten voraus. Dieser muss z. B. bereit sein, „Hausaufgaben" auszuführen und Tagebücher bzw. Protokolle zu führen.

Voraussetzungen und Indikationen: Die aktive Mitarbeit des Patienten ist Voraussetzung.

▶ **Merke:** Entscheidend für den Erfolg einer Verhaltenstherapie ist das regelmäßige, tägliche Üben!

◀ **Merke**

„Klassische" Indikationen für verhaltenstherapeutische Verfahren sind Phobien, Angst- und Panikstörungen, Zwangsstörungen sowie Essstörungen. Bei depressiven Erkrankungen hat sich insbesondere die kognitive Verhaltenstherapie bewährt.

„Klassische" Indikationen: Phobien, Angst- und Panikstörungen, Zwangs- und Essstörungen.
Bei depressiven Erkrankungen: kognitive VT.

6.24

6.24 Übersicht über die wichtigsten Verhaltenstherapie-Verfahren

Techniken der Stimuluskontrolle (Reizkonfrontation)
- Systematische Desensibilisierung (in sensu = in der Vorstellung, in vivo = in der Realität)
- Reizüberflutungsverfahren („Flooding“, Exposition und Reaktionsverhinderung)
- Löschung
- Paradoxe Intervention

Techniken der Konsequenzkontrolle (Operante Methoden)
- Verstärkung
- Löschung
- „Bestrafungsverfahren“ (Aversionstherapie)
- „Time-out“ (Auszeit)

Techniken des Modelllernens

Techniken der Selbstkontrolle
- Selbstbeobachtung/-instruktion
- Gedankenstopp

Kognitive Verfahren
- Kognitive Therapie (A. T. Beck)
- Rational-emotive Therapie (A. Ellis)

Aufbau von Kompetenzen („Skill-Training“)
- Training sozialer Kompetenz/Selbstsicherheitstraining
- Problemlösetraining
- Kommunikationstraining

Systematische Desensibilisierung

▶ **Synonym**

Die systematische Desensibilisierung beinhaltet, dass ein konditionierter Stimulus an einen mit Angst unvereinbaren Zustand, nämlich Entspannung, gekoppelt wird, wodurch Angst abgebaut wird (körperliche Entspannung und ängstliche Erregung können nicht gleichzeitig bestehen).

Zeitlicher Verlauf:
- Erstellen einer Angsthierarchie
- Entspannungstraining
- Vorstellung des am wenigsten Angst auslösenden Objektes im entspannten Zustand
- unter körperlicher Entspannung Steigerung der Angsthierarchie und konkrete Konfrontation.

Während des Erlernens bespricht der Therapeut ausführlich die verschiedenen Angst auslösenden Situationen und Anlässe. Die Angst auslösenden Stimuli werden dann, zunächst in der Vorstellung (in sensu), gestuft dargeboten.

Systematische Desensibilisierung

▶ **Synonym:** Gegenkonditionierung

Das älteste und bei Angststörungen (v. a. Phobien) am weitesten verbreitete verhaltenstherapeutische Konzept ist die systematische Desensibilisierung. Sie geht auf die physiologischen Untersuchungen Pawlows zur klassischen Konditionierung zurück und beinhaltet, dass ein konditionierter Stimulus an einen mit Angst unvereinbaren Zustand, nämlich Entspannung, gekoppelt wird, wodurch die Angst abgebaut wird. Grundannahme dieser Therapie ist, dass natürlicherweise körperliche Entspannung und ängstliche Erregung nicht gleichzeitig bestehen können (Prinzip der „reziproken Hemmung“).

Der **zeitliche Therapieablauf** ist wie folgt:
- Erstellen einer Angsthierarchie (der Patient ordnet die angstauslösenden Situationen und reiht sie in eine Hierarchie hinsichtlich des Grades der Angstauslösung, s. Tab. **6.23**)
- Entspannungstraining (Senkung des allgemeinen Energieniveaus)
- Vorstellung des am wenigsten angstauslösenden Objektes im entspannten Zustand
- unter körperlicher Entspannung Steigerung in der Angsthierarchie und konkretere Konfrontation mit dem beängstigenden Objekt.

Während des Erlernens des Entspannungstrainings (progressive Muskelrelaxation) bespricht der Therapeut ausführlich mit dem Patienten die verschiedenen angstauslösenden Situationen und Anlässe. Neben Explorationsgesprächen kommen hier Angstfragebögen, Protokolle von typischen Situationen (Hausaufgaben) und Verhaltensbeobachtungen zum Einsatz. Die Angstsituationen werden dann nach Themenkreisen geordnet und eine „Angsthierarchie“ erstellt, wobei die einzelnen Situationen möglichst konkret beschrieben werden. Die Angst auslösenden Stimuli werden dann, zunächst in der Vorstellungsebene (in sensu), gestuft dargeboten.

Nach Erlernen des Entspannungsverfahrens beginnt die eigentliche Behandlung. Der Therapeut fordert den Patienten auf, sich die schwächste Angst erregende Situation möglichst plastisch vorzustellen und sich dabei zu entspannen.

Dann wird zur nächst stärkeren Angstvorstellung übergegangen, bis sich der Patient schließlich sämtliche Angst auslösenden Situationen der Hierarchie angstfrei vorstellen kann.
Der Patient lernt also, dass im Zustand der Entspannung auf den sonst Angst auslösenden Reiz keine Angstreaktion erfolgt, da Entspannung und Angst physiologisch inkompatibel sind. Die Angst auslösenden Situationen werden dann in der Realität (in vivo) unter Anwesenheit des Therapeuten gestuft geübt (z. B. Annäherung, Aufsuchen, Betreten und Fahren mit dem Fahrstuhl).

Der Patient lernt, dass im Zustand der Entspannung auf den sonst Angst auslösenden Reiz keine Angstreaktion erfolgt.

▶ **Klinischer Fall.** Ein 29-jähriger Mann leidet unter Angstzuständen, die mit Schwindel, Herzklopfen und Schweißausbrüchen einhergehen und auftreten, wenn er sich unter vielen Menschen befindet, selbst Auto fährt oder Höhen aufsucht. Er vermeidet deshalb seit zwei Jahren Höhen und Plätze, an denen sich viele Menschen aufhalten, steuert kein Kraftfahrzeug mehr. Die Beschwerden begannen plötzlich mit einem Schwindelgefühl während eines Kaufhausbesuches; voller Angst ließ er den Einkaufswagen stehen, verließ das Gebäude holte draußen tief Luft und stellte eine sofortige Besserung seines Zustandes fest. Kurze Zeit später traten die gleichen Symptome auf, als er Auto fahren wollte. Eine Kur „zur Behebung der Kreislaufstörungen" führte zu einer vorübergehenden Besserung, dann traten die Angstgefühle jedoch immer häufiger auf, der Patient war zuletzt nicht mehr fähig, Einkaufen zu gehen, mied andere Menschen und blieb ständig zu Hause. In vier Therapiesitzungen erlernte er die progressive Muskelrelaxation nach Jacobson, zusammen mit dem Therapeuten sammelte er Angst auslösende Situationen und stellte folgende Angsthierarchien auf:

100: Ich befinde mich in einem Warenhaus
90: Ich fahre mit dem Bus
80: Ich stehe in einer Menschenschlange
70: Ich halte mich in einem Café auf
60: Ich halte mich im Kino auf
50: Ich besuche eine Bank
40: Ich halte mich auf einem Marktplatz auf
20: Ich gehe über die Straße
0: Ich gehe allein spazieren

100: Ich befinde mich auf dem Fernsehturm und sehe hinunter
90: Ich befinde mich auf einem kleinen Aussichtsturm und sehe hinunter
80: Ich befinde mich im 9. Stock eines Hochhauses
70: Ich befinde mich im 8. Stock eines Hochhauses
60: Ich befinde mich im 7. Stock eines Hochhauses
50: Ich befinde mich im 6. Stock eines Hochhauses
40: Ich befinde mich im 5. Stock eines Hochhauses
30: Ich befinde mich im 4. Stock eines Hochhauses
20: Ich befinde mich im 3. Stock eines Hochhauses
10: Ich befinde mich im 2. Stock eines Hochhauses
0: Ich befinde mich im 1. Stock oder im Parterre eines Hochhauses.

Der Patient wird nun angewiesen, sich zu entspannen und bei Auftreten von Angst die Vorstellung einer Szene sofort zurückzunehmen. Nachdem die Angsthierarchie in der Vorstellung bis zum Ausmaß 80 und 90 möglich ist, erfolgt der Übergang zur Desensibilisierung in vivo (in der Realität). Insgesamt wurden 20 Therapiesitzungen innerhalb von drei Monaten durchgeführt. Das Verhalten des Patienten hat sich dahingehend geändert, dass er keine der ehemals angsterzeugenden Situationen mehr vermeidet. Er fährt wieder Auto, geht unter Menschen und betritt jedes Gebäude ohne Schwierigkeiten.

◀ **Klinischer Fall**

Reizüberflutungstherapie

Reizüberflutungstherapie

▶ **Synonym:** Expositions-, Reizkonfrontationsbehandlung, Flooding

◀ **Synonym**

Bei der Reizüberflutungstherapie wird der Patient gleich dem maximal Angst auslösenden Reiz ausgesetzt und motiviert, so lange in der Situation zu bleiben, bis die Angst nachlässt (Abb. **6.28**). Hierdurch kommt es zur Löschung der Koppelung von Angstreiz und Angstreaktion, das Vermeidungsverhalten des Patienten (Meiden der Angst auslösenden Situation) wird umgangen.
So wird z. B. ein Patient mit Waschzwang, der Angst vor Schmutz hat, schmutzigem Material ausgesetzt und daran gehindert, sich die Hände zu waschen – gestört wird also das Vermeidungsverhalten. Der Patient muss dabei laufend kontrolliert werden, es besteht nämlich die Gefahr, dass die Kontrolle unterlaufen wird, indem der Patient das Ritual auf später verschiebt.

Die **Reizüberflutungstherapie** setzt den Patienten gleich dem maximal Angst auslösenden Reiz aus. Er soll so lange in der Situation bleiben, bis die Angst nachlässt (Abb. **6.28**).

Hierdurch kommt es zur Löschung der Koppelung von Angstreiz und Angstreaktion und das Vermeidungsverhalten des Patienten wird umgangen.

6.28 **Angst auslösende Situationen und Reizkonfrontationstherapie**

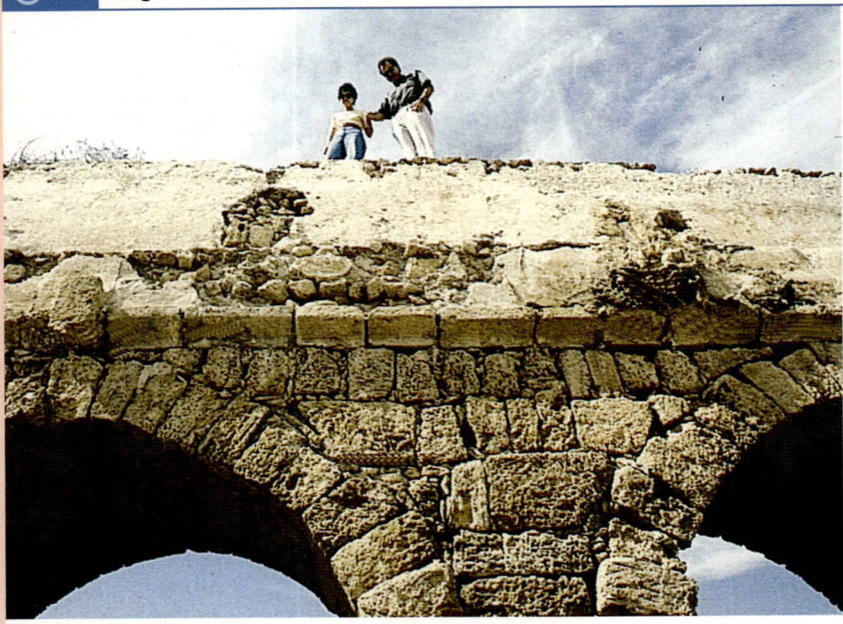

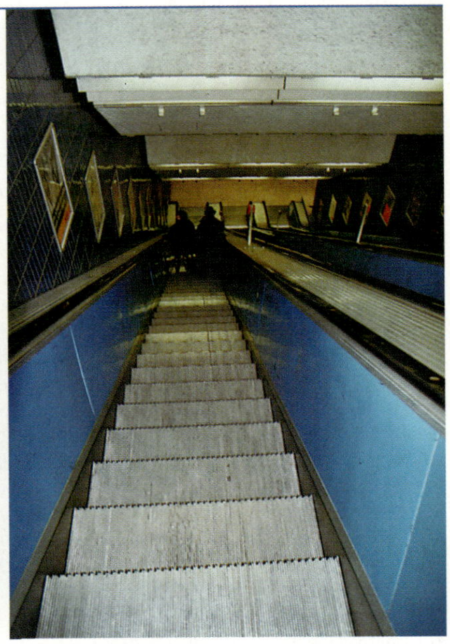

Durch die Konfrontation mit dem Angst/Panik induzierenden Stimulus (z. B. große Höhe) lernt der Patient die Angst auszuhalten.

Initial erhält der Patient ein lerntheoretisches Erklärungsmodell für seine Störung. Dann wird er nach dem Motto „Wer wagt, gewinnt" rasch und intensiv mit dem Angst/Panik induzierenden Stimulus konfrontiert. Durch den Verbleib in der Angst auslösenden Situation bis Angst und Anspannung nachlassen, lernt der Patient, dass die befürchteten Katastrophen nicht eintreten, sondern dass Ängste dazu tendieren, spontan wieder abzuklingen und dass er somit selbst Einfluss auf die Angstreaktion nehmen kann.

▶ Klinischer Fall

▶ **Klinischer Fall.** Ein 35-jähriger Bankangestellter klagt über massive Beeinträchtigungen durch Schwindel- und Panikanfälle. Der überkontrolliert, hypochondrisch und gehemmt wirkende Patient berichtet, dass er im Alter von 23 Jahren einen ersten Angstanfall während einer Bergwanderung erlitten habe, einen weiteren nach einigen Monaten während einer Autofahrt durch einen Tunnel. Zwischenzeitlich hätten sich seine Ängste auf öffentliche Verkehrsmittel, Menschenansammlungen, Lokale und Geschäfte ausgedehnt. In den letzten fünf Jahren absolvierte der Patient eine psychoanalytische Therapie über ca. 300 Sitzungen, eine Besserung habe aber nur für relativ kurze Zeit bestanden.
Diagnostisch liegt bei dem Patienten eine Panikstörung mit Agoraphobie vor, zuletzt traten etwa 20 Angstanfälle pro Monat auf, die durch starkes Herzklopfen, Schwindel, Kurzatmigkeit und die Befürchtung, die Kontrolle zu verlieren, charakterisiert waren.
Die Lerngeschichte der Störung sowie die funktionale Verhaltensanalyse ergaben Hinweise auf eine frühe Traumatisierung (Trennungsängste; das Einzelkind wurde im Alter von zwei Jahren zu den Großeltern gebracht, da die Mutter an Tuberkulose erkrankt war). Als Jugendlicher wurde der Patient vom Turnunterricht befreit, da der Hausarzt einen Herzfehler festgestellt habe und befürchtet werden müsse, dass er jederzeit auf der Straße kollabieren könne. Die weitere Entwicklung wurde durch mangelnde Sozialkontakte beeinträchtigt, im Rahmen des Wehrdienstes trat beim frühmorgendlichen Aufstehen ein Schwindelanfall auf.
Es wurde eine Reizkonfrontationstherapie in vivo durchgeführt, zuvor erhielt der Patient Informationen über das psychophysiologische Angst-Modell. Als primäres Therapieziel wurde die Beseitigung der Angstanfälle festgelegt, bisher vermiedene Situationen sollten wieder möglichst angstfrei aufgesucht werden können. Als Arbeitsmaterialien wurden u. a. ein Angsttagebuch und eine Zielerreichungsskalierung sowie Informationsblätter verwendet.

Aufbau sozialer Kompetenz

Aufbau sozialer Kompetenz

▶ Synonym

▶ **Synonym:** Training sozialer Fertigkeiten, Selbstsicherheits-/Selbstbehauptungs-/„Assertiveness-Training"

Bei diesem häufig mittels Rollenspiel in Gruppen durchgeführten „Kontakttraining" soll der Patient lernen, eigene Ansprüche zu haben und sich trauen, diese zu äußern und auch durchzusetzen. Auf diese Weise erlernt er selbstsicheres Verhalten und kann dieses einsetzen, um für eigene Bedürfnisse und Rechte einzustehen. Beim Selbstbehauptungstraining wird die Angstreaktion durch eine Ärgerreaktion – an Stelle der Entspannung bei der systematischen Desensibilisierung – gehemmt. Die Patienten werden deshalb ermutigt, ihre Ärgergefühle mehr und mehr zum Ausdruck zu bringen.

„Kontakttraining", das häufig mittels Rollenspiel in Gruppen durchgeführt wird. Es soll dem Patienten helfen, sich eigene Ansprüche zu erlauben und diese auch durchzusetzen.

Kognitive Therapieverfahren

Grundannahme ist, dass die Entstehung und aufrechterhaltenden Bedingungen von psychischen Störungen (v. a. Depressionen) mit gelernten, realitätsinadäquaten, unlogischen, verzerrten und übergeneralisierten Denkmustern und Bewertungsprozessen zusammenhängen, die man als **„dysfunktionale Annahmen"** bezeichnet (Tab. **6.25**), z. B.:
„Ich muss unbedingt von jeder wichtigen Person meiner Umwelt geliebt und geschätzt werden". „Es ist eine Katastrophe, wenn etwas nicht so läuft, wie ich es gerne hätte". „Ich bin von anderen abhängig und brauche jemanden Starkes, auf den ich mich verlassen kann". „Ein Unglück kommt immer von außen und ich kann wenig oder gar nichts gegen meine Nöte tun".
Die kognitiven Verfahren haben inzwischen große Bedeutung erlangt.
Zu den bekanntesten zählen die **rational-emotive Therapie (RET) nach Ellis** und die **kognitive Therapie nach Beck.** Erstere geht davon aus, dass emotionale Probleme und Verhaltensstörungen Ergebnisse irrationaler, subjektiv verzerrter Wahrnehmung und falscher Interpretationen sind, bedingt durch irrationale Überzeugungen und Normvorstellungen. Die kognitive Therapie nach Beck wurde speziell für die Depressionsbehandlung entwickelt; nach Beck bestimmen kognitive Prozesse emotionale Reaktionen, so dass durch Veränderung depressionstypischer Denkmuster eine Behandlung depressiver Emotionen möglich ist. Der depressive Patient wird durch die typische kognitive Triade wie folgt charakterisiert: negative Sicht seiner selbst, der Umwelt und der Zukunft.

Kognitive Therapieverfahren

Grundannahme: die Entstehung und Aufrecherhaltung psychischer Störungen hängt mit gelernten, realitätsinadäquaten, unlogischen, verzerrten und übergeneralisierten Denkmustern und Bewertungen zusammen (**„dysfunktionale Annahmen"**, Tab. **6.25**).

Die kognitiven Verfahren haben große Bedeutung erlangt. Zu den bekanntesten zählen die **rational-emotive Therapie (RET) nach Ellis** und die **kognitive Therapie nach Beck.**

6.25 Von falschen Grundannahmen abgeleitete kognitive Irrtümer und deren therapeutische Intervention

Kognitiver Irrtum	*Grundannahme*	*Intervention*
1. Übergeneralisierung	– Wenn es in einem Fall stimmt, trifft es in jedem halbwegs ähnlichen Fall auch zu.	– Aufdecken der mangelhaften Logik. Suche nach Kriterien, welche Fälle „ähnlich" sind bzw. in welchem Grad.
2. selektive Abstraktion	– Die einzigen Ergebnisse, die zählen, sind z. B. Misserfolge oder Entbehrungen. Man soll sich an Irrtümern, Schwächen etc. messen.	– Den Patienten Buch führen lassen, um die von ihm vergessenen Erfolge identifizieren zu können.
3. übertriebenes Verantwortungsgefühl	– Ich bin verantwortlich für jedes Misslingen, Versagen etc.	– Desattributionstechnik
4. Annehmen einer zeitlichen Kausalität (Vorhersagen ohne ausreichende Evidenz)	– Wenn es in der Vergangenheit zutraf, wird es immer zutreffen.	– Aufdecken der mangelhaften Logik. Benennung von Faktoren, die das Ergebnis ungeachtet früherer Ereignisse beeinflussen könnten.
5. Bezugnahmen auf die eigene Person	– Ich stehe im Mittelpunkt der allgemeinen Aufmerksamkeit – insbesondere meine schlechten Leistungen. Ich bringe Unglück.	– Benennung von Kriterien um festzustellen, wann der Patient der Mittelpunkt der Aufmerksamkeit ist und welche Faktoren wahrscheinlich Unheil auslösen.
6. „Katastrophisieren"	– Denke immer an das Schlimmste. Es wird dir wahrscheinlich passieren.	– Kalkulierung realistischer Wahrscheinlichkeiten. Konzentration auf Hinweise, dass nie das Schlimmste eingetreten ist.
7. dichotomes Denken	– Alles ist entweder ein Extrem oder das andere (schwarz oder weiß; gut oder schlecht).	– Demonstration, dass Ereignisse auf einer Skala einzuordnen sind.

6.26 Kognitive Therapie: Beispiel eines Protokolls („Spaltentechnik")

Situation/ Auslöser	*Gefühl (Stärke)*	*automatische Gedanken*	*realistischere Gedanken*	*Ergebnis*
Schon 11 Uhr und noch immer im Bett: kraftlos	einsam, depressiv (90)	Nichts macht mir Freude. Alle anderen sind längst auf. Ich schaffe das nie. Ich bin ein Versager.	Das kommt daher, weil ich nichts tue. Nur das Nichtstun macht mich depressiv. Ich habe Freude an den Dingen, wenn ich erst mal anfange. Was gehen mich die anderen an. Ich bin kein Versager nur weil ich durchhänge und krank bin. Nur der Anfang ist schwer. Los jetzt!	Verspüre Erleichterung. Stehe auf und dusche mich. Nur noch 30–40 depressives Gefühl.

Durch das Führen von sog. **Tagesprotokollen negativer Gedanken** lernt der Patient u. a., seine Affektäußerungen zu beobachten und die „automatisch" auftretenden Gedanken in bestimmten Situationen einzuschätzen (Tab. **6.26**).

Gegen die Selbstabwertungen des Patienten richtet sich die sog. **„Umattribuierung".**

Weitere **Beispiele** der **kognitiven Umstrukturierung:**
- Distanzierung
- positive Umdeutung
- Herausforderung.

Durch das regelmäßige Führen von sog. **Tagesprotokollen negativer Gedanken** lernt der Patient zunächst die Selbstbeobachtung von Affektäußerungen. Dann werden die „automatisch" auftretenden Gedanken zu den negativ erlebten Situationen und den damit verbundenen Emotionen in Beziehung gesetzt und mögliche alternative Denk- und Empfindungsmuster erwogen (Tab. **6.26**).

Gegen die Selbstabwertungen des Patienten bzw. die einseitigen Interpretationen richtet sich die sog. **„Umattribuierung"** (Umbewertung, Neubenennen). Weitere Beispiele der **kognitiven Umstrukturierung** durch kognitive Verhaltenstherapie:
- „Wenn ich mir vorstelle, dass ich an diesen Tag in 20 Jahren zurückdenke, wird es mir unwichtig erscheinen, was sie zu mir gesagt hat" **(Distanzierung)**
- „Die Art, wie sie reagiert, zeigt mir, dass sie an der Beziehung noch interessiert ist, mal sehen, wie ich ihr zeigen kann, dass dies auch für mich gilt" **(positive Umdeutung)**
- „Dies ist eine Krise, wir haben schon andere schwierige Situationen bewältigt. Vielleicht stellt dies eine besondere Herausforderung dar, und ich bin gespannt, ob wir einen Weg finden, sie zu lösen" **(Herausforderung).**

▶ **Klinischer Fall.** Bei der 39-jährigen Studienrätin war es drei Jahre vor der jetzigen stationären Aufnahme im Gefolge mehrerer Trennungssituationen (Scheidung, Auszug der Freundin aus der gemeinsamen Wohnung) erstmalig zu einer depressiven Verstimmung gekommen, in deren Verlauf sie auch einen Suizidversuch mit einer Überdosis Hypnotika unternahm. Im Zusammenhang mit zunehmenden Ablösungstendenzen des einzigen Sohnes kam es bei der Patientin erneut zu einer mit diffusen Zukunftsängsten einhergehenden massiven depressiven Verstimmung mit weitgehendem Verlust von Antrieb und Interesse, Konzentrations- und Merkfähigkeitsstörungen, Ein- und Durchschlafstörungen, Nachlassen des Appetits mit deutlichem Gewichtsverlust, Derealisation- („... alles nur noch wie im Film miterlebt ...") und Depersonalisationsphänomenen („Leere im Kopf", „Körper wie ausgehöhlt").

Parallel zur medikamentösen Therapie mit einem selektiven Serotonin-Wiederaufnahmehemmer wurde ein kognitiv-verhaltenstherapeutisches Behandlungsprogramm durchgeführt mit den Grundelementen:
- Aufbau positiver Aktivitäten
- Verbesserung der sozialen Kompetenz
- Herausarbeitung und Veränderung depressionstypischer negativer Kognitionen.

Aufbau positiver Aktivitäten: Im Gefolge eines weitgehenden sozialen Rückzugs und der längerwährenden Arbeitsunfähigkeit war es bei der Patientin zu einem nahezu vollständigen Verlust positiver Verstärker gekommen mit nachfolgenden Gefühlen der Insuffizienz und Hilflosigkeit.

Nach wiederholter Erläuterung des Therapie-Rationals (positive Auswirkung angenehmer Aktivitäten auf die Stimmung) ließ sich die Patientin motivieren, im Rahmen eines strukturierten Tagesplanes zuerst regelmäßig an den in der Klinik angebotenen Aktivitäten (Ergotherapie, Sport etc.) teilzunehmen, dann unter Zuhilfenahme einer „Liste angenehmer Ereignisse" und detaillierter Selbstbeobachtungsbögen ihre Aktivitäten auch zunehmend auf ihr häusliches Umfeld auszudehnen, wobei im weiteren Verlauf auch neutrale bzw. unangenehme Aufgaben in der Tagesplanung integriert werden konnten. Die Patientin führte ausführlich Protokoll über alle Aktivitäten und die jeweilige Stimmung bei der Durchführung, was zur Identifizierung depressionsfördernder Verhaltensweisen (abendliches Pflichttelefonat mit der Mutter; Rückzug ins Bett bei real oder vermeintlich misslungenen Aktivitäten) und gezieltem Ausbau positiver Verstärker (gemeinsame Aktivitäten mit Freunden etc.) diente.

Verbesserung der sozialen Kompetenz: Bereits prämorbide bestehende Unsicherheiten der Patientin im Umgang mit anderen Personen hatten sich im Laufe der Erkrankung massiv zugespitzt. Sie war zuletzt überhaupt nicht mehr in der Lage, eigene Wünsche und Vorstellungen zu artikulieren und durchzusetzen, Gefühle auszudrücken, soziale Kontakte aufrechtzuerhalten. Alltäglichen Problemen sah sie sich hilflos ausgeliefert, sämtliche Entscheidungen des alltäglichen Lebens wurden zuletzt nur noch von Freunden und Bekannten für sie getroffen. Von daher wurde schon im initialen Therapiestadium parallel zum Aufbau positiver Aktivitäten auf eine Verbesserung sozialer Fertigkeiten hingearbeitet. So wurden in wiederholten Rollenspielen die problematischen Verhaltensweisen identifiziert und sozial kompetenteres Verhalten erarbeitet, in der Folgezeit in realen Situationen mit subjektiv zunehmendem Schweregrad ausprobiert (z. B. Wiederaufnahme von Kontakten, Regelung von Mietstreitigkeiten).

Veränderung negativer Kognitionen: Bei der Patientin ließen sich in typischer Weise kognitive Schemata und Überzeugungen eruieren, die sich unter dem Begriff der „negativen kognitiven Triade" nach

Beck subsummieren lassen mit einem ausgesprochen negativen Selbstbild, der Neigung, Erlebnisse immer negativ zu interpretieren und negativen Zukunftserwartungen. Diese dysfunktionalen Grundannahmen waren nicht an die akute Krankheitsphase gebunden, sondern ließen sich bis in die Kindheit zurückverfolgen, hatten u. a. auch erkennbaren Einfluss auf die Wahl der Lebenspartner gehabt, insofern die Patientin sich bevorzugt unreife und hilflose, dependente Partner suchte, die sie umsorgen konnte, da sie nur so einer Partnerschaft wert zu sein glaubte.
Mittels der Technik des „sokratischen Dialogs" wurden depressionsfördernde „automatische Gedanken" und negative Grundannahmen identifiziert und hinterfragt. Die Patientin wurde sich hierdurch zunehmend der Willkürlichkeit ihrer negativen Bewertungen der eigenen Person und der Umwelt wie auch der negativen Folgen daraus resultierender Verhaltensweisen (Suizidversuch als Möglichkeit, den Sohn an sich zu binden und aggressive Impulse auszudrücken) bewusst und befähigt, alternative Problemlösestrategien zu entwickeln.
Nach einer Gesamtbehandlungsdauer von acht Wochen (ca. 30 Therapiesitzungen) hatte sich die depressive Symptomatik vollständig zurückgebildet.

Ein in vielen Kliniken inzwischen etabliertes Therapieverfahren ist das sog. **integrierte psychologische Therapieprogramm für schizophrene Patienten** (IPT nach Brenner und Mitarbeitern). Es handelt sich um ein verhaltenstherapeutisches Gruppentherapieprogramm, das der Verbesserung der kognitiven, sozialen und Problemlöse-Fertigkeiten dient und sich in fünf Unterprogramme gliedert.

Ein in vielen Kliniken inzwischen etabliertes Therapieverfahren ist das sog. **integrierte psychologische Therapieprogramm für schizophrene Patienten** (verhaltenstherapeutisches Gruppentherapieprogramm).

Bei Schizophrenen finden sich typischerweise kognitive Störungen. Die Fähigkeit, Wahrnehmungs- und Denkprozesse nach relevanten und irrelevanten Merkmalen zu steuern, Wahrgenommenes in passende, übergeordnete Zusammenhänge einzuordnen, unterschiedliche Gedankengänge zu vereinheitlichen oder bereits vorhandene Denkschemata flexibel zu handhaben, ist gestört. Daher werden zuerst kognitive Grundfunktionen (z. B. Konzentration, Merkfähigkeit) eingeübt.

Zunächst werden kognitive Grundfunktionen (z. B. Konzentration, Merkfähigkeit) eingeübt, anschließend Defizite im Sozialverhalten angegangen.

Anschließend werden mit den Patienten Defizite im Sozialverhalten therapeutisch angegangen. Hierzu dienen die Unterprogramme soziale Wahrnehmung, verbale Kommunikation und soziale Fertigkeiten.

Prinzipiell erfolgt die Therapie in kleinen Lernschritten unter Berücksichtigung der emotionalen Belastbarkeit des Patienten, d. h. mit zunehmender Therapiedauer wachsen die Anforderungen an den Einzelnen und an die Gruppe. Zum Training sozialer Fertigkeiten gehört z. B. das Erlernen, sich zu bedanken (zunächst in eher „risikoarmen", dann in „risikoreichen" Situationen, bei denen negative Reaktionen des Adressaten möglich sind und deshalb der Interaktionserfolg weniger wahrscheinlich ist). Weitere Übungsbeispiele sind „Lob äußern, ein Kompliment machen", „sich informieren, eine Auskunft einholen", „eine Bitte abschlagen" oder „Kritik üben, Reklamieren".

Prinzipiell erfolgt die Therapie in kleinen Lernschritten unter Berücksichtigung der emotionalen Belastbarkeit des Patienten.

Zu den **Zielen der kognitiven Therapie bei Schizophrenen** gehören also die Verringerung und klarere Strukturierung von Informationen, die Reizabschirmung, das Wiedererlangen von Alltagskompetenz, die affektkontrollierte Interaktion mit anderen Menschen, die Herstellung einer individuellen Balance zwischen Über- und Unterstimulierung und das Erkennen von Frühsymptomen eines Krankheitsrückfalls. Die Therapie wird üblicherweise zwei- bis dreimal pro Woche in einer Gruppe von vier bis acht Patienten durchgeführt, die Dauer der Therapiesitzungen liegt zwischen 30 und 90 Minuten.

Zu den **Zielen der kognitiven Therapie bei Schizophrenen** gehören Verringerung und klarere Strukturierung von Informationen, Reizabschirmung, Wiedererlangung von Alltagskompetenz, affektkontrollierte Interaktion mit anderen und Erkennen von Frühsymptomen eines Rückfalls.

Aversionsbehandlung und Löschung

Bei der **Aversionsbehandlung** wird ein aversiver Reiz zeitlich unmittelbar an ein klinisch unerwünschtes Verhalten gekoppelt mit dem Ziel, dass dieses künftig seltener auftritt (s. a. S. 328 ff., Alkoholentwöhnungsbehandlung).
Die Grundlage der **Löschung** ist, dass ein bestimmtes Verhalten durch das Ausbleiben positiver Konsequenzen reduziert wird.

Aversionsbehandlung und Löschung

Aversionsbehandlung: Ein aversiver Reiz wird unmittelbar an ein unerwünschtes Verhalten gekoppelt.

Löschung: Ein Verhalten wird durch Ausbleiben positiver Konsequenzen reduziert.

Operantes Verstärken

Diese Art der Konsequenzkontrolle wird insbesondere zum Aufbau neuer Verhaltensweisen, z. B. aktiveren oder selbstsicheren Verhaltens, eingesetzt. Die für den Patienten besonders wichtigen Verstärker werden über sog. Verstärkerlisten ermittelt. Als positive Verstärker dienen vor allem soziale Verstärker (Lob, Zuwendung), materielle Verstärker (Wertmarken/sogenannte Münzverstärkung) und für den Patienten attraktive Aktivitäten.

Operantes Verstärken

Das **operante Verstärken** wird insbesondere zum Aufbau neuer Verhaltensweisen, z. B. aktiveren oder selbstsicheren Verhaltens, eingesetzt.

Tab. 6.27 Verhaltenstherapeutisches Vorgehen zur Reduktion der Nahrungsaufnahme

Modifikation der Menge der Speisen	Modifikation der Häufigkeit der Mahlzeiten
▪ Essen Sie langsam, verlängern Sie allmählich die für eine Mahlzeit vorgesehene Zeit. ▪ Nehmen Sie kleine Bissen. ▪ Legen Sie das Besteck (oder die Speise) während des Kauens nieder. ▪ Nehmen Sie keinen Nachschlag. ▪ Essen Sie verschiedene Bestandteile des Gerichts nacheinander (z. B. erst das Fleisch, dann das Gemüse). ▪ Teilen Sie die Portionen in der Küche ein, statt einen großen Topf auf den Esstisch zu stellen. ▪ Benutzen Sie kleine Tassen oder Teller.	▪ Konzentrieren Sie sich während der Mahlzeiten ausschließlich auf das Essen. ▪ Essen Sie nur im Sitzen, immer am selben Platz, am besten nicht in der Küche oder an einem anderen Ort, an dem Sie sonst anderen Tätigkeiten nachgehen. ▪ Essen Sie nur zu festgelegten Zeiten. ▪ Decken Sie bei jeder Nahrungsaufnahme komplett den Tisch. ▪ Lassen Sie zwischen dem Auftreten des Bedürfnisses zu essen und der Mahlzeit eine bestimmte Zeit verstreichen. ▪ Wenn Esslust aufkommt, beschäftigen Sie sich mit etwas, wobei Sie nicht essen können. ▪ Nehmen Sie sich für Tageszeiten, zu denen Sie wahrscheinlich Appetit verspüren, eine angenehme Tätigkeit vor (z. B. Zeitung lesen vor dem Schlafengehen).

Selbstbeobachtung

Zunehmende Bedeutung haben sog. **Selbstkontrolltechniken** erlangt. Wichtigste Methode ist die Selbstbeobachtung z. B. mittels Tagebuch oder Verhaltensdiagrammen. Der Patient soll sein Verhalten mittels verschiedener Techniken selbst zu steuern. Bei der Behandlung von Übergewichtigen haben sich vor allem Verfahren zur Reizkontrolle oder Umgebungstraining bewährt (Tab. **6.27**).

Selbstbeobachtung

Zunehmende Bedeutung haben seit den 70er Jahren sog. **Selbstkontrolltechniken** erlangt. Wichtigste Methode ist die Selbstbeobachtung z. B. mittels Tagebuch (Protokolle) oder Verhaltensdiagrammen. Der Patient soll lernen, sein Verhalten mittels verschiedener Techniken selbst zu steuern (Selbstbeobachtung als Basis der Verhaltensänderung). Stimuluskontrolle beinhaltet die geplante Anwendung und Kontrolle der dem Fehlverhalten vorausgehenden Reizbedingungen. Durch Veränderung und Kontrolle von Reizen soll das nachfolgende Verhalten kontrolliert und beeinflusst werden. So haben sich z. B. bei der Behandlung von Übergewichtigen vor allem Verfahren zur Reizkontrolle oder Umgebungstraining bewährt (Tab. **6.27**).
Arbeitsstörungen hängen z. B. häufig damit zusammen, dass der Arbeitsplatz chaotisch aussieht. Entsprechende Stimuluskontrollen sind: Strukturierung des Arbeitsplatzes (Arbeitsmaterial liegt auf dem Tisch), Zeitplanung (nicht den ganzen Tag, sondern in Abschnitten mit Pausen arbeiten), keine Störungen während der Arbeitsphasen, Hilfsmittel (Papier, Bleistift) liegen bereit usw.

Gedankenstopp

Das **Gedankenstopptraining** ist eine Selbstkontrolltechnik, die unerwünschtes Grübeln und Gedanken unterbrechen soll. Der Patient wird gebeten, die Augen zu schließen und sich auf seine störenden Gedanken zu konzentrieren. Sobald diese präsent sind, soll er ein Zeichen geben, daraufhin ruft der Therapeut laut „Stopp“ und klatscht in die Hände.

Wichtigste etablierte Psychotherapie-Verfahren: s. Tab. **6.28**.

Gedankenstopp

Zu den Selbstkontrolltechniken gehört auch das Gedankenstopptraining. Ziel ist es, Grübeln zu unterbrechen und unerwünschte Gedanken zu blockieren. Der Patient wird gebeten, die Augen zu schließen und sich auf seine störenden Gedanken zu konzentrieren. Sobald diese präsent sind, soll er ein Zeichen geben, daraufhin ruft der Therapeut laut „Stopp“ und klatscht in die Hände. Der Patient wird erschreckt zusammenzucken, die Augen öffnen und feststellen, dass sein Gedankengang gestoppt wurde. Es wird ihm nun erklärt, dass er auf ähnliche Weise seine Gedanken selbst unterbrechen kann, indem er nämlich zu sich selbst „Stopp“ sagt und sich dabei einen kräftigen Ruck gibt.
In Tab. **6.28** sind zum Abschluss die wichtigsten etablierten Psychotherapie-Verfahren nochmals zusammenfassend dargestellt.

Dialektisch-behaviorale Therapie (DBT)

Diese Therapie eignet sich bei emotional-instabilen Persönlichkeitsstörungen vom Borderline-Typ.

Dialektisch-behaviorale Therapie (DBT)

In der Behandlung emotional-instabiler Persönlichkeitsstörungen vom Borderline-Typ hat sich dieses neuere Verfahren als wirksam erwiesen.

Weitere Psychotherapie-Verfahren

Hierzu sind „non-verbale“ Verfahren wie **Tanz-, Bewegungs-, Musik- und Kunsttherapie** zu nennen.

Weitere Psychotherapie-Verfahren

Vor allem „non-verbalen“ Verfahren kommt ein therapeutischer Stellenwert zu, hierzu gehören die **Tanz- und Bewegungstherapie**, die **Musiktherapie** sowie kreative Verfahren wie die **Kunsttherapie** (vgl. S. 549). Über Körperwahrnehmung, Körperausdruck und -bewegung, akustische bzw. gemalte Reaktivierung von Erlebtem werden vor allem Gefühlsprozesse aktiviert.

6.28 Psychotherapie-Verfahren

	Klassische Psychoanalyse	*Verhaltenstherapie*	*Gesprächs-psychotherapie*	*Krisenintervention*
Grundlagen, Methodik, Technik	Bewusstmachung und Bearbeitung unbewussten, verdrängten Materials Nacherleben (früh-) kindlicher Träume vergangenheitsorientiert	„beobachtbares Verhalten" Anwendung lern-/experimentalpsychologischer Gesetze „Verlernen" falscher, Erlernen neuer Verhaltensmuster gegenwartsbezogen	emotionale-persönliche Defizite „Selbstverwirklichung" Verbalisierung von Gefühlen	unterschiedlich (tiefenpsychologisch, verhaltensorientiert) „Hier und jetzt" (gegenwartsorientiert)
Aktivität des Therapeuten	„abstinent/neutral-indifferent" (minimal)	psychoedukativ (groß)	„non-direktiv" (mittel)	direkt-aktiv, beratend, unterstützend-supportiv (groß)
Hauptindikationen	„Neurosen" Persönlichkeitsstörungen	Phobien Depressionen Zwangsstörungen	Neurosen psychosomatische Störungen	aktuelle Lebenskrisen Konfliktreaktionen
Behandlungsziele	Aufarbeitung intrapsychischer Konflikte („wo Es war, soll Ich werden") Erkennen unbewusster Motive, Neustrukturierung der Persönlichkeit	Symptomreduktion/-beseitigung Selbstkontrolle Kompetenztraining	Aufbau, Findung, Stabilisierung der eigenen Persönlichkeit	Lösung/Reduktion der aktuellen Krise
durchschnittliche Behandlungsdauer	Jahre	Monate	Monate	Wochen

6.4.3 Psychoedukation

Hierunter werden systematische didaktisch-psychotherapeutische Interventionen verstanden, die Patienten und ihre Angehörigen über die jeweilige Erkrankung und die Therapiemöglichkeiten informieren, das Krankheitsverständnis und den Umgang mit der Krankheit fördern und sie bei der Krankheitsbewältigung unterstützen. Psychoedukation wird als Einzel- und Gruppenpsychotherapie sowie in Angehörigengruppen angewandt.

6.4.4 Wirksamkeit von Psychotherapie, Vor- und Nachteile

Kontrollierte Untersuchungen konnten nachweisen, dass Psychotherapie im Vergleich zu Kontrollgruppen (z. B. Warteliste) wirksam ist. Der kritisch-methodologische Einwand, in einem hohen Prozentsatz handele es sich bei den Besserungen um Spontanremissionen, kann für die etablierten Psychotherapieverfahren als widerlegt gelten. Der wissenschaftlich gesicherte Wirksamkeitsnachweis wurde bislang vor allem für die drei Hauptströmungen tiefenpsychologisch-psychoanalytische Psychotherapie, Verhaltenstherapie und Gesprächspsychotherapie erbracht. Die meisten Untersuchungen fanden aber keine differenzierten Effekte zwischen verschiedenen Therapieformen. Hieraus drängte sich die Frage auf, ob es gemeinsame Merkmale jeder Form von Psychotherapie gibt und ob diese „unspezifischen Faktoren" das eigentlich Wirksame sind. Zu den unspezifischen Wirkfaktoren der Psychotherapie werden v. a. gezählt:

- intensive emotionale Beziehung
- Vermittlung von Support (Verständnis, Ermutigung, Stützung)
- Suggestion
- Mobilisieren von Zuversicht
- „Auftauen" verfestigter Erlebnis- und Verhaltensmuster
- Vermittlung von Erfolgserlebnissen.

Manche Arbeiten weisen auf eine Überlegenheit kognitiv-verhaltenstherapeutischer Verfahren im Vergleich zu psychoanalytisch/psychodynamisch-humanistisch orientierten Ansätzen hin. In der Praxis haben sich Präferenzen für die

6.4.3 Psychoedukation

Hierbei handelt es sich um eine systematische didaktische Intervention, die Patienten und deren Angehörige über die jeweilige Erkrankung und die Therapiemöglichkeiten informiert.

6.4.4 Wirksamkeit von Psychotherapie, Vor- und Nachteile

Der wissenschaftlich gesicherte Wirksamkeitsnachweis von Psychotherapie wurde bislang für die 3 Hauptströmungen tiefenpsychologisch-psychoanalytische Psychotherapie, Verhaltenstherapie und Gesprächspsychotherapie erbracht. Unspezifische Wirkfaktoren sind:

- intensive emotionale Beziehung
- Vermittlung von Support
- Suggestion
- Mobilisieren von Zuversicht
- „Auftauen" verfestigter Erlebnis- und Verhaltensmuster
- Vermittlung von Erfolgserlebnissen.

Verhaltenstherapeutische Techniken sind v. a. bei Phobien, Zwangs- und Panikstörungen indiziert. Bei leichteren funktionellen Störungen: **Entspannungsverfahren.**

Vorteil **tiefenpsychologischer/psychoanalytischer Therapieverfahren** ist eine die ganze Person umfassende, tiefgründige Perspektive. Als Nachteil kann angeführt werden, dass für einen Teil der Hypothesen keine ausreichenden empirischen Belege vorliegen und bestimmte Voraussetzungen erfüllt sein müssen (Alter, Motivation).

Vorteile der **Verhaltenstherapie** sind: u. a. keine besonderen Anforderungen an Verbalisierungs- oder Introspektionsfähigkeit, vergleichsweise geringer Aufwand.

Kritik: Gefahr der Manipulation und Kontrolle. Zudem handele es sich um eine reine Symptombehandlung, bei der das zugrunde liegende Problem weniger interessiere.

Zwischenzeitlich hat eine Annäherung der zunächst konträren Haupt-Psychotherapieverfahren stattgefunden.

Langzeit-Psychotherapien bergen die Gefahr von Krankheitsgewinn, Verlust der Alltags-Realität und Nichterkennen anderer (psychischer und somatischer) Erkrankungen. Weitere mögliche negative Effekte einer Psychotherapie sind z. B. die Exazerbation vorhandener Symptome, das Auftreten neuer Symptome, Abhängigkeit von Therapeuten.

Diese Problematik besteht v. a. bei längerer stationärer Psychotherapie (Abb. **6.29**).

Anwendung unterschiedlicher Psychotherapie-Verfahren bei bestimmten Indikationen herauskristallisiert:

Verhaltenstherapeutische Techniken gelten als Therapie der Wahl in der Behandlung von Phobien, Zwangs- und Panikstörungen. Bei leichteren funktionellen/psychosomatischen Störungen haben sich **Entspannungsverfahren** bewährt.

Der Vorteil **tiefenpsychologischer/psychoanalytischer Therapieverfahren** ist, dass hier eine das Ganze der menschlichen Person umfassende, tiefgründige Perspektive vorliegt („Daseins-Determinante", individuelle Biografie – idiographisches Prinzip, umfassendes Therapieziel der Persönlichkeitsänderung/-reifung). Kritikpunkt und Nachteil ist aus wissenschaftstheoretischer Sicht, dass zumindest für einen Teil der Hypothesen keine ausreichenden empirischen Belege vorliegen (was plausibel klingt muss noch nicht richtig sein: „Plausibilität als Quelle der Irrtümer in der Wissenschaft") und bestimmte Voraussetzungen (Alter, Motivation, Intelligenz) erfüllt sein müssen.

Als Vorteile der **Verhaltenstherapie** können gelten: keine besonderen Anforderungen an die intellektuelle Verbalisierungs- oder Introspektionsfähigkeit des Patienten, vergleichsweise geringer Aufwand, strikt empirisch-wissenschaftlich belegtes Vorgehen (hypothesengesteuert, klar definierte Therapieziele, Kontrolle durch Nachuntersuchungen).

Kritiker der Verhaltenstherapie stellen die Übertragbarkeit (tier-)experimenteller Befunde auf psychisch kranke Menschen in Frage und betonen, dass simple Reiz-Reaktions-Schemata dem Menschen nicht gerecht werden und zudem die Gefahr von Manipulation und Kontrolle bestehe. Es handele sich um eine reine Symptombehandlung, bei der das zugrunde liegende Problem weniger interessiere.

Zwischenzeitlich hat eine Annäherung der zunächst konträren Haupt-Psychotherapieverfahren stattgefunden: Auch in die Verhaltenstherapie fanden inzwischen gewisse psychodynamische Betrachtungsweisen – insbesondere im Hinblick auf die therapeutische Beziehung – Eingang („Mehr an menschlicher Nähe"). Ergänzend zum beobachtbaren Verhalten finden kognitive und affektive Aspekte zunehmend Beachtung. Orthodoxe Verhaltenstherapeuten lernten, dass die Veränderbarkeit des menschlichen Verhaltens nicht nur oder primär Verstärkungs- und Konditionierungsplänen unterliegt, sondern dass es eine Hierarchie der Veränderbarkeit gibt, die durch präformierte Persönlichkeitsstrukturen erklärbar ist.

Die Psychoanalytiker modifizieren aufwendig-anspruchsvolle Langzeit-Einzelpsychotherapien – auch unter dem aktuellen sozioökonomischen Druck – in praktikablere, inhaltlich enger definierte Verfahren (Gruppentherapie, Kurz-/Fokaltherapie). Empirisch-wissenschaftliche Evaluierungsmethoden finden auch hier zunehmend Eingang. In der „operationalisierten psychodynamischen Diagnostik" wurden die therapierelevanten psychodynamischen Konzepte inhaltlich schärfer definiert und in Form eines Manuals veröffentlicht (5 Achsen: Krankheitserleben, Beziehung, Konflikt, Struktur, Syndrom nach ICD-10).

Aus wissenschaftlicher Sicht scheint eine Psychotherapie-Dauer von mehr als 40 Sitzungen in der Regel nicht gerechtfertigt zu sein. Langzeit-Psychotherapien bergen die Gefahr von Krankheitsgewinn, Verlust der Alltags-Realität und Nichterkennen anderer (psychischer und somatischer) Erkrankungen. Mögliche negative Effekte einer Psychotherapie sind:

- Exazerbation vorhandener Symptome
- Auftreten neuer Symptome (maligne Regression, Suizidalität, psychotische Dekompensation)
- Abhängigkeit vom Therapeuten
- Psychotherapie als Surrogat für tätiges Handeln im Alltag (Suche nach unbewussten Motiven blockiert konstruktives Handeln)
- Setzen unrealistischer Lebensziele
- Egozentrik.

Diese Problematik besteht vor allem bei einer stationären Psychotherapie, andererseits bietet eine solche die Möglichkeit einer intensiven, umfassenden, multiprofessionellen Therapie (Abb. **6.29**).

6.29 **Integratives stationäres Psychotherapie-Konzept**

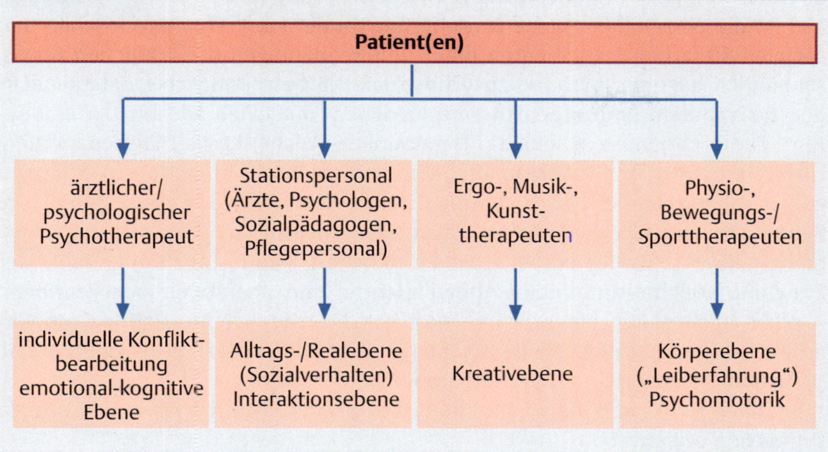

6.29

Obligat ist eine klare Indikationsstellung – angesichts des derzeitigen „Psychobooms“ in Laienkreisen und vonseiten der Massenmedien muss auf die Gefahr übertriebener Therapie- und „Selbstverwirklichungstendenzen“ hingewiesen werden. Die Psychotherapie bedarf, wie andere Behandlungsverfahren, einer sorgfältigen Indikationsstellung mit Vorliegen eines behandlungsbedürftigen Krankheitsbildes und realistischer Therapiezielplanung.

Die Psychotherapie bedarf einer sorgfältigen Indikationsstellung mit Vorliegen eines behandlungsbedürftigen Krankheitsbildes und realistischer Therapiezielplanung.

Auch die systemische Therapie (Familientherapie), das Psychodrama und die Gestalttherapie können derzeit mangels ausreichender kontrollierter Wirksamkeitsstudien neben zahlreichen verschiedenen anderen Verfahren nicht als wissenschaftlich anerkannte Psychotherapieverfahren eingestuft werden. Letztere hat ihre außerklinische Domäne in der Selbsterfahrung, erstere in der Therapie von Kindern und Jugendlichen. Aktuell besteht durch das Aufkommen von „Cyber-Therapien“ (Chat-Gruppen-Psychotherapie im Internet) die Gefahr einer Trivialisierung von Psychotherapie.

6.4.5 Psychotherapie in der ärztlichen Praxis, Entwicklungsperspektiven der Psychotherapie

Die Sichtweise der „psychologischen Medizin“ („psychosomatisch-psychotherapeutisches Denken und Handeln“) kann sich erst allmählich neben der somatisch orientierten Medizin im Sinne einer integrativen, ganzheitsmedizinischen Betrachtungsweise etablieren. Angesichts des hohen Bedarfes an Psychotherapie (vgl. die relativ hohe Prävalenz psychogener Störungen, s. S. 2 ff.) scheint es sinnvoll, Psychotherapie nicht nur als Spezialdisziplin (spezielle Heilmethode für psychische Störungen) aufzufassen, sondern als **obligates Grundelement ärztlichen Handelns** („ein Mehr an Technik in der Medizin erfordert nicht ein Weniger, sondern ein Mehr an Arzt“). Der Prozess der Integration psychosomatisch-psychotherapeutischer Verständnisansätze in die klinische Medizin zeichnet sich allmählich ab: immer mehr Ärzte (v. a. Allgemeinärzte, Internisten, Frauenärzte) widmen sich der **„psychosomatischen Grundversorgung“** und beziehen auch seelische Faktoren in ihre Behandlung ein („Gesamtdiagnose“ psychischer und somatischer Faktoren).

Diese **psychosomatische Grundversorgung** wird als Bestandteil der „Basistherapie“ verstanden und umfasst mindestens 20-minütige (stützende) psychotherapeutische Gespräche sowie übende und suggestive Verfahren (z. B. Entspannungsverfahren), deren Dauer in der Regel auf 12 Sitzungen beschränkt ist.

Neuere Erhebungen belegen, dass eine supportive ärztliche Haltung die Chance auf eine Symptombesserung und Therapiezufriedenheit in der primärärztlichen Versorgung deutlich erhöht. Patienten, die sich durch ihren Arzt unterstützt

6.4.5 Psychotherapie in der ärztlichen Praxis, Entwicklungsperspektiven der Psychotherapie

Die Sichtweise der „psychologischen Medizin“ kann sich erst allmählich neben der somatisch orientierten Medizin im Sinne einer integrativen, ganzheitsmedizinischen Betrachtungsweise etablieren. Angesichts des hohen Bedarfes an Psychotherapie scheint es sinnvoll, Psychotherapie nicht nur als Spezialdisziplin aufzufassen, sondern als **obligates Grundelement ärztlichen Handelns** im Sinne einer **psychosomatischen Grundversorgung.**

Ziel ist die einzelfallbezogene Orientierung an der konkreten psychischen und sozialen Situation des Patienten unter den Bedingungen der ärztlichen Praxis. Allmählich beginnt sich eine **„psychosoziale Mitbetreuung"** bei entsprechenden **Risikopatientengruppen** in verschiedenen klinischen Fächern zu etablieren (z. B. Tumorpatienten, Rheuma-, Herzkranke u. v. a.). Die Bedeutung **„somatopsychischer" Störungen** kann nicht hoch genug eingeschätzt werden.

fühlten, gaben auch eine bessere Wirksamkeit der Medikamente an und klagten deutlich weniger über unerwünschte Nebenwirkungen.
Ziel ist die einzelfallbezogene Orientierung an der konkreten psychischen und sozialen Situation des Patienten unter den Bedingungen der ärztlichen Praxis. Allmählich beginnt sich eine **„psychosoziale Mitbetreuung"** bei entsprechenden **Risikopatientengruppen** in verschiedenen klinischen Fächern zu etablieren: Tumorpatienten, Rheuma-, Herzkranken, Diabetikern, Dialysepatienten, Übergewichtigen und vielen anderen wird zunehmend häufiger ein integriertes, ganzheitlich orientiertes psychosomatisches Behandlungskonzept zuteil. Die Bedeutung **„somatopsychischer" Störungen** (psychische Verarbeitung chronischer bzw. schwerer körperlicher Krankheiten) kann – auch angesichts der Zunahme von multimorbiden Alterspatienten und operativen Interventionen – nicht hoch genug eingeschätzt werden. U. a. durch eine „Balint-Gruppenarbeit" erwerben auch Nicht-Psychiater Basiskompetenz in Psychotherapie (Baustein für Zusatztitel „Psychotherapie").
Allmählich wird auch die traditionelle Stationsarztvisite um die psychosoziale Dimension erweitert.

Der traditionelle psychiatrische Konsiliardienst in der somatischen Medizin wird angesichts des hohen Bedarfs allmählich auch in Deutschland durch die Einrichtung eines **psychiatrisch-psychosomatisch-psychotherapeutischen Liaisondienstes** verbessert.

Der traditionelle psychiatrische Konsiliardienst in der somatischen Medizin wird angesichts des hohen Bedarfs allmählich auch in Deutschland durch die Einrichtung eines **psychiatrisch-psychosomatisch-psychotherapeutischen Liaisondienstes** verbessert (gemeinsame Zusammenarbeit im Team einer somatischen Station). Neuere Entwicklungen der psychotherapeutischen Versorgung beinhalten den Aufbau von psychotherapeutischen Tageskliniken sowie insbesondere die Bearbeitung des vernachlässigten Gebietes der Psychotherapie im Alter.

Die Notwendigkeit eines **ganzheitlichen Therapieansatzes** durch Kombination von Psychotherapie mit Psychopharmakotherapie beginnt sich in Deutschland erst allmählich abzuzeichnen (Tab. **6.29**).

Während sich die **Kombination einer Psychotherapie mit einer Psychopharmakotherapie** im Sinne eines ganzheitlichen Therapieansatzes in Deutschland erst allmählich abzeichnet, haben die meisten Psychotherapeuten einen „Eigenstil", d. h. sie setzen modifizierte Kombinationen verschiedener Psychotherapie-Elemente und -Verfahren ein. Allmählich beginnt sich ein differenziertes Arsenal verschiedener Psychotherapie-Methoden abzuzeichnen, die sich bei bestimmten Störungen und Erkrankungen besonders bewährt haben (Tab. **6.29**).

6.29 Psychotherapie-Programme einer psychiatrischen Klinik

- integriertes psychologisches Therapieprogramm für Patienten aus dem schizophrenen Formenkreis (postakut)
- kognitive Verhaltenstherapie/interpersonelle Psychotherapie bei Depressiven
- Verhaltenstraining zum Aufbau sozialer Kompetenz (Zielgruppe: neurotische, somatoforme und Verhaltensstörungen)
- Expositionstraining/Reizüberflutung bei Angsterkrankungen, Panikstörungen
- kognitiv-gestalttherapeutische Gruppe zur Krisenbewältigung (Zielgruppe: neurotische, somatoforme und Verhaltensstörungen)
- Gruppentherapie bei Schlafstörungen
- therapeutisch betreute Selbsthilfegruppe zur Suizidnachsorge und -prophylaxe
- dialektisch-behaviorale Therapie bei Borderline-Persönlichkeitsstörungen
- (tiefenpsychologische) Gruppenpsychotherapie

Wissenschaftstheoretisch zeichnen sich derzeit für die Psychotherapie vor allem zwei Perspektiven ab: zum einen die Entwicklung störungsspezifischer Therapieverfahren, zum anderen die – revolutionäre! – **Integration von Neurobiologie und Psychotherapie**.

Die Psychotherapie-Verfahren scheinen sich zunehmend in Richtung kompakte, manualgestützte, strukturierte Methoden mit Effizienznachweis zu entwickeln – auch auf dem Hintergrund krankenkassenökonomischer Gegebenheiten. Bedauerlicherweise bestehen nach wie vor monatelange Wartezeiten, Auswahlprozesse im Versorgungssystem führen dazu, dass sozial und bildungsmäßig Benachteiligte häufig ausgeschlossen werden und Psychotherapie primär jenen Personen zuteil wird, die es sich leisten können.
Wissenschaftstheoretisch zeichnen sich derzeit für die Psychotherapie vor allem zwei Perspektiven ab: zum einen die Entwicklung störungsspezifischer Therapieverfahren, zum anderen die – revolutionäre! – **Integration von Neurobiologie und Psychotherapie**. Mit Hilfe moderner bildgebender Verfahren konnte nämlich gezeigt werden, dass Psychotherapie den Hirnstoffwechsel, ja sogar die Struktur neuronaler Netzwerke des Gehirns verändern kann, man also mittels zerebraler Bildgebung den Erfolg einer Psychotherapie „objektiv" messen kann!

6.5 Sozioökonomie, Soziotherapie und psychiatrische Rehabilitation

6.5 Sozioökonomie, Soziotherapie und psychiatrische Rehabilitation

▶ **Definition:** Die **Soziotherapie** stellt neben der Pharmakotherapie und der Psychotherapie die dritte Säule psychiatrischer Therapie dar. Sie umfasst sehr unterschiedliche Therapieverfahren. Unter dem Begriff „Soziotherapie" wird jede Behandlungsform verstanden, die sich in erster Linie um die **soziale Umgebung eines Menschen** mit einer psychischen Störung bemüht. Soziotherapeutische Maßnahmen sollen sozialen Behinderungen vorbeugen bzw. diese beseitigen oder verringern.
Mit **psychiatrischer Rehabilitation** werden alle Leistungen und Maßnahmen bezeichnet, die dem Ziel einer Wiedereingliederung von Patienten, die durch psychische Krankheiten behindert und von Behinderung bedroht sind, in die Gesellschaft dienen. Darunter fallen vor allem Maßnahmen zur Rehabilitation in Arbeit und Beruf.

◀ **Definition**

Eine psychische Erkrankung stellt in jedem Fall nicht nur ein medizinisches, sondern immer auch ein **soziales Problem** dar. Der psychisch kranke Patient ist und bleibt Teil komplexer sozialer Interaktionen und ist damit anfällig für Störungen besonders im sozialen Bereich. Neben psychopharmakologischen und psychotherapeutischen Therapiemaßnahmen sind soziotherapeutische Verfahren daher ein unverzichtbarer Bestandteil psychiatrischer Therapie.
Soziotherapeutische Ansätze sind dabei wesentlicher Bestandteil einer geschlossenen **Behandlungskette,** die verschiedene, in der psychiatrischen Versorgung tätige Institutionen (z. B. Akutkrankenhäuser, Tageskliniken, Rehabilitationseinrichtungen) sowie allgemeine Maßnahmen (z. B. Milieutherapie, Angehörigenarbeit, Abb. **6.30**) umfasst.
Im Rahmen veränderter medizinischer, aber auch sozialer Bedingungen hat sich die Versorgungssituation psychisch Kranker in den letzten Jahrzehnten dramatisch verändert. Während etwa im Jahre 1930 die durchschnittliche Aufenthaltsdauer eines erstmals mit einer schizophrenen Psychose aufgenommenen Kranken noch 8,5 Jahre betrug, können heute rund 90 % der erstmals an Schizophrenie erkankten Patienten innerhalb von drei Monaten aus dem Krankenhaus entlassen werden. Dadurch hat sich die Funktion der meisten psychiatrischen Institutionen von **Pflegeanstalten** zu **Akut-Behandlungseinrichtungen** gewandelt. Gleichzeitig ist ein großer Bedarf an soziotherapeutischen und rehabilitativen Einrichtungen außerhalb der vollstationären Versorgung entstanden. An Bedeutung gewonnen haben insbesondere Einrichtungen der sogenannten **gemeindenahen Psychiatrie,** also der differenzierten Betreuung von psychisch Kranken in Wohnortnähe und unter Beibehaltung ihrer sozialen Bezüge. Einen Überblick über soziotherapeutische Maßnahmen gibt Tab. **6.30**.

Eine psychische Erkrankung stellt immer auch ein soziales Problem dar. Neben psychopharmakologischen und psychotherapeutischen Therapiemaßnahmen sind soziotherapeutische Verfahren ein unverzichtbarer Bestandteil psychiatrischer Therapie.
Soziotherapeutische Ansätze sind wesentlicher Bestandteil einer geschlossenen **Behandlungskette**, die verschiedene psychiatrische Institutionen und allgemeine Maßnahmen umfasst (Abb. **6.30**).

Die Funktion der psychiatrischen Krankenhäuser hat sich von **Pflegeanstalten** zu **Akut-Behandlungseinrichtungen** gewandelt. An Bedeutung gewonnen haben die Einrichtungen der **gemeindenahen Psychiatrie** (Betreuung psychisch Kranker in Wohnortnähe und unter Beibehaltung der sozialen Bezüge, Tab. **6.30**).

6.30 Verschiedene soziotherapeutische Behandlungsansätze

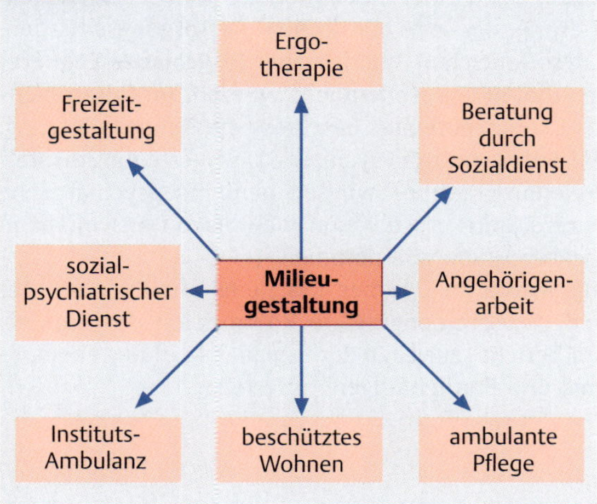

6.30

6.30 Bereiche der Soziotherapie und Einrichtungen im Überblick

Bereich	*Einrichtung (Institution)*	*Maßnahme*
vollstationärer Bereich	– psychiatrische Krankenhäuser	– ärztliches Gespräch – Milieugestaltung
teilstationärer Bereich	– Tagesklinik – Nachtklinik	– Ergotherapie – Beschäftigungstherapie – Arbeitstherapie
ambulante psychiatrische Behandlung	– niedergelassener Nervenarzt – ärztlicher Psychotherapeut – psycholog. Psychotherapeut – Institutsambulanz	– Sozialdienst – Angehörigenarbeit
komplementäre ambulante Dienste	– sozialpsychiatrischer Dienst – Begegnungsstätte – sozialpsychiatrisches Zentrum – Tageszentrum – Patientenclub – Selbsthilfegruppe	– stufenweise Wiedereingliederung in das Arbeitsleben
betreutes Wohnen	– betreute Einzelwohnung – Wohngruppe – Wohngemeinschaft – Übergangswohnheim – (Langzeit-)Wohnheim – Familienpflege	– Hilfen zur Erhaltung eines Arbeitsplatzes
berufliche Rehabilitation	– stufenweise Wiedereingliederung in das Arbeitsleben – beschützte Werkstatt – Hilfen zur Erhaltung eines Arbeitsplatzes – Maßnahmen zur Berufsfindung und Arbeitserprobung – befristete Probebeschäftigung	

Historisches: Die Wurzeln der heutigen Vorstellungen reichen bis in die Mitte des letzten Jahrhunderts zurück. Damals wurden als Ergänzung zu den stadtfernen Großanstalten sogenannte **„Stadt-Asyle"** vorgeschlagen. Die erste **Tagesklinik** in Deutschland konnte 1962 eröffnet werden.

Historisches: Obwohl in den letzten Jahrzehnten die Bedeutung soziotherapeutischer Verfahren gestiegen ist, gibt es solche Maßnahmen schon sehr viel länger. Die Wurzeln der heutigen Vorstellungen reichen bis in die Mitte des letzten Jahrhunderts zurück. Damals wurden als Ergänzung zu den stadtfernen Großanstalten sogenannte **„Stadt-Asyle"** vorgeschlagen, die sich allerdings in der psychiatrischen Versorgung nicht etablieren konnten.
Sich in den zwanziger Jahren dieses Jahrhunderts durchsetzende Ideen der sogenannten **„offenen Irrenfürsorge"**, die an die Ideen der englischen „Mental-Health-Bewegung" anknüpften, erlitten jedoch in Deutschland in der Zeit des Nationalsozialismus einen schweren Rückschlag. Nach 1945 gewannen sozialpsychiatrische Ideen und Einrichtungen erst ganz langsam wieder an Boden. Die erste **Tagesklinik** in Deutschland konnte 1962 eröffnet werden.

In der Mitte der 70er Jahre kam es zu einer zunehmenden politischen Diskussion über die Umstrukturierung der psychiatrischen Versorgungssituation. Eine Expertenkommission des Deutschen Bundestages **(Psychiatrie-Enquete)** erarbeitete dafür Vorschläge, die 1975 veröffentlicht wurden.

In der Mitte der 70er Jahre kam es zu einer zunehmenden politischen Diskussion über die Umstrukturierung der psychiatrischen Versorgungssituation. Eine Expertenkommission des Deutschen Bundestages **(Psychiatrie-Enquete)** erarbeitete dafür Vorschläge, die 1975 veröffentlicht wurden. Im Zusammenhang mit der Diskussion des Enqueteberichtes beschloss die Bundesregierung, 250 Millionen DM für ein „Modellprogramm Psychiatrie" zur Verfügung zu stellen. Im Rahmen dieses Modellprogrammes wurden gemeindepsychiatrische Versorgungsnetze über mehrere Jahre erprobt und viele davon anschließend in die psychiatrische Routineversorgung übernommen.
Nach der Wiedervereinigung wurde im Oktober 1989 eine aus Experten der alten und neuen Bundesländer zusammengesetzte Kommission der Bundesregierung tätig, die 1991 den Bericht „zur Lage der Psychiatrie in der ehemaligen DDR – Bestandsaufnahme und Empfehlungen" anfertigte.

In den letzten 10 Jahren wurde in allen deutschen Bundesländern die gemeindenahe Psychiatrie deutlich verstärkt. Es wurde darüber hinaus eine zunehmend besser vernetzte Behandlungsstruktur geschaffen, die stärker als früher auf den jeweiligen Patienten ausgerichtet ist **(patientenzentrierter Therapieansatz).**

Seit 1990 wurde die gemeindenahe Psychiatrie verstärkt. Darüber hinaus hat der **patientenzentrierte Therapieansatz** eine größere Bedeutung erlangt.

Sozioökonomische Bedeutung psychischer Erkrankungen

Psychische Erkrankungen gehören zu den **häufigsten und folgenreichsten Erkrankungen** überhaupt. Sie können in ihrer sozioökonomischen Bedeutung kaum hoch genug eingeschätzt werden. Von ökonomischer Bedeutung sind dabei nicht nur die Kosten der Behandlung, Pflege oder Rehabilitation **(direkte Krankheitskosten)**, sondern in besonderer Weise auch die Kosten für die Folgen im sozialen Bereich **(indirekte Krankheitskosten)**. Bei psychischen Erkrankungen kann davon ausgegangen werden, dass die indirekten Kosten etwa doppelt so hoch sind wie die direkten Behandlungskosten. Zuverlässige Angaben über die tatsächlichen Gesamtkosten psychischer Störungen sind aus methodischen Gründen bislang nicht verfügbar. Bei Krankenhausbehandlungen, bei Arbeitsunfähigkeit und bei Berentungen werden nicht selten eher somatische Begleiterkrankungen als Diagnose angegeben als die zugrunde liegende psychische Störung (z. B. eine Suchterkrankung oder eine depressive Störung).

Sozioökonomische Bedeutung psychischer Erkrankungen

Psychische Erkrankungen gehören zu den **häufigsten und folgenreichsten Erkrankungen** überhaupt. Zu unterscheiden sind **direkte** und **indirekte Krankheitskosten**. Die indirekten Kosten sind etwa doppelt so hoch wie die direkten Krankheitskosten. Genaue Angaben über die Gesamtkosten psychischer Erkrankungen liegen bisher nicht vor.

Es ist davon auszugehen, dass für die Behandlung und Rehabilitation psychiatrischer Erkrankungen etwa **11 % aller direkten Krankheitskosten** in Deutschland aufgebracht werden müssen. Ebenfalls etwa 11 % aller in Deutschland aufgestellten **Krankenhausbetten** befinden sich in Kliniken bzw. Krankenhausabteilungen für Psychiatrie und Psychotherapie. Etwa zwei Drittel der direkten Krankheitskosten werden durch die Krankenkassen aufgebracht, davon ungefähr 60 % für die stationäre Behandlung im Krankenhaus und 40 % für die ambulante Behandlung. Das restliche Drittel der direkten Kosten wird aus Mitteln der Sozialhilfe finanziert. Dazu gehören insbesondere die Kosten für **komplementäre Einrichtungen** wie Tagesstätten und Einrichtungen des betreuten Wohnens und Arbeitens sowie für Beratungseinrichtungen (z. B. Sozialpsychiatrischer Dienst der Gesundheitsämter). Die relativ höchsten Kosten entstehen dabei durch die Behandlung und Rehabilitation von Patienten mit schizophrenen Psychosen (knapp 30 %), gefolgt von den affektiven Störungen und den Suchterkrankungen (jeweils knapp ein Viertel der Kosten).

Etwa 11 % aller **direkten Krankheitskosten** in Deutschland müssen für die Behandlung psychischer Störungen aufgebracht werden. Zwei Drittel davon durch die **Krankenkassen**, ⅓ aus Mitteln der **Sozialhilfe** (insbesondere für komplementäre Einrichtungen). Die höchsten Kosten entstehen für die Behandlung von Patienten mit schizophrenen Psychosen.

Die Verteilung der Fälle von **Arbeitsunfähigkeit** auf die einzelnen psychiatrischen Diagnosen ist unterschiedlich. Die größte Bedeutung kommt dabei den affektiven und den Angststörungen zu, von denen Frauen etwa doppelt so häufig wie Männer betroffen sind. Der Häufigkeit nach folgen (endogene) psychotische Störungen, Abhängigkeitserkrankungen, funktionelle Störungen psychischen Ursprungs und organische Psychosen. Auf jeweils etwa 10 000 Einwohner in der Bundesrepublik Deutschland kommen pro Jahr etwa 70 **Krankenhausaufnahmen** aus psychiatrischer Indikation. Von der Häufigkeit stehen Abhängigkeitserkrankungen und psychotische Erkrankungen an erster Stelle, gefolgt von den neurotischen Störungen. Die durchschnittliche **Verweildauer** im psychiatrischen Krankenhaus hat in den letzten Jahren massiv abgenommen. Während sie im Jahre 1991 noch über 90 Tage im Durchschnitt betrug, wurden im Jahre 2003 die Patienten nach durchschnittlich etwa 24 Tagen aus der stationären Behandlung wieder entlassen. Im Bereich der Erwachsenenpsychiatrie weisen schizophrene Psychosen mit ca. 50–60 Tagen die durchschnittlich längste Verweildauer auf. Ein relevanter Anteil der Frühberentungen ist auf psychiatrische Erkrankungen zurück zu führen. Bei den Männern beträgt der Anteil 18 %, bei den Frauen sogar 29 %. Besonders hoch ist der Anteil bei denjenigen Berentungen, die vor dem 40. Lebensjahr ausgesprochen werden. Neurotische Störungen und Persönlichkeitsstörungen stehen als Ursachen an erster Stelle, gefolgt von Alkoholabhängigkeit und schizophrenen Psychosen. Patienten mit einer schizophrenen Psychose werden durchschnittlich etwa mit dem 40. Lebensjahr, Patienten mit Alkoholabhängigkeit mit dem 50. Lebensjahr berentet. Auch hier wird die tatsächliche Bedeutung psychischer Erkrankungen sicherlich unterschätzt.

Bei der **Arbeitsunfähigkeit** aus psychischen Gründen stehen affektive und Angststörungen im Vordergrund, gefolgt von psychotischen Störungen und Abhängigkeitserkrankungen. Auf jeweils etwa 10 000 Einwohner in der Bundesrepublik Deutschland kommen pro Jahr etwa 70 **Krankenhausaufnahmen** aus psychiatrischer Indikation (am häufigsten wegen Abhängigkeitserkrankungen). Die durchschnittliche **Verweildauer** ist dabei in den letzten Jahren massiv gesunken. Sie liegt heute bei etwa 24 Tagen. Bei den **Frühberentungen** vor dem 40. Lebensjahr findet sich bei etwa 29 % eine psychiatrische Diagnose.

Bezogen auf die **Lebensjahre, die durch eine psychische Störung beeinträchtigt sind**, finden sich unter den weltweit 10 häufigsten Krankheitsbildern sechs psychiatrische Störungen (Rang 1: depressive Erkrankungen).

Besonders groß ist der Anteil der psychischen Erkrankungen und damit die sozioökonomische Bedeutung, wenn die Zahl der durch **Behinderung beeinträchtigten Lebensjahre** zum Maßstab genommen wird. Nach Schätzungen der Welt-Gesundheitsorganisation (WHO) sind unter den zehn Erkrankungen, die weltweit die meisten Behinderungen verursachen, sechs Erkrankungen aus dem psychiatrischen Bereich, darunter die depressiven Erkrankungen (Rang 1), die Alkoholerkrankungen (Rang 2) und die Demenzen (Rang 4).

Behinderung durch psychiatrische Erkrankungen

Das wesentliche Ziel soziotherapeutischer Maßnahmen besteht darin, soziale Behinderung zu vermeiden bzw. deren Ausmaß minimal zu halten. Man unterscheidet verschiedene **Formen der Behinderung:**

Das wesentliche Ziel soziotherapeutischer Maßnahmen besteht darin, soziale Behinderung bei den Patienten zu vermeiden bzw. deren Ausmaß auf einem minimalen Niveau zu stabilisieren. Um dieses Ziel zu erreichen, ist es besonders wichtig, noch bestehende Fähigkeiten zu erkennen und zu erhalten. Wie auch bei körperlichen Erkrankungen müssen dabei unterschiedliche **Formen der Behinderung** unterschieden werden.

▶ **Definition**

▶ **Definition:** Bei der **sozialen Behinderung** besteht ein niedrigeres Niveau sozialer Interaktionen, als es vom jeweiligen Individuum überlicherweise erwartet werden kann. Der Maßstab besteht dabei in der normgebenden Gruppe. Das erniedrigte Niveau ist nicht Folge einer freien Wahl des Individuums.
Unter einer **primären Behinderung** werden direkte krankheitsbedingte Einschränkungen verstanden. Bei Patienten mit schizophrenen Psychosen ist das z. B. die Störung des Realitätsbezuges durch Wahn oder Halluzinationen, oder die Störung des kommunikativen Verhaltens durch Denkstörungen.
Sekundäre Behinderungen sind individuelle und soziale Reaktionen auf Umstände des Krankseins. Gravierendstes Beispiel sekundärer Behinderung ist der Hospitalismus langfristig stationär behandelter schizophrener Patienten. Dabei kommt es zum Auftreten von Verhaltensanomalien oder anderen sekundären psychosozialen Störungen.

Oft bestehen bereits vor Auftreten einer psychischen Erkrankung ungünstige soziale Faktoren (soziale Isolierung, fehlende Ausbildung).

Bei der Beurteilung von Behinderung im Rahmen psychischer Erkrankungen ist zu berücksichtigen, dass häufig bereits vor dem Auftreten der Erkrankung ungünstige Verhaltensweisen bestehen (z. B. soziale Isolierung, fehlende Ausbildung). Oft ist nicht auszuschließen, dass es sich hier bereits um mögliche Folgen prodromaler Krankheitssymptomatik handelt.

Allgemeine Grundsätze soziotherapeutischer Maßnahmen

Sämtliche eingesetzten soziotherapeutischen Maßnahmen müssen **aufeinander abgestimmt sein** und in einer sinnvollen zeitlichen und inhaltlichen Abfolge stehen. Im Idealfall entsteht somit eine **Behandlungskette** (Abb. **6.31**). **Strukturierende, ausgleichende, anregende** oder **betreuende Aspekte** können im Vordergrund stehen.

Sämtliche bei einem Patienten eingesetzten soziotherapeutischen Maßnahmen müssen **aufeinander abgestimmt sein** und in einer sinnvollen zeitlichen und inhaltlichen Abfolge stehen. Im Idealfall entsteht so eine **Behandlungskette** (Abb. **6.31**). Dabei werden Maßnahmen im Rahmen der stationären Behandlung, teilstationäre und ambulante Maßnahmen sowie präventive Maßnahmen miteinander verbunden. Art und Ausmaß der soziotherapeutischen Maßnahmen richten sich nach Art und Ausmaß des psychiatrischen Krankheitsbildes

6.31

6.31 Behandlungskette soziotherapeutischer Maßnahmen

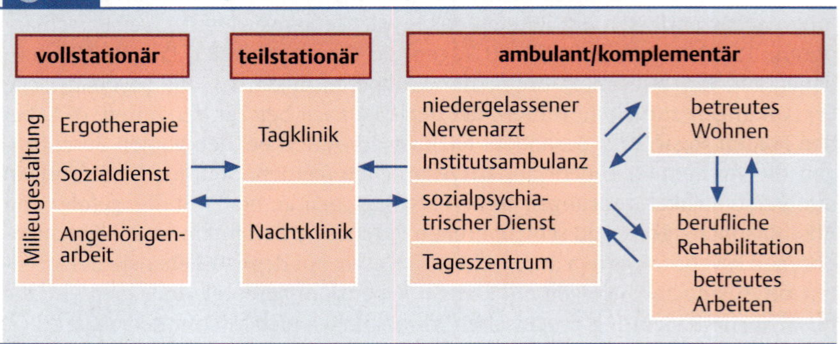

sowie nach den individuellen Erfordernissen. Während man sich früher dabei insbesondere an den diagnostizierten „Defiziten" orientierte, sollte heute besonderer Wert auf die Förderung der erhaltenen Fähigkeiten und Ressourcen gelegt werden. Die im Einzelfall erforderlichen therapeutischen Strategien sollten im Rahmen eines sog. **„Case-Managements"** koordiniert und verbunden werden. Um die einzelnen soziotherapeutischen Angebote in einer Region sinnvoll zu koordinieren, sind zunehmend sog. **Gemeindepsychiatrische Verbünde** gegründet worden, in denen die unterschiedlichen Träger der therapeutischen und rehabilitativen Angebote miteinander verbunden sind, in vielen Fällen durch gegenseitige Versorgungsverträge.

Für akut erkrankte Patienten in einer Notfall- oder Krisensituation stehen eher **strukturierende Maßnahmen** im Vordergrund, bei akut erregten Patienten sollten eher ausgleichende, bei subakut bis chronisch erkrankten Patienten mit geringem Aktivitätsniveau eher anregende Maßnahmen gewählt werden. Bei Patienten, die anderen Therapiemaßnahmen nur wenig zugänglich sind, kommen eher **betreuende Aspekte** zum Tragen (Abb. **6.31**).

In jedem Fall ist ein **„Prinzip der kleinen Schritte"** zu beachten. Nur so lässt sich auch eine eventuelle Überstimulation vermeiden. Grundsätzlich gleicht die psychosoziale Therapie einer Gratwanderung, bei der auf beiden Seiten die Gefahr der Dekompensation besteht. Maßstab für die eingesetzten Therapiemaßnahmen sind in jedem Fall die Erfordernisse des jeweiligen Einzelfalles. Bei soziotherapeutischen Maßnahmen muss auf der einen Seite die Institution, in der solche therapeutischen Ansätze stattfinden, und auf der anderen Seite die jeweilige Therapiemaßnahme berücksichtigt werden. Beide Aspekte sollen im folgenden ausführlicher dargestellt werden.

Durch ein **„Prinzip der kleinen Schritte"** lässt sich eine mögliche Überstimulation vermeiden. Maßstab für die eingesetzten Maßnahmen sind die Erfordernisse des Einzelfalles.

Institutionen psychiatrischer Versorgung

Vollstationäre Versorgung

Das Angebot im **stationären Versorgungsbereich** hat sich in den letzten Jahrzehnten deutlich gewandelt. Seit den 1970er Jahren wurden die meist stadtfern gelegenen Großkrankenhäuser (Landeskliniken, Bezirkskrankenhäuser, Fachkliniken) drastisch verkleinert. Parallel wurde eine Vielzahl von psychiatrischen Abteilungen an wohnortnahen Allgemeinkrankenhäusern eingerichtet. In der vollstationären Versorgung von psychiatrischen Patienten sind unterschiedliche **Krankenhausarten** abzugrenzen. Aktuell entfallen auf die psychiatrischen und psychotherapeutischen Kliniken und Abteilungen an Allgemeinkrankenhäusern (etwa 220 Einrichtungen) 40 Prozent der Betten, in denen etwa die Hälfte aller stationär behandelten Menschen mit psychischen Erkrankungen aufgenommen wurden. Etwa 60 % der Betten werden in psychiatrischen Fachkrankenhäusern (ca. 200 Einrichtungen) vorgehalten. Darüber hinaus nehmen etwa 30 psychiatrische Universitätskliniken an der Versorgung teil, viele davon haben einen Auftrag zur gemeindenahen psychiatrischen Versorgung (Abb. **6.32**).

Über lange Zeit waren **Spezialkliniken** für bestimmte Diagnosegruppen vorherrschend, z. B. Kliniken für Patienten mit psychotischen Erkrankungen, mit neurotischen Erkrankungen, Krankenhäuser für gerontopsychiatrische Patienten oder Einrichtungen für Patienten mit Suchtkrankheiten. Seit den 1980er Jahren wurden zunehmend Kliniken eingerichtet, die das gesamte Spektrum psychiatrischer Erkrankungen für einen bestimmten Einzugsbereich abdecken. In den größeren Einrichtungen gibt es weiterhin Untergliederungen in einzelne Funktionsbereiche. Im Durchschnitt werden heute 6–7 Krankenhausbetten pro 10 000 Einwohner für erforderlich gehalten. Dabei sind die regional zuständigen Krankenhäuser auch verpflichtet, Patienten aufzunehmen, die ohne ihre Zustimmung nach den jeweiligen Unterbringungsgesetzen der Länder aufgenommen werden (s. S. 561 ff.).

Neben denjenigen Kliniken, die für das gesamte Spektrum psychischer Störungen Behandlungsangebote vorhalten, haben sich zunehmend auch Kliniken etabliert, die isoliert oder schwerpunktmäßig psychotherapeutisch-psychosomatisch arbeiten. Dabei ist die Abgrenzung der Behandlungsindikationen zwischen den jeweiligen Kliniktypen schwierig und berufspolitisch umstritten.

Institutionen psychiatrischer Versorgung

Vollstationäre Versorgung

Das Angebot im **stationären Versorgungsbereich** hat sich in den letzten Jahrzehnten deutlich gewandelt. An wohnortnahen Allgemeinkrankenhäusern wurde eine Vielzahl von psychiatrischen Abteilungen eingerichtet. Diese umfassen etwa 40 % der Betten in denen etwa die Hälfte der Patienten behandelt wird (Abb. **6.32**).

Lange Zeit gab es verschiedene **Spezialkliniken** für verschiedene Erkrankungen. In den letzten Jahren wurden zunehmend Kliniken eingerichtet, die das gesamte Spektrum psychiatrischer Erkrankungen für einen bestimmten Bereich abdecken. Pro 10 000 Einwohner werden etwa 7 Betten in psychiatrischen Kliniken für erforderlich gehalten.

Schon während der vollstationären Behandlung sind soziotherapeutische Maßnahmen wichtig. Ein wesentliches Mittel ist die **Tagesstrukturierung** (Abb. **6.33**).

6.32 Stationäre psychiatrische Versorgung im Wandel der Zeit

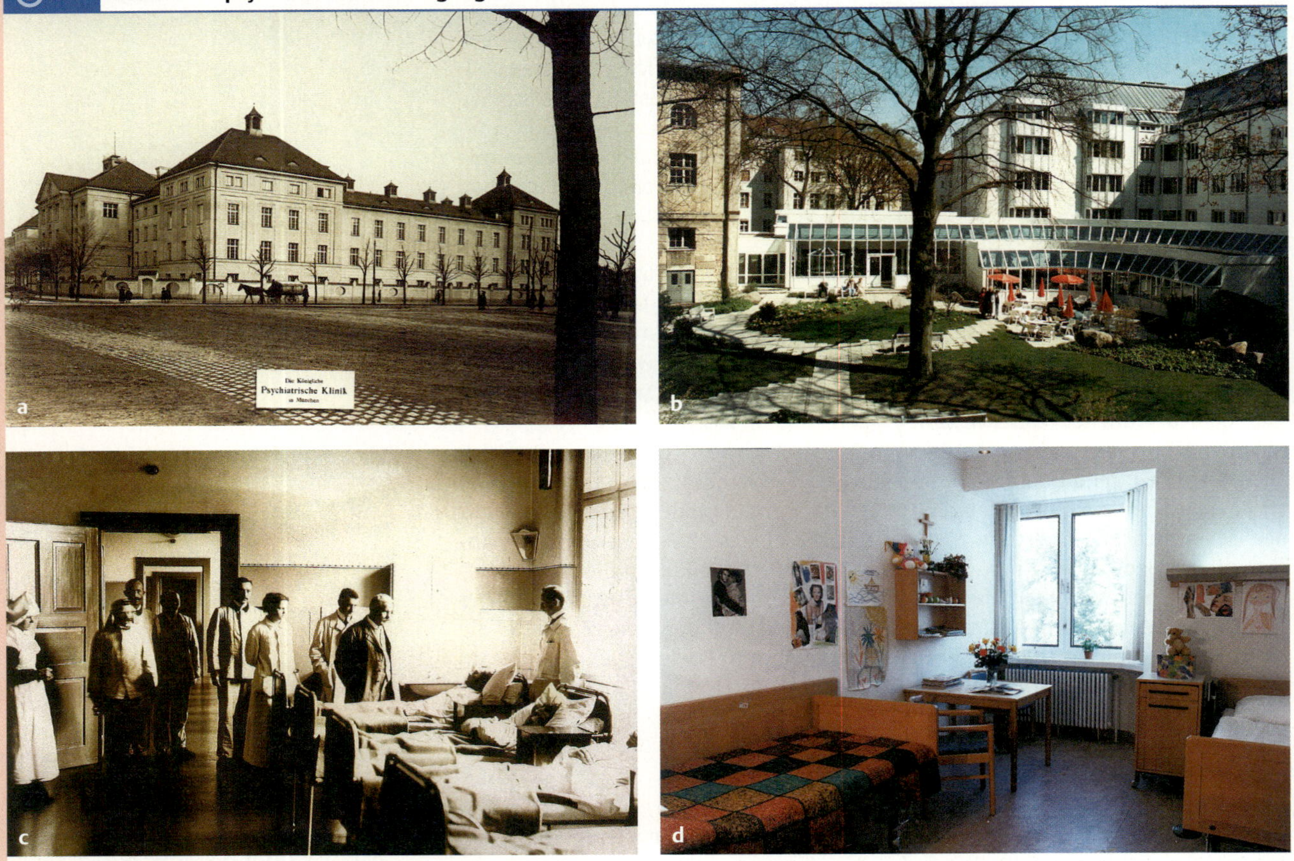

a + c Psychiatrische Klinik München um 1900.
b + d Heutige moderne Klinik.

Die **Psychiatrie-Personalverordnung (Psych-PV)** hat zu einer deutlich verbesserten Versorgung, insbesondere in den nichtärztlichen Berufsgruppen geführt. Es werden inzwischen aber auch neue Finanzierungsformen diskutiert, die den veränderten Rahmenbedingungen besser angepasst sind.

Bereits im Bereich der vollstationären Versorgung ist es von großer Bedeutung, sozialtherapeutische Aspekte in einen Gesamtbehandlungsplan einzubinden. Ein wesentliches Mittel ist hierbei die **Tagesstrukturierung.** Abb. **6.33** zeigt den Wochentherapieplan einer typischen Station in einem psychiatrischen Fachkrankenhaus.

Durch die Einführung der **Psychiatrie-Personalverordnung (Psych-PV)** hat sich seit 1990 eine deutliche Verbesserung der personellen Ausstattung der psychiatrischen Kliniken ergeben. Besonders in den nicht-ärztlichen therapeutischen Berufsgruppen, also bei Psychologen, Sozialarbeitern bzw. Sozialpädagogen und Ergotherapeuten, haben sich die Versorgungsbedingungen deutlich verbessert. Inzwischen zeigt sich jedoch, dass neue Finanzierungsformen für die Psychiatrie und Psychotherapie diskutiert werden müssen, um den massiv gesunkenen Verweildauern und der gestiegenen Bedeutung ambulanter Versorgung gerecht zu werden (u. a. Regionales Budget, persönliches Behandlungsbudget, Fallpauschalen).

Teilstationärer Bereich

Bei der **Tagesklinik** handelt es sich um eine halbstationäre Therapieform, der sich psychisch kranke Patienten an meist 5 Wochentagen nur für eine begrenzte Zeit des Tages unterziehen. Grundsätzlich können Patienten mit allen psychiatrischen

Teilstationärer Bereich

Tagesklinik und Nachtklinik sind die praktisch wichtigsten Bindeglieder zwischen vollstationärer und ambulanter Behandlung. Bei der **Tagesklinik** handelt es sich um eine halbstationäre Therapieform, der sich psychisch kranke Patienten an meist fünf Wochentagen nur für eine begrenzte Zeit des Tages unterziehen. Abend, Nacht und Wochenende verbringen sie im gewohnten häuslichen Milieu. Die Aufenthaltsdauer beträgt im Mittel zwei bis drei Monate, in Ausnahmefällen bis sechs Monate. Die Tagesklinik kann grundsätzlich Patien-

6.33 Typischer Wochenplan einer Station in einem psychiatrischen Krankenhaus

Uhrzeit	Montag	Dienstag	Mittwoch	Donnerstag	Freitag	Samstag	Sonntag
7.15							
7.45	Gymnastik	Tanztherapie	Gymnastik	Gymnastik	Gymnastik		
8.00	Hausgespräch	Hausgespräch	Hausgespräch	Hausgespräch	Hausgespräch		
9.15	Musiktherapie	Psychoedukative Gruppe	Integrierte Psychologische Therapie (IPT)	Beschäftigungs-therapie/ Arbeitstherapie	9.15 Gedächtnis-training 9.45 Oberarztvisite	Freizeitaktivitäten	Freizeitaktivitäten
10.30	Chefarztvisite	Zimmervisite	Interaktion	10.15 "Blitzlicht" (Gruppenvisite) 11.00 Psychoeduk.	Musiktherapie		
12.00							
13.00	Kochgruppe	Sport	Zeitungs-gruppe	Beschäftigungs-therapie/ Arbeitstherapie	14.30 Entspannungs-training (progr. Muskelrelaxation) 15.30 – 17.00 Gruppen-psychotherapie	Freizeitaktivitäten	Freizeitaktivitäten
14.00	Beschäftigungs-therapie/ Arbeitstherapie	Kunst-therapie/ Arbeits-therapie/ Beschäftigungs-therapie	Einzel-psychotherapie	Haushalts-training/ Arbeits-therapie/ Beschäfti-gungstherapie			
15.00							
16.00	Kegeln	Entspannungs-training (prog. Muskelrelaxation)	Kurzvisite				
17.30							
		18.30 Abendgespräch Pastor		20.00 Kultur-programm „Gabersee live“	Freizeitaktivitäten		

ten mit allen psychiatrischen Erkrankungen versorgen, wenn die therapeutische Beziehungsaufnahme und das Einhalten bestimmter Regeln gewährleistet sind.

Im teilstationären Bereich kann durch die Kombination von erhaltenem sozialem Umfeld und intensiven therapeutischen Beziehungsprozessen ein eigenständiges Therapieangebot aufgebaut werden, das eine vollstationäre Behandlung eventuell ersetzen kann. Im Bereich der **nachstationären Behandlung** werden typischerweise Patienten mit psychotischen Erkrankungen behandelt, die ein hohes belastungsabhängiges Rückfallrisiko aufweisen. Eine spezielle Stellung nehmen die **gerontopsychiatrische Tagesklinik** sowie die **Tagesklinik für Kinder- und Jugendpsychiatrie** ein.

Die **Nachtklinik** ist eine halbstationäre Einrichtung, in der Patienten für eine begrenzte Zeit wohnen und behandelt werden, wobei sie tagsüber aber einer regelmäßigen beruflichen Beschäftigung oder einer Ausbildung nachgehen.

Ambulanter Versorgungsbereich

Im ambulanten Bereich wird die psychiatrische Versorgung zu einem großen Teil durch **niedergelassene Fachärzte** geleistet. Häufig erfolgt die Versorgung noch durch niedergelassene Nervenärzte. Diese behandeln sowohl Patienten mit psychiatrischer als auch Patienten mit neurologischer Grunderkrankung. Durch die Veränderung der Weiterbildungsordnungen haben sich in den letzten Jahren jedoch zunehmend Ärzte für Psychiatrie bzw. Ärzte für Psychiatrie und Psychotherapie niedergelassen. Durch die Verbindung von psychiatrischen und psychotherapeutischen Aspekten in der Ausbildung von Ärztinnen und Ärzten hat sich auch eine stärkere Verzahnung der verschiedenen therapeutischen Ansätze ergeben (Tab. **6.31**).

Weiterhin gibt es zwischen städtischen Ballungsräumen und ländlichen Regionen ein deutliches Gefälle in der Versorgung mit psychiatrischen und psychotherapeutischen Fachärzten. In städtischen Regionen steht zum Teil ein Arzt für 10 000 bis 20 000 Einwohner zur Verfügung, in ländlichen Regionen ist es häufig weniger als ein Arzt für 30 000 Einwohner. Zwei Drittel der ambulant versorgten psychiatrischen Patienten haben innerhalb eines Quartals einen bis drei Kontakte zum Facharzt, ein Viertel der Patienten benötigt fünf und mehr Kontakte. Zu den wesentlichen Aufgaben der niedergelassenen Fachärzte gehören Diagnostik, Beratung (auch unter Einbeziehung von Bezugspersonen), Einzel- und Gruppenpsychotherapien, Pharmakotherapie, Notfallbehandlung und Krisen-

6.33

Erkrankungen versorgt werden. Die Aufenthaltsdauer beträgt 2–3 Monate.

Durch die Kombination von erhaltenem sozialen Umfeld und intensiven therapeutischen Prozessen wird ein eigenständiges Therapieangebot aufgebaut. Im Bereich der **nachstationären Behandlung** werden v. a. Patienten mit psychotischen Erkrankungen und einem hohen Rückfallrisiko versorgt.

Die **Nachtklinik** ist eine halbstationäre Einrichtung, in der die Patienten nur nachts wohnen.

Ambulanter Versorgungsbereich

Niedergelassene Fachärzte leisten einen großen Teil der ambulanten Versorgung. In vielen Fällen werden Patienten mit neurologischer Grunderkrankung durch den gleichen Arzt wie psychiatrische Patienten behandelt (Nervenärzte). In der letzten Zeit gibt es zunehmend mehr Ärzte für Psychiatrie bzw. für Psychiatrie und Psychotherapie (Tab. **6.31**).

Zwischen Städten und ländlichen Regionen gibt es deutliche Versorgungsunterschiede. ⅔ der Patienten haben innerhalb eines Quartals einen bis drei Kontakte mit dem behandelnden Arzt, ¼ benötigt fünf und mehr Kontakte.

Durch die niedergelassenen Ärzte werden auch Maßnahmen der komplementären psychiatrischen Versorgung verordnet.

6.31

6.31 Behandelte Patienten nach Diagnosegruppen in der Praxis eines niedergelassenen Nervenarztes

▪ hirnorganische Störungen	24 %
▪ neurotische Störungen und Störungen der Persönlichkeit	23 %
▪ affektive Psychosen	18 %
▪ psychosomatische Störungen	15 %
▪ Anfallskrankheiten	7 %
▪ schizophrene Psychosen	6 %
▪ Suchterkrankungen	5 %
▪ schizoaffektive Psychosen	4 %
▪ psychiatrische Alterserkrankungen	4 %
▪ neurologische Erkrankungen ohne psychische Beteiligung	30 %
(Mehrfachnennungen möglich)	

intervention. Außerdem werden durch Ärzte **komplementäre Maßnahmen** vor Ort verordnet, die zur Erreichung des Behandlungszieles erforderlich sind (z. B. häusliche Krankenpflege, Ergotherapie).

Seit 1999 nehmen auch **psychologische Psychotherapeuten** direkt an der Versorgung teil.

Seit 1999 wird ein größerer Teil der psychotherapeutischen Versorgung im ambulanten Bereich durch **psychologische Psychotherapeuten** geleistet. Im Rahmen des Psychotherapeuten-Gesetzes ist es Patienten auch möglich, direkt psychologisch-psychotherapeutische Hilfe in Anspruch zu nehmen.

Institutsambulanzen spielen in der Versorgung schwer erkrankter Patienten eine zunehmend größere Rolle.

Institutsambulanzen spielen in der Versorgung schwer erkrankter Patienten eine zunehmend größere Rolle. Dabei handelt es sich um ärztlich geleitete Einrichtungen, die meist unmittelbar mit psychiatrischen Krankenhäusern und Abteilungen verbunden sind. Durch ein interdisziplinäres Team werden dabei diejenigen Patienten ambulant behandelt, die psychisch schwer gestört und dadurch besonders rückfallgefährdet sind. Kostenträger dieser Maßnahmen sind die Krankenversicherungen.

Durch **sozialpsychiatrische Dienste** wird ambulante Beratung, Vorsorge und Nachsorge geleistet.

Sozialpsychiatrische Dienste werden sowohl von den öffentlichen Gesundheitsverwaltungen (Gesundheitsämter) als auch von freien Wohlfahrtsverbänden getragen. Der Arbeitsbereich der dort tätigen Psychiater, Psychologen, Sozialarbeiter und Pflegekräfte umfasst die ambulante Beratung, Vorsorge und Nachsorge. Durch den im sozialpsychiatrischen Dienst tätigen Psychiater kann auch im Vorfeld einer stationären Krankenhausbehandlung eine Untersuchung im gewohnten häuslichen Milieu stattfinden und eventuell eine Krankenhauseinweisung veranlasst werden.

Einrichtungen mit Kontaktstellenfunktion können jederzeit ohne besondere Anmeldung aufgesucht werden („niedrige Zugangsschwelle").

Für Patienten, die nur gering motiviert sind eine psychiatrische Behandlungsinstitution aufzusuchen, sind sogenannte **Einrichtungen mit Kontaktstellenfunktion** geschaffen worden. Darunter werden ganz verschiedene Einrichtungen und Angebote zusammengefasst; es handelt sich in der Regel um ambulante Dienste, die jederzeit ohne besondere Anmeldung aufgesucht werden können („niedrige Zugangsschwelle"). Diese Einrichtungen stehen allen psychisch Kranken und Behinderten offen.

Beispiele hierfür sind Begegnungsstätten, sozial- und gemeindepsychiatrische Zentren, Patientenclubs und ähnliche Einrichtungen.

Beispiele für solche Einrichtungen sind:
- Begegnungsstätten
- sozialpsychiatrische und gemeindepsychiatrische Zentren
- Patientenclubs und ähnliche Einrichtungen.

In **Tagesstätten** werden psychisch Kranke behandelt, die zwar nicht vollstationär behandelt werden müssen, dem offenen Angebot anderer sozialpsychiatrischer Einrichtungen jedoch nicht gewachsen sind.

Ein sehr viel strukturierteres und damit verbindlicheres Beschäftigungsprogramm wird durch **Tagesstätten** angeboten. In die Tagesstätte kommen psychisch Kranke und Behinderte, die auf der einen Seite nicht vollstationär behandelt werden müssen, die andererseits aber dem offenen Angebot anderer sozialpsychiatrischer Einrichtungen nicht oder noch nicht gewachsen sind.

Spezielle soziotherapeutische Maßnahmen

Es gibt eine Vielzahl von Maßnahmen, deren Schwerpunkt im soziotherapeutischen Bereich liegt. Diese formal oder inhaltlich voneinander abzutrennen ist nicht immer einfach. Die im Folgenden beschriebenen soziotherapeutischen Maßnahmen überschneiden sich deshalb deutlich sowohl in ihrer Indikation als auch im institutionellen Rahmen. Einige Maßnahmen (z.B. Ergotherapie) sind an keine feste Institution gebunden und können sowohl im vollstationären und teilstationären Bereich, als auch in der freien Praxis stattfinden.

Grundlage der meisten soziotherapeutischen Maßnahmen ist die **Milieugestaltung.** Damit ist die Schaffung einer Umgebung gemeint, die sich möglichst geringfügig von Gegebenheiten außerhalb der Klinik unterscheiden soll. Wichtige Aspekte, die dabei berücksichtigt werden müssen, sind

- die Lage der Einrichtung (möglichst nahe am gewohnten sozialen Umfeld)
- die Schaffung einer wohnlichen Atmosphäre
- gemeinsame Stationen für Männer und Frauen
- Möglichkeiten der Selbstgestaltung des Umfeldes durch die Patienten.

Von Seiten des Personals steht den aufeinander bezogenen therapeutischen Maßnahmen eine ebenso aufeinander bezogene Zusammenarbeit der einzelnen Berufsgruppen, die in der psychiatrischen Therapie tätig sind, gegenüber. Diese Einstellung hat u.a. in den Ideen der **therapeutischen Gemeinschaft** ihren Niederschlag gefunden. Darunter ist eine Gruppe von Patienten, Pflegepersonal und Ärzten zu verstehen, die mit dem Ziel zusammenlebt und arbeitet, psychisch Kranken eine bessere (Wieder-)Eingliederung in die Gesellschaft zu ermöglichen. Dabei soll dem Kranken die passive Rolle des Patienten genommen und eine **aktive Partnerschaftsrolle** im therapeutischen Bereich zugewiesen werden. Dieses sehr weitgehende Konzept hat heute wohl nur noch in Ausnahmefällen eine Bedeutung.

Das **ärztliche Gespräch** mit dem Patienten stellt eine der wichtigsten und langfristig tragfähigsten soziotherapeutischen Maßnahmen dar. Es hat diagnostischen und immer auch therapeutischen Charakter. In erster Linie kommt es darauf an, einen **tragfähigen Kontakt** zum Patienten herzustellen und zu halten. **Die gesunden Anteile des Patienten müssen erkannt und gestärkt werden. Selbsthilfevorgänge** sollen angestoßen, erhalten und evtl. korrigiert werden. Das ärztliche Gespräch im Rahmen der Soziotherapie besteht meist in einem stützenden, führenden, beratenden und fördernden Kontakt.

Ergotherapie

Es handelt sich hierbei um den Oberbegriff für Maßnahmen im Rahmen der Beschäftigungs- und Arbeitstherapie. Die **Beschäftigungstherapie** wird vorwiegend als Basisprogramm im stationären oder teilstationären Bereich eingesetzt, hat aber auch eine Bedeutung im ambulanten Bereich. Sie wird in der Regel in der Gruppe (8 bis 15 Patienten) durchgeführt, kann aber auch als Einzeltherapie sinnvoll sein. In der Beschäftigungstherapie werden kreativ-handwerkliche Tätigkeiten ebenso wie Maßnahmen zur Stärkung der kognitiven Leistungsfähigkeit (z.B. Bürotraining) und der Haushaltsführung geübt (Abb. **6.34**). Spezielle Vorbedingungen bezüglich der Leistungsfähigkeit des Patienten bestehen nicht. Beschäftigungstherapie kann somit bereits in der Akutphase psychischer Erkrankungen eingesetzt werden. Ohne wesentlichen Leistungs- und Belastungsdruck soll sie

- kognitive Fähigkeiten üben
- die Kommunikationsfähigkeit verbessern
- den Antrieb fördern
- das Selbstvertrauen stärken sowie
- Ausdauer und Durchhaltevermögen trainieren.

Mit speziellen beschäftigungstherapeutischen Programmen können bestimmte psychopathologische Syndrome, wie z.B. schizophrene Minussymptomatik, gezielt angegangen werden. Die Beschäftigungstherapie ist auch ein wichtiger Bestandteil bei der Erhaltung einer eigenständigen Lebens- und Haushaltsführung.

Spezielle soziotherapeutische Maßnahmen

Grundlage der meisten soziotherapeutischen Maßnahmen ist die **Milieugestaltung.** Damit ist die Schaffung einer Umgebung gemeint, die sich möglichst geringfügig von Gegebenheiten außerhalb der Klinik unterscheiden soll.

Wichtige Aspekte sind:

- die Lage der Einrichtung
- die Schaffung einer wohnlichen Atmosphäre
- gemeinsame Stationen für Männer und Frauen
- Möglichkeiten der Selbstgestaltung des Umfeldes.

In der **therapeutischen Gemeinschaft** soll durch die Zusammenarbeit von Patienten, Pflegepersonal und Ärzten dem Kranken die eher passive Rolle genommen und eine **aktive Partnerschaftsrolle** zugewiesen werden.

Das **ärztliche Gespräch** mit dem Patienten hat sowohl diagnostischen als auch therapeutischen Charakter. **Wichtige Ziele** sind:

- Schaffung eines tragfähigen Kontaktes
- Erkennen gesunder Anteile
- Anstoßen von Selbsthilfevorgängen.

Ergotherapie

Die **Beschäftigungstherapie** wird als Basisprogramm im stationären, teilstationären und ambulanten Bereich eingesetzt (Abb. **6.34**). Spezielle Vorbedingungen bezüglich der Leistungsfähigkeit des Patienten bestehen nicht. Die Beschäftigungstherapie soll

- kognitive Fähigkeiten üben
- die Kommunikationsfähigkeit verbessern
- den Antrieb fördern
- das Selbstvertrauen stärken sowie
- Ausdauer und Durchhaltevermögen trainieren.

Die Beschäftigungstherapie stellt auch einen wichtigen Bestandteil bei der Erhaltung einer eigenständigen Lebens- und Haushaltsführung dar.

6.34

6.34 Ergotherapie

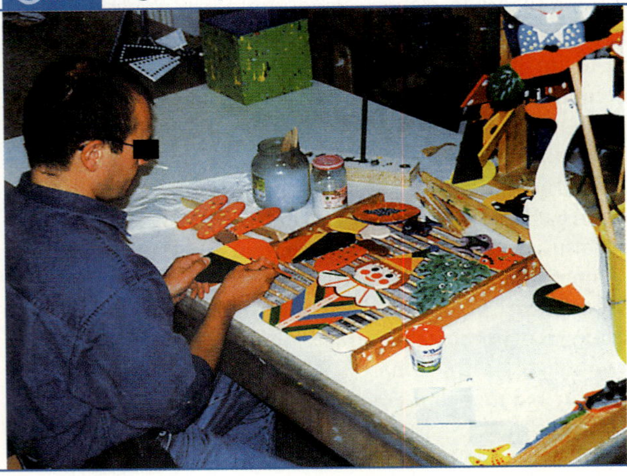

In der Ergotherapie werden u. a. kreativ-handwerkliche Tätigkeiten eingesetzt.

Arbeitstherapie bereitet auf das selbstständige berufliche Leben vor, aber auch auf die Werkstatt für Behinderte oder spezielle berufsfördernde Maßnahmen. Die **Therapieziele** bestehen in einer Förderung von
- Ausdauer
- Durchhaltevermögen
- Sorgfalt
- Pünktlichkeit und
- Umstellungsfähigkeit.

Arbeitstraining und **Belastungserprobung** dienen der Überprüfung der Arbeitsfähigkeit.

Die verschiedenen Stufen der **Arbeitstherapie** bereiten auf das selbstständige berufliche Leben vor, aber auch auf die Werkstatt für Behinderte oder spezielle berufsfördernde Maßnahmen. Produktionsabläufe mit geregelten Arbeitszeiten und möglichst auch entsprechender Entlohnung werden mit einbezogen. Die **Therapieziele** bestehen in einer Förderung von
- Ausdauer
- Durchhaltevermögen
- Sorgfalt
- Pünktlichkeit und
- Umstellungsfähigkeit.

Eine spezielle Arbeitstherapie in Form einer gezielten Förderung beruflicher Fähigkeiten in definierten Arbeitsfeldern ist das **Arbeitstraining.** Die **Belastungserprobung** dient insbesondere der Überprüfung der erreichten Arbeitsfähigkeit unter Belastung.

Beratung und Betreuung durch den Sozialdienst

Wichtigste Aufgabe ist die frühzeitige Erfassung und Analyse der sozialen Situation des Patienten. Dazu gehören die Erkennung von Gefährdungen im sozialen Bereich sowie die Beratung z. B. im Umgang mit Behörden, Versicherungen und Arbeitgebern.

Beratung und Betreuung durch den Sozialdienst

Die Beratung und Betreuung durch den Sozialdienst sollte bereits zu einem möglichst frühen Zeitpunkt beginnen. Die wichtigste Aufgabe des Sozialdienstes besteht in der Erfassung und Analyse der sozialen Situation des Patienten. Dazu gehören die Erkennung von drohenden oder bereits eingetretenen Gefährdungen im sozialen Bereich sowie die gezielte und fachkundige Beratung bzw. Betreuung bezüglich des Umgangs mit Behörden, Versicherungen, Arbeitgebern und ähnlichen Institutionen.

Angehörigenarbeit

Angehörigenarbeit findet in ganz unterschiedlicher Form statt. Dazu gehört das ärztliche Gespräch mit den Angehörigen, andererseits gibt es professionell geleitete Angehörigengruppen und Einrichtungen zur Angehörigenselbsthilfe.

Angehörigenarbeit

Die teilweise Verlagerung psychiatrischer Therapie aus dem vollstationären Bereich in teilstationäre und ambulante Einrichtungen bringt u. a. auch eine Zunahme der alltäglichen Belastung der Angehörigen durch die psychische Erkrankung mit sich. Bekannt sind außerdem ernst zu nehmende Zusammenhänge zwischen emotionalem Kontaktverhalten von Angehörigen („Expressed Emotions") und erhöhter Rückfallquote (v. a. bei schizophrenen Erkrankungen, s. S. 139, Abb. **4.40**). Angehörigenarbeit findet in ganz unterschiedlicher Form statt. Zum einen gehört das ärztliche Gespräch mit den Angehörigen dazu, andererseits gibt es professionell geleitete Angehörigengruppen und Einrichtungen zur Angehörigenselbsthilfe. Bestandteile der Angehörigenarbeit sind auch Informationsvermittlung und Trainingsprogramme für Angehörige, aber auch problem- und konfliktorientierte Gruppenaktivitäten.

Künstlerische und kreative Angebote

Neben den „klassischen" ergotherapeutischen Verfahren haben sich in den letzten Jahren zunehmend andere Aktivitäten etabliert, die mit künstlerischen und kreativen Mitteln einen Zugang zum Patienten suchen. Dazu gehören u. a. die **Tanz- und Bewegungstherapie,** die **Musiktherapie,** die **Maltherapie** und auch die **Theatertherapie** (Abb. **6.35**). Alle diese Maßnahmen sind sowohl im vollstationären, teilstationären und teilweise auch im ambulanten Bereich einzusetzen. Gerade bei diesen Verfahren spielt es eine große Rolle, dass sie im Rahmen eines Gesamttherapieplans individuell eingesetzt werden. Bei gezielter Anwendung bietet sich für den Patienten die Möglichkeit, unter fachmännischer Anleitung in einer Gruppensituation kreative Möglichkeiten zu entfalten. Dadurch kann das Selbstvertrauen gesteigert, die Isolation abgebaut und dem Patienten ein Gefühl für erhaltene und gesunde Anteile seiner Persönlichkeit vermittelt werden.

Künstlerische und kreative Angebote

Therapieangebote des künstlerisch-kreativen Bereichs sind (Abb. **6.35**):
- Tanz- und Bewegungstherapie
- Musiktherapie
- Maltherapie
- Theatertherapie.

Durch diese Maßnahmen kann das Selbstvertrauen gesteigert, die Isolation abgebaut und dem Patienten ein Gefühl für erhaltene und gesunde Anteile seiner Persönlichkeit vermittelt werden.

6.35 Künstlerische und kreative Therapien können das Selbstvertrauen des Patienten steigern

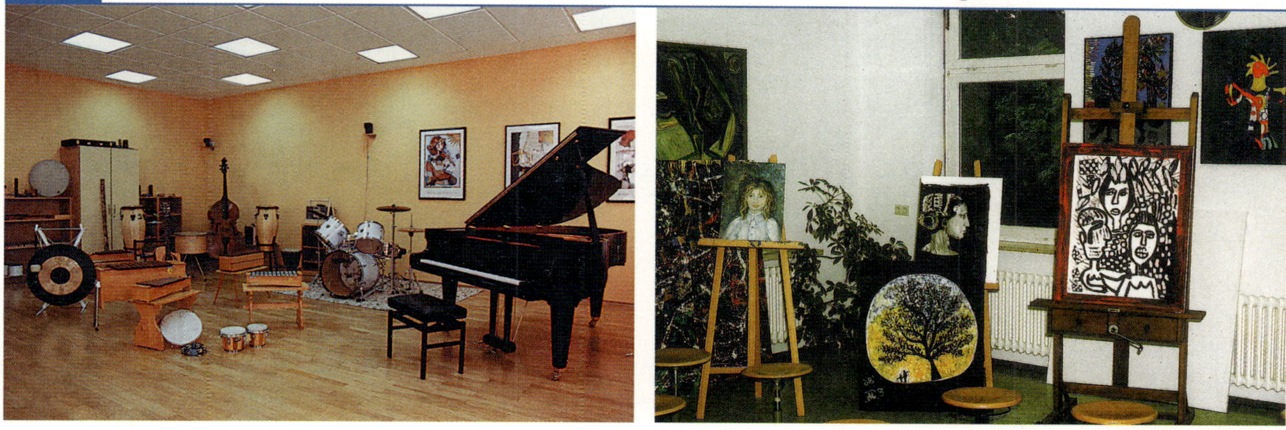

a Musiktherapie.

b Kunsttherapie.

Soziotherapeutische Angebote im Bereich des Wohnens

Ein nicht geringer Anteil psychisch Kranker und Behinderter benötigt zur Integration in gemeinschaftliche Lebensformen und zur beruflichen Wiedereingliederung konkrete **Hilfen im Wohnbereich.** Das Wohnangebot soll dabei so gestaltet werden, dass es dem Leben im vertrauten Milieu möglichst nahe kommt. Als Formen des betreuten Wohnens kommen in Frage:
- betreute Einzelwohnungen (auch zusammen mit Angehörigen der eigenen Familie)
- Wohngruppen (mit weitgehend voneinander getrennten Lebensbereichen)
- Wohngemeinschaften (arbeitsteilige Haushaltsführung, Übernahme der Verantwortung für andere Mitglieder)
- Übergangswohnheime (zeitlich begrenzt, strukturierter Tagesablauf)
- Wohnheime (Betreuung, Pflege, tagesstrukturierende Maßnahmen)
- Familienpflege (langfristige Aufnahme und Versorgung psychisch Kranker in einer Pflegefamilie).

Tagesstrukturierende Maßnahmen sollen in allen diesen Einrichtungen, wenn auch in unterschiedlichem Ausmaß, eine wesentliche Grundlage der therapeutischen Bemühungen darstellen. Ein Beispiel für den Tagesplan in einem Übergangswohnheim ist in Tab. **6.32** dargestellt.

Soziotherapeutische Angebote im Bereich des Wohnens

Hilfen im Wohnbereich sind:
- betreute Einzelwohnungen
- Wohngruppen
- Wohngemeinschaften
- Übergangswohnheime
- Wohnheime
- Familienpflege.

Tagesstrukturierende Maßnahmen sollen in diesen Einrichtungen Grundlage der Therapie sein (Tab. **6.32**).

6.32 Tagesplan eines Übergangswohnheimes für nicht berufstätige Bewohner

Montag	*Dienstag*	*Mittwoch*	*Donnerstag*	*Freitag*
7.00 h Wecken/7.30 h Frühsport/ 8.00 h Frühstück und Medikamentenausgabe				
8–10 h Hausarbeit im Zimmer und für das Wohnheim				
10–12 h	10–12 h	10–12 h	10–12 h	10–12 h
Gesprächsgruppe, Wochenplanung	Ergotherapie (in der Gruppe)	Haushaltstraining	Ergotherapie (in der Gruppe) Einkauf u. a.	Erledigung privater Termine
12.00 h Mittagessen mit Medikamentenausgabe				
12.30 h–14.00 h Mittagsruhe				
16–17 h	15–16 h	14–18 h	15–16 h	14–15 h
Ergotherapie (in der Gruppe)	Sport	Außenaktivität (Wanderung, Museumsbesuch)	Zeitungsgruppe	kognitives Training (Gruppe)
	16–17 h		16–17 h	15–16 h
	kognitives Training (Gruppe)		Gesprächsgruppe	Ergotherapie
18.00 h Abendessen mit Medikamentenausgabe				
19–21 h	20–22 h	20–22 h	19–22 h	19–22 h
Hausarbeit	Patientenclub	zur freien Verfügung	Außenaktivität (Kino, Kegeln)	zur freien Verfügung

Rehabilitative Angebote für den beruflichen Bereich

Rehabilitative Maßnahmen sollten nicht erst bei einer bereits eingetretenen, sondern bereits bei einer **„drohenden Behinderung"** eingesetzt werden. In vielen Fällen bietet sich im Anschluss an eine voll- oder teilstationäre psychiatrische Behandlung eine **stufenweise Wiederaufnahme der Arbeit** an. Wenn andersartige berufliche Rehabilitationsversuche nicht mehr möglich sind, kommt die **beschützende Werkstatt für psychisch Behinderte** in Frage. Hier soll den Patienten eine dauernde Arbeitsmöglichkeit gegeben werden, die ihren eingeschränkten Möglichkeiten entspricht.

Bei beruflicher Rehabilitation muss erwartet werden, dass nach Abschluss eine Beschäftigung zu finden ist.

Rehabilitative Angebote für den beruflichen Bereich

Psychisch Behinderte bringen ein weites Spektrum beruflicher Vorerfahrungen mit. Daher ist eine ausreichende Differenzierung der beruflichen Rehabilitationsangebote erforderlich. Solange eine Wiedereingliederung am alten Arbeitsplatz möglich ist, sollten andere Maßnahmen beruflicher Rehabilitation dahinter zurückstehen. Rehabilitative Maßnahmen sollten nicht erst bei einer schon eingetretenen, sondern bereits bei einer **„drohenden Behinderung"** eingesetzt werden. Die berufliche Rehabilitation psychisch Kranker ist nicht an einen bestimmten institutionellen Rahmen gebunden und kann sowohl in einem voll- oder teilstationären Rahmen als auch ambulant oder in einem Betrieb erfolgen. In vielen Fällen bietet sich im Anschluss an eine voll- oder teilstationäre psychiatrische Behandlung eine **stufenweise Wiederaufnahme der Arbeit** an. Für die Dauer dieser Maßnahme besteht die Arbeitsunfähigkeit fort, der Krankengeldanspruch bleibt erhalten. Wenn andersartige berufliche Rehabilitationsversuche nicht mehr möglich sind, kommt die **beschützende Werkstatt für psychisch Behinderte** in Frage. Das Ziel dieser Einrichtung besteht darin, den Patienten eine dauernde Arbeitsmöglichkeit zu geben, die ihren eingeschränkten Möglichkeiten und Fertigkeiten entspricht.

Darüber hinaus gibt es eine Vielzahl von weiteren Einzelmaßnahmen. Voraussetzung für die Einleitung der entsprechenden Angebote ist ein Leistungsniveau, das das Erreichen des angestrebten Zieles erwarten lässt. Außerdem muss erwartet werden, dass nach Abschluss der Maßnahme innerhalb einer angemessenen Zeit auf dem Arbeitsmarkt oder in beschützenden Werkstätten auch tatsächlich eine Beschäftigung zu finden ist.

Kostenträger soziotherapeutischer Maßnahmen

Für soziotherapeutische Maßnahmen kommen sehr unterschiedliche Kostenträger in Frage. Welcher Kostenträger letztendlich eintreten muss, kann nur unter Berücksichtigung des Einzelfalles entschieden werden. Die **wichtigsten Institutionen,** die für die Kostenübernahme in Frage kommen, sind:

- gesetzliche und private Krankenversicherungen
- Träger der Rentenversicherung (Bundesversicherungsanstalt für Angestellte, Landesversicherungsanstalten)
- Träger der Unfallversicherung
- Träger der sozialen Entschädigung bei Gesundheitsschäden (Versorgungsämter, Fürsorgestellen)
- Träger der Sozialhilfe (örtlich und überregional)
- Bundesagentur für Arbeit (für berufliche Rehabilitation).

Nach den gesetzlichen Bestimmungen hat dabei jeder Träger im Rahmen seiner Zuständigkeit die je nach Lage des Einzelfalles erforderlichen Leistungen so **vollständig und umfassend** zu erbringen, dass andere Träger möglichst keine Leistungen erbringen müssen.

Kostenträger soziotherapeutischer Maßnahmen

Für soziotherapeutische Maßnahmen kommen sehr unterschiedliche Kostenträger in Frage. Am **wichtigsten** sind:

- gesetzliche und private Krankenversicherungen
- Träger der Rentenversicherung
- Träger der Unfallversicherung
- Versorgungsämter, Fürsorgestellen
- Träger der Sozialhilfe
- Bundesagentur für Arbeit.

Jeder Träger muss Leistungen im Rahmen seiner Zuständigkeit so **vollständig und umfassend** erbringen, dass andere Träger möglichst keine Leistungen erbringen müssen.

7 Psychiatrische Notfall-Therapie

Ein psychiatrischer Notfall erfordert eine sofortige, am akuten Symptom orientierte gezielte Therapie, um eine Gefahr für die Gesundheit des Patienten und eventuell auch anderer Personen abzuwenden. Die wichtigsten psychiatrischen Notfälle sind:

- Erregungszustände
- akute Suizidalität
- Angst- und Panikstörungen
- Bewusstseinsstörungen/Delir
- Drogen-Notfälle
- Stupor, Katatonie
- (Psycho-)Pharmaka-induzierte Notfälle (Dyskinesie, malignes neuroleptisches Syndrom)

Kenntnisse über die Erstversorgung psychiatrischer Notfälle sind für jeden Arzt von Bedeutung, da sich der überwiegende Anteil solcher Notfälle nicht in psychiatrischen Kliniken, sondern in der häuslichen Umgebung des Patienten, in der Praxis des (Allgemein-)Arztes, im Altenheim oder im Allgemeinkrankenhaus ereignet.

7 Psychiatrische Notfall-Therapie

Die wichtigsten psychiatrischen Notfälle sind:

- Erregungszustände
- akute Suizidalität
- Angst- und Panikstörungen
- Bewusstseinsstörungen/Delir
- Drogen-Notfälle
- Stupor, Katatonie
- (Psycho-)Pharmaka-induzierte Notfälle (Dyskinesie, malignes neuroleptisches Syndrom)

Kenntnisse über die Erstversorgung psychiatrischer Notfälle sind für jeden Arzt von Bedeutung.

▶ **Merke:** Praktisch jeder Arzt wird zu irgendeinem Zeitpunkt mit psychiatrischen Notfällen konfrontiert.

◀ **Merke**

Die Therapie orientiert sich in erster Linie an der akuten Symptomatik. Es ist von vorrangiger Bedeutung, dass die bestehende Symptomatik und eine eventuelle Fremd- oder Selbstgefährdung schnell und sicher erkannt wird.

Darüber hinaus muss immer daran gedacht werden, dass die **Ursache nicht nur im psychiatrischen Bereich** zu suchen ist (also z. B. im Bestehen einer schizophrenen Psychose, akuten Depression oder akuten Belastungsreaktion), sondern dass auch verschiedene **neurologische** (z. B. Meningitis/Enzephalitis, zerebrale Durchblutungsstörungen, Anfallsleiden) und **internistische Erkrankungen** (z. B. akute Stoffwechselstörungen) sowie **Nebenwirkungen von Pharmaka** zu psychiatrischen Notfall-Situationen führen können. Eine **internistische und neurologische Untersuchung** sollte deshalb grundsätzlich durchgeführt werden, was sich in der akuten Situation allerdings nicht immer sofort realisieren lässt. Ggf. sollte auch ein Drogenscreening durchgeführt werden.

Die akute Symptomatik und eine evtl. Fremd- oder Selbstgefährdung müssen schnell und sicher erkannt werden.

Die **Ursache** kann **nicht nur im psychiatrischen Bereich selbst bestehen.** Es ist auch an **neurologische** und **internistische Erkrankungen** zu denken sowie an **Nebenwirkungen von Pharmaka.** Eine **internistische und neurologische Untersuchung** sollte grundsätzlich durchgeführt werden.

Ein grundsätzlicher Bestandteil der psychiatrischen Notfall-Therapie ist das **ärztliche Gespräch.** Häufig gelingt es bereits durch ein ruhiges, überlegtes und professionelles Auftreten, auch dramatisch anmutende Situationen zu entschärfen (z. B. bei akuten Angst- und Panikzuständen). Bringt dieses Vorgehen jedoch keinen Erfolg, so darf mit weitergehenden – insbesondere medikamentösen – Maßnahmen nicht gezögert werden.

Ein grundsätzlicher Bestandteil der Notfall-Therapie ist das **ärztliche Gespräch.** Durch ruhiges und professionelles Auftreten kann die Situation oft entschärft werden.

Die sorgfältige **Beobachtung des Umfeldes** (z. B. „Flaschenlager" des Alkoholikers, „Fixerset" des Drogenabhängigen oder Medikamentenvorräte) und die **Angaben von Angehörigen oder Nachbarn** können wertvolle Hinweise auf die Ursache der akuten Symptomatik und damit für die notwendige therapeutische Strategie geben.

Die **Beobachtung des Umfeldes** sowie die **Angaben von Angehörigen und Nachbarn** können wertvolle Hinweise auf die Ursache und für die Therapie geben.

Rechtliche Aspekte

Obwohl der Arzt versuchen sollte, sich mit dem Patienten über die notwendigen Therapiemaßnahmen zu verständigen, kann es unter Umständen erforderlich sein, Maßnahmen auch ohne die ausdrückliche Zustimmung des Patienten einzuleiten. In akuten Notfällen können die zur sofortigen Gefahrenabwehr unbedingt notwendigen Maßnahmen im Sinne einer „Geschäftsführung ohne Auftrag" auch ohne die ausdrückliche Einwilligung des Patienten vorgenommen werden. Direkt im Anschluss daran ist aber dafür Sorge zu tragen, dass eine den gesetzlichen Bestimmungen genügende rechtliche Grundlage für die weitere Behandlung geschaffen wird. Hierbei kommen in erster Linie eine **Betreuung**

Rechtliche Aspekte

In akuten Notfällen kann zur sofortigen Gefahrenabwehr evtl. ein Handeln ohne ausdrückliche Zustimmung des Patienten nötig sein („Geschäftsführung ohne Auftrag"). Direkt im Anschluss daran muss eine ausreichende rechtliche Grundlage geschaffen werden (z. B. **Betreuung** nach dem Betreuungsgesetz, **Unterbringung** nach den LUG oder PsychKG der Länder, s. S. 561 ff.).

7.1

7.1 Mögliche Ursachen und medikamentöse Therapie psychiatrischer Notfälle (Übersicht)

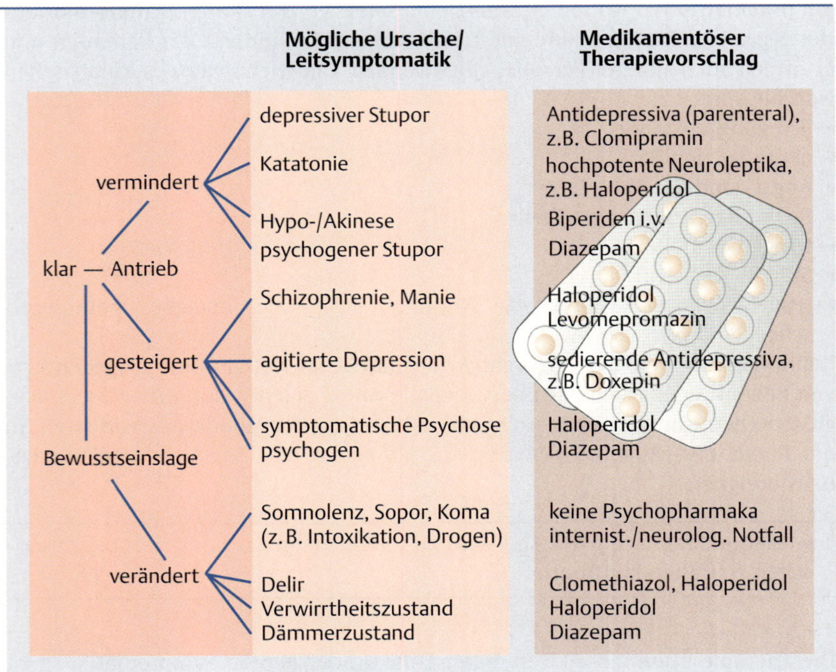

Abb. **7.1** gibt eine Übersicht über die medikamentöse Therapie psychiatrischer Notfälle.

Obligat ist eine exakte **Dokumentation** (äußere Situation des Notfalls, Befunde, Fremdanamnese, Namen und Telefonnummern von Bezugspersonen).

nach dem Betreuungsgesetz oder eine **Unterbringung** auf einer geschlossenen Station nach den Unterbringungsgesetzen der Bundesländer (LUG, PsychKG) in Frage (s. S. 561 ff.).
Eine orientierende Übersicht über die Differenzierung psychiatrischer Notfall-Situationen und der vordringlichen medikamentösen Maßnahmen ist in Abb. **7.1** dargestellt.
Obligat ist eine exakte **Dokumentation** (äußere Situation des Notfalls, Befunde, Fremdanamnese, Namen und Telefonnummern von Bezugspersonen).

7.1 Erregungszustände

7.1 Erregungszustände

▶ Definition

▶ **Definition:** Hauptcharakteristika von Erregungszuständen sind eine meist ziellose **Steigerung von Antrieb und Psychomotorik, affektive Enthemmung** und **Kontrollverlust**. Es kann zu ausgeprägter Gereiztheit und aggressiven Äußerungen bis hin zu **unvermittelten Gewalttätigkeiten kommen.**

Erregungszustände können bei den meisten **psychischen Störungen** (manische, schizophrene und depressive Psychosen, Belastungsreaktionen, Persönlichkeitsstörungen und Minderbegabungen) sowie bei **organischen Grunderkrankungen** (hirnorganische Störungen, endokrine Störungen, Intoxikationen, Entzugssyndrome und Rauschzustände) auftreten.

Erregungszustände können im Rahmen der meisten **psychischen Störungen,** aber auch bei einer Vielzahl organischer Grunderkrankungen auftreten.
Die wichtigsten psychiatrischen Ursachen sind:
- demenzielle Syndrome
- akute organische Psychosyndrome (z. B. bei Epilepsie)
- Impulskontrollstörungen
- manische Psychose
- schizophrene Psychose (z. B. erregte Katatonie)
- agitiert-depressive Psychose
- akute Belastungsreaktion
- Persönlichkeitsstörungen (z. B. histrionisch, explosibel)
- Minderbegabung.

Als **organische Ursachen** kommen vor allem hirnorganische Erkrankungen (z. B. Gefäßprozesse, Anfallsleiden), endokrine Störungen (z. B. Hyperthyreose), Stoffwechselstörungen (z. B. Hypoglykämie) sowie Intoxikationen, Entzugssyndrome und Rauschzustände in Frage.

In der akuten Situation ist es sehr wichtig, beruhigend auf den Patienten einzuwirken. Das kann mit dem gesamten Verhalten und mit Worten geschehen („talk down").

Mittel der Wahl zur pharmakologischen Behandlung von Erregungszuständen sind dämpfende, niederpotente Neuroleptika, z. B. Levomepromazin (50–200 mg/die), bei kreislaufgefährdeten älteren Patienten eventuell das hochpotente Neuroleptikum Haloperidol (5–10 mg/die). Steht neben der Erregung auch Angst im Vordergrund, dann hat sich die Gabe von Diazepam bewährt (10 mg per os oder i. v.).

In der akuten Situation kann mit Worten eine Beruhigung versucht werden („talk down").

Zur pharmakologischen Behandlung werden niederpotente und hochpotente Neuroleptika eingesetzt. Bei vorherrschender Angst kann Diazepam gegeben werden.

▶ **Merke:** Bei Erregungszuständen durch Intoxikationen mit Alkohol, Drogen oder Medikamenten sind Benzodiazepine (z. B. Diazepam) und auch niederpotente Neuroleptika in der Regel **kontraindiziert.** Bei dringlich notwendiger Sedierung sollte in diesen Fällen Haloperidol gegeben werden.

◀ **Merke**

7.2 Akute Suizidalität

Akute Suizidalität in ihren unterschiedlichen Erscheinungsformen zählt zu den **häufigsten psychiatrischen Notfällen.** Das Spektrum reicht hierbei von schwerer Suizidalität im Rahmen von Psychosen bis zu krisenhaften Situationen ohne eigentliche psychiatrische Erkrankung (s. S. 377 ff.).

Um Suizidgefahr abzuwenden, ist es nötig,

- die zugrunde liegende Krisensituation zu erkennen
- das Ausmaß der Krise richtig abzuschätzen und
- entsprechende Krisenintervention zu betreiben.

In der akuten Situation ist es meist möglich, mit dem Patienten ins Gespräch zu kommen und mehr über die Hintergründe zu erfahren. Es gilt, im **Gespräch** eine **Vertrauensbasis** aufzubauen. Dazu ist es unabdingbar, den Patienten und seine Situation ernst zu nehmen. Dies kann dem Patienten vermittelt werden, indem man sich ausreichend Zeit nimmt und ihm geduldig zuhört.

7.2 Akute Suizidalität

Akute Suizidalität zählt zu den **häufigsten psychiatrischen Notfällen** (s. S. 377 ff.).

Im **Gespräch** mit dem Patienten muss eine **Vertrauensbasis** aufgebaut werden. Der Patient und seine Situation müssen ernst genommen werden.

▶ **Merke:** Vielfach wird leichtfertig von sogenannter „demonstrativer" Suizidalität gesprochen. Damit ist gemeint, dass der Patient lediglich droht, sich das Leben zu nehmen, um damit etwas zu erreichen. Die Neigung, solche Patienten nicht ernst zu nehmen, kann fatale Folgen haben. Auch „demonstrative" Suizidalität ist ein Notfall (Abb. **7.2**)!

◀ **Merke**

7.2 Überschneidung von Suizid, Parasuizid und affektiver Störung

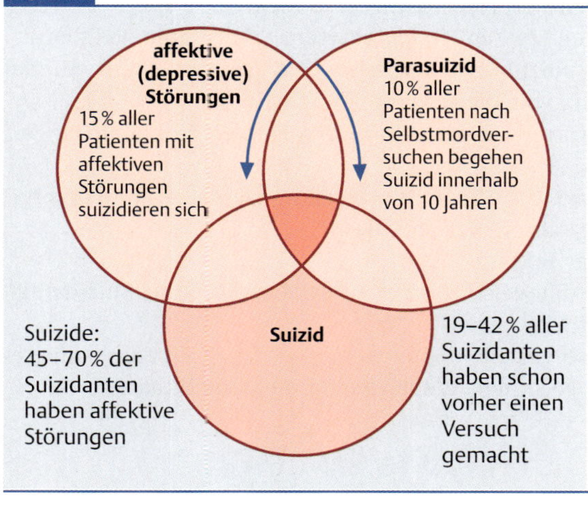

7.2

7.3

7.3 Krankheits- und Krisenmodell von Suizidalität

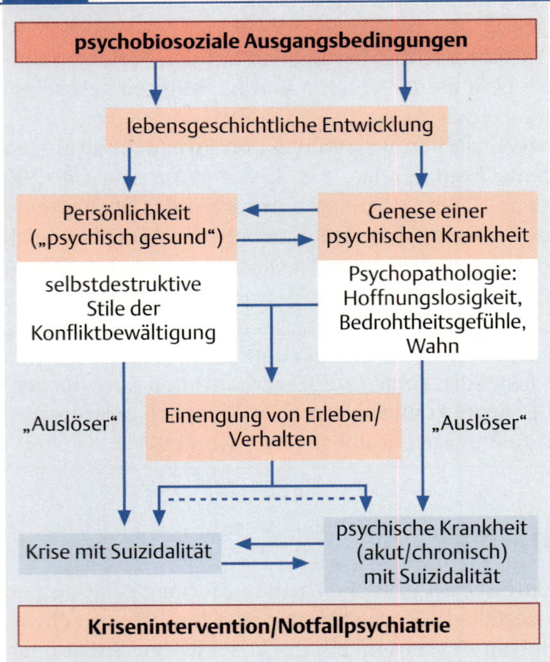

Das „Krisenmodell" geht von einer psychisch unauffälligen Persönlichkeit aus. Suizidales Handeln resultiert aus einem nicht bewältigbar erscheinenden Lebensereignis (Abb. **7.3**).

Grundprinzipien der Krisenintervention:
- frühe Kontaktaufnahme
- Zeit zum Sich-Aussprechen
- Akzeptieren des suizidalen Verhaltens als Notsignal
- Suizidgedanken offen und direkt, ernst nehmend erfragen
- Trauer, Wut etc. zulassen
- Anlass/Auslöser klären, Kriseninhalte erkennen und ausführlich besprechen
- Stützung in der emotionalen Situation
- Erkennen der Grundproblematik
- Ansprechen von Bindungen (z. B. Familie, Religion)
- Entpathologisierung von suizidalem Verhalten, Abbau von Scham
- Verhaltensalternativen erörtern, Zukunftsorientierung
- Klärung weiterer Therapie, weitere Hilfen, ggf. Einbeziehung der Familie
- Ausschluss psychiatrischer Erkrankungen
- Indikation für stationäre Einweisung (z. B. Rezidivgefahr).

Das „Krisenmodell" geht von einer psychisch unauffälligen Persönlichkeit aus, die bislang ihr Leben meistern konnte (Abb. **7.3**). Ein subjektiv nicht bewältigbar erscheinendes Lebensereignis führt zu einem inneren Spannungszustand mit Panik, Wut, Depressivität, Hilf- und Hoffnunglosigkeit etc. Suizidales Handeln wird dann als eine Möglichkeit angesehen, Spannung abzuführen und sich aus dem Felde zu nehmen.

Therapeutisch steht die **Krisenintervention** mit folgenden **Grundprinzipien** im Vordergrund:
- möglichst frühzeitig Kontaktaufnahme
- in möglichst ungestörter Atmosphäre Zeit zum Sich-Aussprechen
- Akzeptieren des suizidalen Verhaltens als Notsignal
- Suizidgedanken offen und direkt, ernst nehmend erfragen (ohne Beschönigung oder Verharmlosung, aber auch ohne Dramatisierung)
- Trauer, Wut etc. zulassen
- (kränkenden) Anlass/Auslöser klären, Kriseninhalte erkennen und ausführlich besprechen (Klärung und Distanzierung)
- „beruhigende Versicherung", Stützung in der emotionalen Situation
- „gemeinsamen Nenner" (Grundproblematik) erkennen
- Ansprechen von Bindungen (Außen-/Innenfaktoren, z. B. Familie, Religion)
- Entpathologisierung von suizidalem Verhalten, Abbau von Scham, Sündevorstellungen, Vermeidung von Wertungen
- Verhaltensalternativen erörtern, Entwicklung alternativer Problemlösungen, Zukunftsorientierung
- Klärung ob und welche weitere Therapie notwendig ist, sichernde Fürsorge, weitere Hilfen, ggf. Einbeziehung der Familie
- Ausschluss psychiatrischer Erkrankungen
- Indikation für stationäre Einweisung (weiterbestehende akute Suizidalität, Abschätzung Rezidivgefahr)?

Die Bewältigung einer Krise geschieht üblicherweise durch Nutzung innerer und äußerer Ressourcen in Form der Adaptation an die neue Situation.

Das „Krankheitsmodell" suizidalen Verhaltens basiert auf dem hohen Anteil von psychischen Erkrankungen bei Suizidalität. Psychopathologisch dominiert zum Beispiel Suizidalität im Rahmen depressiver Hoffnungslosigkeit oder Wahnvorstellungen/Halluzinationen bei schizophrenen Psychosen. In diesen Fällen steht die psychopharmakologische Akutbehandlung im Vordergrund (Sedierung, Anxiolyse).

Durch den Einsatz von **Psychopharmaka** sollen Sedierung/Schlafförderung, Anxiolyse, affektive Distanzierung und ggf. antipsychotische Wirkung erzielt werden. Die Gabe von Antidepressiva basiert u. a. auf Befunden erniedrigter Serotoninspiegel bei suizidalem Verhalten im Sinne einer gestörten Impulskontrolle. Bei Vorliegen einer **Depression** wird zum Beispiel 25 mg Doxepin oral oder parenteral kombiniert mit einem Benzodiazepin (z. B. 10 mg Diazepam) verordnet. Die psychotische Symptomatik **schizophrener Erkrankungen** wird zum Beispiel mit 5 mg Haloperidol oder 5–10 mg Olanzapin behandelt, zur Sedierung eignen sich schwachpotente Neuroleptika (z. B. 50–100 mg Chlorprothixen) oder Benzodiazepine (z. B. 10 mg Diazepam).

Auch die Behandlung mit Psychopharmaka muss in ein psychotherapeutisches Basisverhalten eingebettet sein und die beschriebenen Kriseninterventionsregeln berücksichtigen. Vor allem bei Vorliegen **neurotischer Störungen** ist die Einleitung einer tiefenpsychologisch oder verhaltenstherapeutisch orientierten Einzel- oder Gruppen-Psychotherapie zu erwägen, ebenso die Anbindung an eine Selbsthilfegruppe.

Das „Krankheitsmodell" sieht suizidales Verhalten als Folge psychischer Erkrankung (z. B. im Rahmen depressiver Hoffnungslosigkeit).

Eine **Depression** mit Suizidalität wird mit einem Antidepressivum kombiniert mit einem Benzodiazepin behandelt, eine **schizophrene Psychose** mit einem Neuroleptikum (Antipsychotikum).

Obligat ist ein psychotherapeutisches Basisverhalten. V. a. bei **neurotischen Störungen** muss eine Einzel- oder Gruppen-Psychotherapie eingeleitet werden, ebenso die Anbindung an eine Selbsthilfegruppe.

7.3 Angst- und Panikstörungen

Angst- und Panikstörungen werden dann zum Notfall, wenn die Angstsymptomatik eine Intensität erreicht hat, dass der Patient meint die Kontrolle über sich selbst zu verlieren oder lebensbedrohlich erkrankt zu sein. Es kommt zu panikartigen Verhaltensweisen mit hochgradigen Erregungs- und Unruhezuständen, die meist zur Alarmierung des Notarztes führen. Differenzialdiagnostisch sind lebensbedrohliche somatische Krankheiten wie Herzrhythmusstörungen, Myokardinfarkt oder Schockzustände auszuschließen (s. S. 121). Je nach Befund und Anamnese sind entsprechende Laboruntersuchungen durchzuführen.

Zur Akutkupierung einer Panikattacke können Benzodiazepine wie z. B. Alprazolam, Diazepam oder Lorazepam (1–2 mg per os) eingesetzt werden.

7.3 Angst- und Panikstörungen

Ein Notfall liegt vor, wenn der Patient meint die Kontrolle über sich zu verlieren oder lebensbedrohlich erkrankt zu sein. Es kommt zu panikartigen Verhaltensweisen mit hochgradiger Erregung und Unruhe. Zur Akutkupierung können Benzodiazepine verabreicht werden.

7.4 Bewusstseinsstörungen/Delir

Bewusstseinsstörung

7.4 Bewusstseinsstörungen/Delir

Bewusstseinsstörung

◀ Definition

▶ **Definition:** Bewusstseinsstörungen sind das Leitsymptom der akuten organisch bedingten psychischen Störungen; quantitativ äußern sie sich in der Regel als **Einschränkungen der Wachheit** („Bewusstseinshelligkeit"). Je nach Ausprägung sind **leichte Benommenheit, Somnolenz** (Schläfrigkeit), **Sopor** oder **Koma** (Bewusstlosigkeit) zu unterscheiden.

Die Bewusstseinsstörung ist eine unspezifische Reaktionsweise des Gehirns und weist meist auf eine körperliche Ursache hin. Das therapeutische Vorgehen orientiert sich an den allgemeinen Prinzipien der Notfall-Therapie.

Ursachen für eine Bewusstseinsstörung sind in erster Linie:

- **Zentralnervöse Erkrankungen:** raumfordernde Prozesse (z. B. Hirntumor, Abszess), entzündliche Prozesse (z. B. Enzephalitis), vaskuläre Störungen (z. B. Hirninfarkt).
- **Systemische Erkrankungen:** Infektionskrankheiten (z. B. Sepsis), metabolische Störungen, endokrine Störungen (z. B. bei Schilddrüsenstörungen, Diabetes mellitus).

Die Bewusstseinsstörung ist eine unspezifische Reaktionsweise des Gehirns und hat meist körperliche Ursachen.

Mögliche Ursachen:

- **zentralnervöse Erkrankungen**
- **systemische Erkrankungen**
- **Medikamente und Drogen.**

- **Medikamente und Drogen:** Alkohol, Drogen (z. B. Heroin), Sedativa (z. B. Barbiturate, Benzodiazepine) u. v. a.

Das therapeutische Verfahren orientiert sich zunächst an den **allgemeinen Prinzipien der Notfall-Therapie:** Stabilisierung von Atmung und Herz-Kreislauf-Funktionen, Flüssigkeitszufuhr, Elektrolytausgleicht etc.

Bei Bewusstseinsstörungen besteht häufig die Gefahr einer vitalen Bedrohung (Herz-Kreislauf-Versagen, Atemdepression, metabolische Entgleisung). Das therapeutische Vorgehen orientiert sich zunächst an den **allgemeinen Prinzipien der Notfall-Therapie:** Stabilisierung von Atmung und Herz-Kreislauf-Funktionen, Flüssigkeitszufuhr, Elektrolytausgleich etc. Alle weiteren therapeutischen Maßnahmen sind hinter die stationäre diagnostische Abklärung zurückzustellen. Bei zusätzlich vorhandener starker Erregung können Haloperidol (5–10 mg) und Diazepam (10 mg) verabreicht werden.

Zu den qualitativen Bewusstseinsstörungen (zusätzliche Symptome sind hier u. a. Wahn, Halluzinationen) zählt neben dem **Verwirrtheitszustand** (amentielles Syndrom) und dem **Dämmerzustand** insbesondere das **Delir.**

Delir

▶ **Definition:** Das delirante Syndrom (Delir) ist hauptsächlich durch **Desorientiertheit, Verkennung der Umgebung, halluzinatorische Erlebnisse** (vorwiegend optisch) und **Unruhe** bis hin zu starker Erregung gekennzeichnet.
Es handelt sich dabei um eine **akute organische Psychose**, die nicht nur bei Alkoholentzug („Delirium tremens"), sondern auch bei Medikamentenentzug, Allgemeinerkrankungen und Einnahme zentral wirksamer Pharmaka auftreten kann (s. S. 177 ff.).

Das delirante Syndrom ist ein **vital bedrohlicher Zustand** und muss in einer Fachklinik stationär behandelt werden. **Im stationären Rahmen ist Clomethiazol** meist das Mittel der Wahl. An Nebenwirkungen sind das Abhängigkeitspotenzial und die Atemdepression zu beachten (s. S. 500). Als Notfallmedikation kann **ambulant Haloperidol** angewendet werden.

Beim deliranten Syndrom liegt ein akuter, oft **vital bedrohlicher Zustand** vor, der in aller Regel der stationären Behandlung in einer Fachklinik zur Abklärung der Ursache und zur gezielten Behandlung bedarf. **Im stationären Rahmen ist Clomethiazol** (Distraneurin) meist das Mittel der Wahl, im ambulanten Bereich ist dieses Medikament – auch bei leichteren Zuständen – nicht zu empfehlen (s. S. 500). Zum einen ist nicht vorhersehbar, wie sich die Symptome weiterentwickeln, zum anderen besitzt Clomethiazol selbst Nebenwirkungen (vor allem ein Abhängigkeitspotenzial und die Gefahr der Atemdepression), die eine klinische Überwachung erfordern. Als **Notfallmedikation** kann **ambulant Haloperidol** (5 mg per os) angewendet werden.

7.5 Drogen-Notfälle

▶ **Definition:** Drogen-Notfälle zeigen sich vorwiegend als akute **Intoxikationen oder Entzugserscheinungen** sowie als **psychotische Reaktionen** (z. B. „Horrortrip", s. S. 335 ff.). Das Erscheinungsbild kann sich auf vielfältige Weise als Bewusstseinsstörung, als delirantes Syndrom oder auch als Erregungszustand zeigen.

Die Behandlung eines Drogen-Norfalls richtet sich nach der im Vordergrund stehenden Symptomatik.

Die Behandlung eines Drogen-Notfalls richtet sich in der Regel nach der im Vordergrund stehenden Symptomatik. Die notwendigen Maßnahmen bei Bewusstseinseintrübung, deliranter Symptomatik und Erregungszuständen wurden bereits beschrieben.

Es muss berücksichtigt werden, dass **oft eine Polytoxikomanie vorliegt.**

Es muss immer berücksichtigt werden, dass **bei vielen Drogenabhängigen eine Polytoxikomanie** vorliegt, was zu einem bunten Mischbild bezüglich der Symptomatik führen kann. Dadurch wird eventuell auch die Diagnostik erschwert.

Eine Bestimmung des Urin- bzw. Plasmaspiegels sollte baldmöglichst erfolgen. Auch andere Ursachen für die Symptomatik müssen erwogen werden (z. B. metabolische Störung, Mangelernährung, Sepsis).

Bei Verdacht auf einen Drogen-Notfall sind die genaue Beobachtung des Umfeldes und die Erhebung einer Fremdanamnese unverzichtbar. Baldmöglichst muss eine Urin- bzw. Plasmaspiegel-Bestimmung erfolgen („Screening", Drogen-Schnelltest). Gerade bei einem Patienten, der offensichtlich drogenabhängig ist, müssen aber auch andere Ursachen für die Notfall-Situation erwogen werden (z. B. metabolische Störung, Mangelernährung, Sepsis).

Eine stationäre Abklärung sowie die Akut- bzw. Entzugsbehandlung sind dringend angezeigt.

Eine Einweisung in eine medizinische Klinik (Intensivstation) bzw. eine psychiatrische Fachklinik zur intensiven diagnostischen Abklärung und zur Akut- bzw. Entzugsbehandlung ist dringend angezeigt.

7.6 Stupor und Katatonie

7.6 Stupor und Katatonie

▶ **Definition:** Unter **Stupor** versteht man einen Zustand reduzierter bzw. aufgehobener psychomotorischer Aktivität („Erstarren") ohne Bewusstseinsstörung mit einer Dauer von wenigen Minuten bis zu mehreren Wochen. Es liegt somit eine Kommunikations-/Kontaktstörung vor. Eine minderschwere Ausprägungsform stellt in vielen Fällen der Mutismus (Nicht-Sprechen) dar.

◀ **Definition**

Das **katatone Syndrom** ist gekennzeichnet durch ausgeprägte Störungen der Motorik (s. S. 146). Es besteht entweder eine stuporöse Symptomatik mit Haltungsstereotypien, Mutismus und Rigor, oder es kommt zu massiven Erregungszuständen. Beide Zustände können auch schnell abwechseln. Durch Hinzutreten von Fieber und vegetativer Entgleisung kann dieses Syndrom akut vital bedrohlich werden.

Das **katatone Syndrom** ist durch ausgeprägte Störungen der Motorik gekennzeichnet (s. S. 146).

Der Stupor muss zuerst von Zuständen der Bewusstseinstrübung abgegrenzt werden. Die wesentlichen organischen Grunderkrankungen für das stuporöse Syndrom sind:

- ZNS-Erkrankungen (Enzephalitis, Epilepsie, Parkinson-Krise, Locked-in-Syndrom)
- fortgeschrittene Demenz
- malignes neuroleptisches Syndrom
- metabolische Störungen (z. B. Urämie, hepatische Enzephalopathie, Ketoazidose)
- unerwünschte Arzneimittelwirkungen
- Drogenmissbrauch.

Ein stuporöses Syndrom kann auftreten bei:

- ZNS-Erkrankungen
- fortgeschrittener Demenz
- malignem neuroleptischem Syndrom
- Arzneimittelnebenwirkungen
- Drogenmissbrauch.

Organisch verursachte Stupores gehen mit entsprechenden pathologischen Untersuchungsbefunden einher (z. B. entzündliche Liquorveränderungen, pathologisches EEG).

Ein **katatones Syndrom** tritt insbesondere bei funktionellen (körperlich nicht begründbaren) psychiatrischen Erkrankungen auf, vor allem als **katatone Schizophrenie**, als **depressiver Stupor** und als **psychogener (oder dissoziativer) Stupor** (s. S. 249).

Das katatone Syndrom kann bei verschiedenen psychiatrischen Erkrankungen auftreten.

Stupor und Katatonie bedürfen zunächst allgemeinmedizinischer und pflegerischer Maßnahmen wie parenteraler Elektrolyt- und Flüssigkeitsausgleich, Ernährung über Magensonde, Heparinisierung, Thrombose-, Pneumonie- und Dekubitusprophylaxe. Bei motorischer Erregung kann eine kurzfristige Fixierung zum Schutze des Patienten und seiner Umgebung angezeigt sein.

Zunächst müssen allgemeinmedizinische Maßnahmen zum Einsatz kommen (z. B. Elektrolyt- und Flüssigkeitsausgleich).

Bei katatonen Syndromen und depressivem Stupor sollte psychopharmakologisch initial ein Behandlungsversuch mit Lorazepam (2–6 mg als Tavor Expidet) erfolgen. Standardtherapie bei katatoner Schizophrenie sind hochpotente Neuroleptika, z. B. 5–10 mg Haloperidol parenteral. Bei internistischen oder hirnorganischen Erkrankungen steht die ensprechende Behandlung der Grunderkrankung im Mittelpunkt (Antibiotika, Substitutionstherapie, Operation etc.). Sowohl bei depressivem Stupor als auch bei katatoner Schizophrenie kommt der Elektrokrampftherapie aufgrund ihrer raschen und sicheren Wirksamkeit primäre Indikation zu. Bei der akuten lebensbedrohlichen, **perniziösen (febrilen) Katatonie** ist sie das Mittel der Wahl. Bei diesem sehr seltenen, im Verlauf einer schizophrenen Psychose vorkommenden Krankheitsbild treten neben den katatonen Symptomen Fieber und vegetative Entgleisung auf.

Psychopharmakologisch erfolgt bei katatonem Syndrom und depressivem Stupor primär ein Behandlungsversuch mit Lorazepam. Bei katatoner Schizophrenie: Gabe hochpotenter Neuroleptika. Depressiver Stupor und katatone Schizophrenie werden mit Elektrokrampftherapie behandelt (s. S. 504). Auch bei der seltenen **perniziösen (febrilen) Katatonie** ist sie das Mittel der Wahl.

▶ **Merke:** Eine frühzeitige Elektrokrampftherapie kann bei diesem Krankheitsbild lebensrettend sein (s. S. 504).

◀ **Merke**

7.7 Psychopharmaka-induzierte Notfälle

Eine Neuroleptika bedingte **Frühdyskinesie** kann durch ein Anticholinergikum kupiert werden.

Therapie: sofortiges Absetzen der Neuroleptika, körpertemperatursenkende und intensivmedizinische Maßnahmen, Therapieversuch mit dopaminergen Substanzen und Muskelrelaxanzien (z.. B. Dantrolen). Das **maligne neuroleptische Syndrom** ist selten. Symptome sind motorische Störungen, Fieber, Bewusstseinsstörungen und vegetative Dysfunktionen.

Laborchemisch werden CK-Anstieg, Erhöhungen der Transaminasen und Elektrolytstörungen beobachtet.

7.7 Psychopharmaka-induzierte Notfälle

Vor allem unter der Behandlung mit sog. hochpotenten Neuroleptika kann es initial zu einer **Frühdyskinesie** bzw. neuroleptikainduzierten **akuten Dystonie** kommen.

Die **Therapie** besteht in der bevorzugt parenteralen Gabe von Anticholinergika wie z. B. 1–2 Ampullen Biperiden.

Das seltene **maligne neuroleptische Syndrom** ist durch Fieber, Rigor, Tremor, Bewusstseinstrübung und vegetative Dysfunktionen gekennzeichnet. **Laborchemisch** lassen sich neben Elektrolytstörungen und Transaminasenerhöhungen meist eine Myoglobinurie sowie eine deutliche Erhöhung des Muskelisoenzyms Kreatinphosphokinase, oft auch ein erniedrigter Serumeisenspiegel finden.

Die wichtigste **therapeutische Maßnahme** ist das sofortige Absetzen der Neuroleptika-Medikation. Daneben sind körpertemperatursenkende und intensivmedizinische Maßnahmen mit Bilanzierung erforderlich. Pharmakologisch werden dopaminerge Substanzen wie Bromocriptin sowie Muskelrelaxanzien wie Dantrolen eingesetzt.

Ebenfalls selten kann es bei (kontraindizierten!) Medikamentenkombinationen zu einem potentiell lebensbedrohlichen zentralen **Serotoninsyndrom** kommen, bei Überdosierung oder Kombination anticholinerg wirksamer Pharmaka (z. B. trizyklische Antidepressiva) zum zentralen **anticholinergen Syndrom**, das u. a. mit Physostigmin behandelt wird.

8 Juristische Aspekte und Maßnahmen

Zwischen Psychiatrie und Recht gibt es eine Vielzahl von Verknüpfungen, die im Rahmen eines einführenden Lehrbuches nur teilweise erwähnt werden können. Ihre Darstellung kann nicht detailliert erfolgen und die jeweiligen Sachverhalte können nur kurz skizziert werden. Nähere Details müssen den Lehrbüchern der forensischen Psychiatrie entnommen werden.
Bei richtiger Anwendung sind die von unserem Rechtssystem für psychisch Kranke vorgesehenen Möglichkeiten von Vorteil für den Patienten. Sie dienen dazu, Schaden jeglicher Art, der infolge der psychischen Erkrankung auftreten könnte, vom Patienten abzuwenden. So dienen sie z. B. dazu, psychisch Kranke unter bestimmten Umständen vor unüberlegten Vermögensgeschäften zu bewahren, ihre Schuldfähigkeit und damit Strafbarkeit bei strafrechtlichen Vergehen einzuschränken oder aufzuheben, unbedingt erforderliche Behandlungsmaßnahmen einzuleiten etc. Andererseits bedeuten viele dieser Maßnahmen aus der subjektiven Sicht des Betroffenen aber auch eine Einschränkung seiner Freiheit, die wegen mangelnder Krankheitseinsicht oder anderer Beurteilung der Sachlage von ihm als ungerechtfertigt erlebt werden kann. Dies gilt ganz besonders für die **Unterbringungsgesetze,** die primär nicht das Wohl des Patienten, sondern die öffentliche Sicherheit und Ordnung zum Ziel haben, aber auch für das **Betreuungsgesetz.**

8 Juristische Aspekte und Maßnahmen

Zwischen Psychiatrie und Recht gibt es eine Vielzahl von Verknüpfungen, die hier nur teilweise erwähnt werden können.

Bei richtiger Anwendung sind die für Patienten mit psychiatrischen Erkrankungen vorgesehenen Rechtsmöglichkeiten von Vorteil. Sie schützen z. B. unter bestimmten Konditionen vor Vermögensschäden oder Bestrafung. Allerdings bedeuten viele dieser Maßnahmen aus der subjektiven Sicht des Betroffenen eine erhebliche Einschränkung seiner Freiheit, so z. B. die **Unterbringungsgesetze** oder das **Betreuungsgesetz.**

▶ **Merke:** Der psychiatrische Gutachter sollte immer dem Spannungsfeld zwischen den **Freiheitsrechten des Patienten** und den aus **objektiver psychiatrischer Beurteilung** resultierenden Notwendigkeiten für bestimmte juristische Maßnahmen Rechnung tragen, um so im Einzelfall eine ausgewogene Entscheidung treffen zu können.

◀ Merke

Für die tägliche Arbeit des Psychiaters sind besonders das Betreuungsgesetz und die Unterbringungsgesetze relevant. Diese bieten die Möglichkeit, einen aufgrund einer Psychose oder einer sonstigen schweren psychischen Erkrankung nicht krankheitseinsichtigen Patienten notfalls auch gegen seinen Willen zu behandeln, um so Schaden für ihn selbst und für andere abzuwenden.

Das Betreuungsgesetz und die Unterbringungsgesetze bieten die Möglichkeit, einen krankheitsuneinsichtigen psychisch Kranken gegen seinen Willen zu behandeln.

8.1 Behandlung nach dem Betreuungsgesetz

Nach dem Betreuungsgesetz kann ein Betreuer auf Antrag des Betroffenen oder von Amts wegen bestellt werden. Dritte haben kein Antragsrecht, können aber beim Vormundschaftsgericht die Anordnung einer Betreuung von Amts wegen anregen. Zu den Voraussetzungen für die Einrichtung einer Betreuung gehört das Vorliegen einer psychischen Krankheit oder einer körperlichen, geistigen oder seelischen Behinderung, als deren Folge der Betroffene seine Angelegenheiten ganz oder teilweise nicht besorgen kann. Ein bestimmter Grad der Behinderung ist nicht vorgeschrieben. Liegen die genannten Voraussetzungen vor, erfolgt die Anordnung einer Betreuung nur dann, wenn die Angelegenheiten des Betroffenen nicht durch Bevollmächtigte oder andere Hilfen (Verwandte, Nachbarn, soziale Dienste) besorgt werden können. Die Betreuung ist wieder aufzuheben, wenn ihre Voraussetzungen wegfallen. Dies kann auch ein geschäftsunfähiger Betreuter beantragen.
Die Betreuung wird nicht von der Geschäftsunfähigkeit des Betroffenen abhängig gemacht. Diese wird nicht geprüft, auch nicht, wenn die Betreuung gegen den Willen des Betroffenen angeordnet wird. Allerdings kann das Gericht verfügen, dass der Betreute zu einer Willenserklärung, die den Aufgabenkreis des Betreuers betrifft (z. B. Vermögensangelegenheiten, Aufenthaltsbestimmung, ärztliche Behandlung), die Einwilligung des Betreuers benötigt **(Einwilligungs-**

8.1 Behandlung nach dem Betreuungsgesetz

Voraussetzungen für die Anwendung des Betreuungsgesetzes: Hierzu gehören das Vorliegen einer psychischen Krankheit oder einer körperlichen, geistigen oder seelischen Behinderung, als deren Folge der Betroffene seine Angelegenheiten ganz oder teilweise nicht besorgen kann.

Die Betreuung wird nicht von der Geschäftsunfähigkeit des Betroffenen abhängig gemacht. Diese wird nicht geprüft. Allerdings kann gerichtlich verfügt werden, dass der Betreute zu einer Willenserklärung, z. B. bei Vermögensangele-

8.1

8.1 Mögliche Varianten des rechtsgeschäftlichen Handelns bei Volljährigen

1.	Geschäftsfähige Person, ohne Betreuung	Handelt eigenständig.
2.	Geschäftsfähige Person, Betreuung angeordnet	Handelt eigenständig, kann vom Betreuer innerhalb des Aufgabenkreises vertreten werden, Überschneidungen sind möglich.
3.	Geschäftsfähige Person, Betreuung angeordnet, Einwilligungsvorbehalt ausgesprochen	Handelt wie unter 2., Rechtsgeschäfte werden jedoch in den Bereichen, in denen ein Einwilligungsvorbehalt besteht, nur wirksam, wenn der Betreuer zustimmt. Der Betreuer kann jedoch in bestimmten Fällen die Zustimmung versagen, dabei sind keine Überschneidungen möglich.
4.	Geschäftsunfähige Person, Betreuung angeordnet	Kann nicht eigenständig handeln, Einwilligungsvorbehalt nicht erforderlich, Betreuer vertritt ihn in allen Rechtsgeschäften (bei partieller Geschäftsunfähigkeit in den davon betroffenen Rechtsgeschäften).

genheiten, der Einwilligung seines Betreuers bedarf **(Einwilligungsvorbehalt).** Ohne dessen Einwilligung ist die Willenserklärung des Betreuten nichtig (Tab. **8.1**).

vorbehalt). Ohne diese Einwilligung ist die Willenserklärung des Betroffenen nichtig. Voraussetzung für die Anordnung des Einwilligungsvorbehaltes ist, dass dieser zur Abwendung einer erheblichen Gefahr für die Person oder das Vermögen des Betreuten erforderlich ist. Tab. **8.1** zeigt mögliche Varianten des rechtsgeschäftlichen Handelns.

Während sich die Geschäftsfähigkeit auf Rechtsgeschäfte bezieht, betrifft die **Einwilligungsfähigkeit** persönliche Entscheidungen. Einwilligungsfähigkeit für ärztliche Maßnahmen liegt z. B. vor, wenn der Patient über die Fähigkeit verfügt, Wesen und Tragweite eines ärztlichen Eingriffes zu ermessen.

Während sich die Geschäftsfähigkeit auf Rechtsgeschäfte bezieht, betrifft die **Einwilligungsfähigkeit** höchstpersönliche Entscheidungen (z. B. die Zustimmung zu einer ärztlichen Untersuchung und Behandlung). Sie wird durch die Betreuung nicht automatisch eingeschränkt, sondern ist gesondert zu prüfen (z. B. wenn ärztliche Maßnahmen erfolgen sollen). Einwilligungsfähigkeit für ärztliche Maßnahmen liegt z. B. dann vor, wenn der Patient über die Fähigkeit verfügt, das Wesen und die Tragweite eines ärztlichen Eingriffs für Körper, Beruf und Lebensglück zu ermessen und danach selbstverantwortlich Entschlüsse zu fassen.

Bei **Einwilligungsunfähigkeit** kann der Betreuer die Einwilligung erteilen. Er braucht jedoch eine Genehmigung des Vormundschaftsrichters, wenn der Betreute durch eine Untersuchung des Gesundheitszustandes, eine Heilbehandlung oder einen ärztlichen Eingriff Schaden nehmen oder sterben könnte. Nur wenn mit dem Aufschub Gefahr verbunden wäre, darf die Maßnahme auch ohne Genehmigung durchgeführt werden.

Liegt **Einwilligungsunfähigkeit** vor, kann der Betreuer als rechtlicher Vertreter die Einwilligung für den Betreuten erteilen. Er braucht dazu jedoch die Genehmigung des Vormundschaftsrichters, sofern eine Untersuchung des Gesundheitszustandes, eine Heilbehandlung oder ein ärztlicher Eingriff mit der Gefahr verbunden sind, dass der Betreute aufgrund der Maßnahme sterben könnte oder einen schwereren und länger dauernden gesundheitlichen Schaden erleidet. Nur wenn mit dem Aufschub Gefahr verbunden wäre, darf die Maßnahme auch ohne Genehmigung durchgeführt werden. Das Gericht hat den Betroffenen vor der Entscheidung persönlich anzuhören. Dies gilt sinngemäß auch für die Einwilligung in andere Sachverhalte (z. B. Auflösung der Wohnung).

Mit der **Anordnung der Betreuung** ist kein Verlust anderer bürgerlicher Rechte verbunden (z. B. Wahlrecht). Die **Kernbereiche** der Betreuung sind **Aufenthalt, ärztliche Behandlung** und **Vermögensangelegenheiten.**

Mit der **Anordnung der Betreuung** ist kein Verlust anderer bürgerlicher Rechte verbunden (z. B. Wahlrecht). Die Tätigkeit des Betreuers soll den Wünschen des Betroffenen nach Möglichkeit entsprechen. Sie wird auf die Angelegenheiten eingeschränkt, die der Betroffene teilweise oder ganz nicht besorgen kann. Die **Kernbereiche** der Betreuung sind **Aufenthalt, ärztliche Behandlung** und **Vermögensangelegenheiten.** Diese Bereiche können weiter untergliedert werden.

Zuständig für das Betreuungsverfahren ist das zuständige **Amtsgericht (Vormundschaftsgericht).** Vor der Einrichtung einer Betreuung ist die **persönliche Anhörung des Betroffenen** durch den Richter vorgeschrieben.

Zuständig für das Verfahren ist das für den Wohnort zuständige **Amtsgericht, Abteilung Vormundschaftsgericht.** Vor der Einrichtung einer Betreuung ist die **persönliche Anhörung des Betroffenen,** möglichst in seiner gewohnten Umgebung, vorgeschrieben. Nur wenn der Betroffene nach dem unmittelbaren Eindruck des Gerichtes nicht in der Lage ist, seinen Willen kundzutun, oder wenn nach ärztlichem Gutachten die Anhörung erhebliche Nachteile für die Gesundheit des Betroffenen mit sich bringen kann, darf die persönliche Anhörung unterbleiben. Eine Vollmacht kann eine Betreuung ersetzen, wenn ein geschäftsfähiger, einwilligungsfähiger Erwachsener eine Vertrauensperson schriftlich bevollmächtigt hat.

▶ **Merke:** Die Bestellung eines Betreuers und die Anordnung eines Einwilligungsvorbehaltes dürfen vom Gericht erst nach Einholung eines psychiatrischen Gutachtens vorgenommen werden.

◀ Merke

Dieses **Gutachten**, das sich auf die medizinischen, psychologischen und sozialen Gesichtspunkte einer notwendigen Betreuung sowie auf Umfang und voraussichtliche Dauer ihrer Notwendigkeit erstrecken soll, muss sich auf eine persönliche Untersuchung und Befragung des Betroffenen stützen (Tab. **8.2**). Wenn die Wahrnehmung der Interessen des Betroffenen dies erforderlich macht, hat das Gericht ihm vor der Entscheidung einen Verfahrenspfleger zu stellen. Weil das ordentliche Verfahren angesichts der komplizierten Vorschriften häufig Monate in Anspruch nimmt, wird oft vom Mittel der **einstweiligen Anordnung** Gebrauch gemacht.

Die Betreuung darf erst nach psychiatrischer Begutachtung angeordnet werden. Das **Gutachten** hat die medizinischen und sozialen Gesichtspunkte zu würdigen und muss Umfang und Dauer der Betreuung darlegen. Es muss sich auf die persönliche Untersuchung und Befragung des Betroffenen stützen (Tab. **8.2**).

Hierdurch kann das Gericht einen vorläufigen Betreuer bestellen und/oder einen vorläufigen Einwilligungsvorbehalt anordnen, wenn dringende Gründe für die Annahme bestehen, dass die Voraussetzungen dafür gegeben sind und mit dem Aufschub Gefahr verbunden wäre. Die einstweilige Anordnung darf für längstens sechs Monate erfolgen, kann jedoch nach Anhörung eines Sachverständigen durch eine weitere einstweilige Anordnung auf ein Jahr verlängert werden. Gegenüber dem ordentlichen Verfahren genügt an Stelle eines Gutachtens ein ärztliches Zeugnis.

Durch **einstweilige Anordnung** kann das Gericht einen vorläufigen Betreuer bestellen und ggf. einen vorläufigen Einwilligungsvorbehalt anordnen. Die Anordnung darf für max. 6 Monate erfolgen, kann jedoch auf 1 Jahr verlängert werden.

Eine **Unterbringung nach dem Betreuungsgesetz** kann durch einen Betreuer mit dem Aufgabenkreis „Aufenthaltsbestimmung" erfolgen, wenn dies zum Wohle des Betroffenen erforderlich ist. Voraussetzung ist, dass aufgrund einer psychischen Erkrankung oder geistigen oder seelischen Behinderung des Betroffenen die Gefahr besteht, dass er sich erheblichen gesundheitlichen Schaden zufügt oder sich selbst tötet. Eine Unterbringung kann auch dann angeordnet werden, wenn eine Untersuchung des Geisteszustandes, eine Heilbehandlung oder ein ärztlicher Eingriff nötig sind und wenn diese ohne Unterbringung nicht durchgeführt werden können. In diesem Fall muss zusätzlich nachgewie-

Eine **Unterbringung nach dem Betreuungsgesetz** kann durch einen Betreuer mit dem Aufgabenkreis „Aufenthaltsbestimmung" erfolgen, wenn dies zum Wohle des Betroffenen erforderlich ist (z. B. bei Gefahr einer Selbsttötung).

8.2 Aspekte, die bei der Begutachtung vom Sachverständigen zu berücksichtigen sind

- kurze Darstellung des Sachverhalts
- Art, Umfang und Zeitpunkt eigener Untersuchungen/Befragungen sowie Angabe der sonstigen Quellen, auf die sich das Gutachten stützt
- umfassende Darstellung von Art und Ausmaß der Krankheit oder Behinderung
- ggf. Stellungnahme zur Notwendigkeit einer geschlossenen Behandlung oder unterbringungsähnlicher Maßnahmen mit konkreter Beschreibung von Art, Dauer, Risiken und Alternativen
- Behandlungs- und Rehabilitationsmöglichkeiten allgemein
- voraussichtliche Dauer der Betreuung
- konkrete, zu regelnde Aufgabenkreise mit genauer Beschreibung und Begründung, z. B. ob eine Heimunterbringung notwendig wird oder Vermögen vorhanden ist
- Erörterung anderer Hilfen
- ggf. Notwendigkeit eines Einwilligungsvorbehaltes und voraussichtliche Dauer
- ggf. ob die Mitteilung der Anhörung oder die Anhörung für den Betroffenen einen erheblichen gesundheitlichen Schaden bedeuten kann
- eventuelle Schwierigkeiten bei Anhörung: Medikamenteneinfluss, Schwerhörigkeit, Fremdsprache, Infektionsgefahr
- ggf. ob Bekanntmachung des Betreuungsbeschlusses oder Mitteilung an andere Behörden für den Betroffenen einen gesundheitlichen Schaden bedeuten

≡ 8.2

Tab. 8.3 Schema eines Antrages einer psychiatrischen Klinik auf einstweilige Anordnung einer Unterbringung

A.	Adressat: zuständiges Vormundschaftsgericht Antrag auf Genehmigung der Unterbringung in einer geschlossenen stationären psychiatrischen Einrichtung
B.	Personalien des Betroffenen Umstände der Einlieferung Mitteilung, ob nach Kenntnis der Klinik bereits Betreuung besteht
C.	psychopathologischer Befund und diagnostische Überlegungen
D.	Begündung der Notwendigkeit einer sofortigen geschlossenen stationären Aufnahme (z. B. erhebliche gesundheitliche Gefährdung, wenn Aufnahme unterbleibt). Hinweis auf die mangelnde eigene Einwilligungsfähigkeit des Patienten hinsichtlich Unterbringung und Behandlung
E.	Beschreibung der zur Abklärung dringlichen diagnostischen Maßnahmen: z. B. Blutentnahme, EEG, CCT, LP, medizinische Fachuntersuchungen
F.	Beschreibung der vorgesehenen Behandlung: z. B. Neuroleptika, Antidepressiva, Benzodiazepine, Lithium, Carbamazepin, anderes
G.	ggf. Bezeichnung sonstiger notwendiger Maßnahmen: z. B. Magensonde, Infusionen, Katheter, mechanische Beschränkung
H.	zusammenfassend Antrag auf Schaffung ausreichender Rechtsgrundlagen einschließlich Einrichtung einer Betreuung (falls noch nicht bestehend) für Unterbringung und Behandlungsmaßnahmen

sen werden, dass der Betreute wegen seiner psychischen Krankheit die Notwendigkeit der Unterbringung nicht erkennen oder nach dieser Einsicht handeln kann (§ 1906 BGB).

▶ Merke

▶ **Merke:** Die Unterbringung ist nur mit Genehmigung des Vormundschaftsgerichtes zulässig. Ohne Genehmigung ist sie nur dann zulässig, wenn mit dem Aufschub Gefahr verbunden ist – in diesem Fall muss sie unverzüglich nachgeholt werden.

Das Gericht kann im Rahmen der einstweiligen Anordnung eine **vorläufige Unterbringung (max. 6 Wochen!)** anordnen. **Voraussetzungen sind:**
- Vorliegen eines ärztlichen Zeugnisses
- ggf. Bestellen eines Verfahrenspflegers
- Anhörung des Betroffenen und des Pflegers.

Bei akuter Gefährdung kann die einstweilige Anordnung bereits vor Anhörung des Betroffenen erlassen werden (Tab. **8.3**).

Die Dauer der Unterbringung beträgt längstens zwei Jahre nach Erlass der Entscheidung. Das Gericht kann im Rahmen der einstweiligen Anordnung eine **vorläufige Unterbringung** beschließen (Tab. **8.3**), wenn dringende Gründe für die Annahme vorliegen, dass die Voraussetzungen für die Maßnahme bestehen, ein **ärztliches Zeugnis** vorliegt, ggf. ein **Verfahrenspfleger bestellt** ist und der **Betroffene sowie der Pfleger persönlich angehört worden** sind. Bei akuter Gefährdung kann diese einstweilige Anordnung bereits vor Anhörung des Betroffenen sowie vor Bestellung und Anhörung des Verfahrenspflegers erlassen werden. Die **Dauer dieser vorläufigen Unterbringung darf sechs Wochen nicht überschreiten.** Innerhalb dieses Zeitraumes muss ein Betreuer mit dem Aufgabenkreis „Aufenthaltsbestimmung" oder „Unterbringung" bestellt sein, der die Genehmigung der Unterbringung beantragt.
Die Bundesländer haben zur Durchführung der neuen Bestimmungen Betreuungsbehörden eingerichtet, die die Betreuer bei ihrer Tätigkeit beraten und unterstützen sollen.

8.2 Behandlung nach den Unterbringungsgesetzen

Nach den Unterbringungsgesetzen kann **gegen seinen Willen in einer geschlossenen psychiatrischen Klinik untergebracht** werden, wer an einer psychischen Krankheit oder an einer krankheitswertigen psychischen Störung leidet und darüber hinaus eine Gefahr für sich selbst oder die

8.2 Behandlung nach den Unterbringungsgesetzen

Wer an einer psychischen Krankheit oder einer krankheitswertigen psychischen Störung leidet und darüber hinaus eine Gefahr für sich selbst oder die öffentliche Sicherheit und Ordnung darstellt, kann **gegen seinen Willen auf einer geschlossenen psychiatrischen Station untergebracht** werden. Die näheren Voraussetzungen dafür sind in den Unterbringungsgesetzen der einzelnen Bundesländer geregelt und differieren erheblich. Auch ist die Unterbringung nach den Unterbringungsgesetzen und die Unterbringung nach dem Betreuungsgesetz im Detail bisher nicht ausreichend harmonisiert. Einheitlichkeit besteht darin, dass **unmittelbare Selbst- oder Fremdgefährdung durch eine psychische Erkrankung** einen Unterbringungsgrund darstellt. Eine chronische Selbstgefährdung, z. B. im Sinne der Verwahrlosung, kann dagegen in einzelnen Bundesländern einen Unterbringungsgrund darstellen, in anderen aber nicht. Letzterenfalls würde das Betreuungsgesetz greifen.

öffentliche Sicherheit und Ordnung darstellt. Zwischen den Unterbringungsgesetzen der verschiedenen Bundesländer bestehen erhebliche Unterschiede.

▶ **Merke:** Wenn sowohl die Anwendung des Betreuungsgesetzes als auch des Unterbringungsgesetzes bei einem Patienten möglich sind, sollte der Psychiater in der Regel dem Betreuungsgesetz den Vorzug geben, da letzteres stärker die Bedürfnisse des Patienten berücksichtigt.

◀ **Merke**

Das Unterbringungsverfahren läuft in **drei Stufen** ab:

- die untere Verwaltungsbehörde (z. B. Polizei oder Amt für öffentliche Ordnung) leitet die Unterbringung ein
- der Arzt nimmt zu ihren Voraussetzungen Stellung
- der Richter beim zuständigen Vormundschaftsgericht entscheidet über die Unterbringung.

Die richterliche Entscheidung muss bis zum Ablauf des Tages vorliegen, der dem Beginn des Freiheitsentzuges folgt. Häufig beginnt das Unterbringungsverfahren mit einer Noteinweisung des Patienten in die Klinik oder seiner Zurückhaltung dort, wofür unverzüglich die richterliche Genehmigung eingeholt werden muss. Wird ein Patient nach dem Unterbringungsgesetz festgehalten, so ist ggf. nach telefonischer Vorinformation des Gerichts ein ärztliches Zeugnis abzugeben. Gegen die Unterbringung kann sich der Betroffene durch sofortige Beschwerde wehren, und zwar auch dann, wenn er geschäftsunfähig ist. Die Überprüfung obliegt dem zuständigen Landgericht (Abb. **8.1**, Tab. **8.4**).

Das Verfahren läuft in **3 Stufen** ab: Polizei/Amt für öffentliche Ordnung leiten das Verfahren ein, der Arzt nimmt zu den Voraussetzungen Stellung, der Richter beim zuständigen Vormundschaftsgericht entscheidet. Die richterliche Entscheidung muss bis zum Ablauf des Tages vorliegen, der dem Beginn des Freiheitsentzuges folgt.
Häufig beginnt das Unterbringungsverfahren mit einer Noteinweisung des Patienten in die Klinik, wofür unverzüglich die richterliche Genehmigung eingeholt werden muss (Abb. **8.1**, Tab. **8.4**).

▶ **Merke:** Allein aus der vollzogenen Unterbringung ergibt sich nicht automatisch ein Behandlungsrecht gegen den Willen des Patienten oder gar eine entsprechende Pflicht. Vielmehr gelten je nach Bundesland unterschiedliche Bestimmungen.

◀ **Merke**

Die weitestgehende Therapiebefugnis ermöglicht das rheinland-pfälzische Unterbringungsgesetz, wonach die Unterbringung eine Behandlung durch ein nach den Regeln der ärztlichen Kunst gebotenes und anerkanntes Heilverfahren umfasst. Die deutlichste Berücksichtigung der Freiheit des Patienten findet sich im schleswig-holsteinischen Unterbringungsgesetz, wonach ärztliche Therapiemaßnahmen ohne Einwilligung des Betroffenen nur zulässig sind zur Abwehr einer anders nicht abwendbaren Gefahr, einer Schädigung von Gesundheit oder Leben. Die übrigen Bundesländer nehmen verschiedene Mittelstellungen ein. Meistens wird die für den Arzt erforderliche Rechtssicherheit durch die vor-

8.4 Muster für einen Antrag auf Unterbringung nach dem Unterbringungsgesetz

8.4

Antrag auf Unterbringung in einem psychiatrischen Krankenhaus
Ärztliche Bescheinigung (zur Vorlage bei der zuständigen Polizeibehörde)
Herr/Frau [...] geb. am [...], wohnh. [...] wurde heute von uns psychiatrisch untersucht. Er hat die Wahnvorstellung, dass ihm sein Nachbar nach dem Leben trachtet. Um diese vermeintliche Verfolgung abzuwehren, hat er seine Wohnung verbarrikadiert und seinen Nachbarn mehrmals mit dem Messer bedroht. Heute nachmittag hat er die Wohnungstür seines Nachbarn mit dem Beil einzuschlagen versucht. Herr/Frau [...] ist demnach als psychisch krank und fremdgefährlich zu betrachten. Die ärztlichen Voraussetzungen für seine/ihre Unterbringung nach dem Unterbringungsgesetz sind nach ärztlichem Dafürhalten gegeben. Seine sofortige Unterbringung in einer geschlossenen Abteilung ist zwingend notwendig.

8.1 Unterbringungsbeschluss

Beglaubigte Abschrift

Amtsgericht München

-Vormundschaftsgericht-

Linprunstraße 22, 80335 München
Telefon: 089/5597-4943; Fax: 089/5597-4900
MVV-Haltestelle: Stiglmaierplatz

Geschäftsnummer: [redacted]

München, 10.03.2000

Unterbringungsverfahren für

[redacted], geboren am [redacted],
[redacted], [redacted] Garmisch-Partenkirchen
derzeitiger Aufenthalt:
LMU Klinikum Innenstadt, Nußbaumstr. 7, 80336 München

- Betroffene -

Rechtsanwalt [redacted], [redacted], [redacted] München

- Verfahrenspfleger -

[redacted], [redacted], [redacted] Garmisch-Patenkirchen

- Betreuerin -

Beschluß

1. Die vorläufige Unterbringung der Betroffenen in der geschlossenen Abteilung eines psychiatrischen Krankenhauses wird bis längstens

   01.04.2000

   einstweilen angeordnet.

2. Die vorläufige zeitweise oder regelmäßige Freiheitsentziehung der Betroffenen nach Weisung des behandelnden Arztes durch

   Fixierung der Extremitäten
   und Isolierung im Überwachungszimmer

   wird bis längstens

   01.04.2000

   einstweilen angeordnet, wobei sich der Durchführende vor und während der Maßnahme jeweils von der Unbedenklichkeit überzeugen muß, sich die Beschränkung immer nur auf das unbedingt erforderliche Maß erstrecken darf, eine schrift-

wegen gleitender Arbeitszeit sind wir am besten erreichbar: Mo.- Do. 08.30 bis 11.30 Uhr und 13.00 bis 15.00 Uhr, Fr. 08.00 bis 12.00 Uhr
Individuelle Terminvereinbarungen sind moeglich

- 2 -

liche Aufzeichnung über Art und Dauer zu erstellen ist und das Personal für die Betroffene stets erreichbar sein muß.

3. In die Untersuchungs- und Behandlungsmaßnahmen durch die behandelnden Ärzte gemäß vorliegendem Behandlungsplan wird im Rahmen ärztlich festzustellender Notwendigkeit bis zum Ablauf der obigen Frist eingewilligt, längstens jedoch bis zur Genehmigung eines Betreuers.

4. Soweit die Freiheitsentziehung nicht mehr erforderlich ist, ist sie zu beenden. Ansonsten wird die Anordnung spätestens mit Fristablauf wirkungslos, sofern keine neue Entscheidung getroffen wird.

5. Die sofortige Wirksamkeit wird angeordnet.

liegenen Generalklauseln zur Behandlung nicht ausreichend gegeben. So ist z. B. unklar, ob die Anwendung von Psychopharmaka in üblicher Dosierung und in üblicher Form tatsächlich auf jeden Fall in rechtlicher Form abgedeckt ist. Eindeutig erlaubt sind jedoch überall Maßnahmen zur unmittelbaren Gefahrenabwehr für Gesundheit oder Leben.

8.3 Weitere gesetzliche Regelungen

8.3 Weitere gesetzliche Regelungen

Geschäftsunfähigkeit

Geschäftsunfähigkeit

▶ Definition

▶ **Definition:** Geschäftsunfähigkeit liegt vor, wenn infolge anhaltender krankhafter Störung der Geistestätigkeit ein die freie Willensbesimmung ausschließender Zustand gegeben ist (§ 104 BGB).

Rechtsgeschäfte sind bei Nachweis der Geschäftsunfähigkeit nichtig. Außerdem existiert eine **Regelung im Sinne der Nichtigkeit der Willenserklärung** (§ 105 BGB, s. u.).

Rechtsgeschäfte sind bei Nachweis der Geschäftsunfähigkeit nichtig. Auf dieser Basis können z. B. im Rahmen einer schweren psychischen Erkrankung getätigte Geschäfte annulliert werden, so dass keine nachteiligen Konsequenzen für den Patienten entstehen.

Für vorübergehende Störungen der Geistestätigkeit sowie Zustände von Bewusstlosigkeit besteht analog eine **Regelung im Sinne der Nichtigkeit der Willenserklärung** (§ 105 BGB).

Geschäftsunfähigkeit muss stets positiv bewiesen werden, alleiniger Zweifel an der Geschäftsfähigkeit ist nicht rechtsrelevant. Auch muss immer die **völlige Geschäftsunfähigkeit** belegt werden, eine verminderte Geschäftsfähigkeit ist rechtlich nicht vorgesehen, lediglich die **gegenständlich beschränkte (partielle) Geschäftsunfähigkeit** (z. B. Prozessunfähigkeit bei Wahnkranken).

- **§ 104 BGB: Geschäftsunfähigkeit**
  Geschäftsunfähig ist
  1. wer nicht das siebente Lebensjahr vollendet hat;
  2. wer sich in einem die freie Willensbestimmung ausschließenden Zustand krankhafter Störung der Geistestätigkeit befindet, sofern nicht der Zustand seiner Natur nach ein vorübergehender ist.
- **§ 105 BGB: Nichtigkeit von Willenserklärungen**
  1. Die Willenserklärung eines Geschäftsunfähigen ist nichtig.
  2. Nichtig ist auch eine Willenserklärung, die im Zustand der Bewusstlosigkeit oder vorübergehender Störung der Geistestätigkeit abgegeben wird.

Geschäftsunfähigkeit muss stets positiv bewiesen werden. Zweifel an der Geschäftsfähigkeit genügen nicht, um getätigte Rechtsgeschäfte als nichtig erklären zu können. Unser Rechtssystem sieht nur eine **völlige Geschäftsunfähigkeit** vor, eine verminderte Geschäftsfähigkeit jedoch nicht. Es gibt aber die **auf einen Bereich beschränkte partielle Geschäftsunfähigkeit** (z. B. Prozessunfähigkeit).

Testierunfähigkeit

▶ **Definition:** Unter **Testierfähigkeit** versteht man die Fähigkeit zur Abfassung eines rechtswirksamen Testamentes. Ist der Patient bei krankhafter Störung der Geistestätigkeit, Geistesschwäche oder Bewusstseinsstörung nicht in der Lage, die Bedeutung einer solchen Willenserklärung einzusehen oder einsichtsgemäß zu handeln, besteht **Testierunfähigkeit** (§ 2229 BGB).

◀ **Definition**

Auch die Testierunfähigkeit muss positiv nachgewiesen werden, Zweifel an der Testierfähigkeit allein reichen nicht aus.

- **§ 2229 BGB: Testierunfähigkeit**
  Wer wegen krankhafter Störung der Geistestätigkeit, wegen Geistesschwäche oder wegen Bewusstseinsstörung nicht in der Lage ist, die Bedeutung einer von ihm abgegebenen Willenserklärung einzusehen und nach dieser Einsicht zu handeln, kann ein Testament nicht errichten.

Testierunfähigkeit

Auch die Testierunfähigkeit muss positiv nachgewiesen werden, Zweifel an der Testierfähigkeit allein reichen nicht aus.

Eherecht

Die **Nichtigkeit einer Ehe** kann erklärt werden, wenn einer der Ehepartner zur Zeit der Eheschließung geschäftsunfähig, bewusstlos oder in seiner Geistestätigkeit vorübergehend gestört war (§ 18 EheG). Auch kann die Aufhebung einer Ehe wegen Irrtums über die persönlichen Eigenschaften des Ehegatten (§ 32 EheG) beschlossen werden, z. B. bei schwerer Sucht und schweren sexuellen Abweichungen. Treffen diese Voraussetzungen nicht zu, ist aber eine Ehe durch psychische Erkrankungen zerrüttet, so kann die Ehescheidung nach dem **Zerrüttungsprinzip** durchgeführt werden.

- **§ 18 EheG: Nichtigkeit einer Ehe wegen Mangels der Geschäfts- oder Urteilsfähigkeit**
  1. Eine Ehe ist nichtig, wenn einer der Ehegatten zur Zeit der Eheschließung geschäftsunfähig war oder sich im Zustand der Bewusstlosigkeit oder der vorübergehenden Störung der Geistestätigkeit befand.
  2. Die Ehe ist jedoch als von Anfang an gültig anzusehen, wenn der Ehegatte nach dem Wegfall der Geschäftsunfähigkeit, der Bewusstlosigkeit oder der Störung der Geistestätigkeit zu erkennen gibt, dass er die Ehe fortsetzen will.
- **§ 32 EheG: Aufhebung einer Ehe wegen Irrtums über die persönlichen Eigenschaften des Ehegatten**
  1. Ein Ehegatte kann Aufhebung der Ehe begehren, wenn er sich bei der Eheschließung über solche persönlichen Eigenschaften des anderen Ehegatten geirrt hat, die ihn bei Kenntnis der Sachlage und bei verständiger Würdigung des Wesens der Ehe von der Eingehung der Ehe abgehalten haben würden.
  2. Die Aufhebung ist ausgeschlossen, wenn der Ehegatte nach Entdeckung des Irrtums zu erkennen gegeben hat, dass er die Ehe fortsetzen will, oder wenn sein Verlangen nach Aufhebung der Ehe mit Rücksicht auf die bisherige

Eherecht

Die **Nichtigkeit einer Ehe** kann erklärt werden, wenn einer der Ehepartner zur Zeit der Eheschließung geschäftsunfähig, bewusstlos oder in seiner Geistestätigkeit vorübergehend gestört war. Auch kann die Aufhebung wegen Irrtums über die persönlichen Eigenschaften des Ehegatten (z. B. Sucht, sexuelle Abweichungen) oder eine Scheidung bei Zerrüttung durch psychische Erkrankung erfolgen **(Zerrüttungsprinzip).**

Gestaltung des ehelichen Lebens der Ehegatten als sittlich nicht gerechtfertigt erscheint.

Berufsunfähigkeit/Erwerbsunfähigkeit

▶ Definition

Bei psychischen Erkrankungen kann es zur Berufs- oder Erwerbsunfähigkeit kommen. Der Betroffene hat dann Anspruch auf Rente wegen Berufs-/Erwerbsunfähigkeit.

Falls eine Berentung noch nicht indiziert ist, kann durch **Rehabilitationsmaßnahmen** oder **Vergünstigungen** im Rahmen des **Bundessozialhilfegesetzes** bzw. **Schwerbehindertengesetzes** Hilfe geleistet werden.

Berufsunfähigkeit/Erwerbsunfähigkeit

▶ **Definition: Berufsunfähigkeit** bedeutet eine Minderung der Erwerbsfähigkeit um mindestens 50 %, und zwar im Vergleich zu einem gesunden Versicherten mit ähnlicher Ausbildung und Kenntnissen.
Erwerbsunfähigkeit bedeutet, dass der Versicherte keine Erwerbstätigkeit mit einer gewissen Regelmäßigkeit mehr ausüben kann, allenfalls noch geringfügige Einkünfte durch Erwerbstätigkeit erzielen kann.

Aufgrund einer psychischen Erkrankung kann es, wie auch bei körperlicher Erkrankung, zur Berufsunfähigkeit oder sogar zur Erwerbsunfähigkeit kommen. Ein Versicherter hat dann Anspruch auf eine Rente wegen Berufsunfähigkeit bzw. wegen Erwerbsunfähigkeit.
In Fällen, bei denen die Berentung noch nicht indiziert ist, kann durch verschiedene **Rehabilitationsmaßnahmen und sonstige Vegünstigungen über das Bundessozialhilfegesetz und das Schwerbehindertengesetz** Hilfestellung geleistet werden.

- **§ 1246 RVO: Berufsunfähigkeit**
  Berufsunfähig ist ein Versicherter, dessen Erwerbsfähigkeit infolge von Krankheit oder anderen Gebrechen oder Schwäche seiner körperlichen oder geistigen Kräfte auf weniger als die Hälfte derjenigen eines körperlich und geistig gesunden Versicherten mit ähnlicher Ausbildung und gleichwertigen Kenntnissen und Fähigkeiten herabgesunken ist.
  Der Kreis der Tätigkeiten, nach denen die Erwerbsfähigkeit eines Versicherten zu beurteilen ist, umfasst alle Tätigkeiten, die seinen Kräften und Fähigkeiten entsprechen und ihn unter Berücksichtigung der Dauer und des Umfanges seiner Ausbildung sowie seines bisherigen Berufes und der besonderen Anforderungen seiner bisherigen Berufstätigkeit zugemutet werden können.
  Zumutbar ist stets eine Tätigkeit, für die der Versicherte durch Maßnahmen zur Erhaltung, Besserung oder Wiederherstellung der Erwerbsfähigkeit mit Erfolg ausgebildet oder umgeschult worden ist.
- **§ 1247 RVO: Erwerbsunfähigkeit**
  Erwerbsunfähig ist der Versicherte, der infolge von Krankheit oder anderen Gebrechen oder von Schwächen seiner körperlichen oder geistigen Kräfte auf nicht absehbare Zeit eine Erwerbstätigkeit in gewisser Regelmäßigkeit nicht mehr ausüben kann oder nicht mehr als nur geringfügige Einkünfte durch Erwerbstätigkeit erzielen kann.

Schuldunfähigkeit

Bei schweren psychischen Erkrankungen kann die Schuldfähigkeit **vermindert (§ 21 StGB)** oder **aufgehoben (§ 20 StGB)** sein, wenn
- durch eine **krankhafte seelische Störung** (v. a. endogene u. exogene Psychosen),
- **tief greifende Bewusstseinsstörung** (v. a. im Rahmen hochgradiger Affektzustände), **Schwachsinn** (geistige Behinderung) oder
- eine **andere schwere seelische Abartigkeit** (Neurosen, Konfliktreaktionen, Abhängigkeit, Sucht, Sexual- und Persönlichkeitsstörungen)

Schuldunfähigkeit

Bei schweren psychischen Erkrankungen kann die Schuldfähigkeit **vermindert (§ 21 StGB)** oder **aufgehoben (§ 20 StGB)** sein. Erste Voraussetzung für Schuldunfähigkeit oder verminderte Schuldfähigkeit ist das **Vorliegen eines der vier folgenden Merkmale** (Tab. **8.5**):

- **krankhafte seelische Störung**
  (v. a. endogene und exogene Psychosen)
- **tief greifende Bewusstseinsstörung**
  (v. a. Bewusstseinsveränderungen im Rahmen hochgradiger Affektzustände)
- **Schwachsinn**
  (geistige Behinderung verschiedenen Grades)
- **andere schwere seelische Abartigkeiten**
  (umfasst Neurosen, Konfliktreaktionen, Persönlichkeitsstörungen, Sexualstörungen, Substanzmissbrauch).

Die zweite Voraussetzung für die Ex- oder Dekulpierung ist, dass der Täter zur Tatzeit aufgrund eines der vier genannten Merkmale **unfähig war, das Unrecht der Tat einzusehen oder nach dieser Einsicht zu handeln** (§ 20 StGB), bzw. dass

8.2 Die moderne forensische Psychiatrie bemüht sich, psychisch kranke Straftäter, trotz aller notwendigen Sicherheitsaspekte, in einem ansprechenden milieutherapeutischen Rahmen unterzubringen

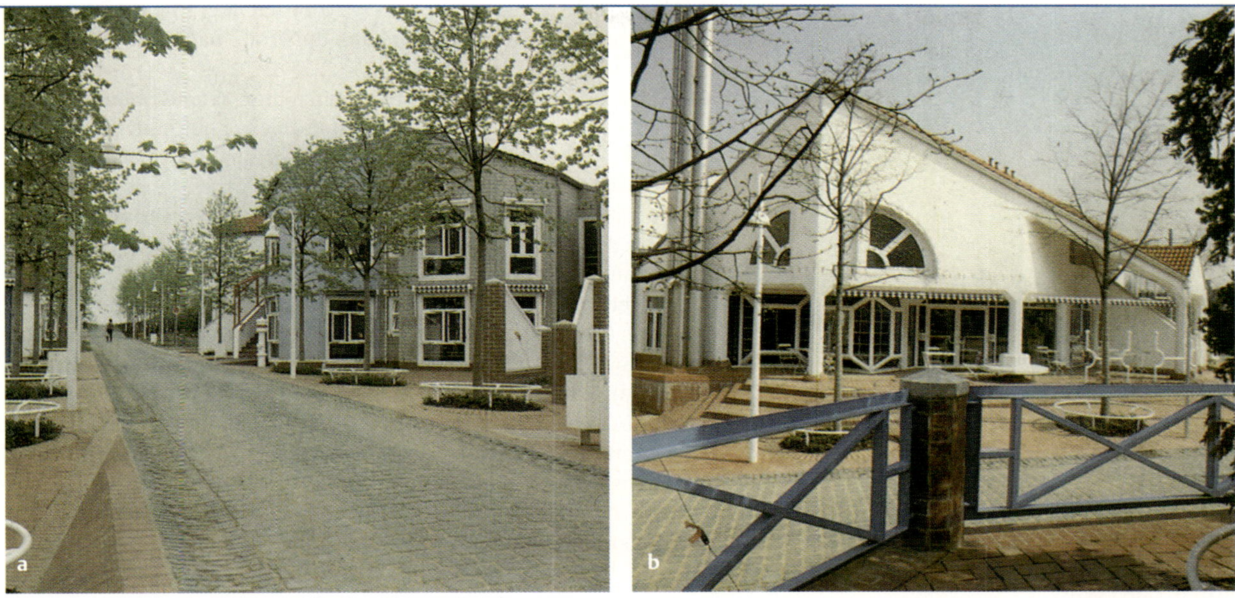

Die Abbildungen sollen einen Eindruck von den modernen Gestaltungsansätzen in der Architektur forensisch-psychiatrischer Einrichtungen geben. Es handelt sich um die forensische Psychiatrie der Rheinischen Landesklinik Düren.
a Blick auf eines der zweigeschossigen Wohnhäuser.
b Blick auf den Sozialbereich mit Kneipe und Drugstore.

8.5 Zuordnung juristischer Begriffe zu psychiatrischen Diagnosen

Krankhafte seelische Störung	
F0	Organische und symptomatische psychische Störungen
F1	Störungen durch psychotrope Substanzen (Intoxikation, Delir, psychotische Störungen, Korsakow-Syndrom, verzögerte psychotische Reaktion, Restzustände)
F2	Schizophrenie und wahnhafte Störungen
F3	Affektive Störungen (nur schwere Formen)
Tiefgreifende Bewusstseinsstörung	
F43.0	Akute Belastungsreaktion
Schwachsinn	
F7	Intelligenzminderung
Schwere andere seelische Abartigkeit	
F1x.2	Abhängigkeit von psychotropen Substanzen
F21	Schizotype Störung
F34	Anhaltende affektive Störungen
F4	Neurotische, Belastungs- und somatoforme Störungen
F6	Persönlichkeits- und Verhaltensstörungen

die Fähigkeit, das Unrecht der Tat einzusehen oder nach dieser Einsicht zu handeln, erheblich eingeschränkt war (§ 21 StGB).
Der Nachweis der krankhaften Störung muss für die Tatzeit erfolgen. Besonders bei völliger Aufhebung der Schuldfähigkeit und bei Fortbestehen der Grunderkrankung resultiert meist die Konsequenz, dass eine Unterbringung im Rahmen des **Maßregelvollzuges** in einem psychiatrischen Krankenhaus zur Vermeidung einer potenziellen Wiederholung der Straftat befürwortet werden muss (§ 63 StGB, Abb. **8.2**).

- **§ 20 StGB: Schuldunfähigkeit**
  Ohne Schuld handelt, wer bei Begehung der Tat wegen einer krankhaften seelischen Störung, wegen einer tief greifenden Bewusstseinsstörung oder wegen Schwachsinn oder einer schweren anderen seelischen Abartigkeit unfähig ist, das Unrecht der Tat einzusehen oder nach dieser Einsicht zu handeln.

8.5

- die Fähigkeit, das Unrecht der Tat einzusehen oder nach dieser Einsicht zu handeln, aufgehoben oder erheblich eingeschränkt war. Der Nachweis der krankhaften Störung muss für die Tatzeit erfolgen. Die Unterbringung erfolgt meist im Rahmen des **Maßregelvollzugs** in einem psychiatrischen Krankenhaus.

- **§ 21 StGB: Verminderte Schuldfähigkeit**
  Ist die Fähigkeit des Täters, das Unrecht der Tat einzusehen oder nach dieser Einsicht zu handeln, aus einem der im § 20 bezeichneten Gründe bei Begehung der Tat erheblich vermindert, so kann die Strafe nach § 49 Abs. 1 gemildert werden.
- **§ 63 StGB: Unterbringung in einem psychiatrischen Krankenhaus**
  Hat jemand eine rechtswidrige Tat im Zustand der Schuldunfähigkeit (§ 20) oder verminderten Schuldfähigkeit (§ 21) begangen, so ordnet das Gericht die Unterbringung zum **Maßregelvollzug** in einem psychiatrischen Krankenhaus an, wenn die Gesamtwürdigung des Täters und seiner Tat ergibt, dass von ihm infolge seines Zustandes erhebliche rechtswidrige Taten zu erwarten sind und er deshalb für die Allgemeinheit gefährlich ist.
- **§ 64 StGB: Unterbringung in einer Entziehungsanstalt**
  Hat jemand den Hang, alkoholische Getränke oder andere berauschende Mittel im Übermaß zu sich zu nehmen, und wird er wegen einer rechtswidrigen Tat, die er im Rausch begangen hat oder die auf seinen Hang zurückgeht, verurteilt oder nur deshalb nicht verurteilt, weil seine Schuldunfähigkeit erwiesen oder nicht auszuschließen ist, so ordnet das Gericht die Unterbringung in einer Entziehungsanstalt an, wenn die Gefahr besteht, dass er infolge seines Hanges erhebliche rechtswidrige Taten begehen wird. Die Anordnung unterbleibt, wenn eine Entziehungskur von vornherein aussichtslos erscheint.

Jugendstrafrecht

Liegt bei einem **Jugendlichen** (14–17 J.) die entsprechende sittliche und geistige Reife nicht vor, dann ist die strafrechtliche Verantwortlichkeit nicht gegeben (§ 3 JGG). Andernfalls wird das Jugendstrafrecht angewandt.

Beim **Heranwachsenden** (Alter 18–20 J.) kann das Jugendstrafrecht angewandt werden, wenn er in seiner sittlichen und geistigen Reife einem Jugendlichen gleichzustellen ist (§ 105 JGG).

Jugendstrafrecht

Grundlage der strafrechtlichen Verantwortlichkeit eines **Jugendlichen** (Alter 14–17 Jahre) ist eine entsprechende sittliche und geistige Reife (§ 3 JGG). Liegt diese nicht vor, dann ist auch die strafrechtliche Veranwortlichkeit nicht gegeben (§ 3 JGG). Ist sie gegeben, wird das Jugendstrafrecht angewandt. Dieses zielt darauf ab, stärker helfend als strafend zu sein.

Beim **Heranwachsenden** (Alter 18–20 Jahre) wird in der Regel das Erwachsenenstrafrecht angewandt. Ist der Heranwachsende jedoch noch in seiner sittlichen und geistigen Reife einem Jugendlichen gleichzustellen, so wird vom Jugendstrafrecht Gebrauch gemacht (§ 105 JGG).

- **§ 3 JGG: Verantwortlichkeit**
  Ein Jugendlicher ist strafrechtlich verantwortlich, wenn er z. Z. der Tat nach seiner sittlichen und geistigen Entwicklung reif genug ist, das Unrecht der Tat einzusehen und nach dieser Einsicht zu handeln.
- **§ 105 FGG: Anwendung des Jugendstrafrechts auf Heranwachsende**
  (1) Begeht ein Heranwachsender eine Verfehlung, die nach den allgemeinen Vorschriften mit Strafe bedroht ist, so wendet der Richter die für einen Jugendlichen geltenden Vorschriften der §§ 4 bis 8, 9 Nr. 1, §§ 10, 11 und 13 bis 32 entsprechend an, wenn 1. die Gesamtwürdigung der Persönlichkeit des Täters bei Berücksichtigung auch der Umweltbedingungen ergibt, dass er z. Z. der Tat nach seiner sittlichen und geistigen Entwicklung noch einem Jugendlichen gleichstand, oder 2. es sich nach der Art, den Umständen und den Beweggründen der Tat um eine Jugendverfehlung handelt.

Beurteilung der Fahrtauglichkeit

Beurteilung der Fahrtauglichkeit

Die gesetzlich festgelegten Rahmenbedingungen zur Teilnahme von erkrankten Personen am Straßenverkehr werden in der Fahrerlaubnisverordnung (FeV), sowie den **Begutachtungs-Leitlinien zur Kraftfahrereignung** näher geregelt. Dieses Standardwerk beinhaltet Beurteilungsleitlinien aus medizinischer und psychologischer Sicht. Psychiatrische Erkrankungen können zu einer zeitweiligen Beschränkung der Fahrtüchtigkeit oder zur Aufhebung der Fahreignung führen.

Für die Beurteilung werden die Fahrerlaubnisklassen in zwei Gruppen eingeteilt:

Für die Zwecke der Beurteilung werden die Fahrerlaubnisklassen in zwei Gruppen eingeteilt:

- **Gruppe 1:** vor allem Fahrerlaubnis für PKW und Krafträder – Kraftfahrzeuge < 3,5 t; umfasst die neuen Fahrerlaubnisklassen A, A1, B, BE, M, L und T.
- **Gruppe 2:** vor allem Fahrerlaubnis für LKW und Fahrgastbeförderung – Kraftfahrzeuge > 3,5 t; umfasst die neuen Fahrerlaubnisklassen C, C1, CE, C1E, D, D1, DE, D1E.

Die Leistungsfähigkeit wird mit geeigneten, objektivierbaren psychologischen Testverfahren (u. a. Konzentrationsfähigkeit, Reaktionsgeschwindigkeit) untersucht (vgl. S. 39). Für die **Gruppe 1** ist mindestens ein Prozentrang (PR) von 16, für Verkehrsteilnehmer der **Gruppe 2** ein PR von 33 gefordert.

Die Beurteilung der Fahrtüchtigkeit eines Patienten hat vor dem Hintergrund der Bewertung des klinischen Bildes der Grunderkrankung sowie objektivierbaren psychologischen Leistungstests zu erfolgen. In Einzelfällen kann zusätzlich eine praktische Fahrverhaltensprobe angezeigt sein. Die Untersuchungen und Bewertungen sind von einem Facharzt für Psychiatrie durchzuführen und gegebenenfalls durch eine neuropsychologische Zusatzuntersuchung (Fahrtüchtigkeitsuntersuchung) zu ergänzen. Es ist darauf zu achten, dass der begutachtende Arzt nicht zugleich der behandelnde Arzt ist.

Gutachten zur Fahrtauglichkeit können erstellen:
- Fachärzte mit verkehrsmedizinischer Qualifikation,
- Ärzte des Gesundheitsamtes oder der öffentlichen Verwaltung,
- Ärzte mit der Gebietsbezeichnung „Arbeitsmedizin" oder der Zusatzbezeichnung „Betriebsmedizin".

Die **Leitlinien zur Begutachtung psychiatrischer Krankheiten** lassen sich wie folgt zusammenfassen:

Gruppe 1:
hauptsächlich PKW und Krafträder
Gruppe 2:
vor allem LKW und Fahrgastbeförderung.

Die Leistungsfähigkeit wird mit psychologischen Tests untersucht.

Die Beurteilung ist von einem Facharzt für Psychiatrie vorzunehmen, eventuell ergänzt durch eine neuropsychologische Zusatzuntersuchung. Der begutachtende Arzt darf nicht zugleich der behandelnde Arzt sein.

Affektive und schizophrene Psychosen

In akuten Stadien affektiver oder schizophrener Episoden sind die Voraussetzugen zum sicheren Führen von Kraftfahrzeugen nicht gegeben. Nach abgelaufener akuter Psychose besteht für die Gruppe 1 in der Regel wieder Fahrtauglichkeit, wenn keine gravierenden Psychosesymptome wie Wahn, Halluzinationen oder schwere kognitive Störungen, die das Realitätsurteil erheblich beeinträchtigen, mehr nachweisbar sind.

In der Regel bleiben für Fahrer der Gruppe 2 nach einer schizophrenen Erkrankung die Voraussetzungen zum sicheren Führen eines Kraftfahrzeuges ausgeschlossen. Lediglich besonders günstige Verläufe der Erkrankung mit stabiler Remission lassen eine positive Bewertung zu. Nach mehreren depressiven oder manischen Phasen ist in der Regel nicht von einer Fahrtauglichkeit auszugehen.

Affektive und schizophrene Psychosen

Bei akuten affektiven oder schizophrenen Psychosen besteht keine Fahrtauglichkeit. Nach Abklingen der gravierenden Psychosesymptome besteht für die Gruppe 1 in der Regel wieder Fahrtauglichkeit.

Organisch-psychische Störungen, Demenz und organische Persönlichkeitsveränderungen

Allein die Diagnose Alzheimer-Demenz rechtfertigt nicht den Entzug der Fahrerlaubnis. Bei der Beurteilung älterer Patienten ist zu berücksichtigen, dass gewisse Leistungsminderungen bei allen Menschen im höheren Lebensalter zu erwarten sind und nicht per se die Fahrtauglichkeit aufheben.

Leichte hirnorganische Wesensänderungen sind mit der Fahrerlaubnisgruppe 1 vereinbar, schwere Störungen schließen aber die Voraussetzungen zum Führen von Kraftfahrzeugen auch der Gruppe 1 aus. Patienten mit einer Demenz und/oder organischem Psychosyndrom werden den Anforderungen zum Führen von Kraftfahrzeugen der Gruppe 2 in der Regel nicht gerecht.

Beim Ausschluss der Fahrtauglichkeit müssen ausgeprägte Leistungsmängel und schwere Persönlichkeitsveränderungen im Einzelfall nachgewiesen werden. Fahrerfahrung und automatisierte Gewohnheitshandlungen zur Beherrschung des Fahrzeugs können Leistungsdefizite bis zu einem gewissen Grad kompensieren.

Organisch-psychische Störungen, Demenz und organische Persönlichkeitsveränderungen

Leichte hirnorganische Wesensänderungen sind mit der Fahrerlaubnisgruppe 1 vereinbar. Ausgeprägte Leistungsmängel z. B. im Rahmen von Demenzen und schweren Persönlichkeitsveränderungen führen zum Ausschluss der Fahrtauglichkeit. Fahrerfahrung und Gewohnheitshandlungen können Leistungsdefizite bis zu einem gewissen Grad kompensieren.

Alkoholmissbrauch und -abhängigkeit

In den Begutachtungs-Leitlinien wird Missbrauch verkehrsanlassbezogen definiert, d. h. von Alkoholmissbrauch ist auszugehen, wenn wiederholt ein Fahrzeug unter unzulässig hoher Alkoholwirkung geführt wurde und/oder nach ein-

Alkoholmissbrauch und -abhängigkeit

Bei verkehrsanlassbezogenem Alkoholmissbrauch und Alkoholabhängigkeit ist Fahrtauglichkeit nur bei Nachweis dauerhafter Abstinenz wieder gegeben. Dies bedeutet eine erfolgreiche Entwöhnungsbehandlung mit einjährigem Abstinenznachweis sowie regelmäßige ärztliche Kontrollen.

maliger Fahrt unter hoher Alkoholkonzentration und/oder aktenkundig belegtem Verlust der Kontrolle des Alkoholkonsums im Zusammenhang mit der Verkehrsteilnahme in der Vergangenheit.
Fahrtauglichkeit kann nur dann wieder als gegeben angesehen werden, wenn dauerhafte Abstinenz nachgewiesen wird. Hierzu zählen eine erfolgreiche Entwöhnungsbehandlung mit einjährigem Abstinenznachweis sowie regelmäßige ärztliche Untersuchungen und Laborkontrollen.

Drogenabhängigkeit

Bei Drogenabhängigen wird eine erfolgreiche Entwöhnungsbehandlung mit anschließender einjähriger Abstinenz gefordert.

Drogenabhängigkeit

Zu den die Verkehrssicherheit potenziell beeinflussenden illegalen Drogen zählt man vor allem Cannabis, Opioide, Kokain, Amphetamine und Halluzinogene.
Grundsätzlich kann bei Drogenabhängigen Fahrtauglichkeit erst wieder als gegeben angesehen werden, wenn der Nachweis geführt wird, dass kein Konsum mehr besteht. Gefordert wird in der Regel eine erfolgreiche Entwöhnungsbehandlung mit anschließender einjähriger Abstinenz, die durch regelmäßige ärztliche Untersuchungen nachgewiesen werden muss.
Einen **Sonderfall** stellt die Substitutionsbehandlung mit Methadon dar. Verschiedene Studien der letzten Jahre kamen zu dem Ergebnis, dass eine Methadon-Einnahme nicht grundsätzlich mit Fahruntauglichkeit gleichzusetzen ist. Allerdings zeigten sich in fahrrelevanten psychophysischen Leistungstests bei Methadonsubstituierten im Mittel schlechtere Resultate in den Bereichen Reaktionsvermögen, Konzentration und Daueraufmerksamkeit. Berücksichtigt man das Problem des nicht seltenen Beikonsums, dürfte bei der Mehrzahl methadonsubstitutierter Patienten von einer Ungeeignetheit zum Führen eines Kraftfahrzeuges auszugehen sein.

Tabelle **8.6** gibt eine Zusammenfassung der allgemeinen Beurteilungshinweise, die vor dem Hintergrund eventuell bestehender Comorbiditäten im Einzelfall geprüft werden müssen.

Beratung und Aufklärung von Patienten

Zur Pflicht des Behandlers gehört die umfassende Aufklärung und Beratung des Patienten. Eine Meldepflicht gegenüber Behörden besteht nicht, seltene Ausnahme ist die Verkehrsgefährdung durch einen trotz Aufklärung uneinsichtigen fahruntauglichen Patienten.

Aus haftungsrechtlichen Gründen ist die Dokumentation der Aufklärung obligat.

Beratung und Aufklärung von Patienten

eine wesentliche Pflicht des Behandelnden ist es, den Patienten über Einschränkungen der Fahrtüchtigkeit aufzuklären, auf mögliche Gefahren hinzuweisen und rechtliche Rahmenbedingungen zu erörtern.

- Offenbarungspflicht/Offenbarungsrecht:
  eine Meldepflicht gegenüber der Verwaltungsbehörde besteht nicht. Ein Melderecht kann angenommen werden, wenn ein fahruntauglicher Patient trotz Aufklärung nicht davon abzuhalten ist mit dem Kraftfahrzeug zu fahren. In diesem Fall ist eine Abwägung der Rechtsgüter (Schweigepflicht nach § 203 StGB vs. Verkehrssicherheit) zu treffen.
  In Ausnahmefällen ist denkbar, dass ein Recht zur Durchbrechung der Schweigepflicht besteht, wenn kein anderes Mittel mehr gegeben ist, um die von einem verkehrsuntüchtigen Patienten ausgehende Gefahr abzuwenden. Dies setzt voraus, dass der Arzt oder Psychologe zunächst versucht hat, die Teilnahme des Patienten am Kraftverkehr durch Aufklärung über Risiken und eventuell Einbeziehung von Angehörigen zu verhindern.
- Dokumentation:
  aus haftungsrechtlichen Gründen sollte die Aufklärung stets in der Krankengeschichte bzw. Krankenakte dokumentiert werden.
  Ziel der Beratung ist eine individuelle Abschätzung eines möglichen Gefährdungspotenzials für die Teilnahme am motorisierten Straßenverkehr unter Berücksichtigung der persönlichen Krankheitsgeschichte, der medikamentösen Behandlung und Compliance, der Einschätzung von Leistungseinschränkungen sowie Einschätzung von Kompensationsmöglichkeiten.

8.6 Psychische Erkrankungen und Beurteilung der Fahrtauglichkeit in Anlehnung an die Begutachtungs-Leitlinien zur Kraftfahrereignung, 2000

	Gruppe 1	*Gruppe 2*	*Bemerkungen*
▪ **Affektive Psychosen**	Nein	Nein	Bei sehr schweren Depressionen und manischen Phasen sowie mehreren Phasen mit kurzen Intervallen
	Ja	Nein	Nach Abklingen der Phasen; jedoch regelmäßige Kontrollen
	Ja	Ja	Symptomfreiheit; regelmäßige Kontrollen
▪ **Schizophrene Psychosen**	Nein	Nein	In akuten Stadien
	Ja	i.d.R. Nein	Nach Ablauf der Psychose, wenn keine Störungen nachweisbar sind wie Halluzinationen, Wahn oder kognitive Einbußen; regelmäßige Kontrollen
▪ **Organisch-psychische Störungen**	Nein	Nein	In akuten Phasen
	Ja	Ja	Nach Abklingen der Phase, ohne relevante Restsymptome; regelmäßige Nachuntersuchungen
▪ **Chronische hirnorganische Psychosyndrome**	Ja	i.d.R. Nein	Jedoch abhängig von Art und Schwere der Erkrankung; Nachuntersuchungen
▪ **Schwere Altersdemenz und schwere Persönlichkeitsveränderungen durch pathologische Alterungsprozesse**	Nein	Nein	
▪ **Alkoholmissbrauch**	Nein	Nein	Das Führen von Kraftfahrzeugen und ein die Fahrtüchtigkeit beeinträchtigender Alkoholkonsum kann nicht hinreichend getrennt werden. Die Definition des Missbrauchs bezieht sich auf Rechtsverstöße und nicht auf die medizinisch-psychologischen Kriterien des Missbrauchs
	Ja	Ja	Wenn die Änderung des Trinkverhaltens ausreichend gefestigt ist (i.d.R. 1 Jahr, mindestens jedoch 6 Monate Bewährung); keine negativen körperlichen Befunde; keine Leistungsbeeinträchtigungen; keine relevanten Komorbiditäten
▪ **Alkoholabhängigkeit**	Nein	Nein	Gemäß den diagnostischen Leitlinien nach ICD-10 verbunden mit Zwang bzw. starkem Wunsch Alkohol zu konsumieren, Kontrollverlust, körperlichem Entzugssyndrom, Toleranzentwicklung, fortschreitende Vernachlässigung anderer Interessen, anhaltender Substanzkonsum trotz Nachweises eindeutiger schädlicher Folgen.
	Ja	Ja	Nachweis dauerhafter Abstinenz durch erfolgreiche Entwöhnungsbehandlung und mindestens 1-jähriger Abstinenz; regelmäßige Kontrollen und Laboruntersuchungen; Ausschluss sonstiger eignungsrelevanter Mängel
▪ **Sucht und Intoxikation (Substanzen i.S. d. BtMG)**	Nein	Nein	Ausnahme – gelegentliche Einnahme von Cannabis, wenn Trennung von Konsum und Fahren möglich; kein zusätzlicher Konsum von Alkohol oder anderen psychoaktiven Substanzen; keine Störung der Persönlichkeit; kein Kontrollverlust
▪ **Nach Entgiftung und Entwöhnung**	Ja	Ja	Nach 1-jähriger Abstinenz; regelmäßige Kontrollen
▪ **Dauerbehandlung mit Arzneimitteln**	i.d.R. Ja	i.d.R. Ja	Jedoch nicht bei nachgewiesenen Intoxikationen und anderen Wirkungen, die die Leistungsfähigkeit beeinträchtigen

9 Glossar

Absencen – Sekundenlange, plötzliche Bewusstseinsstörungen bei Epilepsie, meist mit Amnesie (Erinnerungslosigkeit) einhergehend.

Abstinenzsyndrom – Entzugssyndrom nach Entziehung von Suchtmitteln (z. B. Opiate, Alkohol) oder nach plötzlichem Absetzen von Pharmaka (z. B. Tranquilizern).

Abulie – Willenlosigkeit, krankhafte Schwäche bzw. Unvermögen, Entscheidungen zu treffen, Entschlüsse zu fassen und durchzuführen.

Abwehr/Abwehrmechanismen – Begriff aus der psychodynamischen Psychotherapie (Psychoanalyse) bzw. Tiefenpsychologie (S. Freud). Unbewusste Verhaltensweisen, um sich vor vom Über-Ich nicht gebilligten Triebregungen zu schützen. Hierzu zählen u. a.: Verdrängung, Projektion, Regression Rationalisierung.

Affekt – „Gefühlswallung", meist nur für kurze Zeit anhaltend. Beispiele: Zorn, Wut, Hass, Freude.

Affektarmut – Verminderung von Art und Ausmaß gezeigter Gefühle.

Affektinkontinenz – Fehlende Beherrschung der Affektäußerungen. Affekte können bei geringem Anstoß überschießen.

Affektive Störung – Depressive bzw. manische Episoden.

Affektivität – Zusammenfassender Begriff für Affekte, Emotionen, Gefühle, Stimmungen.

Affektlabilität – Schneller Wechsel der Affektlage, der auf einen Anstoß von außen erfolgt (Vergrößerung der affektiven Ablenkbarkeit) oder auch scheinbar spontan auftritt.

Affektstarre – Verminderung der affektiven Modulationsfähigkeit. Der Patient verharrt ohne Modulation in bestimmten Stimmungen oder Affekten, unabhängig von der äußeren Situation.

Affektsyndrom – Symptomkomplex mit Vorherrschen von Affektstörungen, z. B. depressives, manisches Syndrom.

Aggravation – Absichtliche und meist zweckgerichtete Übertreibung tatsächlich vorhandener Krankheitszeichen.

Aggressivität – Angriffslust, Ausmaß der Neigung zu Aggressionen, Häufigkeit und Stärke aggressiver Handlungen.

Agitation – Motorische Unruhe, ruheloses, unstillbares Bewegungsbedürfnis bei gesteigerter innerer Erregbarkeit.

Agitiert – Unruhig, nervös, „innerlich vibrierend" (z. B. bei agitierter Depression).

Agnosie – Unfähigkeit, trotz intakter Sinnesorgane Wahrgenommenes zu erkennen.

Agoraphobie – „Platzangst". Angst vor allen Situationen, in denen sich der Patient außerhalb der gewohnten Umgebung aufhält (z. B. Menschenmenge, öffentliche Plätze, Reisen).

Agrammatismus – Zerfall des grammatikalischen Zusammenhangs, zerstörter Satzbau.

Agraphie – Unfähigkeit zu schreiben.

Akalkulie – Rechenstörung.

Akathisie – Bewegungsdrang, Unfähigkeit zu ruhigem Sitzenbleiben.

Akinese – Bewegungslosigkeit, Bewegungsarmut.

Akoasmen – Akustische Halluzinationen in Form von ungestalteten akustischen Wahrnehmungen (z. B. Rauschen, Summen, Pfeifen, Klopfen).

Akrophobie – Höhenangst.

Akustische Halluzinationen – Sinnestäuschungen im akustischen Bereich, z. B. Hören von Stimmen.

Alexie – Unfähigkeit, den Sinn von Geschriebenem zu erfassen, obwohl das Sehvermögen intakt ist.

Ambitendenz – Gleichzeitig nebeneinander vorkommende entgegengesetzte Willensimpulse machen ein entschlossenes Handeln unmöglich.

Ambivalenz – Gegensätzliche Gefühle, Vorstellungen, Wünsche oder Intentionen, die nebeneinander bestehen und zu einem angespannten Zustand führen.

Amentia – Historische Bezeichnung für ein Syndrom schwerer Denkverworrenheit mit allgemeiner Desorientierung, Halluzinationen, Wahn und ratloser Stimmung.

Amnesie – Inhaltlich oder zeitlich begrenzte Erinnerungslücke.

Amnestische Aphasie – Mangelhafte oder fehlende Erinnerung an Worte und Namen.

Anale Phase – Zweite psychosexuelle Entwicklungsphase (2.–4. Lebensjahr) nach S. Freud. Gekennzeichnet durch Vergnügen am Entleeren oder Zurückhalten des Stuhls. Das Kind lernt zum einen Körperbeherrschung, zum andern den Stuhl als Wertgegenstand, als eigenes Erzeugnis anzusehen (Entwicklung von Ordnung/Sauberkeit, Selbstbestimmung, Selbstbeherrschung).

Anankasmus – Zwanghaftigkeit im Denken oder Handeln.

Anankastisch – Zwanghaft.

Androgynie – Mannweiblichkeit, Pseudohermaphroditismus masculinus.

Angst – Unangenehmes Gefühl des Bedrohtseins, das allen Menschen bekannt ist. Stellt als normale Angst ein Alarmsignal für den Organismus dar. Angst äußert sich in Form von seelischem Erleben, körperlichen Symptomen und Veränderungen des Verhaltens. Pathologische Angst ist ein unspezifisches Symptom vieler psychischer Störungen.

Angstneurose – Nach S. Freud ein neurotisches Bild mit Angst als Hauptsymptom.

Angststörungen – Unter diesem Begriff werden in den neueren Klassifikationen ICD-10 und DSM-IV Phobien, Panikstörung und generalisierte Angststörung („Angstneurose") zusammengefasst.

Anhedonie – Verlust der Lebensfreude.

Anorexia nervosa – „Magersucht", Zustand starker Abmagerung aus psychischer Ursache; Nahrungsverweigerung.

Anorexie – Essstörung im Sinne einer verminderten Nahrungsaufnahme.

Anorgasmie – Fehlen eines Höhepunktes (Orgasmus).

Anpassungsstörung – Gestörter Anpassungsprozess nach einer einschneidenden Lebensveränderung oder nach belastenden Lebensereignissen mit unterschiedlichen affektiven Symptomen und sozialer Beeinträchtigung. Alte Bezeichnung für Störungen mit vorwiegend sozial schädlichen Verhaltensweisen.

Antidepressiva – Arzneimittel gegen Depressionen, aber auch bestimmte Angst- und Zwangsstörungen.

Antipsychiatrie – Politisch motivierte Strömung der 60er Jahre, die sich gegen die klassische Psychiatrie, insbesondere die biologisch-somatische Ursachentheorie der Schizophrenie wendet („Schizophrenie gibt es nicht").

Antisoziale Persönlichkeitsstörung – Persönlichkeitsstörungen mit einem gegen die Regeln der Gesellschaft gerichteten Verhalten (u. a. Kriminalität, Aggressivität, „Soziopathie").

Antriebsarmut – Mangel an Energie, Initiative und Aktivität.

Antriebshemmung – Energie, Initiative und Aktivität werden als gebremst und blockiert erlebt.

Antriebssteigerung – Zunahme an Energie, Initiative und Aktivität im Rahmen einer geordneten (zielgerichteten) Tätigkeit.

Anxiolytika – Angstlösende Arzneimittel (Tranquilizer/Beruhigungsmittel).

Apathie – Teilnahmslosigkeit, Fehlen spontaner Aktivität.

Aphasie – Sprachstörung.

Apraxie – Unfähigkeit, Handlungsabläufe trotz erhaltener körperlicher Motilität auszuführen.

Arbeitstherapie – Anwendung von Arbeit als therapeutisches Hilfsmittel bei psychisch Kranken.

Arousal – Zustand der physiologischen Reaktionsfähigkeit bzw. Erregung. Physiologische Basis u. a. für verschiedene Intensität der Aufmerksamkeit

Assoziation – Verknüpfung seelischer Inhalte dadurch, dass eine Vorstellung eine andere ins Bewusstsein ruft oder diesen Vorgang begünstigt.

Asthenie – Schwäche, Kraftlosigkeit, Unfähigkeit zu größeren physischen oder psychischen Anstrengungen.

Auffassungsstörung – Störung der Fähigkeit, Wahrnehmungserlebnisse in ihrer Bedeutung zu begreifen und sie miteinander zu verbinden.

Aufmerksamkeitsstörung – Umfang und Intensität der Aufnahme von Wahrnehmungen bzw. von Vorstellungen der Gedanken sind beeinträchtigt.

Autismus – Psychischer Vorgang des Rückzugs auf die Innenwelt und Isolation von der Außenwelt.

Autogenes Training – Von J. H. Schultz entwickelte Methode der „konzentrativen Selbstentspannung"; Form der Autosuggestion, d. h. Selbstbeeinflussung unwillkürlicher Körperfunktionen.

Automatismen – Der Patient führt automatische Handlungen aus, die er selbst als nicht von ihm intendiert empfindet.

Automutilation – Selbstverletzung.

A(zoo)spermie – Fehlen von Samenfäden im Ejakulat.

Balint-Gruppe – Organisierte Gruppe von Therapeuten, die ihre ärztlichen und psychotherapeutischen Erfahrungen unter Anleitung des Gruppenleiters in regelmäßigen Sitzungen bespricht. Begründet von Michael Balint.

Bedeutungswahn – Einem an sich zufälligen Ereignis wird eine besondere Bedeutung zugeschrieben.

Beeinträchtigungswahn – Wahnhafte Überzeugung, von der Umwelt bedroht, gekränkt, beleidigt, verspottet oder verhöhnt zu werden.

Befehlsautomatie – Abnorme Bereitschaft, automatisch Befehlen nachzukommen, auch wenn sie unbequem sind.

Behinderung, primäre – Direkte krankheitsbedingte Einschränkungen.

Behinderung, sekundäre – Individuelle und soziale Reaktionen auf Umstände des Krankseins (z. B. Hospitalismus).

Belastungsreaktion – Nach Art und Ausmaß deutlich über das nach allgemeiner Lebenserfahrung zu Erwartende hinausgehende Reaktion auf außergewöhnliche körperliche und/oder seelische Belastungen bei einem ansonsten psychisch nicht manifest gestörten Patienten.

Benommenheit – Leichtester Grad der Bewusstseinstrübung (erschwerte Auffassung, verlangsamter Denkablauf).

Beschäftigungstherapie – Behandlungsform für psychisch Kranke (Ergotherapie). Durch handwerkliche Arbeit und künstlerisch-kreatives Gestalten sollen schöpferische Kräfte im Patienten aktiviert und Eigeninitiative gefördert werden.

Beschützende Werkstatt – Handwerklicher Betrieb im Rahmen des beschützten Arbeitens bzw. der beruflichen Rehabilitation psychisch Kranker.

Betreuung – Im juristischen Sinne Übernahme von Verantwortung und Aufgaben durch einen Betreuer bei Patienten mit psychischer Erkrankung.

Betreuungsgesetz – Das seit dem 1. 1. 1992 gültige Betreuungsgesetz löste das Vormundschaftsrecht (mit Pflegschaft) ab. Hiernach kann ein Volljähriger auf Grund einer psychischen Krankheit oder einer körperlichen, geistigen oder seelischen Behinderung durch Bestellung des Vormundschaftsgerichtes einen Betreuer erhalten, wenn er seine Angelegenheiten ganz oder teilweise nicht besorgen kann.

Bewegungsstereotypien – „Automatenhaft", gleichförmig wiederholte Bewegungsabläufe, die nicht durch äußere Reize ausgelöst sind.

Bewusstseinseinengung – Fokussierung des Denkens, Fühlens und Wollens auf wenige Themen.

Bewusstseinsstörung – Oberbegriff für alle Veränderungen des Bewusstseins (qualitativ und quantitativ).

Bewusstseinstrübung – Qualitative Beeeinträchtigung der Bewusstseinsklarheit. Die Fähigkeit, verschiedene Aspekte der eigenen Person und der Umwelt zu verstehen und entsprechend zu handeln, ist gestört.

Bewusstseinsverschiebung – Form der Bewusstseinsstörung mit dem Erleben von gesteigerter Wachheit, intensivierter Wahrnehmung von Raum und Zeit etc.

Beziehungswahn – Äußerungen von anderen Menschen und Ereignisse in der Umwelt werden wahnhaft vom Patienten auf sich selbst bezogen.

Biofeedback – Therapiemethode, die unter Nutzung optischer oder akustischer Anzeigen dem Patienten das Ergebnis willentlich gesteuerter Aktionen auf das Vegetativum sichtbar macht. Die apparativ vermittelten Signale ermöglichen das Erlernen der Eigenkontrolle, der eigenen Beeinflussungsmöglichkeit funktioneller (psychosomatischer) Störungen.

Bipolar – Nach zwei Polen hin verlaufend (depressiv-manisch).

Bizarres Verhalten – Ungewöhnliches, der Situation nicht angepasstes Verhalten, das vom jeweiligen kulturellen und sozialen Standard abweicht (z. B. Spucken, Rülpsen; abnorme Posen, Manierismen).

Borderline-Störung – Ursprünglich seelische Störung im Grenzgebiet zwischen Psychose und Neurose, heute Bezeichnung für eine besondere Form der Persönlichkeitsstörung.

Bulimie/Bulimia nervosa – Essgier, krankhafter Heißhunger. „Fressanfall" ohne Kontrolle, nachfolgend meist Erbrechen.

Burn-out-Syndrom – Zustand des „Ausgebranntseins", der Resignation. Dieses Syndrom tritt besonders bei Personen auf, die sich langjährig stark für andere Menschen engagiert haben.

Charakterneurose – Ältere Bezeichnung für „Kernneurosen", d. h. im Vordergrund steht die Störung der Persönlichkeit, nicht so sehr die neurotische Symptomatik („Symptomneurose").

Compliance – Bereitschaft des Patienten, bei diagnostischen und therapeutischen Maßnahmen mitzuwirken (z. B. Medikamenteneinnahme); „Therapietreue", Einnahmezuverlässigkeit.

Coping-Strategien – Psychische Bewältigungsstrategien.

Craving – „Suchtdruck". Starkes psychisches Verlangen nach dem Konsum einer (abhängig machenden) Substanz (z. B. Alkohol oder Medikamente).

Dämmerzustand – Zustand veränderten Bewusstseins. Das Bewusstseinsfeld ist eingeengt mit ausschließlicher Ausrichtung auf bestimmtes inneres Erleben, die Aufmerksamkeit ist beeinträchtigt.

Debilität – Leichte intellektuelle Minderbegabung.

Déja-vu-Erlebnis – Falsches Wiedererkennen bzw. vermeintliche Vertrautheit (etwas schon einmal gesehen, gehört oder erlebt zu haben).

Delirantes Syndrom/Delir – Akute organische Psychose mit Desorientiertheit, Verkennung der Umgebung, halluzinatorischen Erlebnissen und Unruhe.

Dementia praecox – Von Kraepelin geprägter, heute überholter Begriff für Schizophrenie.

Demenz – Im späteren Leben erworbener Intelligenzmangel.

Denkhemmung – Verlangsamter Ablauf des Denkens, Einfallsarmut bis zur Gedankenleere.

Denkverlangsamung – Schleppender, verzögerter, mühsamer Gedankengang.

Depersonalisation – Entfremdungserleben. Veränderung der Wahrnehmung der eigenen Person oder des eigenen Körpers.

Depravation – Verfall der sittlichen und moralischen Verhaltensweisen der früheren Persönlichkeit, vor allem als Suchtfolge.

Depressivität – Herabgestimmte, negativ getönte Befindlichkeit.

Deprivation – Unterdrückung von Sinneseindrücken, u. a. zu experimentellen Zwecken. Auch: körperlich-seelischer Entwicklungsrückstand bei einem seiner Mutter bzw. Bezugsperson „beraubten" Kind.

Derealisation – Veränderung der Wahrnehmung der Umgebung. Die Umgebung wird als fremd oder unwirklich empfunden.

Dermatozoenwahn – Wahnhafte Überzeugung von Parasiten befallen zu sein, die in oder unter der Haut kriechen.

Desorientiertheit – Orientierungsstörung (zeitlich, örtlich, situativ, zur eigenen Person).

Devianz – Abweichung von der Norm.

Dipsomanie – Periodisch auftretende Trunksucht („Quartalsäufer").

Dissimulation – Verbergen oder Verheimlichen von Krankheitssymptomen mit dem Ziel der Vortäuschung von Gesundheit.

Dissozialität – Konflikte mit der sozialen Umwelt durch Missachtung der Regeln sozialen Zusammenlebens (Kriminalität, Verwahrlosung, Aggressivität).

Dissoziation – Teilweise oder vollständige Entkoppelung von seelischen und körperlichen Funktionen.

Distanzlosigkeit – Ein unangemessenes Interaktionsverhalten, bei dem der Betreffende mit fremden Menschen unangemessen vertraulich, direkt oder sexuell enthemmt umgeht.

Doppelte Buchführung – Nebeneinander von Realität und Wahn, z. B. Patient mit Größenwahn („Napoleon" kehrt die Straße).

DSM-IV – Diagnostisches Manual der amerikanischen Psychiatrie-Vereinigung (4. Auflage).

Durchflutungstherapie – Umschreibung für Elektrokrampfbehandlung.

Durchgangssyndrom – Sammelbezeichnung für eine Reihe unspezifischer, organisch bedingter reversibler Psychosyndrome, deren Hauptmerkmale das Fehlen von Bewusstseinstrübung und die völlige Rückbildung der Symptomatik sind.

Dysmorphophobie – Zwanghafte Vorstellung, durch wirkliche oder vermeintliche Körperfehler unter Menschen unangenehm aufzufallen. Überwertige Idee, einen missgestalteten Körperteil zu besitzen („Thersites-Komplex").

Dyspareunie – Schmerzen beim Koitus.

Dysphorie – Missmutige Verstimmtheit (mürrisch, nörgelnd, übellaunig).

Dyssomnie – Nichtorganisch bedingte Schlafstörung; Störung von Dauer, Qualität oder Zeitpunkt des Schlafes aufgrund emotionaler Ursachen.

Dysthymia – Chronische depressive Verstimmung (älterer Begriff: neurotische Depression).

Echolalie – Alles Gehörte wird nachgesprochen.

Echopraxie – Alles Gesehene wird nachgemacht.

Echopsychose – Spontan auftretende psychotische Episoden im drogenfreien Intervall nach Einnahme von Drogen (Haschisch, LSD etc.). Auch als Nachhallpsychose oder Flashback bezeichnet.

Eifersuchtswahn – Wahnhafte Überzeugung, vom Partner betrogen oder hintergangen zu werden.

Eingeengtes Denken – Einschränkung des inhaltlichen Denkumfangs, Verhaftetsein an ein Thema oder an wenige Themen.

Einwilligungsfähigkeit – Fähigkeit, Wesen und Tragweite eines ärztlichen Eingriffes zu ermessen und danach selbstverantwortlich Entschlüsse zu fassen.

Ejaculatio praecox – Vorzeitiger Samenerguss.

Ejaculatio retarda – Verzögerter Samenerguss.

Elektrokrampftherapie (EKT) – Synonym: Elektrokonvulsionsbehandlung, Heilkrampfbehandlung. Hervorrufen eines generalisierten epileptischen Krampfanfalles als Behandlungsverfahren bei schweren endogenen Psychosen.

Empathie – Einfühlendes Verständnis.

Enkopresis – Einkoten. In der Regel unbeabsichtigter Abgang von Kot infolge fehlender Beherrschung des Stuhlgangs. In seltenen Fällen auch bewusst auftretend.

Entfremdung – Synonym für Depersonalisation (siehe dort).

Enuresis – Einnässen, Bettnässen; unbeabsichtigtes Harnlassen infolge fehlender Beherrschung der Miktion.

Erektion – Versteifung (von Penis, Klitoris und Brustwarzen).

Ergotherapie – Oberbegriff für Maßnahmen im Rahmen der Beschäftigungs- und Arbeitstherapie.

Erinnerungsfälschungen (Paramnesien) – Unbeabsichtigte rückwirkende Verfälschung der Gedächtnisinhalte.

Erotomanie – Hypersexualität, bei Frauen als Nymphomanie bezeichnet.

Erregungszustand – Ziellose Steigerung von Antrieb und Psychomotorik, affektive Enthemmung und Kontrollverlust.

Es – Nach S. Freud das Unbewusste als triebhafter Bereich der Seele.

Euphorie – Zustand des übersteigerten Wohlbefindens, Behagens, der Heiterkeit, der Zuversicht, des gesteigerten Vitalgefühls.

Exhibitionismus – Neigung, die Genitalien in der Öffentlichkeit zu entblößen.

Expressed Emotions – Deutlich zum Ausdruck gebrachte Gefühle und Affekte; emotionales Klima. Theoretisches Konzept mit Bedeutung insbesondere in der Ätiologie und Verlaufsforschung schizophrener Psychosen.

Familientherapie – Form der Psychotherapie, bei der die Familie als Ganzes in die Therapie einbezogen wird.

Fetischismus – Gebrauch toter Objekte als Stimuli für sexuelle Erregung und Befriedigung.

Flashback – Siehe Echopsychose.

Fokaltherapie – Form der Kurzpsychotherapie, die sich auf die Bearbeitung eines bestimmten Problems (= Fokus) beschränkt.

Folie à deux – Übernahme von wahnhaften Überzeugungen durch eine andere Person, meist nahestehende Angehörige (auch: induzierter Wahn).

Formale Denkstörungen – Störungen des Denkablaufes.

Fremdbeeinflussungserlebnisse – Wahnhaftes Erleben, dass die eigenen Gedanken, Gefühle, Empfindungen, Wahrnehmungen und Handlungen von *anderen* Personen oder Kräften hervorgerufen und kontrolliert werden.

Frotteurismus – Sexuelle Erregung durch Reiben an einer anderen unbekannten Person.

Frühdyskinesien – Extrapyramidale und hyperkinetische Syndrome, die zu Beginn einer Behandlung mit Neuroleptika auftreten können. Insbesondere Verkrampfungen der mimischen Muskulatur, der Zungen-/Schlundmuskulatur und Blickkrämpfe.

Fugue – Plötzliches, unerwartetes Weggehen von zu Hause oder aus der gewohnten Umgebung, verbunden mit der Annahme einer neuen Identität.

Funktionelle Störungen – Meist körperlich anmutende Beschwerden, die durch seelische und psychosoziale Belastungen ausgelöst und aufrechterhalten werden, ohne dass sich eine organische Ursache finden lässt.

Ganser-Syndrom – Syndrom mit pseudodementem Verhalten, Vorbeireden, Vorbeihandeln und Nicht-wissen-wollen. Meist dicht unter der Bewusstseinsschwelle ablaufende Wunsch- und Zweckreaktion.

Gedankenabreissen – Plötzlicher Abbruch eines sonst flüssigen Gedankenganges ohne erkennbaren Grund.

Gedankenausbreitung – Der Patient hat das Gefühl, Gedanken gehören nicht mehr ihm alleine, sondern andere haben daran Anteil und wissen, was er denkt.

Gedankendrängen – Gefühl, unter dem übermäßigen Druck vieler Einfälle oder auch ständig wiederkehrender Gedanken zu stehen.

Gedankeneingebung – Der Patient empfindet seine Gedanken und Vorstellungen als von außen eingegeben, beeinflusst, gemacht, gelenkt oder gesteuert.

Gedankenentzug – Der Patient hat das Gefühl, es würden ihm die Gedanken weggenommen oder abgezogen.

Gefühl der Gefühllosigkeit – Leidvoll erlebter Mangel oder Verlust affektiver Regung, subjektiver Verlust affektiven Erlebens.

Gegenkonditionierung – Therapeutisches Instrument der Verhaltenstherapie. Veränderung eines (unerwünschten) konditionierten Verhaltens (vgl. Konditionierung) durch erwünschtes konditioniertes Verhalten.

Gegenübertragung – Begriff ursprünglich aus der psychoanalytischen Therapie: unbewusste Reaktion des Psychotherapeuten auf die Übertragung des Patienten; Gefühle, die der Therapeut seinem Patienten gegenüber verspürt.

Generalisierte Angststörung – Generalisierte und lang anhaltende Angst, die nicht nur auf bestimmte Situationen oder Objekte begrenzt ist.

Genitale Phase – Nach S. Freud die Phase, in der sich die Sexualität der reifen Persönlichkeit entwickelt.

Gereiztheit – Bereitschaft zu aggressiv getönten affektiven Ausbrüchen.

Geschäftsunfähigkeit – Ausschluss der freien Willensbestimmung aufgrund anhaltender krankhafter Störungen der „Geistestätigkeit".

Größenwahn – Wahnhafte Selbstüberschätzung bis hin zur Identifizierung mit berühmten Persönlichkeiten der Vergangenheit oder Gegenwart.

Grübeln – Unablässiges Beschäftigtsein mit bestimmten, meist unangenehmen Gedanken.

Gruppentherapie – Psychotherapeutische Behandlung in einer Gruppe von Patientinnen und Patienten, in der Regel mit professioneller Gruppenleitung nach einem therapeutischen Konzept.

Gustatorische Halluzinationen – Sinnestäuschung im Geschmacksbereich.

Halluzination – Sinneswahrnehmung ohne entsprechenden Sinnesreiz, die für einen wirklichen Sinneseindruck gehalten wird (Trugwahrnehmung, Sinnestäuschung).

Halluzinogene – Chemische Substanzen, mit denen psychotische Zustände hervorgerufen werden können (z. B. LSD).

Hebephrenie – „Jugendliche" Form der Schizophrenie, die besonders durch affektive Störungen gekennzeichnet ist.

Herzphobie – Erkrankung mit attackenartig auftretender kardialer Symptomatik und intensiver Angst.

Histrionisch – Neue Bezeichnung für „hysterisch" (von etruskisch „histrio" = Schauspieler).

Hoffnungslosigkeit – Fehlende Zukunftsorientierung, der Glaube an eine positive Zukunft ist vermindert oder abhanden gekommen.

Horrortrip (bad trip) – Minuten bis Stunden dauernder unangenehmer Drogenrausch, der mit Angst- und Panikzuständen einhergeht.

Hospitalismus – Psychische, körperliche und psychosoziale Folgen einer Langzeithospitalisierung im isolierenden Milieu von Heimen oder Kliniken.

Hyperkinese – Gesteigerte Bewegungsaktivität, psychomotorische Unruhe.

Hypersomnie – Gesteigertes Schlafbedürfnis, vor allem mit Schlafneigung während des Tages einhergehend.

Hyperthym – Optimistisch, heiter-oberflächlich, übermäßig aktiv bis an die Grenze zur Hypomanie.

Hypnagoge Halluzinationen – Sinnestäuschung im Halbschlaf, beim Aufwachen oder Einschlafen.

Hypnose – Durch Suggestion herbeigeführter, schlafähnlicher Zustand erhöhter Beeinflussbarkeit (Suggestibilität).

Hypnotika – Schlafmittel.

Hypochondrie – Ängstlich getönte Beziehung zum eigenen Körper mit offensichtlich unbegründeter Befürchtung, körperlich krank zu sein oder krank zu werden.

Hypochondrischer Wahn – Wahnhafte Überzeugung, dass die Gesundheit bedroht ist, oder die zwanghafte Überzeugung, krank zu sein.

Hypomanie/hypomanisch – Leichte Form der Manie in Form gehobener, heiterer Stimmungslage.

Hyposomnie – Schlaflosigkeit.

Hysterie – a) Persönlichkeitsstörung mit Egozentrismus, Anerkennungs- und Geltungsbedürfnis. b) Psychogene Störung mit verschiedenen körperlichen Sensationen.

Hysterisch – Theatralisch-Ich-bezogenes, geltungsbedürftiges Verhalten.

ICD – International Classification of Diseases. Klassifikationssystem für Krankheiten der Weltgesundheitsorganisation (z. Z. in der 10. Fassung, ICD-10).

Ich – In der psychoanalytischen Theorie (S. Freud) zwischen dem Es (Triebe) und dem Über-Ich (Moral) vermittelnde Instanz. Zum Ich werden insbesondere das Denken, die Wahrnehmung und das Gedächtnis gezählt, ihm obliegt die innerseelische Organisation und Regulation. Allgemeiner wird „Ich" aus philosophisch-psychopathologischer Sicht als Gegensatz zur „Welt" verstanden und bezeichnet alles, was dem eigenen psychischen Raum als zugehörig erlebt wird.

Ich-Störungen – Störungen der Ich-Haftigkeit des Erlebens sowie Störungen der Ich-Umwelt-Grenzen.

Ideenflucht – Vermehrung von Einfällen, die aber nicht mehr von einer Zielvorstellung straff geführt werden.

Identifikation – Ein (unbewusster) Vorgang, durch welchen man jemand anderem ähnlich sein möchte.

Idiographisch – Das Einmalige betreffend.

Idiotie – Schwerster Grad intellektueller Behinderung (angeborener Schwachsinn). Es besteht Bildungsunfähigkeit, Sprache wird nicht erlernt.

Illusion – Missdeutung von Sinneseindrücken. Etwas Gegenständliches wird für etwas anderes gehalten, als es tatsächlich ist.

Imbezillität – Mittlerer Grad von Schwachsinn.

Impotentia coeundi – Unfähigkeit des Mannes, den Koitus durchzuführen.

Impotentia generandi – Zeugungsunfähigkeit.

Impotentia satisfactionis – Ejakulation ohne Orgasmus und sexuelle Befriedigung.

Impulskontrolle – (Willentliche) Beherrschung eines Wunsches oder Antriebes.

Infertilität – Unfruchtbarkeit.

Inkohärenz – Sprunghafter, dissoziierter Gedankengang, bei dem die logischen und assoziativen Verknüpfungen fehlen (auch als Zerfahrenheit bezeichnet).

Insomnie – Schlaflosigkeit. Meist Verkürzung der Gesamtschlafzeit. Oft bedeutungsgleich für Schlafstörungen verwendet.

Insuffizienzgefühl – Das Gefühl, nichts wert, unfähig, untüchtig etc. zu sein.

Intersexualität – Gleichzeitiges Vorhandensein männlicher und weiblicher Körpermerkmale bei einem Individuum.

Introjektion – In der psychoanalytischen Lehre psychischer Vorgang, bei dem das Bild eines anderen Menschen in das eigene Ich übernommen wird.

Introspektion – Selbstbeobachtung, Beobachtung der eigenen seelischen Vorgänge zum Zweck der Selbsterkenntnis („Innenschau").

Introversion/introvertiert – In sich gekehrt, sich mehr der Innenwelt, dem geistigen Leben zuwendend. Gegenteil: Extraversion/extravertiert.

Inzest – Sexuelle Beziehungen zwischen nahen Verwandten.

Kastration – Entfernung der männlichen Keimdrüsen.

Katalepsie – Haltungsverharren, Erstarren in einer passiv gegebenen Körperhaltung.

Kataplexie – Plötzliches Versagen des Muskeltonus durch Affekterlebnisse, „Schrecklähmung".

Katathymie/katathym – Beeinflussung seelischer Inhalte durch affektive und gefühlsmäßige Einflüsse.

Katatonie – Psychische Krankheitsbilder, die vorwiegend durch Störungen der Willkürbewegungen gekennzeichnet sind; insbesondere Form der Schizophrenie.

Katharsis – Abreagieren von Gefühlen („Reinigung").

Klaustrophobie – Angst vor dem Aufenthalt in geschlossenen Räumen.

Kleptomanie – Pathologisches Stehlen.

Kleptophobie – Angst zu stehlen oder bestohlen zu werden.

Kognitive Therapie – Psychotherapieformen, die den Patienten dazu veranlassen, seine Situation zu überdenken, anders zu beurteilen und schließlich zu verändern.

Koma – Form der Bewusstseinsminderung. Patient ist bewusstlos, nicht weckbar.

Konditionierung – Ausbilden bedingter Reaktionen/Reflexe.

Konfabulation – Erinnerungslücken werden mit Einfällen ausgefüllt, die vom Patienten selbst für Erinnerungen gehalten werden.

Kontamination – Verschmelzung zwei oder mehr formal und inhaltlich verwandter Wörter zu einem neuen Begriff.

Konversion – Vorgang der Umsetzung eines seelischen Konfliktes in körperliche Symptome.

Konzentrationsstörung – Störung der Fähigkeit, seine Aufmerksamkeit ausdauernd einer bestimmten Tätigkeit oder einem bestimmten Gegenstand bzw. Sachverhalt zuzuwenden.

Koprolalie – Zwanghaftes Aussprechen vulgärer Worte der Fäkalsprache (z. B. bei Tourette-Syndrom).

Korsakow-Syndrom – Amnestisches Psychosyndrom mit Merkschwäche, örtlicher und zeitlicher Desorientiertheit sowie Konfabulationen.

Läppischer Affekt – Albern; leere Heiterkeit mit dem Anstrich des Einfältigen, Törichten, Unreifen.

Larviert –Krankheitsbild, das sich so maskiert, dass es nicht als solches erkannt wird; z. B. larvierte Depression (körperliche Symptome stehen im Vordergrund).

Latenzperiode – Entwicklungsperiode, die vom Ende der frühkindlichen Sexualität bis zum Beginn der Pubertät reicht. Während dieser Zeit wird die Sexualität nach S. Freud nicht weiterentwickelt.

Leibhalluzinationen – Zönästhetische Halluzination, s. Zönästhesie.

Libido – In der psychoanalytischen Lehre S. Freuds die mit dem Sexualtrieb verbundenen psychischen Erscheinungen, allgemeiner die jeden Trieb begleitende psychische Energie.

Liebeswahn – Wahnhafte Überzeugung, von einer anderen Person geliebt zu werden, ohne dass dies den realen Verhältnissen entspricht.

Life event – Psychologisch bedeutsames (günstiges oder ungünstiges) Lebensereignis.

Logorrhö – Übermäßiger Rededrang, verstärkter Redefluss.

Makropsie – Gegenstände oder Menschen werden vergrößert wahrgenommen.

Manie – a) In Wortverbindungen meist Sucht. b) Als Krankheitsbild: Stimmung und Antrieb über Euphorie hinaus gesteigert. Tritt auf im Rahmen affektiver Psychosen.

Manierismen – Sonderbare, unnatürliche, gekünstelte oder possenhafte Züge des Verhaltens.

Masochismus, sexueller – Sexuelle Erregung und Befriedigung durch Erleiden von Schmerzen oder Erniedrigung.

Maßregelvollzug – Durchführung der in §§ 61–72 StGB vorgesehenen Maßregeln der Besserung und Sicherung, meist in einer forensisch-psychiatrischen Klinik.

Melancholie – Historisch verwendet im Sinne einer trübsinnigen Gemütsverfassung, einer schwermütigen Verstimmung. Im engeren Sinne Synonym für endogene Depression.

Menarche – Erste Menstruation.

Menopause – Letzte Menstruation.

Merkfähigkeitsstörung – Herabsetzung oder Aufhebung der Fähigkeit, sich frische Eindrücke über eine Zeit von ca. 10 Minuten zu merken.

Metamorphopsie – Gegenstände werden in Farbe oder Form verändert oder verzerrt wahrgenommen.

Mikropsie – Gegenstände werden verkleinert wahrgenommen.

Milieugestaltung – Schaffung einer Umgebung, die sich möglichst geringfügig von Gegebenheiten außerhalb der Klinik unterscheiden soll.

Minussymptomatik – Synonym zur Negativsymptomatik. Symptome psychischer Störungen, die als Fortfall früher vorhandener Eigenschaften erscheinen. Von besonderer Bedeutung bei der Schizophrenie (Affektverarmung, Sprachverarmung, Verlust der Lebensfreude, Apathie, sozialer Rückzug, Aufmerksamkeitsstörungen).

Mnestisch – Mit dem Gedächtnis zusammenhängend.

Monopolar – Nach nur einem Pol hin verlaufend. Bei endogenen Depressionen verwendet, denen im Verlauf immer nur neue depressive, keine manischen Phasen folgen (Gegenteil: bipolar).

Motorische Unruhe – Ziellose und ungerichtete motorische Aktivität.

Mutismus – Wortkargheit bis hin zum Nichtsprechen.

Nachschwankungen – Geringer ausgeprägtes Stimmungstief nach manischen Phasen bzw. Stimmungshochs nach depressiven Phasen.

Nachtklinik – Form teilstationärer Behandlung, bei der die Patienten in einer Klinik übernachten, tagsüber aber ihrer üblichen Beschäftigung nachgehen.

Narkolepsie – Imperative, zwanghafte Schlafanfälle. Auch mit affektivem Tonusverlust (Kataplexie), Halluzinationen u. a.

Narzissmus – „In sich selbst Verliebtsein". Begriff aus der psychoanalytischen Entwicklungstheorie.

Negativismus – Auf eine Aufforderung hin wird automatisch das Gegenteil des Verlangten oder überhaupt nichts getan.

Negativsymptomatik – Vgl. Minussymptomatik.

Nekrophilie – Sexuelle Erregung und Befriedigung durch sexuellen Kontakt mit einem toten Körper.

Neologismus – Wortneubildung.

Neurasthenie – Durch Überarbeitung oder andere äußere Einflüsse (Infektion, Intoxikation etc.) bedingte Schwäche oder Erschöpfung der Funktion des an sich gesunden Nervensystems.

Neuroleptika – Antipsychotisch wirksame Psychopharmaka.

Neurose – Ursprünglich jede Erkrankung des Nervensystems ohne nachweisbare Ursache. Seit S. Freud Bezeichnung für psychisch bedingte Gesundheitsstörung. Im klinischen Sprachgebrauch versteht man unter Neurose im weiteren Sinne alle lebensgeschichtlich bedingten seelischen Störungen. Nach der psychoanalytischen Lehre (S. Freud) sind Neurosen durch unbewusste, ungelöste Kindheitskonflikte bedingt. Für die Lerntheorie beruhen die Symptome der Neurosen auf erlerntem Fehlverhalten. Aufgrund seiner Unschärfe, der uneinheitlichen Verwendung und der stark divergierenden Theoriekonzepte wird der Neurose-Begriff in den neueren Diagnose- und Klassifikationssystemen (ICD-10, DSM IV) nicht mehr verwendet.

Neurotransmitter – Überträgerstoffe, die an Nervenendigungen freigesetzt werden (z. B. Noradrenalin, Serotonin).

Nootropika – Arzneimittel, denen eine günstige Beeinflussung der Hirnfunktionen (Aktivierung, Verbesserung von Orientierung, Gedächtnis und Vigilanz) zugeschrieben wird.

Nosologie – Systematische Beschreibung und Lehre von den Krankheiten.

Objektrepräsentanz – Psychoanalytischer Begriff für die innere psychische Vorstellung (Repräsentanz) von äußeren Objekten (Personen, Gegenstände der Umwelt etc.)

Ödipus-Komplex – Nach der psychoanalytischen Lehre treten in der frühkindlichen genitalen Phase Liebe und Inzestwünsche gegenüber dem gegengeschlechtlichen Elternteil auf (Begriff aus der antiken Ödipus-Sage).

Olfaktorische Halluzinationen – Sinnestäuschungen im Geruchsbereich.

Oligophrenie – Angeborener Intelligenzmangel.

Oligo(zoo)spermie – Zu wenig Spermien im Ejakulat.

Omnipotenzgefühle – Gottähnliche Allmachtsgefühle, Gefühl absoluter Macht.

Oneiroid – Traumähnlicher Bewusstseinszustand, der dem Traum ähnlich ist, ohne wirklich Traum zu sein.

Operantes Konditionieren – Lernen an den Konsequenzen, Lernen am Erfolg.

Operationalisierung – Umformung von theoretischen Begriffen und Hypothesen im Sinne ihrer empirischen Überprüfbarkeit durch Angabe konkreter, im einzelnen prüfbarer Zielvorgaben und Schritte.

Optische Halluzinationen – Sinnestäuschungen im optischen Bereich.

Orale Phase – Nach S. Freud erste frühkindliche Entwicklungsphase (erstes Lebensjahr), durch Inbesitznahmen gekennzeichnet („in den Mund nehmen").

Organisches Psychosyndrom – Psychische Veränderungen durch Hirnkrankheiten und organische Körperveränderungen, z. B. Demenz, Delir, körperlich begründbare Psychosen.

Orgasmus – Erlebter Höhepunkt bei sexueller Aktivität.

Orientierungsstörung, örtlich – Der gegenwärtige Aufenthaltsort wird nicht oder nur teilweise gewusst.

Orientierungsstörung, situativ – Die gegenwärtige Situation wird in ihrem Bedeutungs- und Sinnzusammenhang für die eigene Person nur teilweise oder gar nicht erfasst.

Orientierungsstörung, zeitlich – Datum, Wochentag und/oder Jahreszeit werden nicht oder nur teilweise gewusst.

Orientierungsstörung, zur eigenen Person – Die aktuelle persönliche lebensgeschichtliche Situation wird nicht oder teilweise gewusst.

Päderastie – Hang eines Mannes zum sexuellen Verkehr mit Knaben (von Pädophilie nicht klar abzutrennen).

Pädophilie – Sexuelle Erregung und Befriedigung durch den Kontakt mit Kindern.

Panik/Panikattacke – Ohne sichtbaren Anlass entstehende ausgeprägte Angst, die meist attackenweise auftritt und mit ausgeprägten körperlichen Symptomen verbunden ist.

Panikstörung – Störung mit wiederholten abgrenzbaren Panikattacken, die unerwartet und nicht situationsgebunden sind.

Paragrammatismus – Fehlerhafte Anwendung grammatikalischer Sätze aus krankhafter Ursache.

Parakinesen – Qualitativ abnorme, meist komplexe Bewegungen, die häufig die Gestik und Mimik, aber auch die Sprache betreffen.

Paralogisches Denken – Von der gängigen logischen, semantischen und inhaltlichen Verknüpfung abweichendes Denken.

Paralyse, progressive – Psychische Krankheit durch Syphilis (Lues).

Paramimie – Mimisches Verhalten und affektiver Erlebnisgehalt stimmen nicht überein.

Paramnesien – Erinnerungsfälschungen, Gedächtnistäuschung. Erinnerung mit falschen Bekanntheitsqualitäten, z. B. falsches Wiedererkennen (Déja-vu).

Paranoia/paranoisch – Systematisierter Wahn.

Paranoid – Wahnhaft (z. B. paranoide Psychose).

Paraphasie – Form der Sprachstörung. Verwendung von Worten, die den Gedanken nicht richtig wiedergeben.

Paraphilie – Sammelbezeichnung für alle Formen sexueller Befriedigung, die an außergewöhnliche Bedingungen geknüpft sind (früher oft als Perversion bezeichnet).

Parasomnie – Abnorme Episoden, die während des Schlafes oder an der Schwelle zwischen Wachsein und Schlaf auftreten. Z. B. Schlafwandeln (Somnambulismus), nächtliches Aufschrecken (Pavor nocturnus), Alpträume.

Parasuizid – Nicht tödliche Suizidhandlungen, Suizidversuche.

Parathymie – Inadäquater Affekt. Die Affekte des Kranken stimmen nicht mit dem Inhalt des gegenwärtigen Erlebens überein. Z. B.: ein Patient berichtet lächelnd, dass seine Mutter verstorben sei.

Pareidolien – Sinnestäuschung, bei der in tatsächlich vorhandene Gegenstände allerlei Nichtvorhandenes zusätzlich hineingesehen wird.

Parkinsonoid – Medikamentös bedingtes Parkinson-Syndrom.

Pavor nocturnus – „Nachtangst", vor allem bei Kindern plötzliches Aufwachen im Schlaf mit Schreckensschrei und panischer Angst.

Perseveration – Wiederholung gleicher Denkinhalte und Haftenbleiben an vorherigen Worten.

Persönlichkeit – Summe der Eigenschaften, die dem einzelnen Menschen seine charakteristische, unverwechselbare Individualität verleihen.

Persönlichkeitsstörung – Tief verwurzelte, anhaltende und weitgehend stabile Verhaltensmuster, die sich in starren Reaktionen auf unterschiedliche persönliche und soziale Lebenslagen zeigen. Meist gehen diese Störungen mit persönlichem Leiden und gestörter sozialer Funktionsfähigkeit einher.

Perversion – Überholte (heute abwertende) Bezeichnung für Störungen der sexuellen Präferenz.

Phallische Phase – Nach S. Freud letztes Stadium der frühkindlichen Sexualentwicklung (4.–6. Lebensjahr). Der Penis bzw. die Klitoris wird zur erogenen Zone; Auftreten des Ödipus-Komplexes.

Phase – Abgegrenzter Zeitraum in dem eine psychische Störung bestand. Phasenhafter Verlauf führt in der Regel zur Remission, d. h. zur völligen Wiederherstellung (Heilung). Heute oft durch den Begriff „Episoden" aus dem angloamerikanischen Schrifttum ersetzt.

Phobie – Angst vor einem umschriebenen Objekt oder einer umschriebenen Situation.

Phoneme – Akustische Halluzinationen, Stimmenhören.

Phototherapie – Lichttherapie. Zur Behandlung der sog. saisonalen Depression („Winterdepression") eingesetztes Therapieverfahren.

Plussymptomatik – Produktive psychotische Symptomatik in Form von Wahn, Halluzinationen, katatonen Störungen und bestimmten formalen Denkstörungen. Meist bei Schizophrenie.

Pollution – Spontaner Samenerguss.

Polytoxikomnaie – Mehrfachabhängigkeit von Suchtstoffen (Alkohol, Drogen, Medikamente).

Poriomanie (Dromomanie, Fugues) – Impulshandlung mit ziellosem, dranghaftem Weglaufen.

Positivsymptomatik – Vgl. Plussymptomatik

Posttraumatisch – Im Anschluss an ein (seelisches oder körperliches) Trauma auftretend.

Priapismus – Schmerzhafte Dauererektion.

Primärer Krankheitsgewinn – Innere Vorteile, die aus neurotischen Symptomen und aus einer dadurch verursachten Krankheit gezogen werden können.

Prodrom – Stadium unspezifischer Krankheitssymptome vor dem manifesten Krankheitsausbruch.

Progressive Muskelrelaxation – Von Jacobson entwickelte Methode der Entspannung.

Projektion – In der Psychoanalyse zu den Abwehrmechanismen zählende unbewusste Verhaltensweise, um sich vor seelischen Konflikten zu schützen. Hierbei wird ein eigener Triebimpuls in eine andere Person, in die Außenwelt verlagert.

Pseudodemenz – Scheinbarer Verlust intellektueller Fähigkeiten, z. B. im Rahmen des Ganser-Syndroms oder bei Depression.

Pseudohalluzination – Trugwahrnehmung, bei der die Unwirklichkeit der Wahrnehmung erkannt wird.

Pseudoneurasthenisches Syndrom – Erscheinungen der nervösen Erschöpfung bei organischen Erkrankungen (Schwäche, Reizbarkeit, Schlafstörungen).

Psychagogik/psychagogisch – Eine Besserung des Verhaltens anstrebende seelische Führung psychisch Gestörter. Kombination aus Psychotherapie und Soziotherapie sowie pädagogischer Bemühungen, vor allem der Resozialisierung verhaltensgestörter Kinder.

Psyche/psychisch – Die Seele bzw. alles, was sich auf seelische Vorgänge bezieht.

Psychiatrie – Seelenheilkunde, Medizin der Psyche. Medizinische Wissenschaft von der Erkennung und Behandlung des krankhaft veränderten oder abnormen Seelenlebens. Fachgebiet der Medizin, das sich mit der Erkennung, Behandlung, Prävention, Rehabilitation und Begutachtung psychischer Krankheiten und Störungen befasst.

Psychoanalyse – Von S. Freud begründete Lehre, mit der die unbewusste Bedeutung seelischer Vorgänge aufgeschlüsselt werden kann („Tiefenpsychologie"). Des Weiteren eine psychotherapeutische Behandlungsmethode, die sich auf die Aufdeckung unbewusster Wünsche und Konflikte gründet.

Psychodynamik/psychodynamisch – Aus der Psychoanalyse stammender Begriff, der die Beziehungen einzelner „Seelenkräfte" bzw. Persönlichkeitsanteile untereinander beschreibt.

Psychogen – Durch seelische Vorgänge entstanden.

Psychologie – „Seelenkunde"; Wissenschaft, die sich mit dem Verhalten und Erleben des gesunden Menschen befasst.

Psychomotorik/psychomotorisch – Durch psychische Vorgänge geprägte Gesamtheit des Bewegungsablaufes.

Psychopathie – Persönlichkeitsstörung, Soziopathie. Abnormität der Persönlichkeit, die sich störend auf das soziale Leben auswirkt.

Psychoreaktiv – Psychische Symptomatik, die als Reaktion auf Erlebnisse auftritt (vgl. psychogen).

Psychose – Psychische Störung mit grundlegendem Wandel des eigenen Erlebens und des Außenbezuges. Entweder im Rahmen einer organisch fassbaren Störung oder im Rahmen von Veränderungen des Gehirnstoffwechsels.

Psychosomatik/psychosomatisch – Körperstörungen/-krankheiten, die infolge gegenwärtiger oder früherer emotionaler Konflikte psychisch (mit-)bedingt sind. Zu unterscheiden sind hierbei psychosomatische Störungen, d. h. körperliche Beschwerdebilder ohne nachweisbaren organischen Befund (sog. funktionelle Störung), und psychosomatische Krankheiten mit nachweisbaren organisch-morphologischen Veränderungen (z. B. Magengeschwür).

Psychosozial – Die sozialen Gegebenheiten aus psychologischer Sicht gesehen.

Psychotherapie – Behandlung von seelischen Störungen mit psychologischen Mitteln, d. h. durch gezielte seelische Einflussnahme.

Pubertas praecox – Vorzeitig eintretende Geschlechtsreife.

Pyromanie – Pathologische Brandstiftung.

Rapid Cycling – Rasch aufeinander folgende Phasen bei uni- bzw. bipolarer affektiver Störung; üblicherweise verwendete Bezeichnung bei mehr als 4 Episoden pro Jahr.

Rapport – Gefühlsmäßiger und/oder verbaler Kontakt zwischen Therapeut und Patient.

Raptus – Plötzlicher, aus der Ruhe heraus auftretender Erregungszustand mit aggressiven Durchbrüchen bei psychischen Störungen.

Rationalisierung – In der Psychoanalyse Bezeichnung für einen Abwehrmechanismus zur logisch-rationalen Begründung von Handlungen, deren eigentliches triebhaft-unbewusstes Motiv aus moralischen Gründen nicht akzeptabel ist („vorgeschobene Motive").

Ratlosigkeit – Der Patient findet sich stimmungsmäßig nicht mehr zurecht und begreift seine Situation, Umgebung oder Zukunft kaum oder nicht mehr.

Reaktionsbildung – Aus der Psychoanalyse stammender Abwehrmechanismus. Es werden Verhaltensweisen entwickelt, die einem verdrängten Triebwunsch entgegengesetzt sind (z. B. übermäßige Pflege einer Mutter für ein abgelehntes Kind).

Regression – Zurückschreiten von einer höheren auf eine frühere, ältere, niedrigere Entwicklungsstufe. Gemäß der psychoanalytischen Lehre Wiederauftreten von entwicklungsmäßig früheren (kindlichen) Verhaltensweisen.

Reizüberflutungstherapie – Methode der Verhaltenstherapie. Hierbei wird der Patient dem angstauslösenden Reiz so lange maximal ausgesetzt, bis die Angst verschwindet (Synonym: Flooding).

REM-Schlaf – Rapid-Eye-Movement-Schlaf, Schlaf mit raschen Augenbewegungen, sog. desynchronisiertes Schlafstadium.

Residualsyndrom/Residualzustand/Residuum – Zustand des Bestehenbleibens von (meist unspezifischen) Symptomen (Restsymptomatik) nach Abklingen einer akuten psychischen Erkrankung.

Sadismus, sexueller – Sexuelle Erregung und Befriedigung durch Zufügen von Schmerzen und Erniedrigung.

Saisonale Depression – Regelmäßig im Herbst und/oder Winter auftretende depressive Störung mit eindeutiger jahreszeitlicher Bindung.

Schizoaffektive Psychose – Psychose, die (gleichzeitig oder nacheinander) sowohl eine schizophrene als auch eine typische affektive Symptomatik umfasst.

Schizoid – Eigentlich: der Schizophrenie ähnlich. Charakterisierung von folgenden Persönlichkeitseigenschaften: kühl, ungesellig, introvertiert.

Schizophasie – Psychisches Krankheitsbild mit auffallender Störung des sprachlichen Ausdrucks bei verhältnismäßig geringer Beeinträchtigung der übrigen seelischen Leistungen.

Schizophrenie – Psychose aus der Gruppe der endogenen Psychosen mit charakteristischem, symptomatisch oft sehr vielgestaltigem psychopathologischen Querschnittsbild wie Wahn, Halluzinationen, formalen Denkstörungen, Ich-Störungen, Affektstörungen und psychomotorischen Störungen.

Schizothymie – Nach der Typologie E. Kretschmers besondere Temperamentsform, vor allem bei leptosomem Körperbau.

Schub – Bezeichnung für eine einzelne Krankheitsepisode im Rahmen einer schizophrenen Psychose.

Schuldunfähigkeit – Unfähigkeit, aufgrund bestimmter Erkrankungen das Unrecht einer Tat einzusehen oder nach dieser Einsicht zu handeln.

Schuldwahn – Wahnhafte Überzeugung, Schuld auf sich geladen zu haben.

Sedativa – Bezeichnung für ältere Beruhigungsmittel (z. B. Barbiturate).

Sekundärer Krankheitsgewinn – Äußerer Vorteil, der nachträglich aus bereits bestehenden neurotischen Symptomen gezogen werden kann.

Sekundärer Wahn – Wahn, der sich aus Sinnestäuschungen oder anderen psychopathologischen Phänomenen ableiten lässt (vgl. Erklärungswahn).

Simulation – Vortäuschen von Symptomen oder Störungen.

Sisi-Syndrom – Form der depressiven Störung. Die depressive Symptomatik versteckt sich hinter einer Fassade der Aktivität und Energie. Benannt nach der Kaiserin Elisabeth (Sisi).

Sodomie – Sexuelle Erregung und Befriedigung durch Kontakt mit Tieren.

Somatisierung – Umwandlung seelischer Konflikte in körperliche Erkrankungen.

Somatoform – Körperliche Symptomatik, für die sich kein ausreichender organischer Befund findet.

Somatogene Psychose – Körperlich begründbare Psychose.

Somatopsychische Erkrankung – Primär körperliche Krankheit, in deren Verlauf es sekundär zu seelischen Störungen kommt.

Somnambulismus – Schlafwandeln.

Somnolenz – Form der Bewusstseinsverminderung. Patient ist schläfrig, aber leicht weckbar.

Sopor – Form der Bewusstseinsminderung. Der Patient schläft, nur starke Reize können ihn wecken.

Soziale Phobie – Anhaltende Angst vor Situationen, in denen die Person im Mittelpunkt der Aufmerksamkeit anderer steht.

Sozialpsychiatrischer Dienst – Von den öffentlichen Gesundheitsverwaltungen (Gesundheitsämtern) und von freien Wohlfahrtsverbänden getragene Einrichtungen zur ambulanten psychiatrischen Beratung, Vorsorge und nachgehenden Hilfe.

Soziotherapie – Jede Behandlungsform, die sich in erster Linie um die zwischenmenschlichen Beziehungen und die Umgebung eines psychiatrisch Kranken bemüht.

Spätdyskinesien – Hyperkinetische Symptome, die nach längerfristiger Einnahme von Neuroleptika auftreten können. Meist als Saug-, Schmatz- oder Zungenbewegungen im oralen Bereich zu beobachten (auch: tardive Dyskinesien).

Sperrung – Plötzlicher Abbruch eines sonst flüssigen Gedankenganges ohne erkennbaren Grund, was vom Patienten als Gedankenabreißen erlebt wird.

Stereotypie – Äußerungen auf sprachlichem oder motorischem Gebiet, die die Tendenz aufweisen, über längere Zeit hindurch in immer gleicher Form wiederholt zu werden.

Sthenisch – Kräftig, energisch, Gegensatz zu asthenisch.

Störung der Erinnerungsfähigkeit – Herabsetzung oder Aufhebung der Fähigkeit, länger als 10 Minuten zurückliegende Eindrücke bzw. Kenntnisnahmen im Gedächtnis zu behalten.

Stupor – Motorische Bewegungslosigkeit.

Subdepressiv – Bezeichnung für leichtere depressive Zustände.

Sublimierung – Nach S. Freud Umwandlung von sexueller Triebenergie in sozial akzeptierte Formen der Aktivität.

Submanisch – Bezeichnung für leichtere manische Zustände.

Sucht – Körperliche und psychische Abhängigkeit von Drogen.

Suggestion/suggestiv – „Unter der Hand beibringen". Seelische Beeinflussung, bei der der/die Betreffende dazu gebracht wird, unkritisch bestimmte Gedanken, Gefühle, Vorstellungen oder Wahrnehmungen zu übernehmen.

Suizid – Selbsttötung.

Symbiontisch – Aus dem sehr engen und ständigen Zusammensein zweier Personen entstehend.

Syndrom – Symptomenkomplex.

Synton – Ausgeglichen, in Harmonie mit sich und der Umwelt, mitschwingend.

Systematischer Wahn – Verknüpfung von verschiedenen Wahnideen zu einem Wahngebäude (Wahnsystem), wobei logische oder paralogische Verknüpfungen gewählt werden.

Systemische Therapie – Form der Psychotherapie, welche versucht, die Regeln der sozialen Systeme (Familie, Schule, Arbeitswelt) zu verstehen und verändernd auf sie einzuwirken.

Tagesklinik – Bezeichnung für teilstationäre Einrichtungen, bei der die Patienten tagsüber in der Klinik behandelt werden und die Nacht und das Wochenende in der gewohnten, alltäglichen Umgebung verbringen.

Taktile Halluzinationen – Sinnestäuschungen im Bereich der Berührungsempfindung (auch: Tasthalluzinationen, haptische Halluzinationen).

Tenazität – Fähigkeit, die Aufmerksamkeit ständig auf einen Gegenstand zu richten.

Testierfähigkeit – Fähigkeit, rechtsgültig ein Testament abzufassen.

Therapeutische Gemeinschaft – In der Sozialpsychiatrie Gruppe von Patienten, Pflegepersonal und Ärzten, die – gewöhnlich innerhalb eines psychiatrischen Krankenhauses – mit dem Ziel zusammenlebt und arbeitet, psychisch Kranken die Wiedereingliederung oder eine bessere Eingliederung in die soziale Gesellschaft zu ermöglichen.

Thymoleptika – Antidepressiva.

Tic – Gleichförmig wiederkehrende, rasche und unwillkürliche Muskelzuckungen, ggf. mit Ausdrucksgehalt.

Trance – Entrückung. Hypnoseähnlicher Zustand mit Einengung des Bewusstseins.

Tranquilizer – Beruhigungsmittel.

Transsexualität – Anhaltender Wunsch, die Geschlechtszugehörigkeit zu wechseln.

Transvestismus – Neigung die Kleidung des anderen Geschlechtes zu tragen, um zeitweilig Zugehörigkeit zum anderen Geschlecht zu erleben.

Trauma – Erlebnis, das ein Individuum nicht adäquat verarbeiten kann, starke seelische Erschütterung/seelischer Schock.

Trichotillomanie – Zwanghaftes Ausrupfen von Kopfhaaren, Augenbrauen, Wimpern und Körperhaaren.

Über-Ich – In der Psychoanalyse höchste Instanz der Persönlichkeit, die dem „Ich" als Zensor oder Richter übergeordnet ist.

Übertragung – Begriff aus der (psychoanalytischen) Psychotherapie. Projektion kindlicher Wünsche, Gefühle und Einstellungen zu Vater und Mutter auf den Analytiker/Therapeuten.

Überwertige Idee – Idee, die das gesamte Denken in einseitiger Weise beherrscht und aus einem gefühlsmäßig stark besetzten Erlebnis hervorgeht.

Umständliches Denken – Im Denkablauf wird Nebensächliches nicht vom Wesentlichen getrennt, die Hauptsache geht in der Schilderung von unwesentlichen Details unter.

Vaginismus – Verkrampfung (im äußeren Drittel) der Vaginalmuskulatur, die den Koitus behindert.

Vegetative Labilität/Dystonie/psychovegetatives Syndrom – In der ärztlichen Praxis häufig zu findendes, wissenschaftlich schwer definierbares Beschwerdebild. Zahlreiche funktionelle, psychosomatische Störungen in Verbindungen mit Ängstlichkeit, Verstimmung, Überempfindlichkeit und Nervosität.

Verarmungswahn – Wahnhafte Überzeugung, dass die finanzielle Lebensbasis bedroht oder verloren gegangen ist.

Verbigeration – Krankhaftes Wiederholen von oft unsinnigen Wörtern und Sätzen, die in meist stereotypem Tonfall vorgebracht werden.

Verdrängung – Form eines Abwehrmechanismus, durch den nicht akzeptable Triebwünsche und Impulse in das Unbewusste abgedrängt werden.

Verfolgungswahn – Wahnhafte Überzeugung, von anderen verfolgt zu werden.

Verhaltenstherapie – Auf den Grundlagen der Lerntheorie entwickelte Psychotherapieform. Das gestörte Verhalten wird direkt durch verschiedene Techniken im Sinne eines „Verlernens" behandelt.

Verkennung – Synonym für Illusion.

Vigilanz – Wachheit, Gegenteil von Schlaf, Aufmerksamkeits-Bereitschaft.

Vigilität – Fähigkeit, die Aufmerksamkeit auf neue Objekte zu fokussieren.

Vorbeireden – Der Patient geht nicht auf die Frage ein und bringt inhaltlich etwas anderes vor, obwohl aus Antwort und/oder Situation ersichtlich ist, dass er die Frage verstanden hat.

Voyeurismus – Sexuelle Erregung und Befriedigung durch Beobachtung anderer argloser Personen, die nackt sind oder bei sexuellen Aktivitäten.

Vulnerabilität – Individuell unterschiedliche Verletzbarkeit und Bereitschaft für das Auftreten psychischer Störungen (insbesondere Psychosen).

Wahn – Unkorrigierbar falsche Beurteilung der Realität.

Wahndynamik – Affektive Anteilnahme am Wahn. Äußert sich in dem Ausmaß des Antriebs und der Stärke der Affekte, die im Zusammenhang mit dem Wahn wirksam werden.

Wahneinfall – Plötzliches Aufkommen von wahnhaften Vorstellungen und Überzeugungen.

Wahnerinnerung – Wahnhaft verfälschte Erinnerung.

Wahnidee – Objektiv falsche Beurteilung der Realität, an der mit erfahrungsunabhängiger subjekter Gewissheit festgehalten wird, auch wenn sie im Widerspruch zur Wirklichkeit und zur Erfahrung der Mitmenschen steht.

Wahnstimmung – Stimmung des Unheimlichen, Vieldeutigen, aus der heraus Wahnideen entstehen.

Wahnwahrnehmung – Reale Sinneswahrnehmungen erhalten eine abnorme Bedeutung, meist im Sinne der Eigenbeziehung.

Widerstand – Begriff aus der psychoanalytischen Psychotherapie. Abneigung gegen die Bewusstmachung unbewusster psychischer Inhalte.

Zerfahrenheit – Sprunghafter, dissoziierter Gedankengang., bei dem die logischen und assoziativen Verknüpfungen fehlen (auch als Inkohärenz bezeichnet).

Zönästhesie – Sinnestäuschung im Bereich der Körperwahrnehmung.

Zoophobie – Phobische Angst vor Tieren.

Zwang – Gedanken oder Handlungen, die sich aufdrängen, sich stereotyp wiederholen, als sinnlos oder unsinnig erlebt werden und die nicht durch Ablenkung oder ähnliche Strategien vermieden werden können.

Zwangsgedanken – Zwanghaft sich immer wieder aufdrängende, jedoch als unsinnig erkannte Denkinhalte.

Zwangshandlungen – Zwanghaft gegen oder ohne den Willen ausgeführte Handlungen. Bei dem Versuch, diese zu unterlassen, treten massive innere Anspannung und Angst auf.

Zwangsimpulse – Zwanghaft sich gegen den Willen durchsetzen wollende Handlungsimpulse.

Zweckreaktion – Psychogene Erlebnisreaktion, mit der ein bestimmter, meist halbbewusster Zweck (z. B. Rente oder Haftentlassung) erreicht werden soll.

Zwei-Zügel-Therapie – Gleichzeitige Behandlung mit Neuroleptika und Antidepressiva.

Zyklothymia – Andauernde Instabilität der Stimmung mit zahlreichen Perioden leichter Depression und leicht gehobener Stimmung.

Zyklothymie – Älterer Begriff für manisch-depressive Erkrankung (bipolare affektive Psychose).

10 Weiterführende Literatur

Untersuchung psychiatrischer Patienten

Arbeitsgemeinschaft für Methodik und Dokumentation in der Psychiatrie: Das AMDP-System. Manual zur Dokumentation psychiatrischer Befunde. 5. Aufl., Hogrefe, Göttingen 1995.

Arbeitskreis OPD (Hrsg.): Operationalisierte Psychodynamische Diagnostik – OPD. Huber, Bern 1998.

Dilling, H. (Hrsg.): Internationale Klassifikation psychischer Störungen ICD-10, Kapitel V, (F), Klinisch-diagnostische Leitlinien. 5. Aufl., Huber, Bern 2004.

Freyberger, H. J., Schneider, W., Stieglitz, R. D. (Hrsg.): Kompendium Psychiatrie, Psychotherapie, Psychosomatische Medizin. 1. Aufl., Karger, Basel 2002.

Gaebel, W., Müller-Spahn, F. (Hrsg.): Diagnostik und Therapie psychischer Störungen. Kohlhammer, Stuttgart 2002.

Kind, H., Haug, H. J.: Psychiatrische Untersuchung. 6. Aufl., Springer, Berlin 2002.

Kloos, G.: Anleitung zur Intelligenzprüfung in der psychiatrischen Diagnostik. 5. Aufl., G. Fischer, Stuttgart 1960.

Klosterkötter, J., Freyberger, H. J., Hoff, P., Angstwurm, H., Sass, H., Möller, H.-J., Engel, R. R., Satzger, W., Bondy, B., Hegerl, U., Becker, T., Supprian, T., Hofmann, E., Farahati, J.: Klassifikation und Diagnose. In: Möller, H.-J., Laux, G., Kapfhammer, H.-P. (Hrsg.): Psychiatrie und Psychotherapie. 2. Aufl., Springer, Berlin, Heidelberg, New York 2003.

Möller, H.-J., Engel, R. R.: Standardisierte psychiatrische Befunderhebung. In: Helmchen, H., Henn, F., Lauter, H., Sartorius, N. (Hrsg.): Psychiatrie der Gegenwart. 4. Aufl., Bd. 2, Springer, Berlin, Heidelberg, New York 1999.

Mombour, W.: Neue Ansätze in der psychiatrischen Diagnostik. In: Möller, H.-J. (Hrsg.): Therapie psychiatrischer Erkrankungen. 2. Aufl., Thieme, Stuttgart, New York 2000.

Stieglitz, R. D., Baumann, U., Freyberger, H. (Hrsg.): Psychodiagnostik in klinischer Psychologie, Psychiatrie, Psychotherapie. 2. Aufl., Thieme, Stuttgart 2001.

Psychopathologische Symptome und ihre Exploration

Bleuler, E.: Lehrbuch der Psychiatrie. 15. Aufl., Springer, Berlin 1983.

Dührssen, A.: Die biografische Anamnese unter tiefenpsychologischem Aspekt. 2. Aufl., Vandenhoeck & Ruprecht, Göttingen 1986.

Falkai, P., Pajonk, F.-G. (Hrsg.): Psychotische Störungen. Thieme, Stuttgart 2004.

Haring, C.: Psychiatrie 2. Aufl., Enke, Stuttgart 1996.

Jaspers, K.: Allgemeine Psychopathologie. 9. Aufl., Springer, Berlin 1973.

Möller, H.-J., Laux, G., Kapfhammer, H.-P. (Hrsg.): Psychiatrie und Psychotherapie. 2. Aufl., Springer, Berlin 2003.

Mundt, C. H., Spitzer, M.: Psychopathologie heute. In: Helmchen, H., Henn, F., Lauter, H., Sartorius, N. (Hrsg.): Psychiatrie der Gegenwart. 4. Aufl. Bd. 1, Springer, Berlin, Heidelberg, New York 1999.

Payk, T.: Pathopsychologie. Thieme, Stuttgart 2003.

Peters, U. H.: Wörterbuch der Psychiatrie, Psychotherapie und medizinischen Psychologie. 5. Aufl., Urban & Schwarzenberg, München 1998.

Sass, H., Wittchen, H.-U., Zaudig, M. (dt. Bearb.): Diagnostisches und Statistisches Manual Psychischer Störungen DSM-IV-TR. Hogrefe, Göttingen 2003.

Scharfetter, C.: Allgemeine Psychopathologie. 5. Aufl., Thieme, Stuttgart 2002.

Stieglitz, R. D., Baumann, U. (Hrsg.): Psychodiagnostik psychischer Störungen. Enke, Stuttgart 1994.

Psychiatrische Krankheitslehre

Berger, M., Möller, H.-J., Wittchen, H. U. (Hrsg.): Psychiatrie als empirische Wissenschaft. Zuckschwerdt, München 1993.

Berner, P.: Psychiatrische Systematik. 3. Aufl., Huber, Bern 1982.

Dilling, H., Reimer, C.: Psychiatrie und Psychotherapie. 3. Aufl., Springer, Berlin 1998.

Helmchen, H., Henn, F., Lauter, H., Sartorius, N. (Hrsg.): Psychiatrie der Gegenwart. 4. Aufl. 6 Bde., Springer, Berlin, Heidelberg, New York 1999.

Kaplan, H. I., Sadock, B. J. (eds.): Comprehensive textbook of psychiatry. 9. Aufl. (2 Bände). Williams & Wilkins, Baltimore 2002.

Möller, H.-J., Laux, G., Kapfhammer, H. P. (Hrsg.): Psychiatrie und Psychotherapie. 2. Aufl., Springer, Berlin, Heidelberg, New York 2003.

Müller, C.: Lexikon der Psychiatrie. 2. Aufl., Springer, Berlin 1986.

Saß, H., Wittchen, H. U., Zaudig, M.: Handbuch der Differenzialdiagnose DSM-IV, Hogrefe, Göttingen 1999.

Spitzer, R. L., Gibbon, M., Skodol, A. E., Williams J. B. W., First, M. B.: DSM-III-R Falldarstellungen. Beltz, Weinheim 1991.

Zaudig, M., Wittchen, H. U., Saß, H.: DSM-IV und ICD-10 Fallbuch. Hogrefe, Göttingen 2000.

Affektive Störungen

Ahrens, B., Grunze, H., Hiemke, C., Laux, G., Schmauß, M., Fritze, J., Wolfersdorf, M., König, F., Erfurth, A., Möller, H.-J., Kasper, S., Greil, W., Kleindienst, N., Schlösser, S., Sulz, S. K. D., Schaub, A., Lehle, B., Reimer, C., Beutel, M.: Behandlung affektiver Erkrankungen. In: Möller, H.-J. (Hrsg.): Therapie psychiatrischer Erkrankungen. 2. Aufl., Thieme, Stuttgart, New York 2000.

Gravenkamp, H.: „Um zu sterben muß sich Herr F. erst eine andere Krankheit anschaffen. Theodor Fontane als Patient". Wallstein Verlag, Göttingen 2004.

Hautzinger, M.: Depression. Hogrefe, Göttingen 1998.

Hautzinger, M.: Kognitive Verhaltenstherapie bei Depressionen. 5. Aufl., Beltz/Psychologie Verlags Union, Weinheim 2000.

Hofmann, P.: Dysthymie. Springer, Wien 2004.

Laux, G.: Affektive Störungen. In: Möller, H.-J., Laux, G., Kapfhammer, H.-P. (Hrsg.): Psychiatrie und Psychotherapie. Springer, Berlin, Heidelberg, New York 2003.

Lemke, M.; Affektive Störungen, Thieme, Stuttgart 2004.

Marneros, A.: Das Neue Handbuch der Bipolaren und Depressiven Erkrankungen. Thieme, Stuttgart 2004.

Paykel, E. S. (ed.): Handbook of affective disorders. Churchill Livingstone, Edinburgh 1992.

Reich, G.: Depression und Paarbeziehung. Psychotherapeut 2003; 48: 2–14

Walden, J., Grunze, H.: Bipolare affektive Störungen. Ursachen und Behandlung. Thieme, Stuttgart 2000.

Wilkes, J.: 100. Todestag Theodor Fontanes. Depression und Heilung. Dt. Ärztebl. 1998; 95: c-1673–1674.

Wittchen, H. U., Höfler, M., Meister, W.: Depressionen in der Allgemeinarztpraxis. Schattauer, Stuttgart 2000.

Angst- und Panikstörungen

Boerner, R. J., Kapfhammer, H.-P., Laux, G., Hand, I., Bassler, M.: Behandlung von Angststörungen. In: Möller, H.-J. (Hrsg.): Therapie psychiatrischer Erkrankungen. 2. Aufl., Thieme, Stuttgart, New York 2000.

Dengler, W., Selbmann, H.-K.: Leitlinien zur Diagnostik und Therapie von Angsterkrankungen. Steinkopff, Darmstadt 2001.

Dengler, W., Selbmann, H.-K.: Leitlinien zur Diagnostik und Therapie von Angsterkrankungen. II. Beiträge zu ausgewählten Themen. Steinkopff, Darmstadt 2002.
Hippius, H., Klein, H.E., Strian, F.: Angstsyndrome. Springer, Berlin 1999.
Kapfhammer, H.-P.: Angststörungen. In: Möller, H.-J., Laux, G., Kapfhammer, H.-P. (Hrsg.): Psychiatrie und Psychotherapie. Springer, Berlin, Heidelberg, New York 2003.
Kasper, S.: Angsterkrankungen. Diagnostik und Pharmakotherapie. Urban & Vogel, München 2002.
Morschitzky, H.: Angststörungen. 3.Aufl. Springer, Wien 2004.
Scherer, J., Kuhn, K.: Angststörungen nach ICD-10. Manual zur Diagnostik und Therapie. Steinkopff, Darmstadt 2002.
Schneider, S., Margraf, J.: Agoraphobie und Panikstörung. Hogrefe, Göttingen 1998.
Volz, H.-P., Stieglitz, R.-D.: Praxisratgeber Angststörungen. Unimed, Bremen 1999.
Wittchen, H.U. (Hrsg.): Wenn Angst krank macht. Mosaik, München 1999.
Wittchen, H.U., Bullinger-Naber, M., Hand, I. et al.: Wie informiere ich meine Patienten über Angst? Karger, Basel 1993.

Zwangsstörungen

Ambühl, H. (Hrsg.): Psychotherapie der Zwangsstörungen. Thieme, Stuttgart 1998.
Emmelkamp, P., van Oppen, P.: Zwangsstörungen. Hogrefe, Göttingen 2000.
Hand, I., Goodman, W.K., Evers, U.: Zwangsstörungen. Neue Forschungsergebnisse. Springer, Berlin 1992.
Kapfhammer, H.-P.: Zwangsstörung. In: Möller, H.-J., Laux, G., Kapfhammer, H.-P. (Hrsg.): Psychiatrie und Psychotherapie. Springer, Berlin, Heidelberg, New York 2003.
Lakatos, A., Reinecker, H.: Kognitive Verhaltenstherapie bei Zwangsstörungen. Ein Therapiemanual. Hogrefe, Göttingen 1999.
Lenz, G., Demal, U., Bach, M.: Spektrum der Zwangsstörungen. Forschung und Praxis. Springer, Wien 1998.
Terbrack, U., Hornung, W.: Psychoedukation bei Zwangsstörungen. Urban & Fischer, München 2004.
Zaudig, M., Bossert-Zaudig, S.: Die Zwangsstörung. Diagnostik und Therapie. Schattauer, Stuttgart 2002.
Zaudig, M., Hegerl, U., Niedermeier, N., Mavrogiorgan, P., Hand, I., Lang, H.: Behandlung von Zwangsstörungen. In: Möller, H.-J. (Hrsg.): Therapie psychiatrischer Erkrankungen. 2. Aufl., Thieme, Stuttgart 2003.

Schizophrene Erkrankungen

Bleuler, E.: Lehrbuch der Psychiatrie. 15. Aufl., Springer, Berlin 1983.
Bleuler, E.: Dementia praecox oder Gruppe der Schizophrenien. Deuticke, Leipzig 1911.
Conrad, K.: Die beginnende Schizophrenie. 5. Aufl., Thieme, Stuttgart 1986.
Deister, A., Möller, H.-J.: Schizophrenie und verwandte Psychosen. Wissenschaftliche Verlagsgesellschaft, Stuttgart 1998.
Huber, G.: Psychiatrie. 10. Aufl., Schattauer, Stuttgart 2003.
Marneros, A., Möller, H.-J., Breyer-Pfaff, U., Stevens, I., Müller-Spahn, F., Hofmann, M., Bandelow, B., Grohmann, R., Rüther, E., Tegeler, J., Deister, A., Brenner, H.D., Pfammatter, M., Roder, V., Schwarz, F., Schaub, A., Schulze Mönking, H., Buchkremer, G.: Behandlung schizophrener Erkrankungen. In: Möller, H.-J. (Hrsg.): Therapie psychiatrischer Erkrankungen. 2. Aufl., Thieme, Stuttgart, New York 2000.
Möller, H.-J., Deister, A.: Schizophrenie, schizotypische und wahnhafte Störungen. In: Möller, H.-J., Laux, G., Kapfhammer, H.-P. (Hrsg.): Psychiatrie und Psychotherapie. 2. Aufl., Springer, Berlin, Heidelberg, New York 2003.
Müller, P.: Therapie der Schizophrenie. Thieme, Stuttgart 1999.
Naber, D., Lambert, M.: Schizophrenie. Thieme, Stuttgart 2004.
Scharfetter, C.: Schizophrene Menschen. 4. Aufl., Beltz, Weinheim 1995.

Sonstige Wahnerkrankungen und psychotische Bilder nicht organischer Genese

Gaupp, R.: Zur Psychologie des Massenmörders Hauptlehrer Wagner von Degerloch. Springer, Berlin 1914.
Internationale Klassifikation psychischer Störungen. ICD-10 Kapitel V (F) Klinisch-diagnostische Leitlinien. Hrsg. Dilling, H., Mombour W., Schmidt, M.H. Huber, Bern 1994.
Kasper, S., Frey, R.: Behandlung akuter exogener Psychosen. In: Möller, H.-J. (Hrsg.): Therapie psychiatrischer Erkrankungen. 2. Aufl. Thieme, Stuttgart, New York 2000.
Kretschmer, E.: Der sensitive Beziehungswahn. 4. Aufl., Springer, Berlin 1966.
Marneros, A., Deister, A., Rohde, A.: Affektive, schizoaffektive und schizophrene Psychosen. Eine vergleichende Langzeitstudie. Monografien aus dem Gesamtgebiet der Psychiatrie. Bd. 65. Springer, Berlin 1991.
Marneros, A.: Behandlung von Wahnsyndromen. In: Möller, H.-J. (Hrsg.): Therapie psychiatrischer Erkrankungen. 2. Aufl., Thieme, Stuttgart, New York 2000.
Scharfetter, C.H.: Symbiontische Psychosen. Huber, Bern 1970.
Schulte, W., Tölle, R. (Hrsg.): Wahn. Thieme, Stuttgart 1992.

Organische psychische Störungen

Förstl, H. (Hrsg.): Demenzen in Theorie und Praxis. Springer, Berlin 2000.
Förstl, H. (Hrsg.): Lehrbuch der Gerontopsychiatrie und -psychotherapie. 2. Aufl., Thieme, Stuttgart 2002.
Förstl, H. (Hrsg.): Klinische Neuropsychiatrie. Thieme, Stuttgart 2000.
Förstl, H., Bickel, H., Kurz, A. (Hrsg.): Alzheimer Demenz. Grundlage, Klinik und Therapie. Springer, Berlin, Heidelberg, New York 2003.
Füsgen, I.: Demenz. Praktischer Umgang mit der Hirnleistungsstörung. 3. Aufl., Schriftenreihe Geriatrie Praxis, MMV Medizin Verlag, München 1995.
Haupt, M., Kurz, A., Padberg, F., Möller, H.-J., Hampel, H.: Behandlung dementieller Erkrankungen. In: Möller, H.-J. (Hrsg.): Therapie psychiatrischer Erkrankungen. 2. Aufl., Thieme, Stuttgart, New York 2000.
Kurz, A.: Organische, einschließlich symptomatischer psychischer Störungen. In: Möller, H.-J., Laux, G., Kapfhammer, H.-P. (Hrsg.): Psychiatrie und Psychotherapie. Springer, Berlin, Heidelberg, New York 2003.
Wetterling, T.: Organische psychische Störungen. Hirnorganische Psychosyndrome. Steinkopff, Darmstadt 2002.

Reaktionen auf schwere Belastungen und Anpassungsstörungen

Baeyer, von W., Häfner, H., Kisker, K.P.: Psychiatrie der Verfolgten. Springer, Berlin 1964.
Boerner, R.J.: Behandlung von Reaktionen und Anpassungsstörungen. In: Möller, H.-J. (Hrsg.): Therapie psychiatrischer Erkrankungen. 2. Aufl., Thieme, Stuttgart, New York 2000.
Boos, A.: Kognitive Verhaltenstherapie nach chronischer Traumatisierung. Ein Therapiemanual. Hogrefe, Göttingen 2004.
Bräutigam, W.: Reaktionen, Neurosen, abnorme Persönlichkeiten. Thieme, Stuttgart 1994.
Kapfhammer, H.P.: Posttraumatische Belastungsstörung. In: Möller, H.-J., Laux, G., Kapfhammer, H.-P. (Hrsg.): Psychiatrie und Psychotherapie. Springer, Berlin, Heidelberg, New York 2003.

Maerker, A.: Posttraumatische Belastungsstörungen: Psychologie der Extrembelastungsfolgen bei Opfern politischer Gewalt. Pabst Science Publ. Lengerich 1998.
Maerker, A.: Therapie der posttraumatischen Belastungsstörungen. Springer, Berlin 2000.

Dissoziative Störungen

Fiedler, P.: Dissoziative Störungen und Konversion. Psychologie-Verlags-Union, Weinheim 2001.
Fiedler, P.: Dissoziative Störungen. Hogrefe, Göttingen 2002.
Heigl-Evers, A., Heigl, F., Ott, J.: Lehrbuch der Psychotherapie. G. Fischer, Stuttgart 1993.
Hoffmann, S. O., Hochapfel, G.: Neurosenlehre, Psychotherapeutische und Psychosomatische Medizin. Schattauer, Stuttgart 1999.
Kapfhammer, H. P.: Behandlung von dissoziativen Störungen. In: Möller, H.-J. (Hrsg.): Therapie psychiatrischer Erkrankungen. 2. Aufl., Thieme, Stuttgart, New York 2000.
Kapfhammer, H. P.: Dissoziative Störungen. In: Möller, H.-J., Laux, G., Kapfhammer, H.-P. (Hrsg.): Psychiatrie und Psychotherapie. Springer, Berlin, Heidelberg, New York 2003.
Schönfeldt-Lecuona, C. et al: Konversionsstörungen. Von der Neurobiologie zur Behandlung. Nervenarzt 2003, 75: 619–627.

Somatoforme Störungen

Ermann, M.: Psychotherapeutische und psychosomatische Medizin. 4. Aufl., Kohlhammer, Stuttgart 2004.
Hoffmann, S. O., Hochapfel, G.: Neurotische Störungen und Psychosomatische Medizin. 7. Aufl., Schattauer, Stuttgart 2004.
Kapfhammer, H. P.: Behandlung von somatoformen Störungen. In: Möller, H.-J. (Hrsg.): Therapie psychiatrischer Erkrankungen. 2. Aufl., Thieme, Stuttgart, New York 2000.
Kapfhammer, H. P.: Somatoforme Störungen. In: Möller, H.-J., Laux, G., Kapfhammer, H.-P. (Hrsg.): Psychiatrie und Psychotherapie. Springer, Berlin, Heidelberg, New York 2003.
Nickel, R., Egle, U.: Therapie somatoformer Schmerzstörungen. Schattauer, Stuttgart 1999.
Reddemann, L., Hoffmann, A., Gast, U. (Hrsg.): Psychotherapie der dissoziativen Störungen. Thieme, Stuttgart 2003.
Rief, W., Hiller, W.: Somatoforme Störungen. Huber, Bern 1992.
Rief, W., Hiller, W.: Somatisierungsstörung und Hypochondrie. Hogrefe, Göttingen 1998.
Rudolf, G., Henningsen, P.: Somatoforme Störungen. Schattauer, Stuttgart 1998.
Uexküll, von T. (Hrsg.): Lehrbuch der psychosomatischen Medizin. 6. Aufl., Urban & Fischer, München 2004.

Ess-Störungen

Bruch, H.: Essstörungen. Fischer (TB), Frankfurt 2000.
Fichter, M., de Zwaan, M., Kasper, S., Willenberg, H.: Behandlung von Essstörungen. In: Möller, H.-J. (Hrsg.): Therapie psychiatrischer Erkrankungen. 2. Aufl., Thieme, Stuttgart, New York 2000.
Fichter, M.: Essstörungen. In: Möller, H.-J., Laux, G., Kapfhammer, H.-P. (Hrsg.): Psychiatrie und Psychotherapie. Springer, Berlin, Heidelberg, New York 2003.
Fichter, M., Schweiger, U., Krieg, C.: Behandlungsleitlinie Eßstörungen. Steinkopff, Darmstadt 2001.
Gerlinghoff, M.: Magersucht und Bulimie. Verstehen und bewältigen. Beltz, Weinheim 1999.
Gerlinghoff, M., Backmund, H.: Wege aus der Essstörung. TRIAS, Stuttgart 1999.
Mucha, S.: Essstörungen erkennen, verstehen, überwinden. TRIAS, Stuttgart 1998.
Reich, G., Cierpka, M.:Psychotherapie der Essstörungen. Thieme, Stuttgart 2001.
Reich, G., Götz-Kühne, C., Kilius, U.: Essstörungen. TRIAS, Stuttgart 2004.
Schweiger, U., Peters, A., Sipos, V.: Essstörungen. Thieme, Stuttgart 2003.
Steinbrenner, B., Schönauer-Cejpek, M.: Essstörungen. Maudrich, Wien 2003.
Vandereycken, W., Deth, R. van, Meermann, R.: Hungerkünstler, Fastenwunder, Magersucht. Eine Kulturgeschichte der Ess-Störungen. Biermann, Zülpich 1990.
Vandereycken, W., Meermann, R.: Magersucht und Bulimie. Ein Leitfaden für Betroffene und Angehörige. Huber, Göttingen, 2000.

Sexuelle Störungen

Kockott, G., Berner, W.: Therapie von Sexualstörungen. In: Möller, H.-J. (Hrsg.): Therapie psychiatrischer Erkrankungen. 2. Aufl., Thieme, Stuttgart, New York 2000.
Kockott, G., Fahrner, E.-M.: Sexualstörungen. Thieme, Stuttgart 2004.
Kockott, G.: Sexualstörungen des Mannes. Hogrefe, Göttingen, 2000.
Pfäfflin, F.: Sexualstörungen. In: Möller, H.-J., Laux, G., Kapfhammer, H.-P. (Hrsg.): Psychiatrie und Psychotherapie. Springer, Berlin, Heidelberg, New York 2003.
Sigusch, V. (Hrsg.): Sexuelle Störungen und ihre Behandlung. Thieme, Stuttgart 2001.

Schlafstörungen

Berger, M. (Hrsg.): Handbuch des normalen und gestörten Schlafes. Springer, Berlin 1992.
Borbely, A.: Das Geheimnis des Schlafs. DTV, München 1987.
Dreßing, H., Riemann, D.: Diagnostik und Therapie von Schlafstörungen. G. Fischer, Stuttgart 1994.
Hajak, G., Rüther, E.: Therapie von Ein- und Durchschlafstörungen. In: Möller, H.-J. (Hrsg.): Therapie psychiatrischer Erkrankungen. 2. Aufl., Thieme, Stuttgart, New York 2000.
Hajak, G., Rüther, E.: Schlafstörungen. In: Möller, H.-J., Laux, G., Kapfhammer, H.-P. (Hrsg.): Psychiatrie und Psychotherapie. Springer, Berlin, Heidelberg, New York 2003.
Hajak, G., Rüther, E.: Insomnie – Schlaflosigkeit – Springer, Berlin 1995.
Kryger, M. H., Roth, T., Dement, W. C.: Principles and practice of sleep medicine. Saunders, Philadelphia 1989.

Abhängigkeit und Sucht

Busch, H.: Kultur- und medizingeschichtliche Aspekte des Alkoholtrinkens. Nervenheilkunde 1996; 15: 487–490.
Deutsche Hauptstelle gegen die Suchtgefahren (Hrsg.): Jahrbuch Sucht. Neuland, Hamburg 2004.
Feuerlein, W.: Alkoholismus – Missbrauch und Abhängigkeit. Thieme, Stuttgart 1998.
Gastpar, M., Mann, K., Rommelspacher, H. (Hrsg.): Lehrbuch der Suchterkrankungen. Thieme, Stuttgart 1999.
Goodwin, D. W.: Alkohol und Autor. Epoca, Zürich 1995.
Körkel, J., Kruse, G.: Mit dem Rückfall leben. Abstinenz als Allheilmittel? Psychiatrie-Verlag, Bonn 1997.
Krausz, M., Haasen, C.: Kompendium Sucht. Thieme, Stuttgart 2004.
Küfner, H.: Ergebnisse der Alkoholismustherapie. Nervenheilkunde 1996; 15: 491–495.
Mann, K., Soyka, M., Preuss, U. W., Küfner, H., Poser, W., Stetter, F., Rüster, P.: Behandlung von Alkohol-, Medikamenten- und Drogenabhängigkeit. In: Möller, H.-J. (Hrsg.): Therapie psychiatrischer Erkrankungen. 2. Aufl., Thieme, Stuttgart, New York 2000.
Meyer, G., Bachmann, M.: Spielsucht. Springer, Berlin 2000.
Renggli, R., Tanner, J.: Das Drogenproblem. Springer, Berlin 1994.

Schmidbauer, W., Scheidt, vom J.: Handbuch der Rauschdrogen. Fischer, Frankfurt 1995.
Schmidt, L.: Alkoholkrankheit und Alkoholmißbrauch. Kohlhammer, Stuttgart 4. Aufl. 1997.
Schuckit, M. A.: Drug and alcohol abuse. Plenum Press, New York 1995.
Soyka, M.: Psychische und Verhaltensstörungen durch psychotrope Substanzen. In: Möller, H.-J., Laux, G., Kapfhammer, H.-P. (Hrsg.): Psychiatrie und Psychotherapie. Springer, Berlin, Heidelberg, New York 2003.
Soyka, M.: Alkoholismus. Grundlagen und Therapie. Springer, Berlin 1999.
Thomasius, R.: Ecstasy – Wirkungen, Risiken, Interventionen. Enke, Stuttgart 1999.
Tretter, F.: Suchtmedizin. Schattauer, Stuttgart 2000.
Volk, B.: Alkohol und Nervensystem. PVG, München 1985.
Waldmann, H., Hasse, H. E.: Prinzipien der ambulanten Entwöhnungsbehandlung. Internist 1999; 40: 628–633.

Persönlichkeitsstörungen

Beck, A., Freeman, A.: Kognitive Therapie der Persönlichkeitsstörungen. Beltz, Psych.-Verl.-Union, Weinheim 1999.
Bohus, M.: Borderline-Störungen. Hogrefe, Göttingen 2002.
Bronisch, T.: Persönlichkeitsstörungen. In: Möller, H.-J., Laux, G., Kapfhammer, H.-P. (Hrsg.): Psychiatrie und Psychotherapie. Springer, Berlin, Heidelberg, New York 2003.
Dulz, B., Schneider, A.: Borderline-Störungen. Theorie und Therapie. Schattauer, Stuttgart 1999.
Fiedler, P.: Integrative Psychotherapie bei Persönlichkeitsstörungen. Hogrefe, Göttingen 2000.
Fiedler, P.: Persönlichkeitsstörungen. Beltz, Psych.-Verl.-Union, Weinheim 2001.
Herpetz, S., Sass, H.: Persönlichkeitsstörungen. Thieme, Stuttgart 2003.
Kernberg, O. F.: Narzisstische Persönlichkeitsstörungen. Schattauer, Stuttgart 2001.
Kernberg, O. F., Dulz, B., Sachsse, U.: Handbuch der Borderline-Störungen. Schattauer, Stuttgart 2000.
Knuf, A.: Leben auf der Grenze. Psychiatrie-Verlag, Bonn 2002.
Lohmer, M.: Borderline-Therapie. Psychodynamik, Behandlungstechnik und therapeutische Settings. Schattauer, Stuttgart 2002.
Nissen, G.: Persönlichkeitsstörungen. Kohlhammer, Stuttgart 2000.
Rahn, E.: Basiswissen: Umgang mit Borderline-Patienten. Psychiatrie-Verlag, Bonn 2003.
Rohde-Dachser, C.: Das Borderline-Syndrom. 6. Aufl., Huber, Bern 2000.
Sachse, R.: Persönlichkeitsstörungen. Hogrefe, Göttingen 2004.
Sass, H., Herpertz, S. (Hrsg.): Psychotherapie von Persönlichkeitsstörungen. Thieme, Stuttgart 1999.

Abnorme Gewohnheiten und Störungen der Impulskontrolle

Bronisch, T.: Störungen der Impulskontrolle. In: Möller, H.-J., Laux, G., Kapfhammer, H.-P. (Hrsg.): Psychiatrie und Psychotherapie. Springer, Berlin, 2003.
Fallbuch Psychiatrie. Kasuistiken zum Kapitel V (F) der ICD-10, Hrsg. Freyberger, H. J., Dilling, H. Huber, Bern 1991.
Herpertz, S., Sass, H.: Impulsivität und Impulskontrolle. Nervenarzt 1997; 68: 171–183.
Hollweg, M., Herpertz, S.: Behandlung von abnormen Gewohnheiten und von Störungen der Impulskontrolle. In: Möller, H.-J. (Hrsg.): Therapie psychiatrischer Erkrankungen. 2. Aufl., Thieme, Stuttgart, New York 2000.
Marneros, A.: Behandlung seltener und schwer klassifizierbarer Syndrome. In: Möller, H.-J. (Hrsg.): Therapie psychiatrischer Erkrankungen. Thieme, Stuttgart 2000.
Meyer, G., Bachmann, M.: Spielsucht. Springer, Berlin 2000.
Petry, J.: Glücksspielsucht. Entstehung, Diagnostik und Behandlung. Hogrefe, Göttingen 2003.

Suizidalität

Bronisch, T.: Suizidalität. In: Möller, H.-J., Laux, G., Kapfhammer, H.-P. (Hrsg.): Psychiatrie und Psychotherapie. Springer, Berlin, Heidelberg, New York 2003.
Möller, H.-J., Schmidtke, A., Welz, R. (Hrsg.): Current issues of suicidology. Springer, Berlin 1988.
Ringel, E. (Hrsg.): Selbstmordverhütung. 4. Aufl., Huber, Bern 1987.
Wolfersdorf, M.,: Der suizidale Patient in Klinik und Praxis. Wiss. Verlagsges., Stuttgart 2000.
Wolfersdorf, M.: Therapie der Suizidalität. In: Möller, H.-J. (Hrsg.): Therapie psychiatrischer Erkrankungen. 2. Aufl., Thieme, Stuttgart, New York 2000.
Wolfersdorf, M., Kaschka, W. P. (Hrsg.): Suizidalität. Springer, Heidelberg 1996.

Kinder- und jugendpsychiatrische Erkrankungen einschließlich Oligophrenien

Eggers, C., Fegert, J. M., Resch, F.: Psychiatrie und Psychotherapie des Kindes- und Jugendalters. Springer, Berlin 2004.
Gerlach, M., Warnke, A., Wewetzer, H.: Neuro-Psychopharmaka im Kindes- und Jugendalter. Springer, Wien 2004.
Nissen, G., Fritze, J., Trott, G.-E.: Psychopharmaka im Kindes- und Jugendalter. 2. Aufl., Urban & Fischer, München 2004.
Poustka, F., van Goor-Lambo, G.: Fallbuch Kinder- und Jugendpsychiatrie. Huber, Bern 2000.
Propping, P.: Psychiatrische Genetik. Springer, Berlin 1989.
Remschmidt, H.: Adoleszenz. Thieme, Stuttgart 1992.
Remschmidt, H., Schmidt, M. H. (Hrsg.): Multiaxiales Klassifikationsschema für psychische Störungen des Kindes- und Jugendalters nach ICD-10 der WHO, 3. Aufl. Huber, Bern 1994.
Spitzer, R. L., Gibbon, M., Skodol, A. E., Williams, J. B. W., First, M. B.: DSM-IV. Falldarstellungen. Beltz, Weinheim 1991.
Steinhausen, H. C.: Psychische Störungen bei Kindern und Jugendlichen, 4. Aufl. Urban & Fischer, München 2000.
Warnke, A.: Entwicklungsstörungen. In: Möller, H.-J., Laux, G., Kapfhammer, H.-P. (Hrsg.): Psychiatrie und Psychotherapie. Springer, Berlin, Heidelberg, New York 2003.
Warnke, A., Wewetzer, C., Trott, G.-E., Wirth, W., Hemminger, U.: Verhaltens- und emotionelle Störungen der Kindheit. In: Möller, H.-J., Laux, G., Kapfhammer, H.-P. (Hrsg.): Psychiatrie und Psychotherapie. Springer, Berlin, Heidelberg, New York 2003.

Therapie/Allgemeiner Überblick

Möller, H.-J. (Hrsg.): Therapie psychiatrischer Erkrankungen. 2. Aufl., Thieme, Stuttgart, New York 2000.
Möller, H.-J., Laux, G., Kapfhammer, H.-P. (Hrsg.): Psychiatrie und Psychotherapie. 2. Aufl., Springer, Berlin, Heidelberg, New York 2003.
Rudolf, G. A. E.: Psychiatrische Therapie. 4. Aufl., Urban & Fischer, München 2000.

Psychopharmakotherapie

Benkert, O., Hippius, H.: Kompendium der Psychiatrischen Pharmakotherapie. 4. Aufl., Springer, Berlin 2003.
Klotz, U., Laux, G.: Tranquillantien. Wissenschaftliche Verlagsgesellschaft, Stuttgart 1996.
Laux, G.: Pharmakopsychiatrie. 4. Aufl., Urban & Fischer, München 2001.

Laux, G., Dietmaier, O.: Neuro-Psychopharmaka kompakt. Springer, Wien 2003.

Laux, G., König, W., Baumann, P.: Infusionstherapie bei Depressionen. 4. Aufl., Thieme, Stuttgart 1997.

Möller, H.-J., Müller, W. E., Volz, H. P.: Psychopharmakotherapie. Ein Leitfaden für Klinik und Praxis. 2. Auflage. Kohlhammer, Stuttgart, Berlin, Köln 2000.

Müller-Oerlinghausen, B., Greil, W. (Hrsg.): Die Lithium-Therapie. Nutzen, Risiken, Alternativen. Springer, Berlin 1997.

Riederer, P., Laux, G., Pöldinger, E. (Hrsg.): Neuro-Psychopharmaka. Ein Therapie-Handbuch. 6 Bde. Springer, Wien 1992–2005.

Soyka, M.: Anticraving-Substanzen in der Therapie des Alkoholismus. Nervenheilkunde 1997; 16: 372–376.

Schou, M.: Die Lithiumtherapie affektiver Störungen. 6. Aufl. Thieme, Stuttgart 2004.

Andere biologische Therapieverfahren

Adams, R.: Electroconvulsive therapy. Oxford University Press, Oxford 1988.

Baghai, T. C., Frey, R., Kasper, S., Möller, H. J. (Hrsg.): Elektrokonvulsionstherapie. Springer, Wien 2004.

Donnelly, J.: Psychochirurgie. In: Freedmann, A. M., Kaplan, H. I., Sadock, B. J., Peters, U. H. (Hrsg.): Psychiatrie in Praxis und Klinik. Bd. 2: Biologische und organische Psychiatrie. Thieme, Stuttgart 1986.

Jung, K.: Bewegungstherapie. Hippokrates, Stuttgart 1992.

Kasper. S.: Sonstige biologische Therapieverfahren (EKT, TMS, Schlafentzugsbehandlung, Lichttherapie): Theoretische und empirische Grundlagen sowie klinische Anwendungsprinzipien. In: Möller, H.-J., Laux, G., Kapfhammer, H. P. (Hrsg.): Psychiatrie und Psychotherapie. Springer, Berlin, Heidelberg, New York 2003.

Kasper, S., Möller, H.-J.: Therapeutischer Schlafentzug. Springer, Wien 1996.

Kuhs, H., Tölle, R.: Schlafentzug (Wachtherapie) als Antidepressivum. Fortschr Neurol Psychiat (1986) 54: 341–355.

Maurer, Y.: Körperzentrierte Psychotherapie. 2. Aufl. Hippokrates, Stuttgart 1993.

Potter, W. Z., Rudorfer, M. V.: Electroconvulsive therapy: a modern medical procedure. N Engl J Med 1993; 328: 882–890.

Sauer, H., Lauter, H. Elektrokrampftherapie. Nervenarzt 1987; 58: 201–218.

Psychotherapie

Baukus, P., Thies, J.: Grundlagen der Kunsttherapie. Urban & Fischer, München 1997.

Bruhn, H.: Musiktherapie. Geschichte, Theorien, Methoden. Hogrefe, Göttingen 2000.

Corsini, H.: Handbuch der Psychotherapie. Band 1 und 2. Beltz, Weinheim 1994.

Finke, J.: Gesprächspsychotherapie. 3. Aufl., Thieme, Stuttgart 2004.

Grawe, K., Donati, R., Bernauer, F.: Psychotherapie im Wandel. Von der Konfession zur Profession. Hogrefe, Göttingen 1994.

Haring, C.: Einführung in die Hypnosetherapie. Enke, Stuttgart, 1995.

Hartmann, S., Zepf, S.: Psychische Erkrankungen in der primärärztlichen Versorgung. Psychother Psych Med 2003; 53: 446–454.

Helmchen, H., Linden, M., Rüger, U. (Hrsg.): Psychotherapie in der Psychiatrie. Springer, Berlin 1997.

Jandl-Jager, E.: Angebot und Nachfrage in der Psychotherapie. Psychother Psych Med 2003; 53: 151.

Kriz, J.: Grundkonzepte der Psychotherapie. Psychologie Verlagsunion, Weinheim 1994.

Lang, H. (Hrsg.): Wirkfaktoren der Psychotherapie. 2. Aufl., Springer, Berlin 1994.

Lückert, H.-R., Lückert, J.: Einführung in die kognitive Verhaltenstherapie. UTB/Reinhardt, München 1994.

Margraf, J. (Hrsg.): Lehrbuch der Verhaltenstherapie Bd. I und II. Springer, Berlin 2000.

Menzen, K.-H.: Grundlagen der Kunsttherapie. Uni-TB, Stuttgart 2001.

Olschewski, A.: Progressive Muskelentspannung. 3. Aufl., Haug, Heidelberg 1996.

Reimer, C., Eckert, J, Hautzinger, M., Wilke, E.: Psychotherapie. Ein Lehrbuch für Ärzte und Psychologen. Springer, Berlin 2000.

Reimer, C. Rüger, U.: Psychodynamische Psychotherapien. Lehrbuch der tiefenpsychologisch orientierten Psychotherapien. Springer, Berlin 2000.

Revenstorf, D.: Psychotherapeutische Verfahren. Bd. 1 und 2. Kohlhammer, Stuttgart 1993.

Revenstorf, D., Peter, B. (Hrsg.): Hypnose in Psychotherapie, Psychosomatik und Medizin. Manual für die Praxis. Springer, Berlin 2000.

Rief, W., Birbaumer, N.: Biofeedback-Therapie. Schattauer, Stuttgart 2000.

Rogers, C. R.: Therapeut und Klient. Grundlagen der Gesprächspsychotherapie. 10. Aufl., S. Fischer, Frankfurt 1995.

Sachse, R.: Lehrbuch der Gesprächspsychotherapie. Hogrefe, Göttingen 1999.

Schiepek, G. (Hrsg.): Neurobiologie der Psychotherapie. Schattauer, Stuttgart 2003.

Schramm, E. (Hrsg.): Interpersonelle Psychotherapie. Schattauer, Stuttgart 2001.

Schultz, J. H.: Das autogene Training. 19. Aufl., Thieme, Stuttgart 1991.

Schuster, M.: Kunsttherapie. Die heilende Kraft des Gestaltens. Du Mont, Köln 2001.

Senf, W., Broda, M. (Hrsg.): Praxis der Psychotherapie. 3. Aufl. Thieme, Stuttgart 2004.

Smeijsters, H.: Grundlagen der Musiktherapie. Hogrefe, Göttingen 1999.

Sonneck, G.: Krisenintervention und Suizidverhütung. Ein Leitfaden für den Umgang mit Menschen in Krisen. Uni-Taschenbuchverlag, Wien 2000.

Stocksmeier, U.: Lehrbuch der Hypnose. Karger, Basel 1984.

Stotz, G. et al.: Allgemeines zu supportiven, übenden und suggestiven Verfahren. In: Möller, H.-J. (Hrsg.): Therapie psychiatrischer Erkrankungen. 2. Aufl., Thieme, Stuttgart, New York 2000.

Strobel, W., Hupmann, G.: Musiktherapie – Grundlagen, Formen, Möglichkeiten. Hogrefe, Göttingen 1997.

Subkowski, P., Wittstruck, W.: Kunst und Therapie. Lambertus, Freiburg 2000.

Sulz, S. K. D. et al.: Allgemeines zu speziellen psychotherapeutischen Verfahren. In: Möller, H.-J. (Hrsg.): Therapie psychiatrischer Erkrankungen. 2. Aufl., Thieme, Stuttgart, New York 2000.

Tress, W.: Psychosomatische Grundversorgung. Schattauer, Stuttgart 1997.

Tretter, F., Bender, W. (Hrsg.): Kunsttherapie in der Psychiatrie. C. Richter, Köln 1995.

Vaitl, D., Petermann, F.: Handbuch der Entspannungsverfahren, Bd. 1 u. 2. Beltz, Weinheim 1993, 1994.

Vauth, R. et al.: Psychosomatische Grundversorgung auf der Grundlage des Plissit-Modells. Nervenarzt 1999; 70: 54–63.

Wedler, H.: Das ärztliche Gespräch. Schattauer, Stuttgart 1998.

Zepf, S., Mengele, U., Hartmann, S.: Zum Stand der ambulanten psychotherapeutischen Versorgung der Erwachsenen in der Bundesrepublik Deutschland. Psychother Psych Med 2003; 53: 152–162.

Soziotherapie

Arnout, J. R.: Arbeitstherapie. Eine praxisorientierte Einführung. Beltz, Weinheim 1997.

Deister, A.: Beschäftigungstherapie, Arbeitstherapie, Kunsttherapie, Musiktherapie. In: Möller, H.-J., Laux, G., Kapfhammer, H. P. (Hrsg.): Psychiatrie und Psychotherapie. Springer, Berlin, Heidelberg, New York 2003.

Deister, A., Reker, T., Eikelmann, B.: Soziotherapeutische Ansätze. In: Möller, H.-J. (Hrsg.): Therapie psychiatrischer Erkrankungen. Thieme, Stuttgart 2000.

Deutscher Verband der Ergotherapeuten (Hrsg.): Psychiatrische Arbeitsherapie. Schultz-Kirchner 1993.
Eikelmann, B.: Sozialpsychiatrisches Basiswissen. Thieme, Stuttgart 1999.
Friebœs, R. M.: Grundlagen und Praxis der Soziotherapie. Kohlhammer, Stuttgart 2004.
Kubny-Lüke, B. (Hrsg.): Ergotherapie im Arbeitsfeld Psychiatrie. Thieme, Stuttgart 2003.
Mauthe, J.-H.: Rehabilitationspsychiatrie. Enke, Stuttgart 1998.
Reimers, C., Brooks, A. (Hrsg.): Neurologie, Psychiatrie und Sport. Thieme, Stuttgart 2003.
Reuster, T., Bach, O. (Hrsg.): Ergotherapie und Psychiatrie. Thieme, Stuttgart 2001.
Rössler, W. (Hrsg.): Psychiatrische Rehabilitation. Springer, Berlin 2004.
Rössler, W.: Versorgungsstrukturen. In: Möller, H.-J., Laux, G., Kapfhammer, H. P. (Hrsg.): Psychiatrie und Psychotherapie. Springer, Berlin, Heidelberg, New York 2003.
Scheepers, C. et al.: Ergotherapie. Vom Behandeln zum Handeln. Lehrbuch für die theoretische und praktische Ausbildung. Thieme, Stuttgart 1999.
Vogel, H., Wasem, J.: Gesundheitsökonomie in Psychotherapie und Psychiatrie. Schattauer, Stuttgart 2004.

Psychiatrische Notfall-Therapie

Berzewski, H.: Der psychiatrische Notfall. Springer, Heidelberg 1996.
Dubin, W. R., Weiss, K. J.: Handbuch der Notfall-Psychiatrie. Huber, Bern 1993.
Hewer, W., Rössler, W. (Hrsg.): Das Notfallpsychiatrie-Buch. Urban & Schwarzenberg, München 1998.
Kasper, S.: Psychiatrische Notfallsituationen. In: Möller, H.-J. (Hrsg.): Therapie psychiatrischer Erkrankungen, 2. Aufl., Thieme, Stuttgart, New York 2000.
Laux, G., Deister, A.: Notfallpsychiatrie. In: Möller, H.-J., Laux, G., Kapfhammer, H.-P. (Hrsg.): Psychiatrie und Psychotherapie. Springer, Berlin, Heidelberg, New York 2003.
Müller-Spahn, F., Hoffmann-Richter, U.: Psychiatrische Notfälle. Kohlhammer, Stuttgart 2000.
Pajonk, F., Bartels, H., Biberthaler, P. et al: Der psychiatrische Notfall im Rettungsdienst. Nervenarzt 2001; 72: 685–692.
Rupp, M.: Notfall Seele. 2. Aufl., Thieme, Stuttgart 2003.
Schnyder, U., Sauvant, J.-D. (Hrsg.): Krisenintervention in der Psychiatrie. Huber, Bern 1996.

Juristische Aspekte und Maßnahmen

Laux, G.: Psychische Störungen und Fahrtauglichkeit. Nervenarzt 2002; 73: 231–238.
Nedopil, N.: Forensische Psychiatrie. 2. Aufl. Thieme, Stuttgart 2000.
Nedopil, N.: Forensische Psychiatrie. In: Möller, H.-J., Laux, G., Kapfhammer, H.-P. (Hrsg.): Psychiatrie und Psychotherapie. Springer, Berlin, Heidelberg, New York 2003.
Rasch, W.: Forensische Psychiatrie. 2. Aufl. Kohlhammer, Stuttgart 1999.
Saß, H., Wiegand, C.: Rechtliche Grundlagen bei der Behandlung psychisch Kranker. In: Möller, H.-J. (Hrsg.): Therapie psychiatrischer Erkrankungen. 2. Aufl., Thieme, Stuttgart, New York 2000.
Venzlaff, U., Foerster, K. (Hrsg.): Psychiatrische Begutachtung. Ein praktisches Handbuch für Ärzte und Juristen. 4. Aufl., Urban & Fischer, München, 2004.

Internet-Adressen Psychiatrie

www.psychiatrie.de
Das Psychiatrienetz: Hier werden Inhalte und Materialien für Psychiatrieerfahrene, Angehörige, Profis und die interessierte Öffentlichkeit zur Verfügung gestellt.

http://mysite.verizon.net/res7oqx1/
Darstellung der diagnostischen Kriterien der DSM-IV-Klassifikation.

www.zwaenge.de
Homepage der Deutschen Gesellschaft für Zwangserkrankungen.

www.kompetenznetz-schizophrenie.de

www.kompetenznetz-depression.de

www.kompetenznetz-demenzen.de

www.alzheimer.de

www.mentalhealth.com
Umfangreiche Informationen über Symptomatik, Diagnostik und Therapie psychiatrischer Erkrankungen.

www.dhs.de
Homepage der Deutschen Hauptstelle gegen Suchtgefahren.

www.dgppn.de
Homepage der Deutschen Gesellschaft für Psychiatrie, Psychotherapie und Nervenheilkunde.

www.bkjpp.de
Gemeinsame Homepage verschiedener kinder- und jugendpsychiatrischer Vereinigungen.

11 Quellenangaben

Abbildungen

1.3 nach Linden, M. et. al.: Psychische Erkrankungen und ihre Behandlung in Allgemeinarztpraxen in Deutschland. Ergebnisse aus einer Studie der WHO. Nervenarzt 67 (1996) 205-215

1.4 Hegerl, U., Möller, H.-J., Holsboer, F.: MedNet Antrag: Depression/ Suizidalität (Kompetenznetz Depression) 2003

1.5 nach Murray, Lopez: Evidence-Based health policy – lessons from the Global Burden of Disease Study. Science 274 (1996) 740-743

1.6 Rainer Schade: Vom Behindertsein, © VG Bild-Kunst, Bonn 2004 Sammlung des Institut für Geschichte der Medizin. Medizinische Fakultät, Carl Gustav Carus, TU Dresden

2.1 Füeßl, H.S., Middeke, M.R.F.: Duale Reihe – Anamnese und klinische Untersuchung. 2. Auflage. Thieme, Stuttgart 2002

2.2 Hegerl, U.: Neurophysiologische Untersuchungsmethoden. In: Möller, H.-J., Laux, G., Kapfhammer, H.-P. (Hrsg.): Psychiatrie und Psychotherapie. 2. Aufl., Springer, Berlin, Heidelberg, New York 2003

2.3 Psychiatrische Klinik der LMU München

2.4 © 2004, Digital image, The Museum of Modern Art, New York/Scala, Florence.
© VG Bild-Kunst, Bonn 2004

2.5 a © The Estate of Francis Bacon/VG Bild-Kunst, Bonn 2004

2.5 b Fondation Beyeler, Riehen/Basel
© VG Bild-Kunst, Bonn 2004

2.5 c Albertina, Wien

2.6 a Photography © The Art Institute of Chicago.

2.6 b Van Gogh Museum Foundation, Amsterdam/Vincent van Gogh Foundation

2.7 Engel, R.R., Satzger, W.: Psychologische Testdiagnostik. In: Möller, H.-J., Laux, G., Kapfhammer, H.-P. (Hrsg.): Psychiatrie und Psychotherapie. 2. Aufl., Springer, Berlin, Heidelberg, New York 2003

2.8 Fahrenberg, J., Hampel, R., Selg, H.: Das Freiburger Persönlichkeits-Inventar (FPI). Hogrefe, Göttingen 2001

3.1, 3.2 Psychiatrische Klinik der LMU München

3.3 © Museo Nacional del Prado, Madrid

3.4 Bochnik, H.-J., Gärtner-Huth, C., Richtberg, W.: Psychiatrie lernen. Erkennen, erfahren. handeln. Perimed, Erlangen 1986

3.6 Sammlung Prof. G. Laux, Wasserburg

3.8, 3.9, 3.10, 3.11 Psychiatrische Klinik der LMU München

3.13 nach Machleidt, W. et al.: Psychiatrie, Psychosomatik und Psychotherapie. 7. Aufl., Thieme, Stuttgart 2004

3.15 Berner, P.: Psychiatrische Systematik. 3. Aufl., Huber, Bern 1982

3.17 nach Bogerts, B., Luszcz, H.: Hirnbiologische Grundlagen psychiatrischer Erkrankungen – Was ist therapeutisch machbar? Psychiatrische Praxis 26 (1999), S. 7-11

4.2 Kielholz, P.: Diagnose und Therapie der Depression für den Praktiker. Lehmann, München 1971

4.5 Laux, G.: Chronifizierte Depressionen. Enke, Stuttgart 1986

4.6 a © Dennis Kunkel, 03.202.041.0002, Mauritius Die Bildagentur

4.7 Wolfersdorf, M.: Depressive Störungen. Phänomenologie, Aspekte der Psychodynamik und -therapie. Psychotherapeut (1995) 40: 330-347

4.9 Sammlung Prof. G. Laux, Wasserburg

4.10 The Munch Museum / The Munch Ellingsen Group
© VG Bild und Kunst, Bonn 2004

4.15 nach Empfehlungen zur Therapie der Depression. Arzneimittelkommission der Deutschen Ärzteschaft (Hrsg.). Köln 1996

4.16 Möller, H.-J.: Psychiatrie. Ein Leitfaden für Klinik und Praxis. 3. Aufl., Kohlhammer, Stuttgart 1997

4.22 The Munch Museum / The Munch Ellingsen Group
© VG Bild und Kunst, Bonn 2004

4.23 nach Perkonigg und Wittchen

4.24 nach Margraf und Schneider 1990

4.27 b M. Lehnert, Gärtringen

4.29 nach Klein, H.E., Hippius, H.: Angstsyndrome. Diagnostik und Therapie. Springer, Berlin, Heidelberg, New York 1999

4.30 nach Empfehlungen zur Therapie von Angst- und Zwangsstörungen. Arzneimittelkommission der deutschen Ärzteschaft (Hrsg.), Köln 1999

4.33 b Prof. Happle, Universität Marburg

4.34 Sammlung Dr. Dr. In der Beeck, Schleswig

4.35 Scharfetter, C.: Schizophrene Menschen. 4. Aufl., Psychologie Verlags Union, Weinheim 1995

4.36 Gottesmann, I.I.: Schizophrenie. Spektrum, Heidelberg 1993

4.38 nach Falkai und Laux

4.40 nach Vaughn, Leff 1973

4.41 Helmchen, H., Pietzker, A.: Die psychische und soziale Dimension der neuroleptischen Langzeittherapie. In: Hippius, H., Klein, H.E. (Hrsg.): Therapie mit Neuroleptika. Perimed, Erlangen 1983

4.44 Sammlung Prof. G. Laux, Wasserburg

4.47 Helmchen, H., Pietzker, A.: Die psychische und soziale Dimension der neuroleptischen Langzeittherapie. In: Hippius, H., Klein, H.E. (Hrsg.): Therapie mit Neuroleptika. Perimed, Erlangen 1983

4.48 nach Cole et al. (1964) Phenothiazine treatment in acute schizophrenia – Effectiveness. Arch Gen Psychiatry 10: 246–261 und Cole et al. (1966) Drugs in the treatment of psychosis: Controlled studies. In: Solomon P (ed) Psychiatric drugs. Grune & Stratton, New York

4.50 Möller, H.-J.: Neuroleptische Langzeittherapie schizophrener Erkrankungen. In: Heinrich, K. (Hrsg.): Leitlinien neuroleptischer Therapie. Springer, Berlin, Heidelberg, New York 1990

4.51 Sammlung BKH Taufkirchen, Prof. Dr. M. Dose
2K AV-Produktionen GmbH, Eschborn

4.52 nach Riedel, M., Müller, N., Möller, H.-J.: Die Psychopharmakotherapie der Schizophrenie. Psychotherapie 4 (1999) 108-114

4.53 nach Larsen, T.K.: Early intervention. Prelapse magazine 1997; 1: 10-12

4.54 Bleuler, E.: Lehrbuch der Psychiatrie, 15. Aufl., Springer, Berlin 1983

4.55 Psychiatrische Klinik der LMU München

4.57 nach Lauter, H.: Die organischen Psychosyndrome. In: Kisker, K.P. et.al. (Hrsg.): Organische Psychosen. Springer, Berlin 1988

4.58 Maurer, K.: Alzheimer und Kunst, Novartis Verlag, 2001

4.59 Kanowski, S., Kühl, K.-P.: Behandlung mit Nootropika. In: Möller, H.-J. (Hrsg.): Therapie psychiatrischer Erkrankungen. Enke, Stuttgart 1993.

4.61 Bickel, H.: Epidemiologie der Demenzen. psycho 21 (1995) 716-722.

4.66 Netter illustrations used with permission from Icon Learning Systems, a division of MediMedia USA, Inc. All rights reserved.

4.67 Folstein, M.F., Folstein, S.E., Mc Hugh, P.R.: Mini-Mental-Status-Test (MMST). Beltz Test GmbH, Göttingen 1999

4.68 Netter illustrations used with permission from Icon Learning Systems, a division of MediMedia USA, Inc. All rights reserved.

4.69 Allard, M., Signoret, J.L., Stalleicken, D.: Alzheimer-Demenz. Springer, Berlin 1988.

4.70 nach Hampel, H. et.al.: Diagnostik und Therapie der Demenz vom Alzheimer-Typ. Münchner Medizinische Wochenschrift 139 (1997) 35-41

4.71 Cooper, B., Bickel, H., Schäufele, M.: Demenzerkrankungen und leichtere kognitive Beeinträchtigungen bei älteren Patienten in der ärztlichen Allgemeinpraxis. Nervenarzt, 1992, 63: 551-560

4.72 © dpa Picture-Alliance GmbH, Frankfurt

4.74 Diagnose und Therapie demenzieller Syndrome. Beilage. Nervenarzt 64 (1993) 6.

4.76 nach Kurz 1991

4.77 Netter illustrations used with permission from Icon Learning Systems, a division of MediMedia USA, Inc. All rights reserved.

4.78 Sammlung Prof. G. Laux, Wasserburg

4.79a © Gabriel Habermann / fotoreporter.de
4.79b © Karsten Schöne / Zeitenspiegel
4.80 Kim Phuc © The Associated Press GmbH, Frankfurt
4.82 Sigmund-Freud-Museum, Wien
4.83 Masuhr, K. F., Neumann, M.: Neurologie. 5. Aufl. Thieme, Stuttgart 2004
4.84 nach Kapfhammer, H.-P.: Somatoforme Störungen. In: Möller, H.-J., Laux, G., Kapfhammer, H.-P. (Hrsg.): Psychiatrie und Psychotherapie. 2. Aufl., Springer, Berlin, Heidelberg, New York 2003
4.88 nach Pirke, K. M., Vandereyken, W., Ploog, D.: The psychology of bulimia nervosa, Springer, Berlin 1988
4.90 Medizinisches Bildarchiv, Georg Thieme Verlag, Stuttgart, © Boehringer Ingelheim Pharma KG 2001.
4.91 Regina Bracht, Witten
4.92 nach Masters, W. H., Johnson V. E.: Die sexuelle Reaktion. Rowohlt, Reinbeck 1970
4.93 nach G. Kockott.
4.95 b nach Iovanovic 1971
4.96 nach Roffwarg H. P., Muzio, J. N., Dement, W. C.: Ontogenetic development of the human sleep-dream-cycle. (1966) Science 152: 604
4.97 Pötzsch, P. (Hrsg.): Schlaf in der Kunst, Editiones Roche 1993. © Historisches Archiv Roche, Basel
4.100 Royal Opera House London
4.101b Fink Verlag, Stuttgart
4.104 nach Jahrbuch Sucht DHS 1998
4.106 nach Waldmann, H., Hasse, H. E.: Prinzipien der ambulanten Entwöhnungsbehandlung. Internist 1999; 40: 628–633
4.107 nach Jahrbuch Sucht, DHS 2000
4.112 Volk, B.: Alkohol und Nervensystem. Teil 1 Wernicke-Enzephalopathie. PVG, München, 1985
4.113 Niessen, K.-H.: Pädiatrie. 6. Aufl., Thieme, Stuttgart, 2001
4.114 Sammlung K. F. Masuhr, Zell/Mosel
4.116 nach Polizeiliche Kriminalstatistik, BKA, Wiesbaden, 1999
4.117 nach Köster, R.: Allgemeine Suchtproblematik und Arzt. Z Allg Med (1982), 58: 1829-1834
4.121 mit freundlicher Genehmigung des BKA Wiesbaden
4.122 Niess, C., Schnabel, A., Kauert, G.: Die Engelstrompete: Giftige Gartenpflanze als neues „Suchtmittel"? Dtsch med Wschr 124 (1999), 1444–1447
4.123 b nach Körkel u. Kruse 1997
4.124 nach Pretzer 1996
4.127 C. Schöneborn, Bruchsal
4.129, 4.130 Schmidtke, A.; Benkelmann, K. & Löhr, C. (2005). Gesundheitsbericht der Bundesregierung: Robert-Koch-Institut; Berlin; im Druck
4.131 nach Schmidtke, A.: Verhaltenstherapeutisches Modell suizidalen Verhaltens. Roderer, Regensburg 1988
4.132 Süddeutsche Zeitung vom 01.12.99, dpa/AP
4.133 Améry, J.: Hand an sich legen: Diskurs über den Freitod. Edition Alpha. Klett, Stuttgart 1976
4.135 Statistisches Bundesamt
4.136 nach Schmidtke, A., Weinacker, B., Fricke, S.: Epidemiologie vom Suizid und Suizidversuch. Nervenheilkunde 15 (1996) 496–506
4.137, 4.138 Psychiatrische Klinik der LMU München
4.139 nach Reimer, C. (Hrsg.): Suizid. Ergebnisse und Therapie. Springer, Berlin 1982
4.140 Psychiatrische Klinik der LMU München
4.141 nach Pöldinger, W.: Erkennung und Beurteilung der Suizidalität. In: Hippius, Schmauss (Hrsg.): Aktuelle Aspekte der Psychiatrie in Klinik und Praxis. Zuckschwerdt, München 1988
4.142 Süddeutsche Zeitung, Ausgabe Montag, 15. November 1999
4.143 Sammlung Prof. G. Laux, Wasserburg
4.144 nach Rössler et al.: Landesprogramm zur Weiterentwicklung der außerstationären Versorgung in Baden-Württemberg – Analysen, Konzepte, Erfahrungen. Dt. Studien, Weinheim
4.145 © dpa Picture-Alliance GmbH, Frankfurt
5.1 nach Zigler und Hodapp, 1988
5.4 Titze, I., Tewes, U.: Messung der Intelligenz bei Kindern mit dem HAWIK-R. Huber, Bern 2000
5.7 hempel media - www.hempel-media.de
5.8 Sitzmann, C. F.: Duale Reihe – Pädiatrie. 2. Aufl., Thieme, Stuttgart 2002
6.2 Laux, G., Dietmaier, O., König, W.: Pharmakopsychiatrie. 4. Aufl. 2001 © Elsevier GmbH, Urban & Fischer Verlag München
6.3 nach Weissmann 1978, Karasu 1982
6.8 nach Kubicki 1981
6.9, 6.10 nach Laux, G., Dietmaier, O., König, W.: Pharmakopsychiatrie. 4. Aufl. 2001 © Elsevier GmbH, Urban & Fischer Verlag München
6.18 Sammlung Prof. G. Laux, Wasserburg
6.25 Photograph © Edmund Engelman
6.28 Sammlung Prof. G. Laux, Wasserburg
6.35 Sammlung Prof. G. Laux, Wasserburg
7.2 Davenport, R. H., Davenport, D.: Arzt und Suizidverhütung. Hexagen Roche 3 (1980) 9–17
7.3 Wolfersdorf, M.: Suizidalität. In: Berger, M. (Hrsg.): Psychische Erkrankungen, 2. Aufl. 2004 © Elsevier GmbH, Urban & Fischer Verlag München
8.1 Psychiatrische Klinik der LMU München
8.2 Landschaftsverband Rheinland (LVR), Köln

Tabellen

1.1 nach Regier, D. A. et.al.: One-month prevalence of mental disorders in the US. Based on five Epidemiologic Catchment Area sites. Arch Gen Psychiatry 45 (1988) 977-986
1.2 nach Kapfhammer, H.-P.: Konsiliar- und Liaisonpsychiatrie. In: Möller, H.-J., Laux, G., Kapfhammer, H.-P. (Hrsg.): Psychiatrie und Psychotherapie. 2. Aufl., Springer, Berlin, Heidelberg, New York 2003
2.1 nach Masuhr, K. F., Neumann, M.: Duale Reihe – Neurologie. 5. Aufl., Thieme, Stuttgart 2004
2.2 nach Becker, T., Supprian, T., Hofmann, E., Farahati, J.: Bildgebende Verfahren. In: Möller, H.-J.; Laux, G.; Kapfhammer, H.-P. (Hrsg.): Psychiatrie und Psychotherapie. Springer, Berlin, Heidelberg, New York 2000
2.7, 2.8 nach Zerssen, D. v. et.al.: The Biographical Personality Interview (BPI). A new Approach to the Assessment of Premorbid Personality in Psychiatric Research. J Psychiatric Research 32, 35
2.9 nach Möller, H.-J.: Psychiatrie. Ein Leitfaden für Klinik und Praxis. 3. Aufl. Kohlhammer, Stuttgart 1997
2.10 Fahrenberg, J., Hampel, R., Selg, H.: Das Freiburger Persönlichkeits-Inventar (FPI). Hogrefe, Göttingen 2001
2.11 nach Arbeitskreis OPD (Hrsg.): Operationalisierte Psychodynamische Diagnostik. 3. Aufl., Huber, Bern 2001
2.12 aus CIPS (Collegium Internationale Psychiatrie Scalarum): Internationale Skalen für Psychiatrie. 5. Aufl., Beltz Test Gesellschaft, Göttingen 2005
2.13 Zerssen, D. v.: Depressions-Skala (D–S). In: Collegium Internationale Psychiatriae Scalarum (Hrsg.). Internationale Skalen für Psychiatrie, Beltz Test GmbH, Göttingen 1990
2.14 Lehrl, S.: Mehrfachwahl-Wortschatz-Intelligenztest (MWT-B). Spitta, Balingen
2.15 nach Engel, R. R., Satzger, W.: Psychologische Testdiagnostik. In: Möller, H.-J., Laux, G., Kapfhammer, H.-P.: Psychiatrie und Psychotherapie. Springer, Berlin, Heidelberg, New York 2000
3.1 nach Dilling, H., Reimer C.: Psychiatrie und Psychotherapie. 5. Aufl., Springer, Berlin, Heidelberg, New York 2004
3.2 Saß, H., Wittchen, H.-U., Zaudig, M., Houben: Diagnostisches und Statistisches Manual Psychischer Störungen - Textrevision (DSM-IV-TR). Hogrefe, Göttingen 2003
3.3 Dilling, H., Mombour, W., Schmidt, M. H.: Internationale Klassifikation psychischer Störungen. ICD-10 Kapitel V (F) Klinisch-diagnostische Leitlinien. Huber, Bern 1991
4.18 nach Margraf
4.22 nach Möller, H.-J., Zerssen, D. v. 1986
4.23 nach Marneros, A.: Behandlung schizophrener Erkrankungen. In: H.-J. Möller (Hrsg.): Therapie psychiatrischer Erkrankungen. Thieme, Stuttgart 2000

4.28 nach Möller, H.-J., Kissling, W., Stoll, K.-D., Wendt, G.: Psychopharmakotherapie. Ein Leitfaden für Klinik und Praxis. Kohlhammer, Stuttgart 2000
4.31 nach Kraemer et al. 1987
4.33 nach Möller H.-J., Deister, A.: Schizophrenie. In: Möller, H.-J., Laux, G., Kapfhammer, H.-P. (Hrsg.): Psychiatrie und Psychotherapie. 2. Aufl., Springer, Berlin, Heidelberg, New York 2003
4.35 nach Lauter, H.: Die organischen Psychosyndrome. In: Kisker, K.P., Lauter, H., Meyer, J.-E., Müller, C., Strömgren, E. (Hrsg.): Organische Psychosen. Springer, Berlin, Heidelberg, New York, 1988
4.40 nach Lauter, H.: Die organischen Psychosyndrome. In: Kisker, K.P., Lauter, H., Meyer, J.-E., Müller, C., Strömgren, E. (Hrsg.): Organische Psychosen. Springer, Berlin, Heidelberg, New York, 1988
4.46 nach Van Duijn CM, Hofman A (1992) Risk factors for Alzheimer's disease: the EURODEM collaborative re-analysis of case-control studies. Neuroepidemiology 1: 106–113 und Nalbantoglu J et al. (1994) Predictive value of apolipoprotein-E genotyping in Alzheimer's disease: results of an autopsy series and analysis of several combined studies. Ann Neurol 36: 889–895
4.48 Adler, G. et al.: Diagnostik und Therapie der Demenz in der Primärversorgung. Positionspapier. ZFA 75: Sonderdruck (1999)
4.54 nach Hachinski, V.C. et al.: Cerebral Blood Flow in Dementia. Arch Neurol 7 (1975) 204–208
4.55 nach Whisnant JP et al. (1996) A population-based model of risk factors for ischemic stroke: Rochester, Minnesota. Neurology 47: 1420–1428
4.82 nach Hertoft, P.: Klinische Sexologie. Deutscher Ärzteverlag, Köln 1989
4.93 nach Coleman, R.M.: Sleep / wake disorders based on a polysomnographic diagnosis. J Am Med Assoc (1987) 247:997–1003
4.98 nach Jellinek 1960 und Feuerlein 1989
4.104 nach Feuerlein, W., Küfner, H., Ringer, C., Antons-Volmerg, K.: Münchner Alkoholismus-Test (MALT), 2. erg. Aufl.. Beltz Test GmbH, Göttingen 1999
4.131 Schmidtke, A.; Benkelmann, K. & Löhr, C. (2005). Gesundheitsbericht der Bundesregierung: Robert-Koch-Institut; Berlin; im Druck
4.132 nach Bronisch et al.: Münchner Follow-up-Studie
4.134 nach Bronisch, T.: Suizidalität. In: Möller, H.-J., Laux, G., Kapfhammer, H.-P. (Hrsg.): Psychiatrie und Psychotherapie. 2. Aufl., Springer, Berlin, Heidelberg, New York 2003
4.135 nach Haenel, T., Poeldinger, W.: Erkennung und Beurteilung der Suizidalität. In: Psychiatrie der Gegenwart. Bd. 2 Hrsg. von Kisker, K.P., Lauter, H., Meyer, J.E., Müller, C., Strömgren, E. Springer, Berlin 1986
4.136 nach Ringel 1953
4.137 nach Haenel, T., Poeldinger, W.: Erkennung und Beurteilung der Suizidalität. In: Psychiatrie der Gegenwart. Bd. 2 Hrsg. von Kisker, K.P., Lauter, H., Meyer, J.E., Müller, C., Strömgren, E. Springer, Berlin 1986
4.138 nach Wolfersdorf, M.: Erkennen und Behandeln von Suizidalität. Therapiewoche 39 (1989) 435-437
4.139 nach Blumenthal. S.J.: An overview and synopsis of risk factors, assessment and treatment of suicidal patients over the life cycle. In: Suicide over the life cycle. Hrsg. von Blumenthal, S.J., Kupper, D.J. American Psychiatric Press, Washington DC (1990) 685–733
4.140 Torhorst, A., Wachtler, C., Möller, H.-J.: Beschreibung soziodemographischer und psychiatrischer Daten von 295 Patienten nach einem Suizidversuch durch Intoxikation – Stationäre Betreuung im Rahmen eines psychiatrischen Liaison-Dienstes an einer internistischen Klinik eines großen Stadtkrankenhauses. Psychiatr Praxis (1986), 13: 63–71
4.141 nach Wedler 1984
4.142 nach Reimer, C.: Suizid. Ergebnisse und Therapie. Springer, Berlin 1982
5.3 nach Propping, P.: Psychiatrische Genetik. Springer, Berlin 1989
6.3 nach Laux, G., Dietmaier, O., König, W.: Pharmakopsychiatrie. 4. Aufl. 2001 © Elsevier GmbH, Urban & Fischer Verlag München
6.6 nach Laux, G., Dietmaier, O., König, W.: Pharmakopsychiatrie. 4. Aufl. 2001 © Elsevier GmbH, Urban & Fischer Verlag München
6.8 nach Laux, G., Dietmaier, O., König, W.: Pharmakopsychiatrie. 4. Aufl. 2001 © Elsevier GmbH, Urban & Fischer Verlag München
6.14 nach Price und Heninger 1994
6.15 nach Laux, G., Dietmaier, O., König, W.: Pharmakopsychiatrie. 4. Aufl. 2001 © Elsevier GmbH, Urban & Fischer Verlag München
6.26 Beck, A.T., Rush, A.J., Shaw, B.F., Emery, G.: Kognitive Therapie der Depression. PVU, Weinheim 1992
6.27 nach Fichter, M.: Magersucht und Bulimia. Springer, Berlin 1985.
6.31 nach Bochnik und Koch 1990

Auszüge aus dem DSM-IV: Saß, H., Wittchen, H.-U., Zaudig, M. und Houben, I.: Diagnostisches und Statistisches Manual Psychischer Störungen – Textrevision (DSM-IV-TR), Hogrefe, Göttingen 2003.

Sachverzeichnis

Halbfette Seitenzahl bei Mehrfacheinträgen: Auf dieser Seite wird das Stichwort ausführlicher besprochen.
Kursive Seitenzahl: Definition des Stichwortes im Glossar.

A

E

I

J

K

L

M

N

W

X

Y

Z

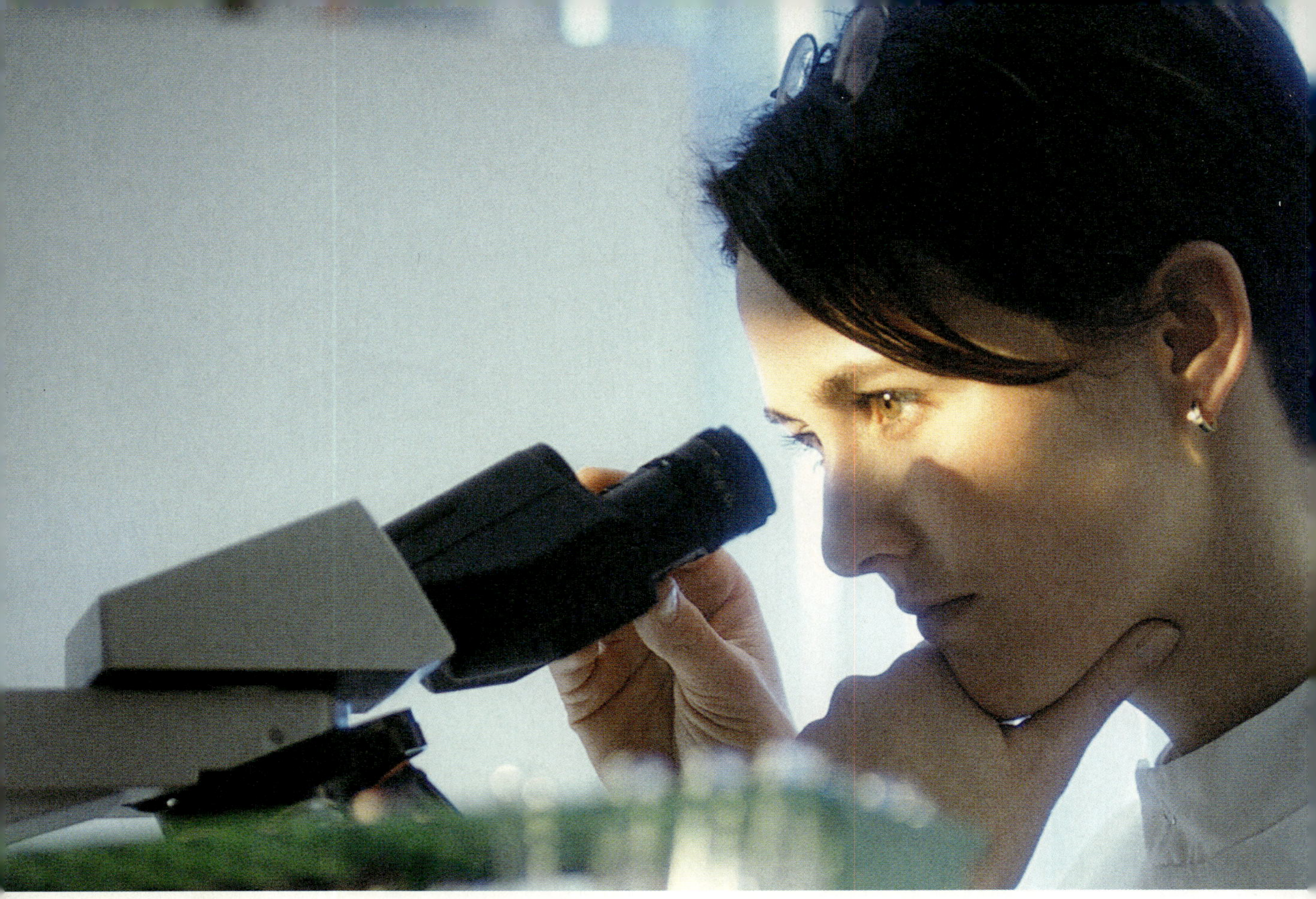